Taschenbuch mathematischer Formeln und moderner Verfahren

Taschenbuch mathematischer Formeln und moderner Verfahren

Herausgegeben von
Prof. Dr. Horst Stöcker

Nachdruck der 4., korrigierten Auflage

Verlag
Harri
Deutsch

Professor Dr. Horst Stöcker
Judah M. Eisenberg Professor Laureatus an der Johann Wolfgang Goethe-Universität Frankfurt am Main,
Direktor und Senior Fellow des FIAS (Frankfurt Institute for Advanced Studies),
Gründungsdirektor der FIGSS (Frankfurt International Graduate School of Sciences).
Seit August 2007 Wissenschaftlicher Geschäftsführer der GSI (Gesellschaft für Schwerionenforschung).

Bibliografische Information der Deutschen Nationalbibliothek

Die Deutsche Nationalbibliothek verzeichnet diese Publikation in der Deutschen Nationalbibliografie; detaillierte bibliografische Daten sind im Internet über http://dnb.d-nb.de abrufbar.

ISBN 978-3-8171-1811-3 (Buch)
ISBN 978-3-8171-1812-0 (Buch mit CD-ROM)

Nachdruck der 4., korrigierten Auflage 1999, 2003, 2007

Satz: Satzherstellung Dr. Naake, Brand-Erbisdorf <www.naake-satz.de>
Druck: Clausen & Bosse, Leck
Printed in Germany

Koautoren (und die von ihnen bearbeiteten Kapitel)

Gesamtdurchsicht für die 4. Auflage
Prof. Dr.-Ing. **Holger Lutz**, FH Gießen-Friedberg,
Prof. Dr.-Ing. Dipl.-Math. **Monika Lutz**, FH Gießen-Friedberg

Dipl.-Phys. **Jens Konopka**, Uni Frankfurt, (**1 & 2**) mit
Dr.-Ing. Dieter Zetsche, Mercedes-Benz AG, Stuttgart,
Prof. Dr. Helmut Kuhnle, Uni Hohenheim

Dr. **André Jahns**, Uni Frankfurt, (**3 & 4**) mit
Priv.-Doz. Dr. Hans Babovsky, Uni Kaiserslautern,
Dipl.-Phys. Nina Flach, Dresden,
Prof. Dr. Steffen Bohrmann, FHT Mannheim

Dr. **Christoph Hartnack**, Ecole de Mines und Subatech Nantes, (**5 & 16**) mit
Dipl.-Phys. Steffen Bass, Uni Frankfurt,
Prof. Dr.-Ing. Rainer Fremd, FH Rheinland-Pfalz, Abt. Kaiserslautern

Dr. **Jürgen Schaffner**, Niels Bohr Institut, Kopenhagen, (**6–8 & 12–1**5) mit
Dr. **Mario Vidović**, Uni Frankfurt,
Prof. Dr.-Ing. Holger Lutz, FH Gießen-Friedberg,
Prof. Dr.-Ing. Dipl.-Math. Monika Lutz, FH Gießen-Friedberg

Prof. Dr. **Horst Stöcker**, Uni Frankfurt, (**9**) mit
Dr. Christian Hofmann, TU Dresden,
Dipl.-Ing. Helmut Kutz, Mauser AG, Oberndorf

Dr. **Klaus Rumrich**, Uni Frankfurt, (**10 & 24**) mit
Dipl.-Inform. Inge Rumrich, Uni Frankfurt,
Prof. Dr. Wieland Richter, Uni GH Paderborn

Prof. Dr. **Siegfried Fuchs**, Dresden, (**11 & 21**) mit
Dr. **Raffaele Mattiello**, Uni Frankfurt,
Prof. Dr. Georg Terlecki, FH Rheinland-Pfalz, Abt. Kaiserslautern

Dr. **Dirk Rischke**, Columbia University, New York, (**17**) mit
Prof. Dr. Rudolf Pitka, FH Frankfurt

Dr. **Thomas Schönfeld**, Uni Frankfurt, (**18**) mit
Prof. Dr. Wilhelm Werner, FH Heilbronn, Außenstelle Künzelsau

Dr. **Volker Blum**, Schumann & Partner, Köln, (**19 & 20**) mit
Dipl.-Phys. **Christoph Best**, Uni Frankfurt,
Phys. Techn. Ass. Astrid Steidl, NTA Isny,
Prof. Dr.-Ing. Wolfgang Wendt, FHT Esslingen

Prof. Dr. **Adolf Grauel**, Uni GH Paderborn, (**22**)

Dipl.-Phys. **Arnd Bischoff**, Uni Frankfurt, (**23**) mit
Prof. Dr. Bernd Schürmann, Siemens AG

Dipl.-Phys. **Markus Hofmann**, Uni Frankfurt, (**24**) mit
Dipl.-Phys. Christian Spieles, Uni Frankfurt,
Prof. Dr. Günter Flach, Dresden

Dipl.-Phys. **Luke Winckelmann**, Uni Frankfurt, (**25**) mit
Prof. Dipl.-Ing. Jürgen Wendeler, FH der Telekom Dieburg

Mit Beiträgen von:

Dipl.-Phys. Thomas Achenbach, FTZ, Telekom, Darmstadt,
Prof. Dr. Jürgen Albrecht, Märkische Fachhochschule,
Prof. Dr. V. Baumgartner, HTW des Saarlandes, Saarbrücken,
Dipl.-Phys. Marcus Bleicher, Uni Frankfurt,
Prof. Dr. Gerhard Brecht, Fachhochschule Lippe,
Dipl.-Ing. Gerd Brinkmann, Leipzig,
Dr. Gerd Buchwald, Hoechst AG,
Prof. Dr. H. Carl, FH Biberach,
Prof. Dr. A. Dobranis, Rheinische FH Köln,
Dipl.-Phys. Adrian Dumitru, Uni Frankfurt,
Dipl.-Phys. Ulrich Eichmann, Uni Frankfurt,
Dr. Norbert Fleischer, Moskau,
Prof. Dr. W. Glaser, FH Hamburg,
Prof. Günter Graf, FH Karlsruhe,
Dipl.-Phys. Harald Graf, Uni Frankfurt,
Prof. E. Groth, FH Hamburg,
Prof. Dr. M. Herrmann, Uni Jena,
Prof. Dr. W. Hofner, FH Ravensburg-Weingarten,
Dipl.-Inform. Jürgen Hollatz, TU München,
Dr. Kyung-Ho Kang, Uni Frankfurt,
Prof. Dr. K. Karow, FH Rheinland Pfalz,
Dr. Andreas von Keitz, Uni Frankfurt,
Prof. Dr. H.-J. Kröcker, Humboldt-Uni Berlin,
Prof. Dr. E. Lanckau, TU Chemnitz,
Dr. B. Luderer, TU Chemnitz,
Gerhard Merziger, Hannover,
Prof. Dr. H.D. Motz, GH Wuppertal,
Dipl.-Ing. Robert Münzel, Studiendirektor, Feldbergschule Oberursel,
Dr. Hans-Georg Reusch, Uni Münster,
Dipl.-Phys. Matthias Rosenstock, Uni Frankfurt,
Dr. Wolfgang Schäfer, Bosch Telekom, Frankfurt,
Dr. H-J. Schell, TU Chemnitz,
Prof. Dr. Kh. Schüffler, FH Krefeld,
Dr. Juri Stolyarsky, JINR Dubna,
Prof. Dr. Peter Thieler, FH Flensburg,
Dr. Dirk Troltenier, Louisiana State University,
Prof. Dr. U. Wöhrl, TH Zwickau.

Was für wen?

Die Anwendung der Mathematik in den Ingenieur- und Naturwissenschaften wird heute durch den Einsatz von Computern bestimmt. In Ausbildung und Praxis werden daher die Methoden der analytischen Mathematik zunehmend durch numerische, computergerechte Rechenverfahren ergänzt.
Das **Taschenbuch mathematischer Formeln und moderner Verfahren** wurde von erfahrenen Hochschuldozenten, Wissenschaftlern und in der Praxis stehenden Ingenieuren unter diesem Gesichtspunkt erarbeitet und zusammengestellt.
Das Taschenbuch vereint

- elementare Schulmathematik,
- Basiswissen für Abiturienten und Abiturientinnen, Fachoberschüler und Studierende im Grundstudium,
- Aufbauwissen für fortgeschrittene Studierende,
- den mathematischen Background für alle Ingenieur- und Wissenschaftsbereiche.

Wozu?

- komplettes **Nachschlagewerk** für die Berufspraxis,
- als rasch verfügbarer Informationspool für Klausuren und Prüfungen,
- sicheres Hilfsmittel beim Lösen von Problemen und Übungsaufgaben.

Was ist enthalten und wie wird es dargestellt?

● alle wichtigen **Begriffe**, **Formeln**, **Regeln** und **Sätze**

□ zahlreiche **Beispiele** und praktische **Anwendungen**

▷ Hinweise auf **Fehlerquellen**, wichtige Tips und Querverweise

● analytische und numerische **Lösungsverfahren** im direkten Vergleich

● **Programmsequenzen** in PASCAL-Notation.

Struktur und Besonderheiten

Die Anwender gewinnen die benötigten Informationen gezielt und rasch durch die benutzerfreundliche Gestaltung des Taschenbuchs:

- strukturiertes Inhaltsverzeichnis,
- Griffleisten und farbige Lesezeichen für den schnellen Zugriff,
- umfassendes Stichwortverzeichnis.

Neuerungen und Überarbeitungen in der vierten Auflage

Graphen und Bäume, Wavelets, Fuzzy Logik, Neuronale Netze, Betriebssysteme sowie die Programmiersprachen PASCAL, C, C++, FORTRAN und eine Einführung in die Computeralgebra mit MATHEMATICA und MAPLE.

Leserkontakt

Wir möchten auch Sie als Nutzer des Taschenbuchs bitten, Vorschläge und Ergänzungen an den Verlag zu senden.

Autoren und Verlag Harri Deutsch
Gräfstraße 47
D-60486 Frankfurt am Main
E-Mail: verlag@harri-deutsch.de
http://www.harri-deutsch.de

Inhaltsverzeichnis

1 Zahlenrechnen (Arithmetik und Numerik)

1.1 Mengen

Menge, die Zusammenfassung bestimmter **wohlunterscheidbarer** Objekte (**Elemente der Menge**) zu einem Ganzen. Mengen werden mit großen Buchstaben, z. B. X, Elemente der Menge mit kleinen Buchstaben, z. B. p, x, gekennzeichnet.
Man schreibt $p \in X$, wenn p **Element** von X ist und $p \notin X$, wenn p nicht Element der Menge X ist.

Darstellung von Mengen

Aufzählung ihrer Elemente,

□ $X = \{1, 2, 3, 4\}$.

Charakterisierung durch eine definierende Eigenschaft E der Elemente p, man schreibt
$X = \{p | p$ genügt der Eigenschaft $E\}$.

□ Die Menge aller in Deutschland lebenden Menschen,
{Mensch | Mensch lebt in Deutschland },
die Menge der reellen Zahlen, $\mathbb{R} = \{z \mid z \text{ ist reell}\}$.

Venn-Diagramm, Grafik, bei der eine Menge in der Ebene symbolisch durch eine Punktmenge – berandet von einer geschlossenen Kurve – dargestellt wird.

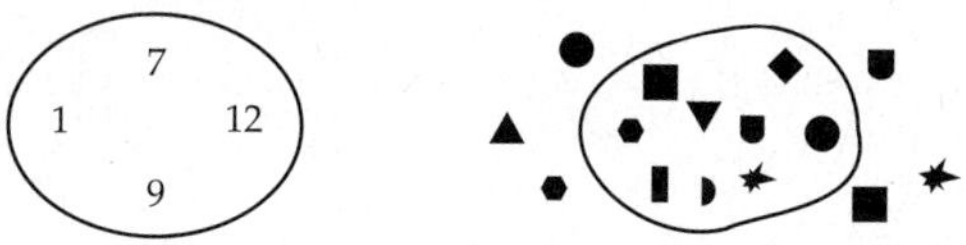

Venn-Diagramme

Leere Menge $\emptyset = \{\}$.

▷ Die leere Menge enthält kein Element, auch nicht die Null!
$\{0\} \neq \emptyset, \qquad \{0\} \neq \{\}$.

Gleichheit von Mengen: Man nennt zwei Mengen X und Y **gleich**, wenn jedes Element aus X auch Element von Y **und** jedes Element aus Y **auch** Element von X ist.
Schreibweise: $X = Y$.

Mächtigkeit von Mengen: Man nennt zwei Mengen X und Y **gleichmächtig**, wenn es eine eineindeutige Abbildung der Elemente aus X auf die Elemente aus Y gibt, d. h., wenn jedem Element aus X **genau ein** Element aus Y zugeordnet werden kann (siehe auch unter Begriff Abbildung).

▷ Endliche Mengen sind gleichmächtig, wenn sie die gleiche Anzahl von Elementen besitzen.

□ Alle 20elementigen Mengen sind gleichmächtig.
Die Menge der natürlichen Zahlen und die Menge der rationalen Zahlen sind gleichmächtig.

Teilmenge oder **Untermenge:** Eine Menge Y ist enthalten in einer anderen Menge X (Y ist eine **echte Teilmenge** von X, Schreibweise: $Y \subset X$ oder $X \supset Y$), wenn jedes Element $x \in Y$ auch Element von X ist und X und Y nicht identisch sind.

□ $\{1, 4\} \subset \{1, 2, 3, 4\}$.
Die Menge der Zweifamilienhäuser ist Teilmenge der Menge aller Gebäude.

▷ $X \subset Y$ und $Y \subset X \implies X = Y$.
X ist **unechte Teilmenge** von Y (und umgekehrt).

▷ Nach DIN 5473 ist $\subseteq$ das Zeichen für **Enthaltensein** und $\subsetneqq$ das Zeichen für **echtes Enthaltensein**.

Obermenge, ist X Teilmenge von Y, so ist umgekehrt Y Obermenge von X.

Reflexivität:

$X \subset X$.

Transitivität:

$X \subset Y$ und $Y \subset Z \Longrightarrow X \subset Z$.

● Stets gilt: $\emptyset \subset X$.

Mengenoperationen

● Zwei Mengen X und Y sind genau dann gleich, wenn sie genau die gleichen Elemente enthalten.

□ $\{1,4\} = \{4,1\}$, die Anordnung der Elemente ist beliebig.
$\{1,4\} = \{4,1,1\}$, 1 und 1 sind nicht wohlunterscheidbar, beide repräsentieren das gleiche Element.

Vereinigungsmenge, $Z = X \cup Y$ enthält alle Elemente, die zur Menge X oder zur Menge Y gehören.

□ $\{1,2\} \cup \{1,3,4\} = \{1,2,3,4\}$.

● Stets gilt: $X \cup \emptyset = \emptyset \cup X = X$.

Schnittmenge oder **Durchschnitt**, $Z = X \cap Y$ enthält alle Elemente, die sowohl in X als auch in Y enthalten sind.

□ $\{1,2,4\} \cap \{2,3,5\} = \{2\}$.

● Stets gilt: $X \cap \emptyset = \emptyset \cap X = \emptyset$.

▷ Merkregel für Verknüpfungszeichen: Schnittbildung (**u**nd) ist **u**nten offen ($\cap$); Vereinigung (**o**der) ist **o**ben offen ($\cup$).

Disjunkte Mengen: X und Y heißen **disjunkt**, wenn sie kein gemeinsames Element besitzen. Dies ist äquivalent mit der Aussage $X \cap Y = \emptyset$.

□ $\{1,3,4\}$ und $\{2,5,7\}$ sind disjunkt.

Komplementärmenge oder **Komplement**: Betrachtet man nur Teilmengen einer festen Menge X, so ist das Komplement (bezüglich der Menge X) A^{C} einer Teilmenge $A \subset X$ definiert als diejenige Menge, die alle Elemente aus X enthält, die nicht Element von A sind.

□
$$\begin{aligned} X &= \{1,2,3,4,5,6\}, \\ A &= \{1,2,3\}, \\ A^{\mathrm{C}} &= \{4,5,6\}, \qquad \text{Komplement von } A \text{ bezüglich } X. \end{aligned}$$

● Ist X die zugrundeliegende Menge, so gilt stets:

$$\begin{aligned} X^{\mathrm{C}} &= \emptyset, & \emptyset^{\mathrm{C}} &= X, \\ (A^{\mathrm{C}})^{\mathrm{C}} &= A, \\ A^{\mathrm{C}} \cap A &= \emptyset, & A^{\mathrm{C}} \cup A &= X. \end{aligned}$$

▷ Schreibweisen: A^{C} oder $X - A$ oder $\bar{A}$.

Differenzmenge $X \setminus Y$, sprich X ohne Y, enthält diejenigen Elemente von X, die nicht zu Y gehören:

$X \setminus Y = \{x | x \in X \text{ und } x \notin Y\}$.

□ $\{1,2,3,4,5\} \setminus \{1,2,4,6,7\} = \{3,5\}$.

▷ Die Differenzmenge $X \setminus Y$ ist klar zu unterscheiden von der Komplementärmenge Y^{C}, da bei der Differenzbildung $X \setminus Y$ die Menge Y **nicht** Teilmenge von X zu sein braucht.

Symmetrische Differenz oder **Diskrepanz** $X \Delta Y$, alle Elemente, die in X oder Y, nicht aber in X **und** Y enthalten sind.

$$\begin{aligned} X \Delta Y &= (X \setminus Y) \cup (Y \setminus X) \\ &= (X \cup Y) \setminus (X \cap Y) = (X \cup Y) \setminus (Y \cap X). \end{aligned}$$

☐ $\{1,2,3,4,5\}\Delta\{3,4,5,6,7\} = \{1,2,6,7\}$.

Produktmenge $X \times Y$, Menge aller **geordneten Paare** (x,y), wobei $x \in X$ und $y \in Y$. Die Produktmenge wird auch als **kartesisches Produkt** der Mengen X und Y bezeichnet.

☐ $X = \{1,2\}, Y = \{5,6\}, \qquad X \times Y = \{(1,5),(1,6),(2,5),(2,6)\}$.

▷ Bei geordneten Paaren kommt es auf die Reihenfolge an; i. allg. ist $(x,y) \neq (y,x)$.

Potenzmenge $P(X)$ einer Menge X ist die Menge aller Teilmengen dieser Menge.

☐ $P\{1,2\} = \{\{\},\{1\},\{2\},\{1,2\}\}$.

▷ Die leere Menge und die Menge selbst gehören zur Potenzmenge!

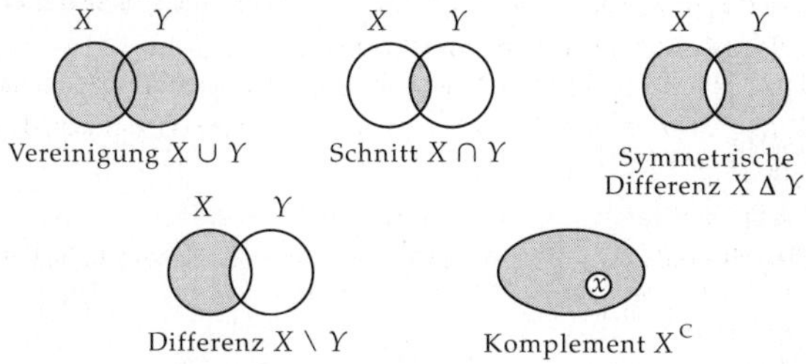

Mengenoperationen werden in CAD-Systemen angewendet. Verknüpfungen von Grundvolumina durch Vereinigung, Durchschnitt und Differenz erzeugen in dreidimensionalen CAD-Systemen komplexe Verknüpfungskörper.

☐ Mengenverknüpfung dreier Körper: $VV = (V_1 \cup V_2) \setminus V_3$.

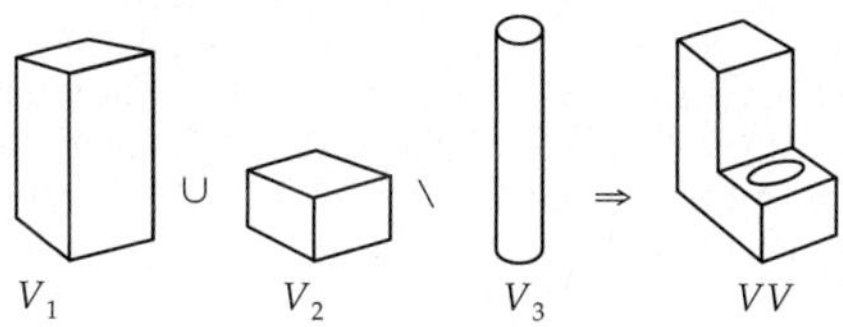

▷ Vertauschung der Verknüpfungsreihenfolge führt i. allg. zu anderen Ergebnissen, z. B.: $(V_1 \setminus V_3) \cup V_2 = V_1 \cup V_2$ ist der Profilkörper **ohne** Bohrung.

Im Zusammenhang mit CAD spricht man auch von Booleschen Operationen.

Gesetze der Mengenalgebra

Kommutativgesetze oder auch **Vertauschungsgesetze**:

$$X \cap Y = Y \cap X\,, \qquad X \cup Y = Y \cup X.$$

Assoziativgesetze oder auch **Zusammenfassungsgesetze**:

$$X \cap Y \cap Z = (X \cap Y) \cap Z = X \cap (Y \cap Z),$$

$$X \cup Y \cup Z = (X \cup Y) \cup Z = X \cup (Y \cup Z).$$

● Vereinigung und Schnittbildung sind kommutativ und assoziativ.

▷ Für die Differenzmengenbildung sind das Kommutativ-, das Assoziativ- und das Distributivgesetz **nicht** gültig, z. B. folgt für die Vertauschung:

☐ $\{1,2,3\} \setminus \{1,2\} = \{3\}$, aber $\{1,2\} \setminus \{1,2,3\} = \{\} \neq \{3\}$.

Distributivgesetze oder auch **Verteilungsgesetze**:

$$X \cap (Y \cup Z) = (X \cap Y) \cup (X \cap Z),$$
$$X \cup (Y \cap Z) = (X \cup Y) \cap (X \cup Z).$$

Idempotenzgesetze:

$$X \cap X = X, \qquad X \cup X = X.$$

Absorptionsgesetze:

$$X \cup (X \cap Y) = X, \qquad X \cap (X \cup Y) = X.$$

Gesetze von de Morgan:

$$(X \cap Y)^{C} = X^{C} \cup Y^{C}, \qquad (X \cup Y)^{C} = X^{C} \cap Y^{C}.$$

Abbildung und Funktion

Abbildung (oder synonym: **Funktion**), eine Teilmenge f des kartesischen Produktes $X \times Y$ heißt Abbildung oder Funktion von X in Y, in Zeichen $f\colon X \to Y$, wenn gilt: Wenn (x, y_1), $(x, y_2) \in f$, so ist $y_1 = y_2$. Man sagt auch: f ordnet jedem $x \in X$ ein eindeutig bestimmtes Element $y \in Y$ zu; man bezeichnet dieses y meistens mit $f(x)$, kurz $y = f(x)$.

▷ X und Y können insbesondere gleich sein.

Urbildmenge, Menge, **die** auf eine zweite **abgebildet wird**; hier die Menge X.

Bildmenge, Menge, **auf die abgebildet wird**; hier Y.

Injektive Abbildung, aus $y_1 = f(x_1) = f(x_2) = y_2$ folgt **immer** $x_1 = x_2$.

Surjektive Abbildung, zu jedem Element y aus der Bildmenge Y gibt es mindestens ein Element x aus der Urbildmenge X, das auf y abgebildet wird.

Bijektive Abbildung, die Abbildung ist injektiv und surjektiv.

□ Sei $c \in Y$. Surjektivität von f bedeutet, daß $f(x) = c$ für jedes c aus Y mindestens eine Lösung besitzt, Injektivität, daß jede existierende Lösung eindeutig ist.

1.2 Zahlensysteme

Zahlensystem (**Positionssystem**), eine natürliche Zahl B und eine Menge von B Symbolen. B ist die **Basis**; die Symbole sind die **Ziffern** des Positionssystems.

● Darstellung einer Zahl z im Zahlensystem zur Basis B

$$z_{(B)} = \sum_{i=-m}^{n} z_i B^i, \quad B \in \mathbb{N},\ B \geq 2.$$

Dekadisches Zahlensystem

Dezimalsystem, Basis $B = 10$ und Ziffern 0, 1, 2, 3, 4, 5, 6, 7, 8 und 9.

● Jede natürliche Zahl ist als Kombination dieser Symbole darstellbar.

□ $$\begin{aligned} 1456 &= 1 \cdot 1000 + 4 \cdot 100 + 5 \cdot 10 + 6 \cdot 1 \\ &= 1 \cdot 10^3 + 4 \cdot 10^2 + 5 \cdot 10^1 + 6 \cdot 10^0 \\ &= 1 \cdot B^3 + 4 \cdot B^2 + 5 \cdot B^1 + 6 \cdot B^0\ ; \end{aligned}$$

d. h., jeweils zehn Einheiten sind zu einer größeren Einheit zusammengefaßt:

10 Einer (10^0) = 1 Zehner (10^1)
10 Zehner (10^1) = 1 Hunderter (10^2)
10 Hunderter (10^2) = 1 Tausender (10^3)
10 Tausender (10^3) = 1 Zehntausender (10^4)
1000 Tausender (10^3) = 1 Million (10^6)
1000 Millionen (10^6) = 1 Milliarde (10^9)
1000 Milliarden (10^9) = 1 Billion (10^{12})
1000 Billionen (10^{12}) = 1 Billiarde (10^{15})
1000 Billiarden (10^{15}) = 1 Trillion (10^{18})

▷ Vorsicht: In der englischsprachigen Literatur steht „billion" für die deutsche Milliarde, also für 10^9, „trillion" hingegen steht für die deutsche Billion, also für 10^{12}.

Die Einheit Einer, also die Eins läßt sich feiner unterteilen

1 Einer (10^0) = 10 Zehntel ($10^{-1} = \frac{1}{10}$)
1 Zehntel (10^{-1}) = 10 Hundertstel ($10^{-2} = \frac{1}{100}$)
1 Hundertstel (10^{-2}) = 10 Tausendstel ($10^{-3} = \frac{1}{1000}$)
1 Tausendstel (10^{-3}) = 10 Zehntausendstel ($10^{-4} = \frac{1}{10000}$) usw.

● Alle reellen Zahlen sind in diesem System darstellbar, u. U. nur als unendliche Summen.

□ $12{,}94 = 1 \cdot 10 + 2 \cdot 1 + 9 \cdot \frac{1}{10} + 4 \cdot \frac{1}{100} = 1 \cdot B^1 + 2 \cdot B^0 + 9 \cdot B^{-1} + 4 \cdot B^{-2}$.

Die Schreibweise auf der linken Seite heißt **Dezimalbruch** oder Kommazahl, wobei die Ziffern zu negativen Basisexponenten rechts vom Komma stehen.

▷ In englischsprachiger Literatur hat der Punkt die Bedeutung des Kommas; das Komma hingegen dient zur Unterteilung in Dreierblöcke.

□ 12,343.09 englische (amerikanische) Schreibweise für $12\,343{,}09$.

Für einige **Zehnerpotenzen** gibt es spezielle Namen, wenn sie im Zusammenhang mit Maßeinheiten gebraucht werden:

Wert	Name	Abkürzung	Wert	Name	Abkürzung
10^1	Deka	da	10^{-1}	Dezi	d
10^2	Hekto	h	10^{-2}	Zenti	c
10^3	Kilo	k	10^{-3}	Milli	m
10^6	Mega	M	10^{-6}	Mikro	μ
10^9	Giga	G	10^{-9}	Nano	n
10^{12}	Tera	T	10^{-12}	Piko	p
10^{15}	Peta	P	10^{-15}	Femto	f
10^{18}	Exa	E	10^{-18}	Atto	a
10^{21}	Zetta	Z	10^{-21}	Zepto	z
10^{24}	Yotta	Y	10^{-24}	Yocto	y

□ 1 mm ist ein Millimeter, d. h. $\frac{1}{1000}$ Meter, oder 1 hl = 1 Hektoliter = 100 l = 100 Liter. 1 MW ist ein Megawatt, d. h. eine Million Watt.

Weitere Zahlensysteme

- Ein wichtiges System ist das **duale Zahlensystem** (auch **binäres Zahlensysstem**).
  Darauf basiert die Speicherung in elektronischen Rechenmaschinen, bei denen lediglich zwei Zustände möglich sind. Basis ist 2, als Symbole werden 0 und 1 (manchmal auch H für High und L für Low) verwandt.

dezimal	binär	oktal	hexadez.	dezimal	binär	oktal	hexadez.
0	0	0	0	10	1010	12	A
1	1	1	1	11	1011	13	B
2	10	2	2	12	1100	14	C
3	11	3	3	13	1101	15	D
4	100	4	4	14	1110	16	E
5	101	5	5	15	1111	17	F
6	110	6	6	16	10000	20	10
7	111	7	7	17	10001	21	11
8	1000	10	8	18	10010	22	12
9	1001	11	9	19	10011	23	13

□ $19_{(10)} = \mathbf{1}\cdot 2^4 + \mathbf{0}\cdot 2^3 + \mathbf{0}\cdot 2^2 + \mathbf{1}\cdot 2^1 + \mathbf{1}\cdot 2^0 \equiv 10011_{(2)}$ in dieser Notation.

▷ 2 als natürliche Basis der Rechnerarithmetik ist zu unhandlich, um größere Zahlen darstellen zu können. Für das **hexadezimale** (sedezimale) Zahlensystem werden jeweils vier Positionen des Dualsystems zusammengefaßt, so daß die Basis des **Hexadezimalsystems** (Sedezimalsystems) 16 ist. Demzufolge benötigt man 16 Symbole zur Repräsentation der Ziffern: 0, 1, 2, 3, 4, 5, 6, 7, 8, 9, A, B, C, D, E und F.

□ $5AE_{(16)} = 5 \cdot 16^2 + 10 \cdot 16^1 + 14 \cdot 16^0 = 5 \cdot 256 + 10 \cdot 16 + 14 \cdot 1 = 1454_{(10)}$.

▷ Zur Unterscheidung von Dezimalzahlen wird den Hexadezimalzahlen oft ein Dollarzeichen vorangesetzt, etwa \$12 entspricht 18 in dezimaler Schreibweise.

Oktales Zahlensystem, lediglich drei Stellen des Dualsystems werden zu einer Stelle zusammengefaßt. Basis ist 8, Ziffern sind 0,1,2,3,4,5,6 und 7.

Darstellung in Rechnern

Bit, eine Binärstelle im Computer/Taschenrechner, kennt nur zwei Zustände 0 und 1 (technisch: Höhe der anliegenden elektrischen Spannung).

Byte, Zusammenfassung von 8 Bit zu einer größeren Einheit. Die einzelnen Bits werden meist von 0–7 numeriert, nicht von 1–8!

Binary coded decimal (BCD) Standard, jede Dezimalstelle einer Zahl wird **für sich** als 4-Bit-Dualzahl (**Tetrade**) codiert. Zur Codierung der Ziffern von 0 bis 9 werden also nur 10 Tetraden benötigt, 6 **Pseudotetraden** (1010, 1011, 1100, 1101, 1110, 1111) werden nicht benötigt.

□ BCD-Codierung der Zahl 179: 0001 0111 1001.

IEEE-Standard, (phonet. [ai tripl i:], Institute of Electrical and Electronics Engineers), standardisierte Zahlendarstellung in Rechnern; ist in den meisten Programmiersprachen und auf vielen Computersystemen realisiert.

□ Verschiedene Datentypen in C:
char = 1 Byte,, Darstellung ganzer Zahlen: $-128\ldots+127$,
int = 2 Byte, Darstellung ganzer Zahlen: $-32\,768\ldots+32\,767$,
long = 4 Byte, Darstellung ganzer Zahlen: $-2\,147\,483\,648\ldots+2\,147\,483\,647$,
float = 4 Byte, Näherung reeller Zahlen x als Dezimalbrüche mit max. 6 Ziffern +2 Ziffern 10er Exponent: $|x| < 3{,}4 \cdot 10^{38}$,

double = 8 Byte, Näherung reller Zahlen x als Dezimalbrüche mit max. 15 Ziffern +3 Ziffern 10er Exponent: $|x| < 1{,}7 \cdot 10^{308}$.
Bei float und double gibt es auch untere Schranken für $|x|$, sie liegen ungefähr bei $|x| > 10^{-38}$ für float und $|x| > 10^{-308}$ für den Datentyp double.

▷ float und double Zahlen heißen **Gleitpunktzahlen** oder auch **Fließpunktzahlen**. Sie weisen 6 bzw. 15 **signifikante Stellen** auf.

▷ Zur Eingabe von Zehnerpotenzen ist bei Taschenrechnern meist eine Taste [EE] oder [EXP] vorgesehen. Dabei bedeutet die Tastenfolge [1] [EXP] [5] die Eingabe der Zahl 10^5; die Tastenfolge [1] [0] [EXP] [5] entspricht der Eingabe der Zahl 10^6!

Horner-Schema zur Zahlendarstellung

Horner-Schema zur Zahlendarstellung:

$$z_{(B)} = \sum_{i=-m}^{n} z_i B^i = (z_n + (z_{n-1} + \ldots + (z_{-m+1} + z_{-m} \cdot B^{-1}) \cdot B^{-1} \ldots) \cdot B^{-1}) \cdot B^n$$

(auch: Horner-Klammerung).

▷ Die z_i sind die Ziffern des Zahlensystems zur Basis B, also 0, 1 im Dual- oder 0, 1, 2, 3, 4, 5, 6, 7, 8, 9, A, B, C, D, E, F im Hexadezimalsystem.

□ Darstellung von 234,57 im dekadischen Zahlensystem.

$$\begin{aligned} 234{,}57 &= (2 + (3 + (4 + (5 + 7 \cdot 10^{-1}) \cdot 10^{-1}) \cdot 10^{-1}) \cdot 10^{-1}) \cdot 10^2 \\ &= 2 \cdot 10^2 + 3 \cdot 10^1 + 4 \cdot 10^0 + 5 \cdot 10^{-1} + 7 \cdot 10^{-2} \end{aligned}$$

1.3 Natürliche Zahlen

Menge der natürlichen Zahlen: $\mathbb{N} = \{0, 1, 2, 3, 4, \ldots\}$.

▷ Nach DIN 5473 ist Null ebenfalls natürliche Zahl.

Menge der natürlichen Zahlen ohne Null: $\mathbb{N}^* = \mathbb{N} \setminus \{0\} = \{1, 2, 3, 4, \ldots\}$.
Auf dieser Menge basiert jede Art von Abzählung (**Kardinalzahlen**) und Ordnen (**Ordinalzahlen**, 1., 2., 3., ...). Ferner dienen sie der Indizierung $(a_1, a_2, \ldots)$. Symbolisch werden natürliche Zahlen oft mit i, j, k, l, m, n notiert.

▷ In `FORTRAN` sind die Buchstaben `i-n` standardmäßig für `INTEGER`-Zahlen reserviert.

Speicherung natürlicher Zahlen: Große natürliche Zahlen sind auf einem Taschenrechner nicht exakt darstellbar. Der Betrag des Bundeshaushaltes 1992, ca. 420.000.000.000 DM kann nicht mehr exakt gespeichert werden und ist auf einer Anlage mit acht **signifikanten Stellen** nicht von 420.000.000.348 zu unterscheiden. Bei PCs und Großrechnern gelten ähnliche Beschränkungen.

▷ Im Rechner gibt es **immer** eine größte natürliche Zahl, die **keinen** Nachfolger hat.

● Jede natürliche Zahl besitzt einen Nachfolger, z. B. ist 13 Nachfolger von 12.

● Genau eine natürliche Zahl, die Null, ist nicht Nachfolger einer anderen natürlichen Zahl, d. h., sie besitzt keinen Vorgänger.

▷ In `PASCAL` Vorgänger von n: `pred(n)`,
Nachfolger von n: `succ(n)`.

● Verschiedene natürliche Zahlen haben verschiedene Nachfolger.

● Es gibt unendlich viele natürliche Zahlen: Die Folge der natürlichen Zahlen ist nach oben unbeschränkt. Sie sind auf einem Zahlenstrahl (einer Zahlenhalbgeraden) als isolierte, äquidistante Punkte darstellbar.

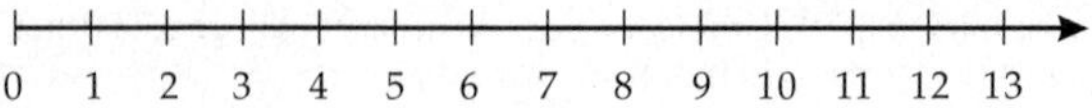

Zahlenstrahl

Vollständige Induktion

Gilt

1. die natürliche Zahl 0 (bzw. 1 oder eine beliebige andere natürliche Zahl n_0) besitzt eine bestimmte Eigenschaft E und
2. wenn die natürliche Zahl n die Eigenschaft E besitzt, dann ist dies auch für ihren Nachfolger $n' = n+1$ richtig,

dann besitzen alle Zahlen m aus $\mathbb{N}$ bzw. ($\mathbb{N}^*$ oder $m \in \mathbb{N},\ m \geq n_0$) diese Eigenschaft.

□ **Bernoullische Ungleichung**:
$(1+x)^n \geq 1+nx$ für $x \in \mathbb{R}$ und $n \in \mathbb{N}$.
Beweis: Setzt man $n=1$ ein, gilt das Gleichheitszeichen.
Die Ungleichung gilt für $n=2$:
$(1+x)^2 = 1+2x+x^2 > 1+2x$. Gilt sie für n, dann gilt sie auch für $n+1$, denn

$$\begin{aligned}(1+x)^{n+1} &= (1+x)^n(1+x) > (1+nx)(1+x)\\ &= 1+(n+1)x+nx^2 > 1+(n+1)x.\end{aligned}$$

Damit gilt die Beziehung für alle $n \geq 1$.

Vektoren und Felder, Indizierung

***n*-dimensionaler Vektor**, n-Tupel von Zahlen a_i, indiziert von a_1 bis a_n.
Die a_i heißen Komponenten des Vektors $\mathbf{a} = (a_1, a_2, \ldots, a_n)$; häufig werden Vektoren auch als Spalten geschrieben.

▷ Das n-Tupel ist nur ein Beispiel für einen Vektor; allgemeiner Vektorbegriff siehe Kapitel über Vektoren.

$(n \times m)$-dimensionales Feld, **$(n \times m)$-Matrix** oder **Array**, rechteckiges Schema von Zahlen a_{ik}, indiziert von a_{11} bis a_{nm}.
n ist die Anzahl der **Zeilen**, m die Anzahl der **Spalten** einer Matrix.
Die a_{ik} heißen **Feldelemente** (**Arrayelemente**) des **Arrays**

$$\begin{matrix} a_{11} & a_{12} & \cdots & a_{1m} \\ a_{21} & a_{22} & \cdots & a_{2m} \\ \vdots & \vdots & \ddots & \vdots \\ a_{n1} & a_{n2} & \cdots & a_{nm} \end{matrix} .$$

i ist der **Zeilenindex**, k der **Spaltenindex**.

▷ Merkregel: **Zeilenindex** zuerst, **Spaltenindex** später.
Siehe auch im Kapitel über Matrizen.

Rechnen mit natürlichen Zahlen

▷ Die hier verwendeten Rechenoperationen werden in „Rechnen mit reellen Zahlen“ definiert.

● Addition, Multiplikation und Potenzieren von natürlichen Zahlen n und m, $(n,m \in \mathbb{N})$ ergeben jeweils wieder eine natürliche Zahl:

$m+n=m' \quad m' \in \mathbb{N}; \qquad m \cdot n = n' \quad n' \in \mathbb{N}; \qquad m^n = m'' \quad m'' \in \mathbb{N}.$

● Die Subtraktion $m-n$ $(m,n \in \mathbb{N})$ (Umkehrung der Addition) hingegen führt u. U. aus $\mathbb{N}$ heraus,

□ $4-6=-2 \notin \mathbb{N}$.

● Die Division $m:n$ $(m,n \in \mathbb{N})$ (Umkehrung der Multiplikation) führt u. U. ebenfalls aus $\mathbb{N}$ heraus,

□ $3:2=\frac{3}{2}=1,5 \notin \mathbb{N}$.

Läßt sich eine natürliche Zahl m **ohne Rest** durch eine andere natürliche Zahl n teilen, so ist n **Teiler** von m. m ist durch n teilbar.
Gleichzeitig ist m **Vielfaches** von n.

□ 21 hat die Teiler 1, 3, 7, 21.

● Eins ist Teiler jeder natürlichen Zahl,
jede natürliche Zahl hat sich selbst zum Teiler und
jede natürliche Zahl ist Teiler von Null.
Ist m Teiler von k und n Teiler von m, so ist auch n Teiler von k.

□ 3 ist Teiler von 6; 6 ist Teiler von 24, also ist auch 3 Teiler von 24.

▷ In `PASCAL` sind spezielle `INTEGER` Divisionen möglich:
`n div m`, $n,m \in \mathbb{N}$ gibt die größte natürliche Zahl l mit $n/m \geq l$,
`n mod m` gibt den Rest, der bei der Division n/m bleibt.
In `FORTRAN` wird bei Division von `INTEGER`-Größen automatisch der Divisionsrest abgeschnitten, d. h. `n/m` in `FORTRAN` entspricht `n div m` in `PASCAL`.

□ 7 `div` 3 = 2 und
7 `mod` 3 = 1.

Primzahlen $\mathbb{P}$ haben genau zwei verschiedene Teiler, nämlich Eins und sich selbst. Diese Teiler werden als **unechte Teiler** bezeichnet. Im Gegensatz dazu ist z. B. 3 **echter Teiler** von 15.

▷ Eins ist keine Primzahl!

Liste der Primzahlen < 100:

2	3	5	7	11	13	17	19	23
29	31	37	41	43	47	53	59	61
67	71	73	79	83	89	97		

Zusammengesetzte Zahlen, Zahlen, die mindestens einen echten Teiler haben.

□ $15 = 3 \cdot 5$ ist eine zusammengesetzte Zahl.

● Zusammengesetzte Zahlen sind **keine** Primzahlen!

Primfaktorenzerlegung, eindeutige Zerlegung einer zusammengesetzten Zahl in ein Produkt aus Primzahlen.

□ Primfaktorenzerlegung von 44 772:

$$\begin{aligned}44\,772 &= 2 \cdot 22386\\ &= 2 \cdot 2 \cdot 11\,193\\ &= 2 \cdot 2 \cdot 3 \cdot 3731\\ &= 2 \cdot 2 \cdot 3 \cdot 7 \cdot 533\\ &= 2 \cdot 2 \cdot 3 \cdot 7 \cdot 13 \cdot 41\\ 44\,772 &= 2^2 \cdot 3 \cdot 7 \cdot 13 \cdot 41.\end{aligned}$$

Teilerfremde Zahlen haben keinen gemeinsamen echten Teiler (keinen gemeinsamen Primfaktor).

□ $45 = 3 \cdot 3 \cdot 5$ und $26 = 2 \cdot 13$ sind teilerfremd.

Teilbarkeitsregeln

Eine Zahl ist genau dann **durch … teilbar**, wenn

- **2:** ihre letzte Ziffer durch 2 teilbar ist.
- ☐ 38394 ist durch 2 teilbar, weil 4 durch 2 teilbar ist.
- **3:** ihre **Quersumme** (die Summe aller Ziffern) durch 3 teilbar ist.
- ☐ 435 ist durch 3 teilbar, weil $4+3+5=12$ durch 3 teilbar ist.
- **4:** die aus den beiden letzten Ziffern gebildete Zahl durch 4 teilbar ist.
- ☐ 456724 ist durch 4 teilbar, weil 24 durch 4 teilbar ist.
- **5:** ihre letzte Ziffer entweder eine 5 oder eine Null ist.
- ☐ 435 und 3400 sind durch 5 teilbar.
- **6:** sie durch 2 und durch 3 teilbar ist.
- ☐ 438 ist durch 2 teilbar, weil 8 durch 2 teilbar ist, ferner ist $4+3+8=15$ durch 3 teilbar, also ist 438 durch 6 teilbar.
- **7:** Regel ziemlich kompliziert, besser explizit Division durch 7 ausprobieren.
- **8:** die durch die letzten drei Ziffern gebildete Zahl durch 8 teilbar ist.
- ☐ 342416 ist durch 8 teilbar, weil 416 durch 8 teilbar ist.
- **9:** ihre Quersumme durch 9 teilbar ist.
- ☐ 9414 ist durch 9 teilbar, weil $9+4+1+4=18$ durch 9 teilbar ist.
- **10:** ihre letzte Ziffer eine Null ist.
- ☐ 4000 und 23 412 390 sind durch 10 teilbar.

Größter gemeinsamer Teiler (ggT) mehrerer natürlicher Zahlen ist das Produkt der höchsten Potenzen von Primfaktoren, die allen diesen Zahlen gemeinsam sind.

☐
$$\begin{aligned}660 &= 2^2 \cdot 3 \cdot 5 \cdot 11\\ 420 &= 2^2 \cdot 3 \cdot 5 \cdot 7\\ 144 &= 2^4 \cdot 3^2\end{aligned}$$

Der ggT von 660 und 420 und 144 ist also $2^2 \cdot 3^1 = 12$.

▷ Programmsequenz zur Berechnung des größten gemeinsamen Teilers zweier Zahlen a und b, $a \geq b$ nach dem Euklidischen Algorithmus:

```
BEGIN Euklid
INPUT a,b   (Es sei a>b; falls b>a, vertausche a und b.)
c := 1
WHILE (c≠0) DO
   c := a MOD b
   a := b
   b := c
ENDDO
OUTPUT a
END Euklid
```

Kleinstes gemeinsames Vielfaches (kgV) mehrerer natürlicher Zahlen ist das Produkt aller jeweils höchsten Potenzen von Primfaktoren, die in mindestens einer dieser Zahlen auftauchen.

☐
$$\begin{aligned}588 &= 2^2 \cdot 3 \cdot 7^2\\ 56 &= 2^3 \cdot 7\\ 364 &= 2^2 \cdot 7 \cdot 13\end{aligned}$$

Das kgV von 588 und 56 und 364 ist also $2^3 \cdot 3^1 \cdot 7^2 \cdot 13^1 = 15\,288$.

● Es gilt immer: $\text{ggT}(a,b) \cdot \text{kgV}(a,b) = ab$.

▷ Diese Beziehung kann zur Berechnung des kgV zweier Zahlen nach dem Euklidschen Algorithmus herangezogen werden.

1.4 Ganze Zahlen

Erweitert man $\mathbb{N}$ um die Menge $\{n \mid -n \in \mathbb{N}\}$ so erhält man die Menge der ganzen Zahlen $\mathbb{Z} = \{\ldots, -3, -2, -1, 0, 1, 2, 3, \ldots\}$.

● In dieser Menge ist neben der Addition und Multiplikation auch die Subtraktion uneingeschränkt ausführbar: Für alle $n, m \in \mathbb{Z}$ ist auch $n - m = n' \in \mathbb{Z}$.

▷ $\mathbb{N}$ ist Teilmenge von $\mathbb{Z}$: $\mathbb{N} \subset \mathbb{Z}$.

Die Division (Umkehrung der Multiplikation) ist in der Menge der ganzen Zahlen nicht immer ausführbar, d. h. das Ergebnis liegt i. allg. nicht mehr in der Menge der ganzen Zahlen.

□ $1 : (-2) = -\frac{1}{2} \notin \mathbb{Z}$.

▷ In Programmiersprachen heißen ganze Zahlen `INTEGER`-**Zahlen**. Auf dem Computer gibt es eine größte `INTEGER`-Zahl, die von der speziellen Hard- und Software abhängt.

1.5 Rationale Zahlen (gebrochene Zahlen)

Konstruiert man die neue Menge $\mathbb{Q} = \left\{ \frac{k}{m} \mid k, m \in \mathbb{Z}, m \neq 0 \right\}$, so ist in ihr auch die Division uneingeschränkt ausführbar.

▷ **Ausnahme:** Die Division durch Null ist nicht definiert.

● $\mathbb{Q}$ enthält die ganzen Zahlen als Teilmenge $\mathbb{Z} \subset \mathbb{Q}$. Jede ganze Zahl m läßt sich auch als Bruch (Quotient) schreiben, $m = \frac{m}{1} \in \mathbb{Q}$.

▷ Die Darstellung einer Zahl $r \in \mathbb{Q}$ als Quotient $\frac{p}{q}$ ist **nicht eindeutig**.

□ $\frac{1}{3} = \frac{2}{6} = \frac{709}{2127}$.

▷ In elektronischen Rechnern sind rationale Zahlen i. allg. nur näherungsweise darstellbar.

Dezimalbrüche

Abbrechende Dezimalbrüche, Ziffernfolge bricht ab. Stehen rechts von einer Stelle nur noch Nullen, so können diese weggelassen werden, sofern sie hinter dem Komma stehen.

□ $1{,}500 = 1{,}5$ ist ein abbrechender Dezimalbruch.
$1200{,}00 = 1200$ (die beiden Nullen vor dem Komma dürfen nicht weggelassen werden).

▷ $1{,}500$ und $1{,}5$ bedeuten aber unterschiedliche Genauigkeiten, nämlich
$1{,}45 \leq 1{,}5 < 1{,}55$, aber $1{,}4995 \leq 1{,}500 < 1{,}5005$.

Sofortperiodische Dezimalbrüche, Ziffernfolge bricht nicht ab, wiederholt sich aber ständig.

□ periodische Dezimalbrüche

$$\frac{1}{11} = 0{,}090\,909\,09\ldots = 0{,}\overline{09}$$

$$\frac{4}{3} = 1{,}333\,3\ldots = 1{,}\bar{3}$$

$$\frac{3}{7} = 0{,}\overline{428\,571}$$

Nichtsofortperiodische Dezimalbrüche, unregelmäßige Ziffernfolge, gefolgt von sich wiederholender Sequenz von Ziffern.

□ $\frac{19}{15} = 1{,}26666\ldots = 1{,}2\overline{6}$.

● Alle rationalen Zahlen sind als abbrechende, sofortperiodische oder nichtsofortperiodische Dezimalbrüche darstellbar.

Umrechnung:

Sofortperiodischer Dezimalbruch:

$$0,\overline{\alpha_1\alpha_2\ldots\alpha_m} = \frac{\alpha_1\alpha_2\ldots\alpha_m}{\underbrace{99\ldots\ldots 9}_{m \text{ mal die } 9}}.$$

Nichtsofortperiodischer Dezimalbruch:

$$0,\beta_1\beta_2\ldots\beta_n\overline{\alpha_1\alpha_2\ldots\alpha_m} = \frac{\beta_1\beta_2\ldots\beta_n\alpha_1\alpha_2\ldots\alpha_m - \beta_1\beta_2\ldots\beta_n}{\underbrace{99\ldots\ldots 9}_{m \text{ mal die } 9}\underbrace{00\ldots\ldots 0}_{n \text{ mal die } 0}}$$

Bezeichnung: $\gamma_1\gamma_2\ldots\gamma_n$ bedeutet die Zahl mit der Ziffernfolge γ_1 bis γ_n, *nicht* das Produkt der Zahlen γ_1 bis γ_n.

□
$$\begin{aligned}
1{,}43131\ldots &= 1 + 0{,}43131\ldots \\
0{,}43131\ldots &= 0{,}4\overline{31} \qquad (4 = \beta_1,\ 3 = \alpha_1,\ 1 = \alpha_2) \\
&= \frac{431-4}{990} = \frac{427}{990} \\
1 + 0{,}43131\ldots &= \frac{990}{990} + \frac{427}{990} = \frac{1417}{990} \\
1{,}4\overline{31} &= \frac{1417}{990}
\end{aligned}$$

▷ $0{,}\bar{9} = 1$.

Trick:
$$\begin{array}{rcl}
z &=& 0{,}\bar{9} \\
-10\cdot z &=& -\ 9{,}\bar{9} \\ \hline
-9\cdot z &=& -\ 9 \\
z &=& 1
\end{array}$$

▷ Im Rechner können ausschließlich abbrechende Dezimalbrüche verarbeitet werden. Alle anderen Zahlentypen werden durch abbrechende Dezimalbrüche genähert. Dabei treten Fehler durch Abschneiden oder Runden auf.

□ Taschenrechner mit 8 Stellen:
$1:6 = 0{,}1666666 \neq 1/6$ **Abschneidefehler**,
$1:6 = 0{,}1666667 \neq 1/6$ **Rundungsfehler**.

Brüche

Echte Brüche:

$$\left|\frac{a}{b}\right| < 1,\ a,b \in \mathbb{Z},\ b \neq 0.$$

Unechte Brüche:

$$\left|\frac{a}{b}\right| \geq 1,\ a,b \in \mathbb{Z},\ b \neq 0.$$

Gemischte Zahl: Summe aus einer ganzen Zahl und einem echten Bruch.

□ $4 + \frac{2}{3} = 4\frac{2}{3}$.

▷ **WICHTIG:**

$4\frac{2}{3} \neq 4 \cdot \frac{2}{3}$, sondern $4\frac{2}{3} = 4 + \frac{2}{3}$.

● Der Betrag eines Bruches ist genau dann kleiner 1, wenn der Betrag des Zählers kleiner als der des Nenners ist.
$|(-2/3)| < 1$, da $|-2| = 2 < 3 = |3|$.

Kehrwert eines Bruches: Zähler und Nenner vertauschen.

$\frac{b}{a}$ ist Kehrwert von $\frac{a}{b}$, $\frac{1}{a}$ ist Kehrwert von a.

Erweitern von Brüchen: Zähler **und** Nenner werden mit **derselben** Zahl oder – allgemeiner – **demselben** mathematischen Ausdruck multipliziert.

$$\frac{a}{b} = \frac{a \cdot c}{b \cdot c}.$$

□ $\frac{2}{3} = \frac{2 \cdot 5}{3 \cdot 5} = \frac{10}{15}$.

▷ Erweitern mit Null ist **nicht** erlaubt!

Kürzen von Brüchen (Umkehrung des Erweiterns): Zähler **und** Nenner werden durch **dieselbe** Zahl oder – allgemeiner – **denselben** mathematischen Ausdruck dividiert:

$$\frac{a}{b} = \frac{a/c}{b/c}.$$

□ $\frac{-8}{12} = \frac{-8/4}{12/4} = \frac{-2}{3}$,

$$\frac{(a+b)c}{d(a+b)^2} = \frac{c}{d(a+b)}.$$

● Beim Erweitern und Kürzen eines Bruchs ändert sich dessen Wert nicht.

▷ Diese Regel ist beim numerischen Rechnen u. U. wegen Rundungs- und Abschneidefehlern verletzt.

Wichtige Merkregel: Durch Differenzen und durch Summen kürzen nur die Dummen,

$$\frac{a+c}{b+c} \neq \frac{a}{b}.$$

Rechnen mit Brüchen

Addition und Subtraktion: Brüche werden addiert bzw. subtrahiert, indem man sie durch Erweitern und/oder Kürzen auf einen gemeinsamen Nenner (**Hauptnenner**) bringt, die neuen Zähler addiert bzw. subtrahiert und den Nenner beibehält.

□ $\frac{4}{15} + \frac{1}{9} = \frac{12}{45} + \frac{5}{45} = \frac{17}{45}$.

Multiplikation: Brüche werden multipliziert, indem jeweils Zähler und Nenner miteinander multipliziert werden.

$$\frac{a}{b} \cdot \frac{c}{d} = \frac{a \cdot c}{b \cdot d} = \frac{ac}{bd}.$$

□ $\frac{2}{3} \cdot \frac{-1}{5} = \frac{-2}{15} = -\frac{2}{15}$.

Division: Brüche werden durcheinander dividiert, indem mit dem Kehrwert des Divisors multipliziert wird.

$$\frac{a}{b} : \frac{c}{d} = \frac{a}{b} \cdot \frac{d}{c} = \frac{ad}{bc}.$$

□ $\frac{1}{6} : \frac{2}{3} = \frac{1}{6} \cdot \frac{3}{2} = \frac{1 \cdot 3}{6 \cdot 2} = \frac{1 \cdot 1}{2 \cdot 2} = \frac{1}{4}$.

Doppelbrüche können als Division zweier Brüche aufgefaßt werden:

$$\frac{a/b}{c/d} = \frac{a}{b} : \frac{c}{d} = (a:b):(c:d) = \frac{a}{b} \cdot \frac{d}{c} = \frac{ad}{bc}.$$

Doppelbrüche werden aufgelöst, indem man das Produkt der Außenglieder (a und d) durch das Produkt der Innenglieder (b und c) dividiert.

□ $\frac{1/2}{2/3} = \frac{1 \cdot 3}{2 \cdot 2} = \frac{3}{4}.$

1.6 Rechnen mit Quotienten

Proportion

Proportion, die Werte a_i, b_i von Wertepaaren (a_i, b_i) heißen zueinander proportional, wenn $a_i : b_i = k =$ konstant gilt.

Proportionalitätsfaktor, **Proportionalitätskonstante**, die Konstante k bei proportionalen Zusammenhängen.

□ 1 Liter Milch kostet 1,50 DM, 2 Liter kosten 3 DM. Der Preis der Milch ist proportional zur eingekauften Menge. Der Proportionalitätsfaktor ist 1,50 DM/Liter.
Der Umfang eines Kreises ist proportional zu dessen Radius, die Proportionalitätskonstante ist 2π.

● Liegt Proportionalität $a : b = c : d$ vor, dann gilt mit beliebiger Konstante $k \neq 0$:

1. Proportionalitätskonstante

$\frac{a}{b} = \frac{c}{d} = k$ Proportionalitätskonstante.

2. Inversion

$b : a = d : c$ Proportionalitätskonstante ist $1/k$.

3. Kürzen und Erweitern

$$\begin{aligned} ak : b &= ck : d, & a : bk &= c : dk, \\ ak : bk &= c : d, & a : b &= ck : dk, \\ a : c &= b : d, & c : a &= d : b. \end{aligned}$$

4. Korrespondierende Addition und Subtraktion

$(a \pm b) : b = (c \pm d) : d, \qquad (a \pm b) : a = (c \pm d) : c.$

● **Geometrisches Mittel** s: Gilt $a : s = s : b$, dann ist $s = \sqrt{ab}$ das geometrische Mittel von a und b.

● **Harmonisches Mittel** h: Gilt $(a - h) : (h - b) = a : b$, dann ist $h = 2ab/(a + b)$ das harmonische Mittel von a und b,

$$h = \frac{2ab}{a+b} \quad \Longrightarrow \quad \frac{1}{h} = \frac{1}{2}\left(\frac{1}{a} + \frac{1}{b}\right).$$

Dreisatz

Dreisatzrechnung, auch Berechnung der vierten Proportionale, Berechnung von unbekannten Größen in proportionalen Zusammenhängen.

$$\begin{aligned} x : b = c : d \quad &\Longrightarrow \quad x = \frac{b \cdot c}{d}, \\ a : x = c : d \quad &\Longrightarrow \quad x = \frac{a \cdot d}{c}, \\ a : b = x : d \quad &\Longrightarrow \quad x = \frac{a \cdot d}{b}, \\ a : b = c : x \quad &\Longrightarrow \quad x = \frac{b \cdot c}{a}. \end{aligned}$$

□ $1,5$ m Seil kosten $1,20$ DM, wieviel Seil bekommt man für 5 DM? – Die dritte Formel ist anzuwenden, $a = 1,5$ m, $b = 1,20$ DM und $d = 5$ DM, dann ist
$x = (1,5\ \text{m}/1,20\ \text{DM}) \cdot 5\ \text{DM} = 6,25\ \text{m}.$

1.7 Finanzmathematik

Finanzmathematik (besser: mathematische Methoden im Finanzwesen), die mathematischen Grundlagen für

- **Zins-** und **Zinseszinsrechnung**,
- **Tilgungsrechnung**,
- **Rentenrechnung**,
- **Abschreibung**.

Wesentliche mathematische Elemente sind neben der Prozentrechnung, elementaren Gleichungen und Ungleichungen vor allem arithmetische und geometrische Zahlenfolgen und Reihen.

Prozentrechnung

Prozent, vom italienischen per cento, d. h. pro 100. p Prozent von M sind $p \cdot M/100$. Das Symbol für Prozent ist %. $p\,\% \widehat{=} p/100$.

☐ 5 % von 600 DM sind 30 DM.
125 % von 4 m sind 5 m.

Aufschlag von p % auf K:

$$K' = K\left(1 + \frac{p}{100}\right),$$

dann sind in K' (von K' aus gesehen)

$$p' = \frac{p \cdot 100}{100 + p}$$

Prozent Aufschlag enthalten.

☐ 10% Aufschlag durch den Händler ergibt bei einem Warenwert von 400 DM insgesamt 440 DM, die der Verbraucher bezahlen muß. Im Endpreis sind also für den Verbraucher 9,1 % Aufschlag enthalten.

Abschlag, Rabatt von p % auf K:

$$K' = K\left(1 - \frac{p}{100}\right),$$

dann sind in K' (von K' aus betrachtet)

$$p' = \frac{p \cdot 100}{100 - p}$$

Prozent Abschlag gewährt worden.

☐ 10 % Rabatt durch den Händler ergibt bei einem Warenwert von 400 DM schließlich noch 360 DM, die der Verbraucher bezahlen muß. Bezogen auf den Endpreis hat der Verbraucher 11,1 % Rabatt enthalten.

Zins und Zinseszins

Zinsen für einen bestimmten Zeitraum, wird ein Betrag nur für einen Teil eines Jahres verzinst, so erhält man bei den Zinsen Z nur den entsprechenden Bruchteil der Jahreszinsen.

- Zinsen für Teile eines Jahres

  $$Z = K \cdot \frac{p}{100} \cdot T,$$

  wobei T hier steht für

  $$T = \frac{d}{360} \quad d \text{ ist die Anzahl der Tage}$$

  $$= \frac{m}{12} \quad m \text{ ist die Anzahl der Monate.}$$

☐ Bei einem Zinssatz von 5 % erhält man für ein Kapital von 10.000 DM nach 3 Monaten

$$Z = 10.000\text{ DM} \cdot \frac{5}{100} \cdot \frac{3}{12} = 125\text{ DM an Zinsen.}$$

Zinseszinsrechnung, Berechnung von Zinsen für längere Zeiträume unter der Annahme, daß am Ende jedes Jahres die Zinsen zum Kapital hinzugefügt und so ebenfalls verzinst werden.

Anfangskapital K_0 ergibt zu p Prozent im ersten Jahr $Z = K_0 \cdot p/100$ Zinsen und damit das neue Kapital $K_1 = K_0 + Z = q \cdot K_0$ mit $q = 1 + p/100$. Im zweiten Jahr hat man $K_2 = K_1 + K_1 \cdot p/100 = q \cdot K_1 = q^2 \cdot K_0$. Nach n Jahren ergibt sich schließlich das Kapital

$$K_n = q^n \cdot K_0 = K_0 \cdot \left(1 + \frac{p}{100}\right)^n .$$

Die Größe q wird als **Aufzinsungsfaktor** bezeichnet, mit dem jährlich der zinspflichtige Anfangsbetrag zu multiplizieren ist. n ist die Anzahl der Jahre, die das Kapital **und** die Zinsen unangetastet bleiben.

Tilgungsrechnung

Tilgungsbetrag T, Betrag, um den eine restliche Schuld S durch Rückzahlung verringert wird.

Annuität A, Summe aus dem Tilgungsbetrag T und den zu einem bestimmten Zahlungstermin anfallenden Zinsen Z:

$$A = T + Z.$$

Vorschüssige Zahlung, Zahlung am Anfang eines Zeitabschnittes.

Nachschüssige Zahlung, Zahlung am Ende eines Zeitabschnittes.

Ratentilgung mit fallenden Zinsbeträgen, Tilgung einer **Anfangsschuld** S_0 mit einem für alle Zinsperioden n gleichen Tilgungsbetrag (**Tilgungsrate**) T bei einer Laufzeit (**Tilgungsdauer**) von N Zinsperioden mit konstantem Zinssatz p pro Zinsperiode:

$$T = \frac{S_0}{N} = \text{const.}$$

Die zum n-ten Zinstermin anfallenden Zinsen verringern sich im Zeitablauf.

- Zinsen Z_n in der n-ten Zinsperiode:

$$Z_n = S_0 \left(1 - \frac{n-1}{N}\right) \cdot \frac{p}{100}, \quad n = 1, \ldots, N.$$

- Annuität A_n in der n-ten Zinsperiode:

$$A_n = T + Z_n = \frac{S_0}{N} \left[1 + (N - n + 1)\frac{p}{100}\right], \quad n = 1, \ldots, N.$$

- **Restschuld** S_n nach der n-ten Zinsperiode:

$$S_n = S_0 \left(1 - \frac{n}{N}\right), \quad (S_N = 0),\ n = 1, \ldots, N.$$

- **Gesamtzinsen** Z:

$$Z = \sum_{n=1}^{N} Z_n = S_0 \frac{1+N}{2} \frac{p}{100}.$$

Annuitätentilgung, Tilgung einer Anfangsschuld S_0 mit einer für alle Zinsperioden n gleichen (nachschüssigen) Annuität A bei konstantem Zinssatz p pro Zinsperiode (Aufzinsfaktor: $q = 1 + \frac{p}{100}$):

$$T_n + Z_n = A = \text{const.}$$

- Zinsen Z_n zum n-ten Zinstermin:

$$Z_n = A - \left(A - S_0 \frac{p}{100}\right) q^{n-1}, \quad n = 1, \ldots, N.$$

- Tilgungsbetrag T_n zum n-ten Zinstermin:

$$T_n = \left(A - S_0 \frac{p}{100}\right) q^{n-1} = T_1 q^{n-1}, \quad n = 1, \ldots, N.$$

- **Restschuld** S_n nach n Zinsperioden:

$$S_n = S_0 q^n - A\frac{q^n - 1}{q - 1}, \quad n = 1, \ldots, N.$$

- **Tilgungsdauer** N (in Zinsperioden):

$$N = \frac{-\lg\left(1 - \frac{(q-1)S_0}{A}\right)}{\lg(q)}.$$

□ Bei einem Zinssatz von 6 % pro Jahr soll eine Schuld von 40000 DM mit konstanter Tilgungsrate jeweils zum Jahresende in 10 Jahren abgezahlt werden.
Tilgungsrate: 4000 DM
Zinsen im fünften Jahr:

$$Z_5 = 40000\left(1 - \frac{5-1}{10}\right)0.06 = 1440 \text{ DM},$$

Annuität im fünften Jahr: $A_5 = 5440$ DM,
Restschuld nach dem fünften Jahr:

$$S_5 = 40000\left(1 - \frac{5}{10}\right) = 20000 \text{ DM}$$

Gesamtzinsen:

$$Z = 40000\frac{11}{2}0.06 = 13200 \text{ DM}.$$

Rentenrechnung

Rente r, in regelmäßigen Zeitabständen wiederkehrende (vor- oder nachschüssige) Zahlung eines Betrages r, entweder als Einzahlung auf ein Konto mit Zinseszins oder als Auszahlung aus einem Kapital, das auf Zinseszins angelegt ist.
Rentenendwert R_n, Betrag, den n Rentenzahlungen nach der n-ten Zinsperiode ergeben.
Rentenbarwert R_{0n}, Barwert aller Rentenzahlungen bis zum n-ten Zinstermin.
Rentenendwertfaktor s_n, Endwert von n Rentenzahlungen in der Höhe $r = 1$.

Nachschüssiger Rentenendwertfaktor: $s_n = \dfrac{q^n - 1}{q - 1}$,

vorschüssiger Rentenendwertfaktor: $s'_n = q\dfrac{q^n - 1}{q - 1} = q \cdot s_n$.

Rentenbarwertfaktor a_n, Barwert von n Rentenzahlungen in der Höhe $r = 1$.

Nachschüssiger Rentenbarwertfaktor: $a_n = \dfrac{1}{q^n}\dfrac{q^n - 1}{q}$,

vorschüssiger Rentenbarwertfaktor: $a'_n = \dfrac{1}{q^{n-1}}\dfrac{q^n - 1}{q} = q \cdot a_n$.

Rentenendwert R_n nach n Zinsperioden:
$R_n = r \cdot s_n$ (nachschüssig),
$R'_n = r \cdot s'_n$ (vorschüssig).
Rentenbarwert R_{0n} nach n Zinsperioden:
$R_{0n} = r \cdot a_n$ (nachschüssig),
$R'_{0n} = r \cdot a'_n$ (vorschüssig).
Rentenzahlung aus einem Anfangskapital K, angelegt auf Zinseszins mit p % Zinsen pro Zinsperiode.
Kontostand K_n nach n nachschüssigen Rentenzahlungen vom Betrag r:

$$K_n = K_0 q^n - r\frac{q^{n-1}}{q - 1} = K_0 q^n - R_n,$$

mit $q = 1 + \dfrac{p}{100}$ als Aufzinsfaktor und R_n als Rentenendwert.

Ewige Rente r_e, die Zinsgutschrift gleicht mindestens die Rentenzahlung aus, so daß das Konto K_0 im Zeitablauf nicht kleiner wird. (Das Kapital wächst im Zeitablauf an, wenn die Zinsgutschrift größer ist als die Rentenzahlung.)

Bedingung an das Kapital K_0 für vorgegebene (maximale) ewige Rente r_e bei Zinssatz p (Aufzinsfaktor $q = 1 + \frac{p}{100}$):

$r_e = K_0(q-1)$ (nachschüssig),

$r'_e = K_0 \frac{q-1}{q} = \frac{1}{q} r_e$ (vorschüssig).

□ Ein Kapital von 100 000 DM ist mit einer monatlichen Verzinsung von jeweils 0,5 % angelegt. Die maximale (nachschüssige) monatliche Rente beträgt dann

$r_e = 100\,000 \cdot 0{,}005 = 500$ DM.

Abschreibung

Abschreibung, jährliche Wertminderung eines Gutes durch Abnutzung und Alterung.

Lineare Abschreibung, Abschreibung vom Anschaffungswert A_0 auf den Restwert A_N nach N Nutzungsjahren in gleichen Jahresraten.

Restwert A_n nach n Jahren:

$$A_n = A_0 - n\frac{A_0 - A_N}{N}, \quad n = 1, \ldots, N.$$

Geometrisch-degressive Abschreibung, von einem Gut mit dem Anschaffungswert A_0 werden jährlich p % vom jeweiligen Restwert aus dem Vorjahr abgeschrieben.

Restwert nach n Jahren:

$$A_n = A_0 \left(1 - \frac{p}{100}\right)^n, \quad n = 1, 2, \ldots.$$

Abschreibungszeit N bei vorgegebenem Restwert A_N und jährlichem prozentualen Abschreibungssatz p vom jeweiligen Restwert:

$$N = \frac{\lg\left(\frac{A_N}{A_0}\right)}{\lg\left(1 - \frac{p}{100}\right)}.$$

Jährlicher prozentualer Abschreibungssatz p bei vorgegebener Abschreibungszeit N und gefordertem Restwert A_N:

$$p = 100\left[1 - \left(\frac{A_N}{A_0}\right)^{1/N}\right].$$

□ Eine Anlage mit dem Anschaffungswert von 100 000 DM wird jährlich mit 6 % vom Restwert abgeschrieben.

Restwert nach 5 Jahren:

$$A_5 = 100\,000\left(1 - \frac{6}{100}\right)^5 = 73\,390.40 \text{ DM}.$$

1.8 Irrationale Zahlen

Zahlen, die nicht als Bruch darstellbar sind, heißen **irrationale Zahlen** $\mathbb{I}$. Man findet z. B. keine Zahl $r \in \mathbb{Q}$ mit $r \cdot r = r^2 = 2$. Die Lösung $r = \sqrt{2} \notin \mathbb{Q}$.

□ $\sqrt{2}, \pi, \ln 7, e, \ldots \in \mathbb{R} \setminus \mathbb{Q}$.

▷ Irrationale Zahlen sind im Rechner **nicht** darstellbar, sie werden durch endliche Dezimalbrüche genähert.

Auch mit Bleistift und Papier benutzt man zuweilen Näherungen.
Beispiele: $\pi \approx 22/7$, $\pi \approx 355/113$.

□ $\sqrt{2}$ läßt sich zwar mit beliebiger Genauigkeit berechnen, die Resultate jeder Rechnung sind aber stets **endliche** (abbrechende) Dezimalbrüche.

1.9 Reelle Zahlen

Die Menge $\mathbb{R}$ der reellen Zahlen ist die Vereinigungsmenge der rationalen Zahlen $\mathbb{Q}$ und der irrationalen Zahlen $\mathbb{R}\backslash\mathbb{Q}$.
Alle Zahlen $x \in \mathbb{R}$ sind als (evtl. unendliche) Dezimalbrüche darstellbar.

● Neben der Addition, der Multiplikation und der Subtraktion ist in $\mathbb{R}$ auch die Division (Ausnahme Division durch Null) uneingeschränkt ausführbar.

▷ Die Gleichung $x^2+1=0$ hat auch in $\mathbb{R}$ keine Lösung. Daher wird der Bereich der reellen Zahlen nochmals erweitert zu dem Bereich der komplexen Zahlen.

● Die Menge der reellen Zahlen $\mathbb{R}$ bildet zusammen mit den Verknüpfungen $+$ und $\cdot$ den **Körper der reellen Zahlen**.

▷ Numerisch gibt es **keine** reellen Zahlen, lediglich beschränkt genaue Näherungen durch endliche Dezimalbrüche. Trotzdem wird der Datentyp oft `REAL` benannt. Vorkommende Schreibweisen: 1.34, 0.134E1, 0.134D1.

1.10 Komplexe Zahlen

Komplexe Zahlen werden auch in Abschnitt 17.1 dargestellt. Um Lösungen für die Gleichung $x^2+1=0$ angeben zu können, definiert man die **imaginäre Einheit**:

$$\mathrm{j}^2 = -1.$$

▷ i wird vorzugsweise in mathematischen Werken als Abkürzung für die imaginäre Einheit benutzt, führt aber in technischen Anwendungen oft zu Verwechselungen mit der Stromstärke i, deshalb wird hier durchgängig j benutzt.

Eine komplexe Zahl $z \in \mathbb{C}$ läßt sich schreiben:
algebraisch als Summe von Real- und Imaginärteil $z = a + \mathrm{j}b$, wobei a und b reelle Zahlen sind,
exponentiell als Exponentialfunktion $z = r\mathrm{e}^{\mathrm{j}\phi}$ mit reellem Radius r und reeller Phase ϕ,
Phase: $\phi \in (-\pi, \pi]$, d. h. $-\pi < \phi \leq +\pi$,
polar als $z = r\cos\phi + \mathrm{j}r\sin\phi$ oder
graphisch als Zeiger in der **Gaußschen Zahlenebene**.

● **Umrechnung:**

$$r = \sqrt{a^2+b^2}\,, \quad \phi = \begin{cases} 0, & \text{falls } a \geq 0,\ b = 0 \\ \arctan\dfrac{b}{a}, & \text{falls } a > 0 \\ \dfrac{\pi}{2}, & \text{falls } a = 0,\ b > 0 \\ \pi + \arctan\dfrac{b}{a}, & \text{falls } a < 0,\ b > 0 \\ -\dfrac{\pi}{2}, & \text{falls } a = 0,\ b < 0 \\ \arctan\dfrac{b}{a} - \pi, & \text{falls } a < 0,\ b < 0 \\ \pi, & \text{falls } a < 0,\ b = 0 \end{cases}$$

$a = r\cos\phi\ , \quad b = r\sin\phi\ .$

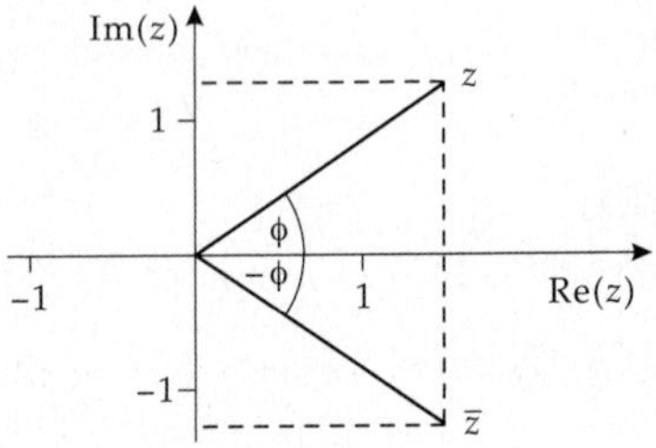

Gaußsche Zahlenebene

Betrag einer komplexen Zahl $z = a + \mathrm{j}b$ ist definiert als

$$|z| = \sqrt{a^2 + b^2} = r = \sqrt{z\bar{z}}$$

▷ Stets gilt $|z| \geq 0$. Es lassen sich nur Absolutbeträge von komplexen Zahlen vergleichen. Die Schreibweise $z_1 > z_2$ ist für komplexe Zahlen nicht definiert.

Konjugiert komplexe Zahl, Umdrehen des Vorzeichens des Imaginärteils.

$$\bar{z} = a - \mathrm{j}b = \overline{a + \mathrm{j}b} = r\mathrm{e}^{-\mathrm{j}\phi}$$

▷ andere Schreibweise: $\bar{z} = z^*$

▷ Bei Programmiersprachen gibt es nicht immer einen speziellen Datentyp für komplexe Zahlen!

Körper der komplexen Zahlen

Die Menge $\mathbb{C} = \{(a,b) \mid a, b \in \mathbb{R}\}$ zusammen mit
der Addition $(a,b) + (c,d) = (a+c, b+d)$ und
der Multiplikation $(a,b) \cdot (c,d) = (ac - bd, ad + bc)$ bilden den **Körper der komplexen Zahlen**.

▷ Beachte die Gültigkeit der üblichen Regeln, wenn man identifiziert:

$(a,b) \equiv a + \mathrm{j}b \quad \text{mit} \quad \mathrm{j}\cdot\mathrm{j} = -1.$

Insbesondere ist $1 = (1,0)$, $\mathrm{j} = (0,1)$.

Es gelten die Inklusionen $\mathbb{C} \supset \mathbb{R} \supset \mathbb{Q} \supset \mathbb{Z} \supset \mathbb{N}$.

1.11 Rechnen mit reellen Zahlen

Vorzeichen und Betrag

Negative Zahlen werden durch ein vorangestelltes **Vorzeichen** (−) gekennzeichnet. Auf einem Taschenrechner entspricht dies der **Vorzeichentaste** [+/−] und nicht der Taste für die mathematische Operation Subtraktion [−]!

Positive Vorzeichen werden meist weggelassen. Es gilt: $-(-r) = +r = r$.

Betrag, auch **Absolutwert** $\mathrm{abs}(r)$ oder $|r|$ ist definiert:

$$\mathrm{abs}(r) = \mathrm{abs}\, r = |r| = \begin{cases} -r\,, & \text{wenn } r < 0 \quad \text{und} \\ r\,, & \text{wenn } r \geq 0\,. \end{cases}$$

□ $\mathrm{abs}(-3) = 3$ oder $|4{,}43| = 4{,}43$.

▷ Programmiersprachen haben oft `abs[x]` als Funktionsaufruf implementiert.

Gesetze für das Rechnen mit Beträgen:

$$\mathrm{abs}(ab) = |ab| = |a| \cdot |b|$$

$$\mathrm{abs}(a/b) = \left|\frac{a}{b}\right| = \frac{|a|}{|b|} \qquad b \neq 0$$

- **Dreiecksungleichung**

$$|a| - |b| \leq \Big||a| - |b|\Big| \leq |a \pm b| \leq |a| + |b|$$

$$|a + b + c + \ldots| \leq |a| + |b| + |c| + \ldots$$

Der Name stammt aus der Geometrie ebener Dreiecke für deren Seiten gilt:

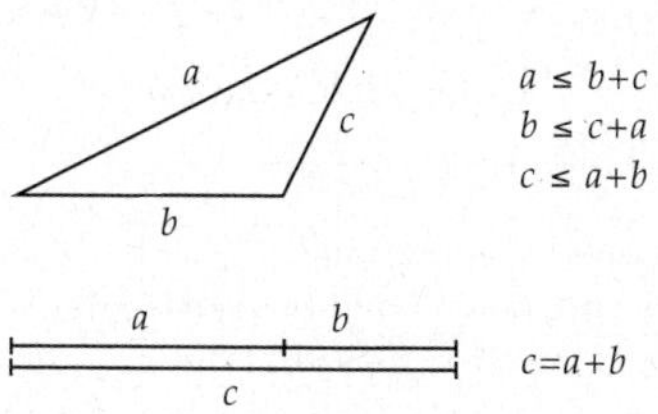

Dreiecksungleichung

▷ **Numerische Anwendung der Betragsfunktion:** Programmsequenz zur Berechnung von Maximum und Minimum von n Zahlen.

```
BEGIN MiniMax
INPUT n
INPUT x[i], i = 1..n
max := x[1]
min := x[1]
FOR i = 2 TO n DO
   max := (max + x[i] + abs(max - x[i]))/2
   min := (min + x[i] - abs(min - x[i]))/2
ENDDO
OUTPUT max, min
END MiniMax
```

Ordnungsrelationen

Die Menge der reellen Zahlen läßt sich ebenfalls als Zahlengerade darstellen. Jede reelle Zahl wird durch einen Punkt auf der Zahlengeraden repräsentiert.

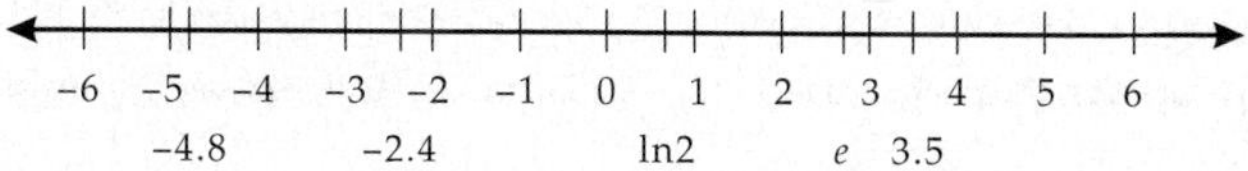

Zahlengerade

Nullpunkt, teilt die Zahlengerade in positive ($\mathbb{R}^+$) und negative reelle Zahlen ($\mathbb{R}^-$) ein. Positive Zahlen liegen rechts, negative links vom Nullpunkt, Schreibweise: $x > 0$, wenn x positiv und $x < 0$, wenn x negativ. Null ist weder positiv noch negativ, $\mathbb{R}_0^+$ und $\mathbb{R}_0^-$ enthalten aber die Null.

Eine reelle Zahl r ist **kleiner als** eine andere reelle Zahl s (Schreibweise $r < s$), wenn r auf der Zahlengeraden links von s liegt. In analoger Weise sind die Relationen **größer als** ($>$), **kleiner gleich** ($\leq$) und **größer gleich** ($\geq$) definiert.

Relation	Schreibweise	Bedeutung
größer als	$r > s$	$r - s$ ist positiv
größer gleich	$r \geq s$	$r - s$ ist positiv oder $= 0$
kleiner als	$r < s$	$r - s$ ist negativ
kleiner gleich	$r \leq s$	$r - s$ ist negativ oder $= 0$

▷ Komplexe Zahlen lassen sich **nicht** anordnen.

Intervalle

Teilmengen von $\mathbb{R}$, die auf der Zahlengeraden durch zwei Randpunkte a und b, $a < b$ begrenzt werden, heißen **Intervalle**. Man unterscheidet (DIN 1302)

endliche Intervalle

$I =$	$x \in I$, wenn	Name des Intervalls
$[a,b]$	$a \leq x \leq b$	**abgeschlossenes Intervall**
$[a,b)$	$a \leq x < b$	**rechtsseitig halboffenes Intervall**
$(a,b]$	$a < x \leq b$	**linksseitig halboffenes Intervall**
(a,b)	$a < x < b$	**offenes Intervall**

unendliche Intervalle

$I =$	$x \in I$, wenn	Spezialfall
$[a,\infty)$	$a \leq x$	für $a = 0$, $I = \mathbb{R}_0^+$
(a,∞)	$a < x$	für $a = 0$, $I = \mathbb{R}^+$
$(-\infty,b]$	$x \leq b$	für $b = 0$, $I = \mathbb{R}_0^-$
$(-\infty,b)$	$x < b$	für $b = 0$, $I = \mathbb{R}^-$
$(-\infty,\infty)$	$\lvert x\rvert < \infty$	$\mathbb{R}$

▷ Manchmal werden offene Intervalle anstatt durch (a,b) durch $]a,b[$ bezeichnet.

Runden und Abschneiden

Wissenschaftlich-technische Darstellung einer reellen Zahl, $x.xxx$Eyyy (in FORTRAN für **doppelt-genaue Zahlen** auch $x.xxx$Dyyy).

□ $14357{,}34 = 1.435734\text{E}4 \quad 0{,}0003 = 3.0\text{E}-4$

Mantisse, die durch $x.xxx$ repräsentierte Dezimalzahl in der wissenschaftlich-technischen Darstellung.

Exponent, hier: die durch yyy repräsentierte ganze Zahl in der wissenschaftlich-technischen Darstellung.

▷ Die Länge der Mantisse und der gültige Bereich für den Exponenten sind system- und programmiersprachenabhängig.

Signifikante Stellen, diejenigen Stellen einer Dezimalzahl, in wissenschaftlich-technischer Darstellung, die exakt bekannt sind.

□ 0,000001 = 1.E–6 lediglich die Eins ist signifikant.

□ Messung mit gewöhnlichem Lineal ergibt 12,300 cm. Nur 12,3 sind signifikant, ein normales Lineal läßt eine genauere Bestimmung einer Länge nicht zu.

Bei Rechnungen mit elektronischen Rechnern ergeben sich oft Resulate mit mehr **signifikanten Stellen**, als die Genauigkeit der Methode oder der Eingabegrößen überhaupt zuläßt.

▷ Die Angabe vieler Nachkommastellen verbessert die Genauigkeit des Resultats oft **nicht**!

☐ Die Seitenlängen eines Rechtecks seien jeweils auf 2 Nachkommastellen genau bekannt: $a = 3,12$ und $b = 1,53$. Es ist nicht sinnvoll, als Flächeninhalt $A = 3,12 \cdot 1,53 = 4,7736$ anzugeben; die Genauigkeiten, mit der a und b gegeben sind, lassen dies nicht zu!
Die Angabe $A = a \cdot b \approx 4,77$ reicht aus!

Numerische Näherungen:

Abschneiden, nur eine bestimmte Anzahl von Dezimalstellen wird mitgenommen, alle nachfolgenden werden ignoriert.

☐ 4,7456 $\longrightarrow$ 4,74 (Abschneiden nach zwei Nachkommastellen).

Runden auf eine bestimmte Anzahl n von Dezimalstellen, ist Ziffer an der $n+1$-ten Stelle < 5, so werden die ersten n Nachkommastellen notiert, andernfalls (Ziffer ≥ 5) wird die n-te Ziffer um Eins erhöht.

☐ 4,745 6 $\longrightarrow$ 4,7 (Runden auf eine Nachkommastelle),
4,745 6 $\longrightarrow$ 4,75 (Runden auf zwei Nachkommastellen),
4,999 53 $\longrightarrow$ 5,000 (Runden auf drei Nachkommastellen).

▷ In `PASCAL` gibt es die Funktionen `round(x)` bzw. `trunc(x)` für die Rundung bzw. das Abschneiden von Dezimalbrüchen. Ergebnis ist jeweils eine ganze Zahl.

Rechnen mit Intervallen

Numerische Rechnungen enthalten Näherungszahlen mit endlicher Anzahl von Dezimalstellen. Bisweilen ist es sinnvoll, eine obere und eine untere Schranke (also ein Intervall) anzugeben, zwischen denen sich der exakte Wert mit Sicherheit befindet.

Intervall $\tilde{a} = [\underline{a}, \overline{a}] = \{a | a \in \mathbb{R}, \underline{a} \leq a \leq \overline{a}\}$,
$\underline{a}$ untere Grenze,
$\overline{a}$ obere Grenze.

Addition:

$$\tilde{a} + \tilde{b} = \tilde{c} = [\underline{a} + \underline{b}, \overline{a} + \overline{b}].$$

Subtraktion:

$$\tilde{a} - \tilde{b} = \tilde{c} = [\underline{a} - \overline{b}, \overline{a} - \underline{b}].$$

Multiplikation:

$$\tilde{a} \cdot \tilde{b} = \tilde{c} = [\underline{c}, \overline{c}], \quad \underline{c} = \min\{\underline{a}\underline{b}, \underline{a}\overline{b}, \overline{a}\underline{b}, \overline{a}\overline{b}\}, \quad \overline{c} = \max\{\underline{a}\underline{b}, \underline{a}\overline{b}, \overline{a}\underline{b}, \overline{a}\overline{b}\}.$$

Division:

$$\frac{\tilde{a}}{\tilde{b}} = \tilde{c} = [\underline{c}, \overline{c}], \ \underline{c} = \min\left\{\frac{\underline{a}}{\underline{b}}, \frac{\underline{a}}{\overline{b}}, \frac{\overline{a}}{\underline{b}}, \frac{\overline{a}}{\overline{b}}\right\}, \ \overline{c} = \max\left\{\frac{\underline{a}}{\underline{b}}, \frac{\underline{a}}{\overline{b}}, \frac{\overline{a}}{\underline{b}}, \frac{\overline{a}}{\overline{b}}\right\}, \ \underline{a}, \overline{a}, \underline{b}, \overline{b} > 0.$$

☐ Eine Größe a befinde sich mit Sicherheit im Intervall $\tilde{a} = [2,4]$, eine zweite Größe b mit Sicherheit im Intervall $\tilde{b} = [-1,2]$, dann gilt mit Sicherheit für $a \pm b$, $a \cdot b$, a/b:

$$\begin{aligned} a+b &\in [2-1, 4+2] = [1,6], \\ a-b &\in [2-2, 4-(-1)] = [0,5], \\ a \cdot b &\in [4 \cdot (-1), 4 \cdot 2] = [-4,8], \\ a/b &\in [4/(-1), 4/2] = [-4,2]. \end{aligned}$$

▷ Zum Rechnen mit „unscharfen" Größen siehe auch unter Fuzzy-Logik/Arithmetik.

Klammerung

Klammern, mathematische Zeichen, die **immer in Paaren** auftreten. Die in der Klammer stehenden Operationen sind zuerst auszuführen. Ineinanderschachtelung von Klammern ist möglich.

Symbole für **öffnende** Klammern (in üblicher Reihenfolge): (, [, {,
Symbole für **schließende** Klammern (in üblicher Reihenfolge): },],).

Auflösen von Klammern
Minusklammer:

$$-(a-b) = -a+b.$$

Ausmultiplizieren von Klammern:

$$(a+b)\cdot(c+d) = ac+bc+ad+bd,$$
$$(-a+b)\cdot(c-d) = -ac+bc+ad-bd.$$

● Klammern müssen dann gesetzt werden, wenn eine Rechenoperation geringerer Stufe **vor** einer Rechenoperation höherer Stufe ausgeführt werden muß.

□ Quadrat einer Summe; die Klammer ist notwendig, da das Quadrieren vor der Addition auszuführen wäre, i. allg. ist
$(a+b)^2 \neq a^2+b^2$.

▷ Beim numerischen Rechnen müssen Klammern auch an Stellen gesetzt werden, an denen analytisch keine Klammern auftauchen.

□ Quadratwurzel aus einer Summe: $\sqrt{1+2}$,
Tastenfolge auf dem Taschenrechner: [( ] [1] [+] [2] [ )] [√‾] [=].

▷ In Programmiersprachen werden auch die Argumente von Funktionen, Prozeduren, Subroutinen und Feldindizes in Klammern () eingeschlossen.

□ sin(x) steht für $\sin x$,
a(1,2) oder a[1,2] steht für das Array- oder Feldelement $a_{1,2}$.

Addition und Subtraktion

● Addition und Subtraktion sind Rechenoperationen erster Stufe:

		Addition		
Summand	plus	Summand	ist gleich	Summe
a	$+$	b	$=$	c
4,5	+	3,2	=	7,7
		Subtraktion		
Minuend	minus	Subtrahend	ist gleich	Differenz
a	$-$	b	$=$	c
1,4	−	2,6	=	−1,2

▷ Auf dem Taschenrechner sind die entsprechenden Tasten zum Aufruf der Rechenoperationen [+] und [−]. Ebenso werden in allen Programmiersprachen + und − als Symbole für Addition bzw. Subtraktion verwandt.

● Die Subtraktion kann immer als Addition des Negativen des Subtrahenden (Subtrahend mal −1) aufgefaßt werden:

$1-2 = 1+(-2) = -1.$

▷ Vorsicht ist bei der Auflösung von Klammerausdrücken geboten:

$a-(b-c) = a-b+c.$

Neutrales Element der Addition ist die Null, 0.

$0+a = a, \qquad a+0 = a.$

● Die Addition ist kommutativ und assoziativ:

Kommutativgesetz:

$$a+b=b+a.$$

Assoziativgesetz:

$$a+(b+c)=(a+b)+c=a+b+c.$$

▷ Auf dem Rechner gelten diese Gesetze wegen Rundungs- und Speicherfehlern im allgemeinen nicht, denn: auf einem Taschenrechner mit 10 Stellen ergibt
$(10^{12}+1)+(-10^{12})=0,$ **aber** $(10^{12}+(-10^{12}))+1=1.$

● Die Subtraktion ist weder kommutativ noch assoziativ.

□ $2-3\neq 3-2.$

Nach Umwandlung der Subtraktion in eine Addition des Negativen gilt wieder Kommutativität und Assoziativität.

□ $2-3=2+(-3)=(-3)+2=-3+2.$

Summenzeichen

Summenzeichen, abkürzende Schreibweise für

$$\sum_{i=m}^{N} a_i = \begin{cases} a_m + a_{m+1} + a_{m+2} + a_{m+3} + \ldots + a_N, & \text{falls } N \geq m \\ 0, & \text{falls } N < m \end{cases}$$

Rechenregeln für Summen.

Summe gleicher Summanden:

$$\sum_{i=m}^{N} a = (N-m+1)a\,, \quad m \leq N.$$

Benennung des Index ist beliebig, muß aber beibehalten werden:

$$\sum_{i=m}^{N} a_i = \sum_{k=m}^{N} a_k.$$

Aufspaltung von Summen in Teilsummen:

$$\sum_{i=m}^{N} a_i = \sum_{i=m}^{l} a_i + \sum_{i=l+1}^{N} a_i\,, \quad m \leq l < N.$$

Herausziehen konstanter Faktoren C:

$$\sum_{i=m}^{N} C a_i = C \sum_{i=m}^{N} a_i.$$

Summen von Summen können gemäß Kommutativ- und Assoziativgesetz umgeschrieben werden:

$$\sum_{i=m}^{N} (a_i + b_i + c_i + \ldots) = \sum_{i=m}^{N} a_i + \sum_{i=m}^{N} b_i + \sum_{i=m}^{N} c_i + \ldots$$

Indizes können auch durch Rechnung festgelegt werden:

$$\sum_{i=m}^{N} a_i = \sum_{i=l}^{N-m+l} a_{i+m-l}.$$

Doppelsummen können vertauscht werden:

$$\sum_{i=1}^{N} \sum_{k=1}^{L} b_{ik} = \sum_{k=1}^{L} \sum_{i=1}^{N} b_{ik}.$$

▷ Summen werden als **Schleifen (loops)**, Doppelsummen als doppelte Schleifen programmiert. Schleifen haben die Struktur
Tue … solange bis … oder
Tue … von Untergrenze … bis Obergrenze …
`REPEAT ...UNTIL`, `WHILE ... DO` und `FOR ... TO ... DO` Anweisungen in `PASCAL` oder, `DO ... ENDDO` bzw. `CONTINUE` Anweisung in `FORTRAN`.

▷ **Vorsicht** ist bei der numerischen Berechnung längerer Summen geboten! Wegen Abschneide- und Rundungsfehlern gelten hier Assoziativ- und Kommutativgesetz **nicht**.

□ Numerische Summation der ersten 1000 Glieder der **Leibniz-Reihe**
$\frac{\pi}{4} = 1 - \frac{1}{3} + \frac{1}{5} - \frac{1}{7} + \frac{1}{9} - + \cdots$.
1. Möglichkeit: Summation von links nach rechts.
2. Möglichkeit: Summation von rechts nach links.
3. Möglichkeit: Summation von links nach rechts, aber positive und negative Glieder getrennt mit anschließender Differenzbildung.
4. Möglichkeit: Summation von rechts nach links, aber positive und negative Glieder getrennt mit anschließender Differenzbildung.

	Großrechner	PC
1	0.785121322	0.78514814
2	0.785148203	0.78514814
3	0.785149547	0.78514719
4	0.785145760	0.78514790

▷ Man bemerkt, daß
1. das Resultat von der Summationsreihenfolge abhängt,
2. das Resultat von dem verwendeten Rechner abhängt und
3. Rechner oft **mehr** Stellen ausgeben, als es ihre Genauigkeit zuläßt.
Das auf acht Stellen gerundete exakte Resultat ist `0.78514816`.

Multiplikation und Division

Multiplikation und Division sind Rechenoperationen zweiter Stufe:

		Multiplikation		
Faktor	mal	Faktor	ist gleich	Produkt
Multiplikand	mal	Multiplikator	ist gleich	Produkt
a	$\cdot$	b	$=$	c
2,0	$\cdot$	−7,2	$=$	−14,4
		Division		
Dividend	geteilt durch	Divisor	ist gleich	Quotient
a	:	b	$=$	c
5,1	:	1,7	$=$	3,0

▷ Auf dem Taschenrechner ist für die Multiplikation die [×] Taste zu benutzen, **nicht** die Taste für den Dezimalpunkt [.]. Bei der Division wird die Taste [÷] verwandt.
Beim Programmieren in `PASCAL, C, FORTRAN, ...` ist für die Multiplikation das Zeichen $*$, für die Division das Zeichen / zu benutzen.

Die Division durch $b \neq 0$ kann immer als Multiplikation mit $1/b$ aufgefaßt werden.
Neutrales Element oder Einselement der Multiplikation ist die Eins, 1:

$1 \cdot a = a.$

Die Multiplikation ist kommutativ und assoziativ.

Kommutativgesetz:

$$a \cdot b = b \cdot a.$$

Assoziativgesetz:

$$a \cdot (b \cdot c) = (a \cdot b) \cdot c = a \cdot b \cdot c.$$

▷ Diese Gesetze gelten jedoch **nur analytisch**. Bei der numerischen Auswertung können sie hilfreich sein:

$(10^{45} \cdot 10^{60}) \cdot 10^{-60}$

ist so i. allg. auf Taschenrechnern nicht berechenbar, da das Zwischenresultat 10^{105} nicht darstellbar ist.

$10^{45} \cdot (10^{60} \cdot 10^{-60})$ hingegen liefert das korrekte Resultat 10^{45}.

● Ein Produkt ist genau dann Null, wenn mindestens ein Faktor Null ist.

● Die Division ist weder kommutativ noch assoziativ.

□ $3/2 \neq 2/3$.

Nach Umwandlung der Division in eine Multiplikation mit dem Kehrwert des Divisors gilt wieder Kommutativität und Assoziativität.

□ $3/2 = 3 \cdot \frac{1}{2} = \frac{1}{2} \cdot 3.$

Produktzeichen

Produktzeichen, abkürzende Schreibweise für

$$\prod_{i=m}^{N} a_i = \begin{cases} a_m \cdot a_{m+1} \cdot a_{m+2} \cdot a_{m+3} \cdot \ldots \cdot a_N, \text{ falls } N \geq m \\ 1, \text{ falls } N < m \end{cases}$$

Rechengesetze für Produkte:

Produkt gleicher Faktoren:

$$\prod_{i=m}^{N} a = a^{N-m+1} \qquad m \leq N.$$

Benennung des Index ist beliebig, muß aber beibehalten werden:

$$\prod_{i=1}^{N} a_i = \prod_{k=1}^{N} a_k.$$

Aufspaltung von Produkten in Teilprodukte:

$$\prod_{i=m}^{N} a_i = \prod_{i=m}^{l} a_i \cdot \prod_{i=l+1}^{N} a_i \qquad m \leq l < N.$$

Konstante Faktoren können separiert werden:

$$\prod_{i=m}^{N} C a_i = C^{N-m+1} \prod_{i=m}^{N} a_i.$$

Produkte von Produkten können gemäß Kommutativ- und Assoziativgesetz umgeschrieben werden:

$$\prod_{i=m}^{N} a_i b_i c_i \ldots = \prod_{i=m}^{N} a_i \cdot \prod_{i=m}^{N} b_i \cdot \prod_{i=m}^{N} c_i \ldots$$

Indizes können auch durch Rechnung festgelegt werden:

$$\prod_{i=m}^{N} a_i = \prod_{i=l}^{N-m+l} a_{i+m-l}.$$

Doppelte Produkte können vertauscht werden:

$$\prod_{i=1}^{N}\prod_{k=1}^{L} b_{ik} = \prod_{k=1}^{L}\prod_{i=1}^{N} b_{ik}.$$

Potenzen und Wurzeln

● Potenzieren und Radizieren (Ziehen der Wurzel) sind Rechenoperationen dritter Stufe.

Potenz mit ganzzahligem Exponenten, abkürzende Schreibweise für ein Produkt gleicher Faktoren:

$$\underbrace{a \cdot a \cdot \cdots \cdot a}_{n\,\text{Faktoren}} = a^n.$$

a heißt **Basis**, n heißt **Hochzahl** oder **Exponent**.

□ **Quadratzahlen** ($n = 2$): 1, 4, 9, 16, 25, …

Potenz mit negativem Exponenten: 1/Potenz mit positivem Exponenten

$$\underbrace{\frac{1}{a} \cdot \frac{1}{a} \cdot \ldots \cdot \frac{1}{a}}_{n\,\text{Faktoren}} = \left(\frac{1}{a}\right)^n = a^{-n}.$$

● Das **Radizieren** (**Wurzelziehen**) ist die Umkehrung des Potenzierens.
Definition der Wurzel: $\sqrt[n]{a} = x \Longleftrightarrow x^n = a;\ a \geq 0,\ n \in \mathbb{N},\ x \geq 0.$

□ Wenn ein Würfel des Volumens 125 cm³ gegeben ist, so ist die Kantenlänge $a = \sqrt[3]{125}\ \text{cm} = 5\ \text{cm}$.

● Die n-te Wurzel einer Zahl a ist definiert als diejenige **nicht negative**, eindeutig bestimmte Zahl, die n-mal mit sich selbst multipliziert a ergibt.
$-2 \neq \sqrt{4}$ obgleich $(-2)^2 = 4$.

a heißt **Radikand**, n heißt **Wurzelexponent**.

▷ Ist kein Wurzelexponent angegeben, so ist immer die **Quadratwurzel** ($n = 2$) gemeint.

Wurzeln, Potenzen mit gebrochenen Exponenten

$$\sqrt[n]{a} = a^{\frac{1}{n}}, \qquad \frac{1}{\sqrt[n]{a}} = a^{-\frac{1}{n}}, \qquad \text{speziell: } \sqrt[2]{a} = \sqrt{a}.$$

▷ Wurzeln sind immer als Potenz darstellbar; das Rechnen mit Wurzeln wird dadurch stark vereinfacht.

Rechengesetze für beliebige Potenzen

$$0^0 \text{ ist nicht definiert,}$$
$$a^0 = 1, \text{ wenn } a \neq 0,$$
$$0^n = 0, \text{ wenn } n \neq 0,$$
$$a^1 = a,$$
$$a^m \cdot a^n = a^{m+n},$$
$$\frac{a^m}{a^n} = a^{m-n} = \frac{1}{a^{n-m}},$$
$$a^n \cdot b^n = (ab)^n,$$
$$\frac{a^n}{b^n} = \left(\frac{a}{b}\right)^n = \left(\frac{b}{a}\right)^{-n},$$
$$(a^n)^m = (a^m)^n = a^{nm}, \qquad \textbf{aber: } \quad a^{n^m} = a^{(n^m)} \neq (a^n)^m = a^{nm}.$$

● Diese Gesetzmäßigkeiten gelten auch für reelle Exponenten $n, m \in \mathbb{R}$!
$a^{\sqrt{2}}$ ist demzufolge ein wohldefinierter Ausdruck.

▷ Potenzen in FORTRAN: `a**x`,
Potenzen in PASCAL: nicht vorhanden.
Tip: $a^x = \exp(x \cdot \ln a)$.

Rechenregeln für Wurzeln:

$$\sqrt[n]{1} = 1, \qquad \sqrt[n]{0} = 0,$$

$$a^{m/n} = \sqrt[n]{a^m} = \left(\sqrt[n]{a}\right)^m, \qquad a^{-m/n} = \frac{1}{\sqrt[n]{a^m}} = \frac{1}{\left(\sqrt[n]{a}\right)^m},$$

$$\sqrt[n]{a} \cdot \sqrt[n]{b} = \sqrt[n]{ab},$$

$$\frac{\sqrt[n]{a}}{\sqrt[n]{b}} = \sqrt[n]{\frac{a}{b}},$$

$$\sqrt[n]{\sqrt[m]{a}} = \sqrt[m]{\sqrt[n]{a}} = \sqrt[nm]{a}.$$

▷ Quadratwurzel auf dem Computer: `sqrt(a)`,
höhere Wurzeln in FORTRAN: `a**(1.0/n)`,
höhere Wurzeln in PASCAL: `exp(1/n*ln(a))`.

Zusammenhang der Wurzel mit dem Betrag:

$$|a| = \sqrt{a^2}, \text{ allgemein: } |a| = \sqrt[2n]{a^{2n}}$$

Rationalmachen des Nenners, wenn das Ergebnis einer Rechnung ein Bruch mit Wurzel im Nenner ist, wird der Bruch so erweitert, daß keine Wurzel mehr im Nenner auftaucht.

Grundregeln zum Rationalmachen des Nenners:

$$\frac{1}{\sqrt{a}} = \frac{\sqrt{a}}{a},$$

$$\frac{1}{\sqrt[n]{a}} = \frac{\sqrt[n]{a^{n-1}}}{a},$$

$$\frac{1}{b \pm \sqrt{a}} = \frac{b \mp \sqrt{a}}{b^2 - a}.$$

□ $$\frac{4ac}{2bc - \sqrt{ab}} = \frac{4ac \cdot (2bc + \sqrt{ab})}{4b^2c^2 - ab}.$$

▷ Quadratwurzeln (hier aus a) lassen sich leicht **iterativ** durch die folgende Vorschrift berechnen: Gegeben sei Startnäherung $x_0 \neq 0$, dann ist

$$x_{n+1} = \frac{1}{2}\left(x_n + \frac{a}{x_n}\right), \; n = 0, 1, 2, \ldots$$

▷ Programmsequenz zur numerischen Berechnung von Quadratwurzeln:

```
BEGIN Wurzel
INPUT a
INPUT eps (absolute Genauigkeit)
x := a
WHILE (abs(x*x - a) ≥ eps) DO
   x := (x + a/x)/2
ENDDO
OUTPUT x
END Wurzel
```

□ Berechnung der Quadratwurzel aus 100, mit einer absoluten Genauigkeit von 10^{-6} und dem Startwert 1. Das Verfahren konvergiert trotz des schlechten Startwerts sehr schnell:

Iterationsschritt	Näherungswert
0	1.0000000
1	50.5000000
2	26.2400990
3	15.0255301
4	10.8404347
5	10.0325785
6	10.0000529
7	10.0000000

Exponentation und Logarithmus

Exponentation und **Logarithmieren** sind Rechenoperationen dritter Stufe.

▷ Exponentialausdrücke sind streng von Potenzausdrücken zu unterscheiden. Bei Potenzausdrücken, z. B. a^3, ist der Exponent fest, bei Exponentialausdrücken, z. B. 3^a, ist die Basis fest.

Rechenregeln:

$$a^x \cdot a^y = a^{x+y}, \qquad \frac{a^x}{a^y} = a^{x-y},$$
$$(a^x)^y = (a^y)^x = a^{xy}, \ \textbf{aber}\ a^{x^y} = a^{(x^y)}.$$

Logarithmus x des **Numerus** c zur **Basis** a $(c > 0)$, derjenige Exponent x, für den gilt: $a^x = c$. Schreibweise: $x = \log_a c$.

▷ Der Logarithmus ist nur für positive Argumente definiert.
log(0) oder log(–2) sind nicht definiert.

□ $10^x = 1000$
$\log_{10} 1000 = 3 \quad \Leftrightarrow \quad 10^3 = 1000.$

Rechenregeln:

$$\log_a 1 = 0\,, \qquad \log_a a = 1, \qquad \log_a a^x = x,$$
$$\log_a(xy) = \log_a x + \log_a y, \qquad \log_a \frac{x}{y} = \log_a x - \log_a y,$$
$$\log_a x^n = n \cdot \log_a x, \qquad \log_a \sqrt[n]{x} = \frac{1}{n}\log_a x,$$
$$\log_a c = \frac{1}{\log_c a}, \qquad \log_a c \cdot \log_c a = 1,$$
$$\log_{1/a} x = -\log_a x.$$

Spezielle Logarithmen:

Dekadischer Logarithmus auch **Briggsscher Logarithmus**, Basis ist 10, Schreibweisen $\log_{10} x$, manchmal auch nur $\lg x$ oder $\log x$.

Logarithmus zur Basis 2, Basis ist 2, Schreibweise $\log_2 x$, $\mathrm{lb}\,x$, selten $\mathrm{ld}\,x$.

Natürlicher Logarithmus, Basis ist die **Eulersche Zahl e**, Schreibweisen $\log_e x$ oder einfach $\ln x$.

$$\mathrm{e} = \lim_{n\to\infty}\left(1 + \frac{1}{n}\right)^n = \sum_{n=0}^{\infty} \frac{1}{n!} = 2{,}71828\ldots$$

▷ Viele Programmiersprachen kennen nur den Logarithmus naturalis (natürlicher Logarithmus), Schreibweise ist `log(x)` in FORTRAN und `ln(x)` in PASCAL. Andere Logarithmen lassen sich leicht durch einen Wechsel der Basis berechnen.

Wechsel der Basis

lo[illegible]

☐ Berechnung des dekadischen Logarithmus von 23, für den Fall, daß die verwendete Programmiersprache nur den natürlichen Logarithmus kennt:
$\log_{10}(23) = \ln(23)/\ln(10) \approx 3,135/2,303 \approx 1,362$.

Umrechnungsfaktor von Basis ⇒ nach Basis ⇓	2	e	10
2	1	1,443	3,322
e	0,693	1	2,303
10	0,301	0,434	1

☐ Der Zehnerlogarithmus von 16 ist ungefähr 1,204, dann ist der Zweierlogarithmus von 16 gleich $1,204 \cdot 3,322 \approx 4$.

1.12 Binomischer Satz

Binomische Formeln

Methode zur Auflösung quadratischer Klammerausdrücke:

$$\left(\sum_{i=1}^{n} a_i\right)^2 = \sum_{i=1}^{n}\left(a_i^2 + 2a_i \sum_{j=i+1}^{n} a_j\right) = \sum_{i=1}^{n-1}\left(a_i^2 + 2a_i \sum_{j=i+1}^{n} a_j\right) + a_n^2$$

$$(a \pm b)^2 = a^2 \pm 2ab + b^2,$$

$$(a+b)(a-b) = a^2 - b^2.$$

Analoge Behandlung höherer Potenzen

$$(a+b)^3 = a^3 + 3a^2b + 3ab^2 + b^3,$$

$$(a-b)^3 = a^3 - 3a^2b + 3ab^2 - b^3,$$

$$(a+b)^4 = a^4 + 4a^3b + 6a^2b^2 + 4ab^3 + b^4,$$

$$(a-b)^4 = a^4 - 4a^3b + 6a^2b^2 - 4ab^3 + b^4,$$

$$(a+b)^2(a-b)^2 = a^4 - 2a^2b^2 + b^4.$$

Binomialkoeffizienten

Fakultät ! Definition:

$$0! = 1,$$

$$1! = 1, \quad 2! = 1 \cdot 2 = 2, \quad 3! = 1 \cdot 2 \cdot 3 = 6, \ldots$$

$$n! = 1 \cdot 2 \cdot 3 \cdot \ldots \cdot n, \quad n! = (n-1)! \cdot n.$$

Näherungsformel nach Stirling (für große n):

$$n! \approx \sqrt{2\pi n}\left(\frac{n}{\mathrm{e}}\right)^n,$$

genauer:

$$n! \approx \sqrt{2\pi n}\left(\frac{n}{\mathrm{e}}\right)^n \cdot \left(1 + \frac{1}{12n} + \frac{1}{288n^2}\right).$$

Definition der **Binomialkoeffizienten**, sprich n über k

$$\binom{n}{k} = \frac{n}{1} \cdot \frac{n-1}{2} \cdot \frac{n-2}{3} \cdot \ldots \cdot \frac{n-(k-1)}{k} = \frac{n!}{(n-k)!\,k!}.$$

Pascalsches Dreieck

Pascalsches Dreieck, einfaches Schema zur Berechnung von Binomialkoeffizienten.

Konstruktion: Starte mit einer Eins; füge an den Anfang und an das Ende jeder Zeile eine Eins an. Alle anderen Elemente des Pascalschen Dreiecks ergeben sich jeweils als die Summe der beiden darüber stehenden Zahlen der vorangegangenen Zeile.

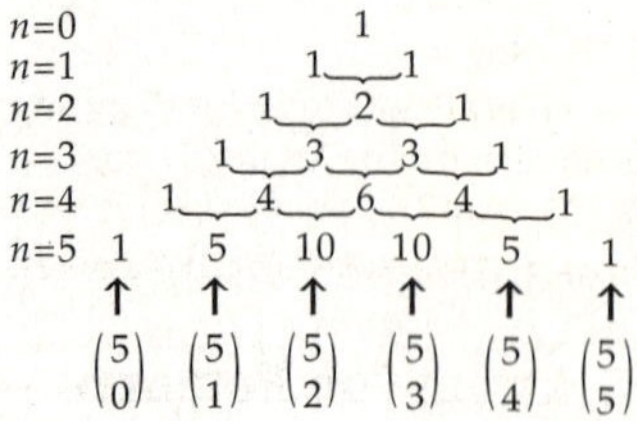

Pascalsches Dreieck

Eigenschaften der Binomialkoeffizienten

$$\binom{n}{k} = 0 \quad \text{falls } k > n, \qquad \binom{n}{k+1} = \binom{n}{k} \cdot \frac{n-k}{k+1}.$$

Symmetrie des Pascalschen Dreiecks:

$$\binom{n}{k} = \binom{n}{n-k}.$$

Das **erste** und **letzte** Element jeder Zeile des Pascalschen Dreiecks ist Eins:

$$\binom{n}{0} = \binom{n}{n} = 1.$$

Das **zweite** und **vorletzte** Element der n-ten Zeile hat den Wert n:

$$\binom{n}{1} = \binom{n}{n-1} = n.$$

Konstruktionsschema des Pascalschen Dreiecks:

$$\binom{n}{k-1} + \binom{n}{k} = \binom{n+1}{k}, \qquad \binom{n}{k} + \binom{n}{k+1} = \binom{n+1}{k+1}.$$

Die **Summe aller Elemente** der n-ten Zeile des Pascalschen Dreicks ist 2^n:

$$\binom{n}{0} + \binom{n}{1} + \binom{n}{2} + \ldots + \binom{n}{n} = \sum_{k=0}^{n} \binom{n}{k} = 2^n.$$

Weitere Eigenschaften:

$$\binom{k}{k} + \binom{k+1}{k} + \binom{k+2}{k} + \ldots + \binom{n}{k} = \sum_{i=k}^{n} \binom{i}{k} = \binom{n+1}{k+1},$$

$$\binom{n}{0} + \binom{n+1}{1} + \binom{n+2}{2} + \ldots + \binom{n+k}{k} = \sum_{i=0}^{k} \binom{n+i}{i} = \binom{n+k+1}{k},$$

$$\binom{n}{0} + \binom{n}{2} + \binom{n}{4} + \ldots = 2^{n-1}, \qquad \binom{n}{1} + \binom{n}{3} + \binom{n}{5} + \ldots = 2^{n-1}.$$

▷ Programmsequenz zur Berechnung der ersten n Zeilen des Pascalschen Dreiecks.

```
BEGIN Pascal
INPUT n
u[i] := 0, i = 0...n+1
FOR k = 0 TO n DO
   s := 0
   t := 1
   FOR i = 0 TO k DO
     u[i] := s + t
```

```
    s := t
    t := u[i+1]
  ENDDO
  OUTPUT u[i], i = 0...k
ENDDO
END Pascal
```

☐ **Hinweis**: Anwendung in der Kombinatorik, Wahrscheinlichkeitsrechnung, vgl. Abschnitt 21.1.

Entwicklung von Potenzen von Summen

Binomischer Satz: Potenzen des Ausdrucks $(a \pm b)$ lassen sich entwickeln gemäß

$$(a+b)^n = a^n + \binom{n}{1} a^{n-1}b^1 + \binom{n}{2} a^{n-2}b^2 + \ldots + \binom{n}{n-1} a^1 b^{n-1} + b^n .$$

☐ $\varepsilon \in \mathbb{R}, |\varepsilon| \ll 1$:

$$\begin{aligned}(1+\varepsilon)^n &= 1 + n\varepsilon + \binom{n}{2}\varepsilon^2 + \ldots \\ &\approx 1 + n\varepsilon .\end{aligned}$$

Unter Berücksichtigung von

$$\binom{n}{0} = \binom{n}{n} = 1 \quad \text{sowie} \quad a^0 = b^0 = 1$$

kann die Formel verallgemeinert werden

$$(a \pm b)^n = \sum_{k=0}^{n} \binom{n}{k} a^{n-k} (\pm b)^k .$$

Weiterhin gilt:

$$a^n - b^n = (a-b) \cdot \sum_{k=0}^{n-1} a^{n-k-1} b^k .$$

2 Gleichungen und Ungleichungen (Algebra)

Algebra, Lösung von Gleichungen und Ungleichungen, die **lediglich** die elementaren Operationen Addition, Subtraktion, Multiplikation, Division und das Potenzieren mit natürlichen Exponenten enthalten.

Algebraische Gleichung n-ten Grades (Grundform):

$$a_n x^n + a_{n-1} x^{n-1} + \ldots + a_1 x + a_0 = 0, \qquad a_i \in \mathbb{R},\ a_n \neq 0,$$

kompakte Summenschreibweise:

$$\sum_{i=0}^{n} a_i x^i = 0.$$

▷ Die Suche nach Polynom-Nullstellen führt auf algebraische Gleichungen.

Diophantische Gleichung: Algebraische Gleichung mit ganzzahligen Koeffizienten, für die nur ganze Zahlen als Lösungen gesucht werden.

□ Die diophantische Gleichung

$$ax + by = c \qquad a, b, c \in \mathbb{Z}$$

ist genau dann lösbar, wenn der größte gemeinsame Teiler von a und b ein Teiler von c ist.

▷ Diophantische Gleichungen treten z. B. auf, wenn Beziehungen zwischen Stückzahlen beschrieben werden. Bisher wurden nur die diophantischen Gleichungen bis zum zweiten Grad mit zwei Variablen allgemein gelöst. Für diophantische Gleichungen höheren Grades sind nur spezielle Lösungen bekannt.

2.1 Grundlegende algebraische Begriffe

Nomenklatur

Variable, Platzhalter für Elemente aus einer Menge, wobei offen ist, welches spezielle Element gemeint ist.

□ x ist eine technische Größe. Dabei kann x für Drehzahl, Spannung, Zeit, … stehen.
$2(x+1) - 2 = 2x$. x kann für eine beliebige reelle oder auch komplexe Zahl stehen.

▷ Innerhalb einer Aufgabe sind mit gleichen Symbolen immer dieselben Elemente bzw. Zahlenwerte verbunden.

Konstante, Platzhalter für ein ganz bestimmtes Element oder eine eindeutig bestimmte reelle oder komplexe Zahl.

□ π, e, −2, 3, 22 sind Konstanten

Koeffizient, reelle oder komplexe Zahl als Vorfaktor einer Potenz der Variablen.

□ $a_i x^i$; a_i ist der Koeffizient zu x^i.

Unbekannte, Platzhalter für dasjenige Element, dessen Wert durch Lösen einer Gleichung ermittelt werden soll.

□ $3x = 9{,}3$. x ist die Unbekannte in dieser Gleichung. $x = 3{,}1$ ist die vollständige Lösung des Problems.

▷ Unbekannte sind insbesondere Variablen.

Term, mathematischer Ausdruck aus Variablen, Konstanten und Rechenvorschriften (+, − etc.) in mathematisch zulässiger Anordnung.

□ $2\sqrt{4a+b} + a, \qquad 1{,}2,\ a$ sind Terme,
((3a ist kein Term, weil ein Teil des Terms fehlt (Klammern sind nicht geschlossen).

▷ Term ist der Oberbegriff für Zahlen und kompliziertere mathematische Ausdrücke, die keine Gleichheits- oder Relationszeichen enthalten.

Gleichung, zwei Terme S und T, die durch ein Gleichheitszeichen = verbunden sind ($S = T$).

☐ $7a+2=3, \quad b=23$ sind Gleichungen.

Ungleichung, zwei Terme S und T, die durch eines der **Relationszeichen** $<, >, \leq, \geq$ oder das **Ungleichheitszeichen** $\neq$ verbunden sind.

☐ $4>1, \quad a<4b+2, \quad 5>1$ oder $-5<1$ sind Ungleichungen.

Aussageform, Gleichung oder Ungleichung, die mindestens eine Variable enthält.

☐ $4x=12$ ist eine Aussageform.

Aussage, Gleichung oder Ungleichung, die keine Variablen oder Unbekannten enthält. Eine Aussage kann entweder wahr oder falsch sein.

☐ $2 \cdot 4 = 8$ ist eine wahre Aussage,
$2 \cdot 4 = 7$ ist eine falsche Aussage.

▷ In den geläufigen Programmiersprachen wird der Wahrheitsgehalt von Aussagen durch **logische Variablen** repräsentiert; sie kann nur die Werte `TRUE` (wahr) oder `FALSE` (unwahr) annehmen.

Definitionsgleichung, ordnet einer Variablen einen Wert oder mathematischen Ausdruck zu.

☐ $x = 12y+3$ ordnet der Variablen x 12 mal den Wert der Variablen y plus 3 zu.

▷ In Computerprogrammen sind auch mathematisch unsinnige Definitionsgleichungen möglich, z. B. `n=n+1` erhöht den unter dem Variablennamen n gespeicherten Wert um 1.
In `PASCAL` werden daher definierende Gleichungen durch `n:=n+1` unterschieden von Aussagen in Gleichungsform, wie etwa `n=3`, d. h., n hat entweder den Wert 3, dann ist die Aussage wahr, andernfalls ist die Aussage falsch.

Eindeutigkeit: Im allgemeinen sind die Lösungen algebraischer Gleichungen nicht immer eindeutig, d. h., es können mehrere mögliche Werte für die Unbekannte vorkommen.

☐ $x^2 = 4$ hat die Lösungen $+2$ und -2.

Grundmenge $\mathbb{G}$, Menge der zugelassenen Werte für die Unbekannte.

▷ **Definitionsbereich** $\mathbb{D}$ wird oft synonym verwandt, obwohl der Begriff strenggenommen nur für Funktionen gilt.

Lösungsmenge $\mathbb{L}$, Menge der Werte für die Unbekannte, die aus einer Gleichung eine wahre Aussage machen. Die Lösungsmenge ist stets Teilmenge der Grundmenge.

☐ $2x=-4$ hat keine Lösung in $\mathbb{N}$ als Grundmenge, aber die Lösung -2 in der Grundmenge $\mathbb{Z}$.
$2x=-4$ wird mit $x=-2$ zu einer wahren Aussage; -2 gehört zu $\mathbb{L}$, aber $x=3$ macht $2x=-4$ zu einer falschen Aussage, gehört also nicht zur Lösungsmenge $\mathbb{L}$.

Gruppe

Gruppe, Paar $(M, \circ)$ aus einer Menge M und einer Verknüpfung $\circ$, wobei gilt:

Assoziativgesetz:

$$(a \circ b) \circ c = a \circ (b \circ c)\,, \qquad a,b,c \in M.$$

Existenz des neutralen Elements $e \in M$:

$$a \circ e = e \circ a = a\,, \qquad a \in M.$$

Existenz der inversen Elemente $a^{-1} \in M$:

$$a \circ a^{-1} = a^{-1} \circ a = e\,, \qquad a \in M.$$

Eine Gruppe heißt kommutative oder **Abelsche Gruppe**, falls zusätzlich gilt:

Kommutativgesetz:

$$a \circ b = b \circ a\,, \qquad a,b \in M.$$

- **Existenz einer Verknüpfung**: Für alle $a,b \in M$ existieren $s,t \in M$ mit $a \circ s = b$ und $t \circ a = b$.

☐ Die Menge der ganzen Zahlen mit der gewöhnlichen Addition $(\mathbb{Z},+)$ ist eine Abelsche Gruppe.
Die Menge der Drehungen im dreidimensionalen Raum mit der Nacheinanderausführung als Verknüpfung der Elemente ist eine nichtkommutative Gruppe.

Ring

Ring, Tripel $(M,\oplus,\otimes)$ aus einer Menge und zwei Verknüpfungen $\oplus$ „Addition" und $\otimes$ „Multiplikation", wobei gilt:
Gruppeneigenschaft:
$(M,\oplus)$ ist eine Abelsche Gruppe.
Assoziativgesetz bezüglich $\otimes$:

$$(a\otimes b)\otimes c = a\otimes(b\otimes c)\,, \qquad a,b,c \in M.$$

Distributivgesetz:

$$\left.\begin{aligned} a\otimes(b\oplus c) &= (a\otimes b)\oplus(a\otimes c) \\ (a\oplus b)\otimes c &= (a\otimes c)\oplus(b\otimes c) \end{aligned}\right\}, \qquad a,b,c \in M.$$

- **Existenz der Subtraktion**, für $a,b \in M$ gibt es genau ein $s \in M$ mit $s\oplus a = b$ und $a\oplus s = b$.

Ein Ring heißt kommutativer Ring, falls zusätzlich gilt:
Kommutativgesetz bezüglich $\otimes$

$$a\otimes b = b\otimes a, \qquad a,b \in M.$$

☐ Die Menge der ganzen Zahlen mit der gewöhnlichen Addition und Multiplikation $(\mathbb{Z},+,\cdot)$ ist ein kommutativer Ring.
Die Menge der Polynome mit der gewöhnlichen Addition und Multiplikation ist ein kommutativer Ring.

Körper

Körper, Tripel $(M,\oplus,\otimes)$ aus einer Menge und zwei Verknüpfungen $\oplus$ und $\otimes$, wobei gilt:
Gruppeneigenschaft $(M,\oplus)$:
$(M,\oplus)$ ist eine Abelsche Gruppe mit dem neutralen Element Null (0; Nullelement).
Gruppeneigenschaft $(M\backslash\{0\},\otimes)$:
$(M\backslash\{0\},\otimes)$ ist eine Abelsche Gruppe mit dem neutralen Element Eins (1; Einselement).
Distributivgesetz:

$$a\otimes(b\oplus c) = (a\otimes b)\oplus(a\otimes c), \qquad a,b,c \in M.$$

- **Existenz der Division**, für $a,b \in M\backslash\{0\}$ gibt es genau ein $s \in M$ mit $s\otimes a = b$ und $a\otimes s = b$.

☐ Die Menge der reellen Zahlen mit der gewöhnlichen Addition und Multiplikation ist ein Körper

- $(\mathbb{R},+,\cdot)$ ist ein Körper.
  $(\mathbb{C},+,\cdot)$ ist ein Körper.

Vektorraum

Vektorraum, eine Menge M von sogenannten **Vektoren** $\vec{x} \in M$ über einem Körper $(\mathbb{K},+,\cdot)$ mit folgenden Verknüpfungen, die für alle $a,b \in \mathbb{K}$ und $\vec{x},\vec{y} \in M$ definiert sind:
1. Vektoraddition $\oplus$:

$$\vec{x},\vec{y} \in M \quad \Longrightarrow \quad \vec{x}\oplus\vec{y} \in M$$

$(M,\oplus)$ muß Abelsche Gruppe sein.
2. Multiplikation mit einem Skalar $\odot$:

$$\vec{x} \in M,\ a \in \mathbb{K} \quad \Longrightarrow \quad a\odot\vec{x} \in M.$$

Dabei gelten:

Assoziativgesetz:

$$a \odot (b \odot \vec{x}) = (a \cdot b) \odot \vec{x},$$

1. Distributivgesetz:

$$(a+b) \odot \vec{x} = (a \odot \vec{x}) \oplus (b \odot \vec{x}),$$

2. Distributivgesetz:

$$a \odot (\vec{x} \oplus \vec{y}) = (a \odot \vec{x}) \oplus (a \odot \vec{y}).$$

▷ **reeller Vektorraum**, Vektorraum über dem Körper $(\mathbb{R}, +, \cdot)$
komplexer Vektorraum, Vektorraum über dem Körper $(\mathbb{C}, +, \cdot)$

□ Vektorraum der dreidimensionalen Vektoren.

Zur Bezeichnungsweise: Vektoren werden wie hier entweder in der Form $\vec{a}, \vec{x}$ oder aber in der Form **a**, **x** dargestellt.

Für weitere Erläuterungen, siehe das Kapitel über Vektorrechnung.

Algebra

Algebra, mathematische Struktur, die den Vektorraum- und den Ringeigenschaften genügt.

□ Die Menge der $(n \times n)$-Matrizen mit der gewöhnlichen Matrizenaddition und -multiplikation ist eine Algebra.

2.2 Gleichungen mit einer Unbekannten

Äquivalenz von Gleichungen: Zwei Gleichungen sind äquivalent, wenn Grundmenge **und** Lösungsmenge übereinstimmen.

● **Isolation der Variablen (Unbekannten)**: Methoden zur Gleichungslösung basieren auf dem Auffinden äquivalenter Gleichungen (**Äquivalenzumformungen**), die leicht lösbar sind.

▷ Am Ende einer Kette von Äquivalenzumformungen steht jeweils eine Gleichung, bei der die Variable isoliert auf der linken Seite der Gleichung steht.

Elementare Äquivalenzumformungen

1. Vertauschung der Seiten einer Gleichung

● Vertauscht man die Seiten einer Gleichung, so ist die neue Gleichung der alten äquivalent.

□ $x = 3$ und $3 = x$ sind äquivalente Gleichungen.

▷ Bei Ungleichungen ist dies nicht gültig!
$x > 3$ und $3 > x$ sind einander **nicht** äquivalent, sie widersprechen sich sogar.

2. Termaddition und -subtraktion

● Addiert oder subtrahiert man auf beiden Seiten einer Gleichung jeweils den gleichen Term, so sind alte und neue Gleichung äquivalent.

□ $x = 3$ und $x + 4 = 3 + 4$ bzw. $x + 4 = 7$ sind äquivalent.
$x = 3$ und $x - x = 3 - x$ bzw. $0 = 3 - x$ sind äquivalent.

3. Termmultiplikation und -division

● Multipliziert oder dividiert man auf beiden Seiten einer Gleichung jeweils den gleichen Term, der aber nicht Null sein darf, so sind alte und neue Gleichung äquivalent.

☐ $x = 3$ und $x \cdot 4 = 3 \cdot 4$ bzw. $4x = 12$ sind äquivalent.

$x = 3$ und $x/3 = 3/3$ bzw. $\frac{1}{3}x = 1$ sind äquivalent.

▷ Vorsicht beim Multiplizieren oder Dividieren mit Termen, die die Variable selbst enthalten.

☐ $x = 3$ und $x(x+1) = 3(x+1)$ bzw. $x^2 + x = 3x + 3$ sind nur dann äquivalent, wenn für die zweite Gleichung $x = -1$ als mögliche Lösung explizit ausgeschlossen wird.
$x^2 = 3x$ und $x^2/x = 3x/x$ bzw. $x = 3$. Die Division durch x ist nur zulässig, wenn $x = 0$ ausgeschlossen ist, d. h. $x = 0$ als Lösung von $x^2 = 3x$ **vor** der Division bekannt war. Erst dann sind $x^2 = 3x$ und $x = 3$ äquivalent.

4. Substitution

● Substituiert man einen Term durch eine neue Variable, so erhält man die Lösung der ursprünglichen Gleichung, wenn man die neue Gleichung löst und anschließend rücksubstituiert.

☐ $x^2 - 6 = 3$, Substitution $y = x^2$
neue Gleichung $y - 6 = 3$, Lösung: $y = 9$,
Rücksubstitution $x^2 = y = 9 \implies x_{1,2} = \pm\sqrt{y} = \pm\sqrt{9} = \pm 3$.

Übersicht der verschiedenen Gleichungsarten

Ganzrationaler Term, Summe bzw. Differenz ganzzahliger Potenzen der Variablen.
Allgemeine Form: $P(x) = a_n x^n + a_{n-1}x^{n-1} + \ldots + a_1 x + a_0, \quad n \in \mathbb{N}$

☐ $3x^2 + 4x - 12$, $3x^{20}$, 4 sind ganzrationale Terme.

▷ Faßt man P als Funktion der Variablen x auf, so nennt man P auch **Polynom**.

● Summen, Differenzen und Produkte ganzrationaler Terme sind wieder ganzrationale Terme.

Ganzrationale Gleichung, Gleichung, die Gleichheit zweier ganzrationaler Terme ausdrückt:

$$P_1(x) = P_2(x).$$

☐ $2x^2 - 3 = 4x^3 - 12x + 1$ ist eine ganzrationale Gleichung.

Gebrochenrationale Gleichung, Gleichung, die Quotienten zweier ganzrationaler Terme enthält:

$$\frac{P_1(x)}{P_2(x)} = \frac{P_3(x)}{P_4(x)}.$$

☐ $\dfrac{4x^2 - 3}{-3x^3 + 2} = 12x - 1$ ist eine gebrochenrationale Gleichung

Irrationale Gleichung, Gleichung, die Terme mit Wurzeln und/oder rationalen Potenzen der Variablen enthält.

☐ $\sqrt{3x^2 - 2x} = x - 12$, $3x^2 + x - 3 = x^{2/3}$ sind irrationale Gleichungen.

Algebraische Gleichungen, alle Gleichungen, die sich bis auf mögliche Einschränkungen im Definitionsbereich äquivalent in die Grundform

$$a_n x^n + a_{n-1}x^{n-1} + \ldots + a_1 x + a_0 = 0$$

umformen lassen.

● Ganzrationale, gebrochenrationale und irrationale Gleichungen sind algebraische Gleichungen. Sie lassen sich durch Multiplikation, Potenzieren und Radizieren auf die Grundform bringen.

Transzendente Gleichungen, Gleichungen, die andere Ausdrücke als Wurzeln und Potenzen, wie etwa $\lg x$, $\sin x$, e^x oder 3^x, enthalten.

▷ Eine transzendente Gleichung ist keine algebraische Gleichung.

2.3 Lineare Gleichungen

Lineare Gleichungen enthalten die Variable nur in der Potenz 0 (Konstante) [illegible]er Term).

Gewöhnliche lineare Gleichungen

Normalform linearer Gleichungen

$$ax + b = 0,\ a \neq 0 \quad \text{mit der Lösung} \quad x = -\frac{b}{a}$$

● Lineare Gleichungen lassen sich immer auf Normalform bringen.

□ $x + 2 = 2x - 1$ Addition von 1,
$x + 3 = 2x$ Subtraktion von $2x$,
$-x + 3 = 0$ mit der Lösung $x = 3$.

▷ Geometrische Interpretation: Abszisse des Schnittpunkts zweier Geraden in der Ebene, oder Schnittpunkt einer Geraden mit der x-Achse.

Lineare Gleichungen in gebrochener Form

Lineare Gleichungen können in gebrochener Form gegeben sein. Bei der Lösung ist darauf zu achten, daß nicht durch Null dividiert wird.

$$1 = \frac{1}{1-x} \qquad x \neq 1$$

ist äquivalent der linearen Gleichung

$$1 - x = 1.$$

Lineare Gleichungen in irrationaler Form

Lineare Gleichungen können auch Wurzeln enthalten. Bei der Lösung ist darauf zu achten, daß keine negativen Radikanden auftreten.

$$\sqrt{4-x} = 3 \qquad x \leq 4$$

ist äquivalent der linearen Gleichung,

$$4 - x = 9.$$

▷ Das Quadrieren beider Seiten einer Gleichung ist **keine** Äquivalenzumformung, da sich die Grundmenge der zugelassenen Werte für die Variable vergrößern kann.

2.4 Quadratische Gleichungen

Quadratische Gleichungen enthalten neben einem konstanten und/oder linearen Term die Variable x höchstens zur zweiten Potenz:

$$ax^2 + bx + c = 0,\ a \neq 0.$$

Normalform quadratischer Gleichungen:

$$x^2 + px + q = 0 \quad \text{mit} \quad p = \frac{b}{a},\ q = \frac{c}{a}.$$

p-q-Formel zur Lösung quadratischer Gleichungen:

$$x_{1,2} = -\frac{p}{2} \pm \sqrt{\left(\frac{p}{2}\right)^2 - q}, \qquad D = \left(\frac{p}{2}\right)^2 - q = \frac{p^2}{4} - q.$$

Diskriminante D, gibt Aufschluß über die Art der Lösung:

1. $D > 0$ zwei verschiedene reelle Lösungen, $x_{1,2} = -p/2 \pm \sqrt{D}$;

2. $D = 0$ eine doppelte reelle Lösung, $x_1 = x_2 = -p/2$;
3. $D < 0$ zwei komplexe Lösungen, die zueinander konjugiert sind, $x_{1,2} = -p/2 \pm \mathrm{j}\sqrt{-D}$.

Produktdarstellung einer quadratischen Gleichung

$$(x - x_1) \cdot (x - x_2) = 0$$

ist immer möglich, die Lösungen x_1, x_2 sind leicht abzulesen.
Durch Ausmultiplizieren $x^2 + (-x_1 - x_2) \cdot x + x_1 x_2 = 0$ erhält man den

● **Wurzelsatz von Vieta**
Sind x_1 und x_2 die Lösungen der quadratischen Gleichung, $x^2 + px + q = 0$, dann ist die Summe der beiden Lösungen gleich $-p$ und das Produkt der beiden Lösungen gleich q:
$x_1 + x_2 = -p$ und $x_1 x_2 = q$.

□ $3x^2 - 6x - 9 = 0$ Division durch 3 $\Longrightarrow$ Normalform,
$x^2 - 2x - 3 = 0$ d. h., $p = -2$ und $q = -3$. $D = 4 \Longrightarrow$ 1. Fall,
$x_{1,2} = 1 \pm \sqrt{4}$, also $x_1 = 3$ und $x_2 = -1$.
Vieta: $3 + (-1) = 2 = -p$ und $3 \cdot (-1) = -3 = q$.

▷ Geometrische Interpretation: Abszissen der Schnittpunkte einer Parabel mit einer Geraden oder Schnittpunkte einer Parabel mit der x-Achse, falls $D \geq 0$.

Quadratische Gleichungen in gebrochener Form

● Eine quadratische Gleichung in gebrochener Form kann durch **Termmultiplikation** auf Normalform gebracht werden.

□ $\dfrac{3 - x}{x + 1} = 2x + 3$

1. Ausschluß von $x = -1$ und Multiplikation mit $x + 1$:
   $3 - x = (2x + 3) \cdot (x + 1) = 2x^2 + 5x + 3.$
2. Auf Normalform bringen und lösen:
   $0 = 2x^2 + 6x \Longrightarrow 0 = x^2 + 3x$

mit den Lösungen $x_1 = 0$ und $x_2 = -3$.

Quadratische Gleichungen in irrationaler Form

● Eine quadratische Gleichung mit Wurzelausdrücken kann durch **Quadrieren** auf Normalform gebracht werden. **Vorsicht:** Dabei können neue **nur scheinbare** Lösungen auftreten.

□ $\sqrt{-2x - 3} = x + 1$.

1. Ausschluß von $x \geq -3/2$, Quadrieren beider Seiten:
   $-2x - 3 = (x + 1)^2 = x^2 + 2x + 1.$
2. Auf Normalform bringen und lösen:
   $0 = x^2 + 4x + 4 = (x + 2)^2,$

mit der doppelten Lösung $x_{1,2} = -2$.
Eine Probe durch Einsetzen in die Ausgangsgleichung zeigt, daß -2 keine Lösung der ursprünglichen Gleichung ist.

2.5 Kubische Gleichungen

Kubische Gleichung in Normalform:

$$x^3 + ax^2 + bx + c = 0.$$

Substitution $y = x + a/3$ führt auf reduzierte Form

$$y^3 + py + q = 0 \quad \text{mit}$$

$$p = \frac{3b - a^2}{3} \quad \text{und} \quad q = c + \frac{2a^3}{27} - \frac{ab}{3}.$$

Diskriminante:

$$D = \left(\frac{p}{3}\right)^3 + \left(\frac{q}{2}\right)^2.$$

Cardanosche Formeln:

$$u = \sqrt[3]{-\frac{q}{2} + \sqrt{D}} \quad \text{und} \quad v = \sqrt[3]{-\frac{q}{2} - \sqrt{D}}.$$

$$x_1 = -\frac{a}{3} + u + v,$$

$$x_{2,3} = -\frac{a}{3} - \frac{u+v}{2} \pm \sqrt{3}\frac{u-v}{2}\mathrm{j},$$

- **Vietascher Wurzelsatz für kubische Gleichungen**

  x_1, x_2, x_3 sind Lösungen von $x^3 + ax^2 + bx + c = 0$. Dann gilt

  $$a = -(x_1 + x_2 + x_3), \quad b = x_1x_2 + x_2x_3 + x_3x_1, \quad c = -x_1x_2x_3.$$

Klassifikation der Lösung:

1. $D > 0$: eine reelle und zwei komplexe Lösungen, die zueinander konjugiert sind,
2. $D = 0$: drei reelle Lösungen, darunter eine Doppellösung,
3. $D < 0$: **casus irreducibilis**, drei verschiedene reelle Lösungen.

▷ Für den irreduziblen (3.) Fall lassen sich komplexe Ausdrücke vermeiden durch den **trigonometrischen Lösungsansatz**:

$$x_1 = -\frac{a}{3} + 2\sqrt{\frac{|p|}{3}}\cos\frac{\varphi}{3},$$

$$x_2 = -\frac{a}{3} - 2\sqrt{\frac{|p|}{3}}\cos\frac{\varphi - \pi}{3},$$

$$x_3 = -\frac{a}{3} - 2\sqrt{\frac{|p|}{3}}\cos\frac{\varphi + \pi}{3},$$

wobei $\cos\varphi = -\dfrac{q}{2\sqrt{(|p|/3)^3}}.$

□ Lösung der Gleichung $x^3 + 2x^2 - 5x - 6 = 0$:

$$p = \frac{3\cdot(-5) - 2^2}{3} = -\frac{19}{3} \quad \text{und} \quad q = -6 + \frac{2\cdot 2^3}{27} - \frac{2\cdot(-5)}{3} = -\frac{56}{27},$$

$$D = \left(-\frac{19}{9}\right)^3 + \left(-\frac{28}{27}\right)^2 \approx -8{,}333 < 0,$$

$$\cos\varphi = \frac{28}{27\sqrt{\left(\frac{19}{9}\right)^3}} \approx 0{,}338 \implies \varphi \approx 1{,}226 \text{ rad},$$

$$x_1 = -\frac{2}{3} + 2\sqrt{\frac{19}{9}}\cos\phi_1 = 2, \qquad \phi_1 = \frac{\varphi}{3} \approx 0{,}409 \text{ rad},$$

$$x_2 = -\frac{2}{3} - 2\sqrt{\frac{19}{9}}\cos\phi_2 = -3, \qquad \phi_2 = \frac{\varphi - \pi}{3} \approx -0{,}639 \text{ rad},$$

$$x_3 = -\frac{2}{3} - 2\sqrt{\frac{19}{9}}\cos\phi_3 = -1, \qquad \phi_3 = \frac{\varphi + \pi}{3} \approx 1{,}456 \text{ rad}.$$

▷ Bei Gleichungen dritten Grades führen numerische Lösungsmethoden meist schneller zum Ziel als die allgemeinen analytischen Verfahren.

2.6 Gleichungen vierten Grades

- Auch für Gleichungen vierten Grades existiert ein allgemeines Lösungsschema. Für Gleichungen höheren Grades gibt es keine allgemeinen Formeln, die die Wurzeln durch die Koeffizienten nur mit Hilfe von algebraischen Operationen (d. h. die vier Grundoperationen und Wurzelziehen) ausdrücken.

Allgemeine Gleichung vierten Grades

▷ Das Lösungsschema ist zu komplex, als daß es angesichts moderner Computer noch breite Anwendung fände, wird hier aber dennoch angegeben.

Lösungen der Gleichung in **Normalform** $x^4+ax^3+bx^2+cx+d=0$
stimmen mit den Lösungen von

$$x^2+\frac{a+D}{2}\cdot x+\left(y+\frac{ay-c}{D}\right)=0$$

überein. Dabei ist

$$D=\pm\sqrt{8y+a^2-4b},$$

und y ist irgendeine **reelle** Lösung der kubischen Gleichung

$$8y^3-4by^2+(2ac-8d)y+(4bd-a^2d-c^2)=0.$$

Biquadratische Gleichungen

Biquadratische Gleichung, leicht lösbarer Spezialfall einer Gleichung vierten Grades:

$$x^4+ax^2+b=0.$$

▷ Lösungsverfahren: Substitution $y=x^2$ und zweimaliges Lösen einer quadratischen Gleichung.

Substitution: $y=x^2 \implies y^2+ay+b=0.$
Lösung:

$$y_{1,2}=-\frac{a}{2}\pm\sqrt{\frac{a^2}{4}-b}.$$

Rücksubstitution $x=\pm\sqrt{y}$
mit dem Endresultat:

$$x_{1,2,3,4}=\pm\sqrt{y_{1,2}}=\pm\sqrt{-\frac{a}{2}\pm\sqrt{\frac{a^2}{4}-b}}.$$

▷ Die Lösungen sind i. allg. komplex, d. h., es können negative Radikanden auftreten.

Symmetrische Gleichungen vierten Grades

Symmetrische Gleichung vierten Grades, lösbarer Spezialfall einer Gleichung vierten Grades:

$$ax^4+bx^3+cx^2+bx+a=0.$$

▷ Lösungsverfahren: Division durch x^2 (ist möglich, falls $a\neq 0$, andernfalls liegt sowieso keine Gleichung vierten Grades vor), Zusammenfassen der Terme und Substitution $y=x+1/x$.

Durchzuführende Umformungen:

$$\begin{aligned}0&=a\left(x^2+\frac{1}{x^2}\right)+b\left(x+\frac{1}{x}\right)+c,\\&=a(y^2-2)+by+c,\\&=ay^2+by+(c-2a).\end{aligned}$$

Die letzte, quadratische Gleichung hat die Lösungen y_1 und y_2. Bei der Rücksubstitution ist jeweils die quadratische Gleichung

$$y_{1,2} = x + \frac{1}{x} \quad \Longleftrightarrow \quad x^2 - y_{1,2} \cdot x + 1 = 0$$

zu lösen.

▷ $y_{1,2}$ können komplex sein, ebenso die rücksubstituierten Lösungen der ursprünglichen Gleichung.

Lösungen:

$$x_{1,2,3,4} = \frac{1}{2}\sqrt{y_{1,2} \pm \sqrt{y_{1,2}^2}} \quad \text{mit} \quad y_{1,2} = \frac{1}{2a}\left(-b \pm \sqrt{b^2 - 4ac + 8a^2}\right).$$

2.7 Gleichungen beliebigen Grades

- **Fundamentalsatz der Algebra**
  Jede Gleichung n-ten Grades $a_n x^n + a_{n-1} x^{n-1} + \ldots + a_1 x + a_0 = 0$ besitzt unter Berücksichtigung der Vielfachheiten genau n Lösungen $x_1, x_2, \ldots, x_n$ in $\mathbb{C}$, d. h., Lösungen können mehrfach auftreten.

☐ Die Gleichung $(x-2)^2 = 0$ hat die doppelt auftretende Lösung $x_1 = x_2 = 2$.

▷ Ist n gerade, so braucht die Gleichung **keine** reelle Lösung zu besitzen, ist n ungerade, so besitzt die Gleichung **mindestens eine** reelle Lösung.

Für allgemeine algebraische Gleichungen (rationale Gleichungen n-ten Grades) existieren **keine allgemeinen** Lösungsverfahren.

Polynomdivision

Faktorisierte Schreibweise:

$$a_n x^n + a_{n-1} x^{n-1} + \ldots + a_1 x + a_0 = a_n (x - x_1)(x - x_2) \cdot \ldots \cdot (x - x_n),$$

x_i, $i = 1, \ldots n$ sind die Lösungen der algebraischen Gleichung.

- Kennt man eine Lösung einer algebraischen Gleichung, so kann man einen **Linearfaktor** abspalten und analog der schriftlichen Division von Dezimalzahlen dividieren:

☐ $x = 4$ ist Lösung von $x^4 - 4x^3 - 3x^2 + 10x + 8 = 0$. Abspalten von $(x-4)$

$$\begin{array}{rrrrrl}
(x^4 & -4x^3 & -3x^2 & +10x & +8) & : (x-4) = x^3 - 3x - 2 \\
-x^4 & +4x^3 & & & & \\
\hline
 & 0x^3 & -3x^2 & +10x & & \\
 & & +3x^2 & -12x & & \\
\hline
 & & & -2x & +8 & \\
 & & & +2x & -8 & \\
\hline
 & & & & 0 &
\end{array}$$

Also:

$$x^4 - 4x^3 - 3x^2 + 10x + 8 = (x^3 - 3x - 2) \cdot (x - 4).$$

- Sukzessives Abspalten von Linearfaktoren führt nach $n-1$ Schritten auf die faktorisierte Form. Allerdings müssen $n-1$ Lösungen der Gleichung bekannt sein.

☐ Für den algebraischen Ausdruck aus dem letzten Beispiel gilt:

$$\begin{aligned} x^4 - 4x^3 - 3x^2 + 10x + 8 &= (x-4) \cdot (x+1) \cdot (x+1) \cdot (x-2), \\ &= (x-4) \cdot (x+1)^2 \cdot (x-2). \end{aligned}$$

2.8 Gebrochenrationale Gleichungen

Allgemeine Lösungsmethode:
1. Ausschließen aller Variablenwerte, für die ein Nenner Null wird,
2. Gleichung mit den Termen, die im Nenner stehen, durchmultiplizieren,
3. Gleichung auf Grundform bringen und
4. Lösen der Gleichung.

▷ Schritt 1 enthält ebenfalls schon die Lösung einer algebraischen Gleichung.

2.9 Irrationale Gleichungen

Allgemeine Lösungsmethode:
1. Ausschließen aller Variablenwerte, für die ein Radikand negativ wird,
2. Wurzeln und Potenzen mit gebrochenen Exponenten durch **Potenzieren** der Gleichung eliminieren,
3. Gleichung auf Grundform bringen und
4. Lösen der Gleichung und Durchführung einer Probe.

▷ Der erste Schritt ist für den Fall durchzuführen, wenn man **nur** die **reellen** Lösungen der Gleichung sucht. Im Komplexen sind auch negative Wurzelargumente zulässig.

▷ Beim Umformen irrationaler Gleichungen können neue Lösungen auftreten, daher ist eine Probe **immer** auszuführen.

Wurzelgleichungen

Wurzelgleichung mit einer Wurzel

Lösungsmethode: Isolierung der Wurzel und Quadrieren (Potenzieren).

□ Lösung von $\sqrt{x+7} = x+1$:
Definitionsbereich: $\mathbb{D} = \{x \in \mathbb{R} | x \geq -7\}$,
Quadrieren: $x+7 = x^2+2x+1 \mid \quad -x-7$,
Lösen von $0 = x^2+x-6$,
Lösung: $x_1 = 2, \quad x_2 = -3$,
Probe: $\sqrt{2+7} = \sqrt{9} = 3 = 2+1$ und $\sqrt{-3+7} = \sqrt{4} = 2 \neq -3+1 = -2$,
Lösungsmenge von $\sqrt{x+7} = x+1$: $\mathbb{L} = \{2\}$.

▷ Das Quadrieren/Potenzieren kann zu nicht äquivalenten Gleichungen führen. Weitere **scheinbare** Lösungen können auftreten. Eine Probe ist **immer** auszuführen!

Wurzelgleichung mit zwei Wurzeln

Lösungsmethode:
1. Isolieren einer Wurzel,
2. Quadrieren der Gleichung,
3. Isolieren der übrigen Wurzel und
4. erneutes Quadrieren.

□ Lösung von $3+\sqrt{x+3} = \sqrt{3x+6}+2$:
Definitionsbereich: $\mathbb{D} = \{x \in \mathbb{R} | x \geq -2\}$

$$3+\sqrt{x+3} = \sqrt{3x+6}+2 \mid \quad -2$$

$$1+\sqrt{x+3} = \sqrt{3x+6} \mid \quad \text{Quadrieren}$$

$$1+2\sqrt{x+3}+(x+3) = 3x+6 \mid \quad -4-x$$

$$2\sqrt{x+3} = 2x+2 \mid \quad :2$$

$$\sqrt{x+3} = x+1 \mid \quad \text{Quadrieren}$$

$$x+3 = x^2+2x+1 \mid \quad -x-3$$

$$0 = x^2+x-2$$

$x_1 = -2, \quad x_2 = 1.$

Probe:

$3+\sqrt{-2+3} = 4 \neq \sqrt{3\cdot(-2)+6}+2 = 2$

$3+\sqrt{1+3} = 5 \quad = \sqrt{3\cdot 1+6}+2 = 5$

Lösungsmenge: $\mathbb{L} = \{1\}$.

Potenzgleichungen

● Enthält eine Gleichung Potenzen mit rationalen Exponenten, so ist sie durch geeignetes Potenzieren auf die Grundform einer algebraischen Gleichung zu bringen.

□ Umformung von $x^{2/3} - 1 = x$:

$$\begin{aligned} x^{2/3}-1 &= x \mid \quad \text{Potenz isolieren } (+1) \\ x^{2/3} &= x+1 \mid \quad \text{Gleichung zur 3. Potenz erheben } ()^3 \\ x^2 &= (x+1)^3 \mid \quad \text{Ausmultiplizieren und Umformen} \\ 0 &= x^3+2x^2+3x+1. \end{aligned}$$

2.10 Transzendente Gleichungen

Transzendente Gleichung, enthält kompliziertere Ausdrücke als Potenzen.

□ $\lg x = 0$ und $\sin^2 x - x = 4$ sind transzendente Gleichungen.

▷ Für transzendente Gleichungen gibt es i. allg. keine systematischen Lösungswege. Sie sind oft nur näherungsweise numerisch lösbar.

Exponentialgleichungen

Gleichung mit einem Exponentialausdruck

Struktur: $a^T = S, \quad T, S$ sind Terme.

□ $3^x = x+5$ ist Exponentialgleichung.

Lösbarer Spezialfall: $S = b$ ist konstant und T ist ein ganzrationaler Term.

Lösungsmethode: Logarithmieren der Gleichung.

□ Lösung der Gleichung $2^{x^2-1} = 8$:

$$\begin{aligned} 2^{x^2-1} &= 8 \mid \quad \text{Logarithmieren} \\ (x^2-1)\lg 2 &= \lg 8 \mid \quad :\lg 2 \text{ (beachte: } \lg 8 = \lg 2^3 = 3\cdot\lg 2) \\ x^2-1 &= \frac{3\cdot\lg 2}{\lg 2} \mid \quad +1 \\ x^2 &= 4 \mid \quad \text{Wurzel ziehen} \\ x_{1,2} &= \pm 2. \end{aligned}$$

▷ Beim Logarithmieren muß sichergestellt sein, daß beide Seiten der Gleichung > 0 sind.

Gleichung mit zwei Exponentialausdrücken

Struktur: $a^T = b^S, \quad S, T$ sind Terme.

☐ Lösung der Gleichung $2^{3x+1} = 4^{x-1}$:

$$\begin{aligned} 2^{3x+1} &= 4^{x-1} \mid \quad \text{Logarithmieren} \\ (3x+1)\lg 2 &= (x-1)\lg 4 \mid \quad : \lg 2 \\ 3x+1 &= 2(x-1) \mid \quad -2x-1 \\ x &= -3. \end{aligned}$$

Logarithmusgleichungen

Gleichung mit einem Logarithmus

Struktur: $\log_a T = S$, S, T sind Terme.

Lösbarer Spezialfall: $S = b$ ist konstant und T ist ganzrationaler Term.

Lösungsmethode: Exponentation der Gleichung.

☐ Lösung der Gleichung $\log_2(x^2 - 1) = +3$:
Definitionsbereich: $\mathbb{D} = \{x \in \mathbb{R} \mid \operatorname{abs}(x) > 1\}$.

$$\begin{aligned} \log_2(x^2-1) &= 3 \mid \quad \text{Exponentation } (2^{\cdots}) \\ x^2 - 1 &= 2^3 \mid \quad +1 \\ x^2 &= 9 \mid \quad \text{Wurzel ziehen} \\ x_{1,2} &= \pm 3. \end{aligned}$$

Gleichung mit zwei Logarithmen

Struktur: $\log_a T = \log_b S$, S, T sind Terme

Lösbarer Spezialfall: $a = b$ und S, T sind ganzrationale Terme.

☐ Lösung der Gleichung $\log_a(x+1) = \log_a(2x+4)$:
Definitionsbereich: $\mathbb{D} = \{x \in \mathbb{R} \mid x > -1\}$.

$$\begin{aligned} \log_a(x+1) &= \log_a(2x+4) \mid \quad \text{Exponentation } (a^{\cdots}) \\ x+1 &= 2x+4 \mid \quad -4-x \\ -3 &= x \quad \Longrightarrow \mathbb{L} = \{\}, \text{ da } -3 \notin \mathbb{D} \end{aligned}$$

▷ Bei Logarithmusgleichungen ist genau auf den Definitionsbereich zu achten, da die Exponentation den Definitionsbereich vergrößert.

Trigonometrische (goniometrische) Gleichungen

Trigonometrische Gleichung, auch **goniometrische Gleichung**, enthält Winkelfunktionen der Variablen.

● Wegen der Periodizität der Winkelfunktionen sind trigonometrische Gleichungen i. allg. unendlich vieldeutig, d. h., es gibt unendlich viele Lösungen.

☐ $\sin x = 0$ hat die Lösungen $x = z \cdot \pi$ mit $z \in \mathbb{Z}$.

● Vereinfachungen trigonometrischer Gleichungen lassen sich mit den Beziehungen der trigonometrischen Funktionen untereinander, die bei der Einführung der Winkelfunktionen aufgelistet sind, erreichen.

2.11 Gleichungen mit Beträgen

● **Gleichungen mit Beträgen** sind meist mehrdeutig, da für alle Terme T gilt: $|-T| = |+T|$.

Fallunterscheidung, Methode zur Lösung von Gleichungen, bei der einmal ein **positives** und einmal ein **negatives** Betragsargument angenommen wird.

Gleichung mit einem Betragsausdruck

Grundform: $S = |T|$, S, T sind Terme, vgl. Abschnitt 2.1.
Lösungsmethode: Einmalige Fallunterscheidung
1. Betrachte $S = +T$, für $T \geq 0$,
2. betrachte $S = -T$, für $T < 0$.

□ Lösung von $2x+3 = |x-2|$:
1. Fall: $2x+3 = +(x-2)$, für $x \geq 2$,
mit der **scheinbaren** Lösung $x_1 = -5$, denn $(x_1 \not\geq 2)$;
2. Fall: $2x+3 = -(x-2) = -x+2$, für $x < 2$,
mit der **richtigen** Lösung $x_2 = -1/3$, denn $(x < 2)$.

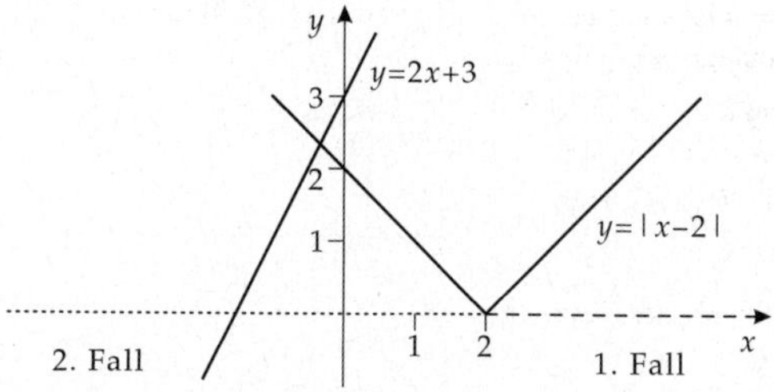

▷ Bei der Lösung von Betragsgleichungen mit Fallunterscheidungen können **scheinbare Lösungen** auftreten, daher ist immer darauf zu achten, daß die gewonnene Lösung auch in dem betrachteten Intervall liegt, oder es ist eine Probe durchzuführen.

Komplizierter wird die Aufgabe, falls die Beträge höherer Potenzen berechnet werden müssen.

□ Lösung von $1 = |x^2-2|$:
1. Fall: $1 = +(x^2-2)$, für $x^2 \geq 2$,
mit den Lösungen $x_{1,2} = \pm\sqrt{3}$,
Probe: $1 = |(\pm\sqrt{3})^2 - 2| = |3-2|$;
2. Fall: $1 = -(x^2-2)$, für $x^2 < 2$,
mit den Lösungen $x_{3,4} = \pm 1$,
Probe: $1 = |(\pm 1)^2 - 2|$.
Alle vier Lösungen sind echte Lösungen.

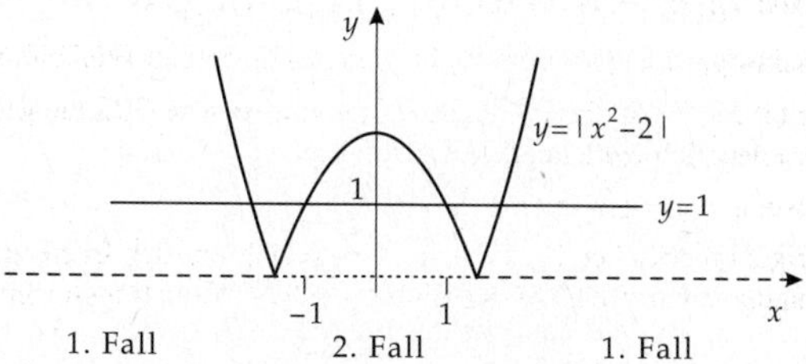

Gleichungen mit mehreren Betragsausdrücken

Lösungsmethode: Durch mehrfache Fallunterscheidungen wird der Bereich der reellen Zahlen $\mathbb{R}$ in mehrere u. U. uneigentliche Intervalle unterteilt.

□ Lösung von $|x+1| - 2 = |2x-4|$:

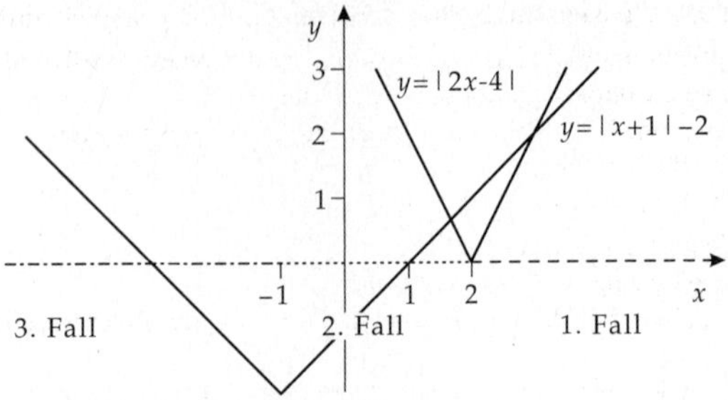

1. Fall: $x+1 \geq 0$ und $2x-4 \geq 0$, d. h. $x \geq 2$,
Lösung von: $+(x+1)-2 = +(2x-4)$ mit der Lösung $x_1 = 3$,
Probe: $|3+1|-2 = 2 = |2 \cdot 3 - 4| \implies x_1$ ist Lösung;
2. Fall: $x+1 \geq 0$ und $2x-4 < 0$, d. h. $-1 \leq x < 2$,
Lösung von: $+(x+1)-2 = -(2x-4)$ mit der Lösung $x_2 = 5/3$
Probe: $|5/3+1|-2 = 2/3 = |2 \cdot 5/3 - 4| \implies x_2$ ist Lösung;
3. Fall: $x+1 < 0$ und $2x-4 < 0$, d. h. $x < -1$,
Lösung von: $-(x+1)-2 = -(2x-4)$ mit der Lösung $x_3 = 7$,
$x_3 = 7 \nleq -1$, kann also keine Lösung sein:
Probe: $|7+1|-2 = 6 \neq 10 = |2 \cdot 7 - 4| \implies x_3$ ist keine Lösung.
4. Fall: $x+1 < 0$ und $2x-4 \geq 0$ liefert $x < -1$ und $x \geq 2$, keine Lösung.

2.12 Ungleichungen

Ungleichung, zwei Terme S und T, die durch eines der **Relationszeichen** $<, >, \leq, \geq$ oder das Ungleichheitszeichen $\neq$ verbunden sind.

Die Lösungen von Ungleichungen sind i. allg. Vereinigungen von Intervallen.

● Ungleichungen lassen sich **ähnlich, aber nicht genauso** wie Gleichungen umformen.

Äquivalenzumformungen bei Ungleichungen

1. Vertauschen der Seiten einer Ungleichung

● Vertauscht man die Seiten einer Ungleichung, so ist die neue Ungleichung der alten nur dann äquivalent, wenn das Relationszeichen umgedreht wird.

□ $1 < x$ und $x > 1$ sind äquivalente Ungleichungen.

▷ Allzu oft werden aus Flüchtigkeit Ungleichungen, wie etwa $1 < x$ und $x < 1$ als äquivalent angesehen. Dies ist **falsch**.

2. Termaddition und -subtraktion

● Addiert oder subtrahiert man auf beiden Seiten einer Ungleichung jeweils den gleichen Term, so sind alte und neue Ungleichung einander äquivalent, **ohne** daß das Relationszeichen umgedreht werden muß.

□ $x-2 < 4$ und $x-2+2 < 4+2$ bzw. $x < 6$ sind äquivalent.

3. Termmultiplikation und -division

● Multipliziert oder dividiert man beide Seiten einer Ungleichung mit jeweils dem gleichen, **stets positiven** Term, so sind alte und neue Ungleichung äquivalent.
Ist der Term **immer negativ**, so sind alte und neue Ungleichung genau dann äquivalent, wenn das Relationszeichen umgedreht wird.

▷ Multiplikation mit oder Division durch Null ist wie bei Gleichungen **nicht zulässig**!

● Kann der Term, mit dem multipliziert oder dividiert wird, **sowohl positive als auch negative** Werte annehmen, so ist eine **Fallunterscheidung** durchzuführen:
$a < b$ soll mit einem Term T multipliziert werden, dann sind zu betrachten:
1. Fall: $a \cdot T < b \cdot T$, für $T > 0$ und
2. Fall: $a \cdot T > b \cdot T$, für $T < 0$.

□ Lösung der Ungleichung $x - 1 < (x-1)^{-1}$:
1. $x = 1$ als mögliche Lösung ist auszuschließen;
2. **1. Fall:** $x - 1 > 0$, also $x > 1$, Multiplikation mit $x - 1$, d. h., das Relationszeichen ist nicht umzudrehen;
$(x-1)^2 < 1$ besitzt in dem betrachteten Intervall die Lösung $1 < x < 2$;
3. **2. Fall:** $x - 1 < 0$, also $x < 1$, Multiplikation mit $x - 1$, d. h., das Relationszeichen ist umzudrehen;
$(x-1)^2 > 1$ besitzt in dem betrachteten Intervall die Lösung $x < 0$;
4. die Ungleichung hat alle reellen Zahlen x mit $x < 0$ oder $1 < x < 2$ zur Lösung,
$\mathbb{L} = \{x \mid x < 0;\ 1 < x < 2\}$.

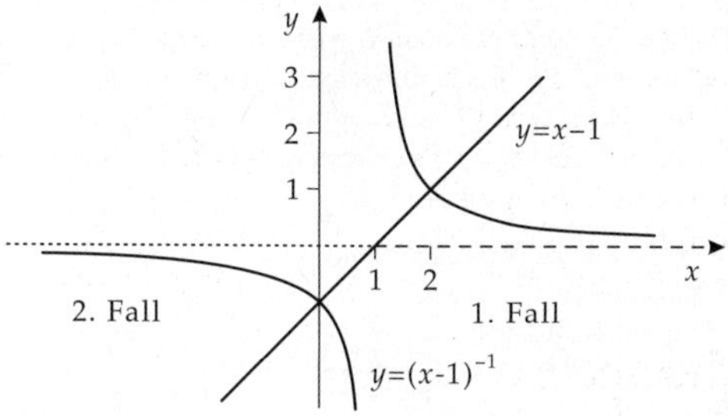

Addition und Multiplikation von Ungleichungen

Für reelle Zahlen bzw. Terme a, b, c, d gilt:

$$a \leq b \wedge c \leq d \implies a + c \leq b + d$$

$$\left.\begin{matrix} 0 \leq a \leq b \\ 0 \leq c \leq d \end{matrix}\right\} \implies a \cdot c \leq b \cdot d$$

$$\left.\begin{matrix} 0 \leq a \leq b \\ c \leq d \leq 0 \end{matrix}\right\} \implies a \cdot d \geq b \cdot c$$

2.13 Numerische Lösung von Gleichungen

Nullstellensuche, Methode zur Lösung von Gleichungen der Form $T = 0$, wobei T ein algebraischer oder transzendenter Term ist.

● Jede Gleichung läßt sich auf eine Nullstellensuche zurückführen, denn $T_1 = T_2$ ist immer äquivalent zu $T_1 - T_2 = 0$.

□ $e^x = x$ und $e^x - x = 0$ sind äquivalent.

Grafische Lösung

Grafische Lösungsmethode, beide Seiten einer Gleichung werden jeweils als eine Funktion der Variablen betrachtet, die Graphen werden in ein **gemeinsames** Koordinatensystem gezeichnet.

- Lösungen sind lediglich die **Abszissenwerte der Schnittpunkte** beider Graphen.

▷ Grafische Lösungen sind ungenau, geben jedoch meist einen guten Hinweis, wo Lösungen zu suchen und wo eventuell Fallunterscheidungen durchzuführen sind.

Intervallschachtelung

Intervallschachtelung, Methode zur sukzessiven Eingrenzung einer Nullstelle einer stetigen Funktion bzw. Lösung einer Gleichung.

- Kennt man Grenzen eines Intervalls, in dem mit Sicherheit **genau eine** Nullstelle einer stetigen Funktion liegt, so kann man durch schrittweise Intervallhalbierung die Nullstelle eingrenzen.

▷ Hat eine stetige Funktion an den Grenzen eines Intervalls I unterschiedliche Vorzeichen, so befindet sich mindestens eine Nullstelle mit $f' \neq 0$ in I.

Suche einer Lösung der Gleichung $T(x) = 0$.

Abfolge der Prozedur:
1. Schritt: Festlegen zweier Intervallgrenzen x_1 und x_2, so daß mindestens eine Nullstelle im Intervall $[x_1, x_2]$ liegt, d. h., es gilt $T(x_1) < 0$ und $T(x_2) > 0$, oder umgekehrt, also mit Sicherheit $T(x_1) \cdot T(x_2) < 0$.
2. Schritt: Neue Intervalle mit $x_3 = (x_2 + x_1)/2$ und Überprüfung, ob $T(x_3) \cdot T(x_1) < 0$ oder $T(x_3) \cdot T(x_2) < 0$. Im ersten Fall wähle $[x_1, x_3]$, andernfalls $[x_3, x_2]$ als neues Intervall und iteriere dies so lange, bis das Intervall genügend klein ist.

▷ Programmsequenz für Nullstellensuche einer Funktion f im Intervall $[x_u, x_o]$ durch Intervallschachtelung

```
BEGIN Intervallschachtelung
INPUT xu, xo ( es sei f(xu)*f(xo)<0, xu<xo )
INPUT eps (benötigte Genauigkeit)
fehler := (xo - xu)/2
WHILE (fehler > eps) DO
   xneu := (xo + xu)/2
   IF (f(xneu)*f(xu) < 0) THEN
     xo := xneu
   ELSE
     xu := xneu
   ENDIF
   fehler := 0.5*fehler
ENDDO
OUTPUT (xo+xu)/2
END Intervallschachtelung
```

Sekantenverfahren und Regula falsi

Sekantenverfahren und **Regula falsi**, Iterationsmethoden zur näherungsweisen Nullstellensuche bei stetigen Funktionen f.

Idee der Verfahren: neue Näherung ist die Nullstelle der Sekante der beiden vorangegangenen Näherungen.

Regula falsi: Spezielles Sekantenverfahren, bei dem zusätzlich gefordert wird, daß die gesuchte Nullstelle immer zwischen zwei aktuellen Näherungen liegt, $f(x_{n-1}) \cdot f(x_n) < 0$.

▷ Ist der Einschluß der Nullstelle einmal erreicht, dann kann er im nächsten Schritt aufrechterhalten werden: Das Sekantenverfahren geht in die Regula falsi über.

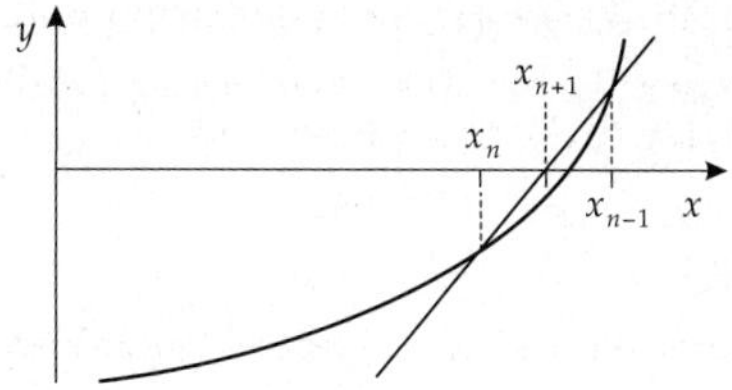

Idee der Regula falsi

- **Iterationsvorschrift** für die beiden Verfahren:
$$x_{n+1} = x_n - f(x_n)\frac{x_n - x_{n-1}}{f(x_n) - f(x_{n-1})}.$$

▷ Programmsequenz für Nullstellensuche einer Funktion f durch Regula falsi mit vorgegebener Genauigkeit ε.

```
BEGIN Regula falsi
INPUT xu, xo ( es sei f(xu)*f(xo)<0, xu<xo )
INPUT eps (Fehlerschranke)
fehler = xo - xu
WHILE (fehler > eps) DO
   xneu := xo - f(xo)*(xo - xu)/(f(xo) - f(xu))
   IF (f(xneu)*f(xu) < 0) THEN
     xo := xneu
   ELSE
     xu := xneu
   ENDIF
   fehler := abs(xo-xu)
ENDDO
OUTPUT xneu
END Regula falsi
```

▷ Regula falsi und das verwandte Newton-Verfahren konvergieren i.a. schneller als die sukzessive Approximation.

Newton-Verfahren

Newton-Verfahren, (vgl. Abschnitt 12.7), Iterationsmethode zur näherungsweisen Nullstellensuche bei differenzierbaren Funktionen f. Die Nullstelle der Tangente an die Kurve an der Stelle des alten Näherungswertes gibt den neuen Näherungswert.

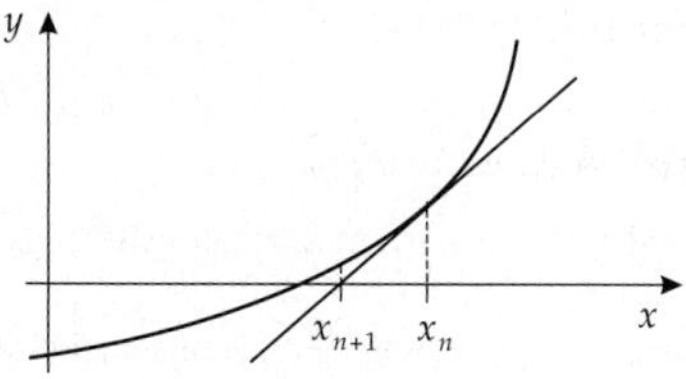

Idee des Newton-Verfahrens

- **Iterationsvorschrift**:
$$x_{n+1} = x_n - \frac{f(x_n)}{f'(x_n)}.$$

▷ Das Newton-Verfahren ist nur dann anwendbar, wenn die Ableitung f' der Funktion bekannt ist.

Konvergenzordnung, in einem numerischen Iterationsverfahren seien ε_n und ε_{n+1} die Abweichungen von der gesuchten exakten Lösung x_l von $f(x) = 0$ im n-ten bzw. $(n+1)$-ten Schritt,

$$x_n = x_l + \varepsilon_n, \qquad x_{n+1} = x_l + \varepsilon_{n+1} \quad \text{mit} \quad \varepsilon_{n+1} = A\varepsilon_n^p.$$

Die Größe p wird als **Ordnung der Konvergenz** des Verfahrens bezeichnet.

● Hinreichende Bedingung für die Konvergenz des Newton-Verfahrens:

$$\left|\frac{f(x)\cdot f''(x)}{[f'(x)]^2}\right| \leq q, \quad q < 1,\, x \in U$$

für alle x in einer Umgebung U der Nullstelle, die alle Punkte x_n enthält. In manchen Fällen konvergiert das Verfahren nicht oder nur sehr langsam. Dann ist der Startwert x_0 zu weit von der Nullstelle entfernt oder es handelt sich um eine mehrfache Nullstelle von f.

▷ Ist die Nullstelle x_l von f einfach, d. h., gilt $f(x_l) = 0$ und $f'(x_l) \neq 0$, dann ist das Newton-Verfahren lokal quadratisch konvergent,

$$\varepsilon_{n+1} = \varepsilon_n^2 \frac{f''(x_l)}{2f'(x_l)}.$$

Im Fall mehrfach zu zählender Nullstellen ist das Newton-Verfahren nur noch lokal linear konvergent,

$$\varepsilon_{n+1} = A\varepsilon_n, \quad |A| < 1.$$

▷ Programmsequenz für Nullstellensuche einer Funktion f durch das Newton-Verfahren mit der Genauigkeitsvorgabe ε. Die Ableitung von f ist f'.

```
BEGIN Newton
INPUT x0 (erste Näherung der Nullstelle)
INPUT eps (Fehlerschranke)
x := x0 ; fehler := eps + 1
WHILE (fehler > eps) DO
   y := x - f(x)/f'(x)
   fehler := abs(y-x)
   x := y
ENDDO
OUTPUT x
END Newton
```

Sukzessive Approximation

Fixpunkt eines mathematischen Ausdrucks $T(x)$, derjenige Wert x_0, für den $T(x_0) = x_0$ gilt.

Sukzessive Approximation, Iterationsvorschrift zum Auffinden von **Fixpunkten** $x = T(x)$.

$$x_{n+1} = T(x_n), \quad n = 0, 1, 2, \ldots$$

☐ Lösung von $x - \cos x = 0$: Betrachte $\cos x = x$. Startwert: 1

1. cos 1,000 = 0,540
2. cos 0,540 = 0,858
3. cos 0,858 = 0,654
4. cos 0,654 = 0,793

⋮ ⋮

17. cos 0,738 = 0,740
18. cos 0,740 = 0,739
19. cos 0,739 = 0,739 (Fixpunkt auf 3 Stellen genau)

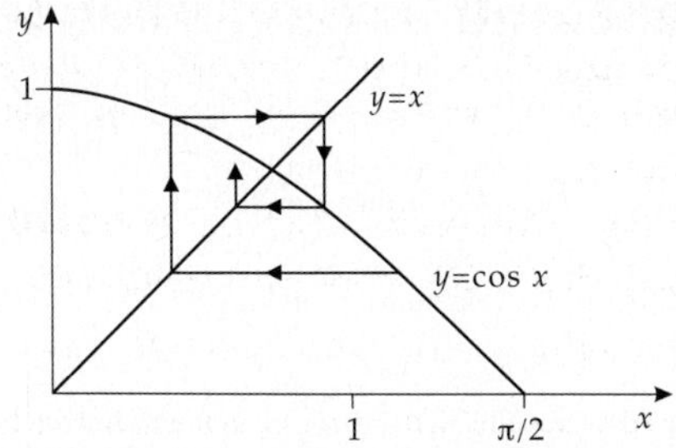

Beispiel zur sukzessiven Approximation

- **Banachscher Fixpunktsatz**: Ist I ein abgeschlossenes Intervall und T eine Abbildung derart, daß für alle $x \in I$ gilt: $T(x) \in I$, und genügt T einer **Lipschitz-Bedingung** oder auch **Kontraktionsbedingung**
$|T(x_2) - T(x_1)| \leq L \cdot |x_2 - x_1| \quad \text{mit} \quad L < 1$ für alle $x_1, x_2 \in I$,
dann gibt es einen eindeutig bestimmten Fixpunkt $x \in I$, $x = T(x)$.

- Unter den Voraussetzungen des Banachschen Fixpunktsatzes konvergiert das Verfahren der sukzessiven Approximation stets gegen den (eindeutig bestimmten) Fixpunkt von T.

▷ Ist I abgeschlossen und beschränkt und T differenzierbar, so ist
$L = \max\{|T'(x)|,\ x \in I\}$.

▷ Programmsequenz zur Berechnung der Lösung von $\cos x = x$ mit sukzessiver Approximation.

```
BEGIN Sukzessive Approximation
INPUT eps (benötigte absolute Genauigkeit)
x0 := 1
fehler := 1
WHILE (fehler > eps) DO
   x1 := cos(x0)
   fehler := abs(x1 - x0)
   x0 := x1
ENDDO
OUTPUT x0
END Sukzessive Approximation
```

- Fixpunkt von $S(x)$ ist die Lösung der Gleichung $T(x) = S(x) - x = 0$. Falls also die Lösung der Gleichung $T(x) = 0$ gesucht ist, kann als Alternative zur direkten Lösung der Fixpunkt von $S(x) = T(x) + x$ mittels sukzessiver Approximation bestimmt werden.

▷ Häufig lassen sich Gleichungen **nicht** mit sukzessiver Approximation lösen, da das entsprechende $S(x)$ oft **keiner** Lipschitz-Bedingung genügt.

Übersicht der numerischen Nullstellensuchmethoden:

Methode	Anzahl Startwerte	Konvergenz	Stabilität	Anwendbarkeit	Bemerkungen
Intervall-schachtelung	2	langsam	immer konvergent	universell	
Regula falsi	2	mittel	immer konvergent	universell	
Newton	1	schnell	nicht immer konvergent	eingeschränkt falls $f' = 0$	f' benötigt
Sekanten-methode	2	mittel bis schnell	nicht immer konvergent	universell	Startwerte brauchen Nullstellen nicht einzuschließen

3 Geometrie und Trigonometrie der Ebene

Äquivalent zu den Zahlen in der Arithmetik dienen Punkt, Gerade, Ebene und Winkel in der Geometrie als Grundelemente:

Punkt ($A, B, \ldots$), dimensionslos, ohne Ausdehnung: Schnittpunkt zweier Linien.

Linie, eindimensionale Punktmenge: Verschiebung (Translation) eines Punktes oder Schnitt zweier Ebenen.

□ **Gekrümmte Linien** (Kurven, Kreislinien, Parabeln, Hyperbeln, Kurven höherer Ordnung) oder **gerade Linien**.

Gerade (g), beidseitig unbegrenzte gerade Linie.

Strahl (s), einseitig begrenzte gerade Linie.

Strecke ($\overline{AB}$), beidseitig begrenzte gerade Linie, Strecke zwischen Punkt A und Punkt B.

Vektor ($\vec{\mathbf{a}}, \vec{\mathbf{b}}, \ldots$), Strecke mit Richtungssinn. Bezeichnung durch seinen Anfangs- und Endpunkt und einen darübergesetzten Pfeil oder durch einen (kleinen oder großen) fetten Buchstaben ($\overrightarrow{AB}, \vec{\mathbf{c}}, \vec{\mathbf{a}}$), manchmal wird auch die Schreibweise $\vec{a}, \vec{b}, \ldots$ verwendet.

Ebene (E), zweidimensionale Punktmenge, entsteht bei Verschiebung einer Geraden längs einer anderen, nicht parallelen Geraden, Begrenzung von bestimmten Körpern, den Polyedern (Keil, Würfel usw.).

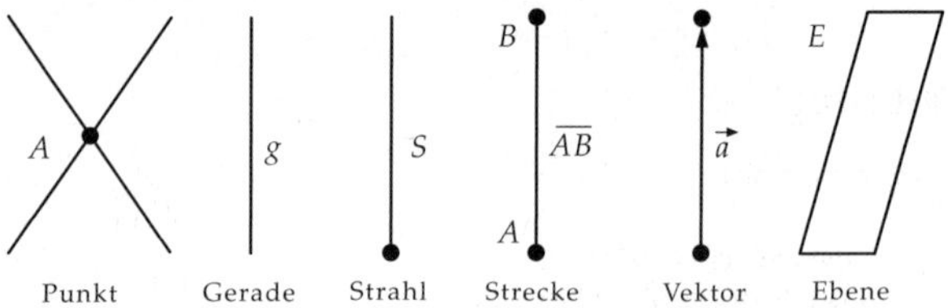

Winkel ($\alpha, \beta, \gamma, \ldots$), entsteht durch **Drehung** (**Rotation**) eines Strahls um einen Punkt, den **Scheitelpunkt**; mißt den Richtungsunterschied zweier Strahlen. Auch: Verhältnis des Kreisbogens der Drehung zum Radius (Bogenmaß).

Drehsinn, mathematisch **positiver Drehwinkel**: Drehsinn im Gegenuhrzeigersinn („links herum"); mathematisch **negativer Drehwinkel**: Drehung im Uhrzeigersinn („rechts herum").

3.1 Ortslinien

Ortslinien oder **Bestimmungslinien**, diejenigen Linien, auf denen alle Punkte liegen, die eine bestimmte Bedingung erfüllen.
Ortslinien sind beispielsweise:
a) **Kreis**, alle Punkte, die von einem festen Punkt, dem **Kreismittelpunkt** M, die gleiche Entfernung r (**Radius**) haben.

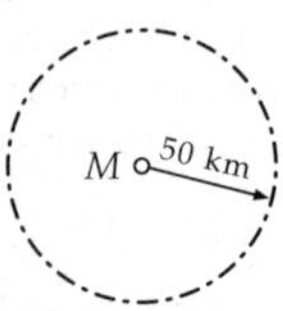

□ Ein Funksender hat eine Reichweite von 50 Kilometer. Alle Orte, die diesen Sender gerade noch empfangen können (Bedingung), liegen auf einem Kreis mit dem Radius 50 km.

b) **Parallelen** p_1, p_2, alle Punkte, die von einer Geraden g den gleichen Abstand a haben.

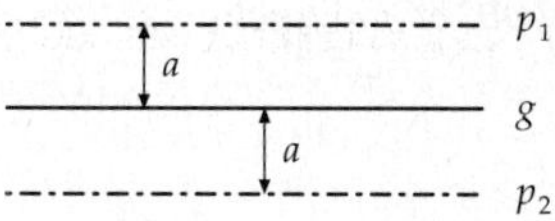

c) **Mittelparallele** m_p, alle Punkte, die von den Parallelen p_1 und p_2 gleichweit entfernt sind.

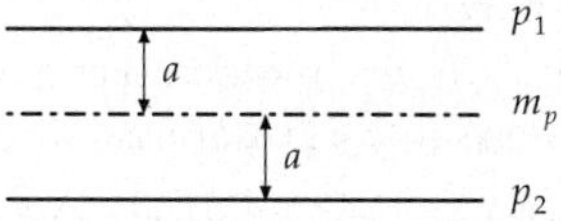

d) **Winkelhalbierende** w, alle Punkte, die von den Geraden g_1 und g_2 (bzw. den Schenkeln eines Winkels) die gleiche Entfernung besitzen.

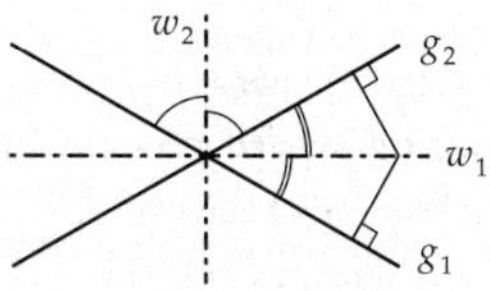

▷ Zwei sich schneidende geometrische Ortslinien sind notwendig, um einen Punkt, ihren Schnittpunkt, in der Ebene festzulegen.

3.2 Grundkonstruktionen

Die hier beschriebenen Grundkonstruktionen sind durch aufeinander folgende Anwendung von Zirkel und Lineal auszuführen.

Streckenhalbierung

Zirkel: Zwei Kreisbögen mit gleichem Radius um die Endpunkte A und B.
Lineal: Die Strecke $\overline{SS'}$, die die beiden entstehenden Schnittpunkte S, S' verbindet, halbiert $\overline{AB}$ im Punkt C.

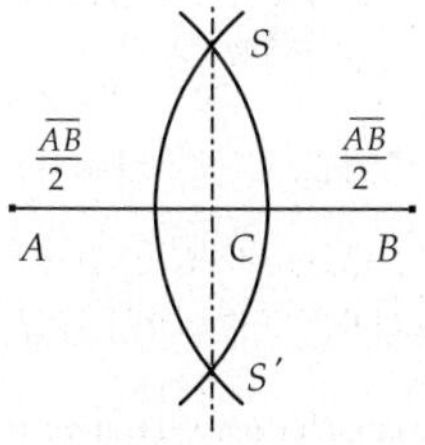

Winkelhalbierung

Zirkel: Ein Kreisbogen um den Scheitelpunkt S schneidet die Schenkel in den Punkten A und B. Zwei weitere Kreisbögen mit gleichem Radius um die Punkte A und B schneiden sich im Punkt C.
Lineal: Die Strecke $\overline{SC}$ halbiert den Winkel α.

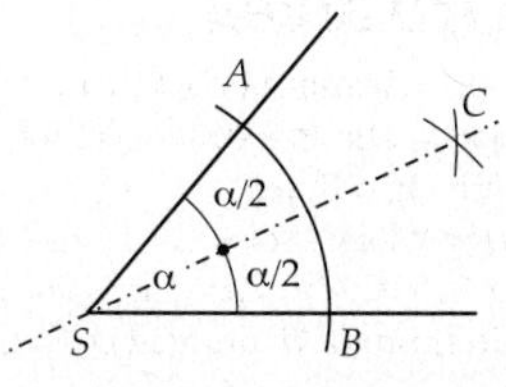

☐ Halbieren eines rechten Winkels liefert 45°. Wiederholtes Halbieren liefert 22,5° usw. Halbieren eines Winkels im gleichseitigen Dreieck ($\alpha = \beta = \gamma = 60°$) liefert 30°. Wiederholtes Halbieren liefert 15° usw.

Senkrechte

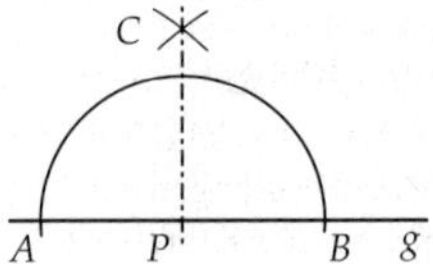

Zirkel: Errichten eines Halbkreises um einen Punkt P, der auf einer Geraden liegt. Der Halbkreis schneidet die Gerade g in den Punkten A und B. Zwei weitere Kreisbögen mit größerem, aber jeweils gleichem Radius um die Punkte A und B schneiden sich im Schnittpunkt C.
Lineal: Die Gerade durch die Punkte P und C ist die Senkrechte auf der Geraden g im Punkt P.

Lot

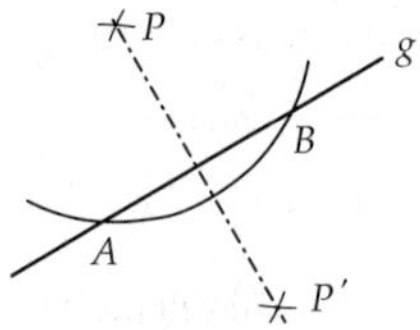

Zirkel: Ein Kreisbogen um den Punkt P, der nicht auf der Geraden g liegt, schneidet g in den Punkten A und B. Zwei weitere Kreisbögen mit gleichem Radius um die Punkte A und B schneiden sich in dem Punkt P'.
Lineal: Die Gerade durch die Punkte P und P' ist das Lot vom Punkt P auf die Gerade g.

Parallele in gegebenen Abstand

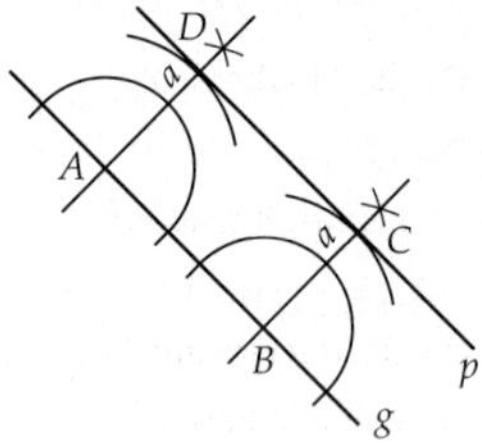

Zirkel, Lineal: Auf zwei beliebigen Punkten A und B ($A \neq B$), die auf einer Geraden g liegen, werden die zwei Senkrechten errichtet.
Lineal: Auf den beiden Senkrechten wird der gleiche gegebene Abstand a ($|\overline{AD}| = |\overline{BC}| = a$) abgetragen. Die Strecke $\overline{CD}$ ist eine der Parallelen zu der Geraden g im gegebenen Abstand a (Konstruktion eines Rechtecks mit den Eckpunkten $ABCD$).

Parallele durch gegebenen Punkt

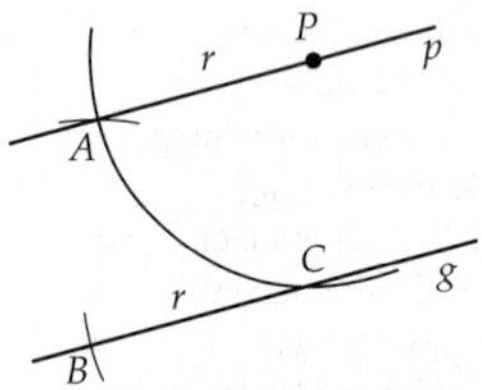

Zirkel: Ein Kreisbogen um den Punkt P, der nicht auf der Geraden g liegt, mit dem Radius r schneidet die Gerade g in dem Punkt C. Ein weiterer Kreisbogen um den Punkt C mit dem gleichen Radius r schneidet die Gerade g in dem Punkt B. Ein dritter Kreisbogen um den Punkt B mit gleichem Radius r schneidet den ersten Kreisbogen um den Punkt P in dem Punkt A.
Lineal: Die Verlängerung der Strecke $\overline{PA}$ ist die Parallele zu der Geraden g durch den Punkt P (Konstruktion einer Raute mit den Eckpunkten $PCBA$).

3.3 Winkel

Winkelangabe

Ebene Winkel, Verhältnis der Länge des überstrichenen Kreisbogens b zum Radius r; ebene Winkel werden im **Gradmaß** oder **Bogenmaß** angegeben. Eine volle Umdrehung im Gradmaß beträgt 360°, im Bogenmaß 2π.

- **Gradmaß**, φ in Grad; meist in der Geometrie verwendet.
  1 **Grad** $= 1° = 1/360$ Vollwinkel $\widehat{=} 0{,}01745$ rad.

- **Bogenmaß**, $x = \frac{b}{r} = \text{arcus}\,\alpha = \text{arc}\,\alpha$, meist in den Winkelfunktionen (sin, cos etc.) verwendet.
  Für $b = r$ folgt 1 **Radiant** $= 1\,\text{rad} = \frac{r}{r} = 1 \mathrel{\widehat{=}} 180°/\pi = 57{,}295\,78°$.

▷ Merkregel: 1 rad entspricht dem Winkel (knapp 60°), bei dem der Kreisbogen der Drehung gerade gleich dem Radius des Kreises ist!

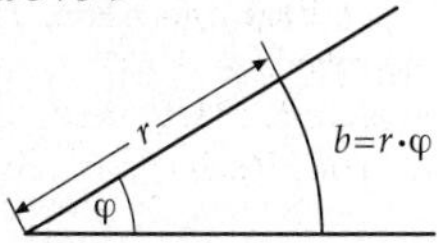

Der Winkel im Bogenmaß ist eine Größe der Dimension 1. Die Ergänzung rad dient nur zur Unterscheidung von anderen Größen, die ebenfalls die Dimension 1 haben.
Unterteilung des Gradmaßes analog zur Uhrzeit in
(Winkel-)Minuten und **(Winkel-)Sekunden**,

$1° = 60'$ (60 Minuten),

$1' = 60''$ (60 Sekunden),

$1° = 3600''$.

▷ Im Rechner werden Winkelbruchteile meist dezimal angegeben.
Umschalten von Rad auf Grad wird oft beim Taschenrechner vergessen:
Vor dem Rechnen eingeschaltete Einheit überprüfen!

Umrechnungen:
Vom Bogenmaß x ins Gradmaß α:

$$\alpha = \frac{180°}{\pi} \cdot x.$$

Vom Gradmaß α ins Bogenmaß x:

$$x = \frac{\pi}{180°} \cdot \alpha.$$

Umrechnungstabelle von Gradmaß in Bogenmaß:

Eine zwölftel Umdrehung	=	30°	$\widehat{=}$	$\pi/6$
Eine achtel Umdrehung	=	45°	$\widehat{=}$	$\pi/4$
Eine sechstel Umdrehung	=	60°	$\widehat{=}$	$\pi/3$
Eine viertel Umdrehung	=	90°	$\widehat{=}$	$\pi/2$
Eine halbe Umdrehung	=	180°	$\widehat{=}$	π
Eine dreiviertel Umdrehung	=	270°	$\widehat{=}$	$3\pi/2$
Eine volle Umdrehung	=	360°	$\widehat{=}$	2π
Zwei volle Umdrehungen	=	720°	$\widehat{=}$	4π
Drei volle Umdrehungen	=	1080°	$\widehat{=}$	6π
n volle Umdrehungen	=	$n \cdot 360°$	$\widehat{=}$	$n \cdot 2\pi$

▷ Wegen Rundungsfehlern im Taschenrechner ergibt die Eingabe in Grad oft genauere Ergebnisse als die Eingabe in Radiant.

Vermessungstechnische Winkelangabe in **Gon** (**Neugrad**)
Vollwinkel $\varphi = 400$ gon

$$1\,\textbf{Gon} = 1\,\text{gon} = \frac{1}{400}\ \text{Vollwinkel}.$$

Winkelarten

Voller Winkel	$\alpha = 360° \mathrel{\widehat{=}} 2\pi$	**Rechter** Winkel	$\alpha = 90° \mathrel{\widehat{=}} \pi/2$
Überstumpfer Winkel	$\alpha > 180°$	**Spitzer** Winkel	$0° < \alpha < 90°$
Gestreckter Winkel	$\alpha = 180° \mathrel{\widehat{=}} \pi$	**Null**winkel	$\alpha = 0°$
Stumpfer Winkel	$90° < \alpha < 180°$		

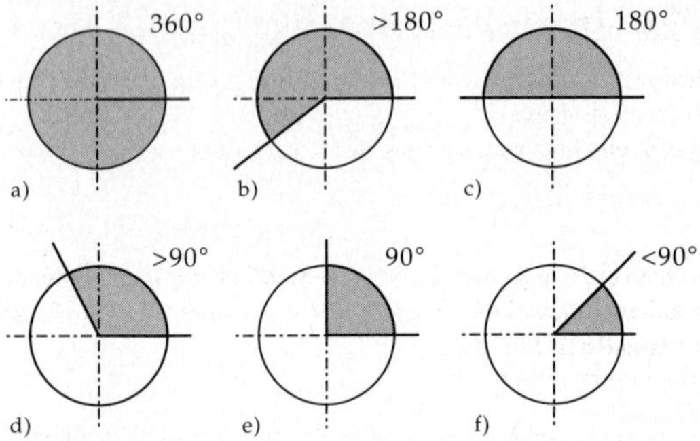

Winkelarten: a) voller, b) überstumpfer, c) gestreckter, d) stumpfer, e) rechter, f) spitzer

Winkel an Parallelen

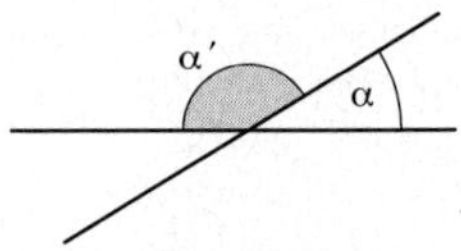

Nebenwinkel

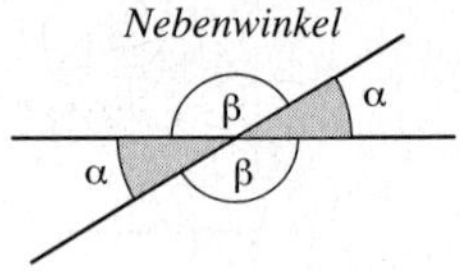

Scheitelwinkel

- **Nebenwinkel**, benachbarte Winkel an zwei sich schneidenden Geraden, ergänzen sich zu 180°: $\alpha + \alpha' = 180°$.
- **Scheitelwinkel**, gegenüberliegende Winkel an zwei sich schneidenden Geraden, sind gleich.
- **Supplementwinkel** ergänzen sich zu 180°.

☐ Der Supplementwinkel zu $\alpha = 80°$ ist $180° - \alpha = 100°$.

- **Komplementwinkel** ergänzen sich zu 90°.

☐ Der Komplementwinkel zu $\alpha = 30°$ ist $90° - 30° = 60°$.

- **Wechselwinkel**, entgegengesetzt liegende Winkel an geschnittenen Parallelen, sind gleich groß.
- **Stufenwinkel**, sich entsprechende Winkel an geschnittenen Parallelen, sind gleich.
- **Ergänzungswinkel** oder **entgegengesetzte Winkel** ergänzen sich zu 180°.

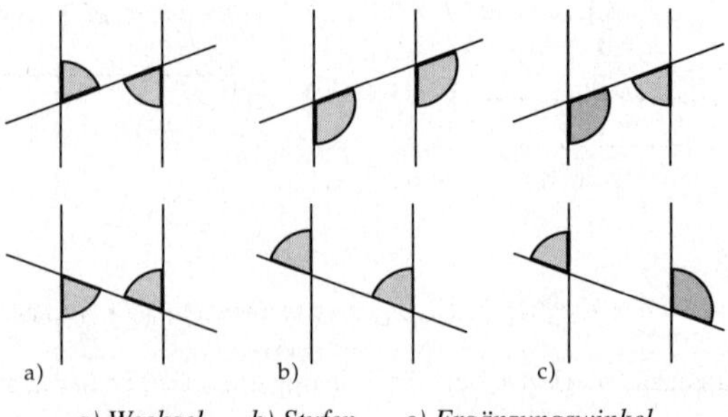

a) Wechsel- b) Stufen- c) Ergänzungswinkel

3.4 Ähnlichkeit und Strahlensätze

Werden zwei von einem gemeinsamen Scheitelpunkt S ausgehende Strahlen von Parallelenbüscheln geschnitten, entstehen ähnliche Dreiecke.
Aus der **Ähnlichkeit von Dreiecken** ergeben sich die **Strahlensätze**.

Strahlensätze

- **1. Strahlensatz**: Werden die von einem gemeinsamen Scheitelpunkt ausgehenden Strahlen von Parallelen geschnitten, so verhalten sich die Strahlabschnitte $a, a+b$ des einen Strahles wie die entsprechenden Abschnitte $c, c+d$ des anderen Strahles:
  $(a+b)/a = (c+d)/c.$
- Der 1. Strahlensatz gilt auch, wenn der Scheitelpunkt zwischen den Parallelen liegt.

▷ Jeder beliebige Abschnitt auf einem Strahl kann zu dem entsprechenden auf dem anderen Strahl ins Verhältnis gesetzt werden.

Anwendung des 1. Strahlensatzes: Es lassen sich vier verschiedene Proportionen aufstellen:

$$\frac{a}{a+b} = \frac{c}{c+d}, \quad \frac{a}{c} = \frac{b}{d},$$

$$\frac{a+b}{a} = \frac{c+d}{c}, \quad \frac{a}{b} = \frac{c}{d}.$$

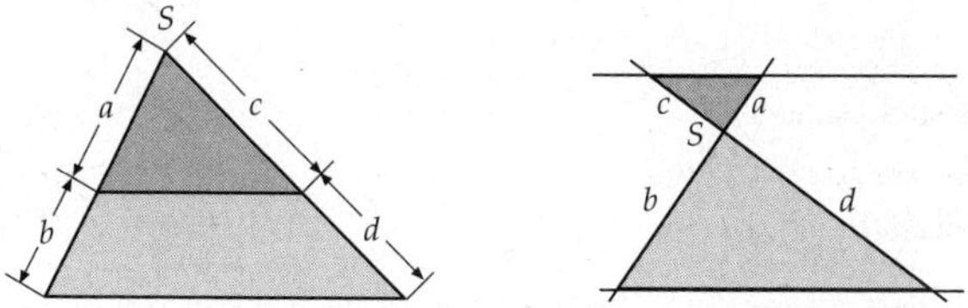

1. Strahlensatz

- **2. Strahlensatz**: Werden zwei von einem gemeinsamen Scheitelpunkt ausgehende Strahlen von Parallelen geschnitten, so verhalten sich die Abschnitte der Parallelen wie die Längen der zugehörigen Strahlabschnitte:
  $a/b = c/d.$
- Auch wenn der Scheitelpunkt zwischen den beiden Parallelen liegt, ist der 2. Strahlensatz gültig.

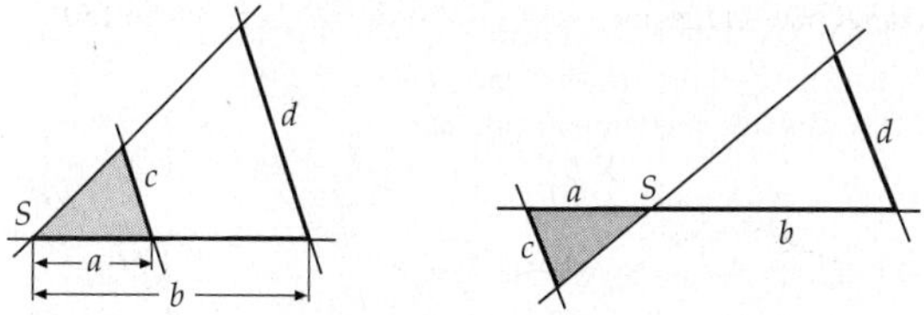

2. Strahlensatz

Streckenteilung

Aufgrund der Strahlensätze ist es möglich, jede vorgegebene Strecke $\overline{AB}$ im Verhältnis $m : n$ zu teilen. Man unterscheidet:

Innere Teilung, der Teilpunkt T liegt innerhalb der Teilungsstrecke $\overline{AB}$, und zwar so, daß gilt:

$\overline{AT} : \overline{TB} = m : n.$

Äußere Teilung, der Teilpunkt T liegt außerhalb der Strecke $\overline{AB}$, und zwar so, daß gilt:

$$\overline{AB} : \overline{BT} = m : n.$$

▷ Die Teilung wird durchgeführt, indem man durch A und B zwei Parallelen zieht, auf ihnen nach entgegengesetzten Seiten (innere Teilung) oder nach gleichen Seiten (äußere Teilung) die Strecken m und n abträgt und die Endpunkte bis zum Schnittpunkt (T) mit der Geraden durch A und B verbindet. (2. Strahlensatz.)

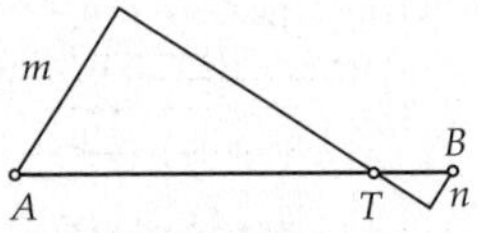

Innere Teilung

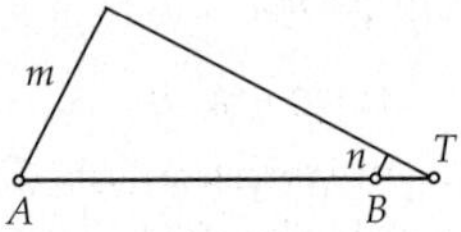

Äußere Teilung

Harmonische Teilung, die Strecke $\overline{AB}$ wird innen und außen im Verhältnis $m : n$ geteilt.
Die Bezeichnung **harmonisch** rührt daher, daß drei gleichartige und gleich starke gespannte Saiten, deren Längen einer harmonischen Teilung unterliegen, einen harmonischen Wohlklang ergeben. Bei der harmonischen Teilung von 5 : 1 verhalten sich die Saitenlängen wie 10 : 12 : 15, die Schwingungszahlen wie $1/10 : 1/12 : 1/15 = 6 : 5 : 4$.

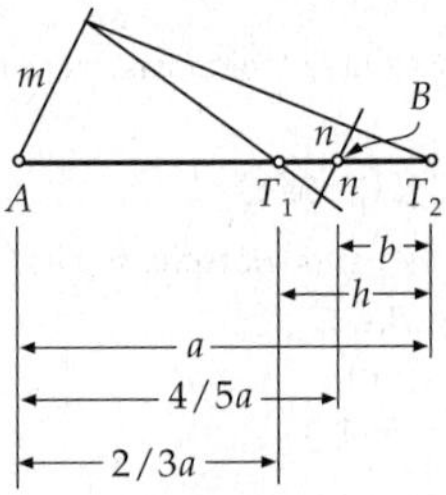

Mittelwerte

Harmonisches Mittel h, ausgehend von der harmonischen Teilung gilt nach dem 2. Strahlensatz:

$$\frac{a}{b} = \frac{m}{n} = \frac{a-h}{h-b}.$$

Auflösen nach dem harmonischen Mittel h der Strecken a und b:

$$\frac{a}{b} = \frac{a-h}{h-b} \quad \rightarrow \quad h = \frac{2ab}{a+b}.$$

Geometrisches Mittel g, Konstruktion mit dem Thaleskreis über der Strecke $(a+b)$, indem man im Endpunkt von a die Senkrechte errichtet. Nach dem Höhensatz ist

$$g = \sqrt{a \cdot b}.$$

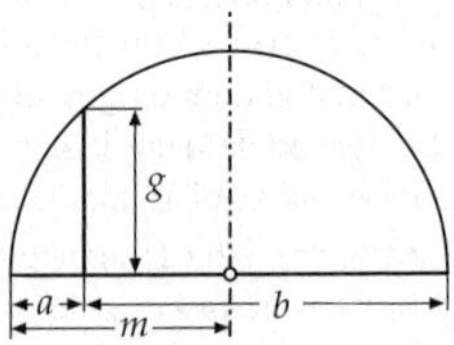

Arithmetisches Mittel m, die halbe Summe der Strecken a und b:

$$m = \frac{a+b}{2}.$$

Stetige Teilung (Goldener Schnitt)

Stetige Teilung oder **Goldener Schnitt**, Teilung einer Strecke a, so daß sich der kleinere Abschnitt $c = a - b$ zum größeren Abschnitt b wie dieser zur gesamten Strecke a verhält. Teilverhältnis der stetigen Teilung,

$$a:b = b:c = b:(a-b) \quad \text{bzw.}$$
$$a:b = b:c = b:(a-b) \quad \text{oder}$$
$$b^2 = a\cdot c = a^2 - ab \quad \text{bzw.}$$
$$b^2 + ab - a^2 = 0$$

mit der Lösung:

$$b_{1,2} = -\frac{a}{2} \pm \sqrt{\frac{a^2}{4} + a^2},$$
$$b = \frac{a}{2}(\sqrt{5} - 1) \approx 0{,}618 \cdot a,$$

(nur die positiven Lösungen interessieren hier).

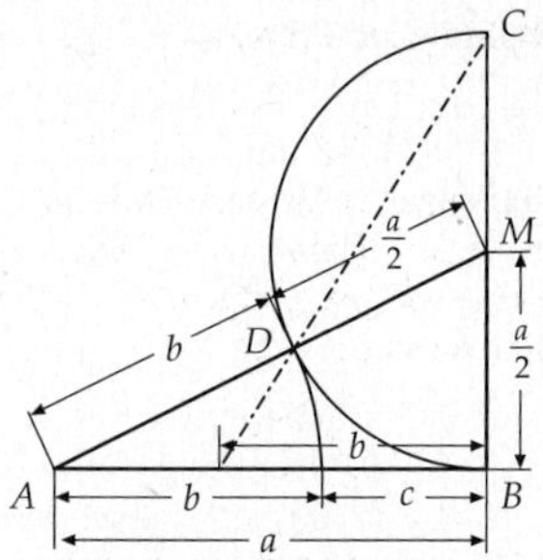

Mittlere Proportionale, die größere Teilstrecke $b = \sqrt{ac}$ von a. Die Strecke b ist gleichzeitig das **geometrische Mittel** von a und c.

▷ Der Goldene Schnitt spielt in Kunst und Architektur eine besondere Rolle; zahlreiche Tempel und Statuen sind nach dem Goldenen Schnitt entworfen.

3.5 Dreiecke

Dreieck, einfachste geometrische Figur, hat:

drei Ecken (A,B,C),
drei Seiten (a,b,c),
drei Winkel (α,β,γ).

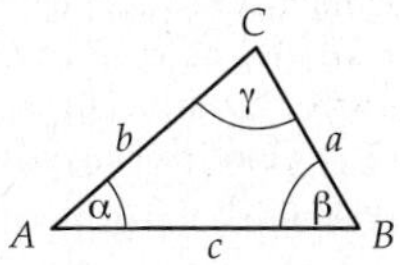

Kongruenzsätze

Deckungsgleiche (**kongruente**) Dreiecke lassen sich durch Drehung (Rotation), Parallelverschiebung (Translation), Umklappen (Inversion, Spiegelung) oder einer Verknüpfung dieser Operationen vollständig zur Deckung bringen.

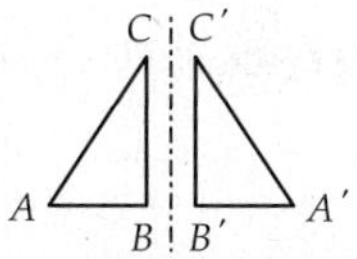

Kongruenzsymbol: $\simeq$

$(\Delta ABC \simeq \Delta A'B'C')$

● Zwei Dreiecke sind kongruent, wenn sie
  a) in drei Seiten übereinstimmen (SSS).
  b) in zwei Seiten und dem eingeschlossenen Winkel übereinstimmen (SWS).
  c) in zwei Seiten und dem der längeren Seite gegenüberliegenden Winkel übereinstimmen (SSW).
  d) in einer Seite und zwei Winkeln übereinstimmen (WSW oder SWW).

▷ Da die Winkelsumme aller Dreiecke immer $\pi \widehat{=} 180^\circ$ beträgt, sind Dreiecke mit drei gleichen Winkeln (WWW) **nicht** notwendig kongruent, aber ähnlich.

Ähnlichkeit von Dreiecken

● Zwei Dreiecke sind ähnlich, wenn sie
  a) in zwei Winkeln übereinstimmen,
  b) im Verhältnis zweier Seiten und dem eingeschlossenen Winkel übereinstimmen,
  c) im Verhältnis zweier Seiten und dem Gegenwinkel der größeren Seite übereinstimmen,
  d) im Verhältnis der drei Seiten übereinstimmen.

Dreieckskonstruktion

Grundkonstruktionen von Dreiecken, die Bedingungen, unter denen jeweils eindeutige Dreiecke konstruiert werden können, sind durch die Kongruenzsätze bestimmt. Drei unabhängige Bestimmungsgrößen müssen bekannt sein: Seiten und Winkel des Dreiecks werden entsprechend

SSS – SWS – SSW – WSW – SWW

kombiniert.

SSS:

Gegeben sind drei Seiten (a,b,c).
Die Endpunkte (A,B) einer Seite (c) dienen als Mittelpunkte für Kreise mit den Radien b um A und a um B. Deren Schnitt ist der gesuchte dritte Endpunkt (C) des Dreiecks. Die Summe zweier Seiten muß immer größer als die dritte Seite sein, sonst schneiden sich die Kreisbögen nicht (Dreiecksungleichung).
Bedingungen: $a < b+c$, $b < c+a$, $c < a+b$.

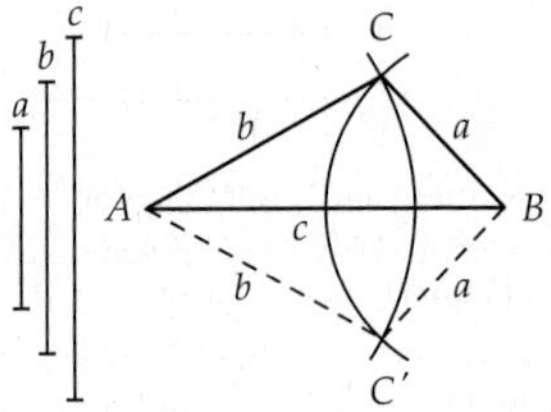

SWS:

Gegegeben sind zwei Seiten (b,c) und ein eingeschlossener Winkel (α).
Auf den Schenkeln des Winkels (α) trägt man vom Scheitelpunkt A aus b und c ab. Die dadurch erhaltenen Punkte sind die fehlenden Eckpunkte des Dreiecks.
Bedingung: $\alpha < 180°$.

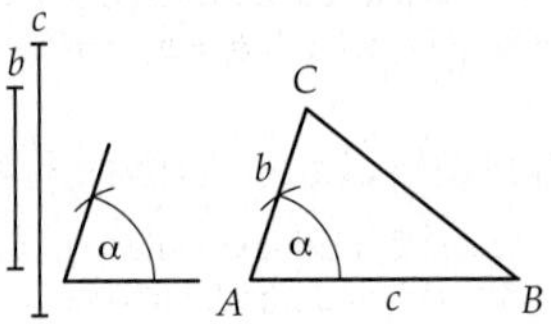

SWW / WSW:

1. Gegeben sind eine Seite (c) und zwei Winkel (α,β).
An den Endpunkten (A,B) der Seite (c) werden die Winkel (α,β) aufgetragen. Der Schnittpunkt ihrer freien Schenkel ist der dritte Eckpunkt (C) des Dreiecks.
Bedingung: $\alpha+\beta < 180°$.

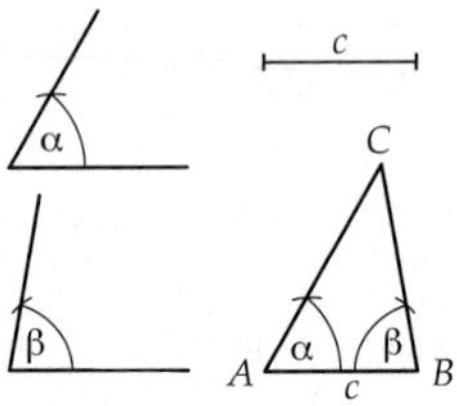

2. Gegeben sind eine Seite (c) und zwei Winkel (α,γ).
a): Konstruktion von β als Nebenwinkel von $\alpha+\gamma$. Weitere Konstruktion wie bei SWW (1.).
b): Konstruktion von $c = |\overline{AB}|$ und Abtragen von α am Punkt A. An einem beliebigen Punkt C' des freien Schenkels trägt man den Winkel γ an. Die Parallele zu dem freien Schenkel des letzteren Winkels durch B schneidet den freien Schenkel des Winkels α im Punkt C.
Bedingung: $\alpha+\gamma < 180°$.

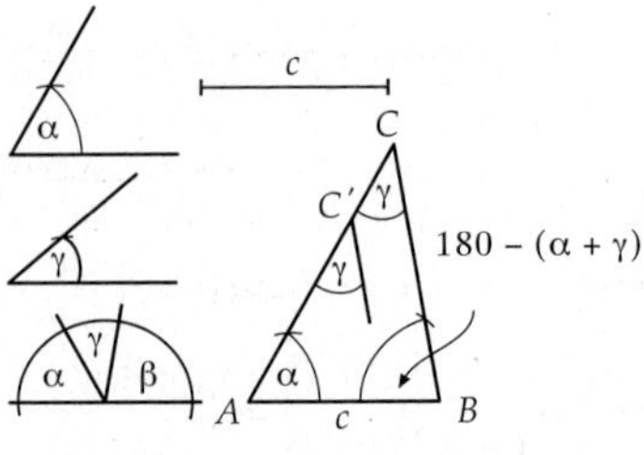

SSW:

Gegeben sind zwei Seiten (b,c) und ein Winkel $\beta < 90°$.
Konstruktion von $c = |\overline{AB}|$ und Abtragen von β am Punkt B. Zeichnung eines Kreisbogens um den Punkt A mit einem Radius b.

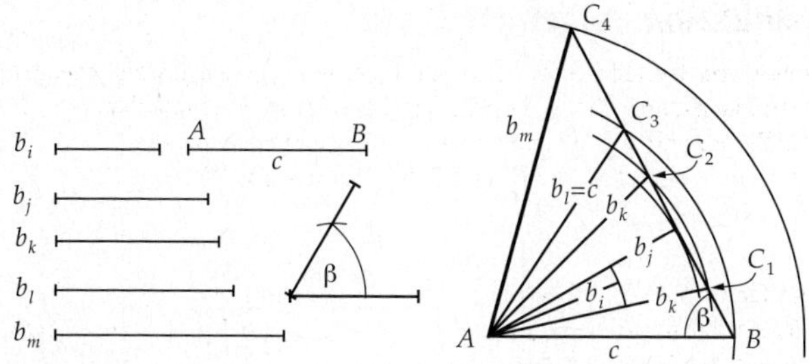

Fallunterscheidung nach der Länge b:
i) Der Kreis schneidet den freien Schenkel des gegebenen Winkels β nicht. Daraus ergibt sich keine Lösung.
j) Der Kreis berührt den freien Schenkel. Als Lösung ergibt sich ein rechtwinkliges Dreieck ($\gamma = 90°$).
k) Der Kreis schneidet zweimal den freien Schenkel ($b = b_k < c$). Als Lösungen ergeben sich zwei formverschiedene Dreiecke (ABC_1 und ABC_2).
l) Der Kreis schneidet den freien Schenkel einmal in C_3 und geht durch den Scheitelpunkt (B) des gegebenen Winkels (β) hindurch. Als Lösung ergibt sich ein gleichschenkliges Dreieck ($b = b_l = c$).
m) Der Kreis schneidet den freien Schenkel einmal in C_4 und umschließt den Scheitelpunkt (B). Als Lösung ergibt sich ein Dreieck mit $b = b_m > c$.

Berechnung eines rechtwinkligen Dreiecks

Sei γ ein rechter Winkel und c die gegenüberliegende Seite, so gilt, wenn zwei (durch • gekennzeichnete) Parameter bekannt sind, für die übrigen drei Parameter und die Fläche A:

a	b	c	α	β	A
•	•	$\sqrt{a^2+b^2}$	$\arctan\left(\frac{a}{b}\right)$	$\arctan\left(\frac{b}{a}\right)$	$\frac{ab}{2}$
•	$\sqrt{c^2-a^2}$	•	$\arcsin\left(\frac{a}{c}\right)$	$\arccos\left(\frac{a}{c}\right)$	$\frac{a}{2}\sqrt{c^2-a^2}$
•	$a\cot(\alpha)$	$a\csc(\alpha)$	•	$\frac{\pi}{2}-\alpha$	$\frac{a^2}{2}\cot(\alpha)$
•	$a\tan(\beta)$	$a\sec(\beta)$	$\frac{\pi}{2}-\beta$	•	$\frac{a^2}{2}\tan(\beta)$
$\sqrt{c^2-b^2}$	•	•	$\arccos\left(\frac{b}{c}\right)$	$\arcsin\left(\frac{b}{c}\right)$	$\frac{b}{2}\sqrt{c^2-b^2}$
$b\tan(\alpha)$	•	$b\sec(\alpha)$	•	$\frac{\pi}{2}-\alpha$	$\frac{b^2}{2}\tan(\alpha)$
$b\cot(\beta)$	•	$b\csc(\beta)$	$\frac{\pi}{2}-\beta$	•	$\frac{b^2}{2}\cot(\beta)$
$c\sin(\alpha)$	$c\cos(\alpha)$	•	•	$\frac{\pi}{2}-\alpha$	$\frac{c^2}{4}\sin(2\alpha)$
$c\cos(\beta)$	$c\sin(\beta)$	•	$\frac{\pi}{2}-\beta$	•	$\frac{c^2}{4}\sin(2\beta)$

Berechnung eines beliebigen Dreiecks

Für ein beliebiges Dreieck gilt:

Drei Seiten a, b, c bekannt (**SSS**):

$$\alpha = 2\arctan\left(\sqrt{\frac{a^2-(b-c)^2}{(b+c)^2-a^2}}\right),$$

$$\beta = 2\arctan\left(\sqrt{\frac{b^2-(c-a)^2}{(c+a)^2-b^2}}\right),$$

$$\gamma = 2\arctan\left(\sqrt{\frac{c^2-(a-b)^2}{(a+b)^2-c^2}}\right).$$

Fläche $A = \dfrac{\sqrt{(b+c)^2-a^2}\sqrt{a^2-(b-c)^2}}{4}.$

Zwei Seiten a, b und Zwischenwinkel γ bekannt (**SWS**):

$$c = \sqrt{a^2+b^2-2ab\cos(\gamma)},$$

$$\alpha = \arcsin\left(\frac{a\sin(\gamma)}{\sqrt{a^2+b^2-2ab\cos(\gamma)}}\right),$$

$$\beta = \arcsin\left(\frac{b\sin(\gamma)}{\sqrt{a^2+b^2-2ab\cos(\gamma)}}\right).$$

Fläche $A = \dfrac{ab}{2}\sin(\gamma).$

Zwei Winkel α, β und Seite a gegenüber einem der beiden Winkel bekannt (**SWW**):

$$b = a\csc(\alpha)\sin(\beta),$$

$$c = a[\cot(\alpha)\sin(\beta)+\cos(\beta)],$$

$$\gamma = \pi-\alpha-\beta.$$

Fläche $A = \dfrac{a^2}{2}\sin^2(\beta)\,[\cot(\alpha)+\cot(\beta)].$

Zwei Winkel α, β und dazwischenliegende Seite c bekannt (**WSW**):

$$a = \frac{c\csc(\beta)}{\cot(\alpha)+\cot(\beta)},$$

$$b = \frac{c\csc(\alpha)}{\cot(\alpha)+\cot(\beta)},$$

$$\gamma = \pi-\alpha-\beta.$$

Fläche $A = \dfrac{a^2}{2\,(\cot(\alpha)+\cot(\beta))}$

Zwei Seiten a, b, $(a \geq b)$ und Winkel α gegenüber der längeren Seite bekannt (**SSW**):

$$c = \sqrt{a^2+b^2\cos(2\alpha)+2b\cos(\alpha)\sqrt{a^2-b^2\sin^2(\alpha)}},$$

$$\beta = \arcsin\left(\frac{b\sin(\alpha)}{a}\right),$$

$$\gamma = \arccos\left(\frac{b}{a}\sin^2(\alpha) - \cos(\alpha)\sqrt{1 - \frac{b^2}{a^2}\sin^2(\alpha)}\right).$$

$$\text{Fläche } A = \frac{b^2\sin(\alpha)}{2}\left(-\cos(\alpha) + \sqrt{\frac{a^2}{b^2} - \sin^2(\alpha)}\right).$$

Zwei Seiten a, b, $(a \geq b)$ und Winkel β gegenüber der kürzeren Seite bekannt (**SSW**).
Es existieren zwei Möglichkeiten:

$$c = \sqrt{b^2 + a^2\cos(2\beta) \pm 2a\cos(\beta)\sqrt{b^2 - a^2\sin^2(\beta)}},$$

$$\alpha = \frac{\pi}{2} \pm \arccos\left(\frac{a\sin(\beta)}{b}\right),$$

$$\gamma = \arccos\left(\frac{a}{b}\sin^2(\beta) \mp \cos(\beta)\sqrt{1 - \frac{a^2}{b^2}\sin^2(\beta)}\right).$$

$$\text{Fläche } A = \frac{a^2\sin(\beta)}{2}\left(\cos(\beta) \mp \sqrt{\frac{b^2}{a^2} - \sin^2(\beta)}\right).$$

Winkel- und Seitenbeziehungen im Dreieck

- **Dreiecksungleichung**, die Summe der Längen von zwei Dreiecksseiten ist größer als die Länge der dritten Seite:

  $a + b > c, \quad b + c > a, \quad c + a > b.$
- Die Differenz der Längen von zwei Dreiecksseiten ist kleiner als die Länge der dritten Seite:

  $a - b < c, \quad b - c < a, \quad c - a < b.$
- Die **Winkelsumme** im Dreieck beträgt $180° \mathrel{\widehat{=}} \pi$:

  $\alpha + \beta + \gamma = 180°.$

▷ Wegen Meß- und Rundungsfehlern sind diese Sätze in der Praxis nur näherungsweise erfüllt.

Innenwinkel (α, β, γ), die im Innern des Dreiecks liegenden Winkel. Die Summe der Innenwinkel heißt auch **Winkelsumme** und beträgt 180°.
Außenwinkel $(\alpha', \beta', \gamma')$, jeder Außenwinkel ist Nebenwinkel eines Innenwinkels. Außenwinkel und Innenwinkel ergänzen sich zum gestreckten Winkel 180°.

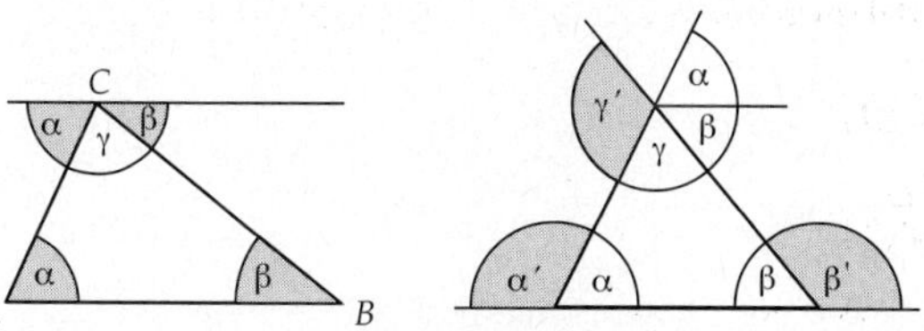

Innenwinkel und Außenwinkel

- Die Außenwinkel des Dreiecks sind jeweils gleich der Summe der nicht anliegenden Innenwinkel:

  $\alpha' = \beta + \gamma,$

  $\beta' = \alpha + \gamma,$

  $\gamma' = \alpha + \beta.$
- Die Summe der Außenwinkel beträgt 360°.

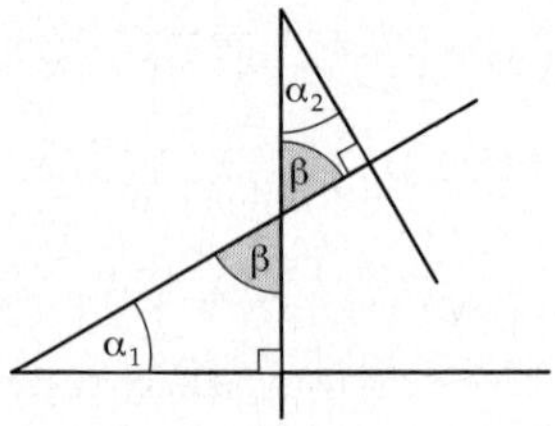

- Zwei Winkel sind gleich, wenn ihre Schenkel paarweise senkrecht aufeinander stehen und der Scheitelpunkt eines Winkels außerhalb des Schenkels des anderen liegt

  $\alpha_1 = \alpha_2$.
- Der längeren (kürzeren) von zwei Dreiecksseiten liegt der größere (kleinere) Winkel gegenüber:

  $a > b \quad \rightarrow \quad \alpha > \beta$ etc.
- Wenn zwei Dreiecksseiten gleich lang sind, sind die gegenüberliegenden Winkel gleich groß.

Höhe

Höhen (h_a, h_b, h_c), Lote von einer **Ecke** (A, B, C) auf die gegenüberliegende **Dreiecksseite** (a, b, c). Indizes: Dreiecksseiten.

Höhe h, steht senkrecht auf einer Seite des Dreiecks.

- Alle drei Höhen schneiden sich im **Höhenschnittpunkt** H.
- Je nach Dreieck liegt H

  a) im Innern des Dreiecks:
  spitzwinkliges Dreieck.

  b) auf einer Ecke des Dreiecks:
  rechtwinkliges Dreieck.

  c) außerhalb des Dreiecks:
  stumpfwinkliges Dreieck.

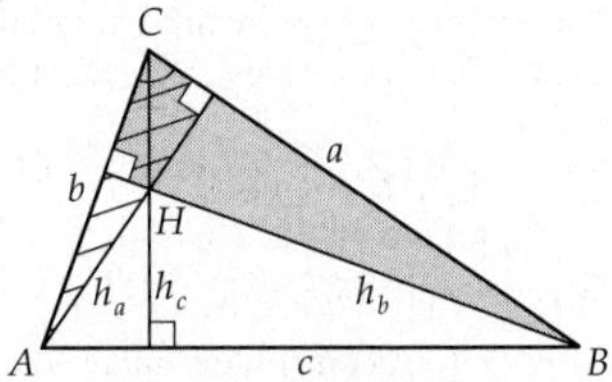

▷ Durch jede einzelne Höhe wird ein beliebiges Dreieck in zwei rechtwinklige Teildreiecke zerlegt, die zur Konstruktion eines gesuchten Dreiecks verwendet werden können (Thaleskreis).

- Die Längen der Höhen eines Dreiecks verhalten sich zueinander umgekehrt wie die zugehörigen Seitenlängen.

  $h_a : h_b = b : a, \quad h_b : h_c = c : b, \quad h_c : h_a = a : c$

  und

  $h_a : h_b : h_c = \frac{1}{a} : \frac{1}{b} : \frac{1}{c}.$

  Aus der Definition ergibt sich:

  $$h_a = b \cdot \sin\gamma = c \cdot \sin\beta,$$
  $$h_b = c \cdot \sin\alpha = a \cdot \sin\gamma,$$
  $$h_c = a \cdot \sin\beta = b \cdot \sin\alpha.$$

Winkelhalbierende

Winkelhalbierenden $(w_\alpha, w_\beta, w_\gamma)$, Geraden, die die Innenwinkel eines Dreiecks halbieren. Indizes: die halbierten Winkel.

$$w_\alpha = \overline{AF},$$
$$w_\beta = \overline{BD},$$
$$w_\gamma = \overline{CE}.$$

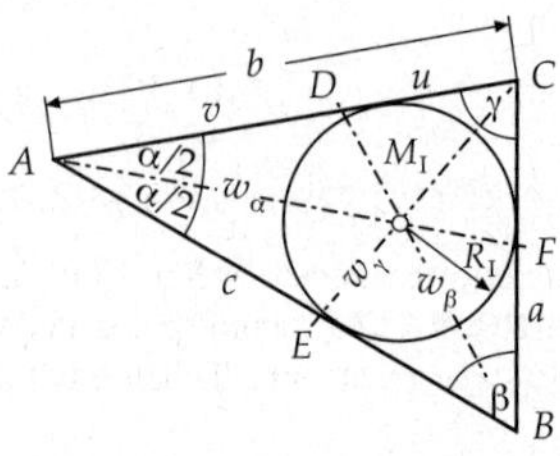

Längen der Winkelhalbierenden. Indizes: die zu halbierenden Winkel:

$$w_\alpha = \frac{1}{b+c}\sqrt{bc[(b+c)^2-a^2]} = \frac{2bc\cos(\alpha/2)}{b+c},$$
$$w_\beta = \frac{1}{c+a}\sqrt{ca[(c+a)^2-b^2]} = \frac{2ca\cos(\beta/2)}{c+a},$$
$$w_\gamma = \frac{1}{a+b}\sqrt{ab[(a+b)^2-c^2]} = \frac{2ab\cos(\gamma/2)}{a+b}.$$

● Die Winkelhalbierende teilt die gegenüberliegende Dreiecksseite im Verhältnis der anliegenden Dreiecksseiten.
$\overline{CD} : \overline{AD} = \overline{BC} : \overline{AB}$,

$$u : v = a : c.$$

Inkreismittelpunkt M_I, Schnittpunkt der drei Winkelhalbierenden.

Seitenhalbierende

Seitenhalbierenden (s_a, s_b, s_c),
Verbindungsgeraden der Seitenmitten mit den gegenüberliegenden Ecken. Indizes: die halbierten Seiten.
Bezeichnung:

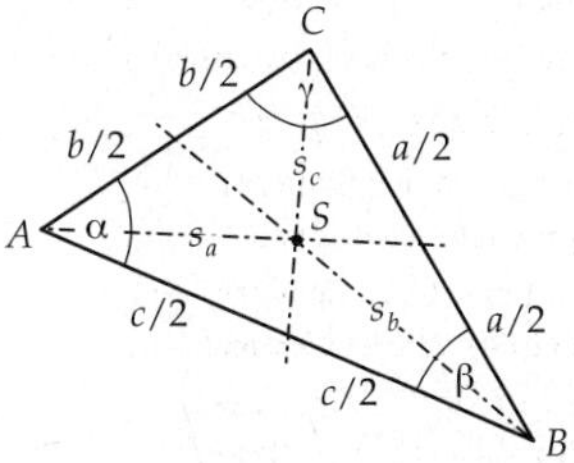

s_a führt von A zur Mitte von a,
s_b führt von B zur Mitte von b,
s_c führt von C zur Mitte von c.

Längen der Seitenhalbierenden. Indizes: die zu halbierende Seite.

$$s_a = \frac{1}{2}\sqrt{2(b^2+c^2)-a^2} = \frac{1}{2}\sqrt{b^2+c^2+2bc\cos\alpha},$$
$$s_b = \frac{1}{2}\sqrt{2(a^2+c^2)-b^2} = \frac{1}{2}\sqrt{a^2+c^2+2ac\cos\beta},$$
$$s_c = \frac{1}{2}\sqrt{2(a^2+b^2)-c^2} = \frac{1}{2}\sqrt{a^2+b^2+2ab\cos\gamma}.$$

Schwerpunkt S, Schnittpunkt der drei Seitenhalbierenden.

● Der Schwerpunkt S teilt die Seitenhalbierenden (Schwerelinien) im Verhältnis 2 : 1.

▷ Sind für die Konstruktion von Dreiecken die Seitenhalbierenden (Schwerelinien) bekannt, so ist zu beachten: Eine Seitenhalbierende teilt das Dreieck in zwei Teildreiecke, bei denen zwei Seiten gleich lang sind.

Mittelsenkrechte, Inkreis, Umkreis, Ankreis

Mittelsenkrechten (m_a, m_b, m_c), Menge aller Punkte, die von jeweils zwei Dreieckseckpunkten gleichweit entfernt sind.

$$m_a^2 = R_C^2 - \frac{a^2}{4}, \quad m_b^2 = R_C^2 - \frac{b^2}{4}, \quad m_c^2 = R_C^2 - \frac{c^2}{4},$$
$$m_a^2 + m_b^2 + m_c^2 = 3R_C^2 - \frac{1}{4}(a^2+b^2+c^2).$$

Inkreis, im Dreieck liegender Kreis mit den drei Dreiecksseiten als Tangenten.
Inkreismittelpunkt M_I, Schnittpunkt der Winkelhalbierenden.
Inkreisradius R_I (A ist der Flächeninhalt des Dreiecks):

$$R_\text{I} = \frac{2A}{a+b+c}.$$

Umkreis, das Dreieck umschließender Kreis, auf dem alle drei Dreieckspunkte liegen.
Umkreismittelpunkt M_C, Schnittpunkt der Mittelsenkrechten.
Umkreisradius R_C:

$$R_C = \frac{abc}{4A} = \frac{bc}{2h_a}.$$

Ankreis, Kreis, der eine Seite eines Dreiecks und die Verlängerungen der beiden anderen Dreiecksseiten berührt.

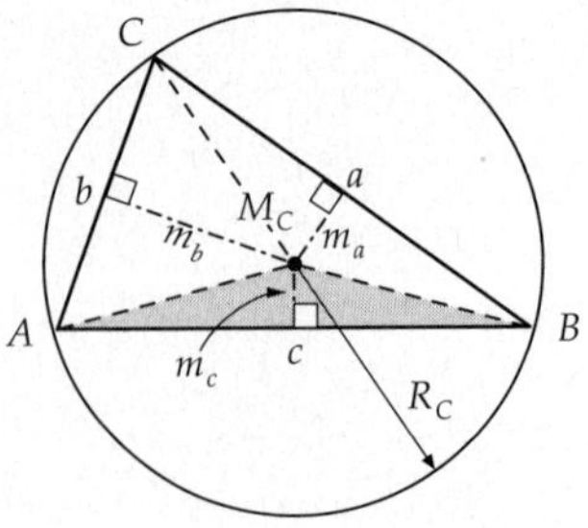

Umkreis

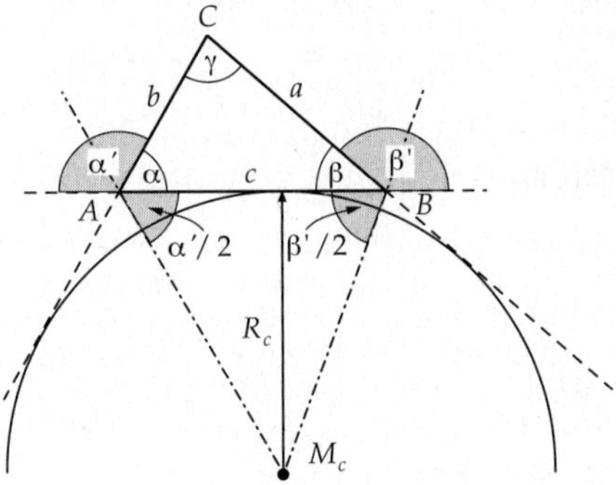

Ankreis

Ankreismittelpunkte M_a, M_b, M_c, Schnittpunkte der beiden Winkelhalbierenden der Außenwinkel $w_{\beta'}, w_{\gamma'}$ bzw. $w_{\alpha'}, w_{\gamma'}$ bzw. $w_{\alpha'}, w_{\beta'}$.
Ankreisradien R_a, R_b, R_c:

$$R_a = \frac{2A}{b+c-a}, \quad R_b = \frac{2A}{a+c-b}, \quad R_c = \frac{2A}{a+b-c}.$$

- Je nach der Form des Dreiecks liegt der Umkreismittelpunkt:

  a) innerhalb des Dreiecks: **Spitzwinkliges Dreieck**.
  b) auf der Hypotenuse c: **Rechtwinkliges Dreieck**.
  c) außerhalb des Dreiecks: **Stumpfwinkliges Dreieck**.

Dreiecksfläche

Fläche A, das halbe Produkt aus Höhe und Grundseite:

$$A = \frac{a \cdot h_a}{2} = \frac{b \cdot h_b}{2} = \frac{c \cdot h_c}{2}$$

$$= \frac{ab}{2}\sin\gamma = \frac{bc}{2}\sin\alpha = \frac{ac}{2}\sin\beta$$

$$= \frac{a^2}{2}\frac{\sin\beta\ \sin\gamma}{\sin\alpha} = \frac{b^2}{2}\frac{\sin\alpha\ \sin\gamma}{\sin\beta} = \frac{c^2}{2}\frac{\sin\alpha\ \sin\beta}{\sin\gamma}$$

mit $k = \frac{a+b+c}{2}$ (halber Umfang)

$$A = R_\mathrm{I} \cdot k = 2R_C^2 \sin\alpha\ \sin\beta\ \sin\gamma = \frac{abc}{4R_C}$$

$$A = \sqrt{k(k-a)(k-b)(k-c)}$$ **Heronische Formel**.

Verallgemeinerter Satz des Pythagoras

▷ Die folgenden Beziehungen sind gegenüber dem speziellen **Satz des Pythagoras**, der nur für rechtwinklige Dreiecke gültig ist, allgemein bei schiefwinkligen Dreiecken anwendbar.

p : Projektion von c auf b,
q : Projektion von a auf c,
r : Projektion von b auf a,

$$a^2 = b^2 + c^2 \pm 2bp \qquad \alpha \neq 90^\circ,$$
$$b^2 = c^2 + a^2 \pm 2cq \qquad \beta \neq 90^\circ,$$
$$c^2 = a^2 + b^2 \pm 2ar \qquad \gamma \neq 90^\circ.$$

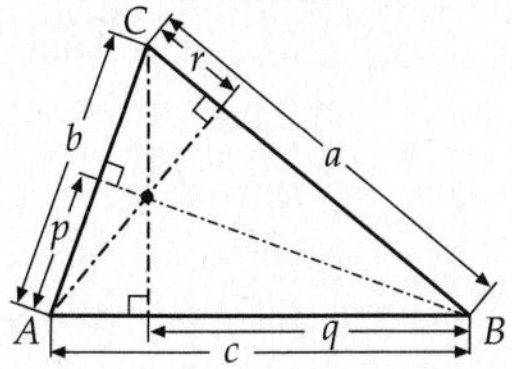

Winkelbeziehungen

$$\sin\alpha + \sin\beta + \sin\gamma = 4\cos(\alpha/2)\cos(\beta/2)\cos(\gamma/2)$$
$$\sin 2\alpha + \sin 2\beta + \sin 2\gamma = 4\sin\alpha\,\sin\beta\,\sin\gamma$$
$$\sin^2\alpha + \sin^2\beta + \sin^2\gamma = 2(1 + \cos\alpha\,\cos\beta\,\cos\gamma)$$
$$\cos\alpha + \cos\beta + \cos\gamma = 1 + 4\sin(\alpha/2)\sin(\beta/2)\sin(\gamma/2)$$
$$\cos 2\alpha + \cos 2\beta + \cos 2\gamma = -(4\cos\alpha\,\cos\beta\,\cos\gamma + 1)$$
$$\cos^2\alpha + \cos^2\beta + \cos^2\gamma = 1 - 2\cos\alpha\,\cos\beta\,\cos\gamma$$
$$\tan\alpha + \tan\beta + \tan\gamma = \tan\alpha\,\tan\beta\,\tan\gamma$$
$$\cot\alpha\,\cot\beta + \cot\alpha\,\cot\gamma + \cot\beta\,\cot\gamma = 1$$
$$\cot\left(\frac{\alpha}{2}\right) + \cot\left(\frac{\beta}{2}\right) + \cot\left(\frac{\gamma}{2}\right) = \cot\left(\frac{\alpha}{2}\right)\cot\left(\frac{\beta}{2}\right)\cot\left(\frac{\gamma}{2}\right)$$

Sinussatz

Das Verhältnis der Seitenlängen ist gleich dem Verhältnis der Sinusse der gegenüberliegenden Winkel.

$$a : b : c = \sin\alpha : \sin\beta : \sin\gamma$$
$$\frac{a}{\sin\alpha} = \frac{b}{\sin\beta} = \frac{c}{\sin\gamma}$$

Kosinussatz

$$a^2 = b^2 + c^2 - 2bc\cos\alpha,$$
$$b^2 = c^2 + a^2 - 2ca\cos\beta,$$
$$c^2 = a^2 + b^2 - 2ab\cos\gamma.$$

Im Falle eines rechtwinkligen Dreiecks (α, β oder $\gamma = 90^\circ$) folgt der Satz des Pythagoras, $a^2 + b^2 = c^2$, ($\gamma = 90^\circ$).

Tangenssatz

$$\frac{a+b}{a-b} = \frac{\tan[(\alpha+\beta)/2]}{\tan[(\alpha-\beta)/2]} = \frac{\cot[\gamma/2]}{\tan[(\alpha-\beta)/2]},$$
$$\frac{b+c}{b-c} = \frac{\tan[(\beta+\gamma)/2]}{\tan[(\beta-\gamma)/2]} = \frac{\cot[\alpha/2]}{\tan[(\beta-\gamma)/2]},$$
$$\frac{a+c}{a-c} = \frac{\tan[(\alpha+\gamma)/2]}{\tan[(\alpha-\gamma)/2]} = \frac{\cot[\beta/2]}{\tan[(\alpha-\gamma)/2]}.$$

Halbwinkelsätze

Halber Umfang: $k = \frac{a+b+c}{2}$

$$\sin\frac{\alpha}{2} = \sqrt{\frac{(k-b)(k-c)}{bc}}, \qquad \cos\frac{\alpha}{2} = \sqrt{\frac{k(k-a)}{bc}},$$

$$\sin\frac{\beta}{2} = \sqrt{\frac{(k-a)(k-c)}{ac}}, \qquad \cos\frac{\beta}{2} = \sqrt{\frac{k(k-b)}{ac}},$$

$$\sin\frac{\gamma}{2} = \sqrt{\frac{(k-a)(k-b)}{ab}}, \qquad \cos\frac{\gamma}{2} = \sqrt{\frac{k(k-c)}{ab}},$$

$$\tan\frac{\alpha}{2} = \sqrt{\frac{(k-b)(k-c)}{k(k-a)}},$$

$$\tan\frac{\beta}{2} = \sqrt{\frac{(k-a)(k-c)}{k(k-b)}},$$

$$\tan\frac{\gamma}{2} = \sqrt{\frac{(k-a)(k-b)}{k(k-c)}}.$$

Mollweidesche Formeln

$$\frac{b+c}{a} = \frac{\cos[(\beta-\gamma)/2]}{\sin[\alpha/2]}, \qquad \frac{b-c}{a} = \frac{\sin[(\beta-\gamma)/2]}{\cos[\alpha/2]},$$

$$\frac{c+a}{b} = \frac{\cos[(\gamma-\alpha)/2]}{\sin[\beta/2]}, \qquad \frac{c-a}{b} = \frac{\sin[(\gamma-\alpha)/2]}{\cos[\beta/2]},$$

$$\frac{a+b}{c} = \frac{\cos[(\alpha-\beta)/2]}{\sin[\gamma/2]}, \qquad \frac{a-b}{c} = \frac{\sin[(\alpha-\beta)/2]}{\cos[\gamma/2]}.$$

Seitensätze

$$|a-b| < c < a+b,$$

$$|b-c| < a < b+c,$$

$$|a-c| < b < a+c.$$

Gleichschenkliges Dreieck

Das gleichschenklige Dreieck hat:
a) zwei gleichlange Seiten (a, b) und b) zwei gleichgroße Basiswinkel (α, β).
Die Achse (**Symmetrielinie**) halbiert die Basis, halbiert den Winkel γ an der Spitze und steht senkrecht auf der Basis.
Höhe:

$$h_a = h_b = \frac{2A}{a} = \frac{c}{a} \cdot h_c,$$

$$h_c = w_\gamma = \sqrt{a^2 - \left(\frac{c}{2}\right)^2}.$$

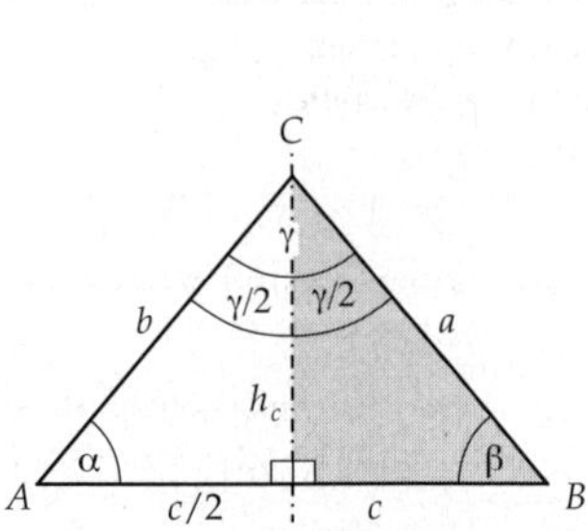

Seitenhalbierende:

$$s_c = h_c,$$

$$s_a = s_b = \sqrt{\left(\frac{b}{2}\right)^2 + c^2 - bc\cos\alpha}.$$

Winkelhalbierende: $w_\gamma = h.$

Mittelsenkrechte: $m_c = \sqrt{a^2 - \left(\frac{c}{2}\right)^2}.$

Inkreisradius: $R_\mathrm{I} = \frac{c}{4h_c}(2a-c).$

Umkreisradius: $R_C = \frac{a^2}{2h_c}.$

Umfang: $P = 2a + c.$

Fläche: $A = \frac{c}{4}\sqrt{4a^2 - c^2} = \frac{c \cdot h_c}{2}.$

Gleichschenklig-rechtwinkliges Dreieck: $\gamma = 90^\circ$

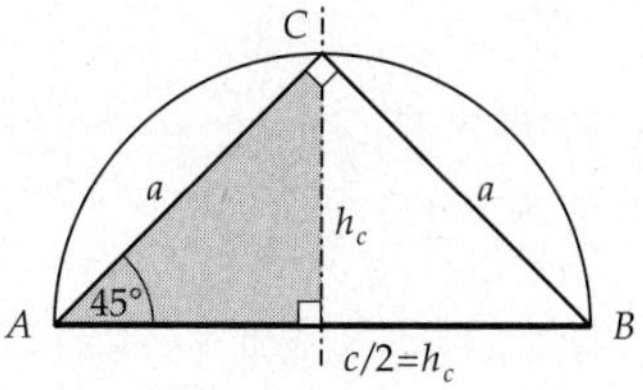

Damit sind die Basiswinkel (α, β)

$$\alpha = 90^\circ - \frac{\gamma}{2} = 45^\circ \quad \alpha = \beta = 45^\circ.$$

Gleichseitiges Dreieck

Das gleichseitige Dreieck hat:
– drei gleichlange Seiten
– drei **Symmetrieachsen**,

$$h_a = w_\alpha = s_a = \frac{a\sqrt{3}}{2}, \qquad h_b = w_\beta = s_b = \frac{a\sqrt{3}}{2}, \qquad h_c = w_\gamma = s_c = \frac{a\sqrt{3}}{2}.$$

● Im gleichseitigen Dreieck sind alle Innenwinkel gleich:

$$\alpha = \beta = \gamma = 60^\circ.$$

▷ Dieses Dreieck ist **zentrisch symmetrisch**, da sich die drei Symmetrieachsen in einem Punkt, dem **Höhenschnittpunkt**, schneiden. Jede Symmetrieachse teilt das Dreieck in zwei kongruente rechtwinklige Dreiecke.

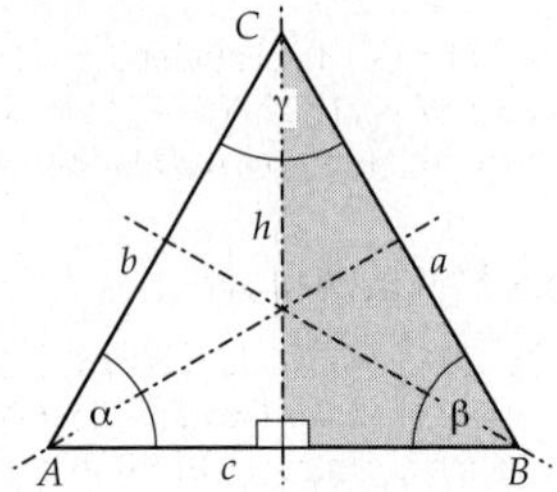

Höhe: $h = \frac{a}{2}\sqrt{3}.$

Inkreisradius: $R_\mathrm{I} = \frac{a}{6}\sqrt{3}.$

Umkreisradius: $R_C = \frac{a}{2}\sqrt{3} - \frac{a}{2\sqrt{3}} = h - R_\mathrm{I}.$

Umfang: $P = 3a.$

Fläche: $A = \frac{a^2}{4}\sqrt{3}.$

Der **Schwerpunkt** hat den Abstand x von jeder Seite

$$x = \frac{h}{3} = a\frac{\sqrt{3}}{6}.$$

□ Besondere Dreiecke ergeben sich durch Teilen von regelmäßigen Vielecken: Zum Beispiel ergeben die Verbindungslinien der jeweils gegenüberliegenden Ecken eines regelmäßigen Sechsecks sechs **gleichseitige** Dreiecke.

▷ Anwendung in der Fachwerktechnik, gleichschenklige Dreiecke sind die Begrenzungsflächen des Tetraeders.

Rechtwinkliges Dreieck

Ein rechter Winkel, Konvention:

$$\gamma = 90^\circ \widehat{=} \pi/2 \text{ (Winkel an } C), \quad \alpha + \beta = 90^\circ \widehat{=} \pi/2.$$

Hypotenuse c, **Gegenkathete** a und **Ankathete** b sind über die **trigonometrischen Funktionen** mit dem Winkel α und miteinander verknüpft:

$$\sin\alpha = \frac{\text{Gegenkathete}}{\text{Hypotenuse}} = \frac{a}{c},$$

$$\cos\alpha = \frac{\text{Ankathete}}{\text{Hypotenuse}} = \frac{b}{c},$$

$$\tan\alpha = \frac{\text{Gegenkathete}}{\text{Ankathete}} = \frac{a}{b},$$

$$\cot\alpha = \frac{\text{Ankathete}}{\text{Gegenkathete}} = \frac{b}{a} = \frac{1}{\tan\alpha}.$$

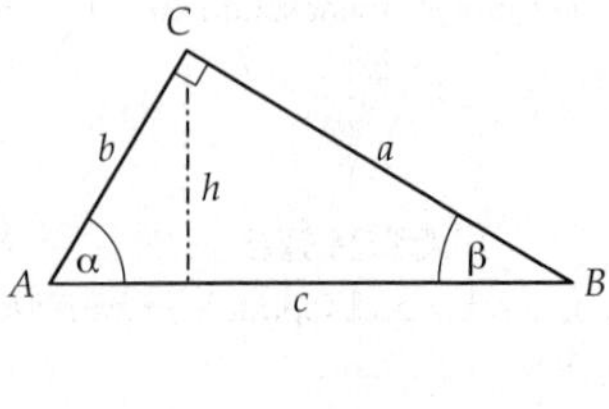

Höhe: $h = \frac{ab}{c}.$

Inkreisradius: $R_\mathrm{I} = \frac{a+b-c}{2}.$

Umkreisradius: $R_C = \frac{c}{2}.$

Fläche $A = \frac{1}{2}ab.$

Schwerpunkt:
Abstand von der Hypotenuse $c : h/3$.
Abstand von der Kathete $a : b/3$.
Abstand von der Kathete $b : a/3$.

Satz des Thales

- **Satz des Thales**, im rechtwinkligen Dreieck liegt der rechte Winkel auf dem Halbkreis oder Umkreis über der Hypotenuse (**Thaleskreis**).

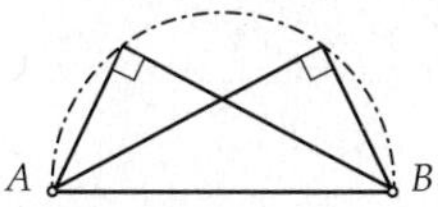

Satz des Pythagoras

- **Satz des Pythagoras**, im **rechtwinkligen** Dreieck ist die Fläche des Quadrats über der Hypotenuse c gleich der Summe der Flächen der Quadrate über den Katheten a und b.

  $c^2 = a^2 + b^2.$

  Daraus folgt:

  $\sin^2 \alpha + \cos^2 \alpha = 1.$

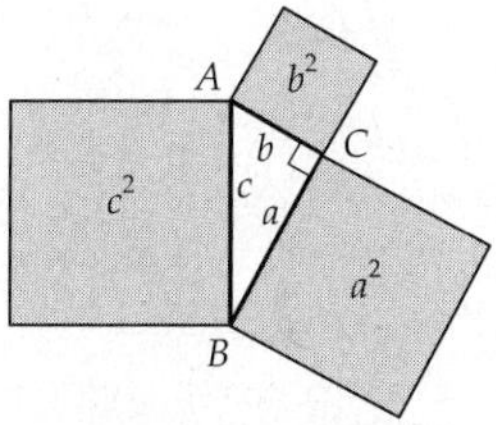

- Der Satz von Pythagoras ist umkehrbar: Ein Dreieck ist rechtwinklig, wenn die Summe der Quadrate über zwei Seiten gleich dem Quadrat über der dritten Seite ist.

▷ Häufig vorkommender Fehler: Der Satz des Pythagoras gilt **nicht** für schiefwinklige Dreiecke! Dort gelten der allgemeinere **Kosinussatz** und der **verallgemeinerte Satz des Pythagoras**.

Kathetensatz

Hypotenusenabschnitt p, entsteht durch das **Lot** (Orthogonalprojektion) der Katheten a und b auf die Hypotenuse c.

- **Kathetensatz von Euklid**, im rechtwinkligen Dreieck ist das Quadrat über einer Kathete gleich dem Rechteck aus der Hypotenuse und dem anliegenden Hypotenusenabschnitt.

  $a^2 = c \cdot p, \quad b^2 = c \cdot q.$

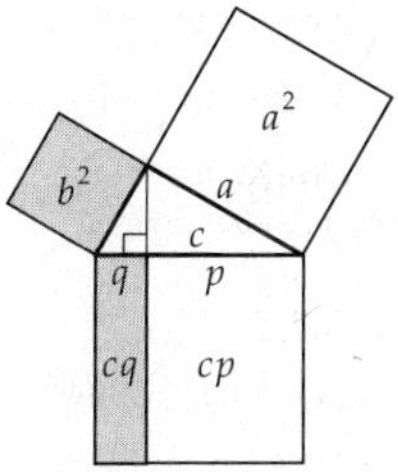

Höhensatz

- **Höhensatz**, im rechtwinkligen Dreieck ist das Quadrat über der Höhe gleich dem Rechteck aus den Hypotenusenabschnitten.

  $h^2 = p \cdot q = \dfrac{a^2 b^2}{c^2}.$

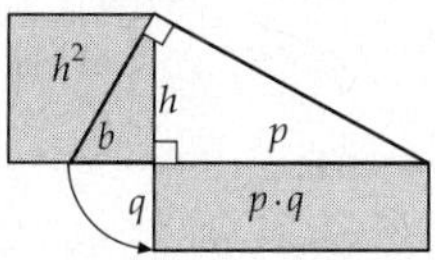

3.6 Vierecke

Viereck, durch eine **Diagonale** in zwei Dreiecke zerlegbar, hat:

vier Ecken	(A, B, C, D),
vier Seiten	(a, b, c, d),
vier Winkel	$(\alpha, \beta, \gamma, \delta)$.

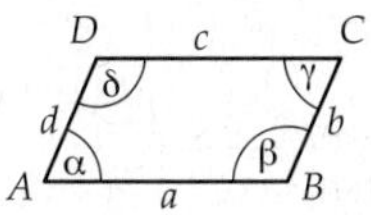

Allgemeines Viereck

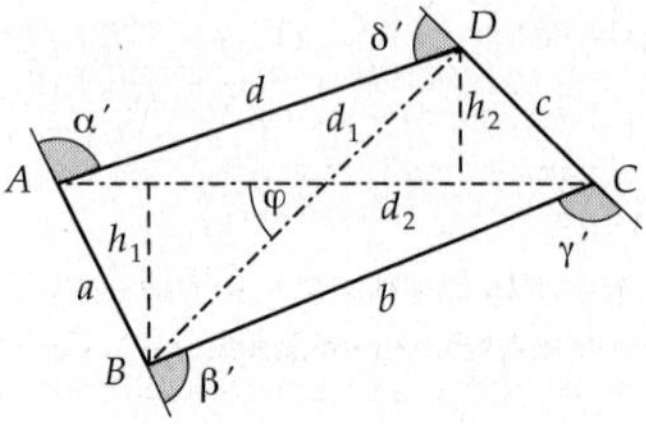

- Die **Winkelsumme** in jedem Viereck beträgt:
  $\alpha + \beta + \gamma + \delta = 360°$.
- Auch die Winkelsumme der Außenwinkel beträgt:
  $\alpha' + \beta' + \gamma' + \delta' = 360°$.

Umfang für alle Vierecke:

$$P = a + b + c + d.$$

h_1, h_2 : Höhen,

d_1, d_2 : Diagonalen.

Fläche:

$$A = \frac{h_1 + h_2}{2} d_2 = \frac{1}{2} d_2 d_1 \sin\varphi,$$

mit $k = \frac{P}{2}$ und $\varphi = \frac{\alpha+\gamma}{2} = \frac{\beta+\delta}{2}$ gilt:

$$A = \sqrt{(k-a)(k-b)(k-c)(k-d) - abcd \cdot \cos^2\varphi}.$$

Trapez

Zwei gegenüberliegende Seiten des Vierecks sind parallel, $a||c$.

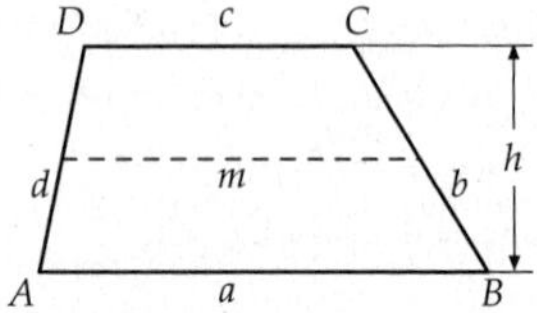

Umfang:

$$P = a + b + c + d.$$

Mittellinie:

$$m = \frac{a+c}{2}.$$

Fläche:

$$A = \frac{a+c}{2} \cdot h = m \cdot h.$$

Der **Schwerpunkt** liegt auf der Verbindungslinie der Mitten der parallelen Grundseiten im Abstand

$$x = \frac{h}{3} \cdot \frac{a+2c}{a+c}$$

von der Grundlinie (a).

Gleichschenkliges Trapez, die Basiswinkel sind gleich und die Mittelsenkrechten der Schenkel schneiden sich im Umkreismittelpunkt.

Parallelogramm

Je zwei Gegenseiten sind paarweise parallel und gleich lang, $a = c, b = d$ sowie $a||c, b||d$. Die Gegenwinkel sind gleich :

$$\alpha = \gamma,\ \beta = \delta.$$

Je zwei Nebenwinkel ergänzen sich zu 180°:

$$\alpha + \beta = 180°, \qquad \beta + \gamma = 180°,$$

$$\gamma + \delta = 180° \qquad \delta + \alpha = 180°.$$

Höhe:

$$h_a = b \cdot \sin\alpha.$$

Umfang:

$$P = 2a + 2b.$$

Diagonalen:

$$d_{1,2} = \sqrt{a^2 + b^2 \pm 2a\sqrt{b^2 - h_a^2}}.$$

Die Diagonalen halbieren sich.

Fläche:

$$A = a \cdot h_a = ab \sin\alpha = b \cdot h_b.$$

Schwerpunkt S liegt im Schnittpunkt der Diagonalen.

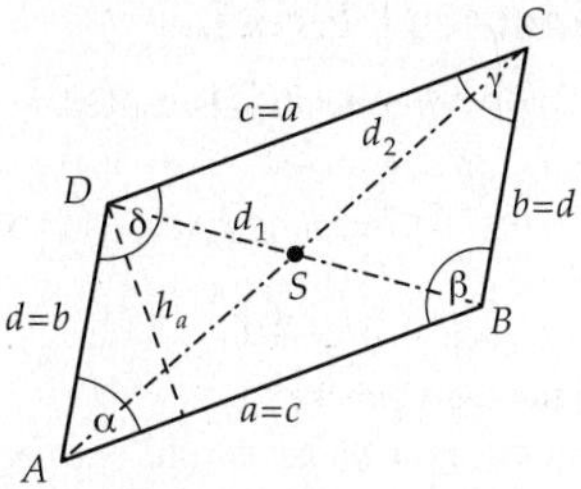

Rhombus (Raute)

Parallelogramm mit vier gleich langen Seiten a

Höhe:

$$h_a = a \sin\alpha\,.$$

Umfang:

$$P = 4a.$$

Diagonalen:

halbieren sich im Schwerpunkt und stehen senkrecht aufeinander.

$$d_1 = 2a\cos(\alpha/2), \qquad d_2 = 2a\sin(\alpha/2).$$

Fläche:

$$A = a^2 \sin\alpha = \frac{d_1 d_2}{2}.$$

Schwerpunkt ist der Schnittpunkt der Diagonalen.

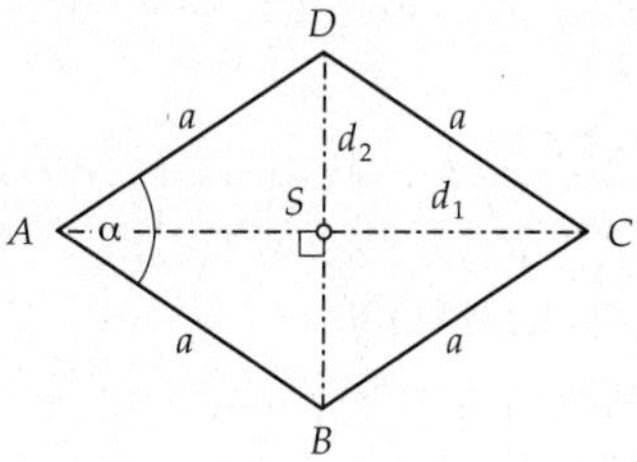

Rechteck

Je zwei Gegenseiten sind parallel und gleich lang, vier rechte Winkel.

Höhe:

$$h_a = b,\; h_b = a.$$

Umfang:

$$P = 2a + 2b.$$

Diagonalen: halbieren sich im Schwerpunkt S (Umkreismittelpunkt)

$$d = \sqrt{a^2 + b^2}.$$

Umkreisradius:

$$R_C = \frac{d}{2}.$$

Fläche:

$$A = ab.$$

Schwerpunkt S ist der Schnittpunkt der Diagonalen.

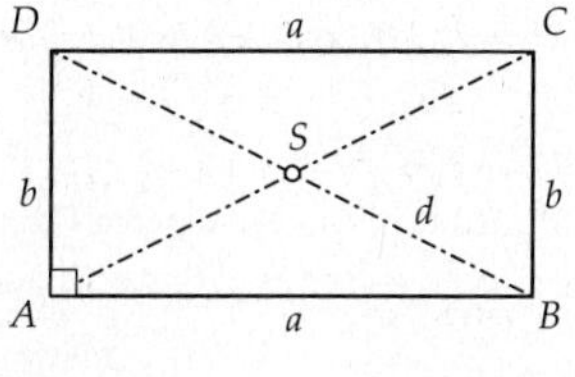

Quadrat

Rechteck mit vier gleich langen Seiten.

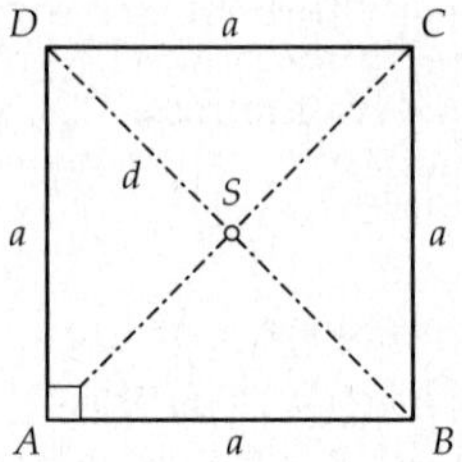

Höhe:

$$h_a = a.$$

Umfang:

$$P = 4a.$$

Diagonalen:
stehen senkrecht aufeinander und halbieren sich im Schwerpunkt (Inkreis- und Umkreismittelpunkt).

$$d = \sqrt{2}a.$$

Inkreisradius: $R_I = \dfrac{a}{2}.$

Umkreisradius: $R_C = \dfrac{\sqrt{2}a}{2}.$

Fläche: $A = a^2.$

Schwerpunkt S ist der Schnittpunkt der Diagonalen.

Sehnenviereck

Alle Eckpunkte liegen auf dem Umkreis. Die Summe zweier Gegenwinkel ist 180°:

$$\alpha + \gamma = 180^\circ, \ \beta + \delta = 180^\circ.$$

▷ Es gilt auch die Umkehrung: Alle Eckpunkte liegen auf einem Kreis, wenn die Summe je zweier Gegenwinkel 180° beträgt.

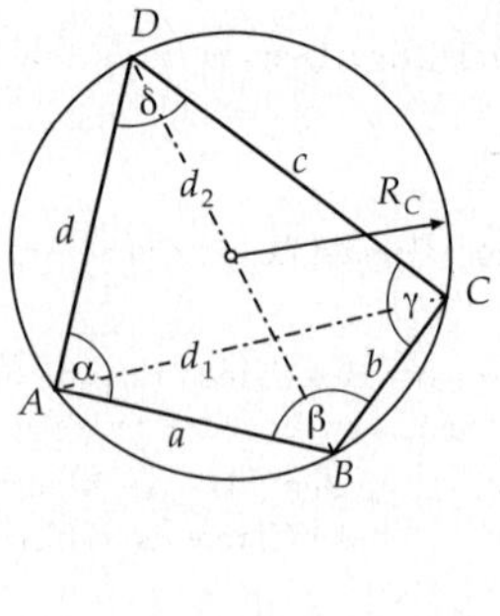

Umfang:

$$P = a + b + c + d.$$

Umkreisradius:

$$R_C = \frac{1}{4A}\sqrt{(ab+cd)(ac+bd)(ad+bc)}.$$

Diagonalen:

$$d_1 = \sqrt{\frac{(ac+bd)(bc+ad)}{ab+cd}},$$

$$d_2 = \sqrt{\frac{(ac+bd)(ab+cd)}{bc+ad}}.$$

Fläche:

$$A = \frac{d_1 d_2}{2} = \sqrt{(k-a)(k-b)(k-c)(k-d)},$$

mit $k = \dfrac{1}{2}(a+b+c+d)$.

Satz des Ptolemäus: Das Produkt der Diagonalen ist gleich der Summe aus den Produkten der Gegenseiten:

$$d_1 d_2 = ac + bd.$$

Tangentenviereck

Alle vier Seiten sind Tangenten des Inkreises.
Die Summen der Längen je zweier Gegenseiten sind gleich groß und gleich dem halben Umfang:

$$\frac{P}{2} = a + c = b + d.$$

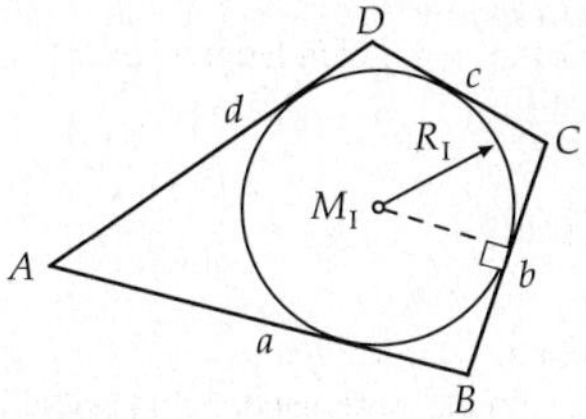

Fläche:

$$A = \frac{P}{2} \cdot R_{\mathrm{I}} = (a+c)R_{\mathrm{I}} = (b+d)R_{\mathrm{I}}.$$

▷ Es gilt die Umkehrung: Ein Viereck, bei dem die Summe der Längen von je zwei Gegenseiten gleich groß ist, besitzt einen Inkreis, die Seiten sind die Tangenten.

Drachenviereck

Fläche:

$$A = \frac{d_1 d_2}{2}.$$

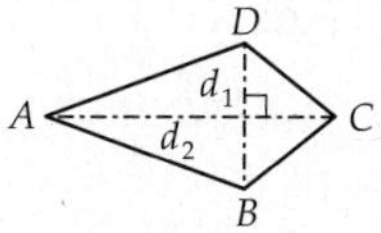

▷ Das Drachenviereck ist ein Spezialfall des Tangentenvierecks.

3.7 Regelmäßige *n*-Ecke (Polygone)

Die Eckpunkte liegen in gleichem Abstand auf dem Rand eines Kreises.
Regelmäßiges *n*-Eck, vom Umfang

$$P = n \cdot a_n$$

ist in n **gleichschenklige** Dreiecke gleicher **Basis** a_n und gleicher **Zentriwinkel**

$$\varphi_n = \frac{360°}{n} \mathrel{\widehat{=}} \frac{2\pi}{n}$$

zerlegbar:

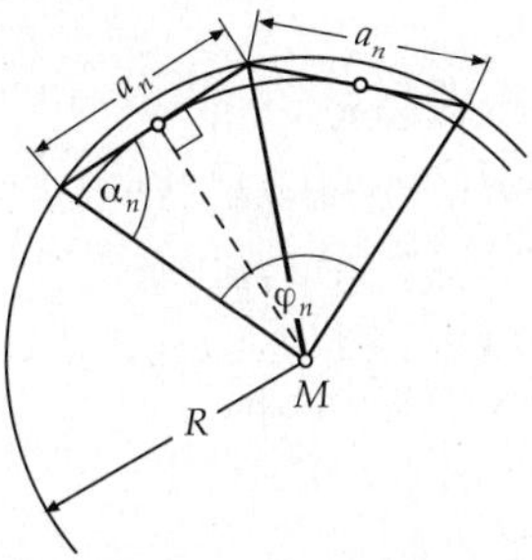

Anzahl der möglichen Diagonalen eines n-Ecks ergibt sich aus

$$\frac{n(n-3)}{2}.$$

● **Eulersche Formel** für die Ebene: Ist E die Anzahl der Ecken und K die Anzahl der Kanten, so gilt: $E = K$.

▷ Alle geschlossenen ebenen Figuren mit geraden Begrenzungslinien lassen sich aus Dreiecken zusammensetzen oder in Dreiecke zerlegen.

☐ Wichtige Anwendung: Bei der Methode der **finiten Elemente**, zur Lösung partieller Differentialgleichungen und in der Computergrafik.

Allgemeines regelmäßiges *n*-Eck

Es gibt n Symmetrieachsen. Die n Seiten und n Winkel sind gleich.

Basiswinkel: $\alpha_n = \left(1 - \frac{2}{n}\right) \cdot 90°.$

Außenwinkel: $\alpha_n' = \frac{360°}{n} \mathrel{\widehat{=}} \frac{2\pi}{n}.$

Winkelsumme: $(n-2)\pi \widehat{=} (n-2)\cdot 180^\circ$.

Inkreisradius: $R_I = \frac{a_n}{2}\cot\left(\frac{180^\circ}{n}\right) = R_C \cos\left(\frac{180^\circ}{n}\right)$.

Umkreisradius: $R_C = \frac{a_n}{2\sin(180^\circ/n)}$, $\quad R_C^2 = R_I^2 + \frac{1}{4}a_n^2$.

Umfang: $P_n = n\cdot a_n$.

Fläche: $A_n = n\frac{a_n^2}{4}\cot\left(\frac{180^\circ}{n}\right) = \frac{n}{2}a_n \cdot R_I$.

Beziehungen zwischen Seitenlängen (a_n) bzw. Flächeninhalten (A_n) von n-Eck und $2n$-Eck:

$$a_{2n} = R_C\sqrt{2-2\sqrt{1-\left(\frac{a_n}{2R_C}\right)^2}}, \qquad a_n = a_{2n}\sqrt{4-\frac{a_{2n}^2}{R_C^2}},$$

$$A_{2n} = \frac{nR_C^2}{\sqrt{2}}\sqrt{1-\sqrt{1-\frac{4A_n^2}{n^2R_C^4}}}, \qquad A_n = A_{2n}\sqrt{1-\frac{A_{2n}^2}{n^2R_C^4}}.$$

Bestimmte regelmäßige Vielecke (Polygone)

Regelmäßiges Dreieck: siehe gleichseitiges Dreieck.

Regelmäßiges Viereck: siehe Quadrat.

Regelmäßiges Fünfeck:

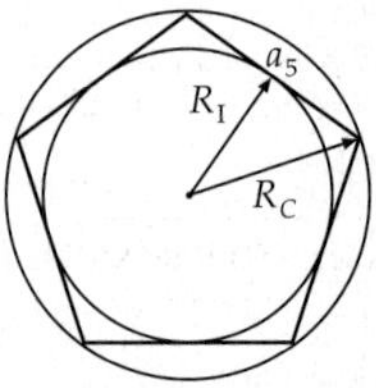

Seitenlänge:

$$a_5 = \frac{R_C}{2}\sqrt{10-2\sqrt{5}} = 2R_I\sqrt{5-2\sqrt{5}},$$

Umkreisradius:

$$R_C = \frac{a_5}{10}\sqrt{50+10\sqrt{5}} = R_I(\sqrt{5}-1),$$

Inkreisradius:

$$R_I = \frac{a_5}{10}\sqrt{25+10\sqrt{5}} = \frac{R_C}{4}(\sqrt{5}+1),$$

Flächeninhalt:

$$A_5 = \frac{a_5^2}{4}\sqrt{25+10\sqrt{5}} = \frac{5R_C^2}{8}\sqrt{10+2\sqrt{5}}$$

$$= 5R_I^2\sqrt{5-2\sqrt{5}}.$$

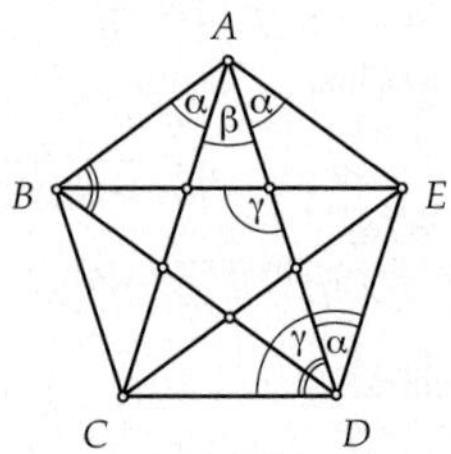

- Die Diagonalen im regelmäßigen Fünfeck bilden einen Stern, das **Pentagramm**. Dessen Inneres ist wieder ein regelmäßiges Fünfeck.
- Die Seiten des Pentagramms teilen sich im **goldenen Schnitt**.

Regelmäßiges Sechseck:

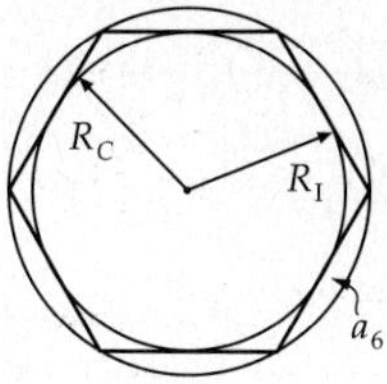

Seitenlänge:

$$a_6 = \frac{2}{3} R_I \sqrt{3},$$

Umkreisradius:

$$R_C = \frac{2}{3} R_I \sqrt{3},$$

Inkreisradius:

$$R_I = \frac{R_C}{2} \sqrt{3},$$

Flächeninhalt:

$$A_6 = \frac{3a_6^2}{2} \sqrt{3} = \frac{3R_C^2}{2} \sqrt{3} = 2R_I^2 \sqrt{3}.$$

☐ Aus genau zwanzig regelmäßigen Sechsecken und zwölf regelmäßigen Fünfecken lassen sich stabile Vielflächner aufbauen (Bienenwabenform und Fullerene, Polyeder).

Regelmäßiges Achteck:

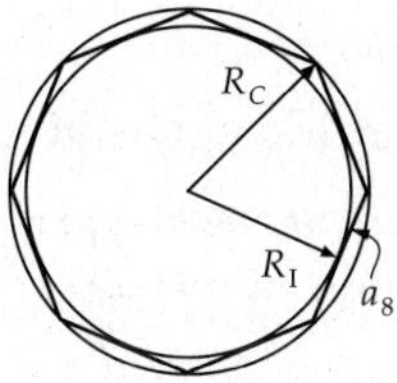

Seitenlänge:

$$a_8 = R_C \sqrt{2 - \sqrt{2}} = 2R_I (\sqrt{2} - 1),$$

Umkreisradius:

$$R_C = \frac{a_8}{2} \sqrt{4 + 2\sqrt{2}} = R_I \sqrt{4 - 2\sqrt{2}},$$

Inkreisradius:

$$R_I = \frac{a_8}{2} (\sqrt{2} + 1) = \frac{R_C}{2} \sqrt{2 + \sqrt{2}},$$

Flächeninhalt:

$$A_8 = 2a_8^2 (\sqrt{2} + 1) = 2R_C^2 \sqrt{2} = 8R_I^2 (\sqrt{2} - 1).$$

Regelmäßiges Zehneck:

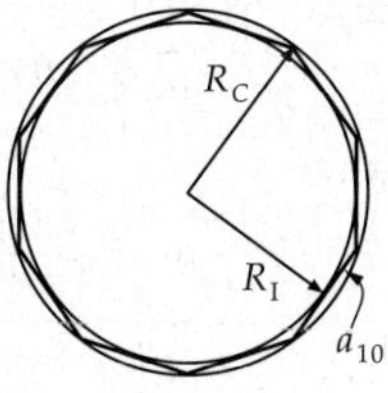

Seitenlänge:

$$a_{10} = \frac{R_C}{2} (\sqrt{5} - 1) = \frac{2R_I}{5} \sqrt{25 - 10\sqrt{5}},$$

Umkreisradius:

$$R_C = \frac{a_{10}}{2} (\sqrt{5} + 1) = \frac{R_I}{5} \sqrt{50 - 10\sqrt{5}},$$

Inkreisradius:

$$R_I = \frac{a_{10}}{2} \sqrt{5 + 2\sqrt{5}} = \frac{R_C}{4} \sqrt{10 + 2\sqrt{5}},$$

Flächeninhalt:

$$A_{10} = \frac{5a_{10}^2}{2} \sqrt{5 + 2\sqrt{5}} = \frac{5R_C^2}{4} \sqrt{10 - 2\sqrt{5}} = 2R_I^2 \sqrt{25 - 10\sqrt{5}}.$$

☐ Komplexe Zahlen:
In der komplexen Zahlenebene sind die Ecken des regelmäßigen n-Ecks die Lösungen der Gleichung

$z^n = a_0 \mathrm{e}^{\mathrm{j}\alpha}$

mit dem Umkreisradius $\sqrt[n]{a_0}$. Das rechte Bild deutet Lösungen für die Gleichung

$z^3 = a_0 \cdot \mathrm{e}^{\mathrm{j}\alpha}$

an.

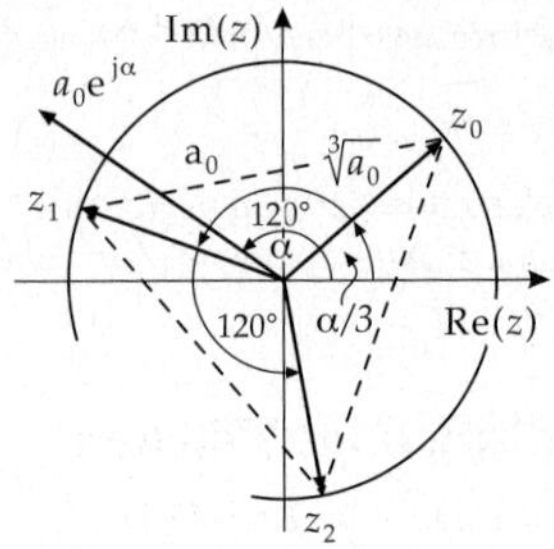

Die Winkelsumme für die n-Ecke beträgt für die Innenwinkel $(2n - 4) \cdot 90^\circ$ und für die Außenwinkel 360°.

3.8 Kreisförmige Objekte

Kreis

Kreiszahl $\pi \approx 3{,}141\,592\,654$

Fläche: $A = \pi r^2 = \pi \dfrac{d^2}{4}$, **Umfang:** $P = 2\pi r = \pi d$.

Mittelpunkt (Zentrum):	M	Halbmesser (Radius):	r
Durchmesser:	d	Sehne:	s
Sekante (Schneidende):	g	Tangente (Berührende):	t
Zentrale (Mittelgerade):	z		

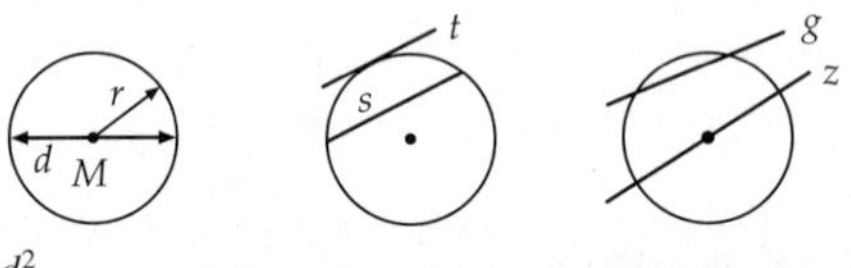

Fläche: $A = \pi r^2 = \pi \dfrac{d^2}{4}$, **Umfang:** $P = 2\pi r = \pi d$.

- Der **Zentriwinkel** ε ist doppelt so groß wie der **Peripheriewinkel** γ über dem gleichen Bogen ($\varepsilon = 2\gamma$).
- Der **Sehnentangentenwinkel** τ ist gleich dem zur Sehne gehörenden **Peripheriewinkel** γ in dem Kreisabschnitt, der τ gegenüberliegt.
- **Sehnensatz**, das Produkt aus den Abschnitten von zwei sich schneidenden Sehnen ist gleich groß: $\overline{AS} \cdot \overline{SC} = \overline{BS} \cdot \overline{SD} = r^2 - s^2$.

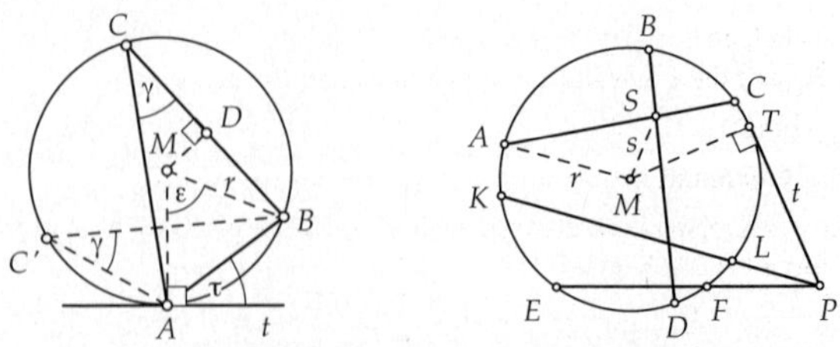

Sehnen-, Sekanten- und Sekanten-Tangentensatz

- **Sekantensatz**, das Produkt aus den Längen von zwei Sekanten und ihren äußeren Abschnitten ist konstant:

  $\overline{PK} \cdot \overline{PL} = \overline{PE} \cdot \overline{PF}$.
- **Sekanten-Tangentensatz**, das Produkt aus der Länge einer Sekante und ihrem äußeren Abschnitt ist gleich dem Quadrat der Tangentenlänge:

  $\overline{PE} \cdot \overline{PF} = t^2$.

Kreisförmige Flächen

Bezeichnungen bei Kreisflächen :

Fläche:	A	Umfang:	P
Bogenlänge:	b	Schwerpunkt:	S
Äußerer Radius:	R	Innerer Radius:	r
Mittlerer Radius:	r_m	Äußerer Durchmesser:	D
Innerer Durchmesser:	d	Ringbreite:	d_M
Bogenhöhe:	h	Sehnenlänge:	s

Kreisring

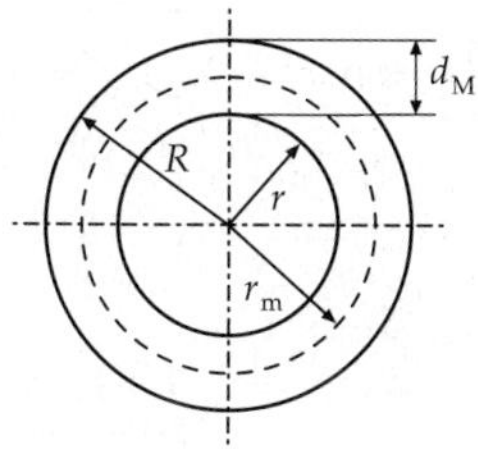

Fläche:

$$A = \pi(R^2 - r^2) = \frac{\pi}{4}(D^2 - d^2)$$

$$= 2\pi d_M r_m,$$

Ringbreite:

$$d_M = R - r,$$

Mittlerer Radius:

$$r_m = \frac{R + r}{2}.$$

Kreisausschnitt (Kreissektor)

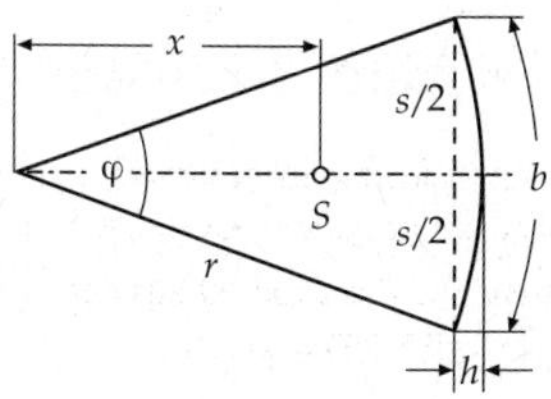

- **Kreisausschnitt (Kreissektor)**, die Fläche eines Kreissektors verhält sich zur Fläche eines Vollkreises wie der Zentriwinkel φ zu 360°:

  $A : A_{\text{Kreis}} = \varphi : 360°$.

Kreissektorfläche:

$$A = \frac{\varphi \cdot \pi r^2}{360°}.$$

Maß für den Zentriwinkel, analog zum Bogenmaß $\varphi = b/r$!

Analoge Flächenmaße sind die Basis für die **hyperbolischen Funktionen**

$$\sinh(x), \tanh(x), \coth(x)$$

und ihre Inversen, die Areafunktionen.

- Die **Bogenlänge** des Kreisausschnitts verhält sich zum Mittelpunktswinkel φ (in Grad!) wie der Kreisumfang zum Vollwinkel des Kreises:

$$\frac{b}{\varphi} = \frac{2\pi r}{360°} \quad \Rightarrow \quad b = \frac{\varphi}{360°} \cdot 2\pi r.$$

Aus der Umrechnung rad in Grad folgt die Kreissektorfläche:

$$A = \frac{br}{2} = \frac{r^2\varphi}{2} \quad (\varphi \text{ in rad}), \qquad A = \frac{r^2}{2} \cdot \frac{\pi \cdot \varphi}{180^\circ} \quad (\varphi \text{ in Grad}).$$

Bogenlänge:

$$b = r \cdot \varphi \quad (\varphi \text{ in rad}), \qquad b = r \cdot \frac{\pi \cdot \varphi}{180^\circ} \quad (\varphi \text{ in Grad}).$$

Schwerpunkt hat den Abstand x vom Mittelpunkt auf der Symmetrieachse

$$x = \frac{4r\sin(\varphi/2)}{3\varphi} = \frac{2s}{3\varphi} = \frac{2rs}{3b} \quad (\varphi \text{ in rad}),$$
$$= \frac{240^\circ}{\pi \cdot \varphi} \cdot r \cdot \sin\frac{\varphi}{2} = \frac{120^\circ}{\pi \cdot \varphi} s \quad (\varphi \text{ in Grad}).$$

Kreisringsektor

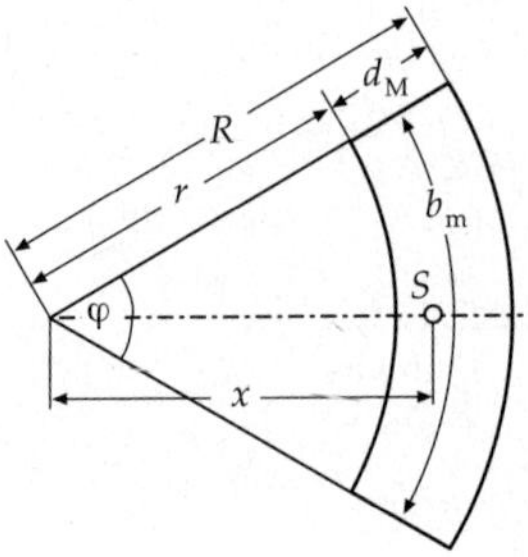

Fläche:

$$A = \frac{\varphi}{2}(R^2 - r^2) = b_m \cdot d_M,$$

(φ in rad).

Mittlere Bogenlänge:

$$b_m = \frac{R+r}{2} \cdot \varphi.$$

Ringbreite

$$d_M = R - r.$$

Schwerpunkt hat den Abstand x vom Mittelpunkt auf der Symmetrieachse

$$x = \frac{4\sin(\varphi/2)}{3\varphi} \cdot \frac{R^3 - r^3}{R^2 - r^2}$$
$$= \frac{4\sin(\varphi/2)}{3\varphi} \cdot \frac{R^2 + Rr + r^2}{R+r}.$$

Kreisabschnitt (Kreissegment)

Fläche:

$$A = \frac{r^2}{2}(\varphi - \sin\varphi) = \frac{1}{2}[r(b-s) + sh], \quad (\varphi \text{ in rad}),$$
$$= \frac{r^2}{2}\left(\frac{\pi \cdot \varphi}{180^\circ} - \sin\varphi\right) \quad (\varphi \text{ in Grad}).$$

Näherungsformeln für die Fläche:

a) $A \approx \frac{2}{3} s \cdot h$

mit Fehler $< 0{,}8$ % bei $0^\circ < \varphi \leq 45^\circ$; Fehler $< 3{,}3$ % bei $45^\circ < \varphi \leq 90^\circ$.

und

b) $A \approx \frac{2}{3} s \cdot h + \frac{h^3}{2s}$

mit Fehler $< 0{,}1$ % bei $0^\circ < \varphi \leq 150^\circ$; Fehler $< 0{,}8$ % bei $150^\circ \leq \varphi \leq 180^\circ$.

Radius:

$$r = \frac{(s/2)^2 + h^2}{2h}.$$

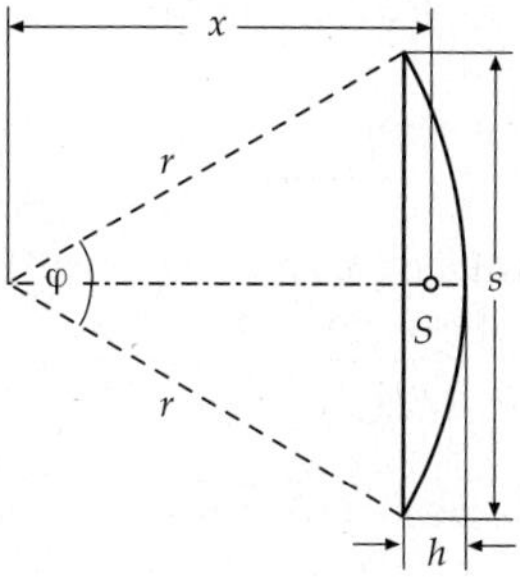

Sehnenlänge:

$$s = 2r \sin \frac{\varphi}{2}.$$

Bogenhöhe:

$$h = r\left(1 - \cos \frac{\varphi}{2}\right)$$

$$h = \frac{s}{2} \tan \frac{\varphi}{4} = 2r \sin^2 \frac{\varphi}{4}.$$

Schwerpunkt hat den Abstand x vom Mittelpunkt auf der Symmetrieachse

$$x = \frac{s^3}{12 \cdot A}.$$

Bogenlänge:

$$b = r \cdot \varphi \quad (\varphi \quad \text{in rad}), \quad b = r\frac{\pi \cdot \varphi}{180^\circ} \quad (\varphi \text{ in Grad}), \qquad b \approx \sqrt{s^2 + \frac{16}{3}h^2}$$

mit Fehler $< 0{,}3$ % bei $0^\circ < \varphi \leq 90^\circ$.

Ellipse

a : Große Halbachse,
b : Kleine Halbachse.

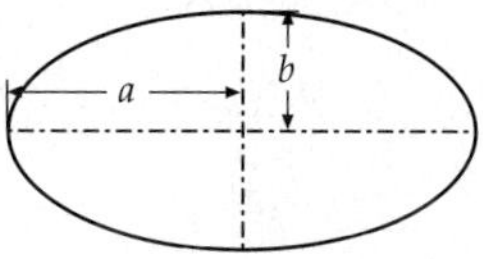

Fläche:

$$A = \pi ab.$$

Umfang:

$$P \approx \pi \left[1{,}5(a+b) - \sqrt{ab}\right].$$

▷ Die Berechnung des Ellipsenumfangs führt auf das sogenannte **elliptische Integral** 2. Art. Dieses kann mit Hilfe einer Reihenentwicklung angegeben werden (siehe 15.6).

Schwerpunkt: Im Schnittpunkt der großen und kleinen Halbachse.

4 Geometrie des Raumes

Kennzeichnungen:

Kanten:	a, b, c	Mantellinie:	s
Grundfläche:	A_B	Seitenfläche:	A_S
Oberfläche:	A_O	Deckfläche:	A_T
Mantelfläche:	A_L	mittlere Fläche:	A_m
Umfang (Grundfläche):	U_B	Höhe des Körpers:	h
Höhe der Seitenfläche:	h_S	Volumen:	V
Kreis-, Kugelradius:	R	Kreis-, Kugeldurchmesser:	d
Flächendiagonale:	d_F	Körperdiagonale:	d_B
Radius der Inkugel:	R_I	Radius der Umkugel:	R_C

4.1 Allgemeine Sätze

Satz von Cavalieri

● Alle Körper, die in jeweils gleicher Höhe die gleichen Querschnittsflächen besitzen, haben das gleiche Volumen.

Simpsonsche Regel

Unregelmäßig gestaltete Körper lassen sich oft näherungsweise nach der **Simpsonschen Regel** berechnen. Die Regel schließt auch die Volumenberechnung von Faß, Pyramiden- und Kegelstumpf ein.
Faustformel:

$$V \approx h \cdot A_B.$$

● Simpsonsche Regel:

$$V \approx h\left(\frac{2}{3}A_m + \frac{1}{6}A_B + \frac{1}{6}A_T\right) \approx \frac{h}{6}(A_B + 4A_m + A_T).$$

▷ Diese Regel führt in vielen Fällen zu ungenauen Ergebnissen! Für genauere Verfahren benötigt man die Integralrechnung.

Guldinsche Regeln

● **1. Regel:** Der Inhalt der **Mantelfläche eines Rotationskörpers** ist gleich dem Produkt aus der Länge des auf einer Seite der Drehachse liegenden (erzeugenden) Kurvenstücks und der Länge des Weges, den der Schwerpunkt des erzeugenden Kurvenstücks bei einer Volldrehung um die Drehachse zurücklegt.

● **2. Regel:** Das **Volumen eines Rotationskörpers** ist gleich dem Produkt aus dem Inhalt der auf einer Seite der Drehachse liegenden (erzeugenden) Fläche und der Länge des Weges, den der Flächenschwerpunkt bei einer Volldrehung um die Drehachse zurücklegt.

□ **Kreisring** (**Torus**): Ring mit kreisförmigem Querschnitt,
$A = 2\pi r \cdot 2\pi R = 4\pi^2 rR.$

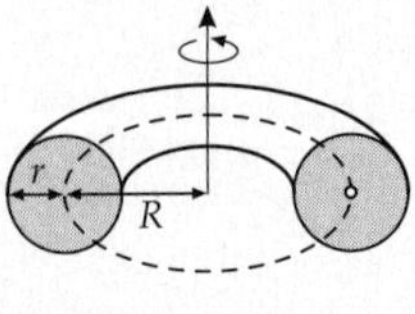

4.2 Prisma

Prisma, begrenzt von 2 **kongruenten n-Ecken**, die in parallelen Ebenen liegen, und von n **Parallelogrammen**.

Schiefes Prisma

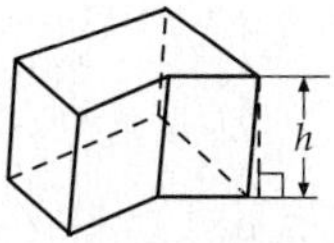

Volumen:

$$V = A_B \cdot h.$$

Oberfläche:

$$A_O = A_L + 2A_B.$$

Schwerpunkt: Die Hälfte der Verbindungsstrecke zwischen den Schwerpunkten der Deck- und Grundfläche.

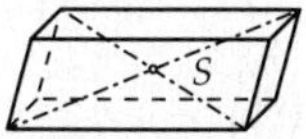

☐ **Parallelepiped** (**Spat**), schiefes Prisma mit Parallelogrammen als Grundflächen.

Gerades Prisma

Gerades Prisma, die Kanten stehen senkrecht auf den Parallelebenen.

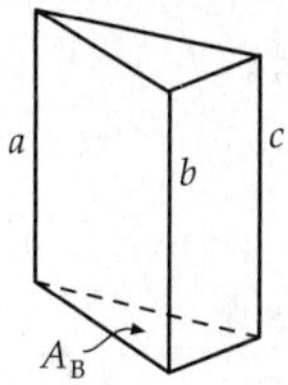

Volumen:

$$V = A_B \cdot h.$$

Mantelfläche:

$$A_L = U_B \cdot h.$$

Oberfläche:

$$A_O = U_B \cdot h + 2A_B.$$

Regelmäßige Prismen, gerade Prismen, deren Grundflächen regelmäßige n-Ecke sind.
Quader und **Würfel** sind Sonderfälle gerader Prismen.

Quader (Rechtkant)

Quader, ein gerades Prisma mit rechteckiger Grundfläche. **Kantenlängen**: a, b, c

Volumen:

$$V = a \cdot b \cdot c.$$

Oberfläche:

$$A_O = 2(ab + ac + bc).$$

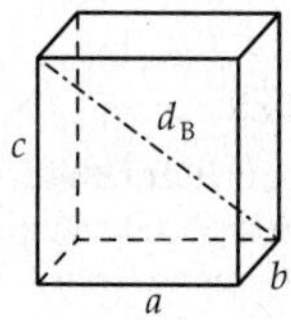

Körperdiagonale:

$$d_B = \sqrt{a^2 + b^2 + c^2}.$$

Schwerpunkt: Schnittpunkt der Körperdiagonalen.

Würfel

Würfel, ein Quader mit gleichlangen Seiten.
Kantenlängen: a

Volumen:

$$V = a^3.$$

Oberfläche:

$$A_O = 6a^2.$$

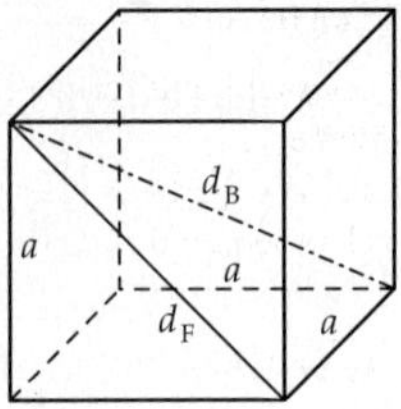

Flächendiagonale:

$$d_F = a\sqrt{2}.$$

Körperdiagonale:

$$d_B = a\sqrt{3}.$$

Inkugelradius:

$$R_I = \frac{a}{2}.$$

Umkugelradius:

$$R_C = \frac{d_B}{2}.$$

Schwerpunkt: Schnittpunkt der Körperdiagonalen.

Schief abgeschnittenes *n*-seitiges Prisma

Volumen:

$$V = A_Q \cdot s_{DG}.$$

s_{DG}: Verbindungslinie der Schwerpunkte der Deck- und Grundfläche.
A_Q: Flächeninhalt eines Querschnitts senkrecht zu s_{DG}.

☐ Schief abgeschnittenes dreiseitiges Prisma.
Volumen:

$$V = A_B \frac{a+b+c}{3} \qquad \text{(gerade)},$$

$$V = A_Q \frac{a+b+c}{3} \qquad \text{(schief)}.$$

4.3 Pyramide

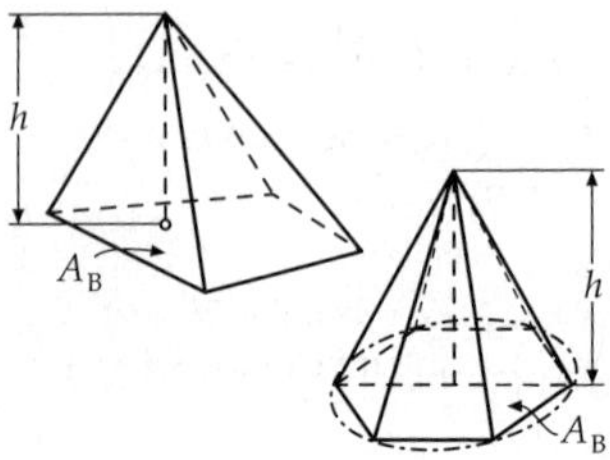

Pyramide, beliebig ebenes Vieleck als Grundfläche, Dreiecke mit gemeinsamer Spitze als Seitenflächen.

Volumen:

$$V = \frac{1}{3} A_B \cdot h.$$

Oberfläche:

$$A_O = A_B + A_L.$$

Schwerpunkt: Im Abstand $x = h/4$ von der Grundfläche, auf der Verbindungslinie der Spitze mit dem Flächenschwerpunkt der Grundfläche.

Gleichseitige Pyramide, die Grundfläche ist ein reguläres n-Eck, dessen Mittelpunkt der Fußpunkt des Lotes durch die Spitze ist.

Tetraeder

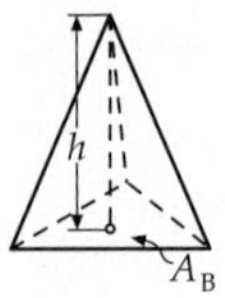

Tetraeder, Pyramide mit einem Dreieck als Grundfläche.

Volumen:

$$V = \frac{1}{3} A_B \cdot h.$$

Regulärer Tetraeder, alle Begrenzungsflächen sind gleichseitige Dreiecke.

Pyramidenstumpf

Pyramidenstumpf, ähnliche und in parallelen Ebenen liegende Grundfläche,
Seitenflächen: Trapeze. Die Verlängerungen der Seitenkanten laufen durch einen Punkt.

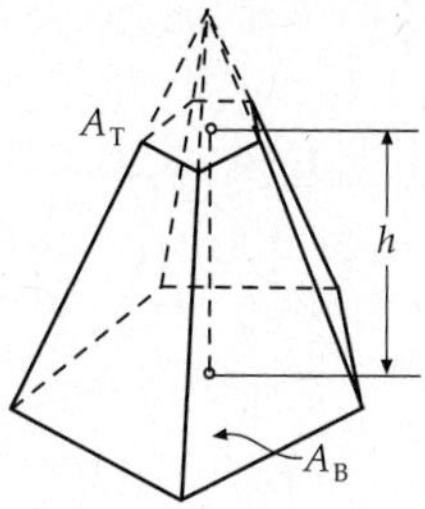

Volumen:

$$V = \frac{h}{3}(A_B + \sqrt{A_B A_T} + A_T).$$

Oberfläche:

$$A_O = A_T + A_B + A_L.$$

Schwerpunkt: Im Abstand x von der Grundfläche auf der Verbindungslinie der Schwerpunkte von Deck- und Grundfläche:

$$x = \frac{h}{4} \frac{A_B + 2\sqrt{A_T A_B} + 3A_T}{A_B + \sqrt{A_T A_B} + A_T}.$$

▷ Näherungsformel für das Volumen (für $A_T \approx A_B$):

$$V \approx h \cdot \frac{A_T + A_B}{2}.$$

4.4 Reguläre Polyeder

Polyeder, dreidimensionaler, von Ebenen begrenzter Körper.
Reguläre Polyeder, kongruente reguläre n-Ecke als Begrenzungsfläche. An jeder Ecke stoßen gleich viele Seitenflächen zusammen. Reguläre Polyeder sind in einer Kugel einschreibbar.
Konvexer Polyeder, Polyeder ohne einspringende Ecken.
Kanten, zum Polyeder gehörende Schnittlinien der Begrenzungsebenen.
Ecken, Schnittpunkte der Kanten.

Eulerscher Polyedersatz

● Ist E die Anzahl der Ecken, F die Anzahl der Flächen und K die Anzahl der Kanten eines **konvexen Polyeders**, so gilt:

$$E + F = K + 2.$$

▷ Aus dem Eulerschen Polyedersatz folgt, daß es nur fünf reguläre Polyeder (Tetraeder, Hexaeder, Oktaeder, Dodekaeder und Ikosaeder) geben kann.

Tetraeder

Tetraeder, durch vier gleichseitige Dreiecke mit der Seitenlänge a begrenzt.
($E = 4$, $K = 6$, $F = 4$).

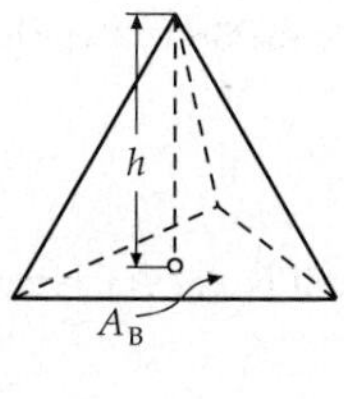

Volumen:

$$V = \frac{a^3}{12}\sqrt{2}.$$

Oberfläche:

$$A_O = a^2\sqrt{3}.$$

Umkugelradius:

$$R_C = \frac{a}{4}\sqrt{6}.$$

Inkugelradius:

$$R_I = \frac{a}{12}\sqrt{6}.$$

Würfel (Hexaeder)

Würfel, durch sechs Quadrate der Seitenlänge a begrenzt.
$(E = 8,\ K = 12,\ F = 6)$.

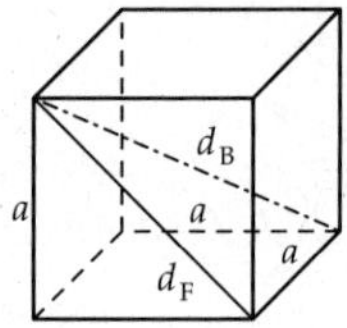

Volumen:

$$V = a^3.$$

Oberfläche:

$$A_O = 6a^2.$$

Umkugelradius:

$$R_C = \frac{a}{2}\sqrt{3}.$$

Inkugelradius:

$$R_I = \frac{a}{2}.$$

Oktaeder

Oktaeder, durch acht gleichseitige Dreiecke der Seitenlänge a begrenzt.
$(E = 6,\ K = 12,\ F = 8)$.

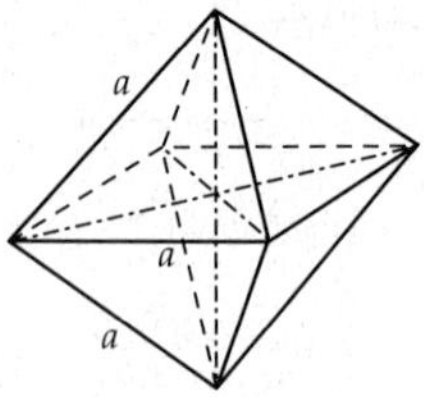

Volumen:

$$V = \frac{a^3}{3}\sqrt{2}.$$

Oberfläche:

$$A_O = 2a^2\sqrt{3}.$$

Umkugelradius:

$$R_C = \frac{a}{2}\sqrt{2}.$$

Inkugelradius:

$$R_I = \frac{a}{6}\sqrt{6}.$$

Dodekaeder

Dodekaeder, durch zwölf regelmäßige Fünfecke der Seitenlänge a begrenzt.
$(E = 20,\ K = 30,\ F = 12)$.

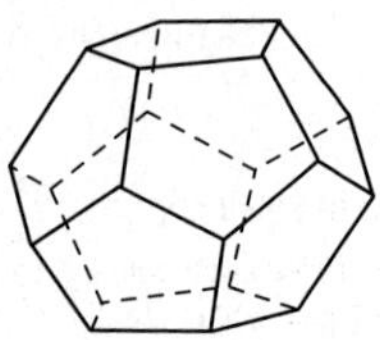

Volumen:

$$V = \frac{a^3}{4}(15 + 7\sqrt{5}).$$

Oberfläche:

$$A_O = 3a^2\sqrt{5(5 + 2\sqrt{5})}.$$

Umkugelradius:

$$R_C = \frac{a}{4}\sqrt{3}(1 + \sqrt{5}).$$

Inkugelradius:

$$R_I = \frac{a}{4}\sqrt{10 + 22\sqrt{0,2}}.$$

Ikosaeder

Ikosaeder, durch zwanzig gleichseitige Dreiecke der Seitenlänge a begrenzt.
$(E = 12,\ K = 30,\ F = 20)$.

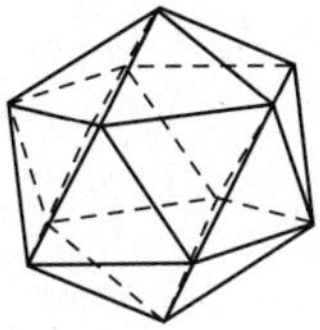

Volumen:

$$V = \frac{5}{12}a^3(3+\sqrt{5}).$$

Oberfläche:

$$A_{\mathrm{O}} = 5a^2\sqrt{3}.$$

Umkugelradius:

$$R_{\mathrm{C}} = \frac{a}{4}\sqrt{2(5+\sqrt{5})}.$$

Inkugelradius:

$$R_{\mathrm{I}} = \frac{a}{12}\sqrt{3}(3+\sqrt{5}).$$

☐ Beispiele für **Archimedische Körper**,
a) begrenzt von sechs Quadraten und acht gleichseitigen Dreiecken,
b) begrenzt von vier gleichseitigen Dreiecken und vier regelmäßigen Sechsecken.

☐ C_{60}-**Fullerene** (**Bucky-Balls**, oder Fußbälle), bestehend aus 12 Fünfecken und 20 Sechsecken. Auf allen Ecken des gekappten Ikosaeder sitzen Kohlenstoffatome. Neuentdeckte Struktur des reinen Kohlenstoff (neben Diamant (Tetraeder) und Graphit) mit ungewöhnlichen Eigenschaften bezüglich Supraleitung und Schmierfähigkeit.

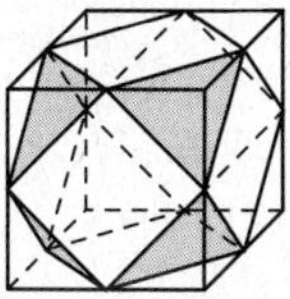

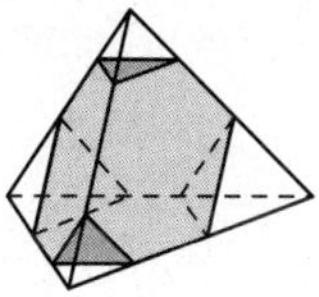

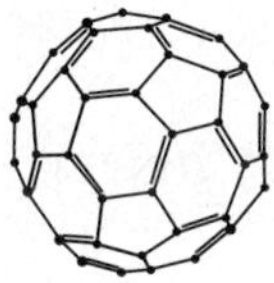

4.5 Sonstige Körper

Prismoid, Prismatoid

Prismoid (**Prismatoid**), Körper mit geradlinigen Kanten und ebenen, zum Teil krummen Grenzflächen. Ecken oder Grundflächen liegen auf zwei parallelen Ebenen.

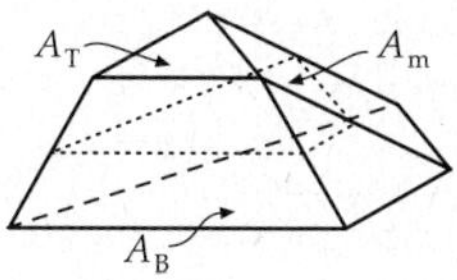

Volumen:

$$V = \frac{h}{6}(A_{\mathrm{T}} + 4A_{\mathrm{m}} + A_{\mathrm{B}}).$$

A_{m}: Mittlere Querschnittsfläche.

▷ Sonderfälle des Prismoids sind Kegel(stumpf), Obelisk und Keil ($A_{\mathrm{T}} = 0$).

Keil

Keil, Rechteck als Grundfläche, gleichschenklige Dreiecke bzw. Trapeze als Seitenflächen. Die Seitenflächen treten oben in einer Kante (a_0) zusammen.

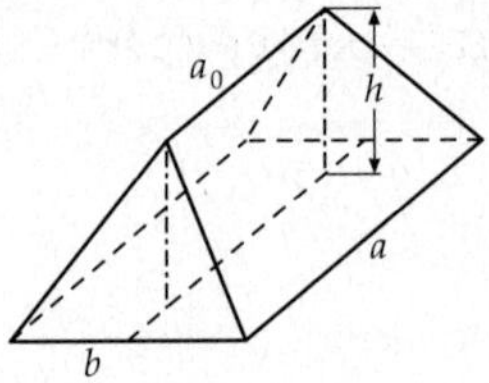

Volumen:

$$V = \frac{bh}{6}(2a + a_0).$$

Der Abstand des **Schwerpunktes** von der Grundfläche ist:

$$x = \frac{h}{2}\frac{a + a_0}{2a + a_0}.$$

Obelisk

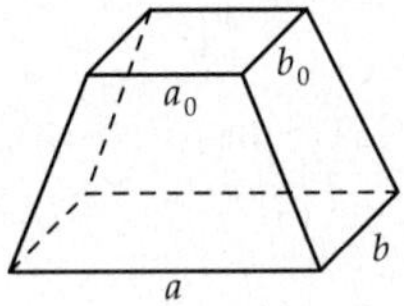

Obelisk, Deck- und Grundflächen sind i.allg. nicht ähnliche parallele Rechtecke; die Seitenflächen sind Trapeze.

$$V = \frac{h}{6}[(2a + a_0)b + (2a_0 + a)b_0],$$

$$= \frac{h}{6}[ab + (a + a_0)(b + b_0) + a_0 b_0].$$

Der Abstand des **Schwerpunktes** von der Grundfläche ist:

$$x = \frac{h}{2}\frac{ab + ab_0 + a_0 b + 3a_0 b_0}{2ab + ab_0 + a_0 b + 2a_0 b_0}.$$

4.6 Zylinder

Zylinderfläche, entsteht durch die Parallelverschiebung einer Geraden entlang einer Kurve.
Zylinder, entsteht, wenn die Zylinderfläche von zwei parallelen Ebenen geschnitten wird.

Allgemeiner Zylinder

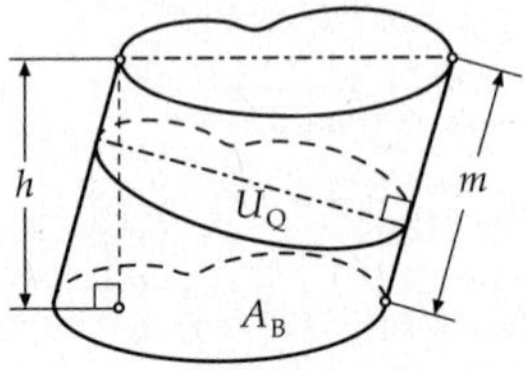

Volumen:

$$V = A_B \cdot h.$$

Mantelfläche:

$$A_L = m \cdot U_Q.$$

U_Q: Umfang des Querschnittes normal zur Achse.

Oberfläche:

$$A_O = 2A_B + A_L.$$

Gerader Kreiszylinder

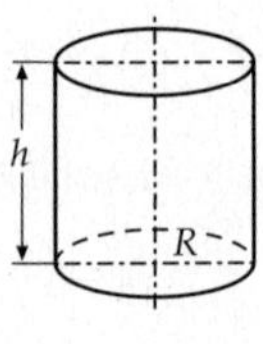

Volumen:

$$V = \pi R^2 h.$$

Mantelfläche:

$$A_L = 2\pi R h.$$

Oberfläche:

$$A_O = 2\pi R(R + h).$$

Schwerpunkt:

Auf der Symmetrieachse im Abstand $x = h/2$ von der Grundfläche.

Schiefabgeschnittener Kreiszylinder

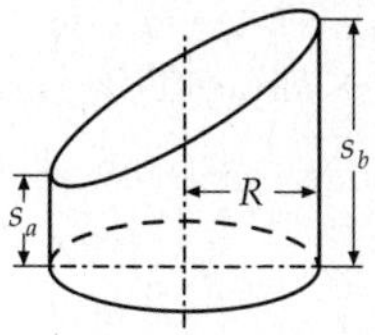

Volumen:

$$V = \frac{\pi R^2}{2}(s_a + s_b).$$

Mantelfläche:

$$A_\mathrm{L} = \pi R(s_a + s_b).$$

Oberfläche:

$$A_\mathrm{O} = \pi R\left[s_a + s_b + R + \sqrt{R^2 + \left(\frac{s_a - s_b}{2}\right)^2}\right].$$

Schwerpunkt:

Auf der um x_s zur hohen Seite hin verschobenen Achse im Abstand y_s von der Grundfläche

$$x_\mathrm{s} = \frac{R^2 \tan\alpha}{2(s_a + s_b)},$$

$$y_\mathrm{s} = \frac{s_a + s_b}{4} + \frac{R^2 \tan\alpha}{4(s_a + s_b)}.$$

Hier ist α der Neigungswinkel der Deckfläche gegen die Grundfläche.

Zylinderhuf

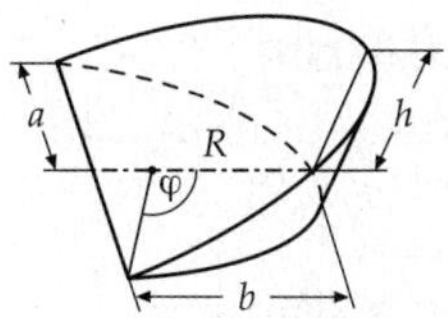

Volumen:

$$V = \frac{h}{3b}[a(3R^2 - a^2) + 3R^2(b - R)\varphi]$$

$$= \frac{hR^3}{3b}[2\sin\varphi - \cos\varphi\,(3\varphi - \frac{1}{2}\sin 2\varphi)].$$

Mantelfläche:

$$A_\mathrm{L} = \frac{2Rh}{b}[(b - R)\varphi + a]$$

$$= \frac{2Rh}{1 - \cos\varphi}(\sin\varphi - \varphi\cos\varphi).$$

Sonderfall: Für $a = b = R$ (Grundfläche ist eine Halbkreisfläche) gilt:

$$V = \frac{2}{3}hR^2,$$

$$A_\mathrm{L} = 2Rh,$$

$$A_\mathrm{O} = A_\mathrm{L} + \frac{\pi}{2}R^2 + \frac{\pi}{2}R\sqrt{R^2 + h^2}.$$

Hohlzylinder (Rohr)

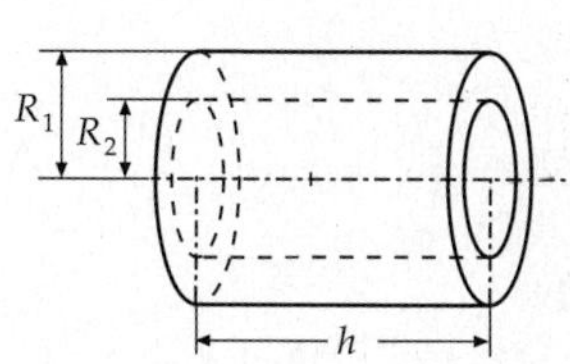

Volumen:

$$V = \pi h(R_1^2 - R_2^2).$$

Mantelfläche:

$$A_\mathrm{L} = 2\pi h(R_1 + R_2).$$

Oberfläche:

$$A_\mathrm{O} = 2\pi(R_1 + R_2)(h + R_1 - R_2).$$

Schwerpunkt:

Im Abstand $x = h/2$ von der Grundfläche auf der Symmetrieachse.

4.7 Kegel

Kegelfläche, beschrieben durch eine Gerade, die durch einen festen Punkt (**Spitze** oder **Scheitel**) entlang einer Kurve läuft.
Kegel, entsteht durch den Schnitt der Kegelfläche mit einer beliebigen Ebene.

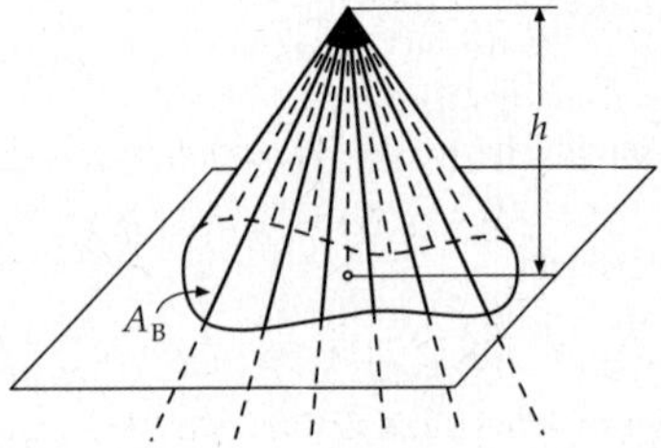

Volumen:

$$V = \frac{1}{3} A_B \cdot h.$$

Oberfläche:

$$A_O = A_B + A_L.$$

h ist der senkrechte Abstand der Spitze von der Grundfläche.

Gerader Kreiskegel

Gerader Kreiskegel, Kreis mit dem Radius R als Grundfläche, die Spitze liegt in der Höhe h senkrecht über dem Mittelpunkt des Kreises.

▷ **Kegelschnitte**, Kreis, Ellipse, Parabel und Hyperbel, siehe Funktionen.

Volumen:

$$V = \frac{\pi R^2 h}{3}.$$

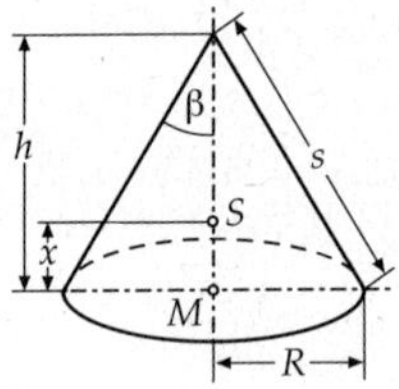

Mantelfläche:

$$A_L = \pi \cdot R \cdot s.$$

Oberfläche:

$$A_O = \pi R(R + s).$$

Mantellinie:

$$s = \sqrt{R^2 + h^2}.$$

Schwerpunkt:

Auf der Symmetrieachse im Abstand $x = h/4$ von der Grundfläche.

Abgewickelter **Kreiskegelmantel** ist ein Kreissektor mit α als **Mittelpunktswinkel**. Es gilt:

$$\alpha = 2\pi \frac{R}{s} = 2\pi \sin \beta,$$

β: Halber Öffnungswinkel.

Gerader Kreiskegelstumpf

Gerader Kreiskegelstumpf, parallele Kreise als Grund- und Oberfläche.

Volumen:

$$V = \frac{1}{3} \pi h (R_1^2 + R_1 R_2 + R_2^2).$$

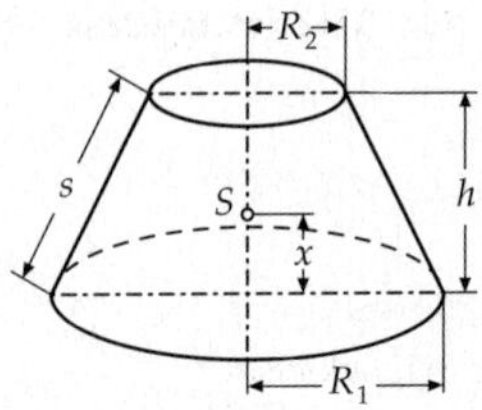

Mantelfläche:

$$A_L = \pi s (R_1 + R_2).$$

Oberfläche:

$$A_O = \pi [R_1^2 + R_2^2 + s(R_1 + R_2)].$$

Mantellinie:

$$s = \sqrt{h^2 + (R_1 - R_2)^2}.$$

Schwerpunkt: Auf der Symmetrieachse im Abstand

$$x = \frac{h}{4}\frac{R_1^2 + 2R_1R_2 + 3R_2^2}{R_1^2 + R_1R_2 + R_2^2}$$

von der Grundfläche.

Näherungsformel des Kegelstumpfvolumens für $R_1 \approx R_2$:

$$V \approx \frac{\pi}{2}h(R_1^2 + R_2^2) \approx \frac{\pi}{4}h(R_1 + R_2)^2.$$

4.8 Kugel

Raumwinkel, meßbar durch das Verhältnis der Fläche A, die der Raumwinkel aus einer Kugel um seinen Scheitel herausschneidet, zum Quadrat des Kugelradius.

Einheit des Raumwinkels:

Ein **Steradiant** 1 sr ist derjenige Winkel, für den das Verhältnis von Kugelfläche zum Quadrat des Kugelradius den Zahlenwert Eins besitzt.

Vollwinkel im Raum, $4\pi = A_O$ gleich der Oberfläche der Einheitskugel (analog zum Umfang (2π) des Einheitskreises in zwei Dimensionen).

Vollkugel

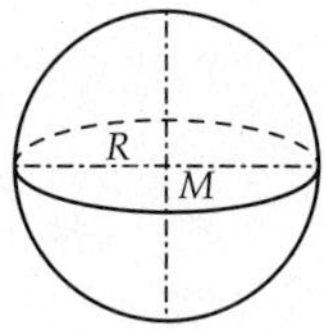

Volumen:

$$V = \frac{4}{3}\pi R^3 = \frac{1}{6}\sqrt{\frac{A_O^3}{\pi}} = \frac{\pi}{6}d^3.$$

Oberfläche:

$$A_O = 4\pi R^2 = \sqrt[3]{36\pi V^2} = \pi d^2.$$

Radius:

$$R = \frac{1}{2}\sqrt{\frac{A_O}{\pi}} = \sqrt[3]{\frac{3V}{4\pi}}.$$

Durchmesser:

$$d = \sqrt{\frac{A_O}{\pi}} = 2\sqrt[3]{\frac{3V}{4\pi}}.$$

Schwerpunkt: Liegt im Mittelpunkt der Kugel.

Hohlkugel

Volumen:

$$V = \frac{4}{3}\pi(r_2^3 - r_1^3) = \frac{1}{6}\pi(d_2^3 - d_1^3).$$

Die Indizes $(1,2)$ stehen für inneren bzw. äußeren Radius und Durchmesser.

Kugelausschnitt (Kugelsektor)

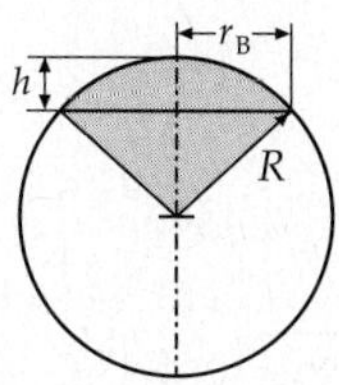

Volumen:

$$V = \frac{2\pi R^2 h}{3}.$$

Oberfläche:

$$A_O = \pi R(2h + r_B).$$

r_B: Radius des Schnittkreises.

Schwerpunkt: Auf der Symmetrieachse des Ausschnittes im Abstand

$$x = \frac{3}{8}(2R - h)$$

vom Kugelmittelpunkt.

Kugelabschnitt (Kugelsegment, Kalotte, Kugelkappe)

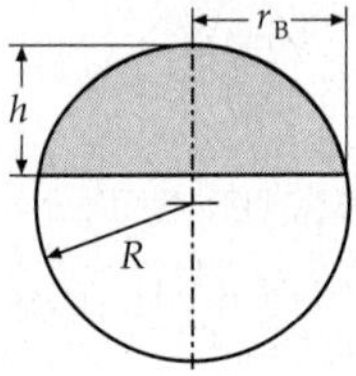

Volumen:

$$V = \frac{1}{6}\pi h(3r_B^2 + h^2) = \frac{1}{3}\pi h^2(3R - h),$$
$$= \frac{1}{6}\pi h^2(3d - 2h).$$

Oberfläche:

$$A_O = \pi(2Rh + r_B^2) = \pi(h^2 + 2r_B^2),$$
$$= \pi h(4R - h).$$

Mantelfläche:

$$A_L = 2\pi Rh = \pi(r_B^2 + h^2).$$

Radius des Grundkreises:

$$r_B = \sqrt{h(2R - h)}.$$

Schwerpunkt: Auf der Symmetrieachse des Abschnitts im Abstand

$$x = \frac{3}{4}\frac{(2R - h)^2}{(3R - h)}$$

vom Kugelmittelpunkt.

Kugelzone (Kugelschicht)

Kugelzone, ergibt sich als Differenz zweier Kugelabschnittsvolumina.

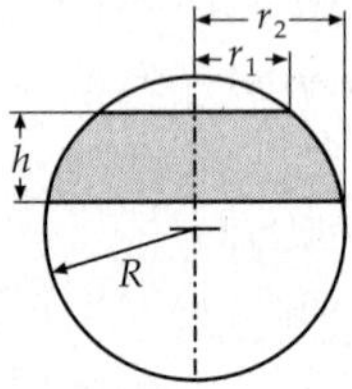

Volumen:

$$V = \frac{\pi h}{6}(3r_1^2 + 3r_2^2 + h^2).$$

Oberfläche:

$$A_O = \pi(2Rh + r_1^2 + r_2^2),$$
$$= \pi(dh + r_1^2 + r_2^2).$$

Mantelfläche:

$$A_L = 2\pi Rh.$$

Die Indizes 1, 2 bedeuten oberer bzw. unterer Radius des begrenzenden Kreises.
Liegt der Kugelmittelpunkt nicht innerhalb der Kugelzone, gilt zusätzlich für die **Höhe**:

$$h = \sqrt{R^2 - r_1^2} - \sqrt{R^2 - r_2^2} \quad (r_1 < r_2).$$

Kugelradius:

$$R^2 = r_2^2 + \left(\frac{r_2^2 - r_1^2 - h^2}{2h}\right)^2 \quad (r_1 < r_2).$$

Kugelzweieck

Kugelzweieck, wird von einer Kugeloberfläche und zwei Ebenen begrenzt, die sich in einem Durchmesser der Kugel schneiden.

Volumen:

$$V = \frac{2}{3}R^3\varphi \quad (\varphi \text{ in rad}),$$

$$= \frac{2}{3}R^3 \cdot \frac{\pi\varphi}{180^\circ} \quad (\varphi \text{ in Grad}).$$

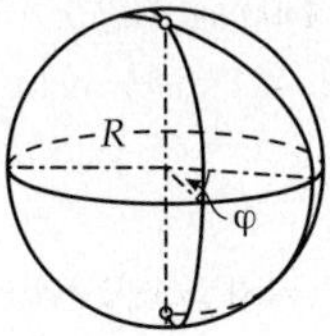

Mantelfläche:

$$A_L = 2R^2\varphi \quad (\varphi \text{ in rad}),$$

$$= 2R^2 \cdot \frac{\pi\varphi}{180^\circ} \quad (\varphi \text{ in Grad}).$$

4.9 Kugelgeometrie

Kleinkreis, entsteht, wenn man eine Kugel mit einer nicht durch den Mittelpunkt gehenden Ebene schneidet.

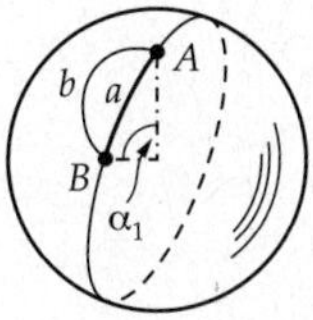

Großkreis, entsteht, wenn man eine Kugel mit einer durch den Mittelpunkt gehenden Ebene schneidet. Der Radius des Großkreises entspricht dem Radius der Kugel.

Geodätische Linie, die kürzeste Verbindungslinie zweier Punkte auf einer Kugelfläche, liegt auf einem Großkreis.

Einheitskugel: Kugel mit dem Radius $R = 1$.

Allgemeines Kugeldreieck (Eulersches Dreieck)

Kugeldreieck, **sphärisches Dreieck** oder **Eulersches Dreieck**, bestimmt durch drei **Großkreisbögen**, die sich nicht in den Endpunkten eines Kugeldurchmessers schneiden, oder durch drei beliebige Punkte der **Kugelfläche**, von denen keine zwei diametral liegen. Der größeren von zwei Seiten liegt der größere Winkel gegenüber. Die Seiten werden als Winkel im Kugelmittelpunkt gemessen.

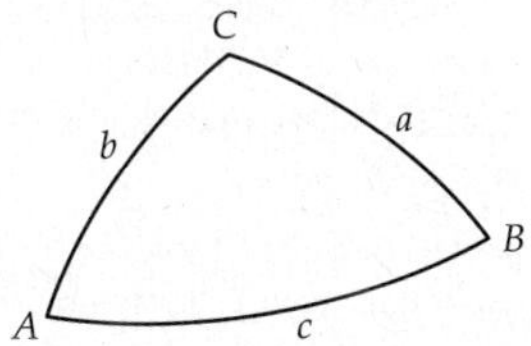

- In einem Kugeldreieck gilt per Definition:

  $a, b, c < \pi \quad \text{und} \quad \alpha, \beta, \gamma < \pi.$

  R: Radius der Kugel.

Seitensumme:

$$S = a + b + c, \; 0 < S < 2\pi.$$

Winkelsumme:

$$W = \alpha + \beta + \gamma, \; \pi < W < 3\pi.$$

Sphärischer Defekt:

$$D = 2\pi - S.$$

Sphärischer Exzeß:

$$E = W - \pi.$$

Umfang:

$$U = R \cdot S.$$

Flächeninhalt:

$$A = R^2 \cdot E.$$

Rechtwinkliges Kugeldreieck

Rechtwinkliges Kugeldreieck, ein **rechter** Winkel (γ); da die Winkelsumme größer als π ist, kann α und/oder β sowohl rechter oder stumpfer Winkel sein.

a, b: Katheten,

c: Hypotenuse,

α, β: die den Seiten a, b gegenüberliegenden Winkel.

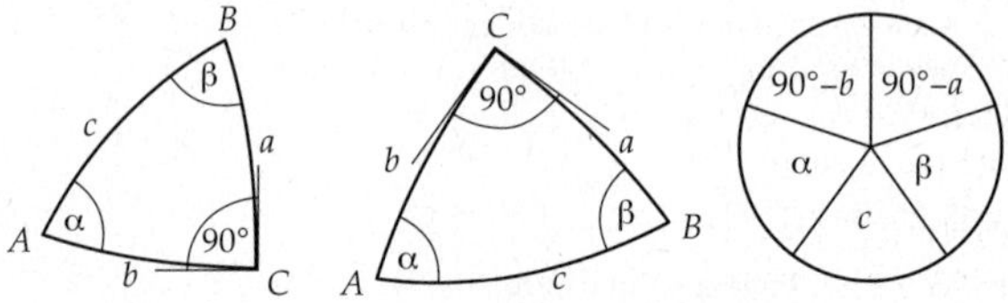

- **Nepersche Regeln**, ordnet man die fünf Stücke (ohne den rechten Winkel) eines rechtwinkligen sphärischen (Kugel-) Dreiecks in einem Kreis so an, wie sie im Dreieck angeordnet sind, und ersetzt man hierbei die Katheten durch ihre Komplementwinkel, so ist
  1. der Kosinus jedes Stückes gleich dem Produkt der Kotangenten seiner beiden anliegenden Stücke,
  2. der Kosinus jedes Stückes gleich dem Produkt der Sinus der nicht anliegenden Stücke.

□ $\cos\alpha = \cot(90° - b)\cot c$, $\cos(90° - a) = \sin c \sin\alpha$.

Hauptbeziehungen:

1. $\sin a = \sin c \sin\alpha$	6. $\tan a = \tan c \cos\beta$
2. $\sin b = \sin c \sin\beta$	7. $\tan b = \tan c \cos\alpha$
3. $\tan a = \sin b \tan\alpha$	8. $\cos\beta = \cos b \sin\alpha$
4. $\tan b = \sin a \tan\beta$	9. $\cos\alpha = \cos a \sin\beta$
5. $\cos c = \cos a \cos b$	10. $\cos c = \cot\alpha \cot\beta$

Sind zwei Stücke eines rechtwinkligen sphärischen Dreiecks bekannt, dann können diese Formeln benutzt werden, um die restlichen Stücke zu bestimmen:

Gegeben: Hypotenuse (c), Winkel (α).

Nummern der Formeln zur Bestimmung der übrigen Stücke:

a (1.) b (7.) β (10.).

Gegeben: Kathete (a), gegenüberliegender Winkel (α).

Nummern der Formeln zur Bestimmung der übrigen Stücke:

b (3.) c (1.) β (9.).

Gegeben: Kathete (a), anliegender Winkel (β).

Nummern der Formeln zur Bestimmung der übrigen Stücke:

b (4.) c (6.) α (9.).

Gegeben: Kathete (a), Kathete (b).

Nummern der Formeln zur Bestimmung der übrigen Stücke:

c (5.) α (3.) β (4.).

Gegeben: Winkel (α), Winkel (β).

Nummern der Formeln zur Bestimmung der übrigen Stücke:

a (9.) b (8.) c (10.).

Schiefwinkliges Kugeldreieck

α, β, γ: Winkel,
a, b, c: den Winkeln gegenüberliegende Seiten.
Hauptbeziehungen:

1. $\dfrac{\sin a}{\sin \alpha} = \dfrac{\sin b}{\sin \beta} = \dfrac{\sin c}{\sin \gamma}$ **Sinussatz,**
2. $\cos a = \cos b \cos c + \sin b \sin c \cos \alpha$ **Seitencosinussatz,**
3. $\cos \alpha = -\cos \beta \cos \gamma + \sin \beta \sin \gamma \cos a$ **Winkelcosinussatz,**
4. $\sin a \cot b = \cot \beta \sin \gamma + \cos a \cos \gamma$,
5. $\sin \alpha \cot \beta = \cot b \sin c - \cos \alpha \cos c$.

Gegeben: Seite (a), Seite (b), Seite (c).
Nummern der Formeln zur Bestimmung der übrigen Stücke:
α (2.) β und γ (1.).
Gegeben: Winkel (α), Winkel (β), Winkel (γ).
Nummern der Formeln zur Bestimmung der übrigen Stücke:
a (3.) b und c (1.).
Gegeben: Seite (a), Seite (b), eingeschlossener Winkel (γ).
Nummern der Formeln zur Bestimmung der übrigen Stücke:
β (4.) α und c (1.).
Gegeben: Winkel (α), Winkel (β), eingeschlossene Seite (c).
Nummern der Formeln zur Bestimmung der übrigen Stücke:
b (5.) a und γ (1.).
Gegeben: Seite (a), Seite (b), ein gegenüber liegender Winkel (β).
Nummern der Formeln zur Bestimmung der übrigen Stücke:
α (1.) c (5.) γ (1.).
Gegeben: Winkel (α), Winkel (β), eine gegenüber liegende Seite (b).
Nummern der Formeln zur Bestimmung der übrigen Stücke:
a (1.) γ (4.) c (1.).

4.10 Rotationskörper

Rotationskörper, entsteht durch Rotation einer Fläche um eine Symmetrieachse.

▷ Rotationen um verschiedene Rotationsachsen führen zu verschiedenen Rotationskörpern.

Ellipsoid

Volumen:

$$V = \frac{4}{3}\pi abc.$$

Rotationsellipsoid:

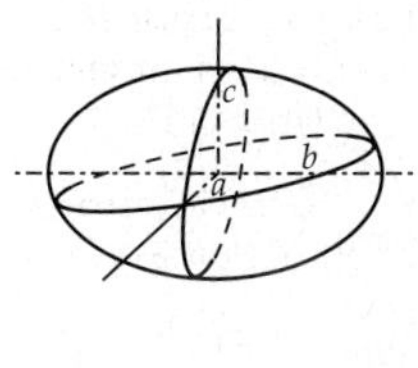

Drehachse $2a$:

$$V = \frac{4}{3}\pi ab^2.$$

Drehachse $2b$:

$$V = \frac{4}{3}\pi a^2 b.$$

Schwerpunkt: Im Schnittpunkt der Symmetrieachsen.

Rotationsparaboloid

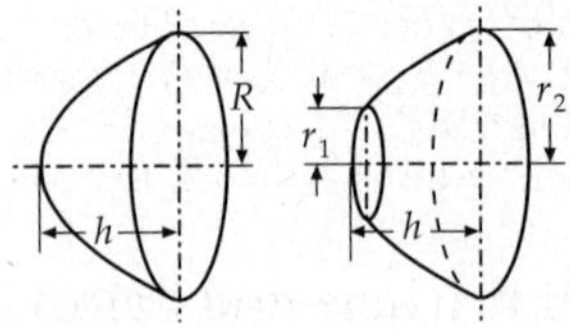

Volumen:

$$V = \frac{1}{2}\pi R^2 h.$$

Schwerpunkt: Auf der Achse im Abstand $x = (2/3) \cdot h$ vom Scheitel.

Abgestumpftes Rotationsparaboloid, Deck- und Grundfläche sind parallele Kreise.

$$V = \frac{1}{2}\pi h(r_1^2 + r_2^2),$$

2 und 1 indizieren die Radien von Grund- und Deckkreis.

Rotationshyperboloid

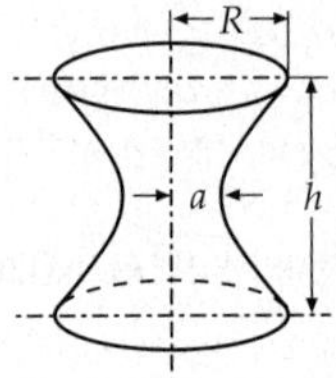

Rotationshyperboloid,
Deck- und Grundfläche sind parallele Kreise.
Lineare Exzentrizität e: $e^2 = a^2 + b^2$
Volumen:
Einschalig: Rotation um y-Achse

$$V = \pi h a^2 \left(1 + \frac{h^2}{12b^2}\right) = \frac{\pi h}{3}(2a^2 + R^2),$$

$$R^2 = a^2 \left(1 + \frac{h^2}{4b^2}\right).$$

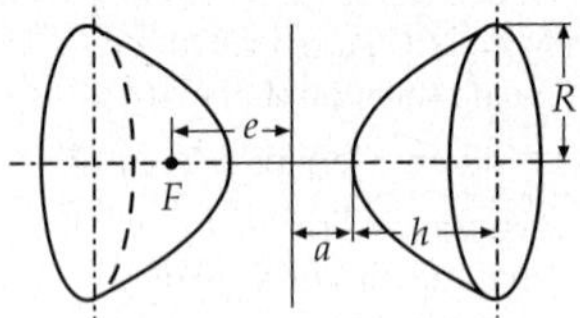

Zweischalig: Rotation um x-Achse

$$V = 2\pi h^2 \frac{b^2}{a^2}\left(a + \frac{h}{3}\right) = \pi h \left(R^2 - \frac{h^2 b^2}{3a^2}\right),$$

$$R^2 = \frac{hb^2}{a^2}(2a + h)$$

Tonne (Faß)

- **Tonne(Faß)**, Deck- und Grundfläche sind parallele Kreise.

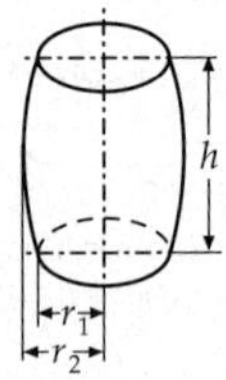

Volumen bei **sphärischer** oder **elliptischer** Krümmung:

$$V = \frac{1}{3}\pi h(2r_2^2 + r_1^2) = \frac{1}{12}\pi h(2d_2^2 + d_1^2).$$

Volumen bei **parabolischer** Krümmung:

$$V = \frac{1}{15}\pi h(8r_2^2 + 4r_2 r_1 + 3r_1^2).$$

Torus (Ring)

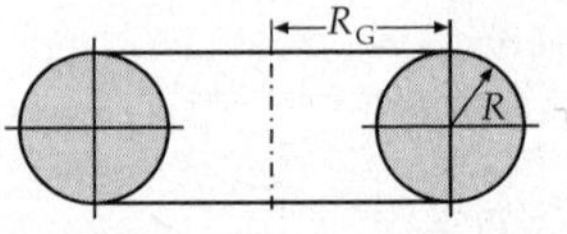

Torus, Ring mit einem kreisförmigen Querschnitt.
Volumen:

$$V = 2\pi^2 R^2 R_G.$$

Oberfläche:

$$A_O = 4\pi^2 R R_G.$$

4.11 Fraktale Geometrie

Euklidische Geometrie, beschreibt geometrische Strukturen und geordnete dynamische Systeme in Räumen mit ganzzahligen Dimensionen. Der Begriff der Dimension läßt sich aber auch auf **gebrochene Dimensionen** ausdehnen, als Beispiel mag hier die Dimension einer stark strukturierten Küstenlinie dienen. Auch in **chaotischen Systemen** spielen gebrochene Dimensionen eine Rolle.

Skaleninvarianz und Selbstähnlichkeit

Skaleninvarianz oder **Selbstähnlichkeit**, Phänomen, das vielen natürlichen Objekten (Wolken, Pflanzen, Gebirge etc.) eigen ist: In verschiedenen Größenmaßstäben zeigen sich immer dieselben Grundstrukturen.

☐ **Selbstähnliches Farnblatt**. Die Fiederung setzt sich aus Teilblättern zusammen. Bis auf einen Verkleinerungsfaktor (**Skalierung**) sind diese identisch mit dem Gesamtblatt. Diese gilt wiederum auch für die Fiederung der Teilblätter.

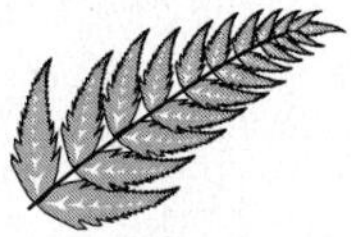

Viele chaotische Systeme zeigen selbstähnliches Verhalten. Häufig ist diese Selbstähnlichkeit der einzige Zugang zur Analyse komplexer Strukturen oder dynamischer Systeme.

Konstruktion selbstähnlicher Objekte

Man startet mit einer (einfachen) Grundfigur. Diese Grundfigur wird durch eine neue Figur ersetzt, die aus N um den Faktor s linear-skalierten Kopien der Grundfigur aufgebaut ist. Verfährt man wiederum in weiteren Schritten mit **allen** skalierten Grundfiguren in gleicher Weise, so kann dies ad infinitum fortgesetzt werden. Man erhält eine **selbstähnliche Struktur** oder **Fraktal**.

☐ Koch-Kurven, Sierpiński-Dreieck.

▷ Bei „natürlichen Fraktalen", wie Küstenlinien oder Blutgefäßen, stimmen die skalierten Objekte **meist nicht exakt** mit der Grundform überein; sie sind letzterer aber sehr ähnlich, man sagt **statistisch selbstähnlich**.

Hausdorff-Dimension

● Für selbstähnliche Strukturen, charakterisiert durch die Parameter N und s gilt das Potenzgesetz

$$N = s^D .$$

Hausdorff-Dimension, der Exponent D in diesem Skalierungsgesetz.

$$D = \frac{\log N}{\log s} .$$

▷ Für viele Objekte der klassischen Geometrie, wie Strecke, Quadrat und Würfel stimmt die Euklidische Dimension mit der Hausdorff-Dimension überein.

☐ **Strecke**: $N = 3$, $s = 3$
Potenzgesetz: $3 = 3^1$.
Hausdorff-Dimension: D=1.

☐ **Quadrat**: $N = 9$, $s = 3$
Potenzgesetz: $9 = 3^2$.
Hausdorff-Dimension: D=2.

☐ **Würfel**: $N = 27$, $s = 3$
Potenzgesetz: $27 = 3^3$.
Hausdorff-Dimension: D=3.

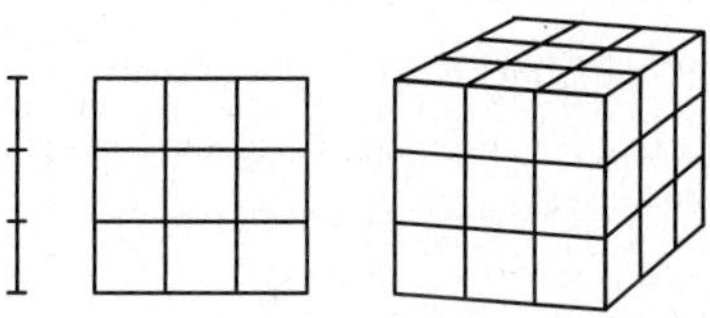

▷ Die Hausdorff-Dimensionen von Strecke, Quadrat, Würfel, Dreieck etc. sind **unabhängig** von N bzw. s! Teilt man beispielsweise das Quadrat in $N = 100$ um den Faktor $s = 10$ verkleinerte Quadrate, so erhält man ebenfalls die Hausdorff-Dimension 2.

▷ Komplexe selbstähnliche Objekte besitzen i. allg. eine **gebrochene** Hausdorff-Dimension. Deshalb werden sie auch **Fraktale** (engl. fraction = Bruch) genannt. Einige dieser Objekte sind die Cantor-Menge, die Koch-Kurve und das Sierpiński-Dreieck.

Cantor-Menge

Cantor-Menge, entsteht, wenn man von einer Strecke das mittlere Drittel eliminiert. Von **jedem** übrigbleibenden Drittel eliminiert man wiederum das mittlere Drittel usw.

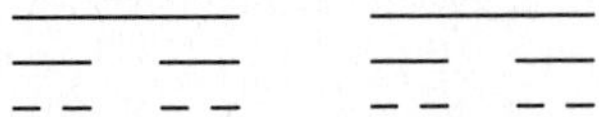

Identische Objekte: $N = 2$,
Skalierungsfaktor: $s = 3$,
Hausdorff-Dimension: $D = \ln 2/\ln 3 \approx 0,631$.

Koch-Kurve

Koch-Kurve, Konstruktionsprinzip: Start mit einer Strecke, bei jeder Strecke wird das mittlere Drittel durch zwei Strecken, die einen Winkel von 60° bilden, ersetzt.

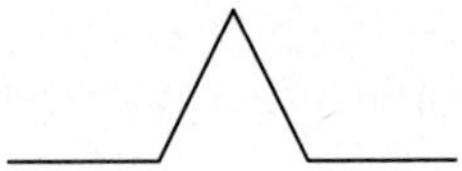

Identische Objekte: $N = 4$,
Skalierungsfaktor: $s = 3$,
Hausdorff-Dimension: $D = \ln 4/\ln 3 \approx 1,262$.

▷ Die hier dargestellte Kurve, die ursprüngliche Koch-Kurve, ist nur eine aus einer ganzen Klasse von Kurven, die auf analogen Konstruktionsprinzipien basieren.

Kochsche Schneeflocke

Kochsche Schneeflocke, entsteht aus einem gleichseitigen Dreieck durch Konstruktion dreier Kochkurven aus den Seiten. Mit jedem Iterationsschritt vergrößert sich der Umfang um den Faktor $4/3$, die Fläche hingegen bleibt endlich.

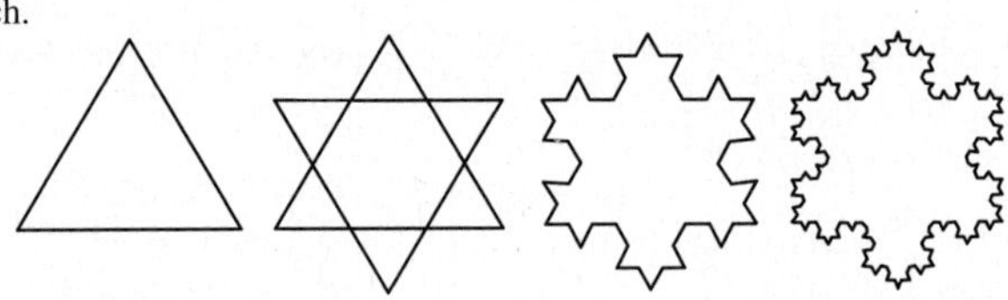

Die ersten vier Konstruktionsschritte zur Kochschen Schneeflocke

Sierpiński-Dreieck

Sierpiński-Dreieck, entsteht aus einem gleichseitigen Dreieck durch sukzessive Entfernung der jeweiligen, um den Faktor 2 verkleinerten Dreiecke, deren Ecken die jeweiligen Seitenmittelpunkte der Dreiecke aus dem vorangegangenen Iterationsschritt sind. In jedem Iterationsschritt verringert sich die Fläche um den Faktor $3/4$; das Sierpiński-Dreieck hat also die Fläche Null!

Identische Objekte: $N = 3$,
Skalierungsfaktor: $s = 2$,
Hausdorff-Dimension: $D = \ln 3/\ln 2 \approx 1,585$.

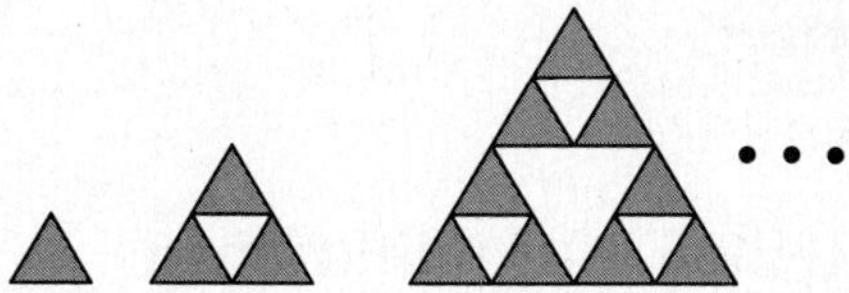

Die ersten Konstruktionsschritte zum Sierpiński-Dreieck

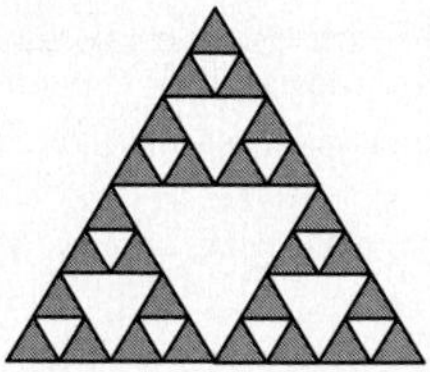

Fortgeschrittene Iteration des Sierpiński-Dreiecks

Box-counting-Algorithmus

Box-counting-Algorithmus, Verfahren zur empirischen Bestimmung von Hausdorff-Dimensionen mittels eines Gitters bestimmter Maschenweite ε. Zu jeweils vorgegebenem ε wird die Anzahl $N(\varepsilon)$ der Gittermaschen bestimmt, die einen Teil des fraktalen Objektes beinhalten. Gilt dann das **Potenzgesetz**

$$N \sim \frac{1}{\varepsilon^D},$$

so ist die Hausdorff-Dimension D die negative Steigung der Geraden der doppelt-logarithmischen Auftragung von $\log N(\varepsilon)$ über $\log \varepsilon$.

$$\log N \sim -D \cdot \log \varepsilon .$$

☐ Abzählen der Quadrate, in denen ein Teil der Küstenlinie enthalten ist. Nach Verkleinerung der Maschenweite erneutes Zählen. Für verschiedene Maschenweiten erhält man so eine unterschiedliche Anzahl N von Quadraten.

☐ Mit Hilfe dieses Verfahrens konnte die fraktale Dimension von Gewebefaltungen, Blutgefäßverzweigungen usw. zu $D = 2,25$ bestimmt werden.

5 Funktionen

5.1 Folgen, Reihen und Funktionen

Folgen und Reihen

Folge, eindeutige Zuordnung einer Menge natürlicher Zahlen auf eine gegebene Menge A.

□ Im Inhaltsverzeichnis dieses Buches wird jeder Kapitelnummer die Seitenzahl zugeordnet.

Zahlenfolge, wenn die Bildmenge A eine Teilmenge der reellen Zahlen ist, dann wird die Folge reelle Zahlenfolge genannt.

Definitionsbereich einer Folge, Menge der natürlichen Zahlen, für die eine eindeutige Abbildungsvorschrift existiert.

Wertebereich einer Folge, Menge der Elemente von A, auf die abgebildet wird.

Glied einer Folge, Element des Wertebereiches einer Folge.

Endliche Zahlenfolge, der Definitionsbereich der Folge enthält nur endlich viele Elemente.

Unendliche Zahlenfolge, der Definitionsbereich der Folge ist die Menge der natürlichen Zahlen $\mathbb{N}$.

Schreibweise einer Zahlenfolge:

(a_n): $n \mapsto a_n$ $\quad n$ wird auf das Glied a_n abgebildet.

▷ Im allgemeinen nimmt man das Glied a_1 als erstes Glied der Folge. Es wird auch häufig mit dem Glied a_0 begonnen.

Darstellungsarten:

- Wortdarstellung, Beschreibung der Funktionsvorschrift.

□ Jeder Zahl wird ihr doppelter Wert zugeordnet

- Tabellarische Darstellung,

n	1	2	3	4	5	…
a_n	2	4	6	8	10	…

- Funktionsgleichung,

$$(a_n):\ a_n = f(n) \qquad \text{z. B. } a_n = 2n.$$

- rekursive Darstellung,

$$(a_n):\ a_n = f(a_{n-1}) \qquad \text{z. B. } a_1 = 2, \quad a_n = a_{n-1} + 2.$$

▷ Bei der rekursiven Darstellung muß ein Glied explizit angegeben werden.

Reihe, rekursiv definierte Folge, die folgender Vorschrift genügt:

$$s_1 = f(1), \qquad s_n = s_{n-1} + f(n).$$

Definiert man eine Folge (a_n) mit $a_n = f(n)$, so läßt sich schreiben

$$s_n = s_{n-1} + a_n = \sum_{k=1}^{n} a_k.$$

▷ Das Glied s_n wird auch n-te **Partialsumme** der Folge (a_n) genannt.

Zu unendlichen Reihen siehe auch Kapitel 14.

Beispiele für Folgen:

Quadratzahlen 1, 4, 9, 16, 25, 36, 49, 64, …

$$a_n = n^2.$$

Primzahlen 2, 3, 5, 7, 11, 13, 17, 19, 23, 29, …

Fibonacci-Zahlen 0, 1, 1, 2, 3, 5, 8, 13, 21, …

$$a_1 = 0, \quad a_2 = 1, \quad a_n = a_{n-1} + a_{n-2}.$$

Fakultät 1, 2, 6, 24, 120, 720, 5040, 40320, ...

$$a_n = n! \qquad a_1 = 1, \quad a_n = n \cdot a_{n-1}.$$

Doppelfakultät 1, 2, 3, 8, 15, 48, 105, 384, ...

$$a_n = n!! \qquad a_1 = 1, \quad a_2 = 2, \quad a_n = n \cdot a_{n-2}.$$

***k*-fache Fakultät**, analog zur Doppelfakultät

$$a_n = n\underbrace{!\cdots!}_{k} \qquad a_m = m,\ m = 1,\cdots,k, \quad a_n = n \cdot a_{n-k}.$$

Differenzenfolge: ist (a_n) eine Folge, so ist die Differenzenfolge (d_n) gegeben durch

$$d_n = a_{n+1} - a_n.$$

Quotientenfolge: ist (a_n) eine Folge, so ist die Quotientenfolge (q_n) gegeben durch

$$q_n = \frac{a_{n+1}}{a_n}.$$

Konstante Folge, eine Folge (c_n), deren Glieder alle den gleichen Wert c besitzen.

$$c_n = c.$$

Arithmetische Folge, Folge, die konstant anwächst, d. h. die eine konstante Differenzenfolge besitzt,

$$a_n = a_{n-1} + d.$$

Geometrische Folge, Folge, die sich um einen konstanten Faktor verändert und daher eine konstante Quotientenfolge besitzt,

$$a_n = q \cdot a_{n-1}.$$

Eigenschaften von Folgen, Grenzwerte

Eigenschaften von Folgen:

Positiv (negativ) definit, alle Werte sind größer (kleiner) als Null

$$a_n > 0 \quad (a_n < 0) \qquad \text{für alle } n.$$

▷ Für $a_n \geq 0$ ($a_n \leq 0$) ist die Folge positiv (negativ) semidefinit.

Nach oben (unten) beschränkt, alle Werte sind kleiner (größer) oder gleich einer gegebenen Schranke S

$$a_n \leq S \quad (a_n \geq S) \qquad \text{für alle } n.$$

Supremum, kleinste obere Schranke einer Folge.

Infimum, größte untere Schranke einer Folge.

Maximum, größter Wert einer Folge.

Minimum, kleinster Wert einer Folge.

Alternierende Folge: die Folge wechselt von Glied zu Glied das Vorzeichen.

$$a_n \cdot a_{n-1} < 0.$$

Monotonie einer Folge: Eine Folge heißt monoton steigend (fallend), wenn keine Zahl kleiner (größer) ist als ihr Vorgänger.

$$a_n \geq a_{n-1} \quad (a_n \leq a_{n-1}) \qquad \text{für alle } n.$$

Eine Folge heißt streng monoton steigend (fallend), wenn jede Zahl größer (kleiner) ist als ihr Vorgänger.

$$a_n > a_{n-1} \quad (a_n < a_{n-1}) \qquad \text{für alle } n.$$

Konvergenz: Eine Folge (a_n) heißt konvergent, wenn es einen Wert a gibt, für den gilt:
Für eine beliebig vorgegebene Zahl $\varepsilon > 0$ existiert ein Index $N(\varepsilon)$, so daß alle Glieder mit $n \geq N(\varepsilon)$ einen Abstand von a haben, der kleiner ist als ε:

$$n \geq N(\varepsilon): \quad |a_n - a| < \varepsilon.$$

● a heißt **Grenzwert** der Folge. Darstellung:

$$a = \lim_{n\to\infty} a_n.$$

☐ $a_n = \frac{n+1}{n}$ ist eine konvergente Folge mit dem Grenzwert $\lim\limits_{n\to\infty} a_n = 1$.

▷ Eine nicht konvergente Folge heißt divergent.

Nullfolge, Folge mit dem Grenzwert Null.

☐ $a_n = \frac{1}{n}$ ist eine Nullfolge.

Cauchy-Folge, Folge, für die zu jeder beliebig vorgegebenen Zahl $\varepsilon > 0$ ein Index $N(\varepsilon)$ existiert, so daß alle Glieder mit $n,m \geq N(\varepsilon)$ einen Abstand voneinander haben, der kleiner ist als ε:

$$n,m \geq N(\varepsilon): \quad |a_n - a_m| < \varepsilon\,.$$

▷ Im Reellen (und Komplexen) ist jede Cauchy-Folge konvergent.

● Jede nach oben (unten) beschränkte, monoton steigende (fallende) Folge ist konvergent. Der Grenzwert ist das Supremum (Infimum).

Grenzwertsätze: Wenn $\lim\limits_{n\to\infty} a_n = a$ und $\lim\limits_{n\to\infty} b_n = b$, dann gilt:

Der Grenzwert des Vielfachen einer Folge ist das Vielfache des Grenzwerts

$$\lim_{n\to\infty}(c \cdot a_n) = c \cdot \lim_{n\to\infty} a_n = c \cdot a.$$

Der Grenzwert der Summe (Differenz) zweier Folgen ist die Summe (Differenz) der Grenzwerte

$$\lim_{n\to\infty}(a_n \pm b_n) = \lim_{n\to\infty} a_n \pm \lim_{n\to\infty} b_n = a \pm b.$$

Der Grenzwert des Produkts zweier Folgen ist das Produkt der Grenzwerte

$$\lim_{n\to\infty}(a_n \cdot b_n) = \lim_{n\to\infty} a_n \cdot \lim_{n\to\infty} b_n = a \cdot b.$$

Der Grenzwert des Quotienten zweier Folgen ist der Quotient der Grenzwerte, falls $b_n \neq 0$

$$\lim_{n\to\infty}\left(\frac{a_n}{b_n}\right) = \frac{\lim\limits_{n\to\infty} a_n}{\lim\limits_{n\to\infty} b_n} = \frac{a}{b}.$$

● Liegt eine Folge (c_n) ab einem bestimmten Index n_0 zwischen zwei Folgen (a_n) und (b_n), die gegen den gleichen Grenzwert a konvergieren, so konvergiert auch die dazwischen liegende Folge gegen diesen Grenzwert

$$n > n_0: \qquad a_n \geq c_n \geq b_n,$$

$$\lim_{n\to\infty}(a_n) = \lim_{n\to\infty}(b_n) = a \quad \Rightarrow \quad \lim_{n\to\infty}(c_n) = a.$$

Funktionen

● **Funktion**, eindeutige Abbildung von einer Menge X auf eine Menge Y.

X heißt **Urbildmenge** oder **Definitionsbereich** D_f
Y heißt **Bildmenge** oder **Wertebereich** W_f
Jedem Element $x \in X$ wird in eindeutiger Weise ein Element $f(x) = y \in Y$ (Sprechweise: f von x) zugeordnet. f ist dann die Menge der **geordneten Paare** $(x;y)$ mit der Eigenschaft,daß jedem x **genau ein** y zugeordnet ist.
Schreibweise:

$$f: \quad X \to Y$$
$$x \mapsto f(x).$$

▷ Die Angabe des Definitionsbereiches gehört mit zur Definition einer Funktion!

▷ Ist der Definitionsbereich gleich $\mathbb{R}$, so wird er meist nicht mit angegeben.

$$f: x \mapsto 4x+6.$$

▷ Folgen und Reihen können als Funktionen mit dem Definitionsbereich $\mathbb{N}$ verstanden werden.

Darstellungsformen von $f\colon x \mapsto 4x+6$:

Geordnete Paare:

$$f = \{(x;y) | y = 4x+6\}.$$

Die Menge der geordneten Paare heißt **Graph** einer Funktion (Schaubild).
Jedem Paar reeller Zahlen $(x;y)$ wird ein Punkt in der Ebene zugeordnet.

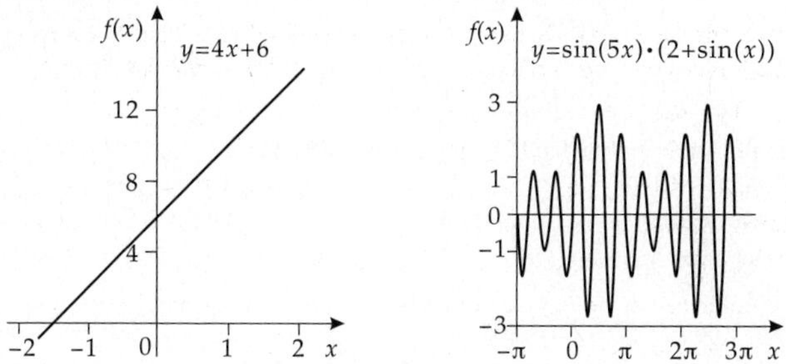

Graphen von Funktionen

Funktionsgleichung:

$$f(x) = 4x+6 \quad \text{oder} \quad y = 4x+6.$$

Explizite Darstellung einer Funktion:

$$y = f(x); \quad y = 4x+6.$$

Implizite Darstellung einer Funktion:

$$f(x,y) = 0; \quad y-4x-6 = 0.$$

- ● Nicht alle Funktionen, die in impliziter Darstellung gegeben sind, sind explizit darstellbar.
- □ $y^5+y-x^3 = 0$ läßt sich nicht explizit nach y auflösen.

Parameterdarstellung:

$$x = g(t),\ y = h(t); \quad x = t,\ y = 4t+6.$$

- ● Nicht alle Funktionen, die in Parameterdarstellung gegeben sind, haben eine explizite oder implizite Darstellung.
- □ $y = t^5-t^2,\ x = t^4+t,\ (t \geq 0)$ ist eine solche Funktion.

Andere Darstellungsarten:

$$f\colon\ x \mapsto 2x: \quad \{1,2,3\} \to \{2,4,6\}.$$

Wertetabelle:

x	1	2	3	alle Werte x aus dem Definitionsbereich
y	2	4	6	alle Werte y aus dem Bildbereich

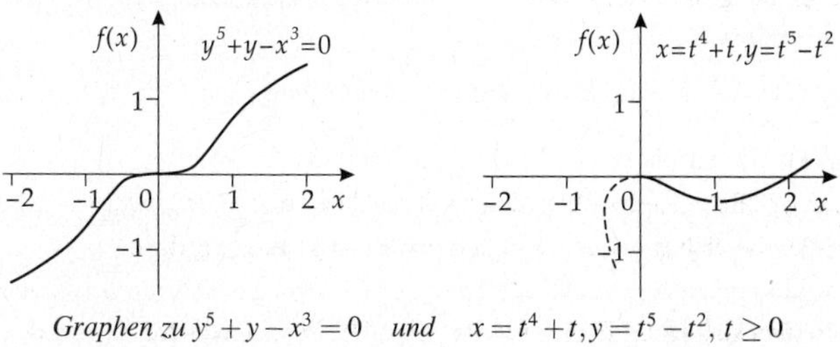

Graphen zu $y^5+y-x^3 = 0$ und $x = t^4+t, y = t^5-t^2,\ t \geq 0$

Pfeildiagramm: Darstellung der Zuordnung mit Zuordnungspfeilen.

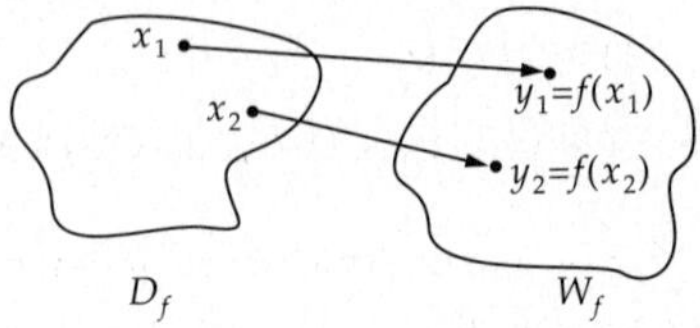

Pfeildiagramm für Funktionen

▷ Werden bei der Wertetabelle oder dem Pfeildiagramm nicht alle Wertepaare angegeben, so ist die Funktion nicht eindeutig bestimmt.

☐ Die oben angegebene Wertetabelle kann für auf ganz $\mathbb{R}$ definierte Funktionen unter anderem die Funktion $f(x) = 2x$, die Gaußklammer $f(x) = 2[x]$ oder die Funktion $f(x) = 2x + \sin(\pi x)$ beschreiben.

Klassifikation von Funktionen

Funktionen lassen sich nach ihren Eigenschaften in verschiedene Klassen einteilen.

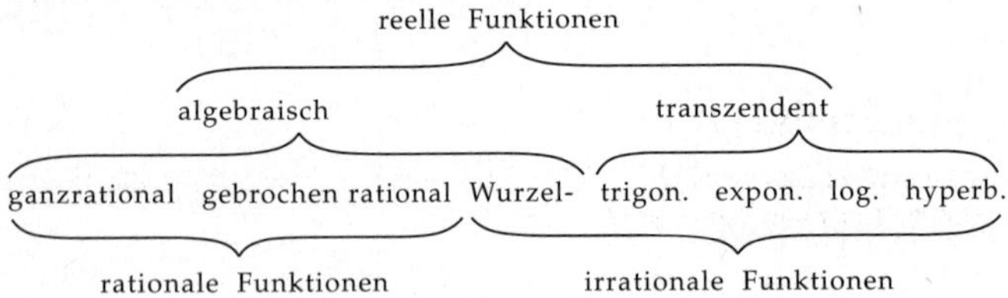

Ganzrationale Funktionen oder **Polynome:** Funktionen, die sich durch endlich viele Additionen, Subtraktionen und Multiplikationen mit der unabhängigen Variablen x darstellen lassen.
Allgemeine Form:

$$f(x) = a_0 + a_1 x + a_2 x^2 + a_3 x^3 + \ldots + a_n x^n \qquad n \in \mathbb{N}.$$

☐ Parabel und Gerade werden durch ganzrationale Funktionen $f(x) = ax^2$ und $g(x) = mx + b$ beschrieben.

Rationale Funktionen: Funktionen, die sich durch endlich viele Additionen, Subtraktionen, Multiplikationen und Divisionen mit der unabhängigen Variablen x darstellen lassen.
Gebrochen rationale Funktionen: Funktionen, die rational, aber nicht ganzrational sind.
Allgemeine Darstellung:

$$f(x) = \frac{a_0 + a_1 x + a_2 x^2 + a_3 x^3 + \ldots + a_n x^n}{b_0 + b_1 x + b_2 x^2 + b_3 x^3 + \ldots + b_m x^m} \qquad n, m \in \mathbb{N}.$$

Echt gebrochen rationale Funktion: Größter Exponent im Nenner größer als größter Exponent im Zähler: $m > n$.
Unecht gebrochen rationale Funktion: $m \leq n$.

☐ Die Hyperbel $f(x) = \dfrac{1}{x}$ ist eine echt gebrochen rationale Funktion.
$f(x) = \dfrac{x^2 + 1}{x - 1}$ ist eine unecht gebrochen rationale Funktion.

● Unecht gebrochen rationale Funktionen können durch Polynomdivision in die Summe aus einer ganzrationalen Funktion und einer echt gebrochen rationalen Funktion zerlegt werden.

Algebraische Funktionen: Genügen einer algebraischen Gleichung beliebigen Grades, deren Koeffizienten ganzrationale Funktionen (Polynome) in der unabhängigen Variablen x sind.

Allgemeine Form:

$$\sum_{k=0}^{n} g_k(x) y^k = 0 \qquad g_k(x): \quad \text{Polynome in } x.$$

▷ In dieser Gleichung stehen auch Potenzen von y, was bei der Gleichung für rationale Funktionen nicht der Fall ist.

□ Die Wurzelfunktion $f(x) = \sqrt{x}$, $y^2 - x = 0$ ist eine algebraische Funktion aber keine rationale Funktion.

● Alle rationalen Funktionen sind algebraisch.

Transzendente Funktionen: Funktionen, die nicht algebraisch sind.

▷ Sie sind oft durch unendliche Potenzreihen darstellbar.

□ Die Exponentialfunktion $f(x) = \mathrm{e}^x$ und der Logarithmus $f(x) = \ln(x)$ sowie alle hyperbolischen und trigonometrischen Funktionen sind transzendent.

Nichtrationale Funktionen: Funktionen, die nicht rational sind.

▷ Alle transzendenten Funktionen sind nichtrationale Funktionen, jedoch nicht alle nichtrationalen Funktionen sind transzendent.

□ Potenzfunktionen mit gebrochenem Exponenten sind nichtrational, aber nicht transzendent, sondern algebraisch.

Grenzwert und Stetigkeit

Grenzwert einer Funktion: Zu jeder Zahl $\varepsilon > 0$ existiert ein $\delta > 0$, so daß für alle x mit $|x - x_0| < \delta$ gilt $|f(x) - g| < \varepsilon$. g heißt Grenzwert von f im Punkt x_0.

$$\lim_{x \to x_0} f(x) = g.$$

□ Die Funktion $f(x) = \mathrm{e}^{-(1/x^2)}$ hat im Punkt $x = 0$ den Grenzwert $\lim_{x \to 0} f(x) = 0$.

Rechts- und linksseitiger Grenzwert: Betrachtet man nur Werte $x > x_0$ ($x < x_0$), so nähert man sich dem Wert x_0 von rechts (links).
Für den Grenzwert schreibt man oft

$$\lim_{x \to x_0 -} f(x) = \text{linksseitiger Grenzwert} \quad \lim_{x \to x_0 +} f(x) = \text{rechtsseitiger Grenzwert}.$$

□ Die Funktion $f(x) = \mathrm{e}^{-(1/x)}$ hat im Punkt $x = 0$ rechtsseitig den Grenzwert Null und ist linksseitig divergent (s. 5.25).

Ist der rechtsseitige Grenzwert gleich dem linksseitigen Grenzwert, dann gilt für den Grenzwert der Funktion an der Stelle x_0:

$$\lim_{x \to x_0 -} f(x) = \lim_{x \to x_0 +} f(x) = \lim_{x \to x_0} f(x).$$

Stetigkeit: Eine Funktion heißt stetig, wenn jeder Funktionswert $f(a)$ Grenzwert der Funktion im Punkt a ist.

$$\lim_{x \to a} f(x) = f(a) \qquad \text{für alle } a.$$

● **Epsilon-Delta-Kriterium**: f ist stetig in x_0, wenn gilt: Zu jeder Zahl $\varepsilon > 0$ existiert ein $\delta > 0$ so daß für alle x mit $|x - x_0| < \delta$ gilt $|f(x) - f(x_0)| < \varepsilon$.

□ Die Betragsfunktion $f(x) = |x|$ ist überall stetig.

Die Vorzeichenfunktion $f(x) = \operatorname{sgn}(x) = \begin{cases} -1 & x < 0 \\ 0 & x = 0 \\ 1 & x > 0 \end{cases}$

ist im Punkt $x = 0$ nicht stetig.

Rechts- oder linksseitige St[illegible]er Funktionswert $f(x_0)$ an der Stelle x_0 ein rechtsseitiger (linksseitiger) Grenzwert, die Funkti[illegible]nicht stetig, so ist die Funktion dort rechtsseitig (linksseitig) stetig.

☐ Die Funktion $f(x) = $ e[illegible]unkt $x = 0$ rechtsseitig stetig.

Zwischenwertsatz: Wenn [illegible]nktion $f(x)$ in einem abgeschlossenen Intervall $[a,b]$ definiert und stetig ist und die Zahl c zwischen [illegible]unktionswerten in a und b liegt, dann existiert in $[a,b]$ ein Punkt x_0 mit $f(x_0) = c$.

$$f(a) = A,\ f(b) = B,\ A \neq B,\ A < c < B \quad \text{oder} \quad A > c > B,$$

$$f(x_0) = c \quad \text{mit} \quad a < x_0 < b.$$

Satz von Bolzano: Wenn eine Funktion $f(x)$ in einem abgeschlossenen Intervall $[a,b]$ definiert und stetig ist und die Funktionswerte an den Intervallendpunkten $f(a)$ und $f(b)$ unterschiedliche Vorzeichen besitzen, dann gibt es mindestens einen Wert x_0 in (a,b) für den $f(x)$ Null wird.

$$f(x_0) = 0 \quad \text{mit} \quad a < x_0 < b.$$

Rechnen mit Grenzwerten: Alle Regeln für das Rechnen mit Grenzwerten bei Folgen gelten auch hier:

$$\lim_{x\to a}(f(x) \pm g(x)) = \lim_{x\to a} f(x) \pm \lim_{x\to a} g(x),$$

$$\lim_{x\to a}(f(x) \cdot g(x)) = \lim_{x\to a} f(x) \cdot \lim_{x\to a} g(x),$$

$$\lim_{x\to a}\frac{f(x)}{g(x)} = \frac{\lim_{x\to a} f(x)}{\lim_{x\to a} g(x)} \qquad \text{falls } \lim_{x\to a} g(x) \neq 0.$$

Ist ferner $g(x)$ eine stetige Funktion, so gilt

$$\lim_{x\to a} g(f(x)) = g\left(\lim_{x\to a} f(x)\right).$$

▷ Diese Grenzwertsätze gelten nur, wenn die angegebenen Grenzwerte auch existieren.

☐ Es gilt

$$\lim_{x\to a}(g(x))^n = \left(\lim_{x\to a} g(x)\right)^n, \qquad n \in \mathbb{N}.$$

$$\lim_{x\to a}\sqrt{g(x)} = \sqrt{\lim_{x\to a} g(x)},$$

$$\lim_{x\to a}\ln(g(x)) = \ln\left(\lim_{x\to a} g(x)\right), \qquad \text{falls } \lim_{x\to a} g(x) > 0.$$

Regel von de L'Hospital (vgl. S. 446): Gilt

$$\lim_{x\to a} f(x) = \lim_{x\to a} g(x) = 0 \quad \text{oder} \quad \lim_{x\to a}|f(x)| = \lim_{x\to a}|g(x)| = \infty,$$

so läßt sich der Grenzwert des Quotienten der Funktionen (sofern er existiert) als Grenzwert der Quotienten der ersten Ableitungen schreiben.

$$\lim_{x\to a}\frac{f(x)}{g(x)} = \lim_{x\to a}\frac{f'(x)}{g'(x)}.$$

☐ Es gilt

$$\lim_{x\to 0}\frac{\sin x}{x} = \lim_{x\to 0}\frac{\cos x}{1} = 1.$$

▷ Gilt auch für die erste Ableitung

$$\lim_{x\to a} f'(x) = \lim_{x\to a} g'(x) = 0$$

oder

$$\lim_{x\to a}|f'(x)| = \lim_{x\to a}|g'(x)| = \infty,$$

so muß die zweite Ableitung gebildet werden, usw.

5.2 Kurvendiskussion

Kurvendiskussionen werden im Abs[illegible] behandelt.

Definitionsbereich

Zuerst bestimmt man den **Definitionsbereich** D von x, für den die Funktion $f(x)$ definiert ist.

☐ 1) Für **ganzrationale Funktionen** ist $D = \mathbb{R}$.
2) Für **gebrochene Funktionen** sind die Nullstellen des Nenners auszuschließen.
3) Für **Wurzelfunktionen** sind die Bereiche mit negativen Werten unter der Wurzel auszuschließen.

☐ $y = 1/\sqrt{x-1}$, $\quad D = \mathbb{R}\backslash\{x|x \leq 1\}$.

Symmetrie

Gerade Funktion, symmetrisch zur y-Achse: $f(x) = f(-x)$. **Ungerade Funktion**, punktsymmetrisch zum Ursprung : $f(x) = -f(-x)$.
Kurvenverlauf für negative Werte ergibt sich aus Spiegelung an der y-Achse beziehungsweise am Ursprung.

☐ **Gerade Funktion**: $x^2, x^4, \ldots$, $\cos x$, $\cosh x$.
Ungerade Funktion: $x, x^3, \ldots$, $\sin x$, $\tan x$, $\cot x$, $\sinh x$, $\tanh x$, $\coth x$.

Symmetriebestimmung von zusammengesetzten Funktionen (g gerade, u ungerade Funktion):

$f(x)$	$g(x)$	$f(x) \pm g(x)$	$f(x) \cdot g(x)$	$f(x)/g(x)$	$f(x)^{g(x)}$
g	g	g	g	g	g
g	u	–	u	u	–
u	g	–	u	u	u
u	u	u	g	g	–

▷ Funktionen, die weder gerade noch ungerade sind, lassen sich aus einem geraden und einem ungeraden Anteil zusammensetzen.

☐ $e^x = \sinh x + \cosh x = \dfrac{e^x - e^{-x}}{2} + \dfrac{e^x + e^{-x}}{2}$, wobei $\sinh x$ eine ungerade, $\cosh x$ eine gerade Funktion ist.

▷ Oftmals gibt es auch Symmetrien bezüglich ausgezeichneter Punkte einer Funktion, wie Nullstellen oder Polstellen.

☐ $y = (x-1)^2$: symmetrisch bezüglich der vertikalen Achse bei $x = 1$.

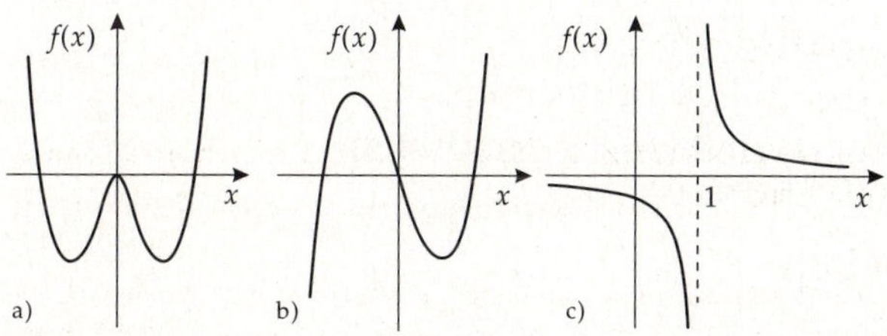

a) gerade Funktion *b) ungerade Funktion* *c) Punktsymmetrie bei $x = 1$*

Verhalten im Unendlichen

Der Grenzwert einer Funktion für $x \to +\infty$ und $x \to -\infty$ wird untersucht, wobei der Definitionsbereich nach der einen Seite oder beiden Seiten hin unbeschränkt ist.
Gegebenenfalls kann die **Regel von de l'Hospital** angewendet werden.
Ganzrationale Funktion, Verhalten im Unendlichen ist vom Term mit dem höchsten Exponenten bestimmt. Vorzeichen des Grenzwertes für $x \to \infty$ entspricht dem Vorzeichen des höchsten Terms.

Exponent gerade (ungerade): der Grenzwert für $x \to -\infty$ hat das gleiche (das entgegengesetzte) Vorzeichen.

n	$\lim_{x\to\infty} c \cdot x^n$	$\lim_{x\to-\infty} c \cdot x^n$
gerade	$+\text{sgn}(c) \cdot \infty$	$+\text{sgn}(c) \cdot \infty$
ungerade	$+\text{sgn}(c) \cdot \infty$	$-\text{sgn}(c) \cdot \infty$

Gebrochen rationale Funktion, Quotient aus **ganzrationalen Funktionen** mit dem Polynomgrad m im Nenner und n im Zähler. Das Verhalten im Unendlichen ist durch den Term mit dem höchsten Exponenten bestimmt. Steht dieser Term im Zähler, ist die Diskussion wie bei ganzrationalen Funktionen.
Steht der Term im Nenner, geht die Funktion für große x-Werte gegen Null.
Im Fall von ganzrationalen Funktionen gleichen Grades läuft die gesamte Funktion gegen einen konstanten Wert (parallel zur x-Achse), der gleich dem Quotienten der beiden Vorfaktoren der höchsten Terme ist.

▷ Man zerlege die gebrochen rationale Funktion in eine echt gebrochene und in eine ganzrationale Funktion, die Grenzkurve oder Asymptote. Für große x-Werte nähert sich die Funktion der Grenzkurve.

□ $y = \frac{x^3 - 2x^2 + 1}{x^2 - 4} = x - 2 + \frac{4x - 7}{x^2 - 4}$. Grenzkurve ist die Gerade $y = x - 2$.

Polynomgrad	Grenzkurve
$n - m > 1$	Parabel $(n - m)$-ten Grades
$n - m = 1$	Gerade
$n = m$	Parallele zur x-Achse
$n < m$	x-Achse

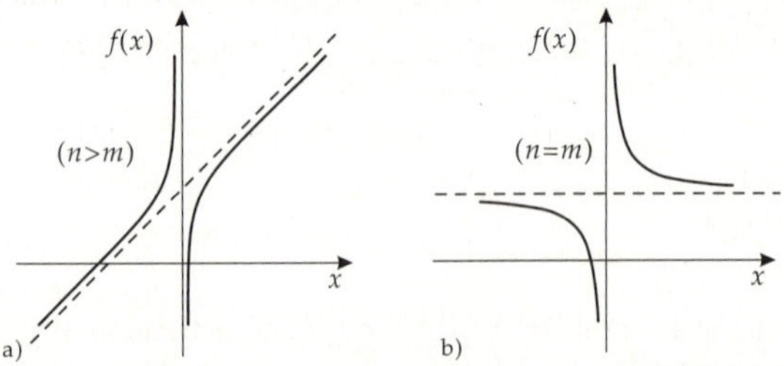

Asymptoten bei gebrochen rationalen Funktionen a) Gerade b) Konstante

Definitionslücken und Unstetigkeitsstellen

Sprünge treten auf bei abschnittsweise definierten Funktionen und an einzelnen Punkten, an denen die Funktion nicht definiert ist.

● Linksseitiger und rechtsseitiger Grenzwert sind bei einem Sprung der Funktion an der **Sprungstelle** verschieden.

Sprungstelle, $\lim_{x\to c+} f(x) \neq \lim_{x\to c-} f(x)$.

● **Polstelle**, einer der beiden Grenzwerte ist unendlich:

Polstelle, $|\lim_{x\to c\pm} f(x)| = \infty$.

□ $f(x) = \frac{\cos x}{x}$, $\lim_{x\to 0\pm} f(x) = \pm\infty$ (Polstelle bei $x = 0$, $f(0)$ ist also nicht definiert).

▷ Gebrochen rationale Funktionen besitzen an den Nullstellen ihres Nennerterms Polstellen, wenn der Zählerterm an dieser Stelle ungleich Null ist.

$\dfrac{f(x)}{g(x)} \rightarrow$ Polstellen bei x_0 mit $g(x_0) = 0$, falls $f(x_0) \neq 0$.

- Definitionslücken können behoben werden, wenn links- und rechtsseitiger Grenzwert gleich und endlich sind.
  Hebbare Lücke: $\lim\limits_{x \to c+} f(x) = \lim\limits_{x \to c-} f(x)$.

□ $f(x) = \dfrac{\sin x}{x}$, $f(0) = \lim\limits_{x \to 0\pm} f(x) = 1$, (siehe Regel von de l'Hospital)

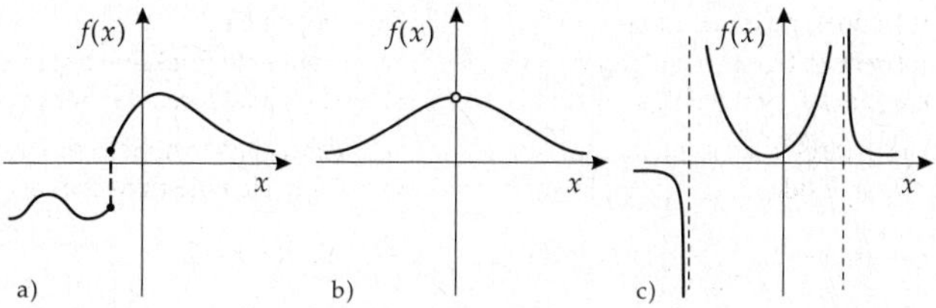

a) Sprung *b) hebbare Lücke* *c) Polstellen*

Nullstellen

- Die Nullstellen sind Lösung der Gleichung $f(x) = 0$.

▷ Eine Funktion muß an einer Nullstelle nicht unbedingt das Vorzeichen wechseln.

▷ Numerische Nullstellensuchverfahren zur Lösung von Gleichungen suchen meist nach einem Vorzeichenwechsel.

□ $y = (x-1)^2$ besitzt bei $x = 1$ eine Nullstelle, die Funktionswerte sind jedoch niemals negativ.

Vorzeichenverlauf

Bereiche ober- und unterhalb der x-Achse bestimmen:

1) Nullstellen und Polstellen teilen den Definitionsbereich in Intervalle.
2) Für jedes Teilintervall wird das Vorzeichen ermittelt.
3) Gebiete schraffieren.

Schnittpunkt mit der y-Achse: $y_0 = f(0)$.

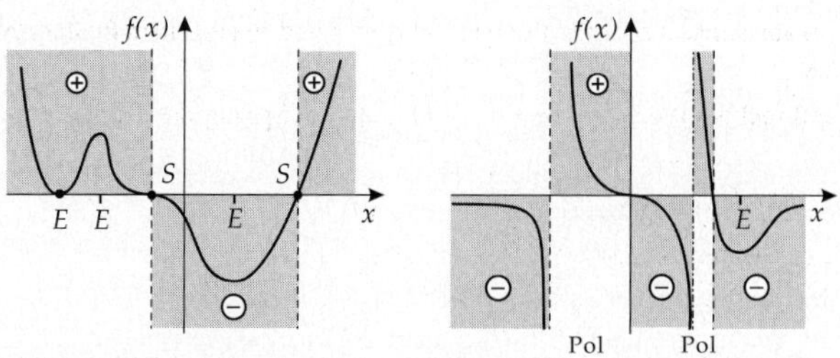

Vorzeichenverlauf

Bei einer Summe (Differenz) von Funktionen: grafische Addition (Subtraktion).

□ $y = \frac{1}{x^2} - \frac{1}{(1-x)^2}$

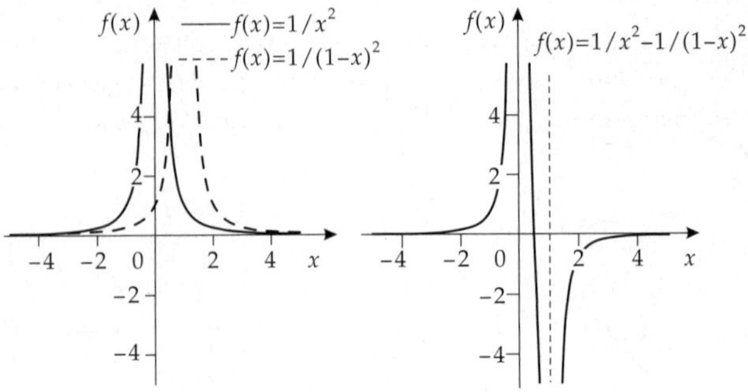

Steigungsverlauf, Extrema

Abschnittsweise Monotonie: Zerlegung in Kurvenstücke, die nur positiven oder negativen Anstieg haben (die Funktion ist abschnittsweise monoton steigend bzw. monoton fallend).

- Für eine differenzierbare Funktion gilt:

  $f'(x) < 0 \quad \Longrightarrow$ **streng monoton fallend**,

  $f'(x) > 0 \quad \Longrightarrow$ **streng monoton steigend**.

- Die Funktion $f(x)$ besitzt an der Stelle x_m ein **relatives Extremum**, falls es eine Umgebung U von x_m gibt, in der alle Funktionswerte kleiner oder alle Funktionswerte größer als $f(x_m)$ sind:

  Relatives Maximum: $f(x) \leq f(x_m) \quad x \in U$,

  Relatives Minimum: $f(x) \geq f(x_m) \quad x \in U$.

- Bei differenzierbaren Funktionen liegt zwischen zwei verschiedenartigen Monotoniebögen ein relatives Extremum.

- Bei einem **Extremum** ändert sich das Vorzeichen der Steigung.

$x < x_m$	$x > x_m$	Extremum
$f'(x) > 0$	$f'(x) < 0$	Maximum
$f'(x) < 0$	$f'(x) > 0$	Minimum

▷ Ausnahme: Intervalle auf denen die Funktion konstant ist: Die konstante Funktion $f(x) = c$ hat überall ein Extremum.

- Eine Stelle $x = x_0$ im Inneren des Definitionsbereichs von f ist genau dann Extremum, wenn die 1. Ableitung gleich Null ist und die erste höhere Ableitung, die an der Stelle $x = x_0$ ungleich Null ist, von gerader Ordnung ist (notwendige und hinreichende Bedingung).

- Ist x_0 eine **Extremumstelle** im Inneren des Definitionsbereichs einer differenzierbaren Funktion f, so muß gelten (notwendige Bedingung):

  $f'(x_0) = 0.$

  An einem solchen Extremum verläuft die Tangente parallel zur x-Achse.

Satz von Weierstraß: Wenn eine Funktion $f(x)$ in einem abgeschlossenen Intervall $[a,b]$ definiert und stetig ist, dann besitzt $f(x)$ dort ein absolutes Maximum M_{max} und ein absolutes Minimum M_{min}, d. h., es existieren in diesem Intervall mindestens ein Punkt x_0 und mindestens ein Punkt x_0', so daß für alle x mit $a \leq x \leq b$ gilt:

$$M_{\text{min}} = f(x_0') \leq f(x) \leq f(x_0) = M_{\text{max}}.$$

▷ Extrema können auch in den Randpunkten des Definitionsbereichs angenommen werden.

□ $f(x) = x^2$ auf $[1,2]$ nimmt sein Maximum bei $x = 2$, sein Minimum bei $x = 1$ an, ohne daß die Ableitung dort verschwindet.

▷ Ist die 1. Ableitung gleich Null, so kann auch ein Sattelpunkt S vorliegen.

□ $f(x) = x^3$, $f'(x) = 3x^2$, $f'(0) = 0$, aber kein Extremum, sondern ein Sattelpunkt bei $x = 0$.

▷ Extrema sowie Steigungsverhalten der Funktion können aus einer Vorzeichenskizze der Ableitung bestimmt werden.

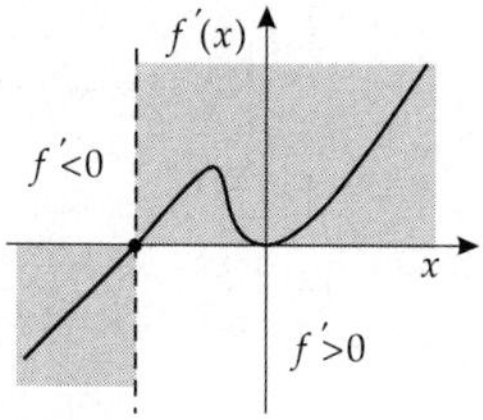

Ableitungsfunktion

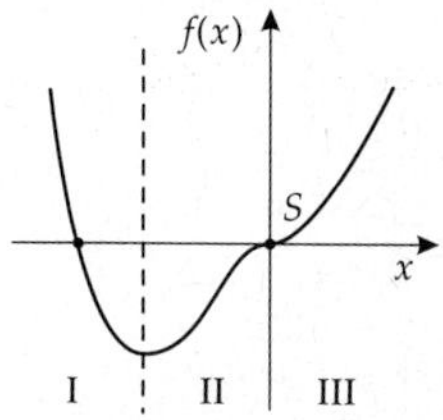

Ursprungsfunktion I: monoton fallend
II: Extrema III: monoton steigend

Krümmung

Krümmung einer Kurve, die Änderung der Steigung, erhält man aus der zweiten Ableitung.

● Eine zweifach differenzierbare Funktion ist
konkav von oben (konvex von unten) für $f''(x) > 0$,
konvex von oben (konkav von unten) für $f''(x) < 0$.

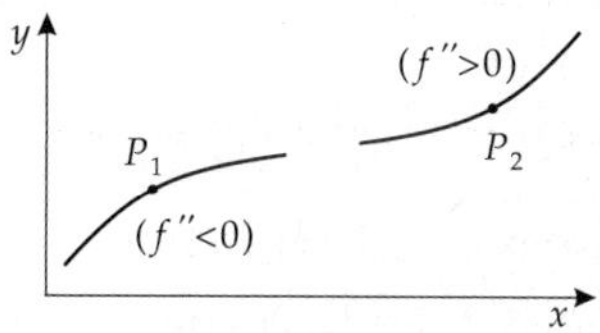

Krümmung

▷ Merkregel: Man denke sich einen Kreis an den Krümmungsbogen der Funktion.
Liegt der Kreis *über* der Funktion, ist die zweite Ableitung *positiv*.
Liegt der Kreis *unter* der Funktion, ist die zweite Ableitung *negativ*.

Wendepunkt

● **Wendepunkt**, liegt zwischen zwei unterschiedlich gekrümmten Kurvenstücken einer zweifach differenzierbaren Funktion.

● Am **Wendepunkt** ändert sich das Vorzeichen der Krümmung.

● Am **Wendepunkt** x_{I} muß die zweite Ableitung von $f(x)$ Null sein (notwendige Bedingung),
$f''(x_{\mathrm{I}}) = 0$.

▷ Die Bedingung ist nicht hinreichend, d. h., es liegt nicht notwendigerweise ein Wendepunkt vor.

□ $f(x) = x^4$, $f''(x) = 12x^2$, $f''(0) = 0$, aber die Funktion besitzt keinen Wendepunkt, sondern ein Minimum bei $x = 0$.

- Hinreichende Bedingung für einen Wendepunkt:
  $f''(x_I) = 0, \quad$ und $\quad f^{(n)}(x_I) \neq 0,\ n \quad$ ungerade und $\quad f^{(k)}(x_I) = 0,\ (2 < k < n).$
- **Sattelpunkt** (auch Stufen- oder Terrassenpunkt), spezieller Wendepunkt mit waagrecht verlaufender Tangente:
  Sattelpunkt: $f''(x_S) = 0, \quad f'(x_S) = 0, \quad$ und $\quad x_S \quad$ Wendepunkt.
- Eine n-fach differenzierbare Funktion besitzt an einem Punkt x_0 mit
  $f^{(n)}(x_0) \neq 0, \quad f^{(n-1)}(x_0) = f^{(n-2)}(x_0) = \ldots = f''(x_0) = f'(x_0) = 0$
  folgendes Verhalten:
  Minimum: n gerade, $f^{(n)} > 0$,
  Maximum: n gerade, $f^{(n)} < 0$,
  Wendepunkt: n ungerade, $f^{(n)} \neq 0$.

□ $f(x) = x^4,\ f'(x_0 = 0) = f''(x_0 = 0) = f'''(x_0 = 0) = 0,\ f^{(4)}(x) = 4! = 24 > 0,$
d. h., bei $x_0 = 0$ liegt ein Minimum vor.

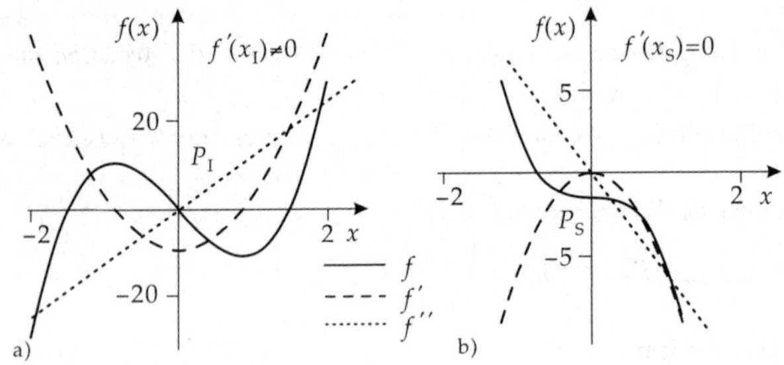

a) Wendepunkt *b) Sattelpunkt*

5.3 Steckbrief für Funktionen

Die folgenden Abschnitte beschreiben die wichtigsten Funktionen.
Die Anordnung lehnt sich an das weiter oben angeführte Klassifikationsschema von Funktionen an:

1. Einfache Funktionen: konstante Funktion und einige wichtige Funktionen, die sich nicht ganz in dieses Schema einordnen lassen, wie z. B. die Betragsfunktion oder die Rundungsfunktion.
2. Ganzrationale Funktionen: von den einfachsten rationalen Funktionen, wie lineare oder quadratische Funktion, bis zum allgemeinen Polynom.
3. Gebrochen rationale Funktionen: von einfachen Hyperbeln bis zu den Quotienten von Polynomen.
4. Nichtrationale algebraische Funktionen: von der Quadratwurzel bis zu Potenzfunktionen mit gebrochenem Exponenten und Wurzeln aus Polynomen.
5. Spezielle transzendente Funktionen: Logarithmus-, Exponential- und Gauß- Funktionen.
6. Hyperbolische Funktionen: Funktionen an der Einheitshyperbel.
7. Areafunktionen: Umkehrfunktionen zu den hyperbolischen Funktionen.
8. Trigonometrische Funktionen: Winkelfunktionen am Einheitskreis.
9. Arkusfunktionen: Umkehrfunktionen zu den trigonometrischen Funktionen.

Die Funktion wird zunächst durch ihren allgemeinen Funktionsausdruck dargestellt und Erläuterungen zur Anwendung gegeben.

a) Definition

● Funktionen können in expliziter Form oder in impliziter Form definiert werden.

Explizite Form, Funktionen werden durch direkte Zuordnung von Werten wie auch durch Verknüpfung anderer Funktionen dargestellt.

☐ Definition der Vorzeichenfunktion:

$$\operatorname{sgn}(x) = \begin{cases} -1 & x < 0, \\ 0 & x = 0, \\ 1 & x > 0. \end{cases}$$

☐ Definition der Betragsfunktion: $|x| = x \cdot \operatorname{sgn}(x)$.

Implizite Form, eine Verknüpfung von x und $y = f(x)$ wird beschrieben.

☐ Kubische Gleichung in x und y: $y^3 + y + x^3 - x = 0$.

▷ Implizite Formen sind oft nicht explizit auflösbar.

▷ Es ist auf Mehrdeutigkeiten von y zu achten.

☐ **Kegelschnittgleichung** erlaubt zu jedem x zwei y Werte:

$$\sqrt{x^2 + y^2} + \varepsilon x = a.$$

Sonderfall impliziter Definition: Beschreibung einer Funktion als Umkehrfunktion anderer Funktionen.

☐ Quadratwurzel: $y = \sqrt{x} \qquad x = y^2, \quad y \geq 0$.

Weitere Definitionsmöglichkeiten sind die Darstellungen als **Lösung einer Differential- oder Integralgleichung**.

☐ Schwingungsgleichung, Differentialgleichung für Sinus und Kosinus:

$$\frac{\mathrm{d}^2}{\mathrm{d}x^2} f(x) + f(x) = 0, \qquad f(x) = a\sin(x) + b\cos(x).$$

b) Grafische Darstellung

Die grafische Darstellung liefert einen wichtigen Überblick über die Eigenschaften der Funktion.

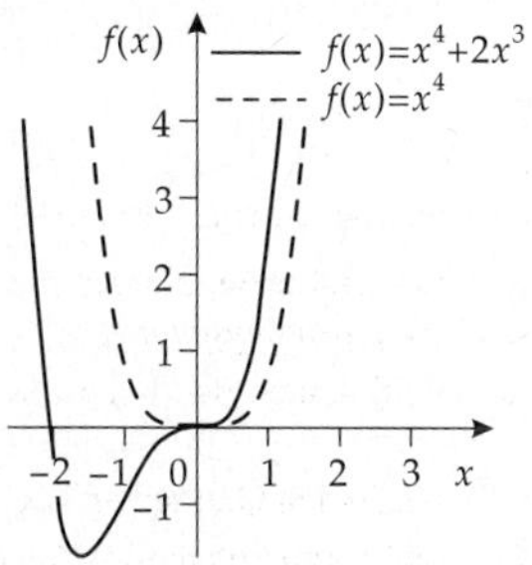

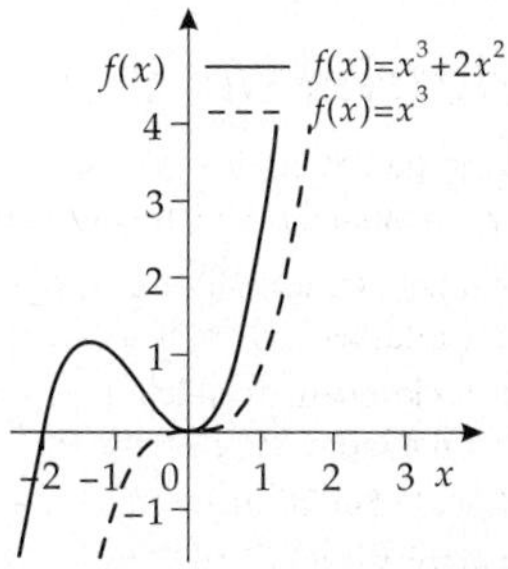

▷ Meist sind in einer Figur zwei Graphen dargestellt, einer mit einer durchgezogenen Linie und einer mit einer gestrichelten Linie. Dadurch können oft Beziehungen zwischen den Funktionen oder der Einfluß von Parametern besser dargestellt werden.

Oft ist es sinnvoll, eine Achse in logarithmischer Skalierung zu betrachten.

▷ Dadurch kann u. a. ein Überblick über einen großen Wertebereich gewonnen werden.

Analog lassen sich auch beide Achsen in logarithmischer Skalierung betrachten.

▷ Dies ist besonders interessant bei der Betrachtung von Potenzfunktionen, da die doppeltlogarithmische Darstellung bessere Informationen über Vorfaktoren und Exponenten liefert.

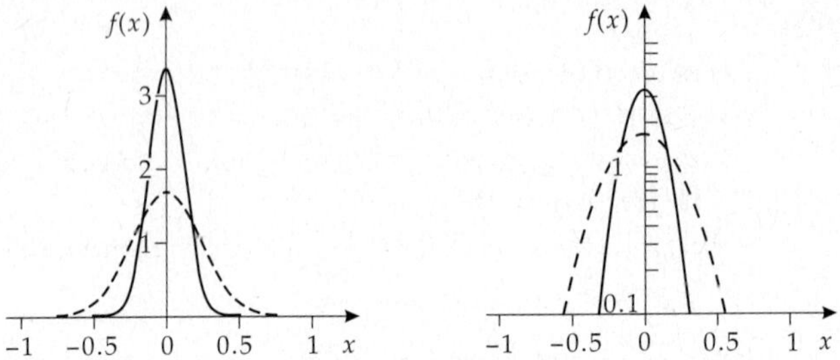

Gaußfunktionen in linearer und halblogarithmischer Darstellung

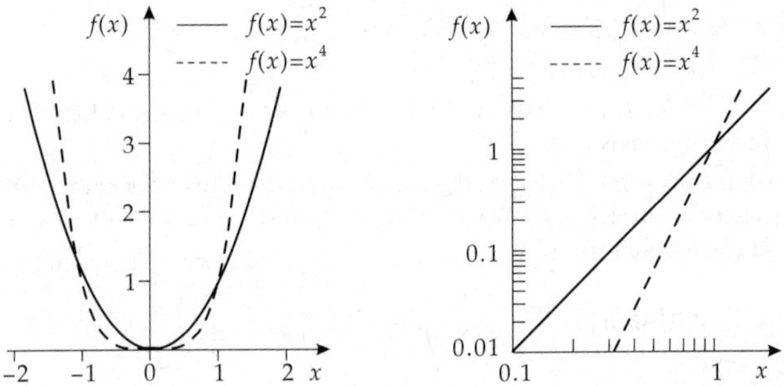

Potenzfunktionen in linearer und doppeltlogarithmischer Darstellung

c) Eigenschaften der Funktionen

Definitionsbereich:	Bereich der Werte von x, für den die Funktion einen definierten Wert besitzt, z. B. $\sqrt{x}$: $0 \leq x < \infty$.
Wertebereich:	Bereich von Werten $y = f(x)$, den die Funktion annehmen kann, z. B. $\sqrt{x}$: $0 \leq f(x) < \infty$.
Quadrant:	Wo liegt der Graph der Funktion für $x > 0$ und $x < 0$. erster Quadrant: $x > 0, y > 0$, z. B. $y = \sqrt{x}$, zweiter Quadrant: $x < 0, y > 0$, z. B. $y = \sqrt{-x}$, dritter Quadrant: $x < 0, y < 0$, z. B. $y = -\sqrt{-x}$, vierter Quadrant: $x > 0, y < 0$, z. B. $y = -\sqrt{x}$.
Periodizität:	Es gibt ein $x_0 \neq 0$, so daß für alle x gilt: $f(x + x_0) = f(x)$. Der kleinste Wert $x_0 > 0$ ist die Periodenlänge oder primitive Periode.
Monotonie:	Für alle x_1, x_2 mit $x_1 < x_2$ gilt: streng monoton steigend $f(x_1) < f(x_2)$, monoton steigend $f(x_1) \leq f(x_2)$, streng monoton fallend $f(x_1) > f(x_2)$, monoton fallend $f(x_1) \geq f(x_2)$.
Symmetrien:	Spiegelsymmetrie zur y-Achse: $f(-x) = f(x)$, z. B. bei $f(x) = x^2$. Punktsymmetrie zum Ursprung: $f(-x) = -f(x)$, z. B. bei $f(x) = x^3$.
Verhalten im Unendl.:	Verhalten der Funktion im Unendlichen, z. B. $\sqrt{x^2+1} \to \lvert x \rvert$ für $x \to \pm\infty$.

d) Spezielle Werte

Nullstellen: Stellen, an denen $f(x) = 0$ gilt,

□ $f(x) = x^2 - 1$, Nullstellen bei $x = 1, x = -1$.

Sprungstellen: Unstetigkeitsstellen, an denen die Funktion einen endlichen Sprung macht.

□ für $f(x) = \operatorname{sgn}(x)$ bei $x = 0$.

Polstellen: Stellen, bei denen die Funktion divergiert (ihr Wert gegen unendlich strebt).

□ $f(x) = \dfrac{1}{x^2}$, Pol zweiter Ordnung bei $x = 0$.

Extrema: Lokale Maxima und Minima der Funktion.

□ $f(x) = x^4 - 2x^2 + 1$
Maximum bei $x = 0$, Minima bei $x = \pm 1$.

Wendepunkte: Punkte, an denen die Kurve ihre Krümmung ändert.

□ $f(x) = x^3$, Sattelpunkt bei $x = 0$.

▷ Es ist darauf zu achten, daß in dieser Beschreibung mit Nullstellen und Polstellen **reelle Nullstellen** und **reelle Polstellen** gemeint sind.

● Während ein Polynom n-ten Grades **im Reellen höchstens *n* Nullstellen** hat, besagt der **Fundamentalsatz der Algebra**, daß ein solches Polynom **im Komplexen genau *n* Nullstellen** besitzt, wenn man die Vielfachheiten der Nullstellen mitzählt.

e) Reziproke Funktionen

Kehrwert einer Funktion:

$$g(x) = \frac{1}{f(x)}.$$

▷ Oft lassen sich über die reziproke Funktion neue Funktionen definieren oder Beziehungen zur alten Funktion beschreiben.

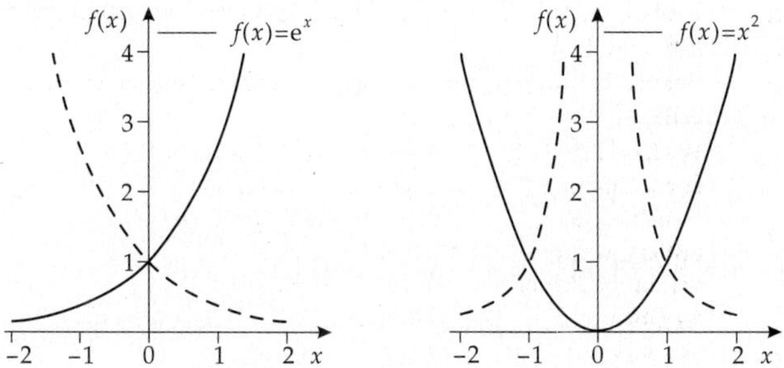

Reziproke Funktionen (– – – –)

f) Umkehrfunktionen

Die Umkehrfunktion $f^{-1}(x)$ zu $y = f(x)$ wird bestimmt, indem man die Variablen x und y vertauscht, $x = f(y)$, und nach y auflöst, $y = f^{-1}(x)$.
Eine Funktion ist umkehrbar, wenn jeder Bildpunkt $f(x) \in W_f$ genau einmal auftritt, d. h. für $x_1 \neq x_2$ immer $f(x_1) \neq f(x_2)$ ist. Für periodische Funktionen wird die Umkehrfunktion mehrdeutig. Durch Beschränkung auf den Hauptwert kann sie eindeutig gemacht werden.

☐ $y = f(x) = ax + b, \quad x = ay + b, \quad y = f^{-1}(x) = \frac{1}{a}x - \frac{b}{a} \quad (a \neq 0).$

☐ $y = f(x) = \mathrm{e}^x, \quad x = \mathrm{e}^y, \quad y = f^{-1}(x) = \ln x \quad (x > 0).$

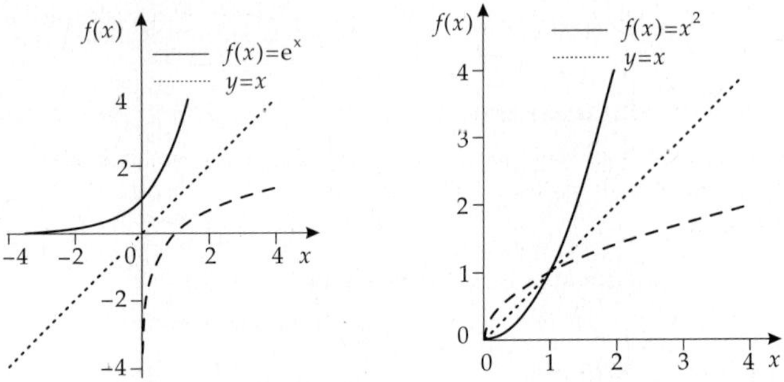

Umkehrfunktionen (– – – –)

● Der Umkehrfunktion entspricht grafisch der Spiegelung der Funktion an der Geraden $y = x$ (erste Winkelhalbierende).

▷ Es ist jedoch auf die Eindeutigkeit der Umkehrung und damit auf eingeschränkten Definitions- und Wertebereich zu achten.

g) Verwandte Funktionen

Viele Funktionen stehen mit anderen Funktionen in verwandter Beziehung, z. B. die Exponentialfunktion mit dem Logarithmus und den hyperbolischen Funktionen.

h) Umrechnungsformeln

Umrechnungsformeln für Rechenoperationen mit der Funktion,

☐ quadratische Funktion

$f(x) = x^2 \qquad f(x) - f(y) = x^2 - y^2 = (x - y)(x + y),$

oder im Argument der Funktion,

☐ quadratische Funktion

$f(x) = x^2 \qquad f(x \pm y) = (x \pm y)^2 = x^2 \pm 2xy + y^2.$

i) Näherungsformeln (8 bit ≈ 0,4 % Genauigkeit)

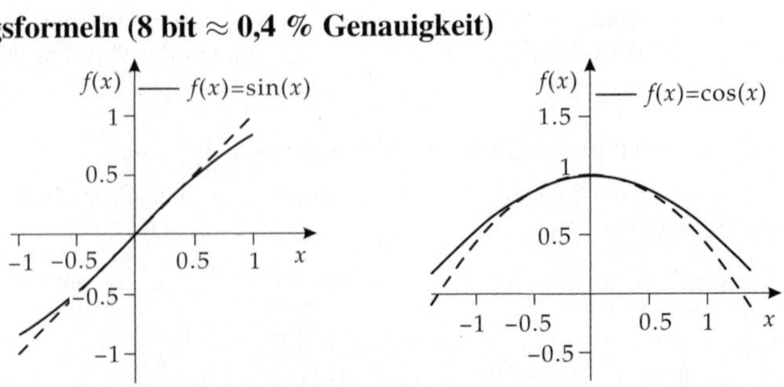

Einfache Näherungsfunktionen (– – – –)

Viele komplizierte Funktionen lassen sich in bestimmten Bereichen durch einfache Funktionen nähern. Hier werden Formeln angegeben, die in den angegebenen Grenzen bis auf 8 bit in der Computerdarstellung, d. h. bis auf 0,4 % relativer Fehler genau sind.

● **Achtung:** Mögliche Rundungsfehler bei Berechnung der Formel im Computer sind in die Fehlergrenze noch nicht einbezogen.

j) Reihen- oder Produktentwicklung

Viele Funktionen lassen sich als endliche oder unendliche Reihe, als endliches oder unendliches Produkt bzw. als endlicher oder unendlicher Kettenbruch darstellen.

□ Exponentialfunktion

$$\mathrm{e}^x = \sum_{k=0}^{\infty} \frac{x^k}{k!} = 1 + x + \frac{x^2}{2} + \frac{x^3}{6} + \frac{x^4}{24} + \frac{x^5}{120} + \ldots$$

k) Ableitung der Funktionen

Hier wird die erste Ableitung der Funktion angegeben,

□ Potenzfunktion:

$$\frac{\mathrm{d}}{\mathrm{d}x} ax^n = nax^{n-1}, \quad n \neq 0.$$

Zum Teil kann auch eine verallgemeinerte Form höherer Ableitungen angegeben werden, z. B.

$$\frac{\mathrm{d}^k}{\mathrm{d}x^k} ax^n = \frac{n!}{(n-k)!} ax^{n-k}, \qquad k \leq n.$$

l) Stammfunktionen

Als Stammfunktion $F(x)$ einer gegebenen Funktion $f(x)$ wird eine Funktion bezeichnet, die im selben Intervall definiert ist und deren Ableitung gleich $f(x)$ ist:

$$\int f(x)\,\mathrm{d}x = F(x) + C_1, \qquad F'(x) = f(x).$$

$F(x) + C_1$ bildet die Menge der Stammfunktionen. C_1 ist eine beliebige Konstante. Hier wird als Beispiel für eine spezielle Stammfunktion das Integral der Funktion mit einer festen und einer variablen Integrationsgrenze angegeben, z. B.

$$\int_0^x \mathrm{e}^{at}\,\mathrm{d}t = \frac{1}{a}(\mathrm{e}^{ax} - 1).$$

Auch weitere wichtige Integrale werden angegeben.

Für eine ausführliche Darstellung von Integralen mit der Funktion siehe in den Integraltafeln am Ende des Buches oder in entsprechenden Integralsammlungen, wie z. B. Gradstein-Ryshik, Integraltafeln, Verlag Harri Deutsch.

m) Spezielle Erweiterungen und Anwendungen

Hier werden Erweiterungen der Funktion, wie z. B. die komplexe Darstellung der Funktion, sowie weiterführende Anwendungen beschrieben.

Einfache Funktionen

Unter einfachen Funktionen werden hier die konstante Funktion, Sprung-, Vorzeichen- und Treppenfunktionen, Knick- und Betragsfunktion verstanden.

▷ Einige der nachfolgenden Funktionen besitzen Unstetigkeits- oder (nicht differenzierbare) Knickstellen. Sie sind jedoch alle integrierbar.

5.4 Konstante Funktion

$$f(x) = c.$$

Konstante Funktionen sind die einfachsten Funktionen.

● Konstanten sind Invarianten, d. h. unveränderliche Größen, und werden, wenn sie nicht explizit ausgeschrieben werden, als lateinische, a, b, c, oder griechische Buchstaben, α, β, γ, geschrieben.

a) Definition

Allen Punkten wird der gleiche Wert c zugeordnet.

$$f(x) = c.$$

Die Funktion ist Lösung der Differentialgleichung:

$$\frac{\mathrm{d}f}{\mathrm{d}x} = 0.$$

b) Grafische Darstellung

Der Graph einer konstanten Funktion ist eine horizontale Gerade, die bis ins Unendliche reicht. Es können beliebige Werte auf der y-Achse angenommen werden.

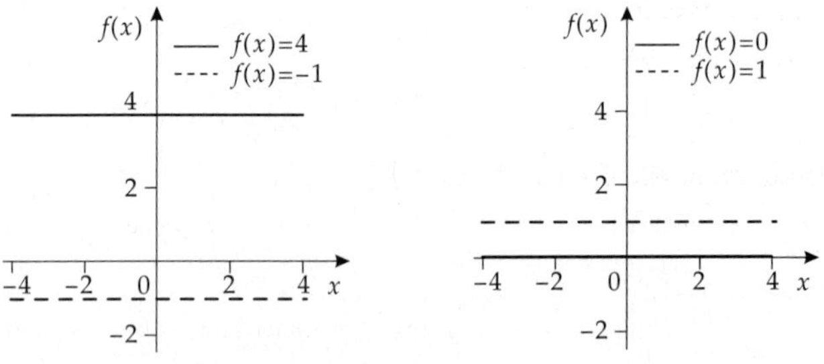

▷ Eine Besonderheit bilden $f(x) = 0$ (**Nullfunktion**) und $f(x) = 1$ (**Einheitsfunktion**).

c) Eigenschaften der Funktion

Definitionsbereich:	$-\infty < x < \infty$.
Wertebereich:	$f(x) = c$ (c kann einen beliebigen Wert haben).
Quadrant:	$c > 0$ liegt im ersten und zweiten Quadranten,
	$c < 0$ liegt im dritten und vierten Quadranten.
Periodizität:	man kann beliebige Perioden definieren.
Monotonie:	sowohl monoton steigend als auch monoton fallend, aber niemals streng monoton.

Symmetrien: spiegelsymmetrisch bezüglich der y-Achse,
$f(x) = 0$ ist außerdem punktsymmetrisch zum Ursprung.

Asymptoten: Die Funktion $f(x) = c$ ist ihre eigene Asymptote.

d) Spezielle Werte

Nullstellen: $c \neq 0$ keine Nullstellen,
$c = 0$ alle Punkte sind Nullstellen.

Sprungstellen: keine, Funktion ist stetig.

Polstellen: keine, Funktion ist überall definiert.

Extrema: jedes $x \in \mathbb{R}$.

Wendepunkte: keine.

e) Reziproke Funktion

Die reziproke Funktion zu $f(x) = c \neq 0$ ist wieder eine konstante Funktion.

$$\frac{1}{f(x)} = \frac{1}{c}.$$

f) Umkehrfunktion

Der Definitionsbereich der Umkehrfunktion ist auf $x = c$ beschränkt, der Wertebereich ist $-\infty \leq y \leq +\infty$. Der Graph der Umkehrfunktion ist die Parallele zur y-Achse durch den Punkt $x = c$.

g) Verwandte Funktionen

Stufenfunktionen, Funktionen die auf einem Teilbereich der x-Achse einen bestimmten konstanten Wert haben.

h) Umrechnungsformeln

Die Funktionen haben überall den gleichen Wert:

$$f(x+y) = f(x) = f(y) = f(ax) = c, \qquad x, y, a, c \quad \text{aus} \quad \mathbb{R}.$$

i) Näherungsformeln für die Funktion

Es gelten die Näherungsformeln für Konstanten, z. B. für die Eulersche Zahl e

$$\mathrm{e} \approx \left(\frac{131}{130}\right)^{130}.$$

j) Reihen- oder Produktentwicklung der Funktion

Es gelten die Reihen- und Produktentwicklungen von Konstanten, z. B.

$$\pi = 2 \cdot \frac{4}{3} \cdot \frac{16}{15} \cdot \frac{36}{35} \cdot \frac{64}{63} \cdot \dots = 2 \prod_{k=1}^{\infty} \frac{4k^2}{4k^2 - 1}.$$

k) Ableitung der Funktion

Die Ableitung der Funktion ist die Nullfunktion.

$$\frac{\mathrm{d}}{\mathrm{d}x} c = 0.$$

l) Stammfunktionen

Die Stammfunktionen sind lineare Funktionen.

$$\int c\,\mathrm{d}x = cx + C_1.$$

m) Spezielle Erweiterungen und Anwendungen

▷ Konstante Funktionen sind die „nullte" Näherung für die Interpolation in der unmittelbaren Nähe bekannter Funktionswerte.

Konstante Funktionen haben ihre Bedeutung als Asymptoten anderer Funktionen.

5.5 Sprungfunktion

$$f(x) = H(x-a).$$

Sprungfunktion $H(x-a)$, auch **Heaviside-Funktion** genannt, springt bei $x-a=0$ von 0 auf 1. Alternative Notation: $E(x), \sigma(x)$, $u(x)$ oder $\Theta(x)$ statt $H(x)$. Die Funktion $\Theta(x)$ ist hierbei nicht mit der Thetafunktion zu verwechseln.

a) Definition

Die Funktion springt bei $x=a$ von 0 auf 1.

$$H(x-a) = \begin{cases} 0 & x < a, \\ \frac{1}{2} & x = a, \\ 1 & x > a. \end{cases}$$

Die Funktion ist auch durch ein Integral darstellbar:

$$H(x) = \frac{1}{2} + \frac{1}{\pi}\int_0^\infty \frac{\sin(xt)}{t}\,\mathrm{d}t.$$

b) Grafische Darstellung

Die Funktion ist bis auf die Sprungstelle $x=a$ stetig und jeweils für $x>a$ und $x<a$ konstant.

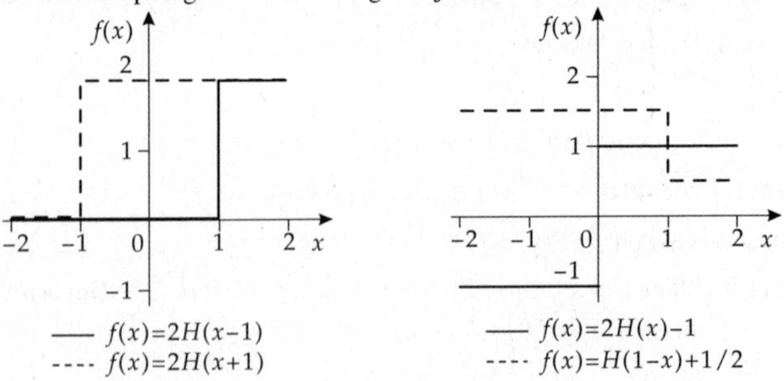

● Multiplikation mit einem Faktor hebt für $x>a$ die Funktion auf den Wert des Faktors. Ein negatives Argument spiegelt die Funktion an der x-Achse.

$$H(a-x) = 1 - H(x-a).$$

c) Eigenschaften der Funktion

Definitionsbereich:	$-\infty < x < \infty$.
Wertebereich:	$f(x) = 0, \frac{1}{2}, 1$.
Quadrant:	liegt (je nach a) im ersten und zweiten Quadranten.
Periodizität:	keine.
Monotonie:	monoton steigend (stückweise konstant).
Symmetrien:	punktsymmetrisch zum Punkt $\left(x = a,\ y = \frac{1}{2}\right)$.
Asymptoten:	$f(x) \to 1$ für $x \to +\infty$, $f(x) \to 0$ für $x \to -\infty$.

d) Spezielle Werte

Nullstellen:	alle $x < a$.
Sprungstellen:	bei $x = a$.
Polstellen:	keine.
Extrema:	Maxima bei allen $x > a$, Minima bei allen $x < a$.
Wendepunkte:	keine.

e) Reziproke Funktion

Für $x < a$ ist keine reziproke Funktion erlaubt.
Für $x > a$ ändert sich der Wert nicht.

f) Umkehrfunktion

Es existiert keine Umkehrfunktion.

g) Verwandte Funktionen

Konstante Funktion, darstellbar als Summe zweier Sprungfunktionen:

$$cH(x-a) + cH(a-x) = c.$$

Vorzeichenfunktion, auch **Signum-Funktion** genannt, sgn(x) (auch sign(x)), beschreibt das Vorzeichen von x (s. rechte Abbildung in **b)**).

$$\operatorname{sgn}(x) = 2H(x) - 1 = \begin{cases} -1 & x < 0, \\ 0 & x = 0, \\ 1 & x > 0. \end{cases}$$

▷ Die Vorzeichenfunktion kann auch als Integral geschrieben werden:

$$\operatorname{sgn}(x) = \frac{2}{\pi} \int_0^\infty \frac{\sin(xt)}{t}\, \mathrm{d}t.$$

Knickfunktion, Stammfunktion zur Sprungfunktion.

Alternative Sprungfunktion, besitzt an der Stelle $x = a$ nicht den Wert $\frac{1}{2}$, sondern den Wert 1.

▷ Der Unterschied ist in den meisten Fällen gering.

$$\mathcal{H}(x-a) = \begin{cases} 0 & x < a, \\ 1 & x \geq a. \end{cases}$$

Alternative Vorzeichenfunktion, analog zur Vorzeichenfunktion mit alternativer Sprungfunktion gebildet.

$$sgn(x) = 2\mathcal{H}(x) - 1 = \begin{cases} -1 & x < 0, \\ 1 & x \geq 0. \end{cases}$$

h) Umrechnungsformeln

Das Produkt zweier Sprungfunktionen ist die weiter rechts springende Funktion:

$$H(x-a)\cdot H(x-b) = H(x-b), \qquad \text{falls } b > a.$$

Negatives Argument und Komplementarität:

$$H(a-x) = 1 - H(x-a) \qquad H(x-a) + H(a-x) = 1.$$

Für die Vorzeichenfunktion gilt:

$$\operatorname{sgn}(-x) = -\operatorname{sgn}(x) \qquad \operatorname{sgn}(x) + \operatorname{sgn}(-x) = 0.$$

i) Näherungsformeln für die Funktion

Für $f(x) = cH(x-a)$ gelten die Näherungsformeln für Konstanten.
Näherung der Sprungfunktion durch den Tangens hyperbolicus.

$$H(x-a) \approx \frac{1}{2}\left[1 + \tanh(b(x-a))\right].$$

▷ Die Näherung ist um so besser, je größer der Wert b ist.

j) Reihen- oder Produktentwicklung der Funktion

Falls $f(x)$ als Reihe darstellbar ist, so ist auch $f(x)\cdot H(x)$ als Reihe darstellbar.

$$f(x)\cdot H(x-b) = \sum_{k=0}^{\infty} H(x-b)\cdot a_k x^k \quad \text{für} \quad f(x) = \sum_{k=1}^{\infty} a_k x^k.$$

k) Ableitung der Funktion

Die Ableitung der Sprungfunktion ist überall außerhalb der Sprungstelle Null.

$$\frac{\mathrm{d}}{\mathrm{d}x} H(x-a) = 0 \qquad x \neq a.$$

Im verallgemeinerten Sinn ist die Ableitung der Sprungfunktion die **Deltafunktion**, die weiter unten beschrieben wird.

$$\frac{\mathrm{d}}{\mathrm{d}x} H(x-a) = \delta(x-a).$$

Für die Ableitung von $f(x)H(x)$ gilt

$$\frac{\mathrm{d}}{\mathrm{d}x}(f(x)H(x-a)) = \begin{cases} 0 & x < a, \\ \dfrac{\mathrm{d}f}{\mathrm{d}x}(x) & x > a. \end{cases}$$

l) Stammfunktionen

Stammfunktion von $H(x)$ ist die **Knickfunktion** (Bild in Abschnitt Betragsfunktion)

$$\int H(x)\,\mathrm{d}x = x\cdot H(x) + C_1.$$

Das Integral von $f(x)H(x)$ ist

$$\int_b^x f(t)H(t-a)\mathrm{d}t = \int_a^x f(t)\,\mathrm{d}t \qquad b < a < x.$$

m) Spezielle Erweiterungen und Anwendungen

Schwellenfunktion: Das schon verwendete Produkt $f(x)H(x-a)$ unterdrückt den Wert von $f(x)$ für $x<a$ zu 0.

$$f(x)H(x-a)=\begin{cases}0 & x<a,\\ \frac{1}{2}f(a) & x=a,\\ f(x) & x>a.\end{cases}$$

Pulsfunktion: Durch die Differenz zweier Sprungfunktionen erhält nur ein Ausschnitt der x-Achse den Wert 1.

$$H(x-a)-H(x-b)=\begin{cases}0 & x<a, b<x,\\ \frac{1}{2} & x=a, x=b,\\ 1 & a<x<b,\end{cases}\qquad a<b.$$

Fensterfunktion: Durch das Produkt einer Funktion mit einer Pulsfunktion wird die Funktion nur in einem bestimmten Bereich nicht unterdrückt

$$f(x)[H(x-a)-H(x-b)]=\begin{cases}0 & x<a, b<x,\\ \frac{1}{2}f(a) & x=a,\\ \frac{1}{2}f(b) & x=b,\\ f(x) & a<x<b,\end{cases}\qquad a<b.$$

▷ Die Schwellen-, Puls- und Fensterfunktion können auch analog mit der alternativen Sprungfunktion $\mathcal{H}(x)$ definiert werden.

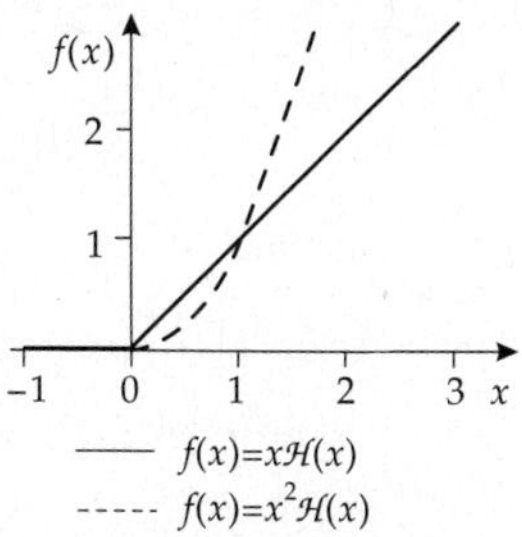

Schwellenfunktionen

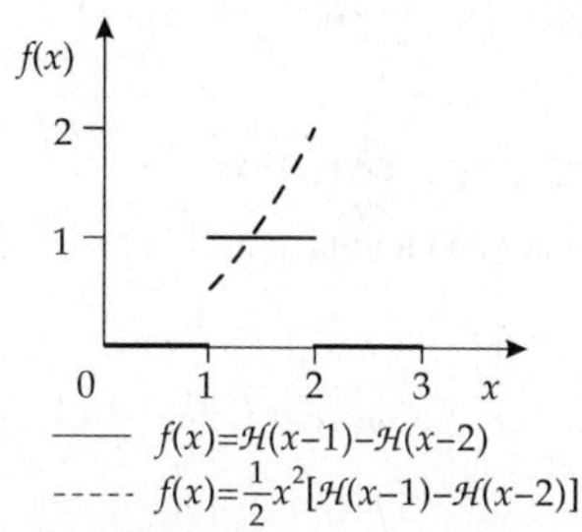

Pulsfunktion, Fensterfunktion

Stufenfunktionen werden meist über die alternative Sprungfunktion definiert

$$f(x)=c_0+\sum_{k=1}^{n}(c_k-c_{k-1})\mathcal{H}(x-a_k)\qquad a_1<a_2<\cdots<a_n,$$

wobei c_0 der Wert der Funktion für $x\to-\infty$ und c_k der Wert der Funktion an der Stelle a_k ist.

▷ Die Sprung- und Pulsfunktionen finden Anwendung in der Regelungstechnik. Mit Hilfe dieser Funktionen läßt sich das Übertragungsverhalten von Regelstrecken und Reglern ermitteln.

In der Systemtheorie erzeugt die Sprungfunktion die Sprungantwort.

5.6 Betragsfunktion

$$f(x)=|x-a|.$$

In Programmiersprachen: `ABS(X-A)`

Betragsfunktion $|x|$, jedem Wert x wird sein Betrag, d. h. der Abstand zwischen den Punkten x und 0 auf der Zahlengeraden zugeordnet.

- Die Funktionswerte sind nie negativ.

Bedeutung der Betragsfunktion: vor allem bei der Beschreibung von Größen, die nicht negativ definiert sein können.

□ Fläche zwischen zwei Kurven, Abstand zwischen zwei Punkten.

a) Definition

Der Funktionswert ist $+x$ für $x \geq 0$ und $-x$ für $x < 0$

$$f(x) = |x| = (x) \cdot \operatorname{sgn}(x) = x \cdot H(x) - x \cdot H(-x) = \begin{cases} x & x \geq 0 \\ -x & x < 0 \end{cases}$$

Eine andere Definition erfolgt über die Wurzel eines Quadrates,

$$|x| = \sqrt{x^2} \qquad \text{für alle} \quad x.$$

b) Grafische Darstellung:

$|x-a|$ ist für $x > a$ eine mit der Steigung 1 anwachsende Gerade, für $x < a$ eine mit der Steigung -1 fallende Gerade.

- An der Stelle $x = a$ ist ein Knickpunkt; $f(x)$ ist in $x = a$ zwar stetig, aber nicht differenzierbar.

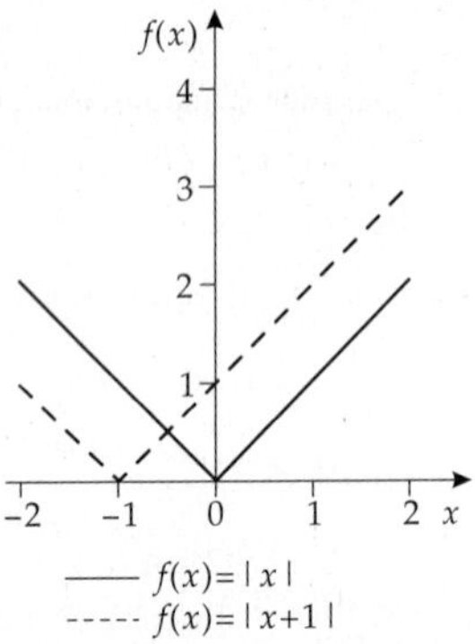

Betragsfunktionen

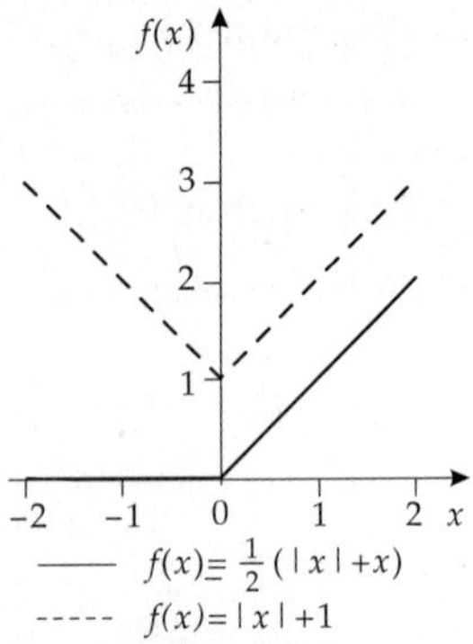

Knickfunktion

Addition $|x+a|$ innerhalb des Arguments bewirkt eine Verschiebung nach links, Addition $|x|+a$ außerhalb des Arguments bewirkt eine Verschiebung nach oben.
Multiplikation $c|x|$ mit einem Faktor c bewirkt eine Veränderung der Steigung.

c) Eigenschaften der Funktion

Definitionsbereich:	$-\infty < x < \infty$.
Wertebereich:	$0 \leq f(x) < \infty$.
Quadrant:	liegt im ersten und zweiten Quadranten.
Periodizität:	keine.
Monotonie:	$x \geq a$ streng monoton steigend,
	$x \leq a$ streng monoton fallend.
Symmetrien:	Spiegelsymmetrie zur Achse $x = a$.
Verhalten im Unendl.:	$f(x) \to \infty$ für $x \to \pm\infty$.

d) Spezielle Werte

Nullstellen:	$x = a$.
Sprungstellen:	keine, Funktion stetig.
Polstellen:	keine.
Extrema:	Minimum bei $x = a$, aber dort nicht differenzierbar.
Wendepunkte:	keine.

e) Reziproke Funktion

Die reziproke Funktion (für $x \neq a$) ist der Absolutwert einer Hyperbel:

$$\frac{1}{|x-a|} = \left|\frac{1}{x-a}\right|.$$

f) Umkehrfunktion

Die Umkehrfunktion zu $|x-a|$ kann nur entweder für $x \geq a$ oder $x \leq a$ gebildet werden.

$$x \geq a \quad f^{-1}(x) = x + a, \qquad \text{oder}$$

$$x \leq a \quad f^{-1}(x) = -x + a.$$

g) Verwandte Funktionen

Knickfunktion, positiver Ast bleibt, für $x < 0$ wird die Funktion zu 0. Siehe rechte Abbildung in „Grafische Darstellung".

$$f(x) = \frac{1}{2}(|x| + x) = |x| \cdot H(x) = \begin{cases} 0 & x \leq 0, \\ x & x > 0. \end{cases}$$

Dreiecksfunktion, gleichschenkliges Dreieck der Höhe h und Breite $2a$ mit der Spitze über dem Punkt x_0 mit $a, h > 0$,

$$D(x; x_0, a, h) = h\left(1 - \frac{|x - x_0|}{a}\right) \cdot H(x-a) \cdot H(x+a)$$

$$= \begin{cases} 0 & x \leq x_0 - a,\ x \geq x_0 + a, \\ \dfrac{h}{a}(x - x_0 + a) & x_0 - a < x \leq x_0, \\ \dfrac{h}{a}(x_0 - x + a) & x_0 < x < x_0 + a. \end{cases}$$

Maximumfunktion, Funktion zweier oder mehrerer Argumente, die den Funktionsargumenten das Argument mit dem größten Wert zuordnet. Sie kann für zwei Argumente mit Hilfe der Betragsfunktion geschrieben werden.

$$\max(x, y) = \frac{1}{2}(x + y + |x - y|) = \begin{cases} x & x \geq y, \\ y & x < y. \end{cases}$$

Für mehrere Argumente läßt sich rekursiv schreiben:

$$\max(x_1, x_2, \ldots, x_n) = \max(x_1, \max(x_2, \max(x_3, \ldots, \max(x_{n-1}, x_n) \ldots))).$$

▷ Die Betragsfunktion kann umgekehrt mit Hilfe der Maximumfunktion definiert werden.

$$|x| = \max(x, -x).$$

Minimumfunktion, Funktion zweier oder mehrerer Argumente, die den Funktionsargumenten das Argument mit dem kleinsten Wert zuordnet. Sie kann analog zur Maximumfunktion für zwei Argumente mit Hilfe der Betragsfunktion geschrieben werden.

$$\min(x, y) = \frac{1}{2}(x + y - |x - y|) = \begin{cases} y & x \geq y, \\ x & x < y. \end{cases}$$

Für mehrere Argumente läßt sich rekursiv schreiben:

$$\min(x_1, x_2, \ldots, x_n) = \min(x_1, \min(x_2, \min(x_3, \ldots, \min(x_{n-1}, x_n) \ldots))).$$

h) Umrechnungsformeln

Betrag des negativen Arguments, gleich dem Betrag des positiven Arguments.

$$|-x| = |x| \qquad |x-y| = |y-x|.$$

- Betrag des Produkts ist das Produkt der Beträge.

$$|x \cdot y| = |x| \cdot |y|.$$

- Betrag einer Summe (Differenz) muß nicht die Summe (Differenz) der Beträge sein.

$$|x| - |y| \leq |(|x| - |y|)| \leq |x \pm y| \leq |x| + |y|.$$

i) Näherungsformeln für die Funktion

sind normalerweise nicht notwendig.

j) Reihen- oder Produktentwicklung der Funktion

Im Gegensatz zur Sprungfunktion ist die Betragsfunktion einer Potenzreihe im allgemeinen nicht die Potenzreihe der Beträge.

k) Ableitung der Funktion

Ableitung von $|x-a|$, Vorzeichen von $x-a$.

$$\frac{\mathrm{d}}{\mathrm{d}x}|x-a| = \begin{cases} -1 & x < a, \\ 1 & x > a. \end{cases}$$

- Für $x = a$ ist die Ableitung nicht definiert!

▷ In einer verallgemeinerten Form der Ableitung ist der Ableitungswert bei $x = a$ gleich 0 und die Ableitungsfunktion ist die Vorzeichenfunktion.

$$\frac{\mathrm{d}}{\mathrm{d}x}|x-a| = \operatorname{sgn}(x-a).$$

Ableitung einer Funktion der Betragsfunktion

$$\frac{\mathrm{d}}{\mathrm{d}x} f(|x|) = \begin{cases} \dfrac{\mathrm{d}f}{\mathrm{d}x}(-x) & x < 0, \\ \dfrac{\mathrm{d}f}{\mathrm{d}x}(x) & x > 0. \end{cases}$$

Ableitung des Betrags einer Funktion, die Ableitung der Funktion multipliziert mit dem Vorzeichen des Funktionswertes.

$$\frac{\mathrm{d}}{\mathrm{d}x}|f(x)| = \operatorname{sgn}[f(x)] \cdot \frac{\mathrm{d}f}{\mathrm{d}x}.$$

An den Nullstellen der Funktion ist die Ableitung wiederum nicht definiert.

l) Stammfunktionen

Stammfunktion zu $|x|$, Produkt aus Parabel und Vorzeichenfunktion.

$$\int |x| \, \mathrm{d}x = \frac{1}{2} x^2 \cdot \operatorname{sgn}(x) + C_1 = \frac{1}{2} x \cdot |x| + C_1.$$

Integral des Betrags einer Funktion, Einteilung in die Intervalle zwischen den Nullstellen $x_0^1, \ldots x_0^n$, wobei $a < x_0^1 < x_0^2 < \cdots < x_0^n < x$ gilt.

$$\int_a^x |f(t)| \, \mathrm{d}t = \left| \int_a^{x_0^1} f(t) \, \mathrm{d}t \right| + \left| \int_{x_0^1}^{x_0^2} f(t) \, \mathrm{d}t \right| + \cdots + \left| \int_{x_0^n}^{x} f(t) \, \mathrm{d}t \right|.$$

m) Spezielle Erweiterungen und Anwendungen

Betrag einer komplexen Funktion, Wurzel aus der Summe der Quadrate von Real- und Imaginärteil

$$|x+\mathrm{j}y| = \sqrt{zz^*} = \sqrt{x^2+y^2}.$$

In der Elektrotechnik verwandelt ein Gleichrichter elektrische Signale unterschiedlicher Polarität in Signale gleicher Polarität (Betragsbildung).

5.7 Deltafunktion

$$f(x) = \delta\,(x-a).$$

Diracsche δ -Funktion, anderer Name für die Deltafunktion.

▷ Die Deltafunktion ist nicht zu verwechseln mit dem Kroneckersymbol δ_{ij}.
Die Deltafunktion ist im eigentlichen Sinne keine Funktion. Sie ist eine **Distribution**, d. h., ein linear stetiges Funktional, das auf Elemente eines Funktionenraums wirkt.

● Die Deltafunktion kann als Grenzwert von Funktionen dargestellt werden.
Die Deltafunktion hat ihre Bedeutung und Anwendung in der Multiplikation mit einer anderen Funktion unter einem Integral.

a) Definition

Charakterisierung der Deltafunktion durch das Integral:

$$\int_x^y \delta\,(t-a)\,\mathrm{d}t = \begin{cases} 1 & \text{falls } x < a < y, \\ 0 & \text{falls } a < x \text{ oder } y < a, \end{cases} \qquad \text{für beliebige } x < y.$$

Integraldarstellung:

$$\delta\,(x-a) = \int_{-\infty}^{+\infty} \cos[2\pi(x-a)t]\,\mathrm{d}t.$$

Darstellung als verallgemeinerte Ableitung der Sprungfunktion:

$$\delta\,(x-a) = \frac{\mathrm{d}}{\mathrm{d}x} H(x-a).$$

Darstellung als Grenzwert von Funktionen, die immer schmaler werden, aber dabei die Fläche unter der Kurve konstant halten:

Grenzwert einer Dreiecksfunktion $D\left(x;\ a, \frac{1}{h}, h\right)$ der Höhe h und Breite $\frac{1}{h}$ (Definition im Abschnitt „Betragsfunktion"):

$$\delta\,(x-a) = \lim_{h\to\infty} D(x;a,\frac{1}{h},h).$$

Grenzwert einer Pulsfunktion der Breite $2b$:

$$\delta\,(x-a) = \lim_{b\to 0} \frac{1}{2b}\left(H(x-a+b) - H(x-a-b)\right).$$

Grenzwert einer Gaußfunktion:

$$\delta\,(x-a) = \lim_{b\to\infty} \sqrt{\frac{b}{\pi}}\mathrm{e}^{-b(x-a)^2}.$$

Grenzwert des Sekans hyperbolicus (reziproker Kosinus hyperbolicus):

$$\delta\,(x-a) = \lim_{b\to 0} \frac{1}{2b} \operatorname{sech}\left(\frac{x-a}{b}\right).$$

b) Grafische Darstellung

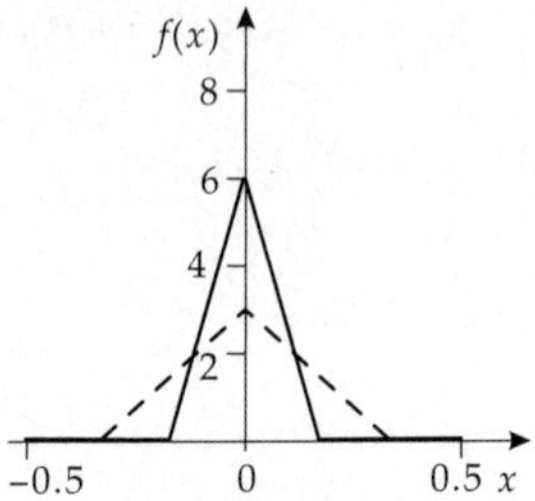

Dreiecksfunktionen

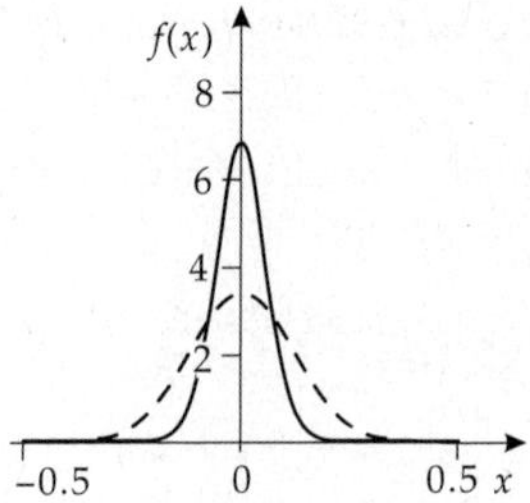

Gaußfunktionen

Die Deltafunktion läßt sich nicht grafisch darstellen. Sie ist überall Null mit Ausnahme von $x = a$, wo sie unendlich ist.
Es läßt sich aber die Grenzwertbildung illustrieren, die die Deltafunktion beschreibt.

c) Eigenschaften der Funktion

Definitionsbereich:	$-\infty < x < \infty$.
Wertebereich:	$f(x) = 0, \infty$.
Quadrant:	liegt im ersten und zweiten Quadranten.
Periodizität:	keine.
Monotonie:	bis auf $x = a$ konstant.
Symmetrien:	spiegelsymmetrisch zu $x = a$.
Asymptoten:	$f(x) = 0$ für $x \to \pm\infty$.

d) Spezielle Werte

Nullstellen:	alle $x \neq a$.
Sprungstellen:	$x = a$.
Polstellen:	$x = a$.
Extrema:	nicht definierbar.
Wendepunkte:	keine.

e) Reziproke Funktion

Es existiert keine reziproke Funktion.

f) Umkehrfunktion

Die Funktion ist nicht umkehrbar.

g) Verwandte Funktionen

Dreiecksfunktionen, Pulsfunktionen, Gaußfunktionen und Sekans hyperbolicus hängen über die Grenzwertbildung mit der Deltafunktion zusammen.
Sprungfunktion, Stammfunktion der Deltafunktion.
Konstante Funktion $f(x) = 1$, Fouriertransformierte der Deltafunktion.

h) Umrechnungsformeln

Spiegelsymmetrie der Deltafunktion:

$$\delta\,(x-a) = \delta\,(a-x) = \delta\,(|x-a|).$$

Faktor im Argument:

$$\delta\,(cx) = \frac{1}{|c|}\delta\,(x).$$

Funktion mit den einfachen Nullstellen $x_0^1, \ldots, x_0^n$ im Argument:

$$\delta\,(f(x)) = \sum_{k=1}^{n} \left| \frac{1}{\frac{\mathrm{d}f}{\mathrm{d}x}(x_0^k)} \right| \delta\,(x-x_0^k).$$

i) Näherungsformeln für die Funktion

Es gibt keine gebräuchlichen Näherungsformeln für die Deltafunktion. Im Bedarfsfall können die unter „Definition“ angegebenen Grenzwertdarstellungen mit endlichen Parametern als Näherung verwendet werden.

j) Reihen- oder Produktentwicklung der Funktion

Es existiert keine Reihen- oder Produktentwicklung der Funktion.

k) Ableitung der Funktion

Die Ableitung der Funktion ist überall bis auf $x = a$ Null und bei $x = a$ nicht definiert.

$$\frac{\mathrm{d}}{\mathrm{d}x}\delta\,(x-a) = 0 \qquad \text{für alle} \quad x \neq a.$$

Ableitung im verallgemeinerten Sinn:

$$\frac{\mathrm{d}}{\mathrm{d}x}\delta\,(x-a) = -\delta\,(x-a)\frac{\mathrm{d}}{\mathrm{d}x}.$$

Anwendung im Integral:

$$\int_x^y f(t)\frac{\mathrm{d}}{\mathrm{d}t}\delta\,(t-a)\,\mathrm{d}t = -\int_x^y \delta\,(t-a)\frac{\mathrm{d}}{\mathrm{d}t}f(t)\,\mathrm{d}t = -\frac{\mathrm{d}f}{\mathrm{d}t}(a).$$

l) Stammfunktionen

Stammfunktion zur Deltafunktion ist die Sprungfunktion.

$$\int \delta\,(x-a)\mathrm{d}x = H(x-a) + C_1, \qquad x_0 \leq a.$$

Integral über das Produkt aus einer Funktion und der Deltafunktion:

$$\int_{x_0}^{x} f(t)\delta\,(t-a)\,\mathrm{d}t = f(a)H(x-a) \qquad x_0 \leq a.$$

Integral über die gesamte Zahlengerade:

$$\int_{-\infty}^{\infty} f(t)\delta\,(t-a)\,\mathrm{d}t = f(a).$$

m) Spezielle Erweiterungen und Anwendungen

Komplexes Argument in der Deltafunktion, entspricht dem Produkt aus Deltafunktion für Realteil und Deltafunktion für den Imaginärteil.

$$\delta\,([x+\mathrm{j}y]-[a+\mathrm{j}b]) = \delta\,([x-a]+\mathrm{j}[y-b]) = \delta\,(x-a)\delta\,(y-b).$$

Kronecker-Symbol, Analogon zur Deltafunktion für die ganzen Zahlen.

$$\delta_{ij} = \begin{cases} 0 & i \neq j, \\ 1 & i = j. \end{cases}$$

▷ Die Deltafunktion ist wichtig für die Behandlung linearer partieller Differentialgleichungen.

Die Deltafunktion (Spike, Signalpuls) wird in der Regeltechnik zum Austesten von Regelkreisen verwendet.

5.8 Gaußklammer-Funktion, Restfunktion

$$f(x) = [x] = \text{int}(x) = \text{entier}(x).$$

Darstellung in Programmiersprachen: `INT(X)`, `TRUNC(X)`.

▷ In `FORTRAN` werden durch `INT(X)` die Nachkommastellen abgeschnitten. Dies entspricht der alternativen Restfunktion am Ende des Abschnitts.

Gaußklammer $[x]$ oder $\text{int}(x)$ (engl. integer part function), Abbildung jeder reellen Zahl x auf die nächste ganze Zahl, die kleiner oder gleich x ist.
Verwendung für alle Arten von Rundungsoperationen und zur Einordnung von kontinuierlichen Größen in diskrete Gitter.

$$\begin{aligned} \lfloor x \rfloor &:= \max_{z\in\mathbb{Z}}\{z \leq x\} \\ &= [x] =: \text{entier}(x) \\ &=: \text{floor}(x) \\ \lceil x \rceil &:= \min_{z\in\mathbb{Z}}\{x \leq z\} \\ &=: \text{ceil}(x) \end{aligned}$$

Gelegentlich findet man auch

$$\begin{aligned} \text{floor}(x) &:= \text{sgn}(x)\lfloor |x| \rfloor \\ \text{ceil}(x) &:= \text{sgn}(x)\lceil |x| \rceil \end{aligned}$$

Restfunktion (x) oder $\text{frac}(x)$ (engl. fractional part), Differenz zwischen x und $[x]$.

a) Definition

Größte ganze Zahl n kleiner oder gleich x.

$$[x] = \text{int}(x) = n, \qquad \text{mit } n \leq x < n+1 \qquad n = 0, \pm 1, \pm 2, \ldots$$

Restfunktion, Differenz zwischen x und $[x]$.

$$(x) = \text{frac}(x) = x - [x].$$

b) Grafische Darstellung

Gaußklammer, Stufen konstanten Wertes, die eine Einheit auseinanderliegen.
Die Stufen haben die gleiche Länge von einer Einheit.

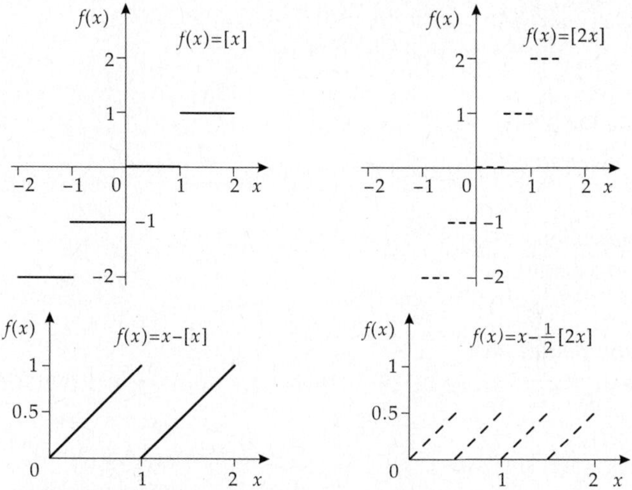

- Die Funktion ist stückweise stetig, besitzt aber auch unendlich viele Sprungstellen.

Ein Faktor im Argument verkürzt die Stufenlänge um diesen Faktor.
Restfunktion, Geradenabschnitt der Steigung 1 auf einem x-Abschnitt von einer Längeneinheit.

- Die Restfunktion wiederholt sich nach einer Längeneinheit wieder.

c) Eigenschaften der Funktion

Definitionsbereich:	$-\infty < x < \infty$.
Wertebereich:	$[x]$: $f(x) = 0, \pm 1, \pm 2, \ldots$, (x): $0 \leq f(x) < 1$.
Quadrant:	liegt bei $[x]$ im ersten und dritten, bei (x) im ersten und zweiten Quadranten.
Periodizität:	$[x]$: keine, (x): Periodenlänge 1, Abschnitte $n \leq x < n+1$.
Monotonie:	$[x]$: monoton steigend, (x): im Intervall $n \leq x < n+1$ streng monoton steigend.
Symmetrien:	keine Spiegelsymmetrie, auch keine Punktsymmetrie (halboffene Intervalle).
Asymptoten:	$[x]$: $f(x) \to \pm\infty$ für $x \to \pm\infty$, (x): keine Asymptoten.

d) Spezielle Werte

Nullstellen:	$[x]$: $0 \leq x < 1$, (x): $x = 0, \pm 1, \pm 2, \ldots$
Sprungstellen:	$x = 0, \pm 1, \pm 2, \ldots$
Polstellen:	keine.
Extrema:	$[x]$: keine, (x): Minima bei $x = 0, \pm 1, \pm 2, \ldots$

Wendepunkte: keine.

Werte bei $x = n$: $[x]$: $[n] = n$, $n = 0, \pm 1, \pm 2, \ldots$,
(x): $(n) = 0$, $n = 0, \pm 1, \pm 2, \ldots$

e) Reziproke Funktion

Keine explizite Umrechnung, Darstellung ($f(x) \neq 0$):
$[x]$: Stufenfunktionen, die für $x \to \pm\infty$ gegen 0 gehen, (x): Hyperbelbögen in den einzelnen Intervallen.

f) Umkehrfunktion

Es gibt keine Umkehrfunktionen.
(x) ist für $0 \leq x \leq 1$ seine eigene Umkehrfunktion.

g) Verwandte Funktionen

Rundungsfunktion, `ROUND(X)`, springt statt bei $0, \pm 1, \pm 2, \ldots$ bei $\pm 0{,}5, \pm 1{,}5, \pm 2{,}5, \ldots$

$$f(x) = \left[x + \frac{1}{2}\right].$$

Modulo-Funktion $n \,(\mathrm{mod}\, m)$, Funktion zweier natürlicher Zahlen, Rest, wenn die Zahl m so oft von n abgezogen wird, daß bei weiterem Abziehen die Differenz ihr Vorzeichen ändern würde.

$$n(\mathrm{mod}\, m) = m \cdot \mathrm{frac}\left(\frac{n}{m}\right).$$

h) Umrechnungsformeln

Komplementarität:

$$[x] + (x) = x.$$

Addition ganzer Zahlen:

$$[x+n] = [x] + n, \qquad (x+n) = (x).$$

i) Näherungsformeln für die Funktion

Keine Näherungsformeln gebräuchlich.

j) Reihen- oder Produktentwicklung der Funktion

Reihenentwicklung von $[f(x)]$ mit der Umkehrfunktion F unter Verwendung der alternativen Sprungfunktion $\mathcal{H}$.

Für streng monoton steigendes f:

$$[f(x)] = \sum_{k=1}^{\infty} \mathcal{H}(x - F(k)) + \sum_{k=0}^{\infty} \{\mathcal{H}(x + F(-k)) - 1\}.$$

Für streng monoton fallendes f:

$$[f(x)] = -\sum_{k=1}^{\infty} \mathcal{H}(x + F(-k)) - \sum_{k=0}^{\infty} \{\mathcal{H}(x - F(k)) - 1\}.$$

k) Ableitung der Funktion

Ableitung von $[x]$ und (x), $x \neq \pm 1, \pm 2, \ldots$

$$[x]: \quad \frac{\mathrm{d}}{\mathrm{d}x}[x] = 0,$$

$$(x): \quad \frac{\mathrm{d}}{\mathrm{d}x}(x) = 1.$$

Funktion einer Gaußklammer:

$$\frac{\mathrm{d}}{\mathrm{d}x} f([x]) = 0 \qquad x \neq 0, \pm 1, \pm 2 \ldots.$$

Funktion einer Restfunktion:

$$\frac{\mathrm{d}}{\mathrm{d}x} f(\mathrm{frac}(x)) = \frac{\mathrm{d}f}{\mathrm{d}x}(x - [x]) \qquad x \neq 0, \pm 1, \pm 2 \ldots.$$

Gaußklammer einer Funktion (F ist Umkehrfunktion):

$$\frac{\mathrm{d}}{\mathrm{d}x} [f(x)] = 0 \qquad x \neq F(0), F(\pm 1), F(\pm 2) \ldots.$$

Restfunktion einer Funktion (F ist Umkehrfunktion):

$$\frac{\mathrm{d}}{\mathrm{d}x} \mathrm{frac}\,(f(x)) = \frac{\mathrm{d}f}{\mathrm{d}x}(x - [x]) \qquad x \neq F(0), F(\pm 1), F(\pm 2) \ldots.$$

l) Stammfunktionen

Funktion einer Gaußklammer:

$$\int_a^x f([t])\,\mathrm{d}t = ([a] + 1 - a) f([a]) + (x - [x]) f([x]) + \sum_{k=[a]+1}^{[x]-1} f(k).$$

Funktion einer Restfunktion:

$$\int_a^x f(\mathrm{frac}(t))\,\mathrm{d}t = \int_{a-[a]}^1 f(t)\,\mathrm{d}t + ([x] - [a] - 2) \int_0^1 f(t)\,\mathrm{d}t + \int_0^{x-[x]} f(t)\,\mathrm{d}t.$$

Gaußklammer einer streng monoton steigenden Funktion (mit Umkehrfunktion F):

$$\int_a^x [f(t)]\,\mathrm{d}t = [f(x)]x - [f(a)] - \sum_{k=1}^{[f(x)]-[f(a)]} F([f(a)] + k.$$

Gaußklammer einer streng monoton fallenden Funktion (mit Umkehrfunktion F):

$$\int_a^x [f(t)]\,\mathrm{d}t = [f(x)]x - [f(a)] + \sum_{k=1}^{[f(a)]-[f(x)]} F([f(x)] + k.$$

Restfunktion einer Funktion:

$$\int_a^x \mathrm{frac}(f(t))\,\mathrm{d}t = \int_a^x f(t)\,\mathrm{d}t - \int_a^x [f(t)]\,\mathrm{d}t.$$

m) Spezielle Erweiterungen und Anwendungen

Alternative Gaußklammer, beschreibt die Vorkommazahl der dezimalen Darstellung,

$\mathrm{Ip}(x) = [|x|] \cdot \mathrm{sgn}\,(x).$

Alternative Restfunktion, Komplementärfunktion zur alternativen Gaußklammer,

$\mathrm{Fp}(x) = x - \mathrm{Ip}(x).$

▷ Der Unterschied liegt in der Behandlung negativer Zahlen, z. B. für $x = -3,14$ gilt

$[-3,14] = -4, \qquad \mathrm{frac}(-3,14) = 0,86,$

$\mathrm{Ip}(-3,14) = -3, \qquad \mathrm{Fp}(-3,14) = -0,14.$

▷ Dies wird in `FORTRAN` durch die Funktion `INT(X)` realisiert.

Ganzrationale Funktionen

Ganzrationale Funktionen, Funktionen, die sich als endliche Summe von Potenzfunktionen mit ganzzahligen, positiven Exponenten schreiben lassen.
Im folgenden werden zunächst die einfachsten ganzrationalen Funktionen, nämlich Polynome ersten, zweiten und dritten Grades, dann Potenzfunktionen n-ten Grades und schließlich Polynome n-ten Grades beschrieben.

5.9 Lineare Funktion – Gerade

$$f(x) = ax + b.$$

Polynom ersten Grades.
Funktionsgleichung, beschreibt eine Gerade der Steigung a mit dem y-Achsenabschnitt b.
Lineare Funktion, mathematisch nicht ganz korrekte Bezeichnung der durch die Geradengleichung definierten Funktion.
Erste Näherung einer Funktion in der Nähe eines bekannten Punktes.

▷ Bestimmung eines unbekannten Funktionswertes $f(x)$ mit $x_1 < x < x_2$ aus zwei bekannten Funktionswerten $f(x_1)$ und $f(x_2)$ erfolgt durch Legen einer Gerade durch die Punkte $(x_1, f(x_1))$ und $(x_2, f(x_2))$.

a) Definition

Differentialgleichung für eine lineare Funktion:

$$\frac{\mathrm{d}}{\mathrm{d}x} f(x) = a.$$

Funktionsgleichung einer Geraden

$$f(x) = ax + b \qquad \text{mit} \quad a = f(x=1) - f(x=0), \quad b = f(x=0).$$

Steigung einer durch die Punkte x_1 und x_2 gegebenen Geraden

$$a = \frac{f(x_2) - f(x_1)}{x_2 - x_1} = \frac{\Delta y}{\Delta x} \qquad x_2 \neq x_1.$$

▷ Die Steigung wird in der Geometrie oft mit m bezeichnet.

Achsenabschnitt einer durch die Punkte $(x_1, f(x_1))$ und $(x_2, f(x_2))$ gegebenen Geraden:

$$b = \frac{x_2 f(x_1) - x_1 f(x_2)}{x_2 - x_1} \qquad x_2 \neq x_1.$$

b) Grafische Darstellung

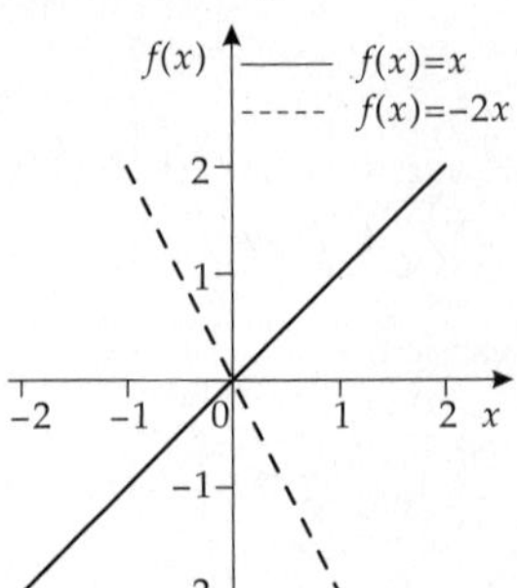

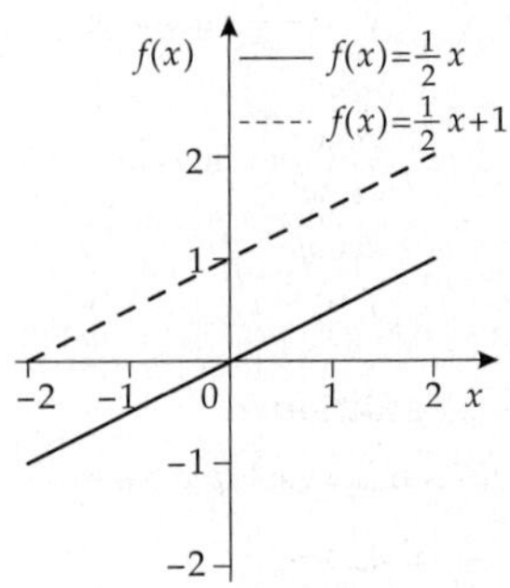

Der Graph der Funktion ist eine Gerade, die bei $x=0, f(x)=b$ die y-Achse und bei $x=-\frac{b}{a}$, d. h. $f(x)=0$, die x-Achse schneidet.
Die Gerade hat die Steigung a und schließt mit der x-Achse einen Winkel α ein mit

$$\alpha = \arctan(a), \qquad a = \tan(\alpha).$$

● Die Gerade wird für $a>0$ mit größerem a steiler und mit kleinerem a flacher.

▷ Für $a=0$ ist die Funktion die konstante Funktion.

Negatives a bedeutet negative Steigung, die Funktionswerte $f(x)$ werden für größeres x kleiner.

● Der Achsenabschnitt b verschiebt die Funktion entlang der y-Achse.

▷ Für $b=0$ geht die Funktion durch den Ursprung.
$b>0$ verschiebt die Funktion nach oben, $b<0$ verschiebt sie nach unten.

c) Eigenschaften der Funktion

Definitionsbereich:	$-\infty < x < \infty$.	
Wertebereich:	$-\infty < f(x) < \infty$.	
Quadrant:	$a>0,\ b=0$	erster und dritter,
	$a<0,\ b=0$	zweiter und vierter,
	$a=0,\ b>0$	erster und zweiter,
	$a=0,\ b<0$	dritter und vierter,
	$a>0,\ b>0$	erster, zweiter, dritter,
	$a>0,\ b<0$	erster, dritter, vierter,
	$a<0,\ b>0$	erster, zweiter, vierter,
	$a<0,\ b<0$	zweiter, dritter, vierter.
Periodizität:	keine.	
Monotonie:	$a>0$: streng monoton steigend,	
	$a<0$: streng monoton fallend,	
	$a=0$: konstant.	
Symmetrien:	Punktsymmetrie bezüglich jedes Punktes $(x,\ ax+b)$ der Geraden.	
Verhalten im Unendl.:	$a>0$: $f(x)\to\pm\infty$ für $x\to\pm\infty$,	
	$a<0$: $f(x)\to\mp\infty$ für $x\to\pm\infty$,	
	$a=0$: $f(x)=b$ für $x\to\pm\infty$.	

d) Spezielle Werte

Nullstellen:	$x_0=-\frac{b}{a}$ für $a\neq 0$.
Sprungstellen:	keine.
Polstellen:	keine.
Extrema:	keine.
Wendepunkte:	keine.
Wert bei $x=0$:	$f(0)=b$.

e) Reziproke Funktion

Die reziproke Funktion ist eine Hyperbel,

$$\frac{1}{f(x)} = \frac{1}{ax+b} = (ax+b)^{-1}.$$

f) Umkehrfunktion

Gerade der Steigung $\frac{1}{a}$, für $a = 0$ nicht umkehrbar,

$$f^{-1}(x) = \frac{1}{a}x - \frac{b}{a} \qquad a \neq 0.$$

g) Verwandte Funktionen

Konstante Funktionen, $a = 0$.
Betragsfunktion, $|x| = x\,\mathrm{sgn}(x)$.
Knickfunktion, $f(x) = xH(x)$.
Polynome höheren Grades, $ax + b$ ist ein Spezialfall.

h) Umrechnungsformeln

Achsenspiegelung,

$$f(-x) = -f\left(x - \frac{2b}{a}\right).$$

Die Summe (Differenz) zweier Geraden ist wieder eine Gerade,

$$(a_1x + b_1) \pm (a_2x + b_2) = (a_1 \pm a_2)x + (b_1 \pm b_2).$$

▷ Produkt und Quotient sind i. allg. keine Geraden mehr.

i) Näherungsformeln für die Funktion

Nicht notwendig.

j) Reihen- oder Produktentwicklung der Funktion

Quotient zweier Geradenfunktionen:

$$\frac{a_1x + b_1}{a_2x + b_2} = \begin{cases} \frac{b_1}{b_2} + \frac{a_2b_1 - a_1b_2}{a_2b_2} \sum_{k=1}^{\infty} \left(\frac{-a_2x}{b_2}\right)^k & |x| < \left|\frac{b_2}{a_2}\right|, \\ \frac{a_1}{a_2} - \frac{a_2b_1 - a_1b_2}{a_2b_2} \sum_{k=1}^{\infty} \left(\frac{-b_2}{a_2x}\right)^k & |x| > \left|\frac{b_2}{a_2}\right|. \end{cases}$$

k) Ableitung der Funktion

Die Ableitung ist die Steigung der Geraden.

$$\frac{\mathrm{d}}{\mathrm{d}x}(ax + b) = a.$$

▷ In der Geometrie wird die Steigung oft mit m bezeichnet.

l) Stammfunktionen

Stammfunktion ist die quadratische Funktion.

$$\int (ax + b)\,\mathrm{d}x = \frac{a}{2}x^2 + bx + C_1.$$

m) Spezielle Erweiterungen und Anwendungen

Lineare Interpolation, Näherung eines Funktionswerts $f(x)$ mit $x_1 < x < x_2$ aus den bekannten Funktionswerten $f(x_1)$ und $f(x_2)$.

$$f(x) = \frac{(x_2 - x)f(x_1) + (x - x_1)f(x_2)}{x_2 - x_1}.$$

▷ Sind von einer Funktion nur die Werte an den Stützstellen $x_1, x_2, \ldots, x_n$ bekannt, so läßt sich durch Interpolation eine stückweise lineare Funktion definieren.

Lineare Regression, eine Gerade $ax+b$ wird in einer bestmöglichen Näherung in eine Auftragung von n Datenpunkten $(x_1, f(x_1)), (x_2, f(x_2)), \ldots, (x_n, f(x_n))$ gelegt.

▷ Die bestmögliche Anpassung ist gegeben, wenn die Summe der Abweichungsquadrate $\sum_k (ax_k + b - f(x_k))^2$ minimal wird.

Die Werte von a und b sind

$$a = \frac{n\left(\sum_{k=1}^{n} x_k f(x_k)\right) - \left(\sum_{k=1}^{n} x_k\right)\left(\sum_{k=1}^{n} f(x_k)\right)}{n\left(\sum_{k=1}^{n} x_k^2\right) - \left(\sum_{k=1}^{n} x_k\right)^2}, \qquad b = \frac{1}{n}\left[\left(\sum_{k=1}^{n} f(x_k)\right) - a\left(\sum_{k=1}^{n} x_k\right)\right].$$

(Siehe auch Kapitel 21).

5.10 Quadratische Funktion – Parabel

$$f(x) = ax^2 + bx + c.$$

Parabel, Kurve der quadratischen Funktion.

Nächsteinfaches Polynom nach der konstanten und der linearen Funktion.

▷ Weg-Zeit-Gesetze $x(t)$ in Feldern mit konstanter Kraft sind quadratisch.

Wurfparabel, Lösungkurve des freien Falls mit Anfangsbedingungen, ist quadratisch.

a) Definition

Differentialgleichung zur quadratischen Funktion

$$\frac{d^2}{dx^2} f(x) = 2a.$$

Funktionsgleichung:

$$f(x) = ax^2 + bx + c = a\left(x + \frac{b}{2a}\right)^2 + c - \frac{b^2}{4a}.$$

Diskriminante der quadratischen Funktion:

$$D = \frac{b^2}{4a^2} - \frac{c}{a}.$$

b) Grafische Darstellung

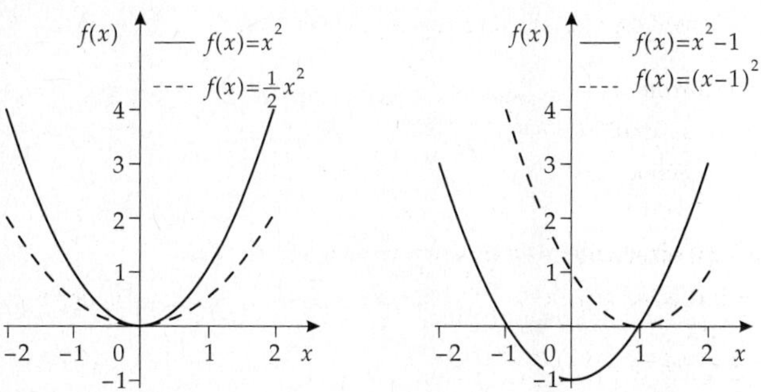

Der Graph der Funktion ist eine um $\frac{b}{2a}$ nach links und um $\frac{b^2}{4a} - c = Da$ nach unten verschobene Parabel.

- a bestimmt die Öffnung der Parabel.

Für $a > 0$ ist die Parabel nach oben geöffnet, für $a < 0$ ist sie nach unten geöffnet. Ist $|a|$ groß, wird die Parabel eng, ist $|a|$ klein, wird die Parabel weit.

c) Eigenschaften der Funktion

Definitionsbereich:	$-\infty < x < \infty$.
Wertebereich:	$a > 0$: $-Da \leq f(x) < \infty$, $a < 0$: $-Da \geq f(x) > -\infty$.
Quadrant:	$a > 0$: erster, zweiter, und evtl. dritter und/oder vierter Quadrant, $a < 0$: dritter, vierter, und evtl. erster und/oder zweiter Quadrant.
Periodizität:	keine.
Monotonie:	$a > 0,\ x > -\frac{b}{2a}$: streng monoton steigend, $a > 0,\ x < -\frac{b}{2a}$: streng monoton fallend, $a < 0,\ x < -\frac{b}{2a}$: streng monoton steigend, $a < 0,\ x > -\frac{b}{2a}$: streng monoton fallend.
Symmetrien:	Spiegelsymmetrie zu $x = -\frac{b}{2a}$.
Verhalten im Unendl.:	$a > 0$: $f(x) \to \infty$ für $x \to \pm\infty$, $a < 0$: $f(x) \to -\infty$ für $x \to \pm\infty$.

d) Spezielle Werte

Nullstellen: 0 oder 2 reelle Nullstellen, siehe auch Abschnitt „Spezielle Erweiterungen".

$D < 0$: keine reellen Nullstellen,

$D = 0$: $x_{1,2} = -\frac{b}{2a}$,

$D > 0$: $x_{1,2} = -\frac{b}{2a} \pm \sqrt{D}$.

▷ Doppelte Nullstelle bedeutet, daß die Kurve die Abszissenachse berührt, dort also auch eine Extremstelle ist.

Sprungstellen:	keine.
Polstellen:	keine.
Extrema:	$a > 0$: Minimum bei $x = -\frac{b}{2a}$ mit $f(x) = -Da$, $a < 0$: Maximum bei $x = -\frac{b}{2a}$ mit $f(x) = -Da$.
Wendepunkte:	keine.
Wert bei $x = 0$:	$f(0) = c$.

e) Reziproke Funktion

Die reziproke Funktion ist eine quadratische Hyperbel.

$$\frac{1}{f(x)} = \frac{1}{ax^2+bx+c}.$$

f) Umkehrfunktion

Die Umkehrfunktion ist für $x \geq -\frac{b}{2a}$ mit dem Pluszeichen und für $x \leq -\frac{b}{2a}$ mit dem Minuszeichen gültig $(a \neq 0)$.

$$f^{-1}(x) = -\frac{b}{2a} \pm \sqrt{\frac{x}{a} + \frac{b^2}{4a^2} - \frac{c}{a}}.$$

g) Verwandte Funktionen

Wurzelfunktion, Umkehrfunktion zur quadratischen Funktion.
Quadratische Hyperbel, reziproke Funktion zur quadratischen Funktion.
Lineare Funktion, Spezialfall der quadratischen Funktion.

h) Umrechnungsformeln

Die Summe (Differenz) zweier quadratischer Funktionen ist für $(a_1 \pm a_2) \neq 0$ wieder eine quadratische Funktion.

$$\begin{aligned} f(x) &= (a_1x^2+b_1x+c_1) \pm (a_2x^2+b_2x+c_2) \\ &= (a_1 \pm a_2)x^2 + (b_1 \pm b_2)x + (c_1 \pm c_2). \end{aligned}$$

- Binomische Formel
  $(x+y)^2 = x^2+2xy+y^2.$

i) Näherungsformeln für die Funktion

Keine.

j) Reihen- oder Produktentwicklung der Funktion

Keine.

k) Ableitung der Funktion

Die Ableitungsfunktion ist eine Gerade,

$$\frac{\mathrm{d}}{\mathrm{d}x}(ax^2+bx+c) = 2ax+b.$$

l) Stammfunktionen

Die Stammfunktion ist eine kubische Funktion,

$$\int (ax^2+bx+c)\,\mathrm{d}x = \frac{a}{3}x^3 + \frac{b}{2}x^2 + cx + C_1.$$

m) Spezielle Erweiterungen und Anwendungen

Quadratische Funktion einer komplexen Zahl,

$$a(x+\mathrm{j}y)^2 + b(x+\mathrm{j}y) + c = a(x^2-y^2) + bx + c + \mathrm{j}y(2ax+b).$$

Nullstellen einer quadratischen Funktion $ax_0^2+bx_0+c=0.$

Die Anzahl der reellen Nullstellen hängt vom Vorzeichen der Diskriminante D ab.

$D = \frac{b^2}{4a^2} - \frac{c}{a} < 0$: keine reellen Nullstellen,
zwei zueinander konjugiert komplexe Nullstellen.

$D = \frac{b^2}{4a^2} - \frac{c}{a} = 0$: eine doppelte Nullstelle bei $x = -\frac{b}{2a}$.

$D = \frac{b^2}{4a^2} - \frac{c}{a} > 0$: zwei Nullstellen bei $x = -\frac{b}{2a} \pm \sqrt{D}$.

***p*-*q*-Formel der quadratischen Funktion**:

$$x^2 + px + q = 0.$$

$q > \frac{p^2}{4}$: keine reellen Nullstellen,
zwei zueinander konjugiert komplexe Nullstellen.

$q = \frac{p^2}{4}$: eine doppelte Nullstelle bei $x = -\frac{p}{2}$.

$q < \frac{p^2}{4}$: zwei Nullstellen bei $x = -\frac{p}{2} \pm \sqrt{\frac{p^2}{4} - q}$.

● Eine quadratische Funktion hat immer zwei reelle oder konjugiert komplexe Nullstellen.

5.11 Kubische Funktion

$$f(x) = ax^3 + bx^2 + cx + d.$$

Polynom dritten Grades.
Stammfunktion der quadratischen Funktion.

a) Definition

Lösung der Differentialgleichung

$$\frac{d^3}{dx^3} f(x) = 6a.$$

Allgemeine Funktionsgleichung,

$$f(x) = ax^3 + bx^2 + cx + d,$$
$$= a\left(x + \frac{b}{3a}\right)^3 + \left(c - \frac{b^2}{3a}\right)\left(x + \frac{b}{3a}\right) + d + \frac{2b^3}{27a^2} - \frac{cb}{3a}.$$

Reduzierte Gleichung,

$$f(x) = a\left(X^3 + pX + q\right), \qquad X = x + \frac{b}{3a},$$
$$p = \frac{c}{a} - \frac{1}{3}\left(\frac{b}{a}\right)^2, \quad q = \frac{d}{a} + \frac{2}{27}\left(\frac{b}{a}\right)^3 - \frac{1}{3}\frac{c}{a}\frac{b}{a}.$$

Diskriminante der kubischen Funktion,

$$D = \left(\frac{p}{3}\right)^3 + \left(\frac{q}{2}\right)^2.$$

b) Grafische Darstellung

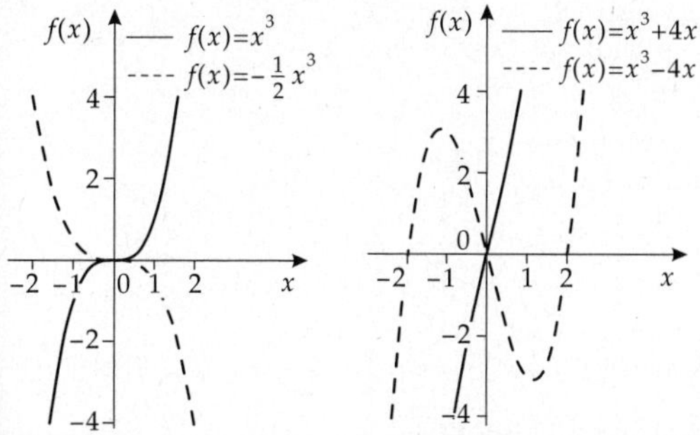

Der Graph der kubischen Funktion beginnt für $a > 0$ ($a < 0$) im negativen (positiven) Unendlichen, schneidet die x-Achse mindestens ein- und höchsten dreimal, und geht ins positive (negative) Unendliche.

- Die Funktion hat entweder keine Extrema oder ein Maximum und ein Minimum.

▷ Hat die Funktion mindestens zwei verschiedene reelle Nullstellen, so hat sie auch Extrema.

- Die Funktion besitzt einen Wendepunkt.

▷ Ist der Wendepunkt ein Sattelpunkt, so besitzt die Funktion keine Extrema.

Die Funktionen in der linken Figur haben einen Sattelpunkt, keine Extrema und eine dreifache Nullstelle. Die Funktionen in der rechten Figur haben drei einfache Nullstellen und zwei Extrema (gestrichelte Linie) bzw. eine einfache Nullstelle und kein Extremum (durchgezogene Linie).

▷ Die Funktionen in der rechten Figur haben beide keinen Sattelpunkt, aber eine unterschiedliche Anzahl von Extrema.

c) Eigenschaften der Funktion

Definitionsbereich:	$-\infty < x < \infty$.	
Wertebereich:	$-\infty < f(x) < \infty$.	
Quadrant:	$a > 0$:	erster, dritter, und evtl. zweiter und/oder vierter Quadrant,
	$a < 0$:	zweiter, vierter, und evtl. erster und/oder dritter Quadrant.
Periodizität:	keine.	
Monotonie:	$a > 0$:	für $x \to \pm\infty$ streng monoton steigend, kein Extremum: überall streng monoton steigend, außerhalb Extrema: streng monoton steigend, zwischen Extrema: streng monoton fallend.
	$a < 0$:	für $x \to \pm\infty$ streng monoton fallend, kein Extremum: überall streng monoton fallend, außerhalb Extrema: streng monoton fallend, zwischen Extrema: streng monoton steigend.
Symmetrien:	Punktsymmetrie zum Wendepunkt.	
Verhalten im Unendl.:	$a > 0$: $f(x) \to \pm\infty$ für $x \to \pm\infty$	
	$a < 0$: $f(x) \to \mp\infty$ für $x \to \pm\infty$	

d) Spezielle Werte

Nullstellen:	mindestens eine, maximal drei reelle Nullstellen, siehe 'Spezielle Erweiterungen': Cardanosche Formeln.
Sprungstellen:	keine.
Polstellen:	keine.
Extrema:	$p < 0$: zwei Extrema bei $x = -\frac{b}{3a} \pm p$, $p \geq 0$: kein Extremum.
Wendepunkte:	$p = 0$: Sattelpunkt bei $x = -\frac{b}{3a}$, $p \neq 0$: Wendepunkt bei $x = -\frac{b}{3a}$.
Wert bei $x = 0$:	$f(0) = d$.

e) Reziproke Funktion

Die reziproke Funktion ist eine Hyperbel dritten Grades,

$$\frac{1}{f(x)} = \frac{1}{ax^3 + bx^2 + cx + d}.$$

f) Umkehrfunktion

$p \geq 0$: Funktion für alle x umkehrbar.

$p < 0$: Funktion für $x \geq -\frac{b}{3a} - p$ umkehrbar.

▷ Für $p = 0$ läßt sich die Umkehrfunktion als Wurzel dritten Grades schreiben $(a \neq 0)$.

$$a > 0: \quad f^{-1}(x) = -\frac{b}{3a} + \frac{1}{\sqrt[3]{a}} \sqrt[3]{|x-q|}\,\mathrm{sgn}(x-q),$$

$$a < 0: \quad f^{-1}(x) = -\frac{b}{3a} - \frac{1}{\sqrt[3]{-a}} \sqrt[3]{|x-q|}\,\mathrm{sgn}(x-q).$$

g) Verwandte Funktionen

Quadratische und lineare Funktion, Spezialfälle der kubischen Funktion.
Hyperbelfunktion dritten Grades, reziproke Funktion.
Wurzelfunktion dritten Grades, inverse Funktion.

h) Umrechnungsformeln

Summe und Differenz zweier kubischer Funktionen sind für $(a_1 \pm a_2) \neq 0$ wiederum kubische Funktionen.

$$(a_1x^3 + b_1x^2 + c_1x + d_1) \pm (a_2x^3 + b_2x^2 + c_2x + d_2) = (a_1 \pm a_2)x^3 + (b_1 \pm b_2)x^2 + (c_1 \pm c_2)x + (d_1 \pm d_2)$$

Summe im Argument,

$$(x+y)^3 = x^3 + 3x^2y + 3xy^2 + y^3.$$

i) Näherungsformeln für die Funktion

Keine Näherungen notwendig.

j) Reihen- oder Produktentwicklung der Funktion

Abspalten eines Linearfaktors: Falls eine Nullstelle x_0 von $ax^3 + bx^2 + cx + d$ bekannt ist (z. B. $x_0 = 0$ bei $d = 0$), kann die Funktion in ein Produkt zerlegt werden.

$$ax^3 + bx^2 + cx + d = (x - x_0)(a_0x^2 + b_0x + c_0).$$

Weitere Nullstellen können durch Lösung der quadratischen Gleichung $a_0x^2 + b_0x + c_0 = 0$ erhalten werden.

k) Ableitung der Funktion

Die Ableitung ist eine quadratische Funktion.

$$\frac{\mathrm{d}}{\mathrm{d}x}(ax^3+bx^2+cx+d)=3ax^2+2bx+c.$$

l) Stammfunktionen

Die Stammfunktion ist eine Funktion vierten Grades.

$$\int(ax^3+bx^2+cx+d)\,\mathrm{d}x=\frac{a}{4}x^4+\frac{b}{3}x^3+\frac{c}{2}x^2+dx+C_1.$$

m) Spezielle Erweiterungen und Anwendungen

Kubische Splines, Stückweise kubische Polynome zur Interpolation von Daten in gegebenen Stützstellen. Siehe Abschnitt Spezielle Polynome.

Cardanosche Formeln, Lösungskonzept zur Berechnung der Nullstellen einer kubischen Funktion. Rückführung der allgemeinen kubischen Gleichung auf die reduzierte kubische Gleichung

$$ax^3+bx^2+cx+d=a\left(X^3+pX+q\right)=0,$$

$$X=x+\frac{b}{3a},\quad p=\frac{c}{a}-\frac{1}{3}\left(\frac{b}{a}\right)^2,\quad q=\frac{d}{a}+\frac{2}{27}\left(\frac{b}{a}\right)^3-\frac{1}{3}\frac{c}{a}\frac{b}{a}$$

Diskriminante der kubischen Funktion,

$$D=\left(\frac{p}{3}\right)^3+\left(\frac{q}{2}\right)^2.$$

Anzahl der Nullstellen:

$D>0$ eine reelle und zwei komplexe Nullstellen,
$D=0$ drei reelle Nullstellen, davon eine einfache und eine doppelte,
eine dreifache Nullstelle bei $x=-\frac{b}{3a}$ für $p=q=0$,
$D<0$ drei reelle einfache Nullstellen.

● Die Funktion hat im Komplexen immer drei Nullstellen, nur die Zahl der reellen Nullstellen kann kleiner sein.

Lösung für $D=0$, X_1 ist einfache, X_2 ist doppelte Nullstelle.

$$X_1=2\sqrt[3]{-\frac{q}{2}},\qquad X_2=-\sqrt[3]{-\frac{q}{2}},\qquad x_{1/2}=X_{1/2}-\frac{b}{3a}.$$

Bezeichnung für die Lösungen mit $D>0$:

$$u=\sqrt[3]{-\frac{q}{2}+\sqrt{D}},\qquad v=\sqrt[3]{-\frac{q}{2}-\sqrt{D}}.$$

Lösung für $D>0$, X_1 reelle Lösung, $X_{2/3}$ komplex.

$$X_1=u+v,\qquad X_{2/3}=-\frac{u+v}{2}\pm\mathrm{j}\sqrt{3}\frac{u-v}{2},\qquad x_{1/2/3}=X_{1/2/3}-\frac{b}{3a}.$$

Bezeichnung für die Lösungen mit $D<0$:

$$\rho=\sqrt{\frac{-p^3}{27}},\qquad \varphi=\arccos\left(\frac{-q}{2\rho}\right).$$

Lösung für $D<0$, drei reelle Lösungen:

$$X_{1/2/3}=2\sqrt[3]{\rho}\cos\left(\frac{\varphi+k\pi}{3}\right)\qquad k=0,2,4\qquad x_{1/2/3}=X_{1/2/3}-\frac{b}{3a}.$$

5.12 Potenzfunktion höheren Grades

$f(x) = ax^n \qquad n = 1, 2, 3, \ldots.$

In Programmiersprachen: `A* X**N` oder `A* X↑N`.

Potenzfunktion n-ten Grades.

Beschreibung von Kurven, die schneller wachsen können als quadratische oder kubische Funktionen.

□ Wärmelehre, Emission eines schwarzen Körpers geht mit der vierten Potenz der Temperatur (Stefan-Boltzmann-Gesetz) $s = \sigma T^4$.

a) Definition

Lösung der Differentialgleichung mit Nebenbedingungen:

$$\frac{\mathrm{d}^n}{\mathrm{d}x^n} f(x) = n!a, \qquad f(0) = 0, \qquad \frac{\mathrm{d}^k f}{\mathrm{d}x^k}(x = 0) = 0, \quad k = 1, \ldots, n-1.$$

n-faches Produkt von x,

$$f(x) = ax^n = a \prod_{k=1}^{n} x.$$

b) Grafische Darstellung

- Zwei wichtige Fälle sind zu unterscheiden:
  n gerade: Die Funktion verhält sich ähnlich wie die quadratische Funktion.
  n ungerade: Die Funktion verhält sich ähnlich wie die kubische Funktion.

Funktionen mit geradem n kommen für $a > 0$ ($a < 0$) aus dem positiven (negativen) Unendlichen, haben bei $x = 0$ eine n-fache Nullstelle, die ein Minimum (Maximum) ist, und gehen ins positive (negative) Unendliche. Funktionen mit ungeradem n kommen für $a > 0$ ($a < 0$) aus dem negativen (positiven) Unendlichen, haben bei $x = 0$ eine n-fache Nullstelle, die ein Sattelpunkt ist, und gehen ins positive (negative) Unendliche.

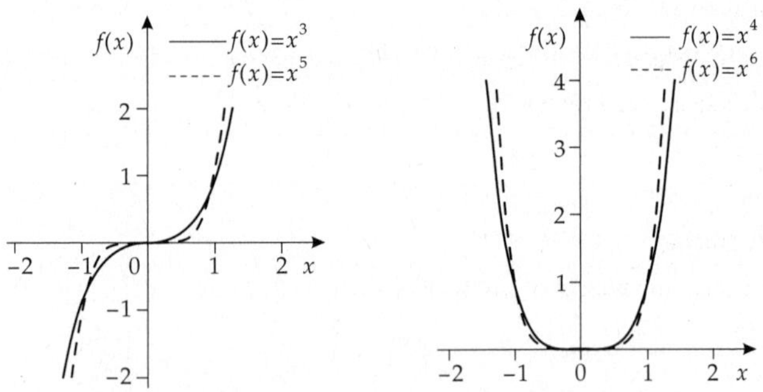

- Alle Funktionen haben bei $x = 0$ den Wert Null und bei $x = 1$ den Wert a.

c) Eigenschaften der Funktion

Definitionsbereich:	$-\infty < x < \infty$.	
Wertebereich:	n gerade	$a > 0$: $0 \leq f(x) < \infty$,
		$a < 0$: $-\infty < f(x) \leq 0$,
	n ungerade	$a \neq 0$: $-\infty < f(x) < \infty$.

Quadrant:	n gerade	$a > 0$: erster und zweiter, $a < 0$: dritter und vierter,
	n ungerade	$a > 0$: erster und dritter, $a < 0$: zweiter und vierter.
Periodizität:	keine.	
Monotonie:	n gerade	$a > 0$: $x \geq 0$ streng monoton steigend, $x \leq 0$ streng monoton fallend, $a < 0$: $x \geq 0$ streng monoton fallend, $x \leq 0$ streng monoton steigend,
	n ungerade	$a > 0$: streng monoton steigend, $a < 0$: streng monoton fallend.
Symmetrien:	n gerade	Spiegelsymmetrie zu $x = 0$,
	n ungerade	Punktsymmetrie zu $x = 0,\ y = 0$.
Verhalten im Unendl.:	n gerade	$a > 0$: $f(x) \to +\infty$ für $x \to \pm\infty$, $a < 0$: $f(x) \to -\infty$ für $x \to \pm\infty$,
	n ungerade	$a > 0$: $f(x) \to \pm\infty$ für $x \to \pm\infty$, $a < 0$: $f(x) \to \mp\infty$ für $x \to \pm\infty$.

d) Spezielle Werte

Nullstellen:	n-fache Nullstelle $x_0 = 0$ für alle Funktionen.	
Sprungstellen:	keine	
Polstellen:	keine.	
Extrema:	n gerade	$a > 0$: Minimum bei $x = 0$, $a < 0$: Maximum bei $x = 0$,
	n ungerade	kein Extremum.
Wendepunkte:	n gerade kein Wendepunkt, n ungerade Sattelpunkt bei $x = 0$.	

e) Reziproke Funktion

Die reziproken Funktionen sind Hyperbeln der Potenz n.

$$\frac{1}{f(x)} = \frac{1}{ax^n} = \frac{1}{a}x^{-n}.$$

f) Umkehrfunktion

Die Umkehrfunktionen sind Wurzeln n-ten Grades $(a \neq 0)$.

$$f^{-1}(x) = \sqrt[n]{\frac{x}{a}}.$$

- Für ungerades n kann die Funktion für $-\infty < x < \infty$ invertiert werden.
  Für gerades n kann die Funktion nur für $x \geq 0$ (oder für $x \leq 0$ mit negativem Vorzeichen) invertiert werden.

g) Verwandte Funktionen

Hyperbeln, zu ax^n reziproke Funktionen.
Wurzeln, zu ax^n inverse Funktionen.
Allgemeine Polynome, endliche Summen von $a_n x^n$.

h) Umrechnungsformeln

Spiegelung an der y-Achse:

$$f(-x) = a(-x)^n = (-1)^n ax^n = \begin{cases} ax^n & n \text{ gerade}, \\ -ax^n & n \text{ ungerade}. \end{cases}$$

Rekursionsbeziehung:

$$ax^n = x \cdot ax^{n-1}.$$

Summe zweier Potenzfunktionen n-ten Grades ist eine Potenzfunktion n-ten Grades.

$$ax^n \pm bx^n = (a \pm b)x^n.$$

Produkt einer Potenzfunktion n-ten Grades mit einer Potenzfunktion m-ten Grades ist eine Potenzfunktion $(n+m)$-ten Grades.

$$ax^n \cdot bx^m = (a \cdot b)x^{n+m}.$$

Quotient einer Potenzfunktion n-ten Grades und einer Potenzfunktion m-ten Grades ist eine Potenzfunktion $(n-m)$-ten Grades.

$$\frac{ax^n}{bx^m} = \frac{a}{b}x^{n-m}.$$

m-te Potenz einer Potenzfunktion n-ten Grades ist eine Potenzfunktion $(n \cdot m)$-ten Grades.

$$(ax^n)^m = a^m x^{n \cdot m}.$$

i) Näherungsformeln (8 bit ≈ 0,4 % Genauigkeit)

Für kleine x gilt

$$(a+x)^n \approx a^n \cdot \left(1 + \frac{n}{a}x\right) \qquad \text{für } |x| < \frac{|a|}{12\sqrt{n^2 - n}}.$$

j) Reihen- oder Produktentwicklung der Funktion

Binomialentwicklung der Potenz einer Summe:

$$(x+y)^n = x^n + nx^{n-1}y + \frac{n(n-1)}{1 \cdot 2}x^{n-2}y^2 + \ldots + nxy^{n-1} + y^n$$

$$= \sum_{k=0}^{n} \binom{n}{k} x^{n-k}y^k, \qquad \binom{n}{k} = \frac{n!}{(n-k)!\,k!},$$

$\binom{n}{k}$ sind die Binomialkoeffizienten.

Endliche Produktentwicklung für die Summe und Differenz von Potenzen mit ungeradem Exponenten.

$$x^n \pm y^n = (x+y) \prod_{k=1}^{(n-1)/2} \left(x^2 \pm 2xy\cos\left(\frac{2\pi k}{n}\right) + y^2\right).$$

Endliche Produktentwicklung für die Summe von Potenzen mit geradem Exponenten.

$$x^n + y^n = \prod_{k=1}^{n/2} \left(x^2 + 2xy\cos\left(\frac{2\pi k - \pi}{n}\right) + y^2\right).$$

Endliche Produktentwicklung für die Differenz von Potenzen mit geradem Exponenten.

$$x^n - y^n = (x+y)(x-y) \prod_{k=1}^{(n-2)/2} \left(x^2 - 2xy\cos\left(\frac{2\pi k}{n}\right) + y^2\right).$$

Endliche geometrische Reihe von Potenzen

$$\sum_{k=0}^{n} x^k = 1 + x + x^2 + \ldots + x^n = \frac{1 - x^{n+1}}{1 - x}, \qquad \text{falls} \quad x \neq 1.$$

k) Ableitung der Funktion

Die Ableitung einer Potenzfunktion n-ten Grades ist eine Potenzfunktion $(n-1)$-ten Grades.

$$\frac{\mathrm{d}}{\mathrm{d}x}ax^n = nax^{n-1}.$$

Die k-te Ableitung einer Potenzfunktion n-ten Grades ist:

$$\frac{\mathrm{d}^k}{\mathrm{d}x^k}ax^n = \begin{cases} \dfrac{n!}{(n-k)!}ax^{n-k} & k \leq n, \\ 0 & k > n. \end{cases}$$

l) Stammfunktionen

Die Stammfunktion einer Potenzfunktion n-ten Grades ist eine Potenzfunktion $n+1$-ten Grades.

$$\int ax^n \,\mathrm{d}x = \frac{a}{n+1}x^{n+1} + C_1.$$

m) Spezielle Erweiterungen und Anwendungen

Doppeltlogarithmische Darstellung: Potenzfunktionen mit $a > 0$ können im Bereich $x > 0$ doppeltlogarithmisch dargestellt werden, d. h. mit einer logarithmischen Skalierung der x-Achse und der y-Achse.

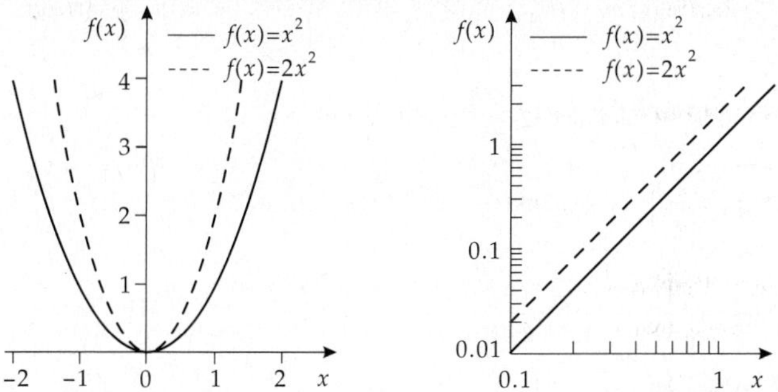

Darstellung: linear — *doppeltlogarithmisch*

- In doppeltlogarithmischer Darstellung sind die Graphen von $f(x) = ax^n$ Geraden, deren Steigung der Exponent n der Potenzfunktion ist.

Geraden gleicher Potenz, aber unterschiedlicher Vorfaktoren a, haben gleiche Steigung, sind aber gegeneinander in y-Richtung verschoben.

Geraden unterschiedlicher Potenz haben unterschiedliche Steigung.

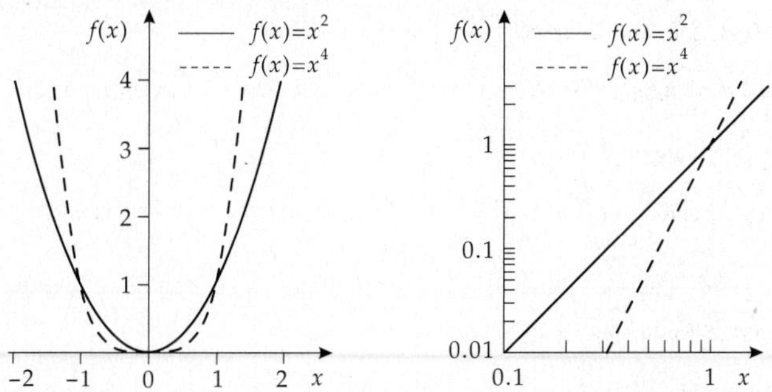

Darstellung: linear — *doppeltlogarithmisch*

▷ Im Fall gleicher Vorfaktoren schneiden sie sich im Punkt $(x = 1, y = a)$.

Doppeltlogarithmische Regression: Eine Anpassung einer Potenzfunktion $f(x) = cx^a$ an Datenpunkte $(x_k, f(x_k))$ kann mit Hilfe einer linearen Regression erfolgen, wenn hierzu die logarithmierten Punkte $(\ln(x_k), \ln(f(x_k))$ eingelesen werden.

▷ Die bei der linearen Regression gewonnene Steigung a beschreibt den Exponenten der Potenzfunktion und der y-Achsenabschnitt b den Logarithmus des Vorfaktors $b = \ln(c)$.

5.13 Polynome höheren Grades

$$f(x) = a_n x^n + a_{n-1} x^{n-1} + \ldots + a_1 x + a_0.$$

Polynom n-ten Grades.
Allgemeinste Form einer ganzrationalen Funktion.
Summe von Potenzfunktionen des Grades $m \leq n$.
Näherung von transzendenten Funktionen durch Polynome n-ten Grades.
Polynome zur Anpassung von Kurven mit unbekannter funktionaler Darstellung.

a) Definition

Endliche Summe von Potenzfunktionen.

$$f(x) = a_0 + \sum_{k=1}^{n} a_k x^k.$$

Lösung der Differentialgleichung

$$\frac{\mathrm{d}^n}{\mathrm{d}x^n} f(x) = n! a_n.$$

b) Grafische Darstellung

● Das Verhalten der Funktion im Unendlichen wird von der Potenzfunktion $a_n x^n$ mit der höchsten Potenz n bestimmt.

Das Polynom n-ten Grades zeigt für große Werte im wesentlichen die Eigenschaften von $a_n x^n$.

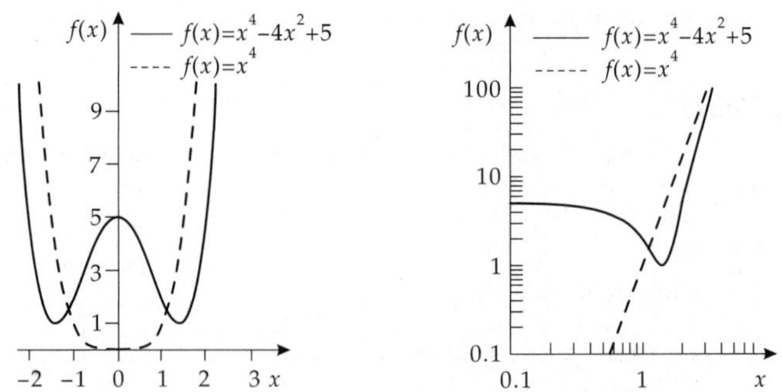

Darstellung: linear *doppeltlogarithmisch*

▷ Für Werte von x in der Nähe von Null sind die Terme mit der kleinsten Potenz m mit $a_m \neq 0$ dominant

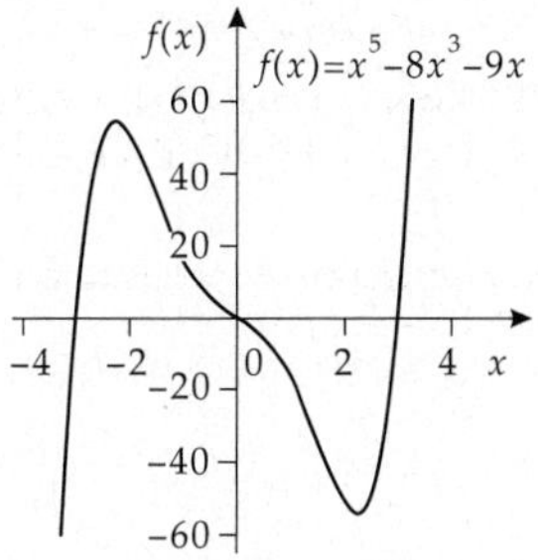

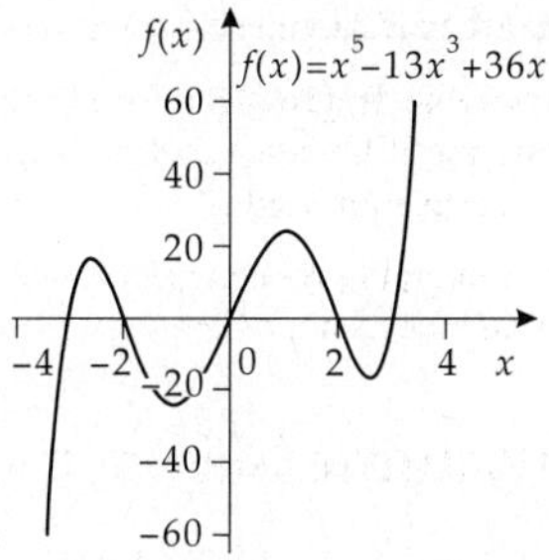

Die Funktion kann bis zu n reelle Nullstellen, bis zu $n-1$ Extrema und bis zu $n-2$ Wendepunkte, aber auch weniger haben.

▷ Hat eine zweimal differenzierbare Funktion m reelle Nullstellen, so hat sie mindestens $m-1$ Extrema, und mit k Extrema besitzt sie mindestens $k-1$ Wendepunkte.

c) Eigenschaften der Funktion

Definitionsbereich: $-\infty < x < \infty$.

Wertebereich: hängt vom speziellen Fall des Polynoms ab.
n ungerade: $-\infty < f(x) < \infty$.

Quadrant: hängt vom Polynom ab, liegt auf jeden Fall für
n ungerade $a_n > 0$ im ersten und dritten,
$a_n < 0$ zweiten und vierten,
n gerade $a_n > 0$ ersten und zweiten,
$a_n < 0$ dritten und vierten.

Periodizität: keine.

Monotonie: hängt vom Polynom ab.

Symmetrien: im allgemeinen keine,
nur gerade Potenzen im Polynom: Spiegelsymmetrie zur y-Achse,
nur ungerade Potenzen im Polynom: Punktsymmetrie zum Ursprung.

Verhalten im Unendl.: verhält sich für $x \to \pm\infty$ wie $a_n x^n$.

d) Spezielle Werte

Nullstellen: genau n komplexe Nullstellen, dabei mindestens eine reelle Nullstelle, falls n ungerade.

Sprungstellen: keine.

Polstellen: keine.

Extrema: höchstens $n-1$ Extrema,
$n > 0$ gerade, $a_n > 0$ mindestens ein Minimum,
$n > 0$ gerade, $a_n < 0$ mindestens ein Maximum.

Wendepunkte: höchstens $n-2$ Wendepunkte,
$n > 1$ ungerade: mindestens ein Wendepunkt.

Wert bei $x = 0$: $f(0) = a_0$.

e) Reziproke Funktion

Die reziproke Funktion ist eine gebrochen rationale Funktion.

$$\frac{1}{f(x)} = \frac{1}{a_n x^n + \ldots + a_1 x + a_0}.$$

f) Umkehrfunktion

Die Funktion ist im allgemeinen nur in Teilbereichen umkehrbar. Für sehr große Werte nähert sich die Umkehrfunktion einer Wurzel n-ten Grades.

$$f^{-1}(x) \approx \sqrt[n]{\frac{x}{a_n}} \qquad \text{für } x \to \infty.$$

g) Verwandte Funktionen

Alle bisher besprochenen ganzrationalen Funktionen sind Spezialfälle des Polynoms n-ten Grades.
Alle Potenzfunktionen mit negativer ganzzahliger Potenz sind reziproke Funktionen zu Spezialfällen des Polynoms n-ter Ordnung.
Alle k-ten Wurzeln $k \leq n$ sind inverse Funktionen zu Spezialfällen des Polynoms n-ten Grades.

h) Umrechnungsformeln

Die Summe (Differenz) zweier Polynome der Grade n und m ist wieder Polynom des größeren Grades von n und m.

$$\sum_{i=0}^{n} a_i x^i \pm \sum_{j=0}^{m} b_j x^j = \sum_{k=0}^{n} (a_k \pm b_k) x^k \qquad n \geq m.$$

▷ Für das Polynom kleineren Grades werden die fehlenden Koeffizienten Null gesetzt.

$$\text{Für} \quad m \neq n \quad \text{setze} \quad \begin{cases} m > n: & a_k = 0, \quad k = n+1, \ldots, m, \\ m < n: & b_k = 0, \quad k = m+1, \ldots, n. \end{cases}$$

Das Produkt zweier Polynome der Grade n und m ist ein Polynom des Grades $m+n$.

$$\left(\sum_{i=0}^{n} a_i x^i\right) \cdot \left(\sum_{j=0}^{m} b_j x^j\right) = \sum_{k=0}^{m+n} \left(\sum_{l=0}^{k} a_l b_{k-l}\right) x^k,$$

wobei Koeffizienten außerhalb des Bereiches Null gesetzt wurden

$$a_i = 0, \quad \text{für } i < 0,\ i > n, \qquad b_j = 0, \quad \text{für } j < 0,\ j > m.$$

Eine Summe im Argument kann gliedweise ausgerechnet werden.

$$f(x+y) = \sum_{m=0}^{n} a_m \sum_{k=0}^{m} \binom{m}{k} x^{m-k} y^k, \qquad \binom{m}{k} = \frac{m!}{(m-k)!\,k!}.$$

▷ Dies ist die Anwendung der Binomialformel in jedem einzelnen Glied $a_m(x+y)^m$.

i) Näherungsformeln für die Funktion

Für die einzelnen Glieder lassen sich die Näherungsformeln aus dem Abschnitt über die Potenzfunktion höheren Grades verwenden.

j) Reihen- oder Produktentwicklung der Funktion

Produktdarstellung, Darstellung eines Polynoms durch

$$f(x) = a_n (x - x_1)^{n_1} (x - x_2)^{n_2} \cdot \ldots \cdot (x - x_k)^{n_k},$$

wobei x_i die k Nullstellen n_i-ten Grades des Polynoms sind.

k) Ableitung der Funktion

Die Ableitung des Polynoms n-ten Grades ist ein Polynom $(n-1)$-ten Grades.

$$\frac{\mathrm{d}}{\mathrm{d}x} f(x) = \sum_{k=1}^{n} k a_k x^{k-1} = n a_n x^{n-1} + (n-1) a_{n-1} x^{n-2} + \ldots + a_1 .$$

Die m-te Ableitung ist ein Polynom $(n-m)$-ten Grades.

$$\frac{\mathrm{d}^m}{\mathrm{d}x^m} f(x) = \sum_{k=m}^{n} \frac{k!}{(k-m)!} a_k x^{k-m} .$$

l) Stammfunktionen

Die Stammfunktion ist ein Polynom $(n+1)$-ten Grades.

$$\int_0^x \left(\sum_{k=0}^{n} a_k t^k\right) \mathrm{d}t = \sum_{k=0}^{n} \frac{a_k}{k+1} x^{k+1} .$$

m) Spezielle Erweiterungen und Anwendungen

Fundamentalsatz der Algebra:

● Im Komplexen hat ein Polynom n-ten Grades unter Einberechnung der Vielfachheiten der Nullstellen genau n Nullstellen.

$n_1 + n_2 + n_3 + \ldots + n_k = n$ $\qquad n_i$ Vielfachheiten der Nullstelle x_i.

▷ Ein Polynom läßt sich im Komplexen vollständig als Produkt von Linearfaktoren darstellen.

□ $x^4 - 2x^3 + 2x^2 - 2x + 1 = (x-1)^2(x^2+1) = (x-1)(x-1)(x+\mathrm{j})(x-\mathrm{j})$.

5.14 Darstellung von Polynomen und spezielle Polynome

Summen- und Produktdarstellung

Summendarstellung: Darstellung des Polynoms, geordnet nach Potenzen.

$$f(x) = a_n x^n + a_{n-1} x^{n-1} + \cdots + a_1 x + a_0 .$$

▷ Die Vorteile dieser Darstellung sind die Möglichkeiten übersichtlichen Rechnens, die schnelle Erkennung der Asymptotik (wichtig z. B. bei gebrochen rationalen Funktionen) und einfache Möglichkeiten beim Koeffizientenvergleich (z. B. bei der Partialbruchzerlegung).

Produktdarstellung: Darstellung eines Polynoms als Produkt von Linearfaktoren.

$$f(x) = a_n (x-x_1)^{n_1} (x-x_2)^{n_2} \cdots (x-x_k)^{n_k} ,$$

x_i sind Nullstellen n_i-ten Grades des Polynoms, k ist die Gesamtzahl verschiedener Nullstellen; n_k ist deren Vielfachheit.

▷ Der Vorteil dieser Darstellung ist die Kenntnis sämtlicher Nullstellen x_i mit ihren Vielfachheiten.

□ Die Funktion $f(x) = x^5 - x^4 - x + 1$ in Produktdarstellung:

$$\begin{aligned} f(x) &= (x-1)^2(x+1)(x^2+1) = (x-1)(x-1)(x+1)(x^2+1) \\ &= (x-1)^2(x+1)(x-\mathrm{j})(x+\mathrm{j}) . \end{aligned}$$

Die Funktion hat eine doppelte Nullstelle bei $x = 1$, eine einfache Nullstelle bei $x = -1$ und (im Komplexen) zwei einfache Nullstellen bei $x = \mathrm{j}$ und $x = -\mathrm{j}$.

▷ Die (reellen) Nullstellen eines Polynoms können für Polynome bis vierten Grades analytisch ausgerechnet werden. Für Polynome höheren Grades muß die Bestimmung der Nullstellen häufig numerisch erfolgen.

▷ Programmsequenz zur Berechnung der Nullstellen eines reellen Polynoms

$p(x) = a_0 x^n + a_1 x^{n-1} + \ldots + a_{n-1} x + a_n, \qquad n > 2.$

Gefundene Nullstellen werden abdividiert und das Verfahren fortgesetzt, bis eine lineare oder quadratische Gleichung übrig bleibt. Wichtig: Gefundene Nullstellen sind durch Rundungs- und Abbruchfehler u. U. stark verfälscht; jede Nullstelle z. B. mit gewöhnlichem Newtonverfahren nachiterieren.

```
BEGIN Bairstow
INPUT n (Polynomgrad)
INPUT a[i], i=0..n (Koeffizienten)
INPUT eps (Genauigkeitsschranke)
INPUT maxit (maximale Anzahl von Iterationen)
deg:=n;
repeat
  iter := 0
  INPUT r,s (Näherungen für die Koeffizienten eines
  quadratischen Teilers (x^2+r*x+s).)
  repeat
   iter := iter+1
   b[0]:=a[0]; b[1]:=a[1]+r*b[0];
   c[0]:=b[0]; c[1]:=b[1]+r*c[0];
   FOR i:=2 TO deg DO
    b[i]:=a[i]+r*b[i-1]+s*b[i-2];
    c[i]:=b[i]+r*c[i-1]+s*c[i-2];
   ENDDO;
   det:=sqr(c[deg-2])-c[deg-3]*c[deg-1];
   abbruch:=(det=0) OR (iter>maxit);
   IF NOT abbruch THEN
    dr:=(b[deg]*c[deg-3]-b[deg-1]*c[deg-2])/det;
    ds:=(b[deg-1]*c[deg-1]-b[deg]*c[deg-2])/det;
    acc:=sqrt(dr^2+ds^2);
    r:=r+dr;s:=s+ds;
   ENDIF;
  UNTIL (acc<eps) OR abbruch;
  IF NOT abbruch THEN
   CALL LÖSE(x^2+rx+s=0)
   OUTPUT x0,x1
   deg:=deg-2;
   FOR i:=1 TO deg DO a[i]:=b[i];
  ENDIF
until (deg<=2) or (iter>maxit) or abbruch;
CALL LÖSE(quadratische oder lineare Restgleichung)
END BAIRSTOW
```

Taylorentwicklung

Darstellung eines Polynoms in einer Entwicklungsreihe um den Punkt x_0:

$$f(x) = f_0 + \frac{f_1}{1!}(x - x_0) + \frac{f_2}{2!}(x - x_0)^2 + \cdots + \frac{f_n}{n!}(x - x_0)^n$$

$$= \sum_{k=0}^{n} \frac{f_k}{k!}(x - x_0)^k.$$

Die Koeffizienten f_k sind die k-ten Ableitungen von $f(x)$ bei $x = x_0$

$$f_0 = f(x_0), \qquad f_1 = \frac{\mathrm{d}f}{\mathrm{d}x}(x_0), \qquad f_k = \frac{\mathrm{d}^k f}{\mathrm{d}x^k}(x_0).$$

Die Darstellung benötigt sämtliche Ableitungswerte von $f(x)$ an der Stelle x_0. Ferner ermöglicht sie eine Abschätzung des Funktionsverlaufs in der Nähe von x_0, da hier zuerst die linearen Glieder wichtig werden, dann die quadratischen, usw.

☐ Die Funktion $f(x) = 3x^4 + 2x^3 - x^2 + 2x - 1$, entwickelt um den Punkt $x = -2$:

$$f(x) = \frac{72}{4!}(x+2)^4 - \frac{132}{3!}(x+2)^3 + \frac{118}{2!}(x+2)^2 - \frac{66}{1!}(x+2) + 23$$
$$= 3(x+2)^4 - 22(x+2)^3 + 59(x+2)^2 - 66(x+2) + 23.$$

☐ Die Funktion $f(x) = 3x^4 + 2x^3 - x^2 + 2x - 1$ entwickelt um den Punkt $x = 0$:

$$f(x) = \frac{72}{4!}x^4 + \frac{12}{3!}x^3 - \frac{2}{2!}x^2 + \frac{2}{1!}x - 1.$$

Horner-Schema

Horner-Schema, Schema zum

1. einfachen Errechnen von Funktionswerten eines Polynoms,
2. Abspalten eines Linearfaktors vom Polynom,
3. Bestimmen der Ableitungen an einem beliebigen Punkt,
4. Entwickeln eines Polynoms um einen beliebigen Punkt.

Darstellung eines Polynoms n-ten Grades

$$f(x) = a_0 + x(a_1 + x(a_2 + x(\ldots + x(a_n)))).$$

Berechnung des Funktionswertes:

1. Schreibe in die oberste Reihe die Koeffizienten $a_n, a_{n-1}, \ldots, a_0$.
2. Schreibe in die mittlere Reihe ganz links eine 0.
3. Es werden die Zahlen ganz links in der ersten und zweiten Reihe addiert und das Resultat in die dritte Reihe geschrieben.
4.

Koeffizient	a_n	a_{n-1}	a_{n-2}	…	a_0
mal x	0				
Summe					

5. Das Resultat wird mit x multipliziert und eine Stelle weiter rechts in die mittlere Reihe geschrieben.
6. In dieser Spalte werden die Zahl aus der obersten Reihe und das eben erhaltene Resultat addiert und in die unterste Reihe geschrieben.
7. Dieses Resultat wird wieder mit x multipliziert und in die mittlere Reihe eine Stelle weiter rechts geschrieben, wo es dann zu der darüberliegenden Zahl addiert wird und die Summe daruntergeschrieben wird.
8. Dieser Vorgang wird so oft wiederholt, bis man ganz rechts in der untersten Reihe angekommen ist.
9. Das Resultat unten rechts ist $f(x)$.

Schematisch dargestellt: ($\downarrow$ bedeutet addieren, $\nearrow$ bedeutet mit x multiplizieren).

Koeff.	a_n		a_{n-1}		a_{n-2}		…		a_0
mal x	0		$a_n x$		$(a_{n-1} + a_n x)x$				
----	$\downarrow$	$\nearrow$	$\downarrow$	$\nearrow$	$\downarrow$	$\nearrow$	$\downarrow$	$\nearrow$	$\downarrow$
Summe	a_n		$a_{n-1} + a_n x$						$f(x)$

☐ Berechne $f(x) = 2x^4 - x^3 - 2x^2 + 3x - 1$ für $x = 3$ im Horner-Schema

Koeffizient	2	−1	−2	3	−1
mal 3	0	6	15	39	126
Summe	2	5	13	42	125

Das Ergebnis ist $f(3) = 125$.

Abspalten eines Linearfaktors mit dem Horner-Schema:

Man findet durch Probieren eine Nullstelle x_1 von $f(x)$. Von $f(x)$ läßt sich dadurch ein Linearfaktor abspalten

$$\begin{aligned} f(x) &= a_n x^n + a_{n-1}x^{n-1} + \cdots + a_1 x + a_0 \\ &= (x - x_1) \cdot (b_{n-1}x^{n-1} + \cdots + b_1 x + b_0). \end{aligned}$$

Die Koeffizienten des reduzierten Polynoms $\sum b_k x^k$ lassen sich durch das Horner-Schema erhalten, indem man es auf den Wert x_1 anwendet.

Koeffizient	a_n	a_{n-1}	a_{n-2}	$\dots$	a_0
mal x_1	0				
Summe	b_{n-1}	b_{n-2}	$\dots$	b_0	0

Das Ergebnis in der unteren Zeile ist Null, daneben stehen die Koeffizienten des reduzierten Polynoms.

☐ $f(x) = 2x^4 - x^3 - 2x^2 + 3x - 2$ hat die Nullstelle $x = 1$.

	a_4	a_3	a_2	a_1	a_0
Koeffizient	2	−1	−2	3	−2
mal 1	0	2	1	−1	2
Summe	2	1	−1	2	0
	b_3	b_2	b_1	b_0	$f(1)$

Die Zerlegung lautet

$$f(x) = (x-1) \cdot (2x^3 + x^2 - x + 2).$$

Einfache Polynomdivision mit dem Horner-Schema:

Man kann das Polynom $f(x)$ durch die lineare Funktion $x - c$ teilen, indem man genauso verfährt wie bei der Abspaltung eines Linearfaktors. Der erhaltene Funktionswert ist der Restterm.

Koeffizient	a_n	a_{n-1}	a_{n-2}	$\dots$	a_0
mal c	0				
Summe	b_{n-1}	b_{n-2}	$\dots$	b_0	$f(c)$

$$\frac{a_n x^n + \cdots a_1 x + a_0}{x - c} = b_{n-1}x^{n-1} + \cdots + b_1 x + b_0 + \frac{f(c)}{x - c}.$$

Vollständiges Horner-Schema: Bei Anwendung des Hornerschemas auf den Wert x_0 erhält man den Wert $f(x_0)$ und das reduzierte Polynom.
Nimmt man dieses Polynom für ein weiteres Horner-Schema, erhält man für x_0 die erste Ableitung $f'(x_0)$, bei weiterer Anwendung die weiteren Koeffizienten der Taylorentwicklung $\frac{1}{k!}\frac{\mathrm{d}^k f}{\mathrm{d}x^k}(x_0)$.

Koeffizient	a_n	a_{n-1}	a_{n-2}	$\dots$	a_0
mal x_0	0				
Summe	b_{n-1}	b_{n-2}	$\dots$	b_0	$f(x_0)$
mal x_0	0				
Summe	c_{n-2}	$\dots$	c_0	$f'(x_0)$	
mal x_0	0				
Summe	$\dots$	d_0	$f''(x_0)/2!$		
mal x_0	0				
Summe	$\dots$	$f^{(k)}(x_0)/k!$			
mal x_0	0				
Summe	$f^{(n)}(x_0)/n!$				

□ Die Ableitungen von $f(x) = 2x^4 - x^3 - 2x^2 + 3x - 2$ bei $x = -1$

Koeffizient	2	−1	−2	3	−2
mal −1	0	−2	3	−1	−2
Summe	2	−3	1	2	<u>−4</u>
mal −1	0	−2	5	−6	
Summe	2	−5	6	<u>−4</u>	
mal −1	0	−2	7		
Summe	2	−7	<u>13</u>		
mal −1	0	−2			
Summe	2	<u>−9</u>			
mal −1	0				
Summe	<u>2</u>				

Die Ableitungen lauten:
$f'(-1) = 1 \cdot (-4) = -4$, $f''(-1) = 2 \cdot 13 = 26$, $f'''(-1) = 6 \cdot (-9) = -54$, $f^{(4)}(-1) = 24 \cdot 2 = 48$.
Die um $x = -1$ entwickelte Funktion lautet

$$f(x) = 2(x+1)^4 - 9(x+1)^3 + 13(x+1)^2 - 4(x+1) - 4.$$

▷ Das Horner-Schema ist auch zweckmäßig, um eine Zahl in ein anderes Zahlensystem umzurechnen (s. 1.2). So erhält man den Wert der Dualzahl 100101_2 wie folgt:
Betrachtet man das um 0 entwickelte Polynom p

$$p(x) = 1 \cdot x^5 + 0 \cdot x^4 + 0 \cdot x^3 + 1 \cdot x^2 + 0 \cdot x + 1 \cdot x^0,$$

so ist der dezimale Wert der Zahl 100101_2 gleich $p(2)$, der sich mit Hilfe des Horner-Schemas leicht berechnen läßt.

Newtonsches Interpolationspolynom

Newtonsches Interpolationsschema, Schema zum Anpassen eines Polynoms n-ten Grades an $n+1$ Datenpunkte $x_0, \ldots, x_n$ mit den Werten $y_0, \ldots, y_n$.
Darstellung des Polynoms

$$f(x) = b_0 + b_1(x - x_0) + b_2(x - x_0)(x - x_1) + b_3(x - x_0)(x - x_1)(x - x_2) + \ldots + b_n(x - x_0)\ldots(x - x_{n-1}).$$

Dividierte Differenzen:
Man schreibe die Werte $x_0 \ldots x_n$ von links nach rechts in eine Reihe und darunter die zugehörigen Werte $y_0 \cdots y_n$.
Man berechne die Differenzen benachbarter y-Werte und dividiere sie durch die Differenzen der x-Werte.
Die neuen Werte werden zwischen die voneinander abgezogenen Werte eine Zeile tiefer geschrieben.

$$y_{0,1} = \frac{y_0 - y_1}{x_0 - x_1} \qquad y_{1,2} = \frac{y_1 - y_2}{x_1 - x_2} \quad \cdots \quad y_{n-1,n} = \frac{y_{n-1} - y_n}{x_{n-1} - x_n}.$$

Als nächstes werden die Differenzen der neuen Werte gebildet und durch die Differenz der Randwerte (bei $y_{0,1}$ und $y_{1,2}$ sind die Randwerte x_0 und x_2) dividiert.

$$y_{0,1,2} = \frac{y_{0,1} - y_{1,2}}{x_0 - x_2} \qquad y_{1,2,3} = \frac{y_{1,2} - y_{2,3}}{x_1 - x_3} \cdots .$$

Wieder werden Differenzen gebildet und durch die Differenzen der Randwerte dividiert.

$$y_{0,1,2,3} = \frac{y_{0,1,2} - y_{1,2,3}}{x_0 - x_3} \qquad y_{1,2,3,4} = \frac{y_{1,2,3} - y_{2,3,4}}{x_1 - x_4} \cdots$$

Dies wird so lange fortgeführt, bis nur noch eine Differenz übrigbleibt.

$$y_{0,1,\ldots,n} = \frac{y_{0,1,2,\ldots,n-1} - y_{1,2,3,\ldots,n}}{x_0 - x_n}.$$

- Die Werte mit einer Null als ersten Index, d. h. jeweils das am weitesten links stehende Glied einer Zeile, können mit den Parametern $b_0, \ldots, b_n$ identifiziert werden.

$$b_0 = y_0, \quad b_1 = y_{0,1}, \quad \ldots, \quad b_k = y_{0,1,\ldots,k}, \quad \ldots, \quad b_n = y_{0,1,\ldots,n}.$$

Schematische Darstellung

$$\begin{array}{ccccccccccccc}
x_0 & & x_1 & & x_2 & & x_3 & & & \ldots & & & x_n \\
y_0 & & y_1 & & y_2 & & y_3 & & & & & & y_n \\
& y_{0,1} & & y_{1,2} & & y_{2,3} & & \ldots & & & & y_{n-1,n} & \\
& & y_{0,1,2} & & y_{1,2,3} & & \ldots & & & & y_{n-2,n-1,n} & & \\
& & & \ldots & & \ldots & & & & \ldots & & & \\
& & & & y_{0,1,\ldots,n-1} & & & y_{1,2,\ldots,n} & & & & & \\
& & & & & & y_{0,1,\ldots,n} & & & & & &
\end{array}$$

- ☐ Durch die Punkte $P(1,30)$, $P(2,27)$, $P(3,25)$, $P(4,24)$ und $P(5,21)$ ist ein Polynom 4. Grades zu legen.

$$\begin{array}{ccccccccc}
1 & & 2 & & 3 & & 4 & & 5 \\
30 & & 27 & & 25 & & 24 & & 21 \\
& -3 & & -2 & & -1 & & -3 & \\
& & \frac{1}{2} & & \frac{1}{2} & & -1 & & \\
& & & 0 & & -\frac{1}{2} & & & \\
& & & & -\frac{1}{8} & & & &
\end{array}$$

Das Polynom hat die Form

$$30 - 3(x-1) + \frac{1}{2}(x-1)(x-2) - \frac{1}{8}(x-1)(x-2)(x-3)(x-4)$$

und in Summenschreibweise

$$p(x) = \frac{1}{8}x^4 + \frac{5}{4}x^3 - \frac{31}{8}x^2 + \frac{7}{4}x + 31.$$

Gregory-Newton-Verfahren: vereinfachtes Differenzenschema bei äquidistanten (gleich weit entfernten) Stützstellen.

Die x-Werte müssen nach Größe geordnet vorliegen:

$$x_1 = x_0 + h, \qquad x_2 = x_0 + 2h, \qquad x_3 = x_0 + 3h, \ldots, \qquad h > 0.$$

- Es werden nur noch die Differenzen der y-Werte gebildet. Die Division durch die x-Werte entfällt.

$$y_{0,1} = y_1 - y_0, \qquad y_{1,2} = y_2 - y_1, \qquad \ldots, \qquad y_{n-1,n} = y_n - y_{n-1}.$$

Entsprechend werden die anderen Werte gebildet

$$y_{0,1,2} = y_{1,2} - y_{0,1}, \qquad y_{1,2,3} = y_{2,3} - y_{1,2}, \qquad \ldots$$

Dies wird so lange fortgeführt, bis nur noch eine Differenz übrigbleibt.

$$y_{0,1,\ldots,n} = y_{1,2,\ldots,n} - y_{0,1,2,\ldots,n-1}.$$

Die Werte mit einer Null am Anfang, d. h. jeweils das am weitesten links stehende Glied einer Zeile, werden durch $k!h^k$ geteilt (bei der k-ten Differenz, die in der k-ten Zeile steht) und können mit den Parametern $b_0, \ldots, b_n$ identifiziert werden.

$$b_0 = y_0, \qquad b_1 = \frac{y_{0,1}}{1!h}, \qquad \ldots, \qquad b_k = \frac{y_{0,1,\ldots,k}}{k!h^k}, \qquad \ldots, \qquad b_n = \frac{y_{0,1,\ldots,n}}{n!h^n}.$$

Lagrange-Polynome

Das Lagrange-Polynom legt ein Polynom n-ten Grades durch $n+1$ vorgegebene Punkte.

Die Punkte $P(x_0,y_0)$, $P(x_1,y_1)$, …, $P(x_n,y_n)$ seien die Stützstellen:

Das Polynom läßt sich darstellen durch

$$f(x) = y_0 \cdot L_0(x) + y_1 \cdot L_1(x) + \ldots + y_n \cdot L_n(x).$$

Die Koeffizientenfunktionen sind

$$L_k(x) = \prod_{\substack{i=0 \\ i\neq k}}^{n} \frac{x-x_i}{x_k-x_i}$$

$$= \frac{(x-x_0)(x-x_1)\cdots(x-x_{k-1})(x-x_{k+1})\cdots(x-x_n)}{(x_k-x_0)(x_k-x_1)\cdots(x_k-x_{k-1})(x_k-x_{k+1})\cdots(x_k-x_n)}.$$

Der Zähler enthält alle Faktoren $(x-x_i)$ außer $(x-x_k)$ und der Nenner alle Faktoren (x_k-x_i) außer (x_k-x_k).

□ Funktion durch die Punkte $P(0,0)$, $P(1,-1)$ und $P(3,3)$ soll durch ein Polynom zweiten Grades angepaßt werden.
Die Koeffizienten sind:

$$L_0(x) = \frac{(x-1)(x-3)}{3} = \frac{1}{3}(x^2-4x+3),$$

$$L_1(x) = \frac{x(x-3)}{-2} = -\frac{1}{2}(x^2-3x),$$

$$L_2(x) = \frac{x(x-1)}{6} = \frac{1}{6}(x^2-x).$$

Die Funktion lautet

$$f(x) = 0\cdot\frac{x^2-4x+3}{3} - 1\cdot\frac{x^2-3x}{-2} + 3\cdot\frac{x^2-x}{6} = x^2-2x = (x-1)^2-1.$$

▷ Programmsequenz zur Berechnung des Funktionswertes $y = f(x)$, wenn die Funktion in n Stützstellen vorgegeben ist.

```
BEGIN Lagrange Polynom
y := 0
FOR i = 0 TO n DO
   product := f[i]
   FOR j = 0 TO n DO
     IF (i ≠ j) THEN
       product := product*(x - x[j])/(x[i] - x[j])
     ENDIF
   ENDDO
   y := y + product
ENDDO
END Lagrange Polynom
```

> Das Lagrangesche Verfahren hat gegenüber dem Newton-Verfahren den Nachteil, daß bei Hinzufügen eines neuen Wertepaares alle Koeffizienten neu berechnet werden müssen. Beim effizienteren Newton-Verfahren braucht nur eine weitere Zeile berechnet zu werden.

● Bei Interpolation mit einer großen Anzahl von Stützstellen ist äußerste Vorsicht geboten, da hier Polynome sehr hohen Grades gebildet werden.
Dies hat die Instabilität der Funktion (außerhalb der Stützwerte) gegenüber kleinen Fehlern bei Angabe der Stützwerte zur Folge und kann zu starken Funktionsschwankungen im Bereich zwischen den Stützstellen führen.

Bezier-Polynome und Splines

Bernstein-Polynome: Polynome vom Grad n:

$$B_k^n(x) = \binom{n}{k} x^k (1-x)^{n-k}, \qquad k = 0,1,2,\ldots,n.$$

Sie werden nur im Bereich $0 \leq x \leq 1$ verwendet und haben dort folgende Eigenschaften:

1. eine k-fache Nullstelle bei $x = 0$,
2. eine $n - k$-fache Nullstelle bei $x = 1$,
3. genau ein Maximum bei $x = \frac{k}{n}$,
4. alle Polynome eines Grades bilden eine **Zerlegung der Eins**, d. h.
   $$\sum_{k=0}^{n} B_k^n(x) = 1,$$
5. die Polynome B_k^n sind linear unabhängig und bilden eine Basis für Polynome vom Höchstgrad n, d. h., alle Polynome n-ten Grades können als Linearkombination von Bernstein-Polynomen beschrieben werden,
   $$\sum_{k=0}^{n} a_k x^k = \sum_{k=0}^{n} b_k B_k^n(x).$$

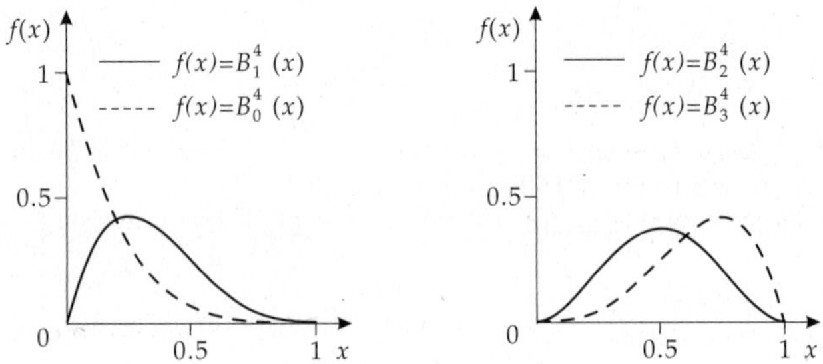

Bernstein-Polynome

Bezier-Polynom: Darstellung einer Funktion mit Bernstein-Polynomen.

$$f(x) = \sum_{k=0}^{n} b_k B_k^n(x).$$

Bezier-Punkte: Koordinaten b_k einer Darstellung in Bezier-Polynomen.
Bezier-Polygon: Polygon mit den Eckpunkten $P(x = k/n, y = b_k)$ für $k = 0, \ldots, n$.

Interpolation mit dem Bezier-Polygon:
Man hat $n+1$ äquidistante Stützstellen, (x_0, y_0), ..., $(x_0 + n\Delta x, y_n)$, setze sie als Punkte $(x = k/n, y = y_k)$ des Bezier-Polygons und erhält als Fitpolynom das Bezier-Polynom $f(z) = \sum_{k=0}^{n} y_k B_k^n(z)$ mit $z = \dfrac{x - x_0}{n\Delta x}$.

● Die Approximation einer Kurve in vielen Punkten erfolgt stückweise in Segmenten von jeweils n (in der Praxis $n = 4$ üblich) Punkten, die durch Kurven $(n-1)$-ten Grades angepaßt werden.

An den Rändern müssen zusätzliche Bedingungen wie ein- oder mehrfache Differenzierbarkeit erfüllt werden. Dies führt zu zusätzlichen Bedingungen bei den Bezier-Punkten, die man durch Einsetzen von Hilfspunkten erfüllt.
Spline, segmentierte Kurve, wobei jedes Segment jeweils durch ein Polynomen vom Grad n, das $(n-1)$-mal stetig differenzierbar ist, angepaßt wird.
Subspline, segmentierte Kurve mit Polynomen vom Grad n, die weniger oft, aber mindestens einmal differenzierbar ist.

▷ Meist werden kubische Splines verwendet.

Ein kubisches Spline ist ein Satz von Polynomen dritten Grades, die jeweils zwischen zwei benachbarten Stützstellen x_j und $x_{j+1} = x_j + h$ verlaufen und deren erste und zweite Ableitung an den Endpunkten jedes Intervalls stetig aneinander anschließen.

- Die Stützstellen müssen nicht gleichweit (äquidistant) auseinanderliegen.
  Es muß gelten $x_0 < x_1 < x_2 < \ldots < x_n$.

▷ Durch die Funktionswerte und die ersten Ableitungen an den Randpunkten ist ein Polynom dritten Grades vollständig bestimmt.

Die Spline-Funktion $s(x)$ ist gegeben durch

$$s(x) = s_j(x), \quad x_j \leq x \leq x_{j+1}, \quad \text{für alle} \quad j,$$

mit

$$s_j(x) = a_0 + a_1(x - x_j) + a_2(x - x_j)^2 + a_3(x - x_j)^3$$

und

$$s'_j(x_j) = s'_{j-1}(x_j), \qquad s''_j(x_j) = s''_{j-1}(x_j).$$

Die Randbedingungen der Funktionswerte f_j und f_{j+1} und der Ableitungen f'_j und f'_{j+1} an den Stellen x_j und x_{j+1} fixieren die Konstanten:

$$a_0 = f_j, \qquad a_1 = f'_j, \qquad a_2 = \frac{3}{h^2}(f_{j+1} - f_j) - \frac{1}{h}(f'_{j+1} + 2f'_j),$$

$$a_3 = \frac{2}{h^3}(f_j - f_{j+1}) + \frac{1}{h^2}(f'_j + f'_{j+1}).$$

Vorgegeben sind die Funktionswerte an allen Stützstellen $f_0, f_1, \ldots, f_n$ sowie die Ableitungen f'_0 und f'_n an den Endpunkten der zu approximierenden Kurve.

Die übrigen Ableitungen werden durch die Bedingung der Stetigkeit der Ableitung in den Stützpunkten bestimmt. Es gilt

$$f'_{j-1} + 4f'_j + f'_{j+1} = 3(f_{j+1} - f_{j-1}).$$

▷ Diese Gleichung definiert ein Gleichungssystem mit einer tridiagonalen Koeffizientenmatrix.

Durch Bestimmung der Ableitungswerte können die Koeffizienten der Splines festgelegt werden.

☐ Annäherung der Funktion $f(x) = x^4$ durch ein kubisches Spline mit den Stützstellen $x_0 = -1$, $x_1 = 0$, $x_2 = 1$.
Es gilt $f_0 = 1$, $f_1 = 0$, $f_2 = 1$ sowie $f'_0 = -4$, $f'_2 = 4$.
Aus $f'_{1-1} + 4f'_1 + f'_{1+1} = -4 + 4f'_1 + 4 = 3(f_{1+1} - f_{1-1}) = 3(1-1) = 0$ folgt $f'_1 = 0$.
Einsetzen führt im Intervall $x_0 \leq x < x_1$ zu $a_0 = 1$, $a_1 = -4$, $a_2 = 5$, $a_3 = 2$.
$s(x) = 1 - 4(x+1) + 5(x+1)^2 - 2(x+1)^3 = -x^2 - 2x^3, \qquad -1 \leq x < 0.$
Im Intervall $x_1 \leq x \leq x_2$ führt Einsetzen zu $a_0 = 0$, $a_1 = 0$, $a_2 = -1$, $a_3 = 2$.
$s(x) = -x^2 + 2x^3, \qquad 0 \leq x < 1.$
Die Funktion x^4 wird approximiert durch (siehe Bild)
$s(x) = -x^2 + 2|x|^3.$

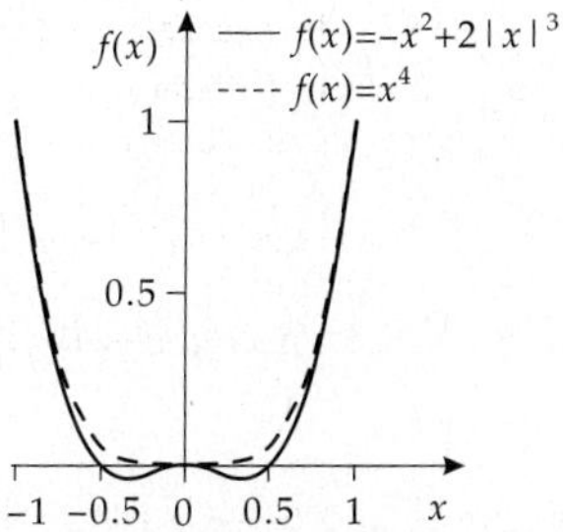

Funktion (gestrichelt) und Approximationspolynom (durchgezogen)

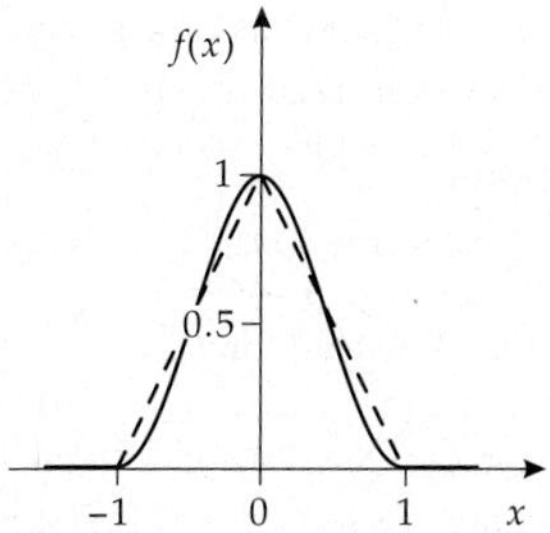

Dreiecksfunktion (gestrichelt) und kubische Spline-Funktion (durchgezogen)

Basis-Spline oder **B-Spline**. Spezielle Spline-Funktion mit kleinem Träger: B-Splines vom Grad k und Defekt 1 sind bis auf einen Normierungsfaktor durch die Bedingung

$$B_{k,j}(t) = 0 \quad \text{für} \quad t \notin [t_j, t_{j+k+1}]$$

eindeutig festgelegt ($j = -k, \ldots, n-1$). B-Splines bilden eine Basis für den Vektorraum der Spline-Funktionen auf dem Gitter $t_0, \ldots, t_n$; jede Spline-Funktion kann daher als Linearkombination von B-Splines geschrieben werden:

$$s(t) = \sum_{j=-k}^{n-1} c_j B_{k,j}(t).$$

Tatsächlich gilt für $t \in [t_i, t_{i+1}]$:

$$s(t) = \sum_{j=i-k}^{i} c_j B_{k,j}(t),$$

da $B_{k,j}(t) = 0$ für $t \notin [t_j, t_{j+k+1}]$.

Die Definition und Berechnung der B-Splines erfolgt rekursiv:

$$B_{0,j} = \begin{cases} 1, & \text{für} \quad t_j \leq t < t_{j+1} \\ 0, & \text{sonst} \end{cases} \qquad j = 0, 1, \ldots, n-1 \qquad (\text{bei } j = n-1 \quad \text{ersetze} < \text{durch} \leq)$$

$$B_{k,j}(t) = \omega_{k-1,j}(t) B_{k-1,j}(t) + [1 - \omega_{k-1,j+1}] B_{k-1,j+1}(t), \qquad j = -k, -k+1, \ldots, n-1.$$

Dabei ist

$$\omega_{k-1,j}(t) = \begin{cases} \dfrac{t - t_j}{t_{j+k} - t_k}, & \text{für } t > t_j \\ 0, & \text{für } t \leq t_j. \end{cases}$$

Die so definierten B-Splines $B_{j,k}$ sind auf dem Intervall (t_j, t_{j+k+1}) sogar positiv und bilden eine „Zerlegung der Eins“ auf $[t_0, t_n]$:

$$1 = \sum_{j=-k}^{n-1} B_{k,j}(t).$$

▷ B-Splines finden z. B. Anwendung als Ansatzfunktionen (Testfunktionen) bei eindimensionalen Finite-Element-Rechnungen.

☐ Einfache B-Splines:

$k = 1$ Pulsfunktion
$$B_{1,j} = \begin{cases} 1 & x_j \leq x < x_{j+1} \\ 0 & \text{sonst} \end{cases}$$

$k = 2$ Dreiecksfunktion
$$B_{2,j} = \begin{cases} a(x - x_j) & x_j \leq x < x_{j+1} \\ a(x_{j+2} - x) & x_{j+1} \leq x < x_{j+2} \\ 0 & \text{sonst} \end{cases} \quad a = \frac{1}{h}$$

$k = 3$ Parabelbögen
$$B_{3,j} = \begin{cases} a(x - x_j)^2 & x_j \leq x < x_{j+1} \\ a(x_{j+2} - x)(x - x_j) & \\ +a(x_{j+3} - x)(x - x_{j+1}) & x_{j+1} \leq x < x_{j+2} \\ a(x_{j+3} - x)^2 & x_{j+2} \leq x < x_{j+3} \\ 0 & \text{sonst} \end{cases} \quad a = \frac{1}{2h}.$$

Eine an die Punkte $f_0, \ldots, f_n$ angenäherte Kurve $f(x)$ kann durch Überlagerung der B-Splines erhalten werden.

$$f(x) = \sum_{j=0}^{n} f_j B_{k,j}(x), \qquad f_j = f\left(x_j + \frac{k}{2} h\right).$$

▷ Programmsequenz zur Berechnung eines interpolierenden kubischen natürlichen Splines.

```
BEGIN Spline-Funktion
INPUT n
```

```
INPUT (t[i],y[i]) i=0..n
h0:=t[1]-t[0];
h1:=t[2]-t[1];
a:=(y[1]-y[0])/SQR(h0);
v[1]:=-1/h0;
FOR i:=1 TO n-1 DO BEGIN
  h1:=t[i+1]-t[i];
  b:=(y[i+1]-y[i])/SQR(h1)
  u[i]=3*(a+b);
  hd[i]:=2*(1/ho+1/h1);
  nd[i]:=1/h1;
  a:=b; h0:=h1;
END;
w[n-1]:=-1/h1;
{Vorwärtselimination}
FOR i:=1 TO n-2 DO BEGIN
  q:=-nd[i]/hd[i];
  hd[i+1]:=hd[i+1]+nd[i]*q;
  u[i+1]:=u[i+1]q*u[i]; v[i+1]:=q*v[i];
END;
(Rückwärtselimination)
FOR i:=1 DOWNTO 2 DO BEGIN
  q:=hd[i];
  u[i]:=u[i]/q; v[i]:=v[i]/q; w[i]:=w[i]/q;
  q:=nd[i-1];
  u[i-1]:=u[i-1]-q*u[i]; v[i-1]:=v[i-1]-q*v[i];
  w[i-1]:=-q*w[i];
END;
  q:=hd[1];
  u[1]:=u[1]/q; v[1]:=v[1]/q; w[1]:=w[1]/q;

CALL Randbedingungen (c,u,v,w,y,t,2,n);
{2 entspricht natürlichen Randbedingungen}

END.
```

▷ Programmsequenzen zur Festlegung der Spline-Koeffizienten für verschiedene Randbedingungen:

1. Vorgabe der Randableitung,
2. natürliche Randbedingungen,
3. periodische Randbedingungen,
4. Spline in $[t_0,t_2]$ und $[t_{n-2},t_n]$.

Durch Angabe von `typ(1,2,3 oder 4)` kann die gewünschte Randbedingung gewählt werden.

```
PROCEDURE Randbedingungen(var c: ARRAY[0..n];
            u,v,w,y,t: ARRAY[0..n]; typ, n: INTEGER);
BEGIN
  h1:=t[1]-t[0]; hn:=t[n]-t[n-1];
  d1:=(y[1]-y[0])/h1; dn:=(y[n]-y[n-1])/hn;
  b1:=3*d1-u[1]; b2:=3*dn-u[n-1];
CASE typ OF
1: BEGIN
  {Randableitungen vorgeben}
  INPUT alpha, beta
  END;
2: BEGIN
  {natürliche Randbedingungen}
  a11:=2+v[1]; a12:=w[1]; a21:=v[n-1]; a22:=2+w[n-1];
```

```
    det:=a11*a22-a12*a21;
    alpha:=(b1*a22-a12*b2)/det;
    beta:=(a11*b2-b1*a21)/det;
    END;
  3: BEGIN
    {periodische Randbedingungen}
    alpha:=(b1/h1+b2/hn)/((2+v[1]+w[1])/h1
    +(2+v[n-1]+w[n-1])/hn);
    beta:=alpha;
    END;
  4: BEGIN
    {dreimalige Differenzierbarkeit in t[1] und t[n-1]}
    h2:=t[2]-t[1]; hm:=t[n-1]-t[n-2];
    d2:=(y[2]-y[1])/h2; dm:=(y[n-1]-y[n-2])/hm;
    a11:=((v[1]+1)/SQR(h1)-(v[1]+v[2])/SQR(h2));
    a12:=(w[1]/SQR(h1)-(w[1]+w[2])/SQR(h2));
    b1:=(u[1]+u[2]-2*d2)/SQR(h2)-(u[1]-2*d1)/SQR(h1);
    a21:=(v[n-1]+v[n-2])/SQR(hm)-v[n-1]/SQR(hn);
    a22:=(w[n-1]+w[n-2])/SQR(hm)-(1+w[n-1])/SQR(hn);
    det:=a11*a22-a12*a21;
    b2:=(2*dm-u[n-1]-u[n-2])/SQR(hm)+(u[n-1]-2*dn)/SQR(hn);
    alpha:=(b1*a22-a12*b2)/det;
    beta:=(a11*b2-b1*a21)/det;
    END:
  END;
  c[0]:=alpha;
  FOR i:=1 TO n-1 DO c[i]:=u[i]+alpha*v[i]+beta*w[i];
  c[n]:=beta;
  END; {Randbedingungen}
```

▷ Programmsequenz zur Auswertung einer kubischen Spline-Funktion.

```
FUNCTION spline(x: REAL; t,y,c:ARRAY[0..n] OF REAL;
n: INTEGER): REAL;
BEGIN
k:=n+1;
  REPEAT
  k:=k-1;
  UNTIL x>t[k];
  k:=k+1;
  h:=t[k]-t[k-1]; delta:=(y[k]-y[k-1])/h;
  a0:=y[k]; a1:=c[k]; a2:=(c[k]-delta)/h;
  a3:=(c[k]-2*delta+c[k-1])/SQR(h);
  spline:=((a3*(x-t[k-1])+a2)*(x-t[k])+a1)*(x-t[k])+a0;
END; {spline}
```

Spezielle Polynome

Die folgenden beiden Polynome besitzen ihre Bedeutung als Fitpolynome und als Funktionsbasen, d. h. durch ihre Eigenschaft, daß alle Polynome n-ten Grades durch eine Linearkombination der ersten n Legendre- oder Tschebyscheff-Polynome dargestellt werden können.

Legendre-Polynome: Lösungen der Legendreschen Differentialgleichung

$$(1-x^2)y''-2xy'+n(n+1)y=0 \qquad y=P_n(x) \quad n\in\mathbb{N}.$$

Die Polynome lassen sich darstellen durch

$$P_n(x)=\frac{1}{2^n\,n!}\frac{\mathrm{d}^n}{\mathrm{d}x^n}((x^2-1)^n).$$

Die ersten Polynome:

$$P_0(x) = 1, \qquad P_1(x) = x, \qquad P_2(x) = \frac{1}{2}(3x^2 - 1),$$
$$P_3(x) = \frac{1}{2}(5x^3 - 3x), \quad P_4(x) = \frac{1}{8}(35x^4 - 30x^2 + 3), \quad \dots$$

● Die Legendre-Polynome genügen der Rekursionsgleichung:

$$P_0(x) = 1, \quad P_1(x) = x,$$
$$(k+1)P_{k+1}(x) = (2k+1)xP_k(x) - kP_{k-1}(x),\ k = 1,2,3,\dots$$

▷ Legendre-Polynome sind Orthogonalpolynome bezüglich der Gewichtsfunktion 1. D.h., es gilt:

$$\int_{-1}^{1} P_n(x)P_m(x)\,\mathrm{d}x = \begin{cases} 0, & \text{falls} \quad m \neq n, \\ \dfrac{2}{2m+1}, & \text{falls} \quad m = n. \end{cases}$$

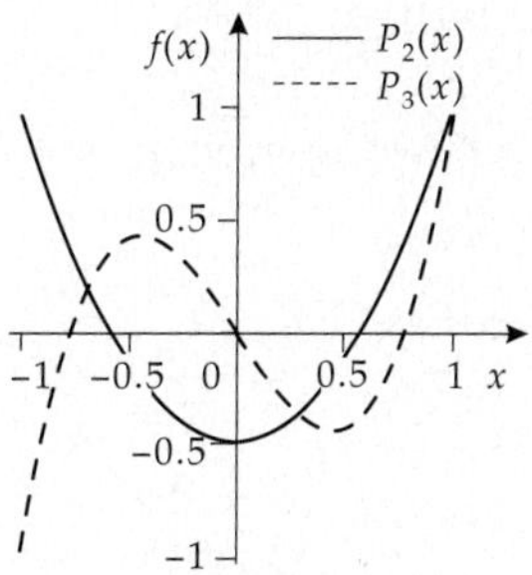

Legendre-Polynome

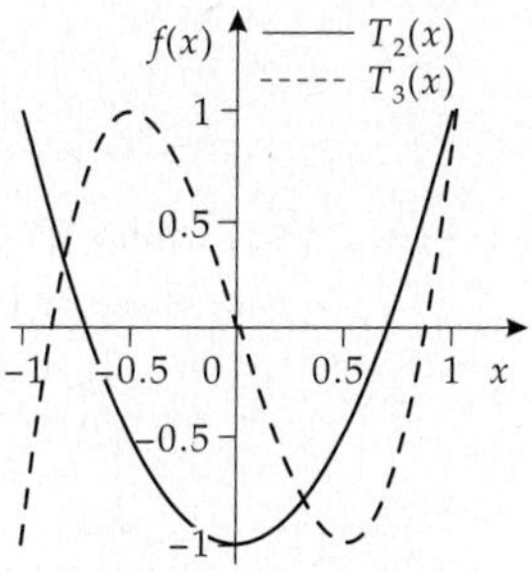

Tschebyscheff-Polynome

Tschebyscheff-Polynome: Polynome, die über die trigonometrischen Additionstheoreme hergeleitet werden.

Man setzt $x = \cos(\varphi)$, $|x| \leq 1$, und postuliert die Polynome

$$T_k(x) = \cos(k\varphi), \qquad \cos(\varphi) = x.$$

Lösung der Tschebyscheffschen Differentialgleichung für $|x| \leq 1$

$$(1-x^2)y'' - xy' + n^2y = 0 \qquad y = T_n(x) \quad n \geq 0 \quad \text{ganz.}$$

Man erhält die Polynome

$$T_0(x) = 1 \qquad T_1(x) = x \qquad T_2(x) = 2x^2 - 1$$
$$T_3(x) = 4x^3 - 3x \quad T_4(x) = 8x^4 - 8x^2 + 1 \quad T_5 = 16x^5 - 20x^3 + 5x \ \cdots$$

● Die Tschebyscheff-Polynome genügen der Rekursionsgleichung:

$$T_0(x) = 1, \quad T_1(x) = x, \quad T_{k+1}(x) = 2xT_k(x) - T_{k-1}(x),\ k = 1,2,3,\dots$$

▷ Tschebyscheff-Polynome sind Orthogonalpolynome bzgl. der Gewichtsfunktion $\dfrac{1}{\sqrt{1-x^2}}$. D. h., es gilt:

$$\int_{-1}^{1} T_n(x)T_m(x)\frac{\mathrm{d}x}{\sqrt{1-x^2}} = \begin{cases} 0, & \text{falls} \quad m \neq n, \\ \dfrac{\pi}{2}, & \text{falls} \quad m = n \neq 0, \\ \pi, & \text{falls} \quad m = n = 0. \end{cases}$$

▷ T_n hat die n Nullstellen $x_k = \cos\dfrac{(2k+1)\pi}{2n}$, $k = 0,1,\dots,n-1$ im Intervall $[-1,1]$; der Interpolationsfehler bei Interpolation mit Polynomen ist besonders klein, wenn man diese Nullstellen als Stützstellen verwendet.

Weitere Polynome, die ähnliche Differentialgleichungen erfüllen:

Hermitesche Polynome sind Lösungen der Differentialgleichung

$$y'' - 2xy' + 2ny = 0, \qquad n = 0, 1, 2, \ldots$$

Sie sind darstellbar durch

$$H_n(x) = \sum_{k=0}^{m} \frac{(-1)^k}{k!} \frac{n!}{(n-2k)!}(2x)^{n-2k} \qquad m = \operatorname{int}\left[\frac{n}{2}\right],$$

$$= (-1)^n e^{x^2} \frac{d^n}{dx^n} e^{-x^2}.$$

Laguerre-Polynome sind Lösungen der Differentialgleichung

$$xy'' + (1-x)y' + ny = 0, \qquad n = 0, 1, 2, \ldots$$

Sie sind darstellbar durch

$$L_n(x) = \sum_{k=0}^{n} \frac{(-1)^k}{k!} \binom{n}{k} x^k = \frac{e^x}{n!} \frac{d^n}{dx^n} \left(x^n e^{-x}\right).$$

Gebrochen rationale Funktionen

Gebrochen rationale Funktionen lassen sich als Bruch zweier Polynome darstellen.
Im folgenden wird zuerst die einfache Hyperbel, dann die reziproke quadratische Funktion, anschließend die Potenzfunktion mit negativen Exponenten und schließlich der allgemeine Quotient zweier Polynome beschrieben.

5.15 Hyperbel

$$f(x) = \frac{1}{ax+b}.$$

Reziproke lineare Funktion.

☐ Kugelsymmetrische Potentialfelder und zylindersymmetrische Kraftfelder haben meist eine $\frac{1}{r}$-Abhängigkeit.

a) Definition

Reziproke lineare Funktion:

$$f(x) = \frac{1}{ax+b} = (ax+b)^{-1}.$$

Ableitung der Logarithmusfunktion:

$$f(x) = \frac{1}{a}\frac{\mathrm{d}}{\mathrm{d}x}\ln|ax+b|.$$

b) Grafische Darstellung

Die Funktion besitzt bei $x = -\frac{b}{a}$ eine Polstelle.

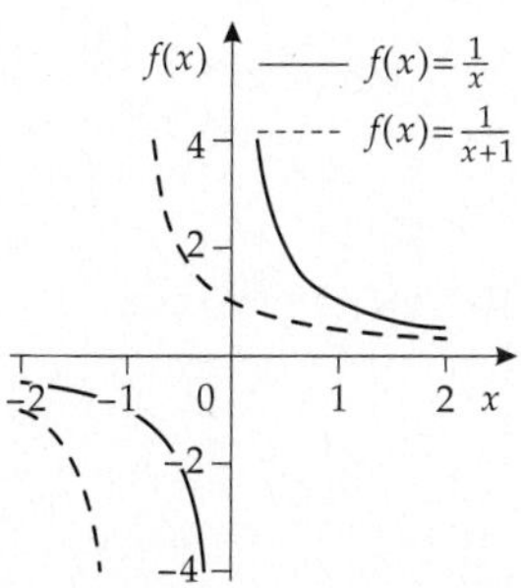

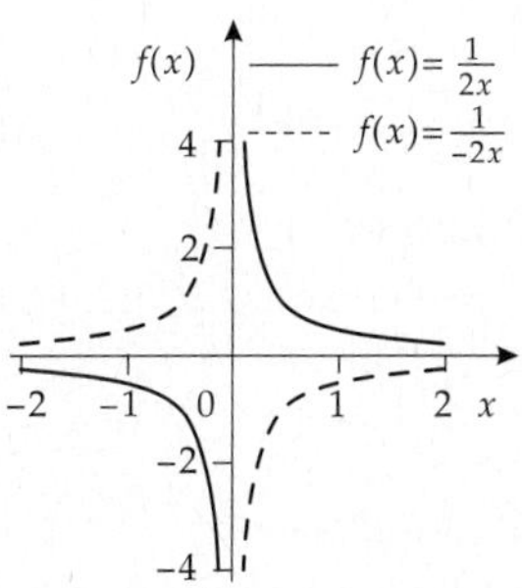

Für $x > -\frac{b}{a}$ ist die Funktion für $a > 0$ ($a < 0$) positiv (negativ) und für $x < -\frac{b}{a}$ negativ (positiv).

● Die Funktion geht für $x \to \pm\infty$ gegen Null.

> Mit größerem Betrag von a geht die Funktion schneller gegen Null.

c) Eigenschaften der Funktion

Definitionsbereich: $-\infty < x < \infty, x \neq -\frac{b}{a}.$

Wertebereich: $-\infty < f(x) < \infty$, $f(x) \neq 0$.

Quadrant: $a > 0$: $b = 0$: erster und dritter,
$b > 0$: erster, zweiter, dritter,
$b < 0$: erster, dritter, vierter,
$a < 0$: $b = 0$: zweiter und vierter,
$b > 0$: zweiter, dritter, vierter,
$b < 0$: erster, zweiter, vierter.

Periodizität: keine.

Monotonie: $a > 0$: $x > -\frac{b}{a}$: streng monoton fallend,
$x < -\frac{b}{a}$: streng monoton fallend,
$a < 0$: $x > -\frac{b}{a}$: streng monoton steigend,
$x < -\frac{b}{a}$: streng monoton steigend.

Symmetrien: Punktsymmetrie bezüglich $P\left(x = -\frac{b}{a},\ y = 0\right)$.

Verhalten im Unendl.: $f(x) \to 0$ für $x \to \pm\infty$.

d) Spezielle Werte

Nullstellen: keine.

Sprungstellen: keine.

Polstellen: $x = -\frac{b}{a}$.

Extrema: keine.

Wendepunkte: keine.

e) Reziproke Funktion

Die reziproke Funktion ist die lineare Funktion,

$$\frac{1}{f(x)} = \frac{1}{(ax+b)^{-1}} = ax + b.$$

f) Umkehrfunktion

Die Umkehrfunktion einer (auf der x-Achse verschobenen) Hyperbel ist eine (auf der y-Achse verschobene) Hyperbel ($a \neq 0$),

$$f^{-1}(x) = \frac{1}{ax} - \frac{b}{a}.$$

g) Verwandte Funktionen

Lineare Funktion, reziproke Funktion zu $f(x)$.
Reziproke quadratische Funktion, Ableitung von $f(x)$.
Logarithmus, Stammfunktion zu $f(x)$.

h) Umrechnungsformeln

Spiegelung an der $x = -\frac{b}{a}$ Achse,

$$f(-x) = -f\left(x - 2\frac{b}{a}\right).$$

▷ Die Summe (Differenz) zweier Hyperbeln ist im allgemeinen keine Hyperbel mehr.
$$\frac{1}{x} \pm \frac{1}{y} = \frac{y \pm x}{xy}.$$

i) Näherungsformeln (8 bit ≈ 0,4 % Genauigkeit)

Für kleine Werte gilt:
$$\frac{1}{ax+b} \approx \frac{1}{b} - \frac{ax}{b^2} \qquad \text{für} \quad |x| < \frac{|b|}{16|a|}.$$
Für große Werte gilt:
$$\frac{1}{ax+b} \approx \frac{ax-b}{a^2x^2} \qquad \text{für} \quad |x| > \frac{16|a|}{|b|}.$$

j) Reihen- oder Produktentwicklung der Funktion

Geometrische Reihe für kleine Argumente:
$$\frac{1}{ax+b} = \frac{1}{b} - \frac{ax}{b^2} + \frac{a^2x^2}{b^3} - \frac{a^3x^3}{b^4} + \ldots,$$
$$= \frac{1}{b}\sum_{k=0}^{\infty}\left(\frac{-ax}{b}\right)^k \qquad \text{für} \quad |x| < \left|\frac{b}{a}\right|.$$
Geometrische Reihe für große Argumente:
$$\frac{1}{ax+b} = \frac{1}{ax} - \frac{b}{a^2x^2} + \frac{b^2}{a^3x^3} - \frac{b^3}{a^4x^4} + \ldots,$$
$$= \frac{1}{ax}\sum_{k=0}^{\infty}\left(\frac{-b}{ax}\right)^k \qquad \text{für} \quad |x| > \left|\frac{b}{a}\right|.$$
Unendliches Produkt:
$$\frac{1}{ax+b} = \begin{cases} \dfrac{b-ax}{b^2}\displaystyle\prod_{k=1}^{\infty}\left[1+\left(\frac{ax}{b}\right)^{2k}\right] & |x| < \left|\dfrac{b}{a}\right|, \\ \dfrac{ax-b}{a^2x^2}\displaystyle\prod_{k=1}^{\infty}\left[1+\left(\frac{b}{ax}\right)^{2k}\right] & |x| > \left|\dfrac{b}{a}\right|. \end{cases}$$

k) Ableitung der Funktion

Die Ableitung ist eine reziproke quadratische Funktion.
$$\frac{\mathrm{d}}{\mathrm{d}x}\left(\frac{1}{ax+b}\right) = -\frac{a}{(ax+b)^2}.$$

l) Stammfunktionen

Die Stammfunktion ist eine Logarithmusfunktion.

● Der Pol $-\frac{b}{a}$ darf nicht im Integrationsbereich liegen.
$$\int \frac{1}{ax+b}\,\mathrm{d}x = \frac{1}{a}\ln\left|1+\frac{ax}{b}\right| + C_1.$$

▷ Liegt der Pol im Integrationsbereich kann das Integral nur als Cauchyscher Hauptwert (siehe Kapitel Integralrechnung) betrachtet werden.

Für $b = 0$ gilt
$$\int \frac{1}{ax}\,\mathrm{d}x = \frac{1}{a}\ln|x| + C_1.$$

m) Spezielle Erweiterungen und Anwendungen

Berechnung eines Integrals durch Substitution: Die Integrationseigenschaften von $\frac{1}{x}$ erlauben das Berechnen spezieller Integrale.

$$\int_a^b \frac{\frac{\mathrm{d}}{\mathrm{d}t} f(t)}{f(t)}\,\mathrm{d}t = \int_{f(a)}^{f(b)} \frac{1}{u}\mathrm{d}u = \ln\left|\frac{f(b)}{f(a)}\right|.$$

Greensche Funktion, die Funktion $f(\vec{\mathbf{r}}) = 1/r$ ist die Greensche Funktion zur Poisson-Gleichung. Siehe Kapitel über Vektoranalysis und über partielle Differentialgleichungen.

5.16 Reziproke quadratische Funktion

$$f(x) = \frac{1}{ax^2+bx+c}.$$

Reziproke Funktion einer quadratischen Funktion.

□ Kugelsymmetrische Kraftfelder haben häufig die Form $f(\vec{\mathbf{r}}) = \frac{1}{r^2}$.

a) Definition

Reziproke quadratische Funktion,

$$f(x) = \frac{1}{ax^2+bx+c} = (ax^2+bx+c)^{-1}.$$

Umformung der Funktion:

$$f(x) = \frac{1}{a\left(x+\frac{b}{2a}\right)^2 + c - \frac{b^2}{4a}} = \frac{1}{a\left[\left(x+\frac{b}{2a}\right)^2 - D\right]}.$$

Diskriminante der quadratischen Funktion,

$$D = \frac{b^2}{4a^2} - \frac{c}{a}.$$

b) Grafische Darstellung

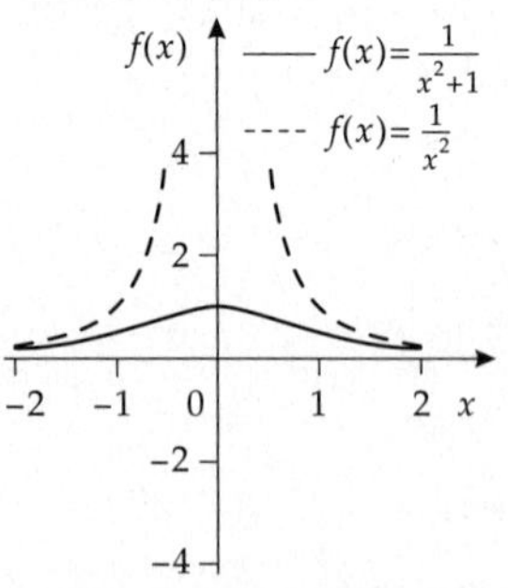

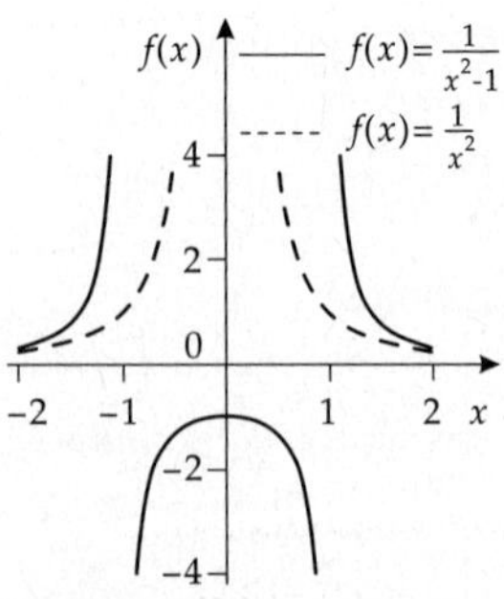

- Die Eigenschaft der Funktion ist stark von der Diskriminante D abhängig.
- Für $D = 0$ ist die Funktion eine auf der x-Achse verschobene quadratische Hyperbel, die bei $x = -\frac{b}{2a}$ einen Pol hat und für $a > 0$ positive und für $a < 0$ negative Werte annimmt.

- Für $D<0$ besitzt die Funktion keine (reellen) Polstellen, sondern ein Extremum bei $x=-\frac{b}{2a}$, das bei $a>0$ ein Maximum und bei $a<0$ ein Minimum ist. Die Funktion ist für $a>0$ positiv und für $a<0$ negativ.
- Für $D>0$ läßt sich die Funktion als Summe zweier reziproker linearer Funktionen darstellen. Sie besitzt zwei Polstellen bei den Nullstellen der quadratischen Funktion im Nenner $x=-\frac{b}{2a}\pm\sqrt{D}$ und ein Extremum bei $x=-\frac{b}{2a}$, das für $a>0$ ein Maximum und für $a<0$ ein Minimum ist.

Die Funktion besitzt für $a>0$ ($a<0$) positive (negative) Werte bei $\left|x+\frac{b}{2a}\right|>\sqrt{D}$ und negative (positive) Werte bei $\left|x+\frac{b}{2a}\right|<\sqrt{D}$.

c) Eigenschaften der Funktion

Definitionsbereich: $-\infty<x<\infty$,
$D<0$: keine Einschränkungen,
$D=0$: $x\neq-\frac{b}{2a}$,
$D>0$: $x\neq-\frac{b}{2a}\pm\sqrt{D}$.

Wertebereich:
$a>0$ $D<0$: $0<f(x)<-\frac{1}{Da}$,
$D=0$: $0<f(x)<\infty$,
$D>0$: $0<f(x)<\infty$, $-\infty<f(x)<-\frac{1}{Da}$,
$a<0$ $D<0$: $-\frac{1}{Da}<f(x)<0$,
$D=0$: $-\infty<f(x)<0$,
$D>0$: $-\infty<f(x)<0$, $-\frac{1}{Da}<f(x)<\infty$.

Quadrant:
$a>0$ $D\leq 0$: erster und zweiter,
$D>0$: erster, zweiter, dritter und/oder vierter,
$a<0$ $D\leq 0$: dritter und vierter,
$D>0$: dritter, vierter, erster und/oder zweiter.

Periodizität: keine.

Monotonie:
$a>0$ $x>-\frac{b}{2a}$ streng monoton fallend,
$x<-\frac{b}{2a}$ streng monoton steigend,
$a<0$ $x>-\frac{b}{2a}$ streng monoton steigend,
$x<-\frac{b}{2a}$ streng monoton fallend.

Symmetrien: Spiegelsymmetrie zur $x=-\frac{b}{2a}$-Achse.

Asymptoten: $f(x)\to 0$ für $x\to\pm\infty$.

d) Spezielle Werte

Nullstellen: keine.

Sprungstellen: keine.

Polstellen: $D<0$: keine reellen Polstellen,
$D=0$: $x=-\dfrac{b}{2a}$,
$D>0$: $x=-\dfrac{b}{2a}\pm\sqrt{D}$.

Extrema: $a>0$ $D=0$ kein Extremum,
$D\neq 0$ Maximum bei $x=-\dfrac{b}{2a}$,
$a<0$ $D=0$ kein Extremum,
$D\neq 0$ Minimum bei $x=-\dfrac{b}{2a}$.

Wendepunkte: keine.

Wert bei $x=0$: $f(0)=\dfrac{1}{c}$.

e) Reziproke Funktion

Die reziproke Funktion ist die quadratische Funktion.

$$\frac{1}{f(x)}=\frac{1}{(ax^2+bx+c)^{-1}}=ax^2+bx+c.$$

f) Umkehrfunktion

Die Funktion ist nur für $x>-\dfrac{b}{2a}$ (bzw. $x<-\dfrac{b}{2a}$) umkehrbar ($a\neq 0$).

$$f^{-1}(x)=\sqrt{\frac{1}{ax}+D}-\frac{b}{2a}.$$

g) Verwandte Funktionen

Quadratische Funktion und deren verwandte Funktionen.
Wurzelfunktionen mit negativem Exponenten.
Reziproke lineare und kubische Funktionen.

h) Umrechnungsformeln

Zerlegung für $c=0$:

$$\frac{1}{ax^2+bx}=\frac{1}{bx}-\frac{a}{abx+b^2}.$$

Zerlegung für $D>0$:

$$\frac{1}{ax^2+bx+c}=\frac{1}{a}\cdot\frac{1}{x+\dfrac{b}{2a}+\sqrt{D}}\cdot\frac{1}{x+\dfrac{b}{2a}-\sqrt{D}}.$$

i) Näherungsformeln (8 bit ≈ 0,4 % Genauigkeit)

Für kleine Werte gilt:

$$\frac{1}{ax^2+bx+c}\approx\frac{c-bx}{c^2}\quad\text{für}\quad |x|<\frac{|c|}{16\sqrt{|b^2-ac-abx|}}.$$

Für große Werte gilt:

$$\frac{1}{ax^2+bx+c}\approx\frac{ax-b}{a^2x^3}\quad\text{für}\quad |x|>\frac{16\sqrt{\left|b^2-ac+\dfrac{bc}{x}\right|}}{|a|}.$$

j) Reihen- oder Produktentwicklung der Funktion

Für kleine Werte gilt:

$$\frac{1}{ax^2+bx+c} = \frac{1}{c} - \frac{bx}{c^2} + \frac{(b^2-ac)x^2}{c^3} - \frac{(b^3-2abc)x^3}{c^4} + \ldots$$

$$= \frac{1}{c}\sum_{k=0}^{\infty}\left(\frac{-x(ax+b)}{c}\right)^k, \qquad \left|\frac{ax^2+bx}{c}\right| < 1.$$

Für große Werte gilt:

$$\frac{1}{ax^2+bx+c} = \frac{1}{ax^2} - \frac{b}{a^2x^3} + \frac{b^2-ac}{a^3x^4} - \frac{b^3-2abc}{a^4x^5} + \ldots$$

$$= \frac{1}{ax^2}\sum_{k=0}^{\infty}\left(\frac{-bx-c}{ax^2}\right)^k, \qquad \left|\frac{bx+c}{ax^2}\right| < 1.$$

k) Ableitung der Funktion

Ableitung der reziproken quadratischen Funktion mit Hilfe der Kettenregel.

$$\frac{\mathrm{d}}{\mathrm{d}x}\frac{1}{ax^2+bx+c} = -\frac{2ax+b}{(ax^2+bx+c)^2}.$$

l) Stammfunktionen

Integral von der Symmetrieachse bis x:

$$\int \frac{\mathrm{d}x}{ax^2+bx+c} = \begin{cases} \dfrac{2}{\sqrt{\Delta}}\arctan\left(\dfrac{2ax+b}{\sqrt{\Delta}}\right) + C_1, & \Delta = 4ac-b^2 > 0, \\ \dfrac{-2}{\sqrt{-\Delta}}\operatorname{artanh}\left(\dfrac{2ax+b}{\sqrt{-\Delta}}\right) + C_1, & \Delta < 0,\ x < \dfrac{\sqrt{-\Delta}-b}{2a}. \end{cases}$$

Für $\Delta = 0$ divergiert das Integral, es läßt sich aber folgendes Integral angeben:

$$\int \frac{\mathrm{d}x}{ax^2+bx+c} = \frac{-2}{2ax+b} + C_1, \qquad \Delta = 0.$$

m) Spezielle Erweiterungen und Anwendungen

Komplexe Polstellen: Betrachtet man die Funktion $f(x)$ im Komplexen, so läßt sich die Funktion immer in ein Produkt zweier reziproker linearer Funktionen zerlegen.

$$\frac{1}{ax^2+bx+c} = \frac{1}{a}\cdot\frac{1}{x+\dfrac{b}{2a}+\sqrt{D}}\cdot\frac{1}{x+\dfrac{b}{2a}-\sqrt{D}}.$$

- Der Nenner besitzt entweder zwei verschiedene reelle Nullstellen oder eine reelle doppelte Nullstelle oder zwei konjugiert komplexe Nullstellen.

5.17 Potenzfunktionen mit negativem Exponenten

$$f(x) = ax^{-n} \qquad n = 1, 2, \ldots$$

Verallgemeinerte Hyperbeln.

Reziproke Funktionen zu den ganzrationalen Potenzfunktionen.

In der Elektrizitätslehre treten oft bei Wechselwirkungen von Ladungen, Dipolen, Quadrupolen etc. negative Potenzen höherer Ordnung auf.

a) Definition

Reziproke Funktion zu x^n:

$$f(x) = ax^{-n} = \frac{a}{x^n} = a\left(\frac{1}{x}\right)^n = a\prod_{k=1}^{n}\frac{1}{x}.$$

b) Grafische Darstellung

Eine wichtige Unterscheidung ist die Geradzahligkeit des Exponenten.

- Funktionen mit geradem n haben für $a > 0$ ($a < 0$) nur positive (negative) Werte.
- Funktionen mit ungeradem n haben für $a > 0$ ($a < 0$) für positives x positive (negative) und für negatives x negative (positive) Werte.

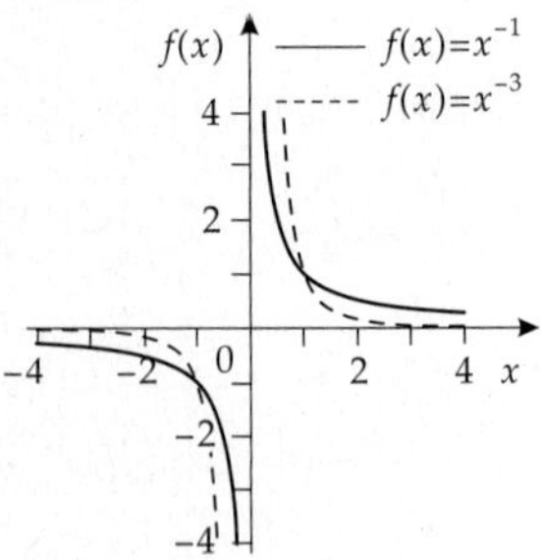

Ungerade Funktionen

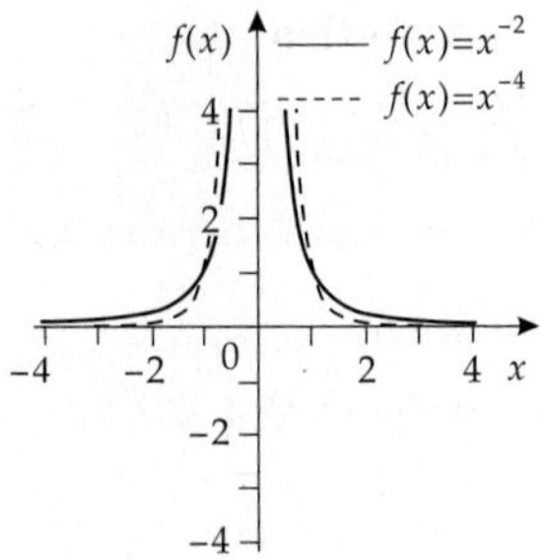

Gerade Funktionen

- Alle Funktionen haben einen Pol n-ter Ordnung bei $x = 0$.
- Alle Funktionen gehen durch $x = 1, y = a$.

Funktionen mit größerem n schmiegen sich für $x \to \pm\infty$ schneller an die x-Achse an und erreichen betragsmäßig für $x \to 0$ höhere Werte als Funktionen mit kleinerem n.

c) Eigenschaften der Funktion

Definitionsbereich:	$-\infty < x < \infty, x \neq 0$.	
Wertebereich:	n gerade	$a > 0$: $0 < f(x) < \infty$,
		$a < 0$: $-\infty < f(x) < 0$,
	n ungerade	$-\infty < f(x) < \infty$, $f(x) \neq 0$.
Quadrant:	n gerade	$a > 0$: erster und zweiter,
		$a < 0$: dritter und vierter,
	n ungerade	$a > 0$: erster und dritter,
		$a < 0$: zweiter und vierter.
Periodizität:	keine.	
Monotonie für $x > 0$:	n gerade	$a > 0$: streng monoton fallend,
		$a < 0$: streng monoton steigend,
	n ungerade	$a > 0$: streng monoton fallend,
		$a < 0$: streng monoton steigend.
Monotonie für $x < 0$:	n gerade	$a > 0$: streng monoton steigend,
		$a < 0$: streng monoton fallend,
	n ungerade	$a > 0$: streng monoton fallend,
		$a < 0$: streng monoton steigend.

Symmetrien:	n gerade	Spiegelsymmetrie zur y-Achse,
	n ungerade	Punktsymmetrie zum Ursprung.
Verhalten im Unend.:	$f(x) \to 0$ für $x \to \pm\infty$.	

d) Spezielle Werte

Nullstellen:	keine.
Sprungstellen:	keine.
Polstellen:	Pol n-ter Ordnung bei $x = 0$.
Extrema:	keine.
Wendepunkte:	keine.

e) Reziproke Funktion

Die reziproke Funktion ist ganzrationale Potenzfunktion n-ten Grades.

$$\frac{1}{f(x)} = \frac{1}{ax^{-n}} = \frac{1}{a}x^n.$$

f) Umkehrfunktion

Die Umkehrfunktionen sind die reziproken n-ten Wurzeln.

$$f^{-1}(x) = \sqrt[n]{\frac{a}{x}}.$$

▷ Die Umkehrfunktion kann bei ungeradem n für alle x, bei geradem n nur für $x > 0$ (bzw. für $x < 0$ mit einem zusätzlichen Minuszeichen) definiert werden.

g) Verwandte Funktionen

Potenzfunktionen n-ten Grades, reziproke Funktionen zu $f(x)$.
Wurzeln n-ten Grades, reziproke Unkehrfunktionen.

h) Umrechnungsformeln

Spiegelung an der y-Achse,

$$f(-x) = f(x) \quad \text{für } n \text{ gerade,} \qquad f(-x) = -f(x) \quad \text{für } n \text{ ungerade.}$$

▷ Es gelten die gleichen Umrechnungsformeln wie für die Potenzen mit positivem Exponenten.

Summe zweier Potenzfunktionen $(-n)$-ten Grades ist eine Potenzfunktion $(-n)$-ten Grades.

$$ax^{-n} \pm bx^{-n} = (a \pm b)x^{-n}.$$

Produkt einer Potenzfunktion $(-n)$-ten Grades mit einer Potenzfunktion $(-m)$-ten Grades ist eine Potenzfunktion $-(n+m)$-ten Grades.

$$ax^{-n} \cdot bx^{-m} = (a \cdot b)x^{-(n+m)}.$$

Quotient einer Potenzfunktion $(-n)$-ten Grades und einer Potenzfunktion $(-m)$-ten Grades ist eine Potenzfunktion $(m-n)$-ten Grades.

$$\frac{ax^{-n}}{bx^{-m}} = \frac{a}{b}x^{m-n}.$$

n-te Potenz einer Potenzfunktion $(-n)$-ten Grades ist eine Potenzfunktion $-(n \cdot m)$-ten Grades.

$$(ax^{-n})^m = a^m x^{-n \cdot m}.$$

i) Näherungsformeln (8 bit ≈ 0,4 % Genauigkeit)

Für kleine x gilt

$$(a+x)^{-n} \approx a^{-n} \cdot \left(1 - \frac{n}{a}x\right) \qquad \text{für} \quad |x| < \frac{|a|}{12\sqrt{n^2+n}}.$$

j) Reihen- oder Produktentwicklung der Funktion

Endliche geometrische Reihe von Potenzen für $x \neq 0$:

$$\sum_{k=0}^{n} x^{-k} = 1 + x^{-1} + x^{-2} + \ldots + x^{-n} = \frac{x - x^{-n}}{x-1}.$$

k) Ableitung der Funktion

Die Ableitung einer Potenzfunktion $(-n)$-ten Grades ist eine Potenzfunktion $-(n+1)$-ten Grades:

$$\frac{\mathrm{d}}{\mathrm{d}x} a x^{-n} = -n a x^{-(n+1)}.$$

l) Stammfunktion zu der Funktion

Die Stammfunktion einer Potenzfunktion $(-n)$-ten Grades ist eine Potenzfunktion $-(n-1)$-ten Grades $(n \neq 1)$.

$$\int a x^{-n} \,\mathrm{d}x = \frac{a}{1-n} x^{1-n} + C_1.$$

Für $n = 1$ ist die Stammfunktion die Logarithmusfunktion.

$$\int \frac{a}{x} \,\mathrm{d}x = a \ln|x| + C_1.$$

m) Spezielle Erweiterungen und Anwendungen

Doppeltlogarithmische Darstellung: Wie auch die ganzrationalen Potenzfunktionen lassen sich auch die reziproken Potenzfunktionen doppeltlogarithmisch auftragen. Man erhält dabei Geraden mit negativer Steigung.

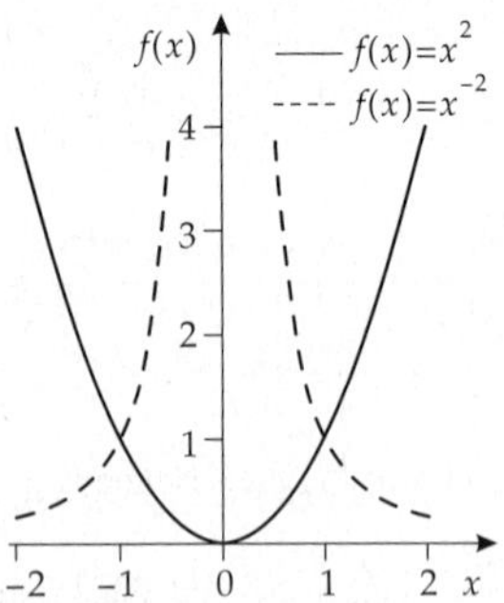

Darstellung: linear

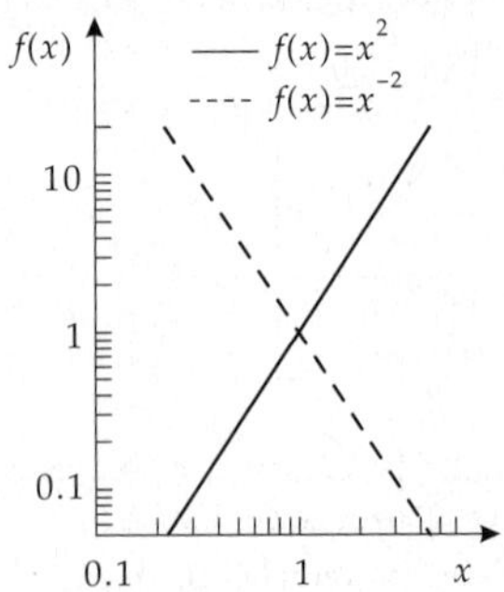

doppeltlogarithmisch

5.18 Quotient zweier Polynome

$$f(x) = \frac{a_n x^n + a_{n-1} x^{n-1} + \ldots + a_1 x + a_0}{b_m x^m + b_{m-1} x^{m-1} + \ldots + b_1 x + b_0}.$$

Allgemeinster Fall gebrochen rationaler Funktionen.

a) Definition

Darstellung der Funktion als Quotient der Polynome $p(x)$ und $q(x)$.

$$f(x) = \frac{\sum_{k=0}^{n} a_k x^k}{\sum_{k=0}^{m} b_k x^k} = \frac{p(x)}{q(x)}.$$

Echt gebrochen rationale Funktion: $m > n$.
Unecht gebrochen rationale Funktion: $m \leq n$.

b) Grafische Darstellung

- Sind in der Darstellung von f gemeinsame Linearfaktoren von Zähler und Nenner gekürzt, so gilt: Die Funktion $f(x)$ besitzt die Nullstellen des Zählerpolynoms $p(x)$ als Nullstellen und die Nullstellen des Nennerpolynoms $q(x)$ als Polstellen.

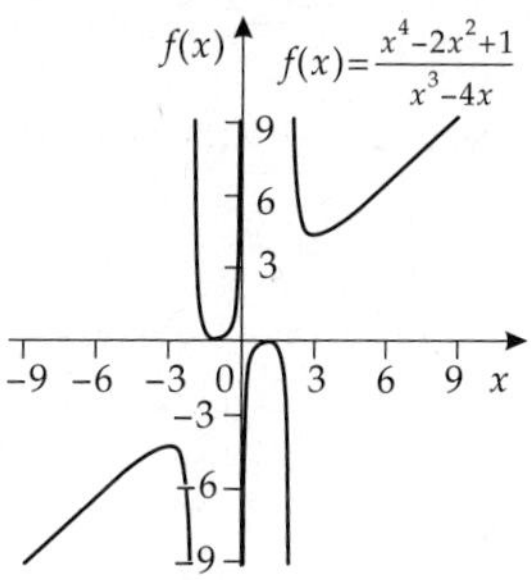

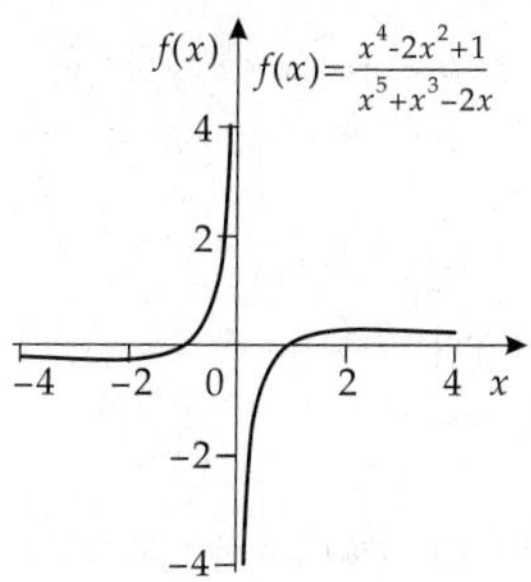

- Besitzen Zähler und Nenner am gleichen Punkt x_0 eine Nullstelle der gleichen Ordnung, so kann die Definitionslücke an diesem Punkt stetig behoben werden.

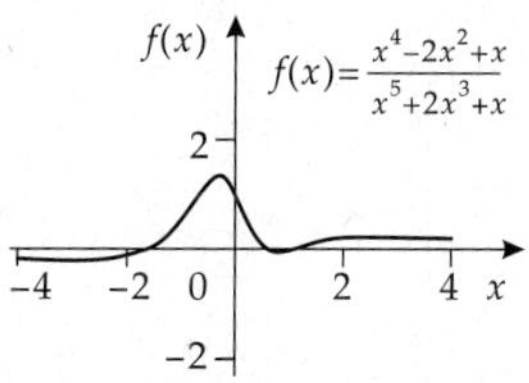

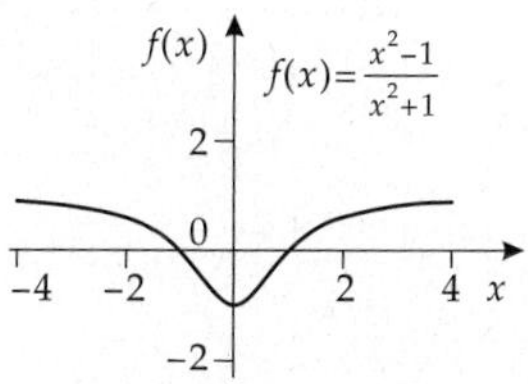

> Ist die Nullstelle des Zählers von höherer Ordnung als die Nullstelle des Nenners, so ist die stetige Erweiterung eine Nullstelle der Funktion.

Im Unendlichen wird das Verhalten der Funktion im wesentlichen durch das Verhältnis der größten Potenzen von Zähler- und Nennerpolynom $\frac{a_n}{b_m} x^{n-m}$ bestimmt.

c) Eigenschaften der Funktion

Definitionsbereich:	$-\infty < x < \infty$, außer Nullstellen von $q(x)$.
Wertebereich:	hängt vom Einzelfall ab.
Quadrant:	oft alle vier Quadranten.

Periodizität: keine.

Monotonie: hängt vom Einzelfall ab.

Symmetrien: Besitzen Zähler- und Nennerpolynom beide nur gerade oder nur ungerade Potenzen, so ist $f(x)$ spiegelsymmetrisch zur y-Achse.
Besitzt ein Polynom nur gerade und das andere Polynom nur ungerade Potenzen, so ist $f(x)$ punktsymmetrisch zum Ursprung.

Verhalten im Unendl.: für $x \to \pm\infty$ geht $f(x)$ gegen $\frac{a_n}{b_m}x^{n-m}$.

d) Spezielle Werte

Nullstellen: die Nullstellen von p sind Nullstellen von f, falls q an diesen Stellen $\neq 0$ ist.

Sprungstellen: keine.

Polstellen: die Nullstellen von $q(x)$ sind Polstellen von $f(x)$.

Extrema: hängt vom Einzelfall ab,
haben $p(x)$ und $q(x)$ am gleichen Punkt x_{E} ein Extremum, so ist x_{E} auch Extremum von $f(x)$, falls
$\frac{\mathrm{d}^2 q}{\mathrm{d}x^2}p \neq \frac{\mathrm{d}^2 p}{\mathrm{d}x^2}q \neq 0$.

Wendepunkte: hängt vom Einzelfall ab.

Wert bei $x = 0$: $f(0) = \frac{a_0}{b_0}$.

e) Reziproke Funktion

Die reziproke Funktion einer gebrochen rationalen Funktion ist wieder eine gebrochen rationale Funktion.

$$\frac{1}{f(x)} = \frac{\sum_{k=0}^{m} b_k x^k}{\sum_{k=0}^{n} a_k x^k}.$$

f) Umkehrfunktion

Die Funktion wird im allgemeinen nur in Teilbereichen invertierbar sein.

▷ Für sehr große x wird die Umkehrfunktion gegen eine $(n-m)$-te Wurzel gehen.

$$x \to \infty: \quad y = f(x) \to \frac{a_n}{b_m}x^{n-m}, \quad f^{-1}(x) \to \left(x\frac{b_m}{a_n}\right)^{\frac{1}{n-m}}, \quad (a_n \neq 0,\ b_n \neq 0).$$

g) Verwandte Funktionen

Alle Polynome sind Spezialfälle von $f(x)$.
Alle reziproken Potenzfunktionen sind Spezialfälle von $f(x)$.
Alle Wurzeln sind Umkehrfunktionen zu Spezialfällen von $f(x)$.

h) Umrechnungsformeln

Allgemein lassen sich keine Umrechnungsformeln mehr angeben.
Im Einzelfall können die Umrechnungsformeln der Potenzfunktion verwendet werden.

i) Näherungsformeln für die Funktion

Nach einer Partialbruchzerlegung können die Näherungen der reziproken linearen Funktion verwendet werden.

j) Reihen- oder Produktentwicklung der Funktion

Zerlegung in ein Produkt von Linearfaktoren, Polstellen und Resttermen. Zählerpolynom $p(x)$ und Nennerpolynom $q(x)$ lassen sich jeweils in Linearfaktoren zerlegen. Dadurch kann auch die ganze Funktion als Produkt dargestellt werden.

$$f(x) = (x-p_1)^{n_1} \cdots (x-p_k)^{n_k} \frac{1}{(x-q_1)^{m_1}} \cdots \frac{1}{(x-q_l)^{m_l}} \cdots \frac{r_p(x)}{r_q(x)}.$$

$p_1 \ldots p_k$ sind die Nullstellen von $p(x)$ (Vielfachheiten $n_1 \ldots n_k$), $q_1 \ldots q_l$ sind die Nullstellen von $q(x)$ (Vielfachheiten $m_1 \ldots m_l$), $r_p(x)$ und $r_q(x)$ sind die Restfaktoren von $p(x)$ und $q(x)$.

Partialbruchzerlegung, Zerlegung von $f(x)$ in eine Summe von Brüchen, siehe im nachfolgenden Abschnitt.

k) Ableitung der Funktion

Die Ableitung erfolgt über die Quotientenregel.

$$\frac{\mathrm{d}}{\mathrm{d}x} f(x) = \frac{\frac{\mathrm{d}p(x)}{\mathrm{d}x} \cdot q(x) - p(x) \cdot \frac{\mathrm{d}q(x)}{\mathrm{d}x}}{(q(x))^2}.$$

▷ Die Ableitungen von $p(x)$ und $q(x)$ erfolgen, wie im Abschnitt über Polynome dargestellt.

$$\frac{\mathrm{d}}{\mathrm{d}x} \sum_{k=0}^{n} a_k x^k = \sum_{k=1}^{n} k a_k x^{k-1}.$$

l) Stammfunktionen

Das Integral über $f(x)$ wird im allgemeinen sehr kompliziert sein. Es wird auf die Integraltafeln am Schluß des Buches und auf weitere Literatur, z. B. Gradstein-Ryshik, Integraltafeln, Verlag Harri Deutsch, verwiesen.

Für einige einfachere Integrale sind hier Stammfunktionen angegeben:

$$\int \frac{ax+b}{cx+d}\,\mathrm{d}x = \frac{a}{c}x + \left(\frac{b}{c} - \frac{ad}{c^2}\right) \ln|cx+d| + C_1,$$

$$\int \frac{\mathrm{d}x}{(ax+b)(cx+d)} = \frac{1}{bc-ad} \ln\left|\frac{cx+d}{ax+b}\right| + C_1,$$

$$\int \frac{x\,\mathrm{d}x}{(ax+b)(cx+d)} = \frac{1}{bc-ad}\left(\frac{b}{a}\ln|ax+b| - \frac{\mathrm{d}}{c}\ln|cx+d|\right) + C_1.$$

Kompliziertere Integrale lassen sich auch lösen, wenn die Partialbruchzerlegung der Funktion $f(x)$ integriert wird.

m) Spezielle Erweiterungen und Anwendungen

Polynomdivision, Division eines Polynoms $p(x)$ des Grades n durch ein Polynom $q(x)$ des Grades $m < n$. Siehe im folgenden Abschnitt.

Komplexe Polstellen: Analog zu der Diskussion komplexer Nullstellen bei den Polynomen können auch komplexe Polstellen behandelt werden, da die Polstellen der Funktion durch die Nullstellen des Nennerpolynoms gegeben sind.

Folgerung des Fundamentalsatzes der Algebra:

● Der Quotient eines Zählerpolynoms n-ten Grades und eines Nennerpolynoms m-ten Grades in gekürzter Darstellung (keine gemeinsamen Linearfaktoren in Zähler und Nenner) hat im Komplexen unter Berücksichtigung der Vielfachheiten genau n Nullstellen und m Polstellen.

Polynomdivision und Partialbruchzerlegung

Polynomdivision und Partialbruchzerlegung werden angewandt, um den Quotienten zweier Polynome als Summe von (auf der x-Achse verschobenen) Potenzfunktionen mit ganzen positiven oder negativen Exponenten darzustellen.
Ist der Grad n des Zählerpolynoms größer oder gleich dem Grad m des Nennerpolynoms, so wird durch Polynomdivision die Funktion in ein Polynom des Grades $n-m$ und eine Restfunktion gespalten, bei der der Grad des Zählerpolynoms $r(x)$ kleiner ist als der Grad des Nennerpolynoms $q(x)$.

$$f(x) = \frac{p(x)}{q(x)} = \sum_{k=0}^{n-m} a_k x^k + \frac{r(x)}{q(x)}.$$

Die Restfunktion bzw. bei $n < m$ die Gesamtfunktion kann durch Partialbruchzerlegung als eine Summe von einfachen Brüchen geschrieben werden.

▷ Polynomdivision und Partialbruchzerlegung haben ihre Bedeutung z. B. bei der Integration gebrochen rationaler Funktionen.

Polynomdivision, Division eines Polynoms $p(x)$ des Grades n durch ein Polynom $q(x)$ des Grades $m < n$. Bei der Division erhält man ein Quotientenpolynom $h(x)$ und einen Restterm $r(x)/q(x)$.

$$f(x) = \frac{p(x)}{q(x)} = \frac{\sum_{i=0}^{n} a_i x^i}{\sum_{j=0}^{m} b_j x^j} = h(x) + \frac{r(x)}{q(x)}.$$

Die Division erfolgt sukzessiv. Man beginne mit den höchsten Termen von $p(x)$ und $q(x)$:

$$\frac{p(x)}{q(x)} = \frac{a_n}{b_m} x^{n-m} + \frac{p_1(x)}{q(x)}.$$

Der Rest $p_1(x)$ ist gegeben durch:

$$p_1(x) = p(x) - \frac{a_n}{b_m} x^{n-m} q(x) = \sum_{i=0}^{k} c_i x^k.$$

Ist $p_1(x) = 0$, so ist die Division beendet, anderenfalls wiederhole man die Division mit dem neuen Polynom $p_1(x)$. Dies ergibt ein Polynom p_2:

$$\frac{p_1(x)}{q(x)} = \frac{c_k}{b_m} x^{k-m} + \frac{p_2(x)}{q(x)}.$$

Die Lösung für $p(x)$ ist dann

$$\frac{p(x)}{q(x)} = \frac{a_n}{b_m} x^{n-m} + \frac{c_k}{b_m} x^{k-m} + \frac{p_2(x)}{q(x)}.$$

Ist $p_2(x) \neq 0$, wird die Division fortgesetzt, bis schließlich beim r-ten Mal entweder $p_r(x) = 0$ ist (in diesem Fall ist die Division glatt aufgegangen) oder der Grad von p_r kleiner wird als der Grad von $q(x)$. Im letzten Fall ist p_r das Restpolynom $r(x)$. Die Zerlegung lautet dann:

$$f(x) = \frac{p(x)}{q(x)} = \frac{a_n}{b_m} x^{n-m} + \frac{c_k}{b_m} x^{k-m} + \frac{d_l}{b_m} x^{l-m} + \ldots + \frac{r(x)}{q(x)}.$$

☐ Division von $p(x) = x^4 - x^2 + 3x + 1$ durch $q(x) = x^2 + x - 1$:

$$\begin{aligned}
x^4 - x^2 + 3x + 1 &= x^2 \cdot (x^2 + x - 1) - x^3 + 3x + 1 && x^2 \\
-x^3 + 3x + 1 &= -x \cdot (x^2 + x - 1) + x^2 + 2x + 1 && -x \\
x^2 + 2x + 1 &= 1 \cdot (x^2 + x - 1) + x + 2 && 1 \\
r(x) &= x + 2
\end{aligned}$$

$$\frac{x^4 - x^2 + 3x + 1}{x^2 + x - 1} = x^2 - x + 1 + \frac{x+2}{x^2 + x - 1}.$$

Der Ausdruck $r(x)/q(x)$ kann weiter in Partialbrüche zerlegt werden.

$$\frac{x^4-x^2+3x+1}{x^2+x-1}=x^2-x+1+\frac{\sqrt{5}+3}{\sqrt{5}(2x+1)-5}+\frac{\sqrt{5}-3}{\sqrt{5}(2x+1)+5}.$$

Partialbruchzerlegung, Zerlegung von $f(x)$ in eine Summe von Brüchen. Zähler $p(x)$ und Nenner $q(x)$ sollen keine gemeinsamen Polynomfaktoren haben, und der Grad n von $p(x)$ soll kleiner als der Grad m von $q(x)$ sein.

Die Produktdarstellung von $q(x)$ (siehe Polynome, Reihenentwicklung) ist:

$$q(x)=(x-x_1)^{n_1}(x-x_2)^{n_2}\cdots(x-x_k)^{n_k}\cdot R(x),$$

wobei x_i die k Nullstellen n_i-ten Grades des Polynoms sind. Der Restterm lasse sich als Produkt von irreduziblen (d. h. im Bereich der reellen Zahlen nicht in Linearfaktoren zerlegbaren) quadratischen Polynomen darstellen.

$$R(x)=r_1(x)^{l_1}\cdot\ldots\cdot r_s(x)^{l_s},\qquad r_k=x^2+p_kx+q_k,\qquad 4q_k>p_k^2.$$

Zu jeder Nullstelle x_i des Grades n_i werden Terme bis zur Potenz n_i gebildet.

$$\frac{A_1^i}{x-x_i},\quad \frac{A_2^i}{(x-x_i)^2},\quad \ldots,\quad \frac{A_n^i}{(x-x_i)^{n_i}},\qquad i=1,\ldots,k.$$

Ebenso werden Ausdrücke zu den Resttermen $r_j(x)$ der Vielfachheit l_j gebildet.

$$\frac{B_1^jx+C_1^j}{(r_j(x))},\quad \frac{B_2^jx+C_2^j}{(r_j(x))^2},\quad \ldots,\quad \frac{B_l^jx+C_l^j}{(r_j(x))^l},\qquad j=1,\ldots,s.$$

Alle diese Terme werden addiert:

$$f(x)=\sum_{i=1}^{k}\left(\sum_{j=1}^{n_i}\frac{A_j^i}{(x-x_i)^j}\right)+\sum_{i=1}^{s}\left(\sum_{j=1}^{l_i}\frac{B_j^ix+C_j^i}{(r_i(x))^j}\right).$$

▷ Meist ist es praktisch, zunächst die Gleichung mit dem Nennerpolynom zu multiplizieren, um so eine Polynomgleichung zu erhalten.

Durch Koeffizientenvergleich können die Koeffizienten der Partialbruchzerlegung gebildet werden.

▷ Oft ist es jedoch einfacher, durch Einsetzen spezieller Werte (z. B. $x=0$, Nullstellen des Nennerpolynoms) jeweils alle Koeffizienten bis auf einen zu eliminieren.

☐ Funktion $f(x)$ mit

$$f(x)=\frac{(x+1)^2}{(x-1)^3(x-2)}.$$

Partialbruchansatz:

$$f(x)=\frac{A_1}{x-1}+\frac{A_2}{(x-1)^2}+\frac{A_3}{(x-1)^3}+\frac{B}{x-2}.$$

Gleichsetzen und Multiplikation mit dem Nennerpolynom

$$(x+1)^2=A_1(x-1)^2(x-2)+A_2(x-1)(x-2)+A_3(x-2)+B(x-1)^3.$$

Einsetzmethode:

Einsetzen von $x=1$ und $x=2$ ergibt $-A_3=4$ und $B=9$.
Einsetzen von $x=0$ und $A_3=-4$, $B=9$ ergibt $2=-2A_1+2A_2$ und somit $A_2=A_1+1$
Einsetzen von $x=3$ ergibt $-54=6A_1$ und somit $A_1=-9$, $A_2=-8$.

Koeffizientenvergleich:

Ordnen der rechten Seite nach Potenzen:

$$x^2+2x+1=(A_1+B)x^3+(-4A_1+A_2-3B)x^2+(5A_1-3A_2+A_3+3B)x+(-2A_1+2A_2-2A_3-B).$$

Koeffizientenvergleich:
bei x^3: $A_1+B=0$ und somit $B=-A_1$,
bei x^2: $-4A_1+A_2-3B=1$ und somit $A_2=A_1+1$,

bei x: $5A_1 - 3A_2 + A_3 + 3B = 2$ und somit $A_3 = A_1 + 5$
sowie $-2A_1 + 2A_2 - 2A_3 - B = 1$ und somit $-A_1 = 9$.
Die Partialbruchzerlegung lautet daher

$$f(x) = -\frac{9}{x-1} - \frac{8}{(x-1)^2} - \frac{4}{(x-1)^3} + \frac{9}{x-2}.$$

Padé-Approximation

Sei f eine reellwertige Funktion eines reellen Argumentes x. Sie sei durch eine Potenzreihe gegeben:

$$f(x) = \sum_{i=0}^{\infty} a_i x^i.$$

Als **Padé-Approximation** $f_{N,M}$ bezeichnet man die gebrochen rationale Funktion

$$f_{N,M}(x) = \frac{\sum_{n=0}^{N} b_n x^n}{\sum_{m=0}^{M} c_m x^m},$$

deren Taylor-Entwicklung um $x = 0$ mit der Potenzreihe von f bis einschließlich der $(N+M)$-ten Potenz übereinstimmt. Im Gegensatz zur Taylor-Reihenentwicklung lassen sich für die Padé-Approximationen keine allgemeingültigen Konvergenzregeln für $N, M \to \infty$ (Restgliedabschätzung) angeben.

▷ Ohne Beschränkung der Allgemeinheit kann man $c_0 = 1$ annehmen, andernfalls dividiert man Zähler und Nenner durch c_0.

▷ Je nach Wahl von N und M kann man verschiedene Padé-Approximationen konstruieren, die die Funktion bis zur $(N+M)$-ten Potenz approximieren.

Nach Vorgabe von N und M bestimmt man die Padé-Approximation wie folgt:
Aus der Bedingung, daß $f_{N,M}(x)$ die Funktion $f(x)$ bis zur Ordnung $N+M$ approximieren soll, erhält man zwei Gleichungssysteme zur Bestimmung der Koeffizienten $\{b_i\}$ und $\{c_i\}$:

$$\sum_{m=0}^{M} c_m a_{j-m} = 0 \quad \text{für} \quad j = N+1, N+2, \ldots, N+M,$$
$$\sum_{m=0}^{M} c_m a_{j-m} = b_j \quad \text{für} \quad j = 0, \ldots, N.$$

Dabei soll gelten, daß $a_i = 0$ für $i < 0$.
Mit $c_0 = 1$ lautet die erste Gleichung in Matrixform:

$$\begin{pmatrix} a_N & a_{N-1} & \cdots & a_{N-M+1} \\ a_{N+1} & a_N & \cdots & a_{N-M+2} \\ \vdots & \vdots & & \vdots \\ a_{N+M-1} & a_{N+M-2} & \cdots & a_N \end{pmatrix} \begin{pmatrix} c_1 \\ c_2 \\ \vdots \\ c_M \end{pmatrix} = - \begin{pmatrix} a_{N+1} \\ a_{N+2} \\ \vdots \\ a_{N+M} \end{pmatrix}.$$

Daraus lassen sich (z. B. durch Elimination nach Gauß) die Koeffizienten $\{c_i\}$ bestimmen. Aus der zweiten Gleichung erhält man dann die Koeffizienten $\{b_i\}$:

$$\begin{aligned} b_0 &= c_0 a_0, \\ b_1 &= c_0 a_1 + c_1 a_0, \\ &\vdots \\ b_N &= \sum_{i=0}^{\min(N,M)} c_i a_{N-i}. \end{aligned}$$

Die beiden letzten Gleichungen bezeichnet man als **Padé-Gleichungen**. Mit der Kenntnis der Entwicklungskoeffizienten $\{b_i\}$ und $\{c_i\}$ ist $f_{N,M}$ vollständig bestimmt.

□ Sei

$$f(x) = \sqrt{\frac{1+x/2}{1+2x}} = 1 - \frac{3}{4}x + \frac{39}{32}x^2 + O(x^3)$$

durch ihre Potenzreihe gegeben. Dann lauten die Padé-Approximationen bis zur zweiten Ordnung:

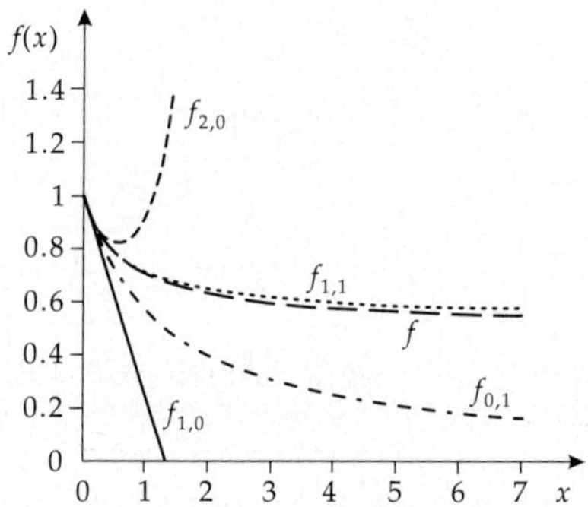

$$\begin{aligned} f_{0,0} &= 1 \\ f_{1,0} &= 1 - \frac{3}{4}x \\ f_{0,1} &= \frac{1}{1+\frac{3}{4}x} \\ f_{2,0} &= 1 - \frac{3}{4}x + \frac{39}{32}x^2 \\ f_{1,1} &= \frac{1+\frac{7}{8}x}{1+\frac{13}{8}x} \\ f_{0,2} &= \frac{1}{1+\frac{3}{4}x - \frac{21}{32}x^2} \end{aligned}$$

$f_{2,0}(x)$ ist identisch mit der Potenzreihenentwicklung von f bis zur zweiten Ordnung.

Eine alternative Möglichkeit, die Padé-Approximationen zu bestimmen, ist die Lösung der Gleichungssysteme für die Koeffizienten $\{b_i\}$ bzw. $\{c_i\}$ durch Anwendung der Cramerschen Regel. Mit den Definitionen

$$Q_{N,M}(x) = \begin{vmatrix} a_{N-M+1} & a_{N-M+2} & \cdots & a_{N+1} \\ a_{N-M+2} & a_{N-M+3} & \cdots & a_{N+2} \\ \vdots & \vdots & & \vdots \\ a_N & a_{N+1} & \cdots & a_{N+M} \\ x^M & x^{M-1} & \cdots & 1 \end{vmatrix}$$

$$P_{N,M}(x) = \begin{vmatrix} a_{N-M+1} & a_{N-M+2} & \cdots & a_{N+1} \\ a_{N-M+2} & a_{N-M+3} & \cdots & a_{N+2} \\ \vdots & \vdots & & \vdots \\ a_N & a_{N+1} & \cdots & a_{N+M} \\ \sum_{i=0}^{N-M} a_i x^{i+M} & \sum_{i=0}^{N-M+1} a_i x^{i+M-1} & \cdots & \sum_{i=0}^{N} a_i x^i \end{vmatrix}$$

erhält man

$$\sum_{i=0}^{\infty} a_i x^i = \frac{P_{N,M}(x)}{Q_{N,M}(x)} + \sum_{i=N+M+1}^{\infty} x^i \begin{vmatrix} a_{N-M+1} & a_{N-M+2} & \cdots & a_{N+1} \\ a_{N-M+2} & a_{N-M+3} & \cdots & a_{N+2} \\ \vdots & \vdots & & \vdots \\ a_N & a_{N+1} & \cdots & a_{N+M} \\ a_{i-M} & a_{i-M+1} & \cdots & a_i \end{vmatrix}.$$

Diese Beziehungen eignen sich weniger zur Berechnung als vielmehr zu theoretischen Betrachtungen. Sie lassen sich gelegentlich zur Fehlerabschätzung verwenden.

Die Padé-Approximationen werden häufig in einer sogenannten **Padé-Tafel** notiert:

$N=$	0	1	2	…
$M=$ 0	$f_{0,0}$	$f_{1,0}$	$f_{2,0}$	…
1	$f_{0,1}$	$f_{1,1}$	$f_{2,1}$	…
2	$f_{0,2}$	$f_{1,2}$	$f_{2,2}$	…
⋮	⋮	⋮	⋮	

□ Die Padé-Tafel für die Funktion des letzten Beispiels lautet bis zu $N = 1$, $M = 1$:

$N=$	0	1
$M=$ 0	1	$1-\frac{3}{4}x$
1	$\dfrac{1}{1+\frac{3}{4}x}$	$\dfrac{1+\frac{7}{8}x}{1+\frac{13}{8}x}$

▷ Anwendungen für die Padé-Approximation finden sich in vielen Gebieten der Physik und Chemie. Sie wird insbesondere dann verwendet, wenn aus den ersten Gliedern einer Störungsentwicklung ein funktionaler Zusammenhang gebildet werden soll.

Nichtrationale algebraische Funktionen

Algebraische Funktionen lassen sich darstellen als Lösung einer Gleichung mit Koeffizienten, die Polynome der unabhängigen Variablen sind.

□ Die Gleichung $y \cdot y = x$ definiert für $x \geq 0$ die Wurzelfunktion $y = \sqrt{x}$.
Eine implizite algebraische Funktion wird z. B. durch
$y^6 + (x^5 - x^3)y^3 + y^2 - 3 = 0$ gegeben.

▷ Ein durch $y = a_0 + a_1 x + a_2 x^2 + \ldots + a_n x^n$ bestimmtes Polynom ist ebenfalls eine algebraische Funktion.

Im folgenden sollen Funktionen beschrieben werden, die zwar algebraisch sind, nicht aber als Quotient oder (endliche) Summe von Potenzfunktionen dargestellt werden können. Dabei werden zuerst Quadratwurzelfunktionen behandelt, anschließend Wurzelfunktionen, die als Umkehrfunktionen der Potenzfunktion höheren Grades definiert sind, sowie Potenzfunktionen mit gebrochenem Exponenten und schließlich Wurzelfunktionen deren Radikanden rationale Funktionen sind sowie abschließend Beziehungen zu Kegelschnitten.

5.19 Quadratwurzelfunktion

$$f(x) = \sqrt{ax+b}.$$

in **Programmiersprachen** `SQRT(A*X+B)`.
Quadratwurzel, auch zweite Wurzel oder einfach Wurzel genannt.
Umkehrfunktion der quadratischen Funktion.
Bedeutung in der Geometrie für die Berechnung von Strecken.
Bedeutung in der Vektorrechnung für die Betragsbildung von Vektoren.
Bedeutung in der Statistik für die Addition von Fehlern in unabhängigen Meßgrößen.

a) Definition

Umkehrfunktion der quadratischen Funktion auf dem positiven Ast.

$$y = f(x) = \frac{1}{a}x^2 - \frac{b}{a}, \quad f^{-1}(x) = \sqrt{ax+b}.$$

Schreibweise als Potenzfunktion mit gebrochenem Exponenten:

$$f(x) = \sqrt{x} = x^{\frac{1}{2}}.$$

b) Grafische Darstellung

● Die Wurzelfunktion ist für $a > 0$ $(a < 0)$ nur für Werte $x \geq -\frac{b}{a}$ $\left(x \leq -\frac{b}{a}\right)$ definiert.

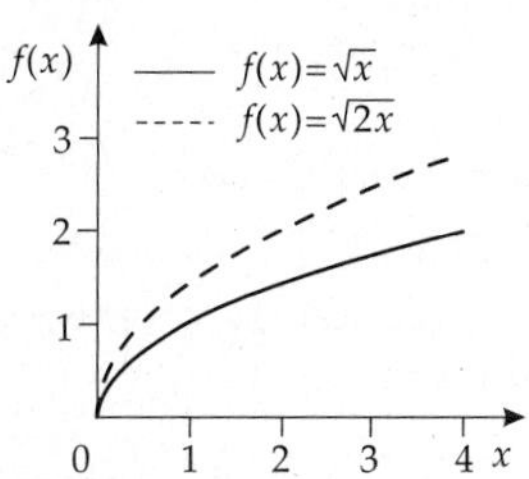

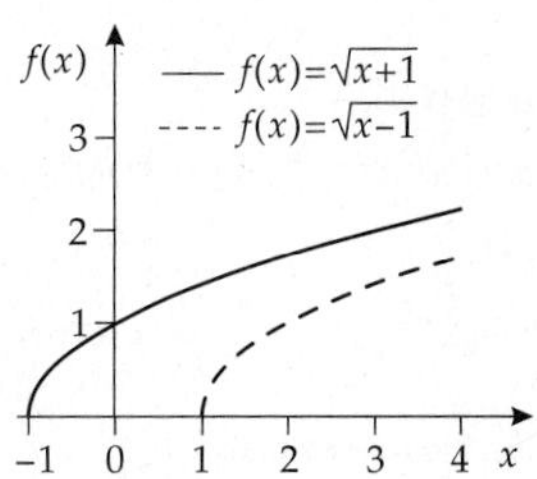

Die Funktion hat bei $x = -\frac{b}{a}$ den Wert Null. Der Graph hat an dieser Stelle eine senkrechte Tangente.

▷ Die Steigung wird bei $x = -\frac{b}{a}$ unendlich.

Die Funktion ist für $a > 0$ streng monoton steigend (für $a < 0$ streng monoton fallend). Sie steigt für große x langsamer als jede beliebige lineare Funktion $g(x) = ax$, $a > 0$.
Mit größerem $a > 0$ steigt die Funktion schneller.
Bei $x = 0$ hat die Funktion (für $b > 0$) den Wert $\sqrt{b}$.

c) Eigenschaften der Funktion

Definitionsbereich:	$a > 0$: $-\frac{b}{a} \leq x < \infty$, $a < 0$: $-\infty < x \leq -\frac{b}{a}$.
Wertebereich:	$0 \leq f(x) < \infty$.
Quadrant:	$a > 0$ $b < 0$ erster, $b \geq 0$ erster und zweiter, $a < 0$ $b \leq 0$ zweiter, $b > 0$ erster und zweiter.
Periodizität:	keine.
Monotonie:	$a > 0$: streng monoton steigend, $a < 0$: streng monoton fallend.
Symmetrien:	keine.
Verhalten im Unendl.:	$a > 0$: $f(x) \to \infty$ für $x \to \infty$, $a < 0$: $f(x) \to \infty$ für $x \to -\infty$.

d) Spezielle Werte

Nullstellen:	$x = -\frac{b}{a}$.
Sprungstellen:	keine, Funktion überall stetig.
Polstellen:	keine.
Extrema:	keine, Funktion streng monoton.
Wendepunkte:	keine, Funktion überall konkav.

e) Reziproke Funktion

Die reziproke Funktion ist die Wurzel des Kehrwerts.

$$\frac{1}{f(x)} = \frac{1}{\sqrt{x}} = \sqrt{\frac{1}{x}} = x^{-\frac{1}{2}}.$$

f) Umkehrfunktion

Die Umkehrfunktion der Quadratwurzelfunktion ist die quadratische Funktion.

$$f^{-1}(x) = \frac{1}{a}x^2 - \frac{1}{b}.$$

▷ Für die Umkehrfunktion ist nur ein Ast der Parabel (allgemein der positive Ast) definiert.

g) Verwandte Funktionen

Allgemeine Wurzelfunktion, die n-te Wurzel ist in Analogie zur Quadratwurzel die Umkehrfunktion der Potenzfunktion n-ten Grades.

Quadratische Funktion, Umkehrfunktion.
Potenzen der Wurzelfunktion, Ableitung und Stammfunktion der Wurzelfunktion.

h) Umrechnungsformeln

Wurzel eines (positiven) Produkts ist das Produkt der Wurzeln der Beträge.

$$\sqrt{x \cdot y} = \sqrt{|x|} \cdot \sqrt{|y|}.$$

Wurzel eines (positiven) Quotienten ist der Quotient der Wurzeln der Beträge.

$$\sqrt{\frac{x}{y}} = \frac{\sqrt{|x|}}{\sqrt{|y|}}.$$

▷ Die Beträge sind wichtig, da x und y beide negativ sein können.

i) Näherungsformeln (8 bit ≈ 0,4 % Genauigkeit)

Für kleine Werte von x gilt:

$$\sqrt{ax+b} \approx \sqrt{b} + \frac{ax}{2\sqrt{b}}, \qquad \text{für} \quad |x| < \frac{b}{7|a|}.$$

Für große Werte von x gilt:

$$\sqrt{ax+b} \approx \sqrt{ax} + \frac{b}{2\sqrt{ax}}, \qquad \text{für} \quad ax > 7|b|.$$

j) Reihen- oder Produktentwicklung der Funktion

Mit positivem $b > 0$ gilt für $|ax| < b$ folgende Entwicklung unter Verwendung verallgemeinerter Binomialkoeffizienten bzw. der Doppelfakultät:

$$\begin{aligned}
\sqrt{ax+b} &= \sqrt{b}\left(1 + \frac{ax}{2b} - \frac{a^2x^2}{8b^2} + \frac{a^3x^3}{16b^3} - \ldots\right), \\
&= \sqrt{b}\sum_{k=0}^{\infty}\binom{\frac{1}{2}}{k}\left(\frac{ax}{b}\right)^k, \\
&= \sqrt{b} - \sqrt{b}\sum_{k=1}^{\infty}\frac{(2k-3)!!}{(2k)!!}\left(-\frac{ax}{b}\right)^k \qquad -b \leq ax \leq b.
\end{aligned}$$

Für große Werte gilt für $ax > |b| \geq 0$:

$$\sqrt{ax+b} = \sqrt{ax}\sum_{k=0}^{\infty}\binom{-\frac{1}{2}}{k}\left(\frac{b}{ax}\right)^k \qquad -ax \leq c \leq ax.$$

Reihenentwicklung von $\sqrt{x}$ mit Exponentialfunktion, die rasch konvergiert.

$$\sqrt{x} = \frac{\frac{1}{2} + \sum_{k=1}^{\infty} e^{-\frac{k^2\pi}{x}}}{\frac{1}{2} + \sum_{k=1}^{\infty} e^{-k^2\pi x}}.$$

k) Ableitung der Funktion

Die Ableitung ist eine reziproke Quadratwurzel.

$$\frac{d}{dx}\sqrt{ax+b} = \frac{a}{2\sqrt{ax+b}}.$$

l) Stammfunktionen

Die Stammfunktion ist die dritte Potenz der Quadratwurzel.

$$\int \sqrt{ax+b}\,\mathrm{d}x = \frac{2}{3a}\left(\sqrt{ax+b}\right)^3 + C_1.$$

m) Spezielle Erweiterungen und Anwendungen

Wurzeln negativer Zahlen: Im Bereich der reellen Zahlen sind die Wurzeln negativer Zahlen nicht definiert. In der komplexen Ebene wird die imaginäre Einheit über die Wurzeln negativer Zahlen definiert.

$$\mathrm{j} \stackrel{\text{def}}{=} \sqrt{-1}.$$

▷ Auf diese Weise können alle Wurzeln negativer Zahlen $a < 0$ dargestellt werden.

$$\sqrt{a} = \sqrt{(-1)\cdot(-a)} = \mathrm{j}\cdot\sqrt{-a} \qquad a < 0.$$

Komplexes Argument:

$$\sqrt{x+\mathrm{j}y} = \sqrt{\frac{1}{2}\left(\sqrt{x^2+y^2}+x\right)} + \mathrm{j}\cdot\operatorname{sgn}(y)\sqrt{\frac{1}{2}\left(\sqrt{x^2+y^2}-x\right)}.$$

5.20 Wurzelfunktionen

$$f(x) = \sqrt[n]{x}.$$

Allgemeine Wurzel n-ten Grades.

a) Definition

Umkehrfunktion der Potenzfunktion n-ten Grades.

$$y = f(x) = x^n,\ n > 1,\ \text{ganz} \qquad f^{-1}(x) = \sqrt[n]{x}.$$

Potenzschreibweise:

$$f(x) = \sqrt[n]{x} = x^{1/n}.$$

Negative Exponenten:

$$f(x) = x^{-1/n} = \left(\frac{1}{x}\right)^{1/n} = \sqrt[n]{\frac{1}{x}}.$$

Die Funktion ist zunächst nur für $x \geq 0$ definiert.

▷ Für ungerades n läßt sie sich gemäß $f(x) = -f(-x)$ auch für negative x darstellen.

$$f(x) = \begin{cases} \sqrt[n]{x} & x \geq 0 \\ -\sqrt[n]{-x} & x < 0 \end{cases} \qquad n \text{ ungerade.}$$

b) Grafische Darstellung

Die Funktionen mit $n > 1$ sind monoton steigend und gehen durch die Punkte $x = 1, f(x) = 1$ und $x = 0, f(x) = 0$.

▷ Graphen von $f(x) = \sqrt[n]{x}$ schneiden die x-Achse im Punkt $(x = 0,\ y = 0)$ senkrecht.

Für größere n steigt die Kurve zwischen $x = 0$ und $x = 1$ stärker und für $x > 1$ schwächer an als für kleinere n.

Die Graphen der Funktionen mit $n < -1$ sehen aus wie Hyperbeln, die vom Pol bei $x = 0$ fallen und durch $x = 1,\ f(x) = 1$ gehen.

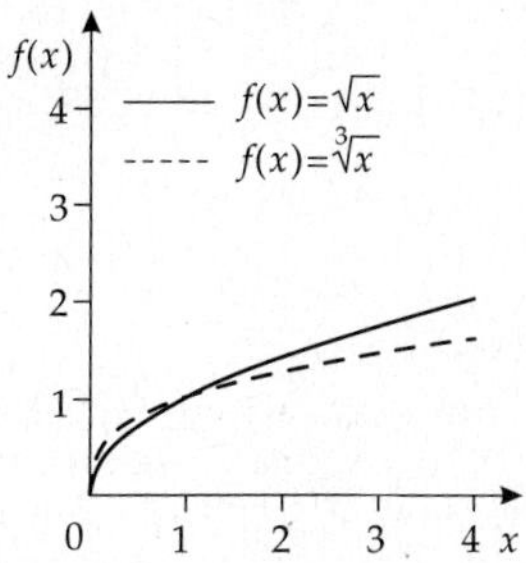

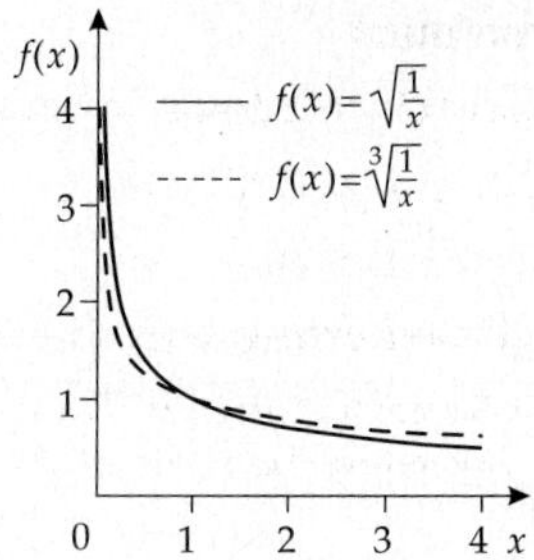

c) Eigenschaften der Funktion

Definitionsbereich:	n gerade	$n > 0$: $0 \le x < \infty$,
		$n < 0$: $0 < x < \infty$,
	n ungerade	$n > 0$: $-\infty < x < \infty$,
		$n < 0$: $-\infty < x < \infty, x \neq 0$.
Wertebereich:	n gerade	$n > 0$: $0 \le f(x) < \infty$,
		$n < 0$: $0 < f(x) < \infty$,
	n ungerade	$n > 0$: $-\infty < f(x) < \infty$,
		$n < 0$: $-\infty < f(x) < \infty, x \neq 0$.
Quadrant:	n gerade	erster,
	n ungerade	erster und dritter.
Periodizität:	keine.	
Monotonie:	$n > 0$ streng monoton steigend,	
	$n < 0$ streng monoton fallend.	
Symmetrien:	n gerade keine,	
	n ungerade Punktsymmetrie zum Ursprung.	
Verhalten im Unendl.:	n gerade	$n > 0$: $f(x) \to \infty$ für $x \to \infty$,
		$n < 0$: $f(x) \to 0$ für $x \to \infty$,
	n ungerade	$n > 0$: $f(x) \to \pm\infty$ für $x \to \pm\infty$,
		$n < 0$: $f(x) \to \pm 0$ für $x \to \pm\infty$.

d) Spezielle Werte

Nullstellen:	$n > 0$	$x = 0$,
	$n < 0$	keine.
Sprungstellen:	keine.	
Polstellen:	$n > 0$	keine,
	$n < 0$	$x = 0$.
Extrema:	keine.	
Wendepunkte:	$n > 0$ ungerade: Wendepunkt unendlicher Steigung bei $x = 0$,	
	sonst: kein Wendepunkt.	

e) Reziproke Funktion

Die reziproke Funktion ändert das Vorzeichen im Exponenten.

$$\frac{1}{f(x)} = \frac{1}{x^{1/n}} = x^{-1/n}.$$

f) Umkehrfunktion

Die Umkehrfunktion ist eine Potenzfunktion mit dem Exponenten n.

$$f^{-1}(x) = x^n.$$

g) Verwandte Funktionen

Potenzfunktionen mit positivem und negativem Exponenten.
Potenzfunktionen mit gebrochenem Exponenten.

h) Umrechnungsformeln

Verschachtelung von Wurzeln:

$$\sqrt[n]{\sqrt[m]{x}} = \sqrt[n \cdot m]{x}.$$

Multiplikation von Wurzeln:

$$\sqrt[n]{x} \cdot \sqrt[m]{x} = \sqrt[n \cdot m]{x^{n+m}}.$$

Division von Wurzeln:

$$\frac{\sqrt[n]{x}}{\sqrt[m]{x}} = \sqrt[n \cdot m]{x^{m-n}}.$$

i) Näherungsformeln (8 bit ≈ 0,4 % Genauigkeit)

Für Wurzeln höherer Ordnung und x in der Nähe von Eins gilt:

$$\sqrt[n]{x} = 1 + \frac{2(x-1)}{n(x+1)} \qquad |n| \geq 5, \quad 0{,}7 \leq x \leq 1{,}4.$$

j) Reihen- oder Produktentwicklung der Funktion

Reihenentwicklung von $\sqrt{x}$ mit Exponentialfunktion, die rasch konvergiert.

$$\sqrt{x} = \frac{\frac{1}{2} + \sum_{k=1}^{\infty} \mathrm{e}^{-\frac{k^2 \pi}{x}}}{\frac{1}{2} + \sum_{k=1}^{\infty} \mathrm{e}^{-k^2 \pi x}}.$$

k) Ableitung der Funktion

Die Ableitung der Wurzelfunktion ist die Wurzelfunktion einer Potenz.

$$\frac{\mathrm{d}}{\mathrm{d}x} \sqrt[n]{x} = \frac{1}{n} \sqrt[n]{x^{1-n}}.$$

Analog für die reziproke Funktion:

$$\frac{\mathrm{d}}{\mathrm{d}x} \sqrt[n]{\frac{1}{x}} = -\frac{1}{n} \sqrt[n]{\left(\frac{1}{x}\right)^{n+1}}.$$

l) Stammfunktion zu der Funktion

Die Stammfunktion der Wurzelfunktion ist die Wurzelfunktion einer Potenz.

$$\int \sqrt[n]{x}\,\mathrm{d}x = \frac{n}{n+1} \sqrt[n]{x^{n+1}} + C_1, \qquad n > 1.$$

- Das Integral von Null bis x über die reziproke Funktion ist trotz Pols bei $x = 0$ endlich.

$$\int \sqrt[n]{\frac{1}{x}}\,\mathrm{d}x = \frac{n}{n-1} \sqrt[n]{x^{n-1}} + C_1, \qquad n > 1.$$

m) Spezielle Erweiterungen und Anwendungen

Wurzel im Komplexen: Die reelle Wurzel einer Zahl ist im Bereich der komplexen Zahlen nur der Hauptwert der Wurzel.

- Im Komplexen existieren zu einer n-ten Wurzel n komplexe Werte.

Sei $a \in \mathbb{R}, A = \sqrt[n]{|a|}$ die reelle n-te Wurzel von $|a|$, dann gilt im Komplexen

$$\sqrt[n]{a} = A \cdot e^{j \cdot \frac{k}{n} 2\pi} \qquad k = 0, 1, \ldots, n-1.$$

Wurzel einer komplexen Zahl: Sei eine komplexe Zahl z dargestellt durch

$$z = x + jy = \rho \cdot e^{j \cdot \varphi}, \qquad \rho = \sqrt{x^2 + y^2}, \quad \tan(\varphi) = \frac{y}{x}.$$

Die n-te Wurzel ist dann

$$\sqrt[n]{z} = \sqrt[n]{\rho} \cdot e^{j \cdot \frac{\varphi + 2\pi k}{n}}, \qquad k = 0, 1, \ldots, n-1,$$

(s. auch 17.2).

5.21 Potenzfunktion mit gebrochenem Exponenten

$$f(x) = x^{\frac{m}{n}}.$$

Allgemeinste algebraische Potenzfunktion.
Viele Anwendungen in der Technik, wenn Potenzen von Wurzeln berechnet werden müssen.

a) Definition

Darstellung der Funktion mit einem gekürzten Bruch als Exponent.
Interpretation als die n-te Wurzel der m-ten Potenz.

$$f(x) = x^{\frac{m}{n}} = \sqrt[n]{x^m}.$$

- Für die Interpretation wird angenommen, daß $n > 0$ ist und $m \neq 0$ positive und negative Werte annehmen kann (m und n ganze Zahlen).

Drei Hauptfälle:
m und n sind ungerade, die Funktion kann für alle x definiert werden und positive und negative Werte annehmen.
m gerade und n ungerade, die Funktion kann für alle x definiert werden, nimmt aber keine negativen Werte an.
m ungerade und n gerade, die Funktion kann nur für $x \geq 0$ definiert werden und nimmt auch keine negativen Werte an.

> Der Fall m und n gerade entfällt, weil der Bruch $\frac{m}{n}$ noch durch zwei gekürzt werden kann.

b) Grafische Darstellung

Die Funktion ist für $m > 0$ streng monoton steigend für $x \geq 0$.
Für $m > n$ ist die Kurve konvex gekrümmt, für $0 < m < n$ ist sie konkav (jeweils für $x \geq 0$).
Für $m < 0$ sieht die Kurve wie eine Hyperbel aus, ist konvex und streng monoton fallend im Bereich $x > 0$.

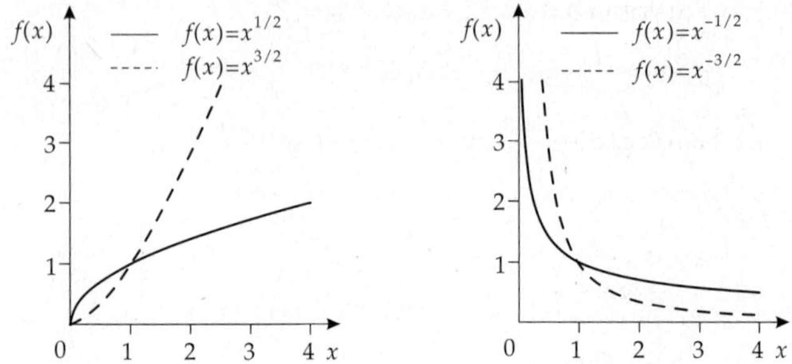

Funktionen (links) und ihre korrespondierenden reziproken (rechts)

Das Verhalten für $x < 0$ ergibt sich aus m und n:

- m und n ungerade: Die Funktion ist punktsymmetrisch zum Ursprung. Der Graph schneidet für $0<m<n$ senkrecht die x-Achse, für $m > n$ läuft er waagrecht ein.
- m gerade und n ungerade: Die Funktion ist spiegelsymmetrisch zur y-Achse. Für $0 < m < n$ besitzt sie bei $x = 0$ eine Knickstelle.
- m ungerade und n gerade: Die Funktion ist nicht für $x < 0$ definiert.

□ Neilsche Parabel (semikubische Parabel) mit $m = 3$, $n = 2$ (siehe obige Abbildung).

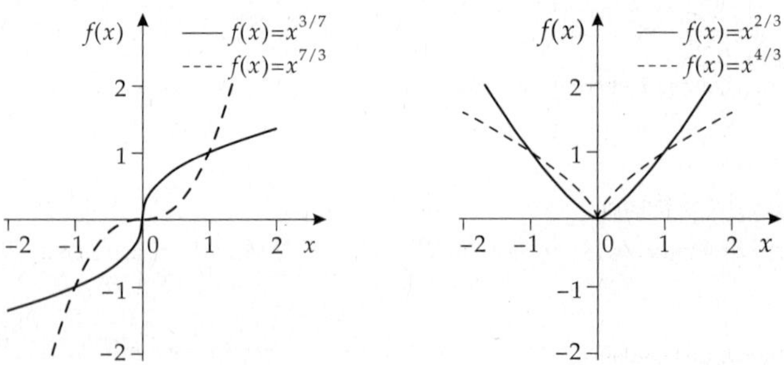

c) Eigenschaften der Funktion

Definitionsbereich:	Für $m < 0$ wird $x = 0$ ausgenommen.
	n ungerade: $-\infty < x < \infty$,
	n gerade: $0 \le x < \infty$.
Wertebereich:	Für $m < 0$ wird $f(x) = 0$ ausgenommen.
	m, n ungerade: $-\infty < f(x) < \infty$,
	m oder n gerade: $0 < f(x) < \infty$.
Quadrant:	m, n ungerade: erster und dritter,
	m gerade: erster und zweiter,
	n gerade: erster.
Periodizität:	keine.
Monotonie:	$x > 0$, $m > 0$: streng monoton steigend,
	$x > 0$, $m < 0$: streng monoton fallen,
	$x < 0$, entsprechend den Symmetrien.

Symmetrien:	m, n ungerade:	Punktsymmetrie zum Ursprung,
	m gerade:	Spiegelsymmetrie zur y-Achse,
	n gerade:	keine Symmetrie.
Verhalten im Unendl.:	$m < 0$: $f(x) \to 0$ für $x \to \infty$,	
	$m > 0$: $f(x) \to \infty$ für $x \to \infty$.	

d) Spezielle Werte

Nullstellen:	$m > 0$: $x = 0$,
	$m < 0$: keine.
Sprungstellen:	keine.
Polstellen:	$m > 0$: keine,
	$m < 0$: $x = 0$.
Extrema:	m gerade, $m > n$ Minimum bei $x = 0$.
Wendepunkte:	m, n ungerade, $m > 2n$ Sattelpunkt bei $x = 0$.

e) Reziproke Funktion

Die reziproke Funktion verändert das Vorzeichen im Exponenten.

$$\frac{1}{f(x)} = \frac{1}{x^{\frac{m}{n}}} = x^{-\frac{m}{n}}.$$

f) Umkehrfunktion

Die Umkehrfunktion hat den Kehrwert im Exponenten.

$$f^{-1}(x) = x^{\frac{n}{m}}.$$

g) Verwandte Funktionen

Alle Wurzeln, Potenzfunktionen, reziproke Wurzeln und Potenzfunktionen lassen sich als Spezialfälle einordnen.

h) Umrechnungsformeln

Produkt zweier Funktionen:

$$x^a \cdot x^b = x^{a+b}, \qquad a = \frac{m_1}{n_1}, \quad b = \frac{m_2}{n_2}.$$

Quotient zweier Funktionen:

$$\frac{x^a}{x^b} = x^{a-b}, \qquad a = \frac{m_1}{n_1}, \quad b = \frac{m_2}{n_2}.$$

Potenz einer Funktion:

$$(x^a)^b = x^{a \cdot b}, \qquad a = \frac{m_1}{n_1}, \quad b = \frac{m_2}{n_2}.$$

i) Näherungsformeln (8 bit ≈ 0,4 % Genauigkeit)

Für kleine $a = \frac{m}{n}$ und x nahe Eins gilt:

$$x^a = 1 + \frac{2a(x-1)}{x+1} \qquad |a| = \left|\frac{m}{n}\right| \leq 0{,}2, \quad 0{,}7 \leq x \leq 1{,}4.$$

j) Reihen- oder Produktentwicklung der Funktion

● Unendliche Binomialreihe mit gebrochenem Exponenten $a = \frac{m}{n}$ für $0 < x < 2$:

$$\begin{aligned} x^a &= (1+(x-1))^a \\ &= 1 + a(x-1) + \frac{a(a-1)}{2}(x-1)^2 + \frac{a(a-1)(a-2)}{3!}(x-1)^3 + \ldots \\ &= \sum_{k=0}^{\infty} \binom{a}{k} (x-1)^k, \qquad \binom{a}{k} = \frac{a(a-1)\cdots(a-k+1)}{k(k-1)\cdots 1}. \end{aligned}$$

▷ Für ganze Exponenten bricht die Reihe ab, da für $k > n$ jeder Term einen Faktor $k - k = 0$ enthält.

k) Ableitung der Funktion

Die Ableitung reduziert den Exponenten um Eins.

$$\frac{\mathrm{d}}{\mathrm{d}x} x^a = a x^{a-1} \qquad a = \frac{m}{n}.$$

l) Stammfunktionen

Für $a \neq -1$ gilt:

$$\int x^a \,\mathrm{d}x = \frac{x^{a+1}}{a+1} + C_1, \qquad a = \frac{m}{n}.$$

▷ Für $a = -1$ gilt bekanntlich:

$$\int_1^x t^{-1} \,\mathrm{d}t = \ln(x).$$

m) Spezielle Erweiterungen und Anwendungen

Erweiterung auf nichtrationale Exponenten: Existiert eine Folge rationaler Zahlen a_n, deren Grenzwert eine irrationale Zahl a ist,

$$a_n, \quad a_n \text{ rational, mit } \lim_{n\to\infty} a_n = a,$$

so läßt sich die Funktion x^a als Grenzwert der Funktionenfolgen definieren

$$x^a = \lim_{n\to\infty} x^{a_n}.$$

▷ Die Funktion ist dann nicht mehr algebraisch.

Alternative Definition der allgemeinen Potenzfunktion mit Hilfe transzendenter Funktionen:

$$x^a = \mathrm{e}^{a\ln(x)}.$$

5.22 Wurzeln von rationalen Funktionen

$$f(x) = \sqrt{r(x)}, \qquad r(x) \quad \text{rationale Funktion.}$$

Quadratwurzel von Polynomen.

Wichtig für die Darstellung von Kegelschnitten.

a) Definition

Allgemeine Darstellung als Wurzel einer rationalen Funktion.

$$f(x) = \sqrt{r(x)} = \sqrt{\frac{p(x)}{q(x)}} = \sqrt{\frac{\sum_{k=0}^{n} a_k x^k}{\sum_{k=0}^{m} b_k x^k}}.$$

Spezialfälle:

$$p(x) = x^2 + a^2, \quad q(x) = 1, \qquad \text{und} \qquad p(x) = a^2 - x^2, \quad q(x) = 1,$$

und deren reziproke Funktion

$$p(x) = 1 \quad q(x) = x^2 + a^2, \qquad \text{und} \qquad p(x) = 1, \quad q(x) = a^2 - x^2.$$

▷ Die Kurve zu $p(x) = a^6$, $q(x) = (x^2 + a^2)^2$ wird **Versiera der Agnesi** genannt.

b) Grafische Darstellung

Die Funktion $f(x)$ wird durch das Verhalten von $p(x)$ und $q(x)$ bestimmt.
Die Nullstellen von $p(x)$ sind die Nullstellen von $f(x)$ und die Nullstellen von $q(x)$ sind die Polstellen von $f(x)$.

▷ Haben Zähler und Nennerpolynom an der gleichen Stelle x_0 eine Nullstelle, so ist auf den Grad der Nullstellen zu achten, um zu entscheiden, ob es sich um einen Pol oder um eine hebbare Lücke handelt.

● Die Funktion ist nur dort definiert, wo $p(x)$ und $q(x)$ gleiches Vorzeichen haben.

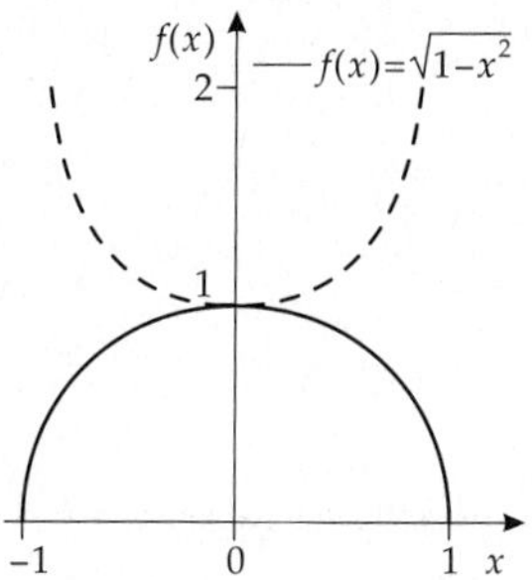

reziproke Funktion (– – – –)

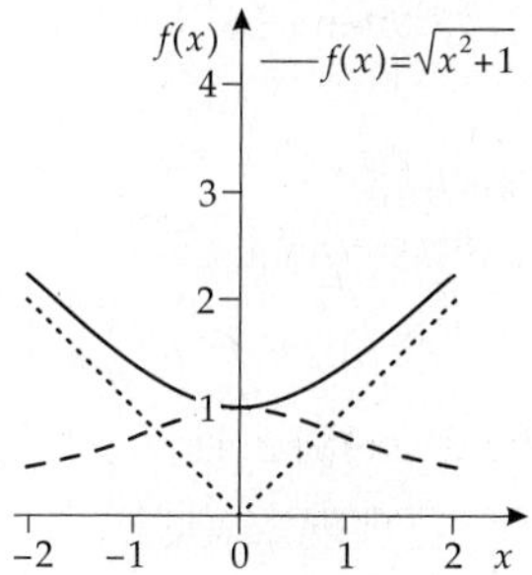

reziproke Funktion (– – – –)
und Asymptote (..........)

Die Funktion $f(x) = \sqrt{a^2 - x^2}$ beschreibt die obere Hälfte eines Kreises mit Radius $|a|$.
Ihre reziproke Funktion hat ein Minimum bei $x = 0$ und divergiert bei $x = \pm a$.
Die Funktion $f(x) = \sqrt{x^2 + a^2}$ beschreibt den positiven Arm einer Hyperbel mit den Asymptoten $y = \pm x$.
Ihre reziproke Funktion hat ein Maximum bei $x = 0$ und geht für $x \to \pm\infty$ gegen Null.

c) Eigenschaften der Funktion

Definitionsbereich: Bereich, für $q(x) \neq 0$:

$\sqrt{a^2 - x^2}$	$-a \leq x \leq a,$
$(\sqrt{a^2 - x^2})^{-1}$	$-a < x < a,$
$\sqrt{x^2 + a^2}$	$-\infty < x < \infty,$
$(\sqrt{x^2 + a^2})^{-1}$	$-\infty < x < \infty.$

Wertebereich: positiver Wertebereich, hängt von $p(x), q(x)$ ab.

$\sqrt{a^2 - x^2}$	$0 \leq f(x) \leq \lvert a \rvert,$
$(\sqrt{a^2 - x^2})^{-1}$	$\frac{1}{\lvert a \rvert} \leq f(x) < \infty,$
$\sqrt{x^2 + a^2}$	$\lvert a \rvert \leq f(x) < \infty,$
$(\sqrt{x^2 + a^2})^{-1}$	$0 < f(x) \leq \frac{1}{\lvert a \rvert}.$

Quadrant:	im allgemeinen im ersten und zweiten Quadranten, so auch für $(\sqrt{a^2-x^2})^{\pm 1}$ und $(\sqrt{x^2+a^2})^{\pm 1}$.
Periodizität:	im allgemeinen keine Periodizität, so auch für $(\sqrt{a^2-x^2})^{\pm 1}$ und $(\sqrt{x^2+a^2})^{\pm 1}$.
Monotonie:	hängt von $p(x), q(x)$ ab, für $x > 0$: $\sqrt{a^2-x^2}$ streng monoton fallend, $(\sqrt{a^2-x^2})^{-1}$ streng monoton steigend, $\sqrt{x^2+a^2}$ streng monoton steigend, $(\sqrt{x^2+a^2})^{-1}$ streng monoton fallend.
Symmetrien:	falls $\dfrac{p(x)}{q(x)}$ Spiegelsymmetrie besitzt, so auch $f(x)$. Spiegelsymmetrie zur y-Achse für $(\sqrt{a^2-x^2})^{\pm 1}$ und $(\sqrt{x^2+a^2})^{\pm 1}$.
Verhalten im Unendl.:	$(\sqrt{a^2-x^2})^{-1}$ $f(x) \to \infty$ für $x \to \pm a$, $\sqrt{x^2+a^2}$ $f(x) \to \lvert x\rvert$ für $x \to \pm\infty$, $(\sqrt{x^2+a^2})^{-1}$ $f(x) \to 0$ für $x \to \pm\infty$.

d) Spezielle Werte

Nullstellen:	Nullstellen von $p(x)$ $\sqrt{a^2-x^2}$ $x = \pm a$, $(\sqrt{a^2-x^2})^{-1}$ keine, $\sqrt{x^2+a^2}$ keine reellen, $(\sqrt{x^2+a^2})^{-1}$ keine.
Sprungstellen:	im allgemeinen keine, so auch für $(\sqrt{a^2-x^2})^{\pm 1}$ und $(\sqrt{x^2+a^2})^{\pm 1}$.
Polstellen:	Nullstellen von $q(x)$ $\sqrt{a^2-x^2}$ keine , $(\sqrt{a^2-x^2})^{-1}$ $x = \pm a$, $\sqrt{x^2+a^2}$ keine, $(\sqrt{x^2+a^2})^{-1}$ keine reellen.
Extrema:	Extrema von $\dfrac{p(x)}{q(x)}$ mit $q(x) \neq 0$ $\sqrt{a^2-x^2}$ Maximum bei $x = 0$, $(\sqrt{a^2-x^2})^{-1}$ Minimum bei $x = 0$, $\sqrt{x^2+a^2}$ Minimum bei $x = 0$, $(\sqrt{x^2+a^2})^{-1}$ Maximum bei $x = 0$.
Wendepunkte:	hängt von $p(x)$ und $q(x)$ ab. $(\sqrt{a^2-x^2})^{\pm 1}$ und $(\sqrt{x^2+a^2})^{\pm 1}$ haben keine Wendepunkte.
Wert bei $x = 0$:	$f(0) = \sqrt{\dfrac{a_0}{b_0}}$, $\sqrt{a^2-x^2}$ $f(0) = \lvert a\rvert$, $(\sqrt{a^2-x^2})^{-1}$ $f(0) = \dfrac{1}{\lvert a\rvert}$, $\sqrt{x^2+a^2}$ $f(0) = \lvert a\rvert$, $(\sqrt{x^2+a^2})^{-1}$ $f(0) = \dfrac{1}{\lvert a\rvert}$.

e) Reziproke Funktion

Die reziproke Funktion ist die Wurzel mit vertauschtem Zähler und Nenner.

$$\frac{1}{f(x)} = \frac{1}{\sqrt{\dfrac{p(x)}{q(x)}}} = \sqrt{\frac{q(x)}{p(x)}}.$$

Die Beispielfunktionen sind paarweise zueinander reziprok.

f) Umkehrfunktion

Die Umkehrfunktionen zu Hyperbel und Kreis sind wieder Hyperbeln und Kreise. Sie sind nur für positive Werte definiert, allerdings auch auf negative Werte erweiterbar.

▷ Die Hyperbeln sind an der Winkelhalbierenden $y = x$ gespiegelt. Die neue Hyperbel schneidet die x-Achse bei $x = |a|$.

$$y = f(x) = \sqrt{x^2 + a^2}, \qquad f^{-1}(x) = \sqrt{x^2 - a^2}.$$

Der Kreis ist seine eigene Umkehrfunktion.

$$y = f(x) = \sqrt{a^2 - x^2}, \qquad f^{-1}(x) = \sqrt{a^2 - x^2}.$$

g) Verwandte Funktionen

Wurzelfunktion, Spezialfall $p(x) = x$, $q(x) = 1$.
Betragsfunktion, Spezialfall $p(x) = x^2$, $q(x) = 1$.

● Trigonometrische Funktionen und deren Inverse hängen eng mit der Funktion $\sqrt{a^2 - x^2}$ zusammen.

● Hyperbolische Funktionen und deren Inverse hängen eng mit der Funktion $\sqrt{x^2 + a^2}$ zusammen.

▷ Siehe hierzu die Anfangsabschnitte zu den trigonometrischen und hyperbolischen Funktionen.

h) Umrechnungsformeln

Für die Beispielfunktionen gilt:

$$f(-x) = f(x).$$

Für Produkte im Argument gilt:

$$(\sqrt{a^2 - (cx)^2})^{\pm 1} = |c|^{\pm 1} \left(\sqrt{\left(\frac{a}{c}\right)^2 - x^2}\right)^{\pm 1}.$$

▷ Auf diese Art können z. B. Ellipsen $\sqrt{a^2 - b^{-2}x^2}$ definiert werden.

Analog gilt:

$$(\sqrt{(cx)^2 + a^2})^{\pm 1} = |c|^{\pm 1} \left(\sqrt{x^2 + \left(\frac{a}{c}\right)^2}\right)^{\pm 1}.$$

i) Näherungsformeln (8 bit ≈ 0,4 % Genauigkeit)

Es gilt für kleine x

$$\sqrt{a^2 - x^2} \approx \frac{2a^2 - x^2}{2|a|} \qquad |x| < 0,15|a|,$$

$$\frac{1}{\sqrt{a^2 - x^2}} \approx \frac{2a^2 + x^2}{2|a|^3} \qquad |x| < 0,1|a|,$$

$$\sqrt{x^2 + a^2} \approx \frac{2a^2 + x^2}{2|a|} \qquad |x| \leq 0,4|a|,$$

$$\frac{1}{\sqrt{x^2+a^2}} \approx \frac{2a^2-x^2}{2|a|^3} \qquad |x| \leq 0,3|a|$$

und für große Werte

$$\sqrt{x^2 \pm a^2} \approx x \pm \frac{a^2}{2x} \qquad |x| \geq 2,5|a|,$$

$$\frac{1}{\sqrt{x^2 \pm a^2}} \approx \frac{2x^2 \mp a^2}{2|x|^3} \qquad |x| \geq 3,3|a|.$$

j) Reihen- oder Produktentwicklung der Funktion

Reihenentwicklung von $\sqrt{a^2-x^2}$:

$$\sqrt{a^2-x^2} = |a| \left(1 - \frac{x^2}{2a^2} - \frac{x^4}{8a^4} - \frac{x^6}{16a^6} - \ldots\right),$$

$$= |a| \sum_{k=0}^{\infty} \binom{\frac{1}{2}}{k} \left(\frac{x}{a}\right)^{2k} \qquad -a \leq x \leq a.$$

Analog gilt für die reziproke Funktion:

$$\frac{1}{\sqrt{a^2-x^2}} = \frac{1}{|a|} \sum_{k=0}^{\infty} \binom{-\frac{1}{2}}{k} \left(\frac{x}{a}\right)^{2k} \qquad -a < x < a.$$

k) Ableitung der Funktion

▷ Ableitung erfolgt nach der Kettenregel:

$$\frac{\mathrm{d}}{\mathrm{d}x}\sqrt{r(x)} = \frac{1}{2\sqrt{r(x)}}\frac{\mathrm{d}}{\mathrm{d}x}r(x).$$

Ableitung von $\sqrt{a^2-x^2}$:

$$\frac{\mathrm{d}}{\mathrm{d}x}\sqrt{a^2-x^2} = -\frac{x}{\sqrt{a^2-x^2}}.$$

Ableitung von $(\sqrt{a^2-x^2})^{-1}$:

$$\frac{\mathrm{d}}{\mathrm{d}x}\frac{1}{\sqrt{a^2-x^2}} = \frac{x}{(\sqrt{a^2-x^2})^3}.$$

Ableitung von $\sqrt{x^2+a^2}$:

$$\frac{\mathrm{d}}{\mathrm{d}x}\sqrt{x^2+a^2} = \frac{x}{\sqrt{x^2+a^2}}.$$

Ableitung von $(\sqrt{x^2+a^2})^{-1}$:

$$\frac{\mathrm{d}}{\mathrm{d}x}\frac{1}{\sqrt{x^2+a^2}} = -\frac{x}{(\sqrt{x^2+a^2})^3}.$$

l) Stammfunktionen

Eine allgemeine Integrationsformel kann nicht angegeben werden. Siehe Integraltabelle im Buch oder in Integraltafeln, z. B. Gradstein-Ryshik, Integraltafeln, Verlag Harri Deutsch.

Die Stammfunktionen der Beispielfunktionen enthalten inverse trigonometrische und hyperbolische Funktionen.

Stammfunktion von $\sqrt{a^2-x^2}$ für $-a \leq x \leq a$:

$$\int \sqrt{a^2-x^2}\,\mathrm{d}x = \frac{x}{2}\sqrt{a^2-x^2} + \frac{a^2}{2}\arcsin\left(\frac{x}{a}\right) + C_1.$$

Stammfunktion von $(\sqrt{a^2-x^2})^{-1}$ für $-a \leq x \leq a$:

$$\int \frac{\mathrm{d}x}{\sqrt{a^2-x^2}} = \arcsin\left(\frac{x}{a}\right) + C_1.$$

Stammfunktion von $\sqrt{x^2+a^2}$:

$$\int \sqrt{x^2+a^2}\,\mathrm{d}x = \frac{x}{2}\sqrt{x^2+a^2} + \frac{a^2}{2}\operatorname{Arsinh}\left(\frac{x}{a}\right) + C_1.$$

Stammfunktion von $(\sqrt{x^2+a^2})^{-1}$:

$$\int \frac{\mathrm{d}x}{\sqrt{x^2+a^2}} = \operatorname{Arsinh}\left(\frac{x}{a}\right) + C_1.$$

m) Spezielle Erweiterungen und Anwendungen

Komplexe Argumente: Wie bei den Wurzelfunktionen beschrieben, kann die Wurzel auch für komplexe Argumente definiert werden.
Interessanter Spezialfall: für rein imaginäres Argument $z = \mathrm{j}x$ vertauschen die beiden Beispielfunktionen ihre anschauliche Deutung:

- Die Funktion $\sqrt{a^2+z^2}$ stellt einen Kreisbogen dar:
  $\sqrt{a^2+(\mathrm{j}x)^2} = \sqrt{a^2-x^2}$.
- Die Funktion $\sqrt{a^2-z^2}$ stellt einen Hyperbelbogen dar:
  $\sqrt{a^2-(\mathrm{j}x)^2} = \sqrt{a^2+x^2}$.

▷ Mit dieser anschaulichen Darstellung lassen sich die Zusammenhänge zwischen trigonometrischen und hyperbolischen Funktionen im Komplexen aufgrund der geometrischen Deutung dieser Funktionen (s. 5.26 und 5.32) besser verstehen.

Kegelschnitte

(S. Kapitel 8 und zu den Abbildungen 5.38).
Kegelschnitte: Schnittfiguren beim Schnitt eines (Doppel-)Kegels mit einer Ebene.
Gleichung des Doppelkegels:

$$(x-x_0)^2 + (y-y_0)^2 = c^2(z-z_0)^2,$$

c bestimmt den Öffnungswinkel und x_0, y_0, z_0 den Ort der Kegelspitze.
Gleichung der Ebene:

$$z = m(x\cos(\varphi) + y\sin(\varphi)) + a,$$

wobei m die Steigung ist, a der Achsenabschnitt auf der z-Achse und φ der Winkel zwischen der x-Achse und der Achse der größten Steigung.

Allgemeine implizite Darstellung der Schnittkurve

$$a_{11}x^2 + 2a_{12}xy + a_{22}y^2 + b_1x + b_2y + d = 0.$$

Durch eine Rotation des Koordinatensystems läßt sich der Term $2a_{12}xy$ eliminieren.

▷ Für $a_{11} \neq 0 \neq a_{22}$ können durch eine Verschiebung des Koordinatensystems die Terme b_1x und b_2y eliminiert werden:

$$a_{11}x^2 + a_{22}y^2 + d = 0.$$

Wird in den Gleichungen von Kegel und Ebene $x_0 = y_0 = z_0 = 0$, $c = 1$, sowie $\varphi = 0$ und $m = \varepsilon \geq 0$ angenommen, so vereinfacht sich die Schnittgleichung zu

$$x^2(1-\varepsilon^2) + y^2 - 2a\varepsilon x = a^2,$$

ε ist die **numerische Exzentrizität**:

$\varepsilon = 0$	**Kreis**
$0 < \varepsilon < 1$	**Ellipse**
$\varepsilon = 1$	**Parabel**
$\varepsilon > 1$	**Hyperbel**

Für $\varepsilon = 1$ verschwindet der in x quadratische Term. Die Kurve besteht aus zwei Wurzelbögen:

$$y = \pm\sqrt{a^2 + 2ax}.$$

Für die anderen Fälle läßt sich der lineare Term eliminieren; man erhält die **Mittelpunktsdarstellung**:

Ellipse:

$$\frac{x^2}{a^2} + \frac{y^2}{b^2} = 1 \qquad b^2 = a^2(1 - \varepsilon^2),$$

wobei a die große und b die kleine Halbachse ist.

▷ Für $\varepsilon = 0$ ist die Kurve mit $a^2 = b^2$ ein Kreis.

Die Ellipse kann durch folgende Parametrisierung beschrieben werden:

$$x = a\cos(t) \qquad y = b\sin(t) \qquad 0 \le t < 2\pi.$$

Hyperbel:

$$\frac{x^2}{a^2} - \frac{y^2}{b^2} = 1 \qquad b^2 = a^2(\varepsilon^2 - 1).$$

Die Hyperbeläste werden durch folgende Parametrisierung beschrieben
(+ für den rechten und − für den linken Ast):

$$x = \pm a\cosh(t) \qquad y = \pm b\sinh(t) \qquad -\infty < t < \infty.$$

Brennpunkte der Figuren liegen in der Mittelpunktsdarstellung bei $x = \pm\varepsilon a, y = 0$.

● Bei der Ellipse ist die Summe der Abstände eines Kurvenpunkts zu den beiden Brennpunkten konstant.

□ Bahnen von Satelliten um die Erde sind Kreis- oder Ellipsenbahnen, bei denen sich der Mittelpunkt der Erde in einem Brennpunkt befindet.

● Bei der Hyperbel ist die Differenz der Abstände eines Kurvenpunkts zu den beiden Brennpunkten konstant.

□ Die Streuung zweier sich abstoßender geladener Teilchen hat die Bahnkurve einer Hyperbel.

Ursprung des Koordinatensystems im Brennpunkt des Kegelschnitts:
Darstellung in Polarkoordinaten unter Verwendung der Exzentrizität ε

$$r = \frac{p}{1 + \varepsilon\cos(\varphi)}.$$

▷ Der Pol liegt in einem Brennpunkt des Kegelschnitts, φ ist der Winkel zwischen dem Radiusvektor und der Verbindungslinie von diesem Brennpunkt zum **nächstliegenden** Scheitelpunkt. Diese Gleichung erfaßt nur einen Ast der Hyperbel (s. 5.38).

Implizite Gleichung in kartesischen Koordinaten:

$$\sqrt{x^2 + y^2} - \varepsilon x = a.$$

Auflösen nach positiven y-Werten ergibt

$$y = \sqrt{(a + \varepsilon x)^2 - x^2}.$$

Unterscheidung nach der Exzentrizität ε:

$\varepsilon = 0$ Kreis $f(x) = \sqrt{a^2 - x^2}$

$0 < \varepsilon < 1$ Ellipse $f(x) = \sqrt{\frac{a^2}{1-\varepsilon^2} - \left(x\sqrt{1-\varepsilon^2} - \frac{\varepsilon}{\sqrt{1-\varepsilon^2}}a\right)^2}$

$\varepsilon = 1$ Parabel $f(x) = \sqrt{a^2 + 2ax}$

$\varepsilon > 1$ Hyperbel $f(x) = \sqrt{\left(x\sqrt{\varepsilon^2 - 1} + \frac{\varepsilon}{\sqrt{\varepsilon^2-1}}a\right)^2 - a^2}$

Die Umkehrfunktionen führen für $\varepsilon = 1$ auf die Gleichung einer Parabel, für $\varepsilon = 0$ auf die Funktion $\sqrt{a^2 - x^2}$ und für $\varepsilon = \sqrt{2}$ auf die auf der y-Achse verschobene Hyperbel $\sqrt{x^2 + a^2} - \sqrt{2}a$.

▷ Analoge Betrachtungen können auch im drei- und höherdimensionalen Raum gemacht werden, dabei entstehende Körper werden Ellipsoide, Hyperboloide etc. genannt.

Allgemeine Gleichung in Mittelpunktsdarstellung:

$$a_{11}x^2 + a_{22}y^2 + a_{33}z^2 + 2a_{12}xy + 2a_{13}xz + 2a_{23}yz = d.$$

▷ Die Koeffizienten können als Elemente einer symmetrischen Matrix geschrieben werden.

Durch eine **Hauptachsentransformation** läßt sich diese Matrix auf Diagonalform und der Körper in das Hauptachsensystem bringen.

□ Der Trägheitstensor ist eine solche Matrix. Die außerhalb der Diagonalen stehenden Elemente heißen Deviationsmomente und sind für Unwuchten verantwortlich.
In Diagonalform beschreiben die Diagonalelemente das Trägheitsmoment bei Rotation um die entsprechende Achse.

Transzendente Funktionen

Transzendente Funktionen sind Funktionen, die nicht als eine endliche Kombination algebraischer Terme dargestellt werden können.
Wichtige Vertreter dieser Funktionen sind die Exponential- und Logarithmusfunktion, die hyperbolischen und trigonometrischen Funktionen sowie deren Umkehrfunktionen.
In diesem Teil-Kapitel werden Logarithmusfunktion, Exponentialfunktion sowie die Exponentialfunktion von Potenzen beschrieben. Die anderen transzendenten Funktionen folgen in eigenen Kapiteln.

5.23 Logarithmusfunktion

$$f(x) = \log_a(x).$$

Aufruf in Programmiersprachen: `LOG(X)`, in PASCAL `LN(X)`.
Einfachste transzendente Funktion.

● Tabellierung von Logarithmen in Formelsammlungen zur Vereinfachung der Multiplikation und des Potenzierens komplizierter Zahlen.

□ **Rechenschieber**, Multiplikation und Division komplizierter Größen durch grafische Addition logarithmisch aufgetragener Werte.

Logarithmische Skalen, Auftragen von Werten, die über viele Größenordnungen gehen, in einer Form, so daß z. B. 1 und 10 den gleichen Skalenabstand haben wie 10 und 100 oder 100 und 1000.

▷ Einige physikalische und chemische Größen, wie z. B. dezibel (dB) und pH-Wert, sind logarithmisch definiert.

Allgemeiner Logarithmus, zu verschiedenen Basen definiert, was im Zusammenhang steht mit der Bedeutung der Logarithmusfunktion als Umkehrfunktion der Exponentialfunktion. Die Basis wird als Index an den Funktionsausdruck geschrieben.

$\log_a x$ Logarithmus von x zur Basis a $\quad 0 < a,\ a \neq 1.$

Natürlicher Logarithmus, auch **Neperscher Logarithmus** oder **hyperbolischer Logarithmus** genannt, Logarithmus zur Basis e (Eulersche Zahl):

$$\ln(x) = \log_e(x).$$

▷ Logarithmen ohne Basisangabe beziehen sich im allgemeinen auf den natürlichen Logarithmus.

● In der Mathematik ist mit Logarithmus normalerweise immer der natürliche Logarithmus gemeint.

Logarithmen zu verschiedenen Basen können durch den natürlichen Logarithmus ausgedrückt werden.
Dekadischer Logarithmus, auch **Briggsscher** oder **gewöhnlicher Logarithmus** genannt, Logarithmus zur Basis 10; Spezialfall des Logarithmus, der vielfach in Formelsammlungen verwendet wird.

$\lg(x) = \log_{10}(x)$ in FORTRAN manchmal `LOG10(X)`.

Dualer Logarithmus, auch **binärer Logarithmus** genannt, Logarithmus zur Basis 2, wird in der Informatik verwendet.

$$\operatorname{lb}(x) = \log_2(x).$$

● Der Logarithmus wächst langsamer als jede beliebige Potenz von x.

a) Definition

$\ln(x)$ ist die Umkehrfunktion der Exponentialfunktion. Demnach gilt:

$$e^{\ln(x)} = x, \quad \text{für alle } x > 0 \qquad \ln(e^x) = x \quad \text{für alle } x.$$

Stammfunktion zur Hyperbel $\frac{1}{x}$:

$$\ln(x) = \int_1^x \frac{1}{t}\,\mathrm{d}t.$$

Grenzwertdefinition:

$$\ln(x) = \lim_{n\to\infty}\left[n\left(x^{\frac{1}{n}}-1\right)\right].$$

Allgemeiner Logarithmus, Umkehrfunktion zur allgemeinen Exponentialfunktion:

$$a^{\log_a(x)} = x, \quad \text{für alle } x > 0 \qquad \log_a(a^x) = x \quad \text{für alle } x.$$

Allgemeiner Logarithmus, Zurückführung auf den natürlichen Logarithmus:

$$\log_a(x) = \frac{\ln(x)}{\ln(a)} = \frac{\lg(x)}{\lg(a)}.$$

b) Grafische Darstellung

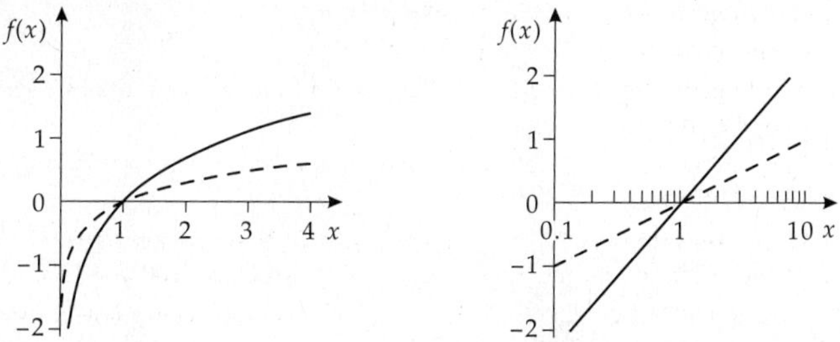

lineare und *halblogarithmische Darstellung*
des natürlichen (durchgezogene Linie) und des dekadischen (gestrichelte Linie) Logarithmus

▷ In halblogarithmischer Darstellung (x-Achse logarithmisch) sind Logarithmen Geraden.

▷ $\log_{1/e}(x)$ und $\ln\frac{1}{x}$ sind identisch.

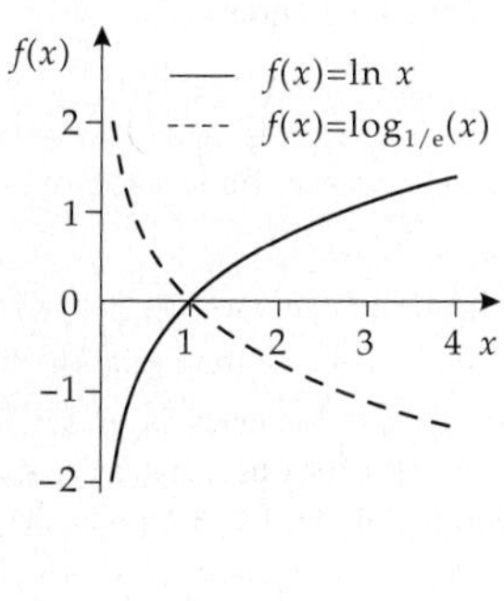

Der natürliche Logarithmus steigt schneller als der dekadische Logarithmus und langsamer als der duale Logarithmus.

Logarithmen zu Zahlen $a < 1$ fallen. Sie entsprechen den Logarithmen der reziproken Argumente zur reziproken Basis (siehe Umrechnungen).

c) Eigenschaften der Funktion

Definitionsbereich:	$0 < x < \infty$.	
Wertebereich:	$-\infty < f(x) < \infty$.	
Quadrant:	liegt im ersten und vierten Quadranten.	
Monotonie:	$a > 1$:	streng monoton steigend,
	$0 < a < 1$:	streng monoton fallend.
Symmetrien:	keine Punkt- oder Spiegelsymmetrien.	
Asymptoten:	$a > 1$	$\log_a(x) \to +\infty$ für $x \to \infty$,
	$0 < a < 1$	$\log_a(x) \to -\infty$ für $x \to \infty$.
Periodizität:	keine Periodizität.	

d) Spezielle Werte

Nullstellen:	$x = 1$; $\log_a(1) = 0$ für alle a.
Sprungstellen:	keine, stetige Funktion.
Polstellen:	$x = 0$:
	$a > 1$ $\quad \log_a(x) \to -\infty$,
	$0 < a < 1$ $\quad \log_a(x) \to +\infty$.
Extrema:	keine, streng monotone Funktion.
Wendepunkte:	keine, Funktion überall
	konvex für $a > 1$,
	konkav für $0 < a < 1$.

e) Reziproke Funktion

Reziproke Funktion vertauscht für $x \neq 0$ Index und Argument.

$$\frac{1}{\log_a(x)} = \log_x(a).$$

f) Umkehrfunktion

Umkehrfunktion ist die Exponentialfunktion.

$$f^{-1}(x) = a^x, \qquad \text{d. h., es gilt}$$

$$a^{\log_a(x)} = x, \qquad e^{\ln(x)} = x \qquad \text{für alle } x > 0.$$

▷ Im Komplexen entfällt die Einschränkung $x > 0$.

g) Verwandte Funktionen

Enge Verwandtschaft zu der Exponentialfunktion als Umkehrfunktion.

Areafunktionen, die Umkehrfunktionen der Hyperbelfunktionen, sind durch Logarithmen darstellbar (s. 5.29).

Integrallogarithmus, definiert als der Cauchysche Hauptwert des Integrals

$$\mathrm{li}\,(x) = \int_0^x \frac{\mathrm{d}t}{\ln(t)} = x\int_0^1 \frac{\mathrm{d}t}{\ln(x) + \ln(t)}.$$

Integralexponentialfunktion $\mathrm{Ei}\,(x)$ (s. 5.24).

Logarithmusfunktion plus eine Potenzreihe plus Eulersche Zahl C

$$\mathrm{Ei}\,(x) = \int_{-\infty}^x \frac{e^t}{t}\,\mathrm{d}t = C + \ln|x| + \sum_{k=1}^{\infty} \frac{x^k}{k! \cdot k}, \qquad x < 0,$$

hängt auch über den Integrallogarithmus mit dem Logarithmus zusammen.

$$\mathrm{li}\,(x) = \mathrm{Ei}\,[\ln(x)].$$

h) Umrechnungsformeln

- Alle Umformungen gelten für $x, y > 0$, Behandlung negativer Argumente (s. Abschnitt Spezielle Erweiterungen).

Umrechnung zwischen verschiedenen Basen:

$$\log_a(x) = \frac{\ln(x)}{\ln(a)}.$$

Vertauschung von Argument und Basis:

$$\log_a(b) = \frac{1}{\log_b(a)}.$$

Produkt oder Potenz im Argument:

$$\ln(x \cdot y) = \ln(x) + \ln(y) \qquad \ln(x^y) = y \cdot \ln(x).$$

- Für den dekadischen Logarithmus gilt insbesonders

$$\lg(a \cdot 10^m) = m + \lg(a).$$

▷ Dies macht man sich in Logarithmentafeln zunutze, indem man nur die Logarithmen von Zahlen zwischen 1 und 10 (Mantissen) tabelliert.

Reziproker Wert und Quotient:

$$\ln\left(\frac{1}{x}\right) = -\ln(x) \qquad \ln\left(\frac{x}{y}\right) = \ln(x) - \ln(y).$$

Endliches Produkt von Funktionen oder unendliches Produkt mit absoluter Konvergenz:

$$\ln\left(\prod_i f_i\right) = \sum_i \ln(f_i).$$

i) Näherungsformeln (8 bit ≈ 0,4 % Genauigkeit)

Für $\frac{3}{4} \leq x \leq \frac{4}{3}$ gilt $\ln(x) \approx \frac{x-1}{\sqrt{x}}$.

Für $\frac{1}{2} \leq x \leq 2$ gilt $\ln(x) \approx (x-1)\left(\frac{6}{1+5x}\right)$.

j) Reihen- oder Produktentwicklung der Funktion

Potenzreihenentwicklung für $-1 < x \leq 1$:

$$\ln(1+x) = x - \frac{x^2}{2} + \frac{x^3}{3} - \ldots = -\sum_{k=1}^{\infty} \frac{(-x)^k}{k}.$$

Entwicklung für $x \geq \frac{1}{2}$:

$$\ln(x) = \frac{x-1}{x} + \frac{(x-1)^2}{2x^2} + \frac{(x-1)^3}{3x^3} + \ldots = \sum_{k=1}^{\infty} \frac{(x-1)^k}{k \cdot x^k}.$$

Für $x > 0$ gilt:

$$\ln(x) = 2\left[\frac{x-1}{x+1} + \frac{(x-1)^3}{3(x+1)^3} + \frac{(x-1)^5}{5(x+1)^5} + \ldots\right] = 2\sum_{k=0}^{\infty} \frac{1}{2k+1}\left(\frac{x-1}{x+1}\right)^{2k+1}.$$

Kettenbruchdarstellungen

$$\ln(1+x) = \cfrac{1}{1 + \cfrac{x}{1 - x + \cfrac{x}{2 - x + \cfrac{4x}{3 - 2x + \cfrac{9x}{4 - 3x + \cfrac{16x}{5 - 4x + \ldots}}}}}}$$

$$\frac{\ln(1+x)}{x} = \cfrac{1}{1 + \cfrac{x}{2 + \cfrac{x}{3 + \cfrac{4x}{4 + \cfrac{4x}{5 + \cfrac{9x}{6 + \cfrac{9x}{7 + \cfrac{16x}{8 + \ldots}}}}}}}}$$

k) Ableitung der Funktion

Die Ableitung der Funktion ist die Hyperbel $\frac{1}{x}$.

$$\frac{\mathrm{d}}{\mathrm{d}x}\ln(ax+b) = \frac{a}{ax+b}.$$

n-fache Ableitung:

$$\frac{\mathrm{d}^n}{\mathrm{d}x^n}\ln(ax+b) = -(n-1)!\left(\frac{-a}{ax+b}\right)^n.$$

l) Stammfunktionen

$$\int \ln(bx+c)\,\mathrm{d}x = \left(x+\frac{b}{c}\right)\ln(bx+c) - x + C_1,$$

$$\int \ln^n(x)\,\mathrm{d}x = (-1)^n n!x\sum_{k=0}^{n}\frac{[-\ln(x)]^k}{k!} + C_1, \qquad n \geq 0.$$

m) Spezielle Erweiterungen und Anwendungen

Komplexer Logarithmus, Hauptwert des Logarithmus ist (s. 17.3):

$$\ln(x+\mathrm{j}y) = \frac{1}{2}\ln(x^2+y^2) + \mathrm{j}\cdot\operatorname{sgn}(y)\operatorname{arccot}\left(\frac{x}{|y|}\right).$$

Der Logarithmus negativer Zahlen hat dadurch den Hauptwert

$$\ln(-x) = \ln(x) + \mathrm{j}\pi, \qquad x > 0.$$

Integrale mit Substitution, häufige Lösungsmöglichkeit durch Substitution mit dem Logarithmus.

$$\int_a^x \frac{\frac{\mathrm{d}}{\mathrm{d}t}f}{f}\,\mathrm{d}t = \ln|f(x)| + \text{const.}$$

Lineare Regression logarithmierter Daten, eine Potenzfunktion $y = ax^b$ kann an die Datenpunkte (x,y) angepaßt werden, wenn eine lineare Regression statt mit (x,y) mit $(\ln(x),\ln(y))$ durchgeführt wird.

▷ Analog kann die Funktion $y = a\cdot b^x$ angepaßt werden, wenn statt (x,y) die Werte $(x,\ln(y))$ verwendet werden.

5.24 Exponentialfunktion

$$f(x) = \mathrm{e}^{mx+b}, \qquad \text{auch: } f(x) = \exp(mx+b)$$

Aufruf in Programmiersprachen: `EXP(M*X+B)`.

Beschreibung vieler natürlicher Wachstumsprozesse (z. B. Vermehrung von Bakterien), Zerfallsprozesse (radioaktiver Zerfall von Atomen), Dämpfungs- oder Resonanzprozesse wie auch wirtschaftlicher Prozesse, in denen eine vorgegebene Menge proportional zu der Anzahl ihrer Elemente wächst (oder sich verringert).

● Die Ableitung der Funktion ist proportional zu der Funktion selbst.

▷ Dies führt zur Beschreibung exponentiellen Wachstums bzw. exponentiellen Zerfalls.

● Die Exponentialfunktion wächst schneller als jedes beliebige Polynom in x.

Natürlicher Antilogarithmus, häufige Bezeichnung, die auf eine Definitionsmöglichkeit als Umkehrfunktion des natürlichen Logarithmus zurückgeht.

▷ Die allgemeine Exponentialfunktion a^x wird durch die Schreibweise e^{mx+b} mit eingeschlossen.

Selbstpotenzierende Funktion x^x, Spezialfall dieser allgemeinen Exponentialfunktion, die unter **g)** kurz beschrieben wird.

a) Definition

Potenz der Eulerschen Zahl e:

$$\mathrm{e}^x: \qquad \mathrm{e} = \lim_{n\to\infty} \left(\frac{n+1}{n}\right)^n = 2{,}718\,281\,8284\ldots$$

Umkehrfunktion des natürlichen Logarithmus:

$$\mathrm{e}^y = x \qquad y = \ln(x), \quad x > 0.$$

Grenzwert eines polynomialen Produktes (konvergiert langsam):

$$\mathrm{e}^x = \lim_{n\to\infty} \left(1 + \frac{x}{n}\right)^n.$$

Potenzreihe (konvergiert schnell):

$$\mathrm{e}^x = \sum_{i=0}^{\infty} \frac{x^i}{i!}.$$

Lösung der Differentialgleichung

$$\frac{\mathrm{d}f(x)}{\mathrm{d}x} = a \cdot f(x); \qquad f(x) = \mathrm{e}^{ax+b}.$$

b) Grafische Darstellung

Es gibt zwei bedeutende Unterschiede:

$a > 0$: Die Funktion wächst sehr schnell gegen unendlich.
$a < 0$: Die Funktion fällt sehr schnell gegen Null.
$a = 0$: konstante Funktion.
$a > 1$ ($a < -1$) führt zu einem schnelleren Anstieg (schnelleren Abfall) der Funktion.
$0 < a < 1$ ($-1 < a < 0$) führt zu einem langsameren Anstieg (langsameren Abfall).

▷ Im Punkt ($x = 0$) besitzen die Funktionen $f(x) = \mathrm{e}^{ax+b}$ den Wert e^b, d. h. für $b = 0$ den Wert 1.

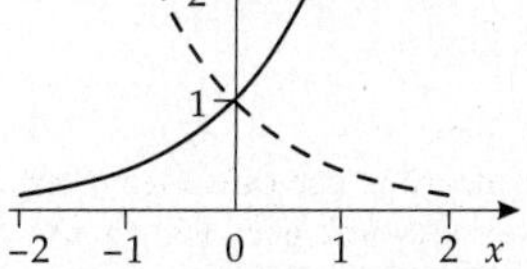

lineare Darstellung

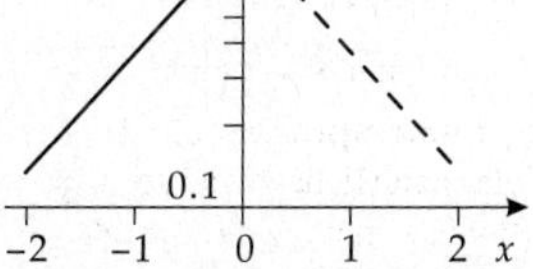

halblogarithmische Darstellung

Halblogarithmische Darstellung (y-Achse logarithmisch):

● Der Graph der Exponentialfunktion ist eine Gerade.

Die Steigung der Geraden korrespondiert zur Stärke des Anstiegs von e^{ax+b} und ist proportional zu a. Negatives a führt zu negativen Steigungen.

▷ Alle Geraden schneiden sich für $b = 0$ im Punkt ($x = 0, y = 1$). Für $b \neq 0$ sind die Geraden parallel verschoben.

$b \neq 0$ entspricht einem Vorfaktor zur Exponentialfunktion $\mathrm{e}^b \cdot \mathrm{e}^{ax}$.

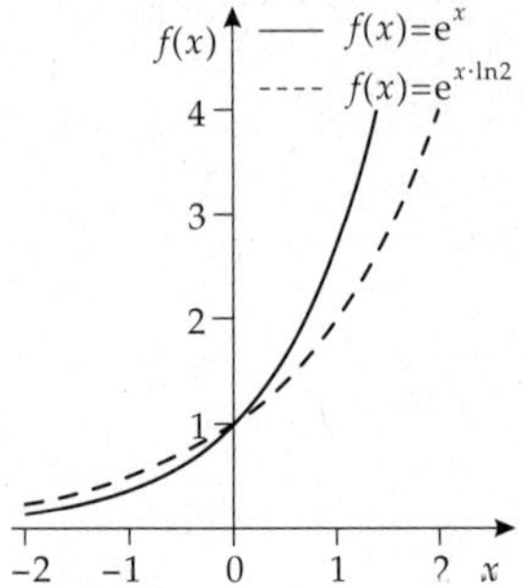

lineare Darstellung

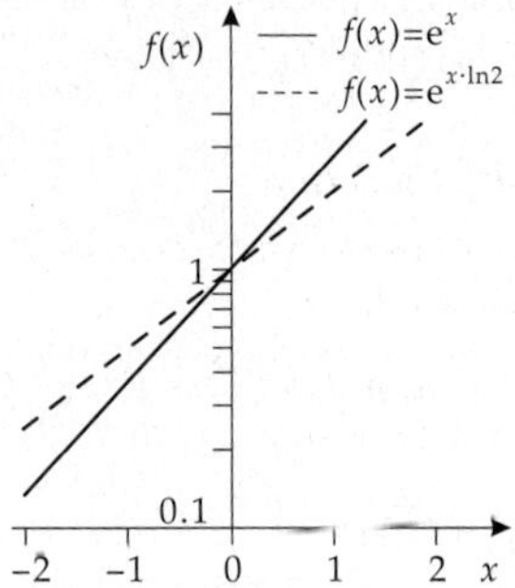

halblogarithmische Darstellung

c) Eigenschaften der Funktion

Definitionsbereich:	$-\infty < x < \infty$.
Wertebereich:	$0 < f(x) < \infty$.
Quadrant:	liegt im ersten und zweiten Quadranten.
Periodizität:	keine Periodizität.
Monotonie:	$a > 0$: streng monoton steigend, $a < 0$: streng monoton fallend, $a = 0$: konstante Funktion.
Symmetrien:	Es existieren keine Punkt- oder Spiegelsymmetrien.
Verhalten im Unendl.:	$a > 0$: $e^{ax+b} \to 0$ für $x \to -\infty$, $a < 0$: $e^{ax+b} \to 0$ für $x \to +\infty$.

d) Spezielle Werte

Nullstellen:	keine Nullstellen, Funktion immer positiv.
Sprungstellen:	keine Sprungstellen, Funktion überall stetig.
Polstellen:	keine Pole.
Extrema:	keine Extrema, Funktion streng monoton.
Wendepunkte:	keine Wendepunkte, Funktion überall konkav.
Wert bei $x = 0$:	$f(0) = e^b$, für $b = 0$: $f(0) = 1$.

Tabelle einiger Werte der Exponentialfunktion.

x	e^x	e^{-x}	x	e^x	e^{-x}	x	e^x	e^{-x}
1	2,7183	0,3679	0,1	1,1052	0,9048	0,01	1,0101	0,9901
2	7,3891	0,1353	0,2	1,2214	0,8187	0,02	1,0202	0,9802
3	20,086	0,0498	0,3	1,3499	0,7408	0,03	1,0305	0,9705
4	54,598	0,0183	0,4	1,4918	0,6703	0,04	1,0408	0,9608
5	148,21	$6{,}74 \cdot 10^{-3}$	0,5	1,6487	0,6065	0,05	1,0513	0,9523
6	403,41	$2{,}48 \cdot 10^{-3}$	0,6	1,8221	0,5488	0,06	1,0618	0,9418
7	1096,6	$9{,}12 \cdot 10^{-4}$	0,7	2,0138	0,4966	0,07	1,0725	0,9324
8	2981,0	$3{,}35 \cdot 10^{-4}$	0,8	2,2255	0,4493	0,08	1,0833	0,9231
9	8103,1	$1{,}23 \cdot 10^{-4}$	0,9	2,4596	0,4066	0,09	1,0942	0,9139

Weitere Werte können durch Multiplikation der Tabellenwerte erhalten werden, z. B:
$e^{6,28} = e^x(6) \cdot e^x(0,2) \cdot e^x(0,08) = 403,41 \cdot 1,2214 \cdot 1,0833 \approx 533,8$
$e^{-3,14} = e^{-x}(3) \cdot e^{-x}(0,1) \cdot e^{-x}(0,04) = 0,0498 \cdot 0,9048 \cdot 0,9608 \approx 0,0433$

e) Reziproke Funktion

Die reziproke Funktion ist eine Exponentialfunktion mit negativem Argument.

$$\frac{1}{e^{ax+b}} = e^{-ax-b}.$$

Damit hat die Exponentialfunktion die bemerkenswerte Eigenschaft

$$f(x) \cdot f(-x) = 1 = e^x \cdot e^{-x}.$$

f) Umkehrfunktion

Die Umkehrfunktion ist der natürliche Logarithmus $(a \neq 0)$

$$f^{-1}(x) = -\frac{b}{a} + \frac{1}{a}\ln x \quad \text{d. h., es gilt}$$

$$\ln e^x = x \quad \text{für alle } x \qquad e^{\ln(x)} = x \quad \text{für alle } x > 0.$$

g) Verwandte Funktionen

Allgemeine Exponentialfunktionen a^x, direkt als (natürliche) Exponentialfunktion darstellbar:

$$a^x = e^{x \cdot \ln a}.$$

Selbstpotenzierende Funktion x^x, analog auf die Exponentialfunktion zurückführbar.

$$x^x = e^{x \ln x}.$$

x^x ist nur für $x > 0$ definiert und läßt sich durch $0^0 \stackrel{\text{def}}{=} 1$ stetig auf $x \geq 0$ erweitern. Die Funktion besitzt an der Stelle $x = \frac{1}{e} = 0,36787$ ein Minimum mit $x^x = 0,69220$ und steigt dann schneller als die Exponentialfunktion gegen unendlich.

$x^{\left(\frac{1}{x}\right)}$, analog umformbar, besitzt ein Maximum bei $x = e$ und geht für große Werte gegen 1.

Hyperbolische Funktionen $\sinh(x)$, $\cosh(x)$, $\tanh(x)$, darstellbar durch Summen, Differenzen und Quotienten von Exponentialfunktionen.

Integralexponentialfunktion $\mathrm{Ei}\,(x)$, definiert durch das Integral

$$\mathrm{Ei}\,(x) = \int_{-\infty}^{x} \frac{e^t}{t}\,dt = C + \ln|x| + \sum_{k=1}^{\infty} \frac{x^k}{k! \cdot k} \qquad x < 0$$

mit der Eulerschen Konstanten $C = 0,577\,215\,665\ldots$.

Thetafunktionen, unendliche Summen von Exponentialfunktionen mit Quadratzahlen $(1,4,9,\ldots)$ bzw. den Quadraten von ungeraden Zahlen $(1,9,25,\ldots)$ als Faktor im Argument, z. B.:

$$\Theta_3\left(0; \frac{x}{\pi^2}\right) = 1 + 2 \cdot \sum_{k=1}^{\infty} e^{-k^2 x}.$$

Gaußfunktionen, Exponentialfunktionen mit quadratischem Argument e^{-ax^2}.

h) Umrechnungsformeln

Umformungen für Addition und Multiplikation im Argument:

$$e^{x+y} = e^x \cdot e^y,$$

$$e^{-x} = \frac{1}{e^x} \qquad \text{und somit} \qquad e^{x-y} = \frac{e^x}{e^y},$$

$$e^{x \cdot y} = (e^x)^y = (e^y)^x.$$

Geometrische Reihenentwicklungen für unendliche Summen von Exponentialfunktionen mit negativem Argument e^{-nx}, $x > 0$.

▷ Sie lassen sich zu hyperbolischen Funktionen umformen.

$$e^{-x}+e^{-2x}+e^{-3x}+e^{-4x}+\ldots=\frac{1}{e^x-1}=\frac{1}{2}\coth\left(\frac{x}{2}\right)-\frac{1}{2},$$

$$e^{-x}-e^{-2x}+e^{-3x}-e^{-4x}+\ldots=\frac{1}{e^x+1}=-\frac{1}{2}\tanh\left(\frac{x}{2}\right)+\frac{1}{2},$$

$$e^{-x}+e^{-3x}+e^{-5x}+e^{-7x}+\ldots=\frac{e^x}{e^{2x}-1}=\frac{1}{2}\operatorname{cosech}(x),$$

$$e^{-x}-e^{-3x}+e^{-5x}-e^{-7x}+\ldots=\frac{e^x}{e^{2x}+1}=\frac{1}{2}\operatorname{sech}(x).$$

i) Näherungsformeln (8 bit ≈ 0,4 % Genauigkeit)

Im Bereich $-1<x<1$ gilt

$$e^x\approx\left(1+\frac{x}{130}\right)^{130}.$$

j) Reihen- oder Produktentwicklung der Funktion

Potenzreihenentwicklung der Exponentialfunktion, gültig für alle Argumente zwischen $-\infty$ und ∞.

$$e^{ax+b}=1+\frac{ax+b}{1!}+\frac{(ax+b)^2}{2!}+\ldots=\sum_{k=0}^{\infty}\frac{(ax+b)^k}{k!}.$$

Kettenbruchzerlegungen:

$$e^x=\cfrac{1}{1-\cfrac{x}{1+\cfrac{x}{2-\cfrac{x}{3+\cfrac{x}{2-\cfrac{x}{5+\ldots}}}}}},\qquad e^x=1+\cfrac{x}{1-\cfrac{x}{2+\cfrac{x}{3-\cfrac{x}{2+\cfrac{x}{5-\ldots}}}}}.$$

k) Ableitung der Funktion

Ableitung ist proportional zur Funktion

$$\frac{d}{dx}e^{ax+b}=a\cdot e^{ax+b}.$$

n-te Ableitung:

$$\frac{d^n}{dx^n}e^{ax+b}=a^n\cdot e^{ax+b}.$$

Ableitung der selbstpotenzierenden Funktion x^x:

$$\frac{d}{dx}x^x=x^x(1+\ln(x)).$$

l) Stammfunktionen

Integralfunktion der Exponentialfunktion, proportional zur Exponentialfunktion:

$$\int e^{ax+b}\,dx=\frac{1}{a}e^{ax+b}+C_1.$$

Fehlerfunktion (Fehlerintegral) erf(x) als Lösung des Integrals für $a < 0$:

$$\int_0^x \frac{e^{at+b}}{\sqrt{t}}\,dt = \sqrt{\frac{\pi}{-a}}e^b \operatorname{erf}(\sqrt{-ax}) \qquad a < 0.$$

Weitere wichtige Integrale:

$$\int \frac{dx}{a+e^{bx+c}} = \frac{x}{a} - \ln\left(a+e^{bx+c}\right) + C_1.$$

$$\int \frac{dx}{e^{bx}+ae^{-bx}} = \begin{cases} \dfrac{1}{b\sqrt{a}}\arctan\left(\dfrac{e^{bx}}{\sqrt{a}}\right) + C_1 & \text{für} \quad a > 0, \\ \dfrac{1}{b\sqrt{-a}}\arctan\left(\dfrac{e^{bx}}{\sqrt{-a}}\right) + C_1 & \text{für} \quad a < 0. \end{cases}$$

Gamma-Funktion, Definition durch das Integral:

$$\int_0^\infty e^{-t}t^{x-1}\,dt = \Gamma(x).$$

● **Rekursionseigenschaft:** $\Gamma(x+1) = x\Gamma(x)$

▷ Für $x \in \mathbb{N}$ erhält man die Fakultät:
$\Gamma(n+1) = n!$, $n \in \mathbb{N}$.
Für halbzahlige Argumente gilt:

$$\Gamma\left(\frac{1}{2}\right) = \sqrt{\pi}, \quad \Gamma\left(n+\frac{1}{2}\right) = \frac{1\cdot 3\cdot 5\cdot 7\cdot \ldots \cdot (2n-1)}{2n}\sqrt{\pi}.$$

Weitere Integrale siehe im Anhang oder in entsprechenden Formelsammlungen, z. B. Gradstein-Ryshik, Integraltafeln, Verlag Harri Deutsch.

Laplace-Transformation (s. Kapitel 20), berechnet Integrale der Form:

$$\int_0^\infty f(t)e^{at+b}dt = e^b F(-a)$$

mit Hilfe der Laplace-Transformierten

$$F(s) = \int_0^\infty f(t)e^{-st}\,dt.$$

m) Spezielle Erweiterungen und Anwendungen

Eulersche Formel, komplexe Erweiterung der Exponentialfunktion, die auf trigonometrische Funktionen führt.

$$e^{jx} = \cos(x) + j\sin(x).$$

▷ Diese Darstellung wird besonders zur Beschreibung von Netzwerken in der Wechselstromtechnik benötigt (s. Kapitel 17).

Überlagerung von Exponentialfunktionen und trigonometrischen Funktionen, Anwendung in der Elektrotechnik wie in der Elastizitätslehre zur Darstellung von Dämpfungen ($e^{-ax}\cdot\ldots$) und Resonanzen ($e^{+ax}\cdot\ldots$).

□ Die Lade- und Entladekurven von Kondensatoren sind Exponentialfunktionen.

Gaußfunktion, Verwendung in der Wahrscheinlichkeitsrechnung und als Gewichtsfunktion in der Statistik zur Faltung (in einem Integral) mit anderen Funktionen.

Bernoulli-Zahlen B_k, definierbar durch die Entwicklung von

$$\frac{x}{e^x-1} = B_0 + B_1\frac{x}{1!} + B_2\frac{x^2}{2!} + B_3\frac{x^3}{3!} + B_4\frac{x^4}{4!} + \ldots = \sum_{n=0}^\infty B_n\frac{x^n}{n!} \text{ für } |x| < 2\pi.$$

Siehe auch Kapitel 20 und 25).

Tabelle der ersten zwölf Bernoulli-Zahlen mit geradzahligem Index ($B_0 = 1$, $B_1 = -\frac{1}{2}$, $B_{2n+1} = 0$).

k	B_k	k	B_k	k	B_k	k	B_k
2	$\frac{1}{6}$	8	$-\frac{1}{30}$	14	$\frac{7}{6}$	20	$-\frac{174611}{330}$
4	$-\frac{1}{30}$	10	$\frac{5}{66}$	16	$-\frac{3617}{510}$	22	$\frac{854513}{138}$
6	$\frac{1}{42}$	12	$-\frac{691}{2730}$	18	$\frac{43867}{798}$	24	$-\frac{236364091}{2730}$

5.25 Exponentialfunktionen von Potenzen

$$f(x) = \mathrm{e}^{-ax^n}.$$

Exponentialfunktionen von Potenzen haben besonders für $a > 0$ Bedeutung, vor allem die Fälle $n = 2$ und $n = -1$.

Gaußfunktion, auch **Glockenkurve** genannt, Exponentialfunktion mit $a > 0, n = 2$, von Bedeutung vor allem in der Statistik.

▷ Andere Schreibweise mit $2\sigma^2$ als Nenner im Exponenten (s. Abschnitt **m)** und Kapitel 21).

$$f(x) = \mathrm{e}^{-ax^2} = \mathrm{e}^{-\frac{x^2}{2\sigma^2}}.$$

Temperaturabhängige Funktionen aus der Wärmelehre werden oft durch Exponentialfunktionen mit $a > 0$, $n = -1$ dargestellt.

$$f(T) = \mathrm{e}^{-\frac{E}{kT}}.$$

□ Boltzmann-Faktor, Gewichtsfunktion der statistischen Mechanik, wichtig für die Beschreibung von Zustandsverteilungen in thermischen System, Gaußfunktion (Exponentialfunktion mit $n = 2$ bezüglich der Geschwindigkeit v und Exponentialfunktion mit $n = -1$ bezüglich der Temperatur T):

$$f_{\mathrm{B}}(v,T) = \mathrm{e}^{-\frac{mv^2}{2k_{\mathrm{B}}T}}.$$

a) Definition

Die Definitionen der Exponentialfunktion können übernommen werden.
(Zur Definition der Gaußkurve ($n = 2$) mit dem Parameter σ s. auch den Abschnitt **m**).

$$n = 2: \quad \mathrm{e}^{-ax^2} = \mathrm{e}^{-\frac{x^2}{2\sigma^2}}$$
$$n = -1: \quad \mathrm{e}^{-ax^{-1}} = \mathrm{e}^{-a/x}$$

▷ In der weiteren Diskussion werde $a > 0$ angenommen.

b) Grafische Darstellung

Die Gaußkurve e^{-ax^2} besitzt ein Maximum bei $x = 0$ und fällt schnell gegen 0 ab. Mit größerem a (kleineren σ) fällt die Kurve schneller gegen 0. Die Fläche unter der Kurve wird kleiner.

▷ Will man die Fläche unter der Kurve konstant halten (s. Abschnitt **m**), so wird die Kurve schmaler und in der Mitte höher.

● Die Funktionen e^{-x^n} mit n positiv und gerade zeigen ähnliches Verhalten wie die Gaußkurve, allerdings mit schnellerem Abfallverhalten. Die Asymptote ist $y = 0$.

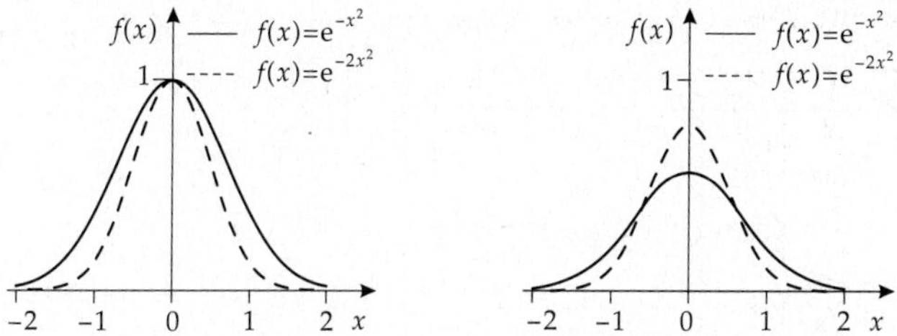

Gaußkurven, rechts durch einen Faktor $\sqrt{\frac{a}{\pi}}$ *auf gleiche Flächen skaliert.*

▷ Die Funktionen e^{-x^n} mit n positiv und ungerade zeigen ein ähnliches Verhalten wie e^{-x}, allerdings ebenfalls mit stärkerem Abfall.

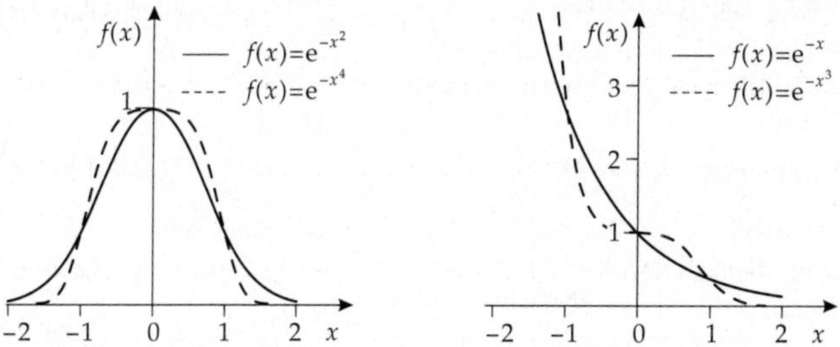

Die Funktion $e^{-1/x}$ hat bei $x = 0$ eine Definitionslücke, die rechtsseitig ($x \to 0^+$) durch den Punkt ($x = 0$, $y = 0$) halbstetig (von rechts) angeschlossen werden kann. Von links divergiert die Funktion gegen $+\infty$. Für sehr große positive $x \to +\infty$ und negative $x \to -\infty$ Werte von x geht die Funktion gegen 1. Mit größerem a steigt die Funktion bei negativen x stärker und bei positiven x schwächer an.

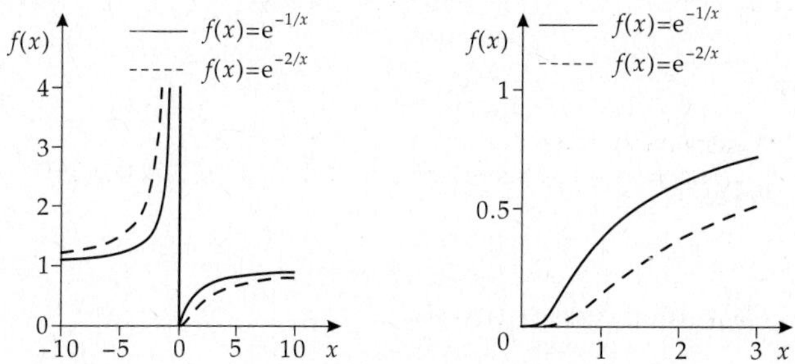

rechts ein Ausschnitt für $x > 0$

● Die Funktionen e^{-x^n} mit n negativ und ungerade, haben ein ähnliches Verhalten wie $e^{-1/x}$, allerdings mit stärkerem Anstieg.

Eine bemerkenswerte Eigenschaft hat e^{-1/x^2} (und analog e^{-x^n}, mit n gerade und negativ). Die Funktion läßt sich durch den Punkt ($x = 0$, $f(x) = 0$) stetig erweitern und ist dann überall (auch am Punkt $x = 0$) beliebig oft differenzierbar.

▷ Für sehr große (und sehr kleine) Werte geht die Funktion gegen 1.

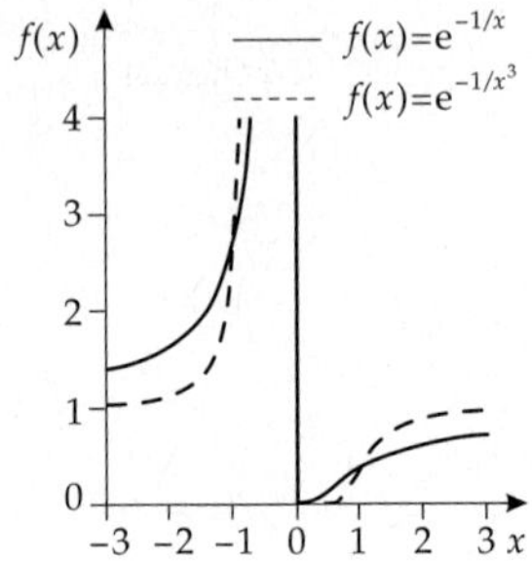

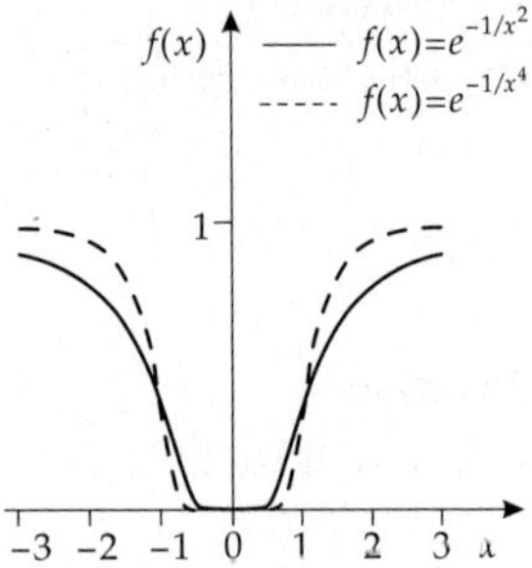

c) Eigenschaften der Funktion

Definitionsbereich:	$n=2$:	$-\infty < x < +\infty$,
	$n=-1$:	$-\infty < x < 0$ und $0 < x < +\infty$,
		$x=0$ halbstetig anschließbar.
Wertebereich:	$n=2$:	$0 < f(x) \leq 1$,
	$n=-1$:	$0 < f(x) < 1$ und $1 < f(x) < +\infty$,
		$0 \leq f(x) < 1$ bei halbstetiger Anschließung.
Quadrant:	$n=2$: liegen im ersten und zweiten Quadranten,	
	$n=-1$: im zweiten und vierten.	
Periodizität:	keine Periodizität.	
Monotonie:	$n=2$:	$x>0$: streng monoton fallend,
		$x<0$: streng monoton steigend,
	$n=-1$:	$x>0$: streng monoton steigend,
		$x<0$: streng monoton steigend.
Symmetrien:	$n=2$:	spiegelsymmetrisch zur y-Achse,
	$n=-1$:	keine Symmetrien.
Verhalten im Unendl.:	$n=2$:	$f(x) \to 0$ für $x \to \pm\infty$,
	$n=-1$:	$f(x) \to 1$ für $x \to \pm\infty$.

d) Spezielle Werte

Nullstellen:	$n=2$:	keine Nullstellen,
	$n=-1$:	$x=0$ bei halbstetiger Erweiterung.
Sprungstellen:	$n=2$:	keine Sprungstellen,
	$n=-1$:	unstetig bei $x=0$.
Polstellen:	$n=2$:	keine Polstellen,
	$n=-1$:	$x=0$, bei Annäherung von links.
Extrema:	$n=2$:	Maximum bei $x=0$,
	$n=-1$:	kein Extremum.
Wendepunkte:	$n=2$:	$x=\pm\frac{1}{\sqrt{2a}}$,
	$n=-1$:	$x=\frac{1}{2a}$.

e) Reziproke Funktion

Die reziproken Funktionen besitzen kein negatives Vorzeichen mehr im Exponenten.

$n = 2$: $\quad \dfrac{1}{e^{-ax^2}} = e^{ax^2}$

$n = -1$: $\quad \dfrac{1}{e^{-ax^{-1}}} = e^{ax^{-1}}$

f) Umkehrfunktion

$n = 2$: Die Funktion ist nur auf $x \geq 0$ (bzw. $x \leq 0$) umkehrbar.

$$f^{-1}(x) = \sqrt{-\frac{1}{a}\ln(x)} \qquad \text{bzw. } f^{-1}(x) = -\sqrt{-\frac{1}{a}\ln(x)}$$

$n = -1$: $\quad f^{-1}(x) = \dfrac{-a}{\ln(x)}$

g) Verwandte Funktionen

Verwandte Funktionen sind die Exponentialfunktionen e^x und deren verwandte Funktionen.
Fehlerfunktion, $\operatorname{erf}(x)$, bestimmtes Integral der Gaußfunktion.

$$\operatorname{erf}(x) = \frac{2}{\sqrt{\pi}}\int_0^x e^{-t^2}\,dt = \frac{1}{\sqrt{\pi}}\int_0^{x^2}\frac{e^{-t}}{\sqrt{t}}\,dt,$$

Konjugierte Fehlerfunktion, $\operatorname{erfc}(x)$, Integral der Restfläche unter einer Gaußkurve

$$\operatorname{erfc}(x) = \frac{2}{\sqrt{\pi}}\int_x^{\infty} e^{-t^2}\,dt = 1 - \operatorname{erf}(x).$$

Deltafunktion, $\delta(x)$, keine eigentliche Funktion, die man aber als Grenzwert der Gaußfunktion ansehen kann.

$$\delta(x) = \lim_{a\to\infty}\sqrt{\frac{a}{\pi}}e^{-ax^2}.$$

h) Umrechnungsformeln

Es gelten alle Umrechnungsformeln der Exponentialfunktion.

i) Näherungsformeln für die Funktion

- Die einfache **Dreiecksnäherung** der Gaußfunktion ist erstaunlicherweise auf 9 % (oder besser) genau.

$$e^{-x^2} = \begin{cases} 1 - \dfrac{|x|}{\sqrt{\pi}} & |x| \leq \sqrt{\pi}, \\ 0 & |x| \geq \sqrt{\pi}. \end{cases}$$

> Die Fläche unter der Dreiecksfunktion ist genau gleich dem Integral der Gaußfunktion.

j) Reihen- oder Produktentwicklung der Funktion

Es gilt die Potenzreihenentwicklung der Exponentialfunktion, gültig für alle Argumente zwischen $-\infty$ und ∞.

$$e^{-ax^n} = 1 + \frac{-ax^n}{1!} + \frac{(-ax^n)^2}{2!} + \ldots = \sum_{k=0}^{\infty}\frac{(-ax^n)^k}{k!}.$$

k) Ableitung der Funktion

Die Funktionen lassen sich mit Hilfe der Kettenregel wie eine Exponentialfunktion ableiten.

$$\frac{\mathrm{d}}{\mathrm{d}x}\mathrm{e}^{-ax^n} = -anx^{n-1}\mathrm{e}^{-ax^n}.$$

l) Stammfunktionen

Das Integral der Gaußfunktion ist die **Fehlerfunktion**:

$$\int_0^x \mathrm{e}^{-t^2}\,\mathrm{d}t = \frac{\sqrt{\pi}}{2}\operatorname{erf}(x).$$

Das Integral über die ganze x-Achse ist

$$\int_{-\infty}^{+\infty} \mathrm{e}^{-ax^2}\,\mathrm{d}x = \sqrt{\frac{\pi}{a}}.$$

Das Integral zu $\mathrm{e}^{-\frac{1}{x}}$ ist ($x > 0$):

$$\int_0^x \mathrm{e}^{-1/t}\,\mathrm{d}t = x\mathrm{e}^{-1/x} + \mathrm{Ei}\left(-\frac{1}{x}\right),$$

wobei $\mathrm{Ei}(x)$ die **Integralexponentialfunktion** (s. Abschnitt 5.24) ist.

m) Spezielle Erweiterungen und Anwendungen

In der Statistik wird die Gaußfunktion im allgemeinen folgendermaßen dargestellt:

$$f(x) = \frac{1}{\sqrt{2\pi}\,\sigma}\mathrm{e}^{\frac{-x^2}{2\sigma^2}}.$$

Die Fläche unter der Gaußkurve hat den Wert 1. Die Kurve wird mit kleinerem σ schmaler (s. hierzu Abbildung in **b**). Die Wendepunkte der Kurve liegen bei $x = \pm\sigma$. σ ist die Standardbreite der Verteilung (s. Kapitel 21).

▷ Für $\sigma \to 0$ geht die Funktion in die Deltafunktion über.

Hyperbolische Funktionen

Hyperbolische Funktionen gehören zu den transzendenten Funktionen.
Sie sind eng verwandt mit der Exponentialfunktion. Sie lassen sich als Summen und Quotienten von Exponentialfunktionen schreiben.

▷ In der komplexen Ebene können hyperbolische und trigonometrische Funktionen als gleichartige Funktionen dargestellt werden, die sich bei Verwendung imaginärer Argumente ineinander überführen lassen.

Hyperbolische Funktionen stehen in enger Verbindung mit den Kegelschnitten, wie im folgenden zu sehen ist.
Betrachtet werde ein Hyperbelast auf der positiven x-Achse,

$$y = \pm\sqrt{x^2 - 1}.$$

Dieser Ast werde durch zwei Geraden $g_1 = g$ und $g_2 = -g$ geschnitten

$$g_1(x) = g(x) = T \cdot x, \qquad g_2(x) = -g(x) = -T \cdot x, \qquad -1 < T < 1.$$

Der Schnittpunkt von g mit der Hyperbel hat die Komponenten $x = C, y = S = T \cdot C$, wobei gemäß der Hyperbelgleichung $|y| = \sqrt{x^2 - 1}$ gilt und das Vorzeichen durch das Vorzeichen von T bestimmt wird.

● Die von $g_1 = g$ und $g_2 = -g$ mit der Hyperbel eingeschlossene Fläche hat den Betrag $|A|$.

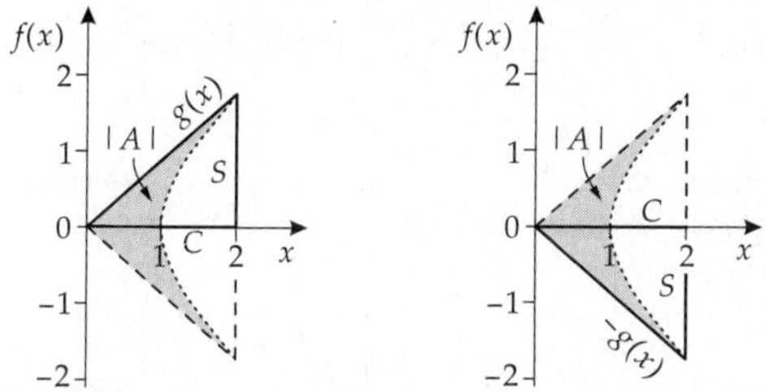

Zur geometrischen Interpretation der hyperbolischen Funktionen.

Gibt man dem Wert A das Vorzeichen von T (positiv, wenn g positive Steigung hat, negativ, wenn g negative Steigung hat), so lassen sich folgende Beziehungen zwischen A, C, S und T aufstellen:

$$S = \sinh(A) \quad A = \mathrm{Arsinh}(S)$$
$$C = \cosh(A) \quad |A| = \mathrm{Arcosh}(C)$$
$$T = \tanh(A) \quad A = \mathrm{Artanh}(T).$$

Die Funktionen **Sinus hyperbolicus**, **Kosinus hyperbolicus** und **Tangens hyperbolicus** lassen sich geometrisch als y-Koordinate und x-Koordinate des Schnittpunkts sowie als Geradensteigung bei einem Schnitt einer Geraden mit der „Einheitshyperbel" interpretieren.

▷ Diese Interpretation entspricht der Interpretation von Sinus, Kosinus und Tangens bei dem Schnitt einer Geraden mit einem Einheitskreis. (Siehe „trigonometrische Funktionen".)

Aus diesem Zusammenhang lassen sich die genannten Funktionsnamen und die Alternativnamen hyperbolischer Sinus, hyperbolischer Kosinus und hyperbolischer Tangens wie auch die Bezeichnungen hyperbolische Funktionen und Hyperbelfunktionen verstehen.

● Aus der geometrischen Beschreibung lassen sich die beiden wichtigsten Umrechnungsregeln der hyperbolischen Funktionen entnehmen,

$$\sinh^2(x) = \cosh^2(x) - 1 \qquad \tanh(x) = \frac{\sinh(x)}{\cosh(x)}.$$

- Umwandlungsregeln, siehe in den Tabellen

Funktion	sinh	cosh	tanh
$\sinh(x)$	$\sinh(x)$	$\operatorname{sgn}(x)\sqrt{\cosh^2(x)-1}$	$\dfrac{\tanh(x)}{\sqrt{1-\tanh^2(x)}}$
$\cosh(x)$	$\sqrt{1+\sinh^2(x)}$	$\cosh(x)$	$\dfrac{1}{\sqrt{1-\tanh^2(x)}}$
$\tanh(x)$	$\dfrac{\sinh(x)}{\sqrt{1+\sinh^2(x)}}$	$\operatorname{sgn}(x)\dfrac{\sqrt{\cosh^2(x)-1}}{\cosh(x)}$	$\tanh(x)$
$\operatorname{sech}(x)$	$\dfrac{1}{\sqrt{1+\sinh^2(x)}}$	$\dfrac{1}{\cosh(x)}$	$\sqrt{1-\tanh^2(x)}$
$\operatorname{csch}(x)$	$\dfrac{1}{\sinh(x)}$	$\dfrac{\operatorname{sgn}(x)}{\sqrt{\cosh^2(x)-1}}$	$\dfrac{\sqrt{1-\tanh^2(x)}}{\tanh(x)}$
$\coth(x)$	$\dfrac{\sqrt{1+\sinh^2(x)}}{\sinh(x)}$	$\dfrac{\operatorname{sgn}(x)\cosh(x)}{\sqrt{\cosh^2(x)-1}}$	$\dfrac{1}{\tanh(x)}$

Funktion	sech	csch	coth
$\sinh(x)$	$\operatorname{sgn}(x)\dfrac{\sqrt{1-\operatorname{sech}^2(x)}}{\operatorname{sech}(x)}$	$\dfrac{1}{\operatorname{csch}(x)}$	$\dfrac{\operatorname{sgn}(x)}{\sqrt{\coth^2(x)-1}}$
$\cosh(x)$	$\dfrac{1}{\operatorname{sech}(x)}$	$\dfrac{\sqrt{1+\operatorname{csch}^2(x)}}{\lvert\operatorname{csch}(x)\rvert}$	$\dfrac{\lvert\coth(x)\rvert}{\sqrt{\coth^2(x)-1}}$
$\tanh(x)$	$\operatorname{sgn}(x)\sqrt{1-\operatorname{sech}^2(x)}$	$\dfrac{\operatorname{sgn}(x)}{\sqrt{1+\operatorname{csch}^2(x)}}$	$\dfrac{1}{\coth(x)}$
$\operatorname{sech}(x)$	$\operatorname{sech}(x)$	$\dfrac{\lvert\operatorname{csch}(x)\rvert}{\sqrt{1+\operatorname{csch}^2(x)}}$	$\dfrac{\sqrt{\coth^2(x)-1}}{\lvert\coth(x)\rvert}$
$\operatorname{csch}(x)$	$\dfrac{\operatorname{sgn}(x)\operatorname{sech}(x)}{\sqrt{1-\operatorname{sech}^2(x)}}$	$\operatorname{csch}(x)$	$\operatorname{sgn}(x)\sqrt{\coth^2(x)-1}$
$\coth(x)$	$\dfrac{\operatorname{sgn}(x)}{\sqrt{1-\operatorname{sech}^2(x)}}$	$\operatorname{sgn}(x)\sqrt{1+\operatorname{csch}^2(x)}$	$\coth(x)$

Die Funktionen **Sekans hyperbolicus**, **Kosekans hyperbolicus** und **Kotangens hyperbolicus** sind die re-ziproken Funktionen zu Kosinus hyperbolicus, Sinus hyperbolicus und Tangens hyperbolicus.
Areafunktionen sind die Umkehrfunktionen der hyperbolischen Funktionen und ordnen den Werten S, C, T den Flächeninhalt A (lat.: area = Fläche) der eingeschlossenen Fläche zu.

5.26 Hyperbolische Sinus- und Kosinusfunktion

$$f(x) = \sinh(x) \quad g(x) = \cosh(x).$$

Weitere Abkürzungen für den Sinus hyperbolicus sind sh(x) und Sin(x) sowie für den Kosinus hyperbolicus ch(x) und Cos(x).

▷ Die Bezeichnungen sh und ch finden sich vor allem in englischsprachiger Literatur, die Bezeichnungen Sin und Cos werden wegen ihrer Verwechslungsgefahr kaum benutzt.

Kettenlinie, ein frei an den Endpunkten hängendes massives Seil (Kette) kann durch eine Kurve in der Form eines Kosinus hyperbolicus dargestellt werden.

a) Definition:

Darstellung mit Hilfe der Exponentialfunktion,

$$f(x) = \sinh(x) = \frac{\mathrm{e}^x - \mathrm{e}^{-x}}{2} \qquad g(x) = \cosh(x) = \frac{\mathrm{e}^x + \mathrm{e}^{-x}}{2}.$$

Allgemeine Lösung einer Differentialgleichung zweiter Ordnung,

$$\frac{\mathrm{d}^2}{\mathrm{d}x^2} f(x) = a^2 f(x); \qquad f(x) = c_1 \sinh(ax) + c_2 \cosh(ax).$$

b) Grafische Darstellung:

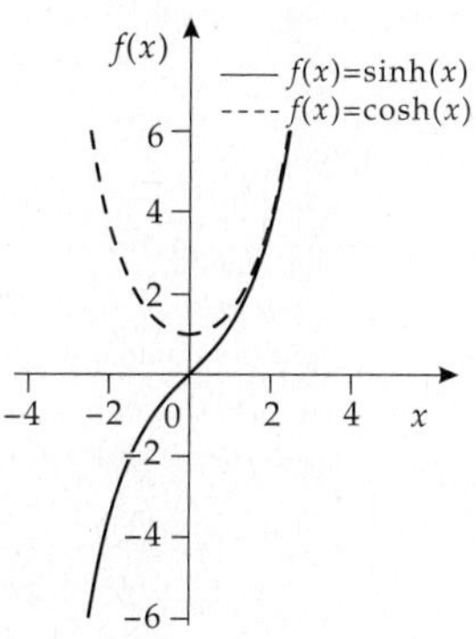

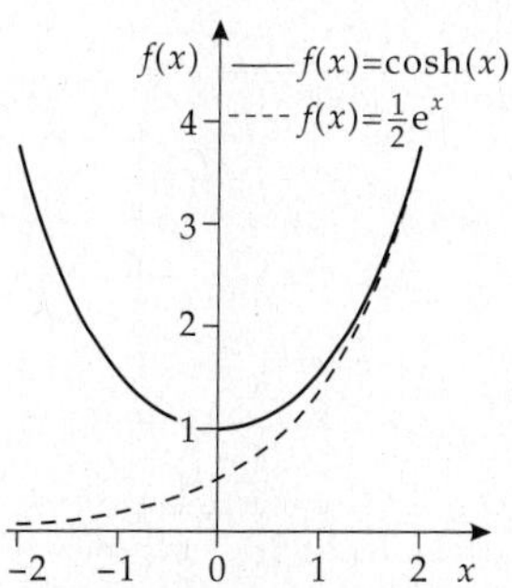

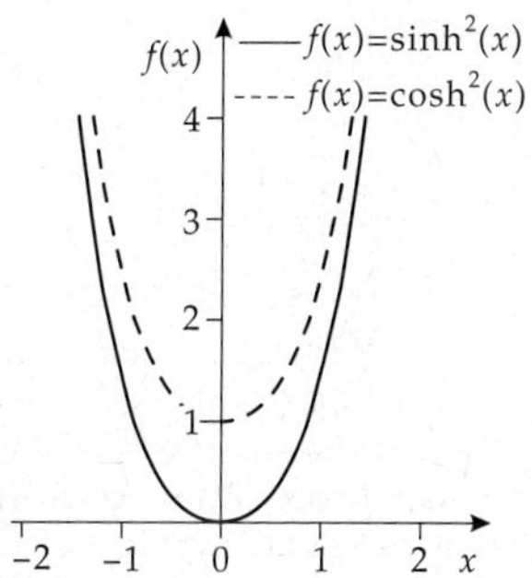

Beide Funktionen wachsen mit großem x exponentiell ins Unendliche.

Der Sinus hyperbolicus ist punktsymmetrisch zum Ursprung, hat bei $x = 0$ den Wert $f(x) = 0$ und geht für große negative Werte $x \to -\infty$ gegen $-\infty$. Die Funktion läßt sich in der Nähe des Ursprungs durch eine Gerade $y = x$ nähern.
Der Kosinus hyperbolicus ist spiegelsymmetrisch zur y-Achse und hat ein Minimum bei $x = 0,\ y = 1$. Für große negative Werte $x \to -\infty$ geht die Funktion gegen $+\infty$.

▷ Sinus hyperbolicus und Kosinus hyperbolicus nähern sich für große positive Werte von x immer mehr aneinander an.

Ein Faktor $0 < a < 1$ im Argument verbreitert die Kurven und verringert die Steigung. Für $a > 1$ wird die Steigung größer und die Figur schmaler.
Negatives a läßt den Sinus hyperbolicus zu einer fallenden Funktion werden, der Kosinus hyperbolicus ändert sich bei Vorzeichenänderung nicht.
Das Quadrat der Funktionen steigt für $x > 0$ schnell an.

● Die Funktionen $\sinh^2(x)$ und $\cosh^2(x)$ unterscheiden sich nur um eine additive Konstante $\cosh^2(x) - \sinh^2(x) = 1$.

c) Eigenschaften der Funktion

Definitionsbereich:	$-\infty < x < \infty$.	
Wertebereich:	$\sinh(x)$	$-\infty < f(x) < \infty$,
	$\cosh(x)$	$1 \leq f(x) < \infty$.
Quadrant:	$\sinh(x)$	erster und dritter,
	$\cosh(x)$	erster und zweiter.
Periodizität:	keine.	
Monotonie:	$\sinh(x)$	streng monoton steigend,
	$\cosh(x)$	$x > 0$ streng monoton steigend,
		$x < 0$ streng monoton fallend.
Symmetrien:	$\sinh(x)$	Punktsymmetrie zum Ursprung,
	$\cosh(x)$	Spiegelsymmetrie zur y-Achse.
Verhalten im Unendl.:	$\sinh(x)$	$f(x) \to \pm\frac{1}{2}e^{\pm x}$ für $x \to \pm\infty$,
	$\cosh(x)$	$f(x) \to +\frac{1}{2}e^{\pm x}$ für $x \to \pm\infty$.

d) Spezielle Werte

Nullstellen:	$\sinh(x)$	$f(x) = 0$ bei $x = 0$,
	$\cosh(x)$	keine.
Sprungstellen:	keine.	
Polstellen:	keine.	
Extrema:	$\sinh(x)$	keine,
	$\cosh(x)$	Minimum bei $x = 0$.
Wendepunkte:	$\sinh(x)$	Wendepunkt bei $x = 0$,
	$\cosh(x)$	keine.
Wert bei $x = 0$:	$\sinh(x)$	$f(0) = 0$,
	$\cosh(x)$	$f(0) = 1$.

Wert von	$x \to -\infty$	$x=-1$	$x=0$	$x=1$	$x \to \infty$
$\sinh(x)$	$-\infty$	$\frac{1-e^2}{2e}$	0	$\frac{e^2-1}{2e}$	$+\infty$
$\cosh(x)$	$+\infty$	$\frac{1+e^2}{2e}$	1	$\frac{e^2+1}{2e}$	$+\infty$

e) Reziproke Funktion

- Kosekans hyperbolicus und Sekans hyperbolicus sind die zu Sinus hyperbolicus und Kosinus hyperbolicus reziproken Funktionen.

$$\frac{1}{\sinh(x)} = \operatorname{csch}(x) \qquad \frac{1}{\cosh(x)} = \operatorname{sech}(x).$$

f) Umkehrfunktion

Die Umkehrfunktionen sind die zugehörigen Areafunktionen:

$$f^{-1}(x) = \operatorname{Arsinh}(x), \quad -\infty < x < \infty.$$

Der Kosinus hyperbolicus läßt sich nur für $x \geq 0$ (bzw. für $x < 0$ mit Minuszeichen) invertieren,

$$f^{-1}(x) = \operatorname{Arcosh}(x), \quad 0 \leq x < \infty.$$

g) Verwandte Funktionen

Andere hyperbolische Funktionen sind gemäß den Umrechnungsregeln (siehe Anfang) mit Sinus hyperbolicus und Kosinus hyperbolicus verwandt.

Areafunktionen sind die zugehörigen Umkehrfunktionen.

Trigonometrische Funktionen sind in der komplexen Ebene eng mit den Hyperbelfunktionen korreliert.

Hyperbeln $f(x) = \sqrt{x^2 \pm a^2}$ hängen über die geometrische Interpretation der hyperbolischen Funktionen eng mit diesen zusammen.

h) Umrechnungsformeln

Spiegelung an der x-Achse:

$$\sinh(-x) = -\sinh(x) \qquad \cosh(-x) = \cosh(x).$$

Summe von Sinus hyperbolicus und Kosinus hyperbolicus:

$$\cosh(x) \pm \sinh(x) = e^{\pm x}.$$

De Moivresche Formel:

$$\cosh(nx) \pm \sinh(nx) = [\cosh(x) \pm \sinh(x)]^n = e^{\pm nx}.$$

Additionstheoreme:

$$\sinh(x \pm y) = \sinh(x)\cosh(y) \pm \cosh(x)\sinh(y),$$

$$\cosh(x \pm y) = \cosh(x)\cosh(y) \pm \sinh(x)\sinh(y).$$

Ganzzahlige Vielfache von x im Argument von $\sinh(x)$:

$$\sinh(2x) = 2\sinh(x)\cosh(x) = 2\sinh(x)\sqrt{1+\sinh^2(x)},$$

$$\sinh(3x) = 4\sinh^3(x) + 3\sinh(x) = \sinh(x)\left[4\cosh^2(x) - 1\right],$$

$$\sinh(4x) = 4\sinh(x)\cosh(x)\left[2\cosh^2(x) - 1\right],$$

$$\sinh(5x) = \sinh(x)\left[16\cosh^4(x) - 12\cosh^2(x) + 1\right].$$

Ganzzahlige Vielfache von x im Argument von $\cosh(x)$:

$$\cosh(2x) = \sinh^2(x) + \cosh^2(x) = 2\cosh^2(x) - 1,$$

$$\cosh(3x) = 4\cosh^3(x) - 3\cosh(x) = \cosh(x)\left[4\sinh^2(x) + 1\right],$$

$$\cosh(4x) = 8\cosh^4(x) - 8\cosh^2(x) + 1,$$

$$\cosh(5x) = \cosh(x)\left[16\cosh^4(x) - 20\cosh^2(x) + 5\right].$$

***n*-faches Argument**:

$$\sinh(nx) = \binom{n}{1}\cosh^{n-1}(x)\sinh(x) + \binom{n}{3}\cosh^{n-3}(x)\sinh^3(x) + \binom{n}{5}\cosh^{n-5}(x)\sinh^5(x) + \binom{n}{7}\cosh^{n-7}(x)\sinh^7(x) + \ldots$$

$$\cosh(nx) = \binom{n}{0}\cosh^{n}(x) + \binom{n}{2}\cosh^{n-2}(x)\sinh^2(x) + \binom{n}{4}\cosh^{n-4}(x)\sinh^4(x) + \binom{n}{6}\cosh^{n-6}(x)\sinh^6(x) + \ldots$$

Halbes Argument:

$$\sinh\left(\frac{x}{2}\right) = \operatorname{sgn}(x)\sqrt{\frac{\cosh(x)-1}{2}} = \frac{\sinh(x)}{\sqrt{2\cosh(x)+2}},$$

$$\cosh\left(\frac{x}{2}\right) = \sqrt{\frac{\cosh(x)+1}{2}} = \frac{|\sinh(x)|}{\sqrt{2\cosh(x)-2}}.$$

Addition von Funktionen:

$$\sinh(x) \pm \sinh(y) = 2\sinh\left(\frac{x \pm y}{2}\right)\cosh\left(\frac{x \mp y}{2}\right),$$

$$\cosh(x) + \cosh(y) = 2\cosh\left(\frac{x+y}{2}\right)\cosh\left(\frac{x-y}{2}\right),$$

$$\cosh(x) - \cosh(y) = 2\sinh\left(\frac{x+y}{2}\right)\sinh\left(\frac{x-y}{2}\right).$$

Multiplikation von Funktionen:

$$\sinh(x)\sinh(y) = \frac{1}{2}\cosh(x+y) - \frac{1}{2}\cosh(x-y),$$

$$\sinh(x)\cosh(y) = \frac{1}{2}\sinh(x+y) + \frac{1}{2}\sinh(x-y),$$

$$\cosh(x)\cosh(y) = \frac{1}{2}\cosh(x+y) + \frac{1}{2}\cosh(x-y).$$

Potenzen von $\sinh(x)$:

$$\sinh^2(x) = \cosh^2(x) - 1 = \frac{1}{2}[\cosh(2x) - 1],$$

$$\sinh^3(x) = \frac{1}{4}[\sinh(3x) - 3\sinh(x)],$$

$$\sinh^4(x) = \frac{1}{8}[\cosh(4x) - 4\cosh(2x) + 3],$$

$$\sinh^5(x) = \frac{1}{16}[\sinh(5x) - 5\sinh(3x) + 10\sinh(x)],$$

$$\sinh^6(x) = \frac{1}{32}[\cosh(6x) - 6\cosh(4x) + 15\cosh(2x) - 10].$$

Potenzen von $\cosh(x)$:

$$\cosh^2(x) = \sinh^2(x) + 1 = \frac{1}{2}[\cosh(2x) + 1],$$

$$\cosh^3(x) = \frac{1}{4}[\cosh(3x) + 3\cosh(x)],$$

$$\cosh^4(x) = \frac{1}{8}[\cosh(4x) + 4\cosh(2x) + 3],$$

$$\cosh^5(x) = \frac{1}{16}[\cosh(5x) + 5\cosh(3x) + 10\cosh(x)],$$

$$\cosh^6(x) = \frac{1}{32}[\cosh(6x) + 6\cosh(4x) + 15\cosh(2x) + 10].$$

***n*-te Potenz**:

▷ Zu beachten ist $\sinh(-x) = -\sinh(x)$ und $\cosh(-x) = \cosh(x)$.

$$\sinh^n(x) = \frac{1}{2^n}\sum_{k=0}^{n}(-1)^k\binom{n}{k}\sinh([n-2k]x) \qquad \text{für ungerades } n,$$

$$= \frac{1}{2^n}\sum_{k=0}^{n}(-1)^k\binom{n}{k}\cosh([n-2k]x) \qquad \text{für gerades } n,$$

$$\cosh^n(x) = \frac{1}{2^n}\sum_{k=0}^{n}\binom{n}{k}\cosh([n-2k]x) \qquad \text{für alle } n.$$

i) Näherungsformeln (8 bit ≈ 0,4 % Genauigkeit)

Für kleine Werte von x gilt

$$\sinh(x) \approx x + \frac{x^3}{6} \qquad |x| < 0{,}84,$$

$$\cosh(x) \approx \left(1 + \frac{x^2}{4}\right)^2 \qquad |x| < 0{,}70.$$

Für große Werte von x gilt

$$\sinh(x) \approx \operatorname{sgn}(x)\frac{e^{|x|}}{2} \qquad |x| > 2{,}78,$$

$$\cosh(x) \approx \sinh(|x|) \approx \frac{e^{|x|}}{2} \qquad |x| > 2{,}78.$$

) Reihen- oder Produktentwicklung der Funktion

Potenzreihenentwicklung:

$$\sinh(x) = x + \frac{x^3}{3!} + \frac{x^5}{5!} + \frac{x^7}{7!} + \ldots = \sum_{k=0}^{\infty}\frac{x^{2k+1}}{(2k+1)!},$$

$$\cosh(x) = 1 + \frac{x^2}{2!} + \frac{x^4}{4!} + \frac{x^6}{6!} + \ldots = \sum_{k=0}^{\infty}\frac{x^{2k}}{(2k)!}.$$

Produktentwicklung:

$$\sinh(x) = x\left(1 + \frac{x^2}{\pi^2}\right)\left(1 + \frac{x^2}{4\pi^2}\right)\left(1 + \frac{x^2}{9\pi^2}\right)\ldots = x\prod_{k=1}^{\infty}\left(1 + \frac{x^2}{k^2\pi^2}\right)$$

$$\cosh(x) = \left(1+\frac{4x^2}{\pi^2}\right)\left(1+\frac{4x^2}{9\pi^2}\right)\left(1+\frac{4x^2}{25\pi^2}\right)\ldots = \prod_{k=1}^{\infty}\left(1+\frac{4x^2}{(2k-1)^2\pi^2}\right).$$

k) Ableitung der Funktion

Sinus hyperbolicus und Kosinus hyperbolicus sind zueinander Ableitungsfunktionen,

$$\frac{\mathrm{d}}{\mathrm{d}x}\sinh(ax) = a\cosh(ax), \qquad \frac{\mathrm{d}}{\mathrm{d}x}\cosh(ax) = a\sinh(ax).$$

Mehrfache Ableitung,

$$\frac{\mathrm{d}^n}{\mathrm{d}x^n}\sinh(ax) = \begin{cases} a^n\cosh(ax) & n \text{ ungerade,} \\ a^n\sinh(ax) & n \text{ gerade,} \end{cases}$$

$$\frac{\mathrm{d}^n}{\mathrm{d}x^n}\cosh(ax) = \begin{cases} a^n\sinh(ax) & n \text{ ungerade,} \\ a^n\cosh(ax) & n \text{ gerade.} \end{cases}$$

l) Stammfunktionen

Sinus hyperbolicus und Kosinus hyperbolicus sind zueinander Stammfunktionen:

$$\int \sinh(ax)\,\mathrm{d}x = \frac{1}{a}\cosh(x) + C_1,$$

$$\int \cosh(ax)\,\mathrm{d}x = \frac{1}{a}\sinh(ax) + C_1.$$

m) Spezielle Erweiterungen und Anwendungen

Komplexes Argument:

$$\sinh(x+\mathrm{j}y) = \sinh(x)\cos(y) + \mathrm{j}\cosh(x)\sin(y),$$

$$\cosh(x+\mathrm{j}y) = \cosh(x)\cos(y) + \mathrm{j}\sinh(x)\sin(y).$$

Rein imaginäres Argument:

$$\sinh(\mathrm{j}x) = \mathrm{j}\sin(x) \qquad \cosh(\mathrm{j}x) = \cos(x).$$

▷ Man sieht die direkte Verbindung von Sinus hyperbolicus und Kosinus hyperbolicus mit Sinus und Kosinus.

5.27 Hyperbolische Tangens- und Kotangensfunktion

$$f(x) = \tanh(x) \qquad g(x) = \coth(x).$$

Weitere Abkürzungen für den Tangens hyperbolicus sind th(x) und Tan(x) sowie für den Kotangens hyperbolicus cth(x), ctnh(x), ctgh(x) und Cot(x).

▷ Die Bezeichnungen th und cth finden sich vor allem in englischsprachiger Literatur, die Bezeichnungen Tan und Cot werden wegen ihrer Verwechslungsgefahr kaum benutzt.

a) Definition

Darstellung mit Exponentialfunktionen:

$$f(x) = \tanh(x) = \frac{\mathrm{e}^x - \mathrm{e}^{-x}}{\mathrm{e}^x + \mathrm{e}^{-x}} = \frac{\mathrm{e}^{2x}-1}{\mathrm{e}^{2x}+1},$$

$$g(x) = \coth(x) = \frac{\mathrm{e}^x + \mathrm{e}^{-x}}{\mathrm{e}^x - \mathrm{e}^{-x}} = \frac{\mathrm{e}^{2x}+1}{\mathrm{e}^{2x}-1}.$$

Darstellung durch hyperbolische Funktionen:

$$\tanh(x) = \frac{\sinh(x)}{\cosh(x)} = \frac{\operatorname{sech}(x)}{\operatorname{csch}(x)},$$

$$\coth(x) = \frac{1}{\tanh(x)} = \frac{\cosh(x)}{\sinh(x)} = \frac{\operatorname{csch}(x)}{\operatorname{sech}(x)}.$$

Allgemeine Lösung einer Differentialgleichung erster Ordnung:

$$\frac{\mathrm{d}}{\mathrm{d}x}f(x) = \frac{a}{c}(c^2 - f^2(x)); \qquad f(x) = c\tanh(ax) \text{ bzw. } c\coth(ax).$$

b) Grafische Darstellung

- Beide Funktionen besitzen einen eingeschränkten Wertebereich.

$\tanh(x)$ besitzt Werte zwischen -1 und 1, $\coth(x)$ hat Werte, deren Betrag größer als Eins ist.

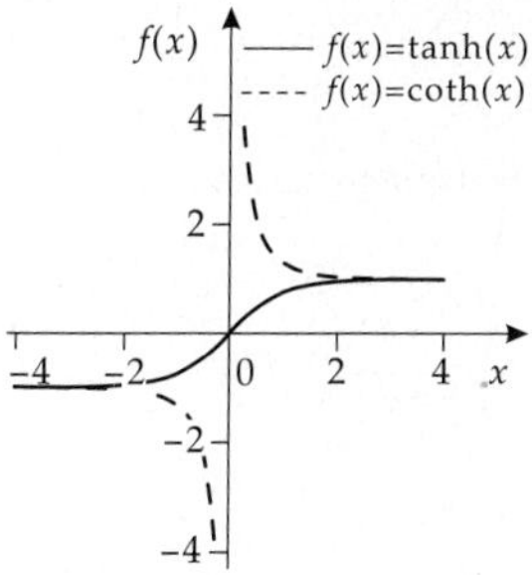

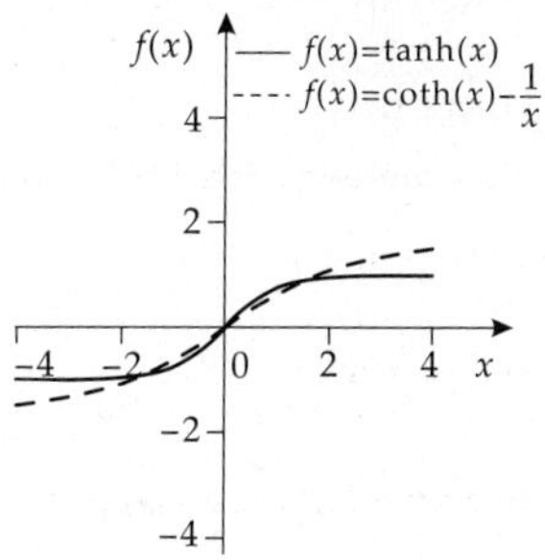

- Beide Funktionen sind punktsymmetrisch zum Ursprung.

$\tanh(x)$ ist streng monoton steigend und besitzt eine Nullstelle bei $x = 0$.
$\coth(x)$ besitzt eine Polstelle bei $x = 0$ und ist jeweils für $x > 0$ und $x < 0$ streng monoton fallend.

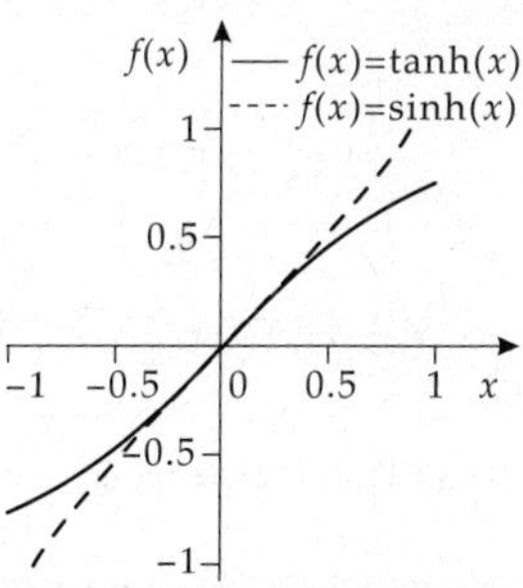

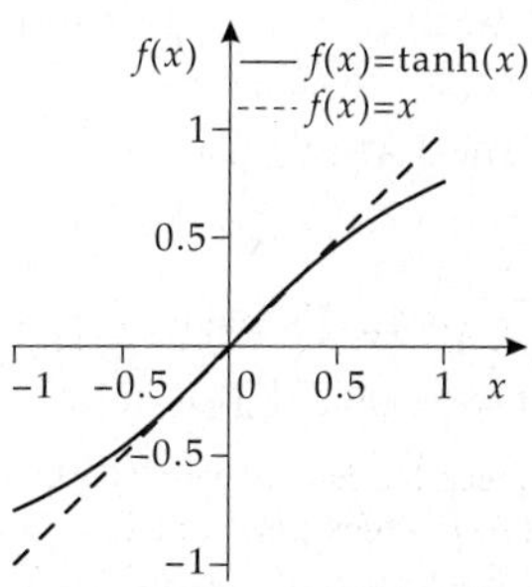

$\tanh(x)$: für Werte nahe $x = 0$ ähnliches Verhalten wie $\sinh(x)$ und wie die Gerade $y = x$.
$\coth(x)$: für Werte nahe $x = 0$ ein ähnliches Verhalten wie $\frac{1}{x}$.

c) Eigenschaften der Funktion

Definitionsbereich:	$\tanh(x)$	$-\infty < x < \infty$,
	$\coth(x)$	$-\infty < x < \infty,\ x \neq 0$.
Wertebereich:	$\tanh(x)$	$-1 < f(x) < 1$,
	$\coth(x)$	$-\infty < x < 1; \quad 1 < x < \infty$.

Quadrant:	liegt im ersten und dritten Quadranten.	
Periodizität:	keine.	
Monotonie:	$\tanh(x)$	streng monoton steigend,
	$\coth(x)$	streng monoton fallend für $x < 0, x > 0$.
Symmetrien:	Punktsymmetrie zum Ursprung.	
Verh. im Unendl.:	$f(x) \to \pm 1$ für $x \to \pm\infty$.	

d) Spezielle Werte

Nullstellen:	$\tanh(x)$	$x = 0$,
	$\coth(x)$	keine.
Sprungstellen:	keine.	
Polstellen:	$\tanh(x)$	keine,
	$\coth(x)$	$x = 0$.
Extrema:	keine.	
Wendepunkte:	$\tanh(x)$	$x = 0$,
	$\coth(x)$	keine.

Wert von	$x \to -\infty$	$x = -1$	$x = -\frac{1}{2}$	$x = 0$	$x = \frac{1}{2}$	$x = 1$	$x \to \infty$
$\tanh(x)$	-1	$\frac{1-e^2}{1+e^2}$	$\frac{1-e}{1+e}$	0	$\frac{e-1}{e+1}$	$\frac{e^2-1}{e^2+1}$	$+1$
$\coth(x)$	-1	$\frac{1+e^2}{1-e^2}$	$\frac{1+e}{1-e}$	$\mp\infty$	$\frac{e+1}{e-1}$	$\frac{e^2+1}{e^2-1}$	$+1$

e) Reziproke Funktion

Tangens hyperbolicus und Kotangens hyperbolicus sind zueinander reziproke Funktionen

$$\frac{1}{\tanh(x)} = \coth(x) \qquad \frac{1}{\coth(x)} = \tanh(x).$$

f) Umkehrfunktion

Die Umkehrfunktionen sind die zugehörigen Areafunktionen:

$$f^{-1}(x) = \operatorname{Artanh}(x),$$
$$f^{-1}(x) = \operatorname{Arcoth}(x).$$

- Bei der Umkehrfunktion sind die unterschiedlichen Definitionsbereiche zu beachten.

g) Verwandte Funktionen

Langevin-Funktion, bedeutend in der Elektrizitätslehre bei der Behandlung von Dielektrika, darstellbar al (siehe Bild in „Grafische Darstellung"):

$$f(x) = \coth(x) - \frac{1}{x}.$$

Andere hyperbolische Funktionen sind gemäß den Umrechnungsregeln (siehe Anfang) mit Tangens hype bolicus und Kotangens hyperbolicus verwandt.
Areafunktionen sind die zugehörigen Umkehrfunktionen.
Trigonometrische Funktionen sind in der komplexen Ebene eng mit den Hyperbelfunktionen korreliert.
Hyperbeln $f(x) = \sqrt{x^2 \pm a^2}$ hängen über die geometrische Interpretation der hyperbolischen Funktionen en mit diesen zusammen.

h) Umrechnungsformeln

Beide Funktionen sind punktsymmetrisch zum Ursprung,

$$\tanh(-x) = -\tanh(x) \qquad \coth(-x) = -\coth(x).$$

Addition im Argument:

$$\tanh(x \pm y) = \frac{\tanh(x) \pm \tanh(y)}{1 \pm \tanh(x)\tanh(y)},$$

$$\coth(x \pm y) = \frac{1 \pm \coth(x)\coth(y)}{\coth(x) \pm \coth(y)}.$$

Doppeltes Argument:

$$\tanh(2x) = \frac{2\tanh(x)}{1+\tanh^2(x)} = \frac{2}{\tanh(x)+\coth(x)},$$

$$\coth(2x) = \frac{1+\coth^2(x)}{2\coth(x)} = \frac{\tanh(x)+\coth(x)}{2}.$$

Halbes Argument:

$$\tanh\left(\frac{x}{2}\right) = \frac{\sinh(x)}{\cosh(x)+1} = \frac{\cosh(x)-1}{\sinh(x)}$$

$$= \sqrt{\frac{\cosh(x)-1}{\cosh(x)+1}}\operatorname{sgn}(x) = \frac{1-\sqrt{1-\tanh^2(x)}}{\tanh(x)}$$

$$= \coth(x) - \operatorname{sgn}(x)\sqrt{\coth^2(x)-1} = \coth(x) - \operatorname{csch}(x),$$

$$\coth\left(\frac{x}{2}\right) = \frac{\sinh(x)}{\cosh(x)-1} = \frac{\cosh(x)+1}{\sinh(x)}$$

$$= \sqrt{\frac{\cosh(x)+1}{\cosh(x)-1}}\operatorname{sgn}(x) = \frac{1+\sqrt{1-\tanh^2(x)}}{\tanh(x)}$$

$$= \coth(x) + \operatorname{sgn}(x)\sqrt{\coth^2(x)-1} = \coth(x) + \operatorname{csch}(x).$$

Addition von Funktionen:

$$\tanh(x) \pm \tanh(y) = \frac{\sinh(x \pm y)}{\cosh(x)\cosh(y)},$$

$$\coth(x) \pm \tanh(y) = \frac{\cosh(x \pm y)}{\sinh(x)\cosh(y)},$$

$$\coth(x) \pm \coth(y) = \frac{\sinh(x \pm y)}{\sinh(x)\sinh(y)}.$$

Produkt von Funktionen:

$$\tanh(x)\tanh(y) = \frac{\tanh(x)+\tanh(y)}{\coth(x)+\coth(y)},$$

$$\coth(x)\coth(y) = \frac{\coth(x)+\coth(y)}{\tanh(x)+\tanh(y)}.$$

) Näherungsformeln (8 bit ≈ 0,4 % Genauigkeit)

ür kleine Beträge von x gilt:

$$\tanh(x) \approx x\left(1-\frac{x^2}{3}\right) \qquad |x| \le 0,41,$$

$$\coth(x) \approx \frac{1}{x}\left(1+\frac{x^2}{3}\right) \qquad |x| \leq 0,65.$$

Für große Beträge von x gilt:

$$\tanh(x) \approx \operatorname{sgn}(x)\left(1-2\mathrm{e}^{-2|x|}\right) \qquad |x| \geq 1,6,$$

$$\coth(x) \approx \operatorname{sgn}(x)\left(1+2\mathrm{e}^{-2|x|}\right) \qquad |x| \geq 1,6.$$

j) Reihen- oder Produktentwicklung der Funktion

Potenzreihenentwicklung mit Bernoullizahlen B_k:

$$\tanh(x) = x - \frac{x^3}{3} + \frac{2x^5}{15} - \frac{17x^7}{315} + \ldots + \frac{2^{2n}(2^{2n}-1)B_{2n}x^{2n-1}}{(2n)!} + \ldots \qquad -\frac{\pi}{2} < x < \frac{\pi}{2},$$

$$\coth(x) = \frac{1}{x} + \frac{x}{3} - \frac{x^3}{45} + \frac{2x^5}{945} - \ldots + \frac{2^{2n}B_{2n}x^{2n-1}}{(2n)!} + \ldots \qquad -\pi < x < \pi.$$

▷ Die Bernoullizahlen B_k sind in 5.24 (Exponentialfunktion) definiert.

Reihenentwicklung mit Exponentialfunktionen:

$$\begin{aligned}\tanh(x) &= \operatorname{sgn}(x)\left[1-2\mathrm{e}^{-2|x|}+2\mathrm{e}^{-4|x|}-2\mathrm{e}^{-6|x|}+\ldots\right]\\ &= \operatorname{sgn}(x)\left[1+\sum_{k=1}^{\infty}(-1)^k 2\mathrm{e}^{-2k|x|}\right] = \operatorname{sgn}(x)\sum_{k=-\infty}^{\infty}(-1)^k\mathrm{e}^{-2|kx|},\end{aligned}$$

$$\begin{aligned}\coth(x) &= \operatorname{sgn}(x)\left[1+2\mathrm{e}^{-2|x|}+2\mathrm{e}^{-4|x|}+2\mathrm{e}^{-6|x|}+\ldots\right]\\ &= \operatorname{sgn}(x)\left[1+\sum_{k=1}^{\infty}2\mathrm{e}^{-2k|x|}\right] = \operatorname{sgn}(x)\sum_{k=-\infty}^{\infty}\mathrm{e}^{-2|kx|} \qquad x \neq 0.\end{aligned}$$

Partialbruchzerlegung:

$$\tanh(x) = \frac{8x}{\pi^2+4x^2} + \frac{8x}{9\pi^2+4x^2} + \frac{8x}{25\pi^2+4x^2} + \frac{8x}{49\pi^2+4x^2} + \ldots = \sum_{k=0}^{\infty}\frac{8x}{(2k+1)^2\pi^2+4x^2},$$

$$\coth(x) = \frac{1}{x} + \frac{2x}{\pi^2+x^2} + \frac{2x}{4\pi^2+x^2} + \frac{2x}{9\pi^2+x^2} + \frac{2x}{16\pi^2+x^2} + \ldots = \frac{1}{x} + \sum_{k=1}^{\infty}\frac{2x}{k^2\pi^2+x^2} = \sum_{k=-\infty}^{\infty}\frac{x}{k^2\pi^2+x^2}$$

Kettenbruchzerlegung:

$$\tanh(x) = \cfrac{x}{1+\cfrac{x^2}{3+\cfrac{x^2}{5+\cfrac{x^2}{7+\ldots}}}}.$$

k) Ableitung der Funktion

Die Ableitungen von Tangens hyperbolicus und Kotangens hyperbolicus sind Quadrate der Funktionen.

$$\frac{\mathrm{d}}{\mathrm{d}x}\tanh(ax) = a\operatorname{sech}^2(ax) = a[1-\tanh^2(ax)],$$

$$\frac{\mathrm{d}}{\mathrm{d}x}\coth(ax) = -a\operatorname{csch}^2(ax) = a[1-\coth^2(ax)].$$

l) Stammfunktionen

Die Stammfunktionen sind Logarithmen von Hyperbelfunktionen.

$$\int \tanh(ax)\mathrm{d}x = \frac{1}{a}\ln(\cosh(ax)) + C_1, \quad a \neq 0,$$

$$\int \coth(ax)\mathrm{d}x = \frac{1}{a}\ln(\sinh(ax)) + C_1.$$

Die Stammfunktionen der quadratischen Funktionen enthalten wieder die Funktionen selbst.

$$\int \tanh^2(ax)\mathrm{d}x = x - \frac{\tanh(ax)}{a} + C_1, \quad a \neq 0,$$

$$\int \coth^2(ax)\mathrm{d}x = x - \frac{1}{a}\coth(ax) + C_1.$$

Die **Differenzintegrale** zur Asymptoten $y = 1$ sind

$$\int_x^\infty [1 - \tanh(t)]\mathrm{d}t = \ln\left[1 + \mathrm{e}^{-2x}\right],$$

$$\int_x^\infty [\coth(t) - 1]\mathrm{d}t = \ln\left[1 - \mathrm{e}^{-2x}\right] \qquad x > 0.$$

Differenzintegral von $\coth(x)$ und $\frac{1}{x}$:

$$\int_0^x \left[\coth(t) - \frac{1}{t}\right]\mathrm{d}t = \ln\left(\frac{\sinh(x)}{x}\right).$$

m) Spezielle Erweiterungen und Anwendungen

Komplexes Argument:

$$\tanh(x + \mathrm{j}y) = \frac{\sinh(x)\cos(y) + \mathrm{j}\cosh(x)\sin(y)}{\cosh(x)\cos(y) + \mathrm{j}\sinh(x)\sin(y)},$$

$$\coth(x + \mathrm{j}y) = \frac{\cosh(x)\cos(y) + \mathrm{j}\sinh(x)\sin(y)}{\sinh(x)\cos(y) + \mathrm{j}\cosh(x)\sin(y)}.$$

Rein imaginäres Argument:

$$\tanh(\mathrm{j}y) = \mathrm{j}\tan(y) \qquad \coth(\mathrm{j}y) = -\mathrm{j}\coth(y).$$

5.28 Sekans hyperbolicus und Kosekans hyperbolicus

$$f(x) = \mathrm{sech}\,(x), \qquad g(x) = \mathrm{csch}\,(x).$$

Weniger benutzte hyperbolische Funktionen.

> Für den Kosekans hyperbolicus werden auch die Bezeichnungen cosch(x) und cosech(x) verwendet.

a) Definition

Der Sekans hyperbolicus ist die zum Kosinus hyperbolicus reziproke Funktion:

$$\mathrm{sech}\,(x) = \frac{2}{\mathrm{e}^x + \mathrm{e}^{-x}} = \frac{1}{\cosh(x)}.$$

Der Kosekans hyperbolicus ist die zum Sinus hyperbolicus reziproke Funktion:

$$\mathrm{csch}\,(x) = \frac{2}{\mathrm{e}^x - \mathrm{e}^{-x}} = \frac{1}{\sinh(x)}.$$

Differentialgleichung erster Ordnung:

$$\frac{\mathrm{d}f(x)}{\mathrm{d}x} + \frac{a}{c} f(x)\sqrt{c^2 + f^2(x)} = 0, \qquad f(x) = c \cdot \operatorname{csch}(ax),$$

$$\frac{\mathrm{d}f(x)}{\mathrm{d}x} + \frac{a}{c} f(x)\sqrt{c^2 - f^2(x)} = 0, \qquad f(x) = c \cdot \operatorname{sech}(ax).$$

b) Grafische Darstellung

- Beide Funktionen gehen für große Beträge von x gegen Null.

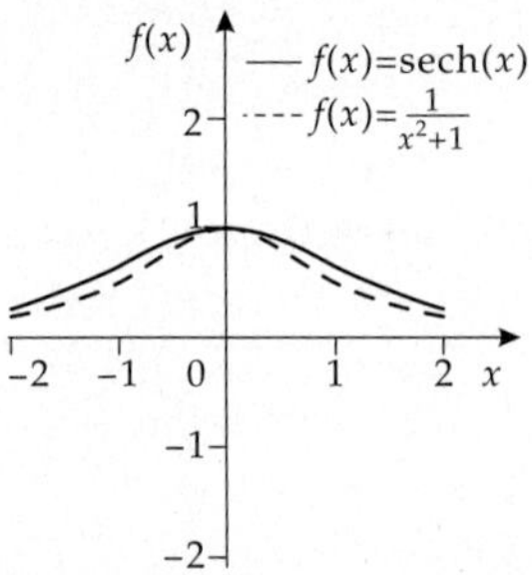

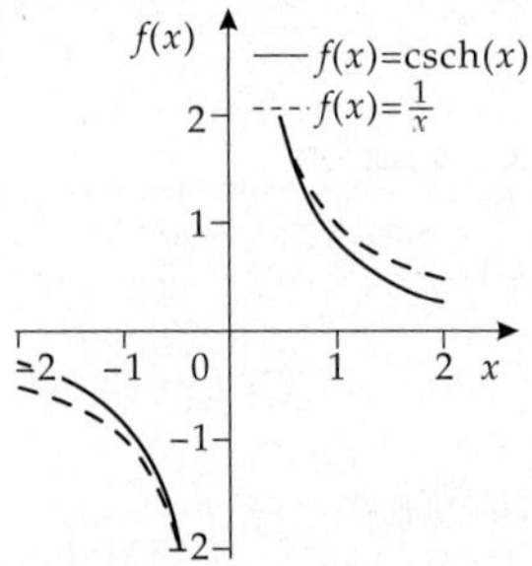

$\operatorname{sech}(x)$ ist auf Werte $f(x)$ zwischen Null und Eins beschränkt, ist spiegelsymmetrisch zur y-Achse und hat ein Maximum bei $x = 0, y = 1$.
$\operatorname{csch}(x)$ besitzt positive und negative Werte, ist punktsymmetrisch zum Ursprung und besitzt einen Pol bei $x = 0$.

c) Eigenschaften der Funktion

Definitionsbereich:	$\operatorname{sech}(x)$	$-\infty < x < \infty$,
	$\operatorname{csch}(x)$	$-\infty < x < \infty$, aber $x \neq 0$.
Wertebereich:	$\operatorname{sech}(x)$	$0 < f(x) \leq 1$,
	$\operatorname{csch}(x)$	$-\infty < f(x) < \infty$, $f(x) \neq 0$.
Quadrant:	$\operatorname{sech}(x)$	erster und zweiter,
	$\operatorname{csch}(x)$	erster und dritter.
Periodizität:	keine.	
Monotonie:	$\operatorname{sech}(x)$	$x > 0$ streng monoton fallend,
		$x < 0$ streng monoton steigend,
	$\operatorname{csch}(x)$	$x > 0$ streng monoton fallend,
		$x < 0$ streng monoton fallend.
Symmetrien:	$\operatorname{sech}(x)$	Spiegelsymmetrie zur y-Achse,
	$\operatorname{csch}(x)$	Punktsymmetrie zum Ursprung.
Verh. im Unendl.:	$f(x) \to 0$ für $x \to \pm\infty$.	

d) Spezielle Werte

Nullstellen:	keine.	
Sprungstellen:	keine.	
Polstellen:	$\operatorname{sech}(x)$	keine,
	$\operatorname{csch}(x)$	Pol bei $x = 0$.

Extrema: $\operatorname{sech}(x)$ Maximum bei $x = 0$,
$\operatorname{csch}(x)$ keine.

Wendepunkte: $\operatorname{sech}(x)$ bei $x = \ln\left(\sqrt{2} \pm 1\right) = \pm 0{,}881\,37\ldots$,
$\operatorname{csch}(x)$ keine.

Wert von	$x \to -\infty$	$x = -1$	$x = 0$	$x = 1$	$x \to \infty$
$\operatorname{csch}(x)$	0	$\frac{2e}{1-e^2}$	$\mp\infty$	$\frac{2e}{e^2-1}$	0
$\operatorname{sech}(x)$	0	$\frac{2e}{1+e^2}$	1	$\frac{2e}{e^2+1}$	0

e) Reziproke Funktion

Kosinus hyperbolicus und Sinus hyperbolicus sind die zu Sekans hyperbolicus und Kosekans hyperbolicus reziproken Funktionen:

$$\frac{1}{\operatorname{sech}(x)} = \cosh(x), \qquad \frac{1}{\operatorname{csch}(x)} = \sinh(x).$$

f) Umkehrfunktion

Die Umkehrfunktionen sind die zugehörigen Areafunktionen.

▷ $\operatorname{sech}(x)$ kann nur für $x \geq 0$ (für $x < 0$ mit zusätzlichem Minuszeichen) umgekehrt werden.

$$f^{-1}(x) = \operatorname{Arsech}(x),$$

$$f^{-1}(x) = \operatorname{Arcsch}(x).$$

Man beachte die unterschiedlichen Definitionsbereiche der Umkehrfunktionen.

g) Verwandte Funktionen

Die übrigen Hyperbelfunktionen sowie deren Verwandte.
Die Areafunktionen.

h) Umrechnungsformeln

Spiegelung an der y-Achse:

$$\operatorname{sech}(-x) = \operatorname{sech}(x), \qquad \operatorname{csch}(-x) = -\operatorname{csch}(x).$$

Doppeltes Argument:

$$\operatorname{sech}(2x) = \frac{\operatorname{sech}^2(x)}{2 - \operatorname{sech}^2(x)}, \qquad \operatorname{csch}(2x) = \frac{\operatorname{sech}(x)\operatorname{csch}(x)}{2}.$$

Verknüpfungsformel:

$$\left(1 - \operatorname{sech}^2(x)\right)\left(1 + \operatorname{csch}^2(x)\right) = 1.$$

i) Näherungsformeln (8 bit ≈ 0,4 % Genauigkeit)

Für große Beträge von x gilt:

$$\operatorname{sech}(x) = 2e^{-|x|} \qquad |x| \geq 2{,}8,$$

$$\operatorname{csch}(x) = 2\operatorname{sgn}(x)e^{-|x|} \qquad |x| \geq 2{,}8.$$

j) Reihen- oder Produktentwicklung der Funktion

Partialbruchzerlegung:

$$\operatorname{sech}(x) = \frac{4\pi}{\pi^2+4x^2} - \frac{12\pi}{9\pi^2+4x^2} + \frac{20\pi}{25\pi^2+4x^2} - \ldots = \sum_{k=0}^{\infty}(-1)^k \frac{(8k+4)\pi}{(2k+1)^2\pi^2+4x^2},$$

$$\operatorname{csch}(x) = \frac{1}{x} - \frac{2x}{\pi^2+x^2} + \frac{2x}{4\pi^2+x^2} - \frac{2x}{9\pi^2+x^2} + \ldots = \frac{1}{x} + \sum_{k=1}^{\infty}(-1)^k \frac{2x}{k^2\pi^2+x^2} = \sum_{k=-\infty}^{\infty}(-1)^k \frac{x}{k^2\pi^2+x^2}.$$

k) Ableitung der Funktion

Für die Ableitungen gilt

$$\frac{\mathrm{d}}{\mathrm{d}x}\operatorname{sech}(x) = -\operatorname{sech}(x)\tanh(x) = -\operatorname{sech}(x)\sqrt{1-\operatorname{sech}^2(x)},$$

$$\frac{\mathrm{d}}{\mathrm{d}x}\operatorname{csch}(x) = -\operatorname{csch}(x)\coth(x) = -\operatorname{csch}(x)\sqrt{1+\operatorname{csch}^2(x)}.$$

l) Stammfunktionen

Die Stammfunktion von sech ist der Arkustangens des Sinus hyperbolicus

$$\int \operatorname{sech}(x)\mathrm{d}x = \arctan(\sinh(x)) + C_1 \stackrel{\text{def}}{=} \operatorname{gd}(x).$$

▷ Die Stammfunktion wird auch als **Gudermann-Funktion** $\operatorname{gd}(x)$ bezeichnet.

Die Stammfunktion von $\operatorname{csch}(x)$ ist der Logarithmus des Kotangens hyperbolicus

$$\int \operatorname{csch}(x)\mathrm{d}x = \ln\left(\tanh\left(\frac{x}{2}\right)\right) + C_1.$$

Die Stammfunktionen der Quadrate sind Tangens hyperbolicus und Kotangens hyperbolicus

$$\int \operatorname{sech}^2(x)\mathrm{d}x = \tanh(x) + C_1,$$

$$\int \operatorname{csch}^2(x)\mathrm{d}x = -\coth(x) + C_1.$$

m) Spezielle Erweiterungen und Anwendungen

Komplexes Argument:

$$\operatorname{sech}(x+\mathrm{j}y) = \frac{1}{\cosh(x)\cos(y) + \mathrm{j}\sinh(x)\sin(y)},$$

$$\operatorname{csch}(x+\mathrm{j}y) = \frac{1}{\sinh(x)\cos(y) + \mathrm{j}\cosh(x)\sin(y)}.$$

Rein imaginäres Argument:

$$\operatorname{sech}(\mathrm{j}y) = \sec(y), \qquad \operatorname{csch}(\mathrm{j}y) = -\mathrm{j}\csc(y).$$

Areafunktionen

Areafunktionen sind die Umkehrfunktionen der hyperbolischen Funktionen.
Inverse hyperbolische Funktionen, weitere Bezeichnung der Areafunktionen.
Sie ordnen den durch die hyperbolischen Funktionen definierten Werten (siehe hyperbolische Funktion) die eingeschlossene Fläche (lat. area, daher Areafunktionen) zwischen einer Hyperbel und zwei Geraden zu.
Ähnlich wie zu den hyperbolischen Funktionen gibt es auch zu den Areafunktionen Umrechnungsformeln, die in der Umrechnungstabelle aufgeführt sind.

Funktion	$f(x)=\operatorname{Arsinh}(x)$	$f(x)=\operatorname{Arcosh}(x)$	$f(x)=\operatorname{Artanh}(x)$
$\operatorname{Arsinh}(x)$	$f(x)$	$\operatorname{sgn}(x)f(\sqrt{1+x^2})$	$f\left(\frac{x}{\sqrt{1+x^2}}\right)$
$\operatorname{Arcosh}(x)$	$f(\sqrt{x^2-1})$	$f(x)$	$f\left(\frac{\sqrt{x^2-1}}{x}\right)$
$\operatorname{Artanh}(x)$	$f\left(\frac{x}{\sqrt{1-x^2}}\right)$	$\operatorname{sgn}(x)f\left(\frac{1}{\sqrt{1-x^2}}\right)$	$f(x)$
$\operatorname{Arsech}(x)$	$f\left(\frac{\sqrt{1-x^2}}{x}\right)$	$f\left(\frac{1}{x}\right)$	$f(\sqrt{1-x^2})$
$\operatorname{Arcsch}(x)$	$f\left(\frac{1}{x}\right)$	$\operatorname{sgn}(x)f\left(\sqrt{1+\frac{1}{x^2}}\right)$	$\operatorname{sgn}(x)f\left(\frac{1}{\sqrt{1+x^2}}\right)$
$\operatorname{Arcoth}(x)$	$\operatorname{sgn}(x)f\left(\frac{1}{\sqrt{x^2-1}}\right)$	$\operatorname{sgn}(x)f\left(\sqrt{\frac{x^2}{x^2-1}}\right)$	$f\left(\frac{1}{x}\right)$

Funktion	$f(x)=\operatorname{Arsech}(x)$	$f(x)=\operatorname{Arcsch}(x)$	$f(x)=\operatorname{Arcoth}(x)$
$\operatorname{Arsinh}(x)$	$\operatorname{sgn}(x)f\left(\frac{1}{\sqrt{1+x^2}}\right)$	$f\left(\frac{1}{x}\right)$	$f\left(\frac{\sqrt{1+x^2}}{x}\right)$
$\operatorname{Arcosh}(x)$	$f\left(\frac{1}{x}\right)$	$f\left(\frac{1}{\sqrt{x^2-1}}\right)$	$f\left(\frac{x}{\sqrt{x^2-1}}\right)$
$\operatorname{Artanh}(x)$	$\operatorname{sgn}(x)f(\sqrt{1-x^2})$	$f\left(\frac{\sqrt{1-x^2}}{x}\right)$	$f\left(\frac{1}{x}\right)$
$\operatorname{Arsech}(x)$	$f(x)$	$f\left(\frac{x}{\sqrt{1-x2}}\right)$	$f\left(\frac{1}{\sqrt{1-x^2}}\right)$
$\operatorname{Arcsch}(x)$	$\operatorname{sgn}(x)f\left(\sqrt{\frac{x^2}{1+x^2}}\right)$	$f(x)$	$\operatorname{sgn}(x)f(\sqrt{1+x^2})$
$\operatorname{Arcoth}(x)$	$\operatorname{sgn}(x)f\left(\sqrt{1-\frac{1}{x^2}}\right)$	$\operatorname{sgn}(x)f(\sqrt{x^2-1})$	$f(x)$

Zur Schreibweise: Areafunktionen werden durch ein vorangestelltes Ar gekennzeichnet, z. B. $\operatorname{Arsinh}(x)$. Es existieren sowohl die Schreibweise mit Großbuchstaben Arsinh wie auch mit Kleinbuchstaben arsinh.

▷ Hier wird die Schreibweise mit Großbuchstaben verwendet, um die Areafunktionen besser gegen die Arkusfunktionen abzugrenzen.

Teilweise existieren auch Schreibweisen mit vorangestelltem arc bzw. arg: arcsinh(x), argsinh(x), diese bergen jedoch Verwechselungsgefahren.
Vorwiegend im amerikanischen Sprachraum wird die Inversionsdarstellung mit -1 als Exponenten verwendet: $\sinh^{-1}(x)$.

5.29 Areasinus hyperbolicus und Areakosinus hyperbolicus

$$f(x) = \operatorname{Arsinh}(x), \qquad g(x) = \operatorname{Arcosh}(x).$$

Umkehrfunktionen zu Sinus hyperbolicus und Kosinus hyperbolicus.
Alternative Bezeichnung arsh(x), arcsinh(x) und arch(x), arccosh(x).

a) Definition

Umkehrfunktion der hyperbolischen Funktionen Sinus hyperbolicus und Kosinus hyperbolicus:

$$y = \operatorname{Arsinh}(x) \qquad x = \sinh(y),$$
$$y = \operatorname{Arcosh}(x) \qquad x = \cosh(y).$$

Darstellung mit Logarithmen:

$$\operatorname{Arsinh}(x) = \ln\left(x + \sqrt{x^2+1}\right),$$
$$\operatorname{Arcosh}(x) = \ln\left(x + \sqrt{x^2-1}\right).$$

Integraldarstellung:

$$\operatorname{Arsinh}(x) = \int_0^x \frac{\mathrm{d}t}{\sqrt{1+t^2}},$$
$$\operatorname{Arcosh}(x) = \int_1^x \frac{\mathrm{d}t}{\sqrt{t^2-1}} \qquad x \geq 1.$$

b) Grafische Darstellung

Beide Funktionen sind streng monoton steigend und gehen für $x \to \infty$ gegen unendlich.

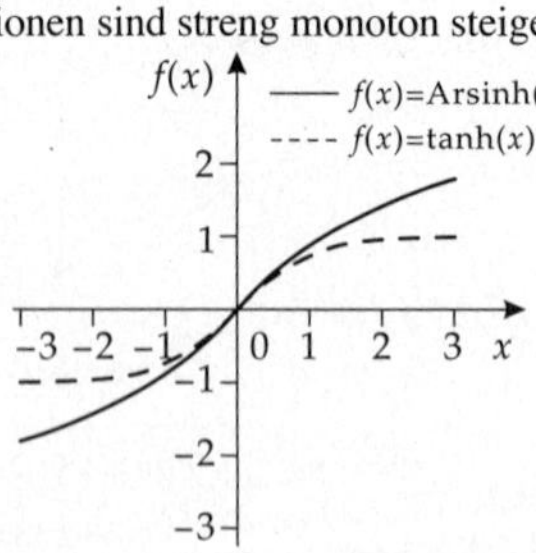

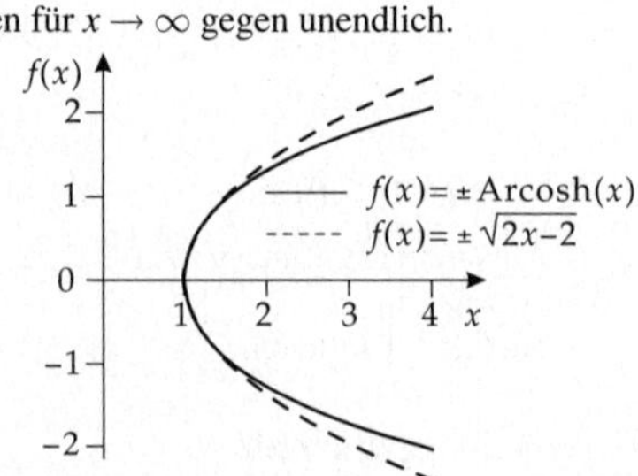

▷ Während für $\operatorname{Arsinh}(x)$ alle Werte von x erlaubt sind, ist $\operatorname{Arcosh}(x)$ nur für Werte $x \geq 1$ definiert.

$\operatorname{Arsinh}(x)$ geht durch den Ursprung und verhält sich in dessen Nähe wie eine Gerade mit der Steigung Eins. $\operatorname{Arcosh}(x)$ geht mit senkrechter Tangente in den Punkt $x = 1,\ y = 0$. Die Umkehrfunktion von $\cosh(x), x \geq 0$ ist $y(x) = +\operatorname{Arcosh}(x)$, die von $\cosh(x), x < 0$, ist $y(x) = -\operatorname{Arcosh}(x)$.

c) Eigenschaften der Funktion

Definitionsbereich:	Arsinh (x)	$-\infty < x < \infty$,
	Arcosh (x)	$1 \leq x < \infty$.
Wertebereich:	Arsinh (x)	$-\infty < f(x) < \infty$,
	Arcosh (x)	$0 \leq f(x) < \infty$.
Quadrant:	Arsinh (x)	erster und dritter,
	Arcosh (x)	erster.
Periodizität::	keine.	
Monotonie:	streng monoton steigend.	
Symmetrien:	Arsinh (x)	Punktsymmetrie zum Ursprung,
	Arcosh (x)	keine Symmetrie.
Verh. im Unendl.:	Arsinh (x)	$f(x) \to \pm\ln(2\|x\|)$ für $x \to \pm\infty$,
	Arcosh (x)	$f(x) \to \ln(2x)$ für $x \to +\infty$.

d) Spezielle Werte

Nullstellen:	Arsinh (x)	$x = 0$,
	Arcosh (x)	$x = 1$.
Sprungstellen:	keine.	
Polstellen:	keine.	
Extrema:	keine.	
Wendepunkte:	Arsinh (x)	$x = 0$,
	Arcosh (x)	keine.

e) Reziproke Funktion

Die reziproken Funktionen können nicht als andere Areafunktionen oder hyperbolische Funktionen geschrieben werden.

f) Umkehrfunktion

Die Umkehrfunktionen sind die hyperbolischen Funktionen:

$$f^{-1}(x) = \sinh(x).$$

- Die Umkehrfunktion von Arcosh (x) definiert nur den postiven Ast von $\cosh(x)$.

$$f^{-1}(x) = \cosh(x) \quad x \geq 0.$$

g) Verwandte Funktionen

Hyperbolische Funktionen, Umkehrfunktionen.
Andere Areafunktionen.
Logarithmusfunktion, Darstellung der Areafunktionen.

h) Umrechnungsformeln

Spiegelung an der y-Achse ist nur für Arsinh (x) möglich:

$$\text{Arsinh}(-x) = -\text{Arsinh}(x).$$

Addition von Funktionen:

$$\text{Arsinh}(x) \pm \text{Arsinh}(y) = \text{Arsinh}\left(x\sqrt{1+y^2} \pm y\sqrt{1+x^2}\right),$$

$$\mathrm{Arsinh}\,(x) \pm \mathrm{Arcosh}\,(y) = \mathrm{Arsinh}\left(xy \pm \sqrt{(x^2+1)(y^2-1)}\right),$$

$$\mathrm{Arcosh}\,(x) \pm \mathrm{Arcosh}\,(y) = \mathrm{Arcosh}\left(xy \pm \sqrt{(x^2-1)(y^2-1)}\right).$$

i) Näherungsformeln (8 bit ≈ 0,4 % Genauigkeit)

Für große Werte von x gilt:

$$\mathrm{Arsinh}\,(x) \approx \mathrm{sgn}(x)\left(\ln(2|x|) + \frac{1}{4x^2}\right) \qquad |x| \geq 2,$$

$$\mathrm{Arcosh}\,(x) \approx \ln(2|x|) - \frac{1}{4x^2} \qquad |x| \geq 2{,}2.$$

j) Reihen- oder Produktentwicklung der Funktion

Reihenentwicklung von $\mathrm{Arsinh}\,(x)$ für $|x| < 1$:

$$\begin{aligned}\mathrm{Arsinh}\,(x) &= x - \frac{x^3}{6} + \frac{3x^5}{40} - \frac{5x^7}{112} + \ldots \\ &= x \sum_{k=0}^{\infty} \frac{(2k-1)!!}{(2k)!!} \frac{(-x^2)^k}{2k+1}.\end{aligned}$$

Entwicklung von $\mathrm{Arsinh}\,(x)$ für $|x| > 1$:

$$\begin{aligned}\mathrm{Arsinh}\,(x) &= \mathrm{sgn}(x) \cdot \left[\ln(2|x|) + \frac{1}{4x^2} - \frac{3}{32x^4} + \frac{5}{96x^6} - \ldots\right] \\ &= \mathrm{sgn}(x) \cdot \left[\ln(2|x|) - \sum_{k=1}^{\infty} \frac{(2k-1)!!}{2k\,(2k)!!\,(-x^2)^k}\right].\end{aligned}$$

k) Ableitung der Funktion

Die Ableitungen zu $\mathrm{Arsinh}\,(x)$ und $\mathrm{Arcosh}\,(x)$ sind Wurzeln reziproker quadratischer Funktionen.

$$\frac{\mathrm{d}}{\mathrm{d}x}\mathrm{Arsinh}\,(x) = \frac{1}{\sqrt{1+x^2}},$$

$$\frac{\mathrm{d}}{\mathrm{d}x}\mathrm{Arcosh}\,(x) = \frac{1}{\sqrt{x^2-1}}, \qquad x > 1.$$

l) Stammfunktionen

Stammfunktionen zu $\mathrm{Arsinh}\,(x)$ und $\mathrm{Arcosh}\,(x)$:

$$\int \mathrm{Arsinh}\,(x)\,\mathrm{d}x = x\mathrm{Arsinh}\,(x) - \sqrt{x^2+1} + C_1,$$

$$\int \mathrm{Arcosh}\,(x)\,\mathrm{d}x = x\mathrm{Arcosh}\,(x) - \sqrt{x^2-1} + C_1, \qquad x \geq 1.$$

m) Spezielle Erweiterungen und Anwendungen

Rein imaginäres Argument: Man erhält die inverse trigonometrische Funktion.

$$\mathrm{Arsinh}\,(\mathrm{j}x) = \mathrm{j}\arcsin(x),$$

$$\mathrm{Arcosh}\,(\mathrm{j}x) = \mathrm{j}\arccos(x).$$

5.30 Areatangens hyperbolicus und Areakotangens hyperbolicus

$$f(x) = \operatorname{Artanh}(x), \qquad g(x) = \operatorname{Arcoth}(x).$$

Umkehrfunktionen zu Tangens hyperbolicus und Kotangens hyperbolicus.
Alternative Bezeichnung arth(x), arctanh(x) und arcth(x), arccoth(x).

a) Definition

Umkehrfunktion der hyperbolischen Funktionen Tangens hyperbolicus und Kotangens hyperbolicus:

$$y = \operatorname{Artanh}(x) \qquad x = \tanh(y),$$
$$y = \operatorname{Arcoth}(x) \qquad x = \coth(y).$$

Darstellung mit Logarithmen:

$$\operatorname{Artanh}(x) = \ln\left(\sqrt{\frac{1+x}{1-x}}\right) = \frac{1}{2}\ln\left(\frac{1+x}{1-x}\right) \qquad |x| < 1,$$

$$\operatorname{Arcoth}(x) = \ln\left(\sqrt{\frac{x+1}{x-1}}\right) = \frac{1}{2}\ln\left(\frac{x+1}{x-1}\right) \qquad |x| > 1.$$

Integraldarstellung:

$$\operatorname{Artanh}(x) = \int_0^x \frac{\mathrm{d}t}{1-t^2} \qquad |x| < 1,$$

$$\operatorname{Arcoth}(x) = \int_x^\infty \frac{\mathrm{d}t}{t^2-1} \qquad x > 1$$
$$= \int_{-\infty}^x \frac{\mathrm{d}t}{t^2-1} \qquad -1 > x.$$

b) Grafische Darstellung

Artanh (x) ist streng monoton steigend, Arcoth (x) in seinem Definitionsbereich streng monoton fallend.

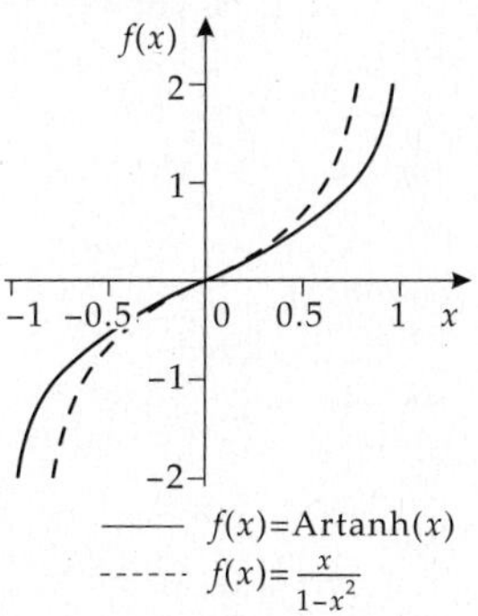

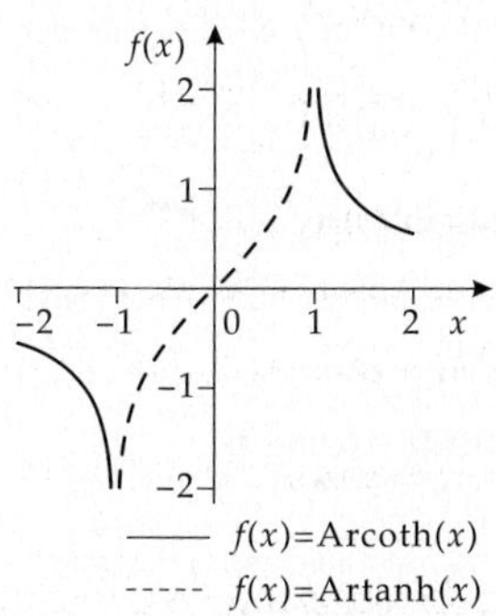

- Während für Artanh (x) nur Werte $|x| < 1$ erlaubt sind, ist Arcoth (x) nur für Werte $|x| > 1$ definiert.

Artanh (x) geht durch den Ursprung und verhält sich in dessen Nähe wie eine Gerade der Steigung Eins.
Arcoth (x) geht für $x \to \pm\infty$ gegen Null.

c) Eigenschaften der Funktion

Definitionsbereich:	Artanh(x)	$-1 < x < 1$,
	Arcoth(x)	$-\infty < x < -1$ und $1 < x < \infty$.
Wertebereich:	Artanh(x)	$-\infty < f(x) < \infty$,
	Arcoth(x)	$-\infty < f(x) < \infty$, $f(x) \neq 0$.
Quadrant:	erster und dritter.	
Periodizität:	keine.	
Monotonie:	Artanh(x)	streng monoton steigend,
	Arcoth(x)	streng monoton fallend.
Symmetrien:	Punktsymmetrie zum Ursprung.	
Verhalten im Unendl.:	Artanh(x)	$f(x) \to \pm\infty$ für $x \to \pm 1$,
	Arcoth(x)	$f(x) \to 0$ für $x \to +\infty$,
		$f(x) \to \pm\infty$ für $x \to \pm 1$.

d) Spezielle Werte

Nullstellen:	Artanh(x)	$x = 0$,
	Arcoth(x)	keine.
Sprungstellen:	keine.	
Polstellen:	Artanh(x)	keine,
	Arcoth(x)	Pole bei $x = -1, x = +1$.
Extrema:	keine.	
Wendepunkte:	Artanh(x)	$x = 0$,
	Arcoth(x)	keine.

e) Reziproke Funktion

Die reziproken Funktionen können nicht als andere Areafunktionen oder hyperbolische Funktionen geschrieben werden.

f) Umkehrfunktion

Die Umkehrfunktionen sind die hyperbolischen Funktionen:

$$x = \operatorname{Artanh}(y) \quad \longrightarrow \quad y = \tanh(x),$$

$$x = \operatorname{Arcoth}(y) \quad \longrightarrow \quad y = \coth(x).$$

g) Verwandte Funktionen

Hyperbolische Funktionen, Umkehrfunktionen. Andere Areafunktionen. Logarithmusfunktion.

h) Umrechnungsformeln

Spiegelung an der y-Achse:

$$\operatorname{Artanh}(-x) = -\operatorname{Artanh}(x), \qquad \operatorname{Arcoth}(-x) = -\operatorname{Arcoth}(x).$$

Addition von Funktionen:

$$\operatorname{Artanh}(x) \pm \operatorname{Artanh}(y) = \operatorname{Artanh}\left(\frac{x \pm y}{1 \pm xy}\right),$$

$$\operatorname{Artanh}(x) \pm \operatorname{Arcoth}(y) = \operatorname{Artanh}\left(\frac{1 \pm xy}{x \pm y}\right),$$

$$\operatorname{Arcoth}(x) \pm \operatorname{Arcoth}(y) = \operatorname{Arcoth}\left(\frac{1 \pm xy}{x \pm y}\right).$$

i) Näherungsformeln (8 bit ≈ 0,4 % Genauigkeit)

Für kleine Werte von x gilt:

$$\operatorname{Artanh}(x) \approx \frac{x}{\sqrt{1 - \frac{2x^3}{3}}}, \qquad |x| \leq \frac{1}{2}.$$

j) Reihen- oder Produktentwicklung der Funktion

Reihenentwicklung von $\operatorname{Artanh}(x)$ für $|x| < 1$:

$$\begin{aligned}\operatorname{Artanh}(x) &= x + \frac{x^3}{3} + \frac{x^5}{5} + \frac{x^7}{7} + \frac{x^9}{9} + \ldots \\ &= \sum_{k=0}^{\infty} \frac{x^{2k+1}}{2k+1}.\end{aligned}$$

Kettenbruchentwicklung von $\operatorname{Artanh}(x)$:

$$\operatorname{Artanh}(x) = x \cfrac{1}{1 - \cfrac{x^2}{3 - \cfrac{(2x)^2}{5 - \cfrac{(3x)^2}{7 - \cfrac{(4x)^2}{9 - \cfrac{\cdots}{\cdots}}}}}}.$$

k) Ableitung der Funktion

Die Ableitungen zu $\operatorname{Artanh}(x)$ und $\operatorname{Arcoth}(x)$ sind reziproke quadratische Funktionen.

$$\frac{\mathrm{d}}{\mathrm{d}x}\operatorname{Artanh}(x) = \frac{1}{1-x^2} \qquad |x| < 1,$$

$$\frac{\mathrm{d}}{\mathrm{d}x}\operatorname{Arcoth}(x) = \frac{1}{1-x^2} \qquad |x| > 1.$$

l) Stammfunktionen

Stammfunktionen zu $\operatorname{Artanh}(x)$ und $\operatorname{Arcoth}(x)$:

$$\int \operatorname{Artanh}(x)\,\mathrm{d}x = x\operatorname{Artanh}(x) + \ln\left(\sqrt{1-x^2}\right) + C_1 \qquad |x| < 1,$$

$$\int \operatorname{Arcoth}(x)\,\mathrm{d}x = x\operatorname{Arcoth}(x) + \ln\left(\sqrt{x^2-1}\right) + C_1 \qquad |x| > 1.$$

m) Spezielle Erweiterungen und Anwendungen

Rein imaginäres Argument: Man erhält die inversen trigonometrischen Funktionen.

$$\operatorname{Artanh}(\mathrm{j}x) = \mathrm{j}\arctan(x) \qquad \operatorname{Arcoth}(\mathrm{j}x) = -\mathrm{j}\operatorname{arccot}(x).$$

5.31 Areasekans hyperbolicus und Areakosekans hyperbolicus

$$f(x) = \operatorname{Arsech}(x), \qquad g(x) = \operatorname{Arcsch}(x).$$

Umkehrfunktionen zu Sekans hyperbolicus und Kosekans hyperbolicus.
Alternative Bezeichnung arcsech(x) und arccsch(x).

a) Definition

Umkehrfunktion der hyperbolischen Funktionen Sekans hyperbolicus und Kotangens hyperbolicus:

$$y = \operatorname{Arsech}(x) \qquad x = \operatorname{sech}(y),$$
$$y = \operatorname{Arcsch}(x) \qquad x = \operatorname{csch}(y).$$

Darstellung mit Logarithmen:

$$\operatorname{Arsech}(x) = \ln\left(\frac{1+\sqrt{1-x^2}}{x}\right) \qquad 0 < x \leq 1,$$

$$\operatorname{Arcsch}(x) = \ln\left(\frac{1}{x} + \sqrt{1+\frac{1}{x^2}}\right).$$

Integraldarstellung:

$$\operatorname{Arsech}(x) = \int_0^x \frac{\mathrm{d}t}{t\sqrt{1-t^2}},$$

$$\operatorname{Arcsch}(x) = \int_x^\infty \frac{\mathrm{d}t}{t\sqrt{t^2+1}} \qquad x > 0$$

$$= \int_{-\infty}^x \frac{\mathrm{d}t}{t\sqrt{t^2+1}} \qquad x < 0.$$

b) Grafische Darstellung

Beide Funktionen sind in ihrem Definitionsbereich streng monoton fallend.

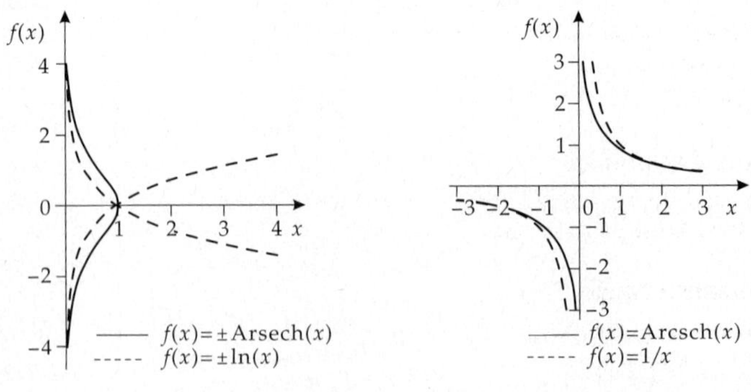

- Während für $\operatorname{Arsech}(x)$ nur Werte $0 < x \leq 1$ erlaubt sind, ist $\operatorname{Arcsch}(x)$ für alle Werte $x \neq 0$ definiert.

$\operatorname{Arsech}(x)$ divergiert bei $x = 0$ und schneidet die x-Achse senkrecht bei $x = 1, y = 0$.
$\operatorname{Arcsch}(x)$ ist punktsymmetrisch zum Ursprung, divergiert bei $x = 0$ und geht für $x \to \pm\infty$ gegen Null. Die Umkehrfunktion von $\operatorname{sech}(x), x \geq 0$, ist $y(x) = +\operatorname{Arsech}(x)$, die von $\operatorname{sech}(x), x < 0$, ist $y(x) = -\operatorname{Arsech}(x)$.

c) Eigenschaften der Funktion

Definitionsbereich:	Arsech (x)	$0 < x \leq 1$,
	Arcsch (x)	$-\infty < x < \infty, x \neq 0$.
Wertebereich:	Arsech (x)	$0 \leq f(x) < \infty$,
	Arcsch (x)	$-\infty < f(x) < \infty$, $f(x) \neq 0$.
Quadrant:	Arsech (x)	erster ,
	Arcsch (x)	erster und dritter.
Periodizität:	keine.	
Monotonie:	streng monoton fallend.	
Symmetrien:	Arsech (x)	keine Symmetrie,
	Arcsch (x)	Punktsymmetrie zum Ursprung.
Verh. im Unendl.:	Arsech (x)	$f(x) \to \infty$ für $x \to 0$,
	Arcsch (x)	$f(x) \to 0$ für $x \to \pm\infty$.

d) Spezielle Werte

Nullstellen:	Arsech (x)	$x = 1$,
	Arcsch (x)	keine.
Sprungstellen:	keine.	
Polstellen:	Pole bei $x = 0$.	
Extrema:	keine.	
Wendepunkte:	Arsech (x)	$x = \sqrt{\frac{1}{2}}$,
	Arcsch (x)	keine.

e) Reziproke Funktion

Die reziproken Funktionen können nicht als andere Areafunktionen oder hyperbolische Funktionen geschrieben werden.

f) Umkehrfunktion

Die Umkehrfunktionen sind die hyperbolischen Funktionen.

$$f^{-1}(x) = \operatorname{sech}(x),$$
$$f^{-1}(x) = \operatorname{csch}(x).$$

g) Verwandte Funktionen

Hyperbolische Funktionen, Umkehrfunktionen. Andere Areafunktionen. Logarithmusfunktion, Darstellung der Areafunktionen.

h) Umrechnungsformeln

Spiegelung an der y-Achse ist nur für Arcsch (x) möglich:

$$\operatorname{Arcsch}(-x) = -\operatorname{Arcsch}(x).$$

i) Näherungsformeln (8 bit ≈ 0,4 % Genauigkeit)

Für kleine Werte von x gilt:

$$\operatorname{Arsech}(x) \approx -\ln\left(\frac{x}{2}\right) - \frac{x^2}{4} \qquad 0 < x \leq 0{,}45,$$

$$\operatorname{Arcsch}(x) \approx \operatorname{sgn}(x) \cdot \left[-\ln\left(\frac{x}{2}\right) + \frac{x^2}{4}\right] \qquad |x| \leq \frac{1}{2}.$$

j) Reihen- oder Produktentwicklung der Funktion

Reihenentwicklung von Arsech (x) für $|x| < 1$:

$$\operatorname{Arsech}(x) = \ln\left(\frac{2}{x}\right) - \frac{x^2}{4} - \frac{3x^4}{32} - \frac{5x^6}{96} - \ldots$$

$$= \ln\left(\frac{2}{x}\right) - \sum_{k=1}^{\infty} \frac{(2k-1)!!}{(2k)!!} \frac{x^{2k}}{2k} \qquad 0 < x < 1.$$

k) Ableitung der Funktion

Ableitungen zu Arsech (x) und Arcsch (x):

$$\frac{\mathrm{d}}{\mathrm{d}x}\operatorname{Arsech}(x) = -\frac{1}{x\sqrt{1-x^2}} \qquad 0 < x < 1,$$

$$\frac{\mathrm{d}}{\mathrm{d}x}\operatorname{Arcsch}(x) = -\frac{1}{|x|\sqrt{x^2+1}}.$$

l) Stammfunktionen

Stammfunktionen zu Arsech (x) und Arcsch (x):

$$\int \operatorname{Arsech}(x)\,\mathrm{d}x = x\operatorname{Arsech}(x) + \arcsin(x) + C_1 \qquad 0 < x < 1,$$

$$\int \operatorname{Arcsch}(x)\,\mathrm{d}x = x\operatorname{Arcsch}(x) + |\operatorname{Arsinh}(x)| + C_1.$$

m) Spezielle Erweiterungen und Anwendungen

Rein imaginäres Argument: Man erhält die inverse trigonometrische Funktion.

$$\operatorname{Arcsch}(\mathrm{j}x) = -\mathrm{j}\operatorname{arccsc}(x).$$

Trigonometrische Funktionen

Trigonometrische Funktionen gehören wie die hyperbolischen Funktionen zu den transzendenten Funktionen. Sie sind eng verwandt mit der Exponentialfunktion.

▷ In der komplexen Ebene können hyperbolische und trigonometrische Funktionen als gleichartige Funktionen dargestellt werden, die sich bei Verwendung imaginärer Argumente ineinander überführen lassen.

Trigonometrische Funktionen stehen wie hyperbolische Funktionen in enger Verbindung mit den Kegelschnitten. Anstelle von Schnitten mit Hyperbelästen $y^2 - x^2 = 1$ werden nun jedoch Schnitte mit Kreisbögen $y^2 + x^2 = 1$ zugrunde gelegt.

Betrachtet wird also der Einheitskreis um den Ursprung:

$$y = \pm\sqrt{1-x^2}.$$

Dieser Kreis werde durch eine Gerade g geschnitten, wobei zunächst nur der erste und zweite Quadrant $y \geq 0$ interessieren.

$$g(x) = t \cdot x, \qquad y \geq 0.$$

Der Schnittpunkt von g mit dem oberen Kreisbogen hat die Koordinaten $x = c$, $y = s = t \cdot c$.

▷ c und s sind durch die Gleichung $s = \sqrt{1-c^2}$ miteinander verknüpft.

Die Länge des Kreisbogens vom Punkt $(x = 1,\ y = 0)$ zum Punkt $(x = c,\ y = s)$ hat den Wert a.

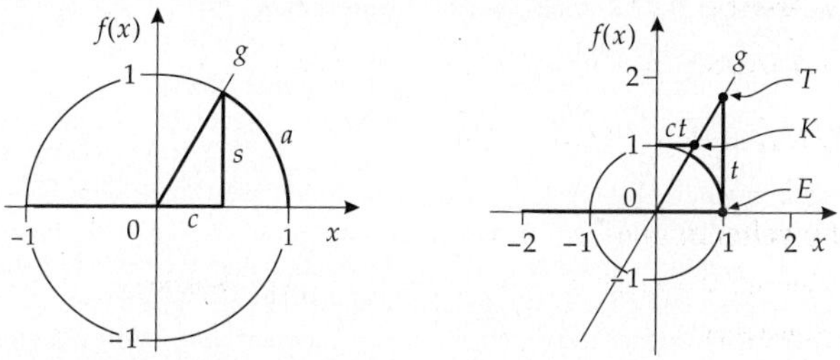

Zur geometrischen Interpretation der trigonometrischen Funktionen

Die Werte von s, c und t werden mit a in Beziehung gebracht:

$$s = \sin(a), \qquad c = \cos(a), \qquad t = \tan(a).$$

Analog kann man mit dem unteren Kreisbogen verfahren. Um die Eindeutigkeit der Funktionen $f(a)$ zu garantieren, wird festgelegt, daß Kreisbögen, die ausgehend vom Punkt $(x = 1,\ y = 0)$ im Uhrzeigersinn abgetragen werden, negative Werte und Bögen, die entgegen dem Uhrzeigersinn abgetragen werden, positive Werte besitzen.

▷ Betrachtet man nur Drehungen gegen den Uhrzeigersinn und keine Mehrfachumdrehungen, d. h. $0 \leq a \leq 2\pi$, so kann man diese Funktionen auch über die eingeschlossene Fläche zwischen den Strecken $\overline{P(0,0), P(c,-s)}$, $\overline{P(0,0), P(c,s)}$ und dem zugehörigen Kreisbogen interpretieren.
Diese Interpretation ist dann analog zur Interpretation der hyperbolischen Funktionen. (Siehe Anfangsabschnitt zu den hyperbolischen Funktionen.)

Ein Punkt $P(x,y)$ kann also mehrere Werte a besitzen (in Wirklichkeit unendlich viele).

□ $P(x = 0,\ y = -1)$ kann z. B. durch die Bögen $a = -\dfrac{\pi}{2}$ und $a = \dfrac{3\pi}{2}$ beschrieben werden.

Insbesondere können zunächst beliebig viele volle Kreisumläufe durchgeführt werden und somit die Bogenlänge a um ein ganzzahliges Vielfaches n des Kreisumfangs 2π vergrößert werden.

□ $P(x=0,\ y=-1)$ kann durch die Bögen $a = \frac{3\pi}{2} \pm 2n\pi$, beschrieben werden.

▷ Funktionen mit großem Argument (d. h. nach der Addition von vielen Umläufen) werden auf Computern und Taschenrechnern meist mit schlechterer Genauigkeit berechnet als Funktionen mit kleinem Argument.

Jedem Wert a kann somit eindeutig ein Wert s, c und t zugeordnet werden.
Die Zuordnungsfunktionen heißen **Sinusfunktion**, **Kosinusfunktion** und **Tangensfunktion** (um den Funktionscharakter zu verdeutlichen, wird x anstelle von a verwendet).

$$s = \sin(x), \qquad c = \cos(x), \qquad t = \tan(x).$$

Weitere trigonometrische Funktionen sind die **Sekansfunktion** $\sec(x)$, die **Kosekansfunktion** $\csc(x)$, und die **Kotangensfunktion** $\cot(x)$, die reziproke Funktionen zu Kosinus, Sinus und Tangens sind.

$$\sec(x) = \frac{1}{\cos(x)}, \qquad \csc(x) = \frac{1}{\sin(x)}, \qquad \cot(x) = \frac{1}{\tan(x)}.$$

● Die Rückzuordnung von s, c und t nach a bzw. x ist nicht mehr eindeutig.

▷ Um dies zu vermeiden, legt man einen sogenannten **Hauptwert** fest. Näheres dazu im Kapitel über die **Arkusfunktionen**.

● Zwei wichtige Relationen der trigonometrischen Funktionen wurden schon dargestellt:

$$\sin^2(x) = 1 - \cos^2(x), \qquad \sin(x) = \tan(x) \cdot \cos(x).$$

Zur geometrischen Deutung der trigonometrischen Funktionen
(siehe hierzu die oben abgegebenen Bilder).
In der linken Figur schneidet die Gerade g den Kreisbogen im Punkt $P(c,s)$.
In der rechten Figur schneidet dieselbe Gerade g die x-Achse im Ursprung $O = P(0,0)$ und die Gerade $y = 1$ im Punkt $K = P(k,1)$.
Die Gerade $x = 1$ schneidet die x-Achse im Punkt $E = P(1,0)$ und die Gerade g im Punkt $T = P(1,t)$.
Die Strecken c, s und die Verbindungsstrecke zwischen dem Ursprung $P(0,0)$ und dem Schnittpunkt $P(c,s)$ der Geraden mit dem Kreis bilden ein **rechtwinkliges Dreieck**, wobei die Strecke c die Ankathete, s die Gegenkathete und die Strecke zwischen Ursprung und Schnittpunkt die Hypotenuse ist.
Die Funktionswerte der verschiedenen trigonometrischen Funktionen können folgendermaßen erhalten werden:

$\sin(x)$:	y-Wert des Schnittpunkts $x = c, y = s$ von Gerade g und Kreis (linkes Bild). Verhältnis von Gegenkathete zu Hypotenuse.
$\cos(x)$:	x-Wert des Schnittpunkts $x = c, y = s$ von Gerade g und Kreis (linkes Bild). Verhältnis von Ankathete zu Hypotenuse.
$\tan(x)$:	y-Wert des Schnittpunkts t von Gerade g und senkrechter Tangente $x = 1$, Länge der Strecke $\overline{ET}$ (rechtes Bild). Verhältnis von Gegenkathete zu Ankathete.
$\cot(x)$:	x-Wert des Schnittpunkts K von Gerade g und waagerechter Tangente $y = 1$, Länge der Strecke von $x = 0, y = 1$ nach K (rechtes Bild). Verhältnis von Ankathete zu Gegenkathete.
$\sec(x)$:	Länge der Strecke $\overline{OT}$ (rechtes Bild), das Vorzeichen wird durch das Vorzeichen von c bestimmt. Verhältnis von Hypotenuse zu Ankathete.
$\csc(x)$:	Länge der Strecke $\overline{OK}$ (rechtes Bild), das Vorzeichen wird durch das Vorzeichen von s bestimmt. Verhältnis von Hypotenuse zu Gegenkathete.

Umrechnung der trigonometrischen Funktionen:
Bei der Umrechnung der Funktionen muß oft auf das Vorzeichen der Funktionen geachtet werden. In der nachfolgenden Tabelle sind die (vom Wert von x abhängigen) **Vorzeichenfaktoren** s_2, s_3, s_4 angegeben.

Bereich:	$\left[0,\frac{\pi}{2}\right)$	$\left[\frac{\pi}{2},\pi\right)$	$\left[\pi,\frac{3\pi}{2}\right)$	$\left[\frac{3\pi}{2},2\pi\right)$
s_2	$+1$	$+1$	-1	-1
s_3	$+1$	-1	$+1$	-1
s_4	$+1$	-1	-1	$+1$

Funktion	sin	cos	tan
$\sin(x)$	$\sin(x)$	$s_2\sqrt{1-\cos^2(x)}$	$\frac{s_4\tan(x)}{\sqrt{1+\tan^2(x)}}$
$\cos(x)$	$s_4\sqrt{1-\sin^2(x)}$	$\cos(x)$	$\frac{s_4}{\sqrt{1+\tan^2(x)}}$
$\tan(x)$	$\frac{s_4\sin(x)}{\sqrt{1-\sin^2(x)}}$	$s_2\frac{\sqrt{1-\cos^2(x)}}{\cos(x)}$	$\tan(x)$
$\cot(x)$	$\frac{s_4\sqrt{1-\sin^2(x)}}{\sin(x)}$	$\frac{s_2\cos(x)}{\sqrt{1-\cos^2(x)}}$	$\frac{1}{\tan(x)}$
$\sec(x)$	$\frac{s_4}{\sqrt{1-\sin^2(x)}}$	$\frac{1}{\cos(x)}$	$s_4\sqrt{1+\tan^2(x)}$
$\csc(x)$	$\frac{1}{\sin(x)}$	$\frac{s_2}{\sqrt{1-\cos^2(x)}}$	$\frac{s_4\sqrt{1+\tan^2(x)}}{\tan(x)}$

Funktion	cot	sec	csc
$\sin(x)$	$\frac{s_2}{\sqrt{\cot^2(x)+1}}$	$\frac{s_3\sqrt{\sec^2(x)-1}}{\sec(x)}$	$\frac{1}{\csc(x)}$
$\cos(x)$	$\frac{s_2\cot(x)}{\sqrt{\cot^2(x)+1}}$	$\frac{1}{\sec(x)}$	$\frac{s_3\sqrt{\csc^2(x)-1}}{\csc(x)}$
$\tan(x)$	$\frac{1}{\cot(x)}$	$s_3\sqrt{\sec^2(x)-1}$	$\frac{s_3}{\sqrt{\csc^2(x)-1}}$
$\cot(x)$	$\cot(x)$	$\frac{s_3}{\sqrt{\sec^2(x)-1}}$	$s_3\sqrt{\csc^2(x)-1}$
$\sec(x)$	$\frac{s_2\sqrt{\cot^2(x)+1}}{\cot(x)}$	$\sec(x)$	$\frac{s_3\csc(x)}{\sqrt{\csc^2(x)-1}}$
$\csc(x)$	$s_2\sqrt{\cot^2(x)+1}$	$\frac{s_3\sec(x)}{\sqrt{\sec^2(x)-1}}$	$\csc(x)$

Weitere Beziehungen lassen sich bilden mit $\tau = \tan\left(\frac{x}{2}\right)$:

$$\tau = \tan\left(\frac{x}{2}\right) = (-1)^m\sqrt{\frac{1-\cos(x)}{1+\cos(x)}}, \qquad m = \operatorname{int}\left[\frac{2x}{\pi}\right].$$

Umrechnungen mit $\tau = \tan\left(\frac{x}{2}\right)$:

$$\sin(x) = \frac{2\tau}{1+\tau^2}, \quad \csc(x) = \frac{1+\tau^2}{2\tau},$$

$$\cos(x) = \frac{1-\tau^2}{1+\tau^2}, \quad \sec(x) = \frac{1+\tau^2}{1-\tau^2},$$

$$\tan(x) = \frac{2\tau}{1-\tau^2}, \quad \cot(x) = \frac{1-\tau^2}{2\tau}.$$

Das Argument der trigonometrischen Funktionen wird in der Mathematik normalerweise in der Länge des Bogenelements a angegeben.

Diese dimensionslose Einheit wird auch **Radiant** genannt und mit rad abgekürzt.

▷ Das Argument trigonometrischer Funktionen wird in Programmiersprachen normalerweise in Radiant angegeben.

In der Geometrie und in der technischen Anwendung wird oft als Argument der zu dem Bogenelement gehörige Winkel α verwendet.

Er wird normalerweise in **Grad** (auf dem Taschenrechner deg = 'degrees', englisches Wort für Grad), z. B. $30° = 30$ Grad, angegeben.

▷ Bei Taschenrechnern ist auf den eingestellten Modus (deg/rad) zu achten.

Umrechnungsformel:

$$\alpha\,(\text{Grad}) = \frac{180°}{\pi} x\ (\text{rad}) = 57{,}295\,8° x\ (\text{rad}),$$

$$x(\text{rad}) = \frac{\pi}{180°} \alpha\ (\text{Grad}) = 0{,}01745 \alpha\ (\text{Grad}).$$

▷ In Taschenrechnern mit Grad- und Radiant-Modus ist die Berechnung von Funktionen mit großem Argument im Grad-Modus oft genauer als im Radiant-Modus.

Kurztabelle wichtiger Werte von Sinus, Kosinus und Tangens.

Weitere Werte sind bei der Funktionsbeschreibung zu finden.

Argument x		$\sin(x)$	$\cos(x)$	$\tan(x)$
(Grad)	(rad)	$\frac{1}{\csc(x)}$	$\frac{1}{\sec(x)}$	$\frac{1}{\cot(x)}$
0°	0	0	1	0
15°	$\frac{\pi}{12}$	$\frac{1}{\sqrt{6}+\sqrt{2}}$	$\frac{\sqrt{3}+1}{\sqrt{8}}$	$2-\sqrt{3}$
30°	$\frac{\pi}{6}$	$\frac{1}{2}$	$\frac{\sqrt{3}}{2}$	$\frac{1}{\sqrt{3}}$
45°	$\frac{\pi}{4}$	$\frac{1}{\sqrt{2}}$	$\frac{1}{\sqrt{2}}$	1
60°	$\frac{\pi}{3}$	$\frac{\sqrt{3}}{2}$	$\frac{1}{2}$	$\sqrt{3}$
75°	$\frac{5\pi}{12}$	$\frac{1}{\sqrt{6}-\sqrt{2}}$	$\frac{\sqrt{3}-1}{\sqrt{8}}$	$2+\sqrt{3}$
90°	$\frac{\pi}{2}$	1	0	∞

5.32 Sinus- und Kosinusfunktion

$f(x) = \sin(x), \qquad g(x) = \cos(x).$

Darstellung in Programmiersprachen: `F=SIN(X), G=COS(X)`

Wichtigste trigonometrische Funktionen.

Bedeutung bei der Beschreibung schwingender Systeme, wie Federn, Pendel, elektrische Schwingkreise.

Bedeutung bei der Beschreibung periodischer Funktionen.

a) Definition

Grundlegende geometrische Definition entsprechend der oben verwendeten Notation:

$$\sin(a) = s, \qquad \cos(a) = c.$$

Interpretation im rechtwinkligen Dreieck:

$$\sin(\alpha) = \frac{\text{Gegenkathete}}{\text{Hypotenuse}}, \qquad \cos(\alpha) = \frac{\text{Ankathete}}{\text{Hypotenuse}}.$$

Hyperbolische Funktion mit rein imaginärem Argument:

$$\sin(x) = -\mathrm{j}\sinh(\mathrm{j}x), \qquad \cos(x) = \cosh(\mathrm{j}x).$$

Eulersche Formel, Exponentialfunktion mit imaginärem Argument:

$$\mathrm{e}^{\mathrm{j}x} = \cos(x) + \mathrm{j}\sin(x).$$

Lösungen der „Schwingungsgleichung", einer Differentialgleichung zweiter Ordnung (hier mit dem Argument t geschrieben):

$$\frac{\mathrm{d}^2}{\mathrm{d}t^2} f(t) + \omega^2 f(t) = 0 \qquad f(t) = c_1 \sin(\omega t) + c_2 \cos(\omega t), \qquad c_1, c_2 \text{ beliebig.}$$

Weitere Darstellungsmöglichkeiten siehe Reihenentwicklung und komplexe Darstellung.

b) Grafische Darstellung

Sinus und Kosinus haben eine Periode von 2π, d. h., für alle x gilt

$$\sin(x+2\pi) = \sin(x-2\pi) = \sin(x), \qquad \cos(x+2\pi) = \cos(x-2\pi) = \cos(x).$$

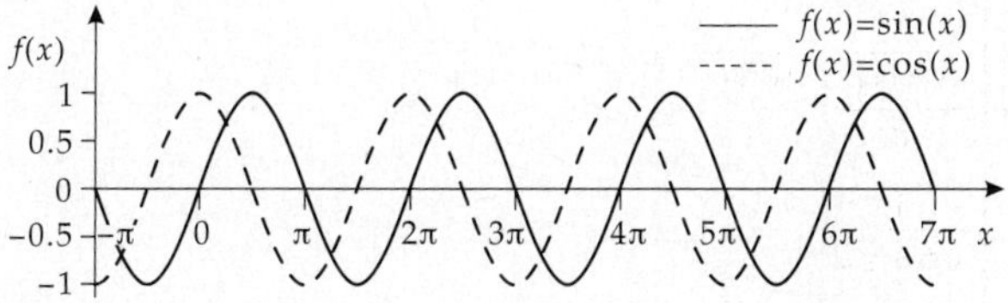

Sinus und Kosinus sind in der Phase um den Wert $\frac{\pi}{2}$ gegeneinander verschoben.

$$\sin\left(x + \frac{\pi}{2}\right) = \cos(x) \qquad \cos\left(x - \frac{\pi}{2}\right) = \sin(x).$$

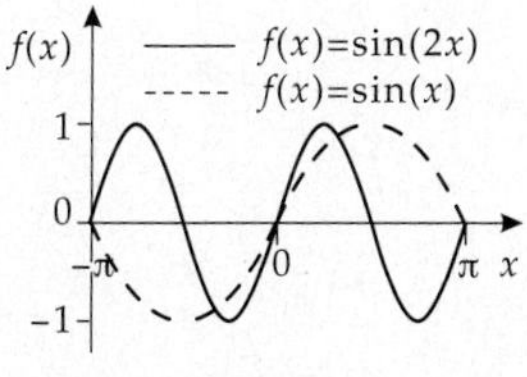

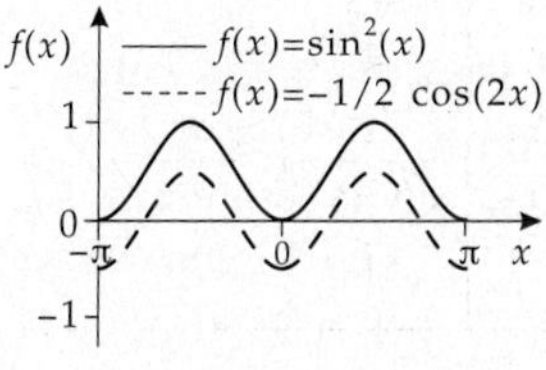

Die Sinusfunktion ist punktsymmetrisch zum Ursprung, die Kosinusfunktion ist spiegelsymmetrisch zur y-Achse.

- Beide Funktionen haben Werte zwischen -1 und 1.

▷ Der Sinus verhält sich in der Nähe von Null wie eine Gerade der Steigung Eins.
Der Kosinus verhält sich in der Nähe von Null wie eine nach unten geöffnete Parabel.

Ein Faktor $a > 1$ im Argument verkleinert die Periode um den Faktor a^{-1}. Ein Faktor $a < 1$ vergrößert die Periode.

▷ Das Quadrat der Funktionen ist positiv und hat dieselbe Form wie ein (Ko)Sinus der halben Periode.

Ein Vorfaktor b vor der Funktion verändert den maximalen Wert der Funktion. Ein negativer Faktor $b < 0$ wirkt wie eine Verschiebung der Funktion um den Wert π: $\sin(x) = -\sin(x+\pi)$

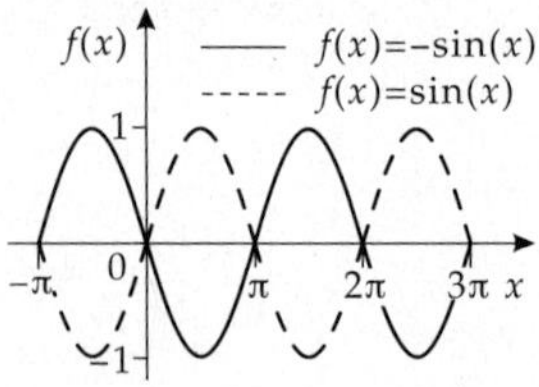

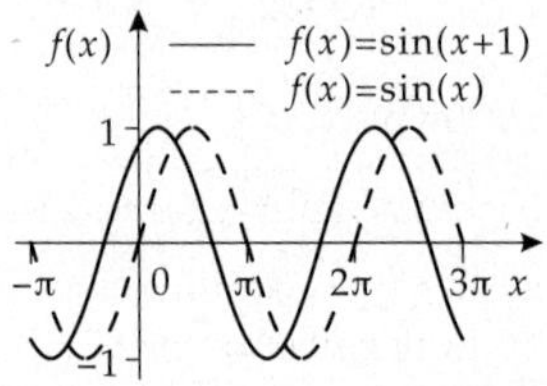

Ein positiver Summand φ im Argument $\sin(x+\varphi)$ verschiebt die Funktion um φ nach links. $\varphi = \pi$ wirkt wie ein negatives Vorzeichen bei der nicht verschobenen Funktion.

- Bei $\varphi = \pi/2$ geht der Sinus in einen Kosinus und der Kosinus in einen Sinus mit negativem Vorzeichen über.

Eine nichtlineare Funktion von x im Argument verändert die Periode der Funktion in Abhängigkeit von x. Ein Quadrat im Argument läßt die Funktion für größere x zunehmend schneller schwingen.
Ein **Spezialfall** ist die Funktion

$$f(x) = \sin\left(\frac{1}{x}\right).$$

Die Funktion schwingt für $x \to 0$ immer schneller. Am Punkt $x = 0$ ist die Funktion nicht definiert und kann auch nicht stetig erweitert werden.

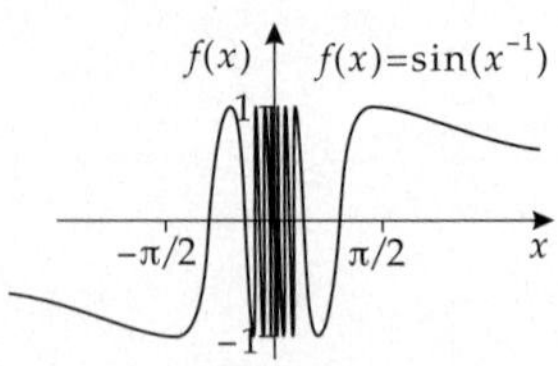

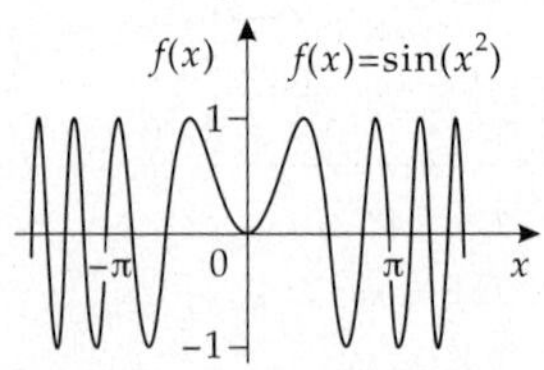

▷ Dies ist ein Fall, bei dem eine Funktion nicht stetig ist, obwohl sie weder divergiert noch Sprünge macht

Multipliziert man die Funktion mit x, so wird die neue Funktion zwar im Punkt $x = 0$ durch $f(x) = 0$ stetig erweiterbar, ist aber dort nicht differenzierbar.

c) Eigenschaften der Funktionen

Definitionsbereich:	$-\infty < x < \infty$.
Wertebereich:	$-1 \leq f(x) \leq 1$
Quadrant:	liegen in allen vier Quadranten.
Periodizität:	Periode 2π.

Monotonie: streng monoton steigende und streng monoton fallende Abschnitte.

Symmetrien: $\sin(x)$ Punktsymmetrie zum Urspung, Punktsymmetrie zu $x = n\pi, y = 0$, n ganze Zahl.
Spiegelsymmetrie zu $x = \left(n + \frac{1}{2}\right)\pi$, n ganze Zahl.

$\cos(x)$ Spiegelsymmetrie zur y-Achse, Spiegelsymmetrie zu $x = n\pi$, n ganze Zahl.
Punktsymmetrie zu $x = \left(n + \frac{1}{2}\right)\pi, y = 0$.

Verh. im Unendl.: kein festes Verhalten für $x \to \pm\infty$, schwingt zwischen -1 und 1.

d) Spezielle Werte

Grad	rad	$\sin(x)$	$\cos(x)$	rad	Grad	$\sin(x)$	$\cos(x)$
0	0	0	1	0.05	2.87	0.0500	0.9988
5	0.087	0.0872	0.9962	0.1	5.73	0.0998	0.9950
10	0.175	0.1736	0.9848	0.15	8.59	0.1494	0.9888
15	$\pi/12$	0.2588	0.9659	0.2	11.46	0.1987	0.9801
20	0.349	0.3420	0.9397	0.25	14.32	0.2474	0.9689
25	0.436	0.4226	0.9063	0.3	17.19	0.2955	0.9553
30	$\pi/6$	0.5	0.8660	0.35	20.05	0.3429	0.9394
35	0.611	0.5736	0.8192	0.4	22.92	0.3894	0.9211
40	0.698	0.6428	0.7660	0.5	28.65	0.4794	0.8776
45	$\pi/4$	0.7071	0.7071	0.6	34.38	0.5646	0.8253
50	0.873	0.7660	0.6428	0.7	40.12	0.6442	0.7648
55	0.960	0.8192	0.5736	0.8	45.84	0.7174	0.6967
60	$\pi/3$	0.8660	0.5	0.9	51.57	0.7833	0.6216
65	1.135	0.9063	0.4226	1.0	57.30	0.8415	0.5403
70	1.222	0.9397	0.3420	1.1	63.03	0.8912	0.4536
75	$5\pi/12$	0.9659	0.2588	1.2	68.75	0.9320	0.3624
80	1.396	0.9848	0.1736	1.3	74.48	0.9636	0.2675
85	1.484	0.9962	0.0872	1.4	80.21	0.9855	0.1700
90	$\pi/2$	1	0	1.5	85.94	0.9975	0.0707

Nullstellen: $\sin(x)$ $x = n\pi$, n ganze Zahl,
$\cos(x)$ $x = \left(n + \frac{1}{2}\right)\pi$, n ganze Zahl.

Sprungstellen: keine.

Polstellen: keine.

Extrema: $\sin(x)$ Maxima $x = \left(2n + \frac{1}{2}\right)\pi$,
Minima $x = \left(2n - \frac{1}{2}\right)\pi$,
$\cos(x)$ Maxima $x = 2n\pi$,
Minima $x = (2n-1)\pi$.

Wendepunkte: $\sin(x)$ $x = n\pi$, n ganze Zahl,
$\cos(x)$ $x = \left(n + \frac{1}{2}\right)\pi$, n ganze Zahl.

e) Reziproke Funktionen

Die reziproken Funktionen zu Kosinus und Sinus sind Sekans und Kosekans.

$$\frac{1}{\sin(x)} = \csc(x), \qquad \frac{1}{\cos(x)} = \sec(x).$$

f) Umkehrfunktionen

- Sinus und Kosinus sind nur auf einer halben Periodenlänge (π) umkehrbar.

Die Sinusfunktion wird üblicherweise im Bereich $-\frac{\pi}{2} \leq x \leq \frac{\pi}{2}$ umgekehrt:

$$f^{-1}(x) = \arcsin(x) \qquad -\frac{\pi}{2} \leq x \leq \frac{\pi}{2}.$$

Die Kosinusfunktion wird üblicherweise im Bereich $0 \leq x \leq \pi$ umgekehrt

$$f^{-1}(x) = \arccos(x) \qquad 0 \leq x \leq \pi.$$

g) Verwandte Funktionen

Tangens und Kotangens, Quotienten von Sinus und Kosinus.
Sekans und Kosekans, reziproke Funktionen zu Kosinus und Sinus.
Arkusfunktionen, Umkehrfunktionen der trigonometrischen Funktionen.
Hyperbolische Funktionen, verwandt mit den trigonometrischen Funktionen.
Integralsinus, definiert durch das Integral

$$\begin{aligned}\mathrm{Si}(x) &= \int_0^x \frac{\sin(t)}{t}\,\mathrm{d}t = \frac{\pi}{2} - \int_x^\infty \frac{\sin(t)}{t}\,\mathrm{d}t \\ &= x - \frac{x^3}{3\cdot 3!} + \frac{x^5}{5\cdot 5!} - \frac{x^7}{7\cdot 7!} + \cdots \\ &= \sum_{k=0}^{\infty} \frac{(-1)^k}{2k+1}\frac{x^{2k+1}}{(2k+1)!}.\end{aligned}$$

Integralkosinus $\mathrm{Ci}(x)$, definiert durch das Integral

$$\mathrm{Ci}\,(x) = -\int_x^\infty \frac{\cos(t)}{t}\,\mathrm{d}t = C + \ln(x) + \sum_{k=1}^{\infty} \frac{(-1)^k}{2k}\frac{x^{2k}}{(2k)!}$$

mit der Eulerschen Konstanten $C = 0{,}577\,215\,665\ldots$

h) Umrechnungsformeln

- **Pythagoras-Satz im Einheitskreis**:

$$\sin^2(x) + \cos^2(x) = 1.$$

Spiegelung an der y-Achse:

$$\sin(-x) = -\sin(x), \qquad \cos(-x) = \cos(x).$$

Verschiebung entlang der x-Achse:

$$\sin\left(x \pm \frac{n\pi}{2}\right) = \begin{cases} \sin(x) & n = 0,4,8,\ldots \\ \pm\cos(x) & n = 1,5,9,\ldots \\ -\sin(x) & n = 2,6,10,\ldots \\ \mp\cos(x) & n = 3,7,11,\ldots \end{cases}$$

$$\cos\left(x \pm \frac{n\pi}{2}\right) = \begin{cases} \cos(x) & n = 0,4,8,\ldots \\ \mp\sin(x) & n = 1,5,9,\ldots \\ -\cos(x) & n = 2,6,10,\ldots \\ \pm\sin(x) & n = 3,7,11,\ldots \end{cases}$$

Anwendung von Verschiebungs- und Spiegelungseigenschaften ergibt die in der Geometrie wichtigen Beziehungen

$$\sin(x) = \cos\left(\frac{\pi}{2} - x\right), \qquad \cos(x) = \sin\left(\frac{\pi}{2} - x\right).$$

- **Additionstheoreme**

$$\sin(x \pm y) = \sin(x)\cos(y) \pm \cos(x)\sin(y),$$
$$\cos(x \pm y) = \cos(x)\cos(y) \mp \sin(x)\sin(y).$$

Ganzzahliger Faktor im Argument vom Sinus:

$$\sin(2x) = 2\sin(x)\cos(x),$$
$$\sin(3x) = 3\sin(x) - 4\sin^3(x) = \sin(x)[4\cos^2(x) - 1],$$
$$\sin(4x) = 8\sin(x)\cos^3(x) - 4\sin(x)\cos(x),$$
$$\sin(5x) = \sin(x) - 12\sin(x)\cos^2(x) + 16\sin(x)\cos^4(x),$$
$$\sin(nx) = \binom{n}{1}\sin(x)\cos^{n-1}(x) - \binom{n}{3}\sin^3(x)\cos^{n-3}(x) + \binom{n}{5}\sin(x)^5\cos^{n-5}(x) - \binom{n}{7}\sin^7(x)\cos^{n-7}(x) + \ldots$$

Ganzzahliger Faktor im Argument vom Kosinus:

$$\cos(2x) = 2\cos^2(x) - 1 = 1 - 2\sin^2(x),$$
$$\cos(3x) = 4\cos^3(x) - 3\cos(x),$$
$$\cos(4x) = 1 - 8\cos^2(x) + 8\cos^4(x),$$
$$\cos(5x) = 5\cos(x) - 20\cos^3(x) + 16\cos^5(x),$$
$$\cos(nx) = \binom{n}{0}\cos^n(x) - \binom{n}{2}\sin^2(x)\cos^{n-2}(x) + \binom{n}{4}\sin(x)^4\cos^{n-4}(x) - \binom{n}{6}\sin^6(x)\cos^{n-6}(x) + \ldots$$

Halbe Argumente:

$$\sin\left(\frac{x}{2}\right) = (-1)^m\sqrt{\frac{1-\cos(x)}{2}} \qquad m = \operatorname{int}\left[\frac{\pi + |x|}{2\pi}\right],$$
$$\cos\left(\frac{x}{2}\right) = (-1)^m\sqrt{\frac{1+\cos(x)}{2}} \qquad m = \operatorname{int}\left[\frac{|x|}{2\pi}\right].$$

Nichtganzzahliger Faktor $a \neq 0, \pm 1, \pm 2, \ldots$, für $-\pi < x < \pi$:

$$\sin(ax) = -\frac{2}{\pi}\sin(a\pi)\sum_{k=1}^{\infty}(-1)^k\frac{k}{k^2 - a^2}\sin(kx),$$
$$\cos(ax) = -\frac{2}{\pi}\sin(a\pi)\left[\frac{1}{2a^2} - \sum_{k=1}^{\infty}(-1)^k\frac{k}{k^2 - a^2}\cos(kx)\right].$$

Summe von Funktionen:

$$\sin(x) \pm \sin(y) = 2\sin\left(\frac{x \pm y}{2}\right)\cos\left(\frac{x \mp y}{2}\right),$$
$$\cos(x) + \cos(y) = 2\cos\left(\frac{x + y}{2}\right)\cos\left(\frac{x - y}{2}\right),$$
$$\cos(x) - \cos(y) = -2\sin\left(\frac{x + y}{2}\right)\sin\left(\frac{x - y}{2}\right).$$

Summe mit gleichem Argument:

$$\cos(x) \pm \sin(x) = \sqrt{2}\sin\left(\frac{\pi}{4} \pm x\right) = \sqrt{2}\cos\left(\frac{\pi}{4} \mp x\right).$$

Produkt von Funktionen:

$$\sin(x)\sin(y) = \frac{1}{2}\cos(x-y) - \frac{1}{2}\cos(x+y),$$

$$\cos(x)\sin(y) = \frac{1}{2}\sin(x+y) - \frac{1}{2}\sin(x-y),$$

$$\cos(x)\cos(y) = \frac{1}{2}\cos(x+y) + \frac{1}{2}\cos(x-y).$$

Dreifachprodukte:

$$\sin(x)\sin(y)\sin(z) = -\frac{1}{4}\sin(x+y+z) + \frac{1}{4}\sin(x+y-z) + \frac{1}{4}\sin(x-y+z) + \frac{1}{4}\sin(-x+y+z),$$

$$\sin(x)\sin(y)\cos(z) = -\frac{1}{4}\cos(x+y+z) - \frac{1}{4}\cos(x+y-z) + \frac{1}{4}\cos(x-y+z) + \frac{1}{4}\cos(-x+y+z),$$

$$\sin(x)\cos(y)\cos(z) = \frac{1}{4}\sin(x+y+z) + \frac{1}{4}\sin(x+y-z) + \frac{1}{4}\sin(x-y+z) - \frac{1}{4}\sin(-x+y+z),$$

$$\cos(x)\cos(y)\cos(z) = \frac{1}{4}\cos(x+y+z) + \frac{1}{4}\cos(x+y-z) + \frac{1}{4}\cos(x-y+z) + \frac{1}{4}\cos(-x+y+z).$$

Potenzen der Sinusfunktion:

$$\sin^2(x) = \frac{1-\cos(2x)}{2},$$

$$\sin^3(x) = \frac{3\sin(x)-\sin(3x)}{4},$$

$$\sin^4(x) = \frac{3-4\cos(2x)+\cos(4x)}{8},$$

$$\sin^5(x) = \frac{10\sin(x)-5\sin(3x)+\sin(5x)}{16},$$

$$\sin^6(x) = \frac{10-15\cos(2x)+6\cos(4x)-\cos(6x)}{32},$$

$$\sin^n(x) = \frac{(-1)^{n/2}}{2^n}\sum_{k=0}^{\infty}(-1)^k\binom{n}{k}\cos((n-2k)x), \qquad n \text{ gerade}$$

$$\sin^n(x) = \frac{(-1)^{(n-1)/2}}{2^n}\sum_{k=0}^{\infty}(-1)^k\binom{n}{k}\sin((n-2k)x), \qquad n \text{ ungerade.}$$

Potenzen der Kosinusfunktion:

$$\cos^2(x) = \frac{1+\cos(2x)}{2},$$

$$\cos^3(x) = \frac{3\cos(x)+\cos(3x)}{4},$$

$$\cos^4(x) = \frac{3+4\cos(2x)+\cos(4x)}{8},$$

$$\cos^5(x) = \frac{10\cos(x)+5\cos(3x)+\cos(5x)}{16},$$

$$\cos^6(x) = \frac{10+15\cos(2x)+6\cos(4x)+\cos(6x)}{32},$$

$$\cos^n(x) = \frac{1}{2^n}\sum_{k=0}^{\infty}\binom{n}{k}\cos((n-2k)x).$$

i) Näherungsformeln (8 bit ≈ 0,4 % Genauigkeit)

Für kleine Werte von x gilt:

$$\sin(x) \approx x\left(1 - \frac{x^2}{2\pi}\right) \qquad -1,1 \le x \le 1,1,$$

$$\cos(x) \approx \sqrt{\left(1 - \frac{x^2}{3}\right)} \qquad -0,9 \le x \le 0,9.$$

▷ Oft sind die einfachen Näherungsformeln schon ausreichend:

$$\sin(x) \approx x, \quad \cos(x) \approx 1 - \frac{x^2}{2}, |x| \le 0,1.$$

j) Reihen- oder Produktentwicklung

Potenzreihenentwicklung für Sinus und Kosinus:

$$\sin(x) = x - \frac{x^3}{3!} + \frac{x^5}{5!} - \frac{x^7}{7!} + \ldots = x\sum_{k=0}^{\infty} \frac{(-x^2)^k}{(2k+1)!},$$

$$\cos(x) = 1 - \frac{x^2}{2!} + \frac{x^4}{4!} - \frac{x^6}{6!} + \ldots = \sum_{k=0}^{\infty} \frac{(-x^2)^k}{(2k)!}.$$

Produktentwicklung für Sinus und Kosinus:

$$\sin(x) = x\left(1 - \frac{x^2}{\pi^2}\right)\left(1 - \frac{x^2}{4\pi^2}\right)\left(1 - \frac{x^2}{9\pi^2}\right)\cdots = x\prod_{k=1}^{\infty}\left(1 - \frac{x^2}{k^2\pi^2}\right)$$

$$\cos(x) = \left(1 - \frac{4x^2}{\pi^2}\right)\left(1 - \frac{4x^2}{9\pi^2}\right)\left(1 - \frac{4x^2}{25\pi^2}\right)\cdots = \prod_{k=1}^{\infty}\left(1 - \frac{4x^2}{(2k-1)^2\pi^2}\right).$$

Produktentwicklung des Sinus mit Kosinusfaktoren:

$$\sin(x) = x\cos\left(\frac{x}{2}\right)\cos\left(\frac{x}{4}\right)\cos\left(\frac{x}{8}\right)\cdots = x\prod_{k=1}^{\infty}\cos\left(\frac{x}{2^k}\right).$$

k) Ableitung der Funktionen

Sinus und Kosinus sind (bis auf Konstante und Vorzeichen) zueinander Ableitungsfunktionen:

$$\frac{\mathrm{d}}{\mathrm{d}x}\sin(ax) = a\cos(ax) = a\sin\left(ax + \frac{\pi}{2}\right),$$

$$\frac{\mathrm{d}}{\mathrm{d}x}\cos(ax) = -a\sin(ax) = a\cos\left(ax + \frac{\pi}{2}\right).$$

Verallgemeinert läßt sich die n-te Ableitung als Verschiebung um $n\frac{\pi}{2}$ auf der x-Achse darstellen:

$$\frac{\mathrm{d}^n}{\mathrm{d}x^n}\sin(ax) = a^n\sin\left(ax + \frac{n\pi}{2}\right),$$

$$\frac{\mathrm{d}^n}{\mathrm{d}x^n}\cos(ax) = a^n\cos\left(ax + \frac{n\pi}{2}\right).$$

l) Stammfunktionen

Sinus und Kosinus sind (bis auf Vorzeichen) zueinander Stammfunktionen

$$\int \sin(ax)\mathrm{d}x = -\frac{\cos(ax)}{a} + C_1, \qquad \int \cos(ax)\mathrm{d}x = \frac{\sin(ax)}{a} + C_1.$$

Orthogonalität von Sinus und Kosinus, Sinus und Kosinus sind im Funktionenraum zueinander orthogonal, d. h., sie erfüllen folgende Bedingungen (n,m ganze Zahlen):

$$\int_0^{2\pi} \cos(nt)\sin(mt)\,\mathrm{d}t = 0,$$

$$\int_0^{2\pi} \cos(nt)\cos(mt)\,\mathrm{d}t = \begin{cases} 0 & n \neq m \\ 2\pi & m = n = 0 \\ \pi & m = n \neq 0, \end{cases}$$

$$\int_0^{2\pi} \sin(nt)\sin(mt)\,\mathrm{d}t = \begin{cases} 0 & n \neq m \\ 0 & m = n = 0 \\ \pi & m = n \neq 0. \end{cases}$$

▷ Man kann als Intervallgrenzen auch $-\pi$ und π verwenden. Diese Eigenschaft ist wichtig für die Fourierreihen.

m) Spezielle Erweiterungen und Anwendungen

Komplexe Darstellung, Darstellung mit Hilfe der Exponentialfunktion

$$\sin(x) = \frac{\mathrm{e}^{\mathrm{j}x} - \mathrm{e}^{-\mathrm{j}x}}{2\mathrm{j}}, \qquad \cos(x) = \frac{\mathrm{e}^{\mathrm{j}x} + \mathrm{e}^{-\mathrm{j}x}}{2}.$$

Komplexes Argument:

$$\sin(x \pm \mathrm{j}y) = \sin(x)\cosh(y) \pm \mathrm{j}\cos(x)\sinh(y),$$
$$\cos(x \pm \mathrm{j}y) = \cos(x)\cosh(y) \mp \mathrm{j}\sin(x)\sinh(y).$$

Rein imaginäres Argument:

$$\sin(\mathrm{j}y) = \mathrm{j}\sinh(y), \qquad \cos(\mathrm{j}y) = \cosh(y).$$

Fouriertransformation, Transformation von Funktionen durch Faltung mit einer Exponentialfunktion mit imaginärem Argument:

$$F(\omega) = \int_{-\infty}^{\infty} f(t)\mathrm{e}^{-\mathrm{j}\omega t}\,\mathrm{d}t$$

siehe auch Kapitel über Fouriertransformation.

Fourierreihe, Darstellung einer periodischen Funktion mit Hilfe von Sinus- und Kosinusfunktionen, siehe auch folgenden Abschnitt und Kapitel über Fourierreihen.

Überlagerung von Schwingungen

In diesem Abschnitt sind einige Anwendungen mit der Sinusfunktion angegeben.

Amplitude einer Schwingung ist der positive Maximalbetrag der Schwingung während einer Periode.

$$f(t) = A\sin(\omega t) \qquad A \text{ ist die Amplitude, } A > 0.$$

Kreisfrequenz ω einer Schwingung ist der Vorfaktor im Argument. Oft wird aus der Kreisfrequenz der Faktor 2π herausgezogen, so daß die **Frequenz** f der Kehrwert einer Periodenlänge $T = \dfrac{2\pi}{\omega}$ ist, $f = \dfrac{1}{T} = \dfrac{\omega}{2\pi}$.

$$f(t) = A\sin(\omega t) = A\sin(2\pi f t) = A\sin(2\pi t/T) \qquad f \text{ ist die Frequenz.}$$

▷ Kleinere Frequenzen bedeuten längere Perioden.

Phase einer Schwingung ist ein Summand im Argument, der die Funktion auf der t-Achse verschiebt.

$$f(t) = A\sin(\omega t + \varphi) \qquad \varphi \text{ ist der Nullphasenwinkel, } \omega t + \varphi \text{ ist der Phasenwinkel.}$$

Produkt der Sinusfunktion mit anderen Funktionen:

$$f(x) = g(x)\cdot\sin(x).$$

Die Funktionen $g(x)$ und $-g(x)$ bilden Hüllkurven für die Schwingung.

☐ **Resonanz** von angeregten Schwingungen verläuft oft mit linear anwachsenden Amplituden.

$f(x) = x \cdot \sin(x)$

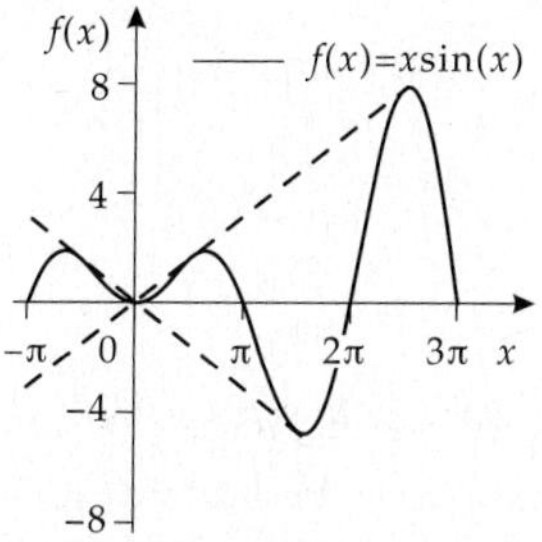

einhüllende Kurve (– – – – –)

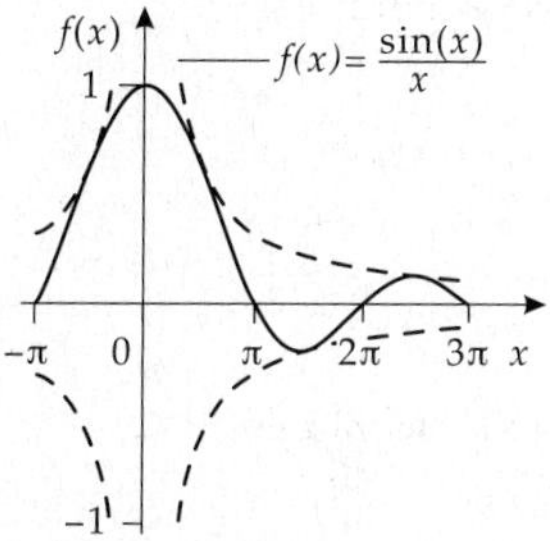

einhüllende Kurve (– – – – –)

● An den Nullstellen von $g(x)$ entstehen Knoten der Schwingung.

An den Polstellen von $g(x)$ braucht die Kurve nicht unbedingt zu divergieren, wenn $g(x)$ bei x_P einen Pol erster Ordnung hat und an der gleichen Stelle die Sinusfunktion eine Nullstelle hat.

☐ Eine in der Spektroskopie wichtige Funktion ist

$$f(x) = \frac{\sin(x)}{x}.$$

Diese Funktion divergiert nicht bei $x = 0$, sondern nimmt dort den Wert Eins an.

Die **Dämpfung einer Schwingung** erfolgt im allgemeinen exponentiell mit einem Dämpfungsfaktor $\gamma > 0$. Die Funktion läßt sich schreiben als

$$f(t) = \mathrm{e}^{-\gamma t} \sin(\omega t).$$

Wellenpakete haben einen exponentiellen Anstieg und einen exponentiellen Abfall.

$$f(x) = \mathrm{e}^{-ax^2} \sin(bx).$$

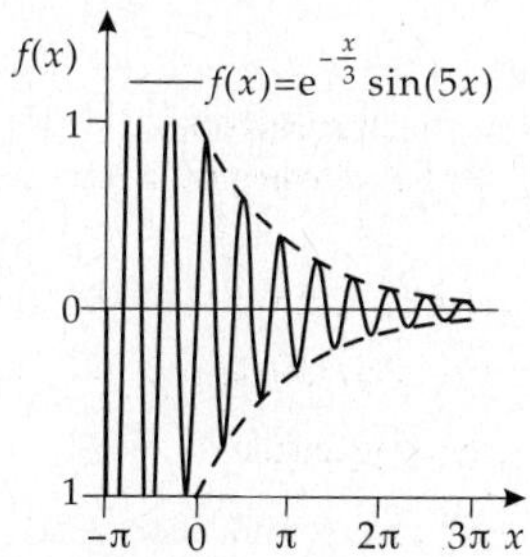

einhüllende Kurve (– – – – –)

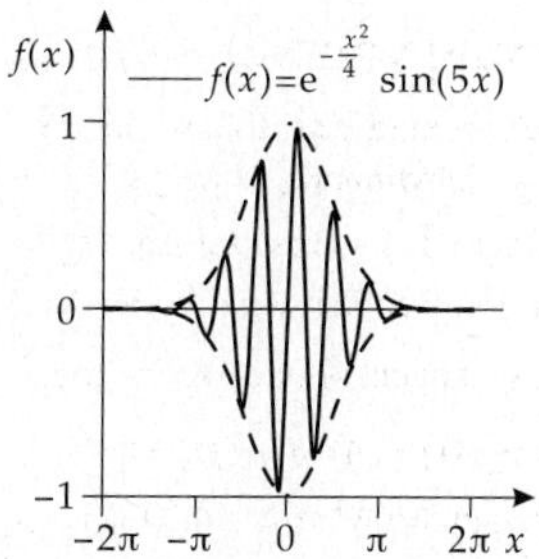

einhüllende Kurve (– – – – –)

Modulation: Wichtig ist das Produkt zweier Schwingungen mit unterschiedlichen Frequenzen. Es ergibt sich eine Schwingung mit "schwingenden Amplituden".

$$f(t) = A \sin(\Omega t) \sin(\omega t).$$

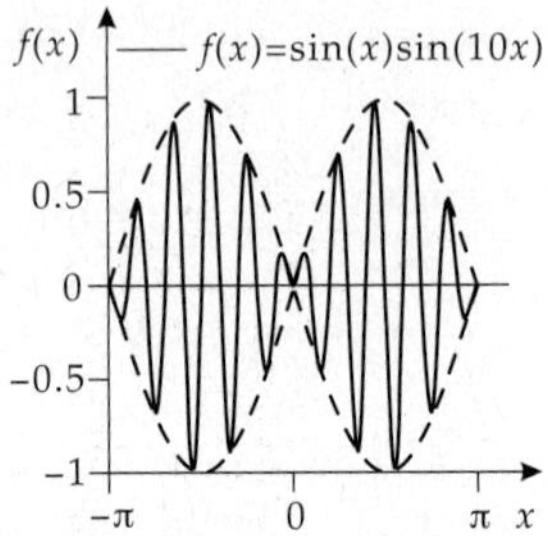

einhüllende Kurve (-----)

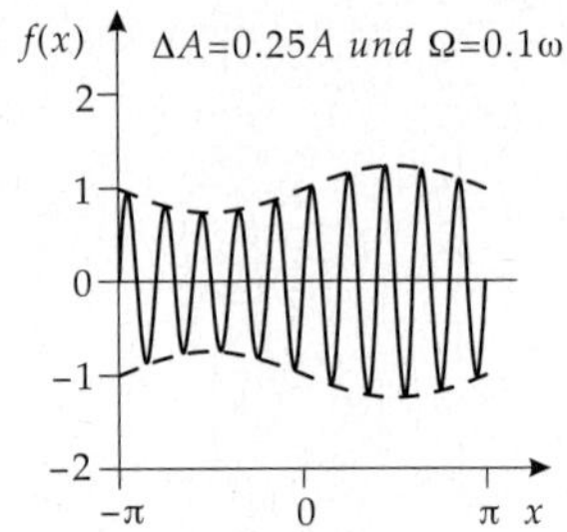

einhüllende Kurve (-----)

Trägerkreisfrequenz ω, $\omega \gg \Omega$, höhere Frequenz, bestimmt in der Rundfunktechnik den Bandbereich des Senders.

Modulationskreisfrequenz Ω, niedrigere Frequenz, überträgt in der Rundfunktechnik das Sendesignal (Musik, Sprache).

Amplitudenmodulation: Die Amplitude A der Trägerwelle wird mit der Modulationsfrequenz Ω um einen Teil ΔA verändert.

$$f(t) = (A + \Delta A \sin(\Omega t)) \sin(\omega t).$$

▷ Amplitudenmodulation (AM) wird in der Rundfunktechnik im Mittel- und Kurzwellenbereich angewandt.

Frequenzmodulation (FM) wird vor allem im Ultrakurzwellenbereich angewandt. Hierbei wird die Schwingungskreisfrequenz der Trägerwelle mit der Modulationskreisfrequenz verändert.

$$f(t) = A \sin\left(\omega t - \frac{\Delta\omega}{\Omega}\cos(\Omega t)\right).$$

▷ Die Übertragung mit Frequenzmodulation ist weniger anfällig gegenüber atmosphärischen Störungen, erfordert aber eine größere Bandbreite.

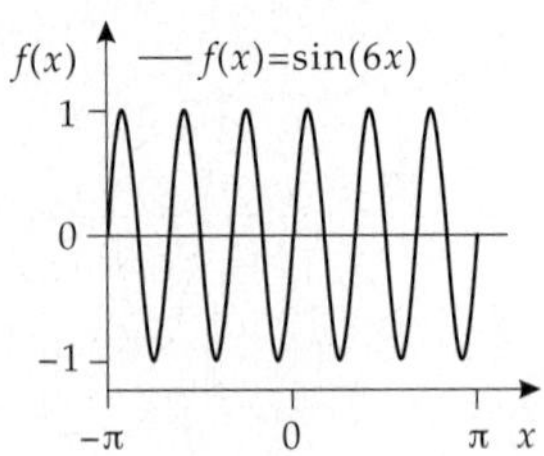

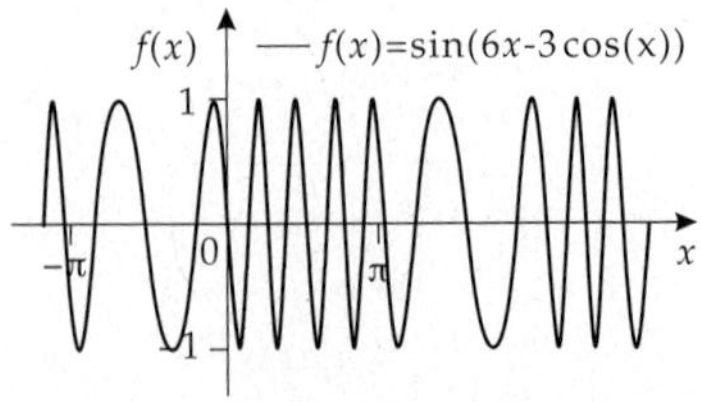

Frequenzmodulation mit $\Delta\omega = 0{,}5\omega$ und $\Omega = \omega/6$

Schwebung: Überlagerung von Schwingungen ähnlicher (leicht unterschiedlicher) Frequenz ergibt eine Schwingung mit einer zwischen beiden Frequenzen liegenden neuen Frequenz, deren Amplitude mit der halben Differenzfrequenz schwingt.

$$\begin{aligned} f(t) &= \sin(\omega t) + \sin([\omega + \Delta\omega]t) \\ &= 2\sin\left(\left[\omega + \frac{\Delta\omega}{2}\right]t\right)\cos\left(\frac{\Delta\omega}{2}t\right). \end{aligned}$$

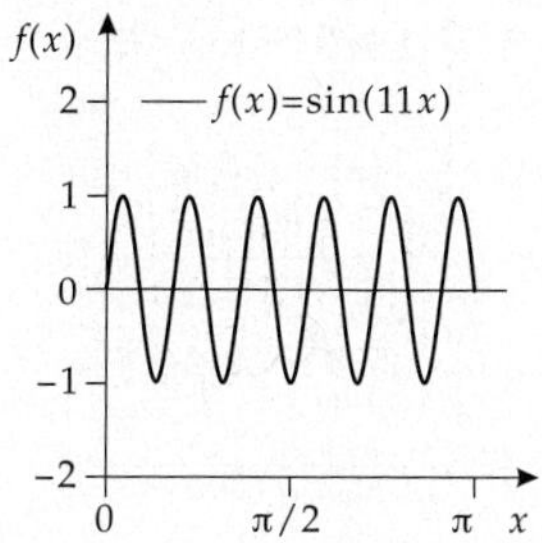

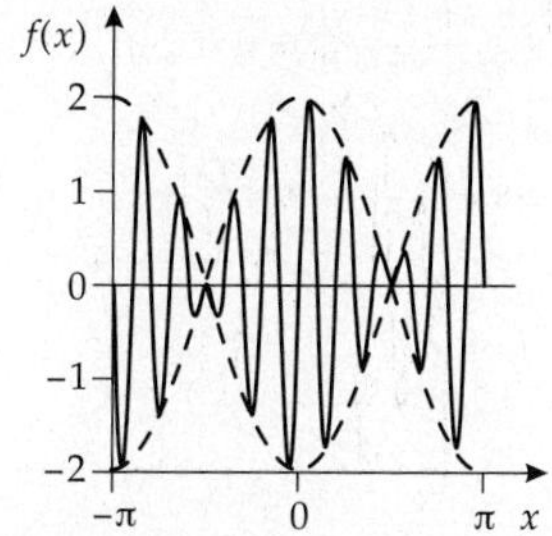

Schwebung der Schwingungen $\sin(11x)$ *und* $\sin(9x)$*, einhüllende Kurve (– – – – –)*

Überlagerung (Superposition) gleichfrequenter Schwingungen: Werden zwei Schwingungen unterschiedlicher Amplitude und Phase, jedoch mit gleicher Frequenz, überlagert, so entsteht eine neue Schwingung mit der gleichen Frequenz.

$$\begin{aligned} f(t) &= A_1 \sin(\omega t + \varphi_1) + A_2 \sin(\omega t + \varphi_2) \\ &= A \sin(\omega t + \varphi). \end{aligned}$$

Für Amplitude und Phase gelten dann

$$A = \sqrt{A_1^2 + A_2^2 + 2A_1A_2\cos(\varphi_2 - \varphi_1)},$$

$$\tan\varphi = \frac{A_1\sin(\varphi_1) + A_2\sin(\varphi_2)}{A_1\cos(\varphi_1) + A_2\cos(\varphi_2)} = \frac{B_0}{A_0}.$$

Der Quadrant, in dem der gesuchte Winkel φ liegt, ergibt sich aus der Vorzeichenkombination von A_0 und B_0.

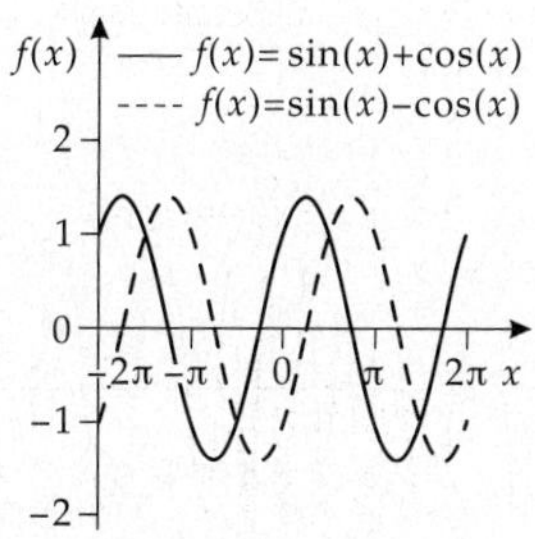

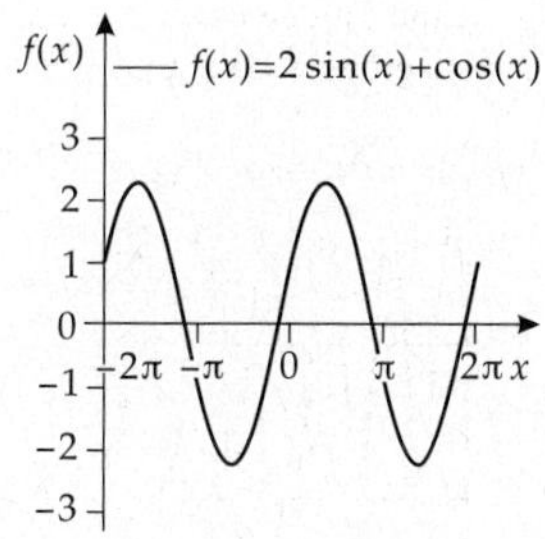

Lissajous-Figuren: Kurven zweiter Ordnung, d. h., y muß nicht mehr eindeutig von x abhängen, sondern y und x lassen sich als Funktion eines Parameters, z. B. t, darstellen:

$$y = y(t) \qquad x = x(t).$$

Lissajous-Figuren lassen sich darstellen durch

$$\begin{aligned} y &= A_y \sin(\omega_y t + \varphi_y), \\ x &= A_x \sin(\omega_x t + \varphi_x). \end{aligned}$$

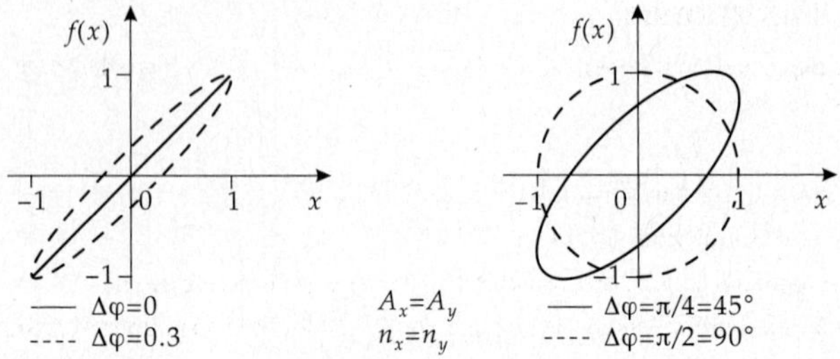

Lissajous-Figuren

Damit die Kurven geschlossen sind, d. h., $y(t+T)=y(t), x(t+T)=x(t)$ für $T>0$, muß gelten

$$\omega_y = n_y\omega_0 \qquad \omega_x = n_x\omega_0 \qquad n_x, n_y \text{ ganze Zahlen.}$$

▷ Lissajous-Figuren können benutzt werden, um das Verhalten zweier Schwingungen zueinander grafisch (z. B. auf einem Oszillografen) zu analysieren.

Für $n_x = n_y$, $\Delta\varphi = \varphi_x - \varphi_y = \dfrac{\pi}{2}$ ist die Kurve eine Ellipse mit den Halbachsen A_x und A_y.

Für $n_x = n_y$, $\Delta\varphi = 0$ ist die Kurve ein Geradenstück der Länge $2\sqrt{A_x^2 + A_y^2}$ und der Steigung $m = \dfrac{A_y}{A_x}$.

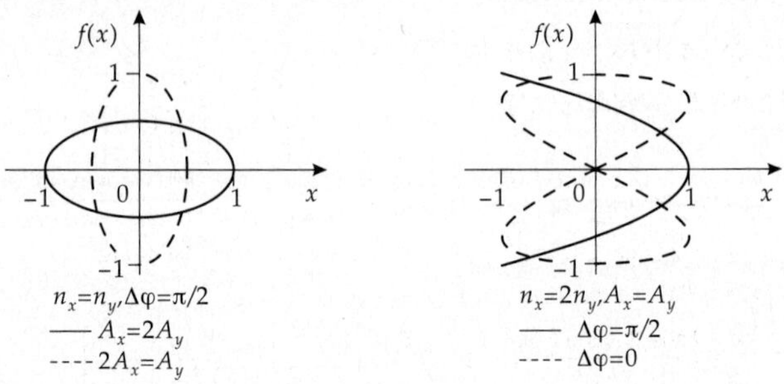

Lissajous-Figuren

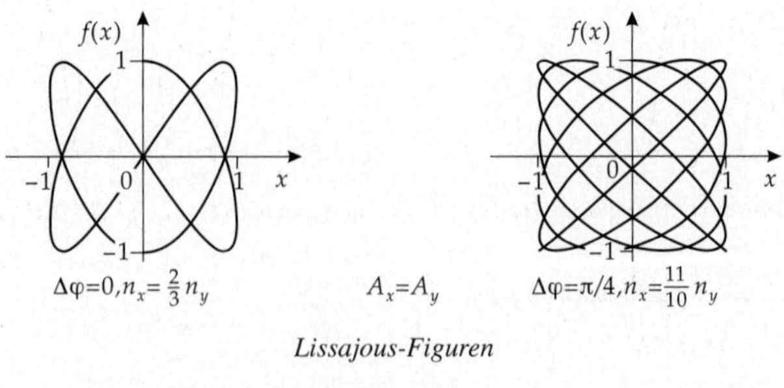

Lissajous-Figuren

□ Für $n_x = 2n_y$, $\Delta\varphi = 0$ hat die Kurve die Form einer Acht.

Periodische Funktionen

Periodische Funktionen sind Funktionen auf $\mathbb{R}$, die sich stückweise zyklisch wiederholen: Es gibt eine Zahl T, so daß für alle $t \in \mathbb{R}$ gilt

$$f(t+T) = f(t) = f(t-T).$$

Periode, kleinster Wert T, für den die angegebene Gleichung gilt.

□ $\sin(\omega t)$, $\omega \neq 0$ hat die Periode $2\pi/\omega$, $\omega = 2\pi/T$.

Die betrachteten Funktionen sollen stückweise stetig sein und nicht divergieren.

● Alle derartig definierten Funktionen lassen sich durch (unendliche) Summen von Sinus- und Kosinusfunktionen darstellen.

Fourier-Reihe: Darstellung einer Funktion der Periode T durch Sinus- und Kosinusfunktionen.

$$f(t) = \frac{a_0}{2} + \sum_{k=1}^{\infty}\left(a_k \cos\left(\frac{k\cdot 2\pi t}{T}\right) + b_k \sin\left(\frac{k\cdot 2\pi t}{T}\right)\right).$$

Die Reihe konvergiert gegen alle stetigen Punkte von $f(t)$, an Sprungstellen konvergiert sie gegen den Mittelwert der Randpunkte rechts und links.

Fourier-Koeffizienten, Koeffizienten a_k, b_k der Fourier-Reihe. Sie werden wie folgt berechnet:

$$a_k = \frac{2}{T}\int_{-T/2}^{T/2} f(t)\cos\left(\frac{k\cdot 2\pi t}{T}\right)\mathrm{d}t \qquad k = 0,1,2,\ldots$$

$$b_k = \frac{2}{T}\int_{-T/2}^{T/2} f(t)\sin\left(\frac{k\cdot 2\pi t}{T}\right)\mathrm{d}t \qquad k = 1,2,\ldots$$

□ Wechselspannungsimpuls am Ausgang einer Diode:

$$U_1(t) = U_0 \sin(2\pi t/T)\cdot H(\sin(2\pi t/T)) = \begin{cases} \sin(2\pi t/T) & 0 \le t \le T/2 \\ 0 & T/2 \le t \le T \end{cases}$$

$$= \frac{U_0}{\pi} + \frac{U_0}{2}\sin(2\pi t/T) - \frac{2U_0}{\pi}\left[\frac{\cos(2\cdot 2\pi t/T)}{1\cdot 3} + \frac{\cos(4\cdot 2\pi t/T)}{3\cdot 5} + \frac{\cos(6\cdot 2\pi t/T)}{5\cdot 7} + \ldots\right].$$

Wechselspannungsimpuls bei einem Doppelweggleichrichter ohne Glättung:

$$U_2(t) = U_0|\sin(2\pi t/T)|$$

$$= \frac{2U_0}{\pi} - \frac{4U_0}{\pi}\left[\frac{\cos(2\cdot 2\pi t/T)}{1\cdot 3} + \frac{\cos(4\cdot 2\pi t/T)}{3\cdot 5} + \frac{\cos(6\cdot 2\pi t/T)}{5\cdot 7} + \ldots\right].$$

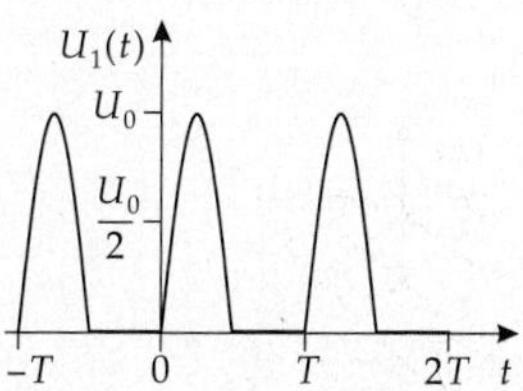

—— $U_1(t) = U_0 \sin(2\pi t/T)\cdot H(\sin(2\pi t/T))$

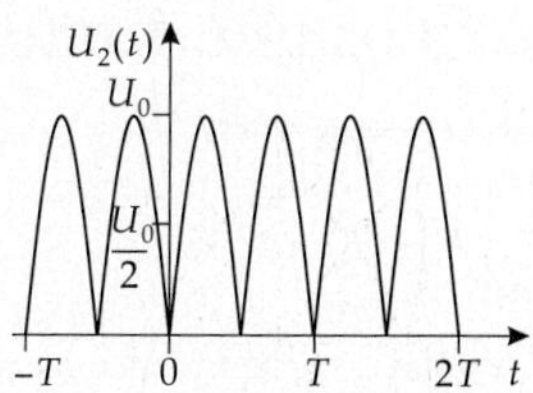

—— $U_2(t) = U_0 \cdot |\sin(2\pi t/T)|$

Sägezahnimpuls, idealisierte Kippschwingung:

$$U_S(t) = \frac{U_0}{T}t \qquad 0 \le t \le T$$

$$= \frac{U_0}{2} - \frac{U_0}{\pi}\left[\sin(1\cdot 2\pi t/T) + \frac{1}{2}\sin(2\cdot 2\pi t/T) + \frac{1}{3}\sin(3\cdot 2\pi t/T) + \ldots\right].$$

Dreieckimpuls:

$$U_{\mathrm{D}}(t) = U_0 - \frac{2U_0}{T}|t| \qquad -T/2 \le t \le T/2$$

$$= \frac{U_0}{2} + \frac{4U_0}{\pi^2}\left[\frac{1}{1^1}\cos(1\cdot 2\pi t/T) + \frac{1}{3^2}\cos(3\cdot 2\pi t/T) + \frac{1}{5^2}\cos(5\cdot 2\pi t/T) + \ldots\right].$$

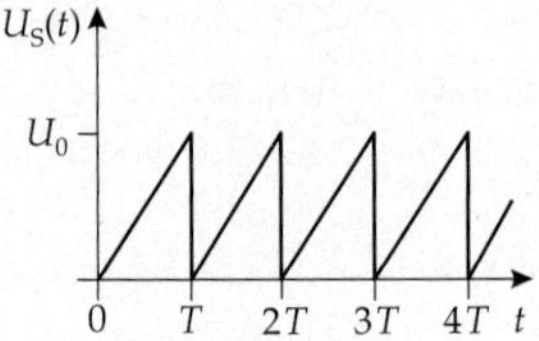

Sägezahnfunktion

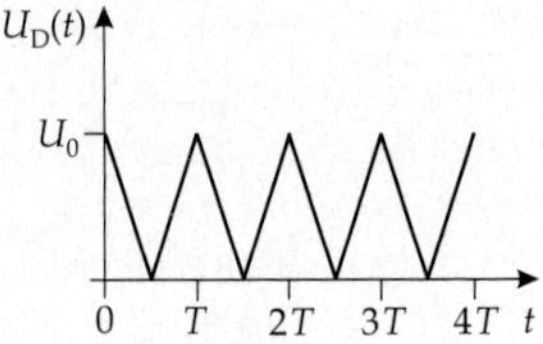

Dreieckfunktion

Rechteckimpuls:

$$U_{\mathrm{R}}(t) = U_0 H(\sin(2\pi t/T)) = \begin{cases} 0 & -T/2 < t < 0 \\ U_0 & 0 \le t \le T/2 \end{cases}$$

$$= \frac{U_0}{2} + \frac{2U_0}{\pi}\left[\sin(1\cdot 2\pi t/T) + \frac{1}{3}\sin(3\cdot 2\pi t/T) + \frac{1}{5}\sin(5\cdot 2\pi t/T) + \ldots\right].$$

Schmale Rechteckimpulse können über die Integralbeziehung für a_k, b_k ausgerechnet werden. Sie enthalten in ihren Argumenten zusätzliche Faktoren, die die Impulsbreite berücksichtigen.

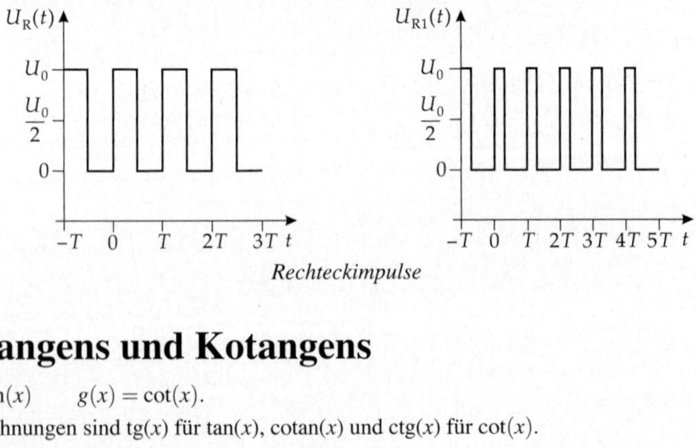

Rechteckimpulse

5.33 Tangens und Kotangens

$$f(x) = \tan(x) \qquad g(x) = \cot(x).$$

Andere Bezeichnungen sind $\mathrm{tg}(x)$ für $\tan(x)$, $\mathrm{cotan}(x)$ und $\mathrm{ctg}(x)$ für $\cot(x)$.

a) Definition

Geometrische Definition – siehe Erläuterungen zu Beginn des Kapitels Trigonometrische Funktionen.
Interpretation im rechtwinkligen Dreieck:

$$\tan(\alpha) = \frac{\text{Gegenkathete}}{\text{Ankathete}}, \qquad \cot(\alpha) = \frac{\text{Ankathete}}{\text{Gegenkathete}},$$

$$\tan(a) = t, \qquad \cot(a) = \frac{1}{t}.$$

Definition über Sinus und Kosinus:

$$\tan(x) = \frac{\sin(x)}{\cos(x)}, \qquad \cot(x) = \frac{\cos(x)}{\sin(x)}.$$

Exponentialfunktionen mit imaginärem Argument:

$$\tan(x) = \frac{2\mathrm{j}}{\mathrm{e}^{2\mathrm{j}x}+1} - \mathrm{j}, \qquad \cot(x) = \frac{2\mathrm{j}}{\mathrm{e}^{2\mathrm{j}x}-1} + \mathrm{j}.$$

Lösung der Differentialgleichung:

$$\frac{\mathrm{d}f}{\mathrm{d}x} = af^2 + bf + c \qquad b^2 < 4ac$$

durch die Funktionen

$$f_1(x) = \frac{\sqrt{4ac-b^2}}{2a} \tan\left(\frac{x\sqrt{4ac-b^2}}{2}\right) - \frac{b}{2a},$$

$$f_2(x) = -\frac{\sqrt{4ac-b^2}}{2a} \cot\left(\frac{x\sqrt{4ac-b^2}}{2}\right) - \frac{b}{2a}.$$

Unbestimmtes Integral der Sekans- und Kosekansfunktion:

$$\tan(x) = \int_0^x \sec^2(t)\,\mathrm{d}t, \qquad \cot(x) = \int_x^{\frac{\pi}{2}} \csc^2(t)\,\mathrm{d}t.$$

Integral einer Potenzfunktion:

$$\tan(x) = \frac{2}{\pi} \int_0^\infty \frac{t^{\frac{2x}{\pi}} - 1}{t^2 - 1}\mathrm{d}t \qquad x < \frac{\pi}{2},$$

$$\cot(x) = \frac{2}{\pi} \int_0^\infty \frac{t^{\frac{2x}{\pi}}}{t - t^3}\mathrm{d}t \qquad x < \pi.$$

b) Grafische Darstellung

● Tangens und Kotangens sind periodische Funktionen mit der Periode π.

▷ Im Gegensatz dazu haben die anderen trigonometrischen Funktionen die Periode 2π.

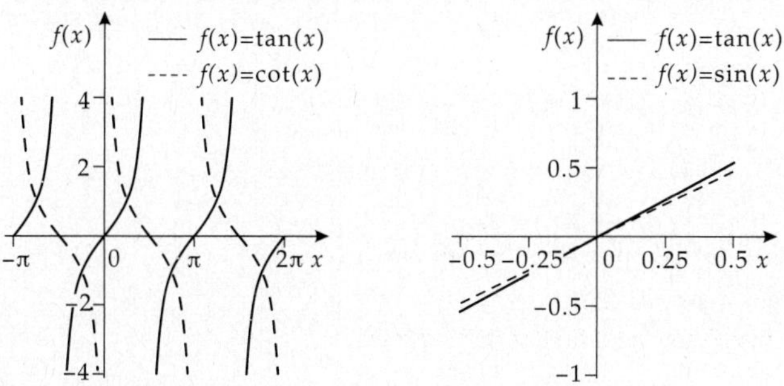

Der Tangens besitzt die Nullstellen $0, \pm\pi, \pm 2\pi, \ldots$
und die Polstellen $\pm\frac{\pi}{2}, \pm\frac{3\pi}{2}, \ldots$.

Der Kotangens besitzt die Nullstellen $\pm\frac{\pi}{2}, \pm\frac{3\pi}{2}, \ldots$
und die Polstellen $0, \pm\pi, \pm 2\pi, \ldots$.

▷ In der Nähe der Nullstellen verhält sich der Tangens wie eine Gerade der Steigung Eins und der Kotangens wie eine Gerade der Steigung -1.

Der Tangens ist im Intervall zwischen zwei Polstellen streng monoton steigend, der Kotangens ist streng monoton fallend.

c) Eigenschaften der Funktionen

Definitionsbereich: $-\infty < x < \infty$,

$\tan(x)$: $x \neq \pm\frac{\pi}{2}, \pm\frac{3\pi}{2} \ldots$,

$\cot(x)$: $x \neq 0, \pm\pi, \pm 2\pi \ldots$.

Wertebereich: $-\infty < f(x) < \infty$.

Quadrant: alle vier Quadranten.

Periodizität: Periode π.

Monotonie: im Intervall zwischen den Polen

$\tan(x)$: streng monoton steigend,

$\cot(x)$: streng monoton fallend.

Symmetrien: Punktsymmetrie zum Ursprung.

Verhalten im Unendl.: kein festes Verhalten für $x \to \pm\infty$.

d) Spezielle Werte

Grad	rad	$\tan(x)$	$\cot(x)$	rad	Grad	$\tan(x)$	$\cot(x)$
0	0	0	∞	0.05	2.87	0.0500	19.983
5	0.087	0.0875	11.430	0.1	5.73	0.1003	9.9666
10	0.175	0.1763	5.6713	0.15	8.59	0.1511	6.6166
15	$\pi/12$	0.2679	3.7321	0.2	11.46	0.2027	4.9332
20	0.349	0.3640	2.7475	0.25	14.32	0.2553	3.9163
25	0.436	0.4663	2.1445	0.3	17.19	0.3093	3.2327
30	$\pi/6$	0.5774	1.7321	0.35	20.05	0.3650	2.7395
35	0.611	0.7002	1.4281	0.4	22.92	0.4228	2.3652
40	0.698	0.8391	1.1918	0.5	28.65	0.5463	1.8305
45	$\pi/4$	1	1	0.6	34.38	0.6841	1.4617
50	0.873	1.1918	0.8391	0.7	40.12	0.8423	1.1872
55	0.960	1.4281	0.7002	0.8	45.84	1.0296	0.9721
60	$\pi/3$	1.7321	0.5774	0.9	51.57	1.2602	0.7936
65	1.135	2.1445	0.4663	1.0	57.30	1.5574	0.6421
70	1.222	2.7475	0.3640	1.1	63.03	1.9684	0.5090
75	$5\pi/12$	3.7321	0.2679	1.2	68.75	2.5722	0.3888
80	1.396	5.6713	0.1763	1.3	74.48	3.6021	0.2776
85	1.484	11.430	0.0875	1.4	80.21	5.7979	0.1725
90	$\pi/2$	∞	0	1.5	85.94	14.101	0.0709

Nullstellen: $\tan(x)$: $x = 0, \pm\pi, \pm 2\pi \ldots$,

$\cot(x)$: $x = \pm\frac{\pi}{2}, \pm\frac{3\pi}{2} \ldots$.

Sprungstellen: keine.

Polstellen: $\tan(x)$: $x = \pm\frac{\pi}{2}, \pm\frac{3\pi}{2} \ldots$,

$\cot(x)$: $x = 0, \pm\pi, \pm 2\pi \ldots$.

Extrema: keine.

Wendepunkte: $\tan(x)$: $x = 0, \pm\pi, \pm 2\pi \ldots$,

$\cot(x)$: $x = \pm\frac{\pi}{2}, \pm\frac{3\pi}{2} \ldots$.

e) Reziproke Funktionen

- Tangens und Kotangens sind zueinander reziproke Funktionen.

$$\frac{1}{\tan(x)} = \cot(x) \qquad \frac{1}{\cot(x)} = \tan(x).$$

f) Umkehrfunktionen

Umkehrfunktionen sind die zugehörigen Arkusfunktionen.

- Die Funktion kann nur auf einer Periodenlänge umgekehrt werden.

$$f^{-1}(x) = \arctan(x),$$
$$f^{-1}(x) = \operatorname{arccot}(x).$$

g) Verwandte Funktionen

Sinus und Kosinus, Quotient ergibt Tangens, Kotangens.
Sekans und Kosekans, reziproke Funktionen.
Arkusfunktionen, Umkehrfunktionen.
Hyperbolische Funktionen, verwandt mit trigonometrischen Funktionen.

h) Umrechnungsformeln

Spiegelung an der y-Achse:

$$\tan(-x) = -\tan(x) \qquad \cot(-x) = -\cot(x).$$

Verschiebung entlang der x-Achse:

$$\tan\left(x \pm \frac{n\pi}{4}\right) = \begin{cases} \tan(x) & n = 0,4,8,\ldots \\ \dfrac{\tan(x) \pm 1}{1 \mp \tan(x)} & n = 1,5,9,\ldots \\ -\cot(x) & n = 2,6,10,\ldots \\ \dfrac{\tan(x) \mp 1}{1 \pm \tan(x)} & n = 3,7,11,\ldots \end{cases}$$

$$\cot\left(x \pm \frac{n\pi}{4}\right) = \begin{cases} \cot(x) & n = 0,4,8,\ldots \\ \dfrac{\cot(x) \mp 1}{1 \pm \cot(x)} & n = 1,5,9,\ldots \\ -\tan(x) & n = 2,6,10,\ldots \\ \dfrac{\cot(x) \pm 1}{1 \mp \cot(x)} & n = 3,7,11,\ldots \end{cases}$$

Zusammen mit den Spiegeleigenschaften ergibt sich die in der Geometrie wichtige Relation der Komplementärwinkel:

$$\tan(x) = \cot\left(\frac{\pi}{2} - x\right), \qquad \cot(x) = \tan\left(\frac{\pi}{2} - x\right).$$

Addition im Argument:

$$\tan(x \pm y) = \frac{\tan(x) \pm \tan(y)}{1 \mp \tan(x)\tan(y)}, \qquad \cot(x \pm y) = \frac{\cot(x)\cot(y) \mp 1}{\cot(y) \pm \cot(x)}.$$

Ganzes Vielfaches im Argument vom Tangens:

$$\tan(2x) = \frac{2\tan(x)}{1 - \tan^2(x)} = \frac{2\cot(x)}{\cot^2(x) - 1},$$

$$\tan(3x) = \frac{3\tan(x) - \tan^3(x)}{1 - 3\tan^2(x)},$$
$$\tan(4x) = \frac{4\tan(x) - 4\tan^3(x)}{1 - 6\tan^2(x) + \tan^4(x)},$$
$$\tan(5x) = \frac{5\tan(x) - 10\tan^3(x) + \tan^5(x)}{1 - 10\tan^2(x) + 5\tan^4(x)}.$$

Halbes Argument:

$$\tan\left(\frac{x}{2}\right) = (-1)^m \sqrt{\frac{1-\cos(x)}{1+\cos(x)}} = \tau, \qquad m = \operatorname{int}\left[\frac{2x}{\pi}\right].$$

Umrechnungen mit $\tau = \tan\left(\frac{x}{2}\right)$:

$$\sin(x) = \frac{2\tau}{1+\tau^2}, \qquad \csc(x) = \frac{1+\tau^2}{2},$$
$$\cos(x) = \frac{1-\tau^2}{1+\tau^2}, \qquad \sec(x) = \frac{1+\tau^2}{1-\tau^2},$$
$$\tan(x) = \frac{1}{1-\tau} - \frac{1}{1+\tau}, \qquad \cot(x) = \frac{1-\tau^2}{2\tau},$$
$$\cos(x) + 1 = \frac{2}{1+\tau^2}, \qquad \sec(x) + 1 = \frac{1}{1-\tau} + \frac{1}{1+\tau},$$
$$\sec(x) + \tan(x) = \frac{1+\tau}{1-\tau}, \qquad \sec(x) - \tan(x) = \frac{1-\tau}{1+\tau},$$
$$\csc(x) + \cot(x) = \frac{1}{\tau}, \qquad \csc(x) - \cot(x) = \tau.$$

Vielfaches im Argument vom Kotangens unter Tangens nachschauen:

$$\cot(ax) = \frac{1}{\tan(ax)}.$$

Addition von Funktionen:

$$\tan(x) \pm \tan(y) = \sin(x \pm y)\sec(x)\sec(y),$$
$$\cot(x) \pm \cot(y) = \sin(x \pm y)\csc(x)\csc(y),$$
$$\cot(x) + \tan(y) = \cos(x - y)\csc(x)\sec(y),$$
$$\cot(x) - \tan(y) = \cos(x + y)\csc(x)\sec(y).$$

Produkt von Funktionen:

$$\tan(x)\tan(y) = \frac{\cos(x-y) - \cos(x+y)}{\cos(x-y) + \cos(x+y)},$$
$$\tan(x)\cot(y) = \frac{\sin(x+y) + \sin(x-y)}{\sin(x+y) - \sin(x-y)},$$
$$\cot(x)\cot(y) = \frac{\cos(x-y) + \cos(x+y)}{\cos(x-y) - \cos(x+y)}.$$

i) Näherungsformeln (8 bit ≈ 0,4 % Genauigkeit)

Für kleine Werte von x gilt

$$\tan(x) \approx \frac{x}{1 - \frac{x^2}{3}} \qquad -0{,}6 \le x \le 0{,}6,$$

$$\cot(x) \approx \frac{\left(1 - \frac{x^2}{6}\right)^2}{x} \qquad -0{,}5 \le x \le 0{,}5.$$

In der Nähe der Polstellen x_P gilt

$$\tan(x) \approx \frac{1}{x_P - x} \qquad x_P = \pm\frac{\pi}{2}, \pm\frac{3\pi}{2}, \ldots \qquad -0,1 \leq x_P - x \leq 0,1,$$

$$\cot(x) \approx \frac{1}{x - x_P} \qquad x_P = 0, \pm\pi, \pm 2\pi, \ldots \qquad -0,1 \leq x_P - x \leq 0,1.$$

j) Reihen- oder Produktentwicklung

Reihenzerlegung mit Bernoullizahlen B_k.

Für den Tangens gilt für $-\frac{\pi}{2} < x < \frac{\pi}{2}$:

$$\tan(x) = x + \frac{x^3}{3} + \frac{2x^5}{15} + \frac{17x^7}{315} + \ldots + (-1)^{n-1} \cdot \frac{2^{2n}(2^{2n}-1)B_{2n}x^{2n-1}}{(2n)!} + \ldots$$

Für den Kotangens gilt für $-\pi < x < \pi$:

$$\cot(x) = \frac{1}{x} - \frac{x}{3} - \frac{x^3}{45} - \frac{x^5}{945} - \ldots + (-1)^n \cdot \frac{2^{2n}B_{2n}x^{2n-1}}{(2n)!} + \ldots$$

Partialbruchzerlegung für Tangens und Kotangens:

$$\tan(x) = \frac{8x}{\pi^2 - 4x^2} + \frac{8x}{9\pi^2 - 4x^2} + \frac{8x}{25\pi^2 - 4x^2} + \ldots + \frac{8x}{(2k-1)^2\pi^2 - 4x^2} + \ldots$$

$$\cot(x) = \frac{1}{x} - \frac{2x}{\pi^2 - x^2} - \frac{2x}{4\pi^2 - x^2} - \frac{2x}{9\pi^2 - x^2} - \ldots - \frac{2x}{k^2\pi^2 - x^2} - \ldots$$

Kettenbruchzerlegung des Tangens (außerhalb der Polstellen):

$$\tan(x) = \cfrac{x}{1 - \cfrac{x^2}{3 - \cfrac{x^2}{5 - \cfrac{x^2}{7 - \cfrac{x^2}{9 - \cfrac{\ldots}{\ldots}}}}}}.$$

k) Ableitung der Funktionen

Ableitung von Tangens und Kotangens ergibt quadratische Terme

$$\frac{\mathrm{d}}{\mathrm{d}x}\tan(x) = \sec^2(x) = 1 + \tan^2(x) = \frac{1}{\cos^2 x},$$

$$\frac{\mathrm{d}}{\mathrm{d}x}\cot(x) = -\csc^2(x) = -1 - \cot^2(x) = -\frac{1}{\sin^2 x}.$$

l) Stammfunktionen

Stammfunktion von Tangens und Kotangens ergibt den Logarithmus von Sekans und Kosekans

$$\int \tan(x)\mathrm{d}x = \ln|\sec(x)| = \frac{1}{2}\ln(1 + \tan^2(x)) + C_1,$$

$$\int \cot(x)\mathrm{d}x = \ln|\csc(x)| = -\frac{1}{2}\ln(1 + \cot^2(x)) + C_1.$$

Für beliebiges a gilt:

$$\int_0^{\pi/4} \tan^a(t)\mathrm{d}t = \int_{\pi/4}^{\pi/2} \cot^a(t)\mathrm{d}t.$$

Für $-1 < a < 1$ gilt weiterhin

$$\int_0^{\pi/2} \tan^a(t)\mathrm{d}t = \int_0^{\pi/2} \cot^a(t)\mathrm{d}t = \frac{\pi}{2}\sec\left(\frac{a\pi}{2}\right).$$

m) Spezielle Erweiterungen und Anwendungen

Komplexes Argument:

$$\tan(x \pm \mathrm{j}y) = \frac{\sin(2x) \pm \mathrm{j}\sinh(2y)}{\cos(2x) + \cosh(2y)}, \qquad \cot(x \pm \mathrm{j}y) = \frac{\sin(2x) \mp \mathrm{j}\sinh(2y)}{\cosh(2y) - \cos(2x)}.$$

Rein imaginäres Argument:

$$\tan(\mathrm{j}y) = \mathrm{j}\tanh(y), \qquad \cot(\mathrm{j}y) = -\mathrm{j}\coth(y).$$

5.34 Sekans und Kosekans

$$f(x) = \sec(x) \qquad g(x) = \csc(x).$$

Für den Kosekans werden die Bezeichnungen csc(x) und cosec(x) verwendet.
Selten gebrauchte Funktionen.

a) Definition

Geometrische Interpretation – siehe Kapitelanfang:

$$\sec(x) = \text{Strecke } \overline{OT}, \qquad \csc(x) = \text{Strecke } \overline{OK}.$$

Interpretation im rechtwinkligen Dreieck:

$$\sec(\alpha) = \frac{\text{Hypotenuse}}{\text{Ankathete}} \qquad \csc(\alpha) = \frac{\text{Hypotenuse}}{\text{Gegenkathete}}$$

Reziproke Funktionen zu Sinus und Kosinus:

$$\sec(x) = \frac{1}{\cos(x)}, \qquad \csc(x) = \frac{1}{\sin(x)}.$$

Exponentialfunktionen mit negativem Argument:

$$\sec(x) = \frac{2\mathrm{e}^{\mathrm{j}x}}{\mathrm{e}^{2\mathrm{j}x} + 1}, \qquad \csc(x) = \frac{2\mathrm{j}\mathrm{e}^{\mathrm{j}x}}{\mathrm{e}^{2\mathrm{j}x} + 1}.$$

Integraldarstellung:

$$\sec(x) = \frac{2}{\pi}\int_0^{\infty} \frac{t^{2x/\pi}}{t^2+1}\,\mathrm{d}t \qquad -\frac{\pi}{2} < x < \frac{\pi}{2},$$

$$\csc(x) = \frac{1}{\pi}\int_0^{\infty} \frac{t^{x/\pi}}{t^2+1}\,\mathrm{d}t \qquad 0 < x < \pi.$$

b) Grafische Darstellung

Die Funktionen lassen sich als Bögen beschreiben, die abwechselnd im positiven und im negativen y-Bereich verlaufen. Die Funktionen haben eine Periode von 2π und nehmen alle Werte außer zwischen -1 und 1 an.

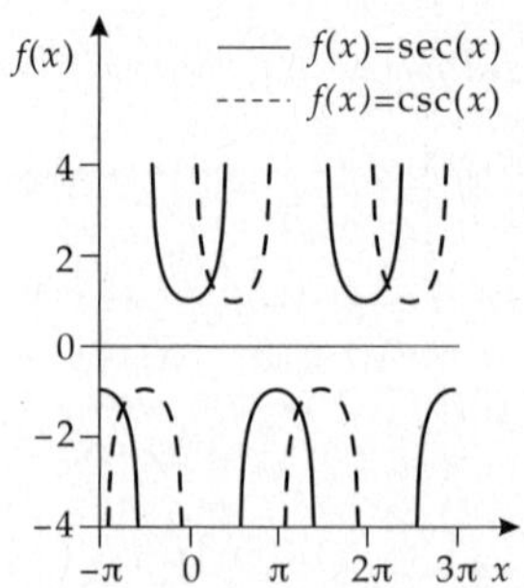

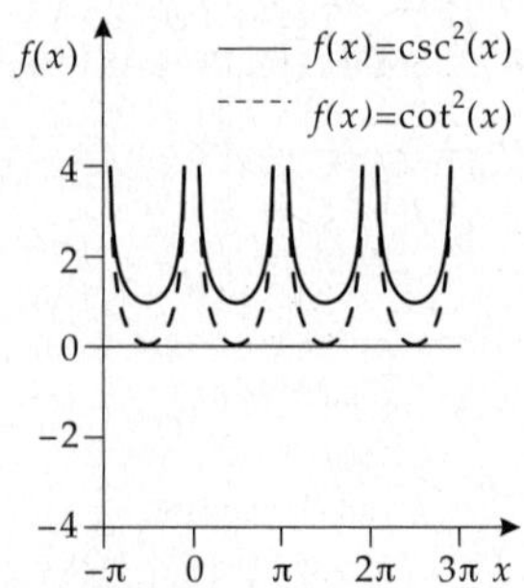

c) Eigenschaften der Funktionen

Definitionsbereich: $-\infty < x < \infty$, außer
$\csc(x)$ $x = n\pi$, n ganze Zahl,
$\sec(x)$ $x = \left(n + \frac{1}{2}\right)\pi$, n ganze Zahl.

Wertebereich: $-\infty < f(x) \leq -1$ und $1 \leq f(x) < \infty$.

Quadrant: alle vier Quadranten.

Periodizität: Periode 2π.

Monotonie: streng monoton steigende und streng monoton fallende Abschnitte.

Symmetrien: $\csc(x)$ Punktsymmetrie zum Ursprung
Punktsymmetrie zu $x = n\pi, y = 0$,
n ganze Zahl,
Spiegelsymmetrie zu $x = \left(n + \frac{1}{2}\right)\pi$,
n ganze Zahl,
$\sec(x)$ Spiegelsymmetrie zur y-Achse,
Spiegelsymmetrie zu $x = n\pi$, n ganze Zahl,
Punktsymmetrie zu $x = \left(n + \frac{1}{2}\right)\pi, y = 0$.

Verh. im Unendl.: kein festes Verhalten für $x \to \pm\infty$.

d) Spezielle Werte

Grad	rad	$\sec(x)$	$\csc(x)$	rad	Grad	$\sec(x)$	$\csc(x)$
0	0	1	∞	0.05	2.87	1.0013	20.008
5	0.087	1.004	11.47	0.1	5.73	1.0050	10.017
10	0.175	1.015	5.759	0.15	8.59	1.0114	6.6917
15	$\pi/12$	1.035	3.864	0.2	11.46	1.0203	5.0335
20	0.349	1.064	2.924	0.25	14.32	1.0321	4.0420
25	0.436	1.103	2.366	0.3	17.19	1.0468	3.3839
30	$\pi/6$	1.155	2	0.35	20.05	1.0645	2.9163
35	0.611	1.221	1.743	0.4	22.92	1.0857	2.5679
40	0.698	1.305	1.550	0.5	28.65	1.1395	2.0858
45	$\pi/4$	1.414	1.414	0.6	34.38	1.2116	1.7710
50	0.873	1.556	1.305	0.7	40.12	1.3075	1.5523
55	0.960	1.743	1.221	0.8	45.84	1.4353	1.3940
60	$\pi/3$	2	1.155	0.9	51.57	1.6087	1.2766
65	1.135	2.366	1.103	1.0	57.30	1.8508	1.1884
70	1.222	2.924	1.064	1.1	63.03	2.2046	1.1221
75	$5\pi/12$	3.864	1.035	1.2	68.75	2.7597	1.0729
80	1.396	5.759	1.015	1.3	74.48	3.7383	1.0378
85	1.484	11.47	1.004	1.4	80.21	5.8835	1.0148
90	$\pi/2$	∞	1	1.5	85.94	14.137	1.0025

Nullstellen: keine.

Sprungstellen: keine.

Polstellen: $\sec(x)$ $x = n\pi$, n ganze Zahl,
$\csc(x)$ $x = \left(n + \frac{1}{2}\right)\pi$, n ganze Zahl.

Extrema: $\sec(x)$ Minima $x = \left(2n + \frac{1}{2}\right)\pi$,

Maxima $x = \left(2n - \frac{1}{2}\right)\pi$,

$\csc(x)$ Minima $x = 2n\pi$,

Maxima $x = (2n-1)\pi$.

Wendepunkte: keine.

e) Reziproke Funktionen

Reziproke Funktionen sind die Sinus- und Kosinusfunktion

$$\frac{1}{\sec(x)} = \cos(x), \qquad \frac{1}{\csc(x)} = \sin(x).$$

f) Umkehrfunktionen

Umkehrfunktionen sind die Arkusfunktionen.

- Die Funktionen sind nur auf einer halben Periodenlänge umkehrbar.

$f^{-1}(x) = \mathrm{arcsec}(x)$,

$f^{-1}(x) = \mathrm{arccsc}(x)$.

g) Verwandte Funktionen

Sinus und Kosinus, reziproke Funktionen.
Tangens und Kotangens, Quotient von Sekans und Kosekans.
Arkusfunktionen, Umkehrfunktionen.
Hyperbolische Funktionen, verwandt mit trigonometrischen Funktionen.

h) Umrechnungsformeln

Beziehung zwischen Sekans und Kosekans:

$$\sec(x) = \csc(x)\tan(x) = \frac{\csc(x)}{\cot(x)}.$$

Verschiebung entlang der x-Achse:

$$\sec\left(x \pm \frac{n\pi}{2}\right) = \begin{cases} \sec(x) & n = 0,4,8,\dots \\ \mp\csc(x) & n = 1,5,9,\dots \\ -\sec(x) & n = 2,6,10,\dots \\ \pm\csc(x) & n = 3,7,11,\dots, \end{cases}$$

$$\csc\left(x \pm \frac{n\pi}{2}\right) = \begin{cases} \csc(x) & n = 0,4,8,\dots \\ \pm\sec(x) & n = 1,5,9,\dots \\ -\csc(x) & n = 2,6,10,\dots \\ \mp\sec(x) & n = 3,7,11,\dots. \end{cases}$$

Doppeltes Argument:

$$\sec(2x) = \frac{\sec^2(x)}{2 - \sec^2(x)},$$

$$\csc(2x) = \frac{\sec(x)\csc(x)}{2} = \frac{\csc^2(x)}{2\sqrt{\csc^2(x) - 1}}.$$

Halbes Argument:

$$\sec\left(\frac{x}{2}\right) = (-1)^m \sqrt{\frac{2\sec(x)}{1 + \sec(x)}} \qquad m = \mathrm{Int}\left[\frac{\pi + |x|}{2\pi}\right],$$

$$\csc\left(\frac{x}{2}\right) = (-1)^m \sqrt{\frac{\sec(x)}{\sec(x)-1}} \qquad m = \mathrm{Int}\left[\frac{|x|}{2\pi}\right].$$

i) Näherungsformeln (8 bit ≈ 0,4 % Genauigkeit)

Für kleine Werte von x gilt

$$\sec(x) \approx \left(1-\frac{x^2}{3}\right)^{-\frac{3}{2}} \qquad -0,9 \le x \le 0,9,$$

$$\csc(x) \approx \frac{1}{x} + \frac{x}{6} \qquad -\frac{2}{3} \le x \le \frac{2}{3}.$$

j) Reihen- oder Produktentwicklung

Reihenentwicklung für den Sekans für $-\frac{\pi}{2} < x < \frac{\pi}{2}$:

$$\sec(x) = 1 + \frac{x^2}{2} + \frac{5x^4}{24} + \frac{61x^6}{720} + \ldots + (-1)^n \cdot \frac{E_{2n}x^{2n}}{(2n)!} + \ldots$$

Reihenentwicklung für den Kosekans mit Bernoulli-Zahlen B_k:

$$\csc(x) = \frac{1}{x} + \frac{x}{6} + \frac{7x^3}{360} + \frac{31x^5}{15120} + \ldots + (-1)^{n-1} \cdot \frac{2(2^{2n-1}-1)B_{2n}x^{2n-1}}{(2n)!} + \ldots \qquad -\pi < x < \pi.$$

Partialbruchzerlegung:

$$\sec(x) = \frac{4\pi}{\pi^2-4x^2} - \frac{12\pi}{9\pi^2-4x^2} + \frac{20\pi}{25\pi^2-4x^2} - \ldots = \pi\sum_{k=0}^{\infty}\frac{(-1)^k(8k+4)}{(2k+1)^2\pi^2-4x^2},$$

$$\csc(x) = \frac{1}{x} + \frac{2x}{\pi^2-x^2} - \frac{2x}{4\pi^2-x^2} + \frac{2x}{9\pi^2-x^2} - \ldots = \frac{1}{x} - 2x\sum_{k=1}^{\infty}\frac{(-1)^k}{k^2\pi^2-x^2}.$$

Partialbruchzerlegung der Quadrate:

$$\sec^2(x) = \frac{4}{(\pi-2x)^2} + \frac{4}{(\pi+2x)^2} + \frac{4}{(3\pi-2x)^2} + \frac{4}{(3\pi+2x)^2} + \ldots = \sum_{k=-\infty}^{\infty}\frac{1}{\left[x+\left(k+\frac{1}{2}\right)\pi\right]^2},$$

$$\csc^2(x) = \frac{1}{x^2} + \frac{1}{(\pi-x)^2} + \frac{1}{(\pi+x)^2} + \frac{1}{(2\pi-x)^2} + \frac{1}{(2\pi+x)^2} + \ldots = \sum_{k=-\infty}^{\infty}\frac{1}{[x+k\pi]^2}.$$

k) Ableitung der Funktionen

Ableitung über die Kettenregel:

$$\frac{\mathrm{d}}{\mathrm{d}x}\sec(x) = \sec(x)\tan(x) = \frac{\sec^2(x)}{\csc(x)},$$

$$\frac{\mathrm{d}}{\mathrm{d}x}\csc(x) = -\csc(x)\cot(x) = -\frac{\csc^2(x)}{\sec(x)}.$$

l) Stammfunktionen

Stammfunktionen sind Logarithmen von trigonometrischen Funktionen:

$$\int \sec(x)\mathrm{d}x = \ln\left|\tan\left(\frac{x}{2}+\frac{\pi}{4}\right)\right| = \ln[\sec(x)+\tan(x)] + C_1,$$

$$\int \csc(x)\mathrm{d}x = \ln\left|\tan\left(\frac{x}{2}\right)\right| = \ln[\csc(x)-\cot(x)] + C_1.$$

Stammfunktionen der Quadrate sind Tangens und Kotangens

$$\int \sec^2(x)\mathrm{d}x = \tan(x), \qquad \int \csc^2(x)\mathrm{d}x = -\cot(x).$$

m) Spezielle Erweiterungen und Anwendungen

Komplexes Argument:

$$\sec(x+\mathrm{j}y) = \frac{\coth(y)+\mathrm{j}\tan(x)}{\sec(x)\sinh(y)+\cos(x)\operatorname{csch}(y)},$$

$$\csc(x+\mathrm{j}y) = \frac{\coth(y)-\mathrm{j}\cot(x)}{\sin(x)\operatorname{csch}(y)+\csc(x)\sinh(y)}.$$

Rein imaginäres Argument:

$$\sec(\mathrm{j}y) = \operatorname{sech}(y), \qquad \csc(\mathrm{j}y) = -\mathrm{j}\operatorname{csch}(y).$$

Eulersche Zahlen können durch die Reihenentwicklung des Sekans definiert werden:

$$\sec(\mathrm{j}x) = \operatorname{sech}(x) = E_0 + E_2\frac{x^2}{2!} + E_4\frac{x^4}{4!} + E_6\frac{x^6}{6!} + \ldots$$

Tabelle der ersten zwölf Eulerschen Zahlen mit geradzahligem Index ($E_0 = 1$, $E_{2n+1} = 0$):

k	E_k	k	E_k	k	E_k
2	−1	10	−50 521	18	−2 404 879 675 441
4	5	12	2 702 765	20	370 371 188 237 525
6	−61	14	−199 360 981	22	−69 348 874 393 137 901
8	1 385	16	19 391 512 145	24	15 514 534 163 557 086 905

Arkusfunktionen

Arkusfunktionen sind die Umkehrfunktionen der trigonometrischen Funktionen.
Inverse trigonometrische Funktionen, weitere Bezeichnung der Arkusfunktionen.
Sie ordnen den durch die trigonometrischen Funktionen definierten Werten die Länge des zugehörigen Bogens (lat. arcus, daher Arkusfunktionen) des Einheitskreises zu.

● Da die Zuordnung nicht eindeutig ist, wird bei der Arkusfunktion ein **Hauptwert** zugeordnet.

▷ Bei $\arcsin(x)$, $\arctan(x)$, $\operatorname{arccsc}(x)$ liegt der Hauptwert zwischen $-\frac{\pi}{2}$ und $\frac{\pi}{2}$ und bei $\arccos(x)$, $\operatorname{arccot}(x)$, $\operatorname{arcsec}(x)$ zwischen Null und π.

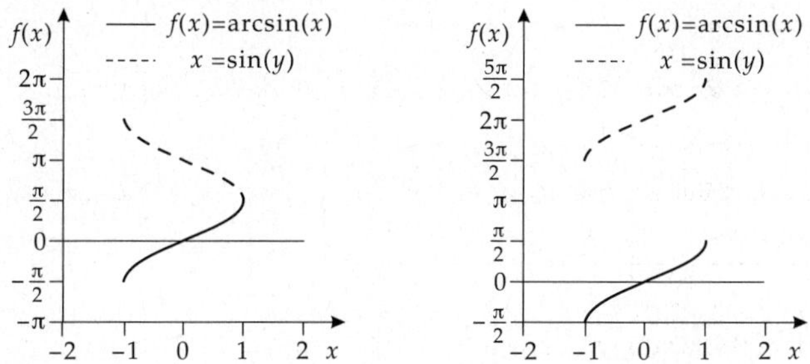

Hauptwert von $f(x) = \arcsin(x)$ (———) und weitere Möglichkeiten (– – – – –)

Ähnlich wie zu den trigonometrischen Funktionen gibt es auch zu den Arkusfunktionen Umrechnungsformeln $\left(s(x) = \operatorname{sgn}(x),\ p(x) = \pi \cdot H(-x) = \begin{cases} \pi & \text{für } x < 0 \\ 0 & \text{für } x > 0 \end{cases}\right)$:

Funktion	$f(x) = \arcsin(x)$	$f(x) = \arccos(x)$	$f(x) = \arctan(x)$
$\arcsin(x)$	$f(x)$	$\frac{\pi}{2} - f(x)$	$f\left(\frac{x}{\sqrt{1-x^2}}\right)$
$\arccos(x)$	$\frac{\pi}{2} - f(x)$	$f(x)$	$f\left(\frac{\sqrt{1-x^2}}{x}\right) + p(x)$
$\arctan(x)$	$f\left(\frac{x}{\sqrt{1+x^2}}\right)$	$s(x) f\left(\frac{1}{\sqrt{1+x^2}}\right)$	$f(x)$
$\operatorname{arccot}(x)$	$f\left(\frac{s(x)}{\sqrt{1+x^2}}\right) + p(x)$	$f\left(\frac{x}{\sqrt{1+x^2}}\right)$	$\frac{\pi}{2} - f(x)$
$\operatorname{arcsec}(x)$	$f\left(\frac{\sqrt{x^2-1}}{x}\right) + p(x)$	$f\left(\frac{1}{x}\right)$	$s(x) f\left(\sqrt{x^2-1}\right) + p(x)$
$\operatorname{arccsc}(x)$	$f\left(\frac{1}{x}\right)$	$f\left(\frac{\sqrt{x^2-1}}{x}\right) - p(x)$	$f\left(\frac{s(x)}{\sqrt{x^2-1}}\right)$

● Eine wichtige Umrechnungseigenschaft ist die konstante Summe zweier komplementärer Arkusfunktionen.
$\arcsin(x) + \arccos(x) = \arctan(x) + \operatorname{arccot}(x) = \operatorname{arcsec}(x) + \operatorname{arccsc}(x) = \frac{\pi}{2}$.

▷ In einigen Programmbibliotheken ist nur der Arkustangens als Standardfunktion vorhanden. Andere Arkusfunktionen müssen über die Umrechnungsfunktionen abgeleitet werden.

Zur Schreibweise: Arkusfunktionen werden durch ein vorangestelltes arc gekennzeichnet, z. B. $\arcsin(x)$. Üblich ist die Schreibweise mit Kleinbuchstaben.

▷ Um die Arkusfunktionen besser gegen die Areafunktionen abzugrenzen, wird für die Areafunktionen die Schreibweise mit Großbuchstaben verwendet.

Vorwiegend im amerikanischen Sprachraum wird die Inversionsdarstellung mit -1 als Exponenten verwendet: $\arcsin(x) = \sin^{-1}(x)$.

▷ Diese Kurzform findet sich auch auf vielen Taschenrechnern.

Funktion	$f(x) = \operatorname{arccot}(x)$	$f(x) = \operatorname{arcsec}(x)$	$f(x) = \operatorname{arccsc}(x)$
$\arcsin(x)$	$f\left(\frac{\sqrt{1-x^2}}{x}\right) - p(x)$	$\mathrm{s}(x) f\left(\frac{1}{\sqrt{1-x^2}}\right)$	$f\left(\frac{1}{x}\right)$
$\arccos(x)$	$f\left(\frac{x}{\sqrt{1-x^2}}\right)$	$f\left(\frac{1}{x}\right)$	$f\left(\frac{\mathrm{s}(x)}{\sqrt{1-x^2}}\right)$
$\arctan(x)$	$\frac{\pi}{2} - f(x)$	$\mathrm{s}(x) f\left(\sqrt{x^2+1}\right)$	$f\left(\frac{\sqrt{x^2+1}}{x}\right)$
$\operatorname{arccot}(x)$	$f(x)$	$f\left(\frac{\sqrt{x^2+1}}{x}\right)$	$\mathrm{s}(x) f\left(\sqrt{1+x^2}\right) + p(x)$
$\operatorname{arcsec}(x)$	$f\left(\frac{\mathrm{s}(x)}{\sqrt{x^2-1}}\right)$	$f(x)$	$\frac{\pi}{2} - f(x)$
$\operatorname{arccsc}(x)$	$f\left(\sqrt{x^2-1}\right) - p(x)$	$\frac{\pi}{2} - f(x)$	$f(x)$

5.35 Arkussinus und Arkuskosinus

$$f(x) = \arcsin(x), \qquad g(x) = \arccos(x).$$

Inverse Funktionen zu Sinus und Kosinus.

a) Definition

Umkehrfunktionen zu Sinus und Kosinus.

$$y = \arcsin(x), \qquad x = \sin(y), \qquad -\frac{\pi}{2} \le y \le \frac{\pi}{2},$$

$$y = \arccos(x), \qquad x = \cos(y), \qquad 0 \le y \le \pi.$$

Darstellung durch bestimmte Integrale:

$$\arcsin(x) = \int_0^x \frac{\mathrm{d}t}{\sqrt{1-t^2}}, \qquad |x| < 1,$$

$$\arccos(x) = \int_x^1 \frac{\mathrm{d}t}{\sqrt{1-t^2}}, \qquad |x| < 1.$$

b) Grafische Darstellung

● Die Funktionen sind nur im Bereich $-1 \le x \le 1$ definiert und stellen an der Winkelhalbierenden $y = x$ gespiegelte Bögen von Sinus und Kosinus dar.

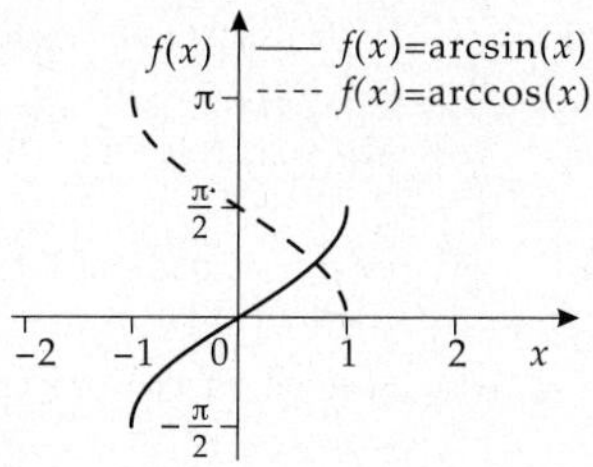

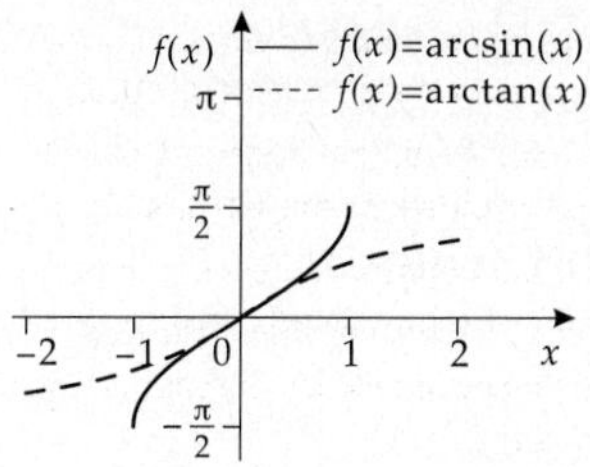

An den Rändern des Definitionsbereichs haben die Funktionen eine senkrechte Tangente, d. h., die erste Ableitung divergiert.

$\arcsin(x)$ ist streng monoton steigend, während $\arccos(x)$ streng monoton fallend ist.

▷ Bei $x = 0$ verhalten sich die Funktionen wie Geraden, deren Steigung den Betrag Eins besitzt.

c) Eigenschaften der Funktionen

Definitionsbereich:	$-1 \leq x \leq 1$.	
Wertebereich:	$\arcsin(x)$	$-\frac{\pi}{2} \leq f(x) \leq \frac{\pi}{2}$,
	$\arccos(x)$	$0 \leq f(x) \leq \pi$.
Quadrant:	$\arcsin(x)$	erster und dritter,
	$\arccos(x)$	erster und zweiter.
Periodizität:	keine.	
Monotonie:	$\arcsin(x)$	streng monoton steigend,
	$\arccos(x)$	streng monoton fallend.
Symmetrien:	$\arcsin(x)$	Punktsymmetrie zum Ursprung $x = 0, y = 0$,
	$\arccos(x)$	Punktsymmetrie zum Punkt $x = 0, y = \frac{\pi}{2}$.
Sonstige:	$\arcsin(x)$	$f(x) = \pm\frac{\pi}{2}$ für $x = \pm 1$,
	$\arccos(x)$	$f(x) = \frac{\pi}{2} \mp \frac{\pi}{2}$ für $x = \pm 1$.

d) Spezielle Werte

Nullstellen:	$\arcsin(x)$	$x = 0$,
	$\arccos(x)$	$x = 1$.
Sprungstellen:	keine.	
Polstellen:	keine.	
Extrema:	keine.	
Wendepunkte:	bei $x = 0$.	

Wert von	$x = -1$	$x = -\frac{1}{\sqrt{2}}$	$x = 0$	$x = \frac{1}{2}$	$x = \frac{1}{\sqrt{2}}$	$x = \frac{\sqrt{3}}{2}$	$x = 1$
$\arcsin(x)$	$-\frac{\pi}{2}$	$-\frac{\pi}{4}$	0	$\frac{\pi}{6}$	$\frac{\pi}{4}$	$\frac{\pi}{3}$	$\frac{\pi}{2}$
$\arccos(x)$	π	$\frac{3\pi}{4}$	$\frac{\pi}{2}$	$\frac{\pi}{3}$	$\frac{\pi}{4}$	$\frac{\pi}{6}$	0

e) Reziproke Funktionen

Die reziproken Funktionen lassen sich nicht als Arkusfunktionen oder trigonometrische Funktionen schreiben.

f) Umkehrfunktionen

Die Umkehrfunktionen sind Sinus und Kosinus.

$$f^{-1}(x) = \sin(x),$$
$$f^{-1}(x) = \cos(x).$$

g) Verwandte Funktionen

Trigonometrische Funktionen, Umkehrfunktionen der Arkusfunktionen.
Wurzeln reziproker quadratischer Funktionen hängen über Differentiation und Integration mit Arkussinus und Arkuskosinus zusammen.

h) Umrechnungsformeln

Spiegelung an der y-Achse:

$$\arcsin(-x) = -\arcsin(x),$$
$$\arccos(-x) = \pi - \arccos(x).$$

Addition komplementärer Funktionen:

$$\arcsin(x) + \arccos(x) = \frac{\pi}{2}.$$

Umrechnung der Funktionen:

$$\arcsin(x) = \frac{\operatorname{sgn}(x)}{2}\arccos(1-2x^2) = \operatorname{sgn}(x)\arccos(\sqrt{1-x^2}),$$

$$\arccos(x) = 2\arcsin\left(\sqrt{\frac{1-x}{2}}\right) = \begin{cases} \arcsin\left(\sqrt{1-x^2}\right) & \text{für } x \geq 0 \\ \pi - \arcsin\left(\sqrt{1-x^2}\right) & \text{für } x < 0. \end{cases}$$

Umrechnung im Argument:

$$\arcsin(x) = \frac{1}{2}\arcsin\left(2x\sqrt{1-x^2}\right) \qquad -\frac{1}{\sqrt{2}} \leq x \leq \frac{1}{\sqrt{2}},$$

$$\arccos(x) = 2\arccos\left(\sqrt{\frac{1+x}{2}}\right) \qquad -1 \leq x \leq 1.$$

Addition von Funktionen:

$$\arcsin(x) \pm \arcsin(y) = k\pi + \arcsin\left(x\sqrt{1-y^2} \pm y\sqrt{1-x^2}\right)$$

$$k = \operatorname{Int}\left[\frac{1}{2} + \frac{\arcsin(x)+\arcsin(y)}{\pi}\right],$$

$$\arccos(x) \pm \arccos(y) = \left(\frac{1}{2} - k\right)\pi + \arccos\left(xy \mp \sqrt{1-x^2}\sqrt{1-y^2}\right)$$

$$k = \operatorname{Int}\left[\frac{\arccos(x)+\arccos(y)}{\pi}\right].$$

i) Näherungsformeln (8 bit ≈ 0,4 % Genauigkeit)

Für kleine Werte von x gilt:

$$\arcsin(x) \approx x\sqrt{\frac{3}{3-x^2}} \qquad -0{,}5 \leq x \leq 0{,}5.$$

j) Reihen- oder Produktentwicklung

Reihenentwicklung für den Arkussinus:

$$\arcsin(x) = x + \frac{1}{2}\frac{x^3}{3} + \frac{1\cdot 3}{2\cdot 4}\frac{x^5}{5} + \frac{1\cdot 3\cdot 5}{2\cdot 4\cdot 6}\frac{x^7}{7} + \ldots$$
$$= x + \sum_{k=1}^{\infty} \frac{(2k-1)!!}{(2k)!!}\frac{x^{2k+1}}{2k+1}.$$

Kettenbruchdarstellung:

$$\arcsin(x) = \cfrac{x\sqrt{1-x^2}}{1-\cfrac{(1\cdot 2)x}{3-\cfrac{(1\cdot 2)x}{5-\cfrac{(3\cdot 4)x}{7-\cfrac{(3\cdot 4)x}{9-\cfrac{(5\cdot 6)x}{11-\cfrac{\cdots}{\cdots}}}}}}}.$$

k) Ableitung der Funktionen

$\arcsin(x)$ und $\arccos(x)$ haben bis auf das Vorzeichen die gleiche Ableitung:

$$\frac{\mathrm{d}}{\mathrm{d}x}\arcsin(ax+b) = -\frac{\mathrm{d}}{\mathrm{d}x}\arccos(ax+b) = \frac{a}{\sqrt{1-(ax+b)^2}}.$$

l) Stammfunktionen

Die Stammfunktionen sind:

$$\int \arcsin(bx+c)\mathrm{d}x = \left(x+\frac{c}{b}\right)\arcsin(bx+c) + \sqrt{\frac{1}{b^2}-\left(x+\frac{c}{b}\right)^2} + C_1,$$
$$\int \arccos(bx+c)\mathrm{d}x = \left(x+\frac{c}{b}\right)\arccos(bx+c) - \sqrt{\frac{1}{b^2}-\left(x+\frac{c}{b}\right)^2} + C_1.$$

m) Spezielle Erweiterungen und Anwendungen

Verbindung zu den Areafunktionen:

$$\arcsin(x) = -\mathrm{j}\operatorname{Arsinh}(\mathrm{j}x), \qquad \arccos(x) = \pm\mathrm{j}\operatorname{Arcosh}(x).$$

5.36 Arkustangens und Arkuskotangens

$$f(x) = \arctan(x), \qquad g(x) = \operatorname{arccot}(x).$$

Inverse Funktionen zu Tangens und Kotangens.

a) Definition

Umkehrfunktionen zu Tangens und Kotangens.

$$y = \arctan(x), \qquad x = \tan(y), \qquad -\frac{\pi}{2} \le y \le \frac{\pi}{2},$$
$$y = \operatorname{arccot}(x), \qquad x = \cot(y), \qquad 0 \le y \le \pi.$$

Darstellung als bestimmte Integrale:

$$\arctan(x) = \int_0^x \frac{\mathrm{d}t}{1+t^2}, \qquad \operatorname{arccot}(x) = \int_x^{\infty} \frac{\mathrm{d}t}{1+t^2}.$$

b) Grafische Darstellung

- Die Funktionen sind für alle x definiert und stellen an der Winkelhalbierenden $y = x$ gespiegelte Bögen von Tangens und Kotangens dar.

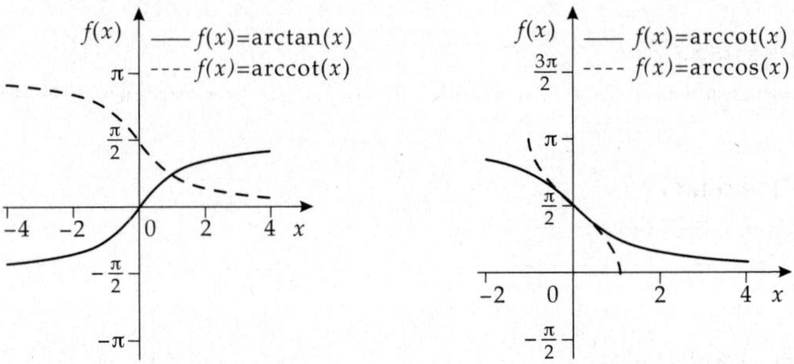

Die Funktionen haben waagrechte Asymptoten, d. h., die erste Ableitung geht für $x \to \pm\infty$ gegen 0. $\arctan(x)$ ist streng monoton steigend, während $\operatorname{arccot}(x)$ streng monoton fallend ist.

▷ Bei $x = 0$ verhalten sich die Funktionen wie Geraden, deren Steigung den Betrag Eins besitzt.

c) Eigenschaften der Funktionen

Definitionsbereich:	$-\infty < x < \infty$.	
Wertebereich:	$\arctan(x)$	$-\frac{\pi}{2} \leq f(x) \leq \frac{\pi}{2}$,
	$\operatorname{arccot}(x)$	$0 \leq f(x) \leq \pi$.
Quadrant:	$\arctan(x)$	erster und dritter,
	$\operatorname{arccot}(x)$	erster und zweiter.
Periodizität:	keine.	
Monotonie:	$\arctan(x)$	streng monoton steigend,
	$\operatorname{arccot}(x)$	streng monoton fallend.
Symmetrien:	$\arctan(x)$	Punktsymmetrie zum Ursprung $x = 0,\ y = 0$,
	$\operatorname{arccot}(x)$	Punktsymmetrie zum Punkt $x = 0,\ y = \frac{\pi}{2}$.
Verhalten im Unendl.:	$\arctan(x)$	$f(x) \to \pm\frac{\pi}{2}$ für $x \to \pm\infty$,
	$\operatorname{arccot}(x)$	$f(x) \to \frac{\pi}{2} \mp \frac{\pi}{2}$ für $x \to \pm\infty$.

d) Spezielle Werte

Nullstellen:	$\arctan(x)$	$x = 0$,
	$\operatorname{arccot}(x)$	keine.
Sprungstellen:	keine.	
Polstellen:	keine.	
Extrema:	keine.	
Wendepunkte:	bei $x = 0$.	

Wert von	$x \to -\infty$	$x = -1$	$x = 0$	$x = 1$	$x \to \infty$
$\arctan(x)$	$-\frac{\pi}{2}$	$-\frac{\pi}{4}$	0	$\frac{\pi}{4}$	$\frac{\pi}{2}$
$\operatorname{arccot}(x)$	π	$\frac{3\pi}{4}$	$\frac{\pi}{2}$	$\frac{\pi}{4}$	0

e) Reziproke Funktionen

Die reziproken Funktionen lassen sich nicht als Arkusfunktionen oder trigonometrische Funktionen schreiben.

f) Umkehrfunktionen

Die Umkehrfunktionen sind Tangens und Kotangens.

$$f^{-1}(x) = \tan(x),$$
$$f^{-1}(x) = \cot(x).$$

g) Verwandte Funktionen

Trigonometrische Funktionen, Umkehrfunktionen der Arkusfunktionen.
Reziproke quadratische Funktionen hängen über Differentiation und Integration mit Arkustangens und Arkuskotangens zusammen.

h) Umrechnungsformeln

Spiegelung an der y-Achse:

$$\arctan(-x) = -\arctan(x),$$
$$\operatorname{arccot}(-x) = \pi - \operatorname{arccot}(x).$$

Addition komplementärer Funktionen:

$$\arctan(x) + \operatorname{arccot}(x) = \frac{\pi}{2}.$$

Umrechnung der Funktionen:

$$\arctan(x) = \operatorname{arccot}\left(\frac{1}{x}\right) - \begin{cases} 0 & x > 0 \\ \pi & x < 0, \end{cases}$$
$$\operatorname{arccot}(x) = \arctan\left(\frac{1}{x}\right) + \begin{cases} 0 & x > 0 \\ \pi & x < 0. \end{cases}$$

Umrechnung im Argument:

$$\arctan\left(\frac{1}{x}\right) = -\arctan(x) + \frac{\pi \operatorname{sgn}(x)}{2} \qquad x \neq 0,$$
$$\operatorname{arccot}\left(\frac{1}{x}\right) = -\operatorname{arccot}(x) + \pi - \frac{\pi \operatorname{sgn}(x)}{2} \qquad x \neq 0.$$

Addition von Funktionen:

$$\arctan(x) \pm \arctan(y) = k\pi + \arctan\left(\frac{x \pm y}{1 \mp xy}\right)$$
$$k = \operatorname{Int}\left[\frac{1}{2} + \frac{\arctan(x) + \arctan(y)}{\pi}\right],$$
$$\operatorname{arccot}(x) \pm \operatorname{arccot}(y) = \left(\frac{1}{2} - k\right)\pi + \operatorname{arccot}\left(\frac{x \pm y}{1 \mp xy}\right)$$
$$k = \operatorname{Int}\left[\frac{\operatorname{arccot}(x) + \operatorname{arccot}(y)}{\pi}\right].$$

i) Näherungsformeln (8 bit ≈ 0,4 % Genauigkeit)

Für kleine Werte von x gilt:

$$\arctan(x) \approx \frac{3x}{3+x^2} \qquad -0,45 \leq x \leq 0,45.$$

Für $x \geq 1,8$ gilt:

$$\operatorname{arccot}(x) \approx \frac{3x}{3x^2-1}.$$

j) Reihen- oder Produktentwicklung

Reihenentwicklung für den Arkustangens für $|x| \leq 1$:

$$\arctan(x) = x - \frac{x^3}{3} + \frac{x^5}{5} - \frac{x^7}{7} + \ldots$$
$$= x\sum_{k=0}^{\infty} \frac{(-x^2)^k}{2k+1}.$$

Reihenentwicklung für den Arkustangens für $|x| \geq 1$:

$$\arctan(x) = \frac{\pi \operatorname{sgn}(x)}{2} - \frac{1}{x} + \frac{1}{3x^3} - \frac{1}{5x^5} + \frac{1}{7x^7} - \ldots$$
$$= \frac{\pi \operatorname{sgn}(x)}{2} - \frac{1}{x}\sum_{k=0}^{\infty} \frac{(-x^2)^{-k}}{2k+1}.$$

Kettenbruchdarstellung

$$\arctan(x) = \cfrac{x}{1 + \cfrac{x^2}{3 + \cfrac{4x^2}{5 + \cfrac{9x^2}{7 + \cfrac{16x^2}{9 + \cfrac{25x^2}{11 + \cfrac{\cdots}{\cdots}}}}}}}.$$

k) Ableitung der Funktionen

$\arctan(x)$ und $\operatorname{arccot}(x)$ haben bis auf das Vorzeichen die gleiche Ableitung:

$$\frac{\mathrm{d}}{\mathrm{d}x}\arctan(ax+b) = -\frac{\mathrm{d}}{\mathrm{d}x}\operatorname{arccot}(ax+b) = \frac{a}{1+(ax+b)^2}.$$

l) Stammfunktionen

Die Stammfunktionen sind

$$\int \arctan(bx+c)\mathrm{d}x = \left(x+\frac{c}{b}\right)\arctan(bx+c) - \frac{1}{b}\ln\sqrt{1+(bx+c)^2} + C_1,$$
$$\int \operatorname{arccot}(bx+c)\mathrm{d}x = \left(x+\frac{c}{b}\right)\operatorname{arccot}(bx+c) + \frac{1}{b}\ln\sqrt{1+(bx+c)^2} + C_1.$$

m) Spezielle Erweiterungen und Anwendungen

Verbindung zu den Areafunktionen:

$$\arctan(x) = -\mathrm{j}\operatorname{Artanh}(\mathrm{j}x), \qquad \operatorname{arccot}(x) = \mathrm{j}\operatorname{Arcoth}(\mathrm{j}x).$$

5.37 Arkussekans und Arkuskosekans

$$f(x) = \operatorname{arcsec}(x), \qquad g(x) = \operatorname{arccsc}(x).$$

Inverse Funktionen zu Sekans und Kosekans.

a) Definition

Umkehrfunktionen zu Sekans und Kosekans.

$$y = \operatorname{arccsc}(x), \qquad x = \csc(y), \qquad -\frac{\pi}{2} \le y \le \frac{\pi}{2},$$

$$y = \operatorname{arcsec}(x), \qquad x = \sec(y), \qquad 0 \le y \le \pi.$$

Darstellung als bestimmte Integrale:

$$\operatorname{arcsec}(x) = \int_1^x \frac{\mathrm{d}t}{t\sqrt{t^2-1}}.$$

$$\operatorname{arccsc}(x) = \begin{cases} \displaystyle\int_{-\infty}^x \frac{\mathrm{d}t}{t\sqrt{t^2-1}} & -\infty < x \le -1 \\ \displaystyle\int_x^\infty \frac{\mathrm{d}t}{t\sqrt{t^2-1}} & 1 \le x < \infty \end{cases}$$

b) Grafische Darstellung

- Die Funktionen sind für alle x mit $|x| \ge 1$ definiert und stellen an der Winkelhalbierenden $y = x$ gespiegelte Bögen von Sekans und Kosekans dar.

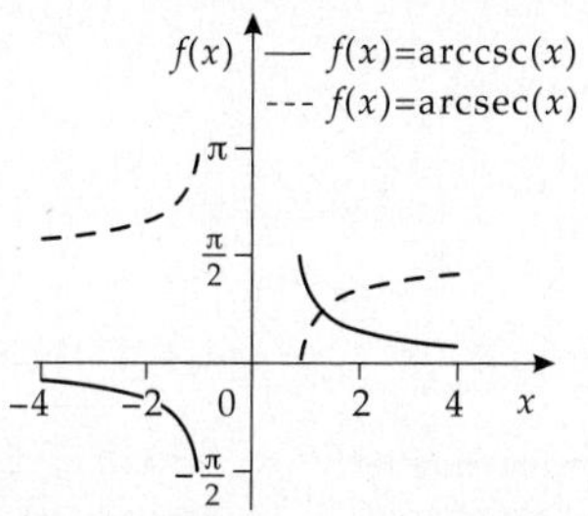

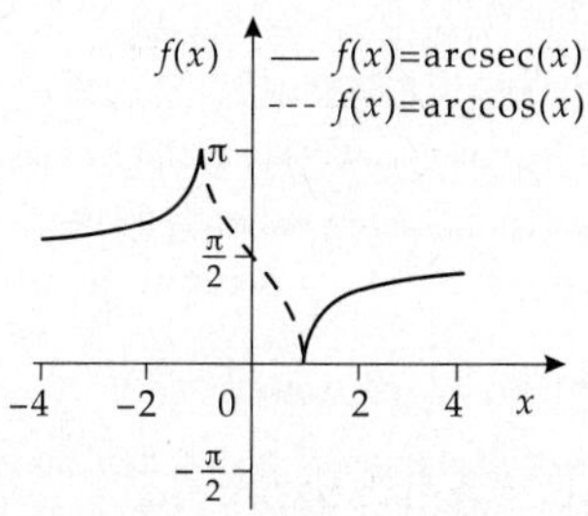

Für große x haben die Funktionen eine waagerechte Tangente, d. h. die erste Ableitung geht gegen Null. arcsec (x) ist in beiden Bereichen jeweils streng monoton steigend, während arccsc (x) jeweils streng monoton fallend ist.

c) Eigenschaften der Funktionen

Definitionsbereich:	$-\infty < x \le -1,\ 1 \le x < \infty.$	
Wertebereich:	arcsec (x)	$0 \le f(x) \le \pi,$
	arccsc (x)	$-\frac{\pi}{2} \le f(x) \le \frac{\pi}{2}.$
Quadrant:	arcsec (x)	erster und zweiter,
	arccsc (x)	erster und dritter.
Periodizität:	keine.	
Monotonie:	Für $x \le -1$ und $x \ge 1$ jeweils	
	arcsec (x)	streng monoton steigend,
	arccsc (x)	streng monoton fallend.

Symmetrien: arcsec (x) Punktsymmetrie zum Punkt $x = 0,\ y = \frac{\pi}{2}$,
arccsc (x) Punktsymmetrie zum Ursprung $x = 0,\ y = 0$.

Verhalten im Unendl.: arcsec (x) $f(x) \to = \frac{\pi}{2}$ für $x \to \pm\infty$,
arccsc (x) $f(x) = \to 0$ für $x \to \pm\infty$.

d) Spezielle Werte

Nullstellen: keine.
Sprungstellen: keine.
Polstellen: keine.
Extrema: keine.
Wendepunkte: keine.

Wert von	$x \to -\infty$	$x = -\sqrt{2}$	$x = -1$	$x = 1$	$x = \sqrt{2}$	$x = \to \infty$
arcsec (x)	$\frac{\pi}{2}$	$\frac{3\pi}{4}$	π	0	$\frac{\pi}{4}$	$\frac{\pi}{2}$
arccsc (x)	0	$-\frac{\pi}{4}$	$-\frac{\pi}{2}$	$\frac{\pi}{2}$	$\frac{\pi}{4}$	0

e) Reziproke Funktionen

Die reziproken Funktionen lassen sich nicht als Arkusfunktionen oder trigonometrische Funktionen schreiben.

f) Umkehrfunktionen

Die Umkehrfunktionen sind Sekans und Kosekans.

$$x = \operatorname{arcsec}(y), \quad \longrightarrow \quad y = \sec(x),$$
$$x = \operatorname{arccsc}(y), \quad \longrightarrow \quad y = \csc(x).$$

g) Verwandte Funktionen

Trigonometrische Funktionen, Umkehrfunktionen der Arkusfunktionen.
Wurzeln reziproker Funktionen 2. Grades hängen über Differentiation und Integration mit Arkussekans und Arkuskotangens zusammen.

h) Umrechnungsformeln

Spiegelung an der y-Achse:

$$\operatorname{arcsec}(-x) = \pi - \operatorname{arcsec}(x),$$
$$\operatorname{arccsc}(-x) = -\operatorname{arccsc}(x).$$

Addition komplementärer Funktionen:

$$\operatorname{arcsec}(x) + \operatorname{arccsc}(x) = \frac{\pi}{2}.$$

Umrechnung der Funktionen:

$$\operatorname{arcsec}(x) = \operatorname{arccsc}\left(\frac{x}{\sqrt{x^2-1}}\right) + \begin{cases} 0 & x > 0 \\ \pi & x < 0, \end{cases}$$

$$\operatorname{arccsc}(x) = \operatorname{arcsec}\left(\frac{x}{\sqrt{x^2-1}}\right) - \begin{cases} 0 & x > 0 \\ \pi & x < 0. \end{cases}$$

Addition von Funktionen:

$$\operatorname{arcsec}(x) \pm \operatorname{arcsec}(y) = \left(\frac{1}{2} - k\right)\pi + \operatorname{arcsec}\left(\frac{xy}{1 \mp \sqrt{x^2-1}\sqrt{y^2-1}}\right)$$

$$k = \operatorname{Int}\left[\frac{\operatorname{arccot}(x) + \operatorname{arccot}(y)}{\pi}\right],$$

$$\operatorname{arccsc}(x) \pm \operatorname{arccsc}(y) = k\pi + \operatorname{arccsc}\left(\frac{xy}{\sqrt{y^2-1} \mp \sqrt{x^2-1}}\right)$$

$$k = \operatorname{Int}\left[\frac{1}{2} + \frac{\arctan(x) + \arctan(y)}{\pi}\right].$$

i) Näherungsformeln (8 bit ≈ 0,4 % Genauigkeit)

Für große Werte von x gilt:

$$\operatorname{arccsc}(x) \approx \frac{1}{x}\sqrt{\frac{3x^2}{3x^2-1}} \qquad |x| \geq 2.$$

j) Reihen- oder Produktentwicklung

Reihenentwicklung für den Arkuskosekans für $|x| > 1$:

$$\operatorname{arccsc}(x) = \frac{1}{x} + \frac{1}{2}\frac{1}{3x^3} + \frac{1\cdot 3}{2\cdot 4}\frac{1}{5x^5} + \frac{1\cdot 3\cdot 5}{2\cdot 4\cdot 6}\frac{1}{7x^7} + \ldots$$

$$= \frac{1}{x} + \sum_{k=1}^{\infty}\frac{(2k-1)!!}{(2k)!!}\frac{x^{-(2k+1)}}{2k+1}.$$

k) Ableitung der Funktionen

arcsec (x) und arccsc (x) haben bis auf das Vorzeichen die gleiche Ableitung:

$$\frac{\mathrm{d}}{\mathrm{d}x}\operatorname{arcsec}(ax+b) = -\frac{\mathrm{d}}{\mathrm{d}x}\operatorname{arccsc}(ax+b) = \frac{a}{|ax+b|\sqrt{(ax+b)^2-1}}.$$

l) Stammfunktionen

Die Stammfunktionen sind:

$$\int \operatorname{arcsec}(bx+c)\,\mathrm{d}x = \left(x + \frac{c}{b}\right)\operatorname{arcsec}(bx+c) + \frac{1}{b}\operatorname{Arcosh}(bx+c) + C_1,$$

$$\int \operatorname{arccsc}(bx+c)\,\mathrm{d}x = \left(x + \frac{c}{b}\right)\operatorname{arccsc}(bx+c) - \frac{1}{b}\operatorname{Arcosh}(bx+c) + C_1.$$

m) Spezielle Erweiterungen und Anwendungen

Verbindung zu den Areafunktionen:

$$\operatorname{arcsec}(x) = \mathrm{j}\operatorname{Arsech}(\mathrm{j}x), \qquad \operatorname{arccsc}(x) = \mathrm{j}\operatorname{Arcsch}(\mathrm{j}x).$$

Ebene Kurven

Im folgenden werden wichtige spezielle Kurven in der Ebene dargestellt.
Im Gegensatz zu den Funktionen können zu einem festen x-Wert mehrere y-Werte definiert sein.
Kurven können in verschiedenen Darstellungen angegeben werden:
Funktionelle Darstellung in kartesischen Koordinaten: $f(x,y)=0$.

☐ Ellipse, Mittelpunkt im Ursprung: $\frac{x^2}{a^2}+\frac{y^2}{b^2}=1$.

Funktionelle Darstellung in Polarkoordinaten: $f(r,\varphi)=0$.

☐ Ellipse, Mittelpunktsdarstellung: $r-\frac{b}{\sqrt{1-\varepsilon^2\cos^2(\varphi)}}=0, \quad b>0, \; 0\leq\varepsilon<1$.

Parametrische Darstellung: $x=x(t), y=y(t)$.

☐ Ellipse, Mittelpunkt im Ursprung: $x=a\cos(t), \quad y=b\sin(t), \quad 0\leq t<2\pi$.

5.38 Algebraische Kurven n-ter Ordnung

Algebraische Kurven n-ter Ordnung lassen sich durch folgende allgemeine Gleichung beschreiben:

$$\sum_{k=0}^{n}\sum_{m=0}^{n-k} a_{km}x^k y^m = 0,$$

d. h., die höchste auftretende Potenz ist n.
Im folgenden werden Kurven zweiter, dritter und vierter Ordnung vorgestellt.

Kurven zweiter Ordnung

Kegelschnitte, allgemeine Gleichung:

$$ax^2+by^2+cxy+dx+ey+f=0,$$

zur Diskussion der Kegelschnitte siehe Analytische Geometrie und Nichtrationale algebraische Funktionen

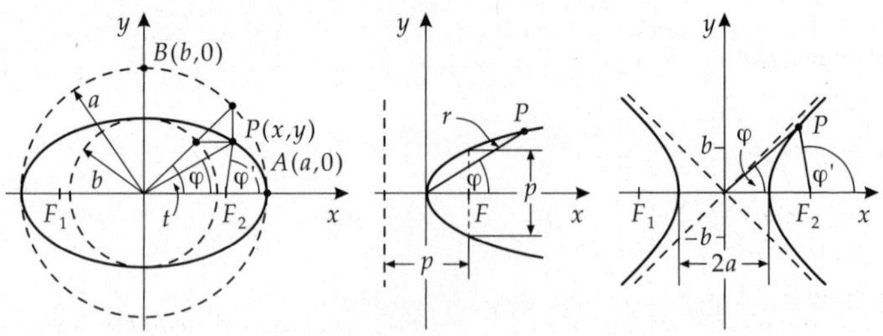

Ellipse *Parabel* *Hyperbel*

Ellipse:

Allgemeine Darstellung: $\frac{(x-x_0)^2}{a^2}+\frac{(y-y_0)^2}{b^2}=1$.

Parameterdarstellung: $x=x_0+a\cos(t), y=y_0+b\sin(t)$.

Annahme: $a\geq b$, a große Halbachse, b kleine Halbachse.

Numerische Exzentrizität: $\varepsilon=\frac{\sqrt{a^2-b^2}}{a}<1$.

Mittelpunktsdarstellung: $x_0 = 0$, $y_0 = 0$,
Lage des rechten (+) bzw. linken (–) Brennpunkts:

$$x = x_0 \pm \sqrt{a^2 - b^2} = x_0 \pm \varepsilon\, a, \quad y = y_0.$$

Gleichung in Polarkoordinaten: Polachse ist die x-Achse, Pol im linken Brennpunkt: –,
Pol im rechten Brennpunkt: +:

$$r = \frac{p}{1 \mp \varepsilon \cos\varphi'}, \quad p = \frac{b^2}{a}.$$

Pol im Mittelpunkt, Polarachse ist die x-Achse:

$$r = \frac{b}{\sqrt{1 - \varepsilon^2 \cos^2\varphi}}.$$

Kreis:
Sonderform der Ellipse mit $p = a = b$, $\varepsilon = 0$.
Allgemeine Darstellung : $(x - x_0)^2 + (y - y_0)^2 = a^2$, $r = a$.
Parameterdarstellung: $x = x_0 + a\cos(t)$, $y = y_0 + a\sin(t)$.
Mittelpunktsdarstellung: $x_0 = 0$, $y_0 = 0$, $r = |a|$.
Brennpunkt ist der Mittelpunkt.

Parabel:
Allgemeine Darstellung: $(y - y_0)^2 = 2(x - x_0)p$.
Parameterdarstellung: $x = x_0 + \frac{1}{2p}t^2$, $y = y_0 + t$.
Numerische Exzentrizität: $\varepsilon = 1$.
Scheitelpunktsdarstellung: $x_0 = 0$, $y_0 = 0$, $r = 2p\cos(\varphi\,(1 + \cot^2(\varphi)))$.
Lage des Brennpunkts: $x = x_0 + \frac{p}{2}$, $y = y_0$.
Gleichung in Polarkoordinaten, Pol im Brennpunkt, Polarachse ist die x-Achse:

$$r = \frac{p}{1 - \cos\varphi}.$$

Hyperbel:
Allgemeine Darstellung: $\frac{(x - x_0)^2}{a^2} - \frac{(y - y_0)^2}{b^2} = 1$.
Parameterdarstellung: $x = x_0 + a\cosh(t)$, $y = y_0 + b\sinh(t)$.
Numerische Exzentrizität: $\varepsilon = \frac{\sqrt{a^2 + b^2}}{a} > 1$.
Asymptoten: $y = y_0 \pm \frac{b}{a}(x - x_0)$.
Mittelpunkt: $x_0 = 0$, $y_0 = 0$.
Lage der Brennpunkte: $x = x_0 \pm \sqrt{a^2 + b^2} = x_0 \pm \varepsilon\, a$, $y = y_0$.
Gleichung in Polarkoordinaten, Pol im linken Brennpunkt, Polarachse ist die x-Achse, linker Ast: +, rechter Ast: – :

$$r = \frac{p}{\varepsilon \cos\varphi' \pm 1}, \qquad p = \frac{b^2}{a}.$$

Pol im rechten Brennpunkt: p durch $-p$ ersetzen.
Pol im Mittelpunkt, Polarachse ist die x-Achse:

$$r = \frac{b}{\sqrt{\varepsilon^2 \cos^2\varphi - 1}}.$$

Kurven dritter Ordnung

- Alle kubischen Funktionen $y = ax^3 + bx^2 + cx + d$ und alle reziproken quadratischen Funktionen sowie deren Umkehrfunktionen sind Kurven dritter Ordnung.

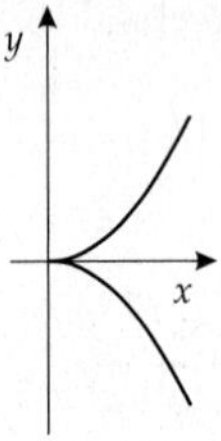

Neilsche Parabel

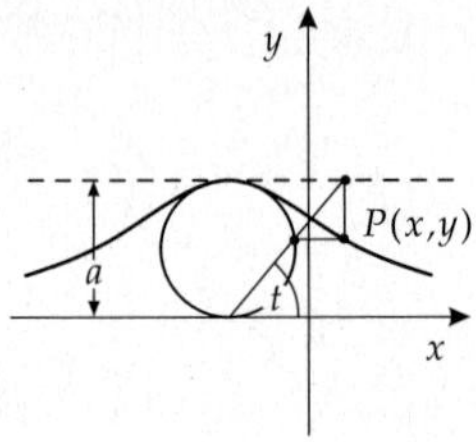

Versiera der Agnesi

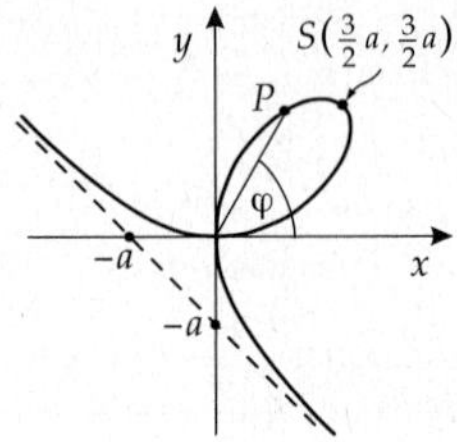

kartesisches Blatt

Neilsche Parabel:
$ax^3 - y^2 = 0, \quad a > 0.$
Parameterdarstellung: $x = t^2,\ y = at^3,\ -\infty < t < \infty.$
Bogenlänge von $x = 0,\ y = 0$ bis x, y: $l = \dfrac{(4 + 9a^2x)^{3/2} - 8}{27a^2}.$
Krümmung im Punkt x, y: $k = \dfrac{6a}{\sqrt{x}(4 + 9a^2x)^{3/2}}.$

Versiera der Agnesi:
$(x^2 + a^2)y - a^3 = 0, \quad a > 0.$
Scheitelpunkt: $x = 0,\ y = a.$ Asymptote: $y = 0.$
Fläche zwischen Kurve und Asymptote: $A = \pi a^2.$
Krümmungsradius im Scheitel: $r = \dfrac{a}{2}.$
Parameterdarstellung: $x = a\cot(t), \quad y = a\sin^2(t).$

Kartesisches Blatt:
$x^3 + y^3 - 3axy = 0, \qquad a > 0.$
Parameterdarstellung: $x = \dfrac{3at}{1 + t^3},\ y = \dfrac{3at^2}{1 + t^3},\ t \neq -1.$
Deutung: $t = \tan(\varphi)$, φ: Winkel zwischen positiver x-Achse und der Verbindungslinie zwischen $x = 0,\ y = ($
und $x = x(t),\ y = y(t).$
Scheitelpunkt: $x = \dfrac{3}{2}a,\ y = \dfrac{3}{2}a,$ Doppelpunkt: $x = 0,\ y = 0.$
Tangenten am Doppelpunkt: x-Achse ($y = 0$) und y-Achse ($x = 0$).
Krümmungsradius im Doppelpunkt: $r = \dfrac{3}{2}a$ für beide Kurvenzweige.
Asymptote: $y = -x - a.$ Fläche der Schleife: $A = \dfrac{3}{2}a^2.$
Fläche zwischen Asymptote und Kurve (ohne Schleife): $A = \dfrac{3}{2}a^2.$

Strophoide:
$(a + x)x^2 - (a - x)y^2 = 0 \qquad a > 0$
in Polarkoordinaten: $r = -a\dfrac{\cos(2\varphi)}{\cos(\varphi)}$
Parameterdarstellung: $x = \dfrac{a(t^2 - 1)}{t^2 + 1},\ y = \dfrac{at(t^2 - 1)}{t^2 + 1},\ -\infty < t < \infty.$
Deutung: $t = \tan(\varphi)$, φ: Winkel zwischen positiver x-Achse und der Verbindungslinie zwischen $x = 0,\ y =$
und $x = x(t),\ y = y(t).$

Scheitelpunkt: $x = -a$, $y = 0$, Doppelpunkt: $x = 0$, $y = 0$.
Tangenten am Doppelpunkt: $(y = x)$ und $(y = -x)$.

Asymptote: $x = a$. Fläche der Schleife: $A = 2a^2 - \dfrac{\pi a^2}{2}$

Fläche zwischen Kurve und Asymptote (ohne Schleife): $A = 2a^2 + \dfrac{\pi a^2}{2}$

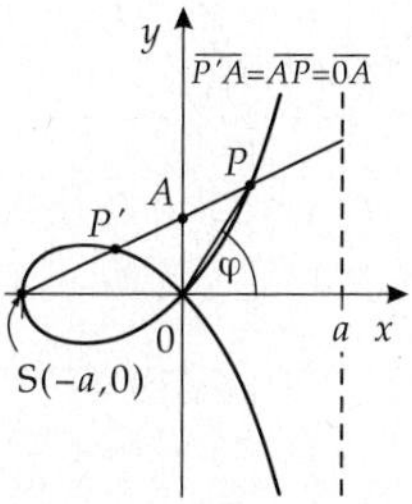

Strophoide

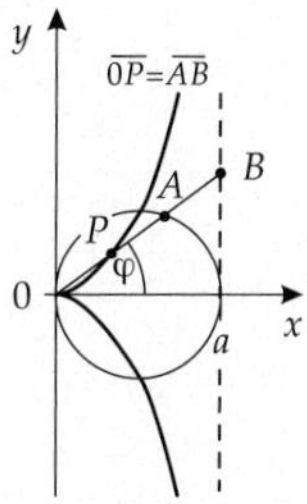

Zissoide

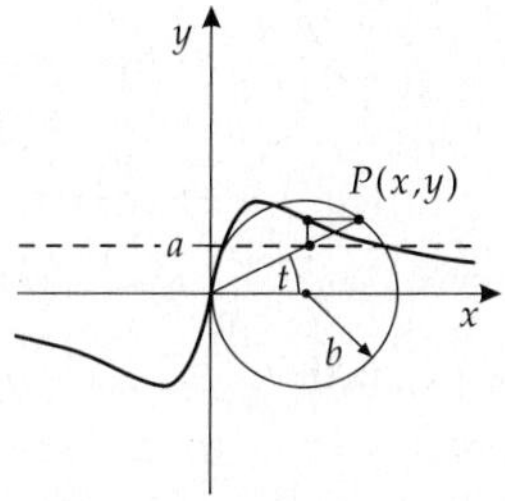

Serpentine

Zissoide:
$y^2(x-a) + x^3 = 0 \qquad a > 0,$
in Polarkoordinaten: $r = a\sin(\varphi)\tan(\varphi)$.

Parameterdarstellung: $x = \dfrac{at^2}{1+t^2}$, $y = \dfrac{at^3}{1+t^2}$, $-\infty < t < \infty$.

Deutung: $t = \tan(\varphi)$, φ: Winkel zwischen positiver x-Achse und der Verbindungslinie zwischen $x = 0$, $y = 0$ und $x = x(t)$, $y = y(t)$.
Rückkehrpunkt der Kurve: $x = 0$, $y = 0$. Asymptote: $x = a$.

Fläche zwischen Kurve und Asymptote: $A = \dfrac{3}{4}\pi a^2$

Serpentine:
$(a^2 + x^2)y = abx$.
Parameterdarstellung: $x = a\cot(t)$, $y = 2b\sin(t)\cos(t)$, $0 \leq t \leq \pi$.
Spiegelsymmetrie der Kurve zum Ursprung.
Sei ein Kreis mit Radius b um den Punkt $x = b$, $y = 0$ geschlagen.
Ein Strahl aus $x = 0$, $y = 0$, der mit der x-Achse den Winkel t einschließt, schneidet den Kreis bei $y = y(t)$ und die Gerade $y = a$ bei $x = x(t)$.

Kurven vierter und höherer Ordnung

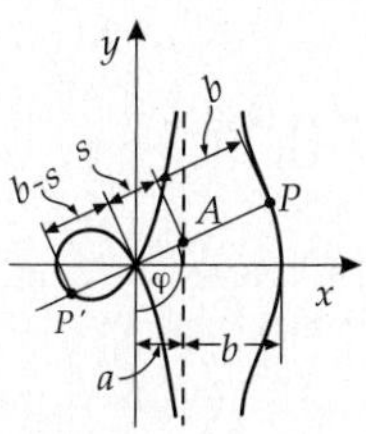

Konchoide $b > a$

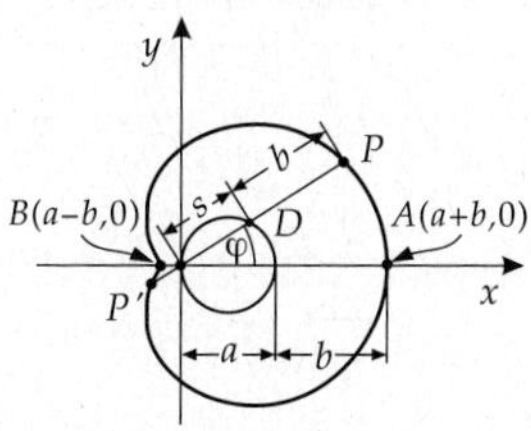

Pascalsche Schnecke

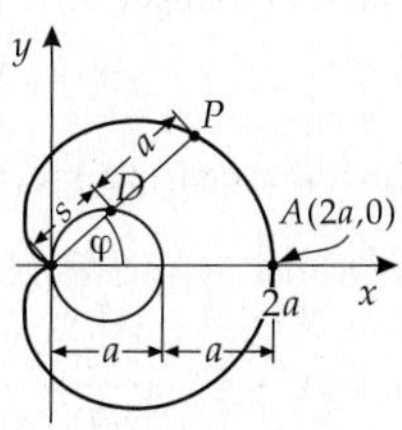

Kardioide

Konchoide einer Kurve K bezüglich des Punktes x_0, y_0:
Es wird eine Gerade durch den Punkt x_0, y_0 und einen Punkt D der Kurve gelegt. Die Strecke ist s. Dann

werden auf der Geraden die Strecken $s+b$ und $s-b$ abgetragen. Die Punkte P, P' gehören zur Konchoide von K.

Konchoide des Nikomedes:
$(x-a)^2(x^2+y^2)-b^2x^2=0, \quad a>0, \quad b>0.$
Konchoide der Geraden $x=a$ bezüglich $x=0, y=0$.
Parameterdarstellung: $x=a+b\cos(\varphi)$, $y=a\tan(\varphi)+b\sin(\varphi)$,
linker Ast $-\frac{\pi}{2}<\varphi<\frac{\pi}{2}$, rechter Ast $\frac{\pi}{2}<\varphi<\frac{3\pi}{2}$.
Asymptote für beide Zweige: $x=a$.
Scheitelpunkte: $x=a\pm b, y=0$, links:$-$, rechts:$+$.
$x=0$ ist für $b<a$ ein isolierter Punkt, für $b=a$ ein Rückkehrpunkt und für $b>a$ ein Doppelpunkt.

Pascalsche Schnecke:
$(x^2+y^2-ax)^2-b^2(x^2+y^2)=0.$
Konchoide eines Kreises mit Radius $\frac{a}{2}$ bezüglich $x=0, y=0$.
Parameterdarstellung: $x=a\cos^2(\varphi)+b\cos(\varphi)$, $y=a\cos(\varphi)\sin(\varphi)+b\sin(\varphi)$, $\quad 0\le\varphi<2\pi$.
Für $a<b$ ist der Punkt $x=0, y=0$ ein isolierter Punkt und für $a>b$ ein Doppelpunkt.
Für $a=b$ ist die Kurve eine Kardioide.

Kardioide:
$(x^2+y^2)(x^2+y^2-2ax)-a^2y^2=0, \quad a>0.$
In Polarkoordinaten: $r=a(1+\cos(\varphi))$.
Spezialfall der Pascalschen Schnecke und Spezialfall der Epizykloide.
Parameterdarstellung: $x=a\cos[\varphi(1+\cos(\varphi))]$, $y=a\sin[\varphi(1+\cos(\varphi))]$, $\quad 0\le\varphi<2\pi$.
Scheitelpunkt $x=2a, y=0$, Rückkehrpunkt: $x=0,\ y=0$.
Länge der Kurve: $8a$, Flächeninhalt: $\frac{3}{2}\pi a^2$.

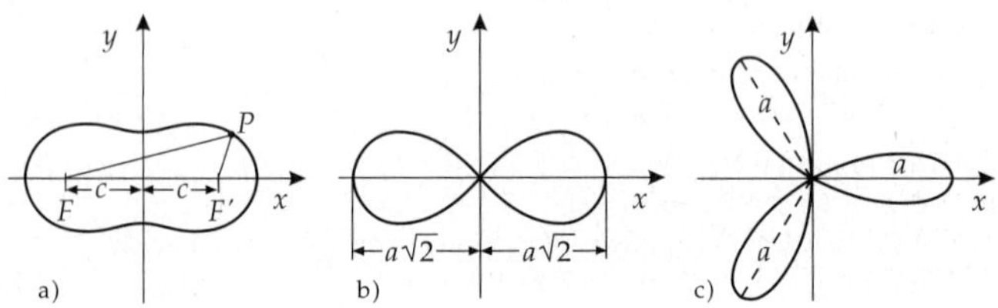

Cassinische Kurve *Lemniskate* *dreiblättrige Rose*

Cassinische Kurve:
$(x^2+y^2)^2-2c^2(x^2-y^2)-(a^4-c^4)=0, \quad a>0, \quad c>0.$
In Polarkoordinaten: $r^2=c^2\cos(2\varphi)\pm\sqrt{c^4\cos^2(2\varphi)+a^4-c^4}$.
Klasse von Kurven, das Produkt der Abstände der Kurvenpunkte P zu den Punkten $x=-c, y=0$ und $x=c$ $y=0$ ergibt einen konstanten Wert a^2,
$\overline{PF}\cdot\overline{PF'}=a^2$.
Für $a<c$ zerfällt die Kurve in zwei getrennte geschlossene Kurven, $a=c$ beschreibt die **Lemniskate**, $a>$ beschreibt eine geschlossene Kurve, die für $a<\sqrt{2}c$ eine Einschnürung im Bereich um $x=0$ besitzt.

Bernoullische Lemniskate:
$(x^2+y^2)^2-2a^2(x^2-y^2)=0, \quad a>0.$
In Polarkoordinaten: $r=a\sqrt{2\cos(2\varphi)}$.
Spezialfall der Cassinischen Kurven für $a=c$.
Doppelpunkt und zugleich Wendepunkt bei $x=0, y=0$.

Krümmungsradius: $R = \dfrac{2a^2}{3r}$.
Fläche einer Schleife: $A = a^2$.

Dreiblättrige Rose:
$r = a\cos(3\varphi), \quad a > 0$.
Allgemein: $r = a\cos(n\varphi)$.
Kurve umschließt n (hier $n = 3$) Blätter.
Fläche eines Blattes: $A = \dfrac{1}{n}\dfrac{\pi a^2}{4}$, hier $A = \dfrac{\pi a^2}{12}$.
Rose mit $2n$ Blättern: $r = |a\cos(n\varphi)|$.

5.39 Rollkurven

Rollkurven entstehen, wenn ein Kreis ohne zu Gleiten an einer zweiten Kurve entlang rollt. Dabei werden die Koordinaten eines zum Kreis fest stehenden Punktes innerhalb bzw. außerhalb der Kreisscheibe aufgetragen.

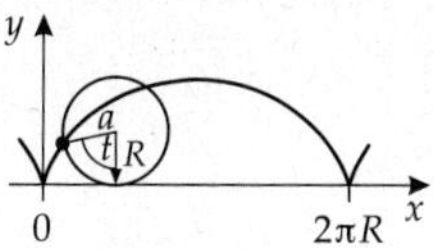

Zykloide

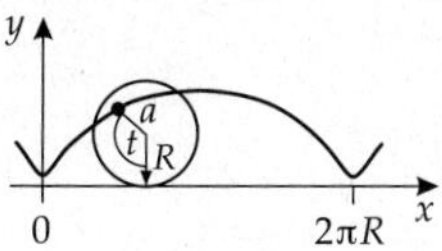

verkürzt

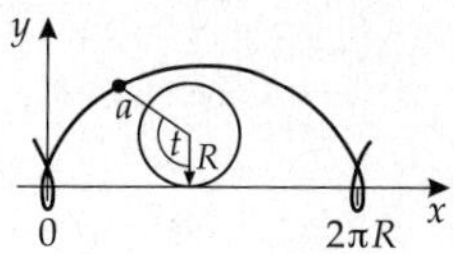

verlängert

Zykloide:
$x = R\arccos\left(\dfrac{R-y}{R}\right) - \sqrt{y(2R-y)}, \quad R > 0, a = R.$
Rollkurve des Punktes P eines auf einer Gerade abrollenden Kreises.
Parameterdarstellung: $x = R(t - \sin(t)), y = R(1 - \cos(t))$,
R: Radius des Kreises, $\quad t$: Wälzwinkel in rad.
Periode der Kurve: Umfang des Kreises $2\pi R$.
Länge eines Bogens: $l = 8R$, $\quad$ Fläche unter einem Bogen $A = 3\pi R^2$.

Trochoide:
Verlängerte oder verkürzte Zykloide.
Parameterdarstellung: $x = Rt - a\sin(t), y = R - a\cos(t)$,
a: Abstand des Punktes vom Mittelpunkt der Kreisscheibe.

Verkürzte Zykloide:
$a < R$, Punkt liegt innerhalb der Kreisscheibe.

Verlängerte Zykloide:
$a > R$, Punkt liegt außerhalb der Kreisscheibe.

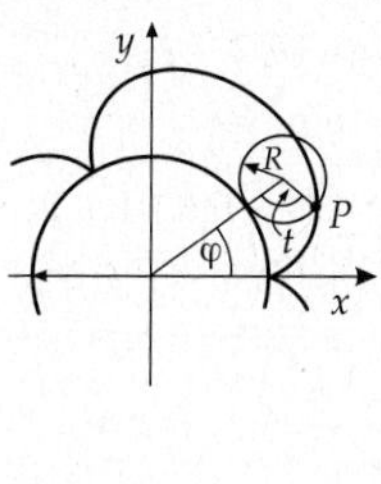

Epizykloide

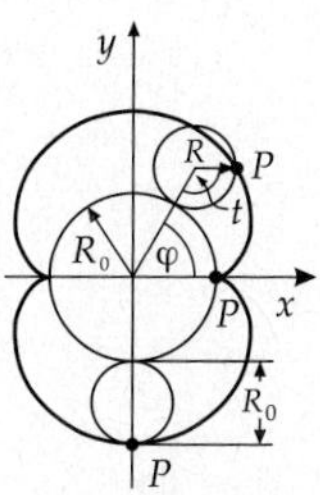

Nephroide

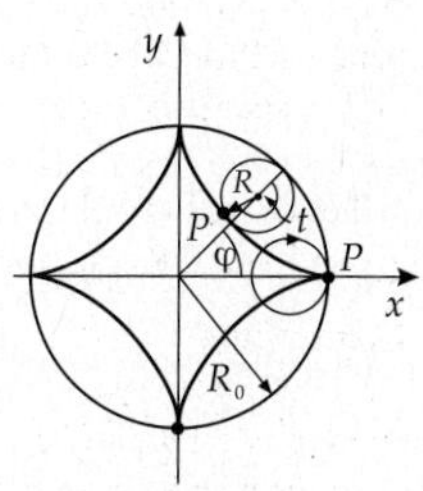

Astroide

Epizykloide:
Kreis mit Radius R rollt auf der Außenseite eines Kreises mit Radius R_0 ab.

Parameterdarstellung: $$x = (R_0+R)\cos(\varphi) - R\cos\left(\frac{R_0+R}{R}\varphi\right),$$
$$y = (R_0+R)\sin(\varphi) - R\sin\left(\frac{R_0+R}{R}\varphi\right).$$

φ ist der Drehwinkel (Wälzwinkel: $m \cdot \varphi$).
Ist das Verhältnis $m = \frac{R_0}{R}$ ganzzahlig, so besteht die Kurve aus genau m Bögen, ist m rational, ist die Kurve geschlossen.

Kardioide:
$R = R_0$, $m = 1$.

Nephroide:
$R_0 = 2R$, $m = 2$.

Länge eines Bogens: $\frac{8R(R_0+R)}{R_0} = \frac{8(R_0+R)}{m}$.
Fläche zwischen Bogen und festem Kreis:
$A = \frac{\pi R^2(3R_0+2R)}{R_0} = \frac{\pi R(3R_0+2R)}{m}$.

Epitrochoide:
Verlängerte ($a > R$) oder verkürzte ($a < R$) Epizykloide.

Parameterdarstellung: $$x = (R_0+R)\cos(\varphi) - a\cos\left(\frac{R_0+R}{R}\varphi\right),$$
$$y = (R_0+R)\sin(\varphi) - a\sin\left(\frac{R_0+R}{R}\varphi\right).$$

a: Abstand des Punktes vom Mittelpunkt der abrollenden Kreisscheibe.

Hypozykloide:
Kreis mit Radius R rollt auf der Innenseite eines Kreises mit Radius R_0 ab.

Parameterdarstellung: $$x = (R_0-R)\cos(\varphi) + R\cos\left(\frac{R_0-R}{R}\varphi\right),$$
$$y = (R_0-R)\sin(\varphi) - R\sin\left(\frac{R_0-R}{R}\varphi\right).$$

φ ist der Drehwinkel (Wälzwinkel: $m \cdot \varphi$).
Ist das Verhältnis $m = \frac{R_0}{R}$ ganzzahlig, so besteht die Kurve aus genau m Bögen, ist m rational, ist die Kurve geschlossen.

Deltroide:
$R_0 = 3R$, $m = 3$.

Astroide:
$R_0 = 4R$, $m = 4$.

Länge eines Bogens: $\frac{8R(R_0-R)}{R_0} = \frac{8(R_0-R)}{m}$

Fläche zwischen Bogen und festem Kreis: $A = \frac{\pi R^2(3R_0-2R)}{R_0} = \frac{\pi R(3R_0-2R)}{m}$

Hypotrochoide:
Verlängerte ($a > R$) oder verkürzte ($a < R$) Hypozykloide.

Parameterdarstellung: $$x = (R_0-R)\cos(\varphi) + a\cos\left(\frac{R_0-R}{R}\varphi\right),$$
$$y = (R_0-R)\sin(\varphi) - a\sin\left(\frac{R_0-R}{R}\varphi\right).$$

a: Abstand des Punktes vom Mittelpunkt der abrollenden Kreisscheibe.

5.40 Spiralen

Spiralen lassen sich allgemein darstellen durch $r = f(\varphi)$, wobei f eine streng monotone Funktion ist.
Die Parameterdarstellung ist $x = f(t)\cos(t)$, $y = f(t)\sin(t)$.
Punkte $P_1 = P(r = r_1, \varphi = \varphi_1)$, $P_2 = P(r = r_2, \varphi = \varphi_2)$, $O = P(x = 0, y = 0)$ seien gegeben.
Bogen $\overline{P_1P_2}$, Streckenstück zwischen P_1 und P_2.
Sektor P_1OP_2, die von den Strecken OP_1 und OP_2 mit dem Bogen P_1P_2 eingeschlossene Fläche.

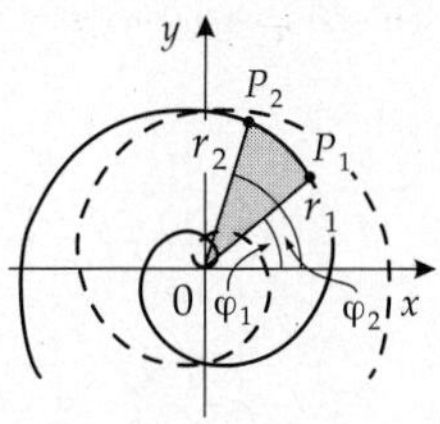

Archimedische Spirale

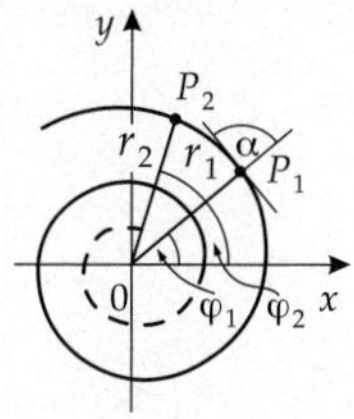

Logarithmische Spirale

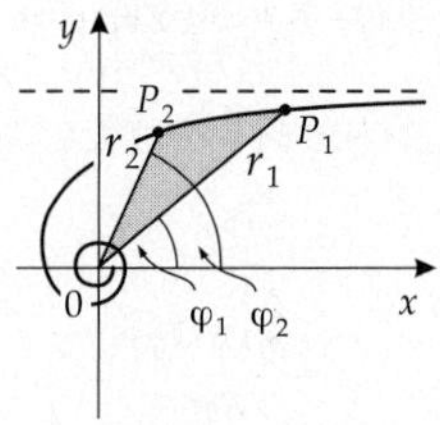

Hyperbolische Spirale

Archimedische Spirale:
$r = a\varphi, \qquad a = \dfrac{v}{\omega} > 0.$
Kurve eines Punktes, der sich bei konstanter Winkelgeschwindigkeit ω mit konstanter radialer Geschwindigkeit v bewegt.
Bogenlänge $\overline{OP(r,\varphi)}$: $l = \dfrac{a}{2}\left(\varphi\sqrt{\varphi^2+1} + \operatorname{Arsinh}(\varphi)\right)$.
Näherung für großes φ: $s \approx \dfrac{a}{2}\varphi^2$.
Fläche des Sektors $\overline{P_1OP_2}$: $A = \dfrac{a^2}{6}(\varphi_2^3 - \varphi_1^3)$.

Logarithmische Spirale:
$r = a\mathrm{e}^{k\varphi}, \qquad k > 0, \quad a > 0.$
Alle vom Ursprung ausgehenden Strahlen schneiden die Kurve mit dem gleichen Winkel α: $\cot(\alpha) = k$.
Bogenlänge $\overline{P_1P_2}$: $l = \dfrac{\sqrt{k^2+1}}{k}(r_2 - r_1) = \dfrac{r_2 - r_1}{\cos(\alpha)}$.
Grenzfall $r_1 \to 0$: $s \to \dfrac{r_2}{\cos(\alpha)}$, eingeschlossene Fläche: $A \to \dfrac{r_2^2}{4k}$.
Krümmungsradius $R = r\sqrt{1+k^2}$.

Hyperbolische Spirale:
$r = \dfrac{a}{\varphi}$ und $r = \dfrac{a}{|\varphi - \pi|}$, $a > 0$.
Asymptote: $y = a$, Fläche des Sektors P_1OP_2: $A = \dfrac{a^2}{2}\left(\dfrac{1}{\varphi_1} - \dfrac{1}{\varphi_2}\right)$.

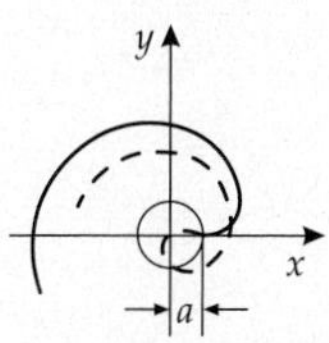

Parabolische Spirale

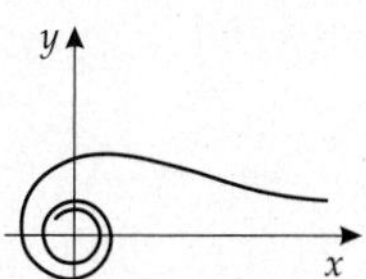

Quadratisch hyperbolische Spirale

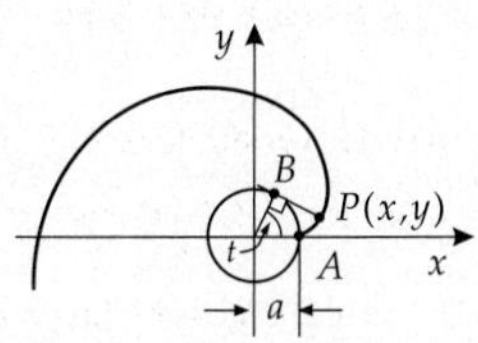

Evolvente des Kreises

Parabolische Spirale:
$(r-a)^2 = 4ak\varphi$.

Quadratisch hyperbolische Spirale:
$r^2\varphi = a^2$, Asymptote $y = 0$.

Evolvente des Kreises:
Evolute (Kurve der Krümmungsmittelpunkte) dieser Kurve ist ein Kreis mit Radius a.
Parameterdarstellung: $x = a\cos(t) + at\sin(t)$, $y = a\sin(t) - at\cos(t)$.

5.41 Andere Kurven

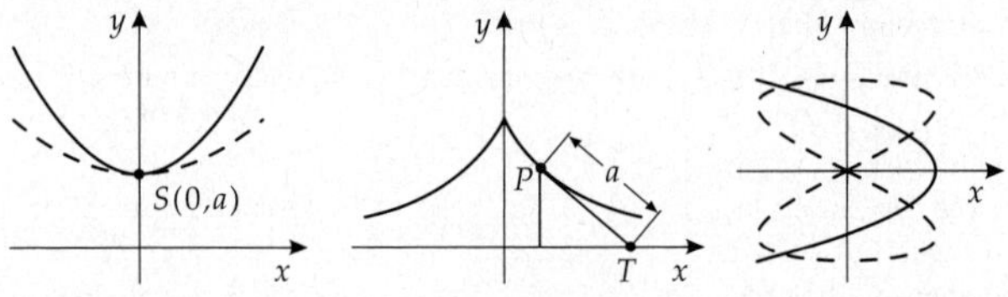

Kettenlinie *Traktrix* *Lissajous-Figur*

Kettenlinie:
$y = a\cosh\left(\frac{x}{a}\right), \quad a > 0$.
Hängelinie eines biegsamen, an den Enden frei aufgehängten massiven Fadens.
In der Nähe des tiefsten Punktes gilt: $y \approx \frac{x^2}{2a} + a$.
Länge des Bogens zwischen $x = 0$ und $x = x_0$: $l = a\sinh\left(\frac{x_0}{a}\right)$.
Fläche unter dem Bogen: $A = a^2\sinh\left(\frac{x_0}{a}\right)$.
Siehe auch Abschnitt über Sinus hyperbolicus.

Traktrix:
auch **Schleppkurve** genannt.
Evolvente der Kettenlinie.
Gleichung: $x = a\text{Arcosh}\left(\frac{a}{y}\right) \mp \sqrt{a^2 - y^2}$
Asymptote: $y = 0$.
Bewegungskurve eines an einem nicht dehnbaren Faden aufgehängten Massenpunkts, dessen Ende entlang der x-Achse geführt wird.
Der Tangentenabschnitt vom Berührungspunkt P bis zum Schnittpunkt T mit der x-Achse ist konstant $\overline{PT} = a$.

Lissajous-Figur:
Überlagerung von Schwingungen entlang der x-Achse und y-Achse.
Parameterdarstellung: $x = A_x\sin(n_xt + \varphi_x)$, $y = A_y\sin(n_yt + \varphi_y)$.
Die Lissajous-Figuren hängen von $\frac{A_x}{A_y}$, $\frac{n_x}{n_y}$ und $\varphi_x - \varphi_y$ ab.
Siehe auch Abschnitt zur Überlagerung von Schwingungen.

6 Vektorrechnung

6.1 Vektoralgebra

Vektor und Skalar

In Technik und Naturwissenschaft treten **skalare** und **vektorielle Größen** auf.

Skalar, durch die Angabe eines Zahlenwertes (reelle Maßzahl) und die Maßeinheit vollständig bestimmte Größe.

☐ Länge, Zeit, Temperatur, Masse, Arbeit, Energie, Potential, Kapazität.

Neben Maßzahl und Einheit benötigen viele Größen die zusätzliche Angabe einer Richtung:

Vektor, gerichtete Größe (Strecke), dargestellt durch einen Pfeil. Richtung des Pfeiles bestimmt die Richtung des Vektors. Länge des Pfeiles entspricht der Maßzahl.

Bezeichnung: Im allgemeinen mit lateinischen Buchstaben im Fettdruck, versehen mit einem Pfeil ($\vec{\mathbf{a}}, \vec{\mathbf{b}}$), auch üblich sind deutsche Buchstaben bzw. die Notationen ($\mathbf{a}, \underline{\mathbf{a}}$ etc.).

Eine eindeutige Festlegung erhält man ebenfalls durch die Angabe von Anfangs- und Endpunkt, P und Q: $\vec{\mathbf{a}} = \overrightarrow{PQ}$.

☐ Geschwindigkeit, Beschleunigung, elektrische und magnetische Feldstärke, Gravitationskraft, Ortsvektor, Drehmoment.

▷ Viele Vektoren sind – wie die zugehörigen Rechenregeln – anschaulich in zwei oder drei Dimensionen (Ebene, Raum) gegeben, das Vektorkonzept läßt sich aber direkt auf n Dimensionen ausdehnen. n-dimensionale Vektoren (auch mit $n > 1000$) haben große praktische Bedeutung bei der Behandlung großer linearer Gleichungssysteme.

Betrag oder **Norm, Länge eines Vektors**, Abstand des Anfangspunktes vom Endpunkt, bestimmt die Länge des Vektors:

$$a = |\vec{\mathbf{a}}| = \overline{PQ} \geq 0.$$

Oft auch $\|\vec{\mathbf{a}}\|$.

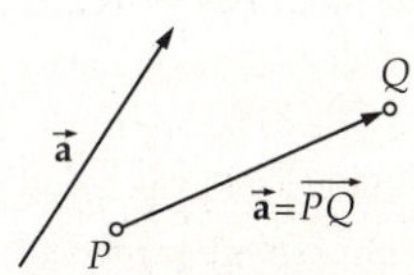

● Durch die Angabe von **Betrag** und **Richtung** ist ein Vektor $\vec{\mathbf{a}}$ eindeutig bestimmt.

▷ Relevant für die Bestimmung eines Vektors sind *nur* Betrag und Richtung, nicht dagegen die genaue Lage im Raum: Der „Vektor" ist gewissermaßen ein Symbol für alle Pfeile, die durch Parallelverschiebung aus ihm hervorgehen können.

Spezielle Vektoren

Nullvektor $\vec{\mathbf{0}}$, Vektor vom Betrag Null, Anfangs- und Endpunkt fallen zusammen. Der Nullvektor hat die Länge Null und eine unbestimmte Richtung.

Einheitsvektor $\vec{\mathbf{e}}$, Vektor vom Betrag Eins,

$$|\vec{\mathbf{e}}| = 1.$$

Ortsvektor (gebundener Vektor) des Punktes P,

$$\vec{\mathbf{r}}(P) = \overrightarrow{OP},$$

zu jedem Vektor $\vec{\mathbf{a}}$ gibt es einen *Vertreter*, dessen Anfangspunkt (O) im Koordinatenursprung liegt und dessen Spitze zum Punkt P führt.

Freier Vektor, darf beliebig verschoben, aber *nicht* gespiegelt, *nicht* gedreht und *nicht* skaliert werden (siehe: Koordinatentransformation).

Linienflüchtiger Vektor, Vektor, der entlang seiner Wirkungslinie beliebig verschiebbar ist.

□ Kräfte am starren Körper sind linienflüchtige Vektoren.

Gleichheit von Vektoren, zwei Vektoren werden als gleich betrachtet, wenn sie in Betrag und Richtung übereinstimmen, $\vec{a} = \vec{b}$.

● Gleich lange Vektoren sind nur dann gleich, wenn sie ohne Drehung (Rotation), nur durch eine Parallelverschiebung, zur Überdeckung gebracht werden können.

Parallele Vektoren, $\vec{a} \,||\, \vec{b}$, können durch Parallelverschiebung auf dieselbe Gerade gebracht werden.

Gleichgerichtete Vektoren, $\vec{a} \uparrow\uparrow \vec{b}$, haben die gleiche Richtung.

Entgegengesetzte (antiparallele) Vektoren, $\vec{a} \uparrow\downarrow \vec{b}$, haben entgegengesetzte Richtungen bzw. entgegengesetzte Orientierungen.

Inverser Vektor oder **Gegenvektor** $-\vec{a}$, Vektor mit gleicher Länge wie $\vec{a}$, jedoch entgegengesetzter Richtung. Der inverse Vektor $-\vec{a}$ ist antiparallel zu $\vec{a}$, $\vec{a} \uparrow\downarrow (-\vec{a})$.

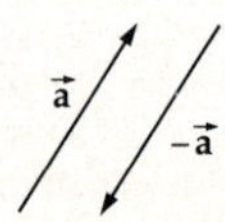

Vektorfeld, Gesamtheit der den Raumpunkten zugeordneten (Feld-) Vektoren; Funktion von $\mathbb{R}^n$ nach $\mathbb{R}^n$.

□ Gravitationsfeldstärke, magnetische Feldstärke, elektrische Feldstärke.

Multiplikation eines Vektors mit einem Skalar

Produkt von Vektor $\vec{a}$ mit Skalar r ergibt einen Vektor $\vec{b} = r\vec{a}$ mit dem $|r|$-fachen Betrag des Vektors $\vec{a}$:

$$|r\vec{a}| = |r| \cdot |\vec{a}|.$$

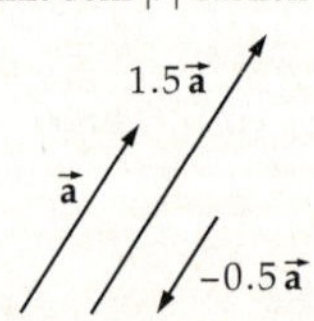

▷ Oft wird der Multiplikationspunkt weggelassen, um Verwechslungen mit dem Skalarprodukt zweier Vektoren, $\vec{a} \cdot \vec{b}$, zu vermeiden.

$r > 0$: $r\vec{a}$ und $\vec{a}$ sind gleichgerichtet ($\vec{a} \uparrow\uparrow r\vec{a}$).

□ Kraftgesetz der Mechanik, Kraft gleich Masse mal Beschleunigung, $\vec{F} = m\vec{a}$.

$r < 0$: $r\vec{a}$ und $\vec{a}$ sind entgegengerichtet, $\vec{a} \uparrow\downarrow r\vec{a}$.

$r = -1$: Gegenvektor $r\vec{a} = -\vec{a}$, gleicher Betrag wie $\vec{a}$, entgegengesetzte Richtung.

▷ Die beiden Vektoren $\vec{a}$ und $r\vec{a}$, $(r \neq 0)$ sind kollinear, d. h. linear abhängig.

Vektoraddition

Addition zweier Vektoren $\vec{a}$ und $\vec{b}$, der Vektor $\vec{b}$ wird verschoben, bis sein Anfangspunkt in den Endpunkt des Vektors $\vec{a}$ fällt.

Summenvektor $\vec{c}$, der resultierende Vektor, der vom Anfangspunkt von $\vec{a}$ zum Endpunkt des verschobenen Vektors $\vec{b}$ reicht.

$$\vec{c} = \vec{a} + \vec{b}.$$

□ Parallelogramm der Kräfte im Fachwerk.

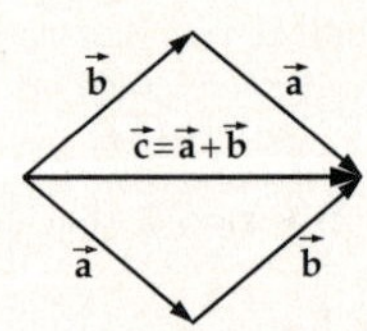

▷ Für das Rechnen mit skalaren Größen gelten die Rechengesetze (Algebra) der reellen Zahlen, für das Rechnen mit Vektoren wird die **Vektoralgebra** benötigt: $|\vec{c}| \neq |\vec{a}| + |\vec{b}|$.

- Die Addition mehrerer Vektoren erfolgt nach der **Polygonregel** (auch: **Vektorpolygon**): Der jeweils nächste zu addierende Vektor wird mit seinem Anfangspunkt am Endpunkt des vorherigen abgetragen. Dies führt zu einem Polygon.

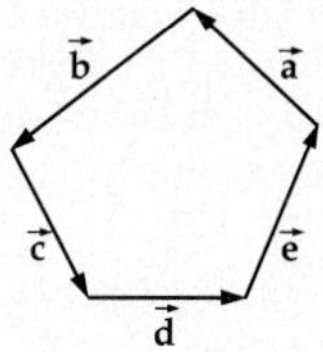

- Ist das Vektorpolygon geschlossen, so ist der Summenvektor der Nullvektor.

☐ Führt die Vektoraddition von Kräften zum Nullvektor, so heben sich die Kräfte in ihrer Wirkung gegenseitig auf.

Vektorsubtraktion

Subtraktion zweier Vektoren $\vec{\mathbf{a}}$ und $\vec{\mathbf{b}}$, durch Addition von $\vec{\mathbf{a}}$ und dem zum Vektor $\vec{\mathbf{b}}$ inversen Vektor $-\vec{\mathbf{b}}$ erhält man als resultierenden Vektor den **Differenzvektor** $\vec{\mathbf{d}}$:

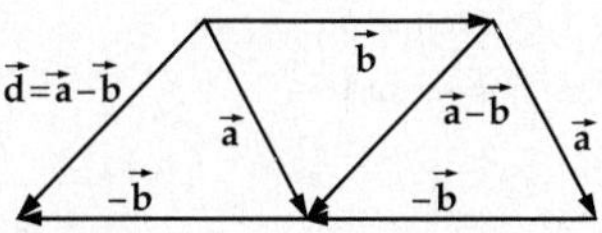

$$\vec{\mathbf{d}} = \vec{\mathbf{a}} - \vec{\mathbf{b}} = \vec{\mathbf{a}} + (-\vec{\mathbf{b}}).$$

Der Differenzvektor $\vec{\mathbf{d}}$ weist vom Endpunkt von $\vec{\mathbf{b}}$ zum Endpunkt von $\vec{\mathbf{a}}$, wenn $\vec{\mathbf{a}}$ und $\vec{\mathbf{b}}$ einen gemeinsamen Anfangspunkt haben.

▷ Der Differenzvektor läßt sich ebenfalls im Parallelogramm darstellen.

☐ Abstandsvektor der Punkte mit den Ortsvektoren $\vec{\mathbf{r}}_1$ und $\vec{\mathbf{r}}_2$: $\vec{\mathbf{r}}_2 - \vec{\mathbf{r}}_1$.

Rechengesetze

Vektorraumaxiome, folgende Gesetze gelten allgemein für das Rechnen mit Vektoren in n Dimensionen (im sogenannten ***n*-dimensionalen Vektorraum** $\mathbb{R}^n$, $n = 2, 3, \ldots$).

- **Kommutativgesetz**:

$$\vec{\mathbf{a}} + \vec{\mathbf{b}} = \vec{\mathbf{b}} + \vec{\mathbf{a}}.$$

- **Assoziativgesetze**:

$$\vec{\mathbf{a}} + (\vec{\mathbf{b}} + \vec{\mathbf{c}}) = (\vec{\mathbf{a}} + \vec{\mathbf{b}}) + \vec{\mathbf{c}},$$

$$r \cdot (s \cdot \vec{\mathbf{a}}) = (r \cdot s) \cdot \vec{\mathbf{a}} \quad r, s \in \mathbb{R}.$$

- **Neutrales Element**:

$$\vec{\mathbf{0}} + \vec{\mathbf{a}} = \vec{\mathbf{a}} + \vec{\mathbf{0}} = \vec{\mathbf{a}}.$$

- **Inverses Element**:

$$\vec{\mathbf{a}} + (-\vec{\mathbf{a}}) = (-\vec{\mathbf{a}}) + \vec{\mathbf{a}} = \vec{\mathbf{0}}.$$

- **Distributivgesetze**:

$$r \cdot (\vec{\mathbf{a}} + \vec{\mathbf{b}}) = r \cdot \vec{\mathbf{a}} + r \cdot \vec{\mathbf{b}},$$

$$(r + s) \cdot \vec{\mathbf{a}} = r \cdot \vec{\mathbf{a}} + s \cdot \vec{\mathbf{a}},$$

$$0 \cdot \vec{\mathbf{a}} = \vec{\mathbf{a}} \cdot 0 = \vec{\mathbf{0}},$$

$$1 \cdot \vec{\mathbf{a}} = \vec{\mathbf{a}} \cdot 1 = \vec{\mathbf{a}}.$$

- **Dreiecksungleichung**:

$$||\vec{\mathbf{a}}| - |\vec{\mathbf{b}}|| \leq |\vec{\mathbf{a}} \pm \vec{\mathbf{b}}| \leq |\vec{\mathbf{a}}| + |\vec{\mathbf{b}}|.$$

☐ Zwei Dimensionen ($n = 2$): Die Ebene, oder auch die „Ebene der Lösungsvektoren" von homogenen Gleichungssystemen mit zwei Unbekannten;
Drei Dimensionen ($n = 3$): Der dreidimensionale Raum; oder der Raum von Lösungsvektoren eines Systems von drei Gleichungen mit drei Unbekannten.

Lineare (Un-) Abhängigkeit von Vektoren

Linearkombination $\vec{\mathbf{b}}$ von Vektoren $\vec{\mathbf{a}}_1, \vec{\mathbf{a}}_2, \ldots, \vec{\mathbf{a}}_n$, Summe von n Vektoren $\vec{\mathbf{a}}_i$, $i = 1, \ldots, n$: mit skalaren Koeffizienten r_i

$$\vec{\mathbf{b}} = r_1\vec{\mathbf{a}}_1 + r_2\vec{\mathbf{a}}_2 + \ldots + r_i\vec{\mathbf{a}}_i + \ldots + r_n\vec{\mathbf{a}}_n, \quad r_i \in \mathbb{R}, \vec{\mathbf{a}}_i \in \mathbb{R}^m, \text{ i. allg. } m \neq n.$$

☐ $n = 3$:

$$\vec{\mathbf{b}} = r_1\vec{\mathbf{a}}_1 + r_2\vec{\mathbf{a}}_2 + r_3\vec{\mathbf{a}}_3.$$

Linear abhängige Vektoren, $\vec{\mathbf{a}}_1,\ \vec{\mathbf{a}}_2,\ \ldots, \vec{\mathbf{a}}_n$, ($\vec{\mathbf{a}}_i \neq \vec{\mathbf{0}},\ i = 1, \ldots n$), es existiert eine Linearkombination der n Vektoren, die verschwindet,

$$r_1\vec{\mathbf{a}}_1 + r_2\vec{\mathbf{a}}_2 + \ldots + r_n\vec{\mathbf{a}}_n = \vec{\mathbf{0}},$$

obwohl die Koeffizienten $r_1, r_2, \ldots, r_n$ nicht alle gleichzeitig Null sind.

● Bei linear abhängigen Vektoren ist wenigstens einer der Vektoren als Linearkombination der anderen Vektoren, d. h. als Summe von Vielfachen der anderen Vektoren, darstellbar.

Kollineare Vektoren, parallele oder antiparallele Vektoren $\vec{\mathbf{a}}$ und $\vec{\mathbf{b}} \neq \vec{\mathbf{0}}$, einer der beiden Vektoren ist ein Vielfaches des anderen Vektors $\vec{\mathbf{a}}, \vec{\mathbf{b}}$.

$$\vec{\mathbf{a}} = r\vec{\mathbf{b}}, \quad r \in \mathbb{R},\ \vec{\mathbf{a}}, \vec{\mathbf{b}} \in \mathbb{R}^2.$$

● Kollineare Vektoren sind linear abhängig: Jeder Vektor kann durch ein Vielfaches eines parallelen Vektors dargestellt werden!

Komplanare Vektoren, zwei (oder mehr) in einer Ebene liegende Vektoren $\vec{\mathbf{a}}, \vec{\mathbf{b}}$ und $\vec{\mathbf{c}} \neq \vec{\mathbf{0}}$.

● Drei oder mehr Vektoren in $\mathbb{R}^2$ sind linear abhängig: Jeder Vektor in einer Ebene kann durch eine Summe von Vielfachen zweier linear unabhängiger Vektoren in der Ebene dargestellt werden.

$$r\vec{\mathbf{a}} + s\vec{\mathbf{b}} + t\vec{\mathbf{c}} = \vec{\mathbf{0}}.$$

● Drei Vektoren des $\mathbb{R}^3$ liegen in einer Ebene, wenn die Determinante ihrer Komponenten verschwindet:

$$\begin{vmatrix} a_x & b_x & c_x \\ a_y & b_y & c_y \\ a_z & b_z & c_z \end{vmatrix} = 0.$$

Linear unabhängige Vektoren, $\vec{\mathbf{a}}_1, \vec{\mathbf{a}}_2, \ldots, \vec{\mathbf{a}}_i, \ldots, \vec{\mathbf{a}}_n$, alle Linearkombinationen verschwinden dann und nur dann, wenn **alle** r_i verschwinden, $r_i \equiv 0$:

$$r_1\vec{\mathbf{a}}_1 + r_2\vec{\mathbf{a}}_2 + \ldots + r_i\vec{\mathbf{a}}_i + \ldots + r_n\vec{\mathbf{a}}_n = \vec{\mathbf{0}} \quad \Longrightarrow \quad r_i = 0 \quad \text{für alle } i.$$

● Zwei nicht kollineare Vektoren bzw. drei nicht komplanare Vektoren sind linear unabhängig.

● Ist die Zahl der Vektoren n größer als die Dimension m des Vektorraumes, so sind die Vektoren immer linear abhängig.

☐ Drei Vektoren in einer Ebene und vier Vektoren in einem dreidimensionalen Raum sind immer linear abhängig, d. h., man kann einen Vektor als Summe des Vielfachen der anderen Vektoren ausdrücken.

Basis

Basis, eines n-dimensionalen Vektorraumes $\mathbb{R}^n$, System von n linear unabhängigen Vektoren im $\mathbb{R}^n$.

● Jeder Vektor eines Vektorraumes kann durch Linearkombinationen seiner Basisvektoren beschrieben werden.

Orthogonalbasis, die Basisvektoren stehen senkrecht aufeinander.

Orthonormalbasis, die Basisvektoren stehen senkrecht aufeinander und sind **normierte Einheitsvektoren**:

$$|\vec{\mathbf{e}}_1| = |\vec{\mathbf{e}}_2| = \ldots = |\vec{\mathbf{e}}_n| = 1.$$

Kartesische Basis (Einheitsvektoren), geradliniges Orthonormalbasissystem, das eine besonders einfache geometrische Interpretation der zu beschreibenden Probleme erlaubt.

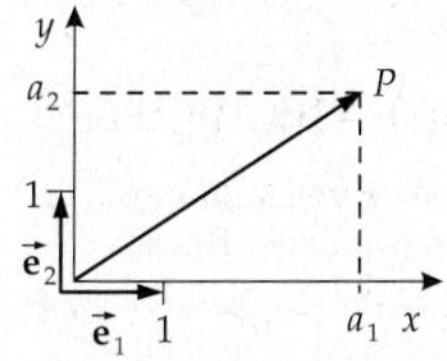

Normierte Basis des zweidimensionalen Vektorraums $\mathbb{R}^2$ (z. B. x, y der Ebene), sind zwei linear unabhängige (d. h. nicht parallele) Einheitsvektoren $\vec{\mathbf{e}}_1, \vec{\mathbf{e}}_2$ (nicht notwendigerweise senkrecht aufeinander stehend).

Komponentendarstellung:

Ein kartesisches Koordinatensystem im n-dimensionalen Vektorraum $\mathbb{R}^n$ erlaubt die Darstellung von n-dimensionalen Ortsvektoren (deren Anfangspunkt im Nullpunkt liegt), durch die Angabe der **Koordinaten** $(a_1, a_2, \ldots, a_n)$ des Punktes P, in dem die Vektorspitze endet.

Die Vektoren $a_i\vec{\mathbf{e}}_i$, $i = 1, \ldots, n$ werden als die Komponenten des Vektors $\vec{\mathbf{a}}$ bezeichnet.

□ In der Darstellung eines Vektors durch eine Zeilen- oder Spaltenmatrix werden oft auch die Zahlen a_i selbst als Komponenten des Vektors bezeichnet.

Komponentendarstellung eines Vektors in n Dimensionen:

a) Spaltenschreibweise,

$$\vec{\mathbf{a}} = \begin{pmatrix} a_1 \\ a_2 \\ \vdots \\ a_n \end{pmatrix}.$$

b) Zeilenschreibweise (transponierter Spaltenvektor),

$$\vec{\mathbf{a}}^{\mathrm{T}} = (a_1, a_2, \ldots, a_n).$$

▷ Komponentenweises Rechnen ist hier nur für kartesische Koordinaten angegeben, die Formeln gelten nicht für Polar-, Kugel- oder Zylinderkoordinaten!

□ Vektoren werden komponentenweise addiert und subtrahiert.

Komponentendarstellung:

$$\begin{pmatrix} a_1 \\ a_2 \\ a_3 \end{pmatrix} \pm \begin{pmatrix} b_1 \\ b_2 \\ b_3 \end{pmatrix} = \begin{pmatrix} a_1 \pm b_1 \\ a_2 \pm b_2 \\ a_3 \pm b_3 \end{pmatrix}.$$

□ Gesamtkraft als Resultierende der Einzelkräfte:

$$F_x = F_{x_1} + F_{x_2} + \ldots + F_{x_n} = \sum_{\alpha=1}^{n} F_{x\alpha},$$

$$F_y = F_{y_1} + F_{y_2} + \ldots + F_{y_n} = \sum_{\alpha=1}^{n} F_{y\alpha},$$

$$F_z = F_{z_1} + F_{z_2} + \ldots + F_{z_n} = \sum_{\alpha=1}^{n} F_{z\alpha},$$

$$\vec{\mathbf{F}} = \begin{pmatrix} F_x \\ F_y \\ F_z \end{pmatrix} = \sum_{\alpha=1}^{n} \begin{pmatrix} F_{x\alpha} \\ F_{y\alpha} \\ F_{z\alpha} \end{pmatrix}.$$

☐ Differenz von Ortsvektoren in Komponentendarstellung:

$$\vec{\mathbf{a}}-\vec{\mathbf{b}} = \vec{\mathbf{a}}_x+\vec{\mathbf{a}}_y+\vec{\mathbf{a}}_z-\vec{\mathbf{b}}_x-\vec{\mathbf{b}}_y-\vec{\mathbf{b}}_z$$
$$= (a_x-b_x)\vec{\mathbf{i}}+(a_y-b_y)\vec{\mathbf{j}}+(a_z-b_z)\vec{\mathbf{k}}.$$

☐ Addition in Zeilenschreibweise:

$\vec{\mathbf{a}} = (3,\ -5,\ 7) \qquad \vec{\mathbf{b}} = (5,\ 7,\ -8)$

$\vec{\mathbf{a}}+\vec{\mathbf{b}} = (3+5,\ (-5)+7,\ 7+(-8)) = (8,\ 2,\ -1).$

Basis im dreidimensionalen Raum:

Normierte Basis, drei beliebige linear unabhängige, d. h. nicht komplanare Einheitsvektoren $\vec{\mathbf{e}}_1, \vec{\mathbf{e}}_2, \vec{\mathbf{e}}_3$,

$$\vec{\mathbf{a}} = a_1\cdot\vec{\mathbf{e}}_1+a_2\cdot\vec{\mathbf{e}}_2+a_3\cdot\vec{\mathbf{e}}_3.$$

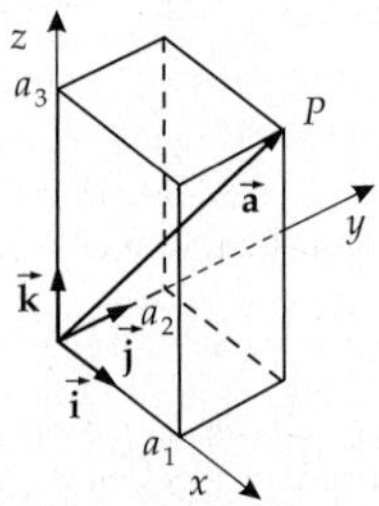

Orthonormalbasis im **kartesischen Koordinatensystem**, drei senkrecht aufeinanderstehende Einheitsvektoren $\vec{\mathbf{i}}, \vec{\mathbf{j}}, \vec{\mathbf{k}}$ mit

$$\vec{\mathbf{i}} = \begin{pmatrix}1\\0\\0\end{pmatrix},\ \vec{\mathbf{j}} = \begin{pmatrix}0\\1\\0\end{pmatrix},\ \vec{\mathbf{k}} = \begin{pmatrix}0\\0\\1\end{pmatrix},$$

d. h., $\vec{\mathbf{i}}, \vec{\mathbf{j}}, \vec{\mathbf{k}}$ sind Einheitsvektoren in x-,y- und z-Richtung (liegen jeweils auf der Koordinatenachse).

Rechte-Hand-Regel, gestreckter Daumen ($\vec{\mathbf{e}}_1$) und Zeigefinger ($\vec{\mathbf{e}}_2$) und der um 90° abgewinkelte Mittelfinger ($\vec{\mathbf{e}}_3$) der rechten Hand bilden ein Rechtssystem.

Die Vektoren im dreidimensionalen Raum sind durch ihre Koordinaten a_1, a_2, a_3 bezüglich eines rechtwinkligen kartesischen Koordinatensystem gegeben. Durch Weglassen der dritten Komponente entsteht ein zweidimensionaler Vektor in der Ebene, für den die gleichen aufgeführten Rechenoperationen gelten.

$$\text{3D:}\ \begin{pmatrix}a_1\\a_2\\a_3\end{pmatrix}, \qquad \text{2D:}\ \begin{pmatrix}a_1\\a_2\end{pmatrix}.$$

● Jeder Vektor $\vec{\mathbf{a}}$ in der Ebene ist als **Linearkombination** (Summe von Vielfachen von $\vec{\mathbf{e}}_1$ und $\vec{\mathbf{e}}_2$) der zwei **Basisvektoren** ($\vec{\mathbf{e}}_1, \vec{\mathbf{e}}_2$) darstellbar:

$$\vec{\mathbf{a}} = a_1\cdot\vec{\mathbf{e}}_1+a_2\cdot\vec{\mathbf{e}}_2; \quad a_1, a_2 \in \mathbb{R}.$$

Affine Koordinaten von $\vec{\mathbf{a}}$ bezüglich der Basis $\vec{\mathbf{e}}_1, \vec{\mathbf{e}}_2$: a_1, a_2.

☐ **Kartesisches Koordinatensystem** in zwei Dimensionen, die Basisvektoren $\vec{\mathbf{i}}, \vec{\mathbf{j}}$ sind senkrecht aufeinanderstehende **Einheitsvektoren**.

$$\vec{\mathbf{i}} = \begin{pmatrix}1\\0\end{pmatrix}, \qquad \vec{\mathbf{j}} = \begin{pmatrix}0\\1\end{pmatrix}.$$

Komponenten (**Koordinaten** a_1, a_2) bestimmen den Vektor eindeutig:

$$\vec{\mathbf{a}} = a_1\cdot\vec{\mathbf{i}}+a_2\cdot\vec{\mathbf{j}}.$$

Spaltenvektor:

$$\vec{\mathbf{a}} = \begin{pmatrix}a_1\\a_2\end{pmatrix}.$$

Zeilenvektor:

$$\vec{\mathbf{a}}^{\mathrm{T}} = (a_1, a_2).$$

● Im dreidimensionalen Vektorraum $\mathbb{R}^3$ läßt sich jeder Vektor $\vec{\mathbf{a}}$ durch die drei kartesischen Koordinaten (a_1, a_2, a_3) beschreiben, die die Vorfaktoren der kartesischen Einheitsvektoren $\vec{\mathbf{i}}, \vec{\mathbf{j}}, \vec{\mathbf{k}}$ sind:

$$\vec{\mathbf{a}} = (a_1, a_2, a_3) = a_1\vec{\mathbf{i}}+a_2\vec{\mathbf{j}}+a_3\vec{\mathbf{k}} \quad \text{mit}$$

$$\vec{\mathbf{i}} = \begin{pmatrix} 1 \\ 0 \\ 0 \end{pmatrix} \quad \vec{\mathbf{j}} = \begin{pmatrix} 0 \\ 1 \\ 0 \end{pmatrix} \quad \vec{\mathbf{k}} = \begin{pmatrix} 0 \\ 0 \\ 1 \end{pmatrix}.$$

● **Lineare Unabhängigkeit** in der Ebene, zwei Vektoren in der Ebene,

$$\vec{\mathbf{a}} = \begin{pmatrix} a_1 \\ a_2 \end{pmatrix} \quad \vec{\mathbf{b}} = \begin{pmatrix} b_1 \\ b_2 \end{pmatrix}$$

sind **linear unabhängig**, wenn die Vektorgleichung $r\vec{\mathbf{a}} + s\vec{\mathbf{b}} = \vec{\mathbf{0}}$ **nur** die triviale Lösung $r = s = 0$ besitzt. Diese Vektorgleichung ist gleichwertig dem linearen Gleichungssystem in r und s:

$$ra_1 + sb_1 = 0$$

$$ra_2 + sb_2 = 0.$$

● Die Vektoren $\vec{\mathbf{a}}$ und $\vec{\mathbf{b}}$ sind **linear abhängig** (**kollinear**) bei Verschwinden der Determinante, d. h., das lineare Gleichungssystem ist nicht eindeutig lösbar!

$$\begin{vmatrix} a_1 & a_2 \\ b_1 & b_2 \end{vmatrix} = a_1 \cdot b_2 - a_2 \cdot b_1 = 0.$$

▷ Lineare Abhängigkeit bedeutet, daß die zwei Geraden, auf denen $\vec{\mathbf{a}}$ und $\vec{\mathbf{b}}$ liegen, parallel sind (sich nicht schneiden) oder aufeinander liegen (unendlich viele Schnittpunkte haben). Dann hat das obige lineare Gleichungssystem keine Lösung $\Longleftrightarrow$ Die Determinante ist Null!

□ $\vec{\mathbf{a}} = \begin{pmatrix} -2 \\ 7 \end{pmatrix}$; $\vec{\mathbf{b}} = \begin{pmatrix} 1 \\ 3 \end{pmatrix}$; $\vec{\mathbf{c}} = \begin{pmatrix} 8 \\ -15 \end{pmatrix}$.

$$\begin{vmatrix} -2 & 1 \\ 7 & 3 \end{vmatrix} = -6 - 7 = -13 \neq 0 :$$

$\vec{\mathbf{a}}$ und $\vec{\mathbf{b}}$ sind linear unabhängig und können als Basis verwendet werden.

$\vec{\mathbf{c}} = r\vec{\mathbf{a}} + s\vec{\mathbf{b}}, \longrightarrow -2r + s = 8$ und $7r + 3s = -15$.

Lösen des Gleichungssystems ergibt:

$\vec{\mathbf{c}} = -3\vec{\mathbf{a}} + 2\vec{\mathbf{b}}$.

$\vec{\mathbf{c}}$ ist hier als ganzzahliges Vielfaches von $\vec{\mathbf{a}}$ und $\vec{\mathbf{b}}$ darstellbar.

6.2 Skalarprodukt oder inneres Produkt

Skalarprodukt, Multiplikation zweier n-komponentiger Vektoren $\vec{\mathbf{a}}, \vec{\mathbf{b}} \in \mathbb{R}^n$ derart, daß das Ergebnis ein **Skalar**, also eine **reelle Zahl**, ist:

$$\vec{\mathbf{a}} \cdot \vec{\mathbf{b}} = c, c \in \mathbb{R}.$$

● Die beiden Vektoren müssen gleich viele Komponenten haben!

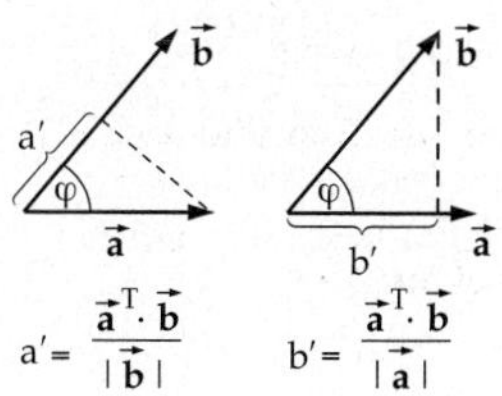

Ist φ der zwischen den Vektoren eingeschlossene Winkel, dann gilt:

$$\vec{\mathbf{a}} \cdot \vec{\mathbf{b}} = |\vec{\mathbf{a}}| \cdot |\vec{\mathbf{b}}| \cdot \cos\varphi \quad (0^\circ \leq \varphi \leq 180^\circ).$$

▷ Anschauliche Bedeutung des Skalarproduktes:
Projektion von $\vec{\mathbf{b}}$ auf $\vec{\mathbf{a}}$, multipliziert mit $|\vec{\mathbf{a}}|$ oder
Projektion von $\vec{\mathbf{a}}$ auf $\vec{\mathbf{b}}$, multipliziert mit $|\vec{\mathbf{b}}|$.

Komponentendarstellung, „Zeile mal Spalte“:

$$\vec{\mathbf{a}}^{\mathrm{T}} \cdot \vec{\mathbf{b}} = (a_1, a_2, \ldots, a_n) \cdot \begin{pmatrix} b_1 \\ b_2 \\ \vdots \\ b_n \end{pmatrix} = a_1b_1 + a_2b_2 + \ldots + a_nb_n.$$

▷ In Matrixschreibweise ist die Reihenfolge der Vektoren extrem wichtig! $\vec{\mathbf{a}}^{\mathrm{T}} \cdot \vec{\mathbf{b}}$ ergibt einen Skalar (Zeile mal Spalte), aber $\vec{\mathbf{b}} \cdot \vec{\mathbf{a}}^{\mathrm{T}}$ ergibt eine $(n \times n)$-Matrix (das **dyadische Produkt**).

Rechenregeln

- **Kommutativgesetz**:
  $\vec{\mathbf{a}} \cdot \vec{\mathbf{b}} = \vec{\mathbf{b}} \cdot \vec{\mathbf{a}}$.
- **Distributivgesetz**:
  $\vec{\mathbf{a}} \cdot (\vec{\mathbf{b}} + \vec{\mathbf{c}}) = \vec{\mathbf{a}} \cdot \vec{\mathbf{b}} + \vec{\mathbf{a}} \cdot \vec{\mathbf{c}}$.
- **Assoziativgesetz** für Multiplikation mit reeller Zahl r:
  $(r\vec{\mathbf{a}}) \cdot \vec{\mathbf{b}} = r(\vec{\mathbf{a}} \cdot \vec{\mathbf{b}}) = r\vec{\mathbf{a}} \cdot \vec{\mathbf{b}}$.

▷ Da $\vec{\mathbf{a}} \cdot \vec{\mathbf{b}} = c$ einen Skalar ($c \in \mathbb{R}$) ergibt, kann man *niemals* das Skalarprodukt von drei Vektoren bilden: $\vec{\mathbf{a}} \cdot \vec{\mathbf{b}} \cdot \vec{\mathbf{c}}$ existiert *nie*! Das Produkt $(\vec{\mathbf{a}} \cdot \vec{\mathbf{b}})\vec{\mathbf{c}}$ existiert, es ist das Produkt der *Zahl* $\vec{\mathbf{a}} \cdot \vec{\mathbf{b}} = |\vec{\mathbf{a}}||\vec{\mathbf{b}}| \cos\varphi$ mit dem *Vektor* $\vec{\mathbf{c}}$.

- Das Skalarprodukt zweier Vektoren $\vec{\mathbf{a}}, \vec{\mathbf{b}}$ kann nur gebildet werden, wenn $\vec{\mathbf{a}}$ und $\vec{\mathbf{b}}$ aus dem gleichen Vektorraum sind, d. h. gleich viele Komponenten haben.

□ $\vec{\mathbf{a}} = (a_1, a_2)$, $\vec{\mathbf{b}} = (b_1, b_2, b_3) \Rightarrow \vec{\mathbf{a}} \cdot \vec{\mathbf{b}}$ existiert nicht!

Eigenschaften und Anwendungen des Skalarproduktes

- **Längen-(Betrags-)berechnung**:
  $\sqrt{\vec{\mathbf{a}} \cdot \vec{\mathbf{a}}} = |\vec{\mathbf{a}}| \geq 0$.

□ $\vec{\mathbf{a}} = (1,1,1) \Rightarrow |\vec{\mathbf{a}}| = \sqrt{1^2 + 1^2 + 1^2} = \sqrt{3}$.

Betrag, Normierung und Gleichheit von Vektoren im $\mathbb{R}^3$:

Betrag oder **Länge, Norm** eines Vektors:

$$|\vec{\mathbf{a}}| = \sqrt{\vec{\mathbf{a}} \cdot \vec{\mathbf{a}}} = \sqrt{a_1^2 + a_2^2 + a_3^2}.$$

Normierung eines Vektors, Einheitsvektor:

$$\frac{\vec{\mathbf{a}}}{|\vec{\mathbf{a}}|} = \frac{1}{|\vec{\mathbf{a}}|} \cdot \begin{pmatrix} a_1 \\ a_2 \\ a_3 \end{pmatrix} = \frac{1}{\sqrt{a_1^2 + a_2^2 + a_3^2}} \cdot \begin{pmatrix} a_1 \\ a_2 \\ a_3 \end{pmatrix}.$$

Betrag:

$$\left| \frac{\vec{\mathbf{a}}}{|\vec{\mathbf{a}}|} \right| = 1.$$

□ Betrag des Vektors $\vec{\mathbf{a}} = 3\vec{\mathbf{i}} - \vec{\mathbf{j}} + 2\vec{\mathbf{k}}$
$|\vec{\mathbf{a}}| = \sqrt{3^2 + (-1)^2 + 2^2} = \sqrt{14} \approx 3{,}742$.

Gleichheit von Vektoren $\vec{\mathbf{a}}$ und $\vec{\mathbf{b}}$:

- Vektoren sind genau dann gleich, wenn alle ihre Koordinaten gleich sind:
  $\vec{\mathbf{a}} = \vec{\mathbf{b}} \Longleftrightarrow a_1 = b_1,\ a_2 = b_2,\ a_3 = b_3,$

oder

$$\begin{pmatrix} a_1 \\ a_2 \\ a_3 \end{pmatrix} = \begin{pmatrix} b_1 \\ b_2 \\ b_3 \end{pmatrix}.$$

- **Winkelberechnung**:

$$\cos\varphi = \frac{\vec{\mathbf{a}} \cdot \vec{\mathbf{b}}}{|\vec{\mathbf{a}}| \cdot |\vec{\mathbf{b}}|} = \frac{a_1 b_1 + a_2 b_2 + \ldots + a_n b_n}{\sqrt{a_1^2 + a_2^2 + \ldots + a_n^2} \cdot \sqrt{b_1^2 + b_2^2 + \ldots + b_n^2}}.$$

□ Gesucht: eingeschlossener Winkel φ der beiden Vektoren

$\vec{\mathbf{a}} = (0,1,1) \quad \vec{\mathbf{b}} = (1,1,0),$

$$\cos\varphi = \frac{\vec{\mathbf{a}}\cdot\vec{\mathbf{b}}}{|\vec{\mathbf{a}}|\cdot|\vec{\mathbf{b}}|} = \frac{1}{\sqrt{2}\cdot\sqrt{2}} = \frac{1}{2} \quad\rightarrow\quad \varphi = 60^\circ.$$

▷ Anwendung in der 3-D-Computergrafik:
Ausblendung verdeckter Flächen von konvexen Körpern. Ist das Skalarprodukt eines Flächennormalenvektors mit dem Bildschirmnormalenvektor negativ, d. h., deutet die Fläche weg vom Bildschirm, so wird sie nicht in der Grafik dargestellt.

● **Dreiecksungleichung**:

$|\vec{\mathbf{a}}+\vec{\mathbf{b}}| \le |\vec{\mathbf{a}}|+|\vec{\mathbf{b}}|,$

$$\sqrt{(a_1+b_1)^2+\ldots+(a_n+b_n)^2} \le \sqrt{a_1^2+\ldots+a_n^2}+\sqrt{b_1^2+\ldots+b_n^2}.$$

● **Cauchy-Schwarzsche Ungleichung**:

$|\vec{\mathbf{a}}\cdot\vec{\mathbf{b}}| \le |\vec{\mathbf{a}}|\cdot|\vec{\mathbf{b}}|.$

● Kollineare Vektoren als Spezialfall:
Das Skalarprodukt zweier paralleler Vektoren $\vec{\mathbf{a}}$ und $\vec{\mathbf{b}}$ ist gleich dem Produkt der Beträge der zwei Vektoren ($\varphi = 0$, $\cos\varphi = 1$).

$\vec{\mathbf{a}}\cdot\vec{\mathbf{b}} = |\vec{\mathbf{a}}|\cdot|\vec{\mathbf{b}}| \qquad \vec{\mathbf{a}} \uparrow\uparrow \vec{\mathbf{b}}.$

Das Skalarprodukt entgegengesetzter Vektoren ist gleich dem negativen Produkt der Beträge von $\vec{\mathbf{a}}$ und $\vec{\mathbf{b}}$ ($\varphi = 180^\circ$, $\cos\varphi = -1$).

$\vec{\mathbf{a}}\cdot\vec{\mathbf{b}} = -|\vec{\mathbf{a}}|\cdot|\vec{\mathbf{b}}| \qquad \vec{\mathbf{a}} \uparrow\downarrow \vec{\mathbf{b}}.$

● Senkrecht stehende (orthogonale) Vektoren als Spezialfall:
Das Skalarprodukt orthogonaler Vektoren verschwindet ($\varphi = 90^\circ$, $\cos\varphi = 0$).

$\vec{\mathbf{a}}\cdot\vec{\mathbf{b}} = 0 \quad\Longleftrightarrow\quad \vec{\mathbf{a}} \perp \vec{\mathbf{b}}.$

□ Konstruktion orthogonaler Vektoren: Bestimmung von einer Komponente (b_3) von $\vec{\mathbf{b}}$, so daß $\vec{\mathbf{a}} \perp \vec{\mathbf{b}}$

$\vec{\mathbf{a}} = (3,2,-2) \quad \vec{\mathbf{b}} = (2,1,b_3)$

$\vec{\mathbf{a}}\cdot\vec{\mathbf{b}} = 6+2-2b_3 = 0 \;\rightarrow\; b_3 = 4.$

● **Cosinussatz**:

$(\vec{\mathbf{a}}\pm\vec{\mathbf{b}})^2 = \vec{\mathbf{a}}^2 \pm 2\vec{\mathbf{a}}\cdot\vec{\mathbf{b}}+\vec{\mathbf{b}}^2 = |\vec{\mathbf{a}}|^2+|\vec{\mathbf{b}}|^2 \pm 2|\vec{\mathbf{a}}||\vec{\mathbf{b}}|\cos(\vec{\mathbf{a}},\vec{\mathbf{b}})$

$(\vec{\mathbf{a}}+\vec{\mathbf{b}})^2-(\vec{\mathbf{a}}-\vec{\mathbf{b}})^2 = 4\vec{\mathbf{a}}\cdot\vec{\mathbf{b}} = 4|\vec{\mathbf{a}}||\vec{\mathbf{b}}|\cos(\vec{\mathbf{a}},\vec{\mathbf{b}})$

$|\vec{\mathbf{a}}\pm\vec{\mathbf{b}}| = \sqrt{\vec{\mathbf{a}}^2 \pm 2\vec{\mathbf{a}}\cdot\vec{\mathbf{b}}+\vec{\mathbf{b}}^2}.$

● Kartesische Einheitsvektoren im Raum $\mathbb{R}^3$, $\vec{\mathbf{i}},\vec{\mathbf{j}},\vec{\mathbf{k}}$ stehen senkrecht aufeinander:

$\vec{\mathbf{i}}\cdot\vec{\mathbf{i}} = \vec{\mathbf{j}}\cdot\vec{\mathbf{j}} = \vec{\mathbf{k}}\cdot\vec{\mathbf{k}} = 1 \qquad$ (wegen $\varphi = 0^\circ$, also $\cos\varphi = 1$)

$\vec{\mathbf{i}}\cdot\vec{\mathbf{j}} = \vec{\mathbf{i}}\cdot\vec{\mathbf{k}} = \vec{\mathbf{j}}\cdot\vec{\mathbf{k}} = 0 \qquad$ (wegen $\varphi = 90^\circ$, also $\cos\varphi = 0$)

● **Kronecker-Symbol**, faßt die Orthonormalität zusammen:

$$\delta_{lm} = \vec{\mathbf{e}}_l\cdot\vec{\mathbf{e}}_m = \begin{cases} 0 & (l \neq m) \\ 1 & (l = m) \end{cases} \quad \text{mit } \vec{\mathbf{e}}_1 = \vec{\mathbf{i}}, \vec{\mathbf{e}}_2 = \vec{\mathbf{j}}, \vec{\mathbf{e}}_3 = \vec{\mathbf{k}} \text{ und } l,m = \{1,2,3\}.$$

□ Multiplikation von Vektoren mit einem Skalar erfolgt komponentenweise:

$$r\vec{\mathbf{a}} = r\begin{pmatrix} a_1 \\ a_2 \\ a_3 \end{pmatrix} = \begin{pmatrix} ra_1 \\ ra_2 \\ ra_3 \end{pmatrix},$$

$(r\cdot s)\vec{\mathbf{a}} = r(s\vec{\mathbf{a}}),$

$$r(\vec{\mathbf{a}}+\vec{\mathbf{b}}) = r\vec{\mathbf{a}}+r\vec{\mathbf{b}} = \begin{pmatrix} ra_1 \\ ra_2 \\ ra_3 \end{pmatrix} + \begin{pmatrix} rb_1 \\ rb_2 \\ rb_3 \end{pmatrix},$$

$$(r+s)\vec{\mathbf{a}} = r\vec{\mathbf{a}}+s\vec{\mathbf{a}}.$$

Nullvektor:

$$\vec{\mathbf{0}} = \begin{pmatrix} 0 \\ 0 \\ 0 \end{pmatrix}.$$

Einheitsvektor:

$$|\vec{\mathbf{e}}| = 1.$$

☐ Einheitsvektoren entlang der x, y, z-Achse:

$$\vec{\mathbf{i}} = \vec{\mathbf{e}}_1 = \begin{pmatrix} 1 \\ 0 \\ 0 \end{pmatrix} \quad \vec{\mathbf{j}} = \vec{\mathbf{e}}_2 = \begin{pmatrix} 0 \\ 1 \\ 0 \end{pmatrix} \quad \vec{\mathbf{k}} = \vec{\mathbf{e}}_3 = \begin{pmatrix} 0 \\ 0 \\ 1 \end{pmatrix}.$$

Orthogonalisierung von Vektoren

Orthonormierungsverfahren, Methode, um aus einem gegebenen Satz $\vec{\mathbf{a}}_i$, $i = 1,\ldots,m$ von m linear unabhängigen Vektoren im $\mathbb{R}^n$ $(n \geq m)$ m paarweise orthogonale Vektoren $\vec{\mathbf{q}}_i$, $i = 1,\ldots,m$ der Länge Eins zu konstruieren, die den gleichen Unterraum aufspannen wie die Vektoren $\vec{\mathbf{a}}_i$.

● **Schmidtsches Orthonormierungsverfahren**:
Man bildet für $i = 1,\ldots,m$:

1. $\vec{\mathbf{v}}_i = \vec{\mathbf{a}}_i - \sum_{k=1}^{i-1} (\vec{\mathbf{a}}_i \cdot \vec{\mathbf{q}}_k)\vec{\mathbf{q}}_k$ (Orthogonalisierung)

2. $\vec{\mathbf{q}}_i = \dfrac{\vec{\mathbf{v}}_i}{|\vec{\mathbf{v}}_i|}$ (Normierung).

● **QR-Zerlegung**, die Vektoren $\vec{\mathbf{a}}_i$ und $\vec{\mathbf{q}}_i$ werden als Spalten einer $(n \times m)$-Matrix $\mathbf{A}$ bzw. $\mathbf{Q}$ aufgefaßt. Das Orthogonalisierungsverfahren entspricht der Aufgabe, für eine gegebene $(n \times m)$-Matrix $\mathbf{A}$ eine **orthogonale Matrix Q** zu finden, so daß $\mathbf{A} = \mathbf{QR}$ für eine geeignete rechte obere $(m \times m)$-Dreiecksmatrix $\mathbf{R}$ ist.

☐ QR-Zerlegungen (siehe Abschnitt 9.9) spielen eine zentrale Rolle in der Ausgleichsrechnung und bei Eigenwertproblemen. Geeignete Verfahren zur QR-Zerlegung sind das **Cholesky-Verfahren** (siehe Abschnitt 9.6) für symmetrische, positiv definite Matrizen, das **Householder-Verfahren** und das **Gram-Schmidt-Verfahren**.

☐ Programmsequenz zur QR-Zerlegung mit dem modifizierten Gram-Schmidt-Verfahren.

```
BEGIN GramSchmidt
INPUT a[i,k], i=1..n, k=1..m
FOR k:=1 TO m DO
  sum:=0
  FOR i:=1 TO n DO
    sum:=sum+SQR(a[i,k])
  ENDDO
  r[k,k]:=SQRT(sum)   {Wenn r[k,k]=0, so sind Spalten von A nicht linear unabhängig}
  FOR i:=1 TO n DO
    a[i,k]:=a[i,k]/r[k,k]
  ENDDO
  FOR j:=k+1 TO m DO
    sum:=0
    FOR i=1 TO n DO
```

```
        sum:=sum+a[i,k]*a[i,j]
      ENDDO
      r[k,j]:=sum
      FOR i:=1 TO n DO
        a[i,j]:=a[i,j]-a[i,k]*r[k,j]
      ENDDO
    ENDDO
  ENDDO
  OUTPUT a[i,k], i=1..n, k=1..m
  OUTPUT r[i,k], i=1..n, k=i..m
  END GramSchmidt
```

Richtungskosinus

Richtungskosinus, Projektionen von $\vec{\mathbf{a}}$ auf die x, y, z-Achsen ergeben die Kosinus der Winkel α, β, γ des Vektors $\vec{\mathbf{a}}$ mit den positiven x, y, z-Achsen.

$$\cos\alpha = \frac{a_1}{|\vec{\mathbf{a}}|} \qquad \cos\beta = \frac{a_2}{|\vec{\mathbf{a}}|} \qquad \cos\gamma = \frac{a_3}{|\vec{\mathbf{a}}|} \qquad \vec{\mathbf{a}} = \begin{pmatrix} a_1 \\ a_2 \\ a_3 \end{pmatrix}.$$

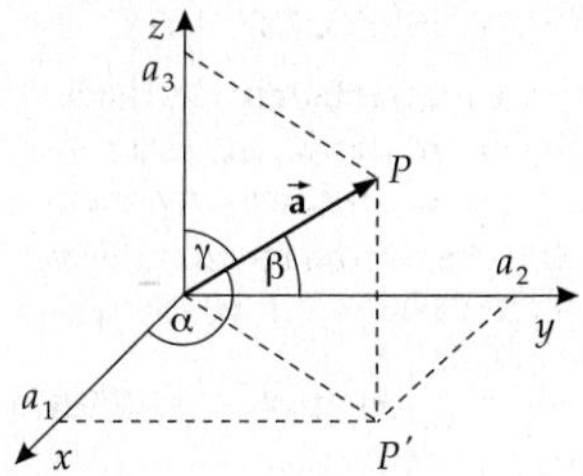

x-Koordinate: $a_1 = |\vec{\mathbf{a}}|\cos\alpha$

y-Koordinate: $a_2 = |\vec{\mathbf{a}}|\cos\beta$

z-Koordinate: $a_3 = |\vec{\mathbf{a}}|\cos\gamma$

Einheitsrichtung $\vec{\mathbf{a}}^0$ von $\vec{\mathbf{a}}$:

$$\vec{\mathbf{a}}^0 = \frac{1}{|\vec{\mathbf{a}}|}\cdot\vec{\mathbf{a}}$$

$$\vec{\mathbf{a}}^0 = \begin{pmatrix} \frac{a_1}{|\vec{\mathbf{a}}|} \\ \frac{a_2}{|\vec{\mathbf{a}}|} \\ \frac{a_3}{|\vec{\mathbf{a}}|} \end{pmatrix} = \begin{pmatrix} \cos\alpha \\ \cos\beta \\ \cos\gamma \end{pmatrix}$$

Die Koeffizienten der Einheitsrichtung $\vec{\mathbf{a}}^0$ von $\vec{\mathbf{a}}$ sind die Richtungskosinus von $\vec{\mathbf{a}}$.

- Für die Richtungskosinus gilt: $\cos^2\alpha + \cos^2\beta + \cos^2\gamma = 1$.

☐ Richtungskosinus für $\vec{\mathbf{a}} = 3\vec{\mathbf{i}} - \vec{\mathbf{j}} + 2\vec{\mathbf{k}}$:

$$|\vec{\mathbf{a}}| = \sqrt{3^2 + (-1)^2 + 2^2} = \sqrt{14},$$

$$\cos\alpha \approx \frac{3}{3,742} = 0,802 \quad \alpha = 36,7^\circ,$$

$$\cos\beta \approx \frac{-1}{3,742} = -0,267 \quad \beta = 105,5^\circ,$$

$$\cos\gamma \approx \frac{2}{3,742} = 0,534 \quad \gamma = 57,7^\circ.$$

Anwendung der Vektorrechnung: Hyperwürfel

Hyperwürfel, (engl. **hypercube**), Würfel im Euklidischen Raum beliebiger Dimension.

□ $n = 2 \implies$ Quadrat,
$n = 3 \implies$ Würfel,
$n = 4 \implies$ Hyperkubus in 4 Dimensionen.

▷ Hyperwürfel finden bei der Konstruktion von Hochleistungsrechnern Verwendung, wenn mehrere gleichartige Prozessoren miteinander mit wenig Aufwand, aber hoher Effizienz verschaltet werden sollen (wenig Verbindungen, aber kurze Signallaufzeiten).

● Hyperwürfel in n Dimensionen hat 2^n Ecken (= Prozessoren) und $n \cdot 2^{n-1}$ Kanten (= Verbindungen zwischen den Prozessoren).
Der längste Signalweg ist zwischen zwei, auf einer der n-dimensionalen Raumdiagonalen liegenden, Prozessoren zurückzulegen; er läuft über n Verbindungen.

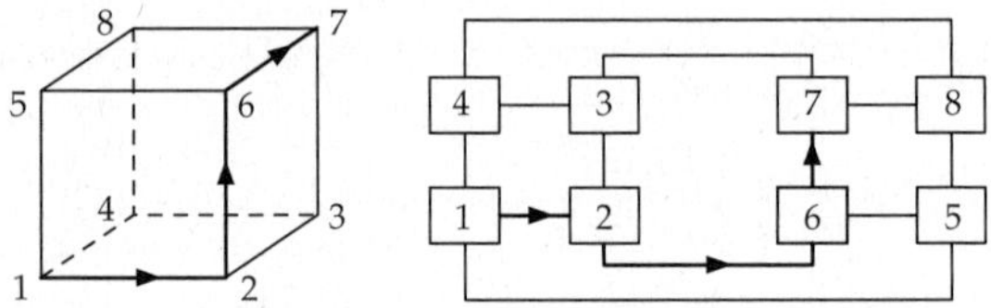

dreidimensionaler „Hyperwürfel"

▷ Die Verbindungen zwischen den Knoten sind jeweils gleich lang, hier ist nur das Verbindungsschema dargestellt.

□ $n = 10$. $2^{10} = 1024$ Prozessoren können mit nur $10 \cdot 2^9 = 5120$ Verbindungen, d. h. 5 je Prozessor (wobei jeder Prozessor aber 10 Anschlüsse hat), derart verbunden werden, daß die längste Laufzeit eines Signals zwischen zwei beliebigen Prozessoren lediglich der Laufzeit über 10 Verbindungsstrecken entspricht.

6.3 Vektorprodukt zweier Vektoren

▷ Das Vektorprodukt ist nur im $\mathbb{R}^3$ definiert!

Vektorprodukt, auch **Kreuzprodukt**, **äußeres Produkt** zweier Vektoren $\vec{\mathbf{a}}$ und $\vec{\mathbf{b}}$

$$\vec{\mathbf{a}} \times \vec{\mathbf{b}} = \vec{\mathbf{c}}$$

ist ein Vektor $\vec{\mathbf{c}}$.

Betrag von $\vec{\mathbf{c}} = \vec{\mathbf{a}} \times \vec{\mathbf{b}}$ ist der Flächeninhalt des von den Vektoren $\vec{\mathbf{a}}$ und $\vec{\mathbf{b}}$ aufgespannten Parallelogramms, wobei φ der Winkel zwischen $\vec{\mathbf{a}}$ und $\vec{\mathbf{b}}$ ist:

$$|\vec{\mathbf{a}} \times \vec{\mathbf{b}}| = |\vec{\mathbf{a}}| \cdot |\vec{\mathbf{b}}| \cdot |\sin \varphi| .$$

Richtung von $\vec{\mathbf{c}} = \vec{\mathbf{a}} \times \vec{\mathbf{b}}$ steht senkrecht auf der von $\vec{\mathbf{a}}$ und $\vec{\mathbf{b}}$ aufgespannten Ebene.
$\vec{\mathbf{a}}, \vec{\mathbf{b}}, \vec{\mathbf{c}} = \vec{\mathbf{a}} \times \vec{\mathbf{b}}$ bilden in dieser Reihenfolge ein **Rechtssystem**.

Im Gegensatz zum Skalarprodukt („$\vec{\mathbf{a}}$ *mal* $\vec{\mathbf{b}}$") liest man das Vektorprodukt („$\vec{\mathbf{a}}$ *kreuz* $\vec{\mathbf{b}}$").

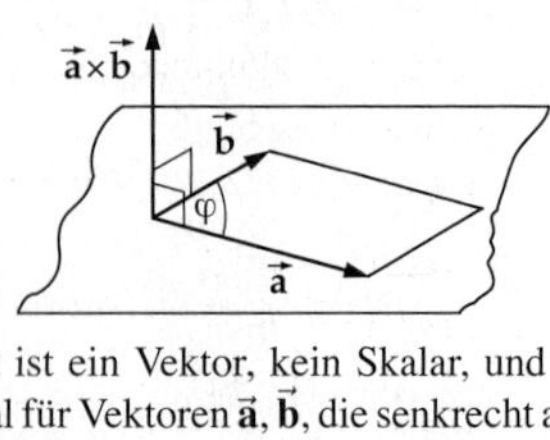

Geometrische Deutung: Der Vektor $\vec{\mathbf{a}} \times \vec{\mathbf{b}} = \vec{\mathbf{c}}$ steht **senkrecht** auf den Vektoren $\vec{\mathbf{a}}, \vec{\mathbf{b}}$. Der Betrag dieses Vektors $|\vec{\mathbf{c}}|$ ist gleich dem Zahlenwert der Fläche des aus $\vec{\mathbf{a}}, \vec{\mathbf{b}}$ gebildeten Parallelogramms.

▷ Unterschied zum Skalarprodukt beachten: Vektorprodukt ist ein Vektor, kein Skalar, und wegen des $\sin \varphi$-Faktors (statt $\cos \varphi$) wird das Vektorprodukt maximal für Vektoren $\vec{\mathbf{a}}, \vec{\mathbf{b}}$, die senkrecht aufeinander sind.

Komponentendarstellung:

$$\vec{\mathbf{a}}\times\vec{\mathbf{b}} = (a_1\vec{\mathbf{i}}+a_2\vec{\mathbf{j}}+a_3\vec{\mathbf{k}})\times(b_1\vec{\mathbf{i}}+b_2\vec{\mathbf{j}}+b_3\vec{\mathbf{k}})$$

$$= (a_2b_3-a_3b_2)\cdot\vec{\mathbf{i}}+(a_3b_1-a_1b_3)\cdot\vec{\mathbf{j}}+(a_1b_2-a_2b_1)\cdot\vec{\mathbf{k}},$$

oder auch:

$$\vec{\mathbf{a}}\times\vec{\mathbf{b}} = \begin{pmatrix} a_1 \\ a_2 \\ a_3 \end{pmatrix}\times\begin{pmatrix} b_1 \\ b_2 \\ b_3 \end{pmatrix} = \begin{pmatrix} a_2b_3 - a_3b_2 \\ a_3b_1 - a_1b_3 \\ a_1b_2 - a_2b_1 \end{pmatrix}.$$

▷ Das Kreuzprodukt kann formal als **Determinante**, mit der Entwicklung nach den Basisvektoren in der ersten Spalte, geschrieben werden.

$$\vec{\mathbf{a}}\times\vec{\mathbf{b}} = \begin{vmatrix} \vec{\mathbf{i}} & a_1 & b_1 \\ \vec{\mathbf{j}} & a_2 & b_2 \\ \vec{\mathbf{k}} & a_3 & b_3 \end{vmatrix} = \vec{\mathbf{i}}\cdot\begin{vmatrix} a_2 & b_2 \\ a_3 & b_3 \end{vmatrix} - \vec{\mathbf{j}}\cdot\begin{vmatrix} a_1 & b_1 \\ a_3 & b_3 \end{vmatrix} + \vec{\mathbf{k}}\cdot\begin{vmatrix} a_1 & b_1 \\ a_2 & b_2 \end{vmatrix}.$$

▷ Beachte: Das Vektorprodukt $\vec{\mathbf{c}} = \vec{\mathbf{a}}\times\vec{\mathbf{b}}$ ist keine echte Determinante, d. h. *kein* Skalar.

□ $\vec{\mathbf{a}} = \begin{pmatrix} 2 \\ -1 \\ -2 \end{pmatrix}$; $\vec{\mathbf{b}} = \begin{pmatrix} -1 \\ 2 \\ 3 \end{pmatrix}$;

$$\vec{\mathbf{c}} = \vec{\mathbf{a}}\times\vec{\mathbf{b}} = \begin{vmatrix} \vec{\mathbf{i}} & 2 & -1 \\ \vec{\mathbf{j}} & -1 & 2 \\ \vec{\mathbf{k}} & -2 & 3 \end{vmatrix} = \vec{\mathbf{i}}\cdot\begin{vmatrix} -1 & 2 \\ -2 & 3 \end{vmatrix} - \vec{\mathbf{j}}\cdot\begin{vmatrix} 2 & -1 \\ -2 & 3 \end{vmatrix} + \vec{\mathbf{k}}\cdot\begin{vmatrix} 2 & -1 \\ -1 & 2 \end{vmatrix}$$

$$= \vec{\mathbf{i}}\cdot(-3+4) - \vec{\mathbf{j}}\cdot(6-2) + \vec{\mathbf{k}}\cdot(4-1)$$

$$= \begin{pmatrix} 1 \\ -4 \\ 3 \end{pmatrix}.$$

Zyklische Vertauschbarkeit des Vektorproduktes der Orthonormalbasisvektoren $\vec{\mathbf{i}},\vec{\mathbf{j}},\vec{\mathbf{k}}$:

$$\begin{aligned} \vec{\mathbf{i}}\times\vec{\mathbf{i}} &= \vec{\mathbf{j}}\times\vec{\mathbf{j}} = \vec{\mathbf{k}}\times\vec{\mathbf{k}} = \vec{0}, \\ \vec{\mathbf{i}}\times\vec{\mathbf{j}} &= \vec{\mathbf{k}};\quad \vec{\mathbf{j}}\times\vec{\mathbf{k}} = \vec{\mathbf{i}};\quad \vec{\mathbf{k}}\times\vec{\mathbf{i}} = \vec{\mathbf{j}}, \\ \vec{\mathbf{j}}\times\vec{\mathbf{i}} &= -\vec{\mathbf{k}};\quad \vec{\mathbf{k}}\times\vec{\mathbf{j}} = -\vec{\mathbf{i}};\quad \vec{\mathbf{i}}\times\vec{\mathbf{k}} = -\vec{\mathbf{j}}. \end{aligned}$$

Eigenschaften des Vektorproduktes

- **Kommutativgesetz** gilt nicht! Stattdessen:
- **Antikommutativität**:
  $\vec{\mathbf{b}}\times\vec{\mathbf{a}} = -\vec{\mathbf{a}}\times\vec{\mathbf{b}}$.
- **Assoziativgesetz** gilt nicht:
  $\vec{\mathbf{a}}\times(\vec{\mathbf{b}}\times\vec{\mathbf{c}}) \neq (\vec{\mathbf{a}}\times\vec{\mathbf{b}})\times\vec{\mathbf{c}}$.
- **Assoziativgesetz** für Multiplikation mit reeller Zahl r:
  $(r\vec{\mathbf{a}})\times\vec{\mathbf{b}} = r(\vec{\mathbf{a}}\times\vec{\mathbf{b}}) = r\vec{\mathbf{a}}\times\vec{\mathbf{b}}$.
- **Distributivgesetz**:
  $\vec{\mathbf{a}}\times(\vec{\mathbf{b}}+\vec{\mathbf{c}}) = \vec{\mathbf{a}}\times\vec{\mathbf{b}}+\vec{\mathbf{a}}\times\vec{\mathbf{c}}$.

Winkel φ zwischen $\vec{\mathbf{a}}$ und $\vec{\mathbf{b}}$:

$$\sin\varphi = \sin(\vec{\mathbf{a}},\vec{\mathbf{b}}) = \frac{|\vec{\mathbf{a}}\times\vec{\mathbf{b}}|}{|\vec{\mathbf{a}}|\cdot|\vec{\mathbf{b}}|}.$$

- Das Vektorprodukt paralleler Vektoren ist Null.
  $\vec{\mathbf{a}} \times \vec{\mathbf{b}} = \vec{\mathbf{0}} \iff \vec{\mathbf{a}} \| \vec{\mathbf{b}} \iff \vec{\mathbf{a}}, \vec{\mathbf{b}}$ sind linear abhängig.
- Das Vektorprodukt orthogonaler Vektoren $\vec{\mathbf{a}}, \vec{\mathbf{b}}, \vec{\mathbf{a}} \perp \vec{\mathbf{b}}$, ist ein Vektor vom Betrag
  $|\vec{\mathbf{a}} \times \vec{\mathbf{b}}| = |\vec{\mathbf{a}}||\vec{\mathbf{b}}|$.
- $\left(\vec{\mathbf{a}} \times \vec{\mathbf{b}}\right)^2 = \vec{\mathbf{a}}^2\vec{\mathbf{b}}^2 - \left(\vec{\mathbf{a}} \cdot \vec{\mathbf{b}}\right)^2$

6.4 Mehrfachprodukte von Vektoren

▷ Mehrfachprodukte sind nur in **drei** Dimensionen ($\mathbb{R}^3$) definiert!

Spatprodukt

▷ Das Spatprodukt ist nur in **drei** Dimensionen definiert!

Spatprodukt, das **Skalarprodukt** eines Vektors $\vec{\mathbf{a}}$ mit dem **Vektorprodukt** der Vektoren $\vec{\mathbf{b}}$ und $\vec{\mathbf{c}}$:

$$\vec{\mathbf{a}} \cdot (\vec{\mathbf{b}} \times \vec{\mathbf{c}}).$$

- Das Spatprodukt ist ein **Skalar**, **kein** Vektor!

Äquivalente Bezeichnungen:

$$(\vec{\mathbf{a}}, \vec{\mathbf{b}}, \vec{\mathbf{c}}) = \langle \vec{\mathbf{a}}, \vec{\mathbf{b}}, \vec{\mathbf{c}} \rangle = [\vec{\mathbf{a}}, \vec{\mathbf{b}}, \vec{\mathbf{c}}] = \det(\vec{\mathbf{a}}, \vec{\mathbf{b}}, \vec{\mathbf{c}}).$$

Komponentenschreibweise:

$$\begin{aligned}
\vec{\mathbf{a}} \cdot (\vec{\mathbf{b}} \times \vec{\mathbf{c}}) &= (a_1, a_2, a_3) \cdot [(b_1, b_2, b_3) \times (c_1, c_2, c_3)]\,, \\
&= (a_1, a_2, a_3) \cdot (b_2c_3 - b_3c_2, -b_1c_3 + b_3c_1, b_1c_2 - b_2c_1) \\
&= a_1(b_2c_3 - b_3c_2) - a_2(b_1c_3 - b_3c_1) + a_3(b_1c_2 - b_2c_1),
\end{aligned}$$

$$\begin{aligned}
(\vec{\mathbf{a}} \times \vec{\mathbf{b}}) \cdot \vec{\mathbf{c}} &= \begin{vmatrix} a_1 & a_2 & a_3 \\ b_1 & b_2 & b_3 \\ c_1 & c_2 & c_3 \end{vmatrix} = \begin{pmatrix} a_2b_3 & - & a_3b_2 \\ a_3b_1 & - & a_1b_3 \\ a_1b_2 & - & b_1a_2 \end{pmatrix} \cdot \begin{pmatrix} c_1 \\ c_2 \\ c_3 \end{pmatrix} \\
&= c_1 \cdot (a_2b_3 - a_3b_2) - c_2 \cdot (a_1b_3 - a_3b_1) + c_3 \cdot (a_1b_2 - b_1a_2).
\end{aligned}$$

Geometrische Deutung: Bildung der Kanten eines **Spats** oder **Parallelepipeds** durch drei **nicht komplanare (d. h. drei linear unabhängige)** Vektoren $\vec{\mathbf{a}}, \vec{\mathbf{b}}, \vec{\mathbf{c}}$.

- **Flächeninhalt** des Parallelogramms der Grundfläche:
  $A_G = |\vec{\mathbf{a}} \times \vec{\mathbf{b}}| = |\vec{\mathbf{a}}| \cdot |\vec{\mathbf{b}}| \cdot |\sin\varphi|$.
- **Höhe**, Länge der Projektion des Vektors $\vec{\mathbf{c}}$ auf $\vec{\mathbf{a}} \times \vec{\mathbf{b}}$:
  $$h = \frac{|(\vec{\mathbf{a}} \times \vec{\mathbf{b}}) \cdot \vec{\mathbf{c}}|}{|\vec{\mathbf{a}} \times \vec{\mathbf{b}}|}.$$
- **Spatvolumen** (Grundfläche multipliziert mit der Höhe):
  $V = |(\vec{\mathbf{a}} \times \vec{\mathbf{b}}) \cdot \vec{\mathbf{c}}|$.
- Das Spatprodukt (das Volumen des von den drei Vektoren aufgespannten Spates) dreier linear abhängiger Vektoren $\vec{\mathbf{a}}, \vec{\mathbf{b}}, \vec{\mathbf{c}}$ (komplanare Vektoren) ist gleich Null.

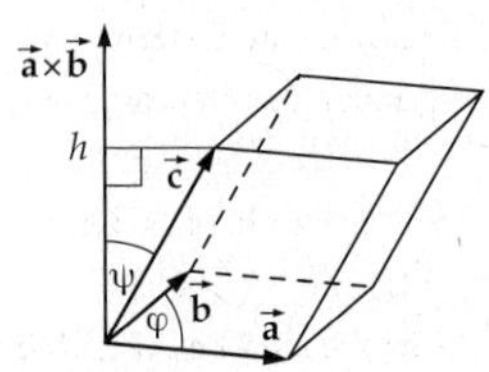

- Volumen eines Tetraeders:

$$V_T = \left| \frac{1}{6}(\vec{\mathbf{a}} \times \vec{\mathbf{b}}) \cdot \vec{\mathbf{c}} \right| .$$

Orientiertes Spatvolumen $(\vec{\mathbf{a}}, \vec{\mathbf{b}}, \vec{\mathbf{c}})$ mit Vorzeichen läßt sich definieren, wenn man die Betragsstriche des Sinus wegläßt, $(\vec{\mathbf{a}}, \vec{\mathbf{b}}, \vec{\mathbf{c}}) < 0 \Longleftrightarrow \vec{\mathbf{a}}, \vec{\mathbf{b}}, \vec{\mathbf{c}}$ bilden ein Linkssystem.

Eigenschaften des Spatproduktes:

- Drei Vektoren $\vec{\mathbf{a}}, \vec{\mathbf{b}}, \vec{\mathbf{c}}$ sind genau dann **komplanar**, wenn das **Spatprodukt** verschwindet, also für $(\vec{\mathbf{a}}, \vec{\mathbf{b}}, \vec{\mathbf{c}}) = 0$.
- Bei Vertauschung zweier Vektoren miteinander ändert das Spatprodukt sein Vorzeichen:

$$(\vec{\mathbf{b}}, \vec{\mathbf{a}}, \vec{\mathbf{c}}) = -(\vec{\mathbf{a}}, \vec{\mathbf{b}}, \vec{\mathbf{c}})$$
$$(\vec{\mathbf{c}}, \vec{\mathbf{b}}, \vec{\mathbf{a}}) = -(\vec{\mathbf{a}}, \vec{\mathbf{b}}, \vec{\mathbf{c}})$$
$$(\vec{\mathbf{a}}, \vec{\mathbf{c}}, \vec{\mathbf{b}}) = -(\vec{\mathbf{a}}, \vec{\mathbf{b}}, \vec{\mathbf{c}})$$

- **Zyklische Vertauschung** der Vektoren ändert das Spatprodukt nicht:
$(\vec{\mathbf{a}}, \vec{\mathbf{b}}, \vec{\mathbf{c}}) = (\vec{\mathbf{b}}, \vec{\mathbf{c}}, \vec{\mathbf{a}}) = (\vec{\mathbf{c}}, \vec{\mathbf{a}}, \vec{\mathbf{b}})$.

Komponentenzerlegung des Vektors $\vec{\mathbf{d}}$ bezüglich einer allgemeinen Basis $\vec{\mathbf{a}}, \vec{\mathbf{b}}, \vec{\mathbf{c}}$:

$$\vec{\mathbf{d}} = \frac{1}{(\vec{\mathbf{a}}, \vec{\mathbf{b}}, \vec{\mathbf{c}})} \cdot [(\vec{\mathbf{b}}, \vec{\mathbf{c}}, \vec{\mathbf{d}}) \cdot \vec{\mathbf{a}} + (\vec{\mathbf{c}}, \vec{\mathbf{a}}, \vec{\mathbf{d}}) \cdot \vec{\mathbf{b}} + (\vec{\mathbf{a}}, \vec{\mathbf{b}}, \vec{\mathbf{d}}) \cdot \vec{\mathbf{c}}].$$

☐ Das Volumen eines Prismas, welches von folgenden Vektoren aufgespannt wird,

$$\vec{\mathbf{a}} = 3\vec{\mathbf{i}} + 2\vec{\mathbf{j}} - 1\vec{\mathbf{k}},$$
$$\vec{\mathbf{b}} = 5\vec{\mathbf{i}} + 3\vec{\mathbf{j}} + 2\vec{\mathbf{k}},$$
$$\vec{\mathbf{c}} = 4\vec{\mathbf{i}} + 1\vec{\mathbf{j}} + 3\vec{\mathbf{k}}.$$

ergibt sich zu

$$(\vec{\mathbf{a}}, \vec{\mathbf{b}}, \vec{\mathbf{c}}) = \begin{vmatrix} 3 & 2 & -1 \\ 5 & 3 & 2 \\ 4 & 1 & 3 \end{vmatrix} = 14.$$

Doppeltes Vektorprodukt, Vektorprodukt dreier Vektoren $\vec{\mathbf{a}} \times (\vec{\mathbf{b}} \times \vec{\mathbf{c}})$:

$$\vec{\mathbf{a}} = \begin{pmatrix} a_1 \\ a_2 \\ a_3 \end{pmatrix}, \quad \vec{\mathbf{b}} = \begin{pmatrix} b_1 \\ b_2 \\ b_3 \end{pmatrix}, \quad \vec{\mathbf{c}} = \begin{pmatrix} c_1 \\ c_2 \\ c_3 \end{pmatrix}.$$

Ausmultiplizieren des rechten Teilproduktes liefert:

$$\vec{\mathbf{b}} \times \vec{\mathbf{c}} = \begin{pmatrix} b_2c_3 & - & b_3c_2 \\ -b_1c_3 & + & b_3c_1 \\ b_1c_2 & - & b_2c_1 \end{pmatrix}.$$

Ausmultiplizieren des doppelten Produktes liefert:

$$\vec{\mathbf{a}} \times (\vec{\mathbf{b}} \times \vec{\mathbf{c}}) = \begin{vmatrix} \vec{\mathbf{i}} & a_1 & b_2c_3 - b_3c_2 \\ \vec{\mathbf{j}} & a_2 & -b_1c_3 + b_3c_1 \\ \vec{\mathbf{k}} & a_3 & b_1c_2 - b_2c_1 \end{vmatrix}.$$

▷ Wird gerechnet wie eine Determinante, ist jedoch kein Skalar, sondern ein **Vektor**.

- **Entwicklungssätze des Vektorprodukts**:

$\vec{\mathbf{a}} \times (\vec{\mathbf{b}} \times \vec{\mathbf{c}}) = (\vec{\mathbf{a}} \cdot \vec{\mathbf{c}})\vec{\mathbf{b}} - (\vec{\mathbf{a}} \cdot \vec{\mathbf{b}})\vec{\mathbf{c}}$.

Der Vektor $\vec{\mathbf{a}} \times (\vec{\mathbf{b}} \times \vec{\mathbf{c}})$ liegt in der von $\vec{\mathbf{b}}$ und $\vec{\mathbf{c}}$ aufgespannten Ebene.

$(\vec{\mathbf{a}} \times \vec{\mathbf{b}}) \times \vec{\mathbf{c}} = (\vec{\mathbf{a}} \cdot \vec{\mathbf{c}})\vec{\mathbf{b}} - (\vec{\mathbf{b}} \cdot \vec{\mathbf{c}})\vec{\mathbf{a}}$.

- $\vec{\mathbf{a}}, \vec{\mathbf{b}}$ und $(\vec{\mathbf{a}} \times \vec{\mathbf{b}}) \times \vec{\mathbf{c}}$ sind **linear abhängige** Vektoren .

Skalarprodukt zweier Vektorprodukte (Lagrangesche Identität):

$$\begin{aligned}(\vec{\mathbf{a}}\times\vec{\mathbf{b}})\cdot(\vec{\mathbf{c}}\times\vec{\mathbf{d}}) &= (\vec{\mathbf{a}}\cdot\vec{\mathbf{c}})(\vec{\mathbf{b}}\cdot\vec{\mathbf{d}}) - (\vec{\mathbf{a}}\cdot\vec{\mathbf{d}})\cdot(\vec{\mathbf{b}}\cdot\vec{\mathbf{c}})\\ &= (\vec{\mathbf{a}},\vec{\mathbf{b}},\vec{\mathbf{d}})\cdot\vec{\mathbf{c}} - (\vec{\mathbf{a}},\vec{\mathbf{b}},\vec{\mathbf{c}})\cdot\vec{\mathbf{d}}\\ &= (\vec{\mathbf{a}},\vec{\mathbf{c}},\vec{\mathbf{d}})\cdot\vec{\mathbf{b}} - (\vec{\mathbf{b}},\vec{\mathbf{c}},\vec{\mathbf{d}})\cdot\vec{\mathbf{a}}\\ &= \begin{vmatrix}\vec{\mathbf{a}}\vec{\mathbf{c}} & \vec{\mathbf{a}}\vec{\mathbf{d}}\\ \vec{\mathbf{b}}\vec{\mathbf{c}} & \vec{\mathbf{b}}\vec{\mathbf{d}}\end{vmatrix}\end{aligned}$$

mit $(\vec{\mathbf{a}},\vec{\mathbf{b}},\vec{\mathbf{c}}) = (\vec{\mathbf{a}}\times\vec{\mathbf{b}})\cdot\vec{\mathbf{c}}$.

Vektorprodukt zweier Vektorprodukte:

$$\begin{aligned}(\vec{\mathbf{a}}\times\vec{\mathbf{b}})\times(\vec{\mathbf{c}}\times\vec{\mathbf{d}}) &= (\vec{\mathbf{a}},\vec{\mathbf{c}},\vec{\mathbf{d}})\vec{\mathbf{b}} - (\vec{\mathbf{b}},\vec{\mathbf{c}},\vec{\mathbf{d}})\vec{\mathbf{a}}\\ &= (\vec{\mathbf{a}},\vec{\mathbf{b}},\vec{\mathbf{d}})\vec{\mathbf{c}} - (\vec{\mathbf{a}},\vec{\mathbf{b}},\vec{\mathbf{c}})\vec{\mathbf{d}}\end{aligned}$$

- Vier Vektoren im $\mathbb{R}^3$ sind stets voneinander linear abhängig.

$$\vec{\mathbf{a}}(\vec{\mathbf{b}},\vec{\mathbf{c}},\vec{\mathbf{d}}) - \vec{\mathbf{b}}(\vec{\mathbf{a}},\vec{\mathbf{c}},\vec{\mathbf{d}}) + \vec{\mathbf{c}}(\vec{\mathbf{a}},\vec{\mathbf{b}},\vec{\mathbf{d}}) - \vec{\mathbf{d}}(\vec{\mathbf{a}},\vec{\mathbf{b}},\vec{\mathbf{c}}) = 0.$$

Determinantenschreibweise:

$$\begin{vmatrix}\vec{\mathbf{a}} & a_1 & a_2 & a_3\\ \vec{\mathbf{b}} & b_1 & b_2 & b_3\\ \vec{\mathbf{c}} & c_1 & c_2 & c_3\\ \vec{\mathbf{d}} & d_1 & d_2 & d_3\end{vmatrix} = 0.$$

7 Koordinatensysteme

7.1 Koordinatensysteme in zwei Dimensionen

Durch zwei orientierte **Achsen** wird die Ebene in vier **Quadranten** zerlegt.

▷ Dies gilt auch für schiefwinklige Koordinatensysteme.

Ursprung, **Richtung** $(+/-)$ und **Maßstab** müssen festgelegt werden.

Kartesische Koordinaten

Koordinatenachsen, gewöhnlich zwei **orthogonal** (senkrecht) aufeinander stehende Achsen.
Ursprung, Pol oder **Nullpunkt**, Schnittpunkt O der beiden Achsen.
Koordinaten x und y von P.
Abszissenachse, x-Achse, die horizontale Achse.
Ordinatenachse, y-Achse, die vertikale Achse.

▷ Für den Punkt P mit den Koordinaten x und y schreibt man $P(x,y)$. Stets wird der Abszissenwert x zuerst genannt.

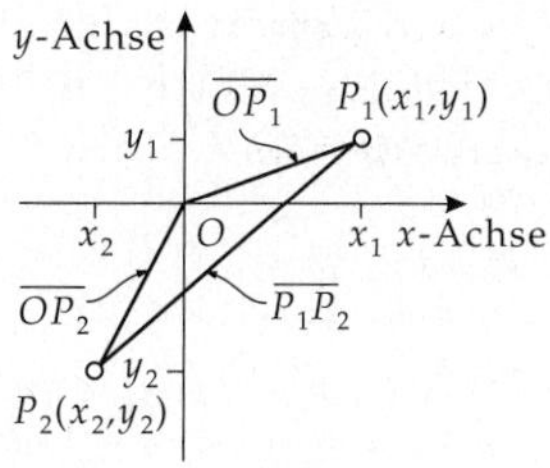

Abstand des Punktes $P(x,y)$ vom Ursprung O (Satz des Pythagoras):

$$\overline{OP} = \sqrt{x^2+y^2}.$$

Abstand zwischen zwei Punkten $P_1(x_1,y_1)$ und $P_2(x_2,y_2)$:

$$d = \overline{P_1P_2} = \sqrt{(x_1-x_2)^2+(y_1-y_2)^2}.$$

Polarkoordinaten

Polarkoordinaten, beschreiben die Lage eines Punktes $P(r,\varphi)$.
r: **Abstandskoordinate, Abstand** oder **Radius**, Länge des Radiusvektors von O nach P.
φ: **Winkelkoordinate, Richtungs-, Polarwinkel** oder **Argument**, Winkel, den die Strecke $\overline{PO}$ mit der Polarachse (Abszisse) eingeht.
Polarachse, ein vom Punkt O (**Pol**) ausgehender Strahl.

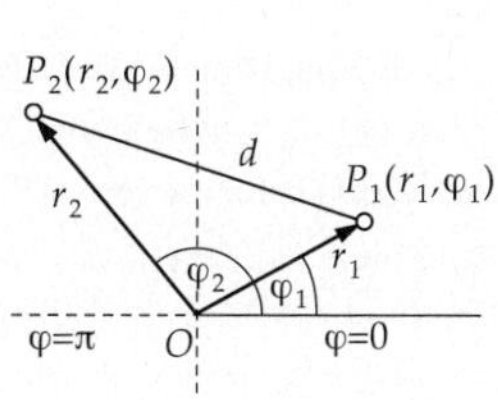

Winkel φ: Positiv: Bei Drehungen im Gegenuhrzeigersinn.
Negativ: Bei Drehungen im Uhrzeigersinn.

▷ Da der Winkel in der Geometrie der Ebene (im **Bogenmaß**) nur bis auf ganzzahlige Vielfache von 2π bestimmt ist, beschränkt man sich bei seiner Angabe meist auf den im Intervall $0 \leq \varphi < 2\pi$ gelegenen **Hauptwert** (im Gradmaß $0° \leq \varphi < 360°$).

Abstand d zweier Punkte $P_1(r_1,\varphi_1)$, $P_2(r_2,\varphi_2)$ in Polarkoordinaten:

$$d = \sqrt{r_1^2+r_2^2-2r_1r_2\cos(\varphi_2-\varphi_1)}.$$

Umrechnungen zwischen 2-D-Koordinatensystemen

Polarkoordinaten (r, φ) in kartesische Koordinaten (x, y):

$$x = r \cdot \cos\varphi, \quad y = r \cdot \sin\varphi.$$

Kartesische Koordinaten (x, y) in Polarkoordinaten (r, φ):

$$r = \sqrt{x^2+y^2}, \qquad \varphi = \begin{cases} \arctan\frac{y}{x} + 2\pi, & \text{falls } x > 0,\ y < 0 \\ \arctan\frac{y}{x}, & \text{falls } x > 0,\ y \geq 0 \\ \frac{\pi}{2}, & \text{falls } x = 0,\ y > 0 \\ 0, & \text{falls } x = 0,\ y = 0 \\ \pi + \arctan\frac{y}{x}, & \text{falls } x < 0 \\ \frac{3\pi}{2}, & \text{falls } x = 0,\ y < 0. \end{cases}$$

☐ Für $r = 2$ und $\varphi = 30°$ sind die kartesischen Koordinaten wie folgt zu bestimmen:

$$\sin 30° = \frac{1}{2}, \quad \cos 30° = \frac{\sqrt{3}}{2}$$

$$\rightarrow x = 2 \cdot \cos 30° = \sqrt{3} \quad y = 2 \cdot \sin 30° = 1.$$

☐ Für $x = 3$, $y = 4$ lauten die Polarkoordinaten:

$$r = \sqrt{3^2+4^2} = \sqrt{25} = 5$$

$$\varphi = \arctan 4/3 = 53°$$

7.2 2-D-Koordinatentransformation

Koordinatentransformation, Übergang von einem Koordinatensystem zu einem anderen in gleicher Darstellung. Man unterscheidet

- **Parallelverschiebung (Translation)**,
- **Drehung (Rotation)**,
- **Spiegelung (Reflexion)**,
- **Skalierung.**

▷ Wichtige Anwendungen in CAD/CAM, Computergrafik, Drehbewegungen, Schwingungen.

Man unterscheidet zwischen **aktiven** und **passiven** Transformationen:

Aktive Koordinatentransformation $P \rightarrow P', \quad K = K'$

Passive Koordinatentransformation $P = P', \quad K \rightarrow K'$,

wobei P, P' bzw. K, K' Punkte bzw. Koordinatensysteme vor und nach der Koordinatentransformation bezeichnen.

Parallelverschiebung (Translation)

Parallelverschiebung, am besten in kartesischen Koordinaten darstellbar.

Aktive Parallelverschiebung des Vektors $\vec{\mathbf{r}} = (x, y)$ durch den **Verschiebungsvektor** $\vec{\mathbf{T}} = (a, b)$ erzeugt den neuen Vektor $\vec{\mathbf{r}}' = (x', y')$, mit:

$$x' = x + a, \qquad y' = y + b$$

im **gleichen** Koordinatensystem.

Passive Parallelverschiebung, der Verschiebungsvektor (a, b) verlegt den Ursprung des Koordinatensystems O von K nach $\vec{\mathbf{T}} = (a, b)$ und erzeugt das neue Koordinatensystem K'. Wegen $P(x, y) = P'(x', y')$ transformieren sich die Koordinaten nach:

$$x' = x - a, \qquad y' = y - b.$$

☐ **Passive** Parallelverschiebung um den Verschiebungsvektor $\vec{\mathbf{T}} = (a,b) = (2,4)$.
Koordinatensystem (x,y) wird verschoben, Punkt $P = (8,8)$ (durch Ortsvektor $\vec{\mathbf{p}}$) im neuen Koordinatensystem (x',y') dargestellt:

$$\vec{\mathbf{p}} = \begin{pmatrix} 8 \\ 8 \end{pmatrix}_{\{x,y\}}$$

$$\vec{\mathbf{p}}' = \begin{pmatrix} 8-2 \\ 8-4 \end{pmatrix}_{\{x',y'\}} = \begin{pmatrix} 6 \\ 4 \end{pmatrix}_{\{x',y'\}}$$

Koordinatensystem um $a = 2$, $b = 4$ verschoben. Punktkoordinaten ändern sich um -2, -4 im neuen Koordinatensystem.

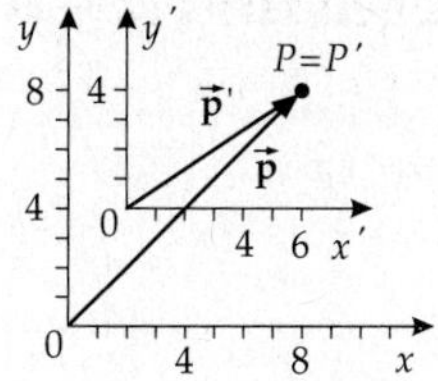

☐ **Aktive** Parallelverschiebung: **Punkt** P (Ortsvektor des Punktes $\vec{\mathbf{p}}$) wird verschoben, Koordinatensystem bleibt gleich:
Verschiebung von P um $a = 2, b = 4$.
$P \to P'$ im selben System.

$$\vec{\mathbf{p}} = \begin{pmatrix} 8 \\ 8 \end{pmatrix}$$

$$\vec{\mathbf{p}}' = \begin{pmatrix} 8+2 \\ 8+4 \end{pmatrix} = \begin{pmatrix} 10 \\ 12 \end{pmatrix}$$

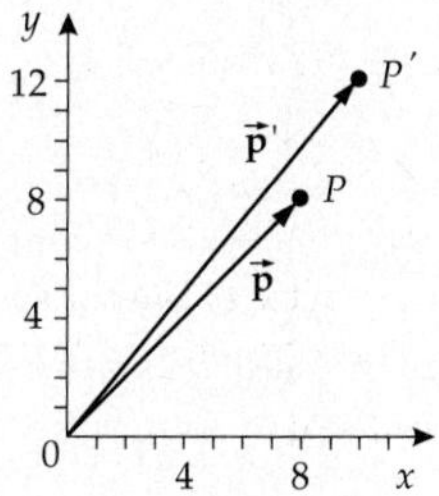

☐ Zu Fall 1: Koordinatensystem wird um $\vec{\mathbf{T}} = (2,4)$ verschoben, Gerade im neuen System (x',y') dargestellt.

$$g_{\{x,y\}}: \ y = -\frac{1}{2}x + 2$$

$$g_{\{x',y'\}}: \ y' = -\frac{1}{2}x' - 3$$

Gerade ist geblieben, Bezugssystem hat sich geändert.

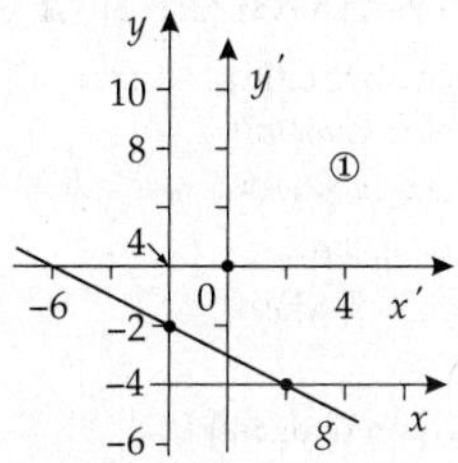

☐ Zu Fall 2: Gerade wird um $\vec{\mathbf{T}} = (2,4)$ verschoben:

$$g: \ y = -\frac{1}{2}x + 2$$

$$g': \ y' = -\frac{1}{2}x' + 7.$$

Gerade ist verschoben, Bezugssystem ist gleich geblieben.

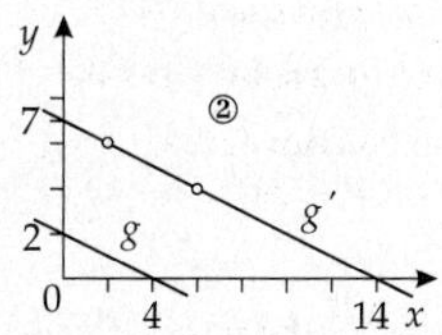

Drehung (Rotation)

Drehung (**Rotation**) eines Vektors $\vec{\mathbf{r}}$, $\vec{\mathbf{r}} \to \vec{\mathbf{r}}'$, ist am einfachsten in Polarkoordinaten darstellbar:

$$x = r \cdot \cos\varphi\,,$$

$$y = r \cdot \sin\varphi\,.$$

Wie bei den Parallelverschiebungen muß zwischen **aktiven** und **passiven** Drehungen (Transformationen) unterschieden werden.

▷ Drehungen verändern die Länge der Vektoren nicht!

Aktive Drehung (**Rotation**): $\vec{\mathbf{r}}$ wird um den **Drehwinkel** β im Uhrzeigersinn gedreht. Der Richtungswinkel von $\vec{\mathbf{r}}'$ ist $\varphi' = \varphi - \beta$.

Passive Drehung (**Rotation**) um den Winkel β: entspricht einer Drehung des Koordinatensystems K nach K' gegen den Uhrzeigersinn.

Aktiv: Komponenten des gedrehten Vektors $\vec{\mathbf{r}}'$ im Koordinatensystem K:

$$x' = r \cdot \cos(\varphi - \beta) = r \cdot \cos \varphi',$$

$$y' = r \cdot \sin(\varphi - \beta) = r \cdot \sin \varphi'.$$

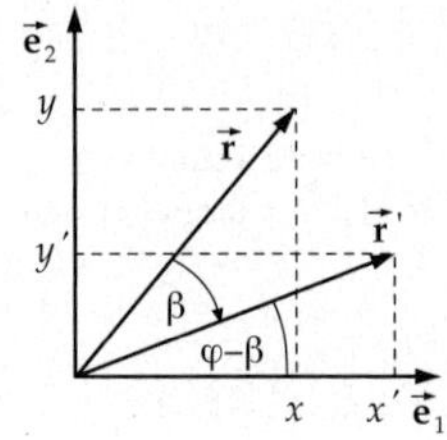

Passiv: Komponenten des Vektors $\vec{\mathbf{r}}' = \vec{\mathbf{r}}$ im gedrehten Koordinatensystem K':

$$x' = x \cdot \cos \beta + y \cdot \sin \beta,$$

$$y' = -x \cdot \sin \beta + y \cdot \cos \beta,$$

bzw. die Umkehrung:

$$x = x' \cdot \cos\beta - y' \cdot \sin\beta,$$

$$y = x' \cdot \sin\beta + y' \cdot \cos\beta.$$

☐ Drehung des Vektors $\vec{\mathbf{r}}(r, \varphi) = (1, 0°)$ um $\beta = 45°$
Für die **aktive** Drehung ergibt sich mit $\vec{\mathbf{r}}(r, \varphi) = (1, 0°)$:

$$x' = 1 \cdot \cos(-45°) = 0{,}707,$$

$$y' = 1 \cdot \sin(-45°) = -0{,}707.$$

☐ **Passive** Drehung:

$$x' = 1 \cdot 0{,}707 + 0 = 0{,}707,$$

$$y' = -1 \cdot 0{,}707 + 0 = -0{,}707.$$

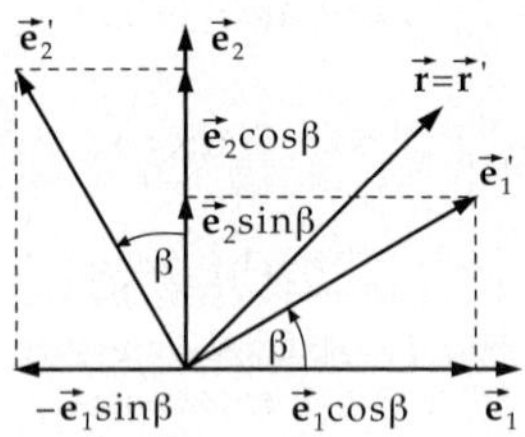

▷ Zu Matrizen- und Vektorschreibweise siehe auch Anwendungen in der Computergrafik.

Spiegelung (Reflexion)

- **Spiegelung** an der x-Achse:
  Die x-Komponenten bleiben erhalten, die Vorzeichen der y-Komponenten werden umgedreht. Transformationsgleichung:

  $x' = x$ und $y' = -y$.

- **Spiegelung** an der y-Achse:
  Die Vorzeichen der x-Komponenten werden umgedreht, die y-Komponenten bleiben erhalten. Transformationsgleichung:

  $x' = -x$ und $y' = y$.

- **Spiegelung** an der Winkelhalbierenden des 1. Quadranten:
  Die x- und y-Komponenten werden vertauscht. Transformationsgleichung:

  $x' = y$ und $y' = x$.

- **Punktspiegelung** am Ursprung:
  Die x- und y-Komponenten ändern ihre Vorzeichen. Transformationsgleichung:

  $x' = -x$ und $y' = -y$.

Skalierung

Jede einzelne Komponente des Ortsvektors wird durch einen Skalierungsfaktor gestreckt oder gestaucht.

☐ In kartesischen Koordinaten wird der Vektor $\vec{\mathbf{r}} = (x,y)$ um die Faktoren S_x, S_y skaliert zu $\vec{\mathbf{r}}' = (x',y')$ durch:

$$\vec{\mathbf{r}}' = \begin{pmatrix} x' \\ y' \end{pmatrix} = \begin{pmatrix} S_x \cdot x \\ S_y \cdot y \end{pmatrix} = \begin{pmatrix} S_x & 0 \\ 0 & S_y \end{pmatrix} \cdot \begin{pmatrix} x \\ y \end{pmatrix}.$$

▷ Die Nacheinanderausführung von verschiedenen Transformationen führt hier zu komplexen Rechenschritten. In der Computergrafik wird dieses Problem mit Hilfe von homogenen Koordinaten erheblich vereinfacht.

7.3 Koordinatensysteme in drei Dimensionen

Ursprung, **Richtung** $(+/-)$, und **Maßstab** müssen festgelegt werden.
Geradlinige Koordinatensysteme, im 3-D-Raum bestimmt durch drei beliebige, nicht in einer Ebene liegende Geraden.

☐ Kartesische Koordinaten, x, y, z-Achsen stehen paarweise senkrecht aufeinander.

Krummlinige Koordinatensysteme, im 3-D-Raum bestimmt durch drei einparametrige Scharen von Flächen.

☐ Zylinderkoordinaten, Kugelkoordinaten.

Kartesische Koordinaten

Drei paarweise **orthogonal** (senkrecht) stehende **Koordinatenachsen**: **Abszisse**, x-Achse, **Ordinate**, y-Achse und **Applikate**, z-Achse. Die drei Achsen bilden in dieser Reihenfolge ein **Rechtssystem**.
Abstand des Punktes $P(x,y,z)$ vom Ursprung O:

$$\overline{OP} = \sqrt{x^2+y^2+z^2}.$$

Kürzester **Abstand** zwischen zwei Punkten $P_1(x_1,y_1,z_1)$ und $P_2(x_2,y_2,z_2)$:

$$d = \overline{P_1P_2} = \sqrt{(x_1-x_2)^2+(y_1-y_2)^2+(z_1-z_2)^2}.$$

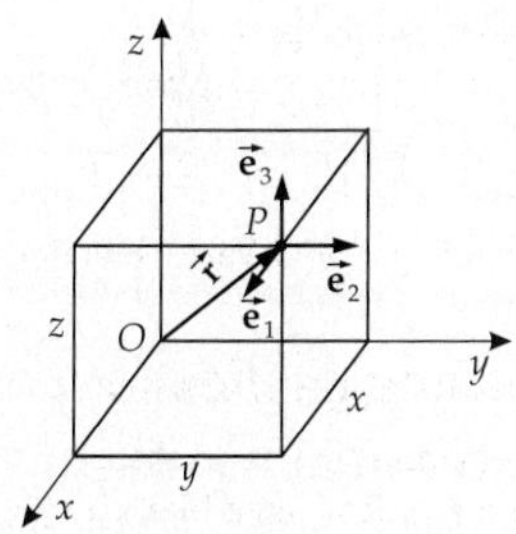

Zylinderkoordinaten

Zylinderkoordinaten (ρ, ϕ, z), beschreiben die Lage eines Punktes durch:

$\rho \geq 0$: **Zylinderradius**, Abstand zwischen dem Punkt und der z-Achse.

▷ ρ ist *nicht* der Abstand vom Ursprung!

ϕ; $0 \leq \phi < 2\pi$: **Azimut**, Winkel zwischen der positiven x-Achse und der Projektion der Strecke $\overline{OP}$ auf die (x,y)-Ebene.

▷ Für $z = 0$ ergeben ρ und ϕ die Polarkoordinaten in der (x,y)-Ebene.

z; $-\infty < z < \infty$: **Applikate**, orientierter Abstand zwischen dem Punkt und der (x,y)-Ebene.

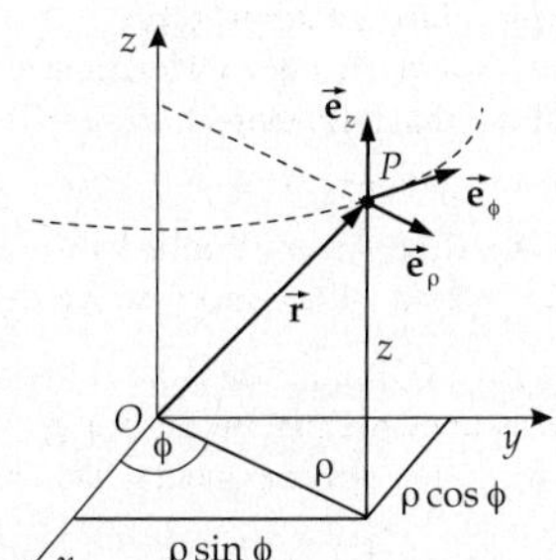

▷ Zylinderkoordinaten sind wichtig für dreidimensionale Probleme mit **Zylindersymmetrie**, d. h. **Rotationssymmetrie** um die z-Achse.

● **Koordinatenflächen**, durch Festhalten einer Koordinate werden Flächen im Raum definiert.
$\rho =$ const.: Es entsteht eine Zylinderfläche mit der z-Achse als Symmetrieachse.
$\phi =$ const.: Es entsteht eine Halbebene, die die z-Achse als begrenzende Gerade enthält.
$z =$ const.: Es entsteht eine Ebene parallel zur (x,y)-Ebene.

Kugelkoordinaten

Kugelkoordinaten (r, ϑ, φ), beschreiben die Lage eines Punktes $P(r, \vartheta, \varphi)$ durch
$r = \overline{OP}$; $r \geq 0$:
Abstand zwischen dem Punkt und dem Ursprung.

▷ Unterschied zu ρ in Zylinderkoordinaten beachten!

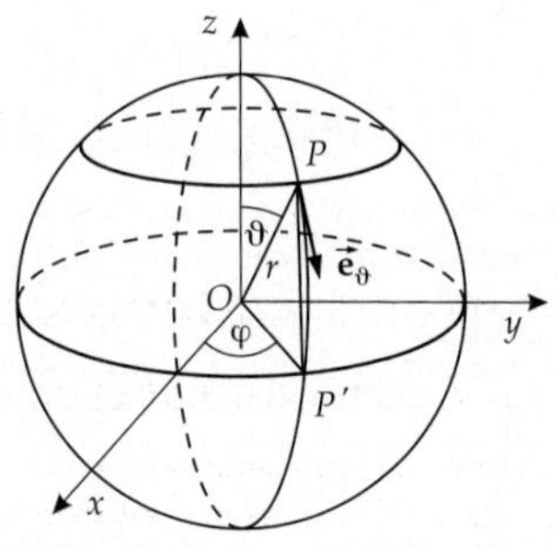

φ; $0 \leq \varphi < 2\pi$:
Winkel zwischen der positiven x-Achse und der Projektion $\overline{OP}$ auf die (x,y)-Ebene (auch **geographische Längenkoordinate**, wird in der Geographie mit λ bezeichnet).

▷ Unterschied zur folgenden Breitenkoordinate ϑ beachten!

ϑ; $0 \leq \vartheta \leq \pi$:
Winkel zwischen der Polarachse (positive z-Achse) und $\overline{OP}$ (auch **Breitenkoordinate**, $\vartheta = 90°$: **Äquatorebene**).

▷ Diese Breitenkoordinate ist **nicht** mit der Breitenkoordinaten aus der Geographie zu verwechseln, die φ heißt und bei der $\varphi = 0°$ den Äquator bezeichnet!

Koordinatenflächen, durch Festhalten einer Koordinate werden Flächen im Raum gegeben.
$r =$ const.: Es entsteht eine Kugel um den Koordinatenursprung O.
$\varphi =$ const.: Es entsteht eine Halbebene, die durch die z-Achse begrenzt wird.
$\vartheta =$ const.: Es entsteht ein Kegel mit der z-Achse als Symmetrieachse.

Umrechnungen zwischen dreidimensionalen Koordinatensystemen

Zylinderkoordinaten (ρ, ϕ, z') in kartesische Koordinaten (x,y,z):

$$x = \rho \cdot \cos\phi, \quad y = \rho \cdot \sin\phi, \quad z = z'.$$

Kartesische Koordinaten (x,y,z) in Zylinderkoordinaten (ρ, ϕ, z'):

$$\rho = \sqrt{x^2+y^2}, \quad \phi = \arccos\frac{x}{\sqrt{x^2+y^2}} = \arctan\frac{y}{x}, \quad z' = z.$$

Kugelkoordinaten (r, ϑ, φ) in kartesische Koordinaten (x,y,z):

$$x = r \cdot \sin\vartheta \cdot \cos\varphi \qquad 0 \leq \varphi < 2\pi,$$

$$y = r \cdot \sin\vartheta \cdot \sin\varphi \qquad 0 \leq \vartheta \leq \pi,$$

$$z = r \cdot \cos\vartheta.$$

Kartesische Koordinaten (x,y,z) in Kugelkoordinaten (r, ϑ, φ):

$$r = \sqrt{x^2+y^2+z^2} \quad \text{(Kugelgleichung)},$$

$$\cos\varphi = \frac{x}{\sqrt{x^2+y^2}}, \quad \sin\varphi = \frac{y}{\sqrt{x^2+y^2}}, \quad \tan\varphi = \frac{y}{x},$$

$$\cos\vartheta = \frac{z}{r} = \frac{z}{\sqrt{x^2+y^2+z^2}}.$$

Kugelkoordinaten (r,ϑ,φ) in Zylinderkoordinaten (ρ,ϕ,z') :

$$\rho = r\sin\vartheta,$$
$$\phi = \varphi \qquad (0 \le \varphi < 2\pi),$$
$$z' = r\cos\vartheta \qquad (0 \le \vartheta \le \pi).$$

Zylinderkoordinaten (ρ,ϕ,z') in Kugelkoordinaten (r,ϑ,φ):

$$r = \sqrt{\rho^2+z'^2},$$
$$\vartheta = \arctan\frac{\rho}{z'},$$
$$\varphi = \phi.$$

7.4 Koordinatentransformation in drei Dimensionen

Parallelverschiebung (Translation)

Aktive Parallelverschiebung des kartesischen Vektors $\vec{\mathbf{r}} = (x,y,z)$ nach $\vec{\mathbf{r}}' = (x',y',z')$ erreicht man durch komponentenweises Addieren des **Verschiebevektors** $\vec{\mathbf{T}} = (a,b,c)$.

$$x' = x+a, \qquad y' = y+b, \qquad z' = z+c.$$

Passive Parallelverschiebung durch entgegengesetztes Verschieben des Koordinatensystems K nach K'. Das verschobene Koordinatensystem K' mit den Achsen $\vec{\mathbf{e}}'_x, \vec{\mathbf{e}}'_y, \vec{\mathbf{e}}'_z$, die parallel zu den Achsen $\vec{\mathbf{e}}_x, \vec{\mathbf{e}}_y, \vec{\mathbf{e}}_z$ von K sind, erhält man durch komponentenweises Subtrahieren.

$$x' = x-a, \qquad y' = y-b, \qquad z' = z-c.$$

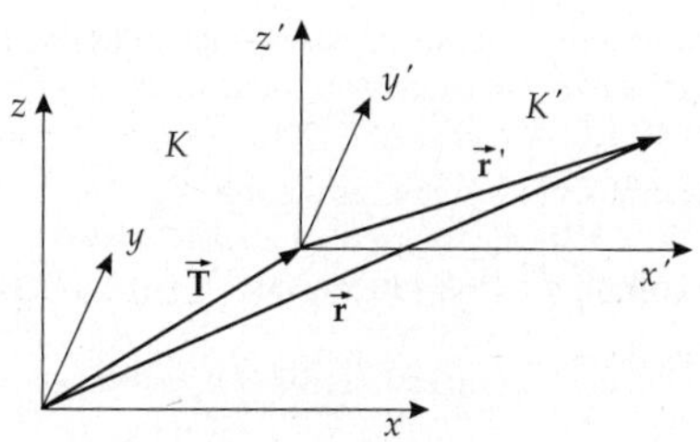

3-D-Parallelverschiebung

▷ Alle Winkel und Abstände bleiben erhalten.

Drehung (Rotation)

● In drei Dimensionen ist das Ergebnis der Rotationen von der Reihenfolge der Teilrotationen der x,y,z-Achsen abhängig (siehe Abschnitt 7.6).

Passive Drehung der alten Koordinaten (x,y,z) in neue Koordinaten (x',y',z'):

$\alpha_x,\beta_x,\gamma_x$: Winkel zwischen der x'-Achse und den x,y,z-Achsen.
$\alpha_y,\beta_y,\gamma_y$: Winkel zwischen der y'-Achse und den x,y,z-Achsen.
$\alpha_z,\beta_z,\gamma_z$: Winkel zwischen der z'-Achse und den x,y,z-Achsen.

Transformationsgleichungen (gelten nur für die vorgegebene Reihenfolge der Drehungen um die einzelnen Achsen!):

$$\begin{aligned} x &= x'\cos\alpha_x + y'\cos\alpha_y + z'\cos\alpha_z & x' &= x\cos\alpha_x + y\cos\beta_x + z\cos\gamma_x \\ y &= x'\cos\beta_x + y'\cos\beta_y + z'\cos\beta_z \quad \text{bzw.} & y' &= x\cos\alpha_y + y\cos\beta_y + z\cos\gamma_y \\ z &= x'\cos\gamma_x + y'\cos\gamma_y + z'\cos\gamma_z & z' &= x\cos\alpha_z + y\cos\beta_z + z\cos\gamma_z. \end{aligned}$$

Beziehungen zwischen den **Richtungskosinus** der neuen Achsen:

$$\cos^2\alpha_x + \cos^2\beta_x + \cos^2\gamma_x = 1,$$

$$\cos^2\alpha_x + \cos^2\alpha_y + \cos^2\alpha_z = 1.$$

bzw.

$$\cos\alpha_x\cos\alpha_y + \cos\beta_x\cos\beta_y + \cos\gamma_x\cos\gamma_y = 0,$$

$$\cos\alpha_x\cos\beta_x + \cos\alpha_y\cos\beta_y + \cos\alpha_z\cos\beta_z = 0.$$

bzw.

$$D = \begin{vmatrix} \cos\alpha_x & \cos\beta_x & \cos\gamma_x \\ \cos\alpha_y & \cos\beta_y & \cos\gamma_y \\ \cos\alpha_z & \cos\beta_z & \cos\gamma_z \end{vmatrix} = 1.$$

▷ Die oben angegebenen Transformationsgleichungen werden in der Praxis häufig mit Hilfe der Matrixdarstellung angegeben.

7.5 Anwendung in der Computergrafik

Grafische Datenverarbeitung, Methoden, mit denen Bilder erzeugt, verarbeitet und analysiert werden können.

ISO-Definition, grafische Datenverarbeitung (Computer Graphics) besteht aus Methoden zur **Datenumwandlung** zwischen Rechner und grafischen Ein- und Ausgabe-Geräten.

▷ **ISO**: **I**nternational **O**rganization of **S**tandardization (internationale Normungsorganisation). In der deutschsprachigen Literatur werden häufig die englischen Fachbegriffe verwendet. Sie sind in Klammern angegeben.

● Anwendungsschwerpunkte grafischer Datenverarbeitung:
Computer Aided Design (**CAD**, Rechnerunterstützte Konstruktion),
Präsentationsgrafik und **Technische Dokumentation**,
Kartographie,
Simulation von Bewegungen und **photorealistische Darstellungen**, **virtuelle Realität**.

7.6 Transformationen

Zwei- und **dreidimensionale Transformationen**, wichtige mathematische Grundlagen für interaktive Grafik-Programmsysteme.

Objektdarstellung und Objektbeschreibung

Transformationspipeline (Viewing Pipeline), nacheinander auszuführende Transformationen zur Darstellung grafischer Objekte auf einem **Ausgabegerät** (Bildschirm, Plotter, Drucker):

● **Transformation von Objekten**, grafische Objekte werden in einem problemabhängigen **Weltkoordinatensystem** (World Coordinate Space) verschoben (**Translation**), vergrößert oder verkleinert (**Skalierung**), gedreht (**Rotation**) oder gespiegelt (**Reflexion**).

● **Transformation von Koordinatensystemen**, Transformation des x, y, z-Weltkoordinatensystems in ein x_d, y_d, z_d-**Darstellungskoordinatensystem** (Viewing Coordinate Space, Viewing Reference Coordinate System), Darstellung dreidimensionaler Szenarien aus unterschiedlichen Blickrichtungen und Standorten.

□ **Seitenansichten**, **Vorderansichten**, **räumliche Ansichten**.

● **Projektion** (Projection Transformation), Abbildung dreidimensionaler Objekte auf eine zweidimensionale **Projektionsebene** (Projection Plane), die dem Bildschirm oder einer Zeichenfläche entspricht.

▷ Zur Vereinfachung der Projektionstransformation wird das Darstellungskoordinatensystem i. allg. so orientiert, daß die z_d-Achse senkrecht auf der Bildebene (View Plane), das ist die x_p, y_p-Projektionsebene, steht.

□ Erstellen von **perspektivischen** Ansichten,
Anfertigung maßstäblicher Zeichnungen.
Erstellen von orthogonalen oder schiefen **Parallelprojektionen**.

● **Gerätetransformation** (Workstation Transformation), Umrechnung von geräteunabhängigen x_p, y_p-Bildkoordinaten in gerätespezifische Koordinaten (Device Coordinates).

□ Diese sind bei Rasterbildschirmen Adressen von Rasterpunkten (**Pixels**).

● **Window-Viewport-Transformation**, Abbildung eines meist rechteckigen oder quaderförmigen Ausschnitts aus dem Weltkoordinatensystem (**Window**) auf einen begrenzten Bereich, ein Zeichenfenster (**Viewport**) im Gerätekoordinatensystem.

Dies wird benötigt, wenn für die Grafik nicht der gesamte Bildschirm zur Verfügung steht oder wenn mehrere Ansichten gleichzeitig in verschiedenen Zeichenfenstern dargestellt werden sollen.

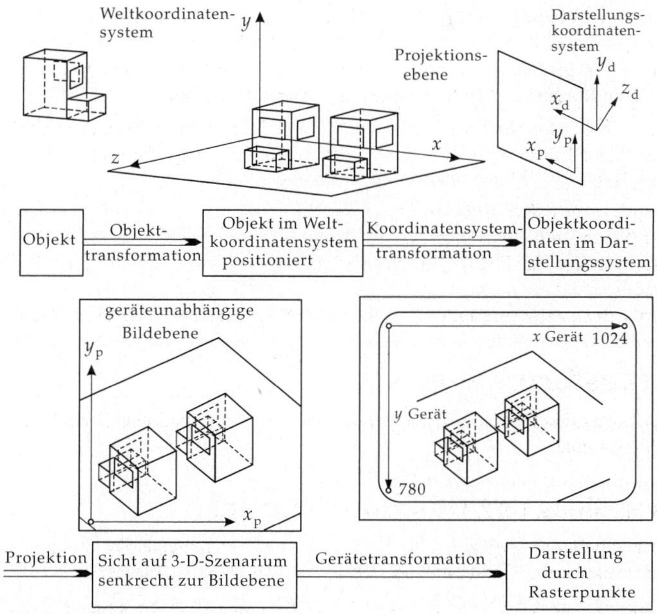

Bei dem **Grafikstandard** GKS-3-D, der dreidimensionalen Erweiterung von **GKS** (**Graphisches Kernsystem**, DIN-ISO 7942), werden am Anfang der Transformations-Pipeline die Weltkoordinaten in normierte

Gerätekoordinaten (Normalized Device Coordinates) umgerechnet. Dabei wird ein achsenparalleler Quader des Weltkoordinatensystems auf den Einheitswürfel abgebildet (Box-to-Box-Mapping). Damit nimmt jede Koordinate Werte aus dem Intervall $[0,1]$ an.

Bei **GKS** und bei **PHIGS** (**P**rogrammer's **H**ierarchical **I**nteractive **G**raphics **S**tandard) werden die projizierten Koordinaten normiert (Normalized Projection Coordinates). Die Abbildung auf eine zweidimensionale Bildebene entfällt, wenn hochleistungsfähige grafische Workstations verfügbar sind, die eine dritte Koordinate verarbeiten, sogenannte 3-D-Grafik-Workstations.

Sollen lediglich Ausschnitte aus der Welt (**Windows**) dargestellt werden oder wird die Darstellung auf ein Zeichenfenster (**Viewport**) eingeschränkt, dann erfolgt im Darstellungskoordinatensystem oder in der Bildebene ein **Clipping**.

Clipping, Unterdrücken von Objekten und Abspalten von Objektteilen, die nicht im Window liegen, bzw. Abschneiden von Bildteilen, die nicht im Zeichenfenster liegen.

Homogene Koordinaten

Homogene Koordinaten, Mittel zur einheitlichen Beschreibung von **geometrischen Transformationen** durch **Matrixmultiplikationen**. Geometrische Transformationen und Gesamtskalierung werden in einer (4×4)-Matrix zusammengefaßt:

<table>
<tr><td>Rotation
Skalierung</td><td>Translation</td></tr>
<tr><td>Perspektivische
Transformation</td><td>Gesamtskalierung</td></tr>
</table>

Vorteile:

- einheitliche Behandlung aller Transformationen,
- komplexe Transformationen werden aus einfachen Transformationen durch Matrixmultiplikation zusammengesetzt,
- anstelle der Nacheinanderausführung mehrerer Transformationen auf jeweils alle Punkte eines dreidimensionalen Szenariums kann einmalig eine **Gesamttransformationsmatrix** berechnet werden, die anschließend mit den homogenen Koordinaten der Punkte multipliziert wird,
- einfache Umkehrung der Transformation durch Matrixinversion,
- bei hierarchischer Anordnung von Objekten können die Lagen untergeordneter Teile bezüglich der übergeordneten durch die entsprechenden Transformationsmatrizen gespeichert werden (Lageabhängigkeit bei Baugruppen und Einzelteilen, kinematische Abhängigkeit bei Bewegungen von Armen und Greifer eines Industrieroboters),
- Unterstützung von (4×4)-Matrixoperationen durch Grafikstandards (PHIGS),
- extrem schnelle, hardwareunterstützte Durchführung der Matrixoperationen in hochleistungsfähigen Grafik-Workstations.

● Zweidimensionales Koordinatensystem:

Kartesische Koordinaten eines Punktes in der Ebene:

$$P = (x, y) \in \mathbb{R}^2,$$

Homogene Koordinaten sind nicht eindeutig:

$$P_{\mathrm{H}} = (h \cdot x, h \cdot y, h), \quad h \in \mathbb{R},\ h \neq 0 \text{ beliebig.}$$

● Dreidimensionale Koordinaten:

Kartesische Koordinaten eines Punktes im Raum

$$P = (x, y, z) \in \mathbb{R}^3,$$

entsprechen den **homogenen Koordinaten**:

$$P_{\mathrm{H}} = (h \cdot x, h \cdot y, h \cdot z, h).$$

2-D-Translation mit homogenen Koordinaten

T_x, T_y, Verschiebungen in x- und y- Richtung

kartesische Koordinaten: $\begin{pmatrix} x + T_x \\ y + T_y \end{pmatrix}$

homogene Koordinaten: $\begin{pmatrix} 1 & 0 & T_x \\ 0 & 1 & T_y \\ 0 & 0 & 1 \end{pmatrix} \cdot \begin{pmatrix} x \\ y \\ 1 \end{pmatrix}$.

2-D-Skalierung mit homogenen Koordinaten

S_x, S_y sind die Komponenten der Skalierung.

kartesische Koordinaten: $\begin{pmatrix} S_x \cdot x \\ S_y \cdot y \end{pmatrix}$

homogene Koordinaten: $\begin{pmatrix} S_x & 0 & 0 \\ 0 & S_y & 0 \\ 0 & 0 & 1 \end{pmatrix} \cdot \begin{pmatrix} x \\ y \\ 1 \end{pmatrix}$.

□ Skalierung eines Objektes, bestehend aus zwei Punkten, bezüglich der x-Achse um den Faktor $S_x = 2$ und der y-Achse um den Faktor $S_y = 0.5$.

$$P_1 : \begin{pmatrix} 1 \\ 1 \end{pmatrix} \rightarrow P_1' : \begin{pmatrix} 2 \cdot 1 \\ 0.5 \cdot 1 \end{pmatrix} = \begin{pmatrix} 2 \\ 0.5 \end{pmatrix};$$

$$P_2 : \begin{pmatrix} 3 \\ 1 \end{pmatrix} \rightarrow P_2' : \begin{pmatrix} 2 \cdot 3 \\ 0.5 \cdot 1 \end{pmatrix} = \begin{pmatrix} 6 \\ 0.5 \end{pmatrix}.$$

▷ Algorithmus zur Skalierung eines Quadrates:

```
BEGIN
   Skalierungsfaktor Sx = 2 ;
   Skalierungsfaktor Sy = 0.5 ;
   Skalierungsmatrix aufstellen
```

$$S = \begin{pmatrix} 2 & 0 & 0 \\ 0 & 0.5 & 0 \\ 0 & 0 & 1 \end{pmatrix};$$

```
   FOR i = 1 TO 4 DO
   BEGIN
     (x,y)-Koordinaten des i-ten Eckpunkts ermitteln ;
     Skalierung durchführen: Multiplikation von S mit dem Vektor
     der homogenen Koordinaten (x,y,1) ; Skalierte Koordinaten als
     Eckpunktkoordinaten speichern ;
   END ;
   Skaliertes Objekt mit den Eckpunkten P'i zeichnen ;
END.
```

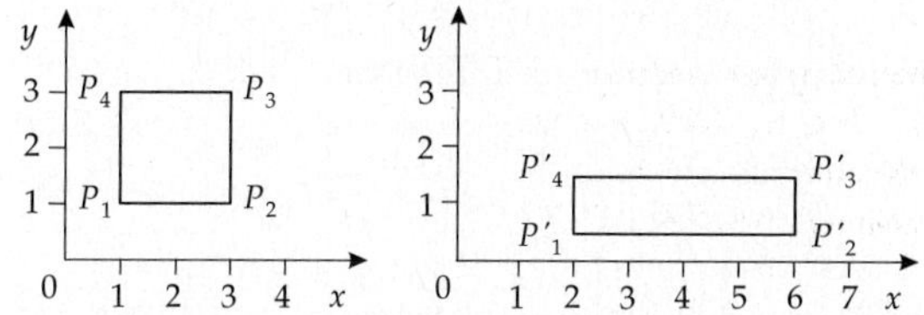

Bei der Skalierung eines Objekts verändert sich auch seine Lage

3-D-Translation mit homogenen Koordinaten

Matrixdarstellung einer **Translation** um den Vektor (T_x, T_y, T_z):

$$\begin{pmatrix} 1 & 0 & 0 & T_x \\ 0 & 1 & 0 & T_y \\ 0 & 0 & 1 & T_z \\ 0 & 0 & 0 & 1 \end{pmatrix} \cdot \begin{pmatrix} x \\ y \\ z \\ 1 \end{pmatrix} \rightarrow \begin{pmatrix} x+T_x \\ y+T_y \\ z+T_z \\ 1 \end{pmatrix}.$$

▷ Die **inverse Transformation** (Verschiebung in Gegenrichtung) entsteht durch Vorzeichenwechsel der Matrixelemente T_x, T_y und T_z.

3-D-Skalierung mit homogenen Koordinaten

Matrixdarstellung von Punkten einer **Skalierung** mit den Faktoren S_x, S_y, S_z:

$$\begin{pmatrix} S_x & 0 & 0 & 0 \\ 0 & S_y & 0 & 0 \\ 0 & 0 & S_z & 0 \\ 0 & 0 & 0 & 1 \end{pmatrix} \cdot \begin{pmatrix} x \\ y \\ z \\ 1 \end{pmatrix} \rightarrow \begin{pmatrix} S_x \cdot x \\ S_y \cdot y \\ S_z \cdot z \\ 1 \end{pmatrix}.$$

▷ Sollen alle drei Achsen um den gleichen Faktor skaliert werden, dann kann diese **Gesamtskalierung** auch durch folgende Matrixmultiplikation beschrieben werden:

$$\begin{pmatrix} 1 & 0 & 0 & 0 \\ 0 & 1 & 0 & 0 \\ 0 & 0 & 1 & 0 \\ 0 & 0 & 0 & 1/S_g \end{pmatrix} \cdot \begin{pmatrix} x \\ y \\ z \\ 1 \end{pmatrix} \rightarrow \begin{pmatrix} x \\ y \\ z \\ 1/S_g \end{pmatrix}.$$

Division durch die vierte homogene Koordinate $1/S_g$ liefert die kartesischen Koordinaten.

▷ Die **inverse Transformation** wird mit den reziproken Werten der Diagonalelemente erreicht.

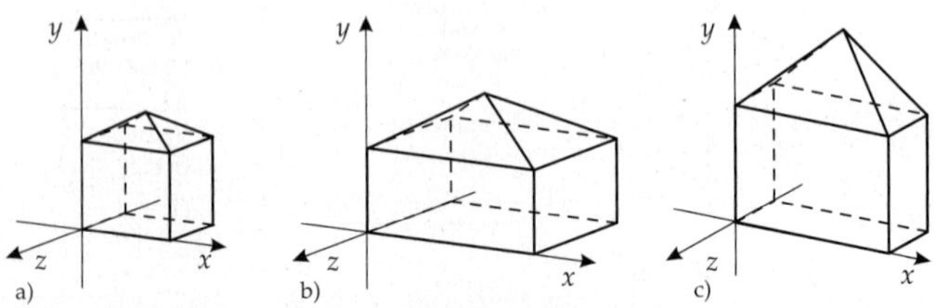

3-D-Skalierung eines Objektes; a) Ursprüngliches Objekt, b) Skalierung bezüglich der x-Achse um $S_x = 2$, c) Skalierung von b) bezüglich der y-Achse um $S_y = 1.5$, bezüglich der z-Achse um $S_z = 0.5$

3-D-Rotation von Punkten mit homogenen Koordinaten

Rotationswinkel um die x-, y-, z-Achse werden mit $\alpha_x, \alpha_y, \alpha_z$ bezeichnet.

▷ Bei Nacheinanderausführung der Rotationen ist zu beachten, daß die Matrixmultiplikation **nicht** kommutativ ist.

● Rotation eines Punktes um die x-Achse:

$$\begin{pmatrix} 1 & 0 & 0 & 0 \\ 0 & \cos(\alpha_x) & -\sin(\alpha_x) & 0 \\ 0 & \sin(\alpha_x) & \cos(\alpha_x) & 0 \\ 0 & 0 & 0 & 1 \end{pmatrix} \cdot \begin{pmatrix} x \\ y \\ z \\ 1 \end{pmatrix} = \begin{pmatrix} x \\ y \cdot \cos(\alpha_x) - z \cdot \sin(\alpha_x) \\ y \cdot \sin(\alpha_x) + z \cdot \cos(\alpha_x) \\ 1 \end{pmatrix}.$$

- Rotation eines Punktes um die y-Achse:

$$\begin{pmatrix} \cos(\alpha_y) & 0 & \sin(\alpha_y) & 0 \\ 0 & 1 & 0 & 0 \\ -\sin(\alpha_y) & 0 & \cos(\alpha_y) & 0 \\ 0 & 0 & 0 & 1 \end{pmatrix} \cdot \begin{pmatrix} x \\ y \\ z \\ 1 \end{pmatrix} = \begin{pmatrix} x\cdot\cos(\alpha_y)+z\cdot\sin(\alpha_y) \\ y \\ -x\cdot\sin(\alpha_y)+z\cdot\cos(\alpha_y) \\ 1 \end{pmatrix}.$$

- Rotation eines Punktes um die z-Achse:

$$\begin{pmatrix} \cos(\alpha_z) & -\sin(\alpha_z) & 0 & 0 \\ \sin(\alpha_z) & \cos(\alpha_z) & 0 & 0 \\ 0 & 0 & 1 & 0 \\ 0 & 0 & 0 & 1 \end{pmatrix} \cdot \begin{pmatrix} x \\ y \\ z \\ 1 \end{pmatrix} = \begin{pmatrix} x\cdot\cos(\alpha_z)-y\cdot\sin(\alpha_z) \\ y\cdot\cos(\alpha_z)+x\cdot\sin(\alpha_z) \\ z \\ 1 \end{pmatrix}.$$

▷ Die **Inverse** zu einer **orthogonalen Transformation** ist gleich der **transponierten Transformationsmatrix**.

□ **Inverse Rotation**: Winkel werden durch ihre negativen Werte ersetzt:
$\mathbf{R}^{-1}(\alpha)=\mathbf{R}(-\alpha)$

▷ Das gilt i.allg. nur bei Rotationen um **eine** Hauptachse. Allgemein muß bei inverser Rotation die Reihenfolge der Rotationen vertauscht werden:
$(\mathbf{R}_1\mathbf{R}_2\mathbf{R}_3)^{-1}=\mathbf{R}_3^{-1}\mathbf{R}_2^{-1}\mathbf{R}_1^{-1}$.

Positionierung eines Objektes im Raum

▷ Ein Objekt kann auf unendlich vielen Wegen aus einer Ursprungslage in eine gewünschte Lage bewegt werden.

- Vorgehensweise in der Computergrafik: Objekt wird zunächst um die Hauptachsen gedreht und dann verschoben. Dabei läßt die Wahl der Reihenfolge der Hauptachsen verschiedene Möglichkeiten der Objektbewegung zu.

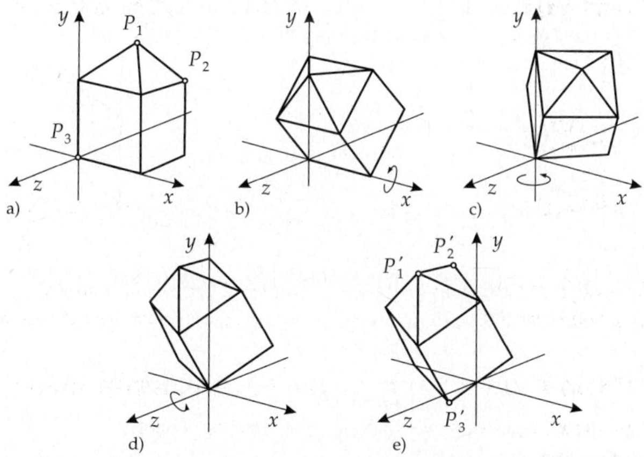

Positionierung eines Objektes
a) Objekt in Ausgangslage, b) Drehung um die x-Achse um 45°, → R_x, c) Drehung um die y-Achse um 45°, → R_y, d) Drehung um die z-Achse um 45°, → R_z, e) Verschiebung des gedrehten Objektes in x-Richtung um 100 Einheiten, in y-Richtung um 50 Einheiten, in z-Richtung um 200 Einheiten

□ Ein Objekt im Raum zu positionieren oder zu bewegen bedeutet, daß jeder Eckpunkt der Transformation unterworfen wird. Dies können bei detaillierter Modellierung dreidimensionaler Objekte, beispielsweise einer Werkzeugmaschine mit Werkzeug und Werkstück, Tausende von Vektoren sein.

▷ Ist man nur am Endergebnis, der orientierten Lage im Raum, und nicht an den Zwischenschritten interessiert, wird die Gesamttransformation aus den Einzeltransformationen durch Matrixmultiplikation berechnet und erst dann auf die Vektoren angewendet.

● Berechnung der Transformationsmatrix aus Rotationen und Translation:

$$R = \left(\begin{array}{c|c} \text{Rotation} & \text{Translation} \\ \hline & \\ 0\;0\;0 & 1 \end{array}\right) = T \cdot R_z \cdot R_y \cdot R_x,$$

$$= \begin{pmatrix} 1 & 0 & 0 & T_x \\ 0 & 1 & 0 & T_y \\ 0 & 0 & 1 & T_z \\ 0 & 0 & 0 & 1 \end{pmatrix} \cdot \begin{pmatrix} \cos(\alpha_z) & -\sin(\alpha_z) & 0 & 0 \\ \sin(\alpha_z) & \cos(\alpha_z) & 0 & 0 \\ 0 & 0 & 1 & 0 \\ 0 & 0 & 0 & 1 \end{pmatrix} \cdot \begin{pmatrix} \cos(\alpha_y) & 0 & \sin(\alpha_y) & 0 \\ 0 & 1 & 0 & 0 \\ -\sin(\alpha_y) & 0 & \cos(\alpha_y) & 0 \\ 0 & 0 & 0 & 1 \end{pmatrix} \cdot \begin{pmatrix} 1 & 0 & 0 & 0 \\ 0 & \cos(\alpha_x) & -\sin(\alpha_x) & 0 \\ 0 & \sin(\alpha_x) & \cos(\alpha_x) & 0 \\ 0 & 0 & 0 & 1 \end{pmatrix}.$$

$$R_x = \begin{pmatrix} 1 & 0 & 0 & 0 \\ 0 & \sqrt{2}/2 & -\sqrt{2}/2 & 0 \\ 0 & \sqrt{2}/2 & \sqrt{2}/2 & 0 \\ 0 & 0 & 0 & 1 \end{pmatrix}, \quad R_y = \begin{pmatrix} \sqrt{2}/2 & 0 & \sqrt{2}/2 & 0 \\ 0 & 1 & 0 & 0 \\ -\sqrt{2}/2 & 0 & \sqrt{2}/2 & 0 \\ 0 & 0 & 0 & 1 \end{pmatrix},$$

$$R_z = \begin{pmatrix} \sqrt{2}/2 & -\sqrt{2}/2 & 0 & 0 \\ \sqrt{2}/2 & \sqrt{2}/2 & 0 & 0 \\ 0 & 0 & 1 & 0 \\ 0 & 0 & 0 & 1 \end{pmatrix}, \quad T = \begin{pmatrix} 1 & 0 & 0 & 100 \\ 0 & 1 & 0 & 50 \\ 0 & 0 & 1 & 200 \\ 0 & 0 & 0 & 1 \end{pmatrix},$$

$$R = T \cdot R_z \cdot R_y \cdot R_x = \begin{pmatrix} 0.5 & -0.15 & 0.85 & 100 \\ 0.5 & 0.85 & -0.15 & 50 \\ -0.71 & 0.5 & 0.5 & 200 \\ 0 & 0 & 0 & 1 \end{pmatrix}.$$

□ Damit geht die obere Spitze des Objekts, der Punkt $P_1(50, 150, -50)$, nach der Positionierung in den Punkt P_1' über mit den homogenen Koordinaten:

$$\begin{pmatrix} x_1' \\ y_1' \\ z_1' \\ 1 \end{pmatrix} = R \cdot \begin{pmatrix} 50 \\ 150 \\ -50 \\ 1 \end{pmatrix} = \begin{pmatrix} 60 \\ 210 \\ 214.5 \\ 1 \end{pmatrix}.$$

□ $P_2(0,0,0)$ und $P_3(100,100,-100)$ werden auf $P_2'(100,50,200)$ und $P_3'(50,200,129)$ abgebildet.

Rotation von Objekten um eine beliebige Achse im Raum

Beliebige Rotation, Zerlegung in **Rotationen** um die **Hauptachsen** (x-, y-, z-Achse) des dreidimensionalen Koordinatensystems und Translation.

Rotationsachse, durch einen Bezugspunkt $P_0(x_0, y_0, z_0)$ und einen zu Eins normierten Richtungsvektor $\vec{\mathbf{v}} = (v_x, v_y, v_z)^T$ festgelegt.

Vorgehensweise: Bezugspunkt liegt im Ursprung, Richtungsvektor zeigt in die positive z-Achse. Rotationsachse und z-Achse stimmen überein. Drehung des Objektes um den Winkel β_y um die z-Achse als Rotationsachse.

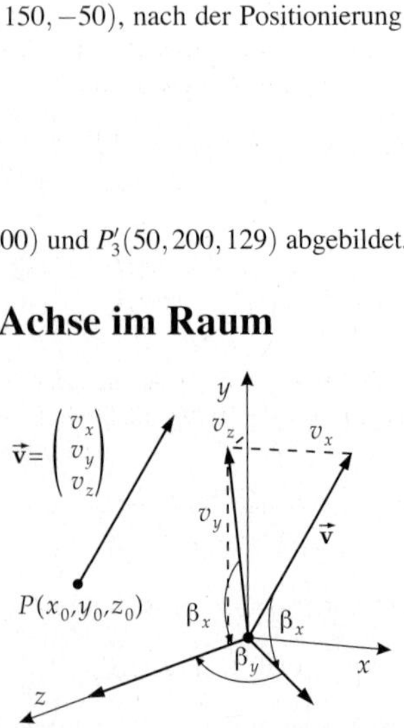

Transformationen, die die Rotationsachse in die z-Achse übergeführt haben, durch Multiplikation mit den inversen Matrizen in umgekehrter Reihenfolge rückgängig machen.

▷ Die Objekte werden programmtechnisch nicht allen Einzeltransformationen unterworfen. Die Zerlegung in einzelne Transformationsschritte dient lediglich der einfachen Berechnung der Gesamttransformationsmatrix. Diese wird dann zur Transformation der Objekte verwendet.

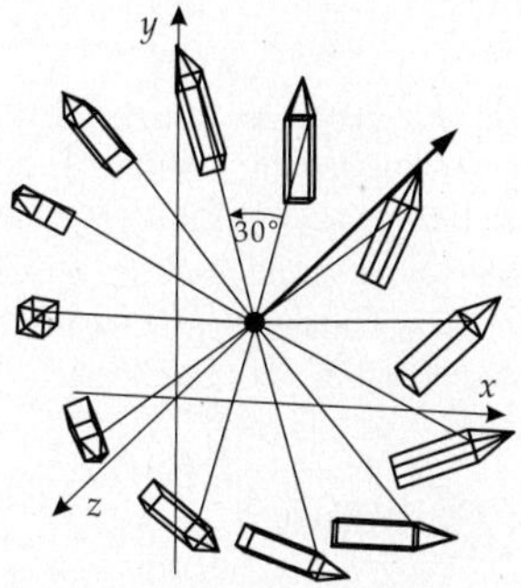

Drehung eines Objektes um eine Rotationsachse in 30°-Schritten

Ermittlung der Transformationsmatrix in folgenden Schritten:

- T: Verschiebung des Achsenvektors, so daß der Bezugspunkt $P(x_0, y_0, z_0)$ im Koordinatenursprung liegt,

$$T = \begin{pmatrix} 1 & 0 & 0 & -x_0 \\ 0 & 1 & 0 & -y_0 \\ 0 & 0 & 1 & -z_0 \\ 0 & 0 & 0 & 1 \end{pmatrix}.$$

- R_x: Rotation des Achsvektors um einen Winkel β_x um die x-Achse, so daß $\vec{\mathbf{v}}$, mit $|\vec{\mathbf{v}}| = 1$, in der z,x-Ebene liegt. Für β_x muß gelten:

$$\sin(\beta_x) = \frac{v_y}{\sqrt{v_y^2 + v_z^2}}, \ \cos(\beta_x) = \frac{v_z}{\sqrt{v_y^2 + v_z^2}},$$

$$R_x = \begin{pmatrix} 1 & 0 & 0 & 0 \\ 0 & \cos(\beta_x) & -\sin(\beta_x) & 0 \\ 0 & \sin(\beta_x) & \cos(\beta_x) & 0 \\ 0 & 0 & 0 & 1 \end{pmatrix}.$$

- R_y: Rotation um die y-Achse, so daß der (gedrehte) Rotationsachsenvektor mit der z-Achse zusammenfällt. Dies erfordert die Drehung um den Winkel $\beta_y = -\gamma_y$ mit

$$\sin(\gamma_y) = \frac{v_x}{\sqrt{v_x^2 + v_y^2 + v_z^2}} = v_x, \quad \cos(\gamma_y) = \frac{\sqrt{v_y^2 + v_z^2}}{\sqrt{v_x^2 + v_y^2 + v_z^2}} = \sqrt{v_y^2 + v_z^2},$$

$$\sin(\beta_y) = -\sin(\gamma_y) = -v_x, \quad \cos(\beta_y) = \cos(\gamma_y) = \sqrt{v_y^2 + v_z^2},$$

$$R_y = \begin{pmatrix} \cos(\beta_y) & 0 & \sin(\beta_y) & 0 \\ 0 & 1 & 0 & 0 \\ -\sin(\beta_y) & 0 & \cos(\beta_y) & 0 \\ 0 & 0 & 0 & 1 \end{pmatrix}.$$

- R_z: Die Rotation um den vorgegebenen Drehwinkel β_v um die Rotationsachse erfolgt jetzt um die z-Achse:

$$R_z = \begin{pmatrix} \cos(\beta_v) & -\sin(\beta_v) & 0 & 0 \\ \sin(\beta_v) & \cos(\beta_v) & 0 & 0 \\ 0 & 0 & 1 & 0 \\ 0 & 0 & 0 & 1 \end{pmatrix}.$$

- **Umkehrung**: Die schrittweise Transformation der Rotationsachse in die z-Achse wird durch Anwendung der inversen Transformation in umgekehrter Reihenfolge rückgängig gemacht, wobei $R_y^{-1}(\beta_y) = R_y(-\beta_y) = R_y^{\mathrm{T}}(\beta_y)$, $R_x^{-1}(\beta_x) = R_x(-\beta_x) = R_x^{\mathrm{T}}(\beta_x)$ und T^{-1} durch Einsetzen des negativen Translationsvektors entsteht.
- **Allgemeine Rotationsmatrix** R für eine Drehung von Objekten um eine beliebige Rotationsachse im Raum ergibt sich durch Multiplikation dieser sieben Matrizen: $R = T^{-1}R_x^{-1}R_y^{-1}R_zR_yR_xT$.

Simulation von Bewegungsabläufen

Simulation von Bewegungsabläufen, realisierbar durch wiederholte Transformationen und Darstellung von grafischen Objekten.

Grafische Kollisionsuntersuchungen, z. B. bei der **Simulation eines NC-Programms** (Programm zur automatischen Steuerung von Werkzeugmaschinen, **N**umerical **C**ontrol) zur Überprüfung auf Kollision von Werkzeug, Werkzeugkopf und Werkstück. Demonstration der Funktionsweise einer Maschine oder eines Produktes.

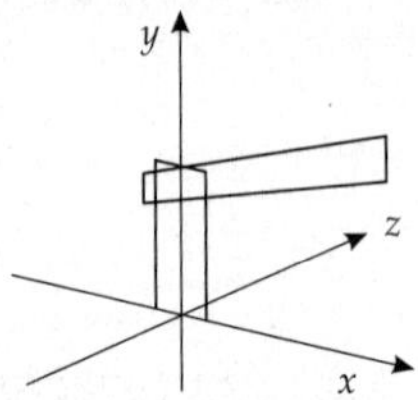

Objekt in Ruhelage

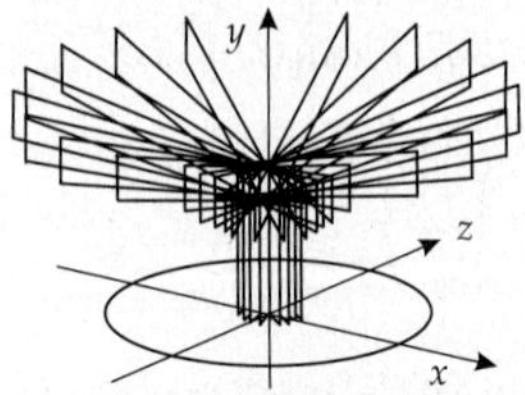

Fortgesetzte Rotation um die y-Achse

Spiegelungen

Spiegelungen, Sonderfälle der **Skalierung**.

- Der Betrag der Skalierungsfaktoren ist Eins.
- Spiegelung am Nullpunkt des Koordinatensystems:

$$\begin{pmatrix} -1 & 0 & 0 & 0 \\ 0 & -1 & 0 & 0 \\ 0 & 0 & -1 & 0 \\ 0 & 0 & 0 & 1 \end{pmatrix} \cdot \begin{pmatrix} x \\ y \\ z \\ 1 \end{pmatrix} \rightarrow \begin{pmatrix} -x \\ -y \\ -z \\ 1 \end{pmatrix}.$$

- Spiegelung an der Ebene $x = 0$ (y, z-Ebene):

$$\begin{pmatrix} -1 & 0 & 0 & 0 \\ 0 & 1 & 0 & 0 \\ 0 & 0 & 1 & 0 \\ 0 & 0 & 0 & 1 \end{pmatrix} \cdot \begin{pmatrix} x \\ y \\ z \\ 1 \end{pmatrix} = \begin{pmatrix} -x \\ y \\ z \\ 1 \end{pmatrix}.$$

Nacheinanderausführung von Transformationen, Multiplikation einzelner Transformationsmatrizen.

▷ Die **Reihenfolge** der Transformationen ist einzuhalten. Nur in Sonderfällen können Transformationen vertauscht werden.

Transformation von Koordinatensystemen

Passive Transformation, **Wechsel des Koordinatensystems** zur Bestimmung der Lage eines Objektes in einem anderen Koordinatensystem.

□ Punkt mit den Koordinaten $P(x,y,z)$ im Koordinatensystem K gegeben, gesucht die Koordinaten desselben Punktes $P(x',y',z')$ im Koordinatensystem K'.

□ In der Computergrafik werden Objekte in einem problembezogenen Weltkoordinatensystem angeordnet. Die Objektkoordinaten beziehen sich auf das Weltsystem. Zur Erzeugung von verschiedenen räumlichen Ansichten erfolgt ein Wechsel in entsprechende Darstellungskoordinatensysteme.

Translation eines Koordinatensystems

▷ **Translation** eines Koordinatensystems um den Vektor (T_x, T_y, T_z) entspricht einer **Verschiebung** des geometrischen Objektes um den Vektor $(-T_x, -T_y, -T_z)$.

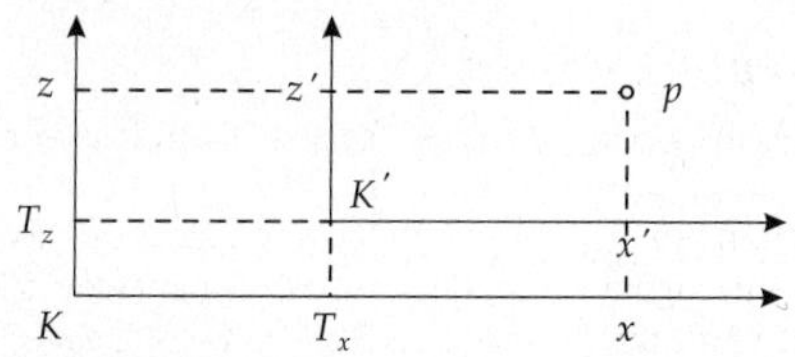

Translation eines Koordinatensystems (ohne y-Koordinate)

● Matrixdarstellung der **Translation** in homogenen Koordinaten:

$$\begin{pmatrix} 1 & 0 & 0 & -T_x \\ 0 & 1 & 0 & -T_y \\ 0 & 0 & 1 & -T_z \\ 0 & 0 & 0 & 1 \end{pmatrix} \cdot \begin{pmatrix} x \\ y \\ z \\ 1 \end{pmatrix} \rightarrow \begin{pmatrix} x' \\ y' \\ z' \\ 1 \end{pmatrix}.$$

Rotation eines Koordinatensystems um eine Hauptachse

Das Koordinatensystem K' ist gegenüber dem System K jeweils um den Winkel $\alpha_x, \alpha_y, \alpha_z$ gedreht. x', y', z' sind die Koordinaten im gedrehten Koordinatensystem.

Drehungen des Koordinatensystems um die Hauptachsen:

● Rotation um die x-Achse:

$$\begin{pmatrix} 1 & 0 & 0 & 0 \\ 0 & \cos(\alpha_x) & \sin(\alpha_x) & 0 \\ 0 & -\sin(\alpha_x) & \cos(\alpha_x) & 0 \\ 0 & 0 & 0 & 1 \end{pmatrix} \cdot \begin{pmatrix} x \\ y \\ z \\ 1 \end{pmatrix} \rightarrow \begin{pmatrix} x' \\ y' \\ z' \\ 1 \end{pmatrix}.$$

● Rotation um die y-Achse:

$$\begin{pmatrix} \cos(\alpha_y) & 0 & -\sin(\alpha_y) & 0 \\ 0 & 1 & 0 & 0 \\ \sin(\alpha_y) & 0 & \cos(\alpha_y) & 0 \\ 0 & 0 & 0 & 1 \end{pmatrix} \cdot \begin{pmatrix} x \\ y \\ z \\ 1 \end{pmatrix} \rightarrow \begin{pmatrix} x' \\ y' \\ z' \\ 1 \end{pmatrix}.$$

● Rotation um die z-Achse:

$$\begin{pmatrix} \cos(\alpha_z) & \sin(\alpha_z) & 0 & 0 \\ -\sin(\alpha_z) & \cos(\alpha_z) & 0 & 0 \\ 0 & 0 & 1 & 0 \\ 0 & 0 & 0 & 1 \end{pmatrix} \cdot \begin{pmatrix} x \\ y \\ z \\ 1 \end{pmatrix} \rightarrow \begin{pmatrix} x' \\ y' \\ z' \\ 1 \end{pmatrix}.$$

▷ Der Rotation eines Koordinatensystems um den Winkel α entspricht die Drehung des geometrischen Objektes um den Winkel $-\alpha$.

□ Soll die Bearbeitung eines Werkstücks auf einer Fräsmaschine anhand eines NC-Programms (Programm zur automatischen Steuerung einer Werkzeugmaschine, **N**umerical **C**ontrol) grafisch simuliert werden, muß folgendes beachtet werden:

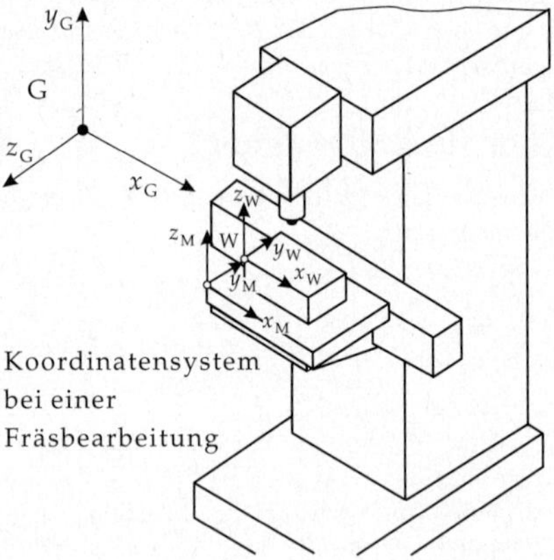

M: Maschinenkoordinatensystem, W: Werkstückkoordinatensystem, P: Werkzeugposition

Die Informationen im NC-Programm über die Werkzeuge beziehen sich auf das Werkzeugkoordinatensystem. Diese müssen in das Maschinensystem übertragen werden, auf das sich die Steuerungsbefehle für die Maschinenachsen und damit die Position des Werkzeuges bezieht. Werkstück, Werkzeug und Maschine wiederum sind im Grafiksystem bezüglich eines Weltkoordinatensystems positioniert.
Geht man vom NC-Programm aus, dann müssen, beispielsweise zur Ermittlung der nächsten Werkzeugposition P im Weltkoordinatensystem G, Koordinatensystemtransformationen vom Werkstückkoordinatensystem W in das Maschinenkoordinatensystem M und in das Weltkoordinatensystem G durchgeführt werden.

□ Beispiel zur Transformation eines Koordinatensystems: Bei der Fräsbearbeitung soll das Werkzeug so verfahren, daß der Frästermittelpunkt P die Koordinaten (80,80,120) im Werkstückkoordinatensystem einnimmt. Das Maschinenkoordinatensystem ist bezüglich des Werkstückkoordinatensystems um $T_{W_x} = -160.5, T_{W_y} = -120.5, T_{W_z} = -150$ verschoben. Das Weltkoordinatensystem ergibt sich aus dem Maschinenkoordinatensystems durch Translation mit $T_{M_x} = -2105, T_{M_y} = 1300, T_{M_z} = -1400$ und Rotation um 90° um die x_M-Achse. Den Ortsvektor $\vec{\mathbf{p}}' = (x', y', z')^T$ von P im Weltsystem erhält man aus $\vec{\mathbf{p}} = (80, 80, 120)^T$ im Werkstücksystem durch Nacheinanderausführung von zwei Translationen und einer Rotation:

$$\begin{pmatrix} x' \\ y' \\ z' \\ 1 \end{pmatrix} = \begin{pmatrix} 1 & 0 & 0 & 0 \\ 0 & \cos(\pi/2) & \sin(\pi/2) & 0 \\ 0 & -\sin(\pi/2) & \cos(\pi/2) & 0 \\ 0 & 0 & 0 & 1 \end{pmatrix} \cdot \begin{pmatrix} 1 & 0 & 0 & -T_{M_x} \\ 0 & 1 & 0 & -T_{M_y} \\ 0 & 0 & 1 & -T_{M_z} \\ 0 & 0 & 0 & 1 \end{pmatrix} \cdot \begin{pmatrix} 1 & 0 & 0 & -T_{W_x} \\ 0 & 1 & 0 & -T_{W_y} \\ 0 & 0 & 1 & -T_{W_z} \\ 0 & 0 & 0 & 1 \end{pmatrix} \cdot \begin{pmatrix} 80 \\ 80 \\ 120 \\ 1 \end{pmatrix}$$

$$= \begin{pmatrix} 1 & 0 & 0 & 0 \\ 0 & 0 & 1 & 0 \\ 0 & -1 & 0 & 0 \\ 0 & 0 & 0 & 1 \end{pmatrix} \cdot \begin{pmatrix} 1 & 0 & 0 & 2105 \\ 0 & 1 & 0 & -1300 \\ 0 & 0 & 1 & 1400 \\ 0 & 0 & 0 & 1 \end{pmatrix} \cdot \begin{pmatrix} 1 & 0 & 0 & 160.5 \\ 0 & 1 & 0 & 120.5 \\ 0 & 0 & 1 & 150 \\ 0 & 0 & 0 & 1 \end{pmatrix} \begin{pmatrix} 80 \\ 80 \\ 120 \\ 1 \end{pmatrix} = \begin{pmatrix} 2345.5 \\ 1670 \\ 1099.5 \\ 1 \end{pmatrix}$$

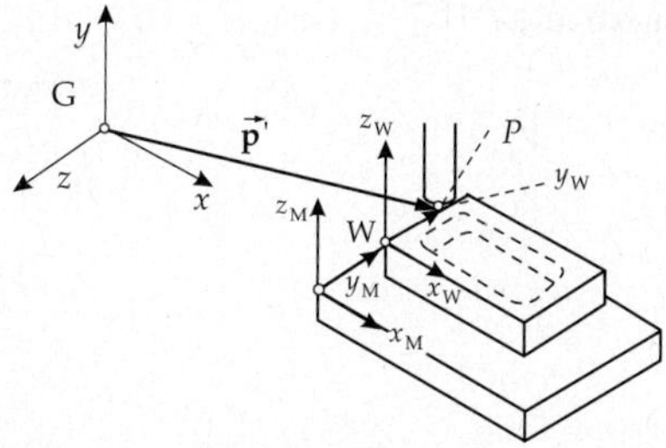

$\vec{p}'$: Ortsvektor vom Nullpunkt des Weltkoordinatensystems G zum Fräsermittelpunkt P;
G: Weltkoordinatensystem, M: Maschinenkoordinatensystem, W: Werkstückkoordinatensystem,
P: Fräsermittelpunkt

7.7 Projektionen

Grundprinzipien

Projektion, Technik der Mathematik, um dreidimensionale Objektgeometrien auf eine zweidimensionale Zeichenfläche (Projektionsebene) abzubilden.
Projektionsstrahl, Strahl von einem Projektionszentrum zu Objektpunkten.
Bildpunkt, Schnittpunkt des Projektionsstrahls mit der Projektionsebene.

Parallelprojektion, gibt tatsächliche Abmessung und Form wieder. Projektionsstrahlen treffen zueinander parallel auf die Projektionsebene auf.

☐ Erstellung verschiedener Ansichten für maßstäbliche Zeichnungen.

Zentrale oder **perspektivische Projektion**, Objekt wird dargestellt, wie es dem menschlichen Auge oder einer Kamera erscheint.

Eigenschaften der perspektivischen Projektion: **Perspektivische Verkürzung** und **Fluchtpunkte**.

Parallelprojektion

Zwei Gruppen, gegliedert durch **Projektionsrichtung** und **Normalenvektor der Projektionsebene**:

Orthogonale Projektion, Auftreffen des Projektionsstrahls senkrecht auf die Projektionsebene.

Schiefe Parallelprojektion, **Projektionsrichtung** und **Normalenrichtung** stimmen nicht überein, Projektionsstrahlen treffen schräg auf die Projektionsebene.

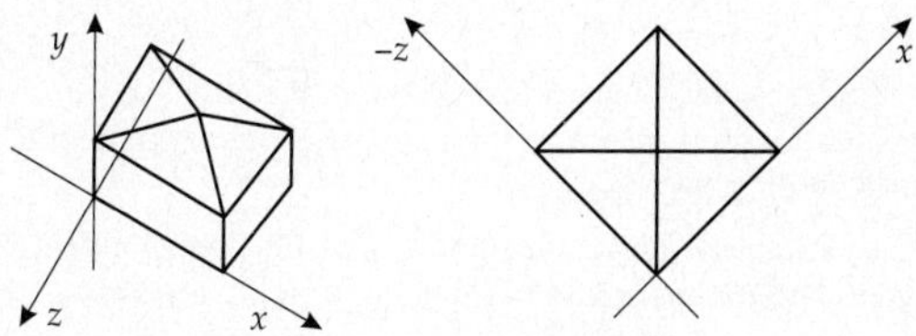

Orthogonale Parallelprojektionen

▷ **Mehrtafelprojektionen**, entstehen durch Wahl der Projektionsrichtungen parallel zu einer der Hauptachsen. **Auf-, Grund-** und **Seitenrisse** technischer Zeichnungen.

- **Orthogonale Parallelprojektion** auf die (x,y)-Ebene:

$$\begin{pmatrix} 1 & 0 & 0 & 0 \\ 0 & 1 & 0 & 0 \\ 0 & 0 & 0 & 0 \\ 0 & 0 & 0 & 1 \end{pmatrix} \cdot \begin{pmatrix} x \\ y \\ z \\ 1 \end{pmatrix} \rightarrow \begin{pmatrix} x \\ y \\ 0 \\ 1 \end{pmatrix}.$$

Lage der Projektionsebene beliebig im Raum: Eindeutige Definition durch einen Punkt in der Ebene und den Normalenvektor.

Darstellungskoordinatensystem $(x_\mathrm{d}, y_\mathrm{d}, z_\mathrm{d})$ durch **Basisvektoren** $\vec{\mathbf{e}}_x, \vec{\mathbf{e}}_y, \vec{\mathbf{n}}$ festgelegt.

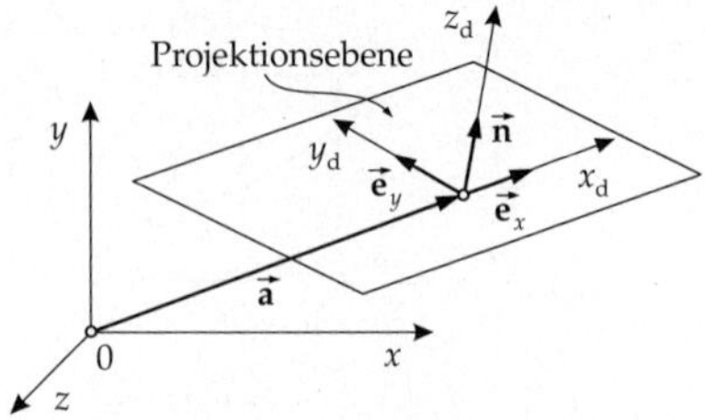

Projektionsebene beliebig im Raum

- **Orthogonale Parallelprojektion** in Vektorform:

$\vec{\mathbf{x}}' = \vec{\mathbf{x}} + (d - \vec{\mathbf{n}} \cdot \vec{\mathbf{x}}) \cdot \vec{\mathbf{n}}.$

Die Koordinaten des Vektors $\vec{\mathbf{x}}'$ beziehen sich auf das **Weltkoordinatensystem**. Darstellung bezüglich des **Ebenenkoordinatensystems** $(x_\mathrm{d}, y_\mathrm{d})$ durch Projektion des in der Ebene liegenden Differenzvektors $\vec{\mathbf{x}}' - \vec{\mathbf{a}}$ auf die Achsen der $(x_\mathrm{d}, y_\mathrm{d})$-Ebene:

$$x_\mathrm{p} = \vec{\mathbf{e}}_x \cdot (\vec{\mathbf{x}}' - \vec{\mathbf{a}})$$

$$y_\mathrm{p} = \vec{\mathbf{e}}_y \cdot (\vec{\mathbf{x}}' - \vec{\mathbf{a}}).$$

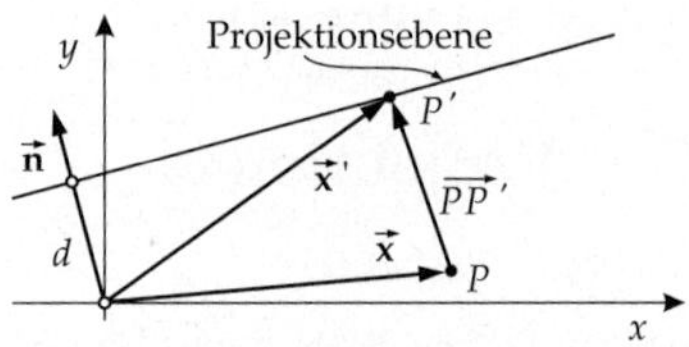

Orthogonale Parallelprojektion auf beliebige Ebene

Darstellung der Projektion als spezielle Transformation durch (4×4)-Matrix:
Übergang vom Welt- zum Darstellungssystem entspricht einer Transformation des Koordinatensystems.
Orientierung der Achsen, zusammensetzbar aus Rotationen um die Hauptachsen.
Positionierung des Ursprungs erfolgt durch **Translation**.
Projektion in die $(x_\mathrm{d}, y_\mathrm{d})$**-Ebene** durch oben angegebene Matrixmultiplikationen.
R: **zusammengesetzte Rotationsmatrix**, T: **Translationsmatrix**, P: **Projektionsmatrix**:

$$R = \begin{pmatrix} c_{11} & c_{12} & c_{13} & 0 \\ c_{21} & c_{22} & c_{23} & 0 \\ c_{31} & c_{32} & c_{33} & 0 \\ 0 & 0 & 0 & 1 \end{pmatrix}, \quad T = \begin{pmatrix} 1 & 0 & 0 & -a_x \\ 0 & 1 & 0 & -a_y \\ 0 & 0 & 1 & -a_z \\ 0 & 0 & 0 & 1 \end{pmatrix}, \quad P = \begin{pmatrix} 1 & 0 & 0 & 0 \\ 0 & 1 & 0 & 0 \\ 0 & 0 & 0 & 0 \\ 0 & 0 & 0 & 1 \end{pmatrix}.$$

- Orthogonale Parallelprojektion eines dreidimensionalen Vektors auf eine beliebige Projektionsebene in Matrizenform:

$$P_\mathrm{orth} \cdot \begin{pmatrix} x \\ y \\ z \\ 1 \end{pmatrix} = P \cdot T \cdot R \cdot \begin{pmatrix} x \\ y \\ z \\ 1 \end{pmatrix} = P \cdot \begin{pmatrix} x_\mathrm{d} \\ y_\mathrm{d} \\ z_\mathrm{d} \\ 1 \end{pmatrix} \rightarrow \begin{pmatrix} x_\mathrm{p} \\ y_\mathrm{p} \\ 0 \\ 1 \end{pmatrix}.$$

□ Vom Benutzer eines Grafiksystems kann der Projektionsstrahl durch Angabe der Koordinaten eines Beobachterstandpunktes bestimmt werden. Die Projektionsrichtung entspricht der Blickrichtung auf den Ursprung des Objekt-Koordinatensystems.

Schiefe Projektion P' eines Punktes P im Raum auf die (x,y)-Ebene, Schnittpunkt zwischen (x,y)-Ebene und dem von P ausgehenden **Projektionsstrahl** in Richtung $\vec{\mathbf{v}}$.
Koordinaten:

$$x_\mathrm{p} = x - z \cdot \cot\alpha\,,$$

$$y_\mathrm{p} = y - z \cdot \cot\beta\,,$$

$$z_\mathrm{p} = z = 0.$$

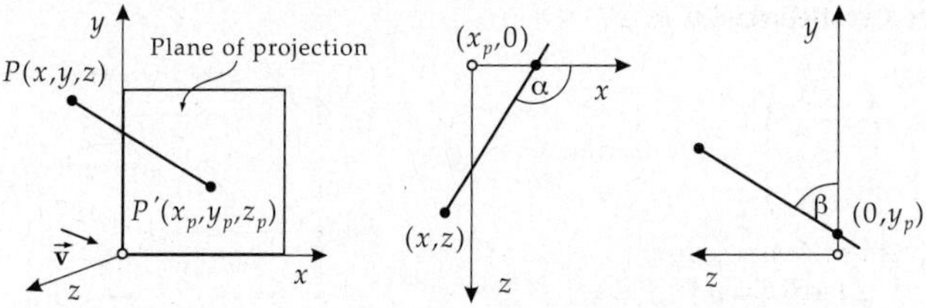

Schiefe Parallelprojektion auf die (x, y)-Ebene

Schiefe Parallelprojektion auf die (x, y)-Ebene, festgelegt durch **Projektions-Richtungsvektor** $\vec{v}$, nicht gleich dem **Normalenvektor** der (x, y)-Ebene. Durch schiefe Parallelprojektionen bleiben Winkel und Längen von Flächen, die parallel zur Projektionsebene liegen, erhalten. Strecken senkrecht zur Projektionsebene werden abhängig von $\vec{v}$ verkürzt dargestellt.

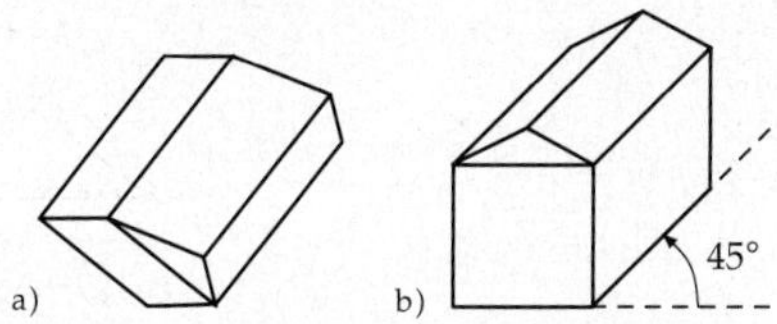

Schiefe Parallelprojektionen a) Grundriß liegt parallel zur Projektionsebene (plane elevation), b) Aufriß liegt parallel zur Projektionsebene (Kavalierperspektive).

- **Schiefe Parallelprojektion** auf die (x, y)-Ebene in Matrixdarstellung:

$$\begin{pmatrix} 1 & 0 & -\cot\alpha & 0 \\ 0 & 1 & -\cot\beta & 0 \\ 0 & 0 & 0 & 0 \\ 0 & 0 & 0 & 1 \end{pmatrix} \cdot \begin{pmatrix} x \\ y \\ z \\ 1 \end{pmatrix} \quad \rightarrow \quad \begin{pmatrix} x_\text{p} \\ y_\text{p} \\ 0 \\ 1 \end{pmatrix}.$$

Zentralprojektion

Projektion eines räumlichen Gegenstandes vom Punkt P_0 (im Endlichen), dem **Projektionszentrum** oder **Augpunkt**, durch **Projektionsstrahlen** auf die Bildebene.
Zentralriß oder **perspektivisches Bild** des Objektes ist das entstehende Bild.

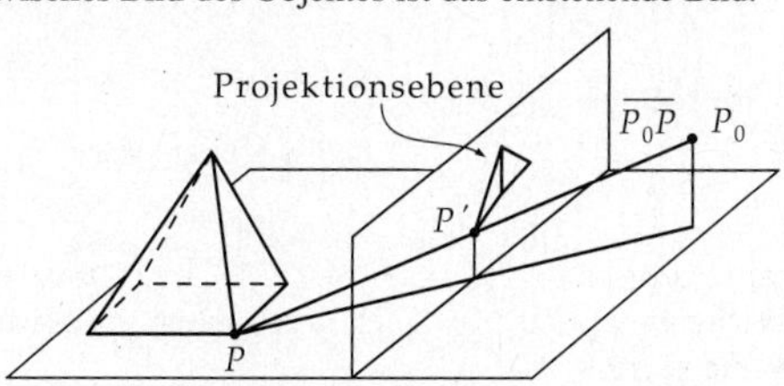

Zentralprojektion

- **Zentralprojektion** auf die Parallele zur (x, y)-Ebene im Abstand d mit Projektionszentrum im Koordinatenursprung:

$$\begin{pmatrix} 1 & 0 & 0 & 0 \\ 0 & 1 & 0 & 0 \\ 0 & 0 & 0 & 0 \\ 0 & 0 & 1/d & 0 \end{pmatrix} \cdot \begin{pmatrix} x \\ y \\ z \\ 1 \end{pmatrix} \quad \rightarrow \quad \begin{pmatrix} x \\ y \\ 0 \\ z/d \end{pmatrix}.$$

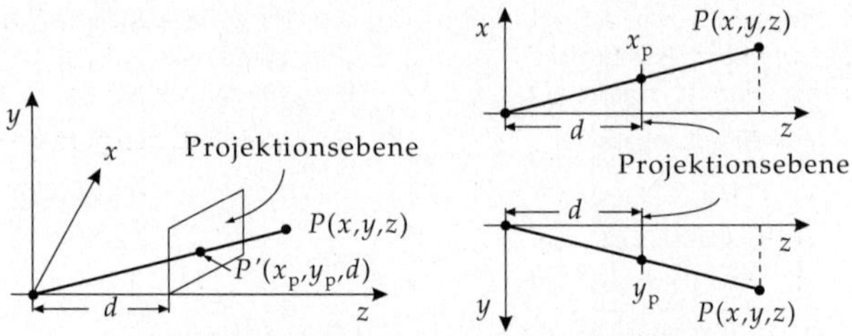

Zentralprojektion mit Projektionszentrum im Ursprung

Zur Berechnung der kartesischen projizierten Koordinaten muß durch die vierte homogene Koordinate dividiert werden:

$$x_{\mathrm{p}} = \frac{x \cdot d}{z}, \quad y_{\mathrm{p}} = \frac{y \cdot d}{z}.$$

▷ Abstand d wirkt als **Skalierungsfaktor**, mit dem x und y multipliziert werden.

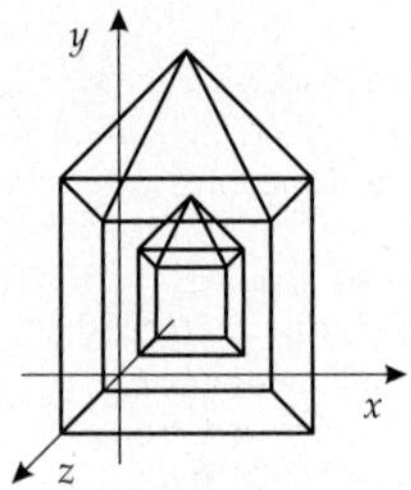

Division durch z bewirkt, daß weit entfernte Objekte in der Projektion kleiner dargestellt werden als nahe Objekte. Dies entspricht dem **optischen Eindruck** eines Betrachters.

▷ Mit dieser Projektion können alle Punkte vor oder hinter dem Projektionszentrum abgebildet werden, jedoch nicht die Punkte in der (x,y)-Ebene, da dies zur Division durch $z = 0$ führen würde.

● **Zentralprojektion** auf die (x,y)-Ebene mit Projektionszentrum bei $z = -d$:

$$\begin{pmatrix} 1 & 0 & 0 & 0 \\ 0 & 1 & 0 & 0 \\ 0 & 0 & 0 & 0 \\ 0 & 0 & 1/d & 1 \end{pmatrix} \cdot \begin{pmatrix} x \\ y \\ z \\ 1 \end{pmatrix} \quad \rightarrow \quad \begin{pmatrix} x \\ y \\ 0 \\ z/d+1 \end{pmatrix}.$$

Die kartesischen Koordinaten ergeben sich durch Division mit der vierten homogenen Koordinate:

$$x_{\mathrm{p}} = \frac{x}{z/d+1}, \quad y_{\mathrm{p}} = \frac{y}{z/d+1} = \frac{d \cdot y}{z+d}.$$

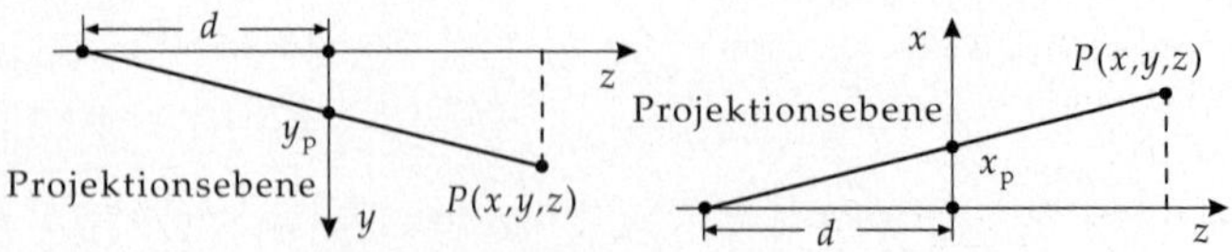

Zentralprojektion auf die (x,y)-Ebene

▷ In dieser Form ist die **Parallelprojektion** als Spezialfall in der Zentralprojektion enthalten, wenn das **Projektionszentrum** unendlich weit vom Koordinatenursprung entfernt ist, d. h., für $d \to \infty$ geht $1/d \to 0$.

Allgemeine Formulierung von Projektionen

Eine allgemeine Formulierung von Projektionen beinhaltet gleichzeitig Parallel- und Zentralprojektionen Ausgangspunkt ist die Projektion P' mit den Koordinaten x_P, y_P, z_P eines beliebigen Punktes P auf eine Projektionsebene. Die Projektionsebene steht senkrecht auf der z-Achse im Abstand z_P vom Koordinatenursprung. Der Abstand zwischen dem Projektionszentrum P_0 und dem Punkt $(0,0,z_P)$ der Projektionsebene sei q und der Richtungsvektor von diesem Punkt zu dem Projektionszentrum sei (d_x, d_y, d_z).

● **Projektion** auf eine Projektionsebene senkrecht zur z-Achse **mit beliebigem Projektionszentrum**:

$$P_{\text{Proj}} \cdot \begin{pmatrix} x \\ y \\ z \\ 1 \end{pmatrix} = \begin{pmatrix} 1 & 0 & -d_x/d_z & z_P \cdot d_x/d_z \\ 0 & 1 & -d_y/d_z & z_P \cdot d_y/d_z \\ 0 & 0 & -z_P/(q \cdot d_z) & z_P^2/(q \cdot d_z) + z_P \\ 0 & 0 & -1/(q \cdot d_z) & z_P/(q \cdot d_z) + 1 \end{pmatrix} \cdot \begin{pmatrix} x \\ y \\ z \\ 1 \end{pmatrix}$$

$$= \begin{pmatrix} x - z \cdot d_x/d_z + z_P \cdot d_x/d_z \\ y - z \cdot d_y/d_z + z_P \cdot d_y/d_z \\ -z \cdot z_P/(q \cdot d_z) + (z_P^2 + z_P q d_z)/(q \cdot d_z) \\ (z_P - z)/(q \cdot d_z) + 1 \end{pmatrix}.$$

▷ Liegt die Projektionsebene beliebig im Weltkoordinatensystem, dann geht man zu einem Darstellungskoordinatensystem über, bei dem z_d-Achse und Normalvektor der Projektionsebene die gleiche Richtung haben (siehe Transformation von Koordinatensystemen).

Spezialfälle von P_{Proj}:

Orthogonale Parallelprojektion auf die (x,y)-Ebene: $z_P = 0$, $q = \infty$, $(d_x, d_y, d_z) = (0,0,-1)$.

Zentralprojektion auf eine zur (x,y)-Ebene parallele Ebene, Projektionszentrum im Ursprung:
$z_P = d$, $q = d$, $(d_x, d_y, d_z) = (0,0,-1)$.

Zentralprojektion auf die (x,y)-Ebene, Projektionszentrum auf der negativen z-Achse:
$z_P = 0$, $q = d$, $(d_x, d_y, d_z) = (0,0,-1)$.

Die Zentralprojektion P_{Proj} definiert im Fall $q \neq \infty$ eine sogenannte

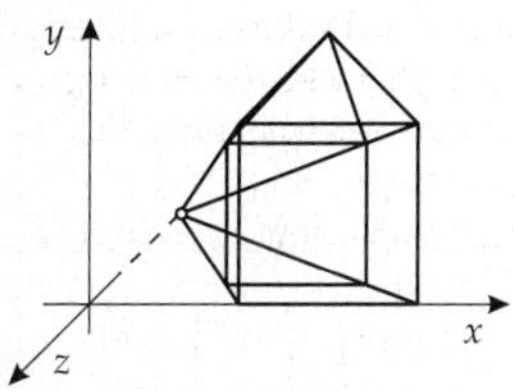

Ein-Punkt-Perspektive: Parallele Geraden, die nicht parallel zur Projektionsebene liegen, konvergieren bei der Projektion in einem Punkt. Der Schnittpunkt der Parallelen zur z-Achse heißt **Fluchtpunkt**.

▷ Im dreidimensionalen Raum schneiden sich parallele Geraden nur im Unendlichen. Der Fluchtpunkt kann deshalb als Projektion eines unendlich fernen Punktes der z-Achse aufgefaßt werden mit homogenen Koordinaten $(0,0,1,0)^T$.
Multiplikation mit P_{Proj} und anschließende Division durch die homogene Koordinate w ergibt die Fluchtpunktkoordinaten:

$$x = q \cdot d_x, \quad y = q \cdot d_y, \quad z = z_p.$$

● Ist ein gewünschter Fluchtpunkt (x,y) vorgegeben und der Abstand q zum Projektionszentrum bekannt, dann ist wegen $\sqrt{d_x^2 + d_y^2 + d_z^2} = 1$ der Richtungsvektor (d_x, d_y, d_z) und damit die Projektionsmatrix eindeutig definiert.

Steht die Projektionsebene nicht mehr senkrecht auf der z-Achse, sondern liegt beliebig im Raum, dann gibt es bis zu drei Fluchtpunkte. Die Projektionen werden entsprechend Ein-Punkt-, Zwei-Punkt- oder Drei-Punkt-Perspektive genannt:

Zwei-Punkt-Perspektive: Die Projektionsebene schneidet zwei Hauptachsen. Die Parallelen zu diesen Hauptachsen schneiden sich in zwei Fluchtpunkten.

Drei-Punkt-Perspektive: Die Projektionsebene schneidet drei Hauptachsen. Es entstehen drei Fluchtpunkte.

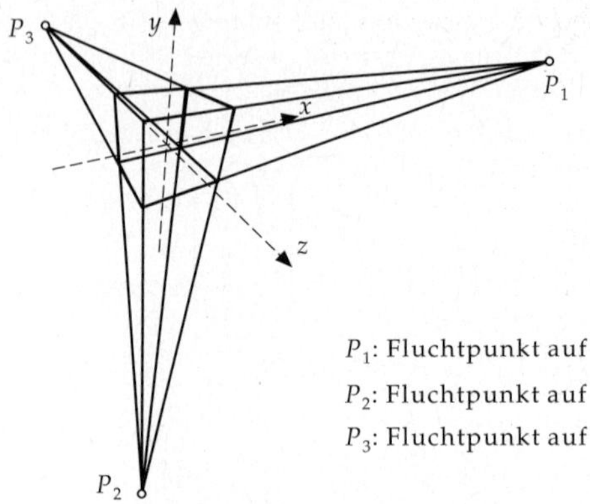

P_1: Fluchtpunkt auf der x-Achse
P_2: Fluchtpunkt auf der y-Achse
P_3: Fluchtpunkt auf der z-Achse

7.8 Window-Viewport-Transformationen

Abbildung zwischen einem zwei- oder dreidimensionalen Ausschnitt des Objektraums, dem **Window** und einem Ausschnitt des Bildraums, dem **Viewport** eines grafischen Ausgabegerätes. **Geräteunabhängigkeit** durch Einführung normierter Geräte- oder Bildkoordinaten: Dem Bildraum wird das **Einheitsquadrat** $[0,1]\times[0,1]$ oder der **Einheitswürfel** $[0,1]\times[0,1]\times[0,1]$ zugeordnet. Geräteabhängig sind dann lediglich die Abbildungen der normierten Koordinaten auf die speziellen Gerätekoordinaten.

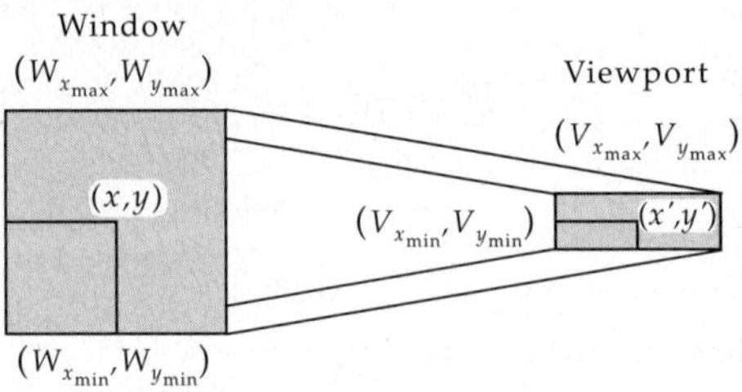

Window-Viewport-Transformation

Window-Viewport-Transformation, Durchführung in drei Teilschritten:
1. **Translation** des Windows (in den **Koordinatenursprung**) im Objektraum $\rightarrow T_1$,
2. **Skalierung** zwischen Objekt- und Bildraum $\rightarrow S$,
3. **Translation** des Viewports an die gewünschte Position $\rightarrow T_2$.

Voraussetzung: **Objektraum zweidimensional**.
Skalierungsfaktoren:

$$S_x = \frac{V_{x_{\max}} - V_{x_{\min}}}{W_{x_{\max}} - W_{x_{\min}}} \qquad S_y = \frac{V_{y_{\max}} - V_{y_{\min}}}{W_{y_{\max}} - W_{y_{\min}}}.$$

Transformationsmatrizen:

$$T_1 = \begin{pmatrix} 1 & 0 & -W_{x_{\min}} \\ 0 & 1 & -W_{y_{\min}} \\ 0 & 0 & 1 \end{pmatrix}, \quad S = \begin{pmatrix} S_x & 0 & 0 \\ 0 & S_y & 0 \\ 0 & 0 & 1 \end{pmatrix}, \quad T_2 = \begin{pmatrix} 1 & 0 & -V_{x_{\min}} \\ 0 & 1 & -V_{y_{\min}} \\ 0 & 0 & 1 \end{pmatrix}.$$

Gesamttransformation eines Punktes vom Objektraum in den Bildraum durch Matrixmultiplikation:

$$\begin{pmatrix} x' \\ y' \\ 1 \end{pmatrix} = T_2 \cdot S \cdot T_1 \cdot \begin{pmatrix} x \\ y \\ 1 \end{pmatrix}.$$

Dreidimensionaler Objektraum, Raumpunkte auf die Ebene projizieren und abbilden.

▷ **Hochleistungs-Grafiksysteme** sind häufig in der Lage, zu jedem Bildpunkt neben anderen Informationen, wie Farbe, auch einen z-Wert zu speichern (z-Buffer). Hier ist keine Projektion der dreidimensionalen Objekte nötig, da ein **quasi-dreidimensionaler Bildraum** zur Verfügung steht.

8 Analytische Geometrie

8.1 Elemente der Ebene

Abstand zweier Punkte

Kartesisches Koordinatensystem, Abstand zwischen $P_1(x_1,y_1)$ und $P_2(x_2,y_2)$:

$$d = \overline{P_1P_2} = \sqrt{(x_2-x_1)^2+(y_2-y_1)^2}.$$

Polarkoordinaten, Abstand zwischen $P_1(r_1,\varphi_1)$ und $P_2(r_2,\varphi_2)$:

$$d = \overline{P_1P_2} = \sqrt{r_1^2+r_2^2-2r_1\cdot r_2\cdot\cos(\varphi_1-\varphi_2)}.$$

Teilung einer Strecke

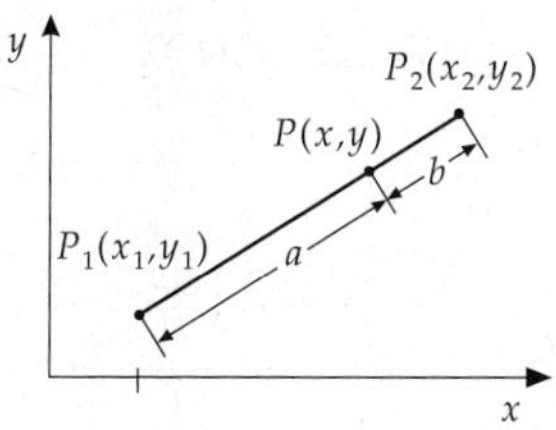

Strecke

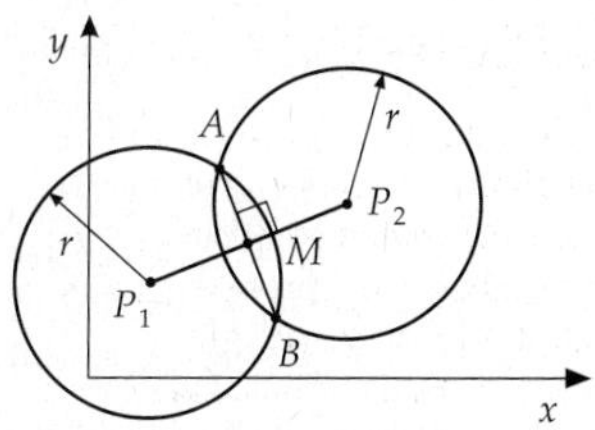

Mittellot

Teilungsverhältnis einer Strecke im gegebenen Verhältnis, Koordinaten des Punktes P mit

$$\frac{\overline{P_1P}}{\overline{PP_2}} = \frac{a}{b} = \lambda:$$

$$x = \frac{bx_1+ax_2}{b+a} = \frac{x_1+\lambda x_2}{1+\lambda}, \qquad y = \frac{by_1+ay_2}{b+a} = \frac{y_1+\lambda y_2}{1+\lambda}.$$

Mittelpunkt der Strecke $\overline{P_1P_2}$:

$$x = \frac{x_1+x_2}{2}, \qquad y = \frac{y_1+y_2}{2}.$$

□ **Schwerpunkt** eines Systems materieller Punkte $M_i(x_i,y_i)$ mit den Massen m_i $(i=1,2,\ldots,n)$:

$$x = \frac{\sum m_ix_i}{\sum m_i}, \qquad y = \frac{\sum m_iy_i}{\sum m_i}.$$

Mittellot, Verbindungsgerade der Schnittpunkte zweier Kreise (A,B) mit gleichem Radius r $(r > AB)$, deren Mittelpunkte die Endpunkte der Strecke sind, die geteilt wird; M: Mittelpunkt von $\overline{P_1P_2}$ und $\overline{AB}$ (**Streckenhalbierung**).

Fläche eines Dreiecks

Flächeninhalt eines Dreiecks mit den Eckpunkten $P_1(x_1,y_1)$, $P_2(x_2,y_2)$ und $P_3(x_3,y_3)$:

$$A = \frac{1}{2}\begin{vmatrix} x_1 & y_1 & 1 \\ x_2 & y_2 & 1 \\ x_3 & y_3 & 1 \end{vmatrix} = \frac{1}{2}\Big(x_1(y_2-y_3)+x_2(y_3-y_1)+x_3(y_1-y_2)\Big).$$

Drei Punkte liegen auf einer Geraden, wenn

$$\begin{vmatrix} x_1 & y_1 & 1 \\ x_2 & y_2 & 1 \\ x_3 & y_3 & 1 \end{vmatrix} = 0.$$

Flächeninhalt eines Vielecks:

$$A = \frac{1}{2}\Big((x_1 - x_2)(y_1 + y_2) + (x_2 - x_3)(y_2 + y_3) + \ldots + (x_n - x_1)(y_n + y_1)\Big).$$

Gleichung einer Kurve

Funktionsgleichung, eine Gleichung mit zwei Variablen.

Unabhängige Variable, belegbar mit willkürlich gewählten Werten.

Abhängige Variable, Größe, deren Werte aus einer Gleichung zu berechnen sind.

Fallunterscheidung für die Funktionsgleichung $F(x,y) = 0$:

Algebraische Kurve: $F(x,y)$ ist ein Polynom, Grad des Polynoms ist die **Ordnung der Kurve**.

□ $F(x,y) = x^2 + y^2 - 4 = 0$ (Kreis um den Ursprung mit dem Radius $R = 2$).

Transzendente Kurve: $F(x,y)$ ist kein Polynom.

□ $F(x,y) = y^2 + 6 \cdot \ln x = 0$.

8.2 Gerade

- Liegt ein Punkt auf einer Geraden (oder allg. auf einer Kurve), so gehorchen seine Koordinaten der Gleichung der Geraden (Kurve).
- Genügt ein Wertepaar (x,y) der Gleichung einer Geraden (Kurve), so liegt der dazugehörige Punkt auf dieser Geraden (Kurve).

Gleichungsformen der Geraden

Allgemeine Form der Geradengleichung:

$$Ax + By + C = 0.$$

Punkt-Richtungsgleichung oder **Punkt-Steigungsgleichung**, Gerade bestimmt durch einen Punkt und ihre Richtung.

$$y - y_1 = m(x - x_1) \quad \text{bzw.} \quad m = \tan\alpha = \frac{y - y_1}{x - x_1}.$$

$m = \tan\alpha$: Anstieg der Geraden (Richtungsfaktor),

α: Anstiegswinkel.

▷ Anwendung: Bestimmung der Geraden, wenn ein Punkt und Richtungsfaktor der Geraden bekannt sind.

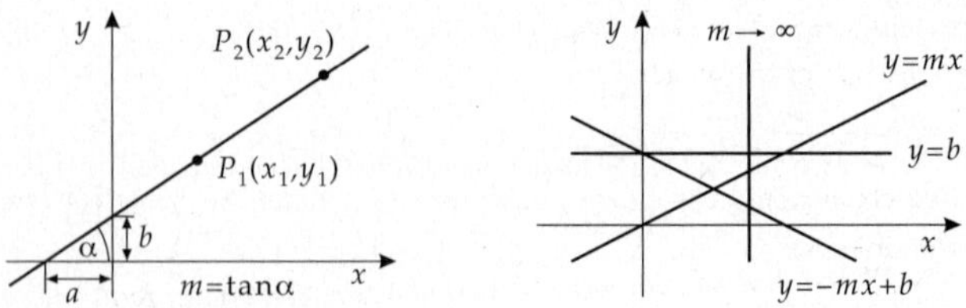

Geradenformen

Normalform der Geradengleichung,

$$y = mx + b \quad \text{bzw.} \quad y - b = m(x - 0),$$

m: Anstieg der Geraden (Richtungsfaktor).

b: Abschnitt auf der Ordinatenachse (Absolutglied).

□ **Gerade durch den Ursprung**: $b = 0 \quad \to y = mx$,
zur x-Achse parallele Gerade: $m = 0 \quad \to y = b$,
zur y-Achse parallele Gerade: $x = a$, für alle y,
Gleichung der y-Achse: $x = 0$, für alle y,
Gleichung der x-Achse: $m = b = 0 \quad \to y = 0$,
Gerade, die mit der $+x$-Achse den Winkel $45°$ **bildet**:
$m = 1 \quad \to y = x + b$,
Gerade, die mit der $+x$-Achse den Winkel $90° + 45° = 135°$ **bildet**:
$m = -1 \quad \to y = -x + b$.

Zweipunktegleichung einer Geraden:

$$\frac{y - y_1}{x - x_1} = \frac{y_2 - y_1}{x_2 - x_1}.$$

▷ Anwendung: Berechnung jedes Punktes der Geraden möglich, wenn zwei Punkte der Geraden bekannt sind.

Achsenabschnittsgleichung einer Geraden:

$$\frac{x}{a} + \frac{y}{b} = 1.$$

a: Schnittpunkt mit der x-Achse,
b: Schnittpunkt mit der y-Achse.

▷ Anwendung: Berechnung jedes Punktes der Geraden möglich, wenn die Schnittpunkte a, b mit den Achsen gegeben sind.

▷ Nicht anwendbar für eine Gerade durch den Ursprung!

Gleichung der Geraden in Polarkoordinaten:

$$r = \frac{d}{\cos(\varphi - \alpha)},$$

d: Abstand vom Pol bis zur Geraden,
α: Winkel zwischen Polarachse und der vom Pol auf die Gerade gefällten Normalen.

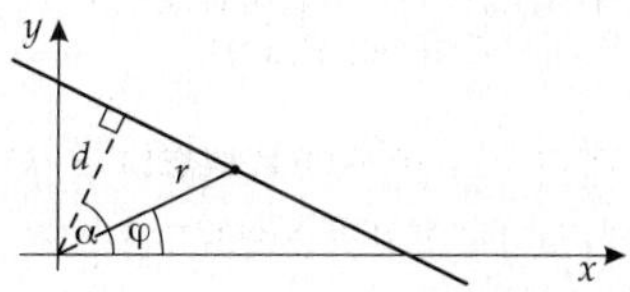

Geradengleichung in Polarkoordinateen

Hessesche Normalform

Hessesche Normalform der Geradengleichung:

$$x\cos\varphi + y\sin\varphi - p = 0,$$

p: Lot von der Geraden zum Ursprung,
φ: Winkel des Lotes mit der positiven Richtung der x-Achse.

▷ Folgt aus der Achsenabschnittsgleichung mit

$$a = \frac{p}{\cos\varphi}, \qquad b = \frac{p}{\sin\varphi}.$$

□ Anwendung: Berechnung des kürzesten Abstandes d eines Punktes $P_1(x_1, y_1)$ von einer Geraden.

$$d = x_1\cos\varphi + y_1\sin\varphi - p.$$

▷ φ ist nicht eindeutig, wenn die Gerade durch den Anfangspunkt hindurchgeht!

● Aus der allgemeinen Geradengleichung

$$Ax + By + C = 0$$

folgt auch für die **Hessesche Normalform**:

$$\frac{Ax + By + C}{\mp\sqrt{A^2 + B^2}} = 0.$$

Abstand eines Punktes P_1 von einer Geraden:

$$d = \frac{Ax_1 + By_1 + C}{\mp\sqrt{A^2 + B^2}} \quad \text{mit} \quad \frac{C}{\mp\sqrt{A^2 + B^2}} < 0.$$

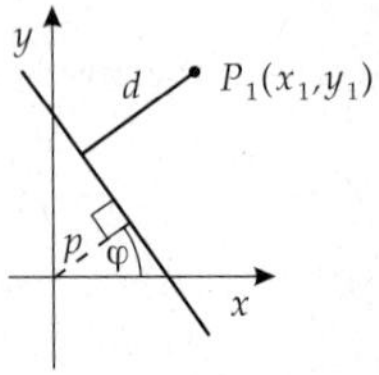

Hessesche Normalform

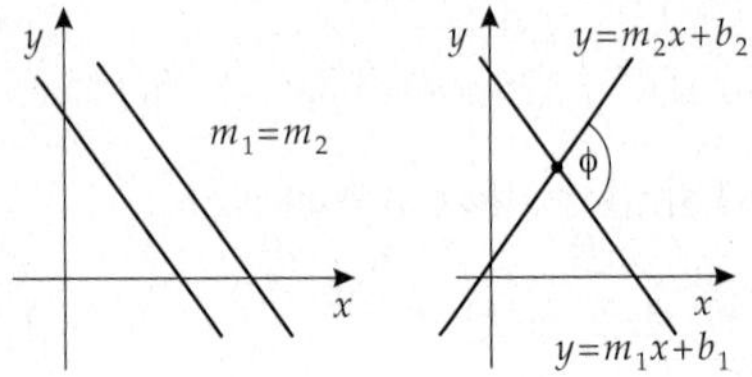

Schnittpunkt von Geraden

Schnittpunkt von Geraden

Schnittpunkt von Geraden, durch Lösen der beiden Geradengleichungen

$$A_1x + B_1y + C_1 = 0 \quad \text{und} \quad A_2x + B_2y + C_2 = 0.$$

erhält man die Koordinaten (x_0, y_0) des Schnittpunktes

$$x_0 = \frac{B_1C_2 - B_2C_1}{A_1B_2 - A_2B_1} \quad \text{und} \quad y_0 = \frac{C_1A_2 - C_2A_1}{A_1B_2 - A_2B_1}.$$

Parallele Geraden für

$$A_1B_2 - A_2B_1 = 0.$$

Gleiche Geraden für

$$\frac{A_1}{A_2} = \frac{B_1}{B_2} = \frac{C_1}{C_2}.$$

Schnittpunkt dreier Geraden, existiert für

$$\begin{vmatrix} A_1 & B_1 & C_1 \\ A_2 & B_2 & C_2 \\ A_3 & B_3 & C_3 \end{vmatrix} = 0.$$

Gleichung eines Geradenbüschels, Gleichung all jener Geraden, die durch den Schnittpunkt zweier gegebener Geraden hindurchgehen:

$$(A_1x + B_1y + C_1) + k \cdot (A_2x + B_2y + C_2) = 0 \quad (k \in \mathbb{R}).$$

▷ Läßt man k von $-\infty$ bis ∞ laufen, erhält man alle Geraden des Büschels.

Winkel zwischen Geraden

Winkel zwischen zwei Geraden, für Geradengleichungen in allgemeiner Form $Ax + By + C = 0$:

$$\tan\phi = \frac{A_1B_2 - A_2B_1}{A_1A_2 + B_1B_2},$$

$$\cos\phi = \frac{A_1A_2 + B_1B_2}{\sqrt{A_1^2 + B_1^2} \cdot \sqrt{A_2^2 + B_2^2}},$$

$$\sin\phi = \frac{A_1B_2 - A_2B_1}{\sqrt{A_1^2 + B_1^2} \cdot \sqrt{A_2^2 + B_2^2}}.$$

Winkel zwischen zwei Geraden, für Geradengleichungen in Normalform
$y = mx + b$:

$$\tan\phi = \frac{m_2 - m_1}{1 + m_1m_2},$$

$$\cos\phi = \frac{1+m_1 m_2}{\sqrt{1+m_1^2}\cdot\sqrt{1+m_2^2}},$$

$$\sin\phi = \frac{m_2 - m_1}{\sqrt{1+m_1^2}\cdot\sqrt{1+m_2^2}}.$$

▷ Der Winkel ϕ wird im entgegengesetzten Uhrzeigersinn zwischen den beiden Geraden gemessen.

Parallele und senkrechte Geraden

Parallele Geraden für

$$\frac{A_1}{A_2} = \frac{B_1}{B_2} \quad \text{oder} \quad m_1 = m_2.$$

Senkrechte Geraden für

$$A_1 A_2 + B_1 B_2 = 0 \quad \text{oder} \quad m_1 = -\frac{1}{m_2}.$$

8.3 Kreis

Kreisgleichungen

Gleichung des Kreises in kartesischen Koordinaten mit dem Radius R und dem Koordinatenursprung als Mittelpunkt:

$$x^2 + y^2 = R^2.$$

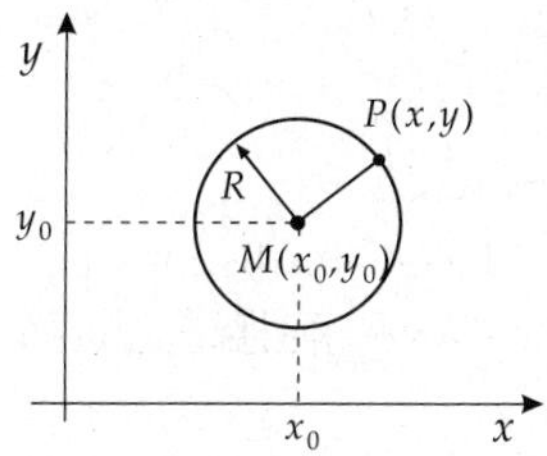

Gleichung eines Kreises mit dem Radius R und dem Mittelpunkt (x_0, y_0):

$$(x - x_0)^2 + (y - y_0)^2 = R^2.$$

Die allgemeine Gleichung zweiten Grades

$$ax^2 + 2bxy + cy^2 + 2dx + 2ey + f = 0$$

beschreibt **nur** für $a = c$ und $b = 0$ einen Kreis. Allgemeine Form des Kreises:

$$x^2 + y^2 + 2dx + 2ey + f = 0$$

mit dem Radius $R = \sqrt{d^2 + e^2 - f}$ und dem Mittelpunkt $(x_0, y_0) = (-d, -e)$.

Fallunterscheidung:

$f < d^2 + e^2$: reelle Kurve,

$f = d^2 + e^2$: nur der Mittelpunkt $(x_0, y_0) = (-d, -e)$ ist Lösung der Gleichung,

$f > d^2 + e^2$: keine reelle Kurve.

Parameterdarstellung des Kreises:

$$x = x_0 + R\cos t, \quad y = y_0 + R\sin t.$$

t: Winkel zwischen dem beweglichen Radius und der x-Achse.

Kreisgleichung in Polarkoordinaten, allgemeine Gleichung:

$$r^2 - 2rr_0\cos(\phi - \phi_0) + r_0^2 = R^2,$$

mit dem Kreismittelpunkt (r_0, ϕ_0).

Liegt der Kreismittelpunkt auf der Polarachse und geht der Kreis durch den Koordinatenursprung, so lautet die Kreisgleichung:

$$r = 2R\cos\phi.$$

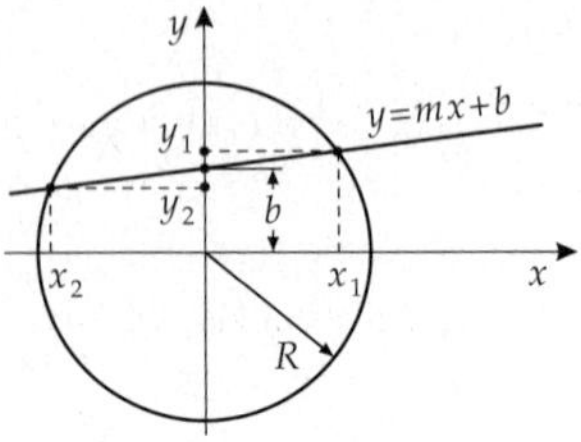

Kreis und Gerade

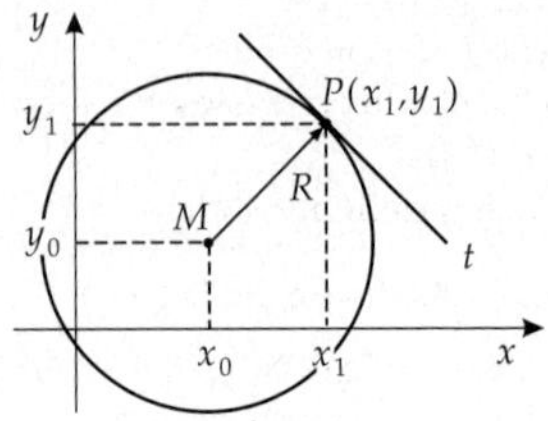

Kreistangente

Kreis und Gerade

Schnittpunkte eines Kreises $x^2+y^2=R^2$ mit einer Geraden $y=mx+b$ bei

$$x_{1,2}=\frac{-mb\pm\sqrt{\Delta}}{1+m^2}, \quad y_{1,2}=\frac{b\pm m\sqrt{\Delta}}{1+m^2},$$

mit der Diskriminante

$$\Delta=R^2(1+m^2)-b^2.$$

Fallunterscheidung:
Sekante für $\Delta>0$ (zwei Schnittpunkte),
Tangente für $\Delta=0$ (ein Schnittpunkt),
kein Schnittpunkt für $\Delta<0$.

Kreisschnitt

Zwei Kreise, deren Mittelpunkte M_1 und M_2 einen Abstand kleiner als die Summe der Radien R_1 und R_2 voneinander haben, $\overline{M_1M_2}<(R_1+R_2)$, schneiden sich in zwei Punkten $P_1(x_1,y_1)$ und $P_2(x_2,y_2)$.
Chordale oder **Potenzlinie** der beiden Kreise:
die Gerade durch die beiden Schnittpunkte P_1 und P_2 (gemeinsame Sekante beider Kreise).
Für die Kreise

$$x^2+y^2+2d_1x+2e_1y+f_1=0, \quad M_1(-d_1,-e_1)$$
$$x^2+y^2+2d_2x+2e_2y+f_2=0, \quad M_2(-d_2,-e_2)$$

ergibt sich die Chordalengleichung

$$(d_1-d_2)x+(e_1-e_2)y+\frac{1}{2}(f_1-f_2)=0.$$

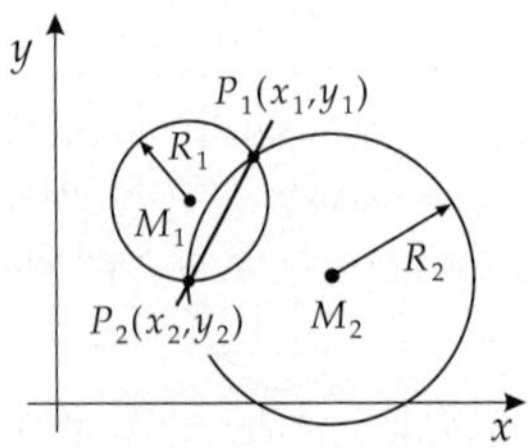

Kreisschnitt

Kreistangentengleichung

Gleichung der Kreistangente im Punkt $P(x_1,y_1)$:

$$xx_1+yy_1=R^2,$$

bei allgemeiner Lage des Kreises mit dem Mittelpunkt $M(x_0,y_0)$:

$$(x-x_0)(x_1-x_0)+(y-y_0)(y_1-y_0)=R^2.$$

8.4 Ellipse

Elemente der Ellipse:
Scheitel der Ellipse: Punkte A, B, C, D,

große Achse: Länge $AB = 2a$,
kleine Achse: Länge $CD = 2b$,
Brennpunkte (Punkte auf der großen Achse mit dem Abstand $e = \sqrt{a^2 - b^2}$ vom Mittelpunkt): Punkte F_1, F_2,
lineare Exzentrizität: e,
numerische Exzentrizität der Ellipse: $\varepsilon = \dfrac{e}{a} < 1$,
Halbparameter (halbe Länge der Sehne durch einen Brennpunkt parallel zur kleinen Achse): $p = \dfrac{b^2}{a}$.

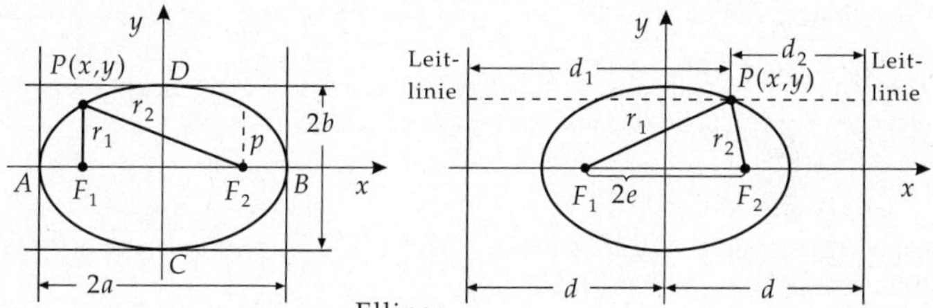

Ellipse

Gleichungsformen der Ellipse

Gleichung der Ellipse:
Normalform (Koordinatenachsen entsprechen den Achsen der Ellipse):

$$\frac{x^2}{a^2} + \frac{y^2}{b^2} = 1,$$

Hauptform (Ellipse in allgemeiner Lage mit dem Mittelpunkt (x_0, y_0)):

$$\frac{(x-x_0)^2}{a^2} + \frac{(y-y_0)^2}{b^2} = 1,$$

Parameterform (Mittelpunkt (x_0, y_0)):

$$x = x_0 + a\cos t, \qquad y = y_0 + b\sin t, \qquad 0 \le t \le 2\pi.$$

Polarkoordinaten (Pol im Mittelpunkt, Polarachse ist die x-Achse):

$$r = \frac{b}{\sqrt{1 - \varepsilon^2 \cos^2 \varphi}} \qquad (\varepsilon < 1),$$

Polarkoordinaten (Pol im linken Brennpunkt, Polarachse ist die x-Achse):

$$r = \frac{p}{1 - \varepsilon \cos \varphi} \qquad (\varepsilon < 1), \qquad p = \frac{b^2}{a}.$$

Polarkoordinaten (Pol im rechten Brennpunkt, Polarachse ist die x-Achse):

$$r = \frac{p}{1 + \varepsilon \cos \varphi}.$$

▷ Die Gleichung der Ellipse in Polarkoordinaten ist in dieser letzten Form gültig für alle Kurven zweiter Ordnung, siehe Abschnitt 5.38.

Brennpunktseigenschaften der Ellipse

Brennpunktseigenschaft der Ellipse, die Ellipse ist der geometrische Ort aller Punkte, für die die Summe der Abstände von zwei gegebenen festen Punkten (Brennpunkten) konstant gleich $2a$ ist.
Abstand eines beliebigen Punktes $P(x, y)$ auf der Ellipse von den Brennpunkten:

$$r_1 = a - \varepsilon x, \qquad r_2 = a + \varepsilon x, \qquad r_1 + r_2 = 2a.$$

Leitlinien, zur kleinen Achse parallele Geraden im Abstand $d = \dfrac{a}{\varepsilon}$.

Leitlinieneigenschaft der Ellipse, für einen beliebigen Punkt $P(x,y)$ auf der Ellipse gilt

$$\frac{r_1}{d_1} = \frac{r_2}{d_2} = \varepsilon\,.$$

Durchmesser der Ellipse

Durchmesser der Ellipse sind Sehnen, die durch den Ellipsenmittelpunkt gehen und von diesem halbiert werden.

Konjugierte Durchmesser: Mittelpunkte aller Sehnen, die zu einem Ellipsendurchmesser parallel sind. Es gilt für die Steigungen des Durchmessers und des konjugierten Durchmessers

$$m_1 \cdot m_2 = -\frac{b^2}{a^2}.$$

● **Satz des Apollonius**, sind $2a_1$ und $2b_1$ die Längen und α, β ($m_1 = -\tan\alpha$, $m_2 = \tan\beta$) die Steigungswinkel zweier konjugierter Durchmesser, so gilt

$$a_1 b_1 \sin(\alpha + \beta) = ab \quad \text{und} \quad a_1^2 + b_1^2 = a^2 + b^2.$$

Tangente und Normale der Ellipse

Tangentengleichung im Punkt $P(x_0, y_0)$:

$$\frac{xx_0}{a^2} + \frac{yy_0}{b^2} = 1.$$

▷ Normale und Tangente an die Ellipse sind Winkelhalbierende des inneren und äußeren Winkels zwischen den Radiusvektoren von den Brennpunkten zum Berührungspunkt.

Eine Gerade in der allgemeinen Form $Ax + By + C = 0$ ist Tangente an die Ellipse für

$$A^2a^2 + B^2b^2 - C^2 = 0.$$

Normalengleichung im Punkt $P(x_0, y_0)$:

$$y - y_0 = \frac{a^2}{b^2}\frac{y_0}{x_0}(x - x_0).$$

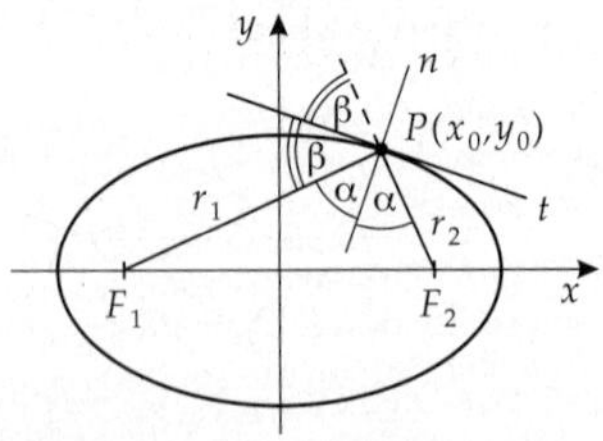

Ellipse: Tangente und Normale

Krümmung der Ellipse

Krümmungsradius einer Ellipse im Punkt $P(x_0, y_0)$:

$$R = a^2b^2\left(\frac{x_0^2}{a^4} + \frac{y_0^2}{b^4}\right)^{3/2} = \frac{(r_1 r_2)^{3/2}}{ab} = \frac{p}{\sin^3\phi}.$$

ϕ: Winkel zwischen Tangente und Radiusvektor von einem der Brennpunkte zum Berührungspunkt.
Minimale Krümmung für die Scheitel C und D: $R = a^2/b$,
Maximale Krümmung für die Scheitel A und B: $R = b^2/a = p$.

Ellipsenflächen und Ellipsenumfang

Flächeninhalt einer Ellipse,

$$A = \pi ab.$$

Flächeninhalt des Sektors APM mit dem Ellipsenpunkt $P(x,y)$:

$$A_{APM} = \frac{ab}{2}\arccos\frac{x}{a}.$$

Flächeninhalt des Abschnittes PBP' mit den beiden Ellipsenpunkten $P(x,y)$ und $P'(-x,y)$:

$$A_{PBP'} = ab \cdot \arccos\frac{x}{a} - xy.$$

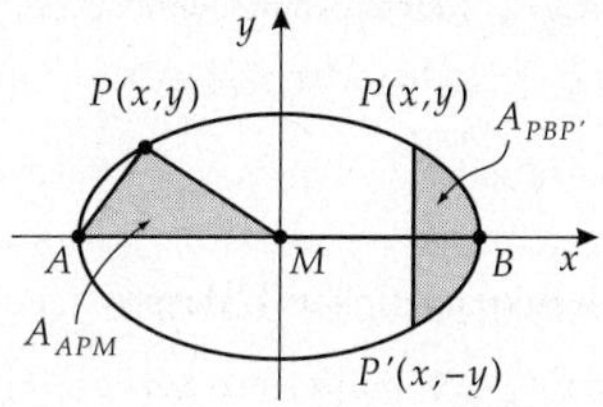

Ellipsenumfang, analytisch nicht darstellbar! Muß durch elliptisches Integral zweiter Art numerisch berechnet werden.

$$U = 4aE\left(\varepsilon, \frac{\pi}{2}\right) = 4a\int_0^{\frac{\pi}{2}} \sqrt{1-\varepsilon^2\sin^2 t}\,\mathrm{d}t$$

$$= 2\pi a\left[1 - \left(\frac{1}{2}\right)^2 \varepsilon^2 - \left(\frac{1\cdot 3}{2\cdot 4}\right)^2 \frac{\varepsilon^4}{3} - \left(\frac{1\cdot 3\cdot 5}{2\cdot 4\cdot 6}\right)^2 \frac{\varepsilon^6}{5} - \ldots\right].$$

Weitere Näherungsformel:

$$U \approx \pi(1.5(a+b) - \sqrt{ab}), \quad U = \pi(a+b)\frac{64-3l^4}{64-16l^2}.$$

mit

$$l = \frac{a-b}{a+b}.$$

8.5 Parabel

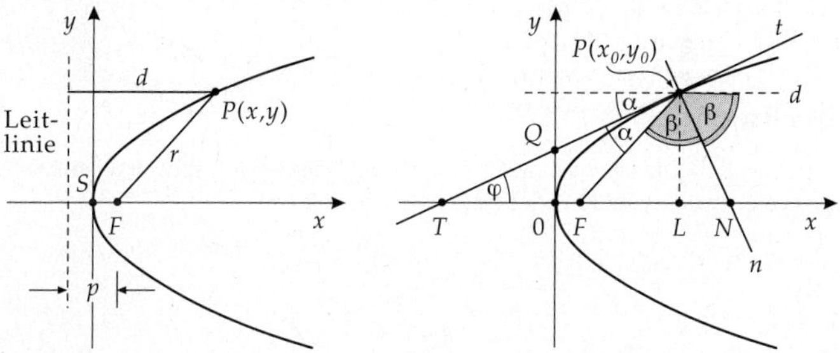

Parabel

Elemente der Parabel:
Scheitel der Parabel: Punkt S,
Parabelachse: x-Achse,
Brennpunkt (Punkt auf der x-Achse mit dem Abstand $p/2$ vom Scheitelpunkt): Punkt F,
numerische Exzentrizität der Parabel: $\varepsilon = 1$,
Halbparameter (halbe Länge der Sehne durch den Brennpunkt senkrecht zur Parabelachse): p,
Leitlinie (zur Parabelachse senkrechte Gerade, die diese im Abstand $p/2$ vom Scheitel schneidet): l.

Gleichungsformen der Parabel

Normalform (Koordinatenursprung entspricht dem Scheitel der Parabel, der nach links zeigt):

$$y^2 = 2px.$$

Hauptform (Scheitelpunkt $S(x_s, y_s)$):

$$(y-y_s)^2 = 2p(x-x_s).$$

Parameterdarstellung (Scheitelpunkt (x_0, y_0)):

$$x = x_0 + \frac{1}{2p}t^2, \quad y = y_0 + t, \quad 0 \leq t < \infty.$$

Polarkoordinaten (Pol im Scheitel, Polarachse ist die x-Achse):

$$r = 2p\cos\varphi\,(1 + \cot^2\varphi).$$

Polarkoordinaten (Pol im Brennpunkt, Polarachse ist die x-Achse):

$$r = \frac{p}{1 - \cos\varphi}.$$

▷ $p > 0$: Öffnung nach rechts, $p < 0$: Öffnung nach links.

Vertikale Achse (mit dem Parameter $p = \frac{1}{2|a|}$):

$$y = ax^2 + bx + c.$$

Koordinaten des Scheitels $S(x_s, y_s)$ in dieser Darstellung:

$$x_s = -\frac{b}{2a}, \qquad y_s = \frac{4ac - b^2}{4a}.$$

▷ $a > 0$: Öffnung nach oben, $a < 0$: Öffnung nach unten, $a = 0$: Gerade.

Brennpunktseigenschaften der Parabel

Brennpunktseigenschaft der Parabel, die Parabel ist der geometrische Ort aller Punkte, die von der Leitlinie und dem Brennpunkt gleich weit entfernt sind.
Abstand eines beliebigen Punktes $P(x, y)$ auf der Parabel von dem Brennpunkt bzw. der Leitlinie:

$$\overline{FP} = d = x + \frac{p}{2}.$$

Parabeldurchmesser

Durchmesser der Parabel, sind Geraden parallel zur Parabelachse. Durchmesser teilen die Sehnen der Steigung m, die zu einer Tangente parallel verlaufen, in gleiche Stücke.
Gleichung des Durchmessers der Parabel:

$$y = \frac{p}{m}.$$

Tangente und Normale der Parabel

Tangentengleichung im Punkt $P(x_0, y_0)$:

$$yy_0 = p(x + x_0).$$

▷ Normale und Tangente an die Parabel sind Winkelhalbierende des inneren und äußeren Winkels zwischen dem Radiusvektor und dem Durchmesser durch den Berührungspunkt.

Die Strecke der Parabeltangente zwischen dem Berührungspunkt P und dem Schnittpunkt T mit der Parabelachse (x-Achse) wird durch die Tangente im Scheitel (y-Achse) halbiert,

$$\overline{TQ} = \overline{QP}, \qquad \text{außerdem gilt} \quad \overline{TO} = \overline{OL}.$$

Eine Gerade in der Form $y = mx + b$ ist Tangente an die Parabel für

$$p = 2bm.$$

Normalengleichung im Punkt $P(x_0, y_0)$:

$$y = -\frac{y_0}{p}(x - x_0) + y_0.$$

Krümmung einer Parabel

Krümmungsradius einer Parabel im Punkt $P(x_0, y_0)$:

$$R = \frac{(p+2x_0)^{3/2}}{\sqrt{p}} = \frac{p}{\sin^3 \varphi} = \frac{N^3}{p^2}.$$

φ: Winkel zwischen Tangente und x-Achse,
N: Länge der Normalenstrecke $\overline{PN}$.
Maximale Krümmung im Scheitel S: $R = p$.

Parabelflächen und Parabelbogenlänge

Flächeninhalt des Parabelsegmentes

PSQ entspricht 2/3 des Flächeninhaltes des Parallelogrammes $QRTP$.

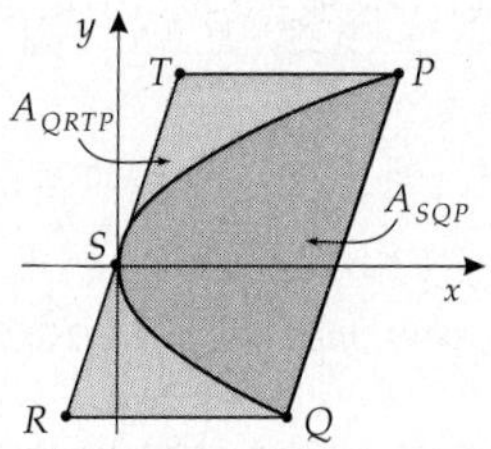

Flächeninhalt des Parabelsegmentes PSP' mit den Parabelpunkten $P(x,y)$ und $P'(x,-y)$:

$$A_{PSP'} = \frac{4}{3}xy.$$

Länge des Parabelbogens vom Scheitel S bis zum Parabelpunkt $P(x,y)$:

$$L = \frac{p}{2}\left[\sqrt{\frac{2x}{p}\left(1+\frac{2x}{p}\right)} + \ln\left(\sqrt{\frac{2x}{p}} + \sqrt{1+\frac{2x}{p}}\right)\right]$$

$$= -\sqrt{x\left(x+\frac{p}{2}\right)} + \frac{p}{2}\operatorname{Arsinh}\sqrt{\frac{2x}{p}}.$$

Näherungsformel für kleine Werte von x/y:

$$L \approx y\left[1+\frac{2}{3}\left(\frac{x}{y}\right)^2 - \frac{2}{5}\left(\frac{x}{y}\right)^4\right].$$

Parabel und Gerade

Koordinaten des Schnittpunktes einer Geraden $y = mx + b$ mit einer Parabel $y^2 = 2px$:

$$x_{1,2} = \frac{p - mb \pm \sqrt{\Delta}}{m^2}, \quad y_{1,2} = \frac{p \pm \sqrt{\Delta}}{m}.$$

mit der Diskriminante:

$$\Delta = p(p - 2mb).$$

- Jede Gerade parallel zur x-Achse schneidet die Parabel in nur einem Punkt.
- Eine Gerade parallel zur y-Achse mit $x = a \neq 0$ (a gleiches Vorzeichen wie p) schneidet die Parabel zweimal.

8.6 Hyperbel

Elemente der Hyperbel:
Scheitel der Hyperbel: Punkte A, B,
Mittelpunkt der Hyperbel: Punkt O,
reelle Achse: $AB = 2a$,
imaginäre Achse: $CD = 2b$,

Brennpunkte (Punkte auf der Achse mit dem Abstand $e = \sqrt{b^2 + a^2} > a$ vom Mittelpunkt): Punkte F_1, F_2,
numerische Exzentrizität der Hyperbel: $\varepsilon = \dfrac{e}{a} > 1$,

Halbparameter (halbe Länge der Sehne durch einen Brennpunkt parallel zur imaginären Achse): $p = \dfrac{b^2}{a}$.

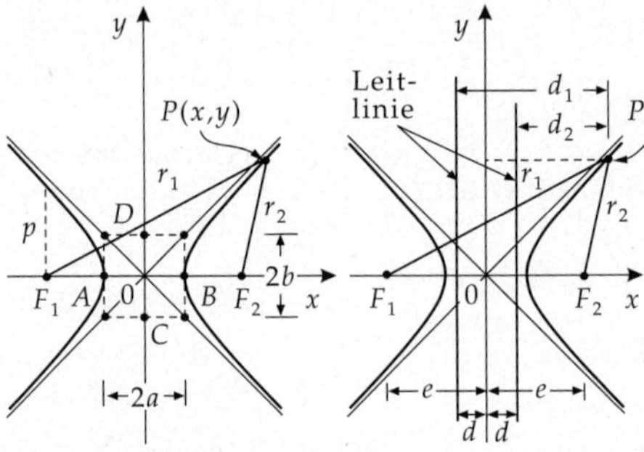

Hyperbel

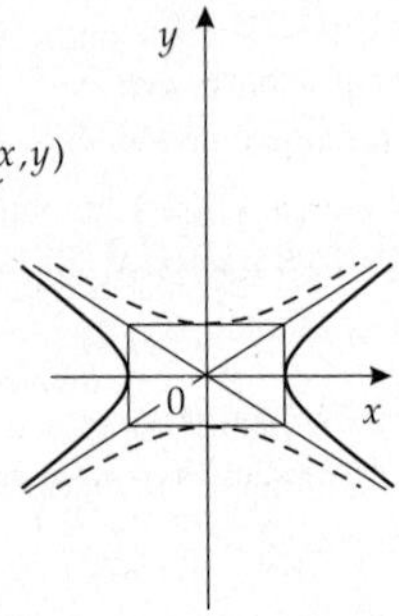

Konjugierte Hyperbeln

Gleichungsformen der Hyperbel

Gleichung der Hyperbel:
Normalform (Koordinatenachsen entsprechen den Achsen der Hyperbel):

$$\frac{x^2}{a^2} - \frac{y^2}{b^2} = 1,$$

Hauptform (Mittelpunkt (x_0, y_0)):

$$\frac{(x - x_0)^2}{a^2} - \frac{(y - y_0)^2}{b^2} = 1,$$

Parameterform (oberes Vorzeichen: rechter Ast, unteres Vorzeichen: linker Ast):

$$x = x_0 \pm a \cosh t, \qquad y = y_0 + b \sinh t.$$

Parameter t: Fläche, eingeschlossen von den beiden Geraden vom Mittelpunkt O der Einheitshyperbel zu den Hyperbelpunkten $P(x,y)$, $P'(x,-y)$ und dem Hyperbelsegment von P nach P' (siehe auch die geometrische Interpretation der Hyperbelfunktionen, Kapitel 5).

Polarkoordinaten (Pol im Mittelpunkt, Polarachse ist die x-Achse):

$$r = \frac{b}{\sqrt{\varepsilon^2 \cos^2 \varphi - 1}} \qquad (\varepsilon > 1).$$

Polarkoordinaten (Pol im Brennpunkt, Polarachse ist die x-Achse), nur linker Ast:

$$r = \frac{p}{1 + \varepsilon \cos \varphi}.$$

▷ Die Gleichung der Hyperbel in Polarkoordinaten ist in der letzten Form gültig für alle Kurven zweiter Ordnung, siehe 5.38.

Gleichseitige Hyperbel, besitzt gleich lange Achsen: $a = b$. Gleichung der gleichseitigen Hyperbel:

$$x^2 - y^2 = a^2.$$

Asymptoten stehen senkrecht aufeinander:

$$y = \pm x.$$

Gleichung der gleichseitigen Hyperbel bei Wahl der Koordinatenachse als Asymptoten (Drehung um 45°):

$$xy = \frac{a^2}{2} \quad \text{oder} \quad y = \frac{a^2}{2x}.$$

Brennpunktseigenschaften der Hyperbel

Brennpunktseigenschaft der Hyperbel, die Hyperbel ist der geometrische Ort aller Punkte, für die die Differenz der Abstände von zwei gegebenen festen Punkten (Brennpunkten) konstant gleich $2a$ ist.

Abstand eines beliebigen Punktes $P(x,y)$ auf dem linken Ast der Hyperbel von den Brennpunkten:

$$r_1 = a - \varepsilon x, \quad r_2 = -a - \varepsilon x, \quad r_1 - r_2 = 2a,$$

und für Punkte auf dem rechten Ast:

$$r_1 = \varepsilon x - a, \quad r_2 = \varepsilon x + a, \quad r_2 - r_1 = 2a.$$

Leitlinien, zur reellen Achse senkrechte Geraden im Abstand $d = \frac{a}{\varepsilon}$ vom Mittelpunkt.

Leitlinieneigenschaft der Hyperbel, für einen beliebigen Punkt $P(x,y)$ auf der Hyperbel gilt

$$\frac{r_1}{d_1} = \frac{r_2}{d_2} = \varepsilon\,.$$

Asymptoten der Hyperbel, Geraden, denen sich die Hyperbelzweige unbegrenzt im Unendlichen nähern. Die Gleichung der beiden Asymptoten ist

$$y = \pm\frac{b}{a}x.$$

Die Tangentenabschnitte zwischen Berührungspunkt der Tangente an der Hyperbel P und den Schnittpunkten mit den Asymptoten T und T' sind auf beiden Seiten gleich (der Berührungspunkt P halbiert das Tangentenstück zwischen den Asymptoten):

$$\overline{PT} = \overline{PT'}.$$

Tangente und Normale der Hyperbel

Tangentengleichung im Punkt $P(x_0, y_0)$:

$$\frac{xx_0}{a^2} - \frac{yy_0}{b^2} = 1.$$

▷ Normale und Tangente an die Hyperbel sind Winkelhalbierende des inneren und äußeren Winkels zwischen den Radiusvektoren von den Brennpunkten zum Berührungspunkt.

Eine Gerade in der allgemeinen Form $Ax + By + C = 0$ ist Tangente an die Hyperbel für

$$A^2a^2 - B^2b^2 - C^2 = 0.$$

Normalengleichung im Punkt $P(x_0, y_0)$:

$$y - y_0 = -\frac{a^2}{b^2}\frac{y_0}{x_0}(x - x_0).$$

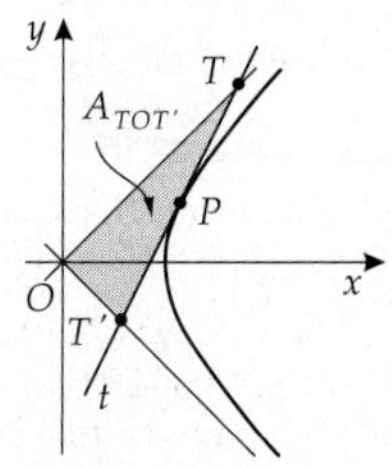

Tangente an Hyperbel

Konjugierte Hyperbeln und Durchmesser

Konjugierte Hyperbeln, beschrieben durch

$$\frac{x^2}{a^2} - \frac{y^2}{b^2} = 1 \quad \text{und} \quad \frac{y^2}{b^2} - \frac{x^2}{a^2} = 1,$$

besitzen gemeinsame Asymptoten. Reelle Achse und imaginäre Achse sind gerade vertauscht.

Durchmesser der Hyperbel sind Sehnen, die durch den Hyperbelmittelpunkt gehen und von diesem halbiert werden.

Konjugierte Durchmesser: Mittelpunkte aller Sehnen, die zu einem Hyperbeldurchmesser parallel sind. Es gilt für die Steigungen des Durchmessers und des konjugierten Durchmessers

$$m_1 \cdot m_2 = \frac{b^2}{a^2}.$$

- Sind $2a_1$ und $2b_1$ die Längen und α, β ($m_1 = -\tan\alpha$, $m_2 = \tan\beta$) die Steigungswinkel zweier konjugierter Durchmesser, so gilt

  $a_1 b_1 \sin(\alpha - \beta) = ab$ und $a_1^2 - b_1^2 = a^2 - b^2$.

Krümmung einer Hyperbel

Krümmungsradius einer Hyperbel im Punkt $P(x,y)$:

$$R = a^2 b^2 \left(\frac{x_0^2}{a^4} + \frac{y_0^2}{b^4}\right)^{3/2} = \frac{(r_1 r_2)^{3/2}}{ab} = \frac{p}{\sin^3\phi}.$$

ϕ: Winkel zwischen Tangente und Radiusvektor des Berührungspunktes.
Maximale Krümmung für die Scheitel A und B: $R = b^2/a = p$.

Flächen einer Hyperbel

Flächeninhalt des Dreiecks zwischen Tangente und beiden Asymptoten:

$$A_{TOT'} = ab.$$

Flächeninhalt des Parallelogramms mit zu den Asymptoten parallelen Seiten mit einem Punkt der Hyperbel als Eckpunkt:

$$A_{QORM} = \frac{a^2 + b^2}{4} = \frac{e^2}{4}.$$

Flächeninhalt des Sektors $NOAP$ mit dem Hyperbelpunkt $P(x,y)$ und der zur Asymptoten Parallelen PN:

$$A_{NOAP} = \frac{ab}{4} + \frac{ab}{2}\ln\left(\frac{2\overline{ON}}{e}\right).$$

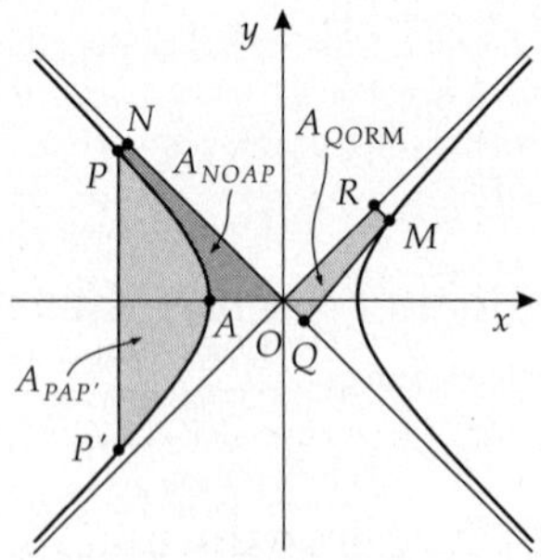

Flächeninhalt des Hyperbelsegmentes PAP' mit den beiden Hyperbelpunkten $P(x,y)$ und $P'(-x,y)$:

$$A_{PAP'} = xy - ab\ln\left(\frac{x}{a} + \frac{y}{b}\right).$$

Hyperbel und Gerade

Koordinaten des Schnittpunktes einer Hyperbel der Form

$$\frac{x^2}{a^2} - \frac{y^2}{b^2} = 1$$

mit einer Geraden der Form $y = mx + n$:

$$x_{1,2} = \frac{-a^2 mn \pm ab\sqrt{\Delta}}{a^2 m^2 - b^2}, \qquad y_{1,2} = \frac{-b^2 n \pm abm\sqrt{\Delta}}{a^2 m^2 - b^2}$$

mit der Diskrimante

$$\Delta = b^2 + n^2 - a^2 m^2.$$

Fallunterscheidung:
Zwei Schnittpunkte für $\Delta > 0$,
ein Schnittpunkt für $\Delta = 0$,
kein Schnittpunkt für $\Delta < 0$.

8.7 Allgemeine Gleichung der Kegelschnitte

Allgemeine Gleichung der Kurven zweiter Ordnung (**Kegelschnitte**):

$$ax^2+2bxy+cy^2+2dx+2ey+f=0.$$

Definiert eine Hyperbel, Parabel, Ellipse, Kreis oder ein Geradenpaar (**zerfallende Kurve zweiter Ordnung**).

Form der Kegelschnitte

Invarianten von Kurven zweiter Ordnung (ändern sich bei Verschiebung oder Drehung des Koordinatensystems nicht):

$$A=\begin{vmatrix} a & b & d \\ b & c & e \\ d & e & f \end{vmatrix}, \quad B=\begin{vmatrix} a & b \\ b & c \end{vmatrix}=ac-b^2, \quad C=a+c.$$

Fall	Fall	Gestalt der Kurve
	$B<0$	Hyperbel
$A\neq 0$	$B=0$	Parabel
	$B>0$	Ellipse
	$B<0$	Paar schneidender reeller Geraden
$A=0$	$B=0$	paralleles Geradenpaar
	$B>0$	imaginäres Geradenpaar mit reellem Schnittpunkt

▷ Imaginär bedeutet hier, daß die Gleichung für keine reellen Zahlenwerte erfüllt werden kann.

Hauptachsentransformation

Transformation der allgemeinen Gleichung auf die Hauptachsen (Symmetrieachsen der Kurve entsprechen den Koordinatenachsen) durch

1. Verschieben des Koordinatenursprungs (Beseitigen der linearen Glieder) und
2. Drehung der Koordinatenachsen (Beseitigen des gemischtquadratischen Gliedes) um den Winkel φ,
   $$\tan(2\varphi)=\frac{2b}{a-c}.$$

Normalform im Fall der **Ellipse** und **Hyperbel**:

$$a'x'^2+c'y'^2+\frac{A}{B}=0$$

mit

$$a'=\frac{a+c+\sqrt{(a-c)^2+4b^2}}{2}, \qquad c'=\frac{a+c-\sqrt{(a-c)^2+4b^2}}{2}.$$

Normalform im Fall der **Parabel**:

$$y'^2=2px' \quad \text{mit} \quad p=\frac{ae-bd}{(a+c)\sqrt{a^2+b^2}}.$$

Geometrische Konstruktion (Kegelschnitt)

Allgemeine Eigenschaften der Kurven zweiter Ordnung:

Kurven zweiter Ordnung sind Schnitte von Ebenen durch einen geraden Kreiskegel (**Kegelschnitte**).

Zerfallende Kegelschnitte: Schnittebene geht durch die Kegelspitze (**Punkt**) oder berührt den Kegel in einer Mantellinie (**Gerade**).

Nichtzerfallende Kegelschnitte: Schnittebene

- schneidet alle Mantellinien: **Ellipse**,
- parallel zu einer Mantellinie: **Parabel**,
- parallel zu zwei Mantellinien, schneidet beide Hälften des Doppelkegels: **Hyperbel**.

▷ Der **Kreis** ist ein Sonderfall der Ellipse: die Schnittebene ist orthogonal zur Kegelachse. Ein sich schneidendes **Geradenpaar** entsteht, wenn die Schnittebene parallel zu zwei Mantellinien durch die Kegelspitze verläuft.

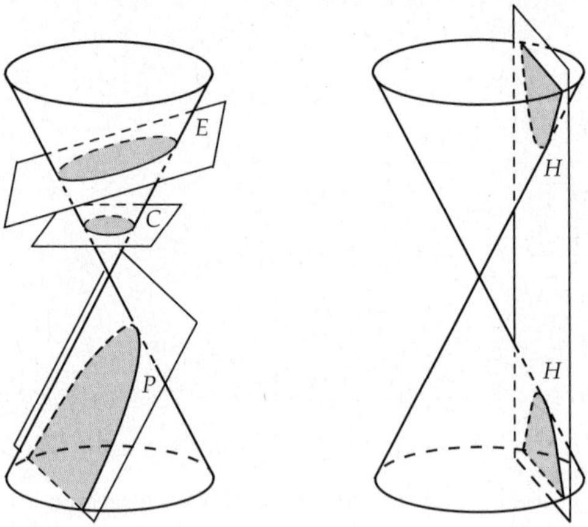

Kegelschnitte; E: Ellipse, C: Kreis, P: Parabel, H: Hyperbel

Leitlinieneigenschaft

Leitlinieneigenschaft: Geometrischer Ort aller Punkte mit konstantem Verhältnis ε (**Exzentrizität**) der Abstände zu einer gegebenen Geraden (Leitlinie) und einem gegebenen Punkt (Brennpunkt) ist eine Kurve zweiter Ordnung. Es gilt für die Exzentrizität ε

$\varepsilon > 1:$ **Hyperbel**,

$\varepsilon = 1:$ **Parabel**,

$\varepsilon < 1:$ **Ellipse**,

$\varepsilon = 0:$ **Kreis**.

Polargleichung

Polargleichung, in Polarkoordinaten lautet die Gleichung für eine Kurve zweiter Ordnung:

$$r = \frac{p}{1 + \varepsilon \cos \varphi},$$

p: Halbparameter der Kurve,
ε: Exzentrizität der Kurve.
Der Pol liegt im Brennpunkt, Polarachse ist zum nächstgelegenen Scheitelpunkt gerichtet.

▷ Für die Hyperbel erhält man in dieser Form nur den einen Ast der Kurve.

8.8 Elemente im Raum

Abstand zweier Punkte

Kartesisches Koordinatensystem, Abstand zwischen $P_1(x_1,y_1,z_1)$ und $P_2(x_2,y_2,z_2)$:

$$d = \sqrt{(x_2-x_1)^2+(y_2-y_1)^2+(z_2-z_1)^2}.$$

Teilung einer Strecke

Teilungsverhältnis einer Strecke $\overline{P_1P_2}$ im gegebenen Verhältnis $a:b$, Koordinaten des Punktes P mit $\frac{\overline{P_1P}}{\overline{PP_2}} = \frac{a}{b} = \lambda$:

$$x = \frac{bx_1+ax_2}{b+a} = \frac{x_1+\lambda x_2}{1+\lambda},$$

$$y = \frac{by_1+ay_2}{b+a} = \frac{y_1+\lambda y_2}{1+\lambda},$$

$$z = \frac{bz_1+az_2}{b+a} = \frac{z_1+\lambda z_2}{1+\lambda}.$$

Mittelpunkt der Strecke $\overline{P_1P_2}$:

$$x = \frac{x_1+x_2}{2}, \qquad y = \frac{y_1+y_2}{2}, \qquad z = \frac{z_1+z_2}{2}.$$

□ **Schwerpunkt** eines Systems materieller Punkte $M_i(x_i,y_i,z_i)$ mit den Massen m_i $(i=1,2,\ldots,n)$:

$$x = \frac{\sum m_ix_i}{\sum m_i}, \qquad y = \frac{\sum m_iy_i}{\sum m_i}, \qquad z = \frac{\sum m_iz_i}{\sum m_i}.$$

Rauminhalt eines Tetraeders

Rauminhalt eines Tetraeders mit den Eckpunkten $P_1(x_1,y_1,z_1)$, $P_2(x_2,y_2,z_2)$, $P_3(x_3,y_3,z_3)$ und $P_4(x_4,y_4,z_4)$:

$$V = \frac{1}{6}\begin{vmatrix} x_1 & y_1 & z_1 & 1 \\ x_2 & y_2 & z_2 & 1 \\ x_3 & y_3 & z_3 & 1 \\ x_4 & y_4 & z_4 & 1 \end{vmatrix} = \frac{1}{6}\begin{vmatrix} x_1-x_2 & y_1-y_2 & z_1-z_2 \\ x_1-x_3 & y_1-y_3 & z_1-z_3 \\ x_1-x_4 & y_1-y_4 & z_1-z_4 \end{vmatrix}.$$

Vier Punkte liegen in einer Ebene, wenn

$$\begin{vmatrix} x_1-x_2 & y_1-y_2 & z_1-z_2 \\ x_1-x_3 & y_1-y_3 & z_1-z_3 \\ x_1-x_4 & y_1-y_4 & z_1-z_4 \end{vmatrix} = 0.$$

8.9 Geraden im Raum

Parameterdarstellung einer Geraden

Parameterdarstellung einer Geraden, durch den Endpunkt von $\vec{\mathbf{a}}$ mit der Richtung von $\vec{\mathbf{b}} \neq \vec{\mathbf{0}}$:

$$g\colon \vec{\mathbf{x}} = \vec{\mathbf{a}} + t\cdot\vec{\mathbf{b}}, \quad t\in\mathbb{R}.$$

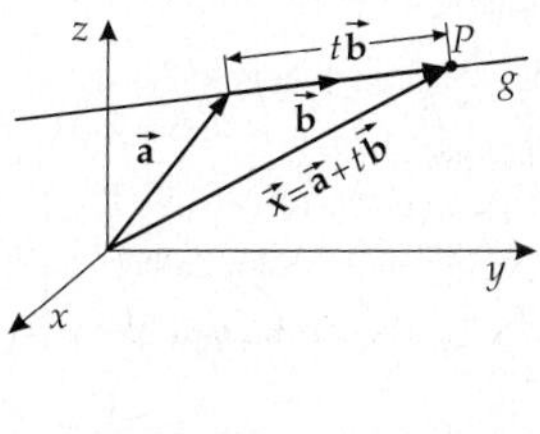

Zwei Geraden g_1, g_2 sind genau dann parallel, wenn ihre **Richtungsvektoren** $\vec{\mathbf{b}}_1, \vec{\mathbf{b}}_2$ linear abhängig sind. Symbolisch:

$$g_1 || g_2 \quad \Longleftrightarrow \quad \text{es gibt ein } s\neq 0 \quad \text{mit} \quad \vec{\mathbf{b}}_1 = s\vec{\mathbf{b}}_2.$$

Parameterdarstellung der Geraden, durch zwei Punkte P_1, P_2:

$$g:\ \vec{\mathbf{x}} = \vec{\mathbf{p}}_1 + t\cdot(\vec{\mathbf{p}}_2 - \vec{\mathbf{p}}_1) \quad \text{mit} \quad t \in \mathbb{R}.$$

Schnittpunkt zweier Geraden

Zwei Geraden schneiden sich genau dann, wenn es einen Vektor $\vec{\mathbf{x}}_0$ gibt, dessen Endpunkt sowohl auf der einen Geraden (g_1) als auch auf der anderen Geraden (g_2) liegt.

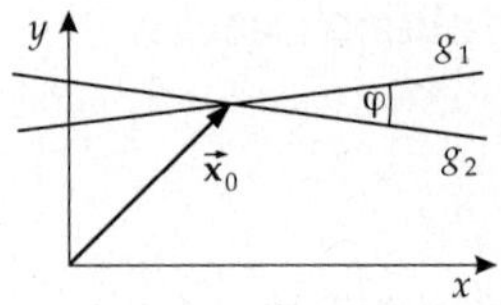

Geradenschnitt

Geradengleichungen:

$$g_1:\ \vec{\mathbf{x}} = \vec{\mathbf{a}}_1 + r\vec{\mathbf{b}}_1,$$

$$g_2:\ \vec{\mathbf{x}} = \vec{\mathbf{a}}_2 + s\vec{\mathbf{b}}_2.$$

Gleichungssystem für r, s:

$$\vec{\mathbf{a}}_1 + r\cdot\vec{\mathbf{b}}_1 = \vec{\mathbf{a}}_2 + s\cdot\vec{\mathbf{b}}_2 \quad \text{oder}$$

$$r\cdot\vec{\mathbf{b}}_1 - s\cdot\vec{\mathbf{b}}_2 = \vec{\mathbf{a}}_2 - \vec{\mathbf{a}}_1.$$

Fallunterscheidung beim Lösen des Gleichungssystems:

1. Das Gleichungssystem hat *keine* Lösung.
   Die Geraden schneiden sich nicht.
   Die Schnittmenge ist leer ($\emptyset$).
2. Das Gleichungssystem hat *genau eine* Lösung (r_0, s_0).
   Die Geraden schneiden sich im Endpunkt von
   $$\vec{\mathbf{x}}_0 = \vec{\mathbf{a}}_1 + r_0\cdot\vec{\mathbf{b}}_1 = \vec{\mathbf{a}}_2 + s_0\cdot\vec{\mathbf{b}}_2$$
   Die Schnittmenge ist $\{\vec{\mathbf{x}}_0\}$.
3. Das Gleichungssystem hat *unendlich viele* Lösungen.
   Die Geraden sind identisch.
   Die Schnittmenge ist $g_1 = g_2$.

Schnittwinkel zweier sich schneidender Geraden

Der Winkel φ zwischen zwei sich schneidenden Geraden

$$g_1:\ \vec{\mathbf{x}} = \vec{\mathbf{a}}_1 + t\cdot\vec{\mathbf{b}}_1,$$

$$g_2:\ \vec{\mathbf{x}} = \vec{\mathbf{a}}_2 + t\cdot\vec{\mathbf{b}}_2,$$

ist der Winkel zwischen den Richtungsvektoren

$$\cos\varphi = \frac{\vec{\mathbf{b}}_1\cdot\vec{\mathbf{b}}_2}{|\vec{\mathbf{b}}_1|\cdot|\vec{\mathbf{b}}_2|}.$$

Fußpunkt des Lotes (Lotgerade)

Der **Fußpunkt** $\vec{\mathbf{x}}_0$ des Lotes von P auf g ist durch zwei Angaben bestimmt:

1. Der Endpunkt von $\vec{\mathbf{x}}_0$ liegt auf g, also gibt es einen Parameterwert t_0, so daß
   $$\vec{\mathbf{x}}_0 = \vec{\mathbf{a}} + t_0\vec{\mathbf{b}}$$
   ist.
2. Das Lot $\vec{\mathbf{x}}_0 - \vec{\mathbf{p}}$ steht senkrecht auf $\vec{\mathbf{b}}$, d. h.
   $$(\vec{\mathbf{x}}_0 - \vec{\mathbf{p}})\cdot\vec{\mathbf{b}} = 0 \text{ oder } \vec{\mathbf{x}}_0\cdot\vec{\mathbf{b}} = \vec{\mathbf{p}}\cdot\vec{\mathbf{b}}.$$

Fußpunkt:

$$\vec{\mathbf{x}}_0 = \vec{\mathbf{a}} + t_0 \cdot \vec{\mathbf{b}} \text{ mit } t_0 = \frac{(\vec{\mathbf{p}} - \vec{\mathbf{a}}) \cdot \vec{\mathbf{b}}}{\vec{\mathbf{b}}^2}.$$

Lot:

$$\vec{\mathbf{x}}_0 - \vec{\mathbf{p}}.$$

Lotgerade:

$$g_{\mathrm{L}}\colon \vec{\mathbf{x}} = \vec{\mathbf{p}} + s \cdot (\vec{\mathbf{x}}_0 - \vec{\mathbf{p}}).$$

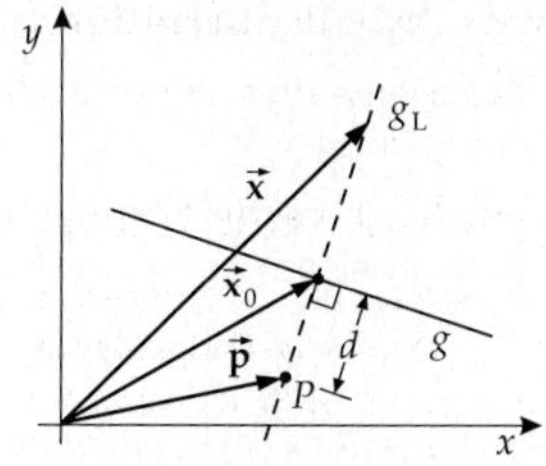

Lotgerade

Abstand zwischen Punkt und Gerade

Punkt P und Gerade $g:\ \vec{\mathbf{x}} = \vec{\mathbf{a}} + t \cdot \vec{\mathbf{b}}$ haben den **Abstand**:

$$d = \frac{|\vec{\mathbf{b}} \times (\vec{\mathbf{p}} - \vec{\mathbf{a}})|}{|\vec{\mathbf{b}}|}.$$

Abstand zweier Geraden

Parallele Geraden, man erhält den Abstand, indem man den Abstand eines beliebigen Punktes der einen Geraden zur anderen Geraden bestimmt.

Nicht parallele Geraden,

$$g_1:\ \vec{\mathbf{x}} = \vec{\mathbf{a}}_1 + t \cdot \vec{\mathbf{b}}_1$$

$$g_2:\ \vec{\mathbf{x}} = \vec{\mathbf{a}}_2 + t \cdot \vec{\mathbf{b}}_2.$$

Abstand, Höhe des Spates, der von den Vektoren $\vec{\mathbf{a}}_2 - \vec{\mathbf{a}}_1$, $\vec{\mathbf{b}}_1$, $\vec{\mathbf{b}}_2$ aufgespannt wird:

$$d(g_1, g_2) = \frac{|(\vec{\mathbf{a}}_2 - \vec{\mathbf{a}}_1, \vec{\mathbf{b}}_1, \vec{\mathbf{b}}_2)|}{|\vec{\mathbf{b}}_1 \times \vec{\mathbf{b}}_2|}$$

$$= \frac{\text{Volumen des Spats}}{\text{Grundfläche des Spats}}.$$

Schneiden sich g_1 und g_2, so liegen $\vec{\mathbf{a}}_2 - \vec{\mathbf{a}}_1, \vec{\mathbf{b}}_1, \vec{\mathbf{b}}_2$ in einer Ebene, ihr Spatprodukt und somit der Abstand von g_1 und g_2 ist Null.

Windschiefe Geraden, drei nicht parallele Geraden, die sich nicht schneiden.
Symbolisch:

$$g_1, g_2 \ \textbf{windschief} \quad \Longleftrightarrow \quad (\vec{\mathbf{a}}_2 - \vec{\mathbf{a}}_1, \vec{\mathbf{b}}_1, \vec{\mathbf{b}}_2) \neq 0.$$

8.10 Ebenen im Raum

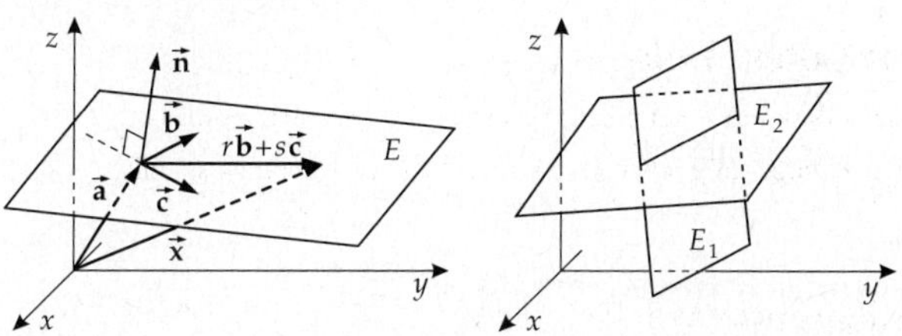

Ebene

Parameterdarstellung der Ebene

Parameterdarstellung der Ebene, durch den Endpunkt von $\vec{\mathbf{a}}$, aufgespannt von den beiden linear unabhängigen Vektoren $\vec{\mathbf{b}}$ und $\vec{\mathbf{c}}$:

$$E:\ \vec{\mathbf{x}} = \vec{\mathbf{a}} + r\cdot\vec{\mathbf{b}} + s\cdot\vec{\mathbf{c}} \ \text{ mit } r,s\in\mathbb{R}.$$

Parameterdarstellung der Ebene, durch drei Punkte P_1, P_2, P_3, die nicht auf einer Geraden liegen:

$$E:\ \vec{\mathbf{x}} = \vec{\mathbf{p}}_1 + r\cdot(\vec{\mathbf{p}}_2 - \vec{\mathbf{p}}_1) + s\cdot(\vec{\mathbf{p}}_3 - \vec{\mathbf{p}}_1) \ \text{ mit } r,s\in\mathbb{R}.$$

Koordinatendarstellung der Ebene

Normalenvektor der Ebene:

$$\vec{\mathbf{n}} = (a,b,c) \neq (0,0,0).$$

Koordinatendarstellung der Ebene:

$$E:\ d = \vec{\mathbf{n}}\cdot\vec{\mathbf{x}} = ax + by + cz.$$

- Zwei Ebenen E_1, E_2 sind genau dann parallel, wenn ihre Normalenvektoren $\vec{\mathbf{n}}_1, \vec{\mathbf{n}}_2$ linear abhängig sind.

Symbolisch:

$$E_1 || E_2 \quad\Longleftrightarrow\quad \text{es gibt ein } r \neq 0 \text{ mit } \vec{\mathbf{n}}_1 = r\vec{\mathbf{n}}_2.$$

Hessesche Normalform der Ebene

$$E:\ \vec{\mathbf{n}}\cdot\vec{\mathbf{x}} = d \quad \text{mit} \quad (|\vec{\mathbf{n}}| = 1, d \geq 0),$$

mit

d: Abstand der Ebene zum Nullpunkt.

$\vec{\mathbf{n}}$: zeigt vom Ursprung zur Ebene.

Umformungen

Parameter- in Koordinatendarstellung:

Multiplikation der Parameterdarstellung mit einem Vektor $\vec{\mathbf{n}}$, der auf den Richtungsvektoren $\vec{\mathbf{b}}$ und $\vec{\mathbf{c}}$ senkrecht steht (**Normalenvektor**):

Parameterdarstellung

$$\vec{\mathbf{x}} = \vec{\mathbf{a}} + r\cdot\vec{\mathbf{b}} + s\cdot\vec{\mathbf{c}}.$$

Multiplikation mit $\vec{\mathbf{n}} = \vec{\mathbf{b}} \times \vec{\mathbf{c}}$ liefert die

Koordinatendarstellung

$$\vec{\mathbf{n}}\cdot\vec{\mathbf{x}} = \vec{\mathbf{n}}\cdot\vec{\mathbf{a}}$$

$$ax + by + cz = d.$$

Koordinaten- in Parameterdarstellung:

Lösen des Gleichungssystems $ax + by + cz = d = \vec{\mathbf{n}}\cdot\vec{\mathbf{x}}$. Das Ergebnis wird vektoriell geschrieben ($\vec{\mathbf{x}} = (x,y,z) = \ldots$).

Koordinatendarstellung

$$ax + by + cz = d.$$

Lösen des Gleichungssystems ergibt die

Parameterdarstellung

$$\vec{\mathbf{x}} = \vec{\mathbf{a}} + r\cdot\vec{\mathbf{b}} + s\cdot\vec{\mathbf{c}}.$$

Koordinatendarstellung in Hessesche Normalform:

Division der Koordinatenform

$$ax + by + cz = d$$

durch den Betrag

$$\sqrt{a^2+b^2+c^2} \quad \text{von} \quad \vec{\mathbf{n}} = (a,b,c).$$

Parameterdarstellung in Hessesche Normalform:
1. Parameterdarstellung in Koordinatendarstellung umformen.
2. Koordinatendarstellung in Hessesche Normalform umformen.

Abstand Punkt–Ebene

Darstellung der Ebene E und des Punktes P:

$$E\colon\ \vec{\mathbf{n}}\cdot\vec{\mathbf{x}} = d, \quad P\colon\ \text{Endpunkt des Vektors } \vec{\mathbf{p}}.$$

Abstand vom Punkt P zur Ebene E:

$$A = |\vec{\mathbf{n}}\cdot\vec{\mathbf{p}} - d|.$$

Fallunterscheidung:
$\vec{\mathbf{n}}\cdot\vec{\mathbf{p}} > d$: P liegt auf der anderen Seite von E wie der Nullpunkt,
$\vec{\mathbf{n}}\cdot\vec{\mathbf{p}} = d$: P liegt auf der Ebene E,
$\vec{\mathbf{n}}\cdot\vec{\mathbf{p}} < d$: P liegt auf der gleichen Seite von E wie der Nullpunkt.

Schnittpunkt Gerade–Ebene

Gerade:

$$g\colon\ \vec{\mathbf{x}} = \vec{\mathbf{a}} + t\cdot\vec{\mathbf{b}}.$$

Ebene:

$$E\colon\ \vec{\mathbf{n}}\cdot\vec{\mathbf{x}} = d.$$

Durchstoßpunkt:

$$\vec{\mathbf{x}}_0 = \vec{\mathbf{a}} + t_0\vec{\mathbf{b}} \quad \text{mit} \quad t_0 = \frac{d-\vec{\mathbf{n}}\cdot\vec{\mathbf{a}}}{\vec{\mathbf{n}}\cdot\vec{\mathbf{b}}},$$

falls g und E nicht parallel sind, also gilt

$$g \nparallel E \ \text{bzw.}\ \vec{\mathbf{n}}\cdot\vec{\mathbf{b}} \neq 0.$$

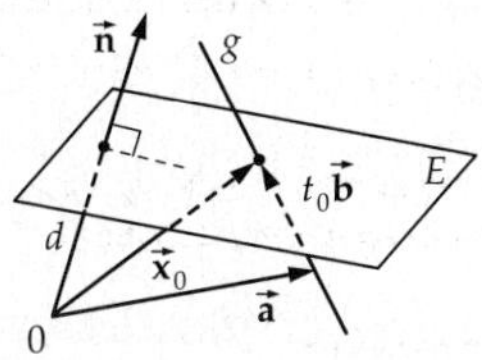

Schnittpunkt Gerade–Ebene

Schnittwinkel zweier sich schneidender Ebenen

Ebenen:

$$E_1\colon\ \vec{\mathbf{n}}_1\cdot\vec{\mathbf{x}} = d_1$$

$$E_2\colon\ \vec{\mathbf{n}}_2\cdot\vec{\mathbf{x}} = d_2.$$

Der Winkel φ zwischen zwei sich schneidenden Ebenen ist der Winkel zwischen ihren Normalenvektoren:

$$\cos\varphi = \frac{\vec{\mathbf{n}}_1\cdot\vec{\mathbf{n}}_2}{|\vec{\mathbf{n}}_1|\cdot|\vec{\mathbf{n}}_2|}.$$

Fußpunkt des Lotes (Lotgerade)

Der **Fußpunkt** $\vec{\mathbf{x}}_0$ des Lotes von P auf E ist durch zwei Angaben bestimmt:
1. Der Endpunkt von $\vec{\mathbf{x}}_0$ liegt auf E, also $\vec{\mathbf{n}}\cdot\vec{\mathbf{x}}_0 = d$.
2. Der Endpunkt von $\vec{\mathbf{x}}_0$ liegt auf der Lotgeraden

$$\vec{\mathbf{x}} = \vec{\mathbf{p}} + t\cdot\vec{\mathbf{n}},$$

also gibt es einen Parameterwert t_0, so daß

$$\vec{\mathbf{x}}_0 = \vec{\mathbf{p}} + t_0\cdot\vec{\mathbf{n}}$$

ist.

Fußpunkt:

$$\vec{\mathbf{x}}_0 = \vec{\mathbf{p}} + t_0 \cdot \vec{\mathbf{n}} \quad \text{mit} \quad t_0 = \frac{d - \vec{\mathbf{n}} \cdot \vec{\mathbf{p}}}{\vec{\mathbf{n}}^2}.$$

Lot:

$$\vec{\mathbf{x}}_0 - \vec{\mathbf{p}}.$$

Lotgerade:

$$g_{\mathrm{L}}\colon \vec{\mathbf{x}} = \vec{\mathbf{p}} + t \cdot \vec{\mathbf{n}}.$$

Spiegelung

Spiegelung des Punktes P
an der **Geraden**

$$g\colon \vec{\mathbf{x}} = \vec{\mathbf{a}} + t \cdot \vec{\mathbf{b}}$$

bzw. an der **Ebene**

$$E\colon \vec{\mathbf{n}} \cdot \vec{\mathbf{x}} = d.$$

Spiegelpunkt P':

$$\vec{\mathbf{p}}' = 2\vec{\mathbf{x}}_0 - \vec{\mathbf{p}}.$$

$\vec{\mathbf{x}}_0$: Fußpunkt des Lotes von P auf g bzw. E.

Spiegelung der Geraden g an der Ebene E, indem man zwei Punkte von g an E spiegelt und die Gerade g' durch diese beiden Spiegelpunkte bestimmt.

Abstand zweier paralleler Ebenen

Darstellung zweier Ebenen:

$$E_1 : \vec{\mathbf{n}}_1 \cdot (\vec{\mathbf{r}} - \vec{\mathbf{r}}_1) = 0, \quad E_2 : \vec{\mathbf{n}}_2 \cdot (\vec{\mathbf{r}} - \vec{\mathbf{r}}_2) = 0.$$

Parallele Ebenen: falls ihre Normalenvektoren $\vec{\mathbf{n}}_1$ und $\vec{\mathbf{n}}_2$ kollinear sind, d. h.

$$\vec{\mathbf{n}}_1 \times \vec{\mathbf{n}}_2 = 0.$$

Abstand zweier paralleler Ebenen:

$$d = \frac{|\vec{\mathbf{n}}_1 \cdot (\vec{\mathbf{r}}_1 - \vec{\mathbf{r}}_2)|}{|\vec{\mathbf{n}}_1|} = \frac{|\vec{\mathbf{n}}_2 \cdot (\vec{\mathbf{r}}_1 - \vec{\mathbf{r}}_2)|}{|\vec{\mathbf{n}}_2|}.$$

Schnittmenge zweier Ebenen

Schnittmenge zweier Ebenen, erhält man, indem man ein Gleichungssystem löst. Sind die Ebenen nicht parallel, so ist die Schnittmenge eine Gerade.

▷ Umformung der Ebenengleichungen in die Koordinatendarstellung erleichtert die Berechnung der Schnittmenge.

8.11 Flächen zweiter Ordnung in Normalform

Normalform einer Fläche zweiter Ordnung, Mittelpunkt (Punkt, in dem die durch ihn gehenden Sehnen halbiert werden) befindet sich im Koordinatenursprung und die Koordinatenachsen liegen in den Symmetrieachsen der Fläche.

Ellipsoid

Ellipsoid (a, b, c Länge der Halbachsen):

$$\frac{x^2}{a^2}+\frac{y^2}{b^2}+\frac{z^2}{c^2}=1.$$

Sonderfälle:

$a=b>c$:

zusammengedrücktes **Rotationsellipsoid**, ergibt sich durch Rotation der Ellipse in der x,z-Ebene um die kleine Achse,

$$\frac{x^2}{a^2}+\frac{z^2}{c^2}=1.$$

$a=b<c$:

langgestrecktes **Rotationsellipsoid**, entsteht durch Rotation der Ellipse in der x,z-Ebene um die große Achse,

$$\frac{x^2}{a^2}+\frac{z^2}{c^2}=1.$$

$a=b=c$:

Kugel mit dem Radius $R=a$.

$$x^2+y^2+z^2=a^2.$$

Eine beliebige Ebene schneidet das Ellipsoid in eine Ellipse (im Spezialfall in einen Kreis).

Rauminhalt des Ellipsoids:

$$V=\frac{4}{3}\pi abc.$$

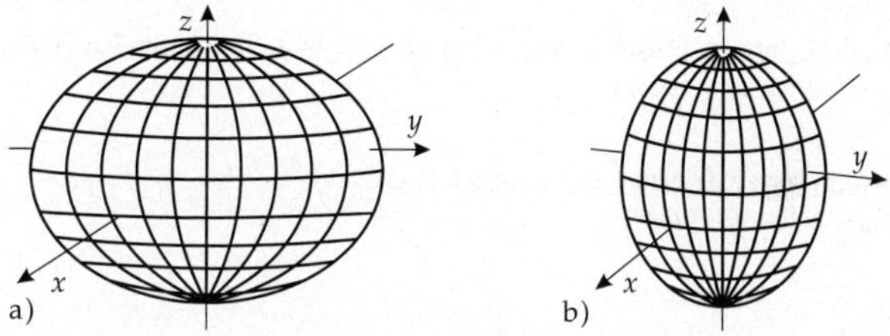

Ellipsoide: a) oblat b) prolat

Hyperboloid

Einschaliges Hyperboloid,

$$\frac{x^2}{a^2}+\frac{y^2}{b^2}-\frac{z^2}{c^2}=1,$$

a, b: Länge der reellen Halbachsen, c: Länge der imaginären Halbachse.

Geradlinige Erzeugende einer Fläche: Gerade, die ganz in der Fläche liegt.

Die zwei Erzeugenden des einschaligen Hyperboloides:

$$\frac{x}{a}+\frac{z}{c}=u\left(1+\frac{y}{b}\right),\quad u\left(\frac{x}{a}-\frac{z}{c}\right)=1-\frac{y}{b},$$

$$\frac{x}{a}+\frac{z}{c}=v\left(1-\frac{y}{b}\right),\quad v\left(\frac{x}{a}-\frac{z}{c}\right)=1+\frac{y}{b},$$

wobei u und v beliebige Größen sind. Durch jeden Flächenpunkt gehen jeweils zwei erzeugende Geraden hindurch.

Zweischaliges Hyperboloid,

$$\frac{x^2}{a^2}+\frac{y^2}{b^2}-\frac{z^2}{c^2}=-1,$$

c: Länge der reellen Halbachse, a, b: Länge der imaginären Halbachsen.

Schnitte parallel zur z-Achse sind bei beiden Hyperboloiden wieder Hyperbeln (für das einschalige Hyperboloid sind auch zwei sich schneidende Geraden möglich),
Schnitte parallel zur x, y-Ebene sind Ellipsen.
Rotationshyperboloid: für den Fall $a = b$, entsteht durch Rotation einer Hyperbel mit den Halbachsen a und c um die Achse $2c$.

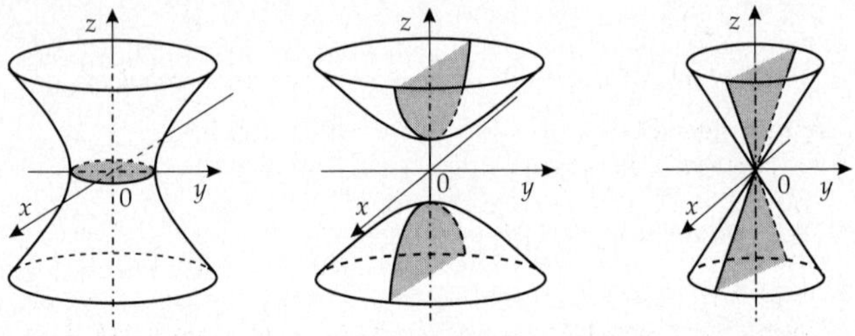

Einschaliges Hyperboloid *Zweischaliges Hyperboloid* *Reeller Kegel*

Kegel

Kegel,

$$\frac{x^2}{a^2} + \frac{y^2}{b^2} - \frac{z^2}{c^2} = 0,$$

mit der Spitze im Koordinatenursprung, ist Asymptotenkegel der beiden Hyperboloide

$$\frac{x^2}{a^2} + \frac{y^2}{b^2} - \frac{z^2}{c^2} = \pm 1.$$

Leitkurve: Ellipse mit den Halbachsen a und b parallel zur x, y-Ebene im Abstand c.
Gerader Kreiskegel, für den Fall $a = b$.

Paraboloid

Paraboloide, haben keinen Mittelpunkt. Scheitel des Paraboloids liegt im Koordinatenursprung, die z-Achse ist Symmetrieachse.
Elliptisches Paraboloid,

$$z = \frac{x^2}{a^2} + \frac{y^2}{b^2}.$$

Schnitte parallel zur z-Achse sind Parabeln, dazu senkrechte Schnitte sind Ellipsen.
Rotationsparaboloid: für den Fall $a = b$, durch Drehung der Parabel

$$z = \frac{x^2}{a^2}$$

in der x, z-Ebene um ihre Symmetrieachse.
Rauminhalt eines Teiles des Paraboloids bis zu einer zur z-Achse senkrechten Ebene in der Höhe h:

$$V = \frac{1}{2}\pi abh.$$

Hyperbolisches Paraboloid:

$$z = \frac{x^2}{a^2} - \frac{y^2}{b^2}.$$

Schnitte senkrecht zur x- oder y-Achse sind deckungsgleiche Parabeln, Schnitte senkrecht zur z-Achse sind Hyperbeln (und ein sich schneidendes Geradenpaar für $z = 0$).

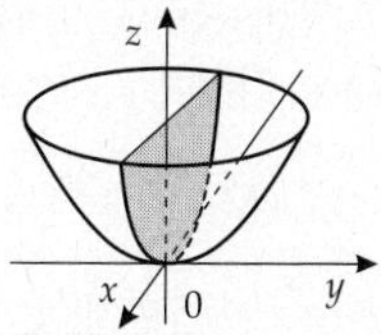

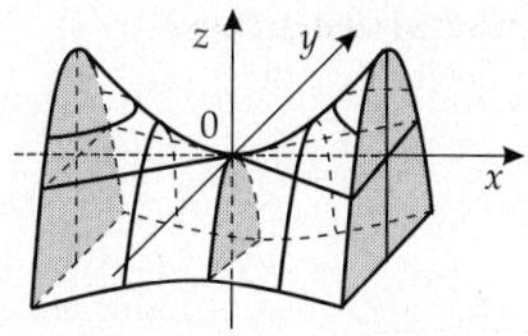

Elliptisches Paraboloid *Hyperbolisches Paraboloid*

Geradlinige Erzeugende einer Fläche: Gerade, die ganz in der Fläche liegt.
Die zwei Scharen von Erzeugenden des hyperbolischen Paraboloids:

$$\frac{x}{a}+\frac{y}{b}=u, \quad u\left(\frac{x}{a}-\frac{y}{b}\right)=z,$$

$$\frac{x}{a}-\frac{y}{b}=v, \quad v\left(\frac{x}{a}+\frac{y}{b}\right)=z,$$

wobei u und v beliebige Größen sind. Durch jeden Flächenpunkt gehen jeweils zwei erzeugende Geraden hindurch.

Zylinder

Elliptischer Zylinder: $\frac{x^2}{a^2}+\frac{y^2}{b^2}=1$. **Hyperbolischer Zylinder**: $\frac{x^2}{a^2}-\frac{y^2}{b^2}=1$.

Parabolischer Zylinder: $y^2=2px$.

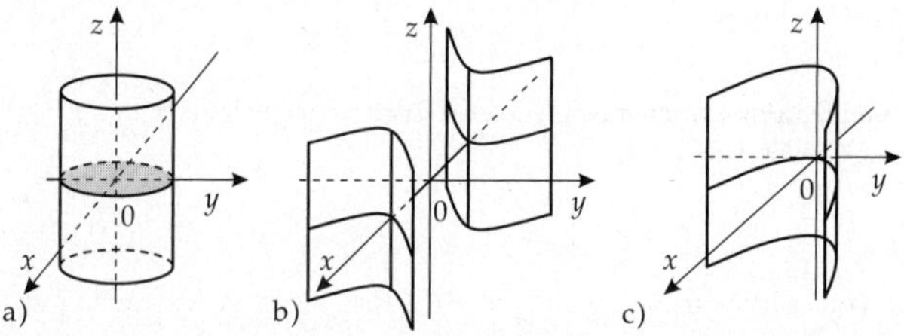

a) Elliptischer Zylinder b) Hyperbolischer Zylinder c) Parabolischer Zylinder

8.12 Allgemeine Fläche zweiter Ordnung

Allgemeine Gleichung

Allgemeine Gleichung einer Fläche zweiter Ordnung:

$$a_{11}x^2+a_{22}y^2+a_{33}z^2+2a_{12}xy+2a_{23}yz+2a_{31}zx$$
$$+2a_{14}x+2a_{24}y+2a_{34}z+a_{44}=0.$$

Matrizenschreibweise (siehe auch unter Matrizen):

$$\vec{\mathbf{x}}^{\mathrm{T}}\cdot\mathbf{M}\cdot\vec{\mathbf{x}}+2\cdot\vec{\mathbf{a}}^{\mathrm{T}}\cdot\vec{\mathbf{x}}+a_{44}=0.$$

mit

$$\mathbf{M}=\begin{pmatrix} a_{11} & a_{12} & a_{13} \\ a_{21} & a_{22} & a_{23} \\ a_{31} & a_{32} & a_{33} \end{pmatrix}, \quad \vec{\mathbf{x}}=\begin{pmatrix} x \\ y \\ z \end{pmatrix}, \quad \vec{\mathbf{a}}=\begin{pmatrix} a_{14} \\ a_{24} \\ a_{34} \end{pmatrix}.$$

mit $a_{ik}=a_{ki}$.

Hauptachsentransformation

Hauptachsentransformation: Drehung (Beseitigen der gemischt-quadratischen Glieder) und Verschieben (Beseitigen der linearen Glieder) des Koordinatensystems.

Geometrische Interpretation: Transformation der Koordinatenachsen auf die Symmetrieachsen der Flächen.

Eliminieren der gemischt-quadratischen Terme durch die Forderung, daß M diagonal ist (siehe unter Matrizen):

$$\mathbf{M} \cdot \vec{\mathbf{x}}_i = \lambda_i \cdot \vec{\mathbf{x}}_i$$

mit den Eigenwerten λ_i und den Eigenvektoren $\vec{\mathbf{x}}_i$.

Berechnung der Eigenwerte λ_i aus:

$$\begin{vmatrix} a_{11}-\lambda & a_{12} & a_{13} \\ a_{21} & a_{22}-\lambda & a_{23} \\ a_{31} & a_{32} & a_{33}-\lambda \end{vmatrix} = 0.$$

▷ Bei doppelten (dreifachen) Eigenwerten können daraus zwei (drei) beliebige aufeinander senkrecht stehende Achsen als Hauptachsen gewählt werden.

Drehung der Koordinatenachsen auf die Richtung der Eigenvektoren von **M** ergibt folgende Gleichungsform:

$$\vec{\mathbf{x}}'^{\mathrm{T}} \cdot \mathbf{M}' \cdot \vec{\mathbf{x}}' + 2 \cdot \vec{\mathbf{a}}'^{\mathrm{T}} \cdot \vec{\mathbf{x}}' + a'_{44} = 0.$$

mit

$$\mathbf{M}' = \begin{pmatrix} \lambda_1 & 0 & 0 \\ 0 & \lambda_2 & 0 \\ 0 & 0 & \lambda_3 \end{pmatrix}.$$

Eliminieren der linearen Terme durch folgende Verschiebung:

$$x'' = x' + \frac{a'_{14}}{a'_{11}} \quad (a'_{11} \neq 0),$$

$$y'' = y' + \frac{a'_{24}}{a'_{22}} \quad (a'_{22} \neq 0),$$

$$z'' = z' + \frac{a'_{34}}{a'_{33}} \quad (a'_{33} \neq 0).$$

Endform nach Drehung und Verschiebung:

$$\lambda_1 (x'')^2 + \lambda_2 (y'')^2 + \lambda_3 (z'')^2 + d = 0.$$

mit den Eigenwerten λ_i der Matrix **M**.

Gestalt einer Fläche zweiter Ordnung

Klassifizierung anhand der **Invarianten einer Fläche zweiter Ordnung** (ändern sich bei Verschiebung und Drehung des Koordinatensystems nicht):

$$A = \begin{vmatrix} a_{11} & a_{12} & a_{13} & a_{14} \\ a_{21} & a_{22} & a_{23} & a_{24} \\ a_{31} & a_{32} & a_{33} & a_{34} \\ a_{41} & a_{42} & a_{43} & a_{44} \end{vmatrix}, \qquad B = \begin{vmatrix} a_{11} & a_{12} & a_{13} \\ a_{21} & a_{22} & a_{23} \\ a_{31} & a_{32} & a_{33} \end{vmatrix}, \qquad C = a_{11} + a_{22} + a_{33},$$

$$D = a_{22}a_{33} + a_{33}a_{11} + a_{11}a_{22} - a_{23}^2 - a_{31}^2 - a_{12}^2, \qquad \text{mit} \quad a_{ik} = a_{ki}.$$

1) $B \neq 0$ (**Mittelpunktsflächen**):

Fall	$BC > 0, D > 0$	$BC < 0$ und/oder $D < 0$
$A < 0$	Ellipsoid $\frac{x^2}{a^2}+\frac{y^2}{b^2}+\frac{z^2}{c^2}=1$	Zweischaliges Hyperboloid $\frac{x^2}{a^2}+\frac{y^2}{b^2}-\frac{z^2}{c^2}=-1$
$A > 0$	Imaginäres Ellipsoid $\frac{x^2}{a^2}+\frac{y^2}{b^2}+\frac{z^2}{c^2}=-1$	Einschaliges Hyperboloid $\frac{x^2}{a^2}+\frac{y^2}{b^2}-\frac{z^2}{c^2}=1$
$A = 0$	Imaginärer Kegel (mit reeller Spitze) $\frac{x^2}{a^2}+\frac{y^2}{b^2}+\frac{z^2}{c^2}=0$	Kegel $\frac{x^2}{a^2}+\frac{y^2}{b^2}-\frac{z^2}{c^2}=0$

2) $B = 0$ (**Paraboloide**, **Zylinder** und **Ebenenpaare**):

Fall	$A < 0\ (D > 0)$	$A > 0\ (D < 0)$
$A \neq 0$	Elliptisches Paraboloid $\frac{x^2}{a^2}+\frac{y^2}{b^2}=\pm z$	Hyperbolisches Paraboloid $\frac{x^2}{a^2}-\frac{y^2}{b^2}=\pm z$
$A = 0$	$D > 0$: reeller oder imaginärer elliptischer Zylinder $D = 0$: parabolischer Zylinder $D < 0$: hyperbolischer Zylinder	

▷ Angaben für die letzte Zeile (Fall $A = B = 0$) gelten nur, falls die Fläche nicht in zwei (reelle, imaginäre oder zusammenfallende) Ebenen zerfällt. Bedingungsgleichung für das Zerfallen der Fläche zweiter Ordnung:

$$\begin{vmatrix} a_{11} & a_{12} & a_{14} \\ a_{21} & a_{22} & a_{24} \\ a_{41} & a_{42} & a_{44} \end{vmatrix} + \begin{vmatrix} a_{11} & a_{13} & a_{14} \\ a_{31} & a_{33} & a_{34} \\ a_{41} & a_{43} & a_{44} \end{vmatrix} + \begin{vmatrix} a_{22} & a_{23} & a_{24} \\ a_{32} & a_{33} & a_{34} \\ a_{42} & a_{43} & a_{44} \end{vmatrix} = 0.$$

9 Matrizen, Determinanten und lineare Gleichungssysteme

9.1 Matrizen

Matrix, Schema zur rechteckigen Anordung von $m \cdot n$ Zahlen, die entsprechend ihrer Stellung im Schema indiziert sind. Zu Rechenoperationen siehe 9.3.

Lineares Gleichungssystem, System aus mehreren linearen Gleichungen für mehrere Unbekannte, wobei die Unbekannten so zu bestimmen sind, daß die Gleichungen simultan erfüllt werden.

Matrizen werden zur Behandlung linearer Gleichungssysteme (lineare Abbildungen, Transformationen, Diskretisierung von Differentialgleichungen, Finite Elemente usw.) verwendet. Bei der Berechnung elektrischer Netzwerke oder Festigkeitsberechnungen für Maschinenteile (Wellen, Motoren) treten häufig große Gleichungssysteme mit mehr als 100 Gleichungen auf. Siehe auch Anwendungen in den Kapiteln Differentialgleichungen, Vektorrechnung und Computergrafik.

□ Lineares Gleichungssystem mit drei Unbekannten x_1, x_2, x_3 (s. auch Abschnitt 9.5):

$$\begin{aligned} a_{11}x_1 + a_{12}x_2 + a_{13}x_3 &= c_1 \\ a_{21}x_1 + a_{22}x_2 + a_{23}x_3 &= c_2 \\ a_{31}x_1 + a_{32}x_2 + a_{33}x_3 &= c_3 \end{aligned}$$

Koeffizientenmatrix A, die bei dem linearen Gleichungssystem gebildete Matrix aus den bekannten Koeffizienten a_{ij} zu den Unbekannten x_j:

$$\mathbf{A} = \begin{pmatrix} a_{11} & a_{12} & a_{13} \\ a_{21} & a_{22} & a_{23} \\ a_{31} & a_{32} & a_{33} \end{pmatrix}.$$

Abgekürzte symbolische Matrizenschreibweise:

$\mathbf{A}\mathbf{x} = \mathbf{c}$.

Manchmal auch:

$[\mathbf{A}]\{\mathbf{x}\} = \{\mathbf{c}\}$.

Lösungsvektor x, auch $\{\mathbf{x}\}$, unbekannter Vektor, der zu bestimmen ist.

Konstantenvektor c, auch $\{\mathbf{c}\}$ (siehe Kapitel 6).

▷ In der Vektorrechnung wird ein Vektor aufgrund seiner geometrischen Interpretation (Pfeil in der Ebene oder im Raum) zusätzlich mit einem Pfeil gekennzeichnet $\vec{\mathbf{a}}$ oder unterstrichen $\underline{\mathbf{a}}$. In der Matrizenrechnung wird dieser Pfeil jedoch meist weggelassen, weil ein Vektor hier als Zeilen- oder Spaltenmatrix aufgefaßt wird.

Matrix $\mathbf{A}_{(m,n)}$, rechteckige Anordung von $m \cdot n$ **Matrixelementen** a_{ij} in m Zeilen (horizontale Reihen) und n Spalten (vertikale Reihen).

Typ einer Matrix $\mathbf{A}_{(m,n)}$, $(m \times n)$-Matrix **A** (sprich „m mal n-Matrix"), Klassifizierung von Matrizen nach der Zeilenzahl $(= m)$ und der Spaltenzahl $(= n)$. Alle Matrizen mit der gleichen Anzahl von Spalten und Zeilen gehören zum gleichen Typ.

$$\mathbf{A} = \begin{pmatrix} a_{11} & \cdots & a_{1n} \\ \vdots & & \vdots \\ a_{m1} & \cdots & a_{mn} \end{pmatrix} \qquad m, n \in \mathbb{N}$$

Abgekürzte Schreibweise: $\mathbf{A} = (a_{ij})_{i=1,\ldots,m,j=1,\ldots,n} = (A_{ij}) = (a_{ij})$.

Matrixelemente a_{ij} auch A_{ij}, sind mit Indizes (natürliche Zahlen) versehen:

Index $i \in \mathbb{N}$: Zeilennummer $(i = 1, \ldots, m)$,

Index $j \in \mathbb{N}$: Spaltennummer $(j = 1, \ldots, n)$.

☐ Das Matrix[illegible]eht im Kreuzungspunkt der dritten Zeile mit der zweiten Spalte.

▷ Matrixelem[illegible]eelle oder komplexe Zahlen sein, sich aber auch aus anderen mathematischen Objekten w[illegible], Differentialen, Vektoren oder Operatoren (z. B. Funktionale oder Differentialoperator[illegible]nsetzen.

Reelle Matrix, [illegible]llen Matrixelementen.
Komplexe Matr[illegible]t komplexen Matrixelementen.

▷ Auf dem Co[illegible]en Matrizen häufig als indizierte Größen (Felder oder Arrays) dargestellt. Deklaration einer reellen Matrix mit m Zeilen und n Spalten

in FORTRAN: `DIMENSION A(m,n)` ,

in PASCAL: `VAR A: ARRAY[1..m,1..n] OF REAL;`.

Das Matrixelement a_{ij} wird

in FORTRAN durch `A(i,j)` und

in PASCAL und C durch `A[i,j]` oder `A[i][j]`

dargestellt.

▷ Darstellung einer komplexen Matrix auf dem Computer ist oft nur durch getrennte Behandlung von Real- und Imaginärteil möglich.
Deklaration einer komplexen Matrix mit m Zeilen und n Spalten
in FORTRAN: `COMPLEX A(m,n)` ,
in PASCAL:
```
VAR A: ARRAY[1..m,1..n] OF
      RECORD
        Re: REAL;
        Im: REAL
      END;
```
Während in FORTRAN Operationen mit dem Variablentyp COMPLEX definiert sind, müssen in PASCAL und C Operationen mit den Real- und Imaginärteilen getrennt vereinbart werden.
Auf das Matrixelement a_{ij} wird in FORTRAN genauso wie bei reellen Matrizen zugegriffen. In PASCAL wird auf den Real- und Imaginärteil getrennt zugegriffen:

Realteil von a_{ij} = `A[i,j].Re`

Imaginärteil von a_{ij} = `A[i,j].Im`

Hauptdiagonalelemente, die auf der Diagonalen von links oben nach rechts unten liegenden Matrixelemente:

$a_{11},\ a_{22},\ a_{33}, \ldots,$ d. h. alle a_{ij} mit $i = j$:

$(a_{ii}) = (a_{11},\ a_{22}, \ldots, a_{nn})$.

Nebendiagonalelemente, die auf der Diagonalen von rechts oben nach links unten liegenden Matrixelemente:

$a_{1,n},\ a_{2,n-1},\ a_{3,n-2}, \ldots,$ d. h. alle a_{ij} mit $j = n-(i-1),\ i,j \in \{1,\ldots,n\}$:

$(a_{i,n-(i-1)}) = (a_{1,n-1}, a_{2,n-2}, \ldots, a_{n,1})$.

Spur einer Matrix, Summe der Diagonalelemente einer $(n \times n)$-Matrix:

$$\mathrm{Sp}(\mathbf{A}) = a_{11} + a_{22} + \ldots + a_{nn} = \sum_{i=1}^{n} a_{ii}.$$

☐ Spur der (3×3)-Matrix $\mathbf{A}$:

$$\mathrm{Sp}(\mathbf{A}) = \mathrm{Sp}\begin{pmatrix} 1 & 3 & 4 \\ 2 & 4 & 2 \\ 3 & 4 & 7 \end{pmatrix} = 1 + 4 + 7 = 12.$$

Zeilen- und Spaltenvektoren

Zeilenvektor, Matrix, die nur eine Zeile (horizontal) hat (**Zeilenmatrix**) oder eine einzelne Zeile einer Matrix.

Spaltenvektor, Matrix, die nur eine Spalte (vertikal) hat (**Spaltenmatrix**) oder eine einzelne Spalte einer Matrix.

$$\text{Spaltenvektor:}\quad \mathbf{a} = \begin{pmatrix} a_1 \\ \vdots \\ a_n \end{pmatrix} \qquad \text{Zeilenvektor:}\quad \mathbf{a}^{\mathrm{T}} = (a_1, \cdots, a_n).$$

$\mathbf{a}^{\mathrm{T}}$ bezeichnet den zu $\mathbf{a}$ transponierten Vektor (siehe Abschnitt 9.2 über transponierte Matrizen).

□ Bezeichnen a_{ij} die Elemente der Matrix $\mathbf{A}$ mit n Zeilen und m Spalten und k eine natürliche Zahl zwischen 1 und m, bzw. l eine natürliche Zahl zwischen 1 und n. Dann nennt man

$$\begin{pmatrix} a_{1k} \\ \vdots \\ a_{nk} \end{pmatrix}$$

den k-ten Spaltenvektor bzw.

$$(a_{l1}, \cdots, a_{lm}).$$

den l-ten Zeilenvektor der Matrix $\mathbf{A}$.

▷ Jede **einreihige Matrix** kann als Vektor aufgefaßt werden. Umgekehrt kann jeder Vektor als $(1 \times n)$-Matrix aufgefaßt werden. **Skalare** können als (1×1)-Matrix aufgefaßt werden.

▷ Deklaration eines Vektors mit n Elementen

in FORTRAN: `DIMENSION A(n)`

in PASCAL: `TYPE A=ARRAY[1..n] OF REAL;`

Das Vektorelement a_i wird

in FORTRAN durch `A(i)` und

in PASCAL durch `A[i]` dargestellt.

▷ **Indexüberschreitung**: Falls der Index i nicht im zulässigen Bereich (zwischen einschließlich 1 und n) liegt, bricht PASCAL, falls man die Prüfung nicht extra abgeschaltet hat, mit einer Fehlermeldung ab (Range check error), FORTRAN aber nicht! Indexüberschreitungen müssen daher in FORTRAN-Programmen explizit ausgeschlossen werden.

9.2 Spezielle Matrizen

Transponierte, konjugierte und adjungierte Matrizen

Transponierte oder gestürzte Matrix $\mathbf{A}^{\mathrm{T}}$, entsteht aus der Matrix $\mathbf{A}$ durch Vertauschung der Zeilenvektoren mit den Spaltenvektoren (bei quadratischen Matrizen Spiegelung an der Hauptdiagonalen).

● Transponierte Matrix erhält man auch durch Vertauschung der Indizes:

$$a_{ji}^{\mathrm{T}} = a_{ij}.$$

● Wenn $\mathbf{A}$ eine $(m \times n)$-Matrix ist, so ist $\mathbf{A}^{\mathrm{T}}$ eine $(n \times m)$-Matrix.

□ Transponierte einer (2×3)-Matrix ist eine (3×2)-Matrix:

$$\begin{pmatrix} 1 & 3 & 9 \\ 2 & 4 & 6 \end{pmatrix}^{\mathrm{T}} = \begin{pmatrix} 1 & 2 \\ 3 & 4 \\ 9 & 6 \end{pmatrix}.$$

● Transponierte einer transponierten Matrix $(\mathbf{A}^{\mathrm{T}})^{\mathrm{T}}$ ist die ursprüngliche Matrix $\mathbf{A}$:

$$(\mathbf{A}^{\mathrm{T}})^{\mathrm{T}} = \mathbf{A}.$$

Konjugiert komplexe Matrix $\mathbf{A}^*$, entsteht aus der Matrix **A** durch komplexe Konjugation (siehe Abschnitt 15.1 über komplexe Zahlen) der einzelnen Matrixelemente:

$$a_{ij}^* = \mathrm{Re}(a_{ij}) - \mathrm{j} \cdot \mathrm{Im}(a_{ij}).$$

Adjungierte Matrix $\mathbf{A}^{\mathrm{H}}$, entsteht aus der Matrix **A** durch komplexe Konjugation und Transposition:

$$\mathbf{A}^{\mathrm{H}} = (\mathbf{A}^*)^{\mathrm{T}}.$$

Quadratische Matrizen

Quadratische Matrizen sind grundlegend bei linearen Abbildungen und Transformationen (siehe Computergrafik).

Quadratische Matrix (oder **$(n \times n)$-Matrix**), hat genau so viele Zeilen wie Spalten:

$$\mathbf{A} = \begin{pmatrix} a_{11} & \cdots & a_{1n} \\ \vdots & & \vdots \\ a_{n1} & \cdots & a_{nn} \end{pmatrix}, \quad n \in \mathbb{N}.$$

▷ Jede nicht quadratische Matrix kann durch Hinzufügen von Nullen zu einer quadratischen Matrix vervollständigt werden. Beachte: der Rang bleibt dabei unverändert!

▷ Zu jeder quadratischen Matrix existiert eine komplexe oder reelle Zahl $\det \mathbf{A}$, auch $|\mathbf{A}|$ geschrieben, die Determinante von **A**.

Symmetrische Matrix, quadratische Matrix, die ihrer Transponierten gleich ist:

$$\mathbf{A} = \mathbf{A}^{\mathrm{T}}.$$

● Symmetrische Matrizen sind spiegelsymmetrisch zu ihrer Hauptdiagonalen, es gilt

$$a_{ij} = a_{ji} \quad \text{für alle} \quad i, j.$$

□ Symmetrische Matrix:

$$\begin{pmatrix} 3 & -4 & 0 \\ -4 & 1 & 2 \\ 0 & 2 & 5 \end{pmatrix}.$$

Antisymmetrische oder **schiefsymmetrische Matrix**, eine quadratische Matrix, die dem Negativen ihrer Transponierten gleich ist:

$$\mathbf{A} = -\mathbf{A}^{\mathrm{T}}.$$

● Für antisymmetrische Matrizen gilt $a_{ij} = -a_{ji}$, alle Diagonalelemente sind gleich Null $a_{ii} = 0$. Somit verschwindet auch die Spur: $\mathrm{Sp}(\mathbf{A}) = 0$.

□ Antisymmetrische Matrix:

$$\begin{pmatrix} 0 & -3 & 2 \\ 3 & 0 & -5 \\ -2 & 5 & 0 \end{pmatrix}.$$

● Jede quadratische Matrix kann in eine Summe aus einer symmetrischen Matrix $\mathbf{A}_{\mathrm{s}}$ und einer antisymmetrischen Matrix $\mathbf{A}_{\mathrm{as}}$ zerlegt werden $\mathbf{A} = \mathbf{A}_{\mathrm{s}} + \mathbf{A}_{\mathrm{as}}$, mit:

$$\mathbf{A}_{\mathrm{s}} = \frac{1}{2}(\mathbf{A} + \mathbf{A}^{\mathrm{T}}), \qquad \mathbf{A}_{\mathrm{as}} = \frac{1}{2}(\mathbf{A} - \mathbf{A}^{\mathrm{T}}).$$

□ Zerlegung einer quadratischen Matrix in eine Summe einer symmetrischen und einer antisymmetrischen Matrix:

$$\begin{pmatrix} 2 & -5 & 8 \\ -3 & 1 & -9 \\ 2 & 5 & 3 \end{pmatrix} = \begin{pmatrix} 2 & -4 & 5 \\ -4 & 1 & -2 \\ 5 & -2 & 3 \end{pmatrix} + \begin{pmatrix} 0 & -1 & 3 \\ 1 & 0 & -7 \\ -3 & 7 & 0 \end{pmatrix}.$$

Hermitesche oder selbstadjungierte Matrix, quadratische Matrix, die ihrer Adjungierten gleich ist:

$$\mathbf{A} = \mathbf{A}^{\mathrm{H}} = (\mathbf{A}^*)^{\mathrm{T}}.$$

- Für hermitesche Matrizen gilt $a_{ij} = a_{ji}^*$.

Antihermitesche oder schiefhermitesche Matrix, quadratische Matrix, die dem Negativen ihrer Adjungierten gleich ist:

$$\mathbf{A} = -\mathbf{A}^{\mathrm{H}}.$$

- Für schiefhermitesche Matrizen gilt $a_{ij} = -a_{ji}^*$, $a_{ii} = 0$, $\mathrm{Sp}(\mathbf{A}) = 0$.
- Jede quadratische Matrix kann in eine Summe aus einer hermiteschen $\mathbf{A}_{\mathrm{h}}$ und einer antihermiteschen Matrix $\mathbf{A}_{\mathrm{ah}}$ zerlegt werden $\mathbf{A} = \mathbf{A}_{\mathrm{h}} + \mathbf{A}_{\mathrm{ah}}$, mit:

$$\mathbf{A}_{\mathrm{h}} = \frac{1}{2}(\mathbf{A} + \mathbf{A}^{\mathrm{H}}), \qquad \mathbf{A}_{\mathrm{ah}} = \frac{1}{2}(\mathbf{A} - \mathbf{A}^{\mathrm{H}}).$$

▷ Für reelle quadratische Matrizen reduzieren sich die hermiteschen Matrizen auf die symmetrischen und die schiefhermiteschen auf die schiefsymmetrischen Matrizen.

Unitäre Matrix, **A** ist unitär, wenn die Multiplikation von **A** mit ihrer adjungierten $\mathbf{A}^{\mathrm{H}}$ die Einheitsmatrix ergibt.

$$(\mathbf{A} \cdot \mathbf{A}^{\mathrm{H}}) = \mathbf{A} \cdot (\mathbf{A}^*)^{\mathrm{T}} = \mathbf{E}.$$

Dreiecksmatrizen

Rechte oder obere Dreiecksmatrix R („R" von rechts), eine Matrix, in der alle Elemente unterhalb bzw. links der Hauptdiagonalen gleich Null sind:

$$a_{ij} = 0 \text{ für alle } i > j \qquad \mathbf{R} = \begin{pmatrix} a_{11} & a_{12} & \cdots & a_{1n} \\ 0 & a_{22} & & \vdots \\ \vdots & \ddots & \ddots & \vdots \\ 0 & \cdots & 0 & a_{nn} \end{pmatrix}.$$

Linke oder untere Dreiecksmatrix L („L" von links), eine Matrix, in der alle Elemente oberhalb bzw. rechts der Hauptdiagonalen gleich Null sind:

$$a_{ij} = 0 \text{ für alle } i < j \qquad \mathbf{L} = \begin{pmatrix} a_{11} & 0 & \cdots & 0 \\ a_{21} & a_{22} & \ddots & \vdots \\ \vdots & & \ddots & 0 \\ a_{n1} & \cdots & \cdots & a_{nn} \end{pmatrix}.$$

▷ Im Englischen werden meist die Abkürzungen **L** für lower (=untere) und **U** für upper (=obere) verwendet.

☐ Linke Dreiecksmatrix bzw. rechte Dreiecksmatrix:

$$\mathbf{L} = \begin{pmatrix} 1 & 0 & 0 \\ 3 & 4 & 0 \\ 3 & 2 & 1 \end{pmatrix} \quad \text{bzw.} \quad \mathbf{R} = \begin{pmatrix} 1 & 7 & 2 \\ 0 & 4 & 2 \\ 0 & 0 & 1 \end{pmatrix}.$$

- Transponierte einer rechten Dreiecksmatrix ist eine linke Dreiecksmatrix und umgekehrt.

$$\mathbf{R}^{\mathrm{T}} = \mathbf{L}, \qquad \mathbf{L}^{\mathrm{T}} = \mathbf{R}.$$

☐ Transponierte einer Dreiecksmatrix:

$$\mathbf{L}^{\mathrm{T}} = \begin{pmatrix} 5 & 0 & 0 \\ 3 & 4 & 0 \\ 1 & 2 & 4 \end{pmatrix}^{\mathrm{T}} = \begin{pmatrix} 5 & 3 & 1 \\ 0 & 4 & 2 \\ 0 & 0 & 4 \end{pmatrix} = \mathbf{R}.$$

▷ **LR-Zerlegung**: Jede Matrix läßt sich durch Zeilenvertauschungen so umformen, daß sie sich in ein Produkt aus einer linken und einer rechten Dreiecksmatrix zerlegen läßt. Dies wird bei der numerischen Lösung linearer Gleichungssysteme benutzt (vgl. Gauß-Algorithmus).

▷ Die **Determinante einer Dreiecksmatrix** ist das **Produkt** (nicht wie bei der Spur die Summe) der Diagonalelemente:

$$\det\mathbf{L} = a_{11} \cdot a_{22} \cdots a_{nn} = \prod_{i=1}^{n} a_{ii}, \quad \text{gilt analog auch für} \quad \det\mathbf{R}!$$

Stufenmatrix, Matrix in Zeilen- oder Spaltenstufenform:

$$\begin{pmatrix} * & \cdot & \cdot & \cdot & \cdot \\ 0 & * & * & \cdot & \cdot \\ 0 & 0 & 0 & * & \cdot \\ \cdot & \cdot & 0 & 0 & * \\ \cdot & \cdot & \cdot & 0 & 0 \end{pmatrix}.$$

Stufenränder sind durch Sterne markiert. Sterne ($*$) stehen für Zahlen $a_{ij} \neq 0$. Unter den Sternen stehen ausschließlich Nullen.

Trapezmatrix, $(m \times n)$-Matrix in Trapezform, mit $m-k$ Nullzeilen:

$$\left(\begin{array}{cccc|cccc} a_{11} & a_{12} & \cdots & a_{1k} & a_{1k+1} & \cdots & \cdots & a_{1n} \\ 0 & a_{22} & & \vdots & \vdots & & & \vdots \\ \vdots & \ddots & \ddots & \vdots & \vdots & & & \vdots \\ 0 & \cdots & 0 & a_{kk} & a_{kk+1} & \cdots & \cdots & a_{kn} \\ \hline 0 & \cdots & \cdots & 0 & 0 & \cdots & \cdots & 0 \\ \vdots & \ddots & & \vdots & \vdots & \ddots & & \vdots \\ \vdots & & \ddots & \vdots & \vdots & & \ddots & \vdots \\ 0 & \cdots & \cdots & 0 & 0 & \cdots & \cdots & 0 \end{array}\right).$$

▷ Die Trapezmatrix wird häufig für die erweiterte Koeffizientenmatrix beim Lösen von linearen Gleichungssystemen gebraucht.

▷ Stufenmatrizen, Trapezmatrizen und Dreiecksmatrizen sind beim praktischen Lösen von gestaffelten Gleichungssystemen von großer Bedeutung, siehe Abschnitt über numerische Lösung von linearen Gleichungssystemen.

Diagonalmatrizen

Diagonalmatrix, quadratische Matrix, in der alle Elemente außerhalb der Hauptdiagonalen Null sind.

$$\mathbf{D} = \begin{pmatrix} a_{11} & 0 & \cdots & 0 \\ 0 & a_{22} & \ddots & \vdots \\ \vdots & \ddots & \ddots & 0 \\ 0 & \cdots & 0 & a_{nn} \end{pmatrix}, \quad a_{ij} = 0 \quad \text{für alle} \quad i \neq j.$$

- Jede Diagonalmatrix ist gleichzeitig rechte und linke Dreiecksmatrix.
- Jede Diagonalmatrix ist symmetrisch.
- Transponierte einer Diagonalmatrix ist wieder die gleiche Matrix:

  $\mathbf{D}^{\mathrm{T}} = \mathbf{D}$.

□ $\mathbf{D}^{\mathrm{T}} = \begin{pmatrix} 5 & 0 & 0 \\ 0 & 9 & 0 \\ 0 & 0 & 4 \end{pmatrix}^{\mathrm{T}} = \begin{pmatrix} 5 & 0 & 0 \\ 0 & 9 & 0 \\ 0 & 0 & 4 \end{pmatrix} = \mathbf{D}.$

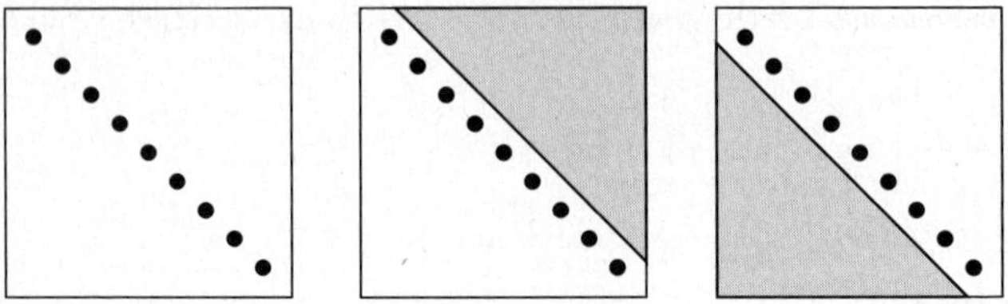

Diagonalmatrix, rechte Dreiecksmatrix, linke Dreiecksmatrix. •: Hauptdiagonalelement

Tridiagonalmatrix, quadratische Matrix, bei der alle Matrixelemente gleich Null sind, außer denen, die auf der Hauptdiagonalen a_{ij}, $i = j$ und der eins darunter oder eins darüber liegenden Diagonalen a_{ij}, $i = j \pm 1$ liegen:

$$a_{ij} = 0 \text{ für } |i-j| > 1.$$

Bandmatrix, quadratische Matrix, bei der alle Matrixelemente gleich Null sein müssen, außer denen, die auf der Hauptdiagonalen und k darüber und l darunter liegenden Diagonalen a_{ij} $j \leq i+k$ bzw. a_{ij} $i \leq j+l$ liegen. Die Matrixelemente ungleich Null sind alle auf einem diagonal verlaufenden „Band" angeordnet:

$$a_{ij} = 0 \quad \text{für} \quad i-j > l, \quad j-i > k, \quad l < n.$$

Rechte Hessenbergmatrix, quadratische Matrix, bei der alle Matrixelemente gleich Null sind, die unterhalb der ersten linken Diagonalen, a_{ij}, $i = j+1$ liegen:

$$a_{ij} = 0 \quad \text{für} \quad i-j > 1.$$

Linke Hessenbergmatrix, quadratische Matrix, bei der alle Matrixelemente gleich Null sind, die oberhalb der ersten rechten Diagonalen a_{ij}, $i = j-1$ liegen:

$$a_{ij} = 0 \quad \text{für} \quad j-i > 1.$$

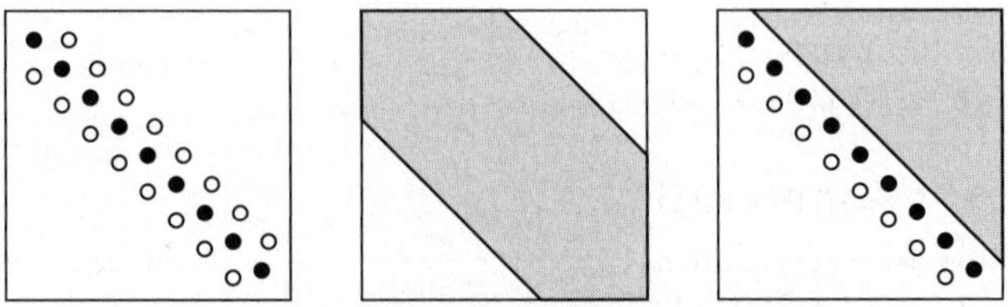

Tridiagonalmatrix, Bandmatrix, rechte Hessenbergmatrix.
•: Hauptdiagonalelement, ○: Diagonalelement

Einheitsmatrix E (auch mit **I** bezeichnet, siehe identische Abbildung), quadratische Matrix, deren Hauptdiagonalelemente gleich Eins und alle anderen Matrixelemente gleich Null sind:

$$\mathbf{E} = \begin{pmatrix} 1 & 0 & \cdots & 0 \\ 0 & 1 & \ddots & \vdots \\ \vdots & \ddots & \ddots & 0 \\ 0 & \cdots & 0 & 1 \end{pmatrix}.$$

□ Die (3×3)-Einheitsmatrix:

$$\mathbf{E}_{(3,3)} = \begin{pmatrix} 1 & 0 & 0 \\ 0 & 1 & 0 \\ 0 & 0 & 1 \end{pmatrix}.$$

Skalarmatrix, Diagonalmatrix, deren Hauptdiagonalelemente alle gleich c und alle anderen Matrixelemente gleich Null sind:

$$\mathbf{S} = \begin{pmatrix} c & 0 & \cdots & 0 \\ 0 & c & \ddots & \vdots \\ \vdots & \ddots & \ddots & 0 \\ 0 & \cdots & 0 & c \end{pmatrix} = c \begin{pmatrix} 1 & 0 & \cdots & 0 \\ 0 & 1 & \ddots & \vdots \\ \vdots & \ddots & \ddots & 0 \\ 0 & \cdots & 0 & 1 \end{pmatrix} = c\mathbf{E}.$$

□ (2×2)-Skalarmatrix:

$$\mathbf{S} = \begin{pmatrix} 2 & 0 \\ 0 & 2 \end{pmatrix}.$$

Nullmatrix 0, alle Matrixelemente sind gleich Null:

$$\mathbf{0} = \begin{pmatrix} 0 & 0 & \cdots & 0 \\ 0 & 0 & \ddots & \vdots \\ \vdots & \ddots & \ddots & 0 \\ 0 & \cdots & 0 & 0 \end{pmatrix}.$$

□ Die (2×4)-Nullmatrix:

$$\mathbf{0} = \begin{pmatrix} 0 & 0 & 0 & 0 \\ 0 & 0 & 0 & 0 \end{pmatrix}.$$

Eine Zeilen-Nullmatrix (entspricht dem Nullvektor):

$$\mathbf{0} = \begin{pmatrix} 0 & 0 & 0 & 0 & 0 \end{pmatrix}.$$

▷ Für beliebige verknüpfbare Matrizen gilt (siehe Addition bzw. Multiplikation von Matrizen):

$$\mathbf{A} + \mathbf{0} = \mathbf{0} + \mathbf{A} = \mathbf{A} \quad \text{und} \quad \mathbf{A0} = \mathbf{0A} = \mathbf{0}.$$

● **Gleichheit von Matrizen**, zwei Matrizen **A** und **B** sind genau dann **gleich**, $\mathbf{A} = \mathbf{B}$, wenn sie vom gleichen **Typ** sind, d. h. die gleiche Anzahl von Zeilen und Spalten haben, und alle sich entsprechenden Matrixelemente jeweils gleich sind:

$$\mathbf{A} = \mathbf{B} \Leftrightarrow a_{ij} = b_{ij} \text{ für alle } i = 1, \ldots, n, \; j = 1, \ldots, m.$$

▷ Aus $\det \mathbf{A} = \det \mathbf{B}$ folgt **nicht** $\mathbf{A} = \mathbf{B}$, (siehe Determinanten)!

9.3 Operationen mit Matrizen

▷ Matrizen können nur unter bestimmten geeigneten Voraussetzungen addiert, subtrahiert, multipliziert, potenziert, differenziert und integriert werden!

Addition und Subtraktion von Matrizen

Zur Matrix **A** kann Matrix **B** addiert oder subtrahiert werden, wenn ihre Matrixelemente vom gleichen Typ sind und sie die gleiche Anzahl von Zeilen und Spalten haben.

● Matrizen werden **elementweise** addiert bzw. subtrahiert, indem ihre sich entsprechenden Matrixelemente addiert bzw. subtrahiert werden.

$$\mathbf{A} \pm \mathbf{B} = \mathbf{C} \qquad \Leftrightarrow \qquad a_{ij} \pm b_{ij} = c_{ij}.$$

▷ Programmsequenz zur Addition von Matrizen.

```
BEGIN Addition von Matrizen
INPUT A[1..m,1..n],B[1..m,1..n]
  FOR i:= 1 TO m DO
    FOR j:= 1 TO n DO
      C[i,j]:= A[i,j] + B[i,j]
    ENDDO
```

```
  ENDDO
OUTPUT C[1..m,1..n]
END Addition von Matrizen
```

□ Addition zweier Matrizen:

$$\begin{pmatrix} 1 & 3 \\ 2 & 4 \end{pmatrix} + \begin{pmatrix} 2 & 3 \\ 0 & 4 \end{pmatrix} = \begin{pmatrix} 3 & 6 \\ 2 & 8 \end{pmatrix}.$$

Rechenregeln:

- Summenmatrix $\mathbf{A}+\mathbf{B}$ und Differenzmatrix $\mathbf{A}-\mathbf{B}$ sind wieder $(m \times n)$-Matrizen.
- Kommutativgesetz der Matrixaddition.
  $\mathbf{A}+\mathbf{B} = \mathbf{B}+\mathbf{A}$, komponentenweise: $a_{ij}+b_{ij} = b_{ij}+a_{ij}$.

▷ Im Gegensatz zur Addition ist die Multiplikation zweier Matrizen **nicht** kommutativ (siehe Multiplikation von Matrizen).

- Assoziativgesetz der Addition von Matrizen:
  $(\mathbf{A}+\mathbf{B})+\mathbf{C} = \mathbf{A}+(\mathbf{B}+\mathbf{C})$, $(a_{ij}+b_{ij})+c_{ij} = a_{ij}+(b_{ij}+c_{ij})$.
- **Nullelement**: $\mathbf{A}+\mathbf{0} = \mathbf{0}+\mathbf{A} = \mathbf{A}$.
- **Negative Matrix**: $\mathbf{A}+(-\mathbf{A}) = \mathbf{0}$.
- **Transponierte einer Summe**: $(\mathbf{A}+\mathbf{B})^{\mathrm{T}} = \mathbf{A}^{\mathrm{T}}+\mathbf{B}^{\mathrm{T}}$.
- Die Menge aller $(m \times n)$-Matrizen, deren Elemente reelle Zahlen sind, bilden bezüglich der Matrixaddition eine Abelsche Gruppe.

Multiplikation einer Matrix mit skalarem Faktor *c*

Eine Matrix kann mit einer reellen oder komplexen Zahl c (skalarer Faktor) multipliziert werden.

- Eine Matrix wird mit einem Faktor c multipliziert, indem **jedes** einzelne Element a_{ij} mit c multipliziert wird.

$$\mathbf{C} = c\,\mathbf{A} = c \begin{pmatrix} a_{11} & \cdots & a_{1n} \\ \vdots & \ddots & \vdots \\ a_{m1} & \cdots & a_{mn} \end{pmatrix} = \begin{pmatrix} ca_{11} & \cdots & ca_{1n} \\ \vdots & \ddots & \vdots \\ ca_{m1} & \cdots & ca_{mn} \end{pmatrix}.$$

▷ Multiplikation einer Matrix mit einem Skalar kann auch als Multiplikation mit einer Skalarmatrix aufgefaßt werden:
$c\mathbf{A} = (c\mathbf{E})\mathbf{A}$.

▷ **Division** durch einen skalaren Faktor $d \neq 0$ kann als Multiplikation mit $1/d$ aufgefaßt werden.

- Ein allen Matrixelementen gemeinsamer Faktor c kann vor die Matrix gezogen werden. Division durch Null ist nicht erlaubt.

□ Skalarmatrix:

$$\begin{pmatrix} c & 0 & \cdots & 0 \\ 0 & c & \ddots & \vdots \\ \vdots & \ddots & \ddots & 0 \\ 0 & \cdots & 0 & c \end{pmatrix} = c\,\mathbf{E} = c \begin{pmatrix} 1 & 0 & \cdots & 0 \\ 0 & 1 & \ddots & \vdots \\ \vdots & \ddots & \ddots & 0 \\ 0 & \cdots & 0 & 1 \end{pmatrix}.$$

Rechenregeln der Matrixaddition und **Multiplikation** mit einem **Skalar**:
(Auftretende Summen und Produkte müssen definiert sein!)

- Die Multiplikation einer Matrix mit Faktoren c und d (reelle oder komplexe Zahlen) ist kommutativ, assoziativ und distributiv.
- **Kommutativgesetz**:
  $c\mathbf{A} = \mathbf{A}c$,

- **Assoziativgesetz**:
  $c(d\mathbf{A}) = (cd)\mathbf{A}$,
- **Distributivgesetze**:
  $(c \pm d)\mathbf{A} = c\mathbf{A} \pm d\,\mathbf{A}$,
  $c(\mathbf{A} \pm \mathbf{B}) = c\mathbf{A} \pm c\mathbf{B}$,
- Multiplikation mit dem Einselement, Einheitsmatrix **E**, Identische Abbildung:
  $1\mathbf{A} = \mathbf{EA} = \mathbf{A}$.
- Die Matrizen (lineare Abbildungen) bilden in bezug auf die Addition und die Multiplikation mit einem Skalar einen **Vektorraum**.

Multiplikation von Vektoren, Skalarprodukt

Die Multiplikation zweier Vektoren ist auf drei verschiedene Weisen definiert: Je nachdem, ob man das **Skalarprodukt**, das **Vektorprodukt** oder das **dyadische Produkt** bildet, erhält man als Ergebnis einen Skalar, einen Vektor oder eine Matrix.

▷ Skalarprodukt und Vektorprodukt zweier Vektoren **a** und **b** sind nur definiert, wenn **a** und **b** die gleiche Anzahl von Elementen (Komponenten) haben. Beim dyadischen Produkt können **a** und **b** verschiedene Anzahlen von Elementen haben.

Skalarprodukt der Vektoren **a** und **b** mit **jeweils** n Elementen, gekennzeichnet durch einen Punkt, ist ein **Skalar** (= reelle oder komplexe Zahl!), die Summe der Produkte der sich entsprechenden Elemente (siehe Vektorrechnung für Anwendungen in der Geometrie und siehe Computergrafik):

$$\mathbf{a} \cdot \mathbf{b} = a_1 b_1 + a_2 b_2 + \cdots + a_n b_n = \sum_{i=1}^{n} a_i b_i .$$

Das Produkt zweier Matrizen wird manchmal auch als Skalarprodukt bezeichnet.

▷ Man kann das Skalarprodukt zweier Vektoren (gekennzeichnet durch einen Punkt) auch als Skalarprodukt einer Zeilenmatrix mit einer Spaltenmatrix (kein Punkt) auffassen, dann ist aber die **Reihenfolge** von $\mathbf{a}^{\mathrm{T}}$ und **b wichtig**:

$\mathbf{a} \cdot \mathbf{b} = \mathbf{a}^{\mathrm{T}}\mathbf{b} \neq \mathbf{b}\mathbf{a}^{\mathrm{T}}$.

Das Skalarprodukt $\mathbf{a}^{\mathrm{T}}\mathbf{b}$ ist eine **Zahl**, deutlich zu unterscheiden vom dyadischen Produkt $\mathbf{b}\mathbf{a}^{\mathrm{T}}$, welches eine **Matrix** ergibt.

□ Skalarprodukt von einem Zeilenvektor (Zeilenmatrix) mit einem Spaltenvektor (Spaltenmatrix):

$$\mathbf{a}^{\mathrm{T}}\mathbf{b} = (a_1 \cdots a_n) \begin{pmatrix} b_1 \\ \vdots \\ b_n \end{pmatrix} = a_1 b_1 + a_2 b_2 + a_3 b_3 + \ldots + a_n b_n = \sum_{i=1}^{n} a_i b_i .$$

Vektorprodukt oder **Kreuzprodukt** $\mathbf{a} \times \mathbf{b}$ von zwei drei-komponentigen Vektoren **a** und **b**, gekennzeichnet durch ein Kreuz zwischen den Vektoren (siehe Vektorrechnung), ergibt einen Vektor.

Dyadisches Produkt oder **tensorielles Produkt**, Produkt zweier Vektoren **a** mit m Elementen und **b** mit n Elementen, das eine $(m \times n)$-Matrix ergibt. Die Elemente c_{ij} der Dyade **C** aus den Vektoren **a** und **b** sind gegeben durch:

$c_{ij} = a_i b_j$.

- Das dyadische Produkt kann als Matrixprodukt (siehe Multiplikation von Matrizen) definiert werden:
  $\mathbf{C} = \mathbf{a}\mathbf{b}^{\mathrm{T}}$.

  a: Matrix mit einer Spalte (= Spaltenvektor).
  $\mathbf{b}^{\mathrm{T}}$: Matrix mit einer Zeile (= Zeilenvektor).

☐ Dyadisches Produkt:

$$\mathbf{a} = \begin{pmatrix} 1 \\ 3 \\ 2 \end{pmatrix}, \quad \mathbf{b}^{\mathrm{T}} = (2,\, 1,\, 4), \quad \mathbf{C} = \mathbf{a}\mathbf{b}^{\mathrm{T}},$$

$$\mathbf{a}\mathbf{b}^{\mathrm{T}} = \begin{pmatrix} 1 \\ 3 \\ 2 \end{pmatrix} (2,1,4) = \begin{pmatrix} 2 & 1 & 4 \\ 6 & 3 & 12 \\ 4 & 2 & 8 \end{pmatrix} = \mathbf{C}.$$

☐ Das dyadische Produkt aus dem Vektor **a** mit $a_i = i$, $i = 1, \ldots, 10$ mit sich selbst (= Matrixprodukt von **a** mit $\mathbf{a}^{\mathrm{T}}$) ergibt die quadratische symmetrische (10×10)-Matrix:

$\mathbf{C} = \mathbf{a}\mathbf{a}^{\mathrm{T}}$ mit $c_{ij} = i \cdot j$,

die als Matrixelemente alle möglichen Produkte der Zahlen von 1 bis 10 enthält, also das kleine **Einmaleins**:

$$\mathbf{C} = \begin{pmatrix} 1 & 2 & 3 & 4 & 5 & 6 & 7 & 8 & 9 & 10 \\ 2 & 4 & 6 & 8 & 10 & 12 & 14 & 16 & 18 & 20 \\ 3 & 6 & 9 & 12 & 15 & 18 & 21 & 24 & 27 & 30 \\ 4 & 8 & 12 & 16 & 20 & 24 & 28 & 32 & 36 & 40 \\ 5 & 10 & 15 & 20 & 25 & 30 & 35 & 40 & 45 & 50 \\ 6 & 12 & 18 & 24 & 30 & 36 & 42 & 48 & 54 & 60 \\ 7 & 14 & 21 & 28 & 35 & 42 & 49 & 56 & 63 & 70 \\ 8 & 16 & 24 & 32 & 40 & 48 & 56 & 64 & 72 & 80 \\ 9 & 18 & 27 & 36 & 45 & 54 & 63 & 72 & 81 & 90 \\ 10 & 20 & 30 & 40 & 50 & 60 & 70 & 80 & 90 & 100 \end{pmatrix}.$$

Multiplikation einer Matrix mit einem Vektor

Multiplikation einer $(m \times n)$-Matrix A mit einem n-dimensionalen Spaltenvektor x ergibt einen Spaltenvektor **b** mit m Zeilen (Komponenten):

$$\mathbf{A}\mathbf{x} = \mathbf{b},$$

$$\begin{pmatrix} a_{11} & \cdots & a_{1n} \\ \vdots & & \vdots \\ a_{m1} & \cdots & a_{mn} \end{pmatrix} \begin{pmatrix} x_1 \\ \vdots \\ x_n \end{pmatrix} = \begin{pmatrix} a_{11}x_1 + a_{12}x_2 + \cdots + a_{1n}x_n \\ \vdots \\ a_{m1}x_1 + a_{m2}x_2 + \cdots + a_{mn}x_n \end{pmatrix} = \begin{pmatrix} b_1 \\ \vdots \\ b_m \end{pmatrix}.$$

▷ Dies ist die Kurzschreibweise für lineare Gleichungssysteme, **A** heißt Systemmatrix, **b** Konstantenvektor, **x** Lösungs- oder Systemvektor.

Die Komponenten b_i erhält man als Skalarprodukt zwischen den Zeilenvektoren $\mathbf{a}_i$ der Matrix **A** und dem Vektor **x**:

$$b_i = \mathbf{a}_i \cdot \mathbf{x} = a_{i1}x_1 + a_{i2}x_2 + \cdots + a_{in}x_n = \sum_{j=1}^{n} a_{ij}x_j\,, \quad i = 1, \ldots, m.$$

☐ Multiplikation einer Matrix mit einem Vektor:

$$\begin{pmatrix} 1 & 3 & 2 \\ 2 & 4 & 0 \\ 3 & 2 & 1 \end{pmatrix} \begin{pmatrix} 2 \\ 1 \\ 4 \end{pmatrix} = \begin{pmatrix} 13 \\ 8 \\ 12 \end{pmatrix}.$$

▷ Das Produkt der Matrix **A** mit der Vektor **x** ist nur definiert, wenn **A** genau so viele Spalten wie **x** Zeilen (Komponenten) hat.

Multiplikation von Matrizen

▷ Das Produkt **AB** der Matrix **A** mit der Matrix **B** ist nur definiert, wenn **A** genauso viele Spalten wie **B** Zeilen hat.

☐ $\mathbf{A}_{(3,3)}\mathbf{B}_{(2,3)}$ ist nicht definiert!
$\mathbf{A}_{(3,3)}$ hat drei Spalten, aber $\mathbf{B}_{(2,3)}$ nur zwei Zeilen!

Matrixprodukt oder **Skalarprodukt** der Matrix **A** mit der Matrix **B**, ergibt die Matrix $\mathbf{C} = \mathbf{AB}$, deren Elemente die Skalarprodukte der Zeilenvektoren von **A** mit den Spaltenvektoren der Matrix **B** sind.
Bezeichnet $\mathbf{a}_i$ den i-ten Zeilenvektor von **A** und $\mathbf{b}_j$ den j-ten Spaltenvektor von **B**, dann sind die Elemente c_{ij} von $\mathbf{C} = \mathbf{AB}$ gegeben durch die Zahl (Skalarprodukt!)

$$c_{ij} = \mathbf{a}_i \cdot \mathbf{b}_j = \sum_{l=1}^{n} a_{il} b_{lj}.$$

Das Skalarprodukt zwischen den Zeilenvektoren $\mathbf{a}_i$ $i = 1, \ldots, n$ und den Spaltenvektoren $\mathbf{b}_j$ $j = 1, \ldots, m$ ist hier durch einen Punkt gekennzeichnet.

☐ Matrixprodukt:

$$\begin{pmatrix} 1 & 3 \\ 2 & 4 \end{pmatrix} \begin{pmatrix} 2 & 3 \\ 0 & 4 \end{pmatrix} = \begin{pmatrix} 1\cdot 2 + 3\cdot 0 & 1\cdot 3 + 3\cdot 4 \\ 2\cdot 2 + 4\cdot 0 & 2\cdot 3 + 4\cdot 4 \end{pmatrix} = \begin{pmatrix} 2 & 15 \\ 4 & 22 \end{pmatrix}.$$

● **Typ-Regel**: Multipliziert man eine Matrix $\mathbf{A}_{(m,l)}$ mit m Zeilen und l Spalten mit einer Matrix $\mathbf{B}_{(l,n)}$ mit l Zeilen und n Spalten, so ist das Ergebnis eine Matrix mit m Zeilen und n Spalten:

$$\mathbf{C}_{(m,n)} = \mathbf{A}_{(m,l)}\mathbf{B}_{(l,n)}.$$

Spaltenzahl = Anzahl der Elemente in der **Zeile**.
Zeilenzahl = Anzahl der Elemente in der **Spalte**.
Anzahl der Elemente in der Zeile von **A** = Anzahl der Elemente in der Spalte von **B**.

● Spaltenzahl l von **A** muß gleich der Zeilenzahl l von **B** sein.

$$\mathbf{A}_{(m,l)}\mathbf{B}_{(l,n)} = \mathbf{C}_{(m,n)}.$$

▷ Innere Dimensionen l sind gleich, Multiplikation ist möglich.

▷ Äußere Dimensionen m sowie n entsprechen den Dimensionen $m \times n$ des Resultats.

▷ Reihenfolge der Matrixmultiplikation ist wichtig: $\mathbf{AB} \neq \mathbf{BA}$

$$\mathbf{A}_{(m,l)}\mathbf{B}_{(l,m)} \neq \mathbf{B}_{(l,m)}\mathbf{A}_{(m,l)}.$$

▷ Programmsequenz zur Multiplikation einer $(m \times n)$-Matrix **A** mit einer $(n \times l)$-Matrix **B**. Das Ergebnis wird in die $(m \times l)$-Matrix **C** gespeichert.

```
BEGIN Matrizenmultiplikation
INPUT m, n, l
INPUT a[i,k], i=1..m, k=1..n
INPUT b[i,k], i=1..n, k=1..l
FOR i = 1 TO m DO
  FOR j = 1 TO l DO
    sum := 0
    FOR k = 1 TO n DO
      sum := sum + a[i,k]*b[k,j]
    ENDDO
    c[i,j] := sum
  ENDDO
ENDDO
OUTPUT c[i,k], i=1..m, k=1..l
END Matrizenmultiplikation
```

Rechenregeln der Matrixmultiplikation

● Die Matrixmultiplikation vermittelt eine **lineare Abbildung** oder **lineare Transformation** $\mathbf{x} \to \mathbf{x}' = \mathbf{A}\mathbf{x}$.

$$\mathbf{A}(\mathbf{x}+\mathbf{y}) = \mathbf{Ax} + \mathbf{Ay}, \qquad \mathbf{A}(c\mathbf{x}) = c\mathbf{Ax}.$$

▷ Anwendungen bei Rotation, Translation, Inversion und Skalierung in der Computergrafik.

● Auftretende Summen und Produkte müssen definiert sein!

● $c\mathbf{AB} = \mathbf{A}(c\mathbf{B}) = c(\mathbf{AB})$.

● **Assoziativgesetz:** $(\mathbf{AB})\mathbf{C} = \mathbf{A}(\mathbf{BC}) = \mathbf{ABC}$.

● Matrizenmultiplikation ist im allgemeinen **nicht** kommutativ!

$\mathbf{AB} \neq \mathbf{BA}$.

▷ Die Reihenfolge der Matrizen darf nicht vertauscht werden:

$\mathbf{A}_{(2,3)}\mathbf{B}_{(3,3)} = \mathbf{C}_{(2,3)}$,

$\mathbf{B}_{(3,3)}\mathbf{A}_{(2,3)}$ ist nicht definiert!

□ Umgekehrtes Produkt (siehe oben):

$$\begin{pmatrix} 2 & 3 \\ 0 & 4 \end{pmatrix}\begin{pmatrix} 1 & 3 \\ 2 & 4 \end{pmatrix} = \begin{pmatrix} 2\cdot1+3\cdot2 & 2\cdot3+3\cdot4 \\ 0\cdot1+4\cdot2 & 0\cdot3+4\cdot4 \end{pmatrix} = \begin{pmatrix} 8 & 18 \\ 8 & 16 \end{pmatrix}.$$

▷ Wichtiger Unterschied
Skalarprodukt $\mathbf{a}^{\mathrm{T}}\mathbf{b}$: Ergebnis ist ein **Skalar**,
dyadisches Produkt $\mathbf{b}\mathbf{a}^{\mathrm{T}}$: Ergebnis ist eine **Matrix**!

$\mathbf{a}^{\mathrm{T}}\mathbf{b} \neq \mathbf{b}\mathbf{a}^{\mathrm{T}}$

▷ Skalarprodukt und dyadisches Produkt sind Spezialfälle des allgemeinen Matrixproduktes.

Kommutative Matrizen, zwei quadratische Matrizen, für die gilt:

$\mathbf{AB} = \mathbf{BA}$.

▷ Das umgekehrte Produkt $\mathbf{B}_{(l,n)}\mathbf{A}_{(m,l)}$ ist nur definiert für $n = m$, aber die Matrixmultiplikation ist nicht kommutativ.:

● **Distributivgesetze:**

$\mathbf{A}(\mathbf{B}+\mathbf{C}) = \mathbf{AB}+\mathbf{AC}$,

$(\mathbf{B}+\mathbf{C})\mathbf{A} = \mathbf{BA}+\mathbf{CA}$.

● **Einselement: Einheitsmatrix** $\mathbf{AE} = \mathbf{A}$,

● **Nullelement: Nullmatrix** $\mathbf{A0} = \mathbf{0}$,

● **Nullteiler:** $\mathbf{AB} = \mathbf{0} \not\Rightarrow \mathbf{A} = \mathbf{0}$ oder $\mathbf{B} = \mathbf{0}$,

● $\mathbf{AB} = \mathbf{AC} \not\Rightarrow \mathbf{B} = \mathbf{C}$.

● Die transponierte Matrix eines Produktes zweier Matrizen ist gleich dem Produkt der zwei transponierten Matrizen in umgekehrter Reihenfolge

$(\mathbf{AB})^{\mathrm{T}} = \mathbf{B}^{\mathrm{T}}\mathbf{A}^{\mathrm{T}}$.

▷ Genügt $\mathbf{y}$ dem Gleichungssystem $\mathbf{Ay} = \mathbf{b}$ und $\mathbf{x}$ dem Gleichungssystem $\mathbf{Bx} = \mathbf{y}$, so gilt: $(\mathbf{AB})\mathbf{x} = \mathbf{b}$.

Multiplikation mit einer Diagonalmatrix

● Eine Matrix **A** wird mit einer Diagonalmatrix **D** von links bzw. von rechts multipliziert, indem jedes Element einer Zeile bzw. Spalte von **A** mit dem Diagonalelement der entsprechenden Zeile bzw. Spalte von **D** multipliziert wird.

$(\mathbf{DA})_{ij} = d_{ii}a_{ij}$ bzw. $(\mathbf{AD})_{ij} = a_{ij}d_{jj}$.

● **Identische Abbildung** der Matrix **A**, d. h. die Multiplikation der Matrix **A** mit der Einheitsmatrix **E**.

● Multiplikationen mit der Skalarmatrix $\mathbf{S} = c\mathbf{E}$ oder der Einheitsmatrix **E** sind kommutativ:

$\mathbf{AS} = \mathbf{SA} = c\mathbf{A}$,

$\mathbf{AE} = \mathbf{EA} = \mathbf{A}$.

- Multiplikation einer Matrix **A** mit der Nullmatrix **0** ergibt die Nullmatrix.

  $\mathbf{A0} = \mathbf{0A} = \mathbf{0}$.

▷ Die Umkehrung gilt i. allg. jedoch nicht!

- Aus $\mathbf{AB} = \mathbf{BA} = \mathbf{0}$ folgt nicht notwendig, daß **A** oder **B** gleich Null ist!

Nullteiler A und **B**, weder **A** noch **B** sind Nullmatrizen, doch **AB** ist Nullmatrix.

$$\mathbf{AB} = \mathbf{BA} = \mathbf{0} \quad \text{aber} \quad \mathbf{A} \neq \mathbf{0} \quad \text{und} \quad \mathbf{B} \neq \mathbf{0}.$$

□ Zwei Matrizen, die ungleich Null sind, deren Produkt aber Null ergibt:

$$\begin{pmatrix} 2 & 0 & 1 & 0 \\ 0 & -3 & 0 & 1 \\ 4 & 0 & 2 & 0 \\ 0 & 9 & 0 & -3 \end{pmatrix} \begin{pmatrix} -1 & 0 & 1 & 0 \\ 0 & 1 & 0 & 2 \\ 2 & 0 & -2 & 0 \\ 0 & 3 & 0 & 6 \end{pmatrix} = \begin{pmatrix} 0 & 0 & 0 & 0 \\ 0 & 0 & 0 & 0 \\ 0 & 0 & 0 & 0 \\ 0 & 0 & 0 & 0 \end{pmatrix} = \mathbf{0}.$$

Matrizenmultiplikation nach dem Falk-Schema

Das Schema von Falk bietet eine größere Übersichtlichkeit bei der Multiplikation zweier Matrizen „per Hand".

□ **Matrixschreibweise** des Schemas von Falk für das Produkt der Matrizen **A** und **B**:

$$\begin{array}{c|c} & \mathbf{B} \\ \hline \mathbf{A} & \mathbf{C} \end{array} \quad \text{wobei} \quad \mathbf{C} = \mathbf{AB}.$$

Zur Berechnung des Produktes $\mathbf{C} = \mathbf{AB}$ wird zuerst die Matrix **A** in das linke untere Rechteck und die Matrix **B** in das rechte obere Rechteck geschrieben. Jedes Matrixelement c_{ij} von **C** ergibt sich so aus dem Skalarprodukt des linksstehenden Zeilenvektors $\mathbf{a}_i$ von **A** mit dem obenstehenden Spaltenvektor $\mathbf{b}_j$ von **B** im Schnittpunkt der Zeile i von **A** und der Spalte j von **B**.

Vektorschreibweise nach dem Schema von Falk:

$$\begin{array}{c|ccc|c|ccc} & \mathbf{b}_1 & & \cdots & \mathbf{b}_j & \cdots & & \mathbf{b}_n \\ \hline \mathbf{a}_1 & \mathbf{a}_1 \cdot \mathbf{b}_1 & \cdots & & & \cdots & \mathbf{a}_1 \cdot \mathbf{b}_n \\ \vdots & \vdots & & & \vdots & & \vdots \\ \hline \mathbf{a}_i & & & \cdots & c_{ij} & \cdots & \\ \hline \vdots & \vdots & & & \vdots & & \vdots \\ \mathbf{a}_m & \mathbf{a}_m \cdot \mathbf{b}_1 & \cdots & & & \cdots & \mathbf{a}_m \cdot \mathbf{b}_n \end{array}$$

mit $c_{ij} = \mathbf{a}_i \mathbf{b}_j = \sum_{k=1}^{l} a_{ik} b_{kj}$.

Matrixelementschreibweise nach dem Schema von Falk:
Im Kreuzungspunkt der i-ten Zeile der Matrix **A** mit der j-ten Zeile der Matrix **B** steht das Matrixelement c_{ij} der Matrix $\mathbf{C} = \mathbf{AB}$:

$$\begin{array}{c|ccc|c|ccc} & b_{11} & \cdots & & b_{1j} & \cdots & & b_{1n} \\ & \vdots & & & \vdots & & & \vdots \\ & b_{l1} & \cdots & & b_{lj} & \cdots & & b_{ln} \\ \hline a_{11} \cdots a_{1l} & \sum_{k=1}^{l} a_{1k} b_{k1} & \cdots & & & \cdots & & \sum_{k=1}^{l} a_{1k} b_{kn} \\ \vdots & \vdots & & & \vdots & & & \vdots \\ \hline a_{i1} \cdots a_{il} & & & \cdots & c_{ij} & \cdots & & \\ \hline \vdots & \vdots & & & \vdots & & & \vdots \\ a_{m1} \cdots a_{ml} & \sum_{k=1}^{l} a_{mk} b_{k1} & \cdots & & & \cdots & & \sum_{k=1}^{l} a_{mk} b_{kn} \end{array}$$

mit $c_{ij} = a_{i1} b_{1j} + a_{i2} b_{2j} + \cdots a_{il} b_{lj} = \sum_{k=1}^{l} a_{ik} b_{kj}$.

□ Multiplikation von zwei (2×2)-Matrizen mit dem Schema von Falk:

$$\begin{array}{cc|cc} & & 2 & 3 \\ & & 0 & 4 \\ \hline 1 & 3 & 1\cdot2+3\cdot0 & 1\cdot3+3\cdot4 \\ 2 & 4 & 2\cdot2+4\cdot0 & 2\cdot3+4\cdot4 \end{array} \Leftrightarrow \begin{array}{c|c} & \mathbf{B} \\ \hline \mathbf{A} & \mathbf{C} \end{array} \quad \text{mit: } \mathbf{C} = \mathbf{AB} = \begin{pmatrix} 2 & 15 \\ 4 & 22 \end{pmatrix}.$$

□ Multiplikation von einer (2×3)-Matrix **A** mit einer (3×4)-Matrix **B** mit dem Schema von Falk:

$$\begin{array}{ccc|cccc} & & & 1 & 4 & 3 & 0 \\ & & & 1 & 1 & -1 & 3 \\ & & & 0 & -2 & -3 & 2 \\ \hline 1 & 0 & 3 & 1 & -2 & -6 & 6 \\ 2 & 1 & -4 & 3 & 17 & 17 & -5 \end{array} \quad \Rightarrow \mathbf{C} = \begin{pmatrix} 1 & -2 & -6 & 6 \\ 3 & 17 & 17 & -5 \end{pmatrix}.$$

Die resultierende Matrix **C** ist eine (2×4)-Matrix.

Zeilensummen- und Spaltensummenproben

Zeilensummenprobe oder **Spaltensummenprobe** kann zur Kontrolle von Matrixmultiplikationen benutzt werden.

Zeilensummenvektor a der Matrix $\mathbf{A} = (a_{ij})$, der Spaltenvektor, dessen Matrixelemente a_i die Summe der Matrixelemente der i-ten Zeile ist

$$a_i = a_{i1} + a_{i2} + \ldots + a_{in}.$$

Spaltensummenvektor b der Matrix $\mathbf{B} = (b_{ij})$, der Zeilenvektor, dessen Matrixelemente b_j die Summe der Matrixelemente der j-ten Spalte ist

$$b_j = b_{1j} + b_{2j} + \ldots + b_{nj}.$$

Zeilensummenprobe des Produkts

$$\mathbf{AB} = \mathbf{C}.$$

● Das Produkt der Matrix **A** mit dem Zeilensummenvektor **b** der Matrix **B** muß gleich dem Zeilensummenvektor **c** der Matrix **C** sein!

$$\mathbf{Ab} = \mathbf{c}.$$

▷ Aus $\mathbf{Ab} \neq \mathbf{c}$ folgt, daß ein Rechenfehler vorliegt, der umgekehrte Schluß ist zwar nicht zulässig, die Wahrscheinlichkeit eines Rechenfehlers ist dann aber eher gering. Vor allem bei großen Matrizen ist der Rechenaufwand für die Kontrolle vergleichsweise gering.

Vorgehen bei der Zeilensummenprobe in fünf Schritten:

1. Berechne das Produkt $\mathbf{C} = \mathbf{AB}$;
2. Berechne aus **C** den Zeilensummenvektor **c**;
3. Berechne aus **B** den Zeilensummenvektor **b**;
4. Multipliziere **b** mit der Matrix **A** von links;
5. Vergleich: Ergebnis **Ab** muß gleich **c** sein.

□ Zeilensummenprobe: 1. $\mathbf{AB} = \mathbf{C}$

$$\begin{pmatrix} 1 & 3 \\ 2 & 4 \end{pmatrix} \begin{pmatrix} 2 & 3 \\ 0 & 4 \end{pmatrix} = \begin{pmatrix} 2 & 15 \\ 4 & 22 \end{pmatrix}.$$

2. Zeilensummenvektor **c** der Matrix **C** berechnen:

$$\mathbf{c} = \begin{pmatrix} 2+15 \\ 4+22 \end{pmatrix} = \begin{pmatrix} 17 \\ 26 \end{pmatrix}.$$

3. Zeilensummenvektor **b** der Matrix **B** berechnen:

$$\mathbf{b} = \begin{pmatrix} 2+3 \\ 0+4 \end{pmatrix} = \begin{pmatrix} 5 \\ 4 \end{pmatrix}.$$

4. Produkt der Matrix **A** mit dem Zeilensummenvektor **b** berechnen:

$$\mathbf{Ab} = \begin{pmatrix} 1 & 3 \\ 2 & 4 \end{pmatrix} \begin{pmatrix} 5 \\ 4 \end{pmatrix} = \begin{pmatrix} 5+12 \\ 10+16 \end{pmatrix} = \begin{pmatrix} 17 \\ 26 \end{pmatrix}.$$

5. Vergleich der Zeilensummen

$$\mathbf{Ab} = \mathbf{c}$$

$$\begin{pmatrix} 17 \\ 26 \end{pmatrix} = \begin{pmatrix} 17 \\ 26 \end{pmatrix}.$$

- **Spaltensummenprobe**: Das Produkt des Spaltensummenvektors **a** der Matrix **A** mit der Matrix **B** muß gleich dem Spaltensummenvektor **c** der Matrix **C** sein.

9.4 Determinanten

Determinanten, u. a. Hilfsmittel um die **Lösbarkeit** linearer Gleichungssysteme (mit beliebig vielen Unbekannten) zu untersuchen.
Determinanten erlauben auch, die Lösung eines Gleichungssystems mit Hilfe der Cramerschen Regel zu ermitteln, allerdings ist das Verfahren sehr ineffizient!
Determinante $\det \mathbf{A}$ ($|\mathbf{A}|$, $|a_{ik}|$) einer Matrix **A**. Jeder n-reihigen quadratischen Matrix **A** läßt sich eindeutig eine reelle oder komplexe Zahl zuordnen, die Determinante $\det \mathbf{A}$. Sie ist gleich der Summe über alle möglichen Produkte aus n Matrixelementen, wobei in jedem Summanden jeweils genau ein Element aus jeder Zeile und jeder Spalte der Matrix vorkommen muß und jeder Summand mit $+1$ oder -1 gewichtet wird, je nachdem, ob die entsprechende Permutation $\pi(i)$ der Zahlen $1, 2, \ldots, n$ durch eine gerade oder ungerade Anzahl $j(\pi)$ von Vertauschungen jeweils zweier benachbarter Indizes zustande gekommen ist. **Permutationen:**

$(1,2,3,4,5,\ldots)$, $(2,1,3,4,5,\ldots)$, $(2,3,1,5,4,\ldots)$ usw.,

Schreibweise:

$$\det \mathbf{A} = \det \begin{pmatrix} a_{11} & \cdots & a_{1n} \\ \vdots & \ddots & \vdots \\ a_{n1} & \cdots & a_{nn} \end{pmatrix} = \begin{vmatrix} a_{11} & \cdots & a_{1n} \\ \vdots & \ddots & \vdots \\ a_{n1} & \cdots & a_{nn} \end{vmatrix} = \sum_{\pi}^{n!} (-1)^{j(\pi)} \prod_{i=1}^{n} a_{i,\pi(i)}.$$

▷ Zu einer Menge von Indizes $(1, 2, 3, \ldots, n)$ gibt es genau $n!$ verschiedene Permutationen, über die summiert werden muß. Numerische Verfahren, die die Bestimmung der Determinante einer Matrix beinhalten, besitzen daher im allgemeinen einen Aufwand von $O(n!)$ und sind deshalb ausgesprochen zeitaufwendig. Praktische Berechnung von Determinanten im allgemeinen nach elementaren Umformungen der Matrix auf Diagonalform.

▷ Die numerische Berechnung von Determinanten mit $n > 3$ erfolgt wegen des deutlich geringeren Aufwandes mit dem Gaußschen Algorithmus.

Zweireihige Determinanten

Determinante einer zweireihigen Matrix A, auch **zweireihige** Determinante oder Determinante **zweiter** Ordnung, ist die Zahl:

$$\det \mathbf{A} = |\mathbf{A}| = \det \begin{pmatrix} a_{11} & a_{12} \\ a_{21} & a_{22} \end{pmatrix} = \begin{vmatrix} a_{11} & a_{12} \\ a_{21} & a_{22} \end{vmatrix} = a_{11}a_{22} - a_{12}a_{21}.$$

Die Zahl $a_{11}a_{22} - a_{12}a_{21}$ ist gleich dem **Produkt** aus den Elementen der **Hauptdiagonalen minus** dem Produkt der **Nebendiagonalelemente**.

- Determinantenlösbarkeitskriterium für Gleichungssysteme:
  Ein lineares Gleichungssystem mit zwei Gleichungen und zwei Unbekannten besitzt dann und nur dann genau **eine** Lösung, wenn eine **Zahl**, die **Determinante** $\det \mathbf{A}$ der Koeffizientenmatrix **A**, **ungleich Null** ist, $\det \mathbf{A} \neq 0$.

Allgemeine Rechenregeln für Determinanten

Die folgenden Rechenregeln gelten für alle Determinanten, also inbesondere auch für zweireihige. In diesem Fall sind sie besonders leicht einzusehen.

▷ Verschiedene Matrizen können die gleiche Determinante haben.

● Aus $\det \mathbf{A} = \det \mathbf{B}$ folgt **nicht** $\mathbf{A} = \mathbf{B}$

□ $\det\begin{pmatrix} 1 & 0 \\ 0 & -1 \end{pmatrix} = -1 = \det\begin{pmatrix} 4 & 0 \\ 0 & -1/4 \end{pmatrix} = -1,$
obwohl die zwei Matrizen verschieden sind, $\mathbf{A} \neq \mathbf{B}$!

● **Stürzen der Matrix**: der Wert einer Determinante bleibt unverändert, wenn die Determinante der an der Hauptdiagonalen gespiegelten (transponierten) Matrix bestimmt wird:

$$\det \mathbf{A} = \begin{vmatrix} a_{11} & a_{12} \\ a_{21} & a_{22} \end{vmatrix} = \begin{vmatrix} a_{11} & a_{21} \\ a_{12} & a_{22} \end{vmatrix} = \det \mathbf{A}^{\mathrm{T}}.$$

● **Vertauschungssatz**: Beim Vertauschen zweier Zeilen oder Spalten wechselt die Determinante ihr Vorzeichen:

$$\begin{vmatrix} a_{11} & a_{12} \\ a_{21} & a_{22} \end{vmatrix} = (a_{11}a_{22} - a_{12}a_{21}) = -(a_{12}a_{21} - a_{11}a_{22}) = -\begin{vmatrix} a_{21} & a_{22} \\ a_{11} & a_{12} \end{vmatrix}.$$

● **Faktorregel**: Werden die Matrixelemente einer beliebigen Zeile bzw. Spalte einer Determinante mit einem reellen Skalar c multipliziert, wird die Determinante mit c multipliziert:

$$\begin{vmatrix} ca_{11} & ca_{12} \\ a_{21} & a_{22} \end{vmatrix} = (ca_{11}a_{22} - ca_{12}a_{21}) = c(a_{11}a_{22} - a_{12}a_{21}) = c\begin{vmatrix} a_{11} & a_{12} \\ a_{21} & a_{22} \end{vmatrix}.$$

● Umgekehrt gilt: Eine Determinante wird mit einem reellem Skalar c multipliziert, indem man alle Elemente **genau einer** beliebigen Zeile bzw. Spalte mit c multipliziert.

● Besitzen die Matrixelemente einer Zeile bzw. einer Spalte der Matrix einen gemeinsamen Faktor, so kann dieser vor die Determinante gezogen werden.

▷ Eine Matrix wird mit einem Skalar multipliziert, indem jedes einzelne Element mit dem Faktor multipliziert wird.
Bei der **Determinante** darf **nur genau** eine Zeile bzw. eine Spalte der Determinante mit dem Skalar multipliziert werden!

Allgemeine Faktorregel:

$$\begin{aligned} c \det \mathbf{A} = c \det\begin{pmatrix} a_{11} & \cdots & a_{1n} \\ \vdots & & \vdots \\ a_{n1} & \cdots & a_{nn} \end{pmatrix} &= \det\begin{pmatrix} ca_{11} & \cdots & ca_{1n} \\ \vdots & & \vdots \\ a_{n1} & \cdots & a_{nn} \end{pmatrix} \\ = \det\begin{pmatrix} ca_{11} & \cdots & a_{1n} \\ \vdots & & \vdots \\ ca_{n1} & \cdots & a_{nn} \end{pmatrix} &= \det\begin{pmatrix} a_{11} & \cdots & ca_{1n} \\ \vdots & & \vdots \\ a_{n1} & \cdots & ca_{nn} \end{pmatrix} \\ = \det\begin{pmatrix} a_{11} & \cdots & a_{1n} \\ \vdots & & \vdots \\ ca_{n1} & \cdots & ca_{nn} \end{pmatrix}. \end{aligned}$$

□ Multiplikation mit einem skalaren Faktor c:

$$4 \det\begin{pmatrix} 1 & 2 & 3 \\ 2 & 1 & 4 \\ 3 & 4 & 1 \end{pmatrix} = \det\begin{pmatrix} 4 & 8 & 12 \\ 2 & 1 & 4 \\ 3 & 4 & 1 \end{pmatrix} = \det\begin{pmatrix} 1 & 2 & 3 \\ 8 & 4 & 16 \\ 3 & 4 & 1 \end{pmatrix} = \det\begin{pmatrix} 4 & 2 & 3 \\ 8 & 1 & 4 \\ 12 & 4 & 1 \end{pmatrix}.$$

□ Determinanten folgender Matrizen verschwinden:

$$\mathbf{A}=\begin{pmatrix}2&6\\0&0\end{pmatrix},\quad \mathbf{B}=\begin{pmatrix}2&4\\3&6\end{pmatrix},\quad \mathbf{C}=\begin{pmatrix}3&3\\6&6\end{pmatrix},\quad \mathbf{D}=\begin{pmatrix}0&3\\0&6\end{pmatrix}.$$

Begründung:
$\det\mathbf{A}=0$: Die Matrixelemente einer kompletten Zeile sind Null.
$\det\mathbf{B}=0$: Zwei Zeilen sind zueinander proportional.
$\det\mathbf{C}=0$: Zwei Spalten sind gleich.
$\det\mathbf{D}=0$: Die Matrixelemente einer kompletten Spalte sind Null.

- **Linearkombinationsregel**: Der Wert der Determinante ändert sich nicht, wenn man zu einer Zeile bzw. Spalte ein beliebiges Vielfaches der anderen Zeile bzw. Spalte elementweise addiert oder subtrahiert.

$$\begin{vmatrix}a_{11}&a_{12}\\a_{21}&a_{22}\end{vmatrix}=\begin{vmatrix}a_{11}\pm ca_{12}&a_{12}\\a_{21}\pm ca_{22}&a_{22}\end{vmatrix}.$$

- **Multiplikationsatz für Determinanten**:
Die Determinante des Matrixproduktes zweier Matrizen **A** und **B** ist gleich dem Produkt der Determinanten der einzelnen Matrizen:

$$\det(\mathbf{A}\cdot\mathbf{B})=\det\mathbf{A}\det\mathbf{B}=|\mathbf{A}|\,|\mathbf{B}|.$$

▷ Das Multiplikationstheorem liefert eine Möglichkeit, die Determinante eines Matrixproduktes direkt aus den Determinanten der einzelnen Matrizen zu berechnen. Die Berechnung des Matrixproduktes kann man sich so sparen.

- **Zerlegungssatz**, besteht eine Zeile (oder Spalte) aus einer Summe von Elementen, so kann die Determinante folgendermaßen in eine Summe von zwei Determinanten zerlegt werden:

$$\begin{vmatrix}(a_{11}+b_1)&a_{12}\\(a_{21}+b_2)&a_{22}\end{vmatrix}=\begin{vmatrix}a_{11}&a_{12}\\a_{21}&a_{22}\end{vmatrix}+\begin{vmatrix}b_1&a_{12}\\b_2&a_{22}\end{vmatrix}.$$

- **Determinante von Dreiecksmatrizen**, die Determinante einer Dreiecksmatrix ist gleich dem Produkt der Hauptdiagonalelemente und besitzt den Wert:

$$\det\mathbf{A}=\begin{vmatrix}a_{11}&a_{12}\\0&a_{22}\end{vmatrix}=a_{11}a_{22}=\prod_i a_{ii}.$$

- **Determinante der Diagonalmatrix D** (gleichzeitig obere und untere Dreiecksmatrix):

$$\det\mathbf{D}=d_{11}d_{22}=\prod_i d_{ii}.$$

□ Für die Einheitsmatrix gilt analog: $\det\mathbf{E}=1\cdot 1$.

□ Für die Nullmatrix gilt: $\det\mathbf{0}=0$.

Determinantenwert Null

Eine n-reihige Determinante ist dann und nur dann Null, wenn sie eine oder mehrere der folgenden Bedingungen erfüllt:

- Alle Matrixelemente einer Zeile (oder Spalte) sind Null.
- Zwei Zeilen (oder Spalten) stimmen überein.
Multiplikation einer Zeile (oder Spalte) mit -1 und Addition ergibt eine Zeile (oder Spalte) mit lauter Nullen.
- Zwei Zeilen (oder Spalten) sind zueinander proportional.
Ist der Proportionalitätsfaktor c, so kann das c-fache einer Zeile (oder Spalte) von der anderen Zeile (oder Spalte) abgezogen werden. Da sich der Wert der Determinante dabei nicht ändert, ist die Determinante gleich Null.

- Eine Zeile (oder Spalte) ist als Linearkombination der übrigen Zeilen (oder Spalten) darstellbar: Eine Linearkombination der übrigen Zeilen- oder Spaltenvektoren kann von dieser Zeile (oder Spalte) abgezogen werden. Daraus ergibt sich eine Zeile (oder Spalte) mit lauter Nullen.

Dreireihige Determinanten

Dreireihige Determinanten werden berechnet, um die Lösbarkeit von linearen Gleichungssystemen dritter Ordnung, d. h. drei Gleichungen mit drei Unbekannten, zu ermitteln.
Determinante dritten Grades oder **Determinante dritter Ordnung**, die aus einer dreireihigen Matrix gewonnene Zahl

$$\det \mathbf{A} = \begin{vmatrix} a_{11} & a_{12} & a_{13} \\ a_{21} & a_{22} & a_{23} \\ a_{31} & a_{32} & a_{33} \end{vmatrix} = a_{11}a_{22}a_{33} + a_{12}a_{23}a_{31} + a_{13}a_{21}a_{32} - a_{13}a_{22}a_{31} - a_{11}a_{23}a_{32} - a_{12}a_{21}a_{33}.$$

☐ Das Spatprodukt dreier Vektoren läßt sich als Determinante einer dreireihigen Matrix schreiben, deren Spalten die Komponenten der Vektoren sind.

$$\vec{\mathbf{a}} \cdot (\vec{\mathbf{b}} \times \vec{\mathbf{c}}) = \begin{vmatrix} a_1 & b_1 & c_1 \\ a_2 & b_2 & c_2 \\ a_3 & b_3 & c_3 \end{vmatrix} = a_1b_2c_3 + a_2b_3c_1 + a_3b_1c_2 - a_3b_2c_1 - a_1b_3c_2 - a_2b_1c_3.$$

- Lösbarkeit von linearen Gleichungssystemen dritter Ordnung:

Damit ein Gleichungssystem

$$a_{11}x_1 + a_{12}x_2 + a_{13}x_3 = b_1$$
$$a_{21}x_1 + a_{22}x_2 + a_{23}x_3 = b_2$$
$$a_{31}x_1 + a_{32}x_2 + a_{33}x_3 = b_3$$

eindeutig nach den Unbekannten x_1, x_2, x_3 aufgelöst werden kann, muß die Determinante der Koeffizientenmatrix **A** des Gleichungssystems ungleich Null sein, d. h.

$$\det \mathbf{A} = \begin{vmatrix} a_{11} & a_{12} & a_{13} \\ a_{21} & a_{22} & a_{23} \\ a_{31} & a_{32} & a_{33} \end{vmatrix} \neq 0.$$

- **Regel von Sarrus**: Zur Berechnung von Determinanten einer dreireihigen Matrix werden die ersten beiden Spalten der Matrix nochmals rechts neben die Determinante gesetzt.
  Wert der Determinante: Produkte der Elemente auf den von links oben nach rechts unten führenden **Diagonalen** werden **addiert**, die Produkte der Elemente auf den von rechts oben nach links unten führenden **Diagonalen** werden **subtrahiert**.

$$\det \mathbf{A} = \left| \begin{matrix} a_{11} & a_{12} & a_{13} \\ a_{21} & a_{22} & a_{23} \\ a_{31} & a_{32} & a_{33} \end{matrix} \right| \begin{matrix} a_{11} & a_{12} \\ a_{21} & a_{22} \\ a_{31} & a_{32} \end{matrix}$$

$$= a_{11}a_{22}a_{33} + a_{12}a_{23}a_{31} + a_{13}a_{21}a_{32} \quad \text{Hauptdiagonalprodukte}$$

$$-a_{13}a_{22}a_{31} - a_{11}a_{23}a_{32} - a_{12}a_{21}a_{33} \quad \text{Nebendiagonalprodukte}$$

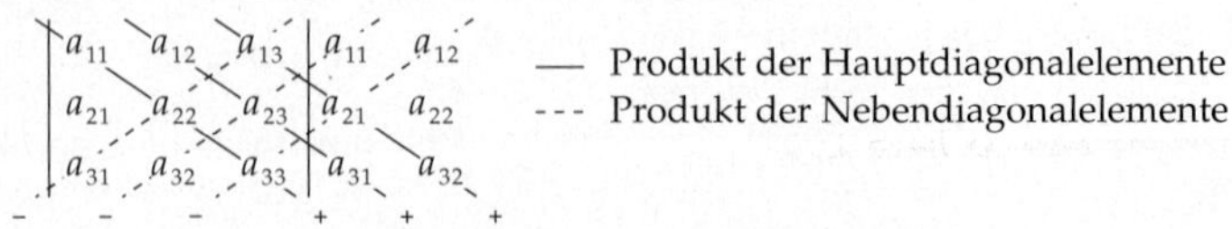

Zur Illustration der Regel von Sarrus

▷ Regel von Sarrus gilt **nur** für **dreireihige** Determinanten aber **nicht** (!) für Determinanten höherer Ordnung, diese werden mit dem Entwicklungssatz von Laplace berechnet.

□ Berechnung der Determinante einer dreireihigen Matrix mit der Regel von Sarrus:

$$\det \mathbf{A} = \left|\begin{array}{rrr|rr} 5 & -1 & 4 & 5 & -1 \\ 1 & -2 & 7 & 1 & -2 \\ 0 & 3 & 2 & 0 & 3 \end{array}\right.$$

$$\begin{aligned} &= 5\cdot(-2)\cdot 2 + (-1)\cdot 7\cdot 0 + 4\cdot 1\cdot 3 + \qquad \text{(Hauptdiagonalelemente)}\\ &\quad -4\cdot(-2)\cdot 0 - 5\cdot 7\cdot 3 - (-1)\cdot 1\cdot 2 \qquad \text{(Nebendiagonalelemente)}\\ &= -111. \end{aligned}$$

● Determinanten höherer Ordnung lassen sich durch Determinanten niedriger Ordnung, sogenannte **Unterdeterminanten**, berechnen.

● Berechnung von Determinanten dritter Ordnung kann man zurückführen auf die Berechnung von Determinanten zweiter Ordnung. Analog für Determinanten mit höherer Ordnung.

▷ **Unterdeterminante zweiter Ordnung**, $\det \mathbf{U}_{ik}$, entsteht aus einer Determinante durch Streichen der i-ten Zeile und der k-ten Spalte: Die verbleibenden Elemente bilden eine zweireihige Determinante.

▷ **Adjungierte Unterdeterminante** $\mathcal{A}_{ik}$ des Elementes a_{ik}, die Unterdeterminante $\det \mathbf{U}_{ik}$ multipliziert mit dem Vorzeichenfaktor $(-1)^{i+k}$

$$\mathcal{A}_{ik} = (-1)^{i+k} \cdot \det \mathbf{U}_{ik}.$$

□ Dreireihige Determinanten sind durch Ausklammern der Elemente der ersten Zeile mit Unterdeterminanten zweiter Ordnung darstellbar.

$$\begin{aligned} \det \mathbf{A} &= a_{11}\begin{vmatrix} a_{22} & a_{23} \\ a_{32} & a_{33} \end{vmatrix} - a_{12}\begin{vmatrix} a_{21} & a_{23} \\ a_{31} & a_{33} \end{vmatrix} + a_{13}\begin{vmatrix} a_{21} & a_{22} \\ a_{31} & a_{32} \end{vmatrix} \\ &= a_{11}(a_{22}a_{33} - a_{23}a_{32}) - a_{12}(a_{21}a_{33} - a_{23}a_{31}) + a_{13}(a_{21}a_{32} - a_{22}a_{31}) \\ &= a_{11} \det \mathbf{U}_{11} - a_{12} \det \mathbf{U}_{12} + a_{13} \det \mathbf{U}_{13}. \end{aligned}$$

Oder

$$\det \mathbf{A} = a_{11}\mathcal{A}_{11} + a_{12}\mathcal{A}_{12} + a_{13}\mathcal{A}_{13} = \sum_{k=1}^{3} a_{1k}\mathcal{A}_{1k}$$

$$\mathcal{A}_{11} = +\det \mathbf{U}_{11}, \quad \mathcal{A}_{12} = -\det \mathbf{U}_{12}, \quad \mathcal{A}_{13} = +\det \mathbf{U}_{13}.$$

Elemente der ersten Zeile der Matrix **A** werden ausgeklammert, die Determinante ist ein Ausdruck, in dem diese Elemente der ersten Zeile und ihre Adjunkten auftreten, daher:

Entwicklung der Determinante nach den Elementen **der ersten Zeile**.

Entsprechende Entwicklungsformeln gibt es für jede andere Zeile oder Spalte:

● **Entwicklungssatz von Laplace**:
Eine dreireihige Determinante läßt sich nach jeder der drei Zeilen oder Spalten wie folgt **entwickeln**:
Entwicklung nach der *i*-ten Zeile:

$$\det \mathbf{A} = \sum_{k=1}^{3} a_{ik}\mathcal{A}_{ik}, \quad i = 1,\ldots,3.$$

Entwicklung nach der *k*-ten Spalte:

$$\det \mathbf{A} = \sum_{i=1}^{3} a_{ik}\mathcal{A}_{ik}, \quad k = 1,\ldots,3.$$

Dabei bezeichnen $\mathcal{A}_{ik} = (-1)^{i+k} \det \mathbf{U}_{ik}$ die Adjunkte des Elementes a_{ik} von **A** und $\det \mathbf{U}_{ik}$ die Unterdeterminante, die durch Streichen der i-ten Zeile und k-ten Spalte von **A** entsteht.

☐ Untermatrix einer (3×3)-Matrix $\mathbf{A}$ ist eine (2×2)-Matrix $\mathbf{U}_{ik}$:

$$\mathbf{U}_{32} = \left(\begin{array}{c|c|c} a_{11} & a_{12} & a_{13} \\ a_{21} & a_{22} & a_{23} \\ \hline a_{31} & a_{32} & a_{33} \end{array}\right) \Leftarrow \text{Zeile 3 streichen} = \begin{pmatrix} a_{11} & a_{13} \\ a_{21} & a_{23} \end{pmatrix}.$$

$\Uparrow$ Spalte 2 streichen

Unterdeterminante:

$$\det \mathbf{U}_{32} = \begin{vmatrix} a_{11} & a_{13} \\ a_{21} & a_{23} \end{vmatrix} = a_{11}a_{23} - a_{13}a_{21}.$$

● Für dreireihige Determinanten gelten die gleichen Rechenregeln wie für zweireihige Determinanten.

Determinanten höherer (n-ter) Ordnung

Der Determinantenbegriff kann für beliebige quadratische Matrizen n-ter Ordnung verallgemeinert werden: Determinante n-ter Ordung oder n-reihige **Determinante** ordnet einer n-reihigen quadratischen Matrix **eine** Zahl, $\det \mathbf{A}$, zu.

Determinante n-ter Ordnung:

$$\det \mathbf{A} = \begin{vmatrix} a_{11} & \cdots & a_{1n} \\ \vdots & \ddots & \vdots \\ a_{n1} & \cdots & a_{nn} \end{vmatrix}.$$

● **Lösbarkeitskriterium für Gleichungssysteme** n-ter Ordnung: Ein lineares Gleichungssystem n-ter Ordnung (d. h. mit n Gleichungen und n Unbekannten) besitzt dann und nur dann **eine** eindeutige Lösung, wenn die Determinante der Koeffizientenmatrix **ungleich Null** ist, $\det \mathbf{A} \neq 0$!

Unterdeterminante $\det \mathbf{U}_{ik}$ **der Ordnung** $n-1$, zur $(n \times n)$-Matrix $\mathbf{A}$, in $\mathbf{A}$ wird die i-te Zeile und die k-te Spalte gestrichen und aus der sich daraus ergebenden $((n-1) \times (n-1))$-Matrix wird die Determinante gebildet. Der Index i bzw. j wird zur Kennzeichnung, welche Zeile bzw. Spalte gestrichen wurde, benutzt.

Algebraisches Komplement, **Adjunkte**, **adjungierte Unterdeterminante**, **Kofaktor** $\mathcal{A}_{ij}$, des Elementes a_{ij}, die mit dem Vorzeichenfaktor $(-1)^{i+j}$ multiplizierte $(n-1)$-reihige Unterdeterminante $\det \mathbf{U}_{ij}$, die aus der Matrix $\mathbf{A}$ durch Streichen der i-ten Zeile und der j-ten Spalte und Bildung der Determinante der resultierenden Matrix $\mathbf{U}_{ij}$ hervorgeht:

$$\mathcal{A}_{ij} = (-1)^{i+j} \det \mathbf{U}_{ij}.$$

Analog zu den zwei- und dreireihigen Determinanten lassen sich die n-reihigen Determinanten definieren. Sie können zur Aufstellung des Lösbarkeitskriteriums für lineare Gleichungssysteme mit n Gleichungen benutzt werden.

● **Laplacescher Entwicklungssatz**: Eine n-reihige Determinante läßt sich nach den Matrixelementen einer beliebigen Zeile oder Spalte entwickeln:

☐ Entwicklung nach der i-ten Zeile:

$$\det \mathbf{A} = \sum_{k=1}^{n} a_{ik}\mathcal{A}_{ik} \quad (i = 1, \ldots, n).$$

☐ Entwicklung nach der k-ten Spalte:

$$\det \mathbf{A} = \sum_{i=1}^{n} a_{ik}\mathcal{A}_{ik} \quad (k = 1, \ldots, n).$$

$\mathcal{A}_{ik} = (-1)^{i+k} \det \mathbf{U}_{ik}$: Algebraisches Komplement von a_{ik} in $\det \mathbf{A}$.

$\det \mathbf{U}_{ik}$: $(n-1)$-reihige Unterdeterminante.

● Für dreireihige Determinanten ergibt sich die Regel von Sarrus.

● Der Wert einer n-reihigen Determinante ist unabhängig von der Zeile oder Spalte, nach der entwickelt wird.

▷ Der Rechenaufwand kann erheblich verringert werden, indem man nach der Zeile oder Spalte entwickelt, die die meisten Nullen enthält.

▷ Die numerische Berechnung von Determinanten mit $n > 3$ erfolgt am effizientesten mit Hilfe von elementaren Umformungen. Die Matrix wird auf Dreiecksform gebracht, die Determinante ist dann gerade das Produkt der Hauptdiagonalelemente.

▷ Der Vorzeichenfaktor im algebraischen Komplement kann mit der Schachbrettregel bestimmt werden.

□ $(n \times n)$-Matrix:

+	−	+	−	⋯
−	+	−	+	
+	−	+	−	
−	+	−	+	
⋮				

● **Rechenregeln für Determinanten n-ter Ordnung**, sind analog zu denen für zwei- und dreireihige Determinanten.

▷ Bei der Multiplikation einer Determinante mit einem Faktor c ist **lediglich eine** beliebige Zeile oder Spalte der Determinante mit c zu multiplizieren.
Dies ist im Gegensatz zur Multiplikation einer Matrix mit einem Skalar c, bei dem **jedes** Element (a_{ij}) mit c multipliziert werden muß: $c \det \mathbf{A} \neq \det(c\,\mathbf{A})$; vielmehr gilt $c^n \det \mathbf{A} = \det(c\,\mathbf{A})$.

Berechnung n-reihiger Determinanten

● Laplace-Entwicklung nach einer Zeile oder Spalte mit möglichst vielen Nullen.

● Durch elementare Umformungen wird der **Wert** der Determinante nicht geändert.

● Nullen in Zeilen **erzeugen** durch Addition (Subtraktion) von Vielfachen von Zeilen.

● Nullen in Spalten **erzeugen** durch Addition (Subtraktion) von Vielfachen von Spalten.

▷ **Praktische Berechnung von n-reihigen Determinanten durch elementare Umformungen:** Die **praktische Berechnung** von Determinanten höherer Ordnung erfolgt mit **numerischen Verfahren**. Die Matrix wird dabei durch elementare Umformungen, die den Wert der Determinante nicht verändern, in eine **Dreiecksmatrix** übergeführt. Die Determinante ist dann einfach zu berechnen:

● Die Determinante einer Dreiecksmatrix ist das Produkt der **Elemente auf der Hauptdiagonalen:**
$\det \mathbf{A} = a_{11} \cdot a_{22} \cdot a_{33} \cdot \cdots \cdot a_{nn}$
für

$$\mathbf{A} = \begin{pmatrix} a_{11} & a_{12} & \cdots & a_{1n} \\ 0 & a_{22} & \cdots & \vdots \\ \vdots & \vdots & \ddots & \vdots \\ 0 & \cdots & 0 & a_{nn} \end{pmatrix} \quad \text{oder} \quad \mathbf{A} = \begin{pmatrix} a_{11} & 0 & \cdots & 0 \\ a_{21} & a_{22} & \ddots & \vdots \\ \vdots & \vdots & \ddots & \vdots \\ a_{n1} & a_{n2} & \cdots & a_{nn} \end{pmatrix}.$$

□ Entwickeln nach der ersten Spalte:

$$\mathbf{A} = \begin{pmatrix} 1 & 4 & 5 \\ 0 & 2 & 6 \\ 0 & 0 & 3 \end{pmatrix} = 1 \cdot (2 \cdot 3 - 0 \cdot 6) - 0 \cdot (\cdots) + 0 \cdot (\cdots) = 6.$$

▷ Solche Verfahren zur Matrixumformung werden zur Lösung linearer Gleichungssysteme herangezogen.

Reguläre und inverse Matrix

Reguläre Matrix, eine n-reihige, quadratische Matrix $\mathbf{A}$, deren Determinante $\det \mathbf{A}$ **nicht** verschwindet:

$\det \mathbf{A} \neq 0 \Leftrightarrow \mathbf{A}$ ist regulär $\Leftrightarrow \mathbf{A}$ ist nicht singulär.

- Lineare Gleichungssysteme sind nur eindeutig lösbar, wenn die Koeffizientenmatrix regulär ist, d. h., wenn die Koeffizientendeterminante ungleich Null ist: $\det \mathbf{A} \neq 0$.

Singuläre Matrix, eine Matrix **A**, deren Determinante $\det \mathbf{A}$ gleich Null ist:

$$\det \mathbf{A} = 0 \Leftrightarrow \mathbf{A} \text{ ist singulär} \Leftrightarrow \mathbf{A} \text{ ist nicht regulär.}$$

- Lineare Gleichungssysteme $\mathbf{Ax} = \mathbf{b}$ (**b** beliebiger Konstantenvektor), deren Koeffizientenmatrix **A** singulär ist, $\det \mathbf{A} = 0$, sind **nicht eindeutig lösbar**.

Inverse Matrix $\mathbf{A}^{-1}$ oder **reziproke Matrix**, **Kehrmatrix** zu **A**, die quadratische Matrix $\mathbf{A}^{-1}$, für die gilt:

$$\mathbf{AA}^{-1} = \mathbf{A}^{-1}\mathbf{A} = \mathbf{E}.$$

- Multipliziert man eine Matrix **A** mit ihrer inversen Matrix $\mathbf{A}^{-1}$, so ergibt sich die Einheitsmatrix **E**.
- Das Matrixprodukt aus **A** und $\mathbf{A}^{-1}$ ist kommutativ.
- Nicht jede Matrix besitzt eine Inverse.
- Eine quadratische Matrix besitzt höchstens eine Inverse.

Invertierbarkeit einer Matrix, existiert zu einer quadratischen n-reihigen Matrix **A** eine ebenfalls quadratische n-reihige Matrix $\mathbf{A}^{-1}$ mit

$$\mathbf{AA}^{-1} = \mathbf{E},$$

so heißt **A invertierbare** Matrix.

- Nur reguläre Matrizen sind invertierbar.
- Singuläre Matrizen sind **nicht** invertierbar.
- Nur lineare Gleichungssysteme mit invertierbarer Koeffizientenmatrix sind **eindeutig** lösbar!
- Lineare Gleichungssysteme können mit Hilfe der inversen Matrix direkt gelöst werden:

$$\mathbf{Ax} = \mathbf{c} \Leftrightarrow \mathbf{A}^{-1}\mathbf{Ax} = \mathbf{A}^{-1}\mathbf{c} \Rightarrow \mathbf{x} = \mathbf{A}^{-1}\mathbf{c}.$$

▷ Gleichungssysteme mit fester Koeffizientenmatrix **A**, aber verschiedenem Konstantenvektor **c**, können so nach einmaliger Berechnung der Inversen $\mathbf{A}^{-1}$ für viele verschiedene Störglieder **c** gelöst werden (siehe Gauß-Jordan-Verfahren).

- **Ähnlichkeit von Matrizen**, zwei Matrizen **A** und **B** sind genau dann **ähnlich**, wenn mindestens eine invertierbare (reguläre) Matrix **U** existiert, für die gilt:

$$\mathbf{A} = \mathbf{U}^{-1}\mathbf{BU}.$$

▷ Die **Ähnlichkeitstransformation U** kann z. B. eine Rotation, Translation, Streckung, Stauchung oder Spiegelung sein. Siehe auch Transformationen und Computergrafik.

Berechnung der inversen Matrix mit Determinanten

- Zu jeder regulären n-reihigen quadratischen Matrix **A** gibt es genau eine inverse Matrix $\mathbf{A}^{-1}$ mit

$$\mathbf{A}^{-1} = \frac{1}{\det \mathbf{A}} \mathcal{A}^{\mathrm{T}} = \frac{1}{\det \mathbf{A}} \begin{pmatrix} \mathcal{A}_{11} & \cdots & \mathcal{A}_{n1} \\ \vdots & & \vdots \\ \mathcal{A}_{1n} & \cdots & \mathcal{A}_{nn} \end{pmatrix}.$$

Die Matrixelemente von $\mathcal{A}^{\mathrm{T}}$ erhält man, indem man die Matrix der **algebraischen Komplemente** $(\mathcal{A}_{ik})_{i,k=1,\ldots,n}$ von a_{ik} transponiert. Diese wiederum lassen sich durch Unterdeterminanten ausdrücken:

$$\mathcal{A}_{ik} = (-1)^{i+k} \cdot \det \mathbf{U}_{ik}.$$

$\det \mathbf{U}_{ik}$ ist die $(n-1)$-reihige **Unterdeterminante** aus **A**, sie wird berechnet aus der **quadratischen Untermatrix** $\mathbf{U}_{ik}$ vom Typ $(n-1) \times (n-1)$, die man aus **A** erhält, wenn man die i-te Zeile und die k-te Spalte streicht.

▷ Gerade die Matrixelemente, deren Zeilen- bzw. Spaltenindizes an der Untermatrix $\mathbf{U}_{ik}$ angegeben sind, fehlen von der Matrix **A**.

□ Untermatrix einer (3×3)-Matrix **A** ist eine (2×2)-Matrix $\mathbf{U}_{ik}$:

$$\mathbf{U}_{32} = \left(\begin{array}{c|c|c} a_{11} & a_{12} & a_{13} \\ a_{21} & a_{22} & a_{23} \\ \hline a_{31} & a_{32} & a_{33} \end{array}\right) \Leftarrow \text{Zeile 3 streichen} \quad = \begin{pmatrix} a_{11} & a_{13} \\ a_{21} & a_{23} \end{pmatrix}$$

$\Uparrow$ Spalte 2 streichen

Unterdeterminante:

$$\det \mathbf{U}_{32} = \begin{vmatrix} a_{11} & a_{13} \\ a_{21} & a_{23} \end{vmatrix} = a_{11}a_{23} - a_{13}a_{21}.$$

Adjunkte:

$$\mathcal{A}_{32} = (-1)^{2+3} \det \mathbf{U}_{32}.$$

▷ Es ist zu beachten, daß in die inverse Matrix $\mathbf{A}^{-1}$ die **Transponierte** $\mathcal{A}^{\mathrm{T}}$ der quadratischen Matrix der algebraischen Komplemente $\mathcal{A}$ (siehe transponierte Matrizen) eingeht, die man durch Spiegelung an der Hauptdiagonalen oder Vertauschung der Indizes erhält.

▷ In der Praxis berechnet man die Inverse, insbesondere bei großen Matrizen, nicht mit Hilfe der Determinante (sehr ineffizient!), sondern durch elementare Umformungen. Numerische Berechnung der inversen Matrix siehe Gauß-Jordan-Verfahren.

□ Drehung eines Ortsvektors **x** um Drehwinkel α bezüglich der z-Achse.

$$\mathbf{A} = \begin{pmatrix} \cos\alpha & -\sin\alpha & 0 \\ \sin\alpha & \cos\alpha & 0 \\ 0 & 0 & 1 \end{pmatrix} \qquad \mathbf{y} = \mathbf{A}\mathbf{x}$$

$$\mathbf{A}^{-1} = \frac{1}{\det \mathbf{A}} \begin{pmatrix} \cos\alpha & \sin\alpha & 0 \\ -\sin\alpha & \cos\alpha & 0 \\ 0 & 0 & 1 \end{pmatrix}$$

$\det \mathbf{A} = \cos^2\alpha + \sin^2\alpha = 1.$

Charakteristisch für Operatoren (Transformationen) mit $|\mathbf{x}| = |\mathbf{y}|$, Norm bleibt erhalten.

$$\Longrightarrow \mathbf{A}^{-1} = \begin{pmatrix} \cos\alpha & \sin\alpha & 0 \\ -\sin\alpha & \cos\alpha & 0 \\ 0 & 0 & 1 \end{pmatrix} = \begin{pmatrix} \cos(-\alpha) & -\sin(-\alpha) & 0 \\ \sin(-\alpha) & \cos(-\alpha) & 0 \\ 0 & 0 & 1 \end{pmatrix}.$$

Vorzeichenwechsel der Sinusterme beachten!

- **Eigenschaften invertierbarer Matrizen:**

  $\left(\mathbf{A}^{-1}\right)^{-1} = \mathbf{A},$

  $(\mathbf{A}\cdot\mathbf{B})^{-1} = \mathbf{B}^{-1}\mathbf{A}^{-1},$

  $\left(\mathbf{A}^{-1}\right)^{T} = \left(\mathbf{A}^{T}\right)^{-1}.$

Rang einer Matrix

Unterdeterminante p-ter Ordnung, Determinante $\det \mathbf{U}$, die man aus einer quadratischen $(p\times p)$-Untermatrix erhält. Die Übermatrix **A** kann auch eine nicht-quadratische $(m\times n)$-Matrix $(m,n \geq p)$ sein.

Rang einer Matrix, $\mathrm{Rg}(\mathbf{A})$, die höchste Ordnung aller von Null verschiedenen Unterdeterminanten von **A**.

- Für eine $(m\times n)$-Matrix **A** mit $\mathrm{Rg}(\mathbf{A}) = r$ gilt: **A** besitzt mindestens eine Unterdeterminante $\det \mathbf{U}$ der r-ten Ordnung, die ungleich Null ist. Alle Unterdeterminanten mit einer Ordnung größer als r verschwinden.

- **Lösbarkeitskriterium für lineare Gleichungsysteme**: Ein lineares Gleichungssystem $\mathbf{A}\mathbf{x} = \mathbf{c}$ ist dann und nur dann eindeutig lösbar, wenn der Rang der $(n\times n)$-Koeffizientenmatrix **A** gleich n ist:

  $\mathrm{Rg}(\mathbf{A}_{(n,n)}) = n \Leftrightarrow \mathbf{A}\mathbf{x} = \mathbf{c}$ ist eindeutig lösbar.

- Der Rang einer $(m \times n)$-Matrix $\mathbf{A}$ mit $\mathrm{Rg}(\mathbf{A}_{(m,n)}) = r$ ist höchstens gleich der kleineren der Zahlen m und n:
$$r \leq \begin{cases} m & \text{für} \quad m \leq n \\ n & \text{für} \quad n \leq m. \end{cases}$$
- Rang einer regulären quadratischen Matrix $\mathbf{A}$ mit n Zeilen und n Spalten:
$\mathrm{Rg}(\mathbf{A}) = n \Leftrightarrow \det \mathbf{A} \neq 0.$
- Rang einer singulären quadratischen Matrix $\mathbf{A}$ mit n Zeilen und n Spalten:
$\mathrm{Rg}(\mathbf{A}) < n \Leftrightarrow \det \mathbf{A} = 0.$
- Rang der Nullmatrix $\mathbf{0}$:
$\mathrm{Rg}(\mathbf{0}) = 0.$

Spaltenrang, maximale Anzahl linear unabhängiger Spaltenvektoren.
Zeilenrang, maximale Anzahl linear unabhängiger Zeilenvektoren.

- Ist der Zeilenrang einer Matrix gleich dem Spaltenrang, so ist dies der Rang $\mathrm{Rg}(\mathbf{A})$ der Matrix $\mathbf{A}$.
$\mathrm{Zeilenrang}(\mathbf{A}) = \mathrm{Spaltenrang}(\mathbf{A}) \Rightarrow \mathrm{Rg}(\mathbf{A}) = \mathrm{Zeilenrang}(\mathbf{A}).$
- Rang einer Trapezmatrix ist gleich der Anzahl nicht verschwindender Zeilen.

Elementare Umformungen von Matrizen

- Zwei Zeilen (oder Spalten) werden miteinander vertauscht.
- Eine Zeile (oder Spalte) wird mit einer von Null verschiedenen Zahl multipliziert.
- Zu einer Zeile (oder Spalte) wird eine andere Zeile bzw. Spalte oder ein Vielfaches davon addiert.
- Der Rang einer Matrix ändert sich nicht, wenn sie elementaren Umformungen unterworfen wird!

▷ Die elementaren Umformungen werden auch beim Gauß-Verfahren zur Lösung linearer Gleichungssysteme eingesetzt.

Bestimmung des Ranges mit Unterdeterminanten

Der Rang r einer $(m \times n)$-Matrix $\mathbf{A}$ kann in drei Schritten, die gegebenenfalls wiederholt werden müssen, bestimmt werden:

- Zunächst sei $m \leq n$ vorausgesetzt (sonst vertauscht man m und n in der folgenden Prozedur).
- Prüfen, ob alle Unterdeterminanten m-ter Ordnung verschwinden.
- Ist dies nicht der Fall, so ist $r = m$.
- Verschwinden aber alle Unterdeterminanten m-ter Ordnung, so wird diese Prozedur für $m - 1$ wiederholt.

□ Bestimmung des Ranges einer (2×3)-Matrix:

$$\mathbf{A} = \begin{pmatrix} 7 & 4 & 9 \\ 7 & 3 & 0 \end{pmatrix} \quad m = 2,\ n = 3,$$

$\Rightarrow \mathrm{Rg}(\mathbf{A}) < 3$, da $m = 2$ ist.

Ist $\mathrm{Rg}(\mathbf{A}) = 2$? Finde eine zweireihige Unterdeterminante mit $\det \mathbf{U} \neq 0$.

$$\det \begin{pmatrix} 4 & 9 \\ 3 & 0 \end{pmatrix} = 4 \cdot 0 - 9 \cdot 3 = -27 \neq 0$$

$\Rightarrow \mathrm{Rg}(\mathbf{A}) = 2.$

9.5 Lineare Gleichungssysteme

Lineare Gleichungssysteme treten auf in der Elektrotechnik (Berechnungen elektrischer Netzwerke), in der technischen Mechanik (Festigkeitsberechnungen für Maschinenteile und Tragwerke) und in vielen anderen Bereichen, insbesondere auch bei der numerischen Lösung von diskretisierten Differentialgleichungssystemen.

Lineares Gleichungssystem mit m Gleichungen, m Konstanten c_i, n Unbekannten x_i und $m \times n$ Koeffizienten a_{ij}:

$$\begin{array}{rcl} a_{11}x_1 + a_{12}x_2 + \cdots + a_{1n}x_n & = & c_1 \\ a_{21}x_1 + a_{22}x_2 + \cdots + a_{2n}x_n & = & c_2 \\ \vdots & \vdots & \vdots \\ a_{m1}x_1 + a_{m2}x_2 + \cdots + a_{mn}x_n & = & c_m \end{array}.$$

Matrizenschreibweise:

$$\begin{pmatrix} a_{11} & \cdots & a_{1n} \\ \vdots & \ddots & \vdots \\ a_{m1} & \cdots & a_{mn} \end{pmatrix} \begin{pmatrix} x_1 \\ \vdots \\ x_n \end{pmatrix} = \begin{pmatrix} c_1 \\ \vdots \\ c_m \end{pmatrix}.$$

Symbolische Schreibweise:

$$\mathbf{Ax} = \mathbf{c},$$

manchmal auch:

$$[\mathbf{A}]\{\mathbf{x}\} = \{\mathbf{c}\}.$$

Koeffizienten- oder Systemmatrix A, Matrix der Koeffizienten a_{ij}.
Lösungs- oder Systemvektor x, Vektor der Unbekannten x_i, die zu bestimmen sind.
Konstantenvektor oder **rechte Seite c**, enthält die Konstanten c_i, die die an das System gestellten Bedingungen (z. B. äußere Kräfte) beschreiben.

☐ Elektrisches Netzwerk:

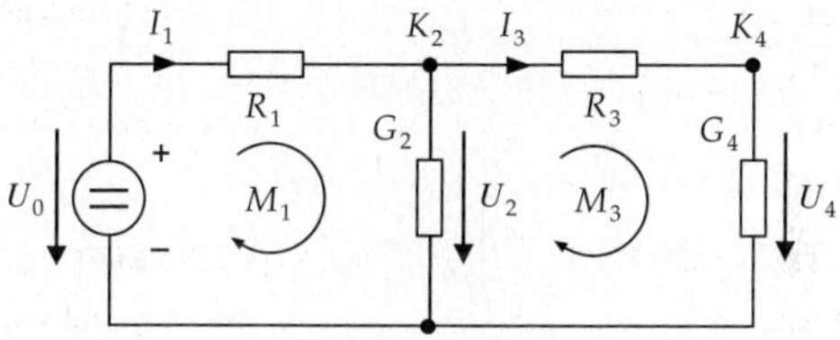

Elektrisches Netzwerk

Maschengleichung für M_1:	R_1I_1	$+U_2$			$= U_0$
Knotengleichung für K_2:	$-I_1$	$+G_2U_2$	$+I_3$		$= 0$
Maschengleichung für M_3:		$-U_2$	$+R_3I_3$	$+U_4$	$= 0$
Abschlußgleichung für K_4:			$-I_3$	$+G_4U_4$	$= 0$

Matrixgleichung des Gleichungssystems:

$$\underset{\mathbf{A}}{\begin{pmatrix} R_1 & 1 & 0 & 0 \\ -1 & G_2 & 1 & 0 \\ 0 & -1 & R_3 & 1 \\ 0 & 0 & -1 & G_4 \end{pmatrix}} \underset{\mathbf{x}}{\begin{pmatrix} I_1 \\ U_2 \\ I_3 \\ U_4 \end{pmatrix}} \underset{=}{=} \underset{\mathbf{c}.}{\begin{pmatrix} U_0 \\ 0 \\ 0 \\ 0 \end{pmatrix}}$$

▷ Lineare Gleichungssysteme lassen sich nur unter bestimmten Voraussetzungen lösen. Hierzu gibt es eine Vielzahl von unterschiedlichen Verfahren (z. B. grafische Methode, Gauß-Jordan-Verfahren).

Homogenes Gleichungssystem, die rechte Seite der Gleichungen ist Null:

$$\mathbf{c} = \mathbf{0},$$

$$c_1 = \cdots = c_m = 0.$$

☐ Homogenes Gleichungssystem mit zwei Unbekannten:

$$a_{11}x_1 + a_{12}x_2 = 0,$$

$$a_{21}x_1 + a_{22}x_2 = 0.$$

Inhomogenes Gleichungssystem:

$\mathbf{c} \neq \mathbf{0}$,

$c_i \neq 0$ für mindestens ein $i = 1, \ldots, m$.

☐ Inhomogenes Gleichungssystem mit zwei Unbekannten:

$a_{11}x_1 + a_{12}x_2 = 3$,

$a_{21}x_1 + a_{22}x_2 = 6$.

Überbestimmtes lineares Gleichungssystem, notwendige (aber nicht hinreichende) Voraussetzung: $n < m$.
Unterbestimmtes lineares Gleichungssystem, notwendige (aber nicht hinreichende) Voraussetzung: $n > m$.

Systeme von zwei Gleichungen mit zwei Unbekannten

Grafische Lösung: Die Bestimmung des Schnittpunktes zweier Geraden entspricht der Lösung eines linearen Gleichungssystems mit zwei Gleichungen und zwei Unbekannten:

$a_{11}x_1 + a_{12}x_2 = c_1$,

$a_{21}x_1 + a_{22}x_2 = c_2$.

Drei Lösungstypen können vorkommen:

1. Zwei Geraden schneiden sich in **einem** Schnittpunkt.
   ⇒ Schnittpunktkoordinaten sind eindeutige Lösung des Gleichungssystems!
2. Die Geraden schneiden sich **nicht**. Sie sind parallel.
   ⇒ Lösung des Gleichungssystems existiert nicht!
3. Geraden sind identisch. **Jeder Punkt** der einen Geraden liegt auf der anderen und ist somit Schnittpunkt (Lösung).
   ⇒ **Unendlich viele Lösungen** des Gleichungssystems existieren!

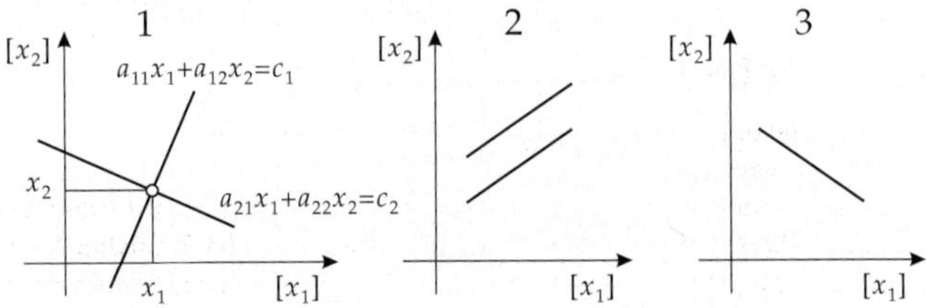

Schnittpunktermittlung zwischen Geraden

Analytische Lösung nach der Einsetzmethode:
Matrixschreibweise des Gleichungssystem:

$\mathbf{Ax} = \mathbf{c}$

oder in Komponentenschreibweise:

$$\begin{pmatrix} a_{11} & a_{12} \\ a_{21} & a_{22} \end{pmatrix} \begin{pmatrix} x_1 \\ x_2 \end{pmatrix} = \begin{pmatrix} c_1 \\ c_2 \end{pmatrix}.$$

1. Erste Gleichung des Gleichungssystems wird mit a_{22} multipliziert.
2. Zweite Gleichung mit $-a_{12}$ multiplizieren.
3. Addition der resultierenden Gleichungen $(a_{11}a_{22} - a_{12}a_{21}) \cdot x_1 = c_1a_{22} - a_{12}c_2$.
4. Nach x_1 auflösen:

$$x_1 = \frac{c_1a_{22} - a_{12}c_2}{a_{11}a_{22} - a_{12}a_{21}}.$$

Eindeutige Lösung für x_1!

▷ Division nur möglich, wenn $\det\mathbf{A} = a_{11}a_{22} - a_{12}a_{21} \neq 0$ ist.

5. Erste Gleichung des Systems mit $-a_{21}$ multiplizieren.
6. Zweite Gleichung mit a_{11} multiplizieren.
7. Addition der resultierenden Gleichung:

$$(a_{11}a_{22} - a_{12}a_{21}) \cdot x_2 = c_2 a_{11} - a_{21}c_1.$$

8. Nach x_2 auflösen:

$$x_2 = \frac{c_2 a_{11} - a_{21}c_1}{a_{11}a_{22} - a_{12}a_{21}}.$$

Eindeutige Lösung für x_2!

▷ Division nur möglich, wenn
$\det\mathbf{A} = a_{11}a_{22} - a_{12}a_{21} \neq 0$!

Die Zahl $\det\mathbf{A} = a_{11}a_{22} - a_{12}a_{21}$ bestimmt also, ob das Gleichungssystem **eindeutig lösbar ist**.

Cramersche Regel, Lösungsvektor $\mathbf{x}$ eines linearen Gleichungssystems $\mathbf{Ax} = \mathbf{c}$ mit regulärer Koeffizientenmatrix $\mathbf{A}$ ist eindeutig bestimmt durch:

$$x_i = \frac{\det\mathbf{A}_i}{\det\mathbf{A}}.$$

$\mathbf{A}_i$ bezeichnet die Matrix, die man aus der Koeffizientenmatrix $\mathbf{A}$ erhält, wenn man die i-te Spalte durch den Konstantenvektor $\mathbf{c}$ ersetzt.

▷ Die Cramersche Regel ist zur Lösung von linearen Gleichungsystemen mit mehr als drei Gleichungen ungeeignet, da ineffizient.

□ Für zwei lineare Gleichungen mit $(a_{11}a_{22} - a_{12}a_{21}) = \det\mathbf{A} \neq 0$ lassen sich die Gleichungen mit der Cramerschen Regel nach x_1 und x_2 auflösen, und das Gleichungssystem besitzt die eindeutige Lösung:

$$x_1 = \frac{a_{22}c_1 - a_{12}c_2}{\det\mathbf{A}} = \frac{1}{\det\mathbf{A}}\begin{vmatrix} c_1 & a_{12} \\ c_2 & a_{22} \end{vmatrix}, \qquad x_2 = \frac{a_{11}c_2 - a_{21}c_1}{\det\mathbf{A}} = \frac{1}{\det\mathbf{A}}\begin{vmatrix} a_{11} & c_1 \\ a_{21} & c_2 \end{vmatrix}.$$

9.6 Numerische Lösungsverfahren

Aufteilung numerischer Verfahren zur Lösung linearer Gleichungssysteme:
Direkte und iterative Verfahren.

Direkte Verfahren, Erweiterungen der Einsetzmethode. Standardverfahren zur Lösung von linearen Gleichungssystemen: **Eliminationsverfahren von Gauß**, **LR-Zerlegung**, **Gauß-Jordan-Verfahren**.

Iterative Verfahren, Näherungslösung des Gleichungssystems wird so lange verbessert, bis vorgegebene gewünschte Genauigkeit erreicht ist (**Gauß-Seidel-Verfahren**).

● **Eindeutige Lösbarkeit**, ein lineares Gleichungssystem aus n Gleichungen mit n Unbekannten besitzt genau dann eine eindeutige Lösung, wenn die Koeffizientendeterminante nicht Null, d. h., der Rang der Matrix gleich n ist:

$$\det\mathbf{A} \neq 0 \;\Leftrightarrow\; \mathrm{Rg}(\mathbf{A}_{(n,n)}) = n.$$

Gaußscher Algorithmus für lineare Gleichungssysteme

Lösung eines linearen Gleichungssystems $\mathbf{Ax} = \mathbf{c}$ durch Umformung in zwei Teilen:

Vorwärtselimination

Durch elementare Umformungen das Gleichungssystem in Zeilenstufenform bringen (rechte obere Dreiecksmatrix).

Elementare Umformungen führen zu einem äquivalenten Gleichungssystem: Das äquivalente Gleichungssystem hat dieselben Lösungen für die Unbekannten wie das ursprüngliche Gleichungssystem.

- Multiplikation einer Gleichung mit einem Faktor ungleich Null.
- Addition oder Subtraktion von Vielfachen von Gleichungen.
- Vertauschen der Reihenfolge von Gleichungen.

Das ist für elementare Matrizenoperationen äquivalent zu:

- Multiplikation einer Zeile der Matrix mit einem skalaren Faktor.
- Addition oder Subtraktion von Vielfachen von Zeilen einer Matrix.
- Vertauschen von zwei Zeilen einer Matrix.

Ursprüngliches Gleichungssystem in ein äquivalentes Gleichungssystem in Dreiecksform umwandeln.

$$\begin{array}{ccccccccccc} a'_{11}x_1 & + & a'_{12}x_2 & + & a'_{13}x_3 & + & \cdots & + & a'_{1n}x_n & = & c'_1 \\ & & a'_{22}x_2 & + & a'_{23}x_3 & + & \cdots & + & a'_{2n}x_n & = & c'_2 \\ & & & & & & \cdots & & \cdots & = & \ldots \\ & & & & & & a'_{n-1,n-1}x_{n-1} & + & a'_{n-1,n}x_n & = & c'_{n-1} \\ & & & & & & & & a'_{nn}x_n & = & c'_n\,. \end{array}$$

Ablauf der Vorwärtselimination:

● Erster Eliminationsschritt:
1. Zeile zur Elimination des ersten Koeffizienten a_{i1} $(i > 1)$ der anderen Zeilen benutzen:
Ist $a_{11} \neq 0$, so subtrahiert man das a_{21}/a_{11}-fache der 1. Zeile von der 2. Zeile, das a_{31}/a_{11}-fache der 1. Zeile von der 3. Zeile, usw.

▷ Durch den ersten Eliminationsschritt entstehen in der 1. Spalte der Matrix Nullen, alle $a'_{i1} = 0$ (außer a_{11})!

● Zweiter Eliminationsschritt:
2. Zeile zur Elimination der Koeffizienten a_{i2} $(i > 2)$ benutzen:
Ist $a_{22} \neq 0$, so subtrahiert man das a_{32}/a_{22}-fache der 2. Zeile von der 3. Zeile, das a_{42}/a_{22}-fache der 2. Zeile von der 4. Zeile, usw.

Es werden $n-1$ Eliminationsschritte bis zur n-ten Zeile durchgeführt.

● **Umformung auf Dreiecksform** in $n-1$ Eliminationsschritten:
Neu entstehende Koeffizienten des k-ten Schritts, $k = 1, \cdots, n-1$, errechnen sich nach folgenden rekursiven Formeln:

$$\begin{array}{ll} a'_{ij} := 0; & i = k+1,\ldots,n;\;\; j = k \\ a'_{ij} := a'_{ij} - a'_{kj}\cdot(a'_{ik}/a'_{kk}); & i = k+1,\ldots,n;\;\; j = k+1,\ldots,n \\ c'_i := c'_i - c'_k\cdot(a'_{ik}/a'_{kk}); & i = k+1,\ldots,n. \end{array}$$

▷ Eine Programmsequenz zur Gaußelimination ist nach dem folgenden Abschnitt, zusammen mit der Sequenz für die Rückwärtseinsetzung, angegeben.

□ Gauß-Verfahren für ein System von drei Gleichungen mit drei Unbekannten:

$$\begin{array}{rrrl} -x_1 & +x_2 & +2x_3 & = 2 \\ 3x_1 & -x_2 & +\;x_3 & = 6 \\ -x_1 & +3x_2 & +4x_3 & = 4 \end{array} \qquad \begin{pmatrix} -1 & 1 & 2 & 2 \\ 3 & -1 & 1 & 6 \\ -1 & 3 & 4 & 4 \end{pmatrix}$$

1. Schritt: Elimination von x_1 in den letzten beiden Gleichungen:

$$\begin{array}{rrrl} -x_1 & +x_2 & +2x_3 & = 2 \\ & 2x_2 & +7x_3 & = 12 \\ & 2x_2 & +2x_3 & = 2 \end{array} \qquad \begin{pmatrix} -1 & 1 & 2 & 2 \\ 0 & 2 & 7 & 12 \\ 0 & 2 & 2 & 2 \end{pmatrix}$$

2. Schritt: Elimination von x_2 aus der dritten Gleichung:

$$\begin{array}{rrrl} -x_1 & +x_2 & +2x_3 & = 2 \\ & 2x_2 & +7x_3 & = 12 \\ & & -5x_3 & = -10 \end{array} \qquad \begin{pmatrix} -1 & 1 & 2 & 2 \\ 0 & 2 & 7 & 12 \\ 0 & 0 & -5 & -10 \end{pmatrix}.$$

Pivotisierung

▷ Das Gauß-Verfahren versagt, falls das Diagonalelement oder Pivotelement (engl. für Dreh- und Angelpunkt) a'_{kk} eines Eliminationsschrittes gleich Null ist, $a'_{kk} = 0$ (Abbruch des Verfahrens bei Division durch Null).

Pivotsuche: Ist ein Diagonalelement $a'_{kk} = 0$, so vertauscht man die **Pivot-Zeile** k vor Ausführung des k-ten Eliminationsschrittes mit derjenigen Zeile $m > k$, die den betragsmäßig größten Koeffizienten für x_k besitzt: Neue **Pivotzeile** m, neues **Pivotelement** a'_{mk}.
Eine noch weitergehende Pivotstrategie (**Totalpivotisierung**), die eine weitgehende Äquilibrierung der Matrix voraussetzt, sucht das betragsgrößte Element unter allen Matrixelementen. Zur Vertauschung dieses Elements an die Stelle (k,k) sind Zeilen- und Spaltenvertauschungen erforderlich; Spaltenvertauschungen in einem linearen Gleichungssystem entsprechen einer Umnumerierung der Unbekannten, die zusätzlich durchgeführt werden muß.

▷ Aus Gründen der numerischen Stabilität ist Pivotisierung oft auch für $a'_{kk} \neq 0$ sinnvoll, da bei schlecht „konditionierten" Gleichungssystemen (im Zweidimensionalen: zwei Geraden mit fast gleicher Steigung) sonst bei der Division durch kleine Diagonalelemente eine starke Fehlerfortpflanzung auftreten kann.
Für numerische Rechnungen mit dem Gaußschen Algorithmus ist Zeilenpivotisierung in jedem Fall sinnvoll, Totalpivotisierung empfehlenswert. Ist die Matrix **A** symmetrisch und positiv definit, so kann auf Pivotisierung verzichtet werden.

▷ Programmsequenz zur Pivotisierung der Matrix **A** und des Vektors **c** des Gleichungssystems **Ax** = **c**.

```
BEGIN Pivotisierung
INPUT n
INPUT a[i,k], i=1..n, k=1..n
INPUT c[i], i=1..n
FOR k=1 TO n DO
  pivot := k
  maxa := abs(a[k,k])
  FOR i = k+1 TO n DO
  dummy := abs(a[i,k])
  IF (dummy > maxa) THEN
    maxa := dummy
    pivot := i
  ENDIF
  ENDDO
  IF (pivot ≠ k) THEN
    FOR j = k TO n DO
      dummy := a[pivot,j]
      a[pivot,j] := a[k,j]
      a[k,j] := dummy
    ENDDO
    dummy := c[pivot]
    c[pivot] := c[k]
    c[k] := dummy
  ENDIF
ENDDO
OUTPUT a[i,k], i=1..n, k=1..n
OUTPUT c[i], i=1..n
END Pivotisierung
```

▷ Dieser Programmteil ist für das Gauß-Verfahren und das Gauß-Jordan-Verfahren einsetzbar.

Rückwärtseinsetzen

Aus der Dreiecksform die Lösungen x_i durch schrittweises Rückwärtseinsetzen gewinnen: Zuerst die unterste Zeile nach x_n auflösen. Die anderen Elemente x_i , $i = n-1, \ldots, 1$ des Lösungsvektors **x** bestimmt man dann rekursiv mit der Gleichung

$$x_n = \frac{c'_n}{a'_{nn}}, \qquad x_i = \frac{c'_i}{a'_{ii}} - \sum_{k=i+1}^{n} x_k \frac{a'_{ik}}{a'_{ii}}, \qquad i = n-1, \ldots, 1.$$

□ Sei **A** eine (4×4)-Matrix, dann lautet das Gleichungssystem $\mathbf{A}\mathbf{x} = \mathbf{c}$ mit dem unbekannten Vektor $\mathbf{x} = (x_1, x_2, \ldots, x_n)^{\mathrm{T}}$:

$$\begin{aligned} a_{11}x_1 + a_{12}x_2 + a_{13}x_3 + a_{14}x_4 &= c_1 \\ a_{22}x_2 + a_{23}x_3 + a_{24}x_4 &= c_2 \\ a_{33}x_3 + a_{34}x_4 &= c_3 \\ a_{44}x_4 &= c_4. \end{aligned}$$

1. Die Lösung durch Einsetzen beginnt mit der letzten Gleichung:
$x_4 = \dfrac{c_4}{a_{44}}$.
2. Der für x_4 bestimmte Wert wird in die vorletzte Zeile eingesetzt und diese nach x_3 aufgelöst:
$x_3 = \dfrac{c_3 - a_{34}x_4}{a_{33}}$.
3. Dies wird weitergeführt, bis auch die erste Zeile nach x_1 aufgelöst ist. Der Vektor **x** ist damit bekannt, das Gleichungssystem gelöst.

▷ Programmsequenz Lösung des Systems $\mathbf{Ax} = \mathbf{c}$ mit einer $(n \times n)$-Matrix **A** und einem Vektor **c** durch Gaußelimination ohne Pivotisierung.

```
BEGIN Gaußelimination
INPUT n
INPUT a[i,k], i=1..n, k=1..n
INPUT c[i], i=1..n
BEGIN Vorwärtselimination
FOR k = 1 TO n-1 DO
  FOR i = k+1 TO n DO
    CALL Pivotisierung (* bei Bedarf *)
    factor := a[i,k]/a[k,k]
    FOR j = k+1 TO n DO
      a[i,j] := a[i,j] - factor*a[k,j]
    ENDDO
    c[i] := c[i] - factor*c[k]
  ENDDO
ENDDO
END Vorwärtselimination
BEGIN Rückwärtssubstitution
x[n] := c[n]/a[n,n]
FOR i = n-1 TO 1 STEP -1 DO
  sum := 0
  FOR j = i+1 TO n DO
    sum := sum + a[i,j]*x[j]
  ENDDO
  x[i] := (c[i] - sum)/a[i,i]
ENDDO
END Rückwärtssubstitution
OUTPUT x[i], i=1..n
END Gaußelimination
```

▷ Die Vorwärtselimination im Gaußalgorithmus erfordert ca. $n^3/3$, die Rücksubstitution ca. $n^2/2$ Operationen.

LR-Zerlegung

LR-Zerlegung (LR = links-rechts), im englischen LU (lower-upper-decomposition), Zerlegung einer Matrix **A** in ein Produkt einer rechten Dreiecksmatrix **R** mit einer linken Dreiecksmatrix **L**, basierend auf dem Gauß-Verfahren.

● Jede Matrix **A**, bei der für die Durchführung des Gauß-Algorithmus keine Pivotisierung erforderlich ist, kann als Produkt einer linken unteren und einer rechten oberen Dreiecksmatrix geschrieben werden:

$\mathbf{A} = \mathbf{LR}$

$$\mathbf{L} = \begin{pmatrix} l_{11} & 0 & \cdots & 0 \\ l_{21} & l_{22} & \ddots & \vdots \\ \vdots & & \ddots & 0 \\ l_{n1} & \cdots & \cdots & l_{nn} \end{pmatrix} \quad \text{bzw.} \quad \mathbf{R} = \begin{pmatrix} r_{11} & r_{12} & \cdots & r_{1n} \\ 0 & r_{22} & & \vdots \\ \vdots & \ddots & \ddots & \vdots \\ 0 & \cdots & 0 & r_{nn} \end{pmatrix}.$$

▷ Nicht jede Matrix besitzt eine LR-Zerlegung.

□ $\begin{pmatrix} 0 & 1 \\ 1 & 0 \end{pmatrix}$ besitzt keine LR-Zerlegung.

Algorithmus zur Lösung des Gleichungssystems $\mathbf{Ax} = \mathbf{c}$

1. Schritt: LR-Zerlegung der Koeffizientenmatrix **A**

$$\mathbf{Ax} = \mathbf{LRx} = \mathbf{c}.$$

2. Schritt: Einführung eines (unbekannten) Hilfsvektors **y** und Lösung des Gleichungssystems $\mathbf{Ly} = \mathbf{c}$:

$$\Rightarrow \quad \mathbf{y} = \mathbf{L}^{-1}\mathbf{c}.$$

3. Schritt: Lösung des Gleichungssystems $\mathbf{Rx} = \mathbf{y}$:

$$\Rightarrow \quad \mathbf{x} = \mathbf{R}^{-1}\mathbf{y}.$$

▷ Die LR-Zerlegung ist dann zu empfehlen, wenn mehrere lineare Gleichungssysteme mit **gleicher** Koeffizientenmatrix **A**, aber jeweils **verschiedener** Inhomogenität **c** zu lösen sind; Schritt 1 ist dann nur einmal durchzuführen.

Die Zerlegung der Koeffizientenmatrix **A** in die linke Dreiecksmatrix **L** und die rechte Dreiecksmatrix **R** ist nicht eindeutig. Die wichtigsten Zerlegungen, basierend auf der Gaußelimination, sind die Doolittle-, die Crout- und die Cholesky-Zerlegung.

Doolittle-Zerlegung, die Diagonalelemente der **linken** Dreiecksmatrix **L** sind gleich Eins, $l_{jj} = 1, \det \mathbf{L} = 1$, d. h., **L** besitzt die Form

$$\mathbf{L} = \begin{pmatrix} 1 & 0 & \cdots & 0 \\ l_{21} & 1 & \ddots & \vdots \\ \vdots & \ddots & \ddots & 0 \\ l_{n1} & \cdots & l_{n,n-1} & 1 \end{pmatrix}.$$

● Bei der Doolittle-Zerlegung ist **R** die Matrix der bei der Gaußelimination entstehenden Koeffizienten:

$$\mathbf{R} = \begin{pmatrix} r_{11} & r_{12} & \cdots & r_{1n} \\ 0 & r_{22} & & \vdots \\ \vdots & \ddots & \ddots & \vdots \\ 0 & \cdots & 0 & r_{nn} \end{pmatrix}.$$

Berechnung der Koeffizienten r_{jk}

$$r_{1k} = a_{1k}, \quad k = 1, \ldots, n$$

$$r_{jk} = a_{jk} - \sum_{s=1}^{j-1} l_{js} r_{sk}, \quad k = j, \ldots, n; \; j \geq 2.$$

Berechnung der Koeffizienten l_{jk}, die Eliminationskonstanten:

$$l_{j1} = \frac{a_{j1}}{r_{11}}, \quad j = 2, \dots, n$$

$$l_{jk} = \frac{1}{r_{kk}} \left(a_{jk} - \sum_{s=1}^{k-1} l_{js} r_{sk} \right), \quad j = k+1, \dots, n;\ k \geq 2.$$

Crout-Zerlegung, die Diagonalelemente der **rechten** Dreiecksmatrix **R** sind gleich Eins, $r_{jj} = 1$, $\det \mathbf{R} = 1$, d. h., **R** besitzt die Form

$$\mathbf{R} = \begin{pmatrix} 1 & r_{12} & \cdots & r_{1n} \\ 0 & 1 & \ddots & \vdots \\ \vdots & \ddots & \ddots & r_{n-1,n} \\ 0 & \cdots & 0 & 1 \end{pmatrix}.$$

Berechnung der Koeffizienten l_{jk}

$$l_{j1} = a_{j1}, \quad j = 1, \dots, n$$

$$l_{jk} = a_{jk} - \sum_{s=1}^{k-1} l_{js} r_{sk}, \quad j = k, \dots, n; \quad k \geq 2.$$

Berechnung der Koeffizienten r_{jk}

$$r_{1k} = \frac{a_{1k}}{l_{11}}, \quad k = 2, \dots, n$$

$$r_{jk} = \frac{1}{l_{jj}} \left(a_{jk} - \sum_{s=1}^{j-1} l_{js} r_{sk} \right), \quad k = j+1, \dots, n;\ j \geq 2.$$

▷ Programmsequenz zur LR-Dekomposition einer $(n \times n)$-Matrix **A** nach Crout.

```
BEGIN Crout Dekomposition
INPUT n
INPUT a[i,k], i=1..n, k=1..n
FOR j = 2 TO n DO
  a[1,j] := a[1,j]/a[1,1]
ENDDO
FOR j = 2 TO n-1 DO
  FOR i = j TO n DO
    sum := 0
    FOR k = 1 TO j-1 DO
      sum := sum + a[i,k]*a[k,j]
    ENDDO
    a[i,j] := a[i,j] - sum
  ENDDO
  FOR k = j + 1 TO n DO
    sum := 0
    FOR i = 1 TO j-1 DO
      sum := sum + a[j,i]*a[i,k]
    ENDDO
    a[j,k] := (a[j,k] - sum)/a[j,j]
  ENDDO
ENDDO
sum := 0
FOR k = 1 TO n-1 DO
  sum := sum + a[n,k]*a[k,n]
ENDDO
a[n,n] := a[n,n] - sum
OUTPUT a[i,k], i=1..n, k=1..n
END Crout Dekomposition
```

Cholesky-Zerlegung, LR-Zerlegung für eine symmetrische, positiv definite Matrix $\mathbf{A}$, $\mathbf{A}=\mathbf{A}^{\mathrm{T}}$ und $\mathbf{x}^{\mathrm{T}}\mathbf{A}\mathbf{x}>0$ für alle $\mathbf{x}\neq\mathbf{0}$; man bezeichnet $\mathbf{x}^{\mathrm{T}}\mathbf{A}\mathbf{x}$ als **quadratische Form**.

- Die rechte Dreiecksmatrix $\mathbf{R}$ kann gewählt werden als

$$\mathbf{R}=\mathbf{L}^{\mathrm{T}}, \qquad \mathbf{A}=\mathbf{L}\mathbf{L}^{\mathrm{T}} \text{ mit } r_{jk}=l_{kj}.$$

Berechnung der Koeffizienten l_{jk}

$$l_{11}=\sqrt{a_{11}}$$

$$l_{jj}=\sqrt{a_{jj}-\sum_{s=1}^{j-1}l_{js}^2}, \quad j=2,\ldots,n$$

$$l_{j1}=\frac{a_{j1}}{r_{11}}, \quad j=2,\ldots,n$$

$$l_{jk}=\frac{1}{l_{kk}}\left(a_{jk}-\sum_{s=1}^{k-1}l_{js}l_{ks}\right), \quad j=k+1,\ldots,n;\ k\geq 2.$$

□ Zerlegung einer symmetrischen (3×3)-Matrix $\mathbf{A}$ in das Produkt $\mathbf{L}\mathbf{L}^{\mathrm{T}}$

$$\mathbf{A}=\begin{pmatrix}4 & 2 & 14\\ 2 & 17 & -5\\ 14 & -5 & 83\end{pmatrix}=\begin{pmatrix}2 & 0 & 0\\ 1 & 4 & 0\\ 7 & -3 & 5\end{pmatrix}\begin{pmatrix}2 & 1 & 7\\ 0 & 4 & -3\\ 0 & 0 & 5\end{pmatrix}=\mathbf{L}\mathbf{L}^{\mathrm{T}}.$$

▷ Programmsequenz zur LR-Zerlegung einer symmetrischen positiv definiten Matrix $\mathbf{A}$ nach Cholesky.

```
BEGIN Cholesky LR
INPUT n
INPUT a[i,k], i=1..n, k=1..n
FOR k = 1 TO n DO
  FOR i = 1 TO k-1 DO
    sum := 0
    FOR j = 1 TO i-1 DO
      sum := sum + a[i,j]*a[k,j]
    ENDDO
    a[k,i] := (a[k,i] - sum)/a[i,i]
  ENDDO
  sum := 0
  FOR j = 1 TO k-1 DO
    sum := sum + a[k,j]*a[k,j]
  ENDDO
  a[k,k] := sqrt(a[k,k] - sum)
ENDDO
OUTPUT a[i,k], i=1..n, k=1..n
END Cholesky LR
```

Lösbarkeit von $(m\times n)$-Gleichungssystemen

Gauß-Verfahren ist nicht nur auf quadratische Gleichungssysteme (mit ebenso vielen Gleichungen wie Unbekannten) anwendbar:

Rechteckige Gleichungssysteme mit n Unbekannten und m Gleichungen:

$$\begin{aligned}a_{11}x_1+a_{12}x_2+a_{13}x_3+\ldots+a_{1n}x_n &= c_1\\ a_{21}x_1+a_{22}x_2+a_{23}x_3+\ldots+a_{2n}x_n &= c_2\\ &\vdots\\ a_{m1}x_1+a_{m2}x_2+a_{m3}x_3+\ldots+a_{mn}x_n &= c_m.\end{aligned}$$

Endform des Gleichungssystems in Zeilenstufenform (gestaffeltes System) kann durch elementare Umformungen erstellt werden:

$$\begin{aligned} a'_{11}x_1 + a'_{12}x_2 + \ldots + a'_{1r}x_r + a'_{1,r+1}x_{r+1} + \ldots + a'_{1n}x_n &= c'_1 \\ a'_{22}x_2 + \ldots + a'_{2r}x_r + a'_{2,r+1}x_{r+1} + \ldots + a'_{2n}x_n &= c'_2 \\ \vdots \qquad \vdots \qquad &= \vdots \\ a'_{rr}x_r + a'_{r,r+1}x_{r+1} + \ldots + a'_{rn}x_n &= c'_r \\ 0 &= c'_{r+1} \\ 0 &= c'_{r+2} \\ &\vdots \\ 0 &= c'_m. \end{aligned}$$

- **Bedingungen für die Lösbarkeit von $(m \times n)$-Gleichungssystemen:**
  Keine Lösung des Gleichungssystems, falls ein oder mehrere $c'_{r+1}, c'_{r+2}, \ldots, c'_m$ ungleich Null sind: Nicht alle Gleichungen sind erfüllt.
  Eindeutige Lösung für $r = n$.
  Mehr als eine Lösung für $r < n$ falls alle $c'_{r+1}, c'_{r+2}, \ldots, c'_m$ Null sind.
  Für überzählige $n - r$ Unbekannte beliebige Zahlenwerte annehmen, übrige r Unbekannte berechnen.
  Allgemeine Lösung des Gleichungssystems, überzählige $n - r$ Unbekannte

  $x_{r+1}, x_{r+2}, \ldots, x_n$

  bleiben freie Parameter (Werte werden nicht eingesetzt).
  Spezielle Lösung erhält man durch Einsetzen konkreter Zahlenwerte für die Parameter: **Unendlich** viele spezielle Lösungen sind möglich.
- Lösbarkeitsbedingung des linearen Gleichungssystems ist stets erfüllt, wenn die rechte Seite $\mathbf{b}$ der Nullvektor ist. Alle $c'_{r+1}, \ldots, c'_m$ sind auch nach elementaren Umformungen Null.

Homogenes lineares Gleichungssystem:

$\mathbf{Ax} = \mathbf{0}$,

$\mathbf{c}$ ist hier der Nullvektor $\mathbf{c} = \mathbf{0}$.

- **Homogene Gleichungssysteme $\mathbf{Ax} = \mathbf{0}$** haben nur dann nichttriviale Lösungen $\mathbf{x} \neq \mathbf{0}$, wenn $\mathbf{A}$ singulär ist,

  $\det \mathbf{A} = 0$.
- **Inhomogenes lineares Gleichungssystem,**

  $\mathbf{Ax} = \mathbf{c} \neq \mathbf{0}$,

  mindestens eine Komponente von $\mathbf{c}$ ist ungleich Null, $\mathbf{c} \neq \mathbf{0}$. Bei quadratischer Matrix $\mathbf{A}$ nur eindeutig lösbar, wenn $\mathbf{A}$ regulär ist, $\det \mathbf{A} \neq 0$.
- Jedes homogene System ist lösbar. **Triviale Lösung**, die Lösung $\mathbf{x} = \mathbf{0}$.
- **Rang** r des Gleichungssystems ist die Zahl r aus der Trapezform des linearen Gleichungssystems.
  r ist die Maximalzahl von Gleichungen, die voneinander unabhängig sind.
  r ist gleichzeitig der Rang der Koeffizientenmatrix $\mathbf{A}$, d. h. die Maximalzahl linear unabhängiger Zeilenvektoren von $\mathbf{A}$.
- Falls der Rang der Matrix $\mathbf{A}$ und der Rang der um den Vektor $\mathbf{c}$ der rechten Seite **erweiterten Matrix** $(\mathbf{A}|\mathbf{c})$ übereinstimmen, so ist das lineare Gleichungssystem $\mathbf{Ax} = \mathbf{c}$ lösbar. Ist das Gleichungssystem lösbar, so ist der Rang der erweiterten Matrix $\mathbf{A}|\mathbf{c}$ gleich dem Rang der Koeffizientenmatrix $\mathbf{A}$.

  $\mathrm{Rg}(\mathbf{A}) = \mathrm{Rg}(\mathbf{A}|\mathbf{c})$.

☐ Erweiterte (3×3)-Matrix:

$$(\mathbf{A}|\mathbf{b}) = \left(\begin{array}{ccc|c} a_{11} & a_{12} & a_{13} & c_1 \\ a_{21} & a_{22} & a_{23} & c_2 \\ a_{31} & a_{32} & a_{33} & c_3 \end{array} \right).$$

- Für quadratische $(n \times n)$-Gleichungssysteme ist die $(n \times n)$-Koeffizientenmatrix $\mathbf{A}$ regulär, wenn der Rang r gleich der Anzahl n der Zeilen ist. Dies ist der Fall für $\det \mathbf{A} \neq 0$.

▷ Durch das Gauß-Verfahren wird $\mathbf{A}$ mit elementaren Umformungen und evtl. Zeilen- oder Spaltenvertauschungen in eine äquivalente Dreiecksmatrix $\mathbf{A}'$ überführt.

- Die Determinanten von $\mathbf{A}$ und $\mathbf{A}'$ unterscheiden sich höchstens im Vorzeichen, ihr Betrag ist das Produkt der Hauptdiagonalelemente von $\mathbf{A}'$:

$$\det \mathbf{A} = (-1)^m \det \mathbf{A}', \qquad \det \mathbf{A}' = a'_{11} \cdot a'_{22} \cdot \ldots \cdot a'_{nn} = \prod_{i=1}^{n} a'_{ii}.$$

m ist dabei die Anzahl der Zeilen-/Spaltenvertauschungen.

Gauß-Jordan-Verfahren zur Matrixinversion

Gauß-Jordan-Verfahren, mit elementaren Umformungen wird das lineare Gleichungssystem

$$\mathbf{A}\mathbf{x} = \mathbf{c}$$

schrittweise in die **Diagonalform** des äquivalenten Gleichungssystems

$$\mathbf{x} = \mathbf{A}^{-1}\mathbf{c} = \mathbf{c}''$$

übergeführt, mit denselben Lösungen wie das ursprüngliche Gleichungssystem!

$$\begin{array}{lcl} a'_{11}x_1 & = & c'_1 \\ \quad a'_{22}x_2 & = & c'_2 \\ \qquad \ldots & & \ldots \\ \qquad\quad a'_{n-1,n-1}x_{n-1} & = & c'_{n-1} \\ \qquad\qquad a'_{nn}x_n & = & c'_n. \end{array}$$

▷ Die Unbekannten in den Gleichungen werden so reduziert, daß in jeder Gleichung nur noch **eine** Unbekannte vorkommt.

Umformung des Gleichungssystems auf Diagonalform:

In n Eliminationsschritten berechnet man die neuen Koeffizienten des k-ten Schritts, $k = 1, \ldots, n$, rekursiv:

$$\begin{array}{ll} a'_{ij} := 0; & i = 1, \ldots, n;\ i \neq k;\ j = k \\ a'_{ij} := a'_{ij} - a'_{kj} \cdot (a'_{ik}/a'_{kk}); & i = 1, \ldots, n;\ i \neq k;\ j = 1, \ldots, n \\ c'_i := c'_i - c'_k \cdot (a'_{ik}/a'_{kk}); & i = 1, \ldots, n;\ i \neq k. \end{array}$$

Lösungen x_i in Diagonalform:

$$x_i = c''_i = \frac{c'_i}{a'_{ii}}; \qquad i = 1, \ldots, n.$$

▷ Lösungen der x_i sind direkt ablesbar, wenn im k-ten Eliminationsschritt die k-te Zeile normiert wird.

$a'_{ki} := a'_{ki}/a'_{kk}; \quad i = k, \ldots, n,$ dann werden die Diagonalelemente $a'_{kk} = 1$.

▷ Im Unterschied zum Gauß-Verfahren werden im Gauß-Jordan-Verfahren die Unbekannten während des Eliminationsschrittes auch von den darüberliegenden Zeilen eliminiert.

Normierung der Gleichungen mit Division durch die Diagonalelemente (Diagonalmatrix wird zur Einheitsmatrix).

Darstellung des umgeformten Gleichungssystems $\mathbf{x} = \mathbf{A}^{-1}\mathbf{c} = \mathbf{c}''$ in Matrixschreibweise:

$$\begin{pmatrix} 1 & 0 & \cdots & 0 \\ 0 & 1 & \ddots & \vdots \\ \vdots & \ddots & \ddots & 0 \\ 0 & \cdots & 0 & 1 \end{pmatrix} \begin{pmatrix} x_1 \\ x_2 \\ \vdots \\ x_n \end{pmatrix} = \begin{pmatrix} c''_1 \\ c''_2 \\ \vdots \\ c''_n \end{pmatrix}.$$

- Direktes Ablesen des Lösungsvektors $\mathbf{x} = \mathbf{c}''$ des Gleichungssystems:

$x_i = c''_i,\ i = 1, \ldots, n.$

☐ Verfahren von Gauß-Jordan.

$$\begin{array}{|c|rcrcrcr|l|}\hline \boxed{1} & x_1 & + & x_2 & - & x_3 & = & 1 & a_{11}x_1+a_{12}x_2+a_{13}x_3=c_1\\ \boxed{2} & 2x_1 & + & x_2 & + & x_3 & = & 4 & a_{21}x_1+a_{22}x_2+a_{23}x_3=c_2\\ \boxed{3} & 4x_1 & - & 4x_2 & + & 2x_3 & = & 2 & a_{31}x_1+a_{32}x_2+a_{33}x_3=c_3\\ \hline \end{array}$$

1. Schritt: Elimination von x_1, außer in $\boxed{1}$

$$\begin{array}{rcrcrcrcrcr} \boxed{1}\times(-\,a_{21}/a_{11}) & = & \boxed{1}\times(-2) & = & -2x_1 & - & 2x_2 & + & 2x_3 & = & -2\\ & & +\boxed{2} & = & 2x_1 & + & x_2 & + & x_3 & = & 4\\ & & \Rightarrow \boxed{2}' & = & \underline{0}x_1 & - & x_2 & + & 3x_3 & = & 2 \end{array}$$

$$\begin{array}{rcrcrcrcrcr} \boxed{1}\times(-\,a_{31}/a_{11}) & = & \boxed{1}\times(-4) & = & -4x_1 & - & 4x_2 & + & 4x_3 & = & -4\\ & & +\boxed{3} & = & 4x_1 & - & 4x_2 & + & 2x_3 & = & 2\\ & & \Rightarrow \boxed{3}' & = & \underline{0}x_1 & - & 8x_2 & + & 6x_3 & = & -2 \end{array}$$

Ergebnis des ersten Schrittes:

$$\begin{array}{|c|rcrcrcr|l|}\hline \boxed{1} & x_1 & + & x_2 & - & x_3 & = & 1 & a_{11}x_1+a_{12}x_2+a_{13}x_3=c_1\\ \boxed{2}' & \boxed{0x_1} & - & x_2 & + & 3x_3 & = & 2 & 0x_1+a'_{22}x_2+a'_{23}x_3=c'_2\\ \boxed{3}' & \boxed{0x_1} & - & 8x_2 & + & 6x_3 & = & -2 & 0x_1+a'_{32}x_2+a'_{33}x_3=c'_3\\ \hline \end{array}$$

2. Schritt: Elimination von x_2, außer in $\boxed{2}'$

$$\begin{array}{rcrcrcrcrcr} \boxed{2}'\times(-\,a_{12}/a'_{22}) & = & \boxed{2}'\times 1 & = & 0x_1 & - & x_2 & + & 3x_3 & = & 2\\ & & +\boxed{1} & = & x_1 & + & x_2 & - & x_3 & = & 1\\ & & \Rightarrow \boxed{1}' & = & x_1 & + & \underline{0}x_2 & + & 2x_3 & = & 3 \end{array}$$

$$\begin{array}{rcrcrcrcrcr} \boxed{2}'\times(-\,a'_{32}/a'_{22}) & = & \boxed{2}'\times(-8) & = & 0x_1 & + & 8x_2 & - & 24x_3 & = & -16\\ & & +\boxed{3}' & = & 0x_1 & - & 8x_2 & + & 6x_3 & = & -2\\ & & \Rightarrow \boxed{3}'' & = & 0x_1 & + & \underline{0}x_2 & - & 18x_3 & = & -18 \end{array}$$

Ergebnis des zweiten Schrittes:

$$\begin{array}{|c|rcrcrcr|l|}\hline \boxed{1}' & x_1 & + & \boxed{0x_2} & + & 2x_3 & = & 3 & a'_{11}x_1+\ 0x_2+a'_{13}x_3=c'_1\\ \boxed{2}' & 0x_1 & - & x_2 & + & 3x_3 & = & 2 & 0x_1+a'_{22}x_2+a'_{23}x_3=c'_2\\ \boxed{3}'' & 0x_1 & + & \boxed{0x_2} & - & 18x_3 & = & -18 & 0x_1+\ 0x_2+a''_{33}x_3=c'_3\\ \hline \end{array}$$

3. Schritt: Elimination von x_3, außer in $\boxed{3}''$

$$\begin{array}{rcrcrcrcrcr} \boxed{3}''\times(-\,a'_{13}/a''_{33}) & = & \boxed{3}''\times 1/9 & = & 0x_1 & + & 0x_2 & - & 2x_3 & = & -2\\ & & +\boxed{1}' & = & x_1 & + & 0x_2 & + & 2x_3 & = & 3\\ & & \Rightarrow \boxed{1}'' & = & x_1 & + & 0x_2 & + & \underline{0}x_3 & = & 1 \end{array}$$

$$\begin{array}{rcrcrcrcrcr} \boxed{3}''\times(-\,a'_{23}/a'_{33}) & = & \boxed{3}''\times 1/6 & = & 0x_1 & + & 0x_2 & - & 3x_3 & = & -3\\ & & +\boxed{2}' & = & 0x_1 & - & x_2 & + & 3x_3 & = & 2\\ & & \Rightarrow \boxed{2}'' & = & 0x_1 & - & x_2 & + & \underline{0}x_3 & = & -1 \end{array}$$

Ergebnis des dritten Schrittes:

$\boxed{1}''$	$x_1 + 0x_2 - \boxed{0x_3} = 1$	$\boxed{a''_{11}x_1} + 0x_2 + 0x_3 = c'_1$
$\boxed{2}''$	$0x_1 - x_2 + \boxed{0x_3} = -1$	$0x_1 + \boxed{a''_{22}x_2} + 0x_3 = c'_2$
$\boxed{3}''$	$0x_1 + 0x_2 - 18x_3 = -18$	$0x_1 + 0x_2 + \boxed{a''_{33}x_3} = c'_3$

4. Schritt: Normierung, Division durch die Diagonalelemente $a''_{11}, a''_{22}, a''_{33}$

$x_1 + 0x_2 + 0x_3 = 1$	$x_1 + 0x_2 + 0x_3 = c''_1$
$0x_1 + x_2 + 0x_3 = 1$	$0x_1 + x_2 + 0x_3 = c''_2$
$0x_1 + 0x_2 + x_3 = 1$	$0x_1 + 0x_2 + x_3 = c''_3$

Lösung: $x_1 = 1, \quad x_2 = 1, \quad x_3 = 1.$

Berechnung der inversen Matrix $\mathbf{A}^{-1}$

Alle Umformungen, die die reguläre Matrix **A** in die Einheitsmatrix **E** überführen, werden gleichzeitig an der Einheitsmatrix **E** vorgenommen:
Überführen der Einheitsmatrix **E** in die inverse Matrix $\mathbf{A}^{-1}$.

▷ Damit wird es möglich, Gleichungssysteme für komplexe Systeme (mit fester **System- oder Kopplungsmatrix A**) für verschiedene äußere Bedingungen (verschiedene Vektoren **b**, **c**, **d**,...) effizient zu lösen.

□ Verhalten eines Kraftfahrzeugs mit Federn und Stoßdämpfern auf verschiedenem Straßenuntergrund berechnen.

Gleichungssysteme mit konstanter invertierbarer Matrix **A**, aber verschiedenen rechten Seiten

$$\mathbf{A}\mathbf{x} = \mathbf{b},$$
$$\mathbf{A}\mathbf{y} = \mathbf{c},$$
$$\mathbf{A}\mathbf{z} = \mathbf{d}, \qquad \text{usw.}$$
$$\mathbf{A} = \text{const.}$$

kann man numerisch lösen, indem man die Matrix **A** invertiert.

● Die Lösungsvektoren $\mathbf{x}, \mathbf{y}, \mathbf{z}$, usw. sind die Produkte aus inverser (fester) Matrix $\mathbf{A}^{-1}$ und den verschiedenen Konstantenvektoren der rechten Seiten:

$$\mathbf{x} = \mathbf{A}^{-1}\mathbf{b},$$
$$\mathbf{y} = \mathbf{A}^{-1}\mathbf{c},$$
$$\mathbf{z} = \mathbf{A}^{-1}\mathbf{d} \qquad \text{usw.}$$

□ Ermittlung der Inversen.

$$\mathbf{A} = \begin{pmatrix} 1 & 1 & -1 \\ 2 & 1 & 1 \\ 4 & -4 & 2 \end{pmatrix}, \qquad \mathbf{E} = \begin{pmatrix} 1 & 0 & 0 \\ 0 & 1 & 0 \\ 0 & 0 & 1 \end{pmatrix}$$

$$\Downarrow \text{ elementare Umformungen } \Downarrow$$

$$\mathbf{E} = \begin{pmatrix} 1 & 0 & 0 \\ 0 & 1 & 0 \\ 0 & 0 & 1 \end{pmatrix}, \qquad \mathbf{A}^{-1} = \text{Inverse zu } \mathbf{A}$$

$$\begin{array}{l} \boxed{1} \\ \boxed{2} \\ \boxed{3} \end{array} \qquad \left(\begin{array}{rrr|rrr} 1 & 1 & -1 & 1 & 0 & 0 \\ 2 & 1 & 1 & 0 & 1 & 0 \\ 4 & -4 & 2 & 0 & 0 & 1 \end{array}\right)$$

$$\begin{array}{l} \boxed{1} \\ \boxed{2}' = \boxed{1} \times (-2) + \boxed{2} \\ \boxed{3}' = \boxed{1} \times (-4) + \boxed{3} \end{array} \qquad \left(\begin{array}{ccc|ccc} 1 & 1 & -1 & 1 & 0 & 0 \\ 0 & -1 & 3 & -2 & 1 & 0 \\ 0 & -8 & 6 & -4 & 0 & 1 \end{array}\right)$$

$$\begin{array}{l} \boxed{1}' = \boxed{2}' \times 1 + \boxed{1} \\ \boxed{2}' \\ \boxed{3}'' = \boxed{2}' \times (-8) + \boxed{3}' \end{array} \qquad \left(\begin{array}{ccc|ccc} 1 & 0 & 2 & -1 & 1 & 0 \\ 0 & -1 & 3 & -2 & 1 & 0 \\ 0 & 0 & -18 & 12 & -8 & 1 \end{array}\right)$$

$$\begin{array}{l} \boxed{1}'' = \boxed{3}'' \times (1/9) + \boxed{1}' \\ \boxed{2}'' = \boxed{3}'' \times (1/6) + \boxed{2}' \\ \boxed{3}'' \end{array} \qquad \left(\begin{array}{ccc|ccc} 1 & 0 & 0 & 1/3 & 1/9 & 1/9 \\ 0 & -1 & 0 & 0 & -1/3 & 1/6 \\ 0 & 0 & -18 & 12 & -8 & 1 \end{array}\right)$$

Normierung:

$$\begin{array}{l} \boxed{1}'' \times 1 \\ \boxed{2}'' \times (-1) \\ \boxed{3}'' \times (-1/18) \end{array} \qquad \left(\begin{array}{ccc|ccc} 1 & 0 & 0 & 1/3 & 1/9 & 1/9 \\ 0 & 1 & 0 & 0 & 1/3 & -1/6 \\ 0 & 0 & 1 & -2/3 & 4/9 & -1/18 \end{array}\right)$$

Ergebnis:

$$\mathbf{A}^{-1} = \begin{pmatrix} 1/3 & 1/9 & 1/9 \\ 0 & 1/3 & -1/6 \\ -2/3 & 4/9 & -1/18 \end{pmatrix}.$$

Probe $\mathbf{A}^{-1} \cdot \mathbf{A} = \mathbf{E}$:

$$\begin{pmatrix} 1/3 & 1/9 & 1/9 \\ 0 & 1/3 & -1/6 \\ -2/3 & 4/9 & -1/18 \end{pmatrix} \cdot \begin{pmatrix} 1 & 1 & -1 \\ 2 & 1 & 1 \\ 4 & -4 & 2 \end{pmatrix} = \begin{pmatrix} 1 & 0 & 0 \\ 0 & 1 & 0 \\ 0 & 0 & 1 \end{pmatrix}.$$

▷ Programmsequenz zur Matrixinversion einer $(n \times n)$-Matrix $\mathbf{A}$ nach dem Gauß-Jordan-Verfahren.

```
BEGIN Gauß-Jordan
INPUT n
INPUT a[i,k], i=1..n, k=1..n
FOR k = 1 TO n DO
  FOR j = 1 TO n DO
    b[k,j] := 0
  ENDDO
  b[k,k] := 1
ENDDO
FOR k = 1 TO n DO
  dummy := a[k,k]
  FOR j = 1 TO n DO
    a[k,j] := a[k,j]/dummy
    b[k,j] := b[k,j]/dummy
  ENDDO
  FOR i = 1 TO n DO
    IF (i ≠ k) THEN
      dummy := a[i,k]
      FOR j = 1 TO n+1 DO
        a[i,j] := a[i,j] - dummy*a[k,j]
        b[i,j] := b[i,j] - dummy*b[k,j]
      ENDDO
    ENDIF
  ENDDO
ENDDO
OUTPUT b[i,k], i=1..n, k=1..n
END Gauß-Jordan
```

▷ Dieses Programm ist zusammen mit dem Pivotisierungsprogramm des Gauß-Verfahrens verwendbar.

9.7 Iterative Lösung linearer Gleichungssysteme

Bei der Berechnung von Netzwerken und elektrischen Energienetzen der Elektrotechnik, Bilanzen in der Wirtschaftsmathematik, der Statik von Fachwerken (z. B. Hochspannungsmast) sowie bei Berechnungen mit Finiten Elementen treten oft sehr große Gleichungssysteme auf (beispielsweise 1000 Gleichungen).

▷ Bei großen Gleichungssystemen sind in der Praxis viele Koeffizienten des Konstantenvektors **c** und der Systemmatrix **A** gleich Null.

Schwach besetzte $(n \times n)$**-Matrix**, die **Besetzungsdichte**, d. h. die Anzahl der Elemente a_{ij}, die nicht Null sind, ist kleiner als 8 %.

□ Für einen Hochspannungsmast ergibt sich die Matrixgleichung:

$\mathbf{S}\,\mathbf{x} = \mathbf{K}$ mit
$(n \times n)$-Steifigkeitsmatrix: $\mathbf{S}$
Belastungsvektor: $\mathbf{K}$
Verschiebungsvektor: $\mathbf{x}$.

Bandbreite der Systemmatrix, die **Bandmatrix** enthält einen Streifen konstanter Breite, der mit Nichtnull-Elementen besetzt ist.

□ Elektrisches Netzwerk

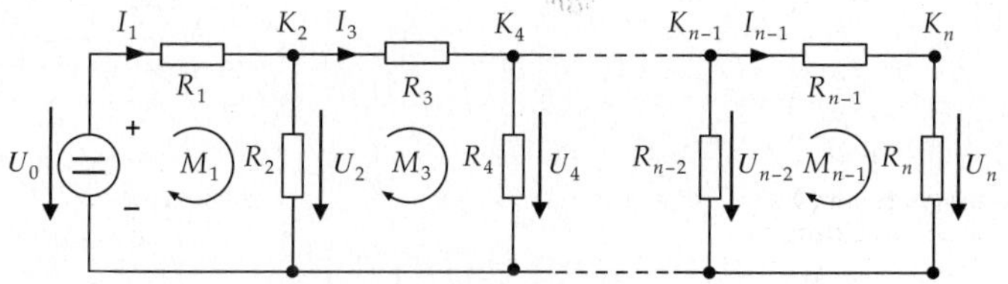

Elektrisches Netzwerk

$$
\begin{array}{llllllll}
\text{Maschengleichung für } M_1: & R_1 I_1 & +U_2 & & & & & = U_0 \\
\text{Knotengleichung für } K_2: & -I_1 & +U_2/R_2 & +I_3 & & & & = 0 \\
\text{Maschengleichung für } M_3: & & -U_2 & +R_3 I_3 & +U_4 & & & = 0 \\
\vdots & \vdots & \vdots & \vdots & \vdots & & \vdots & \vdots \\
\text{Abschlußgleichung:} & & & & & & -I_{n-1} + U_n/R_n & = 0
\end{array}
$$

Matrixform des Gleichungssystems:

$$
\begin{pmatrix}
R_1 & 1 & 0 & 0 & 0 & \dots & 0 & 0 \\
-1 & 1/R_2 & 1 & 0 & 0 & \dots & 0 & 0 \\
0 & -1 & R_3 & 1 & 0 & \dots & 0 & 0 \\
\vdots & \vdots & \vdots & \vdots & \vdots & \ddots & \vdots & \vdots \\
0 & 0 & 0 & 0 & 0 & \dots & R_{n-1} & 1 \\
0 & 0 & 0 & 0 & 0 & \dots & -1 & 1/R_n
\end{pmatrix}
\cdot
\begin{pmatrix} I_1 \\ U_2 \\ I_3 \\ \vdots \\ I_{n-1} \\ U_n \end{pmatrix}
=
\begin{pmatrix} U_0 \\ 0 \\ 0 \\ \vdots \\ 0 \\ 0 \end{pmatrix} .
$$

Für die Systemmatrix erhält man die Bandbreite $m = 3$, jeweils drei Koeffizienten liegen in einer Zeile nebeneinander oder in einer Spalte übereinander.

Rundungsfehler: Direkte Verfahren zur Lösung linearer Gleichungssysteme (Gauß-Algorithmus und Varianten davon) liefern infolge von Rundungsfehlern und Fehlerfortpflanzung u. U. ein verfälschtes Ergebnis; konvergente iterative Verfahren erweisen sich als unempfindlicher gegen Rundungsfehler. Bei Rundungsfehlern in den Eingabedaten nützen auch die iterativen Verfahren nichts.

Bei den iterativen Verfahren unterscheidet man Gesamtschritt- und Einzelschritt-Verfahren.

Gesamtschritt-Verfahren (Jacobi)

▷ Voraussetzung für Gesamtschrittverfahren:
Alle Diagonalelemente

$a_{ii} \neq 0$ für $i = 1, \ldots, n$.

● Wenn das Gleichungssystem eindeutig lösbar ist, läßt sich die Voraussetzung $a_{ii} \neq 0$ (für alle $i = 1, \ldots, n$) durch eine Zeilenvertauschung erfüllen:

1. Schritt: i-te Zeile nach x_i auflösen:

$$\begin{array}{llllllll} x_1 = (c_1 & & -a_{12}x_2 & -a_{13}x_3 & \cdots & & -a_{1n}x_n &)/a_{11} \\ x_2 = (c_2 & -a_{21}x_1 & & -a_{23}x_3 & \cdots & & -a_{2n}x_n &)/a_{22} \\ \cdots & \cdots & \cdots & & \cdots & & \cdots & \cdots \\ \cdots & \cdots & \cdots & \cdots & & & \cdots & \cdots \\ x_n = (c_n & -a_{n1}x_1 & -a_{n2}x_2 & \cdots & & -a_{n,n-1}x_{n-1} & &)/a_{nn}\,. \end{array}$$

▷ Man beachte, daß die freigelassenen Stellen dem Term $a_{ii}x_i$ in der Matrix entsprechen würden.

2. Schritt: Startvektor $\mathbf{x}^{(0)}$ vorgeben.
3. Schritt: Sukzessive Verbesserung von $\mathbf{x}^{(0)}$ mit der Iterationsvorschrift

$$x_i^{(k+1)} = \left[c_i - \sum_{j=1}^{i-1} a_{ij} x_j^{(k)} - \sum_{j=i+1}^{n} a_{ij} x_j^{(k)} \right] / a_{ii}$$

für $i = 1, \ldots, n$ und $k = 0, 1, 2, \ldots,$, d. h., der ermittelte Vektor $\mathbf{x}^{(k)}$ wird in dasselbe Gleichungssystem so lange eingesetzt, bis $\mathbf{x}^{(k+1)}$ sich von $\mathbf{x}^{(k)}$ hinreichend wenig unterscheidet.

● Zur Berechnung von $x_i^{(k+1)}$ wird auf der rechten Seite der Gleichung die Komponente $x_i^{(k)}$ nicht benötigt.

▷ Gesamtschrittverfahren konvergieren häufig langsam.

Einzelschrittverfahren (Gauß-Seidel)

▷ Schnellere Konvergenz kann im allgemeinen mit Einzelschrittverfahren erreicht werden!

Anstelle der k-ten Näherung (wie beim Gesamtschrittverfahren) werden die bereits berechneten $(k+1)$-ten Näherungen der Komponenten x_1 bis x_{i-1} verwendet, um den Lösungsvektor zu bestimmen.
Iterationsvorschrift des Gauß-Seidel-Verfahrens:

$$x_i^{(k+1)} = \left[c_i - \sum_{j=1}^{i-1} a_{ij} x_j^{(k+1)} - \sum_{j=i+1}^{n} a_{ij} x_j^{(k)} \right] / a_{ii}.$$

▷ Programmsequenz zur Lösung des Gleichungssystems $\mathbf{A}\mathbf{x} = \mathbf{c}$ nach dem Gauß-Seidel-Iterationsverfahre mit Relaxation.

```
BEGIN Gauß-Seidel
INPUT n, eps, maxit
INPUT a[i,k], i=1..n, k=1..n
INPUT c[i], i=1..n
INPUT lambda (Relaxationsparameter)
epsa:=1.1*eps
FOR i=1 TO n DO
  dummy := a[i,i]
  FOR j = 1 TO n DO
    a[i,j] := a[i,j]/dummy
  ENDDO
  c[i] := c[i]/dummy
ENDDO
iter := 0
```

```
WHILE (iter < maxit AND epsa > eps) DO
  iter := iter + 1
  FOR i = 1 TO n DO
    old := x[i]
    sum := c[i]
    FOR j = 1 TO n DO
      IF (i ≠ j) THEN
        sum := sum - a[i,j]*x[j]
      ENDIF
    ENDDO
    x[i] := lambda*sum + (1 - lambda)*old
    IF (x[i] ≠ 0) THEN
      epsa := abs((x[i] - old)/x[i])*100
    ENDIF
  ENDDO
ENDDO
OUTPUT x[i], i=1..n
END Gauß-Seidel
```

● **Relaxationsparameter**, Λ mit $0 < \Lambda < 2$, kann die Konvergenz des Gauß-Seidel-Verfahrens wesentlich verbessern:

Unterrelaxation, $\Lambda \leq 1$, wird benutzt um nichtkonvergente Systeme zur Konvergenz zu bringen, sowie zur Dämpfung von Oszillationen, um schnellere Konvergenz zu erzielen.
Überrelaxation, $1 < \Lambda \leq 2$, beschleunigt die Konvergenz bei bereits konvergenten Systemen.

Konvergenzkriterien für iterative Verfahren

Hinreichende Konvergenzkriterien:
Zeilensummenkriterium:

$$\sum_{j=1, j\neq i}^{n} \left| \frac{a_{ij}}{a_{ii}} \right| < 1 \qquad \text{für } i = 1, \ldots, n.$$

Spaltensummenkriterium:

$$\sum_{i=1, i\neq j}^{n} \left| \frac{a_{ij}}{a_{ii}} \right| < 1 \qquad \text{für } j = 1, \ldots, n.$$

Kriterium von Schmidt-von Mises:

$$\sum_{i=1}^{n} \sum_{j=1, j\neq i}^{n} \left(\frac{a_{ij}}{a_{ii}} \right)^2 < 1.$$

● Wenn der Betrag aller Diagonalelemente der Matrix **A** groß gegen die Summe der restlichen Koeffizienten der entsprechenden Zeilen oder Spalten ist, dann konvergieren die Iterationsverfahren.

▷ Wenn die Konvergenzkriterien nicht erfüllt sind, kann keine Aussage gemacht werden, ob Konvergenz auftritt oder nicht, d. h., das Verfahren kann unter Umständen trotzdem konvergieren!

Durch elementare Umformungen ist es manchmal möglich, ein äquivalentes Gleichungssystem mit großen Diagonalelementen herzustellen. Ist dies nicht möglich, muß die Lösung mit einem direkten Verfahren ermittelt werden.

Thomas-Algorithmus für Tridiagonalmatrizen, Anwendung des Gauß-Algorithmus für spärlich besetzte Matrizen, bei dem die Rechenoperationen für die Nullelemente ausgespart werden.

▷ Programmsequenz zur Lösung des Gleichungssystems $\mathbf{Ax} = \mathbf{c}$ mit einer $n \times n$ tridiagonalen Bandmatrix **A**. Es müssen nur die Haupt- und die beiden Nebendiagonalen gespeichert werden. Dies sind die Vektoren **e**, **f** und **g**.

```
BEGIN Tridiagonaler Thomasalgorithmus
INPUT n
INPUT a[i,k], i=1..n, k=1..n
INPUT c[i], i=1..n
e[i] := a[i,i-1], i=2..n
f[i] := a[i,i], i=1..n
g[i] := a[i,i+1], i=1..n-1
BEGIN Dekomposition
FOR k = 2 TO n DO
  e[k] := e[k]/f[k-1]
  f[k] := f[k] - e[k]*g[k-1]
ENDDO
END Dekomposition
BEGIN Vorwärtselimination
FOR k = 2 TO n DO
  c[k] := c[k] - e[k]*c[k-1]
ENDDO
END Vorwärtselimination
BEGIN Rücksubstitution
x[n] := c[n]/f[n]
FOR k = n-1 TO 1 STEP -1 DO
  x[k] := (c[k] - g[k]*x[k+1])/f[k]
ENDDO
END Rücksubstitution
OUTPUT x[i], i=1..n
END Tridiagonaler Thomasalgorithmus
```

Speicherung der Koeffizientenmatrix

▷ Bei iterativen Methoden (Gesamtschritt-, Einzelschrittverfahren) treten bei der Berechnung **keine** neuen Nichtnull-Elemente auf. Die Koeffizientenmatrix **A** wird im Verlauf der Rechnung nicht verändert. Hier läßt sich vorteilhaft eine nichtverkettete Datenstruktur verwenden.

☐ Eine Koeffizienten-Matrix mit $n = 2000$ und einer Besetzungsdichte mit Nichtnull-Elementen von $0{,}4\ \%$ benötigt bei konventioneller Speichertechnik $n \cdot n = 4\,000\,000$ Speicherplätze, obwohl nur $16\,000$ Nichtnull-Elemente vorhanden sind.

▷ Nichtverkettete Listen (`ARRAYS`) benötigen im allgemeinen weniger Speicherplatz als die direkte Speicherung verketteter Strukturen. Man wendet diese Speichertechnik an, um Zugriffe auf langsame Hintergrundspeicher zu vermeiden.

▷ Bei schwach besetzten Matrizen speichere man möglichst nur Nichtnull-Elemente a_{ij} (i = Zeile, j = Spalte). Dies geschieht bei einer Matrix mit n Nichtnull-Elementen in `PASCAL` oft als Record (Verbund):

```
VAR A: ARRAY[1..n]
      OF RECORD
          Zeile:  INTEGER;
          Spalte: INTEGER;
          Wert:   REAL
         END;
```

Der Zugriff auf das i-te Nichtnull-Element geschieht durch

```
Zeilenindex  := A[i].Zeile
Spaltenindex := A[i].Spalte
Matrixelement:= A[i].Wert
```

In `FORTRAN` gibt es diese sehr übersichtliche Möglichkeit nicht. Dort müssen zwei `ARRAYS` definiert werden: Das eine enthält die Nichtnull-Elemente und das andere die Indizes.

Aufbau der Datenstruktur:

Zeile i	Spalte j	Wert a_{ij}

□ **A** ist eine (5×5)-Matrix mit sieben Nichtnull-Elementen

$$\mathbf{A} = \begin{pmatrix} 0 & 0 & a_{13} & 0 & 0 \\ a_{21} & 0 & 0 & a_{24} & 0 \\ 0 & 0 & a_{33} & 0 & 0 \\ a_{41} & 0 & 0 & 0 & a_{45} \\ 0 & a_{52} & 0 & 0 & 0 \end{pmatrix}.$$

Im Speicher steht dann:

1	3	a_{13}	2	1	a_{21}	2	4	a_{24}	$\cdots$	5	2	a_{52}	0	0	0.0

▷ Das Speicherende ist hier durch $(0,0,0.0)$ gekennzeichnet.
Der Speicherbedarf läßt sich weiter verringern, wenn jeder neue Spalten- oder Zeilenindex nur einmal gespeichert wird.

9.8 Tabelle der Lösungsmethoden

Kategorien von Algorithmen zur Lösung von linearen Gleichungssystemen: direkte und iterative Methoden. Lineare Gleichungssysteme mit großen, schwach besetzten Matrizen sollten eher mit iterativen Methoden gelöst werden.

Gaußsches Eliminationsverfahren:

$$\left(\begin{array}{ccc|c} a_{11} & a_{12} & a_{13} & c_1 \\ a_{21} & a_{22} & a_{23} & c_2 \\ a_{31} & a_{32} & a_{33} & c_3 \end{array}\right) \Longrightarrow$$

$$\left(\begin{array}{ccc|c} a_{11} & a_{12} & a_{13} & c_1 \\ & a'_{22} & a'_{23} & c'_2 \\ & & a''_{33} & c''_3 \end{array}\right) \Longrightarrow \begin{aligned} x_3 &= c''_3/a''_3 \\ x_2 &= (c'_2 - a'_{23}x_3)/a'_{22} \\ x_1 &= (c_1 - a_{12}x_2 - a_{13}x_3)/a_{11} \end{aligned}$$

Gauß-Jordan (Matrixinversion):

$$\left(\begin{array}{ccc|ccc} a_{11} & a_{12} & a_{13} & 1 & 0 & 0 \\ a_{21} & a_{22} & a_{23} & 0 & 1 & 0 \\ a_{31} & a_{32} & a_{33} & 0 & 0 & 1 \end{array}\right) \Longrightarrow \left(\begin{array}{ccc|ccc} 1 & 0 & 0 & a'_{11} & a'_{12} & a'_{13} \\ 0 & 1 & 0 & a'_{21} & a'_{22} & a'_{23} \\ 0 & 0 & 1 & a'_{31} & a'_{32} & a'_{33} \end{array}\right)$$

LR-Zerlegung:

$$\begin{pmatrix} a_{11} & a_{12} & a_{13} \\ a_{21} & a_{22} & a_{23} \\ a_{31} & a_{32} & a_{33} \end{pmatrix} \stackrel{\text{LR}}{\Longrightarrow} \begin{pmatrix} l_{11} & 0 & 0 \\ l_{21} & l_{22} & 0 \\ l_{31} & l_{32} & l_{33} \end{pmatrix} \begin{pmatrix} d_1 \\ d_2 \\ d_3 \end{pmatrix} = \begin{pmatrix} c_1 \\ c_2 \\ c_3 \end{pmatrix} \stackrel{\text{LR, V.-Sub.}}{\Longrightarrow}$$

$$\begin{pmatrix} 1 & r_{12} & r_{13} \\ 0 & 1 & r_{23} \\ 0 & 0 & 1 \end{pmatrix} \begin{pmatrix} x_1 \\ x_2 \\ x_3 \end{pmatrix} = \begin{pmatrix} d_1 \\ d_2 \\ d_3 \end{pmatrix} \stackrel{\text{R.-Sub.}}{\Longrightarrow} \begin{pmatrix} x_1 \\ x_2 \\ x_3 \end{pmatrix},$$

wobei V.-Sub. Vorwärtssubstitution nach d_i bedeutet, R.-Sub. Rückwärtssubstitution nach x_i und LR die LR-Zerlegung.

Gauß-Seidel-Methode:

$$\left.\begin{aligned} x_1^{(j)} &= (c_1 - a_{12}x_2^{(j-1)} - a_{13}x_3^{(j-1)})/a_{11} \\ x_2^{(j)} &= (c_2 - a_{21}x_1^{(j)} - a_{23}x_3^{(j-1)})/a_{22} \\ x_3^{(j)} &= (c_3 - a_{31}x_1^{(j)} - a_{32}x_2^{(j)})/a_{33} \end{aligned}\right\} \quad \text{bis} \quad \left|\frac{x_i^{(j)} - x_i^{(j-1)}}{x_i^{(j)}}\right| \le \varepsilon \quad \text{für alle } i,$$

wobei j die j-te Iteration ist und ε eine vorgegebene Genauigkeitsschranke. (Diese Genauigkeitsangabe gilt nur für numerisch gutartige Matrizen.)

Methode	Genauigkeit, Fehlerquellen	Anwendung	Programmieraufwand	Bemerkungen
Grafisch	schlecht	sehr begrenzt		aufwendiger als numerische Methode
Cramersche Regel	Rundungsfehler	begrenzt		übermäßiger Rechenaufwand für $n > 3$
Elimination der Unbekannten	Rundungsfehler	begrenzt		
Gaußsche Elimination	Rundungsfehler	generell	mäßig	
Gauß-Jordan	Rundungsfehler	generell	mäßig	Mitberechnung der Inversen
LR-Zerlegung	Rundungsfehler	generell	mäßig	bevorzugte Eliminationsmethode
Gauß-Seidel	sehr gut	diagonal dominante Systeme	leicht	u. U. keine Konvergenz*

*falls nicht diagonal dominant

9.9 Eigenwertgleichungen

Eigenwertgleichungen werden in der Technik verwendet, um z. B. Hauptachsentransformationen durchzuführen, oder die Normalschwingungen in gekoppelten Systemen zu berechnen.

Eigenvektor x einer quadratischen Matrix, der Lösungsvektor, der die Gleichung:

$$\mathbf{A}\mathbf{x} = \lambda\,\mathbf{x}, \quad \mathbf{x} \neq 0$$

Eigenwertgleichung genannt, erfüllt.

Eigenwert λ von **A**, reelle oder komplexe Zahl, die angibt, um welchen Skalierungsfaktor λ der Eigenvektor **x** durch die **lineare Abbildung Ax** gestreckt oder gestaucht wird.

▷ Das **verallgemeinerte Eigenwertproblem**

$$\mathbf{A}\mathbf{x} = \lambda\,\mathbf{B}\mathbf{x}$$

ist wichtig für die Methode der Finiten Elemente.

Charakteristische Gleichung von **A**, das Gleichungssystem, das Eigenwerte und Eigenvektoren definiert, ist:

$$(\mathbf{A} - \lambda\,\mathbf{E})\mathbf{x} = \mathbf{0}, \quad \mathbf{x} \neq \mathbf{0},$$

$$\det(\mathbf{A} - \lambda\,\mathbf{E}) = \begin{vmatrix} a_{11} - \lambda & a_{12} & \dots & a_{1n} \\ a_{21} & a_{22} - \lambda & & \vdots \\ \vdots & & \ddots & \vdots \\ a_{n1} & \dots & \dots & a_{nn} - \lambda \end{vmatrix} = 0.$$

- Notwendige Bedingung für die Existenz einer Lösung $\mathbf{x} \neq \mathbf{0}$ dieses Gleichungssystems ist, daß die **charakteristische Matrix** $(\mathbf{A} - \lambda\,\mathbf{E})$ singulär ist

  $$\det(\mathbf{A} - \lambda\,\mathbf{E}) = 0.$$

Charakteristisches Polynom oder **charakteristische Determinante** $P(\lambda)$ von **A**, Polynom vom Grad n, n Zeilenzahl von **A**, mit

$$P(\lambda) = \det(\mathbf{A} - \lambda\,\mathbf{E}).$$

- Jede reelle oder komplexe Wurzel (Nullstelle) des charakteristischen Polynoms $P(\lambda)$ ist eine Lösung der charakteristischen Gleichung von **A**, d. h. ein Eigenwert λ von **A**.

Spektrum von **A**, die Menge aller Eigenwerte von **A**.

- Die $(n \times n)$-Matrix $\mathbf{A}$ hat mindestens einen und höchstens n (im allgemeinen komplexe) numerisch verschiedene Eigenwerte.
- Die Eigenvektoren $\mathbf{x}_1, \mathbf{x}_2, \ldots, \mathbf{x}_n$ einer Matrix $\mathbf{A}$, die zu verschiedenen Eigenwerten $\lambda_1, \lambda_2, \ldots, \lambda_n$, gehören, sind linear unabhängig.
- Die Eigenwerte symmetrischer (antisymmetrischer) Matrizen sind reell (rein imaginär oder Null), die zu verschiedenen Eigenwerten $\lambda_1, \lambda_2, \ldots, \lambda_n$ gehörenden Eigenvektoren $\mathbf{x}_1, \mathbf{x}_2, \ldots, \mathbf{x}_n$ sind zueinander orthogonal.
- Die Summe der n Eigenwerte λ_i ist gleich der Spur (Summe der Hauptdiagonalelemente) von $\mathbf{A}$:
$$\mathrm{Sp}(\mathbf{A}) = \sum_{i=1}^{n} a_{ii} = \sum_{i=1}^{n} \lambda_i.$$
- Die Determinante von $\mathbf{A}$ ist gleich dem Produkt der – numerisch möglicherweise gleichen – Eigenwerte:
$$\det \mathbf{A} = \lambda_1 \cdot \lambda_2 \cdot \ldots \cdot \lambda_n = \prod_{i=1}^{n} \lambda_i.$$

Produktdarstellung des charakteristischen Polynoms:
$$P(\lambda) = (-1)^n(\lambda - \lambda_1)(\lambda - \lambda_2)\ldots(\lambda - \lambda_n) = (-1)^n \lambda^n + a_{n-1}\lambda^{n-1} + \ldots + a_1\lambda + a_0.$$
Zusammenfassung gleicher Faktoren (Eigenwerte)
$$P(\lambda) = (-1)^n(\lambda - \lambda_1)^{m_1}(\lambda - \lambda_2)^{m_2}\ldots(\lambda - \lambda_r)^{m_r}$$
mit den numerisch verschiedenen Eigenwerten $\lambda_1, \ldots, \lambda_r$,
$$r \leq n, \qquad m_1 + \cdots + m_r = n.$$
Algebraische Multiplizität oder **Vielfachheit** m_i eines Eigenwerts.

Orthogonale Matrizen, quadratische Matrizen, deren Inverse $\mathbf{P}^{-1}$ gleich der transponierten Matrix $\mathbf{P}^{\mathrm{T}}$ ist.
$$\mathbf{P} \cdot \mathbf{P}^{\mathrm{T}} = \mathbf{P}^{\mathrm{T}} \cdot \mathbf{P} = \mathbf{E}.$$

- Die Eigenwerte orthogonaler Matrizen haben den Absolutwert Eins.
- Die Eigenvektoren $\mathbf{x}$ einer symmetrischen Matrix $\mathbf{S}$ können als Spaltenvektoren einer orthogonalen Matrix $\mathbf{P} = (\mathbf{x}_1, \mathbf{x}_2, \ldots, \mathbf{x}_n)$ aufgefaßt werden, mit
$$\begin{aligned}\mathbf{SP} &= \mathbf{S}(\mathbf{x}_1, \mathbf{x}_2, \ldots, \mathbf{x}_n)\\ &= (\lambda_1\mathbf{x}_1, \lambda_2\mathbf{x}_2, \ldots, \lambda_n\mathbf{x}_n)\\ &= (\mathbf{x}_1, \mathbf{x}_2, \ldots, \mathbf{x}_n)\begin{pmatrix}\lambda_1 & 0 & \ldots & 0\\ 0 & \lambda_2 & \ddots & \vdots\\ \vdots & \ddots & \ddots & 0\\ 0 & \cdots & 0 & \lambda_n\end{pmatrix}\\ &= (\mathbf{x}_1, \mathbf{x}_2, \ldots, \mathbf{x}_n) \cdot \mathbf{\Lambda}\end{aligned}$$
mit der Diagonalmatrix $\mathbf{\Lambda}$, deren Diagonalelemente die Eigenwerte von $\mathbf{S}$ sind:
$$\mathbf{\Lambda} = \begin{pmatrix}\lambda_1 & 0 & \ldots & 0\\ 0 & \lambda_2 & \ddots & \vdots\\ \vdots & \ddots & \ddots & 0\\ 0 & \cdots & 0 & \lambda_n\end{pmatrix}$$
- Diagonalisierung von $\mathbf{S}$:
$$\mathbf{S} = \mathbf{P\Lambda P}^{\mathrm{T}}, \quad \mathbf{\Lambda} = \mathbf{P}^{-1}\mathbf{SP}.$$
- Das Produkt aller Eigenwerte von $\mathbf{S}$ ist gleich dem Absolutglied des charakteristischen Polynoms
$$a_0 = \det \mathbf{S} = \det \mathbf{\Lambda}.$$

Numerische Berechnung von Eigenwerten einer Matrix A.
Zur numerischen Lösung des Eigenwertproblems gibt es spezielle Methoden, die *nicht* auf der Definition der Eigenwerte als Nullstellen des charakteristischen Polynoms beruhen. Manche Verfahren liefern nur einzelne Eigenwerte, andere liefern sämtliche.
Inverse Iteration, Verfahren zur Berechnung einzelner Eigenwerte. Dem Verfahren liegt folgender Algorithmus zugrunde:
1. Wähle Startvektor $\mathbf{v}_k$ mit Länge 1. Wähle Zahl μ, in deren Nähe Eigenwert gesucht wird.
2. Löse das lineare Gleichungssystem $(\mathbf{A}-\mu\,\mathbf{E})\mathbf{w}_{k+1}=\mathbf{v}_k$.
3. Setze $\mathbf{v}_{k+1}:=\mathbf{w}_{k+1}/|\mathbf{w}_{k+1}|$, $k:=k+1$ und gehe nach 2.
(Beachte, daß die Matrix in 2. in jedem Iterationsschritt gleich ist; man kann daher vorteilhaft die LR-Zerlegung dieser Matrix einsetzen.)
Unter der Annahme, daß für die Eigenwerte λ_i von $\mathbf{A}$ gilt:

$$|\lambda_1-\mu|<|\lambda_i-\mu|,\quad i\neq 1,$$

konvergiert die Folge

$$\left(\mathbf{w}_{k+1}^{\mathrm{T}}\mathbf{e}_i/\mathbf{v}_k^{\mathrm{T}}\mathbf{e}_i\right)$$

gegen die Zahl $\dfrac{1}{\lambda_1-\mu}$, aus der sich λ_1 berechnen läßt; dabei wird unterstellt, daß die i-te Komponente des Eigenvektors zu λ_1 von Null verschieden ist: Für hinreichend große k ist dann auch $\mathbf{v}_k^{\mathrm{T}}\mathbf{e}_i\neq 0$.
Die Folge der Vektoren $(\mathbf{v}_k)$ konvergiert unter den genannten Voraussetzungen gegen einen Eigenvektor zu λ_1.
QR-Verfahren, Verfahren zur Berechnung sämtlicher Eigenwerte. Die Grundform des Algorithmus besteht aus folgenden Schritten:
1. Setze $\mathbf{A}_0:=\mathbf{A}$; $k:=0$.
2. Berechne die QR-Zerlegung von $\mathbf{A}_k=\mathbf{Q}_k\mathbf{R}_k$ ($\mathbf{Q}_k$ orthogonal, $\mathbf{R}_k$ rechte obere Dreiecksmatrix).
3. Setze $\mathbf{A}_{k+1}:=\mathbf{R}_k\mathbf{Q}_k$, $k:=k+1$. Gehe nach 2.
Hat $\mathbf{A}$ nur reelle, betragsmäßig verschiedene Eigenwerte, so konvergieren die Diagonalelemente betragsmäßig geordnet von $(\mathbf{A}_k)$ gegen die Eigenwerte von $\mathbf{A}$. Zur Verbesserung der Konvergenzeigenschaften verwendet man noch eine Shift-Strategie (ähnlich wie bei der inversen Iteration):
2′. Wähle μ_k, berechne QR-Zerlegung von $\mathbf{A}_k-\mu_k\mathbf{E}=\mathbf{Q}_k\mathbf{R}_k$.
3′. Setze $\mathbf{A}_{k+1}:=\mathbf{R}_k\mathbf{Q}_k+\mu_k\mathbf{E}$, $k:=k+1$. Gehe nach 2′.
Als Verschiebungsparameter wählt man meist denjenigen Eigenwert, der in der rechten unteren Ecke von $\mathbf{A}_k$ stehenden (2×2)-Matrix dem Diagonalelement a_m^k am nächsten liegt.
Der Aufwand des QR-Algorithmus wird in der Praxis weiter verringert, wenn man die Matrix $\mathbf{A}$ zunächst durch eine Ähnlichkeitstransformation auf die Hessenberg-Gestalt bringt.

▷ Die praktischen numerischen Probleme bei der Berechnung von Eigenwerten sollten nicht unterschätzt werden; es ist daher *sehr* zu empfehlen, auf bekannte, getestete Programme zurückzugreifen.

9.10 Systeme von Ungleichungen und Lineare Optimierung

Aufgabenstellung

Lineare Optimierung (LO), mathematisches Verfahren zur Bestimmung des Maximums oder Minimums einer linearen Funktion z, der sogenannten **Zielfunktion (ZF)**, unter einschränkenden Bedingungen (**Restriktionen**, **Nebenbedingungen (NB)**), die in Form linearer Ungleichungen oder Gleichungen gegeben sind.
Systeme von Ungleichungen werden mit Methoden der linearen Algebra und der analytischen Geometrie gelöst.

□ Maximierung des Reingewinns einer Produktion.
Minimierung des Gesamtabfalls einer Produktion.
Allgemein: Suche des Extremums einer gewichteten Linearkombination solcher Kriterien.

Mathematische Modellformulierung

Strukturvariablen (Entscheidungsvariablen, Kontrollvariablen)
$x_j,\ j=1,\ldots,n$ gehen linear in die Zielfunktion und die Nebenbedingungen ein. Vorgegebene Konstanten $c_j,\ j=1,\ldots,n$ der Ziel- oder Zweckfunktion z werden durch Optimierungskriterien gegeben.

□ Ein Fertigungsbetrieb stellt zwei Produkte P_1 und P_2 mit den wöchentlichen Stückzahlen x_1 und x_2 her. Der Reingewinn beträgt pro Stück von P_1: $c_1 = 200$ DM und pro Stück von P_2: $c_2 = 100$ DM.
Beide Produkte werden auf den Maschinen M_1 und M_2 bearbeitet. Produkt P_1 benötigt auf M_1 eine Bearbeitungszeit von $a_{11} = 4$ h und auf M_2: $a_{21} = 1$ h. P_2 benötigt auf M_1: $a_{12} = 1$ h und auf M_2: $a_{22} = 3$ h. Die wöchentlichen Maschinenlaufzeiten sind für M_1 auf $b_1 = 32$ h und für M_2 auf $b_2 = 30$ h begrenzt. Gesucht ist ein optimales Wochenproduktionsprogramm (x_1, x_2), das den Reingewinn $z(x_1, x_2)$ unter Beachtung noch zu formulierender Nebenbedingungen maximal macht.

Ziel- oder Zweckfunktion: Lineare Funktion der Strukturvariablen.

$$z(x_1,\ldots,x_n) = c_1x_1 + \ldots + c_nx_n = \sum_{i=1}^{n} c_ix_i = \text{max. oder min.}$$

Die Zielfunktion verknüpft die Strukturvariablen x_i mit den Strukturkonstanten c_i.

□ $z(x_1,x_2) = 200x_1 + 100x_2 = \text{max.}$ (ZF).

▷ Die Suche des Minimums einer Zielfunktion z ist gleichbedeutend mit der Suche des Maximums von $-z$. Durch Multiplikation von z mit -1 kann ein Minimierungsproblem also in eine Maximierungsaufgabe überführt werden und umgekehrt. Daher können Rechenprogramme, die die Zielfunktion maximieren (minimieren), auch zur Suche eines Minimums (Maximums) verwendet werden.

Nebenbedingungen (Restriktionen):

$$\begin{aligned} a_{11}x_1 + a_{12}x_2 + \ldots + a_{1n}x_n &\le b_1 \quad (\text{NB}_1)\\ a_{21}x_1 + a_{22}x_2 + \ldots + a_{2n}x_n &\le b_2 \quad (\text{NB}_2)\\ &\vdots\\ a_{m1}x_1 + a_{m2}x_2 + \ldots + a_{mn}x_n &\le b_m \quad (\text{NB}_m). \end{aligned}$$

□ $$\begin{aligned} M_1:&\quad 4x_1 + x_2 \le 32 \quad (\text{NB}_1)\\ M_2:&\quad x_1 + 3x_2 \le 30 \quad (\text{NB}_2). \end{aligned}$$

Nichtnegativitätsbedingungen: Allgemein wird gefordert, daß die Strukturvariablen nur Werte ≥ 0 annehmen: $x_i \geq 0,\ i = 1,\ldots,n$.

□ Da keine negativen Produktionszahlen möglich sind, gelten zusätzlich zu den Nebenbedingungen die Nichtnegativitätsbedingungen: $x_1 \geq 0$, $x_2 \geq 0$.

Mathematisches Modell: Das Aufstellen der Zielfunktion, der Nebenbedingungen und der Nichtnegativitätsbedingungen.

Normalfall: Nebenbedingungen von Maximierungsmodellen enthalten nur $\leq$-Beziehungen, diejenigen von Minimierungsmodellen dagegen nur $\geq$-Beziehungen.

▷ Enthalten einzelne Nebenbedingungen (anstatt $\leq$) das Ungleichheitszeichen $\geq$, so können diese durch Multiplikation mit -1 in Ungleichungen mit der Bedingung $\leq$ umgeformt werden, beziehungsweise umgekehrt.

Verallgemeinerter (erweiterter) Normalfall: Zusätzlich zu den Ungleichungen können auch lineare Gleichungen als Nebenbedingungen auftreten.

Matrizenschreibweise der linearen Optimierung

Kennzahlenmatrix, Koeffizientenmatrix:

$$\mathbf{A} = \begin{pmatrix} a_{11} & \dots & a_{1n} \\ \vdots & \ddots & \vdots \\ a_{m1} & \dots & a_{mn} \end{pmatrix}, \qquad m,n \in \mathbb{N}^*.$$

Entscheidungsvektor, **Variablenvektor**, gebildet aus den Strukturvariablen x_i

$$\mathbf{x}^{\mathrm{T}} = (x_1, \dots, x_n).$$

Optimierungsvektor, **Koeffizientenvektor**, folgt aus den durch die Optimierungskriterien gebildeten Konstanten c_i

$$\mathbf{c} = (c_1, \dots, c_n).$$

Einsatzvektor, **Beschränkungsvektor**:

$$\mathbf{b}^{\mathrm{T}} = (b_1, \dots, b_m).$$

Nullvektor:

$$\mathbf{0}^{\mathrm{T}} = (0, \dots, 0).$$

Maximierungsmodell:

Zielfunktion	$z(\mathbf{x}) = \mathbf{cx} = \max$
Nebenbedingungen	$\mathbf{Ax} \leq \mathbf{b}$
Nichtnegativitätsbed.	$\mathbf{x} \geq \mathbf{0}$
	$\mathbf{b} \geq \mathbf{0}$

Optimales Programm, Vektor $\mathbf{x}$, für den die Zielfunktion $z(\mathbf{x})$ ein Maximum hat.

Umwandlung von Ungleichungen in Gleichungen, Schlupfvariablen

Schlupf- oder Leerlaufvariablen, zusätzliche Variablen y_i, $i = 1, \dots, m$, die Ungleichungen (Nebenbedingungen) in Gleichungen überführen.

Die (zunächst unbekannten) Schlupfvariablen füllen die Lücken aus, die zwischen den linken und rechten Seiten von Ungleichungen klaffen. Je Ungleichung wird eine Schlupfvariable jeweils auf der Seite addiert, in deren Richtung das Ungleichheitszeichen zeigt ($\leq$: links; $\geq$: rechts), womit die Gleichheit von linker und rechter Seite hergestellt ist. Somit gelten auch für die Schlupfvariablen Nichtnegativitätsbedingungen: $y_i \geq 0$, $i = 1, \dots, m$.

□ $y_1 + 4x_1 + x_2 = 32 \quad (\mathrm{NB}_1)$

$y_2 + x_1 + 3x_2 = 30 \quad (\mathrm{NB}_2).$

Systeme linearer Ungleichungen mit zwei Variablen, grafische Lösung

Grafische Darstellung linearer Gleichungen, nur anwendbar mit zwei Strukturvariablen in der zweidimensionalen Ebene. **Grafische Bestimmung der Lösungsmenge** eines Maximierungsproblems, hier mit zwei Variablen und zwei Ungleichungen. Auch mehr als zwei Nebenbedingungen sind möglich.

Setzt man in den Nebenbedingungen die Schlupfvariablen zu Null, so begrenzen die resultierenden Geraden zusammen mit den Nichtnegativitätsbedingungen den **zulässigen Bereich**, in dem das Maximum der Zielfunktion liegen muß, es sei denn, daß keine Optimierung existiert (unendliche Kanten).

Anhand der eingezeichneten Linien mit konstantem Zielfunktionswert $z(x) =$ konst. (Höhenlinien) wird deutlich, daß die Zielfunktion eine ebene Fläche über der x_1, x_2-Ebene darstellt. Das Maximum der Zielfunktion kann somit nur in einem Eckpunkt (ausnahmsweise auch auf einer Seite) des **zulässigen Bereichs** liegen. Daher genügt es, nur die Eckpunkte auf ihre Zielfunktionswerte zu untersuchen.

- **Eckpunkt-Berechnungsmethode**: Bestimme alle Eckpunkte (Schnittpunkte von jeweils zwei begrenzenden Geraden) des Polyeders und setze diese Wertepaare in die Zielfunktion ein.
  Der maximale Wert von z entspricht dem Maximum der Zielfunktion.

☐ Ergebnis: $z_{\max} = 2000$ DM für $x_1 = 6$ und $x_2 = 8$.

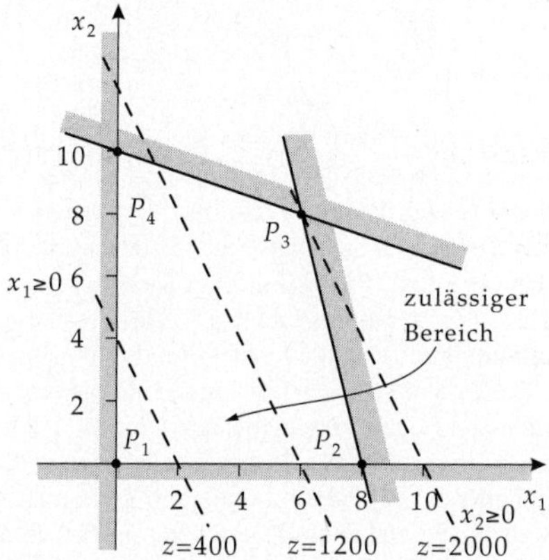

● Eine lineare Optimierungsaufgabe hat in mindestens einem Eckpunkt ein Maximum oder Minimum. Existieren mehrere Eckpunkte des Polyeders mit maximalem oder minimalem Zielfunktionswert, so ist das Maximum oder Minimum in der gesamten ebenen Fläche, die durch diese Punkte festgelegt ist, gegeben.

▷ Mehrere optimale Lösungen treten auf, wenn die Steigung der Höhenlinien der Zielfunktion gleich der Steigung einer Begrenzungsgeraden ist.

Simplexmethode, Simplexalgorithmus

Das **Simplexverfahren** schematisiert die Maximumsuche, indem die Zielfunktion und die Gleichungen, die nach Einführung von Schlupfvariablen aus den Nebenbedingungen resultieren, zunächst in ein sogenanntes **Simplextableau** eingetragen werden. Im folgenden sind die Nebenbedingungen nach den Schlupfvariablen aufgelöst.

$$\begin{array}{rcrcrcccrcl}
z &=& c_1x_1 &+& c_2x_2 &+& \dots &+& c_nx_n &+& 0 \\
y_1 &=& -a_{11}x_1 &-& a_{12}x_2 &-& \dots &-& a_{1n}x_n &+& b_1 \quad x_j \geq 0,\ j=1,\dots,n \\
y_2 &=& -a_{21}x_1 &-& a_{22}x_2 &-& \dots &-& a_{2n}x_n &+& b_2 \quad y_i \geq 0,\ i=1,\dots,m \\
\vdots && \vdots && \vdots && \dots && \vdots && \vdots \\
y_m &=& -a_{m1}x_1 &-& a_{m2}x_2 &-& \dots &-& a_{mn}x_n &+& b_m
\end{array}$$

☐
$$\begin{aligned}
z &= 200x_1 + 100x_2 + 0 \\
y_1 &= -4x_1 - x_2 + 32 \\
y_2 &= -x_1 - 3x_2 + 30.
\end{aligned}$$

Simplextableau:

	x_1	x_2	$\dots$	x_n	
z	c_1	c_2	$\dots$	c_n	0
y_1	$-a_{11}$	$-a_{12}$	$\dots$	$-a_{1n}$	b_1
y_2	$-a_{21}$	$-a_{22}$	$\dots$	$-a_{2n}$	b_2
$\vdots$	$\vdots$	$\vdots$	$\dots$	$\vdots$	$\vdots$
y_m	$-a_{m1}$	$-a_{m2}$	$\dots$	$-a_{mn}$	b_m

□

	x_1	x_2	
z	200	100	0
y_1	−4	−1	32
y_2	−1	−3	30

Die Variablen in der Kopfzeile werden als Nichtbasisvariablen, die in der linken äußeren Spalte (ausgenommen z) als Basisvariablen bezeichnet. Unterhalb der Kopfzeile sind jeweils die Koeffizienten angeordnet, die im Gleichungssystem mit der betreffenden Variablen multipliziert werden.

Beschreibung des Algorithmus (siehe dazu auch grafische Lösung weiter oben).

Die Untersuchung beginnt mit dem Eckpunkt im Ursprung des Koordinatensystems $x = 0$. Dementsprechend haben alle Nichtbasisvariablen den Wert Null, was immer gilt. Die zugehörigen Werte der Zielfunktion und der Basisvariablen können somit unmittelbar in der rechten Randspalte abgelesen werden.

Sind alle Koeffizienten der Zielfunktion $c_j \leq 0,\ j = 1,\ldots,n$, so ist ihr Maximum gefunden und die Optimierung beendet. Somit müssen nicht alle Eckpunkte untersucht werden.

Andernfalls führt das Simplexverfahren entlang der Koordinatenachse, in deren Richtung die Zielfunktion am stärksten ansteigt, zu einem anderen Eckpunkt mit größerem Zielfunktionswert z. Man verwendet dann ein neues (nicht notwendigerweise rechtwinkliges) Koordinatensystem, in dessen Ursprung der Eckpunkt liegt. Dies geschieht durch Koordinatentransformation.

Das Verfahren wird solange fortgesetzt, bis alle Koeffizienten der Zielfunktion $c_j \leq 0,\ j = 1,\ldots,n$ sind. Das Maximum der Zielfunktion ist dann erreicht.

Die **Koordinatentransformation** erfolgt dadurch, daß eine Nebenbedingung (**Pivot-Zeile**) zunächst nach einer Nichtbasisvariablen (**Pivot-Spalte**) aufgelöst wird. Diese wird damit zur Basisvariablen. Mit der aufgelösten Gleichung wird dann die Variable, nach der aufgelöst wurde, in allen anderen Gleichungen substituiert. Die Basisvariable, die ursprünglich zur Pivot-Zeile gehörte, wird dann in der Pivot-Spalte angeordnet und wird damit zur Nichtbasisvariablen. Somit hat ein Austausch zwischen der ursprünglichen Basisvariablen der Pivot-Zeile und der ursprünglichen Nichtbasisvariablen der Pivot-Spalte stattgefunden.

Der Koeffizient im Kreuzungspunkt von Pivot-Zeile und Pivot-Spalte heißt Pivot-Element (engl.: pivot = Drehpunkt).

Als **Pivot-Spalte** jp kann jeweils die Spalte mit dem größten positiven Koeffizienten der Zielfunktion gewählt werden:

$$jp = j(\max(c_j)) \text{ für } c_j > 0,\ j = 1,\ldots,n.$$

Als **Pivot-Zeile** ip soll die Zeile gewählt werden, die den betragsmäßig kleinsten Quotienten des Wertes der rechten Spalte und des gleichzeiligen negativen Koeffizienten der Pivot-Spalte enthält:

$$ip = i(\min(|b_i/a_{i,jp}|)) \text{ für } a_{i,jp} < 0,\ i = 1,\ldots,n.$$

Hierdurch ist gewährleistet, daß immer zu Eckpunkten fortgeschritten wird, in deren Richtung die Zielfunktion am stärksten ansteigt.

Die Umrechnung des Tableaus (**Koordinatentransformation**) läßt sich dann wie folgt schematisieren.

1. Im neuen Tableau sind die Variablen von Pivot-Spalte und Pivot- Zeile vertauscht.
2. An Stelle des Pivot-Elements tritt sein Reziprokwert.
3. Die restlichen Koeffizienten der Pivot-Spalte werden durch das Pivot-Element dividiert.
4. Die übrigen Elemente der Pivot-Zeile werden durch das Pivot-Element dividiert und dann mit −1 multipliziert.
5. Zu allen anderen Koeffizienten des Tableaus (inklusive jenen der Zielfunktion) wird das Produkt des gleichzeiligen Koeffizienten der Pivot-Spalte – vor der Umrechnung – und des gleichspaltigen Koeffizienten der Pivot-Zeile – nach der Umrechnung – addiert.

▷ Die Nichtnegativitätsbedingungen werden beim Simplexalgorithmus automatisch berücksichtigt. Die einzelnen Transformationen werden als Iterationen bezeichnet.

☐ 1. Iteration:
Pivot-Spalte ist die Spalte für x_1. Pivot-Zeile wird die Gleichung für y_1. Diese wird nach x_1 aufgelöst
$x_1 = -0.25y_1 - 0.25x_2 + 8$
und in die anderen Gleichungen eingesetzt

$$\begin{aligned} z &= -50y_1 + 50x_2 + 1600 \\ y_2 &= 0.25y_1 - 2.75x_2 + 22. \end{aligned}$$

Resultierendes Simplextableau:

	y_1	x_2	
z	−50	50	1600
x_1	−0.25	−0.25	8
y_2	0.25	−2.75	22

Pivot-Spalte: x_2 Pivot-Zeile: y_2.
2. Iteration:

	y_1	y_2	
z	−45.5	−18.2	2000
x_1	−0.27	0.09	6
x_2	0.09	−0.36	8

Die Zielfunktion enthält nun keine positiven Koeffizienten mehr. Eine weitere Vergrößerung ist somit nicht mehr möglich. Das Maximum ist gefunden.
Optimale Lösung: $z = 2000$, $x_1 = 6$, $x_2 = 8$, $y_1 = 0$, $y_2 = 0$.

Nichtlösbarkeit tritt auf, wenn der zulässige Bereich unbegrenzt, also nicht allseits durch Nebenbedingungen abgeschlossen ist. Es ergeben sich dort also keine Eckpunkte. Dies äußert sich dadurch, daß die Pivot-Spalte keinen negativen Koeffizienten $a_{i,jp} < 0$ für $i = 1, \ldots, m$ enthält.
Gelegentlich findet man Simplextableaus vor, deren Elemente b_i, $i = 1, \ldots, m$ der rechten Spalte zunächst nicht alle ≥ 0 sind. In solchen Fällen gehört der betrachtete Eckpunkt nicht zum zulässigen Bereich. Dies wird im allgemeinen dadurch verursacht, daß die zu Beginn betrachteten Eckpunkte durch Nebenbedingungen vom zulässigen Bereich abgeschnitten sind.

☐ Im Beispiel könnte dies durch eine Nebenbedingung der Form $x_1 + x_2 \geq 2$ bewirkt werden, die durch Multiplikation mit -1 in eine $\leq$-Bedingung überführt wird und dann eine negative rechte Seite aufweist: $-x_1 - x_2 \leq -2$.

Solange kein zulässiger Eckpunkt gefunden ist (negativer Koeffizient in der rechten Spalte), geschieht die Wahl von Pivot-Zeile und -Spalte wie folgt.
Pivot-Zeile wird eine beliebige Zeile mit negativem b_i.
Pivot-Spalte wird eine beliebige Spalte mit positivem Koeffizienten in der Pivot-Zeile.
Enthält die Pivot-Zeile keinen positiven Koeffizienten, so liegt ein Widerspruch zwischen Nebenbedingungen vor (z. B.: $x_1 \geq 6$ und $x_1 \leq 4$). Das Problem ist dann ebenfalls nicht lösbar.
Sobald ein zulässiger Eckpunkt gefunden ist (alle rechten Seiten b_i sind dann ≥ 0), sorgt der Simplexalgorithmus automatisch dafür, daß der zulässige Bereich nicht mehr verlassen wird.
Entartung tritt auf, wenn einzelne b_i zu Null werden und die zugehörige Zeile als Pivot-Zeile gewählt wird. Dann kann nach einigen Transformationen wieder dasselbe Tableau entstehen und sich dies zyklisch wiederholen. Das Optimum wird dann nicht gefunden. Bei realen Problemen ist dieser Fall jedoch unwahrscheinlich.
Gleichungsbedingungen: Bei linearen Optimierungsproblemen können auch Nebenbedingungen in Form von Gleichungen auftreten.

☐ $x_1 + x_2 = 3$.

Auch Gleichungsbedingungen werden mit einer (Pseudo-)Schlupfvariablen y_i versehen, die allerdings nur den Wert Null annehmen darf. Da Nichtbasisvariablen stets den Wert Null haben, kann dies dadurch erreicht

werden, daß man die Pseudoschlupfvariable y_i in die Nichtbasis bringt und dort beläßt. Die entsprechende Spalte des Tableaus kann anschließend gestrichen werden, womit verhindert wird, daß y_i zurück in die Basis gelangt.
Bei Vorhandensein von Gleichungsbedingungen wird also folgendermaßen vorgegangen.
Pivot-Zeile wird eine beliebige Gleichungsbedingung.
Pivot-Spalte wird eine beliebige Spalte, deren Koeffizient in der Pivot-Zeile ungleich Null ist.
Nach Umrechnung des Tableaus wird die Pivot-Spalte gestrichen.
Der Ablauf der Optimierung geschieht in nachstehender Reihenfolge:

1. Entfernen von Gleichungsbedingungen (Phase 0),
2. Aufsuchen des zulässigen Bereichs (Phase 1),
3. Eigentliche Optimierungsphase (Phase 2).

Hieran anschließen kann sich eine **ganzzahlige** oder **gemischtganzzahlige** Optimierung (Phase 3), die bezweckt, daß alle oder einzelne Variablen nur ganzzahlige Werte annehmen. Hierauf soll jedoch nicht näher eingegangen werden.

Dualität in der linearen Optimierung

● Jeder linearen Optimierungsaufgabe läßt sich genau eine **duale Optimierungsaufgabe** zuordnen.

Dem Maximierungsproblem

$$z(x) = \mathbf{cx} = \max \quad \mathbf{c} = (c_1, \ldots, c_n) \quad \mathbf{x} = (x_1, \ldots, x_n)^{\mathrm{T}}$$
$$\mathbf{Ax} \leq \mathbf{b} \qquad \mathbf{b} = (b_1, \ldots, b_m)^{\mathrm{T}}$$
$$\mathbf{x} \geq \mathbf{0}$$

□
$$\begin{aligned} z = 200x_1 + 100x_2 &= \max & &\text{(ZF)}\\ 4x_1 + \quad x_2 &\leq 32 & &(\text{NB}_1)\\ x_1 + \quad 3x_2 &\leq 30 & &(\text{NB}_2). \end{aligned}$$

entspricht ein zugehöriges duales Problem, das äquivalente Minimierungsproblem

$$w(y) = \mathbf{b}^{\mathrm{T}}\mathbf{y} = \min \quad \mathbf{y} = (y_1, \ldots, y_m)^{\mathrm{T}}$$
$$\mathbf{A}^{\mathrm{T}}\mathbf{y} \geq \mathbf{c}^{\mathrm{T}}$$
$$\mathbf{y} \geq \mathbf{0}$$

□
$$\begin{aligned} w = 32y_1 + 30y_2 &= \min & &\text{(ZF)}\\ 4y_1 + \quad y_2 &\geq 200 & &(\text{NB}_1)\\ y_1 + \quad 3y_2 &\geq 100 & &(\text{NB}_2). \end{aligned}$$

▷ Aus Stukturvariablen der Maximumaufgabe werden Schlupfvariablen der dualen Aufgabe und umgekehrt.

● **Dualitätssatz**: Wenn die beiden dualen Probleme optimal gelöst werden, so sind die Werte der Zielfunktionen von beiden Problemen gleich.

9.11 Tensoren

Tensor n-ter Stufe T, Größe auf einem m-dimensionalen Vektorraum, deren Komponenten n-fach indiziert sind, $T_{i_1 i_2 \ldots i_n}$, $i_k = 1, 2, \ldots, i_m$, und die sich bei linearen Koordinatentransformationen $\vec{\mathbf{x}}' = \mathbf{A}\vec{\mathbf{x}}$ transformieren wie die Produkte $x_{i_1} x_{i_2} \cdots x_{i_n}$ aus n Koordinaten des Vektors $\vec{\mathbf{x}} = (x_1, x_2, \ldots, x_m)$.

Lineare Koordinatentransformation:

$$x_i' = \sum_{k=1}^{m} a_{ik} x_k, \qquad i = 1, 2, \ldots, m.$$

Transformation der Tensorkomponenten:

$$T'_{i_1 i_2 \ldots i_n} = \sum_{k_1, k_2, \ldots, k_n = 1}^{m} a_{i_1 k_1} a_{i_2 k_2} \cdots a_{i_n k_n} T_{k_1 k_2 \ldots k_n}.$$

▷ Ein Tensor n-ter Stufe auf einem dreidimensionalen Vektorraum besitzt 3^n Komponenten.

Tensor 0. Stufe, einkomponentige Größe, die in allen Koordinatensystemen den gleichen Wert hat. Ein Tensor 0. Stufe ist ein **invarianter Skalar**.

Tensor 1. Stufe, m-komponentige Größe, die sich wie ein Vektor transformiert. Ein Tensor 1. Stufe kann als Vektor dargestellt werden.

$$\vec{\mathbf{T}} = (T_1, T_2, \ldots, T_m).$$

Tensor 2. Stufe, m^2-komponentige Größe, die als $(\boldsymbol{m} \times \boldsymbol{m})$**-Matrix** dargestellt werden kann:

$$\mathbf{T} = \begin{pmatrix} T_{11} & T_{12} & \cdots & T_{1m} \\ T_{21} & T_{22} & \cdots & T_{2m} \\ \vdots & \vdots & & \vdots \\ T_{m1} & T_{m2} & \cdots & T_{mm} \end{pmatrix}.$$

▷ Die Darstellung eines Vektors $\mathbf{v}$ (z. B. des Geschwindigkeitsvektors) im $\mathbb{R}^3$ in verschiedenen Basissystemen $\vec{\mathbf{e}}_i, \vec{\mathbf{e}}_i^{\,\prime}$, $i = 1, 2, 3$

$$\vec{\mathbf{v}} = \sum_{i=1}^{3} v_i \vec{\mathbf{e}}_i = \sum_{i=1}^{3} v_i' \vec{\mathbf{e}}_i^{\,\prime}$$

ändert nichts an seinem eigentlichen Wert. Man nennt $\mathbf{v}$ eine **invariante Größe**.
Physikalische Gesetzmäßigkeiten, die als Gleichungen zwischen Tensoren geschrieben werden können, ändern ihre mathematische Form beim Übergang in ein anderes Koordinatensystem nicht.

Symmetrischer Tensor, 2. Stufe, $T_{ik} = T_{ki}$ für alle i, k.

Antisymmetrischer Tensor oder **schiefsymmetrischer Tensor** 2. Stufe, $T_{ik} = -T_{ki}$ für alle i, k.

▷ Die Diagonalelemente eines schiefsymmetrischen Tensors 2. Stufe sind Null, $T_{ii} = 0$.

Spur eines Tensors 2. Stufe, Summe der Diagonalelemente,

$$\mathrm{Sp}\,(\mathbf{T}) = \sum_{i=1}^{m} T_{ii}.$$

▷ Die Spur ist eine **Tensorinvariante**, sie bleibt bei linearen Koordinatentransfomationen erhalten: $\mathrm{Sp}\,(\mathbf{T}') = \mathrm{Sp}\,(\mathbf{T})$.

□ **Trägheitstensor** in der Mechanik, symmetrischer Tensor 2. Stufe, mit dessen Hilfe der Drehimpuls eines starren Körpers bezüglich einer beliebigen Rotationsachse berechnet werden kann.

$$\mathbf{J} = \begin{pmatrix} J_x & J_{xy} & J_{xz} \\ J_{xy} & J_y & J_{yz} \\ J_{xz} & J_{yz} & J_z \end{pmatrix}.$$

J_x, J_y, J_z: Trägheitsmomente bezüglich der Koordinatenachsen.
J_{xy}, J_{xz}, J_{yz}: Deviationsmomente bezüglich der Koordinatenachsen.

▷ Die Deviationsmomente verschwinden im Hauptachsensystem.

□ **Drucktensor** in der Hydromechanik, **Spannungstensor** in der Elastomechanik, **Feldstärketensor** in der Elektrodynamik.

Rechenregeln für Tensoren

- **Addition** und **Subtraktion** von Tensoren gleicher Stufe, analog zu Vektoren und Matrizen werden Tensoren gleicher Stufe komponentenweise addiert und subtrahiert:
  $\mathbf{T} = \mathbf{T}^{(1)} + \mathbf{T}^{(2)}, \quad T_{i_1 i_2 \ldots i_n} = T^{(1)}_{i_1 i_2 \ldots i_n} \pm T^{(2)}_{i_1 i_2 \ldots i_n}.$
- **Multiplikation** eines Tensors **mit einem Skalar**, erfolgt ebenfalls komponentenweise.

- **Multiplikation** zweier Tensoren, das Produkt $\mathbf{T} = \mathbf{T}^{(1)} \times \mathbf{T}^{(2)}$ eines Tensors n-ter Stufe $\mathbf{T}^{(1)}$ und eines Tensors r-ter Stufe $\mathbf{T}^{(2)}$ ist ein Tensor $(n+r)$-ter Stufe mit den Komponenten

  $T_{i_1 i_2 \ldots i_n k_1 k_2 \ldots k_r} = T^{(1)}_{i_1 i_2 \ldots i_n} T^{(2)}_{k_1 k_2 \ldots k_r}$.

  Es gelten Distributiv- und Assoziativgesetz:

  $\mathbf{T}^{(1)}(\mathbf{T}^{(2)} + \mathbf{T}^{(3)}) = \mathbf{T}^{(1)}\mathbf{T}^{(2)} + \mathbf{T}^{(1)}\mathbf{T}^{(3)}$,

  $\mathbf{T}^{(1)}(\mathbf{T}^{(2)}\mathbf{T}^{(3)}) = (\mathbf{T}^{(1)}\mathbf{T}^{(2)})\mathbf{T}^{(3)}$.

- **Verjüngung** eines Tensors, in einem Tensor n-ter Stufe $(n \geq 2)$ werden zwei Indizes gleichgesetzt, dann wird über sie summiert. Es entsteht ein Tensor $(n-2)$-ter Stufe.
- **Überschieben** von Tensoren, zwei Tensoren werden miteinander multipliziert und dann verjüngt.

□ Die Verjüngung des dyadischen Produkts (Tensor 2. Stufe) zweier Vektoren $\vec{\mathbf{x}}$ und $\vec{\mathbf{y}}$ (siehe Abschnitt 9.3) führt auf das Skalarprodukt $\vec{\mathbf{x}} \cdot \vec{\mathbf{y}}$. Das Ergebnis ist ein Tensor 0. Stufe.

$\vec{\mathbf{z}} = \vec{\mathbf{x}} \times \vec{\mathbf{y}}, \quad z_{ik} = x_i y_k, \quad i,k = 1,2,\ldots,m$

ein Tensor 2. Stufe.

Verjüngung: $i = k = j$, Summation über j

$$\sum_{j=1}^{m} z_{jj} = \sum_{j=1}^{m} x_j y_j$$

Tensor 0. Stufe.

□ Das Überschieben von zwei Tensoren 2. Stufe (Matrizen) $\mathbf{A}$ und $\mathbf{B}$ führt auf die Matrixmultiplikation $\mathbf{A} \cdot \mathbf{B}$.

Tensormultiplikation:

$\mathbf{A} \times \mathbf{B} = \mathbf{C}, \quad c_{ikrs} = a_{ik} b_{rs}, \quad i,k,r,s = 1,2,\ldots,m$

Tensor 4. Stufe

Verjüngung: $k = r = l$. Summation über l.

$$\sum_{l} a_{il} b_{ls} = (\mathbf{A} \cdot \mathbf{B})_{is}$$

Tensor 2. Stufe.

10 Boolesche Algebra – Anwendung in der Schaltalgebra

10.1 Grundbegriffe

Computer sind aus einer Vielzahl digitaler Schaltkreise aufgebaut. Das folgende Kapitel beschäftigt sich mit der formalen Beschreibung einer Untermenge dieser Schaltkreise, den digitalen **Schaltnetzen**. Digitale Schaltnetze zeichnen sich durch zwei wesentliche Merkmale aus:

- Sie sind aus logischen Bauelementen (Gattern) aufgebaut.
- Schaltnetze enthalten keine Speicher.

▷ Schaltwerke enthalten Speicher, so daß die Ausgangsgrößen einer Schaltung nicht nur von den aktuellen Eingangsgrößen abhängen, sondern auch vom Zustand der Speicher.

Formal lassen sich diese, im weiteren als **logische Schaltungen** bezeichneten Schaltkreise mit Hilfe der **Booleschen Algebra** beschreiben.
Die Boolesche Algebra wird eingesetzt zum Entwurf, zur Verifikation und zur Dokumentation logischer Schaltungen. Ein wesentlicher Aspekt beim Schaltkreisentwurf ist die **Schaltkreisminimierung**. Sie kann auf Basis der Booleschen Algebra durchgeführt werden.

▷ In den meisten Programmiersprachen gibt es die Möglichkeit, Boolesche Ausdrücke zu verwenden.

Aussagen und Wahrheitswerte

Aussage, Satz der natürlichen Sprache, dem ein **Wahrheitswert**, d. h. **wahr** oder **falsch**, zugeordnet werden kann. Eine Aussage ist immer entweder wahr oder falsch (Satz der Zweiwertigkeit) und kann auch nicht sowohl wahr als auch falsch sein (ausgeschlossener Widerspruch).
Schreibweisen für die Wahrheitswerte:

falsch	wahr
false	true
0	1
O	L
L(ow)	H(igh)

Im folgenden werden die Wahrheitswerte mit 0 und 1 bezeichnet.

▷ In `PASCAL` werden die Wahrheitswerte mit den Konstanten `false` und `true` bezeichnet, in `FORTRAN` mit `.false.` und `.true.`.

▷ Technische Realisierungen:

Schalter	ein	aus	
Strom	fließt	fließt nicht	
Spannung	hoch	niedrig	
Loch	vorhanden	nicht vorhanden	(bei Lochstreifen)
Lampe	leuchtet	leuchtet nicht	

Aussagenvariablen

Aussagenvariable, **Boolesche Variable**, wird für Aussagen eingesetzt, solange man die Zuordnung von Wahrheitswerten zu Aussagen offen lassen möchte. Die Variablen werden gewöhnlich mit Großbuchstaben A, B, C usw. bezeichnet.

▷ Um Aussagenvariablen zu vereinbaren, verwendet man in `PASCAL` den Datentyp `boolean`, in `FORTRAN` den Datentyp `logical`.

10.2 Boolesche Verknüpfungen

Es gibt drei elementare Boolesche Verknüpfungen. Für diese gibt es verschiedene Schreibweisen.

Notation Boolescher Verknüpfungen				
Bezeichnung	Notationen			Bemerkungen
Negation	NOT	¬	$\overline{}$	Der Strich steht über der Aussage, ¬ wird der Aussage vorangestellt.
Konjunktion	AND	∧	·	Auf das Konjunktionszeichen kann verzichtet werden.
Disjunktion	OR	∨	+	

Im weiteren wird die in der letzten Spalte vorgestellte Notation benutzt. Wie bei Produkten werden die Punkte für die Konjunktionen oft weggelassen. Die Verknüpfungszeichen für Negation, Konjunktion und Disjunktion werden als „nicht", „und" sowie „oder" gelesen.

▷ Das Symbol ∨ ist ein stilisiertes v von Lat. vel. ∧ ist einfach ein auf den Kopf gestelltes ∨.

▷ In `PASCAL` werden diese Verknüpfungen mit `NOT`, `AND`, `OR`, in `FORTRAN` mit `.not.`, `.and.`, `.or.` bezeichnet.

Schaltsymbole für die logischen Funktionen werden im folgenden angegeben. Nach DIN 40900 wird jedes Gatter durch einen rechteckigen Kasten dargestellt, in dem die Funktion angegeben ist. Zusätzlich wird das veraltete, aber noch teilweise benutzte Symbol angegeben.
Die Verknüpfungen lassen sich mit sogenannten **Wahrheits-** oder **Logiktabellen** beschreiben. Dazu werden alle möglichen Belegungen der Booleschen Variablen untereinander aufgelistet und das zugehörige Verknüpfungsergebnis rechts daneben angegeben. Bei n Variablen hat die Wahrheitstabelle 2^n Zeilen.

Negation, nicht, not

A	$\overline{A}$
0	1
1	0

Neues und altes Schaltsymbol eines Nicht-Gatters

In Kombination mit anderen Gattern werden negierte Ein- oder Ausgänge einfach durch einen kleinen Kreis am entsprechenden Anschluß gekennzeichnet.

▷ $\overline{A}$ ist genau dann wahr, wenn A **nicht** wahr ist.

☐ Technische Realisierung: Öffnender Schalter. Es fließt Strom, wenn der Schalter **nicht** betätigt wird.

Konjunktion, und, and

A	B	$A \cdot B$
0	0	0
0	1	0
1	0	0
1	1	1

Neues und altes Schaltsymbol eines Und-Gatters

▷ $A \cdot B$ ist genau dann wahr, wenn **sowohl** A **als auch** B wahr sind.

□ Technische Realisierung: Reihenschaltung (Serienschaltung) von Schaltern. Es fließt nur Strom, wenn alle Schalter betätigt werden.

□ Ein Aufzug bewegt sich (A), wenn die Tür geschlossen ist (T) und eine Stockwerkstaste betätigt wurde (S):

$A = T \cdot S.$

Berücksichtigt man, daß die Betätigung der Taste des Stockwerkes (SE), in dem man sich gerade befindet, nicht zu einer Aufzugbewegung führen darf, folgt

$A = T \cdot S \cdot \overline{SE}.$

Disjunktion, (inklusives) oder, or

A	B	$A+B$
0	0	0
0	1	1
1	0	1
1	1	1

Neues und altes Schaltsymbol eines Oder-Gatters

▷ $A + B$ ist genau dann wahr, wenn A **oder** B (oder beide) wahr sind.

▷ Gelegentlich wird die Disjunktion auch als **Alternative** bezeichnet.

□ Technische Realisierung: Parallelschaltung von Schaltern. Es fließt Strom, wenn mindestens ein Schalter betätigt wird.

▷ Die Booleschen Verknüpfungen sind verwandt mit Mengenoperationen (A und B bezeichnen hier Mengen):

Boole	Mengen	
Konjunktion	Schnittmenge	$A \cap B = \{x \mid x \in A \wedge x \in B\}$
Disjunktion	Vereinigung	$A \cup B = \{x \mid x \in A \vee x \in B\}$
Negation	Komplement	$\overline{A} = \{x \mid x \notin A\} = \{x \mid \neg(x \in A)\}$

Rechenregeln

Grundsätzlich wird innerhalb Boolescher Funktionen die „Punkt vor Strich"-Regel vereinbart. Die Negation wird immer vorrangig ausgewertet. Abweichungen von diesen Regeln müssen durch Klammerung kenntlich gemacht werden.

▷ Die gleichen Prioritäten gelten auch in den Programmiersprachen `PASCAL` und `FORTRAN`.

● Es gelten die folgenden Rechenregeln:

$$\overline{0} = 1$$
$$\overline{1} = 0$$
$$\overline{\overline{A}} = A$$

$$A + 1 = 1$$
$$A \cdot 0 = 0$$

Identitäten:
$$A + 0 = A$$
$$A \cdot 1 = A$$

Idempotenzgesetze:
$$A + A = A$$
$$A \cdot A = A$$

Tautologie:	$A+\overline{A}=1$
Kontradiktion:	$A\cdot\overline{A}=0$
Kommutativgesetze:	$A+B=B+A$
	$A\cdot B=B\cdot A$
Assoziativgesetze:	$A+(B+C)=(A+B)+C$
	$A\cdot(B\cdot C)=(A\cdot B)\cdot C$
Distributivgesetze:	$A\cdot(B+C)=A\cdot B+A\cdot C$
	$A+(B\cdot C)=(A+B)\cdot(A+C)$
De Morgansche Gesetze:	$\overline{A\cdot B}=\overline{A}+\overline{B}$
(Inversionsgesetze)	$\overline{A+B}=\overline{A}\cdot\overline{B}$

Tautologie, Aussage, die immer wahr ist.

Kontradiktion, Aussage, die immer falsch ist.

▷ Die Booleschen Operationen dürfen nicht mit den arithmetischen Operationen verwechselt werden! Bei Verwechslungsgefahr benutze man besser $\wedge$, $\vee$ und $\neg$.

□ Es soll das Distributivgesetz für die Disjunktion überprüft werden. Dazu wird die entsprechende Wahrheitstabelle aufgestellt:

A	B	C	$(B\cdot C)$	$A+(B\cdot C)$	$A+B$	$A+C$	$(A+B)\cdot(A+C)$
0	0	0	0	0	0	0	0
0	0	1	0	0	0	1	0
0	1	0	0	0	1	0	0
0	1	1	1	1	1	1	1
1	0	0	0	1	1	1	1
1	0	1	0	1	1	1	1
1	1	0	0	1	1	1	1
1	1	1	1	1	1	1	1
				↑			↑

Die beiden mit ↑ gekennzeichneten Spalten sind für jede Belegung der Aussagevariablen identisch, d. h., die Aussagen sind gleich bzw. das Distributivgesetz gilt auch für die Disjunktion.

▷ Die Anwendung des Distributivgesetzes im Fall der Konjunktion erscheint sehr natürlich, da es mit dem Distributivgesetz der Multiplikation identisch scheint. Dagegen ist das Distributivgesetz der Disjunktion (Oder-Operation) gewöhnungsbedürftig. Man muß beachten, daß Konjunktion und Disjunktion mit Multiplikation und Addition von Zahlen **nichts** zu tun haben.

10.3 Boolesche Funktionen

Boolesche Funktion, ordnet mehreren Eingangsvariablen einen Ausgangswert zu. Alle Booleschen Funktionen lassen sich durch die Booleschen Grundverknüpfungen darstellen.

Es gibt $2^{(2^n)}$ verschiedene Funktionen mit n Eingangsvariablen. Bei nur einer Eingangsvariablen sind die vier möglichen Funktionen die Identität ($f(A)=A$), die Negation ($f(A)=\overline{A}$), die Tautologie ($f(A)=1$) und die Kontradiktion ($f(A)=0$).

Bei zwei Eingangsvariablen gibt es 16 verschiedene Funktionen. Die wichtigsten von ihnen haben eigene Namen, und es sind ihnen eigene Symbole zugeordnet:

Name der Funktion	Sheffer bzw. NAND	Peirce bzw. NOR	Antivalenz bzw. XOR	Äquivalenz	Implikation
Alternative Schreibweisen der Funktion	$\overline{A\cdot B}$ NAND(A,B) $A\overline{\wedge}B$	$\overline{A+B}$ NOR(A,B) $A\overline{\vee}B$	$\overline{A}B+A\overline{B}$ A XOR B, $A \nleftrightarrow B$	$\overline{A}\,\overline{B}+AB$ $A\leftrightarrow B$	$\overline{A}+B$ $A\rightarrow B$
A B					
0 0	1	1	0	1	1
0 1	1	0	1	0	1
1 0	1	0	1	0	0
1 1	0	0	0	1	1
Neues Symbol	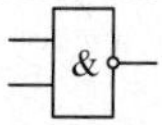	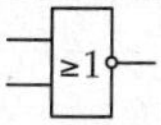	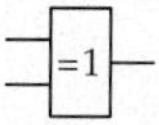	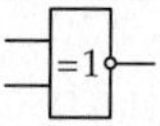	
Altes Symbol	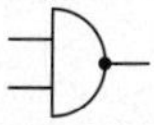	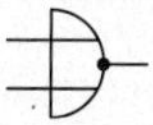	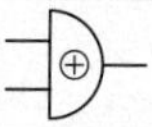	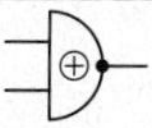	

Unter den hier nicht aufgeführten Funktionen sind das Und (Konjunktion), das Oder (Disjunktion), die konstanten Funktionen (Tautologie und Kontradiktion) und Funktionen, die nur von einer der Variablen abhängen.

☐ In der Datenverarbeitung wird ein negatives Vorzeichen (VZ) einer Zahl mit dem logischen Wert 1, ein positives mit dem Wert 0 bezeichnet. Für die Multiplikation oder Division zweier Zahlen ergibt sich folgende logische Funktion für die Bestimmung des Ergebnisvorzeichens VZE:

Vorzeichentabelle:

VZ1	VZ2	VZE
+	+	+
+	−	−
−	+	−
−	−	+

Wahrheitstabelle:

VZ1	VZ2	VZE
0	0	0
0	1	1
1	0	1
1	1	0

$$\mathrm{VZE} = \overline{\mathrm{VZ1}}\cdot\mathrm{VZ2}+\mathrm{VZ1}\cdot\overline{\mathrm{VZ2}} = \mathrm{VZ1}\oplus\mathrm{VZ2}$$

Das Ergebnisvorzeichen wird mit einer Antivalenz-Funktion ermittelt.

Verknüpfungsbasis

Verknüpfungsbasis: Menge von Verknüpfungen, mit deren Hilfe jede beliebige Boolesche Funktion dargestellt werden kann.

☐ Die Mengen

$\{\overline{\ },+,\cdot\}$, $\{\overline{\ },+\}$, $\{\overline{\ },\cdot\}$, {NAND} und {NOR}

sind Verknüpfungsbasen. In der Praxis bedeutet dies, daß jede beliebige Boolesche Funktion unter Verwendung von ausschließlich NAND-Gattern oder ausschließlich NOR-Gattern dargestellt werden kann. In den meisten digitalen Schaltkreisfamilien überwiegen NAND- und NOR-Gatter.

10.4 Normalformen

Unter Verwendung der Rechenregeln für Boolesche Operationen können verschiedene Darstellungen der gleichen Funktion ineinander umgeformt werden.

Normalformen, werden eingeführt, um eine einheitliche Schreibweise zu erhalten.

Disjunktive Normalform

Konjunktionsterm k, Konjunktion einfacher oder negierter Variablen, wobei jede Variable höchstens einmal auftritt.

□ $k = x_1 \cdot \overline{x_3} \cdot x_6$ ist ein Konjunktionsterm.

Minterm, Konjunktionsterm, in dem jede Variable genau einmal auftritt.
Disjunktive Normalform, **DN**, disjunktive Verknüpfung von Konjunktionstermen $k_0, k_1, \ldots, k_j$.

$$DN = k_0 + k_1 + \ldots + k_j = \sum_{i=0}^{j} k_i .$$

Ausgezeichnete Disjunktive Normalform, **ADN**, disjunktive Verknüpfung von Mintermen.

▷ Jede DN läßt sich zu einer ADN erweitern.

□ Der Ausdruck

$ABC + A\overline{B} + \overline{A}C$

ist eine DN, aber keine ADN, weil der zweite Konjunktionsterm die Variable C und der dritte Konjunktionsterm die Variable B nicht enthält und daher kein Minterm ist. Die Erweiterung zur ADN geschieht sehr einfach folgendermaßen:

$ABC + A\overline{B} + \overline{A}C = ABC + A\overline{B}(\overline{C} + C) + \overline{A}C(\overline{B} + B) = ABC + A\overline{B}\,\overline{C} + A\overline{B}C + \overline{A}C\overline{B} + \overline{A}CB.$

Konjunktive Normalform

Disjunktionsterm d, Disjunktion einfacher oder negierter Variablen, wobei jede Variable höchstens einmal auftritt.

□ $d = \overline{x_1} + \overline{x_2} + x_5$ ist ein Disjunktionsterm.

Maxterm, Disjunktionsterm, in dem jede Variable genau einmal auftritt.
Konjunktive Normalform, **KN**, konjunktive Verknüpfung von Disjunktionstermen $d_0, d_1, \ldots, d_j$.

$$KN = d_0 \cdot d_1 \cdots d_j = \prod_{i=0}^{j} d_i .$$

Ausgezeichnete Konjunktive Normalform, **AKN**, konjunktive Verknüpfung von Maxtermen.

▷ Jede KN läßt sich zu einer AKN erweitern.

□ Der Ausdruck

$(A + B + C) \cdot (A + \overline{B})$

ist eine KN, aber keine AKN, weil der zweite Disjunktionsterm die Variable C nicht enthält und daher kein Maxterm ist. Die Erweiterung zur AKN geschieht sehr einfach folgendermaßen:

$(A + B + C) \cdot (A + \overline{B}) = (A + B + C) \cdot (A + \overline{B} + \overline{C}C) = (A + B + C) \cdot (A + \overline{B} + \overline{C}) \cdot (A + \overline{B} + C).$

Darstellung von Funktionen durch Normalformen

Jede Boolesche Funktion läßt sich sowohl in (ausgezeichneter) Disjunktiver Normalform als auch in (ausgezeichneter) Konjunktiver Normalform darstellen.

Algorithmus zur Konstruktion der Disjunktiven Normalform

1. Aufstellen der Wahrheitstabelle für die Funktion.
2. Streichen aller Zeilen, deren Funktionswert gleich Null ist.

3. Übersetzen jeder verbliebenen Zeile in einen Minterm. Dazu wird in der jeweiligen Zeile jede Eingangsvariable, die in der Wahrheitstabelle eine 0 enthält, negiert und jede Eingangsvariable, die in der Wahrheitstabelle eine 1 enthält, nicht negiert in einen Minterm übernommen.
4. Die Disjunktion aller so gewonnenen Minterme ergibt die gesuchte ausgezeichnete Disjunktive Normalform.

☐ Bestimme die Disjunktive Normalform des exklusiven Oders (XOR).

1. Wahrheitstabelle:

Zeilennr.	A	B	XOR(A,B)
1	0	0	0
2	0	1	1
3	1	0	1
4	1	1	0

2. Streichen der Zeilen, die eine Null enthalten und
3. Übersetzen jeder Zeile in einen Minterm:

Zeilennr.	A	B	XOR(A,B)	$\longrightarrow$	Minterm
2	0	1	1	$\longrightarrow$	$\overline{A}B$
3	1	0	1	$\longrightarrow$	$A\overline{B}$

4. Disjunktion aller Minterme:
$\mathrm{XOR}(A,B) = \overline{A}B + A\overline{B}$.

Algorithmus zur Konstruktion der Konjunktiven Normalform

1. Aufstellen der Wahrheitstabelle für die Funktion.
2. Streichen aller Zeilen, deren Funktionswert gleich Eins ist.
3. Übersetzen jeder verbliebenen Zeile in einen Maxterm. Dazu wird in der jeweiligen Zeile jede Eingangsvariable, die in der Wahrheitstabelle eine 1 enthält, negiert und jede Eingangsvariable, die in der Wahrheitstabelle eine 0 enthält, nicht negiert in einen Maxterm übernommen.
4. Die Konjunktion aller so gewonnenen Maxterme ergibt die gesuchte ausgezeichnete Konjunktive Normalform.

☐ Bestimme die Konjunktive Normalform der Booleschen Funktion, die genau dann 1 ist, wenn eine ungerade Anzahl der drei Eingangsvariablen 1 ist.

▷ Diese Funktion nennt man auch **Paritätsfunktion**. Sie wird manchmal benutzt, um Fehler bei der Übertragung digitaler Signale zu erkennen.

1. Wahrheitstabelle:

Zeilennr.	A	B	C	X
1	0	0	0	0
2	0	0	1	1
3	0	1	0	1
4	0	1	1	0
5	1	0	0	1
6	1	0	1	0
7	1	1	0	0
8	1	1	1	1

2. Streichen der Zeilen, die eine Eins enthalten und

3. Übersetzen jeder Zeile in einen Maxterm:

Zeilennr.	A	B	C	X		Maxterm
1	0	0	0	0	$\longrightarrow$	$A+B+C$
4	0	1	1	0	$\longrightarrow$	$A+\overline{B}+\overline{C}$
6	1	0	1	0	$\longrightarrow$	$\overline{A}+B+\overline{C}$
7	1	1	0	0	$\longrightarrow$	$\overline{A}+\overline{B}+C$

4. Konjunktion aller Maxterme:
   $f(A,B,C)=(A+B+C)\cdot(A+\overline{B}+\overline{C})\cdot(\overline{A}+B+\overline{C})\cdot(\overline{A}+\overline{B}+C)$.

▷ Funktionen, die viele Einsen als Funktionswert haben, werden der Kürze halber meist in konjunktiver Normalform dargestellt.
Funktionen, die viele Nullen als Funktionswert haben, werden meist in der disjunktiven Normalform dargestellt.

▷ Konjunktive und disjunktive Normalform können durch Anwendung der Distributivgesetze und anschließende Zusammenfassung der Terme ineinander umgerechnet werden. Dieses Verfahren kann allerdings sehr aufwendig sein.

□ Bestimme die disjunktive Normalform der in konjunktiver Normalform gegebenen Funktion
$f(A,B,C)=(A+B+C)\cdot(A+\overline{B}+\overline{C})\cdot(\overline{A}+B+\overline{C})\cdot(\overline{A}+\overline{B}+C)$.
Anwendung des Distributivgesetzes für die Konjunktion („Ausmultiplizieren") ergibt insgesamt 81 Terme:

$$\begin{aligned}f(A,B,C) &= A\cdot A\cdot\overline{A}\cdot\overline{A}+A\cdot A\cdot\overline{A}\cdot\overline{B}+\ldots\\ &\ldots+A\cdot\overline{B}\cdot\overline{C}\cdot\overline{B}+\ldots\\ &\ldots+C\cdot\overline{C}\cdot\overline{C}\cdot C\end{aligned}$$

Wegen $X\cdot\overline{X}=0$ bleiben nur acht Terme übrig,
$f(A,B,C)=A\overline{B}\,\overline{C}\,\overline{B}+A\overline{C}\,\overline{C}\,\overline{B}+BABC+B\overline{C}B\overline{A}+B\overline{C}\,\overline{C}\,\overline{A}+CABC+C\overline{B}\,\overline{A}\,\overline{A}+C\overline{B}\,\overline{A}\,\overline{B}$,
die wegen $X\cdot X=X$ und der Kommutativität weiter zusammengefaßt werden können:
$f(A,B,C)=A\overline{B}\,\overline{C}+\overline{A}B\overline{C}+\overline{A}\,\overline{B}C+ABC$
Dies ist die gesuchte ADN.

▷ Die Umrechnung ist einfacher, wenn zunächst die Wahrheitstabelle aufgestellt wird und anschließend die gewünschte Normalform aus der Wahrheitstabelle konstruiert wird.

10.5 Karnaugh-Veitch-Diagramme

Karnaugh-Veitch-Diagramme (KV-Diagramme), weitere Möglichkeit, Funktionen darzustellen. Sie dienen in der Praxis aber weniger zur Darstellung als zur Minimierung Boolescher Funktionen.
Minimierung Boolescher Funktionen, Äquivalenzumformung einer Booleschen Funktion, so daß eine minimale Anzahl an Disjunktionen und Konjunktionen zur Darstellung nötig sind.

Erstellen eines KV-Diagrammes

Will man für eine Funktion $f(x_1,\ldots,x_n)$ ein KV-Diagramm erstellen, so beginnt man mit zwei nebeneinander liegenden Feldern, die mit x_1 und $\overline{x_1}$ bezeichnet werden.

x_1	$\overline{x_1}$

Im nächsten Schritt wird das Diagramm an der Doppellinie gespiegelt. Das Urbild wird mit x_2 und das Bild mit $\overline{x_2}$ bezeichnet. Die Doppellinie wird vom unteren an den rechten Rand gedreht.

	x_1	$\overline{x_1}$
x_2		
$\overline{x_2}$		

Erneut wird das Diagramm an der Doppellinie gespiegelt und wieder werden Urbild und Bild mit einer Variablen und ihrer Negation bezeichnet. Die Doppellinie wird vom rechten Rand an den unteren verschoben.

	x_3		$\overline{x_3}$	
	x_1	$\overline{x_1}$	$\overline{x_1}$	x_1
x_2				
$\overline{x_2}$				

Als nächstes werden Urbild und Bild wiederum mit einer Variablen und ihrer Negation bezeichnet und man erhält:

		x_3		$\overline{x_3}$	
		x_1	$\overline{x_1}$	$\overline{x_1}$	x_1
x_4	x_2				
	$\overline{x_2}$				
$\overline{x_4}$	$\overline{x_2}$				
	x_2				

In dieser Weise verfährt man, bis alle n Variablen im KV-Diagramm eingetragen sind.

Eintragen einer Funktion in ein KV-Diagramm

Eine Boolesche Funktion f kann durch ein KV-Diagramm dargestellt werden. Dabei repräsentiert jedes Feld des KV-Diagrammes denjenigen Minterm, den man durch konjunktive Verknüpfung der Bezeichner von Zeilen und Spalten erhält.

☐ Die den Feldern eines KV-Diagrammes für vier Variablen zugeordneten Minterme lauten:

		x_3		$\overline{x_3}$	
		x_1	$\overline{x_1}$	$\overline{x_1}$	x_1
x_4	x_2	$x_1 x_2 x_3 x_4$	$\overline{x_1} x_2 x_3 x_4$	$\overline{x_1} x_2 \overline{x_3} x_4$	$x_1 x_2 \overline{x_3} x_4$
	$\overline{x_2}$	$x_1 \overline{x_2} x_3 x_4$	$\overline{x_1}\,\overline{x_2} x_3 x_4$	$\overline{x_1}\,\overline{x_2}\,\overline{x_3} x_4$	$x_1 \overline{x_2}\,\overline{x_3} x_4$
$\overline{x_4}$	$\overline{x_2}$	$x_1 \overline{x_2} x_3 \overline{x_4}$	$\overline{x_1}\,\overline{x_2} x_3 \overline{x_4}$	$\overline{x_1}\,\overline{x_2}\,\overline{x_3}\,\overline{x_4}$	$x_1 \overline{x_2}\,\overline{x_3}\,\overline{x_4}$
	x_2	$x_1 x_2 x_3 \overline{x_4}$	$\overline{x_1} x_2 x_3 \overline{x_4}$	$\overline{x_1} x_2 \overline{x_3}\,\overline{x_4}$	$x_1 x_2 \overline{x_3}\,\overline{x_4}$

In jedes Feld wird eine 1 eingetragen, wenn der zugehörige Minterm Teil der ausgezeichneten Disjunktiven Normalform der Funktion f ist. Ansonsten wird eine 0 eingetragen oder – was die Übersichtlichkeit vergrößert – das Feld wird freigelassen.

Minimierung mit Hilfe von KV-Diagrammen

Minimale Funktion, Funktion $f_{\min}$, die durch eine Äquivalenzumformung aus einer gegebenen Funktion f hervorgegangen ist und eine minimale Anzahl von Konjunktionen und Disjunktionen zur Darstellung benötigt.

Für KV-Diagramme mit höchstens vier Variablen ermittelt der folgende Algorithmus die minimale Funktion.

Algorithmus zur Bestimmung minimaler Funktionen

1. Erzeuge das KV-Diagramm.
2. Trage die Funktion in das Diagramm ein.
3. Zeichne Rechtecke mit der Kantenlänge 1, 2 oder 4 in das Diagramm ein, die möglichst viele Felder umschließen und **ausschließlich** Felder mit Einsen enthalten. Dabei dürfen sich die Rechtecke über den Rand hinaus auf die gegenüberliegende Seite erstrecken, das heißt, der rechte und linke Rand sowie der obere und untere Rand sind miteinander verbunden.
4. Suche ein nichtschraffiertes Feld, das eine 1 enthält und von möglichst wenigen Rechtecken überdeckt wird.
   Schraffiere das größte dieser Rechtecke, einschließlich der Teile, die eventuell auf der gegenüberliegenden Seite liegen und noch zu dem Rechteck gehören.
   Wiederhole den letzten Schritt, bis alle Felder, die eine 1 enthalten, schraffiert sind.
5. Für jedes schraffierte Rechteck wird ein Konjunktionsterm gebildet. In diesem Term werden die Variablen konjunktiv zusammengefaßt, die eindeutig eine der beiden Kanten bezeichnen. Hat eine der Kanten die maximale Länge, dann besteht der Term nur aus der Bezeichnug für die andere Kante. Haben beide Kanten die maximale Länge, dann ist die Funktion konstant 1, also eine Tautologie.
6. Alle Konjunktionsterme, die sich aus dem vorangegangenen Schritt ergeben haben, werden disjunktiv zusammengefaßt. Das Ergebnis ist die Disjunktive Normalform der gesuchten minimalen Funktion.

☐ Gesucht ist die Boolesche Funktion, die zwei Zahlen A und B in ihren Binärdarstellungen $A = a_1 a_0$ und $B = b_1 b_0$ vergleicht und eine logische 1 ausgibt, wenn $A < B$ ist. Die Wahrheitstabelle lautet:

a_1	a_0	b_1	b_0	A	B	$A<B$
0	0	0	0	0	0	0
0	0	0	1	0	1	1
0	0	1	0	0	2	1
0	0	1	1	0	3	1
0	1	0	0	1	0	0
0	1	0	1	1	1	0
0	1	1	0	1	2	1
0	1	1	1	1	3	1

a_1	a_0	b_1	b_0	A	B	$A<B$
1	0	0	0	2	0	0
1	0	0	1	2	1	0
1	0	1	0	2	2	0
1	0	1	1	2	3	1
1	1	0	0	3	0	0
1	1	0	1	3	1	0
1	1	1	0	3	2	0
1	1	1	1	3	3	0

Die ausgezeichnete Disjunktive Normalform lautet damit

$$f(a_1,a_0,b_1,b_0) = \overline{a_1}\,\overline{a_0}\,\overline{b_1}\,b_0 + \overline{a_1}\,\overline{a_0}\,b_1\,\overline{b_0} + \overline{a_1}\,\overline{a_0}\,b_1\,b_0 + \overline{a_1}\,a_0\,b_1\,\overline{b_0} + \overline{a_1}\,a_0\,b_1\,b_0 + a_1\,\overline{a_0}\,b_1\,b_0$$

Im Bild ist das KV-Diagramm mit der eingetragenen Funktion angegeben. Es sind bereits Zweiergruppen (über den Rand hinweg) und Vierergruppen von Einsen gebildet worden. Die Zuordnung der Gruppen zu Konjunktionstermen ist durch Pfeile angedeutet. Die Disjunktion dieser Konjunktionsterme ist die gesuchte minimierte Funktion.

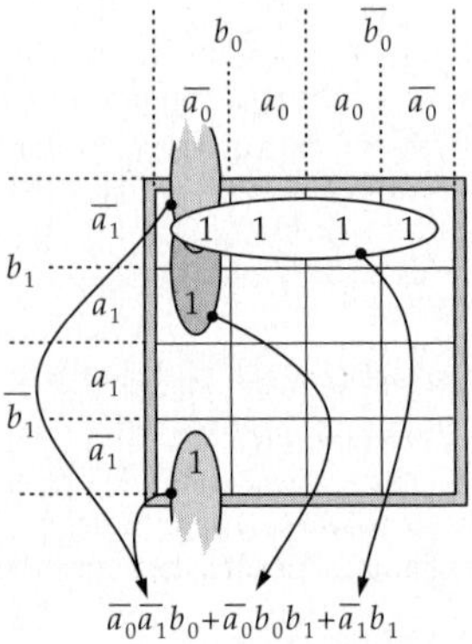

10.6 Minimierung nach Quine und McCluskey

Ein anderes Verfahren zur Minimierung Boolescher Funktionen ist das von Quine und McCluskey. Dieses Verfahren kann auch für Funktionen mit mehr als vier Variablen angewendet werden.

Algorithmus zur Bestimmung minimaler Funktionen

1. Bestimmung der Primimplikanten,
2. Bestimmung der minimalen Überdeckung.

Implikant von f, ein Konjunktionsterm k heißt Implikant von f, wenn aus $k = 1$ folgt, daß auch $f = 1$ ist.

Verkürzung eines Konjunktionstermes k, entsteht durch Weglassen einer oder mehrerer Variablen in k.

▷ Ein Konjunktionsterm k ist immer Implikant jeder Verkürzung von k.

Primimplikant, Implikant von f, von dem keine Verkürzung noch Implikant von f ist.

□ $f = abc + a\bar{b}c + bcd$

abc ist ein Implikant von f, weil $f = 1$, wenn $abc = 1$. abc ist aber kein Primimplikant von f, weil die Verkürzung ac immer noch Implikant ist. ac ist Primimplikant, weil die weiteren Verkürzungen a und c keine Implikanten mehr sind.

Algorithmus zur Bestimmung der Primimplikanten

1. Die Funktion wird in die Disjunktive Normalform umgewandelt.
2. Alle Konjunktionsterme werden in die Spalte einer Tabelle eingetragen.
3. Für alle Konjunktionsterme wird überprüft, ob es andere Konjunktionsterme in der Spalte gibt, die sich nur in einer Variablen unterscheiden. Dabei muß ein Konjunktionsterm diese Variable einfach, der andere negiert enthalten.

   □ abc und $a\bar{b}c$ sind ein solches Paar.

   Solche Konjunktionsterme werden im folgenden als **ähnlich** bezeichnet.

   Wird für einen Konjunktionsterm ein ähnlicher gefunden, dann werden beide markiert. In der nebenstehenden Spalte wird ein Konjunktionsterm eingetragen, der entsteht, wenn man die Variable wegläßt, die in den beiden gerade betrachteten Termen verschieden ist.

   □

⋮		⋮
abc	*	ac
$a\bar{b}c$	*	
⋮		⋮

   abc und $a\bar{b}c$ werden als ähnlich erkannt und mit * markiert. Die beiden Terme werden zusammengefaßt:

   $abc + a\bar{b}c = ac(b + \bar{b}) = ac.$

   Der Term ac wird in die nebenstehende Spalte eingetragen.

   Wurden für einen Konjunktionsterm alle übrigen hinsichtlich ihrer Ähnlichkeit untersucht, dann wird der nächste Konjunktionsterm betrachtet.

   Dies wird solange wiederholt, bis alle Konjunktionsterme der Spalte betrachtet wurden.

   ▷ Beim Vergleich der Konjunktionsterme werden immer alle, d. h. auch die bereits durch * markierten, betrachtet. Eine Mehrfachmarkierung von Konjunktionstermen ist nicht notwendig.

4. Falls keine neuen Terme in die neue Spalte eingetragen wurden, wird der Algorithmus beendet.

   Sonst: Streiche in der letzten Spalte alle Mehrfachnennungen eines Terms, so daß jeder Term genau einmal in dieser Spalte enthalten ist.

   Wiederhole ab Schritt 3 den Algorithmus mit dieser neuen Spalte.

Die Tabelle, die durch den Algorithmus erzeugt wurde, wird **Primimplikanten-Tabelle** genannt. Alle Terme der Primimplikanten-Tabelle, die keine Markierung aufweisen, sind Primimplikanten der zu minimierenden Funktion.

☐ Finde die Primimplikanten der in Disjunktiver Normalform gegebenen Funktion
$f(a_1,a_0,b_1,b_0) = \overline{a_1}\,\overline{a_0}\,\overline{b_1}\,b_0 + \overline{a_1}\,\overline{a_0}\,b_1\,\overline{b_0} + \overline{a_1}\,\overline{a_0}\,b_1\,b_0 + \overline{a_1}\,a_0\,b_1\,\overline{b_0} + \overline{a_1}\,a_0\,b_1\,b_0 + a_1\,\overline{a_0}\,b_1\,b_0$

Aufstellen der Primimplikanten-Tabelle:

(1)	$\overline{a_1}\,\overline{a_0}\,\overline{b_1}\,b_0*$	(13)	$\overline{a_1}\,\overline{a_0}\,b_0$	(23,45)	$\overline{a_1}\,b_1$
(2)	$\overline{a_1}\,\overline{a_0}\,b_1\,\overline{b_0}*$	(23)	$\overline{a_1}\,\overline{a_0}\,b_1*$	(24,35)	$\overline{a_1}\,b_1$
(3)	$\overline{a_1}\,\overline{a_0}\,b_1\,b_0*$	(24)	$\overline{a_1}\,b_1\,\overline{b_0}*$		
(4)	$\overline{a_1}\,a_0\,b_1\,\overline{b_0}*$	(35)	$\overline{a_1}\,b_1\,b_0*$		
(5)	$\overline{a_1}\,a_0\,b_1\,b_0*$	(36)	$\overline{a_0}\,b_1\,b_0$		
(6)	$a_1\,\overline{a_0}\,b_1\,b_0*$	(45)	$\overline{a_1}\,a_0\,b_1*$		

Die in Klammern angegebenen Zahlen sollen zeigen, aus welchen Termen der vorhergegangenen Spalte ein neuer Term hervorgegangen ist. Der erste Konjunktionsterm der zweiten Spalte ist zum Beispiel durch Zusammenfassung der Terme aus der ersten und dritten Zeile der ersten Spalte entstanden.
In der letzten Spalte steht der gleiche Konjunktionsterm zweimal und wird daher einmal gestrichen. Die Primimplikanten sind genau die unmarkierten Konjunktionsterme $\overline{a_1}b_1$, $\overline{a_1}\,\overline{a_0}\,b_0$ und $\overline{a_0}b_1b_0$.

Es sind nicht immer alle gefundenen Primimplikanten nötig, um die Funktion darzustellen. Die benötigten Primimplikanten werden bestimmt durch den

Algorithmus zur Bestimmung der minimalen Überdeckung:

1. Erstelle eine neue Tabelle. Markiere die Spalten mit den Konjunktionstermen. Die Zeilen werden mit den Primimplikanten bezeichnet. Dabei werden die Primimplikanten nach aufsteigender Länge sortiert.
2. Trage in die Kreuzungsfelder aller Zeilen und Spalten ein × ein, wenn der zugehörige Konjunktionsterm Implikant des zugehörigen Primimplikanten ist.
3. Streiche alle Zeilen und Spalten aus der Tabelle, für die gilt, die Spalte enthält nur ein ×. Der zugehörige Primimplikant ist nötig und wird notiert. Wiederhole diesen Schritt, bis keine Spalte mehr ein einzelnes × enthält.
4. Wähle Zeilen aus der Tabelle, so daß eine neue Tabelle entsteht, mit folgenden Eigenschaften:
   1. Jede Spalte enthält wenigstens ein ×.
   2. Die Summe der Primimplikantenlängen ist möglichst klein.
5. Alle Primimplikanten der neuen Tabelle werden als nötige Primimplikanten notiert.
6. Die disjunktive Verknüpfung aller nötigen Primimplikanten stellt die gesuchte minimale Funktion dar.

☐ Die Konjunktionsterme und Primimplikanten des vorigen Beispiels bilden folgende Tabelle:

	$\overline{a_1}\,\overline{a_0}\,\overline{b_1}\,b_0$	$\overline{a_1}\,\overline{a_0}\,b_1\,\overline{b_0}$	$\overline{a_1}\,\overline{a_0}\,b_1\,b_0$	$\overline{a_1}\,a_0\,b_1\,\overline{b_0}$	$\overline{a_1}\,a_0\,b_1\,b_0$	$a_1\,\overline{a_0}\,b_1\,b_0$
$\overline{a_1}\,b_1$		×	×	×	×	
$\overline{a_1}\,\overline{a_0}\,b_0$	×		×			
$\overline{a_0}\,b_1\,b_0$			×			×

Bis auf die dritte Spalte enthalten alle Spalten genau ein ×. Es werden daher alle Zeilen gestrichen und alle Primimplikanten in die Liste der nötigen Primimplikanten aufgenommen.
Die minimale Funktion lautet

$f(a_1,a_0,b_1,b_0) = \overline{a_1}\,b_1 + \overline{a_1}\,\overline{a_0}\,b_0 + \overline{a_0}\,b_1\,b_0.$

11 Graphen und Algorithmen

11.1 Graphen

Grundbegriffe

Graph $G(E,K)$, Zusammenfassung zweier Mengen E und K, wobei E eine (endliche) Menge, **Ecken** oder **Knoten**, und $K \subseteq \binom{E}{2}$ eine Menge von Paaren $\{u,v\}$, $u \neq v$, **Kanten** oder **Bögen**, bedeuten.

$G(E,K)$ heißt endlich, wenn E und K nur je endlich viele Elemente enthalten, im anderen Falle heißt $G(E,K)$ unendlich.

Leerer Graph, E und K sind leere Mengen.

Schlinge, Kante, deren Endpunkte zusammenfallen.

Mehrfachkante, mehreren Kanten ist dasselbe geordnete oder ungeordnete Paar von Ecken zugeordnet.

Multigraph, Schlingen, $\{u,u\} \in K$, und Mehrfachkanten zwischen Ecken u,v sind möglich.

Vollständiger Graph $K_{(n)}$, Graph mit Eckenzahl $|E| = n$ und Kantenzahl $|K| = \binom{n}{2}$.

Bipartiter Graph, E besteht aus zwei disjunkten Mengen S und T, jede Kante besitzt je eine Ecke in S und T.

Vollständiger bipartiter Graph $K_{m,n}$, $|S| = m$, $|T| = n$; alle Arten von Kanten zwischen S und T sind vorhanden;

$$|E| = m+n, \quad |K| = m \cdot n.$$

□

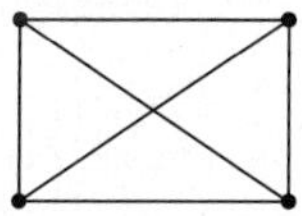

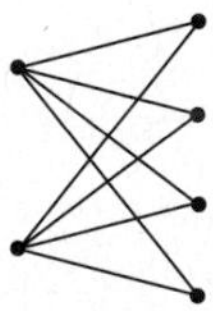

links: vollständiger Graph K_4, rechts: vollständiger bipartiter Graph $K_{2,4}$

□ Personen-Job-Zuordnungsprobleme.

Q_n-Würfel, Eckenmenge, bestehend aus einer Folge der Zahlen 0 und 1 der Länge n mit $|E| = 2^n$ Ecken und $|K(Q_n)| = n \cdot 2^{n-1}$ Kanten.

□ Q_3-Würfel:
$|E| = 2^3 = 8$
$|K(Q_n)| = 12$

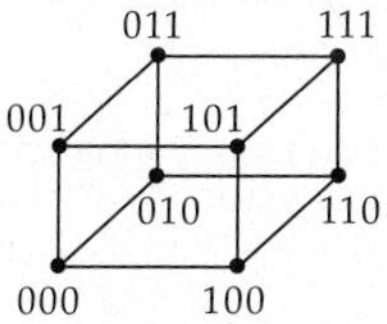

Weg der Länge n, Folge von $n+1$ verschiedenen Ecken $u_1, u_2, \ldots, u_{n+1}$ und n Kanten $\{u_i, u_{i+1}\} \in K$, $i = 1,2,\ldots,n$.

Kreis der Länge n, Folge von n verschiedenen Ecken $u_1, u_2, \ldots, u_n$ und n verschiedenen Kanten $u_i, u_{i+1} \in K$, $i = 1,2,\ldots,n$.

Adjazente oder **benachbarte Ecken** u,v, Endpunkte ein und desselben Elements von K.

Inzidenz von Ecke u **und Kante** k, u ist Endecke von k.

Inzidenz von Kante k **und Kante** l, Kante k und Kante l besitzen eine gemeinsame Endecke.

Grad von Ecke u, $d(u) = |\mathrm{N}(u)|$, Anzahl der Menge der **Nachbarn** $N(u)$ von $u \in E$.

☐ Isolierte Ecke: $d(u) = 0$.

Untergraph $H(E', K')$ von $G(E, K)$, wenn $E' \subseteq E$ und $K' \subseteq K$.
Induzierter Untergraph, enthält alle Kanten zwischen den Ecken in E', die auch G enthält.

▷ Wichtige Untergraphen entstehen durch Weglassen von Ecken und Kanten.

☐ Bei gegebenem $G(E, K)$ ist $G \setminus A$, $A \subseteq E$, der Graph, der aus G entsteht, indem A und alle mit dieser Ecke inzidenten Kanten weggelassen werden.

Komponenten von $G(E, K)$, die auf den Äquivalenzklassen von K induzierten Untergraphen.
Brücke, Kante eines Graphen, die bei ihrer Entfernung die Komponenten des Graphen erhöht.
Abstand $d(u, v)$ **zweier Ecken** u und v, $d(u, v)$, Länge des kürzesten Weges von u nach v.

▷ Gehören u und v verschiedenen Komponenten an, so existiert ein solcher Weg nicht; man setzt $d(u, v) = \infty$.

Durchmesser von $G(E, K)$: $D(G) = \max_{u,v \in E} d(u, v)$.

Gerichteter Graph, **Digraph**, **orientierter Graph** $\vec{G}(E, K)$, Graph, bestehend aus Eckenmenge E, Kantenmenge $K \subseteq E^2$ von geordneten Paaren (gerichtete, orientierte Kanten); in $k = (u, v)$ ist u die Anfangs- und v die Endecke von k.

▷ Jede gerichtete Kante kommt höchstens einmal vor; $u \neq v$.

▷ In $\vec{a}$ können beide gerichtete Kanten (u, v) und (v, u) auftreten.

Zusammenhängender Graph, für zwei voneinander verschiedene Ecken existiert mindestens einer der Wege zwischen den beiden Ecken.
Stark zusammenhängender Graph, von jeder Ecke u gibt es zu jeder anderen Ecke v einen gerichteten Weg.
Gerichteter Weg, gerichteter Kreis, Weg bzw. Kreis, bei dem die Länge des Weges gleich der Anzahl der gerichteten Kanten ist.
Azyklischer Graph, Graph, der keinen gerichteten Kreis enthält.

☐ Transportpläne, wonach möglichst zweckmäßig von Erzeugern zu Verbrauchern transportiert werden soll.

● **Ordnung** n **und Größe** q **des Graphen** $G(E, K)$ sind durch

$$n = |E| \quad \text{und} \quad q = |K|$$

bestimmt, wobei $|E|$ die Mächtigkeit von E und $|K|$ die Mächtigkeit von K ausdrückt. Bei Beschränkung auf endliche Mengen E und K sind n und q jeweils die Anzahl ihrer Elemente.

● **Zusammenhang der Grade von Ecken** $d(u)$ **und Kanten** K eines Graphen

$$G(E, K): \sum_{u \in E} d(u) = 2|K|.$$

▷ Jeder Graph hat eine gerade Anzahl von Ecken mit ungeradem Grad.

Darstellung von Graphen

Bildliche Darstellung, anschaulich durch Ecken und Kanten, jedoch für Erfassung durch Computer ungeeignet; dafür Matrizendarstellung bei durchnumerierten Ecken $u_1, u_2, \ldots, u_n$ und Kanten $k_1, k_2, \ldots, k_q$.

Adjazenzmatrix A, $n \times n$-Matrix

$$\mathbf{A} = (a_{ij}), \quad a_{ij} = \begin{cases} 1 & \text{für} \quad \{u_i, u_j\} \in K \\ 0 & \text{sonst.} \end{cases}$$

▷ **A** ist eine symmetrische Matrix mit $a_{ii} = 0$ sowie Zeilen- und Spaltensummen, die mit den Graden übereinstimmen.

□

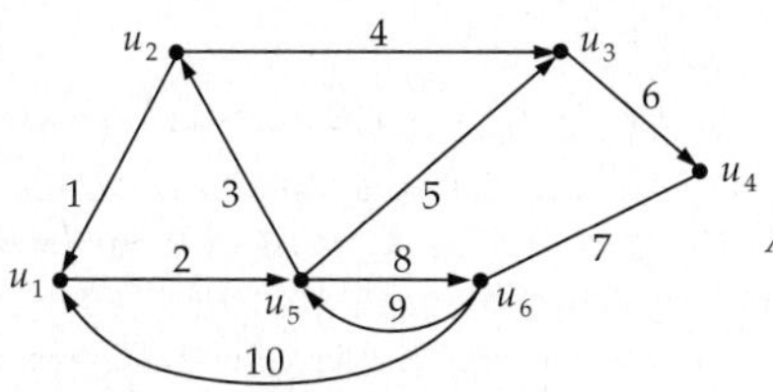

$A=$

$i \backslash j$	1	2	3	4	5	6
1	0	0	0	0	1	0
2	1	0	0	0	0	0
3	0	1	0	1	0	0
4	0	0	0	0	0	0
5	0	1	1	0	0	1
6	1	0	0	1	1	0

Adjazenzmatrix zu nebenstehenden Graphen

Inzidenzmatrix B, $n \times q$-Matrix $\mathbf{B} = (b_{ij})$,

$$b_{ij} = \begin{cases} 1, & \text{falls von } u_i \text{ Kante } k_j \text{ ausgeht} \\ -1, & \text{falls in } u_i \text{ Kante } k_j \text{ endet} \\ 0 & \text{sonst.} \end{cases}$$

▷ Die Spalten von **B** entsprechen den Kanten, die Zeilen von **B** entsprechen den Ecken des Graphen; in jeder Spalte stehen genau ein Element $+1$, ein Element -1 und sonst die Elemente 0. In jeder Zeile gibt die Anzahl der Elemente $+1$ an, wieviel Kanten von der jeweiligen Ecke wegführen. Die Anzahl der Elemente -1 gibt an, wieviel Kanten in der jeweiligen Ecke münden.

Bäume

Baum, zusammenhängender Graph, der keine Kreise enthält.

□ Verzweigungsnetze: Wasserleitungsnetz, Stammbaum, Telefonnetz; geeignete Datenstruktur für Such- und Sortierprobleme.

Aufspannender Baum, Untergraph eines Graphen $G(E,K)$, der ein Baum der Ordnung $n = |E|$ ist.

● Ein vollständiger Graph K_n besitzt

$$t(n) = n^{n-2}$$

aufspannende Bäume.

□ G ist ein Baum der Ordnung $n = 3$, $t(3) = 3$.

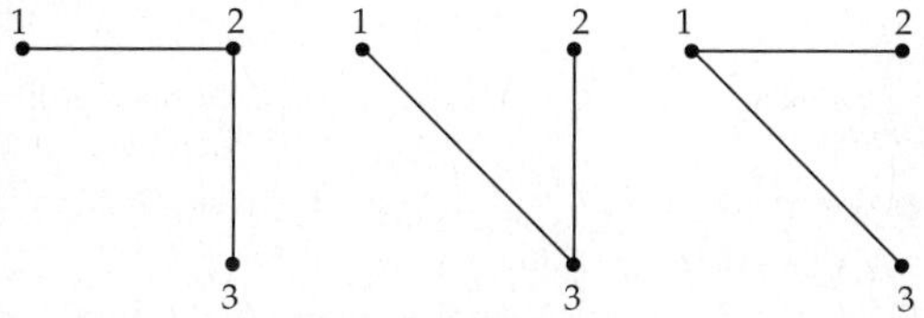

Breadth-First-Suche (BFS), Algorithmus zur Konstruktion eines aufspannenden Baumes für einen durch seine Adjazenzmatrix gegebenen Graphen nach Durchsuchen der Ecken (der Breite nach).

Depth-First-Suche (DFS), Algorithmus zur Konstruktion eines aufspannenden Baumes für einen gegebenen Graphen nach Durchsuchen der Kanten (der Tiefe nach).

Greedy-Algorithmus, Algorithmus zur Konstruktion eines aufspannenden Baumes mit minimalem Gewicht für einen gewichteten Graphen (zusammenhängender Graph mit Gewichtsfunktion).

□ Streckenplan mit minimalen Gesamtkosten; Schaltplan mit Kommunikationsmöglichkeit aller Elemente untereinander und minimalen Gesamtkosten.

Algorithmus von Dijkstra, Algorithmus zur Konstruktion eines aufspannenden Baumes für einen gewichteten Graphen mit eindeutigem, minimalem Weg von $u \in E$ nach $v \in E$, wobei für die Länge des kürzesten Weges $d(u,v) = l(v)$ für alle v gilt.

11.2 Matchings

Matching $M \subseteq K$ für einen bipartiten Graphen $G(S+T,K)$, Menge von paarweise nicht inzidenten Kanten.

☐ Job-Zuordnungsprobleme mit $S = (P_1, \ldots, P_n)$ als Menge von Personen, $T(J_1, \ldots, J_n)$ als Menge von Jobs und $P_i J_j \in K$ für eine Zuordnung von P_i zu J_j. Ziel: Optimale Zuordnung von Elementen S zu Elementen T unter Berücksichtigung von Gewichten auf den Kanten.

Matching-Zahl $m(G)$ von G, Anzahl von Kanten in einem maximal großen Matching.

▷ $m(G)$ kann kleiner als $|S|$ bzw. $|T|$ sein.

Maximum-Matching M, wenn

$$|M| = m(G)$$

gilt.

● Für einen bipartiten Graphen $G(S+T,K)$ ist $m(G) = |S|$, wenn für eine Teilmenge A von S gilt $|A| \leq |N(A)|$ mit $N(A) = \{v \in T \,|\, uv \in K, u \in A\}$. $N(A)$ ist die Menge der Nachbarn von A.

● Für einen bipartiten Graphen $G(S+T,K)$ ist

$$m(G) = |S| - \max_{A \subseteq S}(|A| - |N(A)|).$$

☐ $m(G) < |M|$

$m(G) = 4 < |M| = 5$, da drei Elemente von $S(u_3, u_4, u_5)$ nur zwei Nachbarn (v_2, v_3) als Elemente von T besitzen.

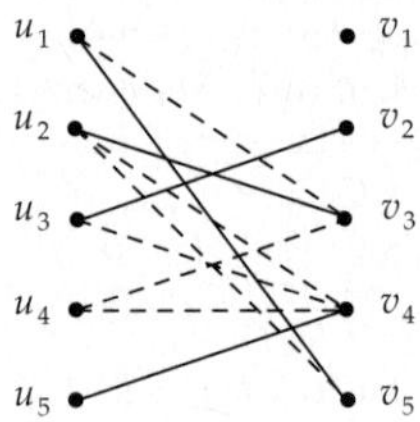

Träger von $G(S+T,K)$, Menge der Ecken $D \subseteq S+T$, wobei D jede Kante trifft (bedeckt).

▷ Für jeden Träger D und jedes Matching M bedeckt D jede Kante von M, und es ist $|D| \geq |M|$.

● Gleichgewichtssatz:
Für einen bipartiten Graphen $G(S+T,K)$ gilt
$\max(|M|) = \min(|D|)$.

▷ Es gibt Methoden zur allgemeinen Konstruktion eines Maximum-Matchings und von einem Minimum Träger.

11.3 Netzwerke

Flüsse in Netzwerken

Netzwerk von u nach v, **gerichteter Graph** $\vec{G}(E,K)$ mit Quelle u, Senke v, $u \neq v$, $uv \in K$, **und** eine **Gewichtsfunktion** c, der Kapazität des Graphen, die eine Bewertung der einzelnen Kanten beinhaltet ($c\colon K \to \mathbb{N}_0$).

☐ $\vec{G}$ als Straßensystem mit $K = \{k_1, k_2, \ldots, k_m\}$, wobei jedem gerichteten k_i ein Wert $c(k_i)$ zugeordnet wird, der eine bestimmte Eigenschaft dieser, z. B. Durchlaßfähigkeit, charakterisiert.

▷ Netzwerke ergänzen bisherige Strukturbeschreibungen von Graphen und sind Abbildungen realer Systeme durch Beschreibung von Vorgängen und Zuständen in Systemen.

Zulässiger Fluß von Quelle u **nach Senke** v im Netzwerk $\vec{G}(E,K)$, Funktion $f\colon K \to \mathbb{N}_0$, die die Kapazität der Kanten nicht überschreitet und für die der Nettofluß, d. h. die Differenz des Ein- und Ausflusses für alle Ecken, außer u und v Null ist.

Wert eines zulässigen Flusses, Nettofluß in die Senke.

▷ Den Wert eines zulässigen Flusses zu maximieren, ist Hauptanliegen eines Algorithmus zu einem **Maximum Fluß**.

Eulerscher Zug und Hamiltonscher Kreis

Eulerscher Zug, Kantenfolge $k_1, k_2, \ldots, k_n$, wobei k_i zu k_{i+1} inzident ist, in einem Multigraphen, in der jede Kante genau einmal enthalten ist und die an ihre Ausgangsecke zurückkehrt; sind Anfangs- und Endecke nicht identisch, dann ergibt sich ein **offener Eulerscher Zug**.

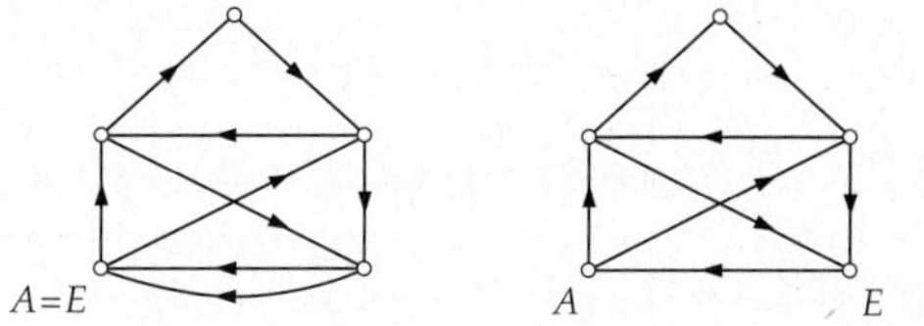

Eulerscher Zug *offener Eulerscher Zug*

Eulerscher Graph, Graph, der einen Eulerschen Zug besitzt; zusammenhängender Multigraph $G(E,K)$ mit einem geraden Grad der Ecken, wobei Schlingen doppelt zu zählen sind.

● In einem Graphen mit offenem Eulerschem Zug sind Anfangs- und Endpunkt Ecken mit ungeradem Grad, während alle übrigen Ecken einen geraden Grad besitzen.

□ Königsberger Brücken-Problem:
Können die sieben Brücken so durchlaufen werden, daß jede Brücke nur einmal passiert wird?

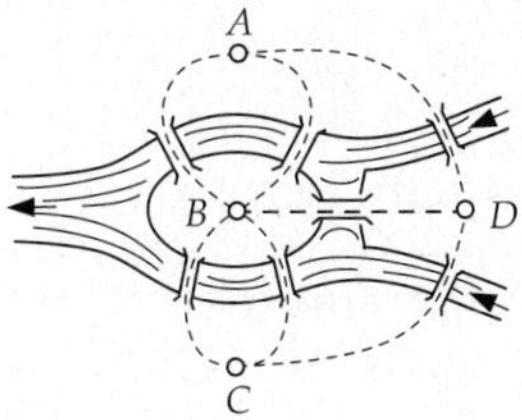

Nein!
Der Graph der Königsberger Brücken läßt sich weder durch einen Eulerschen Zug noch durch einen offenen Eulerschen Zug zeichnen.

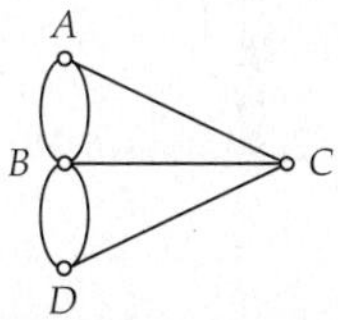

▷ Neben den bisher zugrundegelegten Kantenfolgen in einem Graphen sind auch die sich nicht überkreuzenden Kantenfolgen, **Kreise**, von Bedeutung.

Hamiltonscher Kreis, geschlossene Kantenfolge in einem Graphen, die alle Ecken genau einmal enthält.
Hamiltonscher Graph, Graph, der einem Hamiltonschen Kreis besitzt.

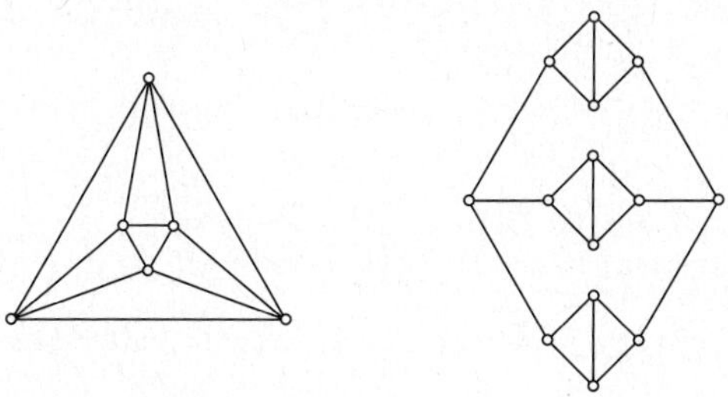

Graph mit (links) und ohne (rechts) Hamiltonschen Kreis

● **Satz von Dirac** (hinreichende Bedingung):
Besitzen in einem Graphen $G(E,K)$ alle Ecken einem Grad größer gleich k, $k \in \mathbb{N} \setminus \{1\}$ und ist $|E| \leq 2k$, so besitzt G einen Hamiltonschen Kreis.

12 Differentialrechnung

12.1 Ableitung einer Funktion

Die Ableitung einer Funktion im Punkt x gibt die Steigung der Funktionskurve in diesem Punkt an. Sie ist als Steigung der Tangente an die Kurve im Punkt x definiert.

Differenzenquotient,

$$\frac{\Delta y}{\Delta x} = \frac{\Delta f(x)}{\Delta x} = \frac{y - y_0}{x - x_0} = \frac{f(x) - f(x_0)}{x - x_0}$$

beschreibt die Steigung der Sekante (in Zweipunkteform) durch die Punkte $P(x,y)$ und $P_0(x_0,y_0)$.

Ableitung der Funktion $f(x)$ an der Stelle x_0 ist gleich der **Steigung der Tangente** im Punkt P_0 durch den Grenzübergang $P \to P_0$:

$$\lim_{x \to x_0} \frac{\Delta f(x)}{\Delta x} = \lim_{x \to x_0} \frac{f(x) - f(x_0)}{x - x_0} = \tan\alpha = f'(x_0),$$

falls der Grenzwert existiert und eindeutig ist.

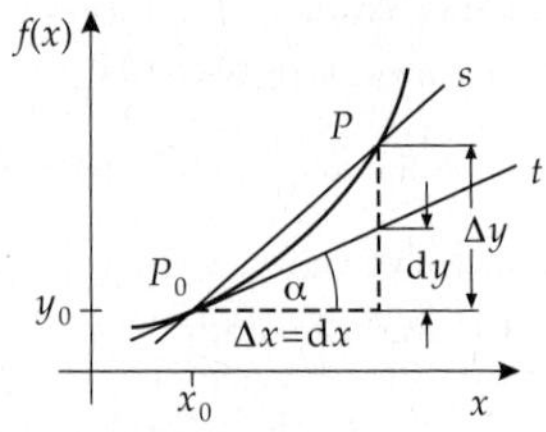

s: Sekante, t: Tangente

Ableitung einer Funktion entspricht dem **Anstieg ihres Graphen** im Punkt x_0.
Der **Differentialquotient** entspricht dem Grenzwert des **Differenzenquotienten**.

$$f'(x) = \lim_{\Delta x \to 0} \frac{f(x + \Delta x) - f(x)}{\Delta x} = \lim_{\Delta x \to 0} \frac{\Delta y}{\Delta x} = \frac{\mathrm{d}y}{\mathrm{d}x}.$$

Bedeutung: Die Steigung der Tangente (Differentialquotient) entspricht dem Grenzwert der Sekantensteigung (Differenzenquotient).

☐ Ist die Funktion $f(x)$ eine Gerade (Polynom 1. Grades), so ist der Differenzenquotient gleich dem Differentialquotienten.
Die Ableitung $f'(x)$ ist gleich der Steigung der Geraden $m = \tan\alpha$.

▷ Näherung der Tangente durch die Sekante ist Grundlage der numerischen Differentiation und exakt für lineare Funktionen.

▷ Die Ableitung ist punktweise definiert. Der Wert der Ableitung hängt von der Stelle ab, an der man ableitet. Somit stellt die Ableitung wieder eine Funktion dar.

Schreibweisen für die **Ableitung** an der Stelle x_0:

$$y'(x_0) = f'(x_0) = \left.\frac{\mathrm{d}y}{\mathrm{d}x}\right|_{x_0} = \left.\frac{\mathrm{d}}{\mathrm{d}x} f(x)\right|_{x_0}.$$

Ableitungen nach der Zeit t werden häufig durch einen Punkt anstelle des Strichs gekennzeichnet:

$$\dot{x} = \frac{\mathrm{d}x}{\mathrm{d}t}.$$

☐ Geschwindigkeit als Ableitung des Weges x nach der Zeit: $v = \dot{x}$,
Beschleunigung als Ableitung der Geschwindigkeit v nach der Zeit: $a = \dot{v}$,
Strom als zeitliche Änderung der Ladung q: $i = \dot{q}$,
Steigung einer Straße, Kraft als Ableitung des Potentiales nach dem Ort, Minimierungs- und Maximierungsprobleme.

Differential

Differential einer Funktion, definiert durch

$$\mathrm{d}y = f'(x_0)\mathrm{d}x.$$

Dabei ist $\mathrm{d}x$ das Differential der u[illegible] Veränderlichen, $\mathrm{d}x = \Delta x$.
Das Differential $\mathrm{d}y$ ist die Änderu[illegible]te der Kurventangente im Punkt P_0 zwischen x_0 und $x_0 + \mathrm{d}x$.
Anwendung: bei hinreichend klein[illegible] kann die Änderung der Funktion abgeschätzt werden durch

$$\Delta y \approx f'(x_0)\Delta x = \mathrm{d}y.$$

▷ Grundlage für die numerische [illegible]on Differentialgleichungen auf dem Rechner.

Differenzierbarkeit

● Funktion $f(x)$ heißt in x_0 **differenzierbar**, wenn für **alle** Folgen, die zu x_0 konvergieren, der Grenzwert

$$y'(x_0) = f'(x_0) = \lim_{x \to x_0} \frac{f(x) - f(x_0)}{x - x_0}$$

existiert, d. h. endlich ist.

● Stimmen **linksseitige Ableitung**

$$\lim_{x \to x_0 - 0} \frac{f(x) - f(x_0)}{x - x_0}$$

und **rechtsseitige Ableitung**

$$\lim_{x \to x_0 + 0} \frac{f(x) - f(x_0)}{x - x_0}$$

überein, so ist die Funktion an der Stelle x_0 **differenzierbar**.

● Notwendige – aber nicht hinreichende – Bedingung für Differenzierbarkeit einer Funktion ist ihre Stetigkeit an dieser Stelle.

▷ Differenzierbare Funktionen sind anschaulich „glatte" Kurven. Eine Funktion ist in einem Punkt nicht **differenzierbar**, wenn sie dort **unstetig** ist. Weist die Kurve einen **Knick** auf, dann existieren nur die linksseitige und rechtsseitige Ableitung, d. h., die Steigung der Tangente ändert sich an der Knickstelle sprunghaft.

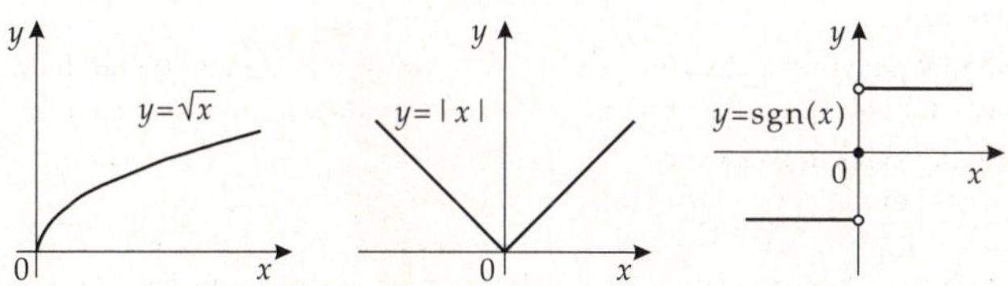

Nicht differenzierbare Funktionen in $x = 0$:
links Wurzel-, Mitte Betrags-, rechts Signum-Funktion

□ **Betragsfunktion**, $y = |x|$ ist im Punkt $x_0 = 0$ nicht differenzierbar, da links- und rechtsseitige Ableitung unterschiedlich sind (-1 bzw. $+1$). Sie ist jedoch an dieser Stelle stetig!
Wurzelfunktion, $y = \sqrt{x}$ ist im Punkt $x_0 = 0$ nicht differenzierbar, da die Steigung nicht endlich ist (die Tangente verläuft senkrecht zur x-Achse).

● Ist $f(x)$ in jedem Punkt des Definitionsbereiches D differenzierbar, so heißt sie **differenzierbar**.

□ **Differenzierbare Funktionen** sind: ax^n, $\sin x$, $\cos x$, e^x, $\ln x$ und alle algebraischen Ausdrücke davon.

Die Funktion f' heißt **Ableitungsfunktion** von $f(x)$. Der Definitionsbereich D von f' ist gleich dem von $f(x)$, falls $f(x)$ in ganz D differenzierbar ist.

12.2 Differentiationsregeln

Ableitungen elementarer Funktionen

Funktion	Ableitung	Funktion	Ableitung	Funktion	Ableitung
c	0	$\frac{1}{x}$	$-\frac{1}{x^2}$	$\sqrt{ax+b}$	$\frac{a}{2\sqrt{ax+b}}$
x	1	$\frac{1}{ax+b}$	$-\frac{a}{(ax+b)^2}$	$\sqrt{ax^2+b}$	$\frac{ax}{\sqrt{ax^2+b}}$
$ax+b$	a	$\frac{1}{x^2}$	$-\frac{2}{x^3}$	$\sqrt{r^2-x^2}$	$-\frac{x}{\sqrt{r^2-x^2}}$
x^2	$2x$	$\frac{1}{x^3}$	$-\frac{3}{x^4}$	e^x	e^x
x^3	$3x^2$	$\frac{1}{x^n}$	$-\frac{n}{x^{n+1}}$	a^x	$a^x \ln a$
x^n	nx^{n-1}	$\sqrt{x}$	$\frac{1}{2\sqrt{x}}$	$\ln x$	$\frac{1}{x}$
$(f(x))^2$	$2f(x)f'(x)$	$\sqrt[3]{x}$	$\frac{1}{3\cdot\sqrt[3]{x^2}}$	$\log_a x$	$\frac{1}{x\ln a}$
$(f(x))^n$	$nf(x)^{n-1}f'(x)$	$\sqrt[n]{x}$	$\frac{1}{n\cdot\sqrt[n]{x^{n-1}}}$	$\ln f(x)$	$\frac{f'(x)}{f(x)}$

Ableitungen trigonometrischer Funktionen

Funktion	Ableitung	Definitionsbereich	Funktion	Ableitung	Definitionsbereich
$\sin x$	$\cos x$	$x \in \mathbb{R}$	$\arcsin x$	$\frac{1}{\sqrt{1-x^2}}$	$\|x\| < 1$
$\cos x$	$-\sin x$	$x \in \mathbb{R}$	$\arccos x$	$-\frac{1}{\sqrt{1-x^2}}$	$\|x\| < 1$
$\tan x$	$\frac{1}{\cos^2 x} = 1+\tan^2 x$	$x \neq \frac{\pi}{2} + k\pi$	$\arctan x$	$\frac{1}{1+x^2}$	$x \in \mathbb{R}$
$\cot x$	$-\frac{1}{\sin^2 x} = -1-\cot^2 x$	$x \neq k\pi$	$\operatorname{arccot} x$	$-\frac{1}{1+x^2}$	$x \in \mathbb{R}$

▷ Man beachte die verschiedenen Definitionsbereiche der Funktionen.

Ableitungen hyperbolischer Funktionen

Funktion	Ableitung	Definitionsbereich	Funktion	Ableitung	Definitionsbereich
$\sinh x$	$\cosh x$	$x \in \mathbb{R}$	$\operatorname{Arsinh} x$	$\frac{1}{\sqrt{1+x^2}}$	$x \in \mathbb{R}$
$\cosh x$	$\sinh x$	$x \in \mathbb{R}$	$\operatorname{Arcosh} x$	$\frac{1}{\sqrt{x^2-1}}$	$x > 1$
$\tanh x$	$\frac{1}{\cosh^2 x}$	$x \in \mathbb{R}$	$\operatorname{Artanh} x$	$\frac{1}{1-x^2}$	$\|x\| < 1$
$\coth x$	$-\frac{1}{\sinh^2 x}$	$x \neq 0$	$\operatorname{Arcoth} x$	$\frac{1}{1-x^2}$	$\|x\| > 1$

▷ Man beachte die verschiedenen Definitionsbereiche der Funktionen.

▷ Wegen der besseren Unterscheidbarkeit sind die Arkusfunktionen durch … …taben, die Areafunktionen aber durch Großbuchstaben (im Unterschied zu DIN) angegeb…

Konstantenregel

● **Konstantenregel**: $c' = 0$.
Die Ableitung einer Konstanten ist gleich Null.

Faktorregel

● **Faktorregel**: $(c \cdot f(x))' = c \cdot f'(x)$.
Ein konstanter Faktor bleibt beim Differenzieren erhalten.

□ $(\sqrt{3} \cdot x^2)' = \sqrt{3}(x^2)' = \sqrt{3} \cdot 2x$.

Potenzregel

● **Potenzregel**: beim Ableiten einer Potenzfunktion wird der Exponent um Eins erniedrigt, und der alte Exponent erscheint als Faktor:

$$\frac{\mathrm{d}}{\mathrm{d}x} x^n = n \cdot x^{n-1}, \quad (n \in \mathbb{R}).$$

Für eine beliebige differenzierbare Funktion gilt:

$$\frac{\mathrm{d}}{\mathrm{d}x} (f(x))^n = n \cdot (f(x))^{n-1} \cdot f'(x), \quad (n \in \mathbb{R}).$$

□ $\left((x^3+2)^2\right)' = 2 \cdot (x^3+2) \cdot 3x^2$.

□ Ableitung der Wurzelfunktion: $(\sqrt{x})' = (x^{1/2})' = \frac{1}{2} x^{-1/2} = \frac{1}{2\sqrt{x}}$.

Summenregel

● **Summenregel**:

$$(f(x) \pm g(x))' = f'(x) \pm g'(x).$$

Die Ableitung einer Summe (Differenz) ist gleich der Summe (Differenz) der Ableitungen.

Produktregel

● **Produktregel**, für zwei Funktionen:

$$(f(x) \cdot g(x))' = f(x) \cdot g'(x) + f'(x) \cdot g(x),$$

für drei Funktionen:

$$(fgh)' = fgh' + fg'h + f'gh.$$

□ $(x^2 \sin x)' = 2x \sin x + x^2 \cos x$.

Quotientenregel

● **Quotientenregel**:

$$\left(\frac{f}{g}\right)' = \frac{gf' - fg'}{g^2}, \qquad \left(\frac{1}{g}\right)' = \frac{-g'}{g^2}.$$

▷ Quotientenregel auch als Produktregel mit negativem Exponenten schreibbar

$$\left(\frac{1}{g}\right)' = (g^{-1})' = -g^{-2} \cdot g'.$$

□ $f(x) = 2x + a,\ g(x) = 3x^2 + b$

$$\left(\frac{f(x)}{g(x)}\right)' = \frac{(3x^2+b)\cdot 2 - (2x+a)\cdot 6x}{(3x^2+b)^2}.$$

▷ Gebrochene Funktionen sind in x_0 nur differenzierbar, wenn $g(x_0) \neq 0$ ist!

▷ Vorzeichenfehler durch Vertauschen der Funktionen werden vermieden, wenn immer zuerst die Funktion $g(x)$ im Nenner in den Zähler der Ableitung geschreiben wird.

Kettenregel

Verwendung bei der Ableitung zusammengesetzter Funktionen:

$$y = f(g(x)) = f(g)$$

mit $y = f(g)$ als äußerer und $g = g(x)$ als innerer Funktion.

● **Kettenregel**:

$$(f(g(x))' = g'(x) \cdot f'(g(x)) \qquad \frac{\mathrm{d}f}{\mathrm{d}x} = \frac{\mathrm{d}g}{\mathrm{d}x} \cdot \frac{\mathrm{d}f}{\mathrm{d}g}$$

mit $\frac{\mathrm{d}f}{\mathrm{d}g}$ als äußere Ableitung und $\frac{\mathrm{d}g}{\mathrm{d}x}$ als innere Ableitung.

● **Kettenregel** für dreifach geschachtelte Funktion:

$$(f(g(h(x)))' = h'(x) \cdot g'(h(x)) \cdot f'(g(h(x)), \qquad \frac{\mathrm{d}f}{\mathrm{d}x} = \frac{\mathrm{d}h}{\mathrm{d}x} \cdot \frac{\mathrm{d}g}{\mathrm{d}h} \cdot \frac{\mathrm{d}f}{\mathrm{d}g}.$$

● **Kettenregel** für Schachtelung von N Funktionen:

$$(f_1(f_2(\ldots(f_N(x)))))' = f_N'(x) \cdot f_{N-1}'(f_N(x)) \cdot f_{N-2}'(f_{N-1}(f_N(x))) \cdot \ldots \cdot f_1'(f_2(\ldots(f_N(x)))).$$

▷ Regel folgt auch aus symbolischer Erweiterung des Bruches (siehe Differential).

Die Ableitung einer mittelbaren Funktion entspricht dem Produkt der äußeren Ableitung mit den inneren Ableitungen.

▷ Es empfiehlt sich folgende Vorgehensweise: Man leite von innen nach außen ab, also in der Reihenfolge, in der man die Funktion **schrittweise** mit einem Taschenrechner berechnen würde.

□ $f(x) = \sin^2(2x) = (\sin(2x))^2 = f(g(h(x)))$ mit
$h(x) = 2x \quad g(h(x)) = \sin(2x) \quad f(x) = f(g(h(x))) = \sin^2(2x)$.

Berechnungsschritte		Reihenfolge der Ableitungen
1. Zwischenergebnis:	$u = 2x$	$u' = h'(x) = 2$
2. Zwischenergebnis:	$v = \sin(u)$	$v' = g'(u) = \cos(u)$ $= g'(h(x)) = \cos(2x)$
3. Zwischenergebnis:	$w = v^2$	$w' = f'(v) = 2v$ $= f'(g(x)) = 2\sin(u)$ $= f'(g(h(x))) = 2\sin(2x)$
Ableitung: $f'(x) = u' \cdot v' \cdot w' = 2 \cdot \cos(2x) \cdot 2\sin(2x)$		

□ $f(x) = \exp\{\sin x^2\}, \qquad f'(x) = 2x\cos x^2 \exp\{\sin x^2\}$

Logarithmische Ableitung von Funktionen

- **Logarithmische Ableitung**, Ableitung des Logarithmus $\ln y$ einer differenzierbaren Funktion y mit $y(x) > 0$,

$$(\ln y)' = \frac{y'}{y}.$$

Funktionen vom Typ $y = h(x)^{g(x)}$ werden nach folgender Regel abgeleitet: Erst logarithmieren,

$$y = h(x)^{g(x)} \quad \rightarrow \quad \ln y = g(x) \cdot \ln h(x),$$

dann differenzieren und dann nach y' auflösen:

$$\frac{\mathrm{d}\ln y}{\mathrm{d}x} = \frac{y'}{y} = \left(g' \ln h + g\frac{h'}{h}\right) \quad \rightarrow \quad y' = y \cdot \left(g' \ln h + g\frac{h'}{h}\right).$$

☐ $y = x^x$, $\ln y = x \ln x$, $\frac{y'}{y} = 1 \cdot \ln x + x \cdot \frac{1}{x}$, $y' = x^x(\ln x + 1)$

☐ $y = (\sin x)^{\cos x}$, $\sin x > 0 \quad \rightarrow \quad \ln y = \cos x \cdot \ln(\sin x)$,

$$\frac{y'}{y} = -\sin x \cdot \ln(\sin x) + \cos x \cos x \cdot \frac{1}{\sin x},$$

$$y' = (\sin x)^{\cos x} \left(\frac{\cos^2 x}{\sin x} - \sin x \cdot \ln(\sin x)\right).$$

Ableitung von Funktionen in Parameterdarstellung

- Parameterdarstellung einer Kurve mit dem Parameter t:

$$x = x(t), \qquad y = y(t).$$

- Parameterableitung, Ableitung nach dem Parameter t:

$$\frac{\mathrm{d}x}{\mathrm{d}t} = \dot{x}, \qquad \frac{\mathrm{d}y}{\mathrm{d}t} = \dot{y}.$$

- Parameterdarstellung der ersten Ableitung nach x einer Funktion:

$$y' = \frac{\mathrm{d}y}{\mathrm{d}x} = \frac{\mathrm{d}y/\mathrm{d}t}{\mathrm{d}x/\mathrm{d}t} = \frac{\dot{y}}{\dot{x}}.$$

- Zweite Ableitung einer Funktion in Parameterdarstellung nach x mit Hilfe der Parameterableitung:

$$y'' = \frac{\mathrm{d}^2 y}{\mathrm{d}x^2} = \frac{\mathrm{d}}{\mathrm{d}x}\frac{\dot{y}}{\dot{x}} = \frac{\mathrm{d}(\dot{y}/\dot{x})/\mathrm{d}t}{\mathrm{d}x/\mathrm{d}t} = \frac{\dot{x}\ddot{y} - \ddot{x}\dot{y}}{\dot{x}^3}.$$

☐ Flugbahn eines Fallschirmspringers aus der Höhe h aus einem Flugzeug, das mit der Geschwindigkeit v_0 fliegt:

$$x(t) = v_0 t, \quad y(t) = h - \frac{1}{2}gt^2,$$

$$y' = \dot{y}/\dot{x} = -gt/v_0 = -gx/v_0^2,$$

$$y'' = -v_0 g/v_0^3 = -g/v_0^2.$$

Ableitung von Funktionen in Polarkoordinaten

Darstellung einer Funktion in Polarkoordinaten mit dem Winkel φ:

$$r = r(\varphi).$$

Umrechnung in kartesische Koordinaten über

$$x = r(\varphi)\cos\varphi, \qquad y = r(\varphi)\sin\varphi.$$

Ableitung nach dem Winkel φ:

$$\frac{\mathrm{d}x}{\mathrm{d}\varphi} = \frac{\mathrm{d}r(\varphi)}{\mathrm{d}\varphi} \cdot \cos\varphi - r(\varphi)\sin\varphi = \dot{x},$$

$$\frac{\mathrm{d}y}{\mathrm{d}\varphi} = \frac{\mathrm{d}r(\varphi)}{\mathrm{d}\varphi} \cdot \sin\varphi + r(\varphi)\cos\varphi = \dot{y}.$$

- Erste Ableitung einer Funktion in Polarkoordinaten:

$$y' = \frac{\dot{y}}{\dot{x}} = \frac{\dot{r}\sin\varphi + r\cos\varphi}{\dot{r}\cos\varphi - r\sin\varphi}.$$

- Zweite Ableitung einer Funktion in Polarkoordinaten:

$$y'' = \frac{\dot{x}\ddot{y} - \ddot{x}\dot{y}}{\dot{x}^3} = \frac{r^2 + 2\dot{r}^2 - r\ddot{r}}{(\dot{r}\cos\varphi - r\sin\varphi)^3}.$$

☐ Archimedische Spirale: $r(\varphi) = \varphi$,

$$y' = \frac{\sin\varphi + \varphi\cos\varphi}{\cos\varphi - \varphi\sin\varphi},$$

$$y'' = \frac{\varphi^2 + 2}{(\cos\varphi - \varphi\sin\varphi)^3}.$$

Ableitung einer impliziten Funktion

- **Ableitung einer impliziten Funktion** $F(x,y) = 0$:

$$\frac{\mathrm{d}}{\mathrm{d}x}F(x,y) = \frac{\partial F}{\partial x} + \frac{\partial F}{\partial y}\frac{\mathrm{d}y}{\mathrm{d}x} = F_x + F_y \cdot y' = 0 \quad y' = -\frac{F_x}{F_y}.$$

Vorgehen: Gliedweises Differenzieren nach der Kettenregel und Auflösen nach y' (siehe auch unter Partielle Ableitung).

☐ Kreisgleichung: $F(x,y) = x^2 + y^2 - r^2 = 0$,

$$\frac{\mathrm{d}}{\mathrm{d}x}F(x,y) = \frac{\mathrm{d}}{\mathrm{d}x}x^2 + \frac{\mathrm{d}}{\mathrm{d}x}y^2 = 2x + \frac{\mathrm{d}}{\mathrm{d}y}y^2\frac{\mathrm{d}y}{\mathrm{d}x} = 2x + 2yy' = 0,$$

$\rightarrow y' = -x/y$.

Ableitung der Umkehrfunktion

- **Ableitung der Umkehrfunktion** U von $f(x)$ für $y = f(x)$ und $x = U(y)$:

$$f'(x) = \frac{1}{U'(y)}, \qquad \frac{\mathrm{d}y}{\mathrm{d}x} = \frac{1}{\mathrm{d}x/\mathrm{d}y}, \qquad U' = \frac{\mathrm{d}x}{\mathrm{d}y} \neq 0.$$

☐ $f(x) = \arcsin x$, $U(y) = \sin y$:

$$(\arcsin x)' = \frac{1}{(\sin y)'} = \frac{1}{\cos y} = \frac{1}{\sqrt{1 - (\sin y)^2}} = \frac{1}{\sqrt{1 - x^2}}.$$

☐ $x - y + y^5 = 0$: Diese Funktion kann nicht einfach nach y aufgelöst werden, wohl aber nach x.

$x = U(y)$, $U'(y) = (y - y^5)' = 1 - 5y^4$,

$f'(x) = 1/(1 - 5y^4)$.

Die Ableitung kann somit für einen gegebenen Punkt (x,y) berechnet werden, ohne die Funktion $y = f(x)$ explizit zu kennen.

Tabelle der Differentiationsregeln

$u = u(x)$ und $v = v(x)$ sind Funktionen von x.

Konstantenregel	$c' = 0$
Faktorregel	$(c \cdot u)' = c \cdot u'$
Potenzregel	$(u^n)' = n \cdot u^{n-1} \cdot u' \quad (n \in \mathbb{R},\, n \neq 0)$
Summenregel	$(u \pm v)' = u' \pm v'$
Produktregel für zwei Funktionen	$(uv)' = uv' + u'v$
Produktregel für drei Funktionen	$(uvw)' = uvw' + uv'w + u'vw$
Produktregel für N Funktionen	$(u_1 u_2 \ldots u_N)' = \sum_{i=1}^{N} u_1 \ldots u_i' \ldots u_N$
Quotientenregel	$\left(\frac{u}{v}\right)' = \frac{vu' - uv'}{v^2}, \quad \left(\frac{1}{v}\right)' = \frac{-v'}{v^2}$
Logarithmische Ableitung	$(u^v)' = u^v \left(v' \ln u + v\frac{u'}{u}\right) \quad u(x), v(x) > 0$
Kettenregel für zwei Funktionen	$\frac{\mathrm{d}u}{\mathrm{d}x} = \frac{\mathrm{d}u}{\mathrm{d}v} \cdot \frac{\mathrm{d}v}{\mathrm{d}x}$
Kettenregel für drei Funktionen	$\frac{\mathrm{d}u}{\mathrm{d}x} = \frac{\mathrm{d}u}{\mathrm{d}v} \cdot \frac{\mathrm{d}v}{\mathrm{d}w} \cdot \frac{\mathrm{d}w}{\mathrm{d}x}$
Ableitung in Parameterdarstellung	$u'(x(t)) = \frac{\mathrm{d}u}{\mathrm{d}x} = \frac{\dot{u}}{\dot{x}}$
Ableitung in Polarkoordinaten	$u' = \frac{\mathrm{d}u}{\mathrm{d}x} = \frac{\dot{r}\sin\varphi + r\cos\varphi}{\dot{r}\cos\varphi - r\sin\varphi}$
Ableitung einer impliziten Funktion	$\frac{\mathrm{d}}{\mathrm{d}x}F(x,y) = F_x + F_y \cdot \frac{\mathrm{d}y}{\mathrm{d}x} = 0$
Ableitung der Umkehrfunktion	$u' = \frac{\mathrm{d}u}{\mathrm{d}x} = \frac{1}{\mathrm{d}x/\mathrm{d}u} = \frac{1}{(u^{-1})'}$ u^{-1} ist die Umkehrfunktion von $u(x)$.

12.3 Mittelwertsätze

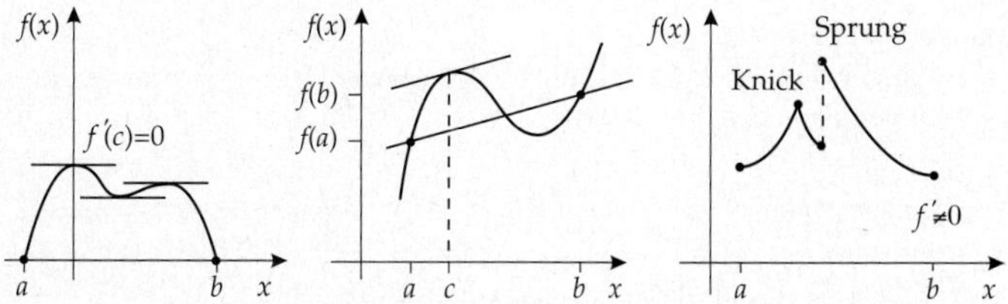

links: Satz von Rolle, Mitte: Mittelwertsatz, rechts: Gegenbeispiel

Satz von Rolle

● **Satz von Rolle**: Wenn eine Funktion $y = f(x)$
1) im offenen Intervall (a,b) differenzierbar,
2) im abgeschlossenen Intervall $[a,b]$ stetig und wenn
3) $f(a) = f(b)$ ist,
dann existiert mindestens ein c zwischen a und b, so daß
$f'(c) = 0, \qquad c \in (a,b).$

□ Zwischen zwei Nullstellen einer differenzierbaren Funktion liegt mindestens ein **Extremum**, außer bei der konstanten Funktion $y = 0$.

▷ Bei **Sprungstellen** oder **Knicken** in (a,b) gilt der Satz von Rolle nicht, da die Differenzierbarkeitsvoraussetzung verletzt ist.

▷ Die Funktion muß in den Randpunkten a und b stetig sein.

▷ Die Funktion kann bei a und b noch weitere, absolute Extrema besitzen.

Mittelwertsatz der Differentialrechnung

● **Mittelwertsatz der Differentialrechnung** (Satz von Lagrange): Wenn eine Funktion $y = f(x)$
1) in (a,b) differenzierbar,
2) in $[a,b]$ stetig ist,
dann existiert mindestens ein c zwischen a und b, so daß

$$\frac{f(b) - f(a)}{b - a} = f'(c), \qquad c \in (a,b).$$

▷ Geometrische Deutung: Im Intervall (a,b) existiert ein Punkt $x_0 = c$, in dem die **Steigung der Tangente** gleich der Steigung der **Sekante** durch $f(a)$ und $f(b)$ ist. Dies ist die mittlere Steigung.

▷ Die Bezeichnung *Mittelwertsatz* ist irreführend, es müßte besser „Zwischenwertsatz" heißen, da c nur **zwischen** a und b liegt und nicht in der Mitte des Intervalles.

□ Ein Fahrzeug fährt von Punkt A zu Punkt B mit einer mittleren Geschwindigkeit von 80 km/h. An mindestens einem Punkt C zwischen A und B muß die momentane Geschwindigkeit mit der mittleren Geschwindigkeit übereinstimmen.

▷ Fundament der numerischen Differentiation.

Für $f(a) = f(b)$ folgt aus dem Mittelwertsatz der Satz von Rolle.

Erweiterter Mittelwertsatz der Differentialrechnung

● **Erweiterter Mittelwertsatz** (Satz von Cauchy): Wenn zwei Funktionen $f(x)$ und $g(x)$
1) in (a,b) differenzierbar,
2) in $[a,b]$ stetig und
3) $g'(x) \neq 0$, für alle $x \in (a,b)$,
dann existiert mindestens ein c zwischen a und b, so daß

$$\frac{f(b) - f(a)}{g(b) - g(a)} = \frac{f'(c)}{g'(c)}, \qquad c \in (a,b).$$

Folgerungen aus dem Mittelwertsatz:

● Ist eine Funktion $f(x)$ in einem Intervall I differenzierbar und $f'(x) = 0$ für alle Punkte des Intervalles I, so ist die Funktion im Intervall I konstant:

$f'(x) = 0 \quad \text{für alle } x \in I \quad \rightarrow \quad f(x) = c.$

Diese Betrachtungen gelten in einem Intervall I.

● Sind zwei Funktionen $f(x)$ und $g(x)$ im Intervall I differenzierbar und stimmen ihre Ableitungen überein, so unterscheiden sie sich höchstens um eine additive Konstante:

$f'(x) = g'(x) \quad \rightarrow \quad f(x) = g(x) + c, \quad x \in I.$

12.4 Höhere Ableitungen

Höhere Ableitung $f^{(n)}$, mehrfache Anwendung der Differentiation.

Zweite Ableitung, gibt die Änderung der Steigung in einem Punkt wieder, den **Krümmungssinn einer Funktion**.

□ Beschleunigung als zweite Ableitung des Weges nach der Zeit $\ddot{x} = F/m$.

● Zweite Ableitung negativ, die Funktion ist **konvex von oben** (**konvex** gekrümmt), zweite Ableitung positiv, die Funktion ist **konkav von oben** (**konkav** gekrümmt).

Schreibweisen für die zweite Ableitung:

$$f''(x) = (f'(x))' = \frac{\mathrm{d}}{\mathrm{d}x}f'(x) = \frac{\mathrm{d}^2}{\mathrm{d}x^2}f(x) = \frac{\mathrm{d}^2y}{\mathrm{d}x^2}.$$

Bei Zeitableitungen: $\ddot{x}$, $\ddot{q}$.

□ 1) $(\sin x)' = \cos x$, $(\sin x)'' = (\cos x)' = -\sin x$
2) $y = x^3$, $y' = 3x^2$, $y'' = 6x$

n-te Ableitung, Schreibweise:

$$f^{(n)}(x) = \frac{\mathrm{d}^n}{\mathrm{d}x^n}f(x) = \frac{\mathrm{d}^ny}{\mathrm{d}x^n}.$$

● n-te Ableitung eines Produktes (**Leibniz-Regel**):

$$(f(x)\cdot g(x))^{(n)} = \sum_{k=0}^{n}\binom{n}{k}f^{(n-k)}(x)\cdot g^{(k)}(x).$$

$n = 2$ explizit:

$$(fg)'' = f''g + 2f'g' + fg''.$$

□ $(x^2\sin x)'' = 2\sin x + 2\cdot 2x\cos x + x^2\cdot(-\sin x)$.

$n = 3$ explizit:

$$(fg)''' = f'''g + 3f''g' + 3f'g'' + fg'''.$$

Funktion	n-te Ableitung
x^m	$\begin{cases} m(m-1)\ldots(m-n+1)x^{m-n} & m>n \\ n! & n=m\in\mathbb{N} \\ 0 & m<n \end{cases}$
$(a_nx^n+\ldots+a_1x+a_0)$	$a_nn!$
$\ln x$	$(-1)^{n+1}(n-1)!\cdot x^{-n}$
$\log_a x$	$(-1)^{n+1}\dfrac{(n-1)!}{\ln a}x^{-n}, \quad a,x>0,\ a\neq 1$
e^{kx}	$k^n\mathrm{e}^{kx}$
a^{kx}	$(\ln a)^nk^na^{kx}$
$\sin kx$	$k^n\sin(kx+n\pi/2)$
$\cos kx$	$k^n\cos(kx+n\pi/2)$
$\cosh kx$	$\begin{cases} k^n\sinh kx & n \text{ ungerade} \\ k^n\cosh kx & n \text{ gerade} \end{cases}$
$\sinh kx$	$\begin{cases} k^n\cosh kx & n \text{ ungerade} \\ k^n\sinh kx & n \text{ gerade} \end{cases}$
$f(x)\cdot g(x)$	$\sum_{k=0}^{n}\binom{n}{k}f^{(n-k)}(x)\cdot g^{(k)}(x)$ Leibnizsche Produktregel

Differential zweiter Ordnung,

$$d^2y = d(dy) = f''(x)dx^2.$$

Differential dritter Ordnung,

$$d^3y = d(d^2y) = f'''(x)dx^3.$$

Differential *n*-ter Ordnung,

$$d^ny = d(d^{n-1}y) = f^{(n)}(x)dx^n.$$

Steigungsverlauf, Extrema

Abschnittsweise Monotonie: Zerlegung in Kurvenstücke, die nur positiven oder negativen Anstieg haben (die Funktion ist abschnittsweise monoton steigend bzw. monoton fallend).

● Für eine differenzierbare Funktion gilt
streng monoton fallend: $f'(x) < 0$,
streng monoton steigend: $f'(x) > 0$.

● Die Funktion $f(x)$ besitzt an der Stelle x_m ein **relatives Extremum**, falls in einer Umgebung U von x_m alle Funktionswerte kleiner (Maximum) oder alle Funktionswerte größer als $f(x_m)$ (Minimum) sind:
Relatives Maximum: $f(x) \leq f(x_m) \quad x \in U$,
Relatives Minimum: $f(x) \geq f(x_m) \quad x \in U$.

● Bei differenzierbaren Funktionen liegt zwischen zwei verschiedenartigen Monotoniebögen ein relatives Extremum.

● Bei einem **Extremum** ändert sich das Vorzeichen der Steigung.

$x < x_m$	$x > x_m$	Extremum
$f'(x) > 0$	$f'(x) < 0$	Maximum
$f'(x) < 0$	$f'(x) > 0$	Minimum

Hinreichende Bedingung für ein Maximum/Minimum:
Relatives Maximum: $f'(x_0) = 0$, und $f''(x_0) < 0$,
Relatives Minimum: $f'(x_0) = 0$, und $f''(x_0) > 0$.

● Es gibt genau dann ein Extremum bei $x = x_0$, wenn die 1. Ableitung gleich Null ist und die erste höhere Ableitung, die an der Stelle $x = x_0$ ungleich Null ist, von gerader Ordnung ist.
Notwendige und **hinreichende** Bedingung für:

Relatives Maximum: $\begin{cases} f^{(k)}(x_0) = 0, & \text{wenn } 1 \leq k < n \text{ und} \\ f^{(n)}(x_0) < 0, & n \text{ gerade,} \end{cases}$

Relatives Minimum: $\begin{cases} f^{(k)}(x_0) = 0, & \text{wenn } 1 \leq k < n \text{ und} \\ f^{(n)}(x_0) > 0, & n \text{ gerade.} \end{cases}$

● Ist x_0 ein **Extremum** einer differenzierbaren Funktion, so muß gelten (notwendige Bedingung):
$f'(x_0) = 0$ oder $f'(x_0)$ ist nicht definiert.
An einem Extremum verläuft die Tangente entweder parallel zur x-Achse oder sie ist nicht definiert.

▷ Ist die 1. Ableitung gleich Null, so kann auch ein Sattelpunkt vorliegen.

□ $f(x) = x^3$, $f'(x) = 3x^2$, $f'(0) = 0$, aber kein Extremum, sondern ein Sattelpunkt bei $x = 0$.

▷ Extrema sowie Steigungsverhalten der Funktion können aus einer Vorzeichenskizze der Ableitung bestimmt werden.

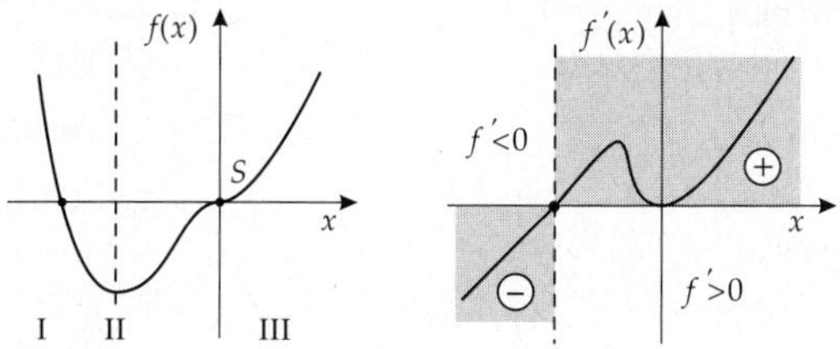

links Ursprungsfunktion (I: monoton fallend, II: Extremum, III: monoton steigend), rechts Ableitungsfunktion

Krümmung

Krümmung einer Kurve, die Änderung der Steigung, erhält man aus der zweiten Ableitung.

● Eine zweifach differenzierbare Funktion ist
konkav von oben für $f''(x) > 0$,
konvex von oben für $f''(x) < 0$.

● Geometrische Interpretation der **Konvexität**: Eine Funktion f ist auf einem Intervall **konvex von oben**, wenn das Bild von f auf dem gesamten Intervall unterhalb jeder Tangente an die Funktion liegt. Eine **von unten konvexe** Funktion ist nach dieser Definition konkav von oben.

▷ In der Literatur kommen beide Definitionen der **Konvexität** vor.

▷ Merkregel: Man denke sich einen Kreis an den Krümmungsbogen der Funktion.
Liegt der Kreis **über** der Funktion, ist die zweite Ableitung **positiv**;
liegt der Kreis **unter** der Funktion, ist die zweite Ableitung **negativ**.

Wendepunkt

Wendepunkt, liegt zwischen zwei unterschiedlich gekrümmten Kurvenstücken einer zweifach differenzierbaren Funktion.

● Am **Wendepunkt** ändert sich das Vorzeichen der Krümmung.

● Am **Wendepunkt** x_W muß die zweite Ableitung von $f(x)$ Null sein (notwendige Bedingung),

$$f''(x_W) = 0.$$

▷ Die Bedingung ist nicht hinreichend, d. h. es liegt nicht notwendigerweise ein Wendepunkt vor.

□ $f(x) = x^4$, $f''(x) = 12x^2$, $f''(0) = 0$, aber die Funktion besitzt keinen Wendepunkt, sondern ein Minimum bei $x = 0$.

● Notwendige und hinreichende Bedingung für einen Wendepunkt:

$$f''(x_W) = 0 \text{ und } f^{(n)}(x_W) \neq 0,\ n \text{ ungerade und } f^{(k)}(x_W) = 0,\ (2 < k < n).$$

▷ Wendepunkte mit senkrechter Tangente erfüllen diese Bedingungen i. allg. nicht, z. B. $\sqrt[3]{x}$.

● **Sattelpunkt** (auch Stufen- oder Terrassenpunkt), spezieller Wendepunkt mit waagerecht verlaufender Tangente:

$$\textbf{Sattelpunkt}: \quad f''(x_S) = 0, \quad f'(x_S) = 0, \quad \text{und } x_S \text{ Wendepunkt.}$$

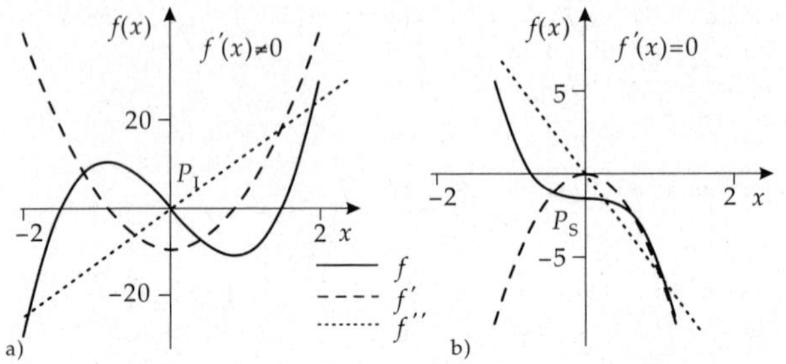

- Eine n-fach differenzierbare Funktion besitzt an einem Punkt x_0 mit
  $$f^{(n)}(x_0) \neq 0, \quad f^{(n-1)}(x_0) = f^{(n-2)}(x_0) = \ldots = f''(x_0) = f'(x_0) = 0$$
  folgendes Verhalten:
  Minimum: n gerade, $f^{(n)}(x_0) > 0$
  Maximum: n gerade, $f^{(n)}(x_0) < 0$
  Wendepunkt: n ungerade, $f^{(n)}(x_0) \neq 0$

□ $f(x) = x^4$, $f'(x_0 = 0) = f''(x_0 = 0) = f'''(x_0 = 0) = 0$,
$f^{(4)}(x_0) = 4! = 24 > 0$,
d. h., bei $x_0 = 0$ liegt ein Minimum vor.

12.5 Näherungsverfahren zur Differentiation

Grafische Differentiation

Liegt nicht die Funktionsgleichung vor, sondern nur eine Kurve oder eine Meßreihe, kann man grafisch differenzieren.

1. Punkt x_i auf Kurve (oder i-ten Meßpunkt der Meßreihe) wählen,
2. Zeichne Sekante durch zwei benachbarte, umschließende Punkte, die gleich weit von x_i entfernt sind,
3. Wiederhole Sekantenkonstruktion für näher gelegene Punkte,
4. Tangente in x_i näherungsweise zeichnen,
5. Tangente in den Punkt $(x, y) = (-1, 0)$ parallel verschieben,
6. Näherungswert $f'(x_i)$ entspricht y-Koordinate des Schnittpunktes mit der y-Achse.
7. Wiederhole das Ganze für weitere Kurvenpunkte.

▷ Bei Extrema oder Sattelpunkten einer Kurve liegt die verschobene Tangente auf der x-Achse (der Wert der Ableitung ist gleich Null).

▷ Die Steigung der Tangente ist auch gleich dem Quotienten aus dem y-Achsenabschnitt und dem x-Achsenabschnitt.

Numerische Differentiation

Funktionen können numerisch abgeleitet werden, was dann sinnvoll ist, wenn die Lösung analytisch aufwendig oder gar nicht bestimmbar ist. Man nähert den Differentialquotienten durch den Differenzenquotienten an (Differenzenformel 1. Ordnung):

$$f'(x) = \lim_{h \to 0} \frac{f(x+h) - f(x)}{h} = \frac{f(x+h) - f(x)}{h} + F(x, h).$$

$F(x,h)$ ist das Fehlerglied der Näherung, es ist von der Ordnung $O(h)$, d. h., der Fehler ist linear in h, es hängt von der Schrittweite h und der betrachteten Stelle x ab.

Zweipunkte-Differenzenformel (Vorwärtsformel):

$$f'(x) = \frac{f(x+h) - f(x)}{h} + O(h).$$

Zweipunkte-Differenzenformel (Rückwärtsformel):

$$f'(x) = \frac{f(x) - f(x-h)}{h} + O(h).$$

Bei obigen Annäherungen vermindert sich der Fehler proportional zur Verkleinerung der Schrittweite h.

▷ Ist die Schrittweite h zu klein, verfälschen Rundungsfehler das Ergebnis.

Faustregel für den einfachen Differenzenquotienten:

$$h_{\text{opt}} \approx 10^{-n_{\max}/2},$$

wobei $n_{\max}$ die Stellenanzahl am Rechner ist. Typisch bei Rechnern ist einfach-genau: $n_{\max} = 8$, doppelt-genau: $n_{\max} = 16$.

3-Punkteformel (verbesserte Differenzenformel):

$$f'(x) = \frac{f(x+h) - f(x-h)}{2h} + O(h^2).$$

Zweite Ableitung:

$$f''(x) = \frac{f(x+h) - 2f(x) + f(x-h)}{h^2} + O(h^2).$$

Hier ändert sich der Fehler jeweils quadratisch mit h.

Differenzenformeln 4. Ordnung:

Erste Ableitung:

$$f'(x) = \frac{-f(x+2h) + 8f(x+h) - 8f(x-h) + f(x-2h)}{12h} + O(h^4).$$

Zweite Ableitung:

$$f''(x) = \frac{-f(x+2h) + 16f(x+h) - 30f(x) + 16f(x-h) - f(x-2h)}{12h^2} + O(h^4).$$

Vorgehen bei tabellierten Daten:

a) Differenzenformel 1. Ordnung für schnelle Abschätzungen oder

b) numerische Ausgleichung mit anschließender Differentiation.

12.6 Ableitung von Funktionen mehrerer Veränderlicher

Funktionen mehrerer Veränderlicher kommen in der Praxis häufig vor, z. B. Flächen im Raum. Veranschaulichung z. B. durch Höhenlinien wie auf Landkarten.

Partielle Ableitung

Erste partielle Ableitungen einer Funktion $z = f(x,y)$ nach x und y; Grenzwerte der Differenzenquotienten:

$$f_x(x,y) = \frac{\partial}{\partial x} f(x,y) = \lim_{h\to 0} \frac{f(x+h,y) - f(x,y)}{h},$$

$$f_y(x,y) = \frac{\partial}{\partial y} f(x,y) = \lim_{h\to 0} \frac{f(x,y+h) - f(x,y)}{h},$$

falls sie existieren.

Geometrische Deutung: Anstieg der Tangenten an einer Fläche im Punkte (x,y) parallel zur x-Achse (f_x) bzw. y-Achse (f_y).

Die partiellen Ableitungen sind punktweise definiert, sie stellen wiederum Funktionen dar.

- Partielle Ableitungen bildet man durch Differenzieren nach einer unabhängigen Variablen, wobei die andere als konstant betrachtet wird.
  Numerische Näherung geschieht hier variablenweise. Einfacher Differenzenquotient:
  $$f_x \approx \frac{f(x+h,y)-f(x,y)}{h}, \qquad f_y \approx \frac{f(x,y+h)-f(x,y)}{h}.$$
  Verbesserte Differenzenformeln werden entsprechend gebildet.

□ $z = f(x,y) = x^2 + y^2$: $f_x = 2x$, $f_y = 2y$.

Erste partielle Ableitungen einer Funktion $f(x_1, x_2, \ldots, x_n)$ von n Veränderlichen nach x_i, $i = 1, \ldots, n$:
$$\frac{\partial}{\partial x_i} f(x_1, \ldots, x_n) = \lim_{h \to 0} \frac{f(x_1, \ldots, x_i + h, \ldots, x_n) - f(x_1, \ldots, x_n)}{h} = f_{x_i}.$$

□ $f(x,y,z) = x^3 + xy + y \ln z$:
$f_x = 3x^2 + y$, $f_y = x + \ln z$, $f_z = y/z$.

Ableitung einer impliziten Funktion, $F(x,y) = 0$:
$$\frac{\mathrm{d}y}{\mathrm{d}x} = y' = -\frac{F_x(x,y)}{F_y(x,y)}, \quad \text{falls} \quad F_y(x,y) \neq 0.$$

□ Gleichung der Ellipse:
$$F(x,y) = \frac{x^2}{a^2} + \frac{y^2}{b^2} - 1 = 0, \qquad y' = -\frac{2x/a^2}{2y/b^2} = -\frac{xb^2}{ya^2}.$$

Höhere partielle Ableitungen von Funktionen mit zwei unabhängigen Veränderlichen (siehe auch unter Vektoranalysis):
$$f_{xx} = \frac{\partial^2}{\partial x^2} f(x,y) = \frac{\partial}{\partial x}\left(\frac{\partial}{\partial x} f(x,y)\right), \qquad f_{xy} = \frac{\partial^2}{\partial x \partial y} f(x,y) = \frac{\partial}{\partial y}\left(\frac{\partial}{\partial x} f(x,y)\right),$$
$$f_{yx} = \frac{\partial^2}{\partial y \partial x} f(x,y) = \frac{\partial}{\partial x}\left(\frac{\partial}{\partial y} f(x,y)\right), \qquad f_{yy} = \frac{\partial^2}{\partial y^2} f(x,y) = \frac{\partial}{\partial y}\left(\frac{\partial}{\partial y} f(x,y)\right).$$

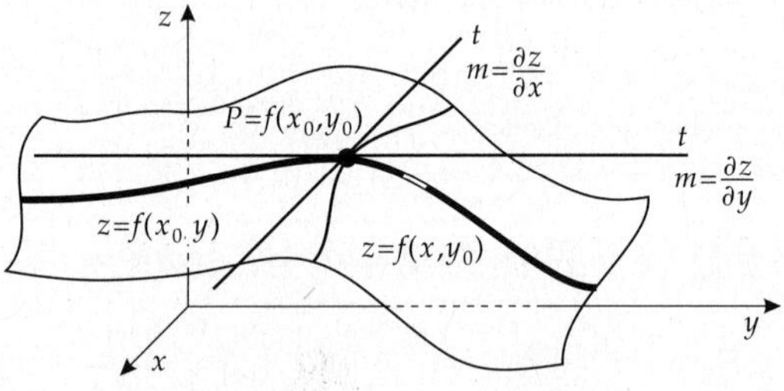

Partielle Ableitung (t Tangente)

- **Satz von Schwarz**, sind die Funktion $f(x,y)$ und ihre partiellen Ableitungen stetig, so ist die Reihenfolge der partiellen Ableitungen vertauschbar:
  $$f_{xy} = f_{yx}$$
  $$f_{xyy} = f_{yxy} = f_{yyx}$$
  $$f_{yxx} = f_{xyx} = f_{xxy} \cdots$$

□ $f(x,y) = y \sin x + x^2 \cos y$:

$f_x = y \cos x + 2x \cos y$, $f_y = \sin x - x^2 \sin y$,

$f_{xy} = \cos x - 2x \sin y = f_{yx}$.

Totales Differential

Totales Differential von Funktionen mit zwei unabhängigen Veränderlichen:

$$\mathrm{d}f(x,y) = \frac{\partial}{\partial x} f(x,y)\mathrm{d}x + \frac{\partial}{\partial y} f(x,y)\mathrm{d}y = f_x\mathrm{d}x + f_y\mathrm{d}y,$$

von Funktionen mit n unabhängigen Veränderlichen:

$$\mathrm{d}f(x_1,x_2,\ldots,x_n) = \sum_{i=1}^{n} \frac{\partial}{\partial x_i} f(x_1,x_2,\ldots,x_n)\mathrm{d}x_i = \sum_{i=1}^{n} f_{x_i}\mathrm{d}x_i.$$

Anwendung: Lineare Näherung einer Funktion in einem Punkt $(x_0+\Delta x, y_0+\Delta y)$ durch die Ebene, die durch die Tangenten aufgespannt wird:

$$f(x_0+\Delta x, y_0+\Delta y) \approx f(x_0,y_0) + f_x(x_0,y_0)\Delta x + f_y(x_0,y_0)\Delta y.$$

☐ Rotationsparaboloid $z = f(x,y) = x^2+y^2$:

Totales Differential: $\mathrm{d}f(x,y) = 2x\,\mathrm{d}x + 2y\,\mathrm{d}y$

Näherung für den Punkt $(2,2)$ bei Entwicklung um den Punkt $(1,1)$

$(\Delta x = \Delta y = 1)$:

$f(2,2) \approx f(1,1) + 2\cdot 1\Delta x + 2\cdot 1\Delta y = 2+2+2 = 6.$

Extrema von Funktionen in zwei Dimensionen

- Liegt an der Stelle (x_m, y_m) ein **Extremum** vor, so muß gelten (notwendige Bedingung):

  $f_x(x_m,y_m) = 0, \qquad f_y(x_m,y_m) = 0.$

- Die hinreichende Bedingung für ein Extremum lautet:

  $f_x(x_m,y_m) = 0, \qquad f_y(x_m,y_m) = 0$ und

  $D = f_{xx}(x_m,y_m)\cdot f_{yy}(x_m,y_m) - f_{xy}^2(x_m,y_m) > 0.$

  Für $f_{xx} < 0$ ($f_{xx} > 0$) liegt ein Maximum (Minimum) vor.

Geometrische Deutung: Im Extremum besitzt die Funktion eine waagerechte Tangentialebene.

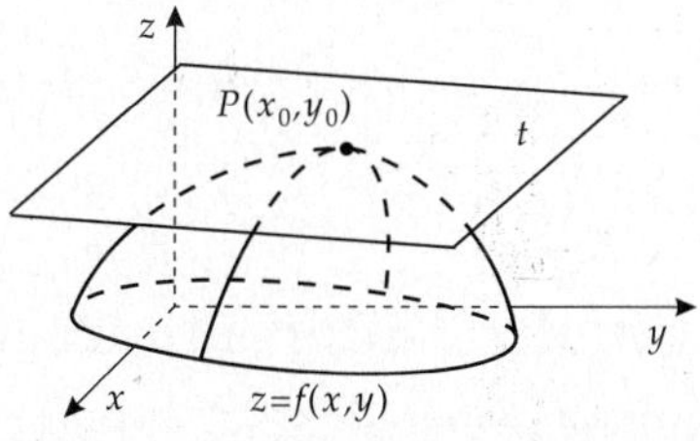

Extremum im Dreidimensionalen (t Tangentialebene)

▷ An einem Punkt (x_0, y_0), an dem die ersten partiellen Ableitungen verschwinden, liegt ein Sattelpunkt vor, falls $D < 0$. Auch der Sattelpunkt besitzt eine horizontale Tangentialebene.

☐ $f(x,y) = x^3 - 3x - y^2 + 5$:
$f_x = 3x^2 - 3 = 0$, $f_y = -2y = 0$
Mögliche Extrema bei $(1,0)$ und $(-1,0)$
Überprüfung: $f_{xx} = 6x$, $f_{xy} = 0$, $f_{yy} = -2$,
$D = f_{xx}\cdot f_{yy} - f_{xy}^2 = -12x$,
Bei $(1,0)$ ist kein Extremum, da $D(1,0) = -12 < 0$.
Bei $(-1,0)$ ist $D(-1,0) = 12 > 0$, also ein Extremum.

Art des Extremum bei $(-1{,}0)$:
$f_{xx} = -6 < 0$, an der Stelle $(-1{,}0)$ ist ein Maximum.

Extrema mit Nebenbedingungen

Extrema einer Funktion $f(x,y)$ gesucht, mit der Nebenbedingung $g(x,y) = 0$. Damit ist eine zweidimensionale Funktion, eine Raumkurve gegeben. Deren Extremum wird gesucht.

□ Maximum der Höhe $h = f(x,y)$ für vorgegebene Wanderstrecke $y = g(x)$ gesucht.

● **Lagrangesche Multiplikatorenregel**, zur Extremwertbestimmung betrachtet man die Funktion

$$F(x,y) = f(x,y) + L \cdot g(x,y)$$

mit einem (unbekannten) Multiplikator L und setzt deren partielle Ableitungen gleich Null (notwendige Bedingung):

$$F_x = f_x + L \cdot g_x = 0, \quad F_y = f_y + L \cdot g_y = 0.$$

Damit hat man drei Bestimmungsgleichungen für die drei Unbekannten x, y, L, die man lösen muß.

□ Rechteck mit maximaler Fläche bei konstantem Umfang U:
Fläche: $f(x,y) = xy$
Umfang U: $g(x,y) = 2x + 2y - U = 0$,
$F(x,y) = xy + L(2x + 2y - U)$,
$F_x = y + 2L = 0$, $F_y = x + 2L = 0 \rightarrow x_0 = y_0 = U/4$,
das Rechteck mit maximaler Fläche bei gegebenem Umfang ist das Quadrat.

▷ Der Multiplikator L ist nur Hilfsgröße, sein Wert wird nicht benötigt. Er wird deshalb möglichst gleich am Anfang der Rechnung eliminiert.

● Verallgemeinerung: Die Funktion $f(x_1,x_2,\ldots,x_n)$ mit $m < n$ Nebenbedingungen der Form $g_i(x_1,x_2,\ldots,x_n) = 0$ $(i = 1,\ldots m)$ ist vorgegeben. Man betrachtet die Funktion

$$F(x_1,x_2,\ldots,x_n) = f(x_1,x_2,\ldots,x_n) + \sum_{i=1}^{m} L_i \cdot g_i(x_1,x_2,\ldots,x_n)$$

mit m Multiplikatoren L_i und bestimmt die gesuchten Extrema aus

$$F_{x_i}(x_1,x_2,\ldots,x_n) = 0 \qquad (i = 1,\ldots,n).$$

Man hat dann $n+m$ Bedingungsgleichungen für die m Werte L_i und die n Werte x_i, die man nun nach den x_i auflösen muß.

▷ Man eliminiere zuerst die Hilfsgrößen L_i.

12.7 Anwendungen der Differentialrechnung

Berechnung unbestimmter Ausdrücke

Auswertung von Grenzwerten für unbestimmte Ausdrücke der Form $\frac{0}{0}$ oder $\frac{\infty}{\infty}$ über die

● **Regel von de l'Hospital**: Gilt

$$\lim_{x\to a} f(x) = \lim_{x\to a} g(x) = 0 \quad \text{oder} \quad \lim_{x\to a} |f(x)| = \lim_{x\to a} |g(x)| = \infty,$$

so läßt sich der Grenzwert des Quotienten der Funktion (sofern er existiert) als Grenzwert der Quotienten der ersten Ableitungen schreiben:

$$\lim_{x\to a} \frac{f(x)}{g(x)} = \lim_{x\to a} \frac{f'(x)}{g'(x)}.$$

▷ Nenner und Zähler sind jeweils getrennt abzuleiten. Nicht den Bruch mit der Quotientenregel ableiten!

Die Regel gilt auch für rechts- bzw. linksseitige Grenzwerte, falls

$$\lim_{x \to 0\pm} f(x) = \lim_{x \to 0\pm} g(x) = 0.$$

▷ Die Regel läßt sich häufig auch auf Folgen der Form $\left(\frac{a_n}{b_n}\right)$, $n \in \mathbb{N}$ anwenden, wenn Zähler- und Nennerfolge gegen 0 (oder ∞) konvergieren und sich in der Form

$$a_n = f\left(\frac{1}{n}\right), \quad b_n = g\left(\frac{1}{n}\right)$$

mit auf $[0,1]$ definierten differenzierbaren Funktionen schreiben lassen. Man ersetze dann den Index durch die reelle Zahl $1/x$ und bilde den Grenzwert $\lim\limits_{x \to 0} \frac{f(x)}{g(x)}$ unter Zuhilfenahme der Regel von de l'Hospital.

Ergibt sich nach Anwendung der Regel wieder eine unbestimmte Form, kann die Regel mehrmals angewendet werden, falls die Voraussetzungen für die Ableitungen erneut gegeben sind.

□ $\lim\limits_{x \to \infty} \frac{x^n}{e^x} = \lim\limits_{x \to \infty} \frac{nx^{n-1}}{e^x} = \ldots = \lim\limits_{x \to \infty} \frac{n!}{e^x} = 0,$

die Exponentialfunktion strebt schneller gegen unendlich als jede Potenzfunktion.

▷ Unter Umständen erreicht man mit dieser Regel keine Grenzwertbestimmung, obwohl ein Grenzwert vorhanden ist.

Für das Rechnen mit Grenzwerten von Summen, Differenzen, Produkten oder Quotienten gelten ähnliche Sätze wie für Zahlenfolgen.

	Bestimmte Form	Unbestimmte Form
Summe	$c + \infty \to \infty, \quad \infty + \infty \to \infty$	$\infty - \infty$
Produkt	$\infty \cdot \infty \to \infty$	$0 \cdot \infty$
Quotient	$\frac{0}{\infty} \to 0, \quad \frac{\infty}{0} \to \infty$	$\frac{0}{0}, \quad \frac{\infty}{\infty}$
Potenz	$\infty^\infty \to \infty, \quad \infty^{-\infty} \to 0, \quad 0^\infty \to 0$	$1^\infty, \quad 0^0, \quad \infty^0$

▷ Bei uneigentlichen Quotienten ist zum Teil das Vorzeichen nicht eindeutig, da rechts- und linksseitiger Grenzwert unterschiedlich sein können.

□ $\lim\limits_{x \to 0+} \frac{\sin x}{x^2} = \infty, \quad \lim\limits_{x \to 0-} \frac{\sin x}{x^2} = -\infty$

In der letzten Spalte stehen **unbestimmte Formen**, die folgendermaßen auf die unbestimmte Form $\frac{0}{0}$ oder $\frac{\infty}{\infty}$ gebracht werden können, wobei in der letzten Spalte die Grenzwerte nach der Regel von de l'Hospital angegeben sind (falls der Grenzwert existiert):

Unbestimmte Form	Umformung	Grenzwert (falls er existiert)
$\infty - \infty$	$\frac{1}{f} - \frac{1}{g} = \frac{g-f}{f \cdot g}$	$\frac{g' - f'}{f \cdot g' + f' \cdot g}$
$0 \cdot \infty$	$f \cdot g = \frac{f}{1/g} = \frac{g}{1/f}$	$-\frac{f' \cdot g^2}{g'}, \quad -\frac{g' \cdot f^2}{f'}$
$1^\infty, \quad 0^0, \quad \infty^0$	$f^g = e^{g \cdot \ln f}$	$\exp\left\{-\frac{f' \cdot g^2}{f \cdot g'}\right\}$

▷ Der Grenzwert gilt nur, wenn Zähler und Nenner der Umformung differenzierbar sind.

□ $\lim\limits_{x\to 0+} x^x = \lim\limits_{x\to 0+} \mathrm{e}^{x\ln x} = \exp\{\lim\limits_{x\to 0+} x\ln x\}$,

$$\lim_{x\to 0+} x\ln x = \lim_{x\to 0+} \frac{\ln x}{1/x} = \lim_{x\to 0+} \frac{1/x}{-1/x^2} = \lim_{x\to 0+}(-x) = 0,$$

$$\lim_{x\to 0+} x^x = \mathrm{e}^0 = 1.$$

▷ Ergibt sich wieder ein unbestimmter Ausdruck, Regel von de l'Hospital mehrmals anwenden.

□ $\lim\limits_{x\to 0}\left(\frac{1}{x^3} - \frac{1}{x^2}\right) = \lim\limits_{x\to 0}\left(\frac{x^2 - x^3}{x^5}\right) = \lim\limits_{x\to 0}\left(\frac{2x - 3x^2}{5x^4}\right) = \lim\limits_{x\to 0}\left(\frac{2 - 6x}{20x^3}\right) \to \infty.$

Kurvendiskussion

Gesucht ist der Kurvenverlauf einer Funktion im Überblick (siehe auch Abschnitt 5.2).
Reihenfolge bei einer Kurvendiskussion (ist **nicht** bindend):

1. **Definitionsbereich**: z. B. Nullstellen im Nenner, negative Werte in einem Wurzelausdruck ausschließen.
2. **Symmetrie** (gerade $f(-x) = f(x)$ oder ungerade $f(-x) = -f(x)$ Funktion): Kurvenverlauf für negative x-Werte durch Spiegelung an der y-Achse bzw. am Ursprung.
3. **Nullstellen**: Schnittpunkte mit der x-Achse.
4. **Polstellen**: Funktionswert wird unendlich.
5. **Verhalten im Unendlichen**, **Asymptoten** (ggf. Regel von de l'Hospital anwenden).
6. **Vorzeichenverlauf**: Vorzeichen der Funktionswerte zwischen Nullstellen und Polstellen.
7. **Monotonieverhalten**: aus Vorzeichenverlauf der Ableitung
   streng monoton fallend: $f'(x) < 0$,
   streng monoton steigend: $f'(x) > 0$.
8. **Extrema**:
   Relatives Maximum: $\begin{cases} f^{(n)}(x_0) < 0, & n \text{ gerade und} \\ f^{(k)}(x_0) = 0, & \text{wenn } 1 \leq k < n, \end{cases}$
   Relatives Minimum: $\begin{cases} f^{(n)}(x_0) > 0, & n \text{ gerade und} \\ f^{(k)}(x_0) = 0, & \text{wenn } 1 \leq k < n. \end{cases}$
9. **Wendepunkte**: $f''(x_W) = 0$ und $f^{(n)}(x_W) \neq 0$, n ungerade und $f^{(k)}(x_W) = 0$, $(2 < k < n)$.

Extremalaufgaben

Bei Extremalaufgaben sucht man einen Extremwert für ein bestimmtes Problem, z. B. geringsten Ausschuß, höchsten Energiegewinn (Wirkungsgrad), niedrigsten Energieverbrauch.

1. Zuerst bestimmt man die Funktion, die das Problem beschreibt.

▷ In der Praxis ist oft eine modellhafte Näherungsfunktion auszuwählen.

2. Aus den Nullstellen der Ableitung erhält man mögliche Extrempunkte.

   Extremalstellen: $f'(x_i) = 0$.

▷ Die Nullstellen der Ableitung liefern die Extremstellen x_i, nicht die Extremwerte $f(x_i)$!

3. Mit den höheren Ableitungen überprüft man, ob an den Stellen Minima, Maxima, Sattelpunkte vorliegen.

   Relatives Maximum: $\begin{cases} f^{(n)}(x_0) < 0, & n \text{ gerade und} \\ f^{(k)}(x_0) = 0, & \text{wenn } 1 \leq k < n, \end{cases}$

   Relatives Minimum: $\begin{cases} f^{(n)}(x_0) > 0, & n \text{ gerade und} \\ f^{(k)}(x_0) = 0, & \text{wenn } 1 \leq k < n. \end{cases}$

▷ Bei einem Maximum muß die erste nichtverschwindende höhere Ableitung **negativ** sein.

4. Die Funktionswerte der gefundenen Maxima (Minima) und der Randwerte der Funktion werden berechnet (Randextrema). Der größte (kleinste) Wert ist der gesuchte Extremwert.

Vereinfachungen zum Bestimmen von Extrema:

Funktion	Extrema bei x_0 mit	Maxima (Minima) für
$f(x)$	$f'(x_0) = 0$	$f''(x_0) < 0 \quad (> 0)$
$\dfrac{1}{f(x)}$	$f'(x_0) = 0$	$-f''(x_0) < 0 \quad (> 0)$
$\dfrac{f(x)}{g(x)}$	$gf' - fg' = 0$	$gf'' - fg'' < 0 \quad (> 0)$
$\sqrt{f(x)}$	$f'(x_0) = 0 \quad (f(x_0) \neq 0)$	$f''(x_0) < 0 \quad (> 0)$

▷ Für $+\sqrt{f(x_0)} = 0$ ist x_0 ein absolutes Minimum.

▷ Im Fall $f''(x_0) = 0$ kann auch ein Extremum vorliegen, dann müssen die höheren Ableitungen betrachtet werden.

□ Aus einem Halbkreis soll ein Rechteck mit größtmöglicher Fläche ausgeschnitten werden.
Fläche des Rechtecks: $f(x) = 2x\sqrt{r^2 - x^2} = 2\sqrt{r^2x^2 - x^4}$

Extrema: $(r^2x^2 - x^4)' = 2xr^2 - 4x^3 = 0 \rightarrow x_0 = r/\sqrt{2}$
(siehe Tabelle)

Maximum: $(2xr^2 - 4x^3)' = 2r^2 - 12x_0^2 = -4r^2 < 0$

Randwerte: $f(0) = f(r) = 0$, $f(x_0) = r^2$ (keine Randextrema)

Die maximale Fläche des Rechtecks beträgt also $A = r^2$.

Fehlerrechnung

Jede gemessene reelle Größe y ist mit einem Fehler Δy behaftet (siehe unter Statistik).
Absoluter Fehler: $\Delta y =$ gemessener Wert minus exakter Wert.
Relativer Fehler: $\Delta y / y$.
Prozentualer Fehler: $\Delta y / y \cdot 100\ \%$.
Bei kleinen Fehlern gilt für den absoluten bzw. relativen Fehler näherungsweise:

$$\Delta y \approx f(x)'\Delta x \qquad \frac{\Delta y}{y} \approx \left(f'(x)\frac{x}{y}\right)\frac{\Delta x}{x}.$$

Größtmöglicher absoluter Fehler einer Summe ist gleich der Summe der absoluten Fehler:

$$y = f + g \rightarrow |\Delta y| \leq |\Delta f| + |\Delta g|.$$

Größtmöglicher relativer Fehler eines Produktes oder Quotienten ist gleich der Summe der relativen Fehler:

$$y = f \cdot g, \quad y = \frac{f}{g} \rightarrow \left|\frac{\Delta y}{y}\right| \leq \left|\frac{\Delta f}{f}\right| + \left|\frac{\Delta g}{g}\right|.$$

Relativer Fehler einer Potenz ist gleich dem n-fachen relativen Fehler der Grundfunktion:

$$y = f^n \rightarrow \left|\frac{\Delta y}{y}\right| = n\left|\frac{\Delta f}{f}\right|.$$

▷ Fehlerfortpflanzung in einem Prozeß $f(x)$: Eingang x, Ausgang y, Fehler Δx bzw. $\dfrac{\Delta x}{x}$, Ausgangsfehler Δy bzw. $\dfrac{\Delta y}{y}$.

Nullstellensuche nach Newton

● Bei bekannter Ableitungsfunktion lassen sich die Nullstellen einer Funktion $f(x)$ iterativ nach Newton bestimmen (siehe auch Abschnitt 2.13):

$$x_{i+1} = x_i - \frac{f(x_i)}{f'(x_i)}, \quad i = 0, 1, 2, \ldots$$

Geometrische Deutung: die $(i+1)$-te verbesserte Näherung an die Nullstelle ist die Nullstelle der Tangente des i-ten Wertes.

1) Gib Schätzwert x_0 der Nullstelle vor.
2) Setze $x_i = x_0$.
3) Berechne x_{i+1} nach Vorschrift und setze $x_i = x_{i+1}$.
4) Wiederhole Verfahren, bis der Fehler genügend klein ist.
5) Abbruchbedingung: $|x_{i+1} - x_i| < 10^{-n} |x_{i+1}|$, n Anzahl der gewünschten exakten Stellen hinter dem Komma.

▷ Bei sehr langsamer Konvergenz kann die Abbruchbedingung erfüllt sein, obwohl die Nullstelle noch nicht erreicht ist. Man schaue sich immer den Graph der Funktion an.

▷ Hinreichende Bedingung für die Konvergenz des Newton-Verfahrens:

$$\left| \frac{f(x) f''(x)}{[f'(x)]^2} \right| \leq q, \quad q < 1, \, x \in U$$

für alle x in einer Umgebung U der Nullstelle, die alle Punkte x_i enthält.

In manchen Fällen konvergiert das Verfahren nicht oder sehr langsam. Dann ist der Startwert x_0 zu weit von der Nullstelle entfernt, oder es handelt sich um eine mehrfache Nullstelle von f.

Ist die Nullstelle x_l von f einfach, d. h., gilt $f(x_l) = 0$ und $f'(x_l) \neq 0$, dann ist das Newton-Verfahren lokal quadratisch konvergent (siehe **Konvergenzordnung**),

$$\varepsilon_{n+1} = \varepsilon_n^2 \frac{f''(x_l)}{2 f'(x_l)}.$$

Im Falle mehrfach zu zählender Nullstellen ist das Newton-Verfahren nur noch lokal linear konvergent, $\varepsilon_{n+1} = A \varepsilon_n, \quad |A| < 1$.

▷ Das Verfahren kann auch oszillieren oder in Bereiche außerhalb des Definitionsbereiches der untersuchten Funktion springen (z. B. $y = \sqrt{x}$).

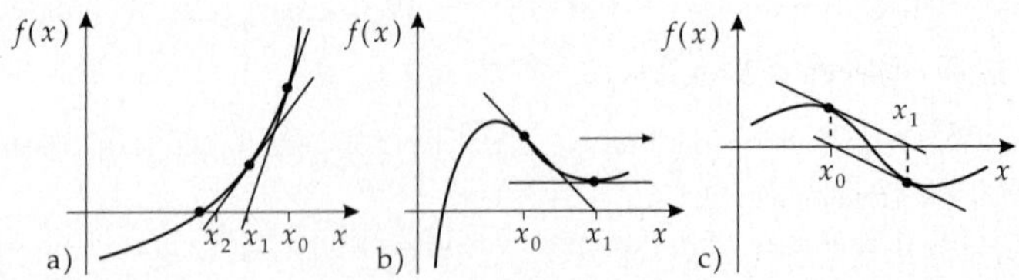

a) Newton-Verfahren, Gegenbeispiele: b) Verfahren divergiert, c) Verfahren oszilliert

13 Differentialgeometrie

Untersuchung von ebenen und räumlichen Kurven und Flächen mit Methoden der Differential- und Integralrechnung.

13.1 Ebene Kurven

Darstellung von Kurven

Definition einer ebenen Kurve ist auf folgende Arten möglich:

Implizite Darstellung	$F(x,y)=0$
Explizite Darstellung	$y=f(x)$
in Parameterform	$x=x(t),\ y=y(t)$
in Polarkoordinaten	$r=f(\phi)$

Positive Richtung auf einer Kurve,
in Parameterform: Richtung, in der sich ein Kurvenpunkt $(x(t),y(t))$ bei Zunahme des Parameters t bewegt,
in Polarkoordinaten: Richtung der Zunahme des Winkels ϕ,
explizite Darstellung: Richtung der x-Achse (Parameter x).

Ableitung in impliziter Darstellung

Partielle Ableitungen:

$$F_x = \frac{\partial F(x,y)}{\partial x}, \qquad F_y = \frac{\partial F(x,y)}{\partial y}.$$

Erste Ableitung in expliziter Darstellung:

$$\frac{\mathrm{d}F(x,y)}{\mathrm{d}x} = F_x + F_y \frac{\mathrm{d}y}{\mathrm{d}x} = 0, \qquad y' = \frac{\mathrm{d}y}{\mathrm{d}x} = -\frac{F_x}{F_y}.$$

Ableitung in Parameterdarstellung

Ableitung nach dem Parameter:

$$\frac{\mathrm{d}x}{\mathrm{d}t} = \dot{x}, \qquad \frac{\mathrm{d}y}{\mathrm{d}t} = \dot{y}.$$

Erste Ableitung einer Funktion in Parameterdarstellung:

$$y' = \frac{\mathrm{d}y}{\mathrm{d}x} = \frac{\mathrm{d}y/\mathrm{d}t}{\mathrm{d}x/\mathrm{d}t} = \frac{\dot{y}}{\dot{x}}.$$

Zweite Ableitung einer Funktion in Parameterdarstellung:

$$y'' = \frac{\mathrm{d}^2y}{\mathrm{d}x^2} = \frac{\mathrm{d}}{\mathrm{d}x}\frac{\dot{y}}{\dot{x}} = \frac{\mathrm{d}(\dot{y}/\dot{x})/\mathrm{d}t}{\mathrm{d}x/\mathrm{d}t} = \frac{\dot{x}\ddot{y} - \ddot{x}\dot{y}}{\dot{x}^3}.$$

Ableitung in Polarkoordinaten

Ableitung nach dem Winkel ϕ:

$$\frac{\mathrm{d}r}{\mathrm{d}\phi} = \dot{r} \qquad \frac{\mathrm{d}^2r}{\mathrm{d}\phi^2} = \ddot{r}.$$

Erste Ableitung einer Kurve in Polarkoordinaten:

$$y' = \frac{\dot{y}}{\dot{x}} = \frac{\dot{r}\sin\phi + r\cos\phi}{\dot{r}\cos\phi - r\sin\phi}.$$

Zweite Ableitung einer Kurve in Polarkoordinaten:

$$y'' = \frac{\dot{x}\ddot{y} - \ddot{x}\dot{y}}{\dot{x}^3} = \frac{r^2 + 2\dot{r}^2 - r\ddot{r}}{(\dot{r}\cos\phi - r\sin\phi)^3}.$$

Bogenelement einer Kurve

Bogenelement einer Kurve:

explizit: $\mathrm{d}s = \sqrt{1+y'^2}\,\mathrm{d}x$

in Parameterform: $\mathrm{d}s = \sqrt{\dot{x}^2+\dot{y}^2}\,\mathrm{d}t$

in Polarkoordinaten: $\mathrm{d}s = \sqrt{r^2+\dot{r}^2}\,\mathrm{d}\phi$.

□ 1. $y = \mathrm{e}^x$: $\mathrm{d}s = \sqrt{1+\mathrm{e}^{2x}}\,\mathrm{d}x$

2. $x = t^2$, $y = t$: $\mathrm{d}s = \sqrt{4t^2+1}\,\mathrm{d}t$

3. $r = a\phi$: $\mathrm{d}s = a\sqrt{1+\phi^2}\,\mathrm{d}\phi$.

Tangente, Normale

Tangente, die Sekante PP' in einem Punkt P der Kurve für $P' \to P$. Die positive Kurvenrichtung ist ebenfalls die positive Tangentenrichtung.

Normale, die Gerade durch P senkrecht auf der Tangente durch P. Die positive Normalenrichtung ergibt sich durch eine 90°-Drehung der positiven Tangentenrichtung in mathematisch positiver Drehrichtung.

Gleichungen der Tangente und der Normalen im Punkt (x_0, y_0):

Kurve	Tangentengleichung	Normalengleichung
$F(x,y) = 0$	$F_x(x-x_0) + F_y(y-y_0) = 0$	$\frac{x-x_0}{F_x} = \frac{y-y_0}{F_y}$
$y = f(x)$	$y - y_0 = y'(x-x_0)$	$y - y_0 = -\frac{1}{y'}(x-x_0)$
$x(t), y(t)$	$\frac{y-y_0}{\dot{y}} = \frac{x-x_0}{\dot{x}}$	$\dot{x}(x-x_0) + \dot{y}(y-y_0) = 0$

Tangentenabschnitt, Länge der Tangente vom Punkt (x_0, y_0) zum Schnittpunkt der Tangente mit der x-Achse oder der durch den Pol verlaufenden Senkrechten zum Ortsvektor **r**:

$$T_l = \left|\frac{y}{y'}\sqrt{1+y'^2}\right|, \qquad T_l = \left|\frac{r}{\dot{r}}\sqrt{r^2+\dot{r}^2}\right|.$$

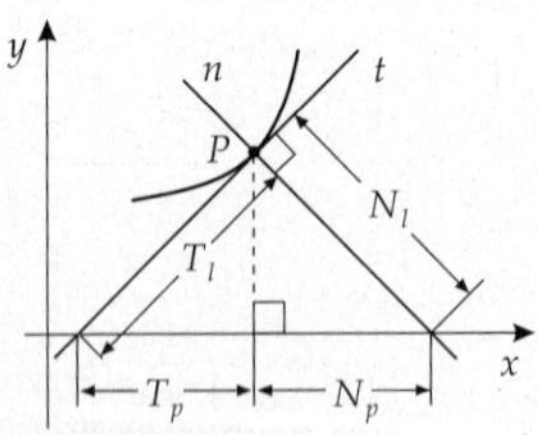

Tangente t, Normale n

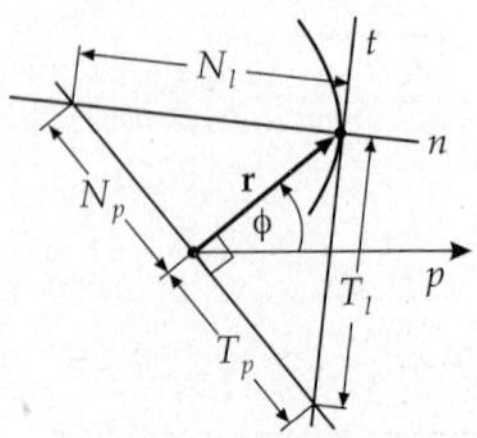

Tangentenabschnitt etc.

Subtangente, Projektion der Tangente auf die x-Achse oder auf die durch den Pol verlaufende Senkrechte zum Ortsvektor **r**:

$$T_p = \left|\frac{y}{y'}\right|, \qquad T_p = \left|\frac{r^2}{\dot{r}}\right|.$$

Normalenabschnitt, Länge der Normalen vom Punkt (x_0, y_0) zum Schnittpunkt mit der x-Achse oder der durch den Pol verlaufenden Senkrechten zum Ortsvektor **r**:

$$N_l = \left|y\sqrt{1+y'^2}\right|, \qquad N_l = \left|\sqrt{r^2+\dot{r}^2}\right|.$$

Subnormale, Projektion der Normalen auf die x-Achse oder auf die durch den Pol verlaufende Senkrechte zum Ortsvektor r:

$$N_p = |yy'|, \qquad N_p = |\dot{r}|.$$

□ $y = x^2 - 3x - 4$:

Gleichung der Tangente im Punkt $(0, -4)$:

$f'(x) = y' = 2x - 3,\ y'(0) = -3$

$y - (-4) = -3(x - 0) \rightarrow y_t = -3x - 4.$

Gleichung der Normalen im Punkt $(0, -4)$: $y_n = \frac{1}{3}x - 4.$

Subtangente: $T_p = \left|\frac{y}{y'}\right| = \left|\frac{-4}{-3}\right| = \frac{4}{3}.$

Tangentenabschnitt: $T_l = \left|\frac{y}{y'}\sqrt{1+y'^2}\right| = \left|\frac{-4}{-3}\sqrt{10}\right| \approx 4,22.$

Normalenabschnitt: $N_l = \left|y\sqrt{1+y'^2}\right| = |-4|\sqrt{10} \approx 12,7.$

Subnormale: $N_p = |yy'| = |(-4)(-3)| = 12.$

Krümmung einer Kurve

Anschauliche Definition: Die Krümmung einer Kurve ist die lokale Abweichung von einer Geraden!

Krümmung einer Kurve, ist der Grenzwert des Verhältnisses des Winkels $\Delta\alpha$ zwischen den positiven Richtungen der Tangenten in den Punkten P und P' zur Bogenlänge
$\Delta s = PP'$ für $P \rightarrow P'$:

$$K = \lim_{P \rightarrow P'} \frac{\Delta\alpha}{\Delta s} = \frac{\mathrm{d}\alpha}{\mathrm{d}s}.$$

Krümmung einer Kurve in den verschiedenen Darstellungen:

Kurve	Krümmung K	Krümmungsradius R
$y = f(x)$	$\frac{y''}{(1+y'^2)^{3/2}}$	$\frac{(1+y'^2)^{3/2}}{\lvert y''\rvert}$
$x(t), y(t)$	$\frac{\dot{x}\ddot{y} - \ddot{x}\dot{y}}{(\dot{x}^2+\dot{y}^2)^{3/2}}$	$\frac{(\dot{x}^2+\dot{y}^2)^{3/2}}{\lvert\dot{x}\ddot{y} - \ddot{x}\dot{y}\rvert}$
$F(x,y) = 0$	$\frac{2F_xF_yF_{xy} - F_x^2F_{yy} - F_y^2F_{xx}}{(F_x^2+F_y^2)^{3/2}}$	$\frac{(F_x^2+F_y^2)^{3/2}}{\lvert 2F_xF_yF_{xy} - F_x^2F_{yy} - F_y^2F_{xx}\rvert}$
$r = r(\phi)$	$\frac{r^2+2\dot{r}^2 - r\ddot{r}}{(\dot{r}^2+r^2)^{3/2}}$	$\frac{(\dot{r}^2+r^2)^{3/2}}{\lvert r^2+2\dot{r}^2 - r\ddot{r}\rvert}$
$r(t), \phi(t)$	$\frac{\dot{\phi}(2\dot{r}^2+r^2\dot{\phi}^2)+r(\dot{r}\ddot{\phi} - \dot{\phi}\ddot{r})}{(\dot{r}^2+r^2\dot{\phi}^2)^{3/2}}$	$\frac{(\dot{r}^2+r^2\dot{\phi}^2)^{3/2}}{\lvert\dot{\phi}(2\dot{r}^2+r^2\dot{\phi}^2)+r(\dot{r}\ddot{\phi} - \dot{\phi}\ddot{r})\rvert}$

Möglichkeiten für die Krümmung:

a) kann in allen Punkten gleich Null sein $\Longrightarrow$ Gerade

b) kann in allen Punkten konstant sein $\Longrightarrow$ Kreis

c) kann sich von Punkt zu Punkt ändern $\Longrightarrow$ allgemeiner Fall einer Kurve.

▷ Bei $f'(x) \rightarrow \infty$ geht man sinnvollerweise zu einer anderen Darstellung über!

☐ Krümmung der Archimedischen Spirale $r = a\phi : \dot{r} = a, \ddot{r} = 0$,

$$K = \frac{a^2\phi^2 - 0 + 2a^2}{(a^2 + a^2\phi^2)^{3/2}} = \frac{\phi^2 + 2}{a(1+\phi^2)^{3/2}}$$

$K < 0$ **Rechtskrümmung**, die Kurve zeigt mit ihrer konvexen Seite in Richtung der positiven Kurvennormalen, d. h., der Krümmungsmittelpunkt liegt auf der negativen Seite der Kurvennormalen.

$K > 0$ **Linkskrümmung**, die Kurve zeigt mit ihrer konkaven Seite in Richtung der positiven Kurvennormalen, d. h., der Krümmungsmittelpunkt liegt auf der positiven Seite der Kurvennormalen.

☐ Die archimedische Spirale besitzt eine Linkskrümmung ($K > 0$), falls $a > 0$. Der in der Abbildung zur archimedischen Spirale (Abschnitt 5.40) gestrichelt eingezeichnete Zweig besitzt eine negative Krümmung, $K < 0$, Rechtskrümmung.

Krümmungskreis, berührt die Kurve in einem Punkt, so daß die zweiten Ableitungen (Krümmungen) übereinstimmen (Berührung zweiter Ordnung).

Krümmungsradius (Radius des Krümmungskreises), ist gleich dem absoluten Kehrwert der Krümmung K:

$$R = \frac{1}{|K|}.$$

Koordinaten des Krümmungsmittelpunktes (x_K, y_K) für $y = f(x)$, $(x(t), y(t))$, $r = r(\phi)$ und $F(x,y) = 0$:

x_K	y_K
$x - y'\dfrac{1+y'^2}{y''}$	$y + \dfrac{1+y'^2}{y''}$
$x - \dot{y}\dfrac{\dot{x}^2+\dot{y}^2}{\dot{x}\ddot{y}-\dot{y}\ddot{x}}$	$y + \dot{x}\dfrac{\dot{x}^2+\dot{y}^2}{\dot{x}\ddot{y}-\dot{y}\ddot{x}}$
$r\cos\phi - \dfrac{(\dot{r}\sin\phi + r\cos\phi)(\dot{r}^2+r^2)}{r^2 - r\ddot{r} + 2\dot{r}^2}$	$r\sin\phi + \dfrac{(\dot{r}\cos\phi - r\sin\phi)(\dot{r}^2+r^2)}{r^2 - r\ddot{r} + 2\dot{r}^2}$
$x + \dfrac{F_x(F_x^2+F_y^2)}{2F_xF_yF_{xy} - F_x^2F_{yy} - F_y^2F_{xx}}$	$y + \dfrac{F_y(F_x^2+F_y^2)}{2F_xF_yF_{xy} - F_x^2F_{yy} - F_y^2F_{xx}}$

▷ Die Formeln lassen sich auch in der Gestalt

$$x_K = x - R\frac{dy}{ds}, \qquad y_K = y + R\frac{dx}{ds}$$

schreiben (R Krümmungsradius).

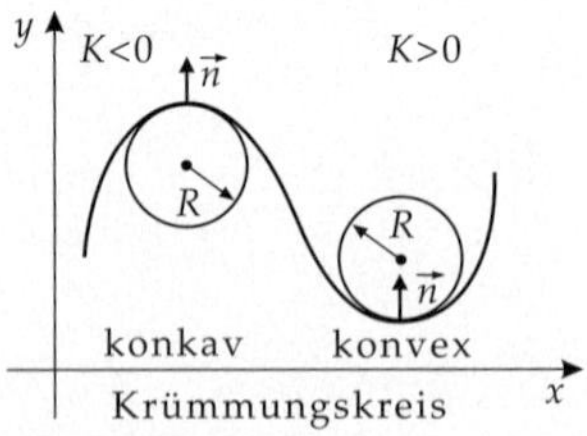

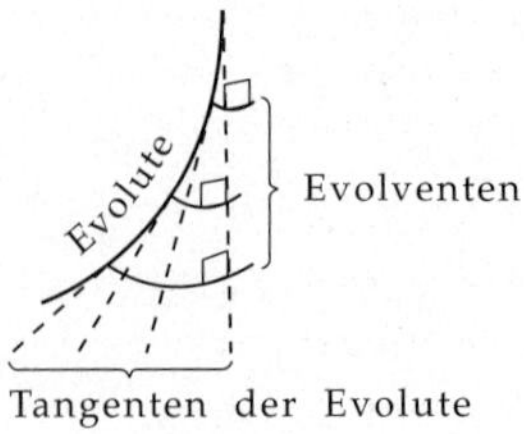

Evoluten und Evolventen

Evolvente, die ursprüngliche Kurve.

Evolute, die Kurve aller Krümmungsmittelpunkte einer gegebenen Kurve (der Evolvente).

● Die Normalen der Evolvente sind Tangenten an die Evolute.

● Die Evolute ist die Hüllkurve der Normalen der Evolvente.

□ Evolute der Parabel $y = \frac{1}{2}x^2$:

$x_\text{k} = x - (1+x^2)x = -x^3,$

$y_\text{k} = y + (1+x^2) = \frac{3}{2}x^2 + 1 = \frac{3}{2}x_\text{k}^{2/3} + 1.$

□ Kreis $r = r_0$, $\dot{r} = 0$:

$x_\text{k} = r\cos\phi - r\cos\phi = 0$, $y_\text{k} = r\sin\phi - r\sin\phi = 0$

Die Evolute eines Kreises ist sein Mittelpunkt.

Wendepunkte, Scheitel

Wendepunkte, Kurvenpunkte, an denen sich das Vorzeichen der Krümmung ändert. Die Kurve liegt nicht auf einer Seite der Tangente, sondern wird von ihr durchsetzt.

● Im Wendepunkt ist $K = 0$ und $R \to \infty$ (notwendige Bedingung).

Kurve	mögliche Wendepunkte für
$y = f(x)$	$y'' = 0$
$x(t), y(t)$	$\dot{x}\ddot{y} - \dot{y}\ddot{x} = 0$
$r = f(\phi)$	$r^2 + 2\dot{r}^2 - r\ddot{r} = 0$
$F(x,y) = 0$	$2F_xF_yF_{xy} - F_x^2F_{yy} - F_y^2F_{xx} = 0$

Scheitel, Kurvenpunkte, in denen die Krümmung ein Maximum oder ein Minimum besitzt. Bestimmung der Scheitelpunkte durch Berechnung der Extremwerte der Krümmung.
Notwendige Bedingung für einen Scheitelpunkt der Kurve $y = f(x)$:

$3y'y''^2 = (1+y'^2)y'''.$

Singuläre Punkte

Singuläre Punkte:
a) **Doppelpunkte**, in denen sich die Kurve selbst schneidet;
b) **Isolierte Punkte**, die außerhalb der Kurve liegen;
c) **Rückkehrpunkte**, in denen sich der Durchlaufsinn der Kurve ändert (gleiche Tangenten);
d) **Berührungspunkte**, in denen sich die Kurve selbst berührt;
e) **Knickpunkte**, in denen die Kurve sprunghaft die Richtung ändert (unterschiedliche Tangenten);
f) **Asymptotische Punkte**, um die sich die Kurve unendlich herumwindet.
Ermittlung von singulären Punkten der Art a) bis d):
Untersuchung der Kurve in der Form $F(x,y) = 0$,
Notwendige Bedingungsgleichung:

$F = 0$ und $F_x = 0$ und $F_y = 0$,

und mindestens eine der drei Ableitungen zweiter Ordnung verschwindet nicht:

$F_{xx} \neq 0$ oder $F_{yy} \neq 0$ oder $F_{xy} \neq 0$.

Eigenschaft des mehrfachen Punktes hängt ab vom Vorzeichen von

$\Delta = F_{xx} \cdot F_{yy} - F_{xy} \cdot F_{yx}.$

1) $\Delta > 0$: isolierter Punkt.
2) $\Delta = 0$: Rückkehrpunkt oder Berührungspunkt, Steigung der Tangente

$m = -\frac{F_{xy}}{F_{yy}}.$

3) $\Delta < 0$: Doppelpunkt, Steigung der Tangenten m aus

$$F_{yy}m^2 + 2F_{xy}m + F_{xx} = 0.$$

▷ Andere Darstellungsarten in die implizite Darstellung umformen.

□ $F(x,y) = x^3 + y^3 - x^2 - y^2 = 0$:
$F_x = x(3x-2),\ F_y = y(3y-2) \to (0,0),\ (0,2/3),\ (2/3,0),\ (2/3,2/3)$,
aber nur der erste Punkt liegt auf der Kurve!
$F_{xx}(0,0) = -2 \neq 0,\ \Delta = 4 > 0 \to$ isolierter Punkt.

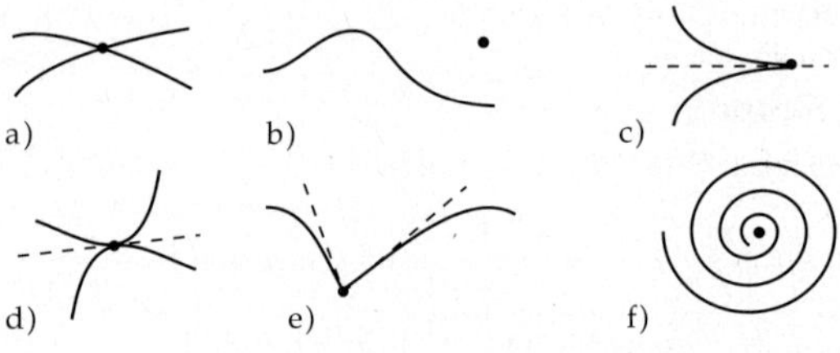

Singuläre Punkte

Asymptoten

Asymptote, Gerade, der sich die Kurve entweder von einer Seite oder diese dauernd schneidend unbegrenzt nähert. Nur möglich, wenn sich die Kurve mit einem ihrer Teile unbegrenzt vom Koordinatenursprung entfernt.
Ermittlung in Parameterdarstellung: Bestimmung der Werte t_i für die $x(t) \to \infty$ oder $y(t) \to \infty$.
Horizontale Asymptote $y = a$: $x(t_i) \to \infty,\ y(t_i) = a < \infty$.
Vertikale Asymptote $x = a$: $x(t_i) = a < \infty,\ y(t_i) \to \infty$.
Gerade $y = mx + b$: $x(t_i) \to \infty,\ y(t_i) \to \infty$, falls die Grenzwerte

$$m = \lim_{t \to t_i} \frac{y(t)}{x(t)} \text{ und } b = \lim_{t \to t_i}(y(t) - m \cdot x(t))$$

existieren und endlich sind.

□ $x = \dfrac{1}{\cos t},\ y = \tan t - t$: $\quad t_1 = \pi/2,\ t_2 = -\pi/2$ usw.

$x(t_1) \to \infty,\ y(t_1) \to \infty$

$$m = \lim_{t \to \pi/2} (\sin t - t \cos t) = 1$$

$$b = \lim_{t \to \pi/2} \left(\tan t - t - \frac{1}{\cos t}\right) = \lim_{t \to \pi/2} \frac{\sin t - t\cos t - 1}{\cos t} = -\frac{\pi}{2}$$

Asymptote $y = mx + b = x - \dfrac{\pi}{2}$.

▷ Andere Darstellungsarten entsprechend umformen.

Einhüllende einer Kurvenschar

Geometrische Orte der Grenzpunkte der einparametrigen Kurvenschar der Form

$$F(x,y,a) = 0$$

sind wieder eine Kurve (oder mehrere Kurven), besteht aus den singulären Punkten oder ist Einhüllende der Kurvenschar.

Gleichung der Einhüllenden aus:

$$F(x,y,a) = 0 \qquad \text{und} \qquad \frac{\partial}{\partial a} F(x,y,a) = 0$$

durch Elimination des Parameters a.

13.2 Raumkurven

Darstellung von Raumkurven

Raumkurven kann man auf folgende Arten definieren:

a) Schnitt zweier Flächen im Raum

$$F(x,y,z) = 0, \qquad G(x,y,z) = 0.$$

b) Parameterform (t beliebiger Parameter)

$$x(t), \quad y(t), \quad z(t).$$

c) Parameterform (s Bogenlänge)

$$x(s), \quad y(s), \quad z(s).$$

d) Vektorgleichung (der Parameterform)

$$\vec{\mathbf{r}}(t) = x(t)\vec{\mathbf{e}}_x + y(t)\vec{\mathbf{e}}_y + z(t)\vec{\mathbf{e}}_z = (x(t), y(t), z(t)).$$

☐ Schraubenlinie: $x(t) = a\cos t$, $y(t) = a\sin t$, $z(t) = bt$.

Positive Richtung, Richtung der wachsenden Werte des Parameters t auf einer in Parameterform gegebenen Raumkurve.

Ableitung einer Raumkurve in Vektorform:

$$\frac{\mathrm{d}}{\mathrm{d}t}\vec{\mathbf{r}} = \dot{\vec{\mathbf{r}}} = (\dot{x}(t), \dot{y}(t), \dot{z}(t)).$$

Bogenlänge einer Raumkurve:

$$s = \int_{t_0}^{t} \sqrt{\dot{x}^2 + \dot{y}^2 + \dot{z}^2}\,\mathrm{d}t.$$

☐ Schraubenlinie:

$$s = \int_0^t \sqrt{a^2\sin^2 t + a^2\cos^2 t + b^2}\,\mathrm{d}t = \int_0^t \sqrt{a^2+b^2}\,\mathrm{d}t = t\sqrt{a^2+b^2} = tc.$$

Darstellung in Form c): $x(s) = a\cos(s/c)$, $y(s) = a\sin(s/c)$, $z(s) = bs/c$.

Begleitendes Dreibein

In jedem Punkt einer Raumkurve P (bis auf die singulären Punkte) kann man drei Geraden und drei Ebenen definieren, die jeweils senkrecht aufeinander stehen.

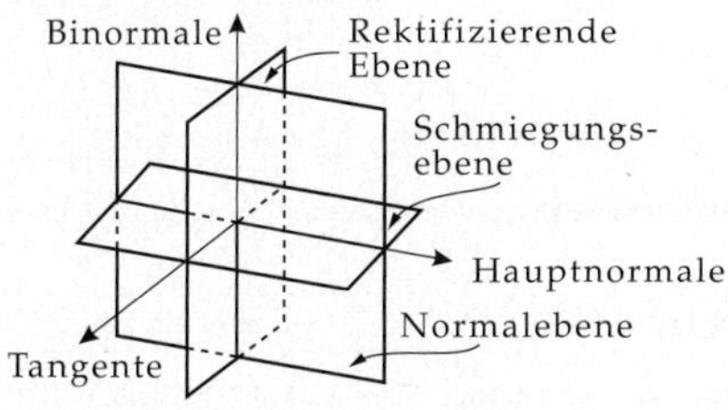

Begleitendes Dreibein

Tangente, Grenzlage der Sekante durch P und P' für den Grenzübergang $P' \to P$.

Normalebene, steht senkrecht auf der Tangente.

Schmiegungsebene, Grenzlage einer durch drei benachbarte Kurvenpunkte P, P' und P'' hindurchgehenden Ebene für die Grenzwerte $P' \to P$ und $P'' \to P$.
Hauptnormale, Schnittgerade von Normalebene und Schmiegungsebene.
Binormale, senkrecht auf der Schmiegungsebene.
Rektifizierende Ebene, steht senkrecht auf der Hauptnormalen.
Begleitendes Dreibein, besteht aus
Tangentenvektor $\vec{\mathbf{T}}$: Einheitsvektor in die positive Richtung der Tangente,
Normalenvektor $\vec{\mathbf{N}}$: Einheitsvektor auf der Hauptnormalen in Richtung der konkaven Seite der Kurve,
Binormalenvektor $\vec{\mathbf{B}}$: Einheitsvektor senkrecht auf dem Normalenvektor und dem Tangentenvektor
$\vec{\mathbf{B}} = \vec{\mathbf{T}} \times \vec{\mathbf{N}}$.

Gleichungen des begleitenden Dreibeins im Punkt $\vec{\mathbf{r}}_0 = (x_0, y_0, z_0)$ für Raumkurven in Parameterdarstellung:

Vektorgleichung	Koordinatengleichung
Tangente	
$\vec{\mathbf{r}} = \vec{\mathbf{r}}_0 + \lambda\,\dot{\vec{\mathbf{r}}}_0$	$\frac{x-x_0}{\dot{x}_0} = \frac{y-y_0}{\dot{y}_0} = \frac{z-z_0}{\dot{z}_0}$
Normalebene	
$(\vec{\mathbf{r}} - \vec{\mathbf{r}}_0)\dot{\vec{\mathbf{r}}}_0 = 0$	$\dot{x}_0(x-x_0) + \dot{y}_0(y-y_0) + \dot{z}_0(z-z_0) = 0$
Schmiegungsebene	
$(\vec{\mathbf{r}} - \vec{\mathbf{r}}_0)\dot{\vec{\mathbf{r}}}_0\ddot{\vec{\mathbf{r}}}_0 = 0$	$\begin{vmatrix} x-x_0 & y-y_0 & z-z_0 \\ \dot{x}_0 & \dot{y}_0 & \dot{z}_0 \\ \ddot{x}_0 & \ddot{y}_0 & \ddot{z}_0 \end{vmatrix} = 0$
Binormale	
$\vec{\mathbf{r}} = \vec{\mathbf{r}}_0 + \lambda\,(\dot{\vec{\mathbf{r}}}_0 \times \ddot{\vec{\mathbf{r}}}_0)$	$\frac{x-x_0}{\dot{y}_0\ddot{z}_0 - \ddot{y}_0\dot{z}_0} = \frac{y-y_0}{\dot{z}_0\ddot{x}_0 - \ddot{z}_0\dot{x}_0} = \frac{z-z_0}{\dot{x}_0\ddot{y}_0 - \ddot{x}_0\dot{y}_0} = 0$
Rektifizierende Ebene	
$(\vec{\mathbf{r}} - \vec{\mathbf{r}}_0)\dot{\vec{\mathbf{r}}}_0(\dot{\vec{\mathbf{r}}}_0 \times \ddot{\vec{\mathbf{r}}}_0) = 0$	$\begin{vmatrix} x-x_0 & y-y_0 & z-z_0 \\ \dot{x}_0 & \dot{y}_0 & \dot{z}_0 \\ \dot{y}_0\ddot{z}_0 - \ddot{y}_0\dot{z}_0 & \dot{z}_0\ddot{x}_0 - \ddot{z}_0\dot{x}_0 & \dot{x}_0\ddot{y}_0 - \ddot{x}_0\dot{y}_0 \end{vmatrix} = 0$
Hauptnormale	
$\vec{\mathbf{r}} = \vec{\mathbf{r}}_0 + \lambda\,\dot{\vec{\mathbf{r}}}_0 \times (\dot{\vec{\mathbf{r}}}_0 \times \ddot{\vec{\mathbf{r}}}_0)$	$\frac{x-x_0}{\dot{y}_0(\dot{x}_0\ddot{y}_0 - \ddot{x}_0\dot{y}_0) - \dot{z}_0(\dot{z}_0\ddot{x}_0 - \ddot{z}_0\dot{x}_0)} = \frac{y-y_0}{\dot{z}_0(\dot{y}_0\ddot{z}_0 - \ddot{y}_0\dot{z}_0) - \dot{x}_0(\dot{x}_0\ddot{y}_0 - \ddot{x}_0\dot{y}_0)} = \frac{z-z_0}{\dot{x}_0(\dot{z}_0\ddot{x}_0 - \ddot{z}_0\dot{x}_0) - \dot{y}_0(\dot{y}_0\ddot{z}_0 - \ddot{y}_0\dot{z}_0)}$

In Parameterdarstellung mit der Bogenlänge s als Parameter (Ableitungen nach s) vereinfachen sich folgende Elemente:

Element	Vektorgleichung	Koordinatengleichung
Rektifizierende Ebene	$(\vec{\mathbf{r}} - \vec{\mathbf{r}}_0)\ddot{\vec{\mathbf{r}}}_0 = 0$	$\ddot{x}_0(x-x_0) + \ddot{y}_0(y-y_0) + \ddot{z}_0(z-z_0) = 0$
Hauptnormale	$\vec{\mathbf{r}} = \vec{\mathbf{r}}_0 + \lambda\,\ddot{\vec{\mathbf{r}}}_0$	$\frac{x-x_0}{\ddot{x}_0} = \frac{y-y_0}{\ddot{y}_0} = \frac{z-z_0}{\ddot{z}_0}$

Gleichungen des begleitenden Dreibeins im Punkt $P(x_0, y_0, z_0)$ für Raumkurven als Schnittlinie von zwei Flächen $F(x,y,z) = 0$, $G(x,y,z) = 0$:

Tangente:

$$\frac{x-x_0}{F_yG_z - F_zG_y} = \frac{y-y_0}{F_zG_x - F_xG_z} = \frac{z-z_0}{F_xG_y - F_yG_x}.$$

Normalebene:

$$\begin{vmatrix} x-x_0 & y-y_0 & z-z_0 \\ F_x & F_y & F_z \\ G_x & G_y & G_z \end{vmatrix} = 0.$$

Krümmung

Krümmung einer Kurve, Maß für die Abweichung von einer Geraden. Definition:

$$K = \left|\frac{\mathrm{d}\vec{\mathbf{T}}}{\mathrm{d}s}\right|.$$

Krümmungsradius, Kehrwert der Krümmung

$$R = \frac{1}{K}.$$

Berechnung der Krümmung für $\vec{\mathbf{r}} = \vec{\mathbf{r}}(s)$:

$$K = \left|\frac{\mathrm{d}^2\vec{\mathbf{r}}}{\mathrm{d}s^2}\right| = \sqrt{\ddot{x}^2 + \ddot{y}^2 + \ddot{z}^2},$$

(Ableitungen nach s).

Berechnung der Krümmung für $\vec{\mathbf{r}} = \vec{\mathbf{r}}(t)$:

$$K^2 = \frac{(\dot{\vec{\mathbf{r}}})^2(\ddot{\vec{\mathbf{r}}})^2 - (\dot{\vec{\mathbf{r}}}\ddot{\vec{\mathbf{r}}})^2}{(\dot{\vec{\mathbf{r}}})^6}$$

$$= \frac{(\dot{x}^2+\dot{y}^2+\dot{z}^2)(\ddot{x}^2+\ddot{y}^2+\ddot{z}^2) - (\dot{x}\ddot{x}+\dot{y}\ddot{y}+\dot{z}\ddot{z})^2}{(\dot{x}^2+\dot{y}^2+\dot{z}^2)^3},$$

(Ableitungen nach t).

▷ Die hier definierte Krümmung einer Raumkurve ist immer positiv.

□ Krümmung der Schraubenlinie $\vec{\mathbf{r}}(s) = (a\cos(s/c), a\sin(s/c), bs/c)$:
$K = \sqrt{(a^2/c^4) + 0} = a/c^2$.

Windung (Torsion) einer Kurve

Windung einer Kurve oder **Torsion** einer Kurve, Maß für die Abweichung von einer ebenen Kurve.
Definition der Windung oder Torsion:

$$T = \frac{\mathrm{d}\vec{\mathbf{B}}}{\mathrm{d}s}.$$

Torsionsradius, Kehrwert der Torsion

$$\tau = \frac{1}{T}.$$

Berechnung der Torsion für $\vec{\mathbf{r}} = \vec{\mathbf{r}}(s)$:

$$T = R^2\left(\frac{\mathrm{d}\vec{\mathbf{r}}}{\mathrm{d}s}\frac{\mathrm{d}^2\vec{\mathbf{r}}}{\mathrm{d}s^2}\frac{\mathrm{d}^3\vec{\mathbf{r}}}{\mathrm{d}s^3}\right) = \frac{1}{\ddot{x}^2+\ddot{y}^2+\ddot{z}^2}\begin{vmatrix} \dot{x} & \dot{y} & \dot{z} \\ \ddot{x} & \ddot{y} & \ddot{z} \\ \dddot{x} & \dddot{y} & \dddot{z} \end{vmatrix}.$$

Berechnung der Torsion für $\vec{\mathbf{r}} = \vec{\mathbf{r}}(t)$:

$$T = \frac{R^2}{(\dot{\vec{\mathbf{r}}})^6}\left(\frac{\mathrm{d}\vec{\mathbf{r}}}{\mathrm{d}s}\frac{\mathrm{d}^2\vec{\mathbf{r}}}{\mathrm{d}s^2}\frac{\mathrm{d}^3\vec{\mathbf{r}}}{\mathrm{d}s^3}\right) = \frac{R^2}{(\dot{x}^2+\dot{y}^2+\dot{z}^2)^3}\begin{vmatrix} \dot{x} & \dot{y} & \dot{z} \\ \ddot{x} & \ddot{y} & \ddot{z} \\ \dddot{x} & \dddot{y} & \dddot{z} \end{vmatrix}.$$

☐ Torsion der Schraubenlinie:

$$T = \frac{(a^2+b^2)^2}{a}\,\frac{ab\cos^2 t + ab\sin^2 t}{[(-a\sin t)^2+(a\cos t)^2+b^2]^3}$$

$$= \frac{b}{a^2+b^2} = \frac{b}{c}.$$

Die Schraubenlinie besitzt konstante Torsion.

▷ Die Torsion kann positiv oder negativ sein, je nachdem, ob der Windungssinn entgegen dem oder im Uhrzeigersinn ist.

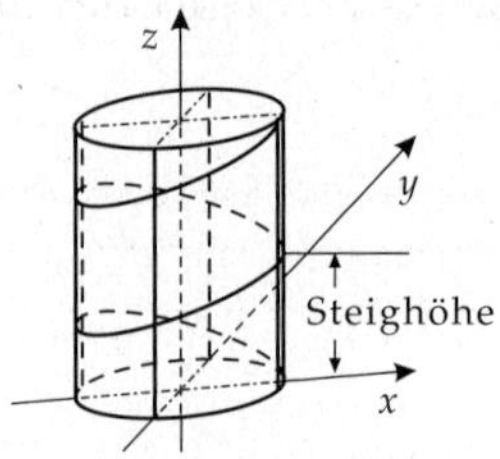

Schraubenlinie

Frenetsche Formeln

Frenetsche Formeln, Beziehungen zwischen Elementen des begleitenden Dreibeins und deren Ableitungen nach der Bogenlänge s:

$$\frac{\mathrm{d}\vec{\mathbf{T}}}{\mathrm{d}s} = \frac{\vec{\mathbf{N}}}{R}, \qquad \frac{\mathrm{d}\vec{\mathbf{N}}}{\mathrm{d}s} = \frac{\vec{\mathbf{T}}}{R} - \frac{\vec{\mathbf{B}}}{\tau}, \qquad \frac{\mathrm{d}\vec{\mathbf{B}}}{\mathrm{d}s} = -\frac{\vec{\mathbf{N}}}{\tau},$$

wobei R der Krümmungsradius und τ der Torsionsradius ist.

13.3 Flächen

Darstellung einer Fläche

Definition einer Fläche ist auf folgende Arten möglich:

Implizite Darstellung	$F(x,y,z)=0$
Explizite Darstellung	$z=f(x,y)$
in Parameterform	$x=x(u,v),\ y=y(u,v),\ z=z(u,v)$
in Vektorform	$\vec{\mathbf{r}}=\vec{\mathbf{r}}(u,v)$

☐ Gleichung der Kugel: $x^2+y^2+z^2-R^2=0$,
in Parameterform: $x=R\cos u\sin v$, $y=R\sin u\sin v$, $z=R\cos v$.

Krummlinige Koordinaten, sind die Parameterwerte u, v.
Koordinatenlinien, Raumkurven auf der Fläche für feste Werte von u (v-Linien) bzw. für feste Werte von v (u-Linien), legen ein Netz von Linien auf die Fläche.
Für $z=f(x,y)$ sind die Koordinatenlinien Schnitte der Fläche mit den Ebenen für konstante x-Werte bzw. für konstante y-Werte.

☐ Parameterdarstellung einer Kugel (Globus):
u ist die geographische Länge,
v ist die geographische Breite.

Tangentialebene und Flächennormale

Tangentialebene, Ebene, in der alle möglichen Tangenten eines Flächenpunktes P liegen, falls der Flächenpunkt kein Kegelpunkt ist. Wird von den Tangentenvektoren

$$\vec{\mathbf{t}}_u = \frac{\partial\vec{\mathbf{r}}}{\partial u}, \qquad \vec{\mathbf{t}}_v = \frac{\partial\vec{\mathbf{r}}}{\partial v}$$

aufgespannt.
Flächennormale, durch den Flächenpunkt P senkrecht zur Tangentialebene verlaufende Gerade.

Normalenvektor, das normierte Vektorprodukt der Tangentenvektoren:

$$\vec{\mathbf{n}} = \frac{\vec{\mathbf{t}}_u \times \vec{\mathbf{t}}_v}{|\vec{\mathbf{t}}_u \times \vec{\mathbf{t}}_v|}.$$

Gleichung der Tangentialebene im Punkt $\vec{\mathbf{r}}_0 = (x_0, y_0, z_0)$:

Fläche	Tangentialebene
$F(x,y,z) = 0$	$F_x(x-x_0) + F_y(y-y_0) + F_z(z-z_0) = 0$
$z = f(x,y)$	$z - z_0 = \frac{\partial z}{\partial x}(x-x_0) + \frac{\partial z}{\partial y}(y-y_0)$
$x(u,v), y(u,v) z(u,v)$	$\begin{vmatrix} x-x_0 & y-y_0 & z-z_0 \\ x_u & y_u & z_u \\ x_v & y_v & z_v \end{vmatrix} = 0$
$\vec{\mathbf{r}} = \vec{\mathbf{r}}(u,v)$	$(\vec{\mathbf{r}} - \vec{\mathbf{r}}_0) \cdot \left(\frac{\partial \vec{\mathbf{r}}}{\partial u} \times \frac{\partial \vec{\mathbf{r}}}{\partial v} \right) = 0$

Gleichung der Flächennormale im Punkt $\vec{\mathbf{r}}_0 = (x_0, y_0, z_0)$:

Fläche	Flächennormale
$F(x,y,z) = 0$	$\frac{x-x_0}{F_x} = \frac{y-y_0}{F_y} = \frac{z-z_0}{F_z}$
$z = f(x,y)$	$\frac{x-x_0}{\partial z/\partial x} = \frac{y-y_0}{\partial z/\partial y} = \frac{z-z_0}{-1}$
$x(u,v), y(u,v) z(u,v)$	$\frac{x-x_0}{y_u z_v - y_v z_u} = \frac{y-y_0}{z_u x_v - z_v x_u} = \frac{z-z_0}{x_u y_v - x_v y_u}$
$\vec{\mathbf{r}} = \vec{\mathbf{r}}(u,v)$	$\vec{\mathbf{r}} = \vec{\mathbf{r}}_0 + \lambda \left(\frac{\partial \vec{\mathbf{r}}_0}{\partial u} \times \frac{\partial \vec{\mathbf{r}}_0}{\partial v} \right)$

Die Indizes u und v bezeichnen die partielle Ableitung der entsprechenden Größe nach u bzw. v.

□ Kugel: $x^2 + y^2 + z^2 - R^2 = 0$,
Tangentialebene: $2x_0(x-x_0) + 2y_0(y-y_0) + 2z_0(z-z_0) = 0$
oder $x_0 x + y_0 y + z_0 z - R^2 = 0$,
Flächennormale: $\frac{x-x_0}{2x_0} = \frac{y-y_0}{2y_0} = \frac{z-z_0}{2z_0}$ oder $\frac{x}{x_0} = \frac{y}{y_0} = \frac{z}{z_0}$.

Singuläre Flächenpunkte

Singuläre Flächenpunkte oder **Kegelpunkte**,
ein Punkt einer in der Form $F(x,y,z) = 0$ gegebenen Fläche mit den Eigenschaften

$$F_x = F_y = F_z = F(x,y,z) = 0.$$

Alle durch ihn hindurch laufenden Tangenten bilden einen Kegel zweiter Ordnung.
Verschwinden auch alle sechs möglichen zweiten partiellen Ableitungen, so liegt ein Kegelpunkt höherer Ordnung vor.

14 Unendliche Reihen

Reihenentwicklungen werden in der Praxis häufig benutzt, z. B. in der Integration nach Reihenentwi
und für Näherungsformeln (siehe Kapitel Funktionen und Reihenentwicklungen, Tabellen in diese
tel).

14.1 Reihen

Reihen sind **Summenfolgen** (s_n)

$$s_1 = a_1, \quad s_2 = a_1 + a_2, \quad s_3 = a_1 + a_2 + a_3, \quad \ldots,$$

bei denen das n-te Folgenglied (s_n) aus der Summe der ersten n Folgenglieder einer Folge (a_n) besteht,

$$s_n = a_1 + a_2 + a_3 + \ldots + a_n = \sum_{i=1}^{n} a_i = s_{n-1} + a_n.$$

Unendliche Reihe erhält man für $n \to \infty$:

$$a_1 + a_2 + \ldots + a_n + \ldots = \sum_{i=1}^{\infty} a_i.$$

Teilsummen oder **Partialsummen**, die endlichen Summen s_n der unendlichen Reihe.
Restglied R_n einer konvergierenden Reihe: Differenz zwischen Summe s und Partialsumme s_n.
Hauptprobleme bei unendlichen Reihen:

- Untersuchung der Reihe auf Konvergenz.
- Bestimmung des Summenwertes s.

▷ Die Summanden können nicht nur Zahlen sein, sondern auch Variablen enthalten, Funktionen oder andere mathematische Objekte sein (Matrizen)!

14.2 Konvergenzkriterien

Konvergenz der Reihe gegen den **Reihenwert** s, auch **Summenwert** oder **Summe der Reihe**, wenn die Summenfolge (s_n) gegen s konvergiert.

$$\lim_{n \to \infty} s_n = s = \sum_{i=1}^{\infty} a_i.$$

Divergenz der Reihe, die Partialsumme s_n besitzt keinen Grenzwert für $n \to \infty$.

□ **Geometrische Reihe**, der Quotient q von zwei aufeinanderfolgenden Folgengliedern ist konstant:

$$aq^0 + aq^1 + aq^2 + \ldots + aq^{n-1} + \ldots = \sum_{i=1}^{\infty} aq^{i-1} = a \cdot \sum_{i=1}^{\infty} q^{i-1}.$$

Teilsumme s_n einer geometrischen Reihe:

$$s_n = a \sum_{i=1}^{n} q^{i-1} = a \cdot \frac{1-q^n}{1-q}, \quad q \neq 1.$$

● Die geometrische Reihe konvergiert gegen den Summenwert s, falls q dem Betrage nach kleiner als Eins ist.

$$s = \frac{a}{1-q}, \quad |q| < 1.$$

□ $a=1,\ q=\frac{1}{2}$:

$$s_n = 1+\frac{1}{2}+\frac{1}{4}+\frac{1}{8}+\ldots+\frac{1}{2^{n-1}} = \frac{1-\left(\frac{1}{2}\right)^n}{1-\frac{1}{2}} = 2\cdot\left(1-\frac{1}{2^n}\right)$$

konvergiert gegen

$$s = \frac{1}{1-\frac{1}{2}} = 2.$$

● **Notwendige Bedingung** für die Konvergenz einer Reihe: Die Glieder a_i der Folge bilden eine **Nullfolge**:

$$\lim_{n\to\infty} a_n = 0.$$

▷ Diese Mindestvoraussetzung reicht nicht in jedem Fall aus.

□ Die harmonische Reihe

$$1+\frac{1}{2}+\frac{1}{3}+\ldots = \sum_{i=1}^{\infty}\frac{1}{i} \quad \text{divergiert.}$$

▷ Falls die Nullfolgen-Bedingung nicht erfüllt ist, **divergiert** die Reihe jedoch immer:

● **Divergenz-Nachweis:**

$$\lim_{n\to\infty} a_n \neq 0 \quad \Rightarrow \quad \sum_{i=1}^{\infty} a_i \quad \text{divergiert.}$$

□ Die Reihe $s = 1+1+1+\ldots$ divergiert.

Für die Konvergenzaussage einer Reihe können andere Reihen herangezogen werden, deren Konvergenz oder Divergenz bereits bekannt ist (Vergleichskriterien).

● **Majorantenkriterium** (**Vergleichskriterium**): Die Reihe

$$\sum_{i=1}^{\infty} a_i$$

konvergiert absolut, wenn es eine konvergente Reihe

$$\sum_{i=1}^{\infty} b_i\,, \qquad b_i \geq 0 \text{ für } i = 1,2,3,\ldots$$

gibt, deren Glieder b_i – von einem i an – alle **größer oder gleich** den Absolutbeträgen der Glieder a_i der untersuchten Reihe sind,

$$b_i \geq |a_i|.$$

Konvergente Majorante (Oberreihe), die Reihe $\sum b_i$.

Konvergente Minorante (Unterreihe), die Reihe $\sum a_i$.

● **Leibniz-Kriterium** für Reihen mit **alternierenden Vorzeichen**. Die alternierende Reihe

$$\sum_{i=1}^{\infty}(-1)^{i+1}a_i = a_1 - a_2 + a_3 - a_4 + - \ldots \qquad a_i > 0,\ i = 1,2,\ldots$$

konvergiert, wenn die a_i eine monoton fallende, nicht negative Nullfolge bilden.

Fehlerabschätzung für alternierende Reihen:

$$|s - s_n| \leq a_{n+1},$$

wenn s der Grenzwert der Reihe ist.

Absolute Konvergenz einer Reihe $\sum a_i$:

Die Reihe der Absolutbeträge $\sum |a_i|$ konvergiert.

Absolute Konvergenz garantiert, daß sich beim Umordnen der Reihenglieder der Summenwert nicht ändert.

☐ Die Reihe

$$\sum_{n=1}^{\infty} \frac{(-1)^{n-1}}{n} = 1 - \frac{1}{2} + \frac{1}{3} - \frac{1}{4} + - \ldots$$

konvergiert, aber nicht absolut. Es gibt z. B. eine Umordnung,

$$\begin{aligned} &1 - \frac{1}{2} + \frac{1}{3} - \frac{1}{4} + \\ &+ \left(\frac{1}{5} + \frac{1}{7}\right) - \frac{1}{6} + \\ &+ \left(\frac{1}{9} + \frac{1}{11} + \frac{1}{13} + \frac{1}{15}\right) - \frac{1}{8} + \ldots \\ &+ \left(\frac{1}{2^n+1} + \frac{1}{2^n+3} + \ldots + \frac{1}{2^{n+1}-1}\right) - \frac{1}{2n+2} + \ldots, \end{aligned}$$

die gegen $+\infty$ divergiert.

Nachweis der absoluten Konvergenz:

- **Quotientenkriterium** (d'Alembert)
  Hinreichendes, aber nicht notwendiges Konvergenzkriterium.

  a) Eine Reihe $\sum_{i=1}^{\infty} a_i$ konvergiert absolut, wenn gilt

  $$\lim_{n\to\infty} \left|\frac{a_{n+1}}{a_n}\right| < 1.$$

  b) Die Reihe a_n divergiert für

  $$\lim_{n\to\infty} \left|\frac{a_{n+1}}{a_n}\right| > 1.$$

  c) Ist der Grenzwert gleich Eins, kann keine Aussage gemacht werden.

☐ Die Reihe

$$s_n = \frac{1}{2} + \frac{2}{2^2} + \frac{3}{2^3} + \ldots + \frac{n}{2^n} + \ldots$$

konvergiert, da

$$\lim_{n\to\infty} \frac{n+1}{2^{n+1}} : \frac{n}{2^n} = \frac{1}{2} < 1.$$

- **Wurzelkriterium**
  Hinreichendes, aber nicht notwendiges Konvergenzkriterium.

  a) Eine Reihe $\sum_{i=1}^{\infty}$ konvergiert absolut, wenn gilt

  $$\lim_{n\to\infty} \sqrt[n]{|a_n|} < 1.$$

  b) Die Reihe a_n divergiert für

  $$\lim_{n\to\infty} \sqrt[n]{|a_n|} > 1.$$

  c) Ist der Grenzwert gleich Eins, kann keine Aussage gemacht werden.

☐ Die Reihe

$$s_n = \frac{1}{2} + \left(\frac{2}{3}\right)^4 + \left(\frac{3}{4}\right)^9 + \ldots \left(\frac{n}{n+1}\right)^{n^2}$$

konvergiert, da

$$\lim_{n\to\infty} \sqrt[n]{|a_n|} = \lim_{n\to\infty} \sqrt[n]{\left(\frac{n}{n+1}\right)^{n^2}} = \lim_{n\to\infty} \left(\frac{1}{1+\frac{1}{n}}\right)^n = \frac{1}{\mathrm{e}} < 1.$$

▷ Sowohl Quotienten- als auch Wurzelkriterium sind hinreichende Bedingungen für Konvergenz, keine notwendigen!

Spezielle Zahlenreihen

Endliche Reihen:

$$\sum_{k=1}^{n} k = \frac{n(n+1)}{2} \qquad \sum_{k=1}^{n} (2k-1) = n^2$$

$$\sum_{k=1}^{n} k^2 = \frac{n(n+1)(2n+1)}{6} \qquad \sum_{k=1}^{n} k^3 = \frac{n^2(n+1)^2}{4}$$

Unendliche Reihen:

$$\mathrm{e} = 1 + \frac{1}{1!} + \frac{1}{2!} + \frac{1}{3!} + \ldots \qquad \frac{1}{\mathrm{e}} = 1 - \frac{1}{1!} + \frac{1}{2!} - \frac{1}{3!} + - \ldots$$

$$\ln 2 = 1 - \frac{1}{2} + \frac{1}{3} - \frac{1}{4} + - \ldots \qquad 1 = \frac{1}{1\cdot 2} + \frac{1}{2\cdot 3} + \frac{1}{3\cdot 4} + \frac{1}{4\cdot 5} + \ldots$$

$$\frac{\pi}{4} = 1 - \frac{1}{3} + \frac{1}{5} - \frac{1}{7} + \frac{1}{9} - + \ldots$$ **Leibniz-Reihe**

$$\frac{\pi^2}{6} = \frac{1}{1^2} + \frac{1}{2^2} + \frac{1}{3^2} + \frac{1}{4^2} + \ldots \qquad \frac{\pi^2}{12} = \frac{1}{1^2} - \frac{1}{2^2} + \frac{1}{3^2} - \frac{1}{4^2} + - \ldots$$

$$\frac{\pi^2}{8} = \frac{1}{1^2} + \frac{1}{3^2} + \frac{1}{5^2} + \frac{1}{7^2} + \ldots$$

14.3 Taylor- und MacLaurin-Reihen

Betrachtung nun von Funktionen und Variablen, nicht nur von Zahlenfolgen.

Funktionswert $f(x)$, kann durch einen Punkt auf der Tangente $f'(x)$ in x_0 genähert werden. Die Näherung ist exakt für Polynome 1. Grades (Geraden) und bei anderen Funktionen um so besser, je näher x an x_0 liegt, d. h., je kleiner $|x - x_0|$ ist.

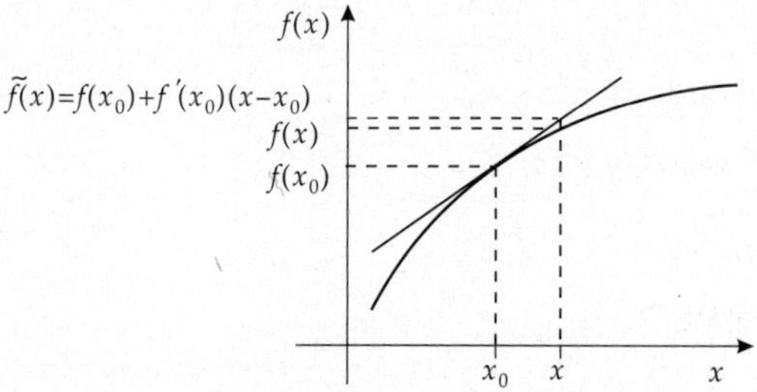

Verdeutlichung der Tangentenformel

$$f(x) \approx f(x_0) + f'(x_0) \cdot (x - x_0).$$

Verallgemeinerung dieser Näherungsformel folgt aus dem Mittelwertsatz der Differentialrechnung.

Formel von Taylor

● **Taylor-Formel**, eine Funktion $f(x)$, die in einem Intervall (a,b) $(n+1)$-mal differenzierbar ist und deren n-te Ableitung auch in den Randpunkten a und b des Intervalls stetig ist, läßt sich in folgender Form darstellen:

$$f(x) = f(x_0) + \frac{f'(x_0)}{1!} \cdot (x-x_0) + \frac{f''(x_0)}{2!} \cdot (x-x_0)^2 + \ldots + \frac{f^{(n)}(x_0)}{n!} \cdot (x-x_0)^n + R_n(x),$$

x und x_0 sind aus dem Intervall (a,b).

Taylor-Polynom $P_n(x)$ von $f(x)$ am Entwicklungspunkt x_0, ist ein Polynom n-ten Grades, das in den ersten n Ableitungen mit $f(x)$ übereinstimmt:

$$P_n(x) = f(x_0) + \frac{f'(x_0)}{1!} \cdot (x-x_0) + \frac{f''(x_0)}{2!} \cdot (x-x_0)^2 + \ldots + \frac{f^{(n)}(x_0)}{n!} \cdot (x-x_0)^n.$$

Lagrangesches Restglied R_n, die Differenz aus der Funktion $f(x)$ und dem Taylor-Polynom $P_n(x)$,

$$R_n(x) = f(x) - P_n(x) = \frac{f^{(n+1)}(x^*)}{(n+1)!} \cdot (x-x_0)^{n+1}, \qquad x^* \in [x_0, x],$$

x^* liegt zwischen x_0 und x!

▷ Je kleiner das Restglied R_n ist, desto besser ist die Näherung der Funktion $f(x)$ durch das Taylor-Polynom.

Taylor-Formel erlaubt die Berechnung von Funktionswerten mit beliebiger Genauigkeit. Anzahl der Glieder und damit der Grad des Polynoms, der für die geforderte Genauigkeit benötigt wird, hängt wesentlich vom Abstand $|x-x_0|$ des Punktes x_0 vom Punkt x ab.

Je größer $|x-x_0|$, desto mehr Glieder müssen verwendet werden. Das Restglied kann im allgemeinen nicht exakt angegeben werden, da die Stelle x^* nicht bekannt ist. Es reicht jedoch häufig aus, wenn der Fehler nach oben abgeschätzt werden kann.

Taylor-Reihe

Taylor-Reihe von $f(x)$ mit der Entwicklungsstelle x_0 entsteht, wenn man den Grad n des Taylor-Polynoms unbeschränkt wachsen läßt.

$$\begin{aligned} f(x) &= f(x_0) + \frac{1}{1!} f'(x_0) \cdot (x-x_0) + \frac{1}{2!} f''(x_0) \cdot (x-x_0)^2 + \ldots + \frac{1}{n!} f^{(n)}(x_0) \cdot (x-x_0)^n + \ldots \\ &= \sum_{n=0}^{\infty} \frac{1}{n!} f^{(n)}(x_0) \cdot (x-x_0)^n. \end{aligned}$$

☐ Exponentialfunktion entwickelt um $x_0 = 0$ ergibt:

$$e^x = 1 + \frac{x}{1!} + \frac{x^2}{2!} + \frac{x^3}{3!} + \ldots + \frac{x^n}{n!} + \ldots.$$

MacLaurin-Reihe von $f(x)$ ist die Taylor-Reihe, aber für die spezielle Entwicklungsstelle $x_0 = 0$.

$$\begin{aligned} f(x) &= f(0) + \frac{1}{1!} f'(0) \cdot x + \frac{1}{2!} f''(0) \cdot x^2 + \ldots + \frac{1}{n!} f^{(n)}(0) \cdot x^n + \ldots \\ &= \sum_{n=0}^{\infty} \frac{1}{n!} f^{(n)}(0) \cdot x^n. \end{aligned}$$

Konvergenzverhalten der Taylor-Reihe: Taylor-Reihe konvergiert für $x = x_0$ trivialerweise gegen $f(x_0)$. Ansonsten braucht sie nicht konvergent zu sein. Auch bei Konvergenz muß der Grenzwert nicht gleich dem Funktionswert $f(x)$ sein, wie das folgende Beispiel zeigt.

☐ Die Funktion

$$f(x) = \begin{cases} e^{-\frac{1}{x^2}} & \text{für} \quad x \neq 0 \\ 0 & \text{für} \quad x = 0 \end{cases}$$

ist unendlich oft differenzierbar mit $f^{(n)}(0) = 0$ für alle n. Die Taylor-Reihe mit der Entwicklungsstelle $x_0 = 0$ konvergiert damit für alle x gegen den Wert 0.

Konvergenz der Taylor-Reihe gegen den entsprechenden Wert $f(x)$, wenn für das Restglied gilt:

$$\lim_{n\to\infty} R_n = \lim_{n\to\infty} \frac{f^{(n+1)}(x^*)}{(n+1)!} \cdot (x-x_0)^{n+1} = 0.$$

Man sagt in diesem Fall, daß $f(x)$ durch seine Taylor-Reihe dargestellt wird.

Funktion zweier Variablen:

Taylor-Reihenentwicklung einer Funktion $f(x,y)$ von zwei Variablen an der Stelle $x = a$, $y = b$:

$$\begin{aligned} f(x,y) = f(a,b) &+ \frac{1}{1!}\left[(x-a)\frac{\partial}{\partial x} + (y-b)\frac{\partial}{\partial y}\right]^1 f(x,y)\Bigg|_{\substack{x=a\\y=b}} \\ &+ \frac{1}{2!}\left[(x-a)\frac{\partial}{\partial x} + (y-b)\frac{\partial}{\partial y}\right]^2 f(x,y)\Bigg|_{\substack{x=a\\y=b}} + \ldots \\ &+ \frac{1}{n!}\left[(x-a)\frac{\partial}{\partial x} + (y-b)\frac{\partial}{\partial y}\right]^n f(x,y)\Bigg|_{\substack{x=a\\y=b}} + \ldots, \end{aligned}$$

mit der symbolischen Schreibweise

$$\frac{1}{k!}\left[(x-a)\frac{\partial}{\partial x} + (y-b)\frac{\partial}{\partial y}\right]^k f(x,y) \stackrel{\text{def}}{=} \frac{1}{k!}\sum_{i=0}^{k}\binom{k}{i}(x-a)^{k-i}\cdot(y-b)^i\frac{\partial^k f(x,y)}{\partial x^{k-i}\partial y^i},$$

z. B. für $k = 2$:

$$\frac{1}{2!}\left[(x-a)^2\frac{\partial^2 f(x,y)}{\partial x^2} + 2(x-a)\cdot(y-b)\frac{\partial^2 f(x,y)}{\partial x \partial y} + (y-b)^2\frac{\partial^2 f(x,y)}{\partial y^2}\right].$$

14.4 Potenzreihen

Potenzreihe mit der Entwicklungsstelle x_0,

$$a_0 + a_1\cdot(x-x_0) + a_2\cdot(x-x_0)^2 + \ldots + a_n\cdot(x-x_0)^n + \ldots = \sum_{n=0}^{\infty} a_n\cdot(x-x_0)^n.$$

Taylor-Reihen sind Sonderfälle der allgemeinen Potenzreihen.

Konvergiert eine Potenzreihe für die x-Werte eines Intervalls, kann durch die Grenzwerte eine Funktion $f(x)$ im Intervall definiert werden: Jedem x des Intervalls wird als Funktionswert $f(x)$ der Grenzwert der unendlichen Reihe zugeordnet.

Konvergenzbetrachtungen für Potenzreihen

Potenzreihe $p(x) = \sum a_n\cdot(x-x_0)^n$ konvergiert immer an der Entwicklungsstelle $x = x_0$, der triviale Fall $p(x_0) = a_0$.

Konvergenzradius r um die Entwicklungsstelle kann angegeben werden, wenn die Reihe auch für Werte ungleich x_0 konvergiert.

Konvergenzradius r der Potenzreihe, die kleinste obere Schranke (Supremum) der Zahlen $|x-x_0|$, für die

$$\sum_{n=0}^{\infty} a_n\cdot(x-x_0)^n$$

konvergiert. Dabei gilt: $0 \leq r \leq \infty$.

Die Reihe divergiert für alle x-Werte mit $|x-x_0| > r$.

Konvergenzbereich, das symmetrische Intervall $(x_0 - r,\ x_0 + r)$ um die Entwicklungsstelle x_0.

- **Konvergenzaussagen:**

  $|x-x_0|<r$, die Potenzreihe $\sum a_n\cdot(x-x_0)^n$ konvergiert absolut.

  $|x-x_0|>r$, die Potenzreihe $\sum a_n\cdot(x-x_0)^n$ divergiert.

  $|x-x_0|=r$, es kann keine allgemeingültige Aussage gemacht werden.

Formeln zur Berechnung des Konvergenzradius r:

- **Quotientenkriterium** ergibt für den Konvergenzradius r:

  $$r=\lim_{n\to\infty}\left|\frac{a_n}{a_{n+1}}\right|,\quad \text{wobei } r\to\infty \text{ Konvergenz auf ganz } \mathbb{R} \text{ bedeutet.}$$

▷ Diese Formel kann *nicht immer* angewendet werden, obwohl die Reihe konvergiert.

□ Jedes zweite a_n sei gleich Null, a_n/a_{n+1} ist nicht definiert!

- **Wurzelkriterium** ergibt für den Konvergenzradius r:

  $$r=\lim_{n\to\infty}\frac{1}{\sqrt[n]{|a_n|}}.$$

▷ Die Formeln können nur dann benutzt werden, wenn der jeweilige Grenzwert existiert. Existieren beide, dann stimmen die Ergebnisse für r überein.

Eigenschaften konvergenter Potenzreihen

- **Linearkombinationen** von Potenzreihen dürfen im gemeinsamen Konvergenzbereich gliedweise ausgeführt werden, wenn die Konvergenzbereiche der Potenzreihen überlappen:

  $$c\cdot\sum a_n\cdot(x-x_0)^n+d\cdot\sum b_n\cdot(x-x_0)^n=\sum(c\cdot a_n+d\cdot b_n)(x-x_0)^n.$$

- **Summandenweise Integration** oder **Differentiation** einer Funktionen-Reihe $\sum f_n(x)$ nur möglich, wenn die Reihe gleichmäßig konvergiert. Einfache *(punktweise) Konvergenz* für jedes x reicht nicht aus!

Potenzreihen mit *gleichmäßiger Konvergenz* können – unabhängig vom einzelnen x – zu jeder vorgegebenen Genauigkeit ε nach einer Anzahl von N Summanden abgebrochen werden. Der Fehler ist dann kleiner gleich ε.

Gleichmäßige Konvergenz von Potenzreihen, eine Potenzreihe konvergiert auf jedem abgeschlossenen und beschränkten Teilintervall $[x_0-r_1, x_0+r_1]$ des Konvergenzbereiches gleichmäßig, wenn r_1 kleiner als der Konvergenzradius r ist: $0<r_1<r$.

Absolute Konvergenz, innerhalb des Konvergenzbereiches konvergiert die Potenzreihe absolut.

- **Vertauschbarkeit von Differentiation und Grenzprozeß:** Jede Potenzreihe darf im Innern ihres Konvergenzbereiches gliedweise differenziert werden:

  $$f'(x)=\frac{\mathrm{d}}{\mathrm{d}x}\left[a_0+\sum_{n=1}^{\infty}a_n\cdot(x-x_0)^n\right]=\sum_{n=1}^{\infty}a_n\cdot\frac{\mathrm{d}}{\mathrm{d}x}(x-x_0)^n$$

  $$=\sum_{n=1}^{\infty}n\cdot a_n\cdot(x-x_0)^{n-1}=\sum_{n=0}^{\infty}(n+1)a_{n+1}(x-x_0)^n.$$

  Die entstehende Potenzreihe hat denselben Konvergenzradius wie die ursprüngliche Potenzreihe.

- **Gliedweise Integration:**
  Konvergiert die Potenzreihe

  $$f(x)=\sum_{n=0}^{\infty}a_n\cdot(x-x_0)^n$$

mit einem Konvergenzradius r, so konvergiert auch die Reihe

$$g(x) = C + \sum_{n=0}^{\infty} \frac{a_n}{n+1} \cdot (x - x_0)^{n+1} = C + a_0 \cdot (x - x_0) + \frac{a_1}{2} \cdot (x - x_0)^2 + \ldots, \qquad C = \text{const}$$

und zwar mit dem gleichen Konvergenzradius r.

- **Addition, Subtraktion, Multiplikation** von zwei (oder mehr) Potenzreihen im gemeinsamen Konvergenzbereich ist gliedweise möglich. Konvergenz der Summe, der Differenz, des Produktes mindestens im gemeinsamen Konvergenzbereich.
- **Stetigkeit**: Eine Potenzreihe ist (zumindest) im Inneren ihres Konvergenzbereiches stetig.
- **Identitätssatz**:
  Sind die Grenzwerte zweier Potenzreihen gleich für $|x - x_0| < r$,
  $$\sum_{n=0}^{\infty} a_n \cdot (x - x_0)^n = \sum_{n=0}^{\infty} b_n \cdot (x - x_0)^n,$$
  wobei r das Minimum der beiden Konvergenzradien ist, dann sind auch alle Ableitungen gleich,
  $$\sum_{n=1}^{\infty} n \cdot a_n \cdot (x - x_0)^{n-1} = \sum_{n=1}^{\infty} n \cdot b_n \cdot (x - x_0)^{n-1},$$
  $$\sum_{n=2}^{\infty} n(n-1) \cdot a_n \cdot (x - x_0)^{n-2} = \sum_{n=2}^{\infty} n(n-1) \cdot b_n \cdot (x - x_0)^{n-2}, \quad \text{usw.}$$
  Damit folgt die Gleichheit der Koeffizienten a_n und b_n, wenn $x = x_0$ gesetzt wird,
  $$a_0 = b_0, \quad a_1 = b_1, \quad a_2 = b_2, \quad \ldots$$
- **Darstellung einer Funktion:** Wird eine Funktion durch eine Potenzreihe dargestellt, dann ist die Potenzreihe die Taylor-Reihe zum Entwicklungspunkt.

Umkehrung von Potenzreihen

Die Umkehrung der Potenzreihe

$$y = a_1 x + a_2 x^2 + a_3 x^3 + a_4 x^4 + a_5 x^5 + a_6 x^6 + \ldots$$

ergibt die Potenzreihe

$$x = b_1 y + b_2 y^2 + b_3 y^3 + b_4 y^4 + b_5 y^5 + b_6 y^6 + \ldots$$

mit den Bestimmungsgleichungen

$$a_1 b_1 = 1,$$
$$a_1^3 b_2 = -a_2,$$
$$a_1^5 b_3 = 2a_2^2 - a_1 a_3,$$
$$a_1^7 b_4 = 5a_1 a_2 a_3 - 5a_2^3 - a_1^2 a_4,$$
$$a_1^9 b_5 = 6a_1^2 a_2 a_4 + 3a_1^2 a_3^2 - a_1^3 a_5 + 14a_2^4 - 21a_1 a_2^2 a_3,$$
$$a_1^{11} b_6 = 7a_1^3 a_2 a_5 + 84a_1 a_2^3 a_3 + 7a_1^3 a_3 a_4 - 28a_1^2 a_2 a_3^2 - a_1^4 a_6 - 28a_1^2 a_2^2 a_4 - 42a_2^5.$$

14.5 Spezielle Potenzreihenentwicklungen

Binomische Reihen

$$(a \pm x)^n = a^n \pm \binom{n}{1} a^{n-1} \cdot x + \binom{n}{2} a^{n-2} \cdot x^2 \pm \binom{n}{3} a^{n-3} \cdot x^3 + \ldots$$

$$(n > 0 : |x| \leq |a|; \quad n < 0 : |x| < |a|)$$

$$(1\pm x)^n = 1\pm\binom{n}{1}x+\binom{n}{2}x^2\pm\binom{n}{3}x^3+\binom{n}{4}x^4\pm\ldots$$
$$(n>0:\ |x|\le 1;\quad n<0:\ |x|<1)$$

Spezielle Binomische Reihen

$$(a\pm x)^2 = a^2\pm 2ax+x^2$$
$$(a\pm x)^3 = a^3\pm 3a^2x+3ax^2\pm x^3$$
$$(a\pm x)^4 = a^4\pm 4a^3x+6a^2x^2\pm 4ax^3+x^4$$
$$(1\pm x)^{-1} = 1\mp x+x^2\mp x^3+x^4\mp\ldots \quad (|x|<1)$$
$$(1\pm x)^{-2} = 1\mp 2x+3x^2\mp 4x^3+5x^4\mp\ldots \quad (|x|<1)$$
$$(1\pm x)^{-3} = 1\mp\frac{1}{1\cdot 2}(2\cdot 3x\mp 3\cdot 4x^2+4\cdot 5x^3\mp 5\cdot 6x^4+\ldots) \quad (|x|<1)$$
$$(1\pm x)^{-4} = 1\mp\frac{1}{1\cdot 2\cdot 3}(2\cdot 3\cdot 4x\mp 3\cdot 4\cdot 5x^2+4\cdot 5\cdot 6x^3\mp 5\cdot 6\cdot 7x^4+\ldots) \quad (|x|<1)$$
$$(1\pm x)^{-5} = 1\mp\frac{1}{1\cdot 2\cdot 3\cdot 4}(2\cdot 3\cdot 4\cdot 5x\mp 3\cdot 4\cdot 5\cdot 6x^2+4\cdot 5\cdot 6\cdot 7x^3\mp\ldots) \quad (|x|<1)$$
$$(1\pm x)^{1/2} = 1\pm\frac{1}{2}x-\frac{1\cdot 1}{2\cdot 4}x^2\pm\frac{1\cdot 1\cdot 3}{2\cdot 4\cdot 6}x^3-\frac{1\cdot 1\cdot 3\cdot 5}{2\cdot 4\cdot 6\cdot 8}x^4\pm\ldots \quad (|x|\le 1)$$
$$(1\pm x)^{1/3} = 1\pm\frac{1}{3}x-\frac{1\cdot 2}{3\cdot 6}x^2\pm\frac{1\cdot 2\cdot 5}{3\cdot 6\cdot 9}x^3-\frac{1\cdot 2\cdot 5\cdot 8}{3\cdot 6\cdot 9\cdot 12}x^4\pm\ldots \quad (|x|\le 1)$$
$$(1\pm x)^{1/4} = 1\pm\frac{1}{4}x-\frac{1\cdot 3}{4\cdot 8}x^2\pm\frac{1\cdot 3\cdot 7}{4\cdot 8\cdot 12}x^3-\frac{1\cdot 3\cdot 7\cdot 11}{4\cdot 8\cdot 12\cdot 16}x^4\pm\ldots \quad (|x|\le 1)$$
$$(1\pm x)^{3/2} = 1\pm\frac{3}{2}x+\frac{3\cdot 1}{2\cdot 4}x^2\mp\frac{3\cdot 1\cdot 1}{2\cdot 4\cdot 6}x^3+\frac{3\cdot 1\cdot 1\cdot 3}{2\cdot 4\cdot 6\cdot 8}x^4\mp\ldots \quad (|x|\le 1)$$
$$(1\pm x)^{5/2} = 1\pm\frac{5}{2}x+\frac{5\cdot 3}{2\cdot 4}x^2\pm\frac{5\cdot 3\cdot 1}{2\cdot 4\cdot 6}x^3-\frac{5\cdot 3\cdot 1\cdot 1}{2\cdot 4\cdot 6\cdot 8}x^4\mp\ldots \quad (|x|\le 1)$$
$$(1\pm x)^{-1/2} = 1\mp\frac{1}{2}x+\frac{1\cdot 3}{2\cdot 4}x^2\mp\frac{1\cdot 3\cdot 5}{2\cdot 4\cdot 6}x^3+\frac{1\cdot 3\cdot 5\cdot 7}{2\cdot 4\cdot 6\cdot 8}x^4\mp\ldots \quad (|x|<1)$$
$$(1\pm x)^{-1/3} = 1\mp\frac{1}{3}x+\frac{1\cdot 4}{3\cdot 6}x^2\mp\frac{1\cdot 4\cdot 7}{3\cdot 6\cdot 9}x^3+\frac{1\cdot 4\cdot 7\cdot 10}{3\cdot 6\cdot 9\cdot 12}x^4\mp\ldots \quad (|x|<1)$$
$$(1\pm x)^{-1/4} = 1\mp\frac{1}{4}x+\frac{1\cdot 5}{4\cdot 8}x^2\mp\frac{1\cdot 5\cdot 9}{4\cdot 8\cdot 12}x^3+\frac{1\cdot 5\cdot 9\cdot 13}{4\cdot 8\cdot 12\cdot 16}x^4\mp\ldots \quad (|x|<1)$$
$$(1\pm x)^{-3/2} = 1\mp\frac{3}{2}x+\frac{3\cdot 5}{2\cdot 4}x^2\mp\frac{3\cdot 5\cdot 7}{2\cdot 4\cdot 6}x^3+\frac{3\cdot 5\cdot 7\cdot 9}{2\cdot 4\cdot 6\cdot 8}x^4\mp\ldots \quad (|x|<1)$$

Reihen von Exponentialfunktionen

$$e^x = 1+\frac{x}{1!}+\frac{x^2}{2!}+\frac{x^3}{3!}+\frac{x^4}{4!}+\ldots+\frac{x^n}{n!}+\ldots \quad (|x|<\infty)$$
$$a^x = 1+\frac{\ln a}{1!}x+\frac{(\ln a)^2}{2!}x^2+\frac{(\ln a)^3}{3!}x^3+\frac{(\ln a)^4}{4!}x^4+\ldots \quad (|x|<\infty)$$
$$e^{x-a} = \left[1+\frac{x-a}{1!}+\frac{(x-a)^2}{2!}+\frac{(x-a)^3}{3!}+\ldots\right] \quad (|x|<\infty)$$
$$e^x = \cfrac{1}{1-\cfrac{x}{1+\cfrac{x}{2-\cfrac{x}{3+\cfrac{x}{2-\cfrac{x}{5+\ldots}}}}}}, \qquad e^x = 1+\cfrac{x}{1-\cfrac{x}{2+\cfrac{x}{3-\cfrac{x}{2+\cfrac{x}{5-\ldots}}}}}$$

$$e^{\sin x} = 1 + \frac{x}{1!} + \frac{x^2}{2!} - \frac{3x^4}{4!} - \frac{8x^5}{5!} - \frac{3x^6}{6!} + \frac{56x^7}{7!} + \ldots \quad (|x| < \infty)$$

$$e^{\cos x} = e\left[1 - \frac{x^2}{2!} + \frac{4x^4}{4!} - \frac{31x^6}{6!} + \ldots\right] \quad (|x| < \infty)$$

$$e^{\tan x} = 1 + \frac{x}{1!} + \frac{x^2}{2!} + \frac{3x^3}{3!} + \frac{9x^4}{4!} + \frac{37x^5}{5!} + \ldots \quad (|x| < \frac{\pi}{2})$$

$$e^x \sin x = x + x^2 + \frac{x^3}{3} - \frac{x^5}{30} - \frac{x^6}{90} + \ldots + \frac{2^{n/2}\sin(n\pi/4)x^n}{n!} + \ldots \quad (|x| < \infty)$$

$$e^x \cos x = 1 + x - \frac{x^3}{3} - \frac{x^4}{6} + \ldots + \frac{2^{n/2}\cos(n\pi/4)x^n}{n!} + \ldots \quad (|x| < \infty)$$

Reihen von logarithmischen Funktionen

$$\ln x = \frac{x-1}{x} + \frac{1}{2}\left(\frac{x-1}{x}\right)^2 + \frac{1}{3}\left(\frac{x-1}{x}\right)^3 + \ldots \quad (x > \frac{1}{2})$$

$$\ln x = (x-1) - \frac{1}{2}(x-1)^2 + \frac{1}{3}(x-1)^3 - \frac{1}{4}(x-1)^4 + - \ldots \quad (0 < x \leq 2)$$

$$\ln x = 2\left[\left(\frac{x-1}{x+1}\right) + \frac{1}{3}\left(\frac{x-1}{x+1}\right)^3 + \frac{1}{5}\left(\frac{x-1}{x+1}\right)^5 + \frac{1}{7}\left(\frac{x-1}{x+1}\right)^7 + \ldots\right] (x > 0)$$

$$\ln(ax) = \ln a + \frac{x-a}{a} - \frac{(x-a)^2}{2a^2} + \frac{(x-a)^3}{3a^3} - + \ldots \quad (0 < x \leq 2a)$$

$$\ln(1+x) = x - \frac{x^2}{2} + \frac{x^3}{3} - \frac{x^4}{4} + - \ldots \quad (-1 < x \leq 1)$$

$$\ln(1-x) = -\left[x + \frac{x^2}{2} + \frac{x^3}{3} + \frac{x^4}{4} + \ldots\right] \quad (-1 \leq x < 1)$$

$$\ln(a+x) = \ln a + 2\left[\frac{x}{2a+x} + \frac{1}{3}\left(\frac{x}{2a+x}\right)^3 + \frac{1}{5}\left(\frac{x}{2a+x}\right)^5 + \ldots\right] \quad (a > 0, -a < x < \infty)$$

$$\ln\left(\frac{1+x}{1-x}\right) = 2\left[x + \frac{x^3}{3} + \frac{x^5}{5} + \frac{x^7}{7} + \ldots\right] \quad (|x| < 1)$$

$$\ln\left(\frac{x+1}{x-1}\right) = 2\left[\frac{1}{x} + \frac{1}{3x^3} + \frac{1}{5x^5} + \frac{1}{7x^7} + \ldots\right] \quad (|x| > 1)$$

$$\ln|\sin x| = \ln|x| - \frac{x^2}{6} - \frac{x^4}{180} - \frac{x^6}{2835} - \ldots + (-1)^n \cdot \frac{2^{2n-1}B_{2n}x^{2n}}{n(2n)!} - \ldots \quad (0 < |x| < \pi)$$

$$\ln\cos x = -\frac{x^2}{2} - \frac{x^4}{12} - \frac{x^6}{45} - \frac{17x^8}{2520} \ldots + (-1)^n \cdot \frac{2^{2n-1}(2^{2n}-1)B_{2n}x^{2n}}{n(2n)!} - \ldots \quad (|x| < \frac{\pi}{2})$$

$$\ln|\tan x| = \ln|x| + \frac{x^2}{3} + \frac{7x^4}{90} + \frac{62x^6}{2835} + \ldots + (-1)^{n+1} \cdot \frac{2^{2n}(2^{2n-1}-1)B_{2n}x^{2n}}{n(2n)!} + \ldots \quad (0 < |x| < \frac{\pi}{2})$$

$$\frac{\ln(1+x)}{1+x} = x - \left(1 + \frac{1}{2}\right)x^2 + \left(1 + \frac{1}{2} + \frac{1}{3}\right)x^3 - \ldots \quad (|x| < 1)$$

B_n, $n = 0, 1, 2, \ldots$, sind die Bernoullischen Zahlen, die man aus der Potenzreihenentwicklung der folgenden Funktion erhält:

$$\frac{x}{e^x - 1} = B_0 + B_1\frac{x}{1!} + B_2\frac{x^2}{2!} + B_4\frac{x^4}{4!} + \ldots + B_{2n}\frac{x^{2n}}{(2n)!} + \ldots \quad (|x| < 2\pi),$$

$$B_0 = 1,\ B_1 = -\frac{1}{2},\ B_2 = \frac{1}{6},\ B_4 = -\frac{1}{30},\ B_3 = B_5 = \ldots = B_{2n+1} = 0.$$

Reihen von trigonometrischen Funktionen

$$\sin x = x - \frac{x^3}{3!} + \frac{x^5}{5!} - \frac{x^7}{7!} + - \dots \quad (|x| < \infty)$$

$$\sin x = x\left(1 - \frac{x^2}{\pi^2}\right)\left(1 - \frac{x^2}{2^2\pi^2}\right)\left(1 - \frac{x^2}{3^2\pi^2}\right)\dots \quad (|x| < \infty)$$

$$\sin(ax) = \sin a + (x-a)\cos a - \frac{(x-a)^2}{2!}\sin a - \frac{(x-a)^3}{3!}\cos a + \frac{(x-a)^4}{4!}\sin a + \dots$$
$$(|x| < \infty)$$

$$\sin(x+a) = \sin a + x\cos a - \frac{x^2 \sin a}{2!} - \frac{x^3 \cos a}{3!} + \frac{x^4 \sin a}{4!} + \dots \quad (|x| < \infty)$$

$$\cos x = 1 - \frac{x^2}{2!} + \frac{x^4}{4!} - \frac{x^6}{6!} + \dots \quad (|x| < \infty)$$

$$\cos x = \left(1 - \frac{4x^2}{\pi^2}\right)\left(1 - \frac{4x^2}{3^2\pi^2}\right)\left(1 - \frac{4x^2}{5^2\pi^2}\right)\dots \quad (|x| < \infty)$$

$$\cos(x+a) = \cos a - x\sin a - \frac{x^2 \cos a}{2!} + \frac{x^3 \sin a}{3!} + \frac{x^4 \cos a}{4!} - \dots \quad (|x| < \infty)$$

$$\tan x = x + \frac{1}{3}x^3 + \frac{2}{15}x^5 + \frac{17}{315}x^7 + \frac{62}{2835}x^9 + \dots + (-1)^{n+1} \cdot \frac{2^{2n}(2^{2n}-1)}{(2n)!}B_{2n}x^{2n-1} + \dots \quad \left(|x| < \frac{\pi}{2}\right)$$

$$\cot x = \frac{1}{x} - \frac{x}{3} - \frac{x^3}{45} - \frac{2x^5}{945} - \dots + (-1)^n \cdot \frac{2^{2n}}{(2n)!}B_{2n}x^{2n-1} + \dots \quad (0 < |x| < \pi)$$

$$\sec x = 1 + \frac{x^2}{2} + \frac{5x^4}{24} + \frac{61x^6}{720} + \dots + (-1)^n \cdot \frac{E_{2n}x^{2n}}{(2n)!} + \dots \quad \left(|x| < \frac{\pi}{2}\right)$$

$$\csc x = \frac{1}{x} + \frac{x}{6} + \frac{7x^3}{360} + \frac{31x^5}{15120} + \dots + (-1)^{n+1} \cdot \frac{2(2^{2n-1}-1)B_{2n}x^{2n-1}}{(2n)!} + \dots \quad (0 < |x| < \pi)$$

B_n sind die Bernoullischen Zahlen (siehe vorherigen Abschnitt), E_n die sogenannten Eulerschen Zahlen.

Reihen von Arkusfunktionen

$$\arcsin x = x + \frac{1}{2\cdot 3}x^3 + \frac{1\cdot 3}{2\cdot 4\cdot 5}x^5 + \frac{1\cdot 3\cdot 5}{2\cdot 4\cdot 6\cdot 7}x^7 + \dots \quad (|x| < 1)$$

$$\arccos x = \frac{\pi}{2} - \left[x + \frac{1}{2\cdot 3}x^3 + \frac{1\cdot 3}{2\cdot 4\cdot 5}x^5 + \frac{1\cdot 3\cdot 5}{2\cdot 4\cdot 6\cdot 7}x^7 + \dots\right] \quad (|x| < 1)$$

$$\arctan x = x - \frac{x^3}{3} + \frac{x^5}{5} - \frac{x^7}{7} + - \dots \quad (|x| < 1)$$

$$\arctan x = +\frac{\pi}{2} - \left[\frac{1}{x} - \frac{1}{3x^3} + \frac{1}{5x^5} - \frac{1}{7x^7} + - \dots\right] \quad (x > 1)$$

$$\arctan x = -\frac{\pi}{2} - \left[\frac{1}{x} - \frac{1}{3x^3} + \frac{1}{5x^5} - \frac{1}{7x^7} + - \dots\right] \quad (x < -1)$$

$$\operatorname{arccot} x = \frac{\pi}{2} - \left[x - \frac{x^3}{3} + \frac{x^5}{5} - \frac{x^7}{7} + - \dots\right] \quad (|x| < 1)$$

$$\operatorname{arcsec} x = \arccos\frac{1}{x} = \frac{\pi}{2} - \left[\frac{1}{x} + \frac{1}{2\cdot 3x^3} + \frac{1\cdot 3}{2\cdot 4\cdot 5x^5} + \dots\right] \quad (|x| > 1)$$

$$\operatorname{arccsc} x = \arcsin\frac{1}{x} = \frac{1}{x} + \frac{1}{2\cdot 3x^3} + \frac{1\cdot 3}{2\cdot 4\cdot 5x^5} + \dots \quad (|x| > 1)$$

Reihen von Hyperbelfunktionen

$$\sinh x = x + \frac{x^3}{3!} + \frac{x^5}{5!} + \frac{x^7}{7!} + \ldots \quad (|x| < \infty)$$

$$\cosh x = 1 + \frac{x^2}{2!} + \frac{x^4}{4!} + \frac{x^6}{6!} + \ldots \quad (|x| < \infty)$$

$$\tanh x = x - \frac{1}{3}x^3 + \frac{2}{15}x^5 - \frac{17}{315}x^7 + \ldots + \frac{2^{2n}(2^{2n}-1)}{(2n)!}B_{2n}x^{2n-1} + \ldots \quad (|x| < \frac{\pi}{2})$$

$$\coth x = \frac{1}{x} + \frac{1}{3}x - \frac{1}{45}x^3 + \frac{2}{945}x^5 - + \ldots + \frac{2^{2n}}{(2n)!}B_{2n}x^{2n-1} + \ldots \quad (0 < |x| < \pi)$$

$$\operatorname{sech} x = 1 - \frac{x^2}{2} + \frac{5x^4}{24} - \frac{61x^6}{720} + \ldots + \frac{E_{2n}x^{2n}}{(2n)!} + \ldots \quad (|x| < \frac{\pi}{2})$$

$$\operatorname{csch} x = \frac{1}{x} - \frac{x}{6} + \frac{7x^3}{360} - \frac{31x^5}{15120} + \ldots - \frac{2(2^{2n-1}-1)B_{2n}x^{2n-1}}{(2n)!} + \ldots \quad (0 < |x| < \pi)$$

Reihen von Areafunktionen

$$\operatorname{Arsinh} x = x - \frac{1}{2\cdot 3}x^3 + \frac{1\cdot 3}{2\cdot 4\cdot 5}x^5 - \frac{1\cdot 3\cdot 5}{2\cdot 4\cdot 6\cdot 7}x^7 + - \ldots \quad (|x| < 1)$$

$$\operatorname{Arcosh} x = \ln(2x) - \frac{1}{2\cdot 2x^2} - \frac{1\cdot 3}{2\cdot 4\cdot 4x^4} - \frac{1\cdot 3\cdot 5}{2\cdot 4\cdot 6\cdot 6x^6} - \ldots \quad (x > 1)$$

$$\operatorname{Artanh} x = x + \frac{x^3}{3} + \frac{x^5}{5} + \frac{x^7}{7} + \ldots \quad (|x| < 1)$$

$$\operatorname{Arcoth} x = \frac{1}{x} + \frac{1}{3x^3} + \frac{1}{5x^5} + \frac{1}{7x^7} + \ldots \quad (|x| > 1)$$

Partialbruchentwicklungen

$$\cot x = \frac{1}{x} + 2x\left[\frac{1}{x^2-\pi^2} + \frac{1}{x^2-4\pi^2} + \frac{1}{x^2-9\pi^2} + \ldots\right]$$

$$\csc x = \frac{1}{x} - 2x\left[\frac{1}{x^2-\pi^2} - \frac{1}{x^2-4\pi^2} + \frac{1}{x^2-9\pi^2} - \ldots\right]$$

$$\sec x = 4\pi\left[\frac{1}{\pi^2-4x^2} - \frac{3}{9\pi^2-4x^2} + \frac{5}{25\pi^2-4x^2} - \ldots\right]$$

$$\tan x = 8x\left[\frac{1}{\pi^2-4x^2} + \frac{1}{9\pi^2-4x^2} + \frac{1}{25\pi^2-4x^2} + \ldots\right]$$

$$\sec^2 x = 4\left[\frac{1}{(\pi-2x)^2} + \frac{1}{(\pi+2x)^2} + \frac{1}{(3\pi-2x)^2} + \frac{1}{(3\pi+2x)^2} + \ldots\right]$$

$$\csc^2 x = \frac{1}{x^2} + \frac{1}{(x-\pi)^2} + \frac{1}{(x+\pi)^2} + \frac{1}{(x-2\pi)^2} + \frac{1}{(x+2\pi)^2} + \ldots$$

$$\coth x = \frac{1}{x} + 2x\left[\frac{1}{x^2+\pi^2} + \frac{1}{x^2+4\pi^2} + \frac{1}{x^2+9\pi^2} + \ldots\right]$$

$$\operatorname{csch} x = \frac{1}{x} - 2x\left[\frac{1}{x^2+\pi^2} - \frac{1}{x^2+4\pi^2} + \frac{1}{x^2+9\pi^2} - \ldots\right]$$

$$\operatorname{sech} x = 4\pi\left[\frac{1}{\pi^2+4x^2} - \frac{3}{9\pi^2+4x^2} + \frac{5}{25\pi^2+4x^2} - \ldots\right]$$

$$\tanh x = 8x\left[\frac{1}{\pi^2+4x^2} + \frac{3}{9\pi^2+4x^2} + \frac{5}{25\pi^2+4x^2} + \ldots\right]$$

Unendliche Produkte

$$\sin x = x\left(1-\frac{x^2}{\pi^2}\right)\left(1-\frac{x^2}{4\pi^2}\right)\left(1-\frac{x^2}{9\pi^2}\right)\cdots$$

$$\cos x = \left(1-\frac{4x^2}{\pi^2}\right)\left(1-\frac{4x^2}{9\pi^2}\right)\left(1-\frac{4x^2}{25\pi^2}\right)\cdots$$

$$\sinh x = x\left(1+\frac{x^2}{\pi^2}\right)\left(1+\frac{x^2}{4\pi^2}\right)\left(1+\frac{x^2}{9\pi^2}\right)\cdots$$

$$\cosh x = \left(1+\frac{4x^2}{\pi^2}\right)\left(1+\frac{4x^2}{9\pi^2}\right)\left(1+\frac{4x^2}{25\pi^2}\right)\cdots$$

$$\frac{1}{\Gamma(x)} = x\mathrm{e}^{Cy}\left\{\left(1+\frac{x}{1}\right)\mathrm{e}^{-x}\right\}\left\{\left(1+\frac{x}{2}\right)\mathrm{e}^{-x/2}\right\}\left\{\left(1+\frac{x}{3}\right)\mathrm{e}^{-x/3}\right\}\cdots$$

$C = 0{,}5772156649\ldots =$ Eulersche Konstante.

$\Gamma(x)$ ist die Gammafunktion, die in 5.24 l) definiert wurde.

$$J_0(x) = \left(1-\frac{x^2}{\lambda_1^2}\right)\left(1-\frac{x^2}{\lambda_2^2}\right)\left(1-\frac{x^2}{\lambda_3^2}\right)\cdots$$

wobei λ_i die positiven Wurzeln von $J_0(x) = 0$ sind.

$J_0(x)$ und $J_1(x)$ sind Besselfunktionen erster Art, siehe Abschnitt 16.8.

$$J_1(x) = x\left(1-\frac{x^2}{\lambda_1^2}\right)\left(1-\frac{x^2}{\lambda_2^2}\right)\left(1-\frac{x^2}{\lambda_3^2}\right)\cdots$$

wobei λ_i die positiven Wurzeln von $J_1(x) = 0$ sind.

$$\frac{\sin x}{x} = \cos\frac{x}{2}\cos\frac{x}{4}\cos\frac{x}{8}\cos\frac{x}{16}\cdots$$

Wallissches Produkt: $\frac{\pi}{2} = \frac{2}{1}\cdot\frac{2}{3}\cdot\frac{4}{3}\cdot\frac{4}{5}\cdot\frac{6}{5}\cdot\frac{6}{7}\cdot\ldots$

15 Integralrechnung

15.1 Integralbegriff und Integrierbarkeit

Stammfunktion

- **Integralrechnung** ist die Umkehrung der **Differentialrechnung**.

  Differentialrechnung: $y(x) = f(x) \to y'(x) = f'(x)$,

  Integralrechnung : $y'(x) = f'(x) \to y(x) = f(x) = \int f'(x)\,\mathrm{d}x + c$.

Integral- oder Stammfunktion $F(x)$ einer gegebenen Funktion $f(x)$, Funktion, deren Ableitung $F'(x)$ gleich $f(x)$ ist und die im selben Intervall definiert ist wie $f(x)$.
Integration einer Funktion $f(x)$: Es ist eine **Stammfunktion** $F(x)$ von $f(x)$ gesucht, deren Ableitung wieder die ursprüngliche Funktion $f(x)$ ergibt. Schreibweise:

$$F(x) + c = \int f(x)\,\mathrm{d}x \quad \text{mit} \quad F'(x) = f(x).$$

Integrand: Bezeichnung für $f(x)$.
Integrationsvariable: Bezeichnung für die unabhängige Variable der Funktion.

▷ Das stilisierte S als Integralzeichen kommt von der Definition des Integrals als Summe.

- Zu jeder integrierbaren Funktion $f(x)$ gibt es **unendlich viele** Stammfunktionen $F(x) + c$, die sich nur durch eine additive Konstante $c \in \mathbb{R}$ unterscheiden,

  $$\int f(x)\,\mathrm{d}x = \int F'(x)\,\mathrm{d}x = \int dF(x) = F(x) + c, \quad c \in \mathbb{R}$$

  Integrationskonstante c ist bei der Stammfunktion beliebig, da die Ableitung jeder Konstanten c verschwindet.

Geometrische Deutung: Alle Stammfunktionen besitzen an allen Stellen x_0 die gleiche Steigung, da ihre Ableitungen gleich sind.
Die Stammfunktionen gehen durch Parallelverschiebung in y-Richtung ineinander über.

▷ Weglassen der Integrationskonstanten kann zu Fehlern führen!

Unbestimmtes und bestimmtes Integral

Unbestimmtes Integral,

$$I = \int f(x)\,\mathrm{d}x = \int_{x_0}^{x} f(\tilde{x})\mathrm{d}\tilde{x} + \int_{x_1}^{x_0} f(\tilde{x})\mathrm{d}\tilde{x} = F(x) + c.$$

Integrale, deren Integrationskonstante c unbestimmt (nicht festgelegt) ist; sie werden durch eine Funktionenschar repräsentiert.
Integrationskonstante c kann durch Angabe von **Integrationsgrenzen** eindeutig fixiert werden.
Partikulärintegral,

$$P(x) = \int_a^x f(\tilde{x})\,\mathrm{d}\tilde{x} \quad \text{oder} \quad P(x) = \int_x^b f(\tilde{x})\,\mathrm{d}\tilde{x}.$$

Ein bestimmtes Integral mit variabler oberer oder unterer Grenze ist eine Funktion der variablen (oberen oder unteren) Integrationsgrenze.

▷ Da hier die eine Integrationsgrenze x ist, darf die Integrationsvariable nicht auch x heißen, sie muß also formal umbenannt werden.

Bestimmtes Integral,

$$A = \int_a^b f(x)\mathrm{d}x,$$

beide Integrationsgrenzen sind festgelegt, das bestimmte Integral ist eine Zahl.

Der unten (oben) am Integralzeichen stehende Ausdruck heißt untere (obere) Grenze des Integrals.

- **Hauptsatz der Differential- und Integralrechnung**, ist $F(x)$ eine Stammfunktion von $f(x)$, also $F'(x) = f(x)$, so gilt:

$$\textbf{partikuläres Integral:} \quad \int_a^x f(\tilde{x})\,\mathrm{d}\tilde{x} = F(\tilde{x})\Big|_a^x = F(x) - F(a),$$

$$\textbf{bestimmtes Integral:} \quad \int_a^b f(x)\,\mathrm{d}x = F(x)\Big|_a^b = F(b) - F(a).$$

Berechnung eines bestimmten Integrals: Man integriert eine Funktion $f(x)$ (den Integranden), indem man

1. eine Stammfunktion $F(x)$ sucht, deren Ableitung wieder die Ursprungsfunktion ergibt, $F'(x) = f(x)$,
2. den Funktionswert der Stammfunktion $F(b)$ an der oberen Grenze b berechnet und dann
3. den Stammfunktionswert $F(a)$ an der unteren Grenze a abzieht.
4. Die Integrationskonstante fällt beim Integrieren heraus
   $F(b) + c - (F(a) + c) = F(b) - F(a)$.

☐ $\int_1^2 (4x - 3x^2)\mathrm{d}x = (2x^2 - x^3)\Big|_1^2 = (8-8) - (2-1) = -1$

▷ Das **Partikulärintegral** ist eine Funktion von x, während das **bestimmte Integral** eine **bestimmte** feste Zahl liefert.

Geometrische Deutung

- **Flächenberechnung**, das bestimmte Integral entspricht der **Fläche** A zwischen der Funktion $f(x)$ und der x-Achse zwischen $x = a$ und $x = b > a$, falls die stetige Funktion keine negativen Werte zwischen den beiden Integrationsgrenzen annimmt:

$$A = \int_a^b f(x)\mathrm{d}x = F(b) - F(a) \qquad (a < b \text{ und } f(x) \geq 0 \text{ für } a \leq x \leq b).$$

- **Flächenfunktion**: der variable **Flächeninhalt** $A(x)$ unter einer Kurve $f(x) > 0$ entspricht der Integralfunktion zur unteren Grenze $\tilde{x} = a$, d. h. dem **Partikulärintegral** von $f(x)$:

$$A(x) = \int_a^x f(\tilde{x})\,\mathrm{d}\tilde{x} = F(x) - F(a) \qquad (a < x \text{ und } f(x) \geq 0 \text{ für } x \geq a).$$

▷ Dies gilt nur in dieser einfachen Form, falls die Funktion $f(x)$ im ganzen Intervall $[a,b]$, bzw. für alle $x \geq a$, positiv ist.

- Ist die Funktion $f(x)$ im ganzen Intervall $[a,b]$ negativ, so ist auch das Integral negativ:

$$x \in [a,b] \quad \text{und} \quad f(x) < 0, \quad \Rightarrow \quad \int_a^b f(x)\mathrm{d}x < 0.$$

▷ Bei negativen Funktionen kann die Fläche zwischen $f(x)$ und x-Achse durch den Betrag des Integrals ermittelt werden.

▷ Ist die Funktion $f(x)$ im ganzen Intervall $[a,b]$ sowohl positiv als auch negativ, so werden die Flächen unter der x-Achse beim Integrieren abgezogen.

☐ Das Integral über $\sin x$ im Intervall $[0, 2\pi]$ ist Null.

Allgemein ($f(x)$ auch negativ): Das bestimmte Integral ist die Differenz der Flächen über und unter der x-Achse.

Die **Fläche** unter einer Kurve läßt sich durch mehrere Rechtecke annähern,
Untersumme, die Flächenstücke bleiben unter der Kurve,
Obersumme, die Flächenstücke gehen über die Kurve.

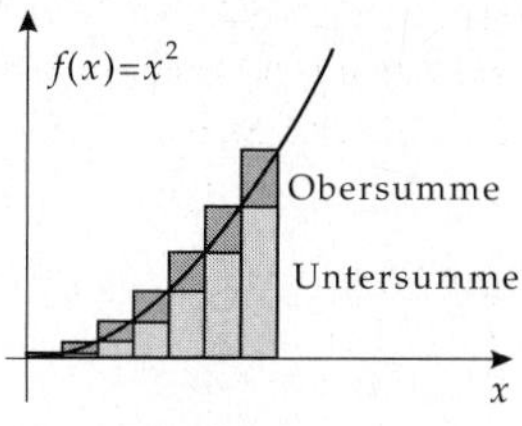

Ober-/Untersumme

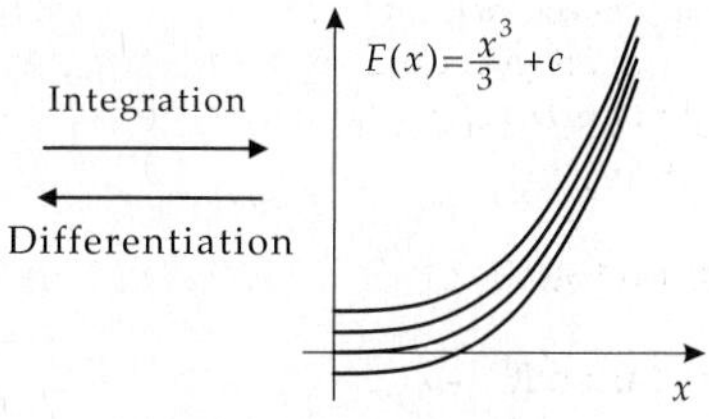

Flächen über/unter der x-Achse

- **Berechnung einer Fläche**: Man zerlegt das Intervall $[a,b]$ in beliebige Teilintervalle Δx_i. Sind s_i und S_i das Infimum und das Supremum der Funktionswerte in dem Teilintervall i, dann definiert man als

Obersumme $O_n = \sum_{i=1}^{n} S_i \Delta x_i$

Untersumme $U_n = \sum_{i=1}^{n} s_i \Delta x_i$

die Flächeninhalte der Rechtecke, die alle über die Kurve ragen bzw. unter der Kurve liegen.

▷ Ober- und Untersummen können auch negativ sein, wenn die Funktionswerte negativ sind.

Ober- bzw. Unterintegral, bezeichnen die Grenzwerte der Ober- bzw. Untersumme für unendlich viele Teilintervalle (falls sie existieren).

▷ Die Ober- bzw. Untersummen sind die Grundlagen der numerischen Integration mit der Rechteckregel.

Regeln zur Integrierbarkeit

Riemann-Integrierbarkeit von $f(x)$, Gleichheit der **Ober- und Unterintegrale** einer Funktion $f(x)$ im Intervall $[a,b]$.

☐ Die Funktion $y = x^2$ ist integrierbar im Intervall $[0,1]$:
Zerlegung in n gleiche Intervalle der Länge $h = 1/n$:
Da die Funktion monoton steigt, ist $s_i = f(x_{i-1})$ und $S_i = f(x_i)$ und

$$\lim_{n\to\infty} U_n = \lim_{n\to\infty} h \sum_{i=0}^{n-1} x_i^2 = \lim_{n\to\infty} \frac{1}{n-1} \sum_{i=1}^{n} \left(\frac{i}{n}\right)^2 = \lim_{n\to\infty} \frac{n(n-1)(2n-1)}{6n^3} = \frac{1}{3},$$

$$\lim_{n\to\infty} O_n = \lim_{n\to\infty} h \sum_{i=1}^{n} x_i^2 = \lim_{n\to\infty} \frac{1}{n} \sum_{i=1}^{n} \left(\frac{i}{n}\right)^2 = \lim_{n\to\infty} \frac{n(n+1)(2n+1)}{6n^3} = \frac{1}{3}.$$

Unter- und Oberintegral sind gleich, d. h., $y = x^2$ ist integrierbar.

- **Stetige Funktionen** in einem abgeschlossenen Intervall sind dort integrierbar.

☐ x^n, $\sin x$, $\cos x$, e^x, $\ln x$, $|x|$ und algebraische Ausdrücke von diesen sind integrierbar (siehe ausführliche Tabellen im Anhang).

▷ Integrierbare Funktionen müssen nicht unbedingt stetig sein!

- **Beschränkte Funktionen** mit endlich vielen Sprüngen sind **integrierbar**.

☐ Signum-Funktion $y = \operatorname{sgn} x$ ist überall integrierbar.

☐ Betragsfunktion $y = |x|$ ist überall integrierbar.

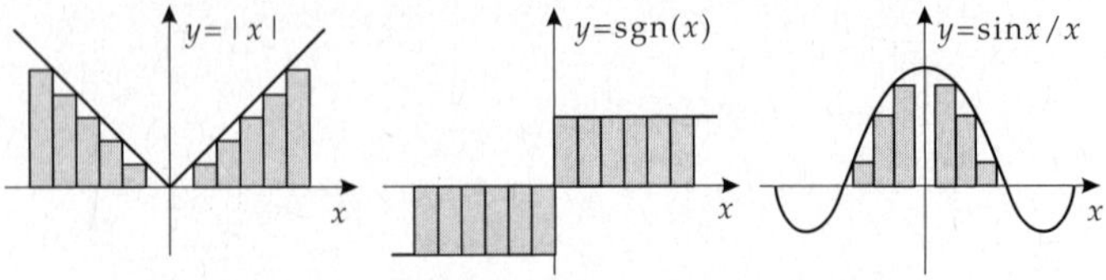

Integrierbare Funktionen mit Sprüngen/Knicken

- Unbeschränkte Funktionen, wie z. B. Funktionen mit Polstellen, sind am Pol nicht integrierbar. Bei solchen Funktionen darf die Integration nicht über eine Polstelle laufen (siehe auch uneigentliche Integrale).

□ $\int_{-1}^{1} \frac{1}{x}\,\mathrm{d}x$ ist so nicht bestimmbar, da $f(x)$ bei $x = 0$ eine Polstelle besitzt.

Uneigentliche Integrale

Zwei Arten von **uneigentlichen Integralen**:

a) Integrale mit unendlichem Integrationsintervall, Integrationsgrenzen sind uneigentliche Zahlen, $+\infty$ oder $-\infty$.

- Ist eine **Integrationsgrenze** unendlich, so ist

$$\int_a^{\infty} f(x)\,\mathrm{d}x = \lim_{b\to\infty}\int_a^b f(x)\,\mathrm{d}x, \qquad \int_{-\infty}^{b} f(x)\,\mathrm{d}x = \lim_{a\to\infty}\int_{-a}^{b} f(x)\,\mathrm{d}x, \qquad \int_{-\infty}^{\infty} f(x)\,\mathrm{d}x = \lim_{a\to\infty}\int_{-a}^{a} f(x)\,\mathrm{d}x.$$

Man berechnet zunächst das Integral mit endlichen Grenzen und bildet dann den Grenzwert.

□ $\int_0^{\infty} \mathrm{e}^{-E/T}\mathrm{d}E = \lim_{b\to\infty}\int_0^b \mathrm{e}^{-E/T}\mathrm{d}E = -T\lim_{b\to\infty}\left[\mathrm{e}^{-E/T}\right]_0^b = -T\lim_{b\to\infty}\left(\mathrm{e}^{-b/T}-\mathrm{e}^0\right) = (-T)(-1) = T$, falls $T>0$.

□ $\int_1^{\infty} \frac{\mathrm{d}x}{x^2} = \lim_{b\to\infty}\int_1^b \frac{\mathrm{d}x}{x^2} = \lim_{b\to\infty}\left[-\frac{1}{x}\right]_1^b = \lim_{b\to\infty}\left(-\frac{1}{b}+1\right) = 1.$

□ $\int_a^{\infty} \frac{\mathrm{d}x}{x^n} = \lim_{b\to\infty}\int_a^b \frac{\mathrm{d}x}{x^n} = \lim_{b\to\infty}\left[\frac{-1}{(n-1)x^{n-1}}\right]_a^b$

$$= \lim_{b\to\infty}\left(\frac{-1}{(n-1)b^{n-1}} - \frac{-1}{(n-1)a^{n-1}}\right) = \frac{a^{1-n}}{n-1} \text{ für } n>1,\ a>0.$$

▷ Vorzeichen bei der Grenzwertbildung beachten!

b) Integrale mit Unstetigkeitsstellen im Integranden, an denen der Integrand uneigentliche Werte, $+\infty$ oder $-\infty$, annimmt.

- Besitzt der Integrand bei u eine **Unstetigkeitsstelle**, so berechnet man das Integral links- und rechtsseitig davon:

$$\int_a^b f(x)\,\mathrm{d}x = \lim_{\varepsilon\to 0}\int_a^{u-\varepsilon} f(x)\,\mathrm{d}x + \lim_{\varepsilon\to 0}\int_{u+\varepsilon}^b f(x)\,\mathrm{d}x.$$

□ $\int_0^1 \frac{\mathrm{d}x}{\sqrt{1-x^2}} = \lim_{\varepsilon\to 0}\int_0^{1-\varepsilon}\frac{\mathrm{d}x}{\sqrt{1-x^2}} = \lim_{\varepsilon\to 0}[\arcsin x]_0^{1-\varepsilon} = \lim_{\varepsilon\to 0}(\arcsin(1-\varepsilon)-\arcsin 0) = \arcsin 1 = \frac{\pi}{2}.$

□ $\int_0^b \frac{\mathrm{d}x}{x^n} = \lim_{a\to 0}\int_a^b \frac{\mathrm{d}x}{x^n} = \lim_{a\to 0}\left[\frac{-1}{(n-1)x^{n-1}}\right]_a^b = \lim_{a\to 0}\left(\frac{-1}{(n-1)b^{n-1}} - \frac{-1}{(n-1)a^{n-1}}\right) = \frac{b^{1-n}}{1-n}$, für $n<1, b>0$.

Cauchy-Hauptwert,

$$\int_a^b f(x)\,\mathrm{d}x = \lim_{\varepsilon\to 0}\left(\int_a^{u-\varepsilon} f(x)\,\mathrm{d}x + \int_{u+\varepsilon}^b f(x)\,\mathrm{d}x\right)$$

kann existieren, obwohl das uneigentliche Integral divergiert.

□ $\int_{-1}^{2} \frac{1}{x}\,\mathrm{d}x = \lim_{\varepsilon\to 0}\left(\int_{-1}^{-\varepsilon} \frac{1}{x}\mathrm{d}x + \int_{\varepsilon}^{2} \frac{1}{x}\,\mathrm{d}x\right) = \lim_{\varepsilon\to 0}(\ln 2 - \ln\varepsilon + \ln|-\varepsilon| - \ln|-1|) = \ln 2$

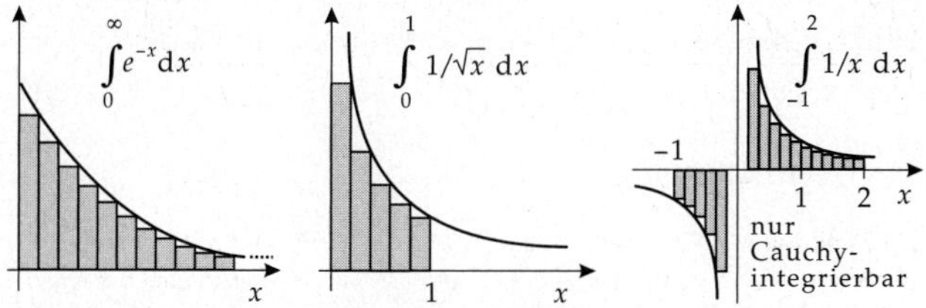

Uneigentliche Integrale

Konvergentes uneigentliches Integral, der Grenzwert existiert.
Divergentes uneigentliches Integral, der Grenzwert existiert nicht.

15.2 Integrationsregeln

Regeln für unbestimmte Integrale

- Bei allen **unbestimmten Integralen** tritt eine **Integrationskonstante** auf:

$$\int f(x)\,\mathrm{d}x = F(x) + c.$$

- **Integration** und **Differentiation** heben sich gegenseitig auf:

$$\frac{\mathrm{d}}{\mathrm{d}x}\int_a^x f(\tilde{x})\,\mathrm{d}\tilde{x} = f(x).$$

- **Konstantenregel**,

$$\int c\cdot f(x)\,\mathrm{d}x = c\cdot\int f(x)\mathrm{d}x.$$

Ein konstanter Faktor kann vor das Integral gezogen werden.

- **Summenregel**,

$$\int (f(x)\pm g(x))\mathrm{d}x = \int f(x)\mathrm{d}x \pm \int g(x)\,\mathrm{d}x.$$

Das Integral einer Summe (Differenz) ist gleich der Summe (Differenz) der Integrale.

- Verallgemeinerung für endlich viele Summanden:

$$\int \sum_{i=1}^{n} f_i(x)\,\mathrm{d}x = \sum_{i=1}^{n}\int f_i(x)\,\mathrm{d}x.$$

Regeln für bestimmte Integrale

Bestimmte Integrale, Berechnung durch Einsetzen der Grenzen in die Stammfunktion und Subtraktion des Wertes der Stammfunktion an der unteren Grenze von dem Wert an der oberen Grenze:

$$\int_a^b f(x)\,\mathrm{d}x = F(x)\Big|_a^b = F(b) - F(a).$$

- **Vorzeichenumkehr** des Integrales beim Vertauschen der Integrationsgrenzen:

$$\int_a^b f(x)\,\mathrm{d}x = -\int_b^a f(x)\,\mathrm{d}x.$$

- **Gleichheit von oberer und unterer Grenze**: das Integral ist Null.
  $$\int_a^a f(x)\,\mathrm{d}x = 0.$$
- Bestimmte Integrale lassen sich in endlich viele **Teilintervalle** zerlegen, beispielsweise in zwei:
  $$\int_a^b f(x)\,\mathrm{d}x = \int_a^c f(x)\,\mathrm{d}x + \int_c^b f(x)\,\mathrm{d}x.$$
- Verallgemeinerung auf n Intervalle:
  $$\int_{a_0}^{a_n} f(x)\,\mathrm{d}x = \sum_{i=1}^{n} \int_{a_{i-1}}^{a_i} f(x)\,\mathrm{d}x.$$
- Änderung der **Benennung der Integrationsvariablen** ändert nicht den Wert des Integrals.
  $$\int_a^b f(x)\,\mathrm{d}x = \int_a^b f(z)\,\mathrm{d}z.$$
  Der Wert eines bestimmten Integrals ist allein durch die Grenzen und die Funktion $f(x)$ bestimmt.

Tabelle der Integrationsregeln

Integrationskonstante	$\int f(x)\,\mathrm{d}x = F(x) + c$
Integration ↔ Differentiation	$\frac{\mathrm{d}}{\mathrm{d}x}\int_a^x f(\tilde{x})\,\mathrm{d}\tilde{x} = f(x)$
Faktorregel	$\int c \cdot f(x)\,\mathrm{d}x = c \cdot \int f(x)\,\mathrm{d}x$
Summenregel	$\int (f(x) \pm g(x))\,\mathrm{d}x = \int f(x)\,\mathrm{d}x \pm \int g(x)\,\mathrm{d}x$
Potenzregel	$\int x^r\,\mathrm{d}x = \frac{x^{r+1}}{r+1}, \quad r \in \mathbb{R}, r \neq -1$
Hauptsatz	$\int_a^b f(x)\,\mathrm{d}x = F(x)\vert_a^b = F(b) - F(a)$
Vertauschungsregel	$\int_a^b f(x)\,\mathrm{d}x = -\int_b^a f(x)\,\mathrm{d}x$
Gleiche Grenzen	$\int_a^a f(x)\,\mathrm{d}x = 0$
Intervallregel	$\int_a^b f(x)\,\mathrm{d}x = \int_a^c f(x)\,\mathrm{d}x + \int_c^b f(x)\,\mathrm{d}x$
Partielle Integration	$\int f(x) \cdot g'(x)\,\mathrm{d}x = f(x) \cdot g(x) - \int f'(x) \cdot g(x)\,\mathrm{d}x$
Substitutionsregel	$\int f(g(x))g'(x)\mathrm{d}x = \int f(z)\mathrm{d}z;\ z = g(x)$ $\int f(g(x))\mathrm{d}x = \int f(z)\frac{\mathrm{d}x}{\mathrm{d}z}\mathrm{d}z = \int f(z)\frac{1}{\frac{\mathrm{d}z}{\mathrm{d}x}}\mathrm{d}z = \int f(z)\frac{1}{g'(x)}\mathrm{d}z$ mit $x = g^{-1}(z)$
Logarithmische Integration	$\int \frac{f'(x)}{f(x)}\,\mathrm{d}x = \ln\vert f(x)\vert + c$
Integration der Umkehrfunktion	$\int f^{-1}(x)\,\mathrm{d}x = xf^{-1}(x) - F\left(f^{-1}(x)\right) + c$
Spezielle Form des Integranden	$\int f(x) \cdot f'(x)\,\mathrm{d}x = \frac{1}{2}(f(x))^2 + c.$

Integrale einiger elementarer Funktionen

Tabelle elementarer unbestimmter Integrale, durch Umkehrung der Differentialrechnung erhältlich.

▷ Wegen der besseren Unterscheidbarkeit sind die Arkusfunktionen durch Kleinbuchstaben, die Areafunktionen aber durch Großbuchstaben (im Unterschied zu DIN) angegeben.

▷ Bei $\int 1/(1-x^2)\,\mathrm{d}x$ darf nicht über $x = \pm 1$ integriert werden (Integrand divergiert).

▷ Integrale elementarer Funktionen sind nicht immer wieder elementare Funktionen. Sie lassen sich oft nicht geschlossen angeben, sondern nur numerisch berechnen.

□ Integralsinus:

$$\mathrm{Si}(x) = \int_0^x \frac{\sin t}{t}\,\mathrm{d}t$$

ist nicht in geschlossener Form angebbar, siehe Integration durch Reihenentwicklung.

$\int 0\,\mathrm{d}x$	c	$\int \sin x\,\mathrm{d}x$	$-\cos x + c$
$\int 1\,\mathrm{d}x$	$x + c$	$\int \cos x\,\mathrm{d}x$	$\sin x + c$
$\int x\,\mathrm{d}x$	$\frac{1}{2}x^2 + c$	$\int \tan x\,\mathrm{d}x$	$-\ln\lvert\cos x\rvert + c$ $(x \neq (2k+1)(\pi/2))$
$\int x^2\,\mathrm{d}x$	$\frac{1}{3}x^3 + c$	$\int \cot x\,\mathrm{d}x$	$\ln\lvert\sin x\rvert + c$ $(x \neq k\pi)$
$\int x^3\,\mathrm{d}x$	$\frac{1}{4}x^4 + c$	$\int \frac{1}{\sin^2 x}\,\mathrm{d}x$	$-\cot x + c$ für $\sin x \neq 0$
$\int x^n\,\mathrm{d}x$	$\frac{1}{n+1}x^{n+1} + c$ $(n \in \mathbb{N})$	$\int \frac{1}{\cos^2 x}\,\mathrm{d}x$	$\tan x + c$ für $\cos x \neq 0$
$\int \frac{1}{x}\,\mathrm{d}x$	$\ln\lvert x\rvert + c$ $(x \neq 0)$	$\int \sinh x\,\mathrm{d}x$	$\cosh x + c$
$\int \frac{1}{x^2}\,\mathrm{d}x$	$-\frac{1}{x} + c$ $(x \neq 0)$	$\int \cosh x\,\mathrm{d}x$	$\sinh x + c$
$\int \frac{1}{x^n}\,\mathrm{d}x$	$-\frac{1}{(n-1)x^{n-1}} + c$ $(n \in \mathbb{N}, n \neq 1)$	$\int \tanh x\,\mathrm{d}x$	$\ln(\cosh x) + c$
$\int \sqrt{x}\,\mathrm{d}x$	$\frac{2}{3}\sqrt{x^3} + c$ $(x \geq 0)$	$\int \coth x\,\mathrm{d}x$	$\ln\lvert\sinh x\rvert + c$ $(x \neq 0)$
$\int \sqrt[3]{x}\,\mathrm{d}x$	$\frac{3}{4}\sqrt[3]{x^4} + c$	$\int \frac{1}{\sinh^2 x}\,\mathrm{d}x$	$-\coth x + c$ $(x \neq 0)$
$\int \frac{1}{\sqrt{x}}\,\mathrm{d}x$	$2\sqrt{x} + c$ $(x > 0)$	$\int \frac{1}{\cosh^2 x}\,\mathrm{d}x$	$\tanh x + c$
$\int x^r\,\mathrm{d}x$	$\frac{1}{r+1}x^{r+1} + c$ $(x > 0, r \in \mathbb{R}, r \neq -1)$	$\int \frac{1}{1+x^2}\,\mathrm{d}x$	$\arctan x + c_1 =$ $-\mathrm{arccot}\, x + c_2$

$\int e^x \mathrm{d}x, \quad x \neq 0$	$e^x + c$	$\int \frac{1}{a^2+x^2}\,\mathrm{d}x$	$\frac{1}{a}\arctan\frac{x}{a}$ $(a \neq 0)$
$\int a^x\,\mathrm{d}x$	$\frac{1}{\ln a}a^x + c$ $(a > 0)$	$\int \frac{1}{1-x^2}\,\mathrm{d}x$	$\begin{cases} \operatorname{Artanh} x + c \\ = \frac{1}{2}\ln\left(\frac{1+x}{1-x}\right) + c \; (\lvert x\rvert < 1) \\ \operatorname{Arcoth} x + c \\ = \frac{1}{2}\ln\left(\frac{x+1}{x-1}\right) + c \; (\lvert x\rvert > 1) \end{cases}$
$\int \ln\lvert x\rvert\,\mathrm{d}x$	$x(\ln\lvert x\rvert - 1) + c$ $(x \neq 0)$	$\int \frac{1}{\sqrt{1+x^2}}\,\mathrm{d}x$	$\operatorname{Arsinh} x + c$ $= \ln(x + \sqrt{x^2+1}) + c$
$\int \log_a x\,\mathrm{d}x$	$\frac{x}{\ln a}(\ln x - 1) + c$ $(a, x > 0)$	$\int \frac{1}{\sqrt{1-x^2}}\,\mathrm{d}x$	$\arcsin x + c_1$ $= \arccos x + c_2 \; (\lvert x\rvert < 1)$
$\int e^{ax}\,\mathrm{d}x$	$\frac{1}{a}e^{ax} + c$ $(a \neq 0)$	$\int \frac{1}{\sqrt{x^2-1}}\,\mathrm{d}x$	$\operatorname{Arcosh} x + c$ $= \ln(x + \sqrt{x^2-1}) + c \; (\lvert x\rvert > 1)$

15.3 Integrationsverfahren

▷ Im Gegensatz zur Differentiation lassen sich keine allgemeingültigen Regeln für die Integration beliebiger Funktionen angeben!

Häufig benutzte Verfahren:

1) Ganze rationale Funktionen (Polynome) werden gliedweise integriert:

$$\int (a_n x^n + \ldots + a_1 x + a_0)\,\mathrm{d}x = \frac{a_n}{n+1}x^{n+1} + \ldots + \frac{a_1}{2}x^2 + a_0 x + c.$$

2) Umformung des Integranden in Summe von mehreren Funktionen, d. h. Zerlegung des Integrals in Summe von Integralen.

□ $$\int (x+1)(4x^2+7)\,\mathrm{d}x = \int 4x^3\,\mathrm{d}x + \int 4x^2\,\mathrm{d}x + \int 7x\,\mathrm{d}x + \int 7\,\mathrm{d}x.$$

3) Konstante im Argument:

Ist $\int f(x)\,\mathrm{d}x$ bekannt, aber $f(ax)$, $f(x+b)$, $f(ax+b)$ zu integrieren, so gilt

$$\int f(ax)\,\mathrm{d}x = \frac{1}{a}F(ax) + c,$$

$$\int f(ax+b)\,\mathrm{d}x = \frac{1}{a}F(ax+b) + c.$$

□ $$\int e^{x+b}\,\mathrm{d}x = e^{x+b} + c,$$

$$\int \cos(ax)\,\mathrm{d}x = \frac{1}{a}\sin(ax) + c.$$

4) Umkehrung der logarithmischen Differentiation:

Hat der Integrand die Gestalt $\dfrac{f'(x)}{f(x)}$, so ist das Integral gleich dem Logarithmus des **Nenners**

$$\int \frac{f'(x)}{f(x)}\,\mathrm{d}x = \ln|f(x)| + c.$$

▷ Der Logarithmus ist von $f(x)$, **nicht** von $f'(x)$ zu nehmen!

5) Spezielle Form des Integranden:

$$\int f(x)f'(x)\,\mathrm{d}x = \frac{1}{2}(f(x))^2 + c.$$

Integration durch Substitution

● **Substitutionsregel**, ist $f(x)$ stetig, $g(x)$ stetig differenzierbar und umkehrbar, so ist

$$\int_a^b f(g(x))\,\mathrm{d}x = \int_{g(a)}^{g(b)} f(z)\frac{\mathrm{d}x}{\mathrm{d}z}\,\mathrm{d}z = \int_{g(a)}^{g(b)} f(z)\frac{1}{g'(x)}\,\mathrm{d}z.$$

▷ Man vergesse nicht, am Ende wieder zurückzusubstituieren (die Variable x ist durch die nach x aufgelöste Substitutionsfunktion zu ersetzen: $x = g^{-1}(z)$), oder die Grenzen sind zu ändern.

□ $\displaystyle\int_1^3 6x\ln(x^2)\,\mathrm{d}x = \int_1^9 6x\ln z\frac{\mathrm{d}z}{2x} = 3\int_1^9 \ln z\,\mathrm{d}z = 3(9\ln 9 - 9 - \ln 1 + 1) = 27\ln 9 - 24.$

(Substitution $z = g(x) = x^2$, $z' = \dfrac{\mathrm{d}z}{\mathrm{d}x} = 2x$, Umkehrfunktion $x = \sqrt{z}$).

□ $\displaystyle\int \frac{1}{5x-7}\,\mathrm{d}x = \frac{1}{5}\int \frac{1}{z}\,\mathrm{d}z = \frac{1}{5}\ln|z| + c = \frac{1}{5}\ln|5x-7| + c$

(Substitution: $z = 5x - 7$).

□ $\displaystyle\int \sin(3-7x)\,\mathrm{d}x = -\frac{1}{7}\int \sin z\,\mathrm{d}z = \frac{1}{7}\cos z + c = \frac{1}{7}\cos(3-7x) + c.$

(Substitution: $z = 3 - 7x$).

□ $\displaystyle\int \frac{1}{\sqrt{x}+x}\,\mathrm{d}x = 2\int \frac{1}{z+z^2}z\,\mathrm{d}z = 2\int \frac{1}{1+z}\,\mathrm{d}z = 2\ln|z+1| + c = 2\ln|\sqrt{x}+1| + c.$

(Substitution: $z = \sqrt{x}$).

□ $\displaystyle\int x\mathrm{e}^{x^2}\,\mathrm{d}x = \frac{1}{2}\int \mathrm{e}^z\,\mathrm{d}z = \frac{1}{2}\mathrm{e}^z + c = \frac{1}{2}\mathrm{e}^{x^2} + c.$

(Substitution: $z = x^2$).

□ $\displaystyle\int \frac{1}{\mathrm{e}^x+\mathrm{e}^{-x}}\,\mathrm{d}x = \int \frac{1}{z+1/z}\frac{1}{z}\,\mathrm{d}z = \int \frac{1}{z^2+1}\,\mathrm{d}z = \arctan z + c = \arctan(\mathrm{e}^x) + c.$

(Substitution: $z = \mathrm{e}^x$).

□ $\displaystyle\int \sqrt{1+x^2}\,\mathrm{d}x = \int \cosh^2 z\,\mathrm{d}z = \frac{1}{2}(z + \sinh z\cdot\cosh z) + c = \frac{1}{2}(\operatorname{Arsinh} x + x\cdot\sqrt{1+x^2}) + c.$

(Substitution: $z = \operatorname{Arsinh} x$).

□ $\displaystyle\int \frac{\mathrm{d}x}{\sin x} = \int \frac{1+z^2}{2z}\cdot\frac{2\mathrm{d}z}{1+z^2} = \int \frac{\mathrm{d}z}{z} = \ln|z| + c = \ln|\tan(x/2)| + c.$

(Substitution: $z = \tan(x/2)$).

Integral	Substitution	Ergebnis
$\int f(ax+b)\,\mathrm{d}x$	$z=ax+b$	$\frac{1}{a}\int f(z)\mathrm{d}z$
$\int f(ax^2+bx+c)\,\mathrm{d}x$	$z=x+\frac{b}{2a}$	$\int f\left(az^2+c-b^2/4a\right)\,\mathrm{d}z$
$\int (f(x))^n f'(x)\,\mathrm{d}x,\quad n\neq 1$	$z=f(x)$	$\frac{1}{n+1}[f(x)]^{n+1}+c$
$\int \frac{f'(x)}{f(x)}\,\mathrm{d}x$	$z=f(x)$	$\ln\|f(x)\|+c$
$\int f(g(x))g'(x)\,\mathrm{d}x$	$z=g(x)$	$\int f(z)\,\mathrm{d}z$
$\int f\left(\frac{1}{x}\right)\,\mathrm{d}x$	$z=\frac{1}{x}$	$-\int \frac{f(z)}{z^2}\,\mathrm{d}z$
$\int f\left(\sqrt{x}\right)\,\mathrm{d}x$	$z=\sqrt{x}$	$2\int z\cdot f(z)\,\mathrm{d}z$
$\int f\left(\sqrt[n]{ax+b}\right)\,\mathrm{d}x$	$z=\sqrt[n]{ax+b}$	$\int f(z)\frac{n}{a}z^{n-1}\,\mathrm{d}z$
$\int f\left(\sqrt{x^2+a^2}\right)\,\mathrm{d}x$	$z=\mathrm{Arsinh}\frac{x}{a}$ $\sqrt{x^2+a^2}=a\cosh z$	$\int f(a\cosh z)a\cosh z\,\mathrm{d}z$
$\int f\left(\sqrt{x^2-a^2}\right)\,\mathrm{d}x$	$z=\mathrm{Arcosh}\frac{x}{a}$ $\sqrt{x^2-a^2}=a\sinh z$	$\int f(a\sinh z)a\sinh z\,\mathrm{d}z$
$\int f\left(\sqrt{a^2-x^2}\right)\,\mathrm{d}x$	$z=\arcsin\frac{x}{a}$ $\sqrt{a^2-x^2}=a\cos z$	$\int f(a\cos z)a\cos z\,\mathrm{d}z$
$\int f(\sin x;\cos x)\,\mathrm{d}x$	$z=\tan\frac{x}{2}$	$\int f\left(\frac{2z}{1+z^2};\frac{1-z^2}{1+z^2}\right)\frac{2}{1+z^2}\,\mathrm{d}z$
$\int f(a^x)\,\mathrm{d}x$	$z=a^x$	$\frac{1}{\ln a}\int f(z)\frac{1}{z}\,\mathrm{d}z$
$\int f(\sinh x;\cosh x)\,\mathrm{d}x$	$z=\mathrm{e}^x$	$\int f\left(\frac{z^2-1}{2z};\frac{z^2+1}{2z}\right)\frac{1}{z}\,\mathrm{d}z$

▷ Die Integrationsgrenzen müssen im Definitionsbereich der Substitution sein.

▷ Die neuen Integrationsgrenzen werden über die Substitutionsgleichung ausgerechnet.

▷ Möglicherweise muß man nach der Substitution das erhaltene Integral mit einer anderen Substitution, einer partiellen Integration oder mit Hilfe der Partialbruchzerlegung weiterbearbeiten.

□ $\int \frac{x^3}{\sqrt{x^2-1}}\,\mathrm{d}x=\int \frac{\cosh^3 z}{\sinh z}\sinh z\,\mathrm{d}z=\int \cosh^3 z\,\mathrm{d}z=\int (1+\sinh^2 z)\cosh z\,\mathrm{d}z,$

$\int (1+v^2)\,\mathrm{d}v=\sinh z+\frac{1}{3}\sinh^3 z+c=\sqrt{x^2-1}+\frac{1}{3}\left(x^2-1\right)^{3/2}+c.$

(1. Substitution: $z=\mathrm{Arcosh}x$, 2. Substitution: $v=\sinh z$)

□ $I=\int_2^8 (3x+4)\,\mathrm{d}x=\int u\frac{\mathrm{d}u}{3}=\frac{1}{6}u^2=\frac{1}{6}(3x+4)^2\Big|_2^8=114,\quad u=3x+4$

oder

$$I=\int_2^8 (3x+4)\,\mathrm{d}x=\int_{10}^{28} u\frac{\mathrm{d}u}{3}=\frac{1}{6}u^2\Big|_{10}^{28}=\frac{1}{6}(28^2-10^2)=114.$$

▷ Gegebenenfalls führen einfache Substitutionen schneller zum Ziel, als die angegebenen trigonometrischen (hyperbolischen) Substitutionen.

□ $\displaystyle\int x\sqrt{x^2-4}\,\mathrm{d}x=\frac{1}{2}\int\sqrt{z}\,\mathrm{d}z=\frac{1}{2}\cdot\frac{2}{3}z^{3/2}=\frac{1}{3}\left(x^2-4\right)^{3/2}.$

(Substitution: $z=x^2-4$, $\mathrm{d}z=2x\,\mathrm{d}x$).

□ $\displaystyle\int\sin^3 x\cos x\,\mathrm{d}x=\int z^3\,\mathrm{d}z=\frac{1}{4}z^4+c=\frac{1}{4}\sin^4 x+c.$

(Substitution: $z=\sin x$).

□ $\displaystyle\int\frac{x^3}{\sqrt{1+x^4}}\,\mathrm{d}x=\frac{1}{2}\int\frac{z\,\mathrm{d}z}{z}=\frac{1}{2}\int\mathrm{d}z=\frac{1}{2}z+c=\frac{1}{2}\sqrt{1+x^4}+c.$

(Substitution: $z=\sqrt{1+x^4}$).

□ $\displaystyle\int\tan x\,\mathrm{d}x=\int\frac{\sin x}{\cos x}\,\mathrm{d}x=-\int\frac{\mathrm{d}z}{z}=-\ln|z|+c=-\ln|\cos x|+c.$

(Substitution: $z=\cos x$).

□ $\displaystyle\int\frac{\cos x}{\sqrt{1+\sin^2 x}}\,\mathrm{d}x=\int\frac{\mathrm{d}z}{\sqrt{1+z^2}}=\operatorname{Arsinh}(z)+c=\operatorname{Arsinh}(\sin x)+c.$

(Substitution: $z=\sin x$).

▷ Weitere in der Praxis häufig vorkommende Integrale sind in der Integraltafel im Anhang angegeben.

Substitutionen von Euler für das spezielle Integral

$$I=\int f(\sqrt{ax^2+bx+c})\,\mathrm{d}x.$$

Fall	Substitution	Differential
$a>0$	$\sqrt{ax^2+bx+c}=x\sqrt{a}+z$ $x=\dfrac{z^2-c}{b-2z\sqrt{a}}$	$\mathrm{d}x=2\dfrac{-z^2\sqrt{a}+bz-c\sqrt{a}}{(b-2z\sqrt{a})^2}\mathrm{d}z$
$c>0$	$\sqrt{ax^2+bx+c}=xz+\sqrt{c}$ $x=\dfrac{2z\sqrt{c}-b}{a-z^2}$	$\mathrm{d}x=2\dfrac{a\sqrt{c}-bz+z^2\sqrt{c}}{(a-z^2)^2}\mathrm{d}z$
reelle Wurzeln x_1,x_2	$\sqrt{ax^2+bx+c}=z(x-x_1)$ $x=\dfrac{z^2x_1-ax_2}{z^2-a}$	$\mathrm{d}x=2\dfrac{az(x_2-x_1)}{(z^2-a)^2}\mathrm{d}z$

Partielle Integration

Die **partielle Integration** ist die Umkehrung der Produktregel der Differentiation. Symbolisch:

$$(uv)'=u'v+v'u \quad\rightarrow\quad \int uv'\mathrm{d}x=uv-\int u'v\,\mathrm{d}x.$$

● Integrationaufgabe wird durch zwei Teilintegrationen gelöst:

$$\int f(x)g'(x)\,\mathrm{d}x=g(x)f(x)-\int g(x)f'(x)\,\mathrm{d}x.$$

Anwendung der Regel besonders bei **Produkten von Funktionen** als Integrand.

▷ Die Ableitung $f'(x)$ sollte eine einfachere Funktion ergeben als $f(x)$.

▷ Die Funktion $g'(x)$ sollte einfach zu integrieren und das Ergebnis sollte nicht komplizierter sein.

□ $\int x\mathrm{e}^x\,\mathrm{d}x = x\mathrm{e}^x - \int \mathrm{e}^x\,\mathrm{d}x = x\mathrm{e}^x - \mathrm{e}^x + c.$

▷ Gegebenfalls die partielle Integration mehrfach nacheinander anwenden.

□ $\int x^2\mathrm{e}^x\,\mathrm{d}x = x^2\mathrm{e}^x - 2\int x\mathrm{e}^x\,\mathrm{d}x = x^2\mathrm{e}^x - 2x\mathrm{e}^x + 2\mathrm{e}^x + c.$

Manchmal führt die Einführung eines Produktes zum Ziel.

□ $\int \ln x\,\mathrm{d}x = \int 1\cdot\ln x\,\mathrm{d}x = x\ln x - \int x\frac{1}{x}\,\mathrm{d}x = x\ln x - x + c.$

▷ Merkregel:
1) Integriere den ersten Faktor,
2) schreibe das entstehende Produkt hin,
3) leite dann den zweiten Faktor ab und
4) schreibe das entstehende Produkt mit einem Minuszeichen unter das Integral.

▷ Häufig wird das **Minuszeichen** vor dem Integral vergessen, besonders bei mehrfacher Anwendung der partiellen Integration.

Manchmal erhält man das Ausgangsintegral bei der partiellen Integration wieder. Dann löst man die Gleichung nach diesem Integral auf.

□ $\int \sin x\cos x\,\mathrm{d}x = \sin^2 x - \int \cos x\sin x\,\mathrm{d}x \quad \rightarrow \quad \int \sin x\cos x\,\mathrm{d}x = \frac{1}{2}\sin^2 x + c.$

Spezialfälle der partiellen Integration:

a) Integrand ist Produkt aus einem Polynom $p(x)$ vom Grade n und einer der Funktionen e^x, $\sin x$, $\cos x$, $\sinh x$, $\cosh x$:

Mehrfache (n-fache) partielle Integration für $f(x) = p(x)$.

□
$$\begin{aligned}\int x^2\sin x\,\mathrm{d}x &= -x^2\cos x + \int 2x\cos x\,\mathrm{d}x = -x^2\cos x + 2x\sin x - \int 2\sin x\,\mathrm{d}x\\ &= -x^2\cos x + 2x\sin x + 2\cos x + c.\end{aligned}$$

b) Integrand ist Produkt aus zwei der Funktionen e^x, $\sin x$, $\cos x$, $\sinh x$, $\cosh x$:

Zweimalige Produktintegration führt auf Ausgangsintegral zurück, nach dem dann die Gleichung aufgelöst wird. Gegebenenfalls folgende Beziehungen verwenden:

$\sin^2 x + \cos^2 x = 1, \quad \cosh^2 x - \sinh^2 x = 1.$

□
$$\int \mathrm{e}^x\sin x\,\mathrm{d}x = \mathrm{e}^x\sin x - \int \mathrm{e}^x\cos x\,\mathrm{d}x = \mathrm{e}^x\sin x - \mathrm{e}^x\cos x - \int \mathrm{e}^x\sin x\,\mathrm{d}x$$
$$\rightarrow \int \mathrm{e}^x\sin x\,\mathrm{d}x = \frac{1}{2}\mathrm{e}^x(\sin x - \cos x) + c.$$

▷ Bei einem Produkt aus e^x mit einer Hyperbelfunktion diese durch

$\cosh x = \frac{1}{2}(\mathrm{e}^x + \mathrm{e}^{-x}), \quad \sinh x = \frac{1}{2}(\mathrm{e}^x - \mathrm{e}^{-x})$

ersetzen und mit $z = \mathrm{e}^x$ substituieren.

c) Integrand ist Produkt aus einer rationalen Funktion und einer logarithmischen, Arkus- oder Area-Funktion: Man setze die rationale Funktion gleich $g'(x)$.

□
$$\begin{aligned}\int \frac{1}{x^2}\operatorname{Arsinh}x\,\mathrm{d}x &= -\frac{1}{x}\operatorname{Arsinh}x + \int \frac{\mathrm{d}x}{x\sqrt{1+x^2}}\\ &= -\frac{1}{x}\operatorname{Arsinh}x + \int \frac{\mathrm{d}z}{z^2-1} = -\frac{1}{x}\operatorname{Arsinh}x - \operatorname{Arcoth}\sqrt{x^2+1} + c, x > 1.\end{aligned}$$

(Substitution $z = \sqrt{x^2+1}$).

Integration durch Partialbruchzerlegung

Gebrochenrationale Funktionen, wie sie z. B. bei der Anwendung der Laplacetransformation auftreten, lassen sich oft über eine Partialbruchzerlegung integrieren.

1) Integrand z. B. durch Polynomdivision in eine ganzrationale Funktion $P(x)$ und eine echt gebrochen rationale Funktion $R(x)$ aufspalten:

$$\frac{f(x)}{g(x)} = P(x) + R(x) = P(x) + \frac{Z(x)}{N(x)},$$

wobei der Polynomgrad des Zählers $Z(x)$ kleiner als der des Nenners $N(x)$ ist.

▷ Zähler- und Nennerpolynom müssen teilerfremd (relativ prim) sein.

▷ Wichtig bei Einschaltvorgängen in Elektrotechnik und Regeltechnik, → Laplacetransformation.

2) Alle Nullstellen x_i des Nenners $N(x)$ bestimmen (auch komplexe):

$$N(x) = a\prod (x - x_i)^{m_i},$$

wobei die einzelnen Nullstellen x_i auch mehrfach (m_i-fach) auftreten können.

3) Echt gebrochen rationale Funktion $R(x)$ in eine Summe von Partialbrüchen aufspalten, wobei für jede Nullstelle gilt:

einfache reelle Nullstelle bei x_0:

$$R(x) = \frac{Z(x)}{N(x)} = \frac{A}{x - x_0} + \ldots,$$

zwei reelle Nullstellen bei x_0, x_1:

$$R(x) = \frac{Z(x)}{N(x)} = \frac{A}{x_0 - x_1}\left(\frac{1}{x - x_0} - \frac{1}{x - x_1}\right) + \ldots,$$

doppelte reelle Nullstelle bei x_0:

$$R(x) = \frac{Z(x)}{N(x)} = \frac{A_2}{(x - x_0)^2} + \frac{A_1}{x - x_0} + \ldots,$$

***n*-fache reelle Nullstelle** bei x_0:

$$R(x) = \frac{Z(x)}{N(x)} = \sum_{i=1}^{n} \frac{A_i}{(x - x_0)^i} + \ldots,$$

einfache komplexe Nullstelle bei $x_0 = s_0 \pm \mathrm{j}t_0$:

$$R(x) = \frac{Z(x)}{N(x)} = \frac{Ax + B}{x^2 - 2s_0x + s_0^2 + t_0^2} + \ldots,$$

doppelte komplexe Nullstelle bei $x_0 = s_0 \pm \mathrm{j}t_0$:

$$R(x) = \frac{A_2x + B_2}{(x^2 - 2s_0x + s_0^2 + t_0^2)^2} + \frac{A_1x + B_1}{x^2 - 2s_0x + s_0^2 + t_0^2} + \ldots,$$

***n*-fache komplexe Nullstelle** bei $x_0 = s_0 \pm \mathrm{j}t_0$:

$$R(x) = \sum_{i=1}^{n} \frac{A_ix + B_i}{(x^2 - 2s_0x + s_0^2 + t_0^2)^i} + \ldots.$$

4) Bestimmung der Konstanten A_i und B_i der Zerlegung durch Multiplikation mit dem Hauptnenner, dann anschließender Koeffizientenvergleich (die Vorfaktoren der Terme x^i auf beiden Seiten der Gleichung gleichsetzen) oder Anwenden der Einsetzmethode (verschiedene x-Werte, z. B. die zuvor bestimmten Nullstellen von $N(x)$, einsetzen). Bei sehr vielen Gleichungen die Eliminationsmethode von Gauß anwenden (siehe unter Gleichungssysteme).

□ $$R(x) = \frac{x+1}{x^2 - 3x + 2} = \frac{A}{x-1} + \frac{B}{x-2} \to x + 1 = A(x-2) + B(x-1)$$

$$\to A + B = 1, \quad -2A - B = 1 \to A = -2, \quad B = 3$$

$$R(x) = -\frac{2}{x-1} + \frac{3}{x-2}.$$

□ $R(x) = \frac{3x^2 - 20x + 20}{(x-2)^3(x-4)} = \frac{A_1}{x-2} + \frac{A_2}{(x-2)^2} + \frac{A_3}{(x-2)^3} + \frac{A_4}{x-4}$

$\rightarrow 3x^2 - 20x + 20 = A_1(x-2)^2(x-4) + A_2(x-2)(x-4) + A_3(x-4) + A_4(x-2)^3$

Einsetzmethode:

$x = 2$: $-8 = -2A_3 \rightarrow A_3 = 4$

$x = 4$: $-12 = 8A_4 \rightarrow A_4 = -3/2$

$x = 0$: $20 = -16A_1 + 8A_2 - 4A_3 - 8A_4$

$x = 1$: $3 = -3A_1 + 3A_2 - 3A_3 - A_4$

$\rightarrow A_1 = 3/2, A_2 = 6$

$$R(x) = \frac{3}{2(x-2)} + \frac{6}{(x-2)^2} + \frac{4}{(x-2)^3} - \frac{3}{2(x-4)}.$$

5) Integration der einzelnen Terme,

ganzrationale Funktion $P(x)$:

$$\int P(x)\,\mathrm{d}x = \int \left(a_n x^n + \ldots + a_1 x^1 + a_0\right) \mathrm{d}x = \frac{a_n}{n+1} x^{n+1} + \ldots + \frac{a_1}{2} x^2 + a_0 x,$$

einfache reelle Nullstelle x_0:

$$\int \frac{A}{x - x_0}\,\mathrm{d}x = A \ln|x - x_0|,$$

zwei reelle Nullstellen x_0, x_1:

$$\int \frac{A}{x_0 - x_1}\left(\frac{1}{x - x_0} - \frac{1}{x - x_1}\right) \mathrm{d}x = \frac{A}{x_0 - x_1} \ln\left|\frac{x - x_0}{x - x_1}\right|,$$

doppelte reelle Nullstelle x_0:

$$\int \left(\frac{A_2}{(x - x_0)^2}\,\mathrm{d}x + \frac{A_1}{x - x_0}\,\mathrm{d}x\right) = -\frac{A_2}{x - x_0} + A_1 \ln|x - x_0|,$$

***n*-fache reelle Nullstelle** x_0:

$$\int \sum_{i=1}^{n} \frac{A_i}{(x - x_0)^i}\,\mathrm{d}x = -\sum_{i=1}^{n-1} \frac{A_{i+1}}{i(x - x_0)^i} + A_1 \ln|x - x_0|,$$

ein Paar komplexer Nullstellen $x_0 = s_0 \pm \mathrm{j}t_0$:

$$\int \frac{Ax + B}{(x^2 - 2s_0 x + s_0^2 + t_0^2)}\,\mathrm{d}x = \frac{A}{2} \ln|x^2 - 2s_0 x + s^2 + t^2| + \frac{As_0 + B}{t_0} \cdot \arctan\left(\frac{x - s_0}{t_0}\right),$$

doppeltes Paar komplexer Nullstellen $x_0 = s_0 \pm \mathrm{j}t_0$, Teilintegration (die andere Teilintegration wie bei dem Fall einer einfachen komplexen Nullstelle):

$$\int \frac{A_2 x + B_2}{(x^2 - 2s_0 x + s_0^2 + t_0^2)^2}\,\mathrm{d}x = \int \frac{A_2 x + B_2}{X^2}\,\mathrm{d}x$$

$$= \frac{(A_2 s_0 + B_2)x - A_2 s_0^2 - A_2 t_0^2 - B_2 s_0}{2t_0^2 X} + \frac{A_2 s_0 + B_2}{2t_0^3} \cdot \arctan\left(\frac{x - s_0}{t_0}\right),$$

***n*-faches Paar komplexer Nullstellen**, Integration über folgende Rekursionsformeln:

$$\int \frac{Ax + B}{(x^2 - 2sx + s^2 + t^2)^n}\,\mathrm{d}x = \int \frac{Ax + B}{X^n}\,\mathrm{d}x = \frac{(As + B)x - As^2 - At^2 - Bs}{2t^2(n-1)X^{n-1}} + \frac{(As + B)(2n - 3)}{2t^2(n-1)} \int \frac{\mathrm{d}x}{X^{n-1}}$$

$$\int \frac{\mathrm{d}x}{(x^2 - 2sx + s^2 + t^2)^n} = \int \frac{\mathrm{d}x}{X^n} = \frac{x - s}{2t^2(n-1)X^{n-1}} + \frac{2n - 3}{2t^2(n-1)} \int \frac{\mathrm{d}x}{X^{n-1}}$$

mit $X = x^2 - 2sx + s^2 + t^2$.

▷ Viele Integrale sind in der Integraltafel im Anhang explizit angegeben.

□ $R(x) = \frac{N(x)}{Z(x)} = \frac{2x^2-2x+4}{x^3-x^2+x-1} \qquad Z(x) = (x-1)(x^2+1).$

Ansatz: $R(x) = \frac{A}{x-1} + \frac{Bx+C}{x^2+1}$.

Koeffizientenvergleich:

$$2x^2-2x+4 = A(x^2+1)+(Bx+C)(x-1)$$
$$= x^2(A+B)+x(C-B)+A-C$$

$\rightarrow A=2,\ B=0,\ C=-2.$

Integration: $\int \left(\frac{2}{x-1} - \frac{2}{x^2+1}\right) \mathrm{d}x = 2\ln|x-1| - 2\cdot \arctan x.$

Zusammenfassung der Partialbruchzerlegung und der Integration der Partialbrüche für die verschiedenen Arten der Nullstelle x_0 der Nennerfunktion $N(x)$:

Nullstelle x_0 von $N(x)$	Partialbruchansatz	Integration
einfach, reell	$\frac{A}{x-x_0}$	$A\ln\|x-x_0\|$
zwei einfache reelle	$\frac{A}{x_0-x_1}\left(\frac{1}{x-x_0} - \frac{1}{x-x_1}\right)$	$\frac{A}{x_0-x_1}\ln\left\|\frac{x-x_0}{x-x_1}\right\|$
doppelt, reell	$\frac{A}{(x-x_0)^2} + \frac{B}{x-x_0}$	$-\frac{A}{x-x_0} + B\ln\|x-x_0\|$
n-fach, reell	$\sum_{i=1}^{n} \frac{A_i}{(x-x_0)^i}$	$-\sum_{i=2}^{n} \frac{A_i}{(i-1)(x-x_0)^{i-1}} + A_1\ln\|x-x_0\|$
einfach, komplex ($x_0 = s_0 \pm \mathrm{j}t_0$)	$\frac{Ax+B}{(x^2-2s_0x+s_0^2+t_0^2)}$	$\frac{A}{2}\ln\|x^2-2s_0x+s^2+t^2\| + \frac{As_0+B}{t_0}\cdot \arctan\left(\frac{x-s_0}{t_0}\right)$
n-fach, komplex ($x_0 = s_0 \pm \mathrm{j}t_0$)	$\sum_{i=1}^{n} \frac{A_ix+B_i}{(x^2-2s_0x+s_0^2+t_0^2)^i}$	rekursiv, siehe oben

Integration durch Reihenentwicklung

Potenzreihenentwicklung des Integranden mit dem Konvergenzradius r:

$$f(x) = \sum_{k=0}^{\infty} a_k \cdot x^k = a_0 + a_1x + a_2x^2 + a_3x^3 + \ldots \qquad \left(a_k = \frac{1}{k!}f^{(k)}(0),\ |x| < r\right).$$

Anschließende Integration der einzelnen Glieder der Potenzreihe:

$$\int f(x)\,\mathrm{d}x = \sum_{k=0}^{\infty} a_k \frac{x^{k+1}}{k+1} = a_0x + \frac{a_1}{2}x^2 + \frac{a_2}{3}x^3 + \ldots.$$

In der Regel sowohl für unbestimmte als auch für bestimmte Integrale möglich!

▷ Die Integrationsgrenzen müssen innerhalb des Konvergenzradius r liegen!

□ $\int \sin\sqrt{x}\,\mathrm{d}x$:

Potenzreihe: $\sin x = x - \frac{x^3}{3!} + \frac{x^5}{5!} - \ldots$, $\sin\sqrt{x} = \sqrt{x} - \frac{x^{3/2}}{3!} + \frac{x^{5/2}}{5!} - \ldots$,

Integration: $\int \sin\sqrt{x}\,\mathrm{d}x = \frac{2x^{3/2}}{3} - \frac{2x^{5/2}}{5\cdot 3!} + \frac{2x^{7/2}}{7\cdot 5!} - \ldots$

☐ $\int_0^{0,5} \sqrt{1+x^2}\,dx$ auf 2 Stellen genau:

Potenzreihe für $z = x^2$: $\sqrt{1+z} = (1+z)^{1/2} = 1 + \frac{1}{2}z - \frac{1}{8}z^2 + \frac{3}{48}z^3 - \ldots$,

$\rightarrow \sqrt{1+x^2} = 1 + \frac{1}{2}x^2 - \frac{1}{8}x^4 + \frac{3}{48}x^6 - \ldots$,

Integration: $\int \sqrt{1+x^2}\,dx = x + \frac{1}{6}x^3 - \frac{1}{40}x^5 + \frac{3}{336}x^7 - \ldots$,

$\int_0^{0,5} \sqrt{1+x^2}dx = 0,5 + 0,021 - 0,001 + \ldots \approx 0,520.$

Häufig vorkommende nichtelementare Integrale elementarer Funktionen:

Integralsinus:

$$\mathrm{Si}(x) = \int_0^x \frac{\sin t}{t}\,dt = x - \frac{x^3}{18} + \frac{x^5}{600} - \frac{x^7}{35\,280} + \ldots + \frac{(-1)^i x^{2i+1}}{(2i+1)\cdot(2i+1)!} + \ldots$$

Integralcosinus (Eulersche Konstante $C = 0,577\,215\,66\ldots$):

$$\mathrm{Ci}(x) = \int_x^\infty \frac{\cos t}{t}\,dt = C + \ln|x| - \frac{x^2}{4} + \frac{x^4}{96} - \frac{x^6}{4320} + \ldots + \frac{(-1)^i x^{2i}}{2i\cdot(2i)!} + \ldots$$

Exponentialintegral:

$$\mathrm{Ei}(x) = \int_{-\infty}^x \frac{e^t}{t}\,dt = C + \ln|x| + x + \frac{x^2}{4} + \frac{x^3}{18} + \frac{x^4}{96} + \ldots + \frac{x^i}{i\cdot i!} + \ldots$$

Integrallogarithmus:

$$\mathrm{li}(x) = \int_0^x \frac{dt}{\ln t} = C + \ln|\ln x| + \ln x + \frac{(\ln x)^2}{4} + \frac{(\ln x)^3}{18} + \frac{(\ln x)^4}{96} + \ldots + \frac{(\ln x)^i}{i\cdot i!} + \ldots$$

Gaußsches Fehlerintegral:

$$F(x) = \frac{1}{\sqrt{2\pi}} \int_{-\infty}^x e^{-t^2/2}\,dt = \frac{1}{2} + \frac{1}{\sqrt{2\pi}}\left(x - \frac{x^3}{6} + \frac{x^5}{40} - \frac{x^7}{336} + \ldots + \frac{(-1)^i x^{2i+1}}{2^i\cdot i!\cdot(2i+1)} + \ldots\right)$$

Elliptisches Integral 1. Art: Für $|k| < 1$ gilt

$$F(k,\pi/2) = \int_0^{\pi/2} \frac{dt}{\sqrt{1-k^2\sin^2 t}} = \frac{\pi}{2}\left(1 + \frac{1}{4}k^2 + \frac{9}{64}k^4 + \frac{25}{256}k^6 + \frac{1225}{16\,384}k^8 + \ldots + \left(\frac{(2i)!}{2^{2i}(i!)^2}\right)^2 k^{2i} + \ldots\right).$$

Elliptisches Integral 2. Art (Umfang einer Ellipse mit der Exzentrizität k):

$$U = 4aE(k,\pi/2) = 4a\int_0^{\pi/2} \sqrt{1-k^2\sin^2 t}\,dt$$

$$= 2\pi a\left(1 - \frac{1}{4}k^2 - \frac{3}{64}k^4 - \frac{5}{256}k^6 - \frac{175}{16\,384}k^8 - \ldots - \left(\frac{(2i)!}{2^{2i}(i!)^2}\right)^2 \frac{k^{2i}}{2i-1} - \ldots\right).$$

☐ Umfang einer Ellipse mit den Halbachsen $a = 25$ cm und $b = 20$ cm:
Exzentrizität: $k = \sqrt{1-b^2/a^2} = \sqrt{1-20^2/25^2} = 0,6$
Umfang der Ellipse: $U \approx 2\pi\cdot 25(1 - 0,09 - 0,00608 - 0,00091 - \ldots)$ cm $\approx 141,8$ cm.

15.4 Numerische Integration

Integrale, die analytisch nur schwer oder gar nicht zu lösen sind, können numerisch durch eine Aufspaltung des Integrals in eine endliche Summe berechnet werden:

$$\int_a^b f(x)\,dx = h\sum_{i=0}^N c_i\cdot f(a+ih) + F(a,b,h) \approx h\sum_{i=0}^N c_i\cdot f(a+ih)$$

mit verfahrensabhängigen Konstanten c_i und

$$h = \frac{b-a}{N}.$$

$F(a,b,N)$ ist der Fehler der Näherung. N ist die Anzahl der Unterteilungen des Intervalls, h die Breite der Intervalle. Je größer N, um so besser ist die Näherung, desto länger ist die Rechenzeit.

▷ Bei zu feiner Unterteilung (zu großem N) können Rundungsfehler das Ergebnis verfälschen.

Man vergrößere die Anzahl der Unterteilung N so lange, bis sich der Wert des Integrals innerhalb der signifikanten Stellen nicht mehr ändert:

$$\left| \frac{I(2N) - I(N)}{I(2N)} \right| < 10^{-n} \quad (n \text{ Anzahl der signifikanten Stellen.})$$

▷ n darf nicht über der Stellenzahl des verwendeten Datentyps liegen (einfach-genau: $n = 8$, doppelt-genau: $n = 16$).

▷ Die Güte der Näherung für ein bestimmtes Integral hängt ab von
1. der Fehlerordnung $O(h^n)$,
2. der Feinheit der Zerlegung h,
3. der Glattheit des Integranden.

Rechteckregel

Annäherung durch Obersumme bzw. Untersumme (Rechtecke):

$$\int_a^b f(x)\,\mathrm{d}x = \frac{b-a}{N} \sum_{i=1}^{N} f(a+ih) + O(h) = \frac{b-a}{N} \sum_{i=1}^{N} f(a+(i-1)h) + O(h).$$

Für konstante Funktionen exakt.

Trapezregel

Annäherung der zu berechnenden Fläche durch ein Trapez:

$$\int_a^b f(x)\,\mathrm{d}x \approx \frac{b-a}{2}(f(b)+f(a)).$$

Unterteilung des Integrales in N Intervalle der Breite h und N-fache Anwendung der Trapezformel (summierte Trapezformel):

$$\int_a^b f(x)\,\mathrm{d}x = \frac{b-a}{2N} \left(f(a) + f(b) + 2\sum_{i=1}^{N-1} f(a+ih) \right) + O(h^2).$$

Für Polynome ersten Grades exakt.

Simpson-Regel

Simpson-1/3-Regel, Annäherung des Integranden durch ein Polynom zweiten Grades:

$$\int_a^b f(x)\,\mathrm{d}x = \frac{b-a}{6} \left[f(a) + f(b) + 4f\left(\frac{a+b}{2}\right) \right] + O(h^4).$$

Für Polynome bis einschließlich dritten Grades exakt.

Anwendung auf N Teilintervalle: In jedem Teilintervall wird die Funktion durch ein Polynom zweiten Grades angenähert.

$$\int_a^b f(x)\,\mathrm{d}x = \frac{b-a}{3N} \left(f(a) + f(b) + 4\sum_{i=1}^{N/2} f(a+(2i-1)h) + 2\sum_{i=1}^{N/2-1} f(a+2ih) \right) + O(h^4)$$

▷ Das Intervall muß in eine gerade Anzahl N von Segmenten unterteilt sein.

Simpson-3/8-Regel:

$$\int_a^b f(x)\,\mathrm{d}x = \frac{b-a}{8}\left(f(a)+3\cdot f((2a+b)/3)+3\cdot f((a+2b)/3)+f(b)+O(h^5)\right).$$

▷ Programmsequenz zur Simpsonintegration der Funktion f mit $n+1$ Stützstellen.

```
BEGIN Simpson
INPUT a,b (Integrationsgrenzen)
INPUT n (Anzahl der Stützstellen)
h := (b - a)/n
m := n
FOR i=0 TO n DO
  x[i] := a + i*h
ENDDO
INPUT f(x[i]), i=0..n
IF (n ist ungerade AND n > 1) THEN
  dummy:=f(x[n-3])+3*(f(x[n-2])+f(x[n-1]))+f(x[n])
  int := int + 3*h*dummy/8
  m := n - 3
ENDIF
IF (m > 1) THEN
  sum1 := 0
  sum2 := 0
  FOR i=1 TO m-1 STEP 2 DO
    sum1 := sum1 + f(x[i])
  ENDDO
  FOR i=2 TO m-2 STEP 2 DO
    sum2 := sum2 + f(x[i])
  ENDDO
  int := int + h*(f(x[0]) + 4*sum1 + 2*sum2 + f(x[m]))/3
ENDIF
OUTPUT int
END Simpson
```

Romberg-Integration

Die Idee der **Romberg-Integration** ist, zusätzlich zu einer feineren Unterteilung der Intervalle in der Trapezregel den Integrations-Fehler abzuschätzen und in die Integralberechnung mit einzubeziehen (Extrapolation). Dadurch erhöht sich die Ordnung des Fehlergliedes, und man braucht meist wesentlich weniger Iterationsschritte, um die gewünschte Genauigkeit zu erreichen.

Die Berechnungsvorschrift nach Romberg lautet:

$$\int_a^b f(x)\,\mathrm{d}x \approx I_{j,k} = \frac{4^{k-1} I_{j+1,k-1} - I_{j,k-1}}{4^{k-1}-1}.$$

Der Index j bezeichnet die Anzahl der Unterteilungen des Intervalles bei der Trapezregel, k ist ein Maß für die Fehlerordnung der Näherung.

Programmablauf:

1. Berechne in einem Unterprogramm das Integral über die summierte Trapezformel für 1 Intervall ($I_{1,1}$).
2. Starte eine Schleife über i und berechne in einem Unterprogramm das Integral $I_{i,1}$ über die summierte Trapezformel für 2^i Intervalle.
3. Berechne in einer Schleife über $k = 2, i+1$ das genäherte Integral $I_{j,k}$ mit $j = 2+i-k$ über die oben angegebene Romberg-Beziehung.
4. Beende die i-Schleife, falls der maximale Iterationsschritt erreicht ist, oder wenn der Fehler genügend klein ist:

   $\left|\frac{I_{1,i+1} - I_{1,i}}{I_{1,i}}\right| < 10^{-n}$ (n Anzahl der signifikanten Stellen).

▷ Tabellierte Daten können mit der Romberg-Integration meist nicht berechnet werden, da die Schrittweite immer weiter halbierbar sein muß. Hauptanwendung bei analytisch angegebenen Funktionen.

▷ Programmsequenz zur numerischen Integration von f nach dem Rombergschema. In dem Unterprogramm `Trapezregel` wird das Integral mit jeweils n Stützstellen berechnet und wieder an `Romberg` übergeben.

```
BEGIN Romberg
INPUT a,b (Integrationsgrenzen)
INPUT eps (Abbruchkriterium)
INPUT maxit (maximale Anzahl von Iterationen)
n := 1
CALL Trapezregel(n,a,b,integral)
int[1,1] := integral
epsa := 1.1*eps
i := 0
WHILE (epsa > eps AND i < maxit) DO
  i := i + 1
  n := potenz(2,i)
  CALL Trapezregel(n,a,b,integral)
  int[i+1,1] := integral
  FOR k = 2 TO i+1 DO
    j := 2 + i - k
    int[j,k]:=potenz(4,(k-1))*int[j+1,k-1]-int[j,k-1]
    int[j,k]:=int[j,k]/(potenz(4,(k-1))-1)
  ENDDO
  epsa:=abs((int[1,i+1]-int[1,i])/(int[1,i+1]))*100
ENDDO
END Romberg
```

```
BEGIN Trapezregel
INPUT n, a, b
sum := 0
step := (b-a)/n
FOR i=1 TO n-1 DO
  x := a + i*step
  sum := sum + f(x)
ENDDO
integral := (b-a)*(f(a) + 2*sum + f(b))/2/n
OUTPUT integral
END Trapezregel
```

Gauß-Quadratur

Ausnutzen des Mittelwertsatzes der Integralrechnung: Das bestimmte Integral entspricht der Intervallänge $(b-a)$ multipliziert mit dem Funktionswert $f(c)$ an einer optimal zu wählenden Zwischenstelle c.

$$\int_a^b f(x)\,\mathrm{d}x = (b-a)\cdot f(c), \quad c \in [a,b].$$

Gauß-Quadratur. Wahl von n geeigneten nichtäquidistanten Stützstellen x_i und Gewichten g_i, so daß die Quadraturformel für Polynome vom Höchstgrad $2n-1$ exakt ist:

$$\int_a^b f(x)\,\mathrm{d}x = \sum_{i=1}^{n} g_i \cdot f(x_i) + R_n(f).$$

Dabei ist $R_n(f) = 0$, falls f im Polynom vom Grad $\leq 2n-1$ ist.

Vorteil: Gauß-Quadraturen sind schon für wenige Stützstellen sehr genau.

▷ Gauß-Quadraturen erfordern die Berechnung von Funktionswerten an genau vorgegebenen Stützstellen, daher für tabellierte Daten meist nicht geeignet.

Gauß-Legendre-Integralbestimmung, für Legendre-Polynome n-ter Ordnung exakt. Für $n = 2$:

$$\int_{-1}^{1} f(x)\,\mathrm{d}x = f(-1/\sqrt{3}) + f(1/\sqrt{3}).$$

▷ Bei Gauß-Legendre-Quadraturen wird die Integration im Intervall $[-1,1]$ durchgeführt.

Umformung auf ein beliebiges Intervall $[a,b]$ möglich über die Substitution

$$x = \frac{b-a}{2}z + \frac{b+a}{2}.$$

Für $n = 2$:

$$\int_a^b f(x)\mathrm{d}x = \frac{b-a}{2}\int_{-1}^{1} f\left(\frac{b-a}{2}z + \frac{b+a}{2}\right)\mathrm{d}z \approx \frac{b-a}{2}\left(f\left(-\frac{b-a}{2\sqrt{3}} + \frac{b+a}{2}\right) + f\left(\frac{b-a}{2\sqrt{3}} + \frac{b+a}{2}\right)\right).$$

Tabelle der Stützstellen x_i und Gewichte g_i für Gauß-Legendre-Quadraturen bis zur 4. Ordnung:

n	i	x_i	g_i
1	1	0	2
2	1	−0,5773503	1
	2	0,5773503	1
	1	−0,7745967	0,5555556
3	2	0	0,8888889
	3	0,7745967	0,5555556
	1	−0,8611363	0,3478548
4	2	−0,3399810	0,6521455
	3	0,3399810	0,6521455
	4	0,8611363	0,3478548

▷ Die Gauß-Quadraturen können bei großen Integrationsintervallen auf Teilintervalle mit anschließender Summation der Teilintervalle effektiv angewendet werden, ohne die Zahl der Stützstellen zu erhöhen!

□ Gauß-Legendre bei $n = 2$ Stützstellen (!) für die Normalverteilung:

$$\frac{1}{\sqrt{2\pi}}\int_0^2 \mathrm{e}^{-x^2/2}\,\mathrm{d}x = \frac{1}{\sqrt{2\pi}}\int_{-1}^{1} \mathrm{e}^{-(1+x)^2/2}\,\mathrm{d}x \approx \frac{1}{\sqrt{2\pi}}\left(\mathrm{e}^{-(1-1/\sqrt{3})^2/2} + \mathrm{e}^{-(1+1/\sqrt{3})^2/2}\right) \approx 0{,}4798.$$

Abweichung vom wahren Wert (0,4772): nur 0,5 %!

Gauß-Laguerre-Integration, für uneigentliche Integrale mit exponentiell abfallenden Integranden (z. B. für Boltzmann-Verteilungen).

Tabelle der numerischen Integrationsverfahren

In der Fehlerabschätzung ist ξ ein Punkt aus dem Intervall $[x, x+h]$.

Methode	Punkte für eine Anwendung	Fehler	Anwendbarkeit	Bemerkungen
Trapez	2	$\sim h^3 f''(\xi)$	allgemein	
Simpson (1/3)	3	$\sim h^5 f^{(4)}(\xi)$	allgemein	
Simpson (3/8)	4	$\sim h^5 f^{(4)}(\xi)$	allgemein	
Romberg	3		$f(x)$ bekannt	nicht für tabellierte Daten
Gauß	≥ 2		$f(x)$ bekannt	nicht für tabellierte Daten

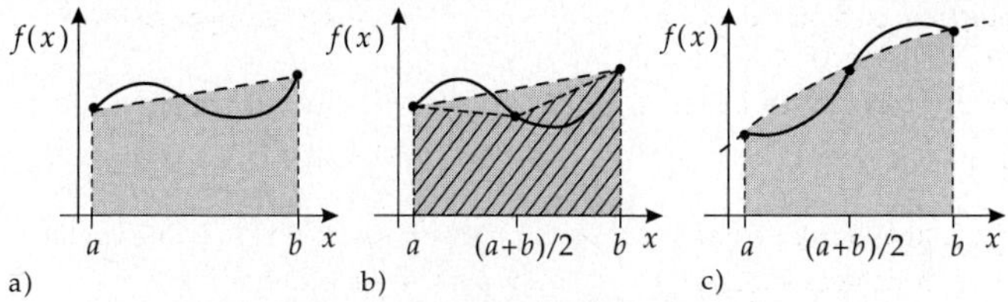

Numerische Integrationsverfahren:
a) Trapezregel, b) Rombergverfahren, c) Simpson-Regel

▷ Die Romberg-Näherung I_{11} ist identisch mit der Simpson-(1/3)-Formel.

▷ Programmsequenz zur Integration einer diskretisiert gegebenen Funktion f. Die Stützstellen, an denen die Funktionswerte bekannt sind, brauchen nicht äquidistant zu sein.

```
BEGIN Integration
INPUT n (Anzahl der Segmente)
INPUT x[i], f(x[i]), i = 0..n
h := x[1] - x[0]
k := 1
int := 0
FOR j = 1 TO n DO
  hfuture := x[j+1] - x[j]
  IF (h = hfuture) THEN
    IF (k = 3) THEN
      int:=int+2*h*(f(x[j-1])+4*f(x[j-2])+f(x[j-3]))/6
      k := k - 1
    ELSEIF
      k := k + 1
    ENDIF
  ELSEIF
    IF (k = 1) THEN
      int := int + h*(f(x[j]) + f(x[j-1]))/2
    ELSEIF
      IF (k = 2) THEN
        int:=int+2*h*(f(x[j])+4*f(x[j-1])+f(x[j-2]))/6
      ELSEIF
        dummy:=f(x[j])+3*(f(x[j-1])+f(x[j-2]))+f(x[j-3])
        int := int + 3*h*dummy/8
      ENDIF
      k := 1
    ENDIF
  ENDIF
h := hfuture
ENDDO
END Integration
```

▷ Die Integration einer durch eine Wertetabelle (t_i, y_i), $i = 0, 1, \ldots, n$, diskretisierten Funktion wird wie folgt ausgeführt: Man berechnet kubische Spline-Interpolierende s; als Randbedingungen verwende man „s dreimal stetig differenzierbar in t_1 und t_{n-1}“. Die Integration von s erfolgt segmentweise mit Hilfe der Simpsonregel. Diese Wahl der Randbedingungen stellt sicher, daß die Methode Polynome vom Höchstgrad 3 exakt integriert. (Die Programmteile Spline-Funktion, Randbedingungen und spline sind in Abschnitt 5.14 angegeben.)

```
BEGIN Integration tabellierter Daten
CALL Spline-Funktion
CALL Randbedingungen (c,u,v,w,t,4,n);    {vgl. Spline-Interpolation}
```

```
integral=0
FOR i=1 TO n DO
BEGIN
  h:=t[i]-t[i-1]
  integral:=integral+h/6*(y[i-1]+4*spline(t[i-1]+h/2,y,c,n)+y[i]);
ENDDO
OUTPUT integral
END Integration tabellierter Daten
```

15.5 Mittelwertsatz der Integralrechnung

● **Mittelwertsatz der Integralrechnung**, ist $f(x)$ in $[a,b]$ stetig, so gibt es eine Stelle c im Intervall $[a,b]$, für die gilt

$$\int_a^b f(x)\,\mathrm{d}x = (b-a)f(c), \quad \text{für ein } c \in [a,b].$$

▷ Das bestimmte Integral $\int_a^b f(x)\,\mathrm{d}x$ mit $f(x) \geq 0$ kann also durch **ein** Rechteck der Seitenlänge $(b-a)$ und der Höhe $f(c)$ dargestellt werden, das Problem ist, die richtige Stelle $x=c$ zu finden.

Linearer Mittelwert (Integralmittelwert) $f(c)$ der Funktionswerte im Intervall $[a,b]$:

$$f(c) = \frac{1}{b-a}\int_a^b f(x)\,\mathrm{d}x, \quad c \in [a,b].$$

□ Für eine lineare Funktion ist $c = (a+b)/2$.

Quadratischer Mittelwert, definiert man als das Integral über das Quadrat der Funktion $f(x)$:

$$M_{\text{quadr}} = \sqrt{\frac{1}{b-a}\int_a^b (f(x))^2\,\mathrm{d}x}.$$

Anwendungen des Mittelwertsatzes:

Numerische Integration mit Gauß-Verfahren n-ter Ordnung,
die Funktionswerte werden nicht am Rand des Intervalles $[a,b]$, sondern an geeigneten x-Werten im Innern von $[a,b]$ berechnet, so daß das Integral bis zu einem Polynom n-ter Ordnung exakt ist.

● **Erweiterter erster Mittelwertsatz der Integralrechnung**, sind $f(x)$ und $g(x)$ im Intervall $[a,b]$ stetig und wechselt $g(x)$ im Intervall das Vorzeichen nicht, so gilt

$$\int_a^b f(x)g(x)\,\mathrm{d}x = f(c)\int_a^b g(x)\mathrm{d}x, \quad c \in (a,b).$$

● **Erweiterter zweiter Mittelwertsatz der Integralrechnung**, ist $f(x)$ monoton und beschränkt und ist $g(x)$ im Intervall $[a,b]$ integrierbar, so gilt

$$\int_a^b f(x)g(x)\,\mathrm{d}x = f(a)\int_a^c g(x)\,\mathrm{d}x + f(b)\int_c^b g(x)\,\mathrm{d}x, \quad c \in [a,b].$$

15.6 Kurven-, Flächen- und Volumenintegrale

Bogenlänge (Rektifikation)

● **Linienelement** einer Kurve, nach Pythagoras
$\mathrm{d}s = \sqrt{\mathrm{d}x^2 + \mathrm{d}y^2} = \sqrt{1+(f'(x))^2}\,\mathrm{d}x.$

Bogenlänge einer Kurve ist daher

$$s = \int \mathrm{d}s = \int_a^b \sqrt{1+\left(\frac{\mathrm{d}y}{\mathrm{d}x}\right)^2}\,\mathrm{d}x = \int_a^b \sqrt{1+(f'(x))^2}\,\mathrm{d}x.$$

☐ Umfang des Einheitskreises: $y = \sqrt{1-x^2}$, $y' = -\dfrac{x}{\sqrt{1-x^2}}$,

$$s = 2\int_{-1}^{1} \sqrt{1+\frac{x^2}{1-x^2}}\,\mathrm{d}x = 2\int_{-1}^{1} \frac{\mathrm{d}x}{\sqrt{1-x^2}} = 2\arcsin x\Big|_{-1}^{1} = 2\pi.$$

Flächeninhalt

Flächen zwischen einer Kurve $f(x)$ und der x-Achse berechnet man mit Hilfe des Integrals

$$I = \int_a^b f(x)\,\mathrm{d}x = F(b) - F(a).$$

▷ Ist f im Integrationsintervall negativ, so wird auch das Integral negativ. Das Vorzeichen des Integrals hängt auch davon ab, welche Integrationsgrenze größer ist.

Funktionswert	Integrationsgrenzen	Integralwert
$f(x) > 0$	$a < b$	$I > 0$
$f(x) < 0$	$a < b$	$I < 0$
$f(x) > 0$	$a > b$	$I < 0$
$f(x) < 0$	$a > b$	$I > 0$

Betrag der Fläche:

1. Nullstellen $x_1, x_2, \ldots, x_n$ berechnen und $x_0 = a$, $x_{n+1} = b$ setzen,
2. Aufteilung des Integrals in Flächenstücke von x_i bis x_{i+1}, $(i = 0, 1, \ldots, n)$.
3. Integration der Teil-Integrale.
4. Summation der Absolutbeträge der einzelnen Integrationen.

$$A = \left|\int_a^b |f(x)|\,\mathrm{d}x\right| = \sum_{i=1}^{n} \left|\int_{x_i}^{x_{i+1}} f(x)\mathrm{d}x\right| = \sum_{i=1}^{n} |F(x_{i+1}) - F(x_i)|.$$

☐ Fläche zwischen der Kosinus-Kurve und der x-Achse im Intervall $[0, \pi]$:

$$A = \int_0^{\pi/2} \cos x\,\mathrm{d}x + \left|\int_{\pi/2}^{\pi} \cos x\mathrm{d}x\right| = \sin\pi/2 + |-\sin\pi/2 + \sin\pi| = 1 + |-1| = 2.$$

(Das Integral über $\cos x$ ohne Absolutbetrag ist dagegen: $I = \int_0^{\pi} \cos x\,\mathrm{d}x = 0$.)

● Bei geraden Funktionen mit symmetrisch zur y-Achse liegenden Integrationsgrenzen braucht nur eine Seite integriert zu werden

$$I = \int_{-a}^{a} f(x)\,\mathrm{d}x = 2\int_0^a f(x)\,\mathrm{d}x \quad (f \text{ gerade}).$$

☐ Parabel:

$$\int_{-2}^{2} x^2\,\mathrm{d}x = 2\int_0^2 x^2\,\mathrm{d}x = 2\,\frac{x^3}{3}\Big|_0^2 = \frac{16}{3}.$$

● Bei ungeraden Funktionen mit symmetrisch zur y-Achse liegenden Integrationsgrenzen ist das Integral gleich Null

$$I = \int_{-a}^{a} f(x)\,\mathrm{d}x = 0 \qquad A = 2\left|\int_0^a |f(x)|\,\mathrm{d}x\right| \quad (f \text{ ungerade}).$$

☐ $y = x^3$: $\displaystyle\int_{-\pi}^{\pi} x^3\mathrm{d}x = 0.$

● Betrag einer Fläche bei geraden oder ungeraden Funktionen mit symmetrisch zur y-Achse liegenden Integrationsgrenzen:

$$A=\int_{-a}^{a}|f(x)|\,\mathrm{d}x=2\int_{0}^{a}|f(x)|\,\mathrm{d}x \qquad (f(x) \text{ gerade oder ungerade Funktion}).$$

- Fläche zwischen zwei Funktionen,

$$A=\left|\int_{a}^{b}|f(x)-g(x)|\,\mathrm{d}x\right|=\sum_{i=0}^{n}\left|\int_{x_i}^{x_{i+1}}(f(x)-g(x))\mathrm{d}x\right|,$$

wobei $x_0=a, x_{n+1}=b$ und x_i, $(i=1,2,\ldots,n)$ die Schnittpunkte der beiden Funktionen sind.

▷ Es ist empfehlenswert, den Funktionsverlauf des Integranden zu skizzieren.

- Fläche zwischen einer Kurve und der y-Achse: entspricht der Integration der Umkehrfunktion $U(y)$.

$$A=\int_{f(a)}^{f(b)}U(y)\,\mathrm{d}y.$$

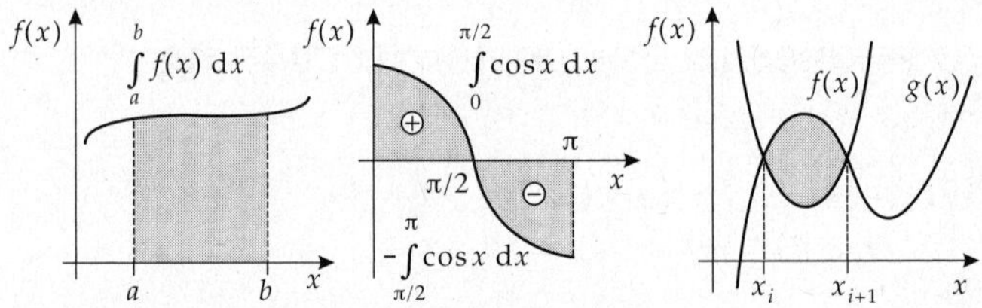

Flächenberechnungen

Rotationskörper (Drehkörper)

Rotationskörper (**Drehkörper**), entsteht durch Rotation einer Funktion $y=f(x)$ bzw. einer Umkehrfunktion $U(y)$ um eine Achse.

▷ Nicht notwendigerweise eine Koordinatenachse.

☐ Schräg im Raum liegende Rotationshyperboloide, Symmetrieachse 45° $(x=y)$.

Volumen des Rotationskörpers: Integration über alle Kreisscheiben.

Rotation um x-Achse: $V_x=\pi\int_{a}^{b}f(x)^2\,\mathrm{d}x,$

Rotation um y-Achse: $V_y=\pi\int_{f(a)}^{f(b)}U(y)^2\,\mathrm{d}y=\pi\int_{a}^{b}x^2 f'(x)\,\mathrm{d}x.$

☐ $y=x^2$: $V_x=\pi\int x^4\,\mathrm{d}x=(\pi/5)x^5,$

Volumen eines Rotationsparaboloids der Höhe h:

$$V_y=\pi\int_{0}^{h}(\sqrt{y})^2\,\mathrm{d}y=\frac{\pi h^2}{2}=\pi\int_{0}^{\sqrt{h}}x^2\cdot 2x\,\mathrm{d}x.$$

- **Oberfläche eines Rotationskörpers**, oder **Mantelfläche**, entspricht einer Integration über alle Kreisumfänge entlang der Kurve.

Rotation um x-Achse: $A_{\mathrm{M}x}=2\pi\int f(x)\,\mathrm{d}s=2\pi\int f(x)\sqrt{1+f'(x)^2}\,\mathrm{d}x,$

Rotation um y-Achse: $A_{\mathrm{M}y}=2\pi\int U(y)\,\mathrm{d}s=2\pi\int U(y)\sqrt{1+U'(y)^2}\,\mathrm{d}y.$

☐ Oberfläche einer Kugelzone: $y=\sqrt{r^2-x^2}$,

$$A_{\mathrm{M}x}=2\pi\int_{0}^{h}\sqrt{r^2-x^2}\sqrt{1+\frac{x^2}{r^2-x^2}}\,\mathrm{d}x=2\pi r\int_{0}^{h}\mathrm{d}x=2\pi rh.$$

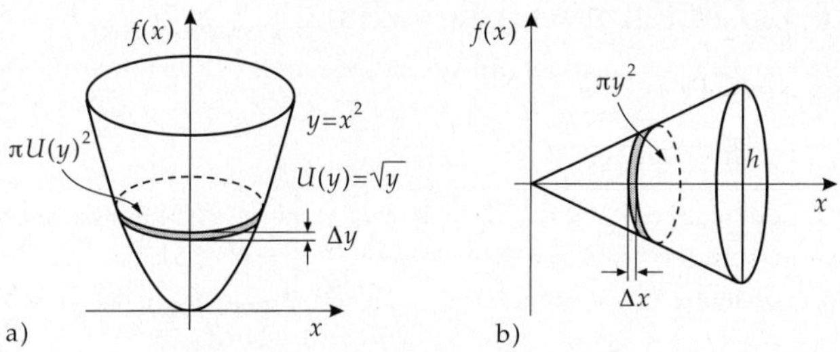

Rotationskörper: a) Paraboloid b) Kegel

15.7 Funktionen in Parameterdarstellung

Parameterdarstellung einer Kurve, mit dem Parameter t:

$$x = x(t) \qquad y = y(t).$$

Darstellung in *Polarkoordinaten*, mit dem Winkel ϕ:

$$x = r(\phi)\cos\phi \qquad y = r(\phi)\sin\phi\,.$$

Bogenlänge in Parameterdarstellung

Bogenlänge in Parameterdarstellung, und in Polarkoordinaten

$$s = \int \sqrt{\dot{x}^2 + \dot{y}^2}\,\mathrm{d}t, \qquad s = \int \sqrt{r^2 + \dot{r}^2}\,\mathrm{d}\phi\,, \qquad \dot{r} = \frac{\mathrm{d}r}{\mathrm{d}\phi}.$$

□ Bogenlänge eines Kreisstückes:

$$r = r_0, \qquad \dot{r} = 0, \qquad s = \int_0^{\alpha} \sqrt{r_0^2 + 0}\,\mathrm{d}\phi = \alpha r_0.$$

Sektorenformel

Das Flächendifferential und die Fläche zwischen der Kurve und dem Ursprung lauten in Polarkoordinaten:

$$\mathrm{d}A = \frac{1}{2} r \cdot r\,\mathrm{d}\phi\,, \qquad A = \frac{1}{2}\int r^2\,\mathrm{d}\phi\,.$$

- **Leibnizsche Sektorenformel**, für Funktionen in Parameterdarstellung berechnet man die Fläche zwischen der Kurve und dem Ursprung über

$$A = \frac{1}{2}\int (x\dot{y} - \dot{x}y)\mathrm{d}t.$$

□ Die Fläche der Lemniskate $r = a\sqrt{\cos 2\phi}$:

$$A = 4\frac{1}{2}a^2 \int_0^{\pi/4} \cos 2\phi\,\mathrm{d}\phi = 2a^2\frac{1}{2}\sin(2\phi)\Big|_0^{\pi/4} = a^2.$$

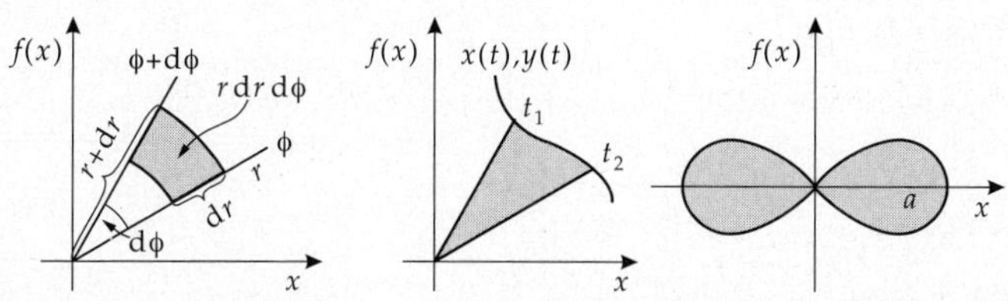

Sektorenformel *Lemniskate*

Rotationskörper in Parameterdarstellung

Mantelflächenberechnung (**Komplanation**) und Volumenberechnung (**Kubatur**) eines Drehkörpers in Parameterdarstellung:

Drehachse	Mantelfläche	Volumen
x-Achse	$A_{\mathrm{M}x} = 2\pi \int y\sqrt{\dot{x}^2+\dot{y}^2}\,\mathrm{d}t$	$V_x = \pi \int y^2\dot{x}\,\mathrm{d}t$
y-Achse	$A_{\mathrm{M}y} = 2\pi \int x\sqrt{\dot{x}^2+\dot{y}^2}\,\mathrm{d}t$	$V_y = \pi \int x^2\dot{y}\,\mathrm{d}t$

Mantelfläche und Volumen eines Drehkörpers in Polarkoordinaten:

Drehachse	Mantelfläche	Volumen
x-Achse	$2\pi \int r\sin\phi\,\sqrt{r^2+\dot{r}^2}\,\mathrm{d}\phi$	$\pi \int r^2\sin^2\phi\,(\dot{r}\cos\phi - r\sin\phi)\,\mathrm{d}\phi$
y-Achse	$2\pi \int r\cos\phi\,\sqrt{r^2+\dot{r}^2}\,\mathrm{d}\phi$	$\pi \int r^2\cos^2\phi\,(\dot{r}\sin\phi + r\cos\phi)\,\mathrm{d}\phi$

15.8 Mehrfachintegrale und ihre Anwendungen

Definition von Mehrfachintegralen

Doppelintegral, Grenzübergang einer Doppelsumme über Flächenbereiche über eine Funktion von zwei unabhängigen Variablen $f(x,y)$ (Integral in zwei Dimensionen), analog zum einfachen Integral definiert:

$$\iint f(x,y)\,\mathrm{d}y\,\mathrm{d}x = \lim_{n,m\to\infty} \sum_{i=1}^{n}\sum_{j=1}^{m} f(x_i,y_j)\Delta x_i \Delta y_j .$$

Flächendifferential,

$$\mathrm{d}A = \mathrm{d}x\,\mathrm{d}y.$$

Doppelintegral setzt sich aus äußerem und innerem Integral zusammen. Es wird durch zwei aufeinanderfolgende gewöhnliche Integrationen berechnet.

$$\underbrace{\int_{x=a}^{b} \underbrace{\int_{y=u(x)}^{o(x)}}_{\text{inneres Integral}} f(x,y)\,\mathrm{d}y\,\mathrm{d}x.}_{\text{äußeres Integral}}$$

In Polarkoordinaten lautet das Flächendifferential $\mathrm{d}A = r\,\mathrm{d}r\,\mathrm{d}\phi$:

$$\int_{\phi=\phi_1}^{\phi_2}\int_{r=0}^{r(\phi)} f(r,\phi)\,r\,\mathrm{d}r\,\mathrm{d}\phi .$$

Dreifachintegral, berechnet man durch drei aufeinanderfolgende gewöhnliche Integrationen. Je nach Form des zu integrierenden Volumens wählt man entsprechend angepaßte Koordinaten bzw. passende Volumenelemente.

kartesisch	Zylinderkoordinaten	Kugelkoordinaten
$\iiint \underbrace{\mathrm{d}x\,\mathrm{d}y\,\mathrm{d}z}_{\mathrm{d}V}$	$\iiint \underbrace{r\,\mathrm{d}r\,\mathrm{d}\phi\,\mathrm{d}z}_{\mathrm{d}V}$	$\iiint \underbrace{r^2\sin\theta\,\mathrm{d}r\,\mathrm{d}\phi\,\mathrm{d}\theta}_{\mathrm{d}V}$

☐ Volumen einer Kugel:

$$\int_{r=0}^{R}\int_{\phi=0}^{2\pi}\int_{\theta=0}^{\pi} r^2 \sin\theta \, \mathrm{d}r \, \mathrm{d}\phi \, \mathrm{d}\theta = \frac{R^3}{3} 2\pi \int_{\theta=0}^{\pi} \sin\theta \, \mathrm{d}\theta = \frac{4\pi}{3} R^3.$$

Substitutionsregel für Mehrfachintegrale, Berechnung eines Integrals in beliebigen Koordinaten u, v und w, die durch

$$x = x(u,v,w), \quad y = y(u,v,w) \quad z = z(u,v,w)$$

definiert sind. Zerlegung des Integrationsgebietes in Volumenelemente durch die Koordinatenflächen $u = \text{const}$, $v = \text{const}$ und $w = \text{const}$:

$$\mathrm{d}V = |D| \, \mathrm{d}u \, \mathrm{d}v \, \mathrm{d}w$$

mit der **Funktionaldeterminante** (**Jacobi-Determinante**):

$$D = \begin{vmatrix} \frac{\partial x}{\partial u} & \frac{\partial x}{\partial v} & \frac{\partial x}{\partial w} \\ \frac{\partial y}{\partial u} & \frac{\partial y}{\partial v} & \frac{\partial y}{\partial w} \\ \frac{\partial z}{\partial u} & \frac{\partial z}{\partial v} & \frac{\partial z}{\partial w} \end{vmatrix}.$$

Substitution des Integrals möglich für $D \neq 0$:

$$\iiint f(x,y,z) \, \mathrm{d}V = \iiint f(u,v,w) |D| \, \mathrm{d}w \, \mathrm{d}v \, \mathrm{d}u.$$

▷ Numerische Berechnung von Mehrfachintegralen: Monte-Carlo-Methoden, besonders bei großen n effizient (n Anzahl der Integrationen).

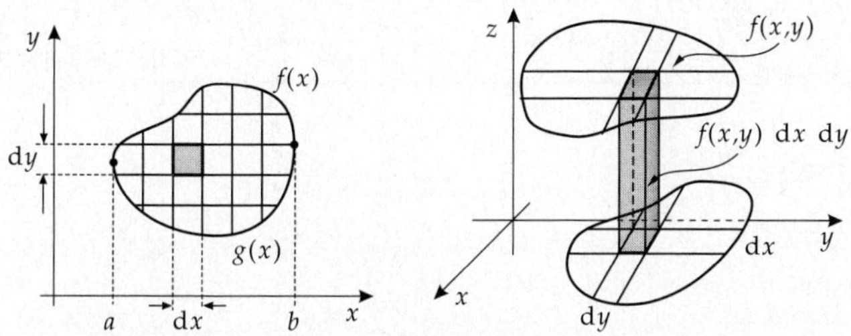

Mehrfachintegrale

Flächenberechnung

Fläche zwischen zwei Kurven $f(x)$ und $g(x)$ in kartesischen Koordinaten:

$$A = \int_{x=a}^{b}\int_{g(x)}^{f(x)} \mathrm{d}y \, \mathrm{d}x = \int_{x=a}^{b} (f(x) - g(x)) \, \mathrm{d}x.$$

☐ Kreisabschnitt:

$$A = \int_0^h \int_0^{\sqrt{r^2-x^2}} \mathrm{d}y \, \mathrm{d}x = \int_0^h \sqrt{r^2 - x^2} \mathrm{d}x = \frac{1}{2}\left(h\sqrt{r^2 - h^2} + r^2 \arcsin\frac{h}{r} \right).$$

Fläche zwischen zwei Kurven in Polarkoordinaten ($r = r(\phi)$):

$$A = \int_{\phi=\phi_1}^{\phi_2}\int_{r=g(\phi)}^{f(\phi)} r \, \mathrm{d}r \, \mathrm{d}\phi \, .$$

□ Kreissegment ($r(\phi) = r$):

$$A = \int_0^{\alpha} \int_0^{r} r \, \mathrm{d}r \, \mathrm{d}\phi = \int_0^{\alpha} \frac{r^2}{2} \mathrm{d}\phi = \alpha \frac{r^2}{2}.$$

Schwerpunkt von Bögen

Schwerpunkt von Bögen: in den drei verschiedenen Darstellungsformen des Bogens in kartesischen Koordinaten, Parameterdarstellung und Polarkoordinaten. x_S: x-Koordinate des Schwerpunktes, y_S: y-Koordinate des Schwerpunktes, s: Länge der Kurve

$y = f(x)$	$x = x(t),\ y = y(t)$	$r = r(\phi)$
$x_S = \frac{1}{s} \int x \sqrt{1 + y'^2} \mathrm{d}x$	$x_S = \frac{1}{s} \int x \sqrt{\dot{x}^2 + \dot{y}^2} \mathrm{d}t$	$x_S = \frac{1}{s} \int r \sqrt{r^2 + \dot{r}^2} \cos\phi \, \mathrm{d}\phi$
$y_S = \frac{1}{s} \int y \sqrt{1 + y'^2} \mathrm{d}x$	$y_S = \frac{1}{s} \int y \sqrt{\dot{x}^2 + \dot{y}^2} \mathrm{d}t$	$y_S = \frac{1}{s} \int r \sqrt{r^2 + \dot{r}^2} \sin\phi \, \mathrm{d}\phi$
$s = \int \sqrt{1 + y'^2} \mathrm{d}x$	$s = \int \sqrt{\dot{x}^2 + \dot{y}^2} \mathrm{d}t$	$s = \int \sqrt{r^2 + \dot{r}^2} \mathrm{d}\phi$

Trägheitsmoment von Bögen

Trägheitsmoment von Bögen:

I_x: Trägheitsmoment in bezug auf die x-Achse, I_y: Trägheitsmoment in bezug auf die y-Achse.

	äquatoriales Trägheitsmoment	
$y = f(x)$	$I_x = \int y^2 \sqrt{1 + y'^2} \mathrm{d}x$	$I_y = \int x^2 \sqrt{1 + y'^2} \mathrm{d}x$
$x(t), y(t)$	$I_x = \int y^2 \sqrt{\dot{x}^2 + \dot{y}^2} \mathrm{d}t$	$I_y = \int x^2 \sqrt{\dot{x}^2 + \dot{y}^2} \mathrm{d}t$
$r = r(\phi)$	$I_x = \int r^2 \sin^2\phi \sqrt{r^2 + \dot{r}^2} \mathrm{d}\phi$	$I_y = \int r^2 \cos^2\phi \sqrt{r^2 + \dot{r}^2} \mathrm{d}\phi$

I_p: Trägheitsmoment in bezug auf einen Punkt.

	polares Trägheitsmoment
$y = f(x)$	$I_p = \int (x^2 + y^2) \sqrt{1 + y'^2} \mathrm{d}x$
$x = x(t),\ y = y(t)$	$I_p = \int (x^2 + y^2) \sqrt{\dot{x}^2 + \dot{y}^2} \mathrm{d}t$
$r = r(\phi)$	$I_p = \int r^2 \sqrt{r^2 + \dot{r}^2} \mathrm{d}\phi$

▷ Das polare Trägheitsmoment ist immer gleich der Summe der äquatorialen Trägheitsmomente $I_p = I_x + I_y$.

Schwerpunkt einer Fläche

Schwerpunkt einer Fläche:

x_S: x-Koordinate des Schwerpunktes, y_S: y-Koordinate des Schwerpunktes, A: Flächeninhalt.

$y = f(x)$	$x_S = \frac{1}{A}\iint x\,dy\,dx$	$y_S = \frac{1}{A}\iint y\,dy\,dx$	$A = \iint dx\,dy$
$r = r(\phi)$	$x_S = \frac{1}{A}\iint r^2\cos\phi\,dr\,d\phi$	$y_S = \frac{1}{A}\iint r^2\sin\phi\,dr\,d\phi$	$A = \iint r\,dr\,d\phi$

Trägheitsmoment von Flächen

Trägheitsmoment von Flächen:

I_x: Trägheitsmoment in bezug auf die x-Achse, I_y: Trägheitsmoment in bezug auf die y-Achse, I_p: Trägheitsmoment in bezug auf einen Punkt, I_{xy}: zentrifugales Trägheitsmoment.

	äquatoriales Trägheitsmoment		polares Trägheitsmoment
$y = f(x)$	$I_x = \iint y^2\,dx\,dy$	$I_y = \iint x^2\,dx\,dy$	$I_p = \iint (x^2+y^2)\,dx\,dy$
$r = r(\phi)$	$I_x = \int r^3\sin^2\phi\,dr\,d\phi$	$I_y = \int r^3\cos^2\phi\,dr\,d\phi$	$I_p = \int r^3\,dr\,d\phi$

▷ Es gilt generell $I_p = I_x + I_y$.

Zentrifugales Trägheitsmoment:

$$I_{xy} = \int xy\,dx\,dy.$$

Schwerpunkt eines Körpers

Schwerpunkt eines Körpers in kartesischen Koordinaten:

$$x_S = \frac{1}{V}\iiint x\,dx\,dy\,dz, \quad y_S = \frac{1}{V}\iiint y\,dx\,dy\,dz, \quad z_S = \frac{1}{V}\iiint z\,dx\,dy\,dz.$$

Volumen $V = \iiint dx\,dy\,dz.$

□ Schwerpunkt einer Halbkugel: $V = \frac{2\pi}{3}R^3$,

$$z_S = \frac{1}{V}\int_{\phi=0}^{2\pi}\int_{r=0}^{R}\int_{z=0}^{\sqrt{R^2-r^2}} zr\,dz\,dr\,d\phi = \frac{3}{2\pi R^3}\frac{2\pi}{2}\int_{r=0}^{R} r(R^2-r^2)\,dr = \frac{3}{2R^3}\frac{R^4}{4} = \frac{3}{8}R.$$

Trägheitsmoment eines Körpers

Trägheitsmoment eines Körpers in kartesischen Koordinaten:

$$I_z = \iiint (x^2+y^2)\,dx\,dy\,dz.$$

Bezugsachse ist die z-Achse.

Schwerpunkt von Drehkörpern

Schwerpunkt von Drehkörpern:

$$z_S = \frac{1}{V}\iiint zr\,dr\,dz\,d\phi, \quad V = \iiint r\,dr\,dz\,d\phi.$$

Rotationsachse ist die z-Achse.

Der Schwerpunkt liegt aus Symmetriegründen immer auf der z-Achse.

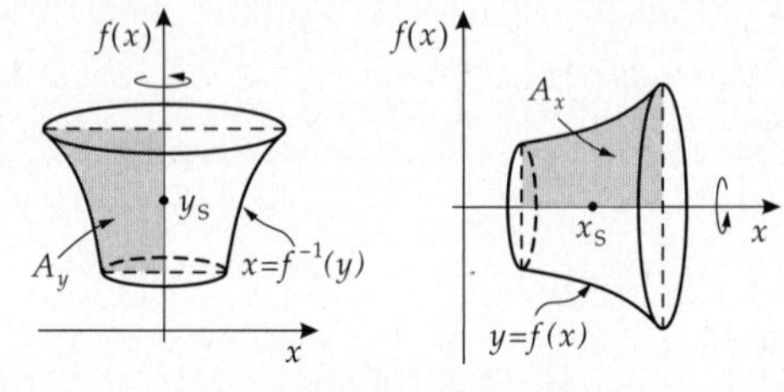

Schwerpunkt eines Drehkörpers

15.9 Technische Anwendung der Integralrechnung

Statisches Moment, Schwerpunkt

Statisches Moment M eines Massenpunktes, das Produkt aus der Masse m mit dem Abstand r von der Drehachse

$$M = rm.$$

Bei ausgedehnten Körpern gilt

$$M = \int r\,\mathrm{d}m.$$

Schwerpunkt eines ausgedehnten Körpers, der Punkt, in dem sich alle statischen Momente aufheben

$$r_S = \frac{1}{m}\int r\,\mathrm{d}m,$$

wobei r_S der Abstand des Schwerpunktes von der Drehachse ist.

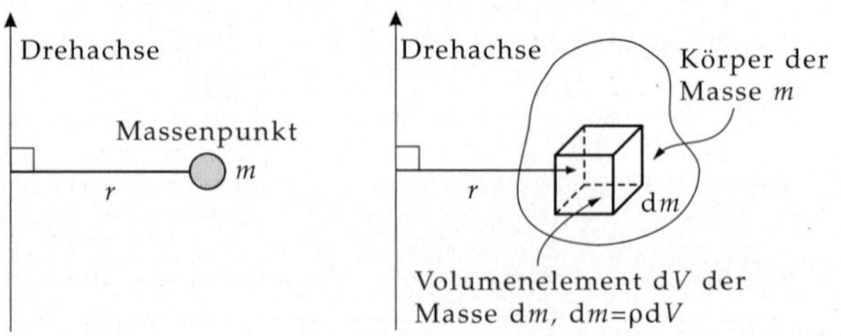

Momentberechnungen

Homogen mit Masse belegte Objekte: Für die Momente M_x und M_y und die Schwerpunkte x_S und y_S bezüglich der x- und y-Achsen gilt folgende Tabelle:

Objekt	Momente	Schwerpunkt
Kurve der Länge s	$M_x = \int y\,\mathrm{d}s = \int f(x)\sqrt{1+f'(x)^2}\,\mathrm{d}x$ $M_y = \int x\,\mathrm{d}s = \int x\sqrt{1+f'(x)^2}\,\mathrm{d}x$	$x_S = M_y/s$ $y_S = M_x/s$
Fläche A	$M_x = \int y\,\mathrm{d}A = \frac{1}{2}\int f(x)^2\,\mathrm{d}x$ $M_y = \int x\,\mathrm{d}A = \int x f(x)\,\mathrm{d}x$	$x_S = M_y/A$ $y_S = M_x/A$
Rotationskörper mit dem Volumen V	$M_y = \int x\,\mathrm{d}V = \pi\int x f(x)^2\,\mathrm{d}x$ $M_x = \int y\,\mathrm{d}V = 0$	$x_S = M_y/V$ $y_S = 0$

▷ Der Schwerpunkt liegt im allgemeinen nicht auf der Kurve.

● **1. Guldinsche Regel**: Der Inhalt der **Mantelfläche** eines Rotationskörpers ist gleich dem Produkt aus der Länge s des auf einer Seite der Drehachse liegenden (erzeugenden) Kurvenstücks und dem Umfang des Kreises, den der **Schwerpunkt des erzeugenden Kurvenstücks** bei einer Volldrehung um die Drehachse beschreibt.

$A_{Mx} = 2\pi y_S s, \qquad A_{My} = 2\pi x_S s.$

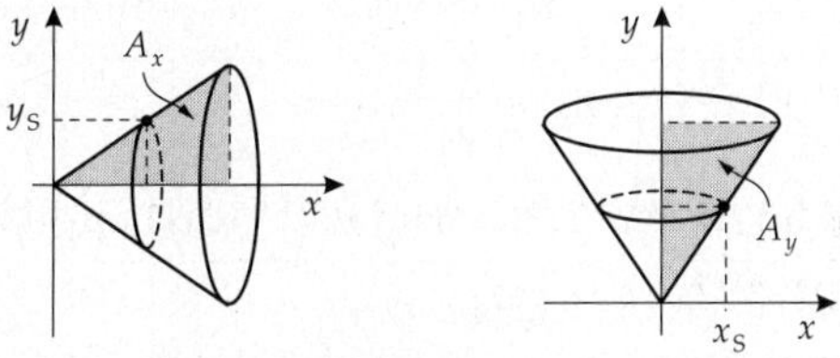

1. Guldinsche Regel

● **2. Guldinsche Regel**: Das **Volumen** eines Rotationskörpers ist gleich dem Produkt aus dem Inhalt der auf einer Seite der Drehachse liegenden (erzeugenden) Fläche und dem Umfang des Kreises, den der **Flächenschwerpunkt** bei einer Volldrehung um die Drehachse beschreibt.

$V_x = 2\pi y_S A_x, \qquad V_y = 2\pi x_S A_y.$

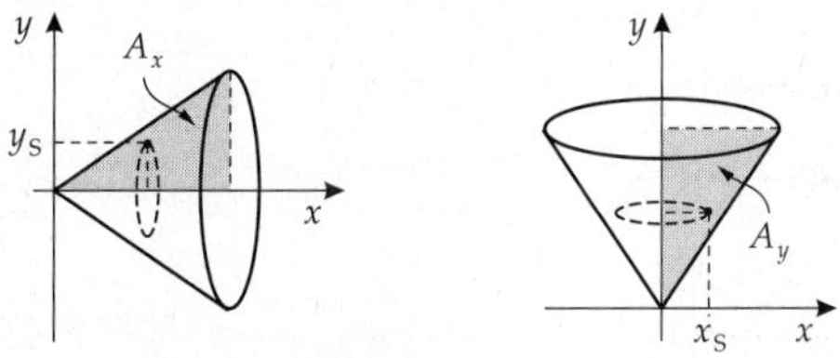

2. Guldinsche Regel

▷ Die erste Regel beinhaltet den Schwerpunkt der Kurve, die zweite Regel den Schwerpunkt der Fläche.

▷ Die Guldinschen Regeln dienen in der Praxis zur Bestimmung des jeweiligen Schwerpunktes, wenn vom Rotationskörper die Bogenlänge s und V_x, A_x, bzw. A_{Mx} bekannt sind.

Massenträgheitsmoment

Massenträgheitsmomente J starrer Körper mit homogener Massendichte der Gesamtmasse m und dem Schwerpunkt S:

Typ	Drehachse	Moment
Stab	senkrecht durch S	$\frac{1}{12}ml^2$
(Länge l)	senkrecht durch einen Endpunkt	$\frac{1}{3}ml^2$
Platte	senkrecht durch S	$\frac{1}{12}m(a^2+b^2)$
(Seitenlängen a, b)	parallel zu b durch S	$\frac{1}{12}ma^2$

Typ	Drehachse	Moment
Kreis	senkrecht durch S	$\frac{1}{2}mr^2$
(Radius r)	auf dem Kreis durch S	$\frac{1}{4}mr^2$
Kreisring	senkrecht durch S	mr^2
(Radius r)	parallel durch S	$\frac{1}{2}mr^2$
Quader	parallel zu c durch S	$\frac{1}{2}m(a^2+b^2)$
(Seitenlängen a, b, c)	parallel zu c, mittig durch b	$\frac{1}{2}m(4a^2+b^2)$
Kreiszylinder	Zylinderachse	$\frac{1}{2}mr^2$
(Radius r, Höhe h)	senkrecht zur Zylinderachse durch S	$\frac{1}{12}m(h^2+3r^2)$
Kreiskegel	Kegelachse	$\frac{3}{10}mr^2$
(Radius r, Höhe h)	senkrecht zur Kegelachse durch S	$\frac{3}{80}m(h^2+4r^2)$
Kugel	durch S	$\frac{2}{5}mr^2$
(Radius r)	tangential	$\frac{7}{5}mr^2$
Hohlkugel	durch S	$\frac{2}{5}m\frac{r_\mathrm{a}^5-r_\mathrm{i}^5}{r_\mathrm{a}^3-r_\mathrm{i}^3}$
(Außenradius r_a) (Innenradius r_i)	tangential	$m\frac{7r_\mathrm{a}^5+5r_\mathrm{a}^2r_\mathrm{i}^3-2r_\mathrm{i}^5}{5(r_\mathrm{a}^3-r_\mathrm{i}^3)}$
Ellipsoid (Halbachsen a, b, c)	parallel zu c durch S	$\frac{1}{5}m(a^2+b^2)$

Massenträgheitsmoment eines Massenpunktes, Produkt aus Masse m und Abstandsquadrat a^2 von der Bezugsachse.

$$J = a^2m$$

Äquatoriale Flächenmomente, Bezugsachsen x, y liegen in der Ebene der Fläche.
Polares Flächenmoment, bezogen auf Punkt in der Ebene der Fläche.

Bezug	Trägheitsmoment
x-Achse (äquatorial)	$J_x = y^2m$
y-Achse (äquatorial)	$J_y = x^2m$
Punkt (polar)	$J_\mathrm{p} = r^2m = (x^2+y^2)m = J_x + J_y$

Massenträgheitsmoment eines Rotationskörpers, bezüglich der Rotationsachse, homogen mit Masse der Dichte ρ belegt:

$$J = \int r^2 \mathrm{d}m = \rho \int r^2 \,\mathrm{d}V.$$

▷ r ist der Abstand von der Drehachse, kein Ortsvektor!

Flächenträgheitsmomente I von ebenen Flächen und Massenträgheitsmomente J von Rotationskörpern:

Bezugsachse	Massenträgheitsmoment
x-Achse	$J_x = \rho \int y^2 \, \mathrm{d}V = \frac{1}{2}\pi\rho \int f(x)^4 \, \mathrm{d}x$
y-Achse	$J_y = \rho \int x^2 \, \mathrm{d}V = \frac{1}{2}\pi\rho \int U(y)^4 \, \mathrm{d}y$

- **Satz von Steiner**, das Trägheitsmoment eines starren Körpers bezüglich einer beliebigen Achse J_A entspricht dem Trägheitsmoment bezüglich einer dazu parallelen Achse durch den Schwerpunkt J_S plus dem Produkt aus der Masse m und dem Abstandsquadrat der beiden Achsen a:

  $J_\mathrm{A} = J_\mathrm{S} + ma^2.$

▷ Berechnung des Trägheitsmomentes um einen beliebigen Punkt erfolgt über die einfachere Berechnung des Trägheitmoments für Drehachsen durch den Schwerpunkt.

□ Trägheitsmoment einer Kugel bezüglich einer Drehachse im Abstand $a = R$ vom Kugelmittelpunkt:

$$J_\mathrm{S} = 2\int_{\phi=0}^{2\pi}\int_{r=0}^{R}\int_{z=0}^{\sqrt{R^2-r^2}} r^3 \, \mathrm{d}z \, \mathrm{d}r \, \mathrm{d}\phi = 4\pi\int_{r=0}^{R} r^3\sqrt{R^2-r^2}\mathrm{d}r$$

$$= 4\pi\left(-\frac{1}{5}R^5 + \frac{R^2}{3}R^3\right)$$

$$J_\mathrm{S} = \frac{8\pi}{15}R^5, \quad J_\mathrm{A} = J_\mathrm{S} + Va^2 = \frac{8\pi}{15}R^5 + \frac{4\pi}{3}R^3 \cdot R^2 = \frac{28\pi}{15}R^5$$

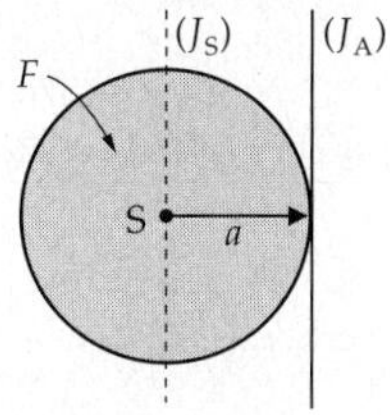

Satz von Steiner

Statik

Auflagerkräfte eines Balken der Länge l auf zwei Stützen,

$$F_\mathrm{A} = \frac{F_\mathrm{G}(l-a)}{l}, \qquad F_\mathrm{B} = \frac{F_\mathrm{G}a}{l}$$

mit der Gesamtgewichtskraft F_G und dem Abstand a des Schwerpunktes vom Lager A

$$F_\mathrm{G} = \int_0^l f(x)\mathrm{d}x, \qquad a = \frac{1}{F_\mathrm{G}}\int_0^l xf(x)\mathrm{d}x.$$

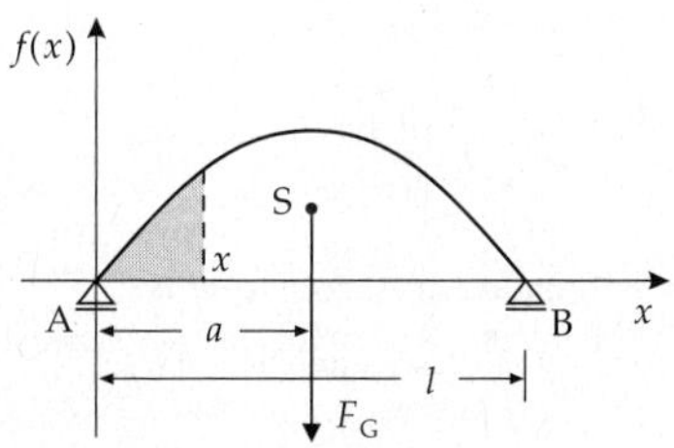

Balken auf zwei Stützen

Schnittkräfte, die Querkraft F_Q und das Moment M am Orte x sind unter Berücksichtigung der Auflagerkräfte und -momente

$$F_\mathrm{Q}(x) = F_\mathrm{A} - \int_0^x f(\tilde{x})\mathrm{d}\tilde{x}, \qquad M(x) = xF_\mathrm{Q}(x) + \int_0^x \tilde{x}f(\tilde{x})\mathrm{d}\tilde{x}.$$

Der Anstieg des Momentes entspricht der Querkraft, der Anstieg der Querkraft entspricht der negativen Gewichtskraft an der Stelle x:

$$\frac{\mathrm{d}M}{\mathrm{d}x} = F_\mathrm{Q}, \qquad \frac{\mathrm{d}F_\mathrm{Q}}{\mathrm{d}x} = -f(x).$$

Arbeitsberechnungen

Elektrische Arbeit von Wechselspannung $u(t)$ und -strom $i(t)$ mit der Kreisfrequenz ω, der Periode $T = 2\pi/\omega$ und der Phasenverschiebung ϕ:

$$W_\mathrm{Strom} = \int_0^T u(t)i(t)\,\mathrm{d}t = u_0 i_0 \int_0^T \sin(\omega t)\sin(\omega t + \phi)\,\mathrm{d}t = \frac{u_0 i_0}{2}T\cos\phi\,.$$

Arbeit einer Feder, mit der wegabhängigen Kraft $F(s) = ks$ (Hookesches Gesetz, k Federkonstante):

$$W_{\text{Feder}} = \int_0^l F(s)\,\mathrm{d}s = \frac{kl^2}{2}.$$

Ausdehnungsarbeit eines idealen Gases mit dem Volumen V und dem Druck $p = p_1V_1/V$ (Boyle-Mariottesches Gesetz):

$$W_{\text{Gas}} = \int_{V_1}^{V_2} p(V)\,\mathrm{d}V = p_1V_1 \int_{V_1}^{V_2} \frac{\mathrm{d}V}{V} = p_1V_1 \ln\left(\frac{V_2}{V_1}\right).$$

Mittelwerte

Wichtig für zeitliche Mittelung (z. B. periodische Funktionen).

Linearer Mittelwert, folgt aus dem Mittelwertsatz der Integralrechnung:

$$M_{\text{lin}} = \frac{1}{b-a}\int_a^b f(x)\,\mathrm{d}x.$$

▷ M_{lin} ergibt Null für periodische Funktionen, die um die Abszisse oszillieren (z. B. $f(x) = \sin x$ oder $\cos x$), wenn über ein Vielfaches der Periode integriert wird.

Quadratischer Mittelwert, definiert durch

$$M_{\text{quadr}} = \sqrt{\frac{1}{b-a}\int_a^b (f(x))^2\,\mathrm{d}x}.$$

☐ Mittelwerte für $y = \sin x$ zwischen 0 und π:

$$M_{\text{lin}} = \frac{1}{\pi - 0}\int_0^\pi \sin x\,\mathrm{d}x = \frac{1}{\pi}(-\cos x)\Big|_0^\pi$$

$$= \frac{1}{\pi}(-\cos\pi - (-\cos 0)) = \frac{1}{\pi}(1+1) = \frac{2}{\pi},$$

$$M_{\text{quadr}} = \sqrt{\frac{1}{\pi-0}\int_0^\pi \sin^2 x\,\mathrm{d}x} = \sqrt{\frac{1}{2\pi}(-\sin x\cos x + x)\Big|_0^\pi}$$

$$= \sqrt{\frac{1}{2\pi}(-\sin\pi\cos\pi + \pi - (-\sin 0\cos 0 + 0))} = \sqrt{\frac{1}{2\pi}\pi} = \frac{1}{\sqrt{2}}.$$

Anwendung in der Elektrotechnik:

Gleichrichtwert der zeitabhängigen Stromstärke $i(t) = i_0\sin(2\pi t/T)$ mit der Periodendauer T:

$$\overline{|i|} = \frac{1}{T}\int_0^T |i(t)|\,\mathrm{d}t = \frac{2}{\pi} i_0 \approx 0,637 \cdot i_0.$$

Effektivwert der zeitabhängigen Stromstärke $i(t) = i_0\sin(2\pi t/T)$ mit der Periodendauer T:

$$i_{\text{eff}} = \sqrt{\frac{1}{T}\int_0^T (i(t))^2\,\mathrm{d}t} = \frac{i_0}{\sqrt{2}} \approx 0,707 \cdot i_0.$$

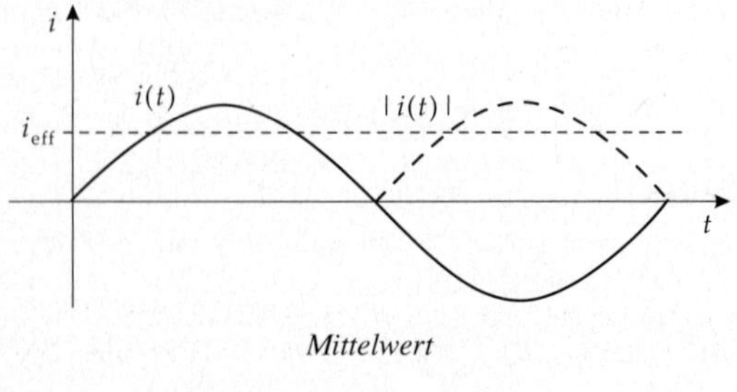

Mittelwert

16 Vektoranalysis

16.1 Felder

Skalares Feld: Jedem Punkt $P(x,y,z)$ des Raumes bzw. einer Fläche wird eine skalare Größe (Zahl) $U(x,y,z) = U(\vec{\mathbf{r}})$ zugeordnet.

□ Temperatur, Dichte, elektrisches Potential, Luftdruck, Höhe über Normal-Null (Meeresspiegel).

Äquipotentialfläche oder **Niveaufläche** ist eine Fläche, auf der $U(x,y,z)$ einen konstanten Wert c hat.
Niveaulinie oder **Höhenlinie**, $U(x,y) = c$ im zweidimensionalen Fall.

□ Das Potential einer elektrischen Punktladung hat konzentrische Kugelschalen als Äquipotentialflächen.
Das Potential eines geladenen Drahtes hat konzentrische Zylindermäntel als Äquipotentialflächen.
Das Potential zwischen den Platten eines Kondensators hat parallele Ebenen als Äquipotentialflächen.

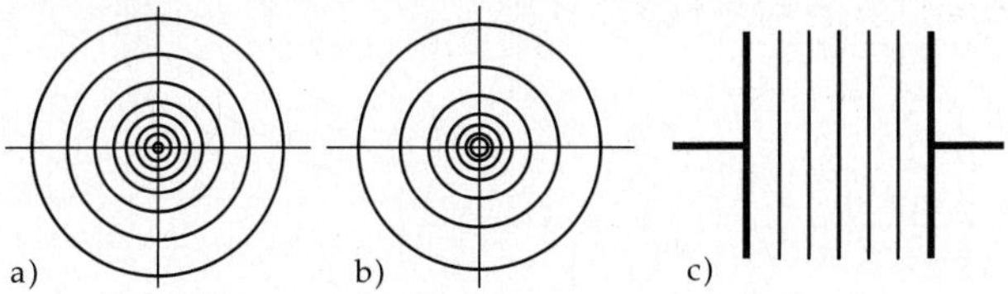

Schnitt durch die Äquipotentialflächen bei $z = 0$:
a) Punktladung, b) geladener Draht, c) Plattenkondensator

Vektorfeld: Jedem Punkt $P(x,y,z)$ des Raumes wird ein Vektor $\vec{\mathbf{A}}(x,y,z) = \vec{\mathbf{A}}(\vec{\mathbf{r}})$ zugeordnet.

□ Schwerefeld, magnetische Feldstärke und Strömungsgeschwindigkeit.

▷ Jede Koordinate A_x, A_y, A_z des Vektorfeldes

$$\vec{\mathbf{A}}(x,y,z) = A_x(x,y,z)\vec{\mathbf{e}}_x + A_y(x,y,z)\vec{\mathbf{e}}_y + A_z(x,y,z)\vec{\mathbf{e}}_z$$

ist ein skalares Feld.

Feldlinie, Kurve aller Punkte (x,y,z), deren Vektor $\vec{\mathbf{A}}(x,y,z)$ Tangentialvektor zur Kurve ist. Damit bestimmt jeder Punkt durch seinen Vektor die Richtung, in der die Feldlinie zum nächsten Punkt läuft. Bis auf Punkte mit $\vec{\mathbf{A}} = \vec{\mathbf{0}}$ gehört jeder Punkt zu genau einer Feldlinie. Feldlinien schneiden sich nicht.

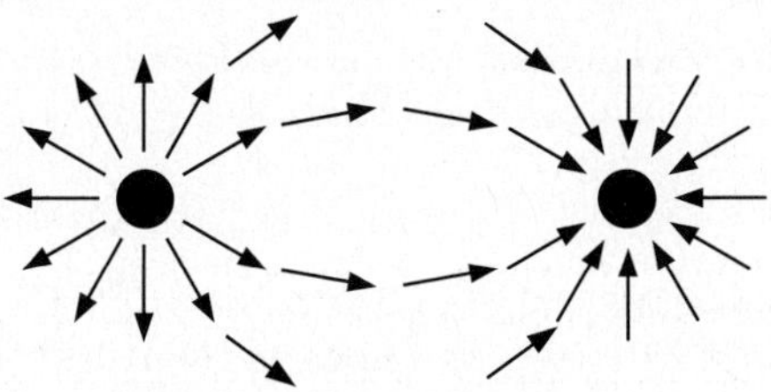

Feldlinien eines elektrischen Dipols

Stationäre Felder $\vec{\mathbf{A}}(x,y,z)$, $U(x,y,z)$ hängen nur vom Raumpunkt ab,
veränderliche Felder $\vec{\mathbf{A}}(x,y,z,t)$, $U(x,y,z,t)$ hängen zusätzlich von weiteren Größen ab, z. B. der Zeit t.

Symmetrien in Feldern

Symmetrien in Feldern erlauben es, die Betrachtung auf bestimmte Bereiche des Raumes oder – bei geeigneter Wahl des Koordinatensystems – bestimmter Koordinaten zu beschränken.
Oft empfiehlt es sich, das Koordinatensystem zunächst durch eine **Rotation** auf geeignete Achsen zu bringen. Die Rotation um einen Winkel α um die z-Achse transformiert die Koordinaten (x,y,z) in die gedrehten Koordinaten (x',y',z').

$$x' = x\cos\alpha + y\sin\alpha$$
$$y' = -x\sin\alpha + y\cos\alpha$$
$$z' = z$$
$$x = x'\cos\alpha - y'\sin\alpha$$
$$y = x'\sin\alpha + y'\cos\alpha$$

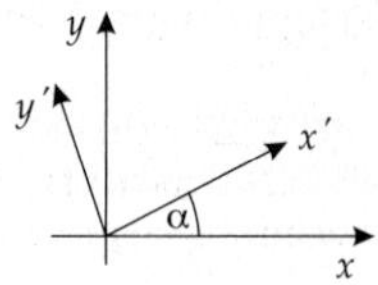

Analog kann auch um andere Achsen rotiert werden (siehe auch Kapitel 8).

Meist bietet sich durch die Aufgabenstellung (z. B. Richtung einer Dipolachse oder einer Röhre) eine bestimmte Wahl der Achsen an.
Felder, die von Summen oder Differenzen von Koordinaten abhängen, z. B.
$U = c(ax+by)^n$
können so gedreht werden, daß sie nur noch von einer Koordinate abhängen (siehe Figur).

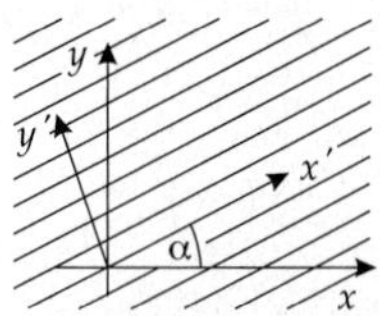

☐ Das Potential $U(x,y,z) = \frac{D}{4}(x^2+y^2+2z^2) + \frac{D}{2}xy$ läßt sich durch eine Drehung um $\alpha = \frac{\pi}{4} \widehat{=} 45°$ mit den Transformationen

$$x' = \frac{1}{\sqrt{2}}x + \frac{1}{\sqrt{2}}y \qquad y' = -\frac{1}{\sqrt{2}}x + \frac{1}{\sqrt{2}}y \qquad z' = z$$
$$x = \frac{1}{\sqrt{2}}x' - \frac{1}{\sqrt{2}}y' \qquad y = \frac{1}{\sqrt{2}}x' + \frac{1}{\sqrt{2}}y' \qquad z = z'$$

auf folgende Form bringen

$$U = \frac{D}{4}(x+y)^2 + \frac{D}{2}z^2 = \frac{D}{4}(\sqrt{2}x')^2 + \frac{D}{2}z'^2 = \frac{D}{2}(x'^2+z'^2).$$

Rotiert man nochmals um $-\frac{\pi}{2} \widehat{=} -90°$ um die x'-Achse, so wird $X = x', Y = -z', Z = y'$, und man kann die weiter unten angegebene Formel für Zylinderkoordinaten (ρ,φ,z) benutzen:

$$U = \frac{D}{2}(X^2+Y^2) = \frac{D}{2}\rho^2 = U(\rho).$$

Das ist das Potential eines zweidimensionalen harmonischen Oszillators.

Ebene Felder: Das Feld hängt nur von zwei Koordinaten (z. B. $\vec{\mathbf{A}}(x,y)$) oder sogar von einer Koordinate ab (z. B. $U(z)$).

▷ Gelingt eine solche Darstellung, so vereinfacht das die Rechnung sehr, da Ableitungen nach der fehlenden Koordinate zu Null werden.

☐ Das Schwerefeld in der Nähe der Erdoberfläche ist eben.
Das Potentialfeld zwischen den Platten eines Kondensators ist eben.

Kugelsymmetrie oder **Zentralsymmetrie**: Das Feld hängt nur vom Abstand

$$r = \sqrt{x^2+y^2+z^2}$$

des Punktes (x,y,z) zum Ursprung ab. Es empfiehlt sich die Wahl von **Kugelkoordinaten** r, ϑ, φ (siehe Kapitel 8). Die Umrechnung der Koordinaten erfolgt durch:

$$x = r\cos\varphi\,\sin\vartheta\,, \qquad r = \sqrt{x^2+y^2+z^2},$$
$$y = r\sin\varphi\,\sin\vartheta\,, \qquad \vartheta = \arccos\frac{z}{\sqrt{x^2+y^2+z^2}},$$
$$z = r\cos\vartheta\,, \qquad \varphi = \begin{cases} \operatorname{arccot}(x/y) & \text{für } y>0 \\ \pi+\operatorname{arccot}(x/y) & \text{für } y<0 \end{cases}.$$

☐ Das elektrische Feld einer Punktladung ist kugelsymmetrisch.
Das Schwerkraftfeld, das von einem punkt- oder kugelförmigen Körper (Sonne, Erde) ausgeht, ist kugelsymmetrisch.

Zylindersymmetrie oder **Axialsymmetrie**: Das Feld hängt nur vom Abstand r des Punktes (x,y,z) von der z-Achse ab. Es empfiehlt sich die Verwendung von **Zylinderkoordinaten** $\rho\,,\varphi\,,z$ (siehe Kapitel 8). Die Umrechnung der Koordinaten erfolgt durch:

$$x = \rho\cos\varphi\,,\quad \rho = \sqrt{x^2+y^2},$$
$$y = \rho\sin\varphi\,,\quad \varphi = \begin{cases} \operatorname{arccot}(x/y) & \text{für } y>0 \\ \pi+\operatorname{arccot}(x/y) & \text{für } y<0 \end{cases},$$
$$z = z.$$

☐ Das Magnetfeld um einen geradlinigen langen Leiter ist zylindersymmetrisch.
Das Strömungfeld in einer geraden Röhre ist zylindersymmetrisch.

16.2 Differentiation und Integration von Vektoren

Für eine ausführliche Beschreibung der Differentiations- und Integrationsregeln siehe die Kapitel 10 und 13. Im folgenden seien die Einheits-(Basis-)Vektoren entlang der drei Achsen (x,y,z) $\vec{\mathbf{e}}_x$, $\vec{\mathbf{e}}_y$, $\vec{\mathbf{e}}_z$ als fest angenommen, sie werden durch Differentiation und Integration nicht verändert.

● Die Einheitsvektoren in Kugel- oder Zylinderkoordinaten sind lokal definiert. In Berechnungen sind sie häufig zeitabhängig.

Ableitung eines Vektors, Ableitung der einzelnen Komponenten nach einem Parameter:

$$\frac{\mathrm{d}\vec{\mathbf{A}}(t)}{\mathrm{d}t} = \frac{\mathrm{d}A_x(t)}{\mathrm{d}t}\vec{\mathbf{e}}_x + \frac{\mathrm{d}A_y(t)}{\mathrm{d}t}\vec{\mathbf{e}}_y + \frac{\mathrm{d}A_z(t)}{\mathrm{d}t}\vec{\mathbf{e}}_z.$$

Das entstandene Feld ist ein Vektorfeld.

☐ Newtonsches Kraftgesetz:
Eine Kraft bewirkt eine Geschwindigkeitsänderung

$$\vec{\mathbf{F}} = m\vec{\mathbf{a}} = \frac{\mathrm{d}\vec{\mathbf{p}}}{\mathrm{d}t} = m\frac{\mathrm{d}\vec{\mathbf{v}}}{\mathrm{d}t},$$

$$F_x\vec{\mathbf{e}}_x + F_y\vec{\mathbf{e}}_y + F_z\vec{\mathbf{e}}_z = m\frac{\mathrm{d}v_x}{\mathrm{d}t}\vec{\mathbf{e}}_x + m\frac{\mathrm{d}v_y}{\mathrm{d}t}\vec{\mathbf{e}}_y + m\frac{\mathrm{d}v_z}{\mathrm{d}t}\vec{\mathbf{e}}_z.$$

Man kann das Kraftgesetz in jeder Komponente für sich berechnen und alle Beschleunigungskomponenten addieren.

Ableitung eines Skalarprodukts, Anwendung der Produktregel:

$$\frac{\mathrm{d}(\vec{\mathbf{A}}\cdot\vec{\mathbf{B}})}{\mathrm{d}t} = \frac{\mathrm{d}\vec{\mathbf{A}}}{\mathrm{d}t}\cdot\vec{\mathbf{B}} + \vec{\mathbf{A}}\cdot\frac{\mathrm{d}\vec{\mathbf{B}}}{\mathrm{d}t}.$$

Das entstandene Feld ist ein Skalarfeld.

Ableitung eines Kreuzprodukts, Anwendung der Produktregel:

$$\frac{\mathrm{d}(\vec{\mathbf{A}}\times\vec{\mathbf{B}})}{\mathrm{d}t} = \frac{\mathrm{d}\vec{\mathbf{A}}}{\mathrm{d}t}\times\vec{\mathbf{B}} + \vec{\mathbf{A}}\times\frac{\mathrm{d}\vec{\mathbf{B}}}{\mathrm{d}t}.$$

Das entstandene Feld ist ein Vektorfeld.

☐ Ableitung des Drehimpulses $\vec{\mathbf{L}}$ nach der Zeit:

$$\frac{\mathrm{d}}{\mathrm{d}t}\vec{\mathbf{L}} = \frac{\mathrm{d}}{\mathrm{d}t}(\vec{\mathbf{r}}\times\vec{\mathbf{p}}),$$

$$= \frac{\mathrm{d}\vec{\mathbf{r}}}{\mathrm{d}t}\times\vec{\mathbf{p}}+\vec{\mathbf{r}}\times\frac{\mathrm{d}\vec{\mathbf{p}}}{\mathrm{d}t}.$$

Wegen $\frac{\mathrm{d}\vec{\mathbf{r}}}{\mathrm{d}t} = \vec{\mathbf{v}} = \frac{\vec{\mathbf{p}}}{m}$ sind im ersten Kreuzprodukt die Vektoren parallel, wodurch das erste Produkt verschwindet.

$$\frac{\mathrm{d}}{\mathrm{d}t}\vec{\mathbf{L}} = \vec{\mathbf{r}}\times\vec{\mathbf{F}}.$$

In Zentralkraftfeldern gilt $\vec{\mathbf{F}}(r) = F(r)\cdot\frac{\vec{\mathbf{r}}}{r}$, wodurch auch der zweite Term verschwindet.

Das Verschwinden der Ableitung bedeutet hier die Erhaltung des Drehimpulses.

Ableitung eines Spatprodukts, mehrfache Anwendung der Produktregel:

$$\frac{\mathrm{d}[\vec{\mathbf{A}}\cdot(\vec{\mathbf{B}}\times\vec{\mathbf{C}})]}{\mathrm{d}t} = \frac{\mathrm{d}\vec{\mathbf{A}}}{\mathrm{d}t}\cdot\left(\vec{\mathbf{B}}\times\vec{\mathbf{C}}\right)+\vec{\mathbf{A}}\cdot\left(\frac{\mathrm{d}\vec{\mathbf{B}}}{\mathrm{d}t}\times\vec{\mathbf{C}}\right)+\vec{\mathbf{A}}\cdot\left(\vec{\mathbf{B}}\times\frac{\mathrm{d}\vec{\mathbf{C}}}{\mathrm{d}t}\right).$$

Das entstandene Feld ist ein Skalarfeld.

Integration eines Vektors, komponentenweise integrieren:

$$\int\vec{\mathbf{A}}(t)\mathrm{d}t = \int A_x(t)\mathrm{d}t\,\vec{\mathbf{e}}_x+\int A_y(t)\mathrm{d}t\,\vec{\mathbf{e}}_y+\int A_z(t)\mathrm{d}t\,\vec{\mathbf{e}}_z.$$

Kurvenintegral eines Vektorfeldes: Sei $\vec{\mathbf{s}}(t) = x(t)\vec{\mathbf{e}}_x+y(t)\vec{\mathbf{e}}_y+z(t)\vec{\mathbf{e}}_z$ die Parametrisierung der Kurve C mit dem Parameter t, $t_0\leq t\leq t_1$. Es gilt:

$$\int_C\vec{\mathbf{A}}(x,y,z)\mathrm{d}\vec{\mathbf{s}} = \int_{t_0}^{t_1}\vec{\mathbf{A}}(x(t),y(t),z(t))\cdot\frac{\mathrm{d}\vec{\mathbf{s}}(t)}{\mathrm{d}t}\mathrm{d}t = \int_{t_0}^{t_1}\left(A_x\frac{\mathrm{d}x}{\mathrm{d}t}+A_y\frac{\mathrm{d}y}{\mathrm{d}t}+A_z\frac{\mathrm{d}z}{\mathrm{d}t}\right)\mathrm{d}t.$$

Mehrfachintegrale, Integration über verschiedene unabhängige Parameter, Nacheinanderausführung der Integration. Die Reihenfolge der Integration ist beliebig, sofern die Integrationsgrenzen keine Abhängigkeit von den Parametern haben.

$$\int_F f(x,y)\,\mathrm{d}F = \int_{x_0}^{x_1}\int_{y_0}^{y_1}f(x,y)\,\mathrm{d}x\,\mathrm{d}y = \int_{x_0}^{x_1}\left(\int_{y_0}^{y_1}f(x,y)\,\mathrm{d}y\right)\mathrm{d}x = \int_{y_0}^{y_1}\left(\int_{x_0}^{x_1}f(x,y)\,\mathrm{d}x\right)\mathrm{d}y.$$

Volumen- und Flächenintegrale sind Mehrfachintegrale.

● In vielen Fällen, z. B. Integral über die Fläche in einem Dreieck, hängen die Integrationsgrenzen von den Parametern ab.

Vektorflächenelement $\mathrm{d}\vec{\mathbf{F}}$, Vektor, der den Betrag des Flächenelements $\mathrm{d}F$ hat und in die Richtung des Normalenvektors $\vec{\mathbf{n}}$ zeigt. Der Normalenvektor $\vec{\mathbf{n}}$ steht senkrecht zur Oberfläche F eines eingeschlossenen Raumgebietes am Punkt des Flächenelements und zeigt nach 'außen' (von dem durch die Oberfläche eingeschlossenen Raumgebiet weg). Das **Flußintegral** eines Vektors $\vec{\mathbf{A}}$ über die geschlossene Oberfläche F eines Raumgebiets ist

$$\oint_F\vec{\mathbf{A}}\cdot\mathrm{d}\vec{\mathbf{F}} = \oint_F\vec{\mathbf{A}}\cdot\vec{\mathbf{n}}\,\mathrm{d}F,\quad\vec{\mathbf{n}}\quad\text{Normalenvektor.}$$

Volumenelemente bei Koordinatentransformation: Die Koordinaten eines orthogonalen Koordinatensystems seien q_1,q_2,q_3 und die zugehörigen Einheitsvektoren $\vec{\mathbf{e}}_1,\vec{\mathbf{e}}_2,\vec{\mathbf{e}}_3$. Der Ortsvektor ist

$$\vec{\mathbf{r}} = x(q_1,q_2,q_3)\vec{\mathbf{e}}_x+y(q_1,q_2,q_3)\vec{\mathbf{e}}_y+z(q_1,q_2,q_3)\vec{\mathbf{e}}_z$$

$$= r_1(x,y,z)\vec{\mathbf{e}}_1+r_2(x,y,z)\vec{\mathbf{e}}_2+r_3(x,y,z)\vec{\mathbf{e}}_3.$$

Mit den Skalenfaktoren $h_i = \left|\frac{\mathrm{d}\vec{\mathbf{r}}}{\mathrm{d}q_i}\right|$, $i = 1,2,3$ wird das Volumenelement zu

$$\mathrm{d}V = \mathrm{d}x\,\mathrm{d}y\,\mathrm{d}z = h_1\mathrm{d}q_1\,h_2\mathrm{d}q_2\,h_3\mathrm{d}q_3 = h_1h_2h_3\,\mathrm{d}q_1\mathrm{d}q_2\mathrm{d}q_3.$$

☐ **Volumenelement** in

kartesischen Koordinaten: $\mathrm{d}V = \mathrm{d}x\,\mathrm{d}y\,\mathrm{d}z$,
Kugelkoordinaten: $\mathrm{d}V = \mathrm{d}r\; r\mathrm{d}\vartheta\; r\sin\vartheta\,\mathrm{d}\varphi = -r^2\mathrm{d}r\,\mathrm{d}\cos\vartheta\;\mathrm{d}\varphi$,
Zylinderkoordinaten: $\mathrm{d}V = \mathrm{d}\rho\;\rho\,\mathrm{d}\varphi\;\mathrm{d}z = \rho\,\mathrm{d}\rho\;\mathrm{d}\varphi\,\mathrm{d}z$.

Skalenfaktoren in allgemeinen orthogonalen Koordinaten

Seien q_1, q_2, q_3 orthogonale Koordinaten mit den Einheitsvektoren $\vec{\mathbf{e}}_1, \vec{\mathbf{e}}_2, \vec{\mathbf{e}}_3$.
Skalenfaktor h_i, Betrag der partiellen Ableitung des Ortsvektors $\vec{\mathbf{r}}$ nach der Koordinate q_i

$$h_i = \left|\frac{\partial\vec{\mathbf{r}}}{\partial q_i}\right|, \qquad i = 1,2,3.$$

Der Richtungsvektor der partiellen Ableitung ist der Einheitsvektor $\vec{\mathbf{e}}_i$

$$\frac{\partial\vec{\mathbf{r}}}{\partial q_i} = h_i\vec{\mathbf{e}}_i, \qquad \vec{\mathbf{e}}_i = \frac{\partial\vec{\mathbf{r}}}{\partial q_i}\cdot\left|\frac{\partial\vec{\mathbf{r}}}{\partial q_i}\right|^{-1} = e_i^x\vec{\mathbf{e}}_x + e_i^y\vec{\mathbf{e}}_y + e_i^z\vec{\mathbf{e}}_z, \qquad i = 1,2,3,$$

wobei e_i^x, e_i^y, e_i^z die x-,y- und z-Koordinaten (in kartesischen Koordinaten) von $\vec{\mathbf{e}}_i$ sind. Die Koordinaten A_i des Vektors $\vec{\mathbf{A}}$ erhält man durch Projektion des Vektors (in kartesischen Koordinaten) auf die Einheitsvektoren $\vec{\mathbf{e}}_i$

$$A_i = \vec{\mathbf{A}}\cdot\vec{\mathbf{e}}_i = A_x\cdot e_i^x + A_y\cdot e_i^y + A_z\cdot e_i^z.$$

Skalenfaktoren in verschiedenen Koordinatensystemen.

Kartesische Koordinaten: $q_1 = x$, $q_2 = y$, $q_3 = z$

$$x = x \qquad y = y \qquad z = z$$
$$h_1 = 1 \qquad h_2 = 1 \qquad h_3 = 1.$$

Kugelkoordinaten: $q_1 = r$, $q_2 = \vartheta$, $q_3 = \varphi$

$$x = r\cos\varphi\,\sin\vartheta \qquad y = r\sin\varphi\,\sin\vartheta \qquad z = r\cos\vartheta$$
$$h_1 = 1 \qquad h_2 = r \qquad h_3 = r\sin\vartheta.$$

Zylinderkoordinaten: $q_1 = \rho$, $q_2 = \varphi$, $q_3 = z$

$$x = \rho\cos\varphi \qquad y = \rho\sin\varphi \qquad z = z$$
$$h_1 = 1 \qquad h_2 = \rho \qquad h_3 = 1.$$

Elliptische Zylinderkoordinaten: $q_1 = u$, $q_2 = v$, $q_3 = z$

$$x = a\cosh u\cos v \qquad y = a\sinh u\sin v \qquad z = z$$
$$h_1 = a\sqrt{\sinh^2 u + \sin^2 v} \qquad h_2 = a\sqrt{\sinh^2 u + \sin^2 v} \qquad h_3 = 1.$$

Parabolische Zylinderkoordinaten: $q_1 = u$, $q_2 = v$, $q_3 = z$

$$x = \frac{1}{2}(u^2 - v^2) \qquad y = uv \qquad z = z$$
$$h_1 = \sqrt{u^2 + v^2} \qquad h_2 = \sqrt{u^2 + v^2} \qquad h_3 = 1.$$

Bipolar-Koordinaten: $q_1 = u$, $q_2 = v$, $q_3 = z$

$$x = \frac{a\sinh v}{\cosh v - \cos u} \qquad y = \frac{a\sin u}{\cosh v - \cos u} \qquad z = z$$
$$h_1 = \frac{a}{|\cosh v - \cos u|} \qquad h_2 = \frac{a}{|\cosh v - \cos u|} \qquad h_3 = 1.$$

Differentialoperatoren

Operator, eine Zuordnungsvorschrift, die jedem Punkt des Definitionsbereiches der Urbildmenge genau einen Punkt der Bildmenge zuordnet.

▷ Bild- und Urbildmenge brauchen nicht identisch zu sein, z. B. kann ein Operator ein skalares Feld auf ein Vektorfeld abbilden oder umgekehrt.

Differentialoperator $\frac{\mathrm{d}}{\mathrm{d}t}$ ordnet jeder Funktion $f(t)$ ihre Ableitung $\frac{\mathrm{d}f}{\mathrm{d}t}$ zu.

Partieller Ableitungsoperator $\frac{\partial}{\partial y}$ leitet eine Funktion $f(x,y,z,\ldots)$ mehrerer Veränderlicher nach einer Variablen y ab. Die anderen Variablen werden als Konstanten behandelt.

Nabla-Operator, formal ein Vektor, dessen entsprechende Komponenten die partiellen Ableitungsoperatoren bilden:

$$\vec{\nabla} = \vec{\mathbf{e}}_x \cdot \frac{\partial}{\partial x} + \vec{\mathbf{e}}_y \cdot \frac{\partial}{\partial y} + \vec{\mathbf{e}}_z \cdot \frac{\partial}{\partial z}.$$

Mehrfache partielle Ableitung, mehrfache Ausführung des partiellen Ableitungsoperators:

$$\frac{\partial^n}{\partial z^n} U(x,y,z) = \underbrace{\frac{\partial}{\partial z} \cdots \frac{\partial}{\partial z}}_{n\text{-mal}} U(x,y,z) \qquad \text{z. B. } n=2\text{:} \quad \frac{\partial^2}{\partial y^2} U = \frac{\partial}{\partial y}\left(\frac{\partial U}{\partial y}\right)$$

ergibt die n-te Ableitung von U.

Laplace-Operator, das Skalarprodukt des Nabla-Operators mit sich selbst; Summe über alle partiellen zweiten Ableitungen:

$$\Delta = \vec{\nabla} \cdot \vec{\nabla} = \frac{\partial^2}{\partial x^2} + \frac{\partial^2}{\partial y^2} + \frac{\partial^2}{\partial z^2}.$$

▷ Der Laplace-Operator ist ein Skalar und kein Vektor.

Siehe auch Abschnitt 14.7.

Gemischte partielle Ableitung, Nacheinanderausführung von partiellen Ableitungen nach verschiedenen Komponenten.

● Ist die abzuleitende Funktion $f(x,y,z)$ zweifach stetig partiell differenzierbar, so kann die Reihenfolge der Ableitungen vertauscht werden, z. B.

$$\frac{\partial}{\partial x}\left(\frac{\partial f}{\partial y}\right) = \frac{\partial}{\partial y}\left(\frac{\partial f}{\partial x}\right).$$

Biharmonischer Operator, zweifache Ausführung des Laplace-Operators,

$$\nabla^4 U = \vec{\nabla}^2(\vec{\nabla}^2 U) = \Delta(\Delta U) = \Delta^2 U$$

$$\nabla^4 = \frac{\partial^4}{\partial x^4} + \frac{\partial^4}{\partial y^4} + \frac{\partial^4}{\partial z^4} + 2\frac{\partial^2}{\partial x^2}\frac{\partial^2}{\partial y^2} + 2\frac{\partial^2}{\partial y^2}\frac{\partial^2}{\partial z^2} + 2\frac{\partial^2}{\partial x^2}\frac{\partial^2}{\partial z^2}.$$

16.3 Gradient und Potential

Gradient $\vec{\nabla}$ eines skalaren Feldes U ordnet jedem Punkt des Feldes $U(\vec{\mathbf{r}})$ einen Vektor

$$\vec{\mathbf{A}} = \vec{\nabla} U = \operatorname{grad} U$$

zu, der in Richtung des stärksten Anstiegs von U zeigt und den Betrag der Ableitung des Feldes in diese Richtung besitzt.

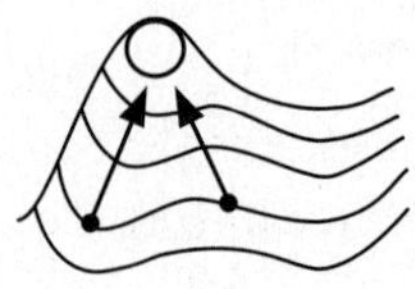

▷ Der Gradient steht senkrecht auf den Niveauflächen.

$\vec{\mathbf{A}} = \vec{\nabla} U$ ist ein Vektorfeld.

Potential: Gilt $\vec{\mathbf{A}} = -\operatorname{grad} U$, so heißt U Potential von $\vec{\mathbf{A}}$.

Konservativ heißt ein Vektorfeld $\vec{\mathbf{A}}$, wenn das Linienintegral $\int_C \vec{\mathbf{A}} \mathrm{d}\vec{\mathbf{r}}$ nur von den Endpunkten der Linie und nicht vom Integrationsweg abhängt.

▷ Jedes konservative Feld $\vec{\mathbf{A}}$ besitzt ein Potential U mit $\vec{\mathbf{A}} = -\operatorname{grad} U$ und jedes Gradientenfeld ist konservativ.

Integrabilitätsbedingungen für ein konservatives Vektorfeld:

$$\frac{\partial A_x}{\partial y} = \frac{\partial A_y}{\partial x}, \qquad \frac{\partial A_y}{\partial z} = \frac{\partial A_z}{\partial y}, \qquad \frac{\partial A_x}{\partial z} = \frac{\partial A_z}{\partial x}.$$

▷ Diese Integrabilitätsbedingungen entsprechen $\mathrm{rot}\vec{\mathbf{A}} = 0$.

Da für jedes Gradientenfeld das Wegintegral nur von den Endpunkten abhängt, läßt sich schreiben:

$$\int \mathrm{grad}\, U\, \mathrm{d}\vec{\mathbf{s}} = \int \mathrm{d}U.$$

▷ Dies bedeutet, daß $\mathrm{grad}\, U \cdot \mathrm{d}\vec{\mathbf{r}}$ ein **totales Differential** von U ist.

□ Das elektrische Feld $\vec{\mathbf{E}} = \dfrac{Q}{\varepsilon F}\vec{\mathbf{e}}_z$ in einem Plattenkondensator ist konservativ.
Das elektrische Feld eines geladenen Drahtes

$$\vec{\mathbf{E}} = \frac{Q}{2\pi\varepsilon r}\frac{x\vec{\mathbf{e}}_x + y\vec{\mathbf{e}}_y}{x^2+y^2}$$

ist konservativ.
Das Magnetfeld eines stromdurchflossenen Leiters

$$\vec{\mathbf{B}} = \frac{\mu I}{2\pi\varepsilon r}\frac{-y\vec{\mathbf{e}}_x + x\vec{\mathbf{e}}_y}{x^2+y^2}$$

ist nicht konservativ. Das Ringintegral $\oint \vec{\mathbf{B}}\, \mathrm{d}\vec{\mathbf{s}}$ auf einem Kreis um den Draht liefert den Wert $\mu_0 I$.

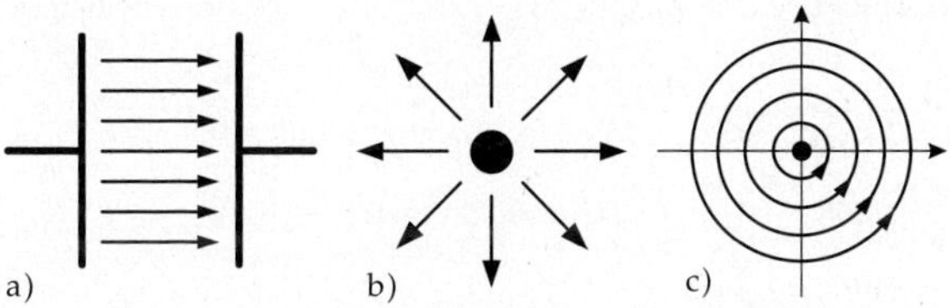

Feldlinien: a) elektrisches Feld innerhalb eines Plattenkondensators, b) elektrisches Feld eines geladenen Drahtes, c) Magnetfeld eines stromführenden Drahtes

Darstellung des Gradienten in verschiedenen Koordinaten

Kartesische Koordinaten (x, y, z)

$$\mathrm{grad}\, U = \vec{\nabla} U = \frac{\partial U}{\partial x}\vec{\mathbf{e}}_x + \frac{\partial U}{\partial y}\vec{\mathbf{e}}_y + \frac{\partial U}{\partial z}\vec{\mathbf{e}}_z,$$

Kugelkoordinaten (r, ϑ, φ)

$$\mathrm{grad}\, U = \frac{\partial U}{\partial r}\vec{\mathbf{e}}_r + \frac{1}{r}\frac{\partial U}{\partial \vartheta}\vec{\mathbf{e}}_\vartheta + \frac{1}{r\sin\vartheta}\frac{\partial U}{\partial \varphi}\vec{\mathbf{e}}_\varphi,$$

Zylinderkoodinaten (ρ, φ, z)

$$\mathrm{grad}\, U = \frac{\partial U}{\partial \rho}\vec{\mathbf{e}}_\rho + \frac{1}{\rho}\frac{\partial U}{\partial \varphi}\vec{\mathbf{e}}_\varphi + \frac{\partial U}{\partial z}\vec{\mathbf{e}}_z,$$

Allgemeine orthogonale Koordinaten (q_1, q_2, q_3)

$$\mathrm{grad}\, U = \frac{1}{h_1}\frac{\partial U}{\partial q_1}\vec{\mathbf{e}}_1 + \frac{1}{h_2}\frac{\partial U}{\partial q_2}\vec{\mathbf{e}}_2 + \frac{1}{h_3}\frac{\partial U}{\partial q_3}\vec{\mathbf{e}}_3, \qquad h_i = \left|\frac{\mathrm{d}\vec{\mathbf{r}}}{\mathrm{d}q_i}\right| \quad i = 1, 2, 3.$$

□ Gradient des elektrischen Feldes einer Punktladung mit Ladungszahl Z, Elementarladung e und Dielektrizitätskonstante ε:

$$U = \frac{Ze}{4\pi\varepsilon r} = \frac{a}{r}, \qquad a = \frac{Ze}{4\pi\varepsilon}, \quad r = \sqrt{x^2+y^2+z^2}.$$

Gradient in kartesischen Koordinaten

$$\operatorname{grad} U = -\frac{2ax}{2\sqrt{x^2+y^2+z^2}^3}\vec{\mathbf{e}}_x - \frac{2ay}{2\sqrt{x^2+y^2+z^2}^3}\vec{\mathbf{e}}_y - \frac{2az}{2\sqrt{x^2+y^2+z^2}^3}\vec{\mathbf{e}}_z$$

$$= -\frac{a}{\sqrt{x^2+y^2+z^2}^3}(x\vec{\mathbf{e}}_x + y\vec{\mathbf{e}}_y + z\vec{\mathbf{e}}_z) = -\frac{a}{r^3}\vec{\mathbf{r}}.$$

Gradient in Kugelkoordinaten

$$\operatorname{grad} U = -\frac{a}{r^2}\vec{\mathbf{e}}_r + 0\cdot\vec{\mathbf{e}}_\vartheta + 0\cdot\vec{\mathbf{e}}_\varphi = -\frac{a}{r^3}\vec{\mathbf{r}}.$$

Zweidimensionaler Fall, kartesische Koordinaten:

$$\operatorname{grad} U = \frac{\partial U}{\partial x}\vec{\mathbf{e}}_x + \frac{\partial U}{\partial y}\vec{\mathbf{e}}_y.$$

Zweidimensionaler Fall, Polarkoordinaten:

$$\operatorname{grad} U = \frac{\partial U}{\partial \rho}\vec{\mathbf{e}}_\rho + \frac{1}{\rho}\frac{\partial U}{\partial \varphi}\vec{\mathbf{e}}_\varphi.$$

n-dimensionaler Fall, kartesische Koordinaten:

$$\operatorname{grad} U = \frac{\partial U}{\partial x_1}\vec{\mathbf{e}}_1 + \frac{\partial U}{\partial x_2}\vec{\mathbf{e}}_2 + \cdots + \frac{\partial U}{\partial x_n}\vec{\mathbf{e}}_n.$$

Rechenregeln für Gradienten:

U, V sind skalare Felder, c ist eine Konstante, $\vec{\mathbf{a}}$ ein konstanter Vektor und $\vec{\mathbf{r}}$ der Ortsvektor.

$$\operatorname{grad} c = \vec{\mathbf{0}} \qquad \operatorname{grad}(\vec{\mathbf{a}}\cdot\vec{\mathbf{r}}) = \vec{\mathbf{a}}$$

$$\operatorname{grad}(cU) = c\operatorname{grad} U \qquad \operatorname{grad}(U+c) = \operatorname{grad} U$$

$$\operatorname{grad}(U+V) = \operatorname{grad} U + \operatorname{grad} V \qquad \operatorname{grad}(UV) = V\operatorname{grad} U + U\operatorname{grad} V$$

$$\operatorname{grad} f(U) = \frac{\partial f}{\partial U}\operatorname{grad} U \qquad \operatorname{grad} U^n = nU^{n-1}\operatorname{grad} U$$

16.4 Richtungsableitung und Vektorgradient

Richtungsableitung, die Ableitung eines skalaren Feldes im Punkt $\vec{\mathbf{r}}$ in Richtung des auf Eins normierten Richtungsvektors $\vec{\mathbf{n}}$

$$\frac{\partial U}{\partial \vec{\mathbf{n}}} = \lim_{\Delta t\to 0}\frac{U(\vec{\mathbf{r}} + \Delta t\,\vec{\mathbf{n}}) - U(\vec{\mathbf{r}})}{\Delta t}.$$

In kartesischen Koordinaten $\vec{\mathbf{r}} = x\vec{\mathbf{e}}_x + y\vec{\mathbf{e}}_y + z\vec{\mathbf{e}}_z$ läßt sich die Richtungsableitung als Skalarprodukt des Richtungsvektors mit dem Gradienten des Feldes beschreiben.

$$\frac{\partial U}{\partial \vec{\mathbf{n}}} = \vec{\mathbf{n}}\cdot\operatorname{grad} U = n_x\frac{\partial U}{\partial x} + n_y\frac{\partial U}{\partial y} + n_z\frac{\partial U}{\partial z}.$$

☐ Das elektrische Feld eines Drahtes ist

$$U(x,y,z) = \frac{\sigma_e}{4\pi\varepsilon}\ln(x^2+y^2) = a\ln(x^2+y^2).$$

Der Gradient ist

$$\operatorname{grad} U = \frac{2ax}{x^2+y^2}\vec{\mathbf{e}}_x + \frac{2ay}{x^2+y^2}\vec{\mathbf{e}}_y + 0\vec{\mathbf{e}}_z.$$

Die Richtungsableitung in Richtung des $\vec{\mathbf{r}}$-Vektors ist

$$\vec{\mathbf{n}}\operatorname{grad} U = \frac{x\vec{\mathbf{e}}_x + y\vec{\mathbf{e}}_y + z\vec{\mathbf{e}}_z}{\sqrt{x^2+y^2+z^2}}\frac{2a}{x^2+y^2}\cdot(x\vec{\mathbf{e}}_x + y\vec{\mathbf{e}}_y) = \frac{x^2+y^2}{x^2+y^2}\frac{2a}{\sqrt{x^2+y^2+z^2}} = \frac{2a}{r}$$

mit $r = \sqrt{x^2+y^2+z^2}$. Denselben Zusammenhang erhält man, wenn das System in Kugelkoordinaten betrachtet und die $\vec{\mathbf{e}}_r$-Komponente berechnet wird.

Das Potential in Kugelkoordinaten ist $U = 2a\ln(r\sin\vartheta)$.

$$(\operatorname{grad} U)_r = \frac{\partial U}{\partial r} = \frac{2a}{r\sin\vartheta}\cdot\sin\vartheta = \frac{2a}{r}.$$

Richtungsableitung eines Vektorfeldes und Vektorgradient

Die Richtungsableitung eines Vektorfeldes in Richtung des auf Eins normierten Richtungsvektors $\vec{\mathbf{n}}$ ist

$$(\vec{\mathbf{n}}\operatorname{grad})\vec{\mathbf{A}} = \frac{\partial\vec{\mathbf{A}}}{\partial\vec{\mathbf{n}}} = \lim_{\Delta t\to 0}\frac{\vec{\mathbf{A}}(\vec{\mathbf{r}}+\Delta t\,\vec{\mathbf{n}}) - \vec{\mathbf{A}}(\vec{\mathbf{r}})}{\Delta t}.$$

Verallgemeinert auf nicht normierte Vektoren $\vec{\mathbf{a}} = a\vec{\mathbf{n}}$, kann man $(\vec{\mathbf{a}}\operatorname{grad})\vec{\mathbf{A}}$ als Multiplikation der Richtungsableitung mit dem Betrag a von $\vec{\mathbf{a}}$ darstellen.

$$(\vec{\mathbf{a}}\operatorname{grad})\vec{\mathbf{A}} = a(\vec{\mathbf{n}}\operatorname{grad})\vec{\mathbf{A}}.$$

In kartesischen Koordinaten $\vec{\mathbf{r}} = x\vec{\mathbf{e}}_x + y\vec{\mathbf{e}}_y + z\vec{\mathbf{e}}_z$ läßt sich schreiben:

$$(\vec{\mathbf{a}}\operatorname{grad})\vec{\mathbf{A}} = (\vec{\mathbf{a}}\cdot\operatorname{grad}A_x)\vec{\mathbf{e}}_x + (\vec{\mathbf{a}}\cdot\operatorname{grad}A_y)\vec{\mathbf{e}}_y + (\vec{\mathbf{a}}\cdot\operatorname{grad}A_z)\vec{\mathbf{e}}_z.$$

Allgemein kann man schreiben

$$(\vec{\mathbf{a}}\operatorname{grad})\vec{\mathbf{A}} = \frac{1}{2}\left(\operatorname{rot}(\vec{\mathbf{A}}\times\vec{\mathbf{a}}) + \operatorname{grad}(\vec{\mathbf{a}}\cdot\vec{\mathbf{A}}) + \vec{\mathbf{a}}\operatorname{div}\vec{\mathbf{A}} - \vec{\mathbf{A}}\operatorname{div}\vec{\mathbf{a}} - \vec{\mathbf{a}}\times\operatorname{rot}\vec{\mathbf{A}} - \vec{\mathbf{A}}\times\operatorname{rot}\vec{\mathbf{a}}\right).$$

Vektorgradient, Operator $\operatorname{grad}\vec{\mathbf{A}}$, der jedem Vektor $\vec{\mathbf{a}}$ den Vektor $(\vec{\mathbf{a}}\operatorname{grad})\vec{\mathbf{A}}$ zuordnet. Diese Zuordnung läßt sich in kartesischen Koordinaten als Multiplikation eines Vektors mit einer Matrix beschreiben.

$$(\vec{\mathbf{a}}\operatorname{grad})\vec{\mathbf{A}} = \begin{pmatrix} \frac{\partial A_x}{\partial x} & \frac{\partial A_x}{\partial y} & \frac{\partial A_x}{\partial z} \\ \frac{\partial A_y}{\partial x} & \frac{\partial A_y}{\partial y} & \frac{\partial A_y}{\partial z} \\ \frac{\partial A_z}{\partial x} & \frac{\partial A_z}{\partial y} & \frac{\partial A_z}{\partial z} \end{pmatrix}\begin{pmatrix} a_x \\ a_y \\ a_z \end{pmatrix}.$$

Der Vektorgradient kann demnach als Matrix (Tensor) dargestellt werden:

$$\operatorname{grad}\vec{\mathbf{A}} = \begin{pmatrix} \frac{\partial A_x}{\partial x} & \frac{\partial A_x}{\partial y} & \frac{\partial A_x}{\partial z} \\ \frac{\partial A_y}{\partial x} & \frac{\partial A_y}{\partial y} & \frac{\partial A_y}{\partial z} \\ \frac{\partial A_z}{\partial x} & \frac{\partial A_z}{\partial y} & \frac{\partial A_z}{\partial z} \end{pmatrix}.$$

Er hat Bedeutung vor allem in der Elastizitätslehre im Maschinenbau (Spannungstensor, Dehnungstensor).

16.5 Divergenz und Gaußscher Integralsatz

Divergenz oder Quelle eines Feldes $\vec{\mathbf{A}}$ im Punkt (x,y,z) ist die Bilanz des durch die Oberfläche F eines infinitesimal kleinen Volumens V um den Punkt (x,y,z) gehenden Vektorflusses $\vec{\mathbf{A}}$, d. h. die Differenz zwischen Zufluß und Abfluß:

$$\operatorname{div}\vec{\mathbf{A}} = \lim_{V\to 0}\frac{1}{V}\oint_F \vec{\mathbf{A}}\cdot\vec{\mathbf{n}}\,\mathrm{d}F,$$

($\vec{\mathbf{n}}$ ist der auf dem Flächenelement senkrecht stehende Normalenvektor).

$\operatorname{div}\vec{\mathbf{A}} = 0$ zufließender Anteil gleich abfließender Anteil, quellenfrei,
$\operatorname{div}\vec{\mathbf{A}} > 0$ abfließender Anteil überwiegt, Quelle,
$\operatorname{div}\vec{\mathbf{A}} < 0$ einfließender Anteil überwiegt, Senke.

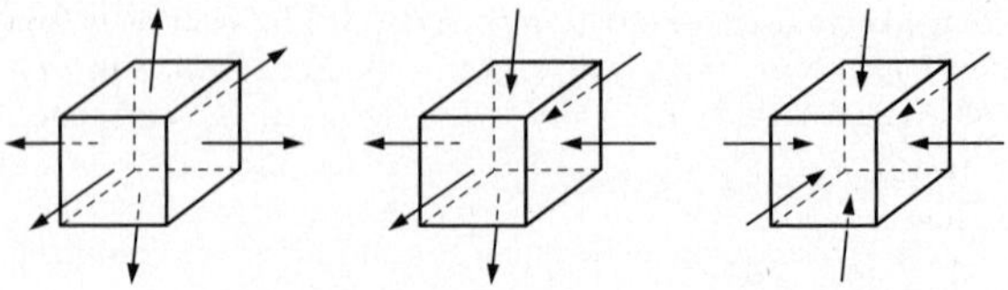

Schematische Flußdarstellung zu $\mathrm{div}\vec{\mathbf{A}} > 0$, $\mathrm{div}\vec{\mathbf{A}} = 0$ *und* $\mathrm{div}\vec{\mathbf{A}} < 0$.

☐ Divergenz von $\vec{\mathbf{r}}$ am Ursprung in einem kleinen Kugelvolumen mit Radius R

$$\mathrm{div}\,\vec{\mathbf{r}} = \lim_{V\to 0}\frac{1}{V}\oint_F \vec{\mathbf{r}}\cdot\vec{\mathbf{n}}\,\mathrm{d}F = \lim_{R\to 0}\frac{1}{\frac{4}{3}\pi R^3}\oint_F \vec{\mathbf{r}}\cdot\vec{\mathbf{e}}_r\,\mathrm{d}F$$

$$= \lim_{R\to 0}\frac{3}{4\pi R^3}\oint_F r\,\mathrm{d}F = \lim_{R\to 0}\frac{3}{4\pi R^3}R\,4\pi R^2 = 3.$$

Das **Quellfeld** $\mathrm{div}\vec{\mathbf{A}}$ kann als Skalarprodukt des $\vec{\nabla}$-Differentialoperators mit einem Vektorfeld $\vec{\mathbf{A}}$ aufgefaßt werden und ist daher ein **skalares Feld**.

☐ In der Elektrostatik ist die Divergenz des elektrischen Feldes $\vec{\mathbf{E}}$ (Vektorfeld) gleich dem (skalaren) Dichtefeld ρ der Ladungen.

$$\mathrm{div}\,\vec{\mathbf{E}} = \frac{\rho}{\varepsilon} \qquad \text{(dritte Maxwell-Gleichung).}$$

Ergiebigkeit eines Volumens V ist $\int_V \mathrm{div}\vec{\mathbf{A}}\,\mathrm{d}V$.

● **Gaußscher Integralsatz,** die Ergiebigkeit eines Volumens V ist gleich dem Integral des Flusses durch die Oberfläche F,

$$\int_V \mathrm{div}\vec{\mathbf{A}}\,\mathrm{d}V = \oint_F \vec{\mathbf{A}}\cdot\mathrm{d}\vec{\mathbf{F}} = \oint_F \vec{\mathbf{A}}\cdot\vec{\mathbf{n}}\,\mathrm{d}F,$$

wobei $\vec{\mathbf{n}}$ der auf dem Flächenelement $\mathrm{d}F$ senkrecht stehende nach „außen" zeigende Normalenvektor ist, oder anders ausgedrückt:
Alles was aus einem Volumen fließt, muß durch die Oberfläche!

▷ Dieser Satz gilt in allen Dimensionen. Im Zweidimensionalen muß man „Fläche" und „Umfang" statt „Volumen" und „Oberfläche" lesen.

Greenscher Satz in der Ebene: ein Spezialfall des Gaußschen Satzes für zwei Dimensionen. Seien U und V skalare Felder, so gilt

$$\int_F \left(\frac{\partial U}{\partial x} + \frac{\partial V}{\partial y}\right)\mathrm{d}x\,\mathrm{d}y = \oint_C (U\,\mathrm{d}y - V\,\mathrm{d}x),$$

wobei C die Umrandung der Fläche F ist. Dieser Satz läßt sich leicht aus dem Gaußschen Satz ableiten, wenn man ein zweidimensionales Feld $\vec{\mathbf{A}}$ mit $A_x = U$ und $A_y = V$ betrachtet.

● **Gaußsches Theorem**: Ist $\vec{\mathbf{A}} = \frac{a}{r^3}\vec{\mathbf{r}}$, so gilt für die Ergiebigkeit eines Volumens V:

$$\oint_F \vec{\mathbf{A}}\cdot\vec{\mathbf{n}}\,\mathrm{d}F = \begin{cases} 4\pi a, & \text{wenn Ursprung } (0,0,0) \text{ in } V \text{ liegt,} \\ 0, & \text{wenn Ursprung nicht in } V \text{ liegt.} \end{cases}$$

▷ $\vec{\mathbf{A}}$ kann als Gradient zur Funktion $U = -\frac{a}{r}$ geschrieben werden.

Das Gaußsche Theorem gilt wie angegeben nur im dreidimensionalen Fall.
Im zweidimensionalen Fall gilt das Gaußsche Theorem für $\vec{\mathbf{A}} = \frac{a}{2r^2}\vec{\mathbf{r}}$ bzw. $U = \frac{a}{2}\ln|r|$.

▷ Die Quellenstärke von $\vec{\mathbf{A}}$ ist am Ursprung $(0,0,0)$ divergent und an allen anderen Punkten 0. Die zugehörigen skalaren Funktionen U mit ($\vec{\nabla}U = \vec{\mathbf{A}}$) sind **Greensche Funktionen** zur Poisson-Gleichung. Siehe auch den Abschnitt zur Bestimmung eines Vektorfeldes aus seinen Quellen und Senken.

Darstellung von $\vec{\nabla}\vec{\mathbf{A}}$ im dreidimensionalen Fall:

Kartesische Koordinaten (x,y,z)

$$\mathrm{div}\vec{\mathbf{A}} = \vec{\nabla}\cdot\vec{\mathbf{A}} = \frac{\partial A_x}{\partial x} + \frac{\partial A_y}{\partial y} + \frac{\partial A_z}{\partial z},$$

Kugelkoordinaten (r,ϑ,φ)

$$\mathrm{div}\vec{\mathbf{A}} = \frac{1}{r^2}\frac{\partial}{\partial r}(r^2 A_r) + \frac{1}{r\sin\vartheta}\frac{\partial}{\partial\vartheta}(\sin\vartheta A_\vartheta) + \frac{1}{r\sin\vartheta}\frac{\partial}{\partial\varphi}A_\varphi,$$

Zylinderkoordinaten (ρ,φ,z)

$$\mathrm{div}\vec{\mathbf{A}} = \frac{1}{\rho}\left(\frac{\partial}{\partial\rho}(\rho A_\rho) + \frac{\partial}{\partial\varphi}A_\varphi\right) + \frac{\partial}{\partial z}A_z,$$

Allgemeine orthogonale Koordinaten (q_1,q_2,q_3) (mit $\left(h_i = \left|\frac{\mathrm{d}\vec{\mathbf{r}}}{\mathrm{d}q_i}\right|\right)$)

$$\mathrm{div}\vec{\mathbf{A}} = \frac{1}{h_1h_2h_3}\left(\frac{\partial}{\partial q_1}(A_1h_2h_3) + \frac{\partial}{\partial q_2}(A_2h_1h_3) + \frac{\partial}{\partial q_3}(A_3h_1h_2)\right).$$

□ Divergenz des Schwerefeldes an der Erdoberfläche für die Näherung

$$\vec{\mathbf{A}} = -g\frac{\vec{\mathbf{r}}}{r} = -g\vec{\mathbf{e}}_r = \frac{-g}{\sqrt{x^2+y^2+z^2}}(x\vec{\mathbf{e}}_x + y\vec{\mathbf{e}}_y + z\vec{\mathbf{e}}_z).$$

Kugelkoordinaten: $\mathrm{div}\,\frac{-g\vec{\mathbf{r}}}{r} = -g\frac{1}{r^2}\frac{\partial r^2}{\partial r} = -g\frac{2r}{r^2} = \frac{-2g}{r}.$

Kartesische Koordinaten, Quotientenregel mit $r = \sqrt{x^2+y^2+z^2}$:

$$\mathrm{div}\,\frac{-g\vec{\mathbf{r}}}{r} = -g\left(\frac{r-x^2/r}{r^2} + \frac{r-y^2/r}{r^2} + \frac{r-z^2/r}{r^2}\right)$$

$$= -g\left(\frac{3r}{r^2} + \frac{x^2+y^2+z^2}{r^3}\right) = -g\left(\frac{3}{r} - \frac{r^2}{r^3}\right) = \frac{-2g}{r}.$$

Zweidimensionaler Fall, kartesische Koordinaten

$$\mathrm{div}\vec{\mathbf{A}} = \frac{\partial A_x}{\partial x} + \frac{\partial A_y}{\partial y},$$

Zweidimensionaler Fall, Polarkoordinaten

$$\mathrm{div}\vec{\mathbf{A}} = \frac{1}{\rho}\left(\frac{\partial}{\partial\rho}(\rho A_\rho) + \frac{\partial}{\partial\varphi}A_\varphi\right),$$

***n*-dimensionaler Fall, kartesische Koordinaten**

$$\mathrm{div}\vec{\mathbf{A}} = \frac{\partial A_1}{\partial x_1} + \frac{\partial A_2}{\partial x_2} + \cdots + \frac{\partial A_n}{\partial x_n}.$$

Rechenregeln für Divergenzen:

$\vec{\mathbf{A}},\vec{\mathbf{B}}$ sind Vektorfelder, U ist ein skalares Feld, $\vec{\mathbf{a}}$ ein konstanter Vektor, c eine Konstante:

$$\mathrm{div}\,\vec{\mathbf{a}} = 0 \qquad \mathrm{div}(\vec{\mathbf{a}}U) = \vec{\mathbf{a}}\cdot\mathrm{grad}\,U$$

$$\mathrm{div}(\vec{\mathbf{A}}+\vec{\mathbf{B}}) = \mathrm{div}\vec{\mathbf{A}} + \mathrm{div}\vec{\mathbf{B}} \qquad \mathrm{div}(\vec{\mathbf{A}}+\vec{\mathbf{a}}) = \mathrm{div}\vec{\mathbf{A}}$$

$$\mathrm{div}(U\vec{\mathbf{A}}) = U\,\mathrm{div}\vec{\mathbf{A}} + \vec{\mathbf{A}}\,\mathrm{grad}\,U \qquad \mathrm{div}(c\vec{\mathbf{A}}) = c\,\mathrm{div}\vec{\mathbf{A}}$$

$$\mathrm{div}(\vec{\mathbf{A}}\times\vec{\mathbf{B}}) = \vec{\mathbf{B}}\,\mathrm{rot}\vec{\mathbf{A}} - \vec{\mathbf{A}}\,\mathrm{rot}\vec{\mathbf{B}} \qquad \mathrm{div}(\vec{\mathbf{A}}\times\vec{\mathbf{a}}) = \vec{\mathbf{a}}\,\mathrm{rot}\vec{\mathbf{A}}.$$

Nacheinanderausführung von div grad und div rot:

div grad$U = \Delta U$ siehe auch Laplace-Operator,

div rot$\vec{\mathbf{A}} = 0$.

16.6 Rotation und Stokesscher Integralsatz

Rotation eines Vektorfeldes rot $\vec{\mathbf{A}}$ definiert „Wirbel", d. h. geschlossene Feldlinien eines Vektorfeldes. Definiert ist sie über das Linienintegral entlang der Umrandung C einer infinitesimalen Fläche F:

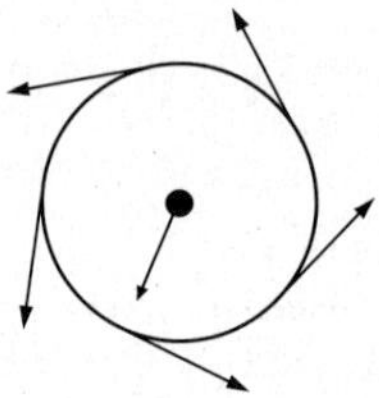

$$\vec{\mathbf{n}} \cdot \text{rot}\vec{\mathbf{A}} = \lim_{F\to 0} \frac{1}{F} \oint_C \vec{\mathbf{A}} \cdot d\vec{\mathbf{s}} = \lim_{F\to 0} \frac{\Gamma}{F},$$

wobei $\vec{\mathbf{n}}$ der Normalenvektor auf der Fläche F ist. Γ wird die **Zirkulation** des Vektorfeldes genannt.

☐ Linienintegral $\oint \vec{\mathbf{A}} \cdot d\vec{\mathbf{s}}$ in einem Kreis um den Ursprung für das Geschwindigkeitsfeld einer mit der Winkelgeschwindigkeit ω rotierenden Scheibe:

Geschwindigkeitsfeld $\vec{\mathbf{A}} = -y\,\omega\,\vec{\mathbf{e}}_x + x\,\omega\,\vec{\mathbf{e}}_y$, Fläche $F = \pi R^2$,

Kreislinie $\vec{\mathbf{s}}(t) = R\cos t\,\vec{\mathbf{e}}_x + R\sin t\,\vec{\mathbf{e}}_y$, $0 \le t \le 2\pi$

$$\oint \vec{\mathbf{A}} \cdot d\vec{\mathbf{s}} = \int_{t_0}^{t_1} \left[A_x \frac{dx}{dt} + A_y \frac{dy}{dt}\right] dt = \int_0^{2\pi} [(-\omega R\sin t)(-R\sin t) + (\omega R\cos t)(R\cos t)]\, dt$$

$$= \omega R^2 \int_0^{2\pi} \left[\sin^2 t + \cos^2 t\right] dt = 2\pi\omega R^2,$$

$$\vec{\mathbf{n}} \cdot \text{rot}\vec{\mathbf{A}} = \lim_{F\to 0} \frac{1}{F} \oint \vec{\mathbf{A}} \cdot d\vec{\mathbf{s}} = \lim_{R\to 0} \frac{2\pi\omega R^2}{\pi R^2} = 2\omega\,.$$

rot$\vec{\mathbf{A}}$ steht senkrecht zur Drehebene und hat den Betrag 2ω.

Stokesscher Integralsatz, das Integral über die Wirbel rot$\vec{\mathbf{A}}$ in einer Fläche F ist gleich der Zirkulation des Vektorfeldes um den Flächenrand C,

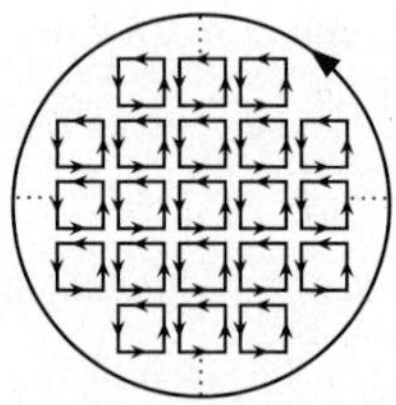

$$\int_F \text{rot}\vec{\mathbf{A}} \cdot \vec{\mathbf{n}}\, dF = \oint_C \vec{\mathbf{A}} \cdot d\vec{\mathbf{s}},$$

wobei $\vec{\mathbf{n}}$ wieder der Normalenvektor auf dem Flächenelement ist.

Anders ausgedrückt:

Die Rotation ist nur am Rand wirksam. Die Rotationen im Inneren heben sich auf.

Der Stokessche Integralsatz gilt in allen Dimensionen, allerdings ist die Formulierung (über sogenannte Pfaffsche Formen, auf die hier nicht eingegangen werden soll) unhandlich.

Eine Folge des Stokesschen Integralsatzes ist der folgende Satz, bei dem F die Oberfläche des Raumvolumens V ist:

$$\int_V \text{rot}\vec{\mathbf{A}}\, dV = \oint_F \vec{\mathbf{A}} \times \vec{\mathbf{n}}\, dF.$$

● Ein konservatives Feld hat keine Wirbel und umgekehrt ist ein wirbelfreies Feld konservativ:

rot grad$U = 0$.

☐ Elektrische Felder in einem Plattenkondensator und um einen geladenen Draht sind konservativ und daher wirbelfrei.

Das magnetische Feld um einen stromdurchflossenen Leiter ist nicht konservativ, es enthält Wirbel. Siehe auch die Darstellungen zum Thema konservatives Feld im Abschnitt über den Gradienten.

Symbolische Schreibweise der Rotation als Kreuzprodukt des Nabla-Operators

$$\mathrm{rot}\vec{\mathbf{A}} = \vec{\nabla} \times \vec{\mathbf{A}}.$$

Kartesische Koordinaten $(x,y,z) = (x_1,x_2,x_3)$:

$$\mathrm{rot}\vec{\mathbf{A}} = \left(\frac{\partial A_z}{\partial y} - \frac{\partial A_y}{\partial z}\right)\vec{\mathbf{e}}_x + \left(\frac{\partial A_x}{\partial z} - \frac{\partial A_z}{\partial x}\right)\vec{\mathbf{e}}_y + \left(\frac{\partial A_y}{\partial x} - \frac{\partial A_x}{\partial y}\right)\vec{\mathbf{e}}_z = \begin{vmatrix} \vec{\mathbf{e}}_x & \vec{\mathbf{e}}_y & \vec{\mathbf{e}}_z \\ \dfrac{\partial}{\partial x} & \dfrac{\partial}{\partial y} & \dfrac{\partial}{\partial z} \\ A_x & A_y & A_z \end{vmatrix},$$

Kugelkoordinaten (r,ϑ,φ)

$$\mathrm{rot}\vec{\mathbf{A}} = \frac{1}{r\sin\vartheta}\left(\frac{\partial \sin\vartheta A_\varphi}{\partial\vartheta} - \frac{\partial A_\vartheta}{\partial\varphi}\right)\vec{\mathbf{e}}_r + \frac{1}{r}\left(\frac{1}{\sin\vartheta}\frac{\partial A_r}{\partial\varphi} - \frac{\partial rA_\varphi}{\partial r}\right)\vec{\mathbf{e}}_\vartheta + \frac{1}{r}\left(\frac{\partial rA_\vartheta}{\partial r} - \frac{\partial A_r}{\partial\vartheta}\right)\vec{\mathbf{e}}_\varphi$$

$$= \frac{1}{r^2\sin\vartheta}\begin{vmatrix} \vec{\mathbf{e}}_r & r\vec{\mathbf{e}}_\vartheta & r\sin\vartheta\,\vec{\mathbf{e}}_\varphi \\ \dfrac{\partial}{\partial r} & \dfrac{\partial}{\partial\vartheta} & \dfrac{\partial}{\partial\varphi} \\ A_r & rA_\vartheta & r\sin\vartheta A_\varphi \end{vmatrix},$$

Zylinderkoordinaten (ρ,φ,z)

$$\mathrm{rot}\vec{\mathbf{A}} = \left(\frac{1}{\rho}\frac{\partial A_z}{\partial\varphi} - \frac{\partial A_\varphi}{\partial z}\right)\vec{\mathbf{e}}_\rho + \left(\frac{\partial A_\rho}{\partial z} - \frac{\partial A_z}{\partial\rho}\right)\vec{\mathbf{e}}_\varphi + \left(\frac{\partial\rho A_\varphi}{\partial\rho} - \frac{1}{\rho}\frac{\partial A_\rho}{\partial\varphi}\right)\vec{\mathbf{e}}_z = \frac{1}{\rho}\begin{vmatrix} \vec{\mathbf{e}}_\rho & \rho\vec{\mathbf{e}}_\varphi & \vec{\mathbf{e}}_z \\ \dfrac{\partial}{\partial\rho} & \dfrac{\partial}{\partial\varphi} & \dfrac{\partial}{\partial z} \\ A_\rho & \rho A_\varphi & A_z \end{vmatrix},$$

Allgemeine orthogonale Koordinaten (q_1,q_2,q_3)

$$\mathrm{rot}\vec{\mathbf{A}} = \frac{1}{h_2h_3}\left(\frac{\partial h_3A_3}{\partial q_2} - \frac{\partial h_2A_2}{\partial q_3}\right)\vec{\mathbf{e}}_1 + \frac{1}{h_1h_3}\left(\frac{\partial h_1A_1}{\partial q_3} - \frac{\partial h_3A_3}{\partial q_1}\right)\vec{\mathbf{e}}_2 + \frac{1}{h_1h_2}\left(\frac{\partial h_2A_2}{\partial q_1} - \frac{\partial h_1A_1}{\partial q_2}\right)\vec{\mathbf{e}}_3$$

$$= \frac{1}{h_1h_2h_3}\begin{vmatrix} h_1\vec{\mathbf{e}}_1 & h_2\vec{\mathbf{e}}_2 & h_3\vec{\mathbf{e}}_3 \\ \dfrac{\partial}{\partial q_1} & \dfrac{\partial}{\partial q_2} & \dfrac{\partial}{\partial q_3} \\ h_1A_1 & h_2A_2 & h_3A_3 \end{vmatrix} \qquad h_i = \left|\frac{\partial\vec{\mathbf{r}}}{\partial q_i}\right|, \quad i = 1,2,3.$$

☐ Rotation des Magnetfeldes in einem homogenen Elektronenstrahl der Stromdichte $\vec{\mathbf{i}} = i\vec{\mathbf{e}}_z$.
In Zylinderkoordinaten:

$$\vec{\mathbf{B}} = \frac{\mu_0}{2\pi}\frac{1}{\rho}\cdot\pi\rho^2 i\vec{\mathbf{e}}_\varphi = a\rho\vec{\mathbf{e}}_\varphi \text{ mit } a = \frac{\mu_0 i}{2}$$

$$\mathrm{rot}\,\vec{\mathbf{B}} = 0\vec{\mathbf{e}}_\rho + 0\vec{\mathbf{e}}_\varphi + \frac{1}{\rho}\left(\frac{\partial\rho\cdot a\rho}{\partial\rho} - 0\right)\vec{\mathbf{e}}_z = \frac{1}{\rho}a2\rho\,\vec{\mathbf{e}}_z = 2a\vec{\mathbf{e}}_z = \mu_0\vec{\mathbf{i}}$$

In kartesischen Koordinaten:

$$\vec{\mathbf{B}} = \frac{\mu_0}{2\pi}\frac{1}{x^2+y^2}\cdot\pi(x^2+y^2)i\cdot(-y\vec{\mathbf{e}}_x + x\vec{\mathbf{e}}_y) = a(-y\vec{\mathbf{e}}_x + x\vec{\mathbf{e}}_y)$$

mit $a = \dfrac{\mu_0 i}{2}$

$$\mathrm{rot}\,\vec{\mathbf{B}} = 0\vec{\mathbf{e}}_x + 0\vec{\mathbf{e}}_y + \left(\frac{\partial}{\partial x}ax - \frac{\partial}{\partial y}(-ay)\right)\vec{\mathbf{e}}_z = 2a\vec{\mathbf{e}}_z = \mu_0\vec{\mathbf{i}}.$$

Dies ist eine Maxwell-Gleichung für den stationären Fall.

Rechenregeln für Rotationen:
$\vec{\mathbf{A}}, \vec{\mathbf{B}}$ sind Vektorfelder, U ist ein skalares Feld, $\vec{\mathbf{a}}$ ein konstanter Vektor und c eine Konstante:

$$\operatorname{rot}(c\vec{\mathbf{A}}) = c \operatorname{rot}\vec{\mathbf{A}} \qquad \operatorname{rot}(\vec{\mathbf{a}}U) = -\vec{\mathbf{a}} \times \operatorname{grad} U$$
$$\operatorname{rot}(\vec{\mathbf{A}}+\vec{\mathbf{B}}) = \operatorname{rot}\vec{\mathbf{A}} + \operatorname{rot}\vec{\mathbf{B}} \qquad \operatorname{rot}(\vec{\mathbf{A}} + \operatorname{grad} U) = \operatorname{rot}\vec{\mathbf{A}}$$
$$\operatorname{rot}(U\vec{\mathbf{A}}) = U \operatorname{rot}\vec{\mathbf{A}} - \vec{\mathbf{A}} \times \operatorname{grad} U \qquad \operatorname{rot}(U \operatorname{grad} U) = \vec{\mathbf{0}}$$
$$\operatorname{rot}(\vec{\mathbf{A}} \times \vec{\mathbf{B}}) = (\vec{\mathbf{B}} \operatorname{grad})\vec{\mathbf{A}} - (\vec{\mathbf{A}} \operatorname{grad})\vec{\mathbf{B}} + \vec{\mathbf{A}} \operatorname{div}\vec{\mathbf{B}} - \vec{\mathbf{B}} \operatorname{div}\vec{\mathbf{A}} \quad .$$

Es gilt (Δ ist der Laplace-Operator):

$$\operatorname{rot}\operatorname{rot}\vec{\mathbf{A}} = \operatorname{grad}\operatorname{div}\vec{\mathbf{A}} - \Delta\vec{\mathbf{A}}.$$

16.7 Laplace-Operator und Greensche Formeln

Laplace-Operator $\Delta = \vec{\nabla} \cdot \vec{\nabla}$ ist das Skalarprodukt des Nabla-Operators mit sich selbst.
Darstellung des Laplace-Operators:
Kartesische Koordinaten (x, y, z):

$$\Delta = \vec{\nabla} \cdot \vec{\nabla} = \frac{\partial^2}{\partial x^2} + \frac{\partial^2}{\partial y^2} + \frac{\partial^2}{\partial z^2},$$

Kugelkoordinaten (r, ϑ, φ):

$$\Delta = \frac{1}{r^2}\frac{\partial}{\partial r}\left(r^2 \frac{\partial}{\partial r}\right) + \frac{1}{r^2 \sin\vartheta}\frac{\partial}{\partial\vartheta}\left(\sin\vartheta \frac{\partial}{\partial\vartheta}\right) + \frac{1}{r^2\sin^2\vartheta}\frac{\partial^2}{\partial\varphi^2},$$

Zylinderkoordinaten (ρ, φ, z):

$$\Delta = \frac{1}{\rho}\frac{\partial}{\partial\rho}\left(\rho\frac{\partial}{\partial\rho}\right) + \frac{1}{\rho^2}\frac{\partial^2}{\partial\varphi^2} + \frac{\partial^2}{\partial z^2},$$

Allgemeine orthogonale Koordinaten (q_1, q_2, q_3):

$$\Delta = \frac{1}{h_1 h_2 h_3}\left[\frac{\partial}{\partial q_1}\left(\frac{h_2 h_3}{h_1}\frac{\partial}{\partial q_1}\right) + \frac{\partial}{\partial q_2}\left(\frac{h_3 h_1}{h_2}\frac{\partial}{\partial q_2}\right) + \frac{\partial}{\partial q_3}\left(\frac{h_1 h_2}{h_3}\frac{\partial}{\partial q_3}\right)\right].$$

□ Berechnung der Quellenstärke zum Gravitationspotential innerhalb der Erdkugel

$$U(r) = -\gamma 2\pi\sigma\left(R^2 - \frac{1}{3}r^2\right) = ar^2 + b = a\left(x^2+y^2+z^2\right) + b$$

mit $a = \frac{2}{3}\gamma\pi\sigma$ und $b = -2\gamma\pi\sigma R^2$.

In kartesischen Koordinaten (x, y, z)

$$\Delta U = a\left(\frac{\partial^2 x^2}{\partial x^2} + \frac{\partial^2 y^2}{\partial y^2} + \frac{\partial^2 z^2}{\partial z^2}\right) = a(2+2+2) = 6a$$

und in Kugelkoordinaten (r, ϑ, φ)

$$\Delta U = a\frac{1}{r^2}\frac{\partial}{\partial r}\left(r^2\frac{\partial r^2}{\partial r}\right) = a\frac{1}{r^2}\frac{\partial}{\partial r}2r^3 = a\frac{6r^2}{r^2} = 6a.$$

Zweidimensionaler Fall, kartesische Koordinaten:

$$\Delta = \frac{\partial^2}{\partial x^2} + \frac{\partial^2}{\partial y^2}.$$

Zweidimensionaler Fall, Polarkoordinaten:

$$\Delta = \frac{1}{\rho}\frac{\partial}{\partial\rho}\left(\rho\frac{\partial}{\partial\rho}\right) + \frac{1}{\rho^2}\frac{\partial^2}{\partial\varphi^2}.$$

***n*-dimensionaler Fall, kartesische Koordinaten:**

$$\Delta = \frac{\partial^2}{\partial x_1^2} + \cdots + \frac{\partial^2}{\partial x_n^2} = \sum_{i=1}^{n}\frac{\partial^2}{\partial x_i^2}.$$

Δ kann auf skalare Felder und – komponentenweise – auch auf Vektorfelder angewandt werden.

Darstellung im Vektorfeld:

$$\Delta\vec{\mathbf{A}} = \text{grad}\ \text{div}\vec{\mathbf{A}} - \text{rot}\ \text{rot}\vec{\mathbf{A}}.$$

Darstellung im skalaren Feld:

$$\Delta U = \text{div}\ \text{grad}\, U.$$

ΔU beschreibt die Quellenstärke des Potentialfeldes U.

Greensche Formeln: Die Greenschen Formeln beruhen im wesentlichen auf dem Prinzip der partiellen Integration. U, V sind skalare Funktionen, K ist das Integrationsvolumen und F die Oberfläche des Volumens.

Erste Greensche Formel: Es wird gemäß der Produktregel

$$(uv)' = u'v + uv' \text{ mit } u = U \text{ und } v = \text{grad}\, V$$

partiell integriert und der Gaußsche Integralsatz angewandt.

$$\int_K [U\,\Delta V + (\text{grad}\, U)\cdot(\text{grad}\, V)]\,\mathrm{d}K = \oint_F [U\,\text{grad}\, V]\cdot\vec{\mathbf{n}}\,\mathrm{d}F,$$

wobei $\vec{\mathbf{n}}$ der auf der Außenfläche stehende Normalenvektor ist.

Zweite Greensche Formel: Zweimalige Verwendung der ersten Greenschen Formel mit vertauschten Argumenten.

$$\int_K [U\,\Delta V - V\,\Delta U]\,\mathrm{d}K = \oint_F [U\,\text{grad}\, V - V\,\text{grad}\, U]\cdot\vec{\mathbf{n}}\,\mathrm{d}F.$$

Die Bedeutung der Greenschen Formeln liegt in ihrem Nutzen bei der analytischen Lösung von Potentialgleichungen unter speziellen Randbedingungen.

Quellen von Potentialfeldern. Der Laplace-Operator verknüpft die Quellenstärke des Gradientenfeldes mit dem Potentialfeld.

Laplace-Gleichung gilt im quellenfreien Raum. $\Delta U = 0$.

Poisson-Gleichung gilt bei Vorhandensein von Quellen $\Delta U = -4\pi\rho$, wobei ρ die Quellendichte ist.

Beide Gleichungen werden als Feldgleichungen zur Bestimmung des Potentialfeldes U (unter bestimmten Randbedingungen) verwendet.

Sie haben ihre Bedeutung vor allem in der Elektrostatik und Elektrodynamik.

☐ Das Fernfeld des Dipols $U = \dfrac{a\cos\vartheta}{r^2}$, $\quad a = \dfrac{w}{4\pi\varepsilon}$ erfüllt die Laplace-Gleichung:

$$\begin{aligned}
\Delta U &= \frac{a}{r^2}\frac{\partial}{\partial r}\left(r^2\frac{\partial(\cos\vartheta\, r^{-2})}{\partial r}\right) + \frac{a}{r^2\sin\vartheta}\frac{\partial}{\partial\vartheta}\left(\sin\vartheta\frac{\partial(\cos\vartheta\, r^{-2})}{\partial\vartheta}\right) \\
&= \cos\vartheta\frac{a}{r^2}\frac{\partial}{\partial r}\left(-2\frac{1}{r}\right) + \frac{a}{r^4\sin\vartheta}\frac{\partial}{\partial\vartheta}\left(-\sin^2\vartheta\right) \\
&= \cos\vartheta\frac{2a}{r^4} + \frac{-2a\sin\vartheta\cos\vartheta}{r^4\sin\vartheta} = \frac{2a\cos\vartheta}{r^4} - \frac{2a\cos\vartheta}{r^4} = 0.
\end{aligned}$$

16.8 Kombinationen von div, rot und grad, Berechnung von Feldern

Kombinationen von div, rot, grad mit skalarem Feld U und Vektorfeld $\vec{\mathbf{A}}$. Sowohl U als auch $\vec{\mathbf{A}}$ sind zweifach stetig partiell differenzierbar:

Divergenz angewendet auf den Gradienten ergibt den Laplace-Operator:

$$\text{div}\ \text{grad}\, U = \Delta U.$$

Wirbelfelder sind quellenfrei:

$$\text{div}\ \text{rot}\vec{\mathbf{A}} = 0.$$

Konservative Felder sind wirbelfrei:

$$\text{rot}\,\text{grad}\,U = \vec{\mathbf{0}}.$$

Der Gradient einer Divergenz ergibt den Laplace-Operator und gemischte Ableitungsterme:

$$\text{grad}\,\text{div}\vec{\mathbf{A}} = \text{rot}\,\text{rot}\vec{\mathbf{A}} + \Delta\vec{\mathbf{A}}.$$

Berechnung von Vektorfeldern aus den Quellen und Wirbeln

Die eben erwähnten Kombinationen der Vektoroperatoren lassen sich anwenden auf die Berechnung von Vektorfeldern aus Quellen und Wirbeln. Man sucht dabei ein Vektorfeld $\vec{\mathbf{B}}$ mit

$$\text{div}\,\vec{\mathbf{B}} = \rho\,, \qquad \text{rot}\,\vec{\mathbf{B}} = \vec{\mathbf{j}}.$$

Im allgemeinen wird dabei zunächst ein spezielles Vektorfeld gesucht, das die gewünschten Bedingungen erfüllt. Anschließend wird es mit einem quellen- und wirbelfreien Feld überlagert, um spezielle Randbedingungen zu erfüllen.

Quellen- und wirbelfreie Felder lassen sich als Gradientenfelder (wirbelfrei) eines Potentialfeldes U darstellen. Das Potentialfeld muß die **Laplace-Gleichung** erfüllen:

$$\Delta U = \text{div}\,\text{grad}\,U = 0.$$

Für die Randbedingung gibt es zwei Möglichkeiten:

1. Dirichletsches Problem: Der Wert von U auf der Oberfläche des betrachteten Volumens ist festgelegt.

□ Eine geerdete Kugel liegt im elektrostatischen Feld einer Ladungsverteilung

2. Neumannsches Problem: Die Richtungsableitung des Feldes senkrecht zur Oberfläche ist festgelegt.

□ Ein leitender Gegenstand befindet sich ungeerdet im elektrostatischen Feld einer Ladungsverteilung

Die Lösung der Laplace-Gleichung zu den Randbedingungen kann oft nur numerisch erfolgen. Wir verweisen hierzu auf den Abschnitt über partielle Differentialgleichungen. Das Feld $\vec{\mathbf{B}}$ erhält man durch $\vec{\mathbf{B}} = -\text{grad}\,U$.

Wirbel-, aber nicht quellenfreies Feld: Man untersucht ein Potentialfeld P, für das die **Poisson-Gleichung** gelöst wird.

$$-\Delta P = -\text{div}\,\text{grad}\,P = \rho\,.$$

Eine Lösung erhält man durch

$$P(\vec{\mathbf{r}}) = \frac{1}{4\pi}\int_V \frac{\rho(\vec{\mathbf{r}}')}{|\vec{\mathbf{r}} - \vec{\mathbf{r}}'|}\,\mathrm{d}V'.$$

▷ Die Funktion $U = \dfrac{a}{r}$, die (mit $a = 1$) mit der Dichte ρ gefaltet wird, (Gaußsches Theorem, Abschnitt über die Divergenz) ist wegen der oben angegebenen Lösungseigenschaft der Differentialgleichung $-\Delta P = \rho$ eine **Greensche Funktion** zur Poisson-Gleichung.

Die Lösung zu den Randbedingungen erhält man durch die Überlagerung mit einem entsprechenden wirbel- und quellenfreien Feld U. Das Feld $\vec{\mathbf{B}}$ erhält man durch $\vec{\mathbf{B}} = -\text{grad}\,(P + U)$.

Quellen-, aber nicht wirbelfreies Feld: Man kann aus der Quellenfreiheit $\text{div}\,\vec{\mathbf{B}} = 0$ schließen, daß das Vektorfeld $\vec{\mathbf{B}}$ sich als Rotation eines Vektorfeldes $\vec{\mathbf{A}}$ schreiben läßt.

$$\text{div}\,\vec{\mathbf{B}} = \text{div}\,\text{rot}\,\vec{\mathbf{A}} = 0.$$

Für $\vec{\mathbf{A}}$ wird gefordert, daß $\text{div}\,\vec{\mathbf{A}} = 0$ ist (reines Wirbelfeld). Es gilt dann

$$\text{rot}\,\vec{\mathbf{B}} = \text{rot}\,\text{rot}\,\vec{\mathbf{A}} = -\Delta\vec{\mathbf{A}} = \vec{\mathbf{j}},$$

was wieder zu einer Poisson-Gleichung für die Vektorkomponenten von $\vec{\mathbf{A}}$ führt. Eine Lösung hierzu ist

$$\vec{\mathbf{A}}(\vec{\mathbf{r}}) = \frac{1}{4\pi}\int_V \frac{\vec{\mathbf{j}}(\vec{\mathbf{r}}')}{|\vec{\mathbf{r}} - \vec{\mathbf{r}}'|}\,\mathrm{d}V'.$$

Die Lösung zu den Randbedingungen erhält man durch die Überlagerung mit einem entsprechenden wirbel- und quellenfreien Feld U. Das Feld $\vec{\mathbf{B}}$ erhält man durch $\vec{\mathbf{B}} = \text{rot}\,\vec{\mathbf{A}} - \text{grad}\,U$.

Feld mit Quellen und Wirbeln: Das Problem eines wirbel-, aber nicht quellenfreien Feldes ergibt als Lösung ein Potentialfeld P. Dann löst man das Problem eines quellen-, aber nicht wirbelfreien Feldes und erhält das Vektorfeld $\vec{\mathbf{A}}$. Die Lösung zu den Randbedingungen wird durch die Überlagerung mit einem entsprechenden wirbel- und quellenfreien Feld U bestimmt. Das Feld $\vec{\mathbf{B}}$ ist dann:

$$\vec{\mathbf{B}} = \operatorname{rot}\vec{\mathbf{A}} - \operatorname{grad}(U+P).$$

Zusammenfassung

Vektoroperatoren:

Nabla-Operator: $\vec{\nabla} = \vec{\mathbf{e}}_x \cdot \frac{\partial}{\partial x} + \vec{\mathbf{e}}_y \cdot \frac{\partial}{\partial y} + \vec{\mathbf{e}}_z \cdot \frac{\partial}{\partial z}.$

Operator	Abk.	Symbol	Argument	Resultat	Deutung
Gradient	grad	$\vec{\nabla}U$	Skalar	Vektor	stärkster Anstieg
Divergenz	div	$\vec{\nabla}\cdot\vec{\mathbf{A}}$	Vektor	Skalar	Quellen
Rotation	rot	$\vec{\nabla}\times\vec{\mathbf{A}}$	Vektor	Vektor	Wirbel
Laplace–Operator	Δ	$(\vec{\nabla}\cdot\vec{\nabla})U$ $(\vec{\nabla}\cdot\vec{\nabla})\vec{\mathbf{A}}$	Skalar Vektor	Skalar Vektor	Potentialfeld-quellen

Integralsätze:

$$\int \vec{\nabla}U\,\mathrm{d}\vec{\mathbf{s}} = \int \mathrm{d}U,$$

$$\int_V \vec{\nabla}\cdot\vec{\mathbf{A}}\,\mathrm{d}V = \oint_F \vec{\mathbf{A}}\cdot\mathrm{d}\vec{\mathbf{F}} = \oint_F \vec{\mathbf{A}}\cdot\vec{\mathbf{n}}\,\mathrm{d}F,$$

$$\int_F \left(\frac{\partial U}{\partial x} + \frac{\partial V}{\partial y}\right)\mathrm{d}x\,\mathrm{d}y = \oint_C (U\,\mathrm{d}y - V\,\mathrm{d}x),$$

$$\int_F \vec{\nabla}\times\vec{\mathbf{A}}\cdot\vec{\mathbf{n}}\,\mathrm{d}F = \oint_C \vec{\mathbf{A}}\cdot\mathrm{d}\vec{\mathbf{s}},$$

$$\int_V \vec{\nabla}\times\vec{\mathbf{A}}\,\mathrm{d}V = \oint_F \vec{\mathbf{A}}\times\vec{\mathbf{n}}\,\mathrm{d}F,$$

$$\int_V \left[U\,\Delta V + (\vec{\nabla}U)\cdot(\vec{\nabla}V)\right]\mathrm{d}V = \oint_F \left[U\,\vec{\nabla}V\right]\cdot\vec{\mathbf{n}}\,\mathrm{d}F,$$

$$\int_V [U\,\Delta V - V\,\Delta U]\,\mathrm{d}V = \oint_F \left[U\,\vec{\nabla}V - V\,\vec{\nabla}U\right]\cdot\vec{\mathbf{n}}\,\mathrm{d}F.$$

17 Komplexe Variablen und Funktionen

17.1 Komplexe Zahlen

Imaginäre Einheit: $\mathrm{j}^2 = -1$.

▷ In der Mathematik wird die imaginäre Einheit mit i bezeichnet. Um Verwechslungen mit der Stromstärke i zu vermeiden, wird j verwendet.

□ Die Lösungen der Gleichung $x^2 + 1 = 0$ lauten mit Hilfe der imaginären Einheit $x_{1/2} = \pm\mathrm{j}$. Sie sind als Produkte aus einer reellen Zahl und j darstellbar:

$$x_1 = 1 \cdot \mathrm{j} \quad \text{und} \quad x_2 = -1 \cdot \mathrm{j}.$$

Potenzen von j,

$$\mathrm{j}^1 = \mathrm{j}\,, \quad \mathrm{j}^2 = -1\,,$$
$$\mathrm{j}^3 = \mathrm{j}^2 \cdot \mathrm{j} = -\mathrm{j}\,, \quad \mathrm{j}^4 = \mathrm{j}^2 \cdot \mathrm{j}^2 = 1\,,$$
$$\mathrm{j}^5 = \mathrm{j}, \ldots$$

Für beliebige $n \in \mathbb{N}$ gilt:

$$\mathrm{j}^{4n} = 1, \quad \mathrm{j}^{1+4n} = \mathrm{j},$$
$$\mathrm{j}^{2+4n} = -1, \quad \mathrm{j}^{3+4n} = -\mathrm{j}.$$

Imaginäre Zahlen

Imaginäre Zahl, Produkt einer reellen Zahl b mit der imaginären Einheit j: $c = b\mathrm{j}$.
Schreibweisen: $b\mathrm{j}$, $\mathrm{j}b$, $b \cdot \mathrm{j}$, $\mathrm{j} \cdot b$.

● Das Quadrat einer imaginären Zahl ist **stets** eine **negative** reelle Zahl:

$$(b\mathrm{j})^2 = b^2 \cdot \mathrm{j}^2 = b^2 \cdot (-1) = -b^2 < 0 \quad (b \neq 0).$$

Menge der imaginären Zahlen $\mathbb{I} = \{c \mid c = \mathrm{j}b,\ b \in \mathbb{R}\}$.

Algebraische Darstellung komplexer Zahlen

Komplexe Zahl z, Summe aus einer reellen Zahl x und einer imaginären Zahl $\mathrm{j}y$: $z = x + \mathrm{j}y$.

□ Die Lösungen der quadratischen Gleichung

$$x^2 - 6x + 13 = 0$$

sind komplexe Zahlen, Anwenden der p-q-Formel ergibt:

$$x_{1/2} = 3 \pm \sqrt{9-13} = 3 \pm \sqrt{-4} = 3 \pm 2\mathrm{j}.$$

Realteil einer komplexen Zahl $\mathrm{Re}(z) = x$,
Imaginärteil einer komplexen Zahl $\mathrm{Im}(z) = y$.

● Zwei komplexe Zahlen z_1, z_2 sind **genau dann gleich**, $z_1 = z_2$, wenn $x_1 = x_2$ **und** $y_1 = y_2$, d. h., Realteil **und** Imaginärteil müssen übereinstimmen.

Menge der komplexen Zahlen $\mathbb{C} = \{z \mid z = x + \mathrm{j}y; x, y \in \mathbb{R}\}$, kann aufgefaßt werden als kartesisches Produkt $\mathbb{R}^2 = \mathbb{R} \times \mathbb{R}$ mit geordneten Paaren reeller Zahlen (x, y), $x, y \in \mathbb{R}$ als Elemente z, $z \in \mathbb{C}$.

● $\mathbb{R}$ und $\mathbb{I}$ sind echte **Teilmengen** von $\mathbb{C}$, $\mathbb{R} \subset \mathbb{C}$, $\mathbb{I} \subset \mathbb{C}$.

● Es gelten die Inklusionen $\mathbb{I} \subset \mathbb{C} \supset \mathbb{R} \supset \mathbb{Q} \supset \mathbb{Z} \supset \mathbb{N}$.

Reelle Zahl, komplexe Zahl mit **verschwindendem Imaginärteil**:
$x = x + \mathrm{j} \cdot 0 = z$, $\mathrm{Re}(z) = x$, $\mathrm{Im}(z) = 0$.
Imaginäre Zahl, komplexe Zahl mit **verschwindendem Realteil**:
$\mathrm{j} \cdot y = 0 + \mathrm{j} \cdot y = z$, $\mathrm{Re}(z) = 0$, $\mathrm{Im}(z) = y$.

Kartesische Darstellung komplexer Zahlen

- Man faßt Realteil und Imaginärteil einer komplexen Zahl als **kartesische Koordinaten** eines Punktes P in der (x, y)-Ebene auf:
  $z = x + \mathrm{j}y \Leftrightarrow P(z) = P(x, y)$.
- **Jeder** komplexen Zahl z läßt sich **genau ein** Bildpunkt $P(z)$ zuordnen.

Zeiger $\underline{z}$, Pfeil zwischen Ursprung und $P(z)$.

▷ Der Zeiger ist **kein** Vektor, er unterliegt anderen Rechengesetzen (s. Multiplikation komplexer Zahlen).

Komplexe Ebene oder **Gaußsche Zahlenebene**, Bezeichnungen für die (x, y)-Ebene.
Reelle Achse, x-Achse,
Imaginäre Achse, y-Achse.

- Reelle Zahlen liegen auf der reellen Achse, imaginäre Zahlen auf der imaginären Achse.

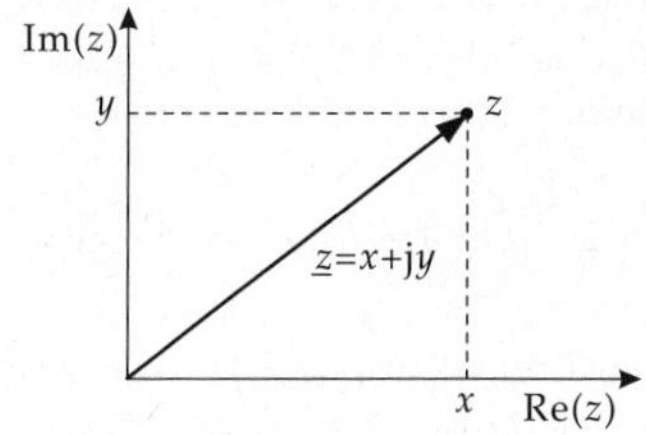

Darstellung einer komplexen Zahl in der Gaußschen Zahlenebene

Konjugiert komplexe Zahlen

Konjugiert komplexe Zahl zu $z = x + \mathrm{j}y$: $z^* = x - \mathrm{j}y$.
Andere Schreibweise: $z^* = \bar{z}$.

- Es gilt $\mathrm{Re}(z^*) = \mathrm{Re}(z)$ und $\mathrm{Im}(z^*) = -\,\mathrm{Im}(z)$.

▷ Vorzeichenwechsel im Imaginärteil !
z^* erhält man aus z auch durch die Substitution $\mathrm{j} \to -\mathrm{j}$.

□ Die zu $z = 3 + 2\mathrm{j}$ konjugiert komplexe Zahl ist $z^* = 3 - 2\mathrm{j}$.

- Für zwei **zueinander konjugiert komplexe** Zahlen z_1, z_2 gilt:
  $z_1 = z_2^*$ und $z_2 = z_1^*$.
- Die Bildpunkte zweier zueinander konjugiert komplexer Zahlen sind **spiegelsymmetrisch** zur reellen Achse.

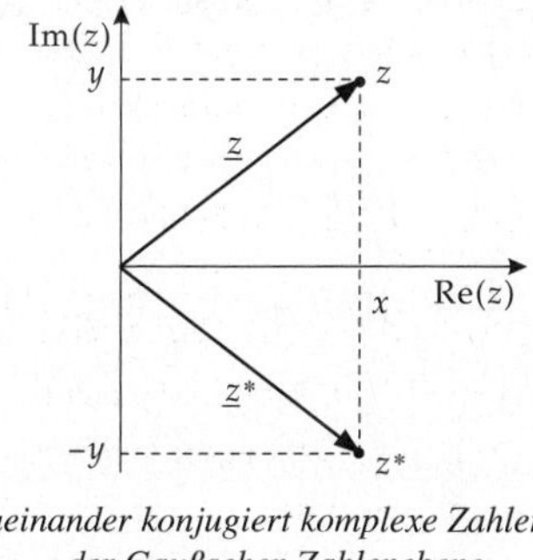

Zueinander konjugiert komplexe Zahlen in der Gaußschen Zahlenebene

- Zweimalige Spiegelung an der reellen Achse reproduziert den Ausgangspunkt, $(z^*)^* = z$.
- Eine komplexe Zahl mit $z = z^*$ ist reell.

Betrag einer komplexen Zahl

Betrag einer komplexen Zahl oder **Modul**, $|z| = \sqrt{x^2 + y^2}$.

□ Der Betrag der komplexen Zahl $z = 6 + 3\mathrm{j}$ ist $|z| = \sqrt{6^2 + 3^2} = \sqrt{36 + 9} = \sqrt{45}$.

- $|z|$ ist **euklidischer Abstand** des Bildpunktes $P(z)$ vom Ursprung in der komplexen Ebene.
- $|z|$ ist **Länge** des Zeigers $\underline{z}$.
- Es gilt **immer**: $|z| \geq 0$.
- Der Betrag berechnet sich auch durch $|z| = \sqrt{z \cdot z^*}$ (s. Multiplikation komplexer Zahlen).

▷ Der Betrag einer komplexen Zahl (die Länge des Zeigers $\underline{z}$) entspricht der Länge des Vektors $\vec{\mathbf{a}} = (x, y)$ im $\mathbb{R}^2$:
$|\underline{z}| = |\vec{\mathbf{a}}| = \sqrt{\vec{\mathbf{a}} \cdot \vec{\mathbf{a}}} = \sqrt{x^2 + y^2}$.

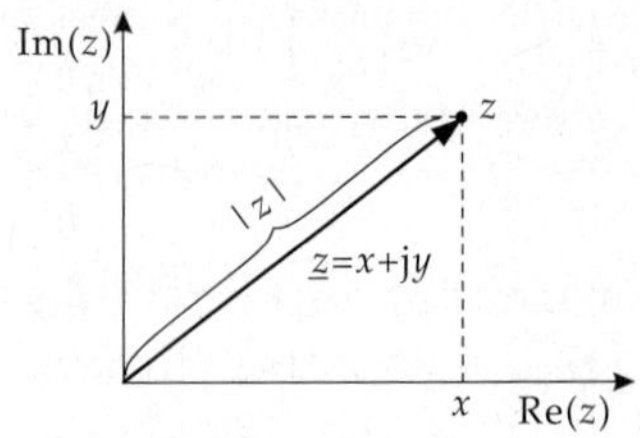

Betrag einer komplexen Zahl

Trigonometrische Darstellung komplexer Zahlen

Polarkoordinaten r, ϕ in der komplexen Ebene:
Kartesische Komponenten:

$$x = r \cdot \cos\phi\,, \quad y = r \cdot \sin\phi\,.$$

Trigonometrische Form der komplexen Zahlen:

$$z = x + \mathrm{j}y = r(\cos\phi + \mathrm{j} \cdot \sin\phi\,).$$

Radialkoordinate r ist gleich dem **Betrag** der komplexen Zahl, $r = |z|$.

▷ $r \in \mathbb{R}$, also $r^* = |z^*| = r$.

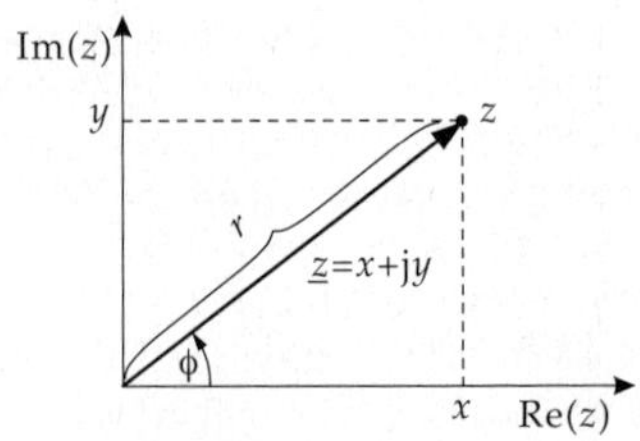

Trigonometrische Darstellung einer komplexen Zahl

Argument, **Winkel** oder **Phase** ϕ von z, $\phi = \arg(z)$.

- ϕ ist **unendlich** vieldeutig: Jede Rotation um 2π führt zum **gleichen** Bildpunkt.

Hauptwert von ϕ, wenn $\phi \in [0, 2\pi)$ bzw. $\phi \in (-\pi, \pi]$.
Konjugiert komplexe Zahl z^* in trigonometrischer Darstellung ergibt sich durch Umkehrung des Vorzeichens von ϕ:

$$z^* = r[\cos(-\phi\,) + \mathrm{j} \cdot \sin(-\phi\,)] = r(\cos\phi - \mathrm{j} \cdot \sin\phi\,).$$

Der Betrag r bleibt erhalten.

Exponentialdarstellung komplexer Zahlen

Eulersche Formel (s. Trigonometrische Funktionen im Komplexen):

$$\mathrm{e}^{\mathrm{j}\phi} = \cos\phi + \mathrm{j} \cdot \sin\phi\,.$$

Exponentialform der komplexen Zahlen:

$$z = r \cdot \mathrm{e}^{\mathrm{j}\phi} = |z| \cdot \exp(\mathrm{j} \cdot \arg(z)).$$

Konjugiert komplexe Zahl z^* in Exponentialdarstellung:

$$z^* = [r\,\mathrm{e}^{\mathrm{j}\phi}]^* = r^* \cdot [\mathrm{e}^{\mathrm{j}\phi}]^* = r \cdot \mathrm{e}^{-\mathrm{j}\phi}\,.$$

▷ Die **komplexe Exponentialfunktion** $\mathrm{e}^{\mathrm{j}\phi}$ ist 2πj-periodisch:
$\mathrm{e}^{\mathrm{j}\phi + k \cdot 2\pi \mathrm{j}} = \mathrm{e}^{\mathrm{j}[\phi + k \cdot 2\pi]} = \mathrm{e}^{\mathrm{j}\phi}$, $k \in \mathbb{Z}$.

- Spezielle Werte von $\mathrm{e}^{\mathrm{j}\phi}$:

$$\mathrm{e}^{\mathrm{j}\pi/2} = \cos\left(\frac{\pi}{2}\right) + \mathrm{j}\sin\left(\frac{\pi}{2}\right) = \mathrm{j},$$

$$\mathrm{e}^{\mathrm{j}2\pi/3} = \cos\left(\frac{2\pi}{3}\right) + \mathrm{j}\sin\left(\frac{2\pi}{3}\right) = -\frac{1}{2} + \frac{\mathrm{j}}{2}\sqrt{3},$$

$$\mathrm{e}^{\mathrm{j}\pi} = \cos\pi + \mathrm{j}\sin\pi = -1,$$

$$e^{j4\pi/3} = \cos\left(\frac{4\pi}{3}\right) + j\sin\left(\frac{4\pi}{3}\right) = -\frac{1}{2} - \frac{j}{2}\sqrt{3},$$

$$e^{j3\pi/2} = \cos\left(\frac{3\pi}{2}\right) + j\sin\left(\frac{3\pi}{2}\right) = -j.$$

Umrechnung zwischen kartesischer und trigonometrischer Darstellung

● Kartesische Darstellung in trigonometrische Darstellung (Exponentialdarstellung):

$z = x + jy \quad \rightarrow \quad z = r\cos\phi + jr\sin\phi = re^{j\phi} \quad \longrightarrow$

$r = \sqrt{x^2 + y^2}, \qquad \tan\phi = \dfrac{y}{x}.$

Winkelbestimmung für den Hauptwert von ϕ:
1. Quadrant, $x > 0, y > 0$: $\phi = \arctan(y/x)$,
2. und 3. Quadrant, $x < 0$: $\phi = \arctan(y/x) + \pi$,
4. Quadrant, $x > 0, y < 0$: $\phi = \arctan(y/x) + 2\pi$.

□ Für $z \in \mathbb{R}$, $y = 0$:
$\phi = 0$, falls $x > 0$,
$\phi = \pi$, falls $x < 0$ und
ϕ unbestimmt, falls $x = 0$ (Ursprung).

□ Für $z \in \mathbb{I}$, $x = 0$:
$\phi = \pi/2$, falls $y > 0$,
$\phi = 3\pi/2$, falls $y < 0$ und
ϕ unbestimmt, falls $y = 0$.

□ Umschreiben der (in kartesischer Darstellung gegebenen) komplexen Zahl
$z = \sqrt{3} - j$ in die trigonometrische Darstellung (Exponentialdarstellung):
$r = \sqrt{3+1} = 2$, $\tan\phi = -1/\sqrt{3}$, $\phi = -\pi/6 = -30°$.
Da z im 4. Quadranten liegt ($x = \sqrt{3} > 0$, $y = -1 < 0$):
Hauptwert von ϕ: $\phi = -\pi/6 + 2\pi = 11\pi/6 \widehat{=} 330°$,
$\Rightarrow z = 2[\cos(11\pi/6) + j\sin(11\pi/6)] = 2 \cdot e^{j11\pi/6}$.

● Trigonometrische Darstellung (Exponentialdarstellung) in kartesische Darstellung,

$z = r\cos\phi + jr\sin\phi = re^{j\phi} \quad \rightarrow \quad z = x + jy \quad \longrightarrow$

$x = r \cdot \cos\phi, \qquad y = r \cdot \sin\phi.$

□ Umschreiben der (in Exponentialdarstellung gegebenen) komplexen Zahl
$z = 1 \cdot e^{\pi/4}$ in die kartesische Darstellung:
$x = 1 \cdot \cos(\pi/4) = \cos 45° = 1/\sqrt{2}$, $y = 1 \cdot \sin(\pi/4) = \sin 45° = 1/\sqrt{2}$,
$z = 1/\sqrt{2} + j/\sqrt{2} = (1+j)/\sqrt{2}$.

Riemannsche Zahlenkugel

Riemannsche Zahlenkugel, Kugel im euklidischen Koordinatensystem (ξ, η, ζ) (mit ξ-Achse $=$ x-Achse der komplexen Ebene, η-Achse $=$ y-Achse der komplexen Ebene) um den Punkt $(0,0,1/2)$ mit Radius $1/2$. Die Kugeloberfäche erfüllt die Gleichung

$$\xi^2 + \eta^2 + \left(\zeta - \frac{1}{2}\right)^2 = \frac{1}{4}.$$

● Die komplexe Ebene läßt sich auf die Oberfläche der **Riemannschen Zahlenkugel** abbilden:
Abbildung eines Punktes $P(z_1) = (x_1, y_1, 0)$, $z_1 = x_1 + jy_1$, auf der komplexen Ebene auf einen Punkt $K(z_1) = (\xi_1, \eta_1, \zeta_1)$ auf der Oberfläche der Riemannschen Zahlenkugel:

Schnittpunkt der Geraden zwischen $P(z_1)$ und dem Nordpol N der Riemannschen Zahlenkugel mit der Oberfläche der Zahlenkugel.

Ist $P(z_1) = (x_1, y_1, 0)$ gegeben, dann ist

$$K(z_1) = \left(\frac{x_1}{1+x_1^2+y_1^2}, \frac{y_1}{1+x_1^2+y_1^2}, \frac{x_1^2+y_1^2}{1+x_1^2+y_1^2}\right).$$

Ist $K(z_1) = (\xi_1, \eta_1, \zeta_1) \neq N$ gegeben, dann ist

$$P(z_1) = \left(\frac{\xi_1}{1-\zeta_1}, \frac{\eta_1}{1-\zeta_1}, 0\right),$$

wobei $z_1 = (\xi_1 + j\eta_1)/(1-\zeta_1)$.

Dem Nordpol N wird formal der Punkt $z = \infty$ zugeordnet.

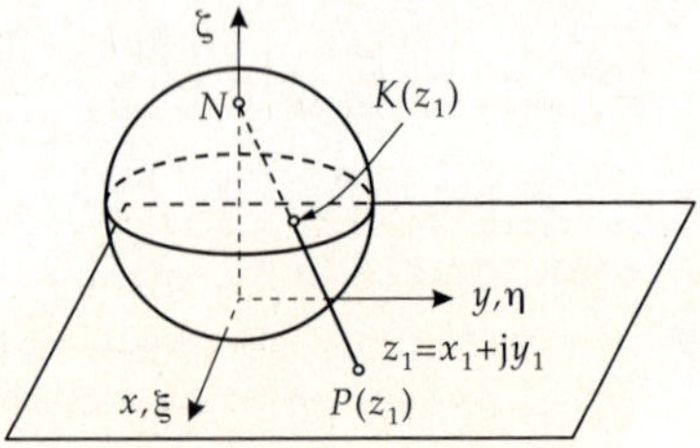

Riemannsche Zahlenkugel

▷ ∞ ist keine komplexe Zahl. Es gelten jedoch durch Definition die Rechenregeln:

$$z+\infty = \infty\,, \quad z\cdot\infty = \infty\,, \quad \frac{z}{\infty} = 0, \quad \frac{z}{0} = \infty.$$

17.2 Elementare Rechenoperationen mit komplexen Zahlen

▷ In $\mathbb{C}$ gibt es kein **Anordnungsaxiom**, die Ungleichungen $z_1 > z_2$ oder $z_1 < z_2$ sind nicht sinnvoll (wohl aber $|z_1| > |z_2|$, $|z_1| < |z_2|$).

● Rechenregeln für komplexe Zahlen **müssen** im Reellen mit Rechenregeln für reelle Zahlen übereinstimmen, da $\mathbb{R} \subset \mathbb{C}$.

Addition und Subtraktion komplexer Zahlen

● Komplexe Zahlen $z_1 = x_1 + jy_1$, $z_2 = x_2 + jy_2$ werden addiert bzw. subtrahiert, indem man Real- und Imaginärteil **getrennt** addiert und subtrahiert,

$$z_1 + z_2 = (x_1 + x_2) + j\cdot(y_1 + y_2)$$

$$z_1 - z_2 = (x_1 - x_2) + j\cdot(y_1 - y_2)\,,$$

▷ Falls komplexe Zahlen in trigonometrischer Darstellung angegeben sind, müssen sie zuerst in die kartesische transformiert werden.

▷ Geometrische Deutung: Komplexe Zahlen werden nach der Parallelogrammregel **wie** zweidimensionale Vektoren addiert und subtrahiert.

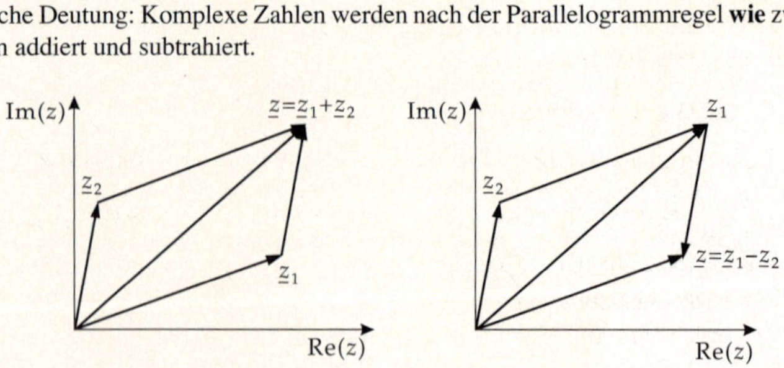

Geometrische Addition und Subtraktion zweier komplexer Zahlen

☐ Addition der Zahlen $z_1 = 1+3j$, $z_2 = 2+j/2$,
$z_1 + z_2 = (1+2) + j(3+1/2) = 3 + 7j/2$.

☐ Subtraktion der Zahl $z_2 = 4 - 2\mathrm{j}$ von der Zahl $z_1 = -3 + 6\mathrm{j}$,
$z_1 - z_2 = (-3-4) + \mathrm{j}(6-(-2)) = -7+8\mathrm{j}$.

Multiplikation und Division komplexer Zahlen

● Komplexe Zahlen $z_1 = x_1 + \mathrm{j}y_1$, $z_2 = x_2 + \mathrm{j}y_2$ werden in kartesischer Darstellung wie zwei Klammerausdrücke im Reellen unter Verwendung von $\mathrm{j}^2 = -1$ **gliedweise** miteinander multipliziert,

$$z_1 \cdot z_2 = (x_1 + \mathrm{j}y_1)\cdot(x_2+\mathrm{j}y_2) = (x_1x_2 - y_1y_2) + \mathrm{j}\cdot(x_1y_2 + x_2y_1).$$

▷ Die Multiplikation zweier komplexer Zahlen z_1, z_2 (Zeiger $\underline{z}_1$, $\underline{z}_2$) ist nicht identisch mit dem Skalarprodukt der entsprechenden zweidimensionalen Vektoren $\vec{\mathbf{a}}_1 = (x_1, y_1)$, $\vec{\mathbf{a}}_2 = (x_2, y_2)$:

$$\vec{\mathbf{a}}_1 \cdot \vec{\mathbf{a}}_2 = x_1x_2 + y_1y_2.$$

☐ Betrag einer komplexen Zahl z als positive Wurzel aus dem Produkt $z\cdot z^*$,
$z\cdot z^* = x^2 + y^2 = |z|^2 \Rightarrow |z| = \sqrt{z\cdot z^*}$.

☐ Multiplikation der komplexen Zahlen $z_1 = 3 + \mathrm{j}$, $z_2 = 2 - 2\mathrm{j}$,
$z_1 \cdot z_2 = (3+\mathrm{j})\cdot(2-2\mathrm{j}) = (3\cdot 2 - 1\cdot(-2)) + \mathrm{j}\cdot(3\cdot(-2) + 1\cdot 2) = 8 - 4\mathrm{j}$.

● Komplexe Zahlen $z_1 = x_1 + \mathrm{j}y_1$, $z_2 = x_2 + \mathrm{j}y_2 \neq 0$ werden in kartesischer Darstellung wie folgt dividiert:

$$\frac{z_1}{z_2} = \frac{x_1x_2 + y_1y_2}{x_2^2 + y_2^2} + \mathrm{j}\cdot\frac{x_2y_1 - x_1y_2}{x_2^2+y_2^2}.$$

▷ Division durch Null ist nicht zulässig!

☐ Division von $z_1 = 6 + 2\mathrm{j}$ durch $z_2 = 1 + \mathrm{j}$,
$z_1/z_2 = (6+2)/2 + \mathrm{j}(2-6)/2 = 4 - 2\mathrm{j}$.

● Praktische Berechnung des Quotienten zweier komplexer Zahlen mittels
$z_1/z_2 = (z_1\cdot z_2^*)/(z_2\cdot z_2^*) = (z_1\cdot z_2^*)/|z_2|^2$
und Anwendung der Multiplikationsregel.

● **Kehrwert von j**:

$$\frac{1}{\mathrm{j}} = \frac{1\cdot(-\mathrm{j})}{\mathrm{j}\cdot(-\mathrm{j})} = \frac{-\mathrm{j}}{1} = -\mathrm{j}.$$

● Negative Potenzen von j:

$$\mathrm{j}^{-1} = -\mathrm{j}\,,\ \mathrm{j}^{-2} = (-\mathrm{j})^2 = -1\,,$$

$$\mathrm{j}^{-3} = \mathrm{j}^{-1}\mathrm{j}^{-2} = \mathrm{j}\,,\ \mathrm{j}^{-4} = \mathrm{j}^{-2}\mathrm{j}^{-2} = 1\,,\ldots$$

● **Kehrwert von z:**

$$\frac{1}{z} = \frac{z^*}{|z|^2} = \frac{x}{x^2+y^2} - \mathrm{j}\frac{y}{x^2+y^2}.$$

● Multiplikation und Division in trigonometrischer Darstellung:

$$z_1\cdot z_2 = r_1(\cos\phi_1 + \mathrm{j}\sin\phi_1)\cdot r_2(\cos\phi_2 + \mathrm{j}\sin\phi_2) = r_1r_2\left(\cos(\phi_1+\phi_2) + \mathrm{j}\sin(\phi_1+\phi_2)\right),$$

$$\frac{z_1}{z_2} = r_1(\cos\phi_1 + \mathrm{j}\sin\phi_1)/r_2(\cos\phi_2 + \mathrm{j}\sin\phi_2) = \frac{r_1}{r_2}\left(\cos(\phi_1-\phi_2) + \mathrm{j}\sin(\phi_1-\phi_2)\right).$$

● Multiplikation in Exponentialdarstellung:
Multiplikation der Beträge, Addition der Argumente,

$$z_1\cdot z_2 = r_1\mathrm{e}^{\mathrm{j}\phi_1}\cdot r_2\mathrm{e}^{\mathrm{j}\phi_2} = r_1r_2\cdot\mathrm{e}^{\mathrm{j}(\phi_1+\phi_2)}.$$

Division in Exponentialdarstellung:
Division der Beträge, Subtraktion der Argumente,

$$\frac{z_1}{z_2} = \frac{r_1}{r_2}\cdot\mathrm{e}^{\mathrm{j}(\phi_1-\phi_2)}.$$

- Multiplikation einer komplexen Zahl z mit einer reellen Zahl $z_1 = \lambda + \mathrm{j} \cdot 0$, $\lambda > 0$ entspricht einer Streckung ($\lambda > 1$) oder Stauchung ($\lambda < 1$) des Zeigers um das λ-fache:
  $\lambda \cdot z = \lambda\, r \cdot \mathrm{e}^{\mathrm{j}\phi}$.

▷ Nur der Betrag der komplexen Zahl ändert sich!

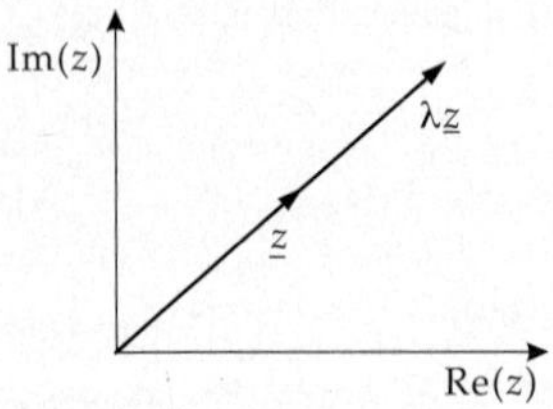

Multiplikation einer komplexen Zahl mit einer reellen Zahl λ

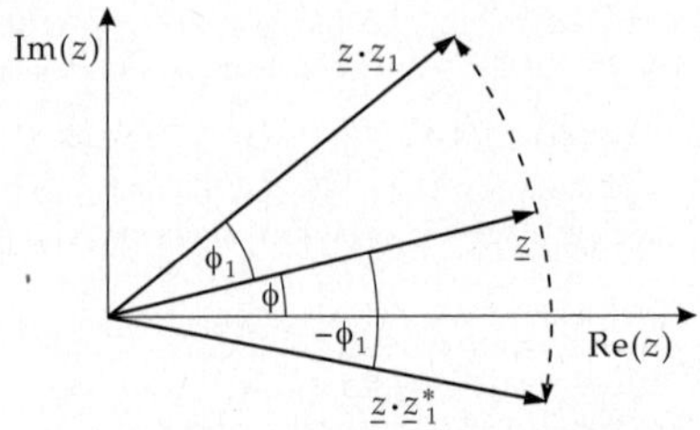

Multiplikation einer komplexen Zahl mit einer komplexen Zahl vom Betrag Eins

- Multiplikation einer komplexen Zahl $z = r \cdot \mathrm{e}^{\mathrm{j}\phi}$ mit einer komplexen Zahl $z_1 = 1 \cdot \mathrm{e}^{\mathrm{j}\phi_1}$ vom Betrag Eins entspricht einer Drehung des Zeigers $\underline{z}$ um den Winkel ϕ_1:
  $z_1 \cdot z = r\, \mathrm{e}^{\mathrm{j}(\phi + \phi_1)}$.
  $\phi_1 > 0$: Drehung im mathematisch **positiven** Sinn (Gegenuhrzeigersinn).
  $\phi_1 < 0$: Drehung im mathematisch **negativen** Sinn (Uhrzeigersinn).

▷ Nur das Argument der komplexen Zahl ändert sich!

□ Multiplikation von z mit der imaginären Einheit $\mathrm{j} = \mathrm{e}^{\mathrm{j}\pi/2}$ entspricht einer Drehung von $\underline{z}$ um 90°, $z \cdot \mathrm{j} = r\mathrm{e}^{\mathrm{j}(\phi + \pi/2)}$.

- Multiplikation einer komplexen Zahl $z = r\, \mathrm{e}^{\mathrm{j}\phi}$ mit einer allgemeinen komplexen Zahl $z_1 = r_1\, \mathrm{e}^{\mathrm{j}\phi_1}$: **Drehung** des Zeigers $\underline{z}$ um ϕ_1 und **Streckung** um r_1,
  $z_1 \cdot z = r r_1 \mathrm{e}^{\mathrm{j}(\phi + \phi_1)}$.
  Diese Operationen sind vertauschbar, man kann auch zuerst strecken und dann drehen.
  Da die Multiplikation kommutativ ist, $z_1 \cdot z = z \cdot z_1$, kann auch von z_1 ausgegangen werden.

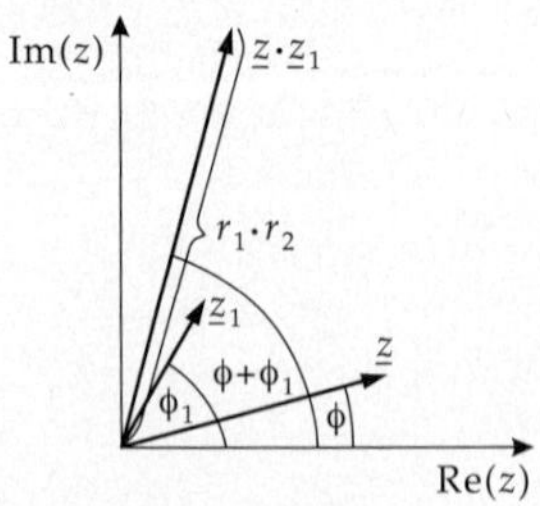

Multiplikation zweier komplexer Zahlen

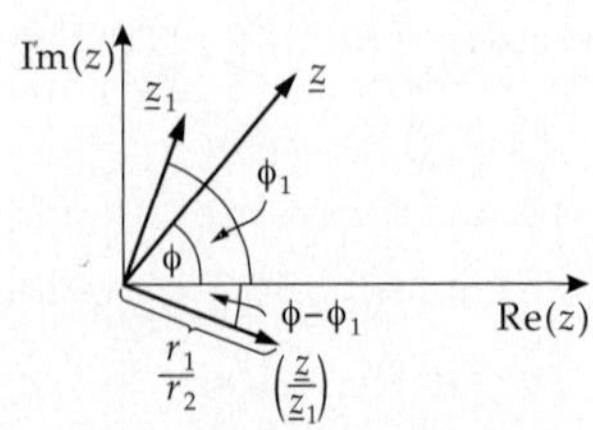

Division zweier komplexer Zahlen

- Division zweier komplexer Zahlen z, z_1, zurückführbar auf die Multiplikation:
  $z/z_1 = (r/r_1) \cdot \mathrm{e}^{\mathrm{j}(\phi - \phi_1)}$,
  Streckung des Zeigers $\underline{z}$ um das $1/r_1$-fache, **Drehung** um $-\phi_1$.

□ Division von z durch die imaginäre Einheit $\mathrm{j} = \mathrm{e}^{\mathrm{j}\pi/2}$ entspricht einer Drehung von $\underline{z}$ um −90°, $z/\mathrm{j} = r\, \mathrm{e}^{\mathrm{j}(\phi - \pi/2)}$.

- **Assoziativgesetz** der Addition und Multiplikation:
  $z_1 + (z_2 + z_3) = (z_1 + z_2) + z_3,$
  $z_1(z_2z_3) = (z_1z_2)z_3.$
- **Kommutativgesetz** der Addition und Multiplikation:
  $z_1 + z_2 = z_2 + z_1,$
  $z_1z_2 = z_2z_1.$
- **Distributivgesetz** der Addition und Multiplikation:
  $z_1(z_2 + z_3) = z_1z_2 + z_1z_3.$
- Die Menge der komplexen Zahlen $\mathbb{C}$ bildet einen **Körper**.

Potenzieren im Komplexen

Potenzieren bedeutet wiederholtes Multiplizieren einer komplexen Zahl mit sich selbst, d. h. eine wiederholte **Drehstreckung** des Zeigers.

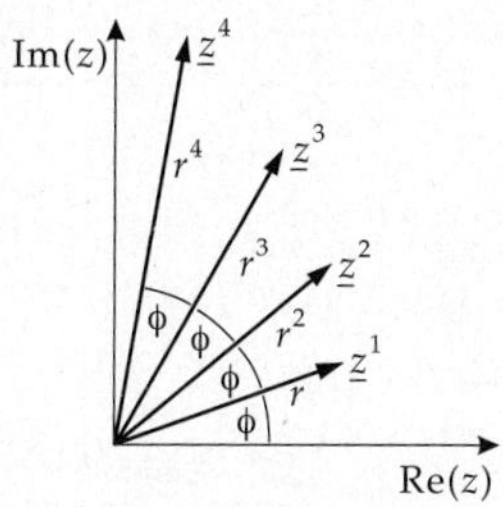

Geometrisches Potenzieren

***n*-te Potenz einer komplexen Zahl**, $n \in \mathbb{N}$, in Exponentialdarstellung

$$z^n = (r \cdot e^{j\phi})^n = r^n \cdot e^{jn\phi}.$$

Der Betrag wird zur n-ten Potenz erhoben und das Argument mit n multipliziert.

□ Die 4. Potenz der komplexen Zahl $z = 3 \cdot e^{j\pi/8}$ lautet $z^4 = 3^4 \cdot e^{j4\pi/8} = 81 \cdot e^{j\pi/2}$.

▷ Es ist nützlich, komplexe Zahlen **vor** dem Potenzieren in die **Exponentialform** zu bringen.
Die trigonometrische Form ist aus der Formel von Moivre (s.u.) abzuleiten, die kartesische Form folgt aus dem Binomialtheorem.

- **Formel von Moivre**:
  $$(\cos\phi + j \cdot \sin\phi)^n = \cos(n\phi) + j \cdot \sin(n\phi).$$
- Potenzen von z in kartesischer Darstellung:
  $$(x + jy)^2 = x^2 + 2jxy + j^2y^2 = x^2 - y^2 + j \cdot 2xy$$
  $$(x + jy)^3 = x^3 - 3xy^2 + j(3x^2y - y^3)$$
  $$(x + jy)^4 = x^4 - 6x^2y^2 + y^4 + j(4x^3y - 4xy^3).$$
- **Fundamentalsatz der Algebra**:
  Eine algebraische Gleichung n-ten Grades
  $$a_nz^n + a_{n-1}z^{n-1} + \ldots + a_1z + a_0 = 0$$
  hat **genau** n Lösungen (Wurzeln) in $\mathbb{C}$, wobei mehrfache Nullstellen entsprechend ihrer Vielfachheit zu zählen sind.

▷ Dieser Satz wird verständlich mit Hilfe der **Produktdarstellung**
$a_n z^n + a_{n-1} z^{n-1} + \ldots + a_1 z + a_0 = a_n(z-z_1)(z-z_2)\cdots(z-z_n)$,
wobei $z_1, z_2, \ldots, z_n$ die n **Polynomnullstellen**, d. h. die n Lösungen der algebraischen Gleichung darstellen.

▷ Bei rein **reellen** Koeffizienten a_i, $(i = 0, 1, \ldots, n)$ treten komplexe Lösungen **immer paarweise** als zueinander konjugiert komplexe Zahlen auf, d. h., wenn z_1 eine Lösung ist, so ist auch z_1^* eine Lösung.

Radizieren im Komplexen

***n*-te Wurzel** z **einer komplexen Zahl** $a \in \mathbb{C}$, erfüllt die Gleichung $z^n = a$.

● Lösungen der Gleichung $z^n = a$, mit $z = r\mathrm{e}^{\mathrm{j}\phi}$ und $a = a_0\mathrm{e}^{\mathrm{j}\alpha} = a_0\mathrm{e}^{\mathrm{j}(\alpha+2\pi l)}$, $l \in \mathbb{Z}$ (Periodizität der komplexen Exponentialfunktion).
Es gibt genau n verschiedene Lösungen der Gleichung $z^n = a$ (Fundamentalsatz der Algebra):

$$z_l = r\mathrm{e}^{\mathrm{j}\phi_l}, \quad r = a_0^{1/n}, \quad \phi_l = \frac{\alpha + 2\pi l}{n}, \quad l = 0, 1, \ldots, n-1.$$

▷ Die Bildpunkte von z_l liegen in der komplexen Ebene auf dem Kreis um den Ursprung mit Radius $R = a_0^{1/n}$ und bilden die Ecken eines regelmäßigen n-Ecks (s. Polygone in der Geometrie).

● Für $a \in \mathbb{R}$ gilt: Falls z eine Lösung der Gleichung $z^n = a$, dann ist auch z^* eine Lösung.

***n*-te Einheitswurzeln**, Lösungen von $z^n = 1$.

☐ **Dritte Einheitswurzeln**: Lösungen von $z^3 = 1$,
$\Rightarrow a = 1, \quad a_0 = 1, \quad \alpha = 0,$
$\Rightarrow \phi_l = 2\pi l/3, \quad l = 0, 1, 2,$
$\Rightarrow z_0 = 1, \quad z_1 = \mathrm{e}^{\mathrm{j}2\pi/3}, \quad z_2 = \mathrm{e}^{\mathrm{j}4\pi/3}.$

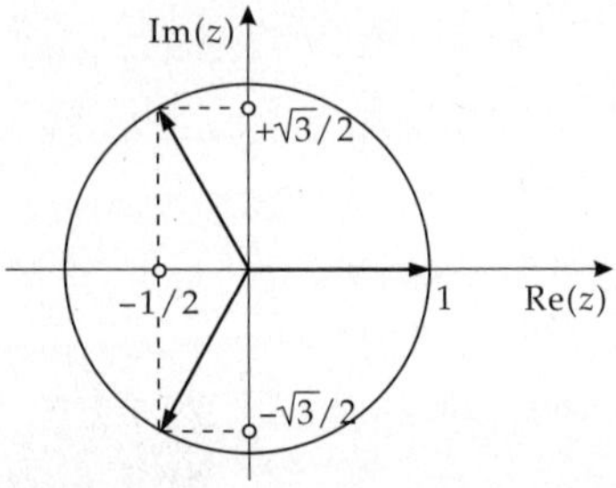

Dritte Einheitswurzeln in der komplexen Ebene

17.3 Elementare Funktionen einer komplexen Variablen

Komplexwertige Funktion einer komplexen Variablen,
Zuordnung $f\colon \mathbb{C} \to \mathbb{C}$, $z \mapsto f(z)$.

Folgen im Komplexen

Komplexe Folge $z_1, z_2, \ldots, z_n, \ldots$, unendliche Folge komplexer Zahlen.
Schreibweise: $\{z_i\}$.
Grenzwert z einer komplexen Folge, eine Folge konvergiert gegen einen Grenzwert $z = \lim\limits_{i\to\infty} z_i$, falls es zu jedem beliebig gewählten $\varepsilon > 0$ einen Index $N(\varepsilon) > 0$ gibt, so daß für alle Indizes $m \geq N(\varepsilon)$ gilt $|z_m - z| < \varepsilon$,
d. h., von m ab liegen alle z_i mit $i > m$ in der komplexen Ebene in einem Kreis um z mit dem Radius ε.

☐ Für die Folge $\left(z^{1/i}\right)$ ist der Grenzwert $\lim\limits_{i\to\infty}\left(z^{1/i}\right) = 1$.

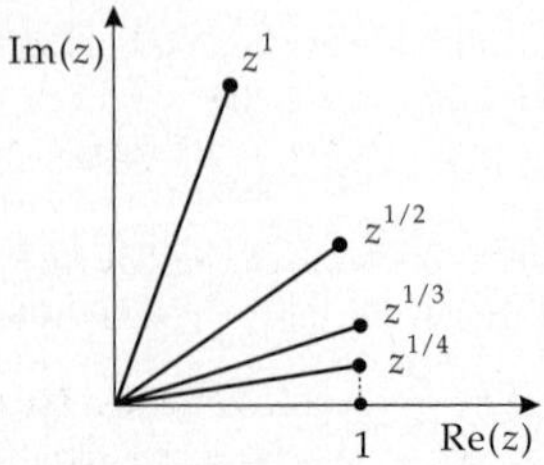

Konvergenz der komplexen Folge $\left(z^{1/i}\right)$

☐ **Mandelbrot-Menge**:
Man betrachtet die iterativ durch die Operation

$z_{i+1} = z_i^2 + c, \quad z_0 = 0,$

konstruierte Folge (z_i) für festes $c \in \mathbb{C}$. Die **Mandelbrot-Menge** besteht aus allen Zahlen c, für die alle Iterierten z_i ebenfalls in dieser Menge liegen. Für Zahlen c, die nicht in der Mandelbrot-Menge liegen, streben die Iterierten ins Unendliche, $|z_i| \to \infty$ $(i \to \infty)$. Die Darstellung der Mandelbrot-Menge (d. h. alle Zahlen c, die unter der obigen Iterationsvorschrift endliche Iterierte ergeben) in der komplexen Zahlenebene liefert die als „Apfelmännchen" bekannt gewordene Struktur.

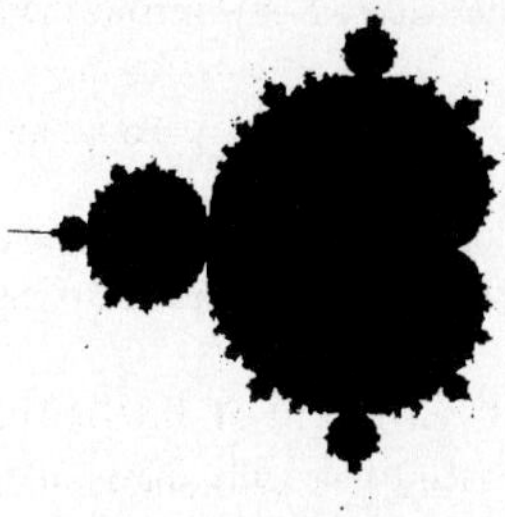

Mandelbrot-Menge

☐ **Julia-Mengen**:
Man betrachtet dieselbe Iterationsvorschrift zur Konstruktion der Folge (z_i) wie bei der Mandelbrot-Menge. Nun aber wird ein $c \in \mathbb{C}$ fest gewählt, und man variiert den Startwert z_0 der Iteration. Eine **Julia-Menge** besteht aus allen Zahlen z_0, deren Iterierte nicht gegen unendlich streben. Für jedes c ergibt sich eine andere Julia-Menge, daher gibt es unendlich viele solcher Mengen. Die Darstellung in der komplexen Zahlenebene erfolgt wie bei der Mandelbrot-Menge, nur daß hier für festes c alle z_0 aufgetragen werden, deren Iterierte endlich bleiben.

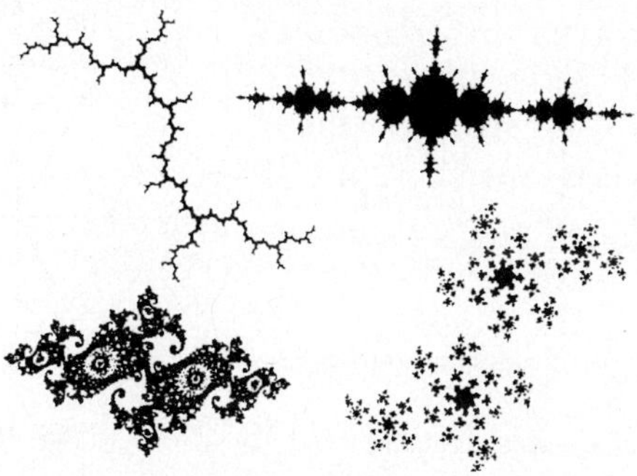

Julia-Mengen

Reihen im Komplexen

Komplexe Reihe $z_1 + z_2 + \ldots + z_n + \ldots$, Summe aller Glieder der Folge (z_i).

Schreibweise: $z_1 + z_2 + \ldots + z_n + \ldots = \sum_{i=1}^{\infty} z_i$.

Partialsumme einer komplexen Reihe $s_n = z_1 + z_2 + \ldots z_n = \sum_{i=1}^{n} z_i$.

Konvergenz einer Reihe,
eine komplexe Reihe konvergiert gegen die Zahl s, falls die **Folge der Partialsummen** (s_i) gegen s konvergiert, $s = \lim_{i\to\infty} s_i$.

Absolute Konvergenz einer Reihe,
eine komplexe Reihe $\sum_i z_i$ konvergiert **absolut**, falls die Reihe $\sum_i |z_i|$ konvergiert.

Komplexe Reihe mit variablen Gliedern $a_1(z) + a_2(z) + \ldots + a_n(z) + \ldots$, die Glieder der Folge (a_i) sind **Funktionen** einer komplexen Variablen.
Schreibweise: $a_1(z) + a_2(z) + \ldots + a_n(z) + \ldots = \sum_{i=1}^{\infty} a_i(z)$.

Gleichmäßige Konvergenz einer komplexen Reihe $\sum_i a_i(z)$ auf einem Gebiet $M \subset \mathbb{C}$, falls die Reihe $\sum c_i$ mit $c_i \geq |a_i(z)|$ für alle $z \in M$ konvergiert (Weierstraßsches Kriterium).

Kompakte Konvergenz einer komplexen Reihe $\sum_i a_i(z)$ auf einem Gebiet $G \subset \mathbb{C}$, falls die Reihe auf jeder kompakten Teilmenge $M \subset G$ gleichmäßig konvergiert.

Komplexe Potenzreihe $a_0 + a_1 z + a_2 z^2 + \ldots + a_n z^n + \ldots$, $a_i \in \mathbb{C}$.

Schreibweise: $a_0 + a_1 z + a_2 z^2 + \ldots + a_n z^n + \ldots = \sum_{i=0}^{\infty} a_i z^i$.

● Eine Potenzreihe konvergiert entweder absolut für alle $z \in \mathbb{C}$ (in der ganzen komplexen Ebene) oder sie konvergiert absolut innerhalb eines bestimmten **Konvergenzkreises** und divergiert außerhalb des Konvergenzkreises.

Konvergenzkreis, Kreis in der komplexen Ebene um den Ursprung mit dem **Konvergenzradius** R.

□ Die Potenzreihe $1 + z + z^2 + \ldots$ hat den Konvergenzradius $R = 1$.

● Eine Potenzreihe konvergiert kompakt auf ihrem Konvergenzkreis.

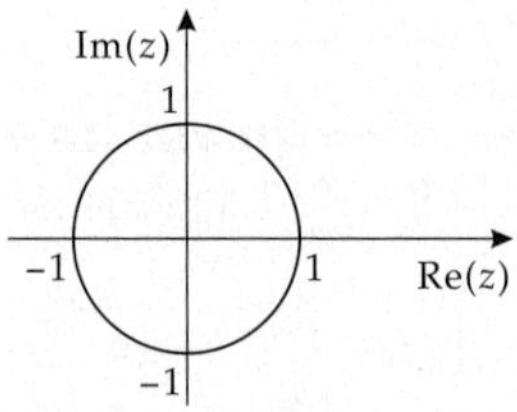

Konvergenzkreis der Reihe $1 + z + z^2 + \ldots$

Exponentialfunktion im Komplexen

Exponentialfunktion im Komplexen, ist, wie im Reellen, über die Potenzreihenentwicklung

$$e^z = \sum_{n=0}^{\infty} \frac{z^n}{n!} = 1 + \frac{z}{1!} + \frac{z^2}{2!} + \frac{z^3}{3!} + \ldots$$

definiert.

● Die Potenzreihe der Exponentialfunktion konvergiert absolut und kompakt auf der ganzen komplexen Ebene.

● **Periode** der komplexen Exponentialfunktion, $2\pi j$.

Natürlicher Logarithmus im Komplexen

Natürlicher Logarithmus einer komplexen Zahl $z = re^{j(\phi + 2\pi l)}$, $0 \leq \phi < 2\pi$, $l \in \mathbb{Z}$:

$$\ln z = \ln r + j(\phi + 2\pi l).$$

▷ $\ln z$ ist **unendlich vieldeutig**, da $l \in \mathbb{Z}$.

Hauptwert $\operatorname{Ln} z$ von $\ln z$, Wert von $\ln z$ für $l = 0$:

$$\operatorname{Ln} z = \ln r + j\phi.$$

Nebenwerte, Werte von $\ln z$ für $l = \pm 1, \pm 2, \ldots$.

▷ $\ln z$ ist **für jede** komplexe Zahl $z \neq 0$ definiert, also **auch** für **negative reelle** Zahlen, im Gegensatz zum Reellen, wo $\ln x$ nur für positive x definiert ist!

□ $\ln(-5) = \ln(5e^{j\pi}) = \ln 5 + j(\pi + 2\pi l)$, $l \in \mathbb{Z}$.
Hauptwert: $\operatorname{Ln}(-5) = \ln 5 + j\pi$.

Spezialfälle:

1) z ist positive reelle Zahl, $z = x$: $\Rightarrow \phi = 0$

$\Rightarrow \ln z = \ln x + j2\pi l$.

□ $\ln 1 = \mathrm{j}2\pi l$.

2) z ist negative reelle Zahl, $z = -x$ $(x > 0)$: $\Rightarrow \phi = \pi$

$$\Rightarrow \ln z = \ln(-x) = \ln x + \mathrm{j}(2l+1)\pi.$$

□ $\ln(-1) = \mathrm{j}(2l+1)\pi$.

3) z ist positive imaginäre Zahl, $z = \mathrm{j}y$: $\Rightarrow \phi = \pi/2$

$$\Rightarrow \ln z = \ln(\mathrm{j}y) = \ln y + \mathrm{j}\left(2l + \frac{1}{2}\right)\pi.$$

□ $\ln \mathrm{j} = \mathrm{j}(2l + 1/2)\pi$.

4) z ist negative imaginäre Zahl $z = -\mathrm{j}y$ $(y > 0)$: $\Rightarrow \phi = 3\pi/2$

$$\Rightarrow \ln z = \ln(-\mathrm{j}y) = \ln y + \mathrm{j}\left(2l + \frac{3}{2}\right)\pi.$$

□ $\ln(-\mathrm{j}) = \mathrm{j}(2l + 3/2)\pi$.

Allgemeine Potenz im Komplexen

Allgemeine Potenz im Komplexen, $a^z = \mathrm{e}^{z \ln a}$, $a \in \mathbb{C}$, $z \in \mathbb{C}$, ist unendlich vieldeutig, genau wie der Logarithmus im Komplexen.

Hauptwert der allgemeinen Potenz, $\mathrm{e}^{z \operatorname{Ln} a}$.

□ Falls $a = 1 + \mathrm{j} = \sqrt{2}\mathrm{e}^{\mathrm{j}\pi/4}$, $z = 2 - 2\mathrm{j}$, so ist der Hauptwert der allgemeinen Potenz a^z gegeben durch
$a^z = \mathrm{e}^{(2-2\mathrm{j})(\ln\sqrt{2} + \mathrm{j}\pi/4)} = \mathrm{e}^{2\ln\sqrt{2} + \pi/2 + \mathrm{j}(\pi/2 - 2\ln\sqrt{2})} = 2\,\mathrm{e}^{\pi/2} \cdot \mathrm{e}^{\mathrm{j}(\pi/2 - \ln 2)}$.

Trigonometrische Funktionen im Komplexen

Sinus im Komplexen, definiert durch die (der reellen Sinusfunktion analoge) Potenzreihenentwicklung

$$\sin z = \sum_{n=0}^{\infty} (-1)^n \frac{z^{2n+1}}{(2n+1)!} = z - \frac{z^3}{3!} + \frac{z^5}{5!} - \ldots$$

Kosinus im Komplexen, definiert durch die (der rellen Kosinusfunktion analoge) Potenzreihenentwicklung

$$\cos z = \sum_{n=0}^{\infty} (-1)^n \frac{z^{2n}}{(2n)!} = 1 - \frac{z^2}{2!} + \frac{z^4}{4!} - \ldots$$

● **Eulersche Formel**:

$$\mathrm{e}^{\mathrm{j}z} = \sum_{n=0}^{\infty} \frac{(\mathrm{j}z)^n}{n!} = \sum_{n=0}^{\infty} \left(\mathrm{j}^{2n} \frac{z^{2n}}{(2n)!} + \mathrm{j}^{2n+1} \frac{z^{2n+1}}{(2n+1)!}\right) = \sum_{n=0}^{\infty} (-1)^n \frac{z^{2n}}{(2n)!} + \mathrm{j} \sum_{n=0}^{\infty} (-1)^n \frac{z^{2n+1}}{(2n+1)!}$$
$$= \cos z + \mathrm{j} \sin z,$$
$$\mathrm{e}^{-\mathrm{j}z} = \cos z - \mathrm{j} \sin z.$$

▷ Für $z = \phi \in \mathbb{R}$ erhalten wir die bei der Exponentialdarstellung der komplexen Zahlen verwendete Form der Eulerschen Formel.

● Trigonometrische Funktionen, ausgedrückt durch die komplexe Exponentialfunktion:

$$\sin z = \frac{\mathrm{e}^{\mathrm{j}z} - \mathrm{e}^{-\mathrm{j}z}}{2\mathrm{j}}, \qquad \cos z = \frac{\mathrm{e}^{\mathrm{j}z} + \mathrm{e}^{-\mathrm{j}z}}{2}.$$

● Realteil und Imaginärteil der trigonometrischen Funktionen:

$$\sin z = \sin(x + \mathrm{j}y) = \sin x \cos(\mathrm{j}y) + \cos x \sin(\mathrm{j}y)$$
$$= \sin x \cosh y + \mathrm{j} \cos x \sinh y,$$
$$\cos z = \cos(x + \mathrm{j}y) = \cos x \cos(\mathrm{j}y) - \sin x \sin(\mathrm{j}y)$$
$$= \cos x \cosh y - \mathrm{j} \sin x \sinh y.$$

- **Additionstheoreme**:
  $\sin(z+w) = \sin z \cos w + \cos z \sin w,$
  $\cos(z+w) = \cos z \cos w - \sin z \sin w,$
  $\sin^2 z + \cos^2 z = 1.$
- **Periode** von Sinus und Kosinus, 2π.
- **Nullstellen**,
  $\sin z = 0 \Leftrightarrow z = 0, \pm\pi, \pm 2\pi, \pm 3\pi, \ldots,$
  $\cos z = 0 \Leftrightarrow z = \pm\pi/2, \pm 3\pi/2, \pm 5\pi/2, \ldots,$
  wie im Reellen, durch die Fortsetzung ins Komplexe kommen keine weiteren Nullstellen dazu.

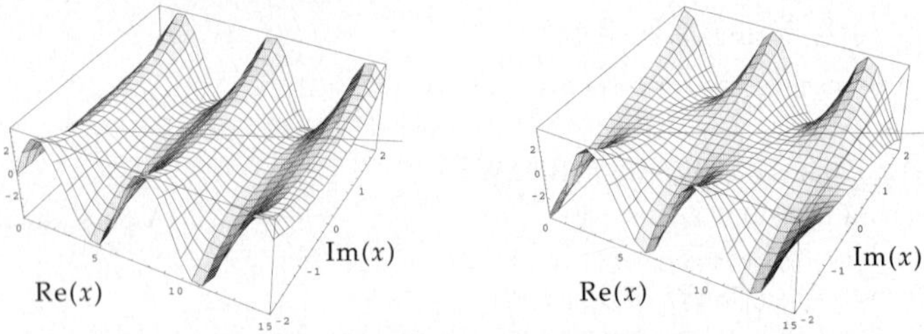

Realteil und Imaginärteil des komplexen Sinus

Tangens im Komplexen,

$$\tan z = \frac{\sin z}{\cos z}.$$

Kotangens im Komplexen,

$$\cot z = \frac{1}{\tan z} = \frac{\cos z}{\sin z}.$$

- Tangens und Kotangens, ausgedrückt durch die komplexe Exponentialfunktion:

$$\tan z = -\mathrm{j}\frac{\mathrm{e}^{\mathrm{j}z} - \mathrm{e}^{-\mathrm{j}z}}{\mathrm{e}^{\mathrm{j}z} + \mathrm{e}^{-\mathrm{j}z}}, \quad \cot z = \mathrm{j}\frac{\mathrm{e}^{\mathrm{j}z} + \mathrm{e}^{-\mathrm{j}z}}{\mathrm{e}^{\mathrm{j}z} - \mathrm{e}^{-\mathrm{j}z}}.$$

- Realteil und Imaginärteil vom Tangens:

$$\tan z = \tan(x + \mathrm{j}y) = \frac{\sin(2x) + \mathrm{j}\sinh(2y)}{\cos(2x) + \cosh(2y)}.$$

- **Periode** von Tangens und Kotangens, π.

Hyperbelfunktionen im Komplexen

Hyperbolischer Sinus im Komplexen, definiert durch die (dem reellen hyperbolischen Sinus analoge) Potenzreihenentwicklung

$$\sinh z = \sum_{n=0}^{\infty} \frac{z^{2n+1}}{(2n+1)!} = z + \frac{z^3}{3!} + \frac{z^5}{5!} + \ldots$$

Hyperbolischer Kosinus im Komplexen, definiert durch die (dem reellen hyperbolischen Kosinus analoge) Potenzreihenentwicklung

$$\cosh z = \sum_{n=0}^{\infty} \frac{z^{2n}}{(2n)!} = 1 + \frac{z^2}{2!} + \frac{z^4}{4!} + \ldots$$

- Hyperbelfunktionen, ausgedrückt durch die komplexe Exponentialfunktion:

$$\sinh z = \frac{\mathrm{e}^{z} - \mathrm{e}^{-z}}{2}, \qquad \cosh z = \frac{\mathrm{e}^{z} + \mathrm{e}^{-z}}{2}.$$

- Zusammenhang zwischen komplexen trigonometrischen und Hyperbelfunktionen:
  $\sin(\mathrm{j}z) = \mathrm{j}\sinh z\,,\ \ \sinh(\mathrm{j}z) = \mathrm{j}\sin z,\ \ \cos(\mathrm{j}z) = \cosh z,\ \ \cosh(\mathrm{j}z) = \cos z.$

- Realteil und Imaginärteil der Hyperbelfunktionen:

$$\begin{aligned}\sinh z = \sinh(x+\mathrm{j}y) &= \sinh x\cosh(\mathrm{j}y) + \cosh x\sinh(\mathrm{j}y)\\ &= \sinh x\cos y + \mathrm{j}\cosh x\sin y\,,\\ \cosh z = \cosh(x+\mathrm{j}y) &= \cosh x\cosh(\mathrm{j}y) + \sinh x\sinh(\mathrm{j}y)\\ &= \cosh x\cos y + \mathrm{j}\sinh x\sin y.\end{aligned}$$

- **Additionstheoreme**:

  $\sinh(z+w) = \sinh z\cosh w + \cosh z\sinh w,$

  $\cosh(z+w) = \cosh z\cosh w + \sinh z\sinh w,$

  $\cosh^2 z - \sinh^2 z = 1.$

- **Periode** von hyperbolischem Sinus und Kosinus, $2\pi\mathrm{j}$.

- **Nullstellen**,
  $\sinh z = 0 \ \Leftrightarrow\ z = 0, \pm\mathrm{j}\pi, \pm\mathrm{j}2\pi, \pm\mathrm{j}3\pi, \ldots,$
  $\cosh z = 0 \ \Leftrightarrow\ z = \pm\mathrm{j}\pi/2, \pm\mathrm{j}3\pi/2, \pm\mathrm{j}5\pi/2, \ldots$

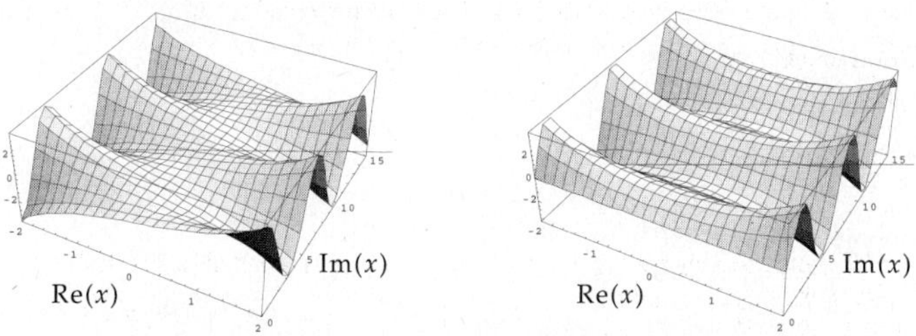

Realteil und Imaginärteil des komplexen Sinus hyperbolicus

Hyperbolischer Tangens im Komplexen,

$$\tanh z = \frac{\sinh z}{\cosh z}.$$

Hyperbolischer Kotangens im Komplexen,

$$\coth z = \frac{1}{\tanh z} = \frac{\cosh z}{\sinh z}.$$

- Hyperbolischer Tangens und Kotangens, ausgedrückt durch die komplexe Exponentialfunktion:

$$\tanh z = \frac{\mathrm{e}^z - \mathrm{e}^{-z}}{\mathrm{e}^z + \mathrm{e}^{-z}}, \qquad \coth z = \frac{\mathrm{e}^z + \mathrm{e}^{-z}}{\mathrm{e}^z - \mathrm{e}^{-z}}.$$

- Zusammenhang zwischen komplexen trigonometrischen und Hyperbelfunktionen:

  $\tan(\mathrm{j}z) = \mathrm{j}\tanh z\,,\ \ \tanh(\mathrm{j}z) = \mathrm{j}\tan z.$

- Realteil und Imaginärteil vom hyperbolischen Tangens:

$$\tanh z = \tanh(x+\mathrm{j}y) = \frac{\sinh(2x) + \mathrm{j}\sin(2y)}{\cosh(2x) + \cos(2y)}.$$

- **Periode** von hyperbolischem Tangens und Kotangens, $\pi\mathrm{j}$.

Inverse trigonometrische, inverse hyperbolische Funktionen im Komplexen

Inverse trigonometrische Funktionen und
Inverse hyperbolische Funktionen im Komplexen werden analog zum Reellen definiert,

$$\begin{aligned}
&\arcsin z = w, \quad \text{falls } z = \sin w, \quad \operatorname{Arsinh} z = w, \quad \text{falls } z = \sinh w,\\
&\arccos z = w, \quad \text{falls } z = \cos w, \quad \operatorname{Arcosh} z = w, \quad \text{falls } z = \cosh w,\\
&\arctan z = w, \quad \text{falls } z = \tan w, \quad \operatorname{Artanh} z = w, \quad \text{falls } z = \tanh w,\\
&\operatorname{arccot} z = w, \quad \text{falls } z = \cot w, \quad \operatorname{Arcoth} z = w, \quad \text{falls } z = \coth w.
\end{aligned}$$

- Die inversen Hyperbelfunktionen im Komplexen sind wie der Logarithmus unendlich vieldeutig, da

$$\operatorname{Arsinh} z = \ln\left(z + \sqrt{z^2+1}\right),$$

$$\operatorname{Arcosh} z = \ln\left(z + \sqrt{z^2-1}\right),$$

$$\operatorname{Artanh} z = \frac{1}{2}\ln\left(\frac{1+z}{1-z}\right),$$

$$\operatorname{Arcoth} z = \frac{1}{2}\ln\left(\frac{z+1}{z-1}\right).$$

Hauptwerte erhält man aus den entsprechenden Hauptwerten der Logarithmen.

- Die inversen trigonometrischen Funktionen sind unendlich vieldeutig, da der Zusammenhang zwischen trigonometrischen und Hyperbelfunktionen im Komplexen ergibt:

$$\arcsin z = -\mathrm{j}\ln\left(\mathrm{j}z + \sqrt{1-z^2}\right),$$

$$\arccos z = -\mathrm{j}\ln\left(z + \sqrt{z^2-1}\right),$$

$$\arctan z = -\frac{\mathrm{j}}{2}\ln\left(\frac{1+\mathrm{j}z}{1-\mathrm{j}z}\right),$$

$$\operatorname{arccot} z = \frac{\mathrm{j}}{2}\ln\left(\frac{\mathrm{j}z+1}{\mathrm{j}z-1}\right).$$

Hauptwerte erhält man aus den entsprechenden Hauptwerten der Logarithmen.

17.4 Anwendungen komplexer Funktionen

Darstellung von Schwingungen in der komplexen Ebene

Harmonische Schwingung, $y(t) = A \cdot \sin(\omega t + \phi)$.

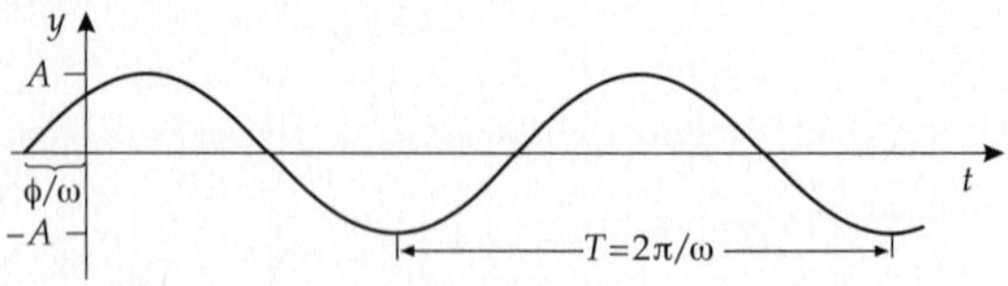

Harmonische Schwingung

Bezeichnungen:

- **Zeit** t;
- **Schwingungsamplitude** oder **Scheitelwert** (in der Wechselstromtechnik) $A > 0$;
- **Winkelgeschwindigkeit** oder **Kreisfrequenz** $\omega > 0$;
- **Phase** oder **Phasenwinkel** $\omega t + \phi$;

- **Nullphase** ϕ;
- **Periode** oder **Schwingungsdauer** T, **Schwingungsfrequenz** $T = \dfrac{1}{f} = \dfrac{2\pi}{\omega}$.

▷ Die Frequenz gibt an, wie oft pro Zeiteinheit sich die Schwingung wiederholt.

□ Schwingungen $y(t)$: mechanische Schwingung eines Feder-Masse-Systems, Wechselspannung, Wechselstrom, Schwingkreis.

▷ **Kosinusschwingungen** sind zurückführbar auf phasenverschobene Sinusschwingungen (und umgekehrt):

$y(t) = A\cos(\omega t + \phi) = A\sin(\omega t + \phi + \pi/2)$.

(Sinusschwingung mit um $\pi/2$ vergrößertem Nullphasenwinkel).

Darstellung der Schwingung im **Zeigerdiagramm** der komplexen Ebene:
Zeitpunkt $t = 0$: Zeiger $\underline{z}(0) = A\,\mathrm{e}^{\mathrm{j}\phi}$.
Zeitpunkt $t > 0$: $\underline{z}$ wird um den Winkel ωt um den Ursprung gedreht (Rotation von $\underline{z}$ mit Winkelgeschwindigkeit ω), neuer Zeiger: $\underline{z}(t) = A\,\mathrm{e}^{\mathrm{j}(\omega t+\phi)}$.
Schwingung: y-Komponente des Zeigers (Imaginärteil der dem Zeiger $\underline{z}$ entsprechenden komplexen Zahl z):
$y(t) = A\sin(\omega t + \phi) = \mathrm{Im}(z)$.

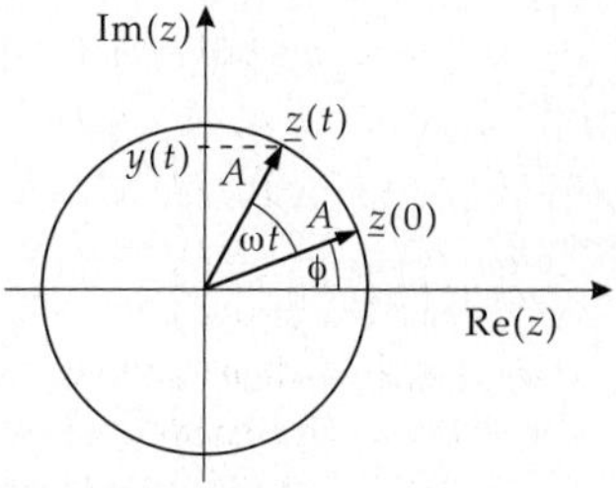

Schwingung im Zeigerdiagramm

▷ Rotation des Zeigers $\underline{z}$: Sämtliche Funktionswerte der Sinusschwingung werden durchlaufen.

Komplexe Amplitude, $\underline{A} = A\,\mathrm{e}^{\mathrm{j}\phi}$ (zeitunabhängiger Teil von z), legt die Anfangslage von $\underline{z}$ im Zeigerdiagramm fest.

Zeitfunktion, $\mathrm{e}^{\mathrm{j}\omega t}$ (zeitabhängiger Teil von z), beschreibt die Rotation von $\underline{z}$ um den Ursprung der komplexen Ebene.

□ **Wechselspannung**, $u(t) = u_0\sin(\omega t + \phi_u) \to \underline{u}(t) = \underline{u}_0\mathrm{e}^{\mathrm{j}\omega t}$.
Wechselstrom, $i(t) = i_0\sin(\omega t + \phi_i) \to \underline{i}(t) = \underline{i}_0\mathrm{e}^{\mathrm{j}\omega t}$.

Überlagerung von Schwingungen gleicher Frequenz

Überlagerung der Schwingungen $y_1(t) = A_1 \cdot \sin(\omega t + \phi_1)$ und $y_2(t) = A_2 \cdot \sin(\omega t + \phi_2)$:
(a) Übergang zur Zeigerdarstellung:

$$y_1 \to \underline{z}_1 = \underline{A}_1 \cdot \mathrm{e}^{\mathrm{j}\omega t}$$

$$y_2 \to \underline{z}_2 = \underline{A}_2 \cdot \mathrm{e}^{\mathrm{j}\omega t}.$$

(b) Addition der Zeiger:

$$\underline{z} = \underline{z}_1 + \underline{z}_2 = (\underline{A}_1 + \underline{A}_2) \cdot \mathrm{e}^{\mathrm{j}\omega t}.$$

(c) Resultierende Schwingung:

$$y(t) = \mathrm{Im}(\underline{z}) = A \cdot \sin(\omega t + \phi),$$

$$A = |\underline{A}_1 + \underline{A}_2|,\ \tan\phi = \mathrm{Im}(\underline{A}_1 + \underline{A}_2)/\mathrm{Re}(\underline{A}_1 + \underline{A}_2).$$

□ Überlagerung der Wechselspannungen $u_1(t) = 10\ \mathrm{V} \cdot \sin(15t/\mathrm{s})$,
$u_2(t) = 20\ \mathrm{V} \cdot \cos(15t/\mathrm{s}) = 20\ \mathrm{V} \cdot \sin(15t/\mathrm{s} + \pi/2)$,
(a) Zeigerdarstellung:

$$u_1 \to \underline{u}_1 = \underline{u}_{01} \cdot \mathrm{e}^{\mathrm{j}\omega t}$$

$$u_2 \to \underline{u}_2 = \underline{u}_{02} \cdot \mathrm{e}^{\mathrm{j}\omega t},$$

mit $\underline{u}_{01} = 10\ \text{V}$, $\underline{u}_{02} = 20\ \text{V} \cdot e^{j\pi/2} = j20\ \text{V}$, $\omega = 15/\text{s}$, also

$u_1 \to \underline{u}_1 = 10\ \text{V} \cdot e^{j15t/\text{s}}$

$u_2 \to \underline{u}_2 = 20j\ \text{V} \cdot e^{j15t/\text{s}}$,

(b) Addition der Zeiger:

$\underline{u} = \underline{u}_1 + \underline{u}_2 = (10 + 20j)\ \text{V} \cdot e^{j15t/\text{s}}$.

(c) Resultierende Schwingung:

$u(t) = \text{Im}(\underline{u}) = u_0 \cdot \sin(\omega t + \phi)$,

mit $u_0 = |10 + 20j|\ \text{V} = \sqrt{500}\ \text{V}$, $\omega = 15/\text{s}$, $\tan\phi = \text{Im}(10+20j)/\text{Re}(10+20j) = 20/10 = 2$, also $\phi = 1{,}107 \mathrel{\widehat{=}} 63{,}435°$, also

$u(t) = \sqrt{500}\ \text{V} \cdot \sin(15t/\text{s} + 1{,}107)$.

Ortskurven

Komplexwertige Funktion einer reellen Variablen,
Zuordnung $z\colon\ \mathbb{R} \to \mathbb{C},\ t \mapsto z(t),\ z(t) = x(t) + j \cdot y(t)$.

▷ Realteil und Imaginärteil von z sind Funktionen **derselben** Variablen t.

● Eine **komplexwertige Funktion** z **einer reellen Variablen** t ist ein Spezialfall einer **komplexwertigen Funktion** f **einer komplexen Variablen** z mit rein reellem Argument.

□ Der eine Schwingung beschreibende Zeiger $\underline{z}(t) = \underline{A}e^{j\omega t}$ ist eine komplexwertige Funktion der reellen Variablen t.

Ortskurve, Bahn, welche die Spitze des Zeigers $\underline{z}(t)$ in der komplexen Ebene beschreibt, während der Parameter t das Intervall $[a,b]$ durchläuft.

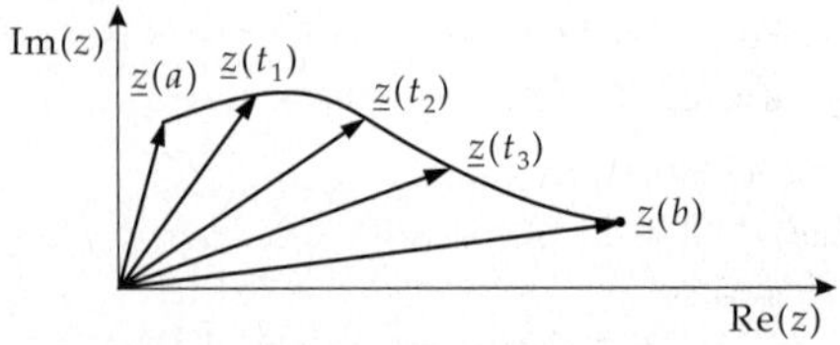

Ortskurve

● Zu jedem t gehört **genau ein** Zeiger, d. h. ein Kurvenpunkt.

▷ Die Ortskurve ist das **geometrische Bild** einer komplexwertigen Funktion einer reellen Variablen.

▷ Die Ortskurve kann auch durch **Parametergleichungen**

$$x = x(t), \quad y = y(t), \quad a \le t \le b$$

beschrieben werden.

□ **Netzwerkfunktion**, Abhängigkeit einer komplexen elektrischen Größe von einem reellen Parameter (Elektrotechnik), z. B.:

(a) **Reihenschaltung** von ohmschem Widerstand und Spule:
Abhängigkeit des **komplexen Widerstands** von der Kreisfrequenz

$$\underline{Z} = \underline{Z}(\omega) = R + j\omega L \qquad (\omega \ge 0).$$

(b) **Parallelschaltung** von ohmschem Widerstand und Kapazität:
Abhängigkeit des **komplexen Leitwerts** von der Kreisfrequenz:

$$\underline{Y} = \underline{Y}(\omega) = \frac{1}{R} + j\omega C \qquad (\omega \ge 0).$$

☐ **Ortskurve einer Geraden** $g(t) = z_0 + z \cdot t$.
Für $z_0 = 1 - 2j$, $z = 3 + 2j$ ergibt sich das folgende Bild für die Ortskurve der Geraden $g(t)$.

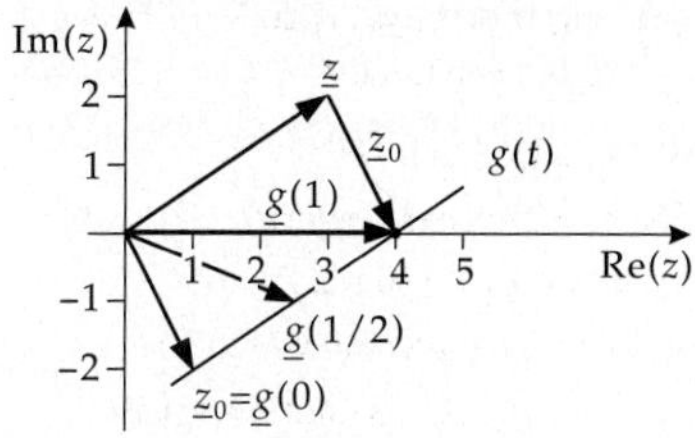

Ortskurve der Geraden $g(t)$

Inversion von Ortskurven

Inversion, Übergang von komplexer Zahl z zu ihrem **Kehrwert** $w = 1/z$:

$$z \longrightarrow w = \frac{1}{z},$$

$$z = re^{j\phi} \longrightarrow w = 1/z = (1/r)e^{-j\phi}.$$

Inversion: Kehrwertbildung des Betrags, Vorzeichenwechsel des Winkels, d. h. Spiegelung des Zeigers $\underline{z}$ an der reellen Achse, Streckung des Zeigers um das $1/r$-fache (!).

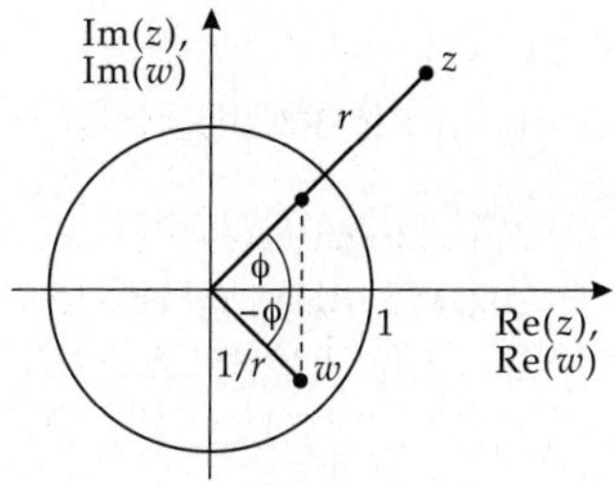

Inversion

☐ **komplexer Widerstand**, $\underline{Z}$,
komplexer elektrischer Leitwert, $\underline{Y} = 1/\underline{Z}$,
Scheinwiderstand, $|\underline{Z}|$.

Invertierte Ortskurve, entsteht durch punktweises Invertieren einer Ortskurve.

● **Inversionsregeln** für Geraden und Kreise:

z-Ebene	→	*w*-Ebene
1) **Gerade** durch Ursprung	→	**Gerade** durch Ursprung
2) **Gerade nicht** durch Ursprung	→	**Kreis** durch Ursprung
3) **Mittelpunktskreis**	→	**Mittelpunktskreis**
4) **Kreis** durch Ursprung	→	**Gerade nicht** durch Ursprung
5) **Kreis nicht** durch Ursprung	→	**Kreis nicht** durch Ursprung

▷ Ursprung $z = 0$ (Südpol der Riemannschen Zahlenkugel auf der z-Ebene) wird der „unendlich ferne Punkt" $w = \infty$ zugeordnet (Nordpol der Riemannschen Zahlenkugel auf der w-Ebene).

● 1) Punkt $P(z)$ mit kleinstem Betrag $|z|$ wird Punkt $P(w)$ mit größtem Betrag $|w|$ zugeordnet.

● 2) Punkte $P(z)$ oberhalb der reellen Achse werden zu Punkten $P(w)$ unterhalb der reellen Achse.

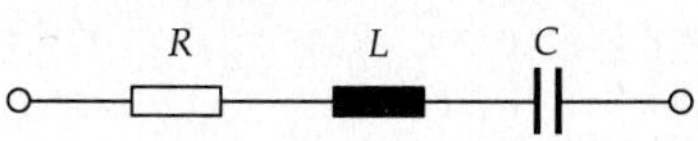

Reihenschwingkreis

☐ Anwendung in der Elektrotechnik: Inversion einer Widerstandsortskurve:
Reihenschwingkreis:
komplexer Widerstand $\underline{Z}(\omega) = R + j(\omega L - 1/\omega C), \quad \omega \geq 0$.
Inversion: komplexer Leitwert
$\underline{Y}(\omega) = 1/\underline{Z}(\omega) = 1/(R + j(\omega L - 1/\omega C)), \quad \omega \geq 0$.

2. Inversionsregel ⇒ Leitwertortskurve **muß** Kreis durch den Ursprung sein.
Gemäß 1. Satz: Punkt $P(z)$ mit geringstem Abstand vom Ursprung in der z-Ebene:
$\underline{Z}(\omega_0) = R$, $(\omega_0 = 1/\sqrt{LC}) \Rightarrow \underline{Y}(\omega_0) = 1/R$ ist Punkt $P(w)$ mit weitestem Abstand vom Ursprung in der w-Ebene.
Gemäß 2. Satz: Punkt $\underline{Z}(\omega)$ oberhalb der reellen Achse wird zu Punkt $\underline{Y}(\omega)$ unterhalb der reellen Achse.

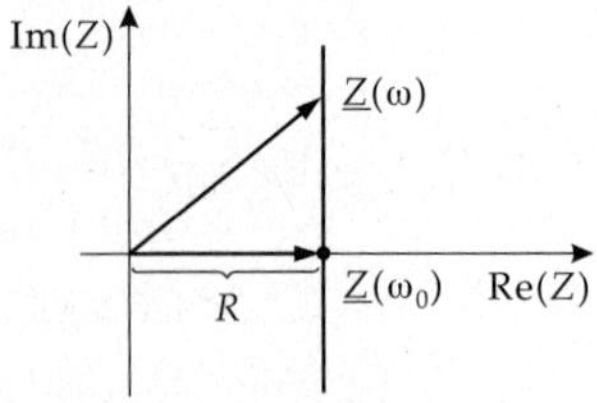

Widerstandsortskurve

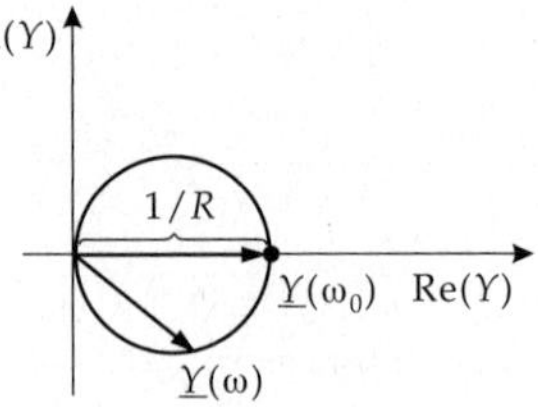

Leitwertortskurve

17.5 Ableitung von Funktionen einer komplexen Variablen

Definition der Ableitung im Komplexen

Die Definition der Ableitung im Komplexen entspricht der im Reellen:
Differenzierbarkeit einer Funktion $f: \mathbb{C} \to \mathbb{C},\ z \mapsto f(z)$ an $z_0 \in \mathbb{C}$: der Grenzwert

$$\lim_{z \to z_0} \frac{f(z) - f(z_0)}{z - z_0} = \frac{\mathrm{d}f}{\mathrm{d}z}(z_0)$$

existiert.
Ableitung von f, Funktion $f': \mathbb{C} \to \mathbb{C},\ z \mapsto f'(z)$ mit

$$f'(z_0) = \frac{\mathrm{d}f}{\mathrm{d}z}(z_0).$$

Höhere Ableitungen im Komplexen werden rekursiv definiert:

$$f'' = (f')', \ldots, f^{(n)} = (f^{(n-1)})'.$$

Ableitungsregeln im Komplexen

Die Ableitungsregeln im Komplexen sind denen im Reellen vollständig analog:
Die Funktionen f und g seien differenzierbar in z_0. Dann gilt

- **Summenregel im Komplexen**, $f + g$ ist differenzierbar in z_0,
  $(f+g)'(z_0) = f'(z_0) + g'(z_0)$.
- **Produktregel im Komplexen**, $f \cdot g$ ist differenzierbar in z_0,
  $(f \cdot g)'(z_0) = f'(z_0)g(z_0) + f(z_0)g'(z_0)$.
- **Quotientenregel im Komplexen**, ist $g(z_0) \neq 0$, dann ist f/g differenzierbar in z_0,
  $$\left(\frac{f}{g}\right)'(z_0) = \frac{f'(z_0)g(z_0) - f(z_0)g'(z_0)}{g^2(z_0)}.$$
- **Kettenregel in Komplexen**, es sei $h = g \circ f: \mathbb{C} \to \mathbb{C}$. Ist f differenzierbar an z_0 und g differenzierbar an $f(z_0)$, dann ist auch $h = g \circ f$ differenzierbar an z_0,
  $h'(z_0) = (g \circ f)'(z_0) = g'(f(z_0)) \cdot f'(z_0)$.
- Die konstante Funktion $f(z) = a$, $a \in \mathbb{C}$, ist differenzierbar auf $\mathbb{C}$, $f'(z) = 0$ für alle $z \in \mathbb{C}$.

- Die Potenzfunktion $f(z) = z^n$, $n \in \mathbb{N}$, ist differenzierbar auf $\mathbb{C}$, $f'(z) = n \cdot z^{n-1}$.

▷ Wie im Reellen erhält man aus dieser Regel die Ableitungen für beliebige Funktionen mit Hilfe ihrer jeweiligen Potenzreihenentwicklung: Potenzreihen sind kompakt konvergent auf ihrem Konvergenzkreis, für kompakt konvergente Reihen darf Differentiation und Summation vertauscht werden.

□ Ableitung der Exponentialfunktion und der Sinusfunktion im Komplexen:

$$(\mathrm{e}^z)' = \sum_{n=0}^{\infty} \frac{nz^{n-1}}{n!} = \sum_{n=1}^{\infty} \frac{z^{n-1}}{(n-1)!} = \sum_{n=0}^{\infty} \frac{z^n}{n!} = \mathrm{e}^z,$$

$$(\sin z)' = \left(\sum_{n=0}^{\infty} (-1)^n \frac{z^{2n+1}}{(2n+1)!} \right)' = \sum_{n=0}^{\infty} (-1)^n \frac{(2n+1)z^{2n}}{(2n+1)!} = \sum_{n=0}^{\infty} (-1)^n \frac{z^{2n}}{(2n)!} = \cos z,$$

usw.

- Eine Funktion f heißt **analytisch**, **holomorph** oder **regulär** im Punkt z_0, wenn sie auf einer Umgebung G von z_0 differenzierbar ist.

Cauchy-Riemannsche Differenzierbarkeitsbedingungen

Man interpretiert eine Funktion $f\colon \mathbb{C} \to \mathbb{C}$, $z \mapsto f(z) = u(z) + \mathrm{j}v(z)$ als
Funktion $f\colon \mathbb{R}^2 \to \mathbb{R}^2$, $z = (x,y) \mapsto f(z) = (u(x,y), v(x,y))$,
$u(x,y) = \mathrm{Re}(f(z))$, $v(x,y) = \mathrm{Im}(f(z))$.

- **Cauchy-Riemannsche Differenzierbarkeitsbedingungen**:
Gegeben ist die Funktion $f = u + \mathrm{j}v : \mathbb{C} \to \mathbb{C}$, $z \mapsto f(z) = u(x,y) + \mathrm{j}v(x,y)$. Ist f differenzierbar an $z_0 = (x_0, y_0)$, dann existieren die partiellen Ableitungen

$$\frac{\partial u}{\partial x}(x_0,y_0), \quad \frac{\partial u}{\partial y}(x_0,y_0), \quad \frac{\partial v}{\partial x}(x_0,y_0), \quad \frac{\partial v}{\partial y}(x_0,y_0),$$

und es gelten die **Cauchy-Riemanschen Differentialgleichungen**

$$\frac{\partial u}{\partial x}(x_0,y_0) = \frac{\partial v}{\partial y}(x_0,y_0),$$

$$\frac{\partial u}{\partial y}(x_0,y_0) = -\frac{\partial v}{\partial x}(x_0,y_0).$$

Damit gilt

$$\begin{aligned} f'(z_0) &= \frac{\partial u}{\partial x}(x_0,y_0) + \mathrm{j}\frac{\partial v}{\partial x}(x_0,y_0) \\ &= \frac{\partial v}{\partial y}(x_0,y_0) - \mathrm{j}\frac{\partial u}{\partial y}(x_0,y_0). \end{aligned}$$

Konforme Abbildungen

Winkeltreue, eine in z_0 stetige Funktion f heißt **winkeltreu** in z_0, falls für alle Ortskurven $z_1(t)$, $z_2(t)$, $t \in \mathbb{R}$, mit $z_1(0) = z_2(0) = z_0$, welche Tangenten in z_0 besitzen, auch die Bildkurven $w_1(t) = f(z_1(t))$, $w_2(t) = f(z_2(t))$ in $f(z_0)$ Tangenten besitzen und die Winkel zwischen den Tangentenpaaren übereinstimmen.

Streckentreue, eine an z_0 stetige Funktion f heißt **streckentreu**, falls $|f'(z_0)| = \gamma > 0$.

Lokale Konformität, eine Funktion f heißt **lokal konform** an z_0, falls sie an z_0 winkeltreu und streckentreu ist.

Lokale Konformität 1. Art, bei der Winkeltreue bleibt nicht nur die Größe des Winkels, sondern auch der **Drehsinn** erhalten.

Lokale Konformität 2. Art, die Größe des Winkels bleibt erhalten, aber der Drehsinn kehrt sich um.

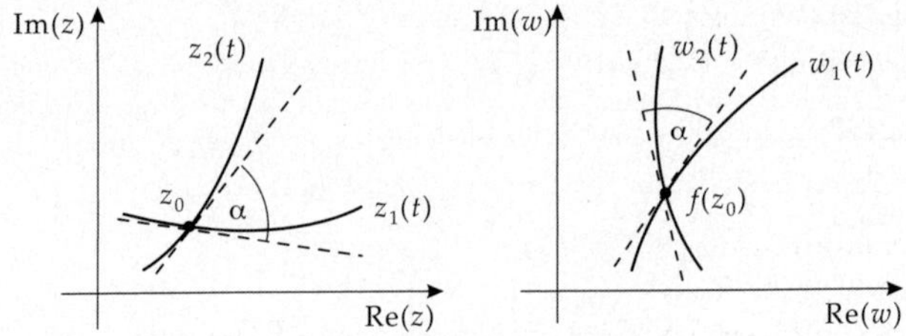

Zum Begriff der Winkeltreue

□ Die Funktion $f(z) = z + (1 + \mathrm{j})$ ist lokal konform 1. Art an $z_0 = 1 + \mathrm{j}$.
Betrachtet man die Kurven $z_1(t) = t + z_0$, $z_2(t) = \mathrm{j}t + z_0$, dann ist
$w_1(t) = f(z_1(t)) = (t+2) + 2\mathrm{j}$, $w_2(t) = f(z_2(t)) = 2 + \mathrm{j}(t+2)$.
Der Winkel zwischen z_1, z_2 und w_1, w_2 ist $\pi/2$, und der Drehsinn bleibt damit erhalten.

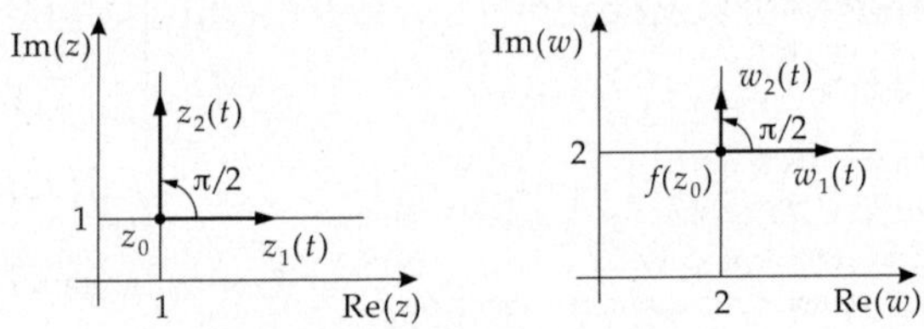

Zur lokalen Konformität 1. Art

□ Die Funktion $f(z) = z^*$ ist lokal konform 2. Art an $z_0 = 2 + \mathrm{j}$. Für die Kurven
$z_1(t) = t + z_0$, $z_2(t) = \mathrm{j}t + z_0$ ist $w_1(t) = (t+2) - \mathrm{j}$, $w_2(t) = 2 - \mathrm{j}(t+1)$.
Damit hat sich der Drehsinn von $\pi/2$ nach $-\pi/2$ umgekehrt.

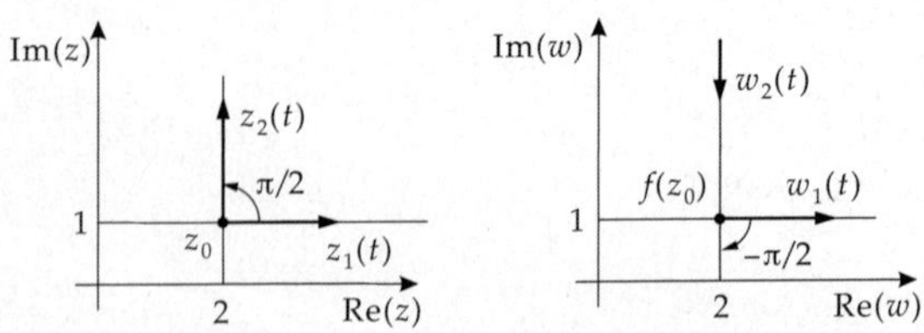

Zur lokalen Konformität 2. Art

Konforme Abbildung, eine Funktion $f\colon \mathbb{C} \to \mathbb{C}$ bildet ein Gebiet $G \subset \mathbb{C}$ (global) **konform** auf das Gebiet $H = f(G) \subset \mathbb{C}$ ab, falls
1) f an **jedem** Punkt $z_0 \in G$ lokal konform ist, und
2) $f\colon G \to H$ **eineindeutig** ist.

Einfache konforme Abbildungen:
1) **Lineare Funktionen** $f(z) = az + b$,
$a = r \cdot \mathrm{e}^{\mathrm{j}\phi} \in \mathbb{C}$, $b \in \mathbb{C}$. Diese Funktionen können in folgende Operationen zerlegt werden:
a) **Drehung** um ϕ, $w = \mathrm{e}^{\mathrm{j}\phi} z$,
b) **Streckung** um r, $v = rz$, und
c) **Parallelverschiebung** um b, $f(z) = z + b$.
2) **Inversion** $f(z) = 1/z$.
Sie ist schon bei den **Ortskurven** diskutiert worden.

3) **Gebrochen lineare Funktionen**
$f(z) = (az+b)/(cz+d)$, $(ad - bc \neq 0, c \neq 0)$.
Diese Funktionen
a) **verschieben parallel** um d/c, $w = z + d/c$,
b) **invertieren**, $v = 1/w = c/(cz+d)$,
c) **drehstrecken**, $u = (bc - ad)v/c^2$, und
d) **verschieben parallel** um a/c, $f(z) = u + a/c$.

17.6 Integration in der komplexen Ebene

Komplexe Kurvenintegrale

Komplexes Kurvenintegral der Funktion $f: \mathbb{C} \to \mathbb{C},\ z \mapsto f(z)$ entlang der Kurve $C = \{z | z(t) \in \mathbb{C}, t \in [a,b] \subset \mathbb{R}\}$:

Für $N+1$ Punkte $z_0 = z(a), z_1, z_2, \ldots, z_N = z(b)$ auf der Kurve C und N Zwischenpunkte c_i, welche jeweils zwischen z_{i-1} und z_i auf der Kurve C liegen, ist das komplexe Kurvenintegral definiert als der Grenzwert

$$\int_C f(z)\,\mathrm{d}z = \lim_{\max|z_i - z_{i-1}| \to 0} \sum_{i=1}^{N} f(c_i)(z_i - z_{i-1}).$$

Der Grenzwert darf nicht von der Wahl der $N+1$ Zerlegungspunkte der Kurve C und der N Zwischenpunkte c_i abhängen.

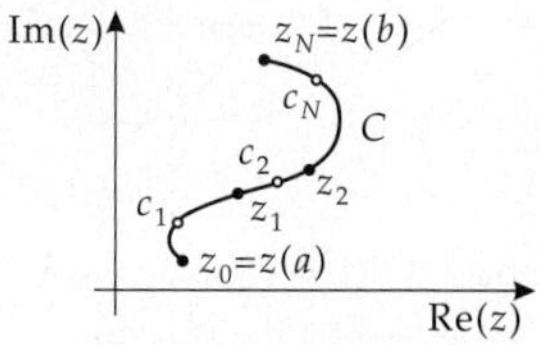

Zur Definition des Kurvenintegrals

- Das Kurvenintegral existiert immer für glatte Kurven C und auf C stetigen Funktionen f.
- Das komplexe Kurvenintegral hängt mit den reellen Kurvenintegralen über die Zerlegung $f(z) = u(x,y) + \mathrm{j}v(x,y)$ zusammen:

$$\int_C f(z)\,\mathrm{d}z = \int_C \{u(x,y) + \mathrm{j}v(x,y)\}\,\mathrm{d}(x + \mathrm{j}y)$$
$$= \int_C u(x,y)\,\mathrm{d}x - \int_C v(x,y)\,\mathrm{d}y + \mathrm{j}\left(\int_C u(x,y)\,\mathrm{d}y + \int_C v(x,y)\,\mathrm{d}x\right).$$

Die bekannten Eigenschaften reeller Kurvenintegrale übertragen sich:

- Linearität:

$$\int_C (f(z) + g(z))\,\mathrm{d}z = \int_C f(z)\,\mathrm{d}z + \int_C g(z)\,\mathrm{d}z\,,$$
$$\int_C \lambda\, f(z)\,\mathrm{d}z = \lambda \int_C f(z)\,\mathrm{d}z.$$

- Umkehren der Integrationsrichtung:

$$\int_C f(z)\,\mathrm{d}z = -\int_{-C} f(z)\,\mathrm{d}z$$

($-C$ bedeutet, daß die Kurve C im umgekehrten Sinn durchlaufen wird).

- Aufteilen in Teilintegrale:
Wenn $a < c < b$,
$C = \{z|z(t) \in \mathbb{C}, t \in [a,b] \subset \mathbb{R}\},\ C_1 = \{z|z(t) \in \mathbb{C}, t \in [a,c] \subset \mathbb{R}\},\ C_2 = \{z|z(t) \in \mathbb{C}, t \in [c,b] \subset \mathbb{R}\}$,
dann ist

$$\int_C f(z)\,\mathrm{d}z = \int_{C_1} f(z)\,\mathrm{d}z + \int_{C_2} f(z)\,\mathrm{d}z.$$

Cauchyscher Integralsatz

● **Wegunabhängigkeit der komplexen Integration**:
Sei eine glatte Kurve C in einem einfach zusammenhängenden Gebiet $G \subset \mathbb{C}$ gegeben. Ist $f\colon \mathbb{C} \to \mathbb{C}$, $z \mapsto f(z)$ eine auf G stetige Funktion, dann ist das Kurvenintegral

$$\int_C f(z)\,\mathrm{d}z$$

dann und nur dann vom speziellen Verlauf der Kurve C unabhängig, wenn f analytisch in G ist.

▷ Zur Berechnung des Integrals kann man sich den Integrationsweg wählen, der die Berechnung erleichtert.

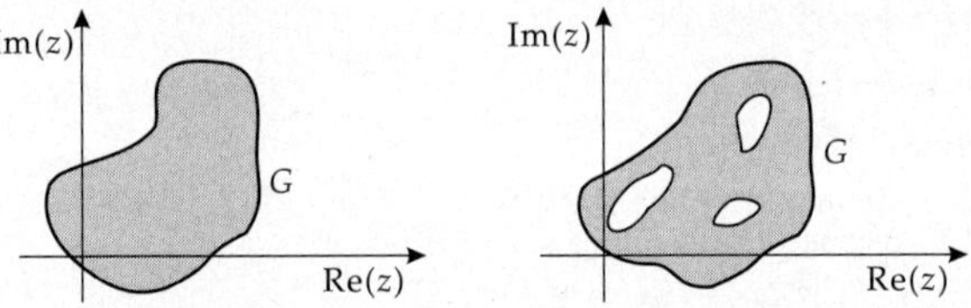

Einfach und mehrfach zusammenhängendes Gebiet

Dieser Satz bildet die Grundlage für den **Cauchyschen Integralsatz**:

● **Cauchyscher Integralsatz**:
Ist $f\colon \mathbb{C} \to \mathbb{C}$, $z \mapsto f(z)$ eine in einem einfach zusammenhängenden Gebiet $G \subset \mathbb{C}$ analytische Funktion, so ist für jede geschlossene Kurve $C \subset G$

$$\oint_C f(z)\,\mathrm{d}z = 0.$$

▷ $\oint_C f(z)\,\mathrm{d}z$ bezeichnet das Integral entlang einer **geschlossenen** Kurve und heißt auch **Umlaufintegral**.

Unter gewissen Bedingungen gilt auch die Umkehrung:

● **Satz von Morera**:
Ist $f\colon \mathbb{C} \to \mathbb{C}$, $z \mapsto f(z)$ eine in einem einfach zusammenhängenden Gebiet $G \subset \mathbb{C}$ eindeutige und stetige Funktion und verschwindet für jede geschlossene Kurve $C \subset G$ das Integral

$$\oint_C f(z)\,\mathrm{d}z = 0,$$

so ist f analytisch.

Stammfunktionen im Komplexen

Stammfunktion $F(z)$ einer Funktion $f(z)$:
Gegeben sei ein einfach zusammenhängendes Gebiet G, eine in G analytische Funktion $f\colon \mathbb{C} \to \mathbb{C}$, $w \mapsto f(w)$ und eine Kurve $C \subset G$ mit beliebigem, aber fest gewähltem Anfangspunkt $a \in G$, und mit dem Endpunkt $z \in G$.
Die **Stammfunktion** der Funktion f ist die Funktion

$$F\colon \mathbb{C} \to \mathbb{C}$$
$$z \mapsto F(z) = \int_C f(w)\,\mathrm{d}w.$$

Das Integral ist wegunabhängig, da f analytisch ist. Der Wert des Integrals hängt jedoch noch vom Anfangspunkt a ab.
Unbestimmtes Integral der Funktion f, die Gesamtheit aller Stammfunktionen (für alle a).

▷ Die Integrationsregeln für die unbestimmte Integration der elementaren komplexen Funktionen entsprechen denen im Reellen.

Cauchysche Integralformeln

● Sei f eine analytische Funktion auf einem einfach zusammenhängenden Gebiet $G, C \subset G$ eine geschlossene glatte Kurve. Dann gilt

$$f(z) = \frac{1}{2\pi j} \oint_C \frac{f(w)}{w-z}\, dw,$$

$$f'(z) = \frac{1}{2\pi j} \oint_C \frac{f(w)}{(w-z)^2}\, dw,$$

$$f''(z) = \frac{2}{2\pi j} \oint_C \frac{f(w)}{(w-z)^3}\, dw,$$

$$f^{(n)}(z) = \frac{n!}{2\pi j} \oint_C \frac{f(w)}{(w-z)^{n+1}}\, dw,$$

falls $z \in G$ innerhalb von C liegt, und

$$f(z) = \frac{1}{2\pi j} \oint_C \frac{f(w)}{w-z}\, dw = 0,$$

falls $z \in G$ außerhalb von C liegt.

▷ Falls z innerhalb von C liegt, dann ist die Funktion $f(w)/(w-z)$ analytisch innerhalb C mit Ausnahme des Punktes $w = z$.
Die Cauchyschen Integralformeln erlauben die Berechnung der Funktion f und jeder beliebig hohen Ableitung an **jedem** Punkt z innerhalb von C, sofern f auf C bekannt ist. Man kann also aus der Kenntnis der Funktion am Rande eines Gebiets auf die Funktion innerhalb des Gebiets schließen.
Falls z außerhalb von C liegt, dann ist die Funktion $f(w)/(w-z)$ überall analytisch innerhalb von C. Nach dem Cauchyschen Integralsatz muß $f(z)$ dann verschwinden.

Taylorreihe einer analytischen Funktion

Die Cauchyschen Integralformeln erlauben die Entwicklung einer analytischen Funktion in eine Taylorreihe. Sei G ein einfach zusammenhängendes Gebiet, b der Mittelpunkt des Kreises $C \subset G$, a ein Punkt innerhalb des Kreises. Für $w \in C$ gilt die Reihenentwicklung (geometrische Reihe)

$$\frac{1}{w-a} = \frac{1}{(w-b)-(a-b)} = \frac{1}{(w-b)} \frac{1}{(1-(a-b)/(w-b))}$$
$$= \frac{1}{w-b}\left(1 + \frac{a-b}{w-b} + \frac{(a-b)^2}{(w-b)^2} + \cdots + \frac{(a-b)^n}{(w-b)^n} + \cdots\right),$$

da $|a-b| < |w-b|$.

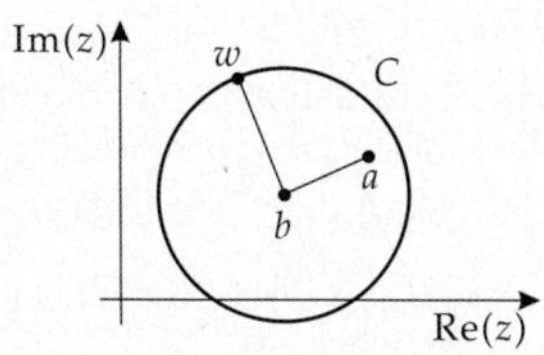

Reihenentwicklung von $1/(w-a)$

Sei f eine auf G analytische Funktion. Substitution der Reihenentwicklung in die erste Cauchysche Integralformel für f,

$$\begin{aligned} f(a) &= \frac{1}{2\pi j}\oint_C \frac{f(w)}{w-a}\,dw \\ &= \frac{1}{2\pi j}\oint_C \frac{f(w)}{w-b}\,dw + \frac{a-b}{2\pi j}\oint_C \frac{f(w)}{(w-b)^2}\,dw \\ &\quad + \frac{(a-b)^2}{2\pi j}\oint_C \frac{f(w)}{(w-b)^3}\,dw + \ldots + \frac{(a-b)^n}{2\pi j}\oint_C \frac{f(w)}{(w-b)^{n+1}}\,dw \ldots \end{aligned}$$

Komplexe Taylorreihe, Entwicklung der Funktion f um den Punkt b, folgt mit Hilfe der Cauchyschen Integralformeln aus der obigen Gleichung,

$$f(a) = f(b) + f'(b)(a-b) + \frac{f''(b)}{2!}(a-b)^2 + \ldots + \frac{f^{(n)}(b)}{n!}(a-b)^n + \ldots$$

▷ Die Entwicklung gilt für alle Punkte a innerhalb des Kreises C.

Laurentreihen

Die Funktion $f\colon\ \mathbb{C} \to \mathbb{C},\ z \mapsto f(z)$ sei analytisch auf dem **Kreisringgebiet** $0 < r_1 \leq |z-a| \leq r_2$ um den Punkt a.

Laurentreihe, eindeutige Entwicklung der Funktion f innerhalb des Kreisringgebiets,

$$f(z) = \sum_{i=-\infty}^{\infty} a_i (z-a)^i,$$

mit den Koeffizienten

$$a_i = \frac{1}{2\pi j}\oint_C \frac{f(w)}{(w-a)^{i+1}}\,dw.$$

C ist eine beliebige geschlossene, glatte Kurve, die ganz im Kreisringgebiet verläuft.

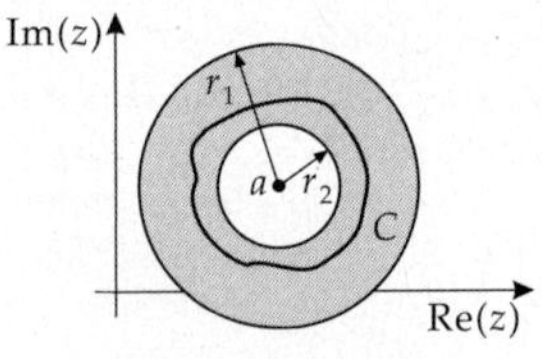

Kreisringgebiet um a

Hauptteil der Laurentreihe, der Teil der Reihe mit $i < 0$.

Regulärer Teil der Laurentreihe, der Teil der Reihe mit $i \geq 0$ (gewöhnliche Potenzreihe).

Klassifikation singulärer Punkte

Regulärer Punkt, Punkt, in dem eine Funktion f analytisch ist.

Singulärer Punkt, Punkt, in dem eine Funktion f nicht definiert ist.

Isolierte Singularität, singulärer Punkt, um den sich ein Kreis so legen läßt, daß er keine weiteren singulären Punkte enthält.

Klassifikation isolierter Singularitäten:

1) **Hebbare Singularität**, isolierte Singularität a der Funktion f, in deren Umgebung die Laurentreihe von f keine negativen Potenzen von $(z-a)$ enthält ($a_i = 0, i < 0$).

In diesem Fall existiert der Grenzwert $f(a) = \lim\limits_{z\to a} f(z)$. Aus der Laurentreihenentwicklung entnimmt man $f(a) = a_0$. Man betrachtet diese Gleichung als **Definition** für den Funktionswert von f im Punkt a. Damit wird die Funktion analytisch in a, a ein regulärer Punkt und die Singularität behoben.

□ Die Funktion $f(z) = \sin z/z$ ist nicht definiert für $z = 0$. Jedoch ist die Laurentreihe

$$\frac{\sin z}{z} = \frac{1}{z}\left(z - \frac{z^3}{3!} + \frac{z^5}{5!} - \ldots\right) = 1 - \frac{z^2}{3!} + \frac{z^4}{5!} - \ldots$$

und folglich $\lim\limits_{z\to 0} \sin z/z = 1$. Mit der Definition $f(0) = 1$ wird die Singularität bei $z = 0$ behoben.

2) **n-facher Pol**, isolierte Singularität a der Funktion f, in deren Umgebung die Laurentreihe von f keine Koeffizienten a_i mit $i < -n$ enthält. Es ist $f(a) = \infty$.

□ Die Funktion $f(z) = 1/(z-a)^3$ hat die Laurentreihenentwicklung

$$f(z) = \sum_{i=-\infty}^{\infty} a_i(z-a)^i = 1(z-a)^{-3},$$

d. h., $a_i = 0$ für alle $i \neq -3$, $a_{-3} = 1$. Die Funktion besitzt einen dreifachen Pol bei a.

3) **Wesentliche Singularität**, isolierte Singularität a der Funktion f, in deren Umgebung die Laurentreihe von f unendlich viele Koeffizienten a_i mit $i < 0$ enthält.

□ Die Funktion $f(z) = \mathrm{e}^{1/z}$ hat in $z = 0$ eine wesentliche Singularität, denn ihre Laurentreihe lautet

$$\mathrm{e}^{1/z} = \sum_{i=0}^{\infty} \frac{1}{i!z^i} = \sum_{i=-\infty}^{0} a_i z^i, \text{ mit } a_i = 1/(-i)!.$$

Residuensatz

Sei f eine analytische Funktion auf G mit Ausnahme einer isolierten Singularität a.
Residuum der analytischen Funktion f im Punkt a: der Koeffizient a_{-1} der Laurentreihe,

$$\mathrm{Res}(f,a) = a_{-1} = \frac{1}{2\pi\mathrm{j}} \oint_C f(w)\,\mathrm{d}w.$$

- **Residuensatz**:
Sei C eine geschlossene Kurve und $f\colon\ \mathbb{C} \to \mathbb{C},\ z \mapsto f(z)$ eine Funktion, die analytisch innerhalb von C ist, mit Ausnahme der isolierten Singularitäten $a_1, a_2, \ldots, a_n$. Dann gilt:

$$\oint_C f(z)\,\mathrm{d}z = 2\pi\mathrm{j} \sum_{i=1}^{n} \mathrm{Res}(f, a_i).$$

Berechnung von Residuen:

- Die Funktion f habe einen n-fachen Pol an a. Dann gilt:

$$\mathrm{Res}(f,a) = \frac{1}{(n-1)!} \left(\frac{\mathrm{d}^{n-1}}{\mathrm{d}z^{n-1}} [(z-a)^n f(z)] \right)_{z=a}.$$

- Die Funktionen f und g seien analytisch auf einer Umgebung von a, mit $f(a) \neq 0,\ g(a) = 0,\ g'(a) \neq 0$. Dann gilt:

$$\mathrm{Res}\left(\frac{f}{g}, a\right) = \frac{f(a)}{g'(a)}.$$

Inverse Laplacetransformation

Ist $F(s)$ analytisch für alle $s \in \mathbb{C}$ mit $\mathrm{Re}(s) > c$, $c \in \mathbb{R}$, ist ferner

$$\int_{c-\mathrm{j}\infty}^{c+\mathrm{j}\infty} |F(s)||\mathrm{d}s| < \infty$$

und

$$\lim_{|s|\to\infty} F(s) = 0$$

gleichmäßig bezüglich des Arguments von s, dann ist
$F(s)$ die **Laplace-Transformierte** der Funktion

$$f(t) = \frac{1}{2\pi\mathrm{j}} \int_{c-\mathrm{j}\infty}^{c+\mathrm{j}\infty} \mathrm{e}^{st} F(s)\,\mathrm{d}s.$$

$f(t)$ ist die **inverse Laplace-Transformierte**.

18 Differentialgleichungen

18.1 Allgemeines

Differentialgleichung, Gleichung, die eine unbekannte Funktion y, deren Ableitungen $y', y'', \ldots, y^{(n)}$ und unabhängige Variablen enthält.

□ Schwingung einer Feder mit Federkonstante k und Massenpunkt m (Punkte kennzeichnen die Ableitungen nach der Zeit, $\dot{x} = \frac{dx}{dt}$):

$\ddot{x}(t) + \frac{k}{m}x(t) = 0.$

□ Elektromagnetischer Schwingkreis mit Induktivität L, Kapazität C, ohmschem Widerstand R und äußerer Spannung U_e:

$L \cdot \ddot{I}(t) + R \cdot \dot{I}(t) + \frac{1}{C} \cdot I(t) = \dot{U}_e(t).$

Gewöhnliche Differentialgleichung, die unbekannte Funktion y hängt nur von *einer* unabhängigen Variablen ab: $y = f(x)$.

□ Newtonsche Bewegungsgleichung für ein freies Punktteilchen der Masse m:

$m \cdot \ddot{x}(t) = 0.$

□ Harmonischer Oszillator:

$\ddot{x}(t) + \omega^2 \cdot x(t) = 0.$

□ Belasteter Balken ($f(x)$: äußere Kraft, $p(x)$, $q(x)$, $r(x)$: Materialeigenschaften, $u(x)$: Durchbiegung)

$p(x) \cdot u''(x) - q(x) \cdot u'(x) + r(x) \cdot u(x) = f(x).$

Partielle Differentialgleichung, die unbekannte Funktion hängt von mehreren unabhängigen Veränderlichen ab,

$$y = f(x_1, \ldots, x_n).$$

□ Poisson-Gleichung für elektrostatische Potentiale bei gegebener äußerer Ladungsverteilung $\rho(x,y,z)$:

$$\Delta\varphi = \frac{\partial^2\varphi}{\partial x^2} + \frac{\partial^2\varphi}{\partial y^2} + \frac{\partial^2\varphi}{\partial z^2} = \rho(x,y,z).$$

□ Laplace-Gleichung (Poisson-Gleichung im ladungsfreien Raum):

$\Delta\varphi = 0.$

□ Eindimensionale Wellengleichung (Ausbreitung elektromagnetischer Wellen im Vakuum):

$\frac{\partial^2}{\partial x^2}y(x,t) - \frac{1}{c^2}\frac{\partial^2}{\partial t^2}y(x,t) = 0.$

Gestalt gewöhnlicher Differentialgleichungen

Implizite Form: $F(x,y,y',\ldots,y^{(n)}) = 0,$
Explizite Form: $y^{(n)} = \tilde{F}(x,y,y',\ldots,y^{(n-1)})$

▷ Oft läßt sich die implizite Form durch Auflösen nach $y^{(n)}$ in eine explizite Form überführen.

□ $F(x,y,y',y'',y''') = a(x) + b(x) \cdot y^2 + c(x) \cdot y' + d(x) \cdot y'' + e(x) \cdot y''' = 0$
$y''' = -a(x)/e(x) - y^2 \cdot b(x)/e(x) - y' \cdot c(x)/e(x) - y'' \cdot d(x)/e(x)$

Ordnung der Differentialgleichung, höchste auftretende Ordnung der Ableitungen von y.

□ $y'' + x^3 + xy = 0$ ist 2. Ordnung.

Grad der Differentialgleichung, Grad der höchsten Potenz von y bzw. seinen Ableitungen.

□ $y'' + y^3 + xy = 0$ ist 3. Grades.

Lösung der Differentialgleichung ist jede Funktion $y = f(x)$, die die Differentialgleichung $F(x,y,y',\ldots,y^{(n)}) = 0$ erfüllt.

Integration der Differentialgleichung, das Bestimmen der Lösung der Differentialgleichung.

Allgemeine Lösung, die allgemeine Lösung der Differentialgleichung n-ter Ordnung hat n freie Parameter.

Partikuläre oder spezielle Lösung, Lösung der Differentialgleichung, n-ter Ordnung, die n vorgegebene Bedingungen erfüllt.

Anfangswertproblem, gesucht ist die Lösung einer Differentialgleichung n-ter Ordnung, deren n freie Parameter durch die Funktion und ihre Ableitungen an einem speziellen Punkt x_0 bestimmt sind: $y(x_0), y'(x_0), \ldots, y^{(n-1)}(x_0)$ (**Anfangsbedingungen**).

Randwertproblem, gesucht ist die Lösung einer Differentialgleichung n-ten Grades, deren n freie Parameter durch n **Randbedingungen** an den Randpunkten a, b eines Intervalls $a \leq x \leq b$ festgelegt sind.

Lineare Differentialgleichung, Differentialgleichung 1. Grades

$$y^{(n)} + a_1 y^{(n-1)} + \cdots + a_{n-1} y' + a_n y = g(x).$$

Störglied einer Differentialgleichung, alle Beiträge, die weder y noch seine Ableitungen $y', \ldots, y^{(n)}$ enthalten.

Inhomogene Differentialgleichung, das Störglied ist ungleich Null.

☐ $y' + x \cdot y = 4x + 3.$

Homogene Differentialgleichung, das Störglied ist gleich Null.

☐ $y' + x \cdot y = 0$

☐ Allgemeine Lösung der Oszillatorgleichung

$$y(t) = A \cdot \cos(\omega t) + B \cdot \sin(\omega t).$$

☐ Die spezielle Lösung mit $y(0) = 1$ und $y'(0) = 0$ lautet:

$$y(t) = \cos(\omega t).$$

18.2 Geometrische Interpretation

Kurvenschar, Vielzahl von Kurven, die man durch Variation der freien Parameter der allgemeinen Lösung einer Differentialgleichung erhält. Wird i. allg. gegeben durch eine implizite Gleichung

$$F(x,y,c) = 0.$$

☐ Kreis mit Radius R:

$$F(x,y,R) = x^2 + y^2 - R^2 = 0.$$

Aufstellen von Differentialgleichungen, mehrmalige Differentiation der Gleichung für die Kurvenschar und Elimination der freien Parameter.

☐ $F(x,y,R) = x^2 + y^2 - R^2 = 0$:

$\Rightarrow 2x + 2yy' = 0,$

$\Rightarrow y' = -x/y.$

(Richtungsfeld s. Abbildung auf nächster Seite)

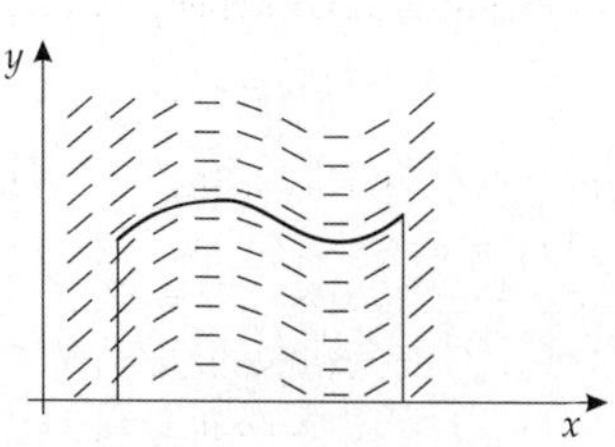

Kurvenschar mit Integralkurve

Integralkurve, partikuläre Lösung der Differentialgleichung, d. h. eine spezielle Kurve aus der Kurvenschar.

Richtungsfeld, bei Differentialgleichungen 1. Ordnung ist für jeden Punkt der x-y-Ebene ein Linienelement festgelegt. Ein Linienelement ist ein kurzes Geradenstück durch einen Punkt (x,y) mit vorgegebener Steigung $y' = f(x,y)$.

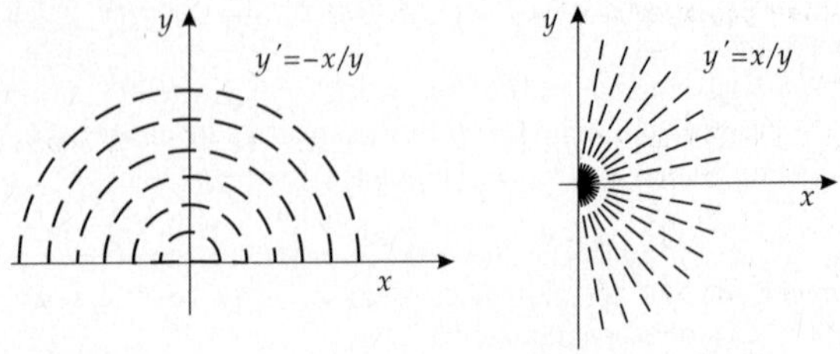

Richtungsfelder der Differentialgleichungen $y' = -x/y$ und $y' = y/x$

Isokline, Kurve, die alle Punkte mit gleicher Richtung der Linienelemente ($y' = \text{const.}$) verbindet.

▷ Isoklinen sind bei Näherungen für die Lösungen einer Differentialgleichung verwendbar: Sie müssen mit dem Anstieg y' von der Lösung durchkreuzt werden.

Grafische Lösung, Lösung der Differentialgleichung durch Bestimmung der Isoklinen.

Isoklinengleichung, die Gleichung $y' = C$, d. h., $C = f(x,y)$ aufgelöst nach y.

□ $y' = 5y^2 + 3x^5$

$$y' = C = 5y^2 + 3x^5 \quad \Rightarrow \quad y = \sqrt{\frac{C - 3x^5}{5}}.$$

Isogonale Trajektorie, Kurve, die in jedem Punkt zu dem zugehörigen Linienelement unter einem konstanten Winkel α verläuft. Gegeben durch die Gleichung

$$y' = \frac{f(x,y) + \tan\alpha}{1 - f(x,y)\tan\alpha}.$$

Orthogonale Trajektorie, der Spezialfall $\alpha = 90°$. Gegeben durch die Gleichung

$$y' = -\frac{1}{f(x,y)}.$$

□ Sind die Feldlinien einer Ladungsverteilung gegeben, so sind die Potentialflächen die orthogonalen Trajektorien.

□ Kurvenschar $F(x,y,R) = x^2 + y^2 - R^2, \quad y' = -\frac{x}{y}.$

Differentialgleichung der Schar: $2x + 2yy' = 0$.

Isoklinen: $y' = R, \quad y = -\frac{x}{R}$.

Orthogonale Trajektorie: $y' = \frac{y}{x}$.

Isogonale Trajektorie: $y' = \dfrac{-\frac{x}{y} + \tan\alpha}{1 + \frac{x}{y}\tan\alpha} = \dfrac{y\tan\alpha - x}{y + x\tan\alpha}.$

18.3 Lösungsmethoden bei Differentialgleichungen erster Ordnung

Trennung der Variablen

Anwendbar, falls die Darstellung

$$\frac{dy}{dx} = y' = f(x) \cdot g(y)$$

möglich ist.

● Die Lösung bestimmt sich durch Auflösen der Gleichung

$$\int \frac{\mathrm{d}y}{g(y)} = \int f(x)\,\mathrm{d}x$$

nach y. Man bringt alle Glieder, die x bzw. y enthalten auf verschiedene Seiten der Gleichung (Trennung), integriert und löst nach y auf.

▷ Dies geht nur, falls $g(y) \neq 0$ ist.

□ $y' = 3x^2 y; \quad \int \frac{\mathrm{d}y}{y} = \int 3x^2\,\mathrm{d}x \quad \Rightarrow$

$\ln|y| = x^3 + C \quad \Rightarrow \quad |y| = \mathrm{e}^C \cdot \mathrm{e}^{x^3},$

$\Rightarrow y(x) = \pm \mathrm{e}^C \cdot \mathrm{e}^{x^3}.$

Da auch $y(x) \equiv 0$ (Probe!) Lösung ist, lautet die allgemeine Lösung

$y(x) = K \cdot \mathrm{e}^{x^3} \quad$ mit $K \in \mathbb{R}$.

Substitution

Zurückführen der Differentialgleichung durch Transformation der Größen x, y auf eine lösbare Differentialgleichung, Lösung der transformierten Differentialgleichung, Rücksubstitution.

□ $y' = f(ax + by + c)$

Setze $u = ax + by + c \Rightarrow u' = a + bf(u) \Rightarrow \int \frac{\mathrm{d}u}{a + bf(u)} = x + C.$

▷ Man erhält zunächst $x(u)$. Dies muß nach u aufgelöst werden, anschließend erhält man y gemäß $y = (u - ax - c)/b$.

□ Homogene Differentialgleichung

$$y' = f\left(\frac{y}{x}\right); \quad u = \frac{y}{x} \quad \Rightarrow \quad u' = \frac{f(u) - u}{x}$$

$$x(u) = C \cdot \exp\left\{\int \frac{\mathrm{d}u}{f(u) - u}\right\}.$$

▷ Auflösen nach u, Resubstitution.

Exakte Differentialgleichung

Darstellbar in der Form

$$f(x,y)\mathrm{d}x + g(x,y)\mathrm{d}y = 0 \quad \text{mit} \quad \frac{\partial f}{\partial y} = \frac{\partial g}{\partial x}.$$

▷ $\frac{\partial f}{\partial y} = \frac{\partial g}{\partial x}$ heißt Integrabilitätsbedingung.

Lösung:

$$\int f(x,y)\,\mathrm{d}x + \int \left[g(x,y) - \int \frac{\partial f}{\partial y}\,\mathrm{d}x\right]\mathrm{d}y = C = \text{const.}$$

▷ Die lineare Differentialform $f\,\mathrm{d}x + g\,\mathrm{d}y$ ist dann das totale Differential $\mathrm{d}u$ einer Funktion $u(x,y)$.

□ $3y + yy' + 3xy' + x = 0$

$\Leftrightarrow (x + 3y)\,\mathrm{d}x + (3x + y)\,\mathrm{d}y = 0.$

Lösung:

$$\int (x + 3y)\,\mathrm{d}x + \int \left(3x + y - \int 3\,\mathrm{d}x\right)\mathrm{d}y = C.$$

$y = -3x \pm \sqrt{8x^2 - C}.$

Integrierender Faktor

Integrierender Faktor, Funktion, mit der man eine Differentialgleichung multiplizieren muß, um eine exakte Differentialgleichung zu erhalten.

□ $e^y \cdot (\tan(x) - y') = 0$.

Integrierender Faktor $\cos(x)$.

$e^y \cdot (\sin(x) - \cos(x)y') = 0$

$\Leftrightarrow e^y \sin(x)\,dx + (-e^y \cos(x))\,dy = 0$.

Lösung: $y = \ln\left(-\dfrac{C}{\cos(x)}\right)$.

18.4 Lineare Differentialgleichungen erster Ordnung

Lineare Differentialgleichung: Funktion y und Ableitung y' treten nur linear auf.

● Darstellbar in der Form:

$y' + a(x) \cdot y = b(x)$.

Störglied, der Term $b(x)$.
Homogen, der Fall $b(x) \equiv 0$.
Inhomogen, der Fall $b(x) \not\equiv 0$.

▷ Homogene lineare Differentialgleichungen erster Ordnung sind durch Trennung der Variablen lösbar,

$y = C \cdot e^{-\int a(x)\,dx}, \quad C \in \mathbb{R}$.

□ $y' + 2\sin(x)\cos(x)y = 0$

$y = C \cdot e^{-2\int \sin(x)\cos(x)\,dx} = C \cdot e^{-\sin^2(x)}$.

Variation der Konstanten

● Eine Lösung einer inhomogenen Differentialgleichung für y erhält man aus der Lösung der zugehörigen homogenen Differentialgleichung für y_H durch „**Variation der Konstanten**“:

$y' + a(x) \cdot y = b(x); \quad y'_H + a(x) \cdot y_H = 0$

$y = \psi(x) \cdot y_H(x) = \psi(x) \cdot Ce^{-\int a(x)\,dx}$

mit $\psi(x) = \displaystyle\int \frac{b(x)}{y_H(x)}\,dx$.

□ $y' + 2\sin(x)\cos(x) \cdot y = e^{\cos^2(x)}$

Es folgt

$y_H(x) = C \cdot e^{-\sin^2(x)}$ (Beispiel oben),

$$\psi(x) = \int \frac{b(x)}{y_H(x)}\,dx = \frac{1}{C} \cdot \int \frac{e^{\cos^2(x)}}{e^{-\sin^2(x)}}\,dx,$$

$$= \frac{1}{C} \cdot \int e^{\cos^2(x)+\sin^2(x)}\,dx = \frac{1}{C} \cdot \int e^1\,dx = \frac{x}{C} \cdot e,$$

$$y(x) = \psi(x) \cdot y_H(x) = \frac{1}{C} xe^1 Ce^{-\sin^2(x)},$$

$$= xe^{1-\sin^2(x)} = xe^{\cos^2(x)}.$$

□ $y' - 2xy = x^3$,

homogene Differentialgleichung: $\quad y'_H - 2xy_H = 0$,

$$y_{\mathrm{H}}(x) = C\mathrm{e}^{x^2}$$
$$\psi(x) = \frac{1}{C}\int \frac{x^3}{\mathrm{e}^{x^2}}\,\mathrm{d}x$$
$$= \frac{1}{C}\left(-\frac{1}{2}\mathrm{e}^{-x^2}\left(1+x^2\right)\right) = -\frac{1}{2C}\left(1+x^2\right)\cdot\mathrm{e}^{-x^2}.$$
$$y(x) = \psi(x)\cdot y_{\mathrm{H}}(x) = -\frac{1}{2}\left(1+x^2\right).$$

Allgemeine Lösung

● Die allgemeine Lösung y einer inhomogenen linearen Differentialgleichung erhält man aus einer partikulären Lösung y_{P} der Differentialgleichung und der Lösung y_{H} der zugehörigen homogenen Differentialgleichung gemäß:

$$y = y_{\mathrm{P}} + y_{\mathrm{H}}.$$

□ Die allgemeine Lösung der 1. Gleichung lautet:

$$y = x\mathrm{e}^{\cos^2(x)} + C\mathrm{e}^{-\sin^2(x)}.$$

□ Die allgemeine Lösung der 2. Gleichung lautet:

$$y = C\mathrm{e}^{x^2} - \frac{1}{2}\left(1+x^2\right).$$

Bestimmung einer partikulären Lösung

▷ Häufig erweist es sich als zweckmäßig, durch Einsetzen einer Ansatzfunktion mit mehreren Parametern in die Differentialgleichung eine partikuläre Lösung zu erraten.

▷ Der Ansatz für die Lösung sollte sich am Störglied orientieren (d. h. ähnlicher oder verwandter Funktionstyp).

□ $y' + \frac{1}{x}y = 1 + x.$

Ansatz: $y_{\mathrm{P}}(x) = ax + bx^2.$

Lösung: $a = \frac{1}{2}$, $b = \frac{1}{3}$, $y_{\mathrm{P}} = \frac{1}{2}x + \frac{1}{3}x^2.$

Lineare Differentialgleichungen 1. Ordnung mit konstanten Koeffizienten

● Dies ist der Spezialfall $a(x) = a_0 = \mathrm{const.}$

$$y' + a_0 \cdot y = b(x).$$

▷ Lösung wie oben beschrieben durch Variation der Konstanten oder Erraten der partikulären Lösung.

● Das Erraten der partikulären Lösung führt häufig schneller zum Ziel.

□ $y' + a \cdot y = \cos(x).$

Ansatz: $y_{\mathrm{P}}(x) = A\cos(x) + B\sin(x).$

Lösung: $A = \frac{a}{1+a^2},$

$$B = \frac{1}{1+a^2}$$
$$y_{\mathrm{P}}(x) = \frac{1}{1+a^2}\left(a\cos(x) + \sin(x)\right).$$

Störglied $b(x)$	empfohlener Lösungsansatz
$e^{kx}\sin(mx)$ oder $e^{kx}\cos(mx)$	$e^{kx}(A\cdot\sin(mx)+B\cdot\cos(mx))$
$e^{kx}(a_0+a_1x+\ldots+a_nx^n)$	$e^{kx}(A_0+A_1x+\ldots+A_nx^n)$
$(a_0+a_1x+\ldots+a_sx^s)\cdot\sin(mx)$ $+(b_0+b_1x+\ldots+b_tx^t)\cdot\cos(mx)$	$(A_0+A_1x+\ldots+A_sx^s)\cdot\sin(mx)$ $+(B_0+B_1x+\ldots+B_tx^t)\cdot\cos(mx)$

18.5 Einige spezielle Gleichungen

Bernoullische Differentialgleichung

$$y'+a(x)y=b(x)y^n \qquad (n\neq 1).$$

Substitution:

$$u=y^{1-n}, \quad u'=(1-n)y^{-n}y'.$$

Es folgt:

$$u'+(1-n)a(x)\cdot u=(1-n)b(x).$$

Lösung wie im Abschnitt lineare Differentialgleichungen 1. Ordnung beschrieben.

□ $y'+2x^2y+x^3y^2=0 \quad (n=2)$

$$u=\frac{1}{y}, \qquad u'=-\frac{1}{y^2}\cdot y'.$$

Somit: $u'-2xu-x^3=0$

$$u(x)=-\frac{1+x^2}{2}, \qquad y(x)=-\frac{2}{1+x^2}.$$

Riccatische Differentialgleichung

$$y'=a(x)+b(x)y+c(x)y^2,$$

wird bei der Optimierung von Regelkreisen eingesetzt.

▷ Für $a(x)=0$ geht die Riccati-Gleichung in eine Bernoulli-Gleichung mit $n=2$ über.

● Die Substitution $y(x)=-w'(x)/(c(x)\cdot w(x))$ führt die Riccatische Differentialgleichung in eine lineare Differentialgleichung 2. Ordnung für $w(x)$ über:

$$w''(x)-w'(x)\cdot\left(\frac{c'(x)}{c(x)}+b(x)\right)+a(x)\cdot c(x)\cdot w(x)=0.$$

▷ Oft ist es günstiger, die spezielle Lösung durch einen geschickten Ansatz zu erraten.

□ $y'=4x^5+\left(5x^4+\frac{2}{x}\right)\cdot y+\frac{2}{x^2}y^2.$

Substitution führt auf:

$$w''-5x^4w'+8x^3w=0.$$

Siehe auch lineare Differentialgleichung 2. Ordnung.

Clairautsche Differentialgleichung

$$y=xy'+f(y').$$

Differentiation nach x:

$$y'=y'+xy''+f'(y')y'' \quad \Rightarrow \quad y''(x+f'(y'))=0.$$

1. $y'' = 0 \quad \Rightarrow \quad y' = c = \text{const.}$
   $y = cx + f(c)$
   Die allgemeine Lösung ist eine einparametrige Geradenschar.
2. $x + f'(y') = 0.$
   Bestimmt zusammen mit der Differentialgleichung durch Elimination von y' die Hüllkurve der Geradenschar (singuläres Integral).

□ $y = xy' + \dfrac{a}{y'}.$

Allgemeine Lösung: $y = cx + \dfrac{a}{c}.$

Singuläres Integral:

$$x - \frac{a}{y'^2} = 0, \quad y = xy' + \frac{a}{y'} \quad \Rightarrow \quad y^2 = 4ax.$$

Die Geraden $y = cx + \dfrac{a}{c}$ sind Tangenten an die Parabel $y^2 = 4ax$.

18.6 Differentialgleichungen 2. Ordnung

Einfache Spezialfälle

Folgende Spezialfälle lassen sich durch Substitution auf eine Differentialgleichung 1. Ordnung zurückführen.

● $y'' = f(x)$ ist lösbar durch zweifache Integration

$$y(x) = \int \left(\int f(x)\,\mathrm{d}x \right) \mathrm{d}x + C_1 x + C_2.$$

□ $y'' = 5x^6 - 8x^5 + 7x^3 - 4x^2 + 3x - 20$

$$y'(x) = \frac{5}{7}x^7 - \frac{4}{3}x^6 + \frac{7}{4}x^4 - \frac{4}{3}x^3 + \frac{3}{2}x^2 - 20x + C_1$$

$$y(x) = \frac{5}{56}x^8 - \frac{4}{21}x^7 + \frac{7}{20}x^5 - \frac{1}{3}x^4 + \frac{1}{2}x^3 - 10x^2 + C_1 x + C_2.$$

□ $y'' = \mathrm{e}^{-\lambda x}.$

$$y'(x) = -\frac{1}{\lambda}\mathrm{e}^{-\lambda x} + C_1; \quad y(x) = \frac{1}{\lambda^2}\mathrm{e}^{-\lambda x} + C_1 x + C_2.$$

□ $y'' = \dfrac{1}{1+x^2}.$

$$y'(x) = \arctan(x) + C_1$$

$$y(x) = x \cdot \arctan(x) - \frac{1}{2} \cdot \ln(1+x^2) + C_1 x + C_2.$$

● $y'' = f(y')$ ist lösbar durch Substitution $z = y'$.

$$z' = f(z) \rightarrow x = \int \frac{\mathrm{d}z}{f(z)} + C_1 \rightarrow \text{Auflösen nach } z$$

$$y(x) = \int z(x)\,\mathrm{d}x + C_2.$$

□ $y'' = 1 + y'^2.$

$$z' = 1 + z^2 \rightarrow x = \int \frac{\mathrm{d}z}{1+z^2} + C_1 = \arctan(z) + C_1$$

$$z(x) = \tan(x - C_1)$$

$$y(x) = \int z(x)\,\mathrm{d}x = \int \tan(x - C_1)\,\mathrm{d}x = -\ln|\cos(x - C_1)| + C_2.$$

□ $y''(x) = \dfrac{1}{\cos y}, \qquad z' = \dfrac{1}{\cos z} \to z = \arcsin(x + C_1)$

$y(x) = (x + C_1)\arcsin(x + C_1) + \sqrt{1 - (x + C_1)^2}.$

● $y'' = f(y)$ ist lösbar durch die Substitution $z = y' \Rightarrow y'' = \dfrac{\mathrm{d}z}{\mathrm{d}x} = \dfrac{\mathrm{d}z}{\mathrm{d}y}\dfrac{\mathrm{d}y}{\mathrm{d}x} = z\dfrac{\mathrm{d}z}{\mathrm{d}y}$

$$z\frac{\mathrm{d}z}{\mathrm{d}y} = f(y) \Rightarrow z = \sqrt{2\left(\int f(y)\,\mathrm{d}y\right) - C_1}$$

$$x = \int \frac{\mathrm{d}y}{\sqrt{2\left(\int f(y)\,\mathrm{d}y\right) - C_1}} + C_2 \to \text{Auflösen nach } y!$$

□ $y'' + \omega^2 y = 0$ (Oszillatorgleichung)

$$z = \sqrt{2\left(-\omega^2 \int y\,\mathrm{d}y - C_1\right)} = \sqrt{-\omega^2 y^2 - 2C_1}$$

$$x = \int \frac{\mathrm{d}y}{\sqrt{-\omega^2 y^2 - 2C_1}} + C_2 = \frac{1}{\omega}\arcsin\left(\frac{\omega y}{\sqrt{-2C_1}}\right) + C_2$$

$y = \sqrt{-2C_1}\sin(\omega x - C_2)$ (reelle Lösung nur für $C_1 \le 0$).

● $y'' = f(x, y')$ ist lösbar durch die Substitution $z = y'$

$z' = f(x,z); \quad y = \int z(x)\,\mathrm{d}x + C.$

Differentialgleichung 1. Ordnung, lösbar durch die oben beschriebenen Verfahren.

18.7 Lineare Differentialgleichungen 2. Ordnung

$y'' + p(x)y' + q(x)y = f(x).$

● Falls f, p und q stetig sind, so existiert für beliebige a_0, a_1 genau eine Lösung y_0 dieser Differentialgleichung, die den beiden Anfangsbedingungen $y_0(x_0) = a_0$, $y_0'(x_0) = a_1$ genügt.

● Die allgemeine Lösung der Differentialgleichung 2. Ordnung enthält somit genau zwei Integrationskonstanten. Die Differentialgleichung selbst (ohne Randbedingungen) hat damit genau zwei linear unabhängige Lösungen.

Wronski-Determinante, die Determinante

$$W(y_1, \ldots, y_n; x) = \begin{vmatrix} y_1(x) & \ldots & y_n(x) \\ y_1'(x) & \ldots & y_n'(x) \\ \vdots & & \vdots \\ y_1^{(n-1)}(x) & \ldots & y_n^{(n-1)}(x) \end{vmatrix}$$

heißt Wronski-Determinante der Funktionen $y_1(x), \ldots, y_n(x)$.

● Lösungen $y_1, \ldots, y_n$ einer bestimmten Differentialgleichung n-ter Ordnung sind genau dann linear abhängig, wenn es einen Punkt x_0 gibt mit $W(y_1, \ldots, y_n; x_0) = 0$.

▷ In diesem Fall gilt sogar $W(y_1, \ldots, y_n; x_0) \equiv 0$ im gesamten Definitionsbereich der Wronski-Determinanten $W(y_1, \ldots, y_n; x)$

Dieser Satz erlaubt es, sofort festzustellen, ob zwei Lösungen einer linearen Differentialgleichung 2. Ordnung linear unabhängig sind oder nicht.

Homogene lineare Differentialgleichung 2. Ordnung

In diesem Fall kann man aus einer bekannten speziellen Lösung die zweite linear unabhängige generieren.

- Ist y_1 Lösung der obigen linearen Differentialgleichung 2. Ordnung mit $f(x) \equiv 0$, so ist die zweite linear unabhängige Lösung gegeben durch

$$y_2(x) = y_1(x) \cdot \int \frac{\exp\left\{-\int p(x)\,\mathrm{d}x\right\}}{[y_1(x)]^2}\,\mathrm{d}x.$$

□ $y'' - \frac{2x}{1-x^2}y' + \frac{2}{1-x^2}y = 0.$

Spezielle Lösung: $y_1 = x$, da $y' = 1$, $y'' = 0$. Somit gilt:

$$\begin{aligned} y_2(x) &= x \cdot \int \frac{\exp\left\{\int \frac{2x}{1-x^2}\,\mathrm{d}x\right\}}{x^2}\,\mathrm{d}x = x \cdot \int \frac{\exp\{-\ln(1-x^2)\}}{x^2}\,\mathrm{d}x \\ &= x \cdot \int \frac{1}{(1-x^2)\cdot x^2}\,\mathrm{d}x = x \cdot \int \left(\frac{1}{x^2} + \frac{1}{1-x^2}\right)\mathrm{d}x \\ &= -1 + \frac{x}{2}\ln\left(\frac{1+x}{1-x}\right). \end{aligned}$$

Allgemeine Lösung:

$$y(x) = C_1 x + C_2 \cdot \left[\frac{x}{2}\ln\left(\frac{1+x}{1-x}\right) - 1\right].$$

Inhomogene lineare Differentialgleichung 2. Ordnung

Kennt man die beiden linear unabhängigen Lösungen y_1, y_2 der zugehörigen homogenen linearen Differentialgleichung, so kann man eine spezielle Lösung der inhomogenen Differentialgleichung daraus berechnen.

- Sind $y_1(x)$, $y_2(x)$ linear unabhängige Lösungen der Differentialgleichung

$$y'' + p(x)y' + q(x)y = 0,$$

so ist eine Lösung y_0 der inhomogenen Differentialgleichung

$$y'' + p(x)y' + q(x)y = f(x)$$

gegeben durch

$$y_0(x) = -y_1(x) \cdot \int \frac{y_2(x)\cdot f(x)}{W(y_1,y_2;x)}\,\mathrm{d}x + y_2(x) \cdot \int \frac{y_1(x)\cdot f(x)}{W(y_1,y_2;x)}\,\mathrm{d}x,$$

wobei

$$W(y_1,y_2;x) = y_1(x)\cdot y_2'(x) - y_1'(x)\cdot y_2(x)$$

die Wronski-Determinante der Funktionen y_1, y_2 ist (siehe oben).

▷ Da y_1 und y_2 nach Voraussetzung linear unabhängig sind, ist im gesamten Intervall $W(y_1,y_2;x) \neq 0$

□ $y'' - \frac{2x}{1-x^2}y' + \frac{2}{1-x^2}y = \frac{1}{x-x^3}.$

Aus dem obigen Beispiel folgt: $y_1 = x$, $y_2 = \frac{x}{2}\ln\left(\frac{1+x}{1-x}\right) - 1$. Somit

$$W(y_1,y_2;x) = \begin{vmatrix} x & \frac{x}{2}\ln\left(\frac{1+x}{1-x}\right) - 1 \\ 1 & \frac{1}{2}\ln\left(\frac{1+x}{1-x}\right) + \frac{x}{1-x^2} \end{vmatrix} = \frac{1}{1-x^2}.$$

$$\begin{aligned}
y_0(x) &= -x\cdot\int\left(\frac{1}{2}\ln\left(\frac{1+x}{1-x}\right)-\frac{1}{x}\right)\mathrm{d}x+\left[\frac{x}{2}\ln\left(\frac{1+x}{1-x}\right)-1\right]\cdot\int 1\,\mathrm{d}x\\
&= -x\cdot\int\ln\left(\frac{1+x}{1-x}\right)\mathrm{d}x+x\cdot\int\frac{1}{x}\,\mathrm{d}x+\frac{x^2}{2}\ln\left(\frac{1+x}{1-x}\right)-x\\
&= -\frac{x}{2}\ln\left(\frac{1+x}{1-x}\right)-\frac{x}{2}\ln(1-x^2)+x\ln x+\frac{x}{2}\ln\left(\frac{1+x}{1-x}\right)-x\\
&= -\frac{x}{2}\ln(1-x^2)+x\ln x-x=x\cdot\ln\left(\frac{x}{\sqrt{1-x^2}}\right)-x.
\end{aligned}$$

Zurückführung spezieller Differentialgleichungen 2. Ordnung auf Differentialgleichungen 1. Ordnung

Differentialgleichung	Substitution	Lösungsweg
$y''=f(y')$	$y'=u$ $y''=u'$	$u'=f(u)$ • Trennung der Variablen $\int\frac{\mathrm{d}u}{f(u)}=x+c$ (auflösen nach u: $u=u(x)$) • Rücksubstitution $y'=u(x)$ • Integration $y=\int u(x)\,\mathrm{d}x$
$y''=f(y)$	$y'=u$ $y''=\frac{\mathrm{d}u}{\mathrm{d}y}\frac{\mathrm{d}y}{\mathrm{d}x}=\frac{\mathrm{d}u}{\mathrm{d}y}u$	$u\frac{\mathrm{d}u}{\mathrm{d}y}=f(y)$ • Trennung der Variablen $u=\pm\sqrt{2\int f(y)\,\mathrm{d}y}$ • Rücksubstitution $y'=\pm\sqrt{2\int f(y)\,\mathrm{d}y}$ • Integration durch Trennung der Variablen
$y''=f(y,y')$	$y'=u$ $y''=\frac{\mathrm{d}u}{\mathrm{d}y}u$	$u\frac{\mathrm{d}u}{\mathrm{d}y}=f(y,u)$ weiteres Vorgehen abhängig vom Typ der Funktion $f(y,u)$
$y''=f(x,y')$	$y'=u$ $y''=u'$	$u'=f(x,u)$ weiteres Vorgehen abhängig vom Typ der Funktion $f(x,u)$

Lineare Differentialgleichung 2. Ordnung mit konstanten Koeffizienten

Dies ist der wichtige Spezialfall $p(x)=p=\text{const}$, $q(x)=q=\text{const}$.

$$y''+py'+qy=f(x).$$

- Die homogene lineare Differentialgleichung 2. Ordnung mit konstanten Koeffizienten ist in jedem Fall durch den Ansatz $y = \mathrm{e}^{\lambda x}$ lösbar. Es treten drei mögliche Fälle auf:

$p^2 - 4q > 0$:

$$y_1(x) = \exp\left\{\left(-\frac{p}{2} + \frac{1}{2}\sqrt{p^2-4q}\right)\cdot x\right\}, \qquad y_2(x) = \exp\left\{\left(-\frac{p}{2} - \frac{1}{2}\sqrt{p^2-4q}\right)\cdot x\right\}.$$

$p^2 - 4q = 0$:

$$y_1(x) = \mathrm{e}^{-\frac{p}{2}\cdot x} \qquad y_2(x) = x\cdot \mathrm{e}^{-\frac{p}{2}\cdot x}$$

$p^2 - 4q < 0$:

$$y_1(x) = \mathrm{e}^{-\frac{p}{2}x}\cdot \sin\left(x\cdot\frac{1}{2}\sqrt{4q-p^2}\right), \qquad y_2(x) = \mathrm{e}^{-\frac{p}{2}x}\cdot \cos\left(x\cdot\frac{1}{2}\sqrt{4q-p^2}\right)$$

- Die Lösung der inhomogenen Gleichung erfolgt nach der oben erläuterten Methode.

$$\lambda_1 = -\frac{p}{2} + \frac{1}{2}\sqrt{p^2-4q}; \quad \lambda_2 = -\frac{p}{2} - \frac{1}{2}\sqrt{p^2-4q}; \quad \lambda = -\frac{p}{2}; \quad \omega = \frac{1}{2}\sqrt{4q-p^2}.$$

$p^2 - 4q > 0$:

$$y_0(x) = \frac{\mathrm{e}^{\lambda_1\cdot x}}{\lambda_1-\lambda_2}\cdot\int \mathrm{e}^{-\lambda_1\cdot x}\cdot f(x)\,\mathrm{d}x + \frac{\mathrm{e}^{\lambda_2\cdot x}}{\lambda_2-\lambda_1}\cdot\int \mathrm{e}^{-\lambda_2\cdot x}\cdot f(x)\,\mathrm{d}x.$$

$p^2 - 4q = 0$:

$$y_0(x) = -\mathrm{e}^{\lambda\cdot x}\cdot\int x\mathrm{e}^{-\lambda\cdot x}\cdot f(x)\,\mathrm{d}x + x\mathrm{e}^{\lambda\cdot x}\cdot\int \mathrm{e}^{-\lambda\cdot x}\cdot f(x)\,\mathrm{d}x.$$

$p^2 - 4q < 0$:

$$y_0(x) = \frac{1}{\omega}\cdot \mathrm{e}^{\lambda x}\cdot\sin(\omega\cdot x)\int \mathrm{e}^{-\lambda\cdot x}\cos(\omega x)f(x)\,\mathrm{d}x - \frac{1}{\omega}\cdot\mathrm{e}^{\lambda x}\cdot\cos(\omega\cdot x)\int \mathrm{e}^{-\lambda\cdot x}\sin(\omega x)f(x)\,\mathrm{d}x.$$

▷ Da die auftretenden Integrale stets vom Typ $\int \mathrm{e}^{kx}\cdot F(x)\,\mathrm{d}x$ bzw. $\int \sin(kx)\cdot F(x)\,\mathrm{d}x$, $\int \cos(kx)\cdot F(x)\,\mathrm{d}x$ sind, kann man für viele Störglieder $f(x)$ die Lösungen in den Kapiteln 17 oder 18 finden.

□ Der gedämpfte harmonische Oszillator

Bewegungsgleichung für eine Feder mit der Federkonstante k, Massenpunkt m und Dämpfung β:

$$m\ddot{x} = -\beta\dot{x} - kx, \qquad p = \frac{\beta}{m}, \qquad q = \frac{k}{m},$$

$$p^2 - 4q = \frac{\beta^2}{m^2} - 4\frac{k}{m} = \frac{1}{m^2}\cdot(\beta^2 - 4km).$$

Für schwache Dämpfung, $\beta^2 < 4km$ liegt eine gedämpfte Schwingung vor,

$$\lambda = -\frac{p}{2} = -\frac{\beta}{2m}, \quad \omega = \frac{1}{2}\sqrt{4q-p^2} = \sqrt{\frac{k}{m} - \left(\frac{\beta}{2m}\right)^2},$$

$$x(t) = \mathrm{e}^{-\lambda\cdot t}\cdot(C_1\cos\omega t + C_2\sin\omega t).$$

Für starke Dämpfung, $\beta^2 > 4km$, liegt der „Kriechfall" vor,

$$k_1 = \frac{\beta}{2m} + \sqrt{\left(\frac{\beta}{2m}\right)^2 - \frac{k}{m}}, \quad k_2 = \frac{\beta}{2m} - \sqrt{\left(\frac{\beta}{2m}\right)^2 - \frac{k}{m}}, \qquad (k_1, k_2 > 0),$$

$$x(t) = C_1\cdot\mathrm{e}^{-k_1 t} + C_2\cdot\mathrm{e}^{-k_2 t}.$$

Im „aperiodischen Grenzfall", $\beta^2 = 4km$, gilt $\lambda = \sqrt{\frac{k}{m}}$:

$$x(t) = C_1\cdot\mathrm{e}^{-\lambda t} + C_2\cdot t\cdot\mathrm{e}^{-\lambda t}.$$

☐ Elektrischer Schwingkreis mit Kapazität C, Induktivität L und ohmschem Widerstand R

$$L\cdot\ddot{Q}+R\cdot\dot{Q}+\frac{1}{C}\cdot Q=0.$$

Dies ist dieselbe Gleichung wie im vorigen Beispiel, nun gilt $\lambda=\dfrac{R}{2L}$,

$$\omega=\frac{1}{2}\cdot\sqrt{\frac{1}{LC}-\left(\frac{R}{2L}\right)^2},\qquad k_1=\frac{R}{2L}+\sqrt{\left(\frac{R}{2L}\right)^2-\frac{1}{LC}},\qquad k_2=\frac{R}{2L}-\sqrt{\left(\frac{R}{2L}\right)^2-\frac{1}{LC}}.$$

☐ Elektrischer Schwingkreis mit äußerer Spannung

$$U(t)=L\cdot\ddot{Q}(t)+R\cdot\dot{Q}(t)+\frac{1}{C}Q(t).$$

$U(t)=U_0\cdot\cos(2\pi ft)$, $\quad R=1\ \mathrm{k}\Omega$, $\quad L=500\ \mathrm{mH}$,

$C=1\ \mu\mathrm{F}$, $\quad U_0=10\ \mathrm{V}$, $\quad f=50\ \mathrm{Hz}$.

Damit gilt

$$p=\frac{R}{L}=2000\ \mathrm{Hz},\qquad q=\frac{1}{LC}=2\cdot10^6\ (\mathrm{Hz})^2$$

$$p^2-4q=4\cdot10^6\ \mathrm{s}^{-2}-8\cdot10^6\ \mathrm{s}^{-2}=-4\cdot10^6\ \mathrm{s}^{-2}<0$$

$$\lambda=\frac{R}{2L}=1000\ \mathrm{s}^{-1}$$

$$\omega=\sqrt{\frac{1}{LC}-\left(\frac{R}{2L}\right)^2}=\sqrt{2\cdot10^6\ \mathrm{s}^{-2}-10^6\ \mathrm{s}^{-2}}=10^3\ \mathrm{s}^{-1}$$
$$=1\ \mathrm{kHz}.$$

Aus obiger Berechnung kennen wir die Lösungen des homogenen Systems:

$$Q_1(t)=\mathrm{e}^{-\lambda t}\cos\omega t,\qquad Q_2(t)=\mathrm{e}^{-\lambda t}\sin\omega t$$

$$\begin{aligned}
Q_0(t)&=\frac{\mathrm{e}^{-\lambda t}}{\omega}\cdot\left\{\sin\omega t\cdot\int\frac{U_0}{L}\mathrm{e}^{\lambda t}\cos\omega t\cos 2\pi ft\,\mathrm{d}t-\cos\omega t\cdot\int\frac{U_0}{L}\mathrm{e}^{\lambda t}\sin\omega t\cos 2\pi ft\,\mathrm{d}t\right\}\\
&=\frac{U_0\mathrm{e}^{-\lambda t}}{\omega L}\cdot\left\{\sin\omega t\cdot\mathrm{e}^{\lambda t}\left[\frac{(\omega-2\pi f)\sin(\omega-2\pi f)t+\lambda\cos(\omega-2\pi f)t}{2(\lambda^2+(\omega-2\pi f)^2)}\right.\right.\\
&\qquad\left.+\frac{(\omega+2\pi f)\sin(\omega+2\pi f)t+\lambda\cos(\omega+2\pi f)t}{2(\lambda^2+(\omega+2\pi f)^2)}\right]\\
&\qquad-\cos\omega t\cdot\mathrm{e}^{\lambda t}\left[\frac{\lambda\sin(\omega-2\pi f)t-(\omega-2\pi f)\cos(\omega-2\pi f)t}{2(\lambda^2+(\omega-2\pi f)^2)}\right.\\
&\qquad\left.\left.+\frac{\lambda\sin(\omega+2\pi f)t-(\omega-2\pi f)\cos(\omega+2\pi f)t}{2(\lambda^2+(\omega+2\pi f)^2)}\right]\right\}\\
&=\frac{U_0}{2\omega L}\left[\left(\frac{\omega-2\pi f}{\lambda^2+(\omega-2\pi f)^2}+\frac{\omega+2\pi f}{\lambda^2+(\omega-2\pi f)^2}\right)\cdot\cos(2\pi ft)\right.\\
&\qquad\left.+\left(\frac{1}{\lambda^2+(\omega-2\pi f)^2}+\frac{1}{\lambda^2+(\omega+2\pi f)^2}\right)\cdot\sin(2\pi ft)\right]\\
&=0,3554\ \mu\mathrm{As}\cdot\cos(100\pi t/\mathrm{s})+0,3042\ \mu\mathrm{As}\cdot\sin(100\pi t/\mathrm{s})
\end{aligned}$$

Dem entspricht ein Strom

$$I(t)=\dot{Q}(t)=-0,1117\ \mathrm{mA}\cdot\sin(100\pi t/\mathrm{s})+0,0956\ \mathrm{mA}\cdot\cos(100\pi t/\mathrm{s}).$$

Da $\lambda=1000\ \mathrm{s}^{-1}$ ist, bewirkt der in Q_1 und Q_2 auftretende Faktor $\mathrm{e}^{-\lambda t}$, daß diese Beiträge bereits nach $0,01$ s um einen Faktor $\approx 5\cdot10^{-5}$ abgeklungen sind, der Schwingkreis schwingt also praktisch nur mit der Frequenz f.

18.8 Differentialgleichungen n-ter Ordnung

Reduktion der Ordnung, in bestimmten Fällen ist die Differentialgleichung n-ter Ordnung durch die Substitution $y \to z = \frac{\mathrm{d}y}{\mathrm{d}x}$ in eine Differentialgleichung $(n-1)$-ter Ordnung reduzierbar (vgl. Abschnitt 18.6 über Differentialgleichungen 2. Ordnung)

Potenzreihenansatz:

Ansatz

$$y(x) = a_0 + a_1x + a_2x^2 + \ldots + a_nx^n = \sum_{\nu=0}^{n} a_\nu x^\nu .$$

Es gilt dann:

$$y'(x) = a_1 + 2a_2x + \ldots + na_nx^{n-1} = \sum_{\nu=0}^{n-1} (\nu+1)a_{\nu+1}x^\nu$$

$$y''(x) = 2a_2 + 6a_3x + \ldots + n(n-1)a_nx^{n-2} = \sum_{\nu=0}^{n-2} (\nu+1)(\nu+2)a_{\nu+2}x^\nu$$

$$\vdots$$

Einsetzen in die Differentialgleichung, Koeffizientenvergleich liefert die Werte für $a_0, a_1, \ldots$ Brauchbare Näherungen nur für kleine x und große n.

Bei **linearen** Differentialgleichungen ist oft die Grenzwertberechnung $n \to \infty$ durchführbar. Damit folgt eine exakte Lösung.

▷ Viele wichtige Funktionen sind auf diese Weise definiert.

a) Hermitesche Differentialgleichung

$$y'' - 2xy' + \lambda\, y = 0.$$

Ansatz:

$$y(x) = a_0 + a_1x + a_2x^2 + a_3x^3 + \ldots = \sum_{\nu=0}^{\infty} a_\nu x^\nu$$

$$y'(x) = a_1 + 2a_2x + 3a_3x^2 + \ldots = \sum_{\nu=0}^{\infty} (\nu+1)a_{\nu+1}x^\nu$$

$$y''(x) = 2a_2 + 3\cdot 2a_3x + 4\cdot 3a_4x^2 + \ldots = \sum_{\nu=0}^{\infty} (\nu+1)(\nu+2)a_{\nu+2}x^\nu$$

$$\vdots$$

Einsetzen:

$$\begin{aligned} y'' - 2xy' + \lambda\, y &= \sum_{\nu=0}^{\infty} [(\nu+1)(\nu+2)a_{\nu+2} - 2x(\nu+1)a_{\nu+1} + \lambda\, a_\nu]x^\nu \\ &= \sum_{\nu=0}^{\infty} [(\nu+1)(\nu+2)a_{\nu+2} - 2\nu a_\nu + \lambda\, a_\nu]x^\nu \\ &= \sum_{\nu=0}^{\infty} [(\nu+1)(\nu+2)a_{\nu+2} + (\lambda - 2\nu)a_\nu]x^\nu \end{aligned}$$

Koeffizientenvergleich:

$$a_{\nu+2} = \frac{2\nu - \lambda}{(\nu+1)(\nu+2)} a_\nu .$$

a_0 und a_1 sind beliebig wählbar (Integrationskonstanten!). Die beiden fundamentalen Lösungen ergeben sich für $a_0 = 1$, $a_1 = 0$ sowie $a_0 = 0$, $a_1 = 1$:

$$y_1 = 1 - \frac{\lambda}{2!}x^2 - \frac{(4-\lambda)\cdot\lambda}{4!}x^4 - \frac{(8-\lambda)(4-\lambda)\cdot\lambda}{6!}x^6 - \ldots$$

$$y_2 = x + \frac{2-\lambda}{3!}x^3 + \frac{(6-\lambda)(2-\lambda)}{5!}x^5 + \frac{(10-\lambda)(6-\lambda)(2-\lambda)}{7!}x^7 + \ldots$$

Hermitesche Polynome:

Ist λ eine gerade ganze Zahl $\lambda = 0, 2, 4, 6, \ldots$, so brechen die Reihen ab, und man erhält abwechselnd für y_1 und y_2 Polynome vom Grad n (aus Konventionsgründen wählt man die Polynome so, daß der Koeffizient von x^n gleich 2^n ist):

$$H_0(x) = 1$$

$$H_1(x) = 2x$$

$$H_2(x) = 4x^2 - 2$$

$$H_3(x) = 8x^3 - 12x$$

$$H_4(x) = 16x^4 - 48x^2 + 12$$

$$\vdots$$

▷ Für jedes $\lambda = 0, 2, 4, 6, \ldots$ existiert jeweils noch eine zweite Lösung der Hermiteschen Differentialgleichung. Dies sind allerdings keine Polynome.

b) Legendresche Differentialgleichung

$$y'' - \frac{2x}{1-x^2}y' + \frac{\lambda(\lambda+1)}{1-x^2}y = 0.$$

Zum Lösen mittels Potenzreihenansatz multiplizieren man mit $(1-x^2)$

$$(1-x^2)y'' - 2xy' + \lambda(\lambda+1)y = 0.$$

Ansatz: $y(x) = \sum_{\nu=0}^{\infty} a_\nu x^\nu$

Einsetzen:

$$\sum_{\nu=0}^{\infty} [(\nu+2)(\nu+1)a_{\nu+2} - \nu(\nu-1)a_\nu - 2\nu a_\nu + \lambda(\lambda+1)a_\nu]x^\nu = 0,$$

Koeffizienten (a_0, a_1 beliebig)

$$a_{\nu+2} = \frac{\nu(\nu+1) - \lambda(\lambda+1)}{(\nu+2)(\nu+1)}a_\nu.$$

Lösungen (y_1 für $a_0 = 1, a_1 = 0$; y_2 für $a_0 = 0, a_1 = 1$):

$$y_1^{(\lambda)}(x) = 1 - \frac{\lambda(\lambda+1)}{2!}x^2 + \frac{\lambda(\lambda-2)(\lambda+1)(\lambda+3)}{4!}x^4 - \frac{\lambda(\lambda-2)(\lambda-4)(\lambda+1)(\lambda+3)(\lambda+5)}{6!}x^6 + - \ldots$$

$$y_2^{(\lambda)}(x) = x - \frac{(\lambda-1)(\lambda+2)}{3!}x^3 + \frac{(\lambda-1)(\lambda-3)(\lambda+2)(\lambda+4)}{5!}x^5 - \frac{(\lambda-1)(\lambda-3)(\lambda-5)(\lambda+2)(\lambda+4)(\lambda+6)}{7!}x^7 + - \ldots$$

Legendre-Polynome:

Für $\lambda = 0, 2, 4, 6, \ldots$ ist jeweils **eine** der beiden Lösungen ein Polynom vom Grade $n = \frac{\lambda}{2}$. Die jeweils andere Lösung ist dann **kein** Polynom. Die Polynome normiert man so, daß $L_n(x) = 1$ für $x = 1$ ist, sie lauten:

$$P_0(x) = 1$$
$$P_1(x) = x$$
$$P_2(x) = \frac{1}{2}\cdot(3x^2-1)$$
$$P_3(x) = \frac{1}{2}\cdot(5x^3-3x)$$
$$P_4(x) = \frac{1}{8}\cdot(35x^4-30x^2+3)$$
$$\vdots$$

c) Besselfunktion erster und zweiter Art

Besselsche Differentialgleichung:

$$\frac{\mathrm{d}^2}{\mathrm{d}x^2}J_n(x) + \frac{1}{x}\frac{\mathrm{d}}{\mathrm{d}x}J_n(x) + \left(1-\frac{n^2}{x^2}\right)J_n(x) = 0.$$

Randbedingung: $\lim_{x\to 0} J_n(x)$ soll endlich sein.

Potenzreihe:

$$J_n(x) = x^k\cdot(a_0+a_1x+a_2x^2+\ldots) = x^k\sum_{\nu=0}^{n} a_\nu x^\nu.$$

Für $x \to 0$ gilt

$$J_n(x) \to x^k\cdot a_0.$$

Einsetzen:

$$\begin{aligned}
0 &= \frac{\mathrm{d}^2}{\mathrm{d}x^2}J_n(x) + \frac{1}{x}\frac{\mathrm{d}}{\mathrm{d}x}J_n(x) + \left(1-\frac{n^2}{x^2}\right)J_n(x)\\
&= k\cdot(k-1)\cdot a_0x^{k-2} + \frac{1}{x}\cdot k\cdot a_0x^{k-1} + a_0x^k - a_0n^2x^{k-2}\\
&= a_0\left(k^2-k+k-n^2\right)x^{k-2} + a_0x^k \to a_0\cdot\left(k^2-n^2\right)x^{k-2}
\end{aligned}$$

Somit: $n = k$ ($n = -k$ ausgeschlossen, da sonst $J_n(x)$ divergent für $x \to 0$). Also:

$$\begin{aligned}
J_n(x) &= x^n\cdot(a_0+a_1x+a_2x^2+\ldots)\\
J_n'(x) &= nx^{n-1}a_0 + (n+1)x^na_1 + (n+2)x^{n+1}a_2 + \ldots\\
J_n''(x) &= n(n-1)x^{n-2}a_0 + (n+1)nx^{n-1}a_1 + (n+2)(n+1)x^na_2 + \ldots
\end{aligned}$$

Einsetzen liefert:

$$\begin{aligned}
0 &= a_0\cdot\left(n(n-1)x^{n-2} + \frac{1}{x}\cdot n\cdot x^{n-1} + x^n - n^2x^{n-2}\right)\\
&\quad + a_1\cdot\left((n+1)nx^{n-1} + \frac{1}{x}(n+1)x^n + x^{n+1} - n^2x^{n-1}\right) + \ldots\\
&= x^{n-2}\cdot\left(a_0\left(n(n-1)+n-n^2\right)\right)\\
&\quad + x^{n-1}\cdot\left(a_1\cdot\left(n(n+1)+(n+1)-n^2\right)\right)\\
&\quad + x^n\cdot\left(a_0 + a_2\left((n+2)(n+1)+(n+2)-n^2\right)\right)\\
&\quad + x^{n+1}\left(a_3\left((n+3)(n+2)+(n+3)-n^2\right)+a_1\right) + \ldots
\end{aligned}$$

Jeder Koeffizient von x^ν muß verschwinden, also wird:

$$0 = a_0\cdot\left(n^2-n+n-n^2\right) = a_0\cdot 0$$

$$\Rightarrow a_0 \quad \text{beliebig}$$

$$0 = a_1 \cdot \left(n(n+1) + n + 1 - n^2\right) = a_1 \cdot (2n+1)$$
$$\Rightarrow a_1 = 0$$
$$0 = a_2 \cdot \left((n+2)(n+1) + (n+2) - n^2\right) + a_0$$
$$\Rightarrow a_2 = -\frac{a_0}{4n+4}$$

Allgemein:

$$a_{m+2} \cdot \left((n+m+2)(n+m+1) + (n+m+2) - n^2\right) + a_m = 0$$
$$a_{m+2} = -\frac{a_m}{(m+2)(2n+m+2)}.$$

Schließlich folgt durch fortgesetztes Einsetzen:

$$a_{2m} = \frac{(-1)^m \cdot a_0}{2^{2m} \cdot m! \cdot \dfrac{(m+n)!}{n!}}.$$

Wählt man $a_0 = (2^n \cdot n!)^{-1}$, so folgen die **Besselfunktionen erster Art**:

$$J_n(x) = \left(\frac{x}{2}\right)^n \cdot \sum_{m=0}^{\infty} \frac{(-1)^m}{m!(m+n)!} \cdot \left(\frac{x}{2}\right)^{2m}$$
$$= \sum_{m=0}^{\infty} \frac{(-1)^m}{m!(m+n)!} \cdot \left(\frac{x}{2}\right)^{2m+n}$$

Für ganzzahliges n ergibt sich

$$J_{-n}(x) = (-1)^n J_n(x).$$

Eine zweite, linear unabhängige Lösung der Besselschen Differentialgleichung ist in diesem Fall die **Besselfunktion zweiter Art** $Y_n(x)$, definiert durch

$$Y_n(x) = \lim_{m \to n} \frac{J_m(x)\cos(m\pi) - J_{-m}(x)}{\sin(m\pi)}.$$

Die allgemeine Lösung der Besselschen Differentialgleichung für positive ganzzahlige n ist

$$y(x) = c_1 J_n(x) + c_2 Y_n(x).$$

Besselfunktionen erster Art mit halbzahliger Ordnung, durch Sinus- und Kosinusfunktionen ausdrückbar:

$$J_{1/2}(x) = \sqrt{\frac{2}{\pi x}} \sin x,$$
$$J_{-1/2}(x) = \sqrt{\frac{2}{\pi x}} \cos x,$$
$$J_{3/2}(x) = \sqrt{\frac{2}{\pi x}} \left(\frac{\sin x}{x} - \cos x\right),$$
$$J_{-3/2}(x) = \sqrt{\frac{2}{\pi x}} \left(\frac{\cos x}{x} + \sin x\right).$$

Sphärische Besselfunktion $j_n(x)$:

$$j_n(x) = \sqrt{\frac{\pi}{2x}} J_{n+1/2}(x), \quad n = 0, \pm 1, \pm 2, \ldots .$$

d) Gaußsche Differentialgleichung

(auch **Hypergeometrische Differentialgleichung**):

$$x \cdot (1-x) \cdot \frac{\mathrm{d}^2 y}{\mathrm{d}x^2} + [c - (a+b+1)x] \frac{\mathrm{d}y}{\mathrm{d}x} - aby = 0.$$

Ansatz:

$$y(x) = x^\alpha \cdot \sum_{\nu=0}^{\infty} d_\nu x^\nu .$$

Einsetzen:

$$\begin{aligned}0 &= x(1-x)\cdot x^\alpha \cdot \sum_{\nu=0}^{\infty} d_\nu(\nu+\alpha)(\nu+\alpha-1)x^{\nu-2}\\ &+(c-(a+b+1)x)x^\alpha \sum_{\nu=0}^{\infty} d_\nu(\nu+\alpha)x^{\nu-1}\\ &-abx^\alpha \sum_{\nu=0}^{\infty} d_\nu x^\nu .\end{aligned}$$

Es folgt:

$$d_0\alpha(c+\alpha-1)x^{\alpha-1}+\sum_{\nu=0}^{\infty}\Big(d_{\nu+1}\cdot(\nu+\alpha+1)(\nu+\alpha+c)-d_\nu\cdot(\nu+\alpha+a)(\nu+\alpha+b)\Big)x^{\nu+\alpha}=0$$

Koeffizientenvergleich liefert die **Indexgleichung**:

$$\alpha\cdot(c+\alpha-1)=0$$

$$d_{\nu+1}=\frac{(\nu+\alpha+a)(\nu+\alpha+b)}{(\nu+\alpha+c)(\nu+\alpha+1)}\cdot d_\nu$$

Dies ergibt:

$$\alpha=0 \quad \text{oder} \quad \alpha=1-c;$$

$$\begin{aligned}d_\nu &= d_0\cdot\frac{(a+\alpha)_\nu\cdot(b+\alpha)_\nu}{\nu!\cdot(c+\alpha)_\nu}\\ &= d_0\frac{a(a+1)\cdot\ldots\cdot(a+\nu-1)\cdot b(b+1)\cdot\ldots\cdot(b+\nu-1)}{\nu!\cdot c(c+1)\cdot\ldots\cdot(c+\nu-1)}\end{aligned}$$

mit $(a)_\nu = a\cdot(a+1)\cdot\ldots\cdot(a+\nu)$, $(a)_0=1$.
Damit folgt:

$$\begin{aligned}y(x) &= d_0\cdot x^\alpha\sum_{\nu=0}^{\infty}\frac{(a+\alpha)_\nu\cdot(b+\alpha)_\nu}{\nu!(c+\alpha)_\nu}\cdot x^\nu\\ &= d_0\cdot x^\alpha\cdot {}_2F_1(a+\alpha,b+\alpha,c+\alpha,x),\end{aligned}$$

wobei ${}_2F_1(p_1,p_2;q_1;x)$ die **hypergeometrische Funktion** bezeichnet. Die allgemeine Lösung der Gaußschen Differentialgleichung lautet damit

$$y(x)=A\cdot{}_2F_1(a,b;c;x)+B\cdot x^{1-c}\cdot{}_2F_1(a+1-c,b+1-c;1;x).$$

▷ Die zweite Lösung gilt nur für den Fall $c\neq 2,3,4,\ldots$ Falls $c=2,3,4,\ldots$ ist, existiert ebenfalls eine Lösung, diese hat aber eine viel kompliziertere Gestalt. Sie ist aus der ersten Lösung nach der im Abschnitt 18.7 beschriebenen Methode zu bestimmen.

18.9 Systeme von gekoppelten Differentialgleichungen 1. Ordnung

● Jede gewöhnliche Differentialgleichung n-ter Ordnung kann in ein System von Differentialgleichungen erster Ordnung übergeführt werden, **Systeme von Differentialgleichungen erster Ordnung** stellen daher den allgemeinen Fall dar.

□ $y''+5y'^2+7y^5=6x^3$.

Setze: $z = y' \Rightarrow y'' = z'$.
Man erhält das gekoppelte System

$$\begin{aligned} z' + 5z^2 + 7y^5 &= 6x^3 \\ y' - z &= 0. \end{aligned}$$

□ $y^{(6)} + 8x^2 y^{(4)} + \ln y = 0$.
Setze : $a(x) = y'(x), b(x) = a'(x) = y''(x), c(x) = b'(x) = y'''(x)$,
$d(x) = c'(x) = y^{(4)}(x), e(x) = d'(x) = y^{(5)}(x), f(x) = e'(x) = y^{(6)}(x)$.
Es folgt:

$$\begin{aligned} f(x) + 8x^2 d(x) + \ln y &= 0 \\ a(x) - y'(x) &= 0 \\ b(x) - a'(x) &= 0 \\ &\vdots \\ f(x) - e'(x) &= 0. \end{aligned}$$

□ **Gekoppelter Schwingkreis** (R_i: ohmscher Widerstand, L_i: Induktivität, C_i: Kapazität, $L_{1,2}$: Gegeninduktivität). Die anliegende Spannung sei $U = U_0 \sin \omega t$.

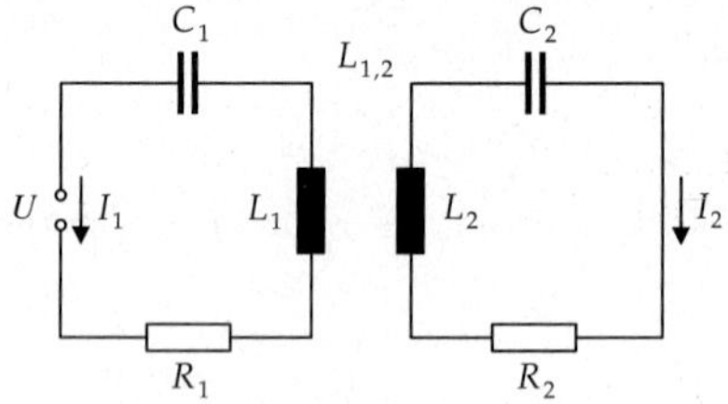

Gekoppelter Schwingkreis

$$L_1 \ddot{I}_1(t) + L_{1,2}\ddot{I}_2(t) + R_1 \dot{I}_1(t) + \frac{1}{C_1} I_1(t) = U_0 \omega \cos \omega t$$

$$L_2 \ddot{I}_2(t) + L_{1,2}\ddot{I}_1(t) + R_2 \dot{I}_2(t) + \frac{1}{C_2} I_2(t) = 0.$$

Durch die Substitutionen $f_1(t) = I_1(t), f_2(t) = \dot{I}_1(t), f_3(t) = I_2(t), f_4(t) = \dot{I}_2(t)$ erhält man das System gekoppelter Differentialgleichungen erster Ordnung

$$\dot{f}_1(t) = f_2(t)$$

$$\dot{f}_2(t) = \frac{L_2}{L_1 L_2 - L_{1,2}^2} \cdot \left(-\frac{1}{C_1} f_1(t) - R_1 f_2(t) + \frac{L_{1,2}}{L_2 C_2} f_3(t) + \frac{L_{1,2} R_2}{L_2} f_4(t) + U_0 \omega \cos \omega t \right)$$

$$\dot{f}_3(t) = f_4(t)$$

$$\dot{f}_4(t) = \frac{L_1}{L_1 L_2 - L_{1,2}^2} \cdot \left(\frac{L_{1,2}}{L_1 C_1} f_1(t) + \frac{L_{1,2} R_1}{L_1} f_2(t) - \frac{1}{C_2} f_3(t) - R_2 f_4(t) - \frac{L_{1,2}}{L_1} U_0 \omega \cos \omega t \right).$$

▷ Im Abschnitt 18.12 über numerische Methoden sieht man, daß dieses Verfahren viele sinnvolle Anwendungen erlaubt. Die gebräuchlichsten Algorithmen zur numerischen Integration von Differentialgleichungen beruhen auf dem Verfahren der Reduktion der Ordnung der Differentialgleichung.

▷ Für analytische Berechnungen ist meist die Umkehrung dieses Verfahrens sinnvoller, d. h. Umwandlung eines Systems gekoppelter Differentialgleichungen in eine Differentialgleichung höherer Ordnung, die dann mit den bekannten Verfahren gelöst wird. **Dies ist aber meist nicht möglich**.

18.10 Systeme von linearen homogenen Differentialgleichungen mit konstanten Koeffizienten

Diese Systeme sind von der Gestalt:

$$y_1' = a_{11}y_1 + a_{12}y_2 + \ldots + a_{1n}y_n$$
$$\vdots$$
$$y_n' = a_{n1}y_1 + a_{n2}y_2 + \ldots + a_{nn}y_n.$$

Ansatz: $y_k(x) = C_k \cdot \mathrm{e}^{\lambda x} \Rightarrow y_k'(x) = \lambda\, C_k \cdot \mathrm{e}^{\lambda x}, \quad k = 1, \ldots, n.$

Einsetzen:

$$\begin{aligned} (a_{11} - \lambda)y_1 + a_{12}y_2 + \ldots + a_{1n}y_n &= 0 \\ a_{21}y_1 + (a_{22} - \lambda)y_2 + \ldots + a_{2n}y_n &= 0 \\ &\vdots \\ a_{n1}y_1 + a_{n2}y_2 + \ldots + (a_{nn} - \lambda)y_n &= 0. \end{aligned}$$

Also

$$(\mathbf{A} - \lambda\,\mathbf{E})\vec{\mathbf{y}} = \mathbf{0}, \qquad \text{mit} \quad \vec{\mathbf{y}} = \begin{pmatrix} y_1 \\ \vdots \\ y_n \end{pmatrix}.$$

● Nichttriviale Lösungen gibt es nur, wenn $\det(\mathbf{A} - \lambda\,\mathbf{E}) \neq 0$.

Charakteristisches Polynom, das Polynom, das durch Ausmultiplizieren der Gleichung

$$\det(\mathbf{A} - \lambda\,\mathbf{E}) = 0$$

entsteht.

□ Das Differentialgleichungssystem

$$\begin{aligned} y_1' &= y_1 \quad + y_3 \\ y_2' &= \quad y_2 - y_3 \\ y_3' &= 5y_1 + y_2 + y_3 \end{aligned}$$

hat das charakteristische Polynom

$$P(\lambda) = (1 - \lambda)(\lambda^2 - 2\lambda - 3) = -\lambda^3 + 3\lambda^2 + \lambda - 3.$$

Dies gibt ein Polynom vom Grad n für λ, das n (im allgemeinen komplexe) Nullstellen $\lambda_1, \ldots, \lambda_n$ hat. Sind diese Nullstellen paarweise verschieden, so bilden die Vektoren

$$\vec{\mathbf{y}}_i = \vec{\mathbf{C}}_i \cdot \mathrm{e}^{\lambda_i x}, \quad i = 1, \ldots, n$$

eine Basis des Lösungsraumes. Die einzelnen Koeffizientenvektoren $\vec{\mathbf{C}}_i$ bestimmen sich durch Einsetzen in die entsprechende Gleichung.

$$(\mathbf{A} - \lambda\,\mathbf{E})\vec{\mathbf{C}}_i = 0,$$

d. h.

$$\begin{aligned} (a_{11} - \lambda)C_i^{(1)} + a_{12}C_i^{(2)} + \ldots + a_{1n}C_i^{(n)} &= 0 \\ a_{21}C_i^{(1)} + (a_{22} - \lambda)C_i^{(2)} + \ldots + a_{2n}C_i^{(n)} &= 0 \\ &\vdots \\ a_{n1}C_i^{(1)} + a_{n2}C_i^{(2)} + \ldots + (a_{nn} - \lambda)C_i^{(n)} &= 0. \end{aligned}$$

Die allgemeine Lösung lautet damit:

$$\vec{\mathbf{y}}(x) = \sum_{i=1}^{n} B_i \cdot \vec{\mathbf{C}}_i \cdot \mathrm{e}^{\lambda_i \cdot x},$$

wobei die B_i aus den Anfangsbedingungen bestimmt werden müssen.

□ $y_1' = y_1 \qquad +y_3$
$y_2' = \qquad y_2 - y_3$
$y_3' = 5y_1 + y_2 + y_3$

$$\det(\mathbf{A} - \lambda\,\mathbf{E}) = \begin{vmatrix} 1-\lambda & 0 & 1 \\ 0 & 1-\lambda & -1 \\ 5 & 1 & 1-\lambda \end{vmatrix}$$
$$= (1-\lambda)(\lambda^2 - 2\lambda - 3)$$

Somit: $\lambda_1 = +1$, $\lambda_2 = -1$, $\lambda_3 = +3$.
Die Lösungsvektoren $\vec{\mathbf{C}}_i$ folgen aus:

$(\mathbf{A} - \lambda_i\mathbf{E})\,\vec{\mathbf{C}}_i = 0$,

$\lambda_1 = +1$:

$$\begin{pmatrix} 0 & 0 & 1 \\ 0 & 0 & -1 \\ 5 & 1 & 0 \end{pmatrix} \cdot \begin{pmatrix} C_1^{(1)} \\ C_1^{(2)} \\ C_1^{(3)} \end{pmatrix} = \mathbf{0} \quad \Rightarrow \vec{\mathbf{C}}_1 = B_1 \cdot \begin{pmatrix} 1 \\ -5 \\ 0 \end{pmatrix},$$

$\lambda_1 = -1$:

$$\begin{pmatrix} 2 & 0 & 1 \\ 0 & 2 & -1 \\ 5 & 1 & 2 \end{pmatrix} \cdot \begin{pmatrix} C_2^{(1)} \\ C_2^{(2)} \\ C_2^{(3)} \end{pmatrix} = \mathbf{0} \quad \Rightarrow \vec{\mathbf{C}}_2 = B_2 \cdot \begin{pmatrix} 1 \\ -1 \\ -2 \end{pmatrix},$$

$\lambda_1 = +3$:

$$\begin{pmatrix} -2 & 0 & 1 \\ 0 & -2 & -1 \\ 5 & 1 & -2 \end{pmatrix} \cdot \begin{pmatrix} C_3^{(1)} \\ C_3^{(2)} \\ C_3^{(3)} \end{pmatrix} = \mathbf{0} \quad \Rightarrow \vec{\mathbf{C}}_3 = B_3 \cdot \begin{pmatrix} 1 \\ -1 \\ 2 \end{pmatrix}.$$

Die allgemeine Lösung lautet damit:

$$\begin{aligned} y_1(x) &= B_1\mathrm{e}^x + B_2\mathrm{e}^{-x} + B_3\mathrm{e}^{3x} \\ y_2(x) &= -5B_1\mathrm{e}^x - B_2\mathrm{e}^{-x} - B_3\mathrm{e}^{3x} \\ y_3(x) &= \qquad -2B_2\mathrm{e}^{-x} + 2B_3\mathrm{e}^{3x}. \end{aligned}$$

Sind die Werte der drei Funktionen bei $x = 0$ gegeben, z. B. $y_1(0) = 1$, $y_2(0) = 2$, $y_3(0) = 3$, so folgt die spezielle Lösung aus

$$\begin{pmatrix} 1 & 1 & 1 \\ -5 & -1 & -1 \\ 0 & -2 & 2 \end{pmatrix} \cdot \begin{pmatrix} B_1 \\ B_2 \\ B_3 \end{pmatrix} = \begin{pmatrix} 1 \\ 2 \\ 3 \end{pmatrix},$$

somit: $B_1 = -\frac{3}{4}$, $B_2 = \frac{1}{8}$, $B_3 = \frac{13}{8}$, also

$$y_1(x) = -\frac{3}{4}\mathrm{e}^x + \frac{1}{8}\mathrm{e}^{-x} + \frac{13}{8}\mathrm{e}^{3x}$$

$$y_2(x) = \frac{15}{4}\mathrm{e}^x - \frac{1}{8}\mathrm{e}^{-x} - \frac{13}{8}\mathrm{e}^{3x}$$

$$y_3(x) = \qquad -\frac{1}{4}\mathrm{e}^{-x} + \frac{13}{4}\mathrm{e}^{3x}.$$

18.11 Partielle Differentialgleichungen

Partielle Differentialgleichung, Gleichung, die eine Funktion mehrerer Veränderlicher sowie deren Ableitungen enthält,

$$F(y, x_1, x_2, \ldots, \frac{\partial y}{\partial x_1}, \frac{\partial y}{\partial x_2}, \ldots, \frac{\partial^2 y}{\partial x_1^2}, \frac{\partial^2 y}{\partial x_2^2}, \ldots) = 0.$$

Ordnung, die Ordnung der höchsten auftretenden Ableitungen von y.

☐ $\frac{\partial^3 y}{\partial x_1 \partial x_2 \partial x_3} + x_1^5 \cdot \frac{\partial^3 y}{\partial x_1^2 \partial x_2} \cdot y - y^5 \cdot \frac{\partial y}{\partial x_3} + 3x_3^5 y = 0$ ist 3. Ordnung.

Grad, die höchste auftretende Potenz von y oder einer seiner Ableitungen.

☐ $\frac{\partial^3 y}{\partial x_1 \partial x_3 \partial x_5} + 5x_1x_2x_3x_4x_5x_6y^2 + \left(\frac{\partial^2 y}{\partial x_4^2}\right)^6 = 0$ ist 6. Grades.

Lineare partielle Differentialgleichung, partielle Differentialgleichung 1. Grades.

Homogene partielle Differentialgleichung, falls kein (von y oder seinen Ableitungen) freies Glied auftritt.

☐ Die Laplacegleichung für den ladungsfreien Raum

$$\Delta\varphi(x, y, z) = \frac{\partial^2 \varphi}{\partial x^2} + \frac{\partial^2 \varphi}{\partial y^2} + \frac{\partial^2 \varphi}{\partial z^2} = 0$$

ist homogen (und linear).

Inhomogene Differentialgleichung, falls von y und seinen Ableitungen freie Glieder auftreten.

☐ Die Poissongleichung für eine gegebene Ladungsverteilung ist inhomogen:

$$\Delta\varphi = \rho(\vec{\mathbf{x}}) = \frac{Q}{\frac{4}{3}\pi R^3} \cdot H(R - |\vec{\mathbf{x}}|) = \begin{cases} 3Q/4\pi R^3, & \text{falls } |\vec{\mathbf{x}}| < R \\ 0, & \text{sonst.} \end{cases}$$

(homogen geladene Kugel vom Radius R, H ist die Sprungfunktion).

● **Integrationskonstante**, an die Stelle der Integrationskonstanten treten im Falle der partiellen Differentialgleichungen freie Funktionen der unabhängigen Veränderlichen.

☐ Wellengleichung für schwingende Systeme in der Technischen Mechanik und für elektromagnetische Wellen

$$\frac{\partial^2 f(x,t)}{\partial x^2} - \frac{1}{c^2}\frac{\partial^2 f(x,t)}{\partial t^2} = 0.$$

Allgemeine Lösung:

$$f(x,t) = f_1(x + ct) + f_2(x - ct).$$

▷ Der Fall $c^2 < 0$, d. h., $c = \mathrm{j} \cdot a$ mit $a \in \mathbb{R}$ ist erlaubt!

☐ $a \cdot \frac{\partial f(x,t)}{\partial x} + b \cdot \frac{\partial f(x,t)}{\partial t} = 0.$

Lösung:

$$f(x,t) = g(b \cdot x - a \cdot t).$$

▷ $a = 0$ und $b = 0$ sind erlaubt!

Lösung durch Separation

Separationsansatz, in vielen Fällen hilft der Ansatz

$$y(x_1, x_2, \ldots, x_n) = X_1(x_1) \cdot X_2(x_2) \cdot \ldots \cdot X_n(x_n)$$

weiter (Separationsansatz).

a) Wellengleichung

$$\frac{\partial^2 f(x,t)}{\partial x^2} - \frac{1}{c^2}\frac{\partial^2 f(x,t)}{\partial t^2} = 0.$$

Randbedingungen: $y(0,t) = 0$, $y(L,t) = 0$

Anfangswerte : $y(x,0) = f(x)$; $\frac{\partial y}{\partial t}(x,t)|_{t=0} = 0$

Ansatz : $y(x,t) = X(x) \cdot T(t)$

Einsetzen:

$$T(t) \cdot \frac{d^2X}{dx^2} - \frac{1}{c^2}X(x) \cdot \frac{d^2T}{dt^2} = 0,$$

$$\frac{d^2X}{dx^2}/X(x) = \frac{d^2T}{dt^2}/(c^2T(t)).$$

Dies ist nur erfüllbar, wenn beide Seiten konstant sind. Die Konstanten heißen $-k^2$.
Somit:

$$X''(x) + k^2X(x) = 0; \qquad \ddot{T}(t) + c^2k^2T(t) = 0.$$

Lösung:

$$X(x) = A\cos kx + B\sin kx$$

$$T(t) = C\cos kct + D\sin kct.$$

Die Werte von A, B, C, D ergeben sich aus den Rand- und Anfangswerten:

$$y(x,t) = (A\cos kx + B\sin kx) \cdot (C\cos kct + D\sin kct).$$

Randbedingung bei $x = 0$:

$$0 = y(0,t) = A \cdot (C\cos kct + D\sin kct),$$

somit folgt $A = 0$. Randbedingung bei $x = L$:

$$0 = y(L,t) = B\sin kL \cdot (C\cos kct + D\sin kct).$$

Es muß $B \neq 0$ sein, da sonst $y \equiv 0$ wäre. Also folgt:

$$\sin kL = 0 \Rightarrow kL = \pi \cdot n \Rightarrow k = \frac{\pi \cdot n}{L}, n \in \mathbb{N}.$$

Die Lösungen für y lauten damit:

$$y_n(x,t) = b_n \cdot \sin\frac{\pi n}{L}x \cdot \left(C\cos\frac{\pi nc}{L}t + D\sin\frac{\pi nc}{L}t\right).$$

Anfangsbedingung:

$$0 = \frac{\partial y}{\partial t}(x,t)|_{t=0}$$

$$= b_n \cdot \sin\frac{\pi n}{L}x \cdot \left(-\frac{\pi nc}{L} \cdot C\sin\frac{\pi nc}{L}t + \frac{\pi nc}{L} \cdot D\cos\frac{\pi nc}{L}t\right)|_{t=0}$$

$$= b_n \cdot \frac{2\pi nc}{L} \cdot D \quad \Rightarrow D = 0.$$

Somit

$$y_n(x,t) = b_n \cdot \sin\frac{\pi n}{L}x \cdot \cos\frac{\pi nc}{L}t.$$

Allgemeine Lösung:

$$y(x,t) = \sum_{n=1}^{\infty} y_n(x,t) = \sum_{n=1}^{\infty} b_n \cdot \sin\frac{\pi n}{L}x \cdot \cos\frac{\pi nc}{L}t.$$

Anfangsbedingung:

$$f(x) = y(x,0) = \sum_{n=1}^{\infty} b_n \cdot \sin\frac{\pi n}{L}x.$$

Im Kapitel 19 wird gezeigt, daß dann gelten muß

$$b_n = \frac{1}{L}\int_0^{2L} f(x)\cdot\sin\left(\frac{\pi n}{L}x\right)\,\mathrm{d}x.$$

Die Lösung lautet damit:

$$y(x,t) = \sum_{n=1}^{\infty}\left[\frac{1}{L}\int_0^{2L} f(x)\cdot\sin\left(\frac{\pi n}{L}x\right)\mathrm{d}x\right]\cdot\sin\frac{\pi n}{L}x\cdot\cos\frac{\pi nc}{L}t.$$

b) Laplacegleichung in Kugelkoordinaten

Der Laplaceoperator Δ ist in Kapitel 16 in verschiedensten Koordinatensystemen dargestellt. In Kugelkoordinaten (r,ϑ,φ) gilt:

$$\begin{aligned}\Delta &= \frac{\partial^2}{\partial r^2}+\frac{2}{r}\frac{\partial}{\partial r}+\frac{1}{r^2}\left(\frac{\partial^2}{\partial\vartheta^2}+\cot\vartheta\frac{\partial}{\partial\vartheta}+\frac{1}{\sin^2\vartheta}\frac{\partial^2}{\partial\varphi^2}\right)\\ &= \frac{1}{r}\frac{\partial^2}{\partial r^2}\cdot r+\frac{1}{r^2\sin^2\vartheta}\frac{\partial}{\partial\vartheta}\left(\sin\vartheta\frac{\partial}{\partial\vartheta}\right)+\frac{1}{r^2\sin^2\vartheta}\frac{\partial^2}{\partial\varphi^2}.\end{aligned}$$

Die Laplacegleichung $\Delta f(r,\vartheta,\varphi)=0$ lautet daher:

$$0=\frac{1}{r}\frac{\partial^2}{\partial r^2}\cdot(rf(r,\vartheta,\varphi))+\frac{1}{r^2\sin^2\vartheta}\frac{\partial}{\partial\vartheta}\left(\sin\vartheta\frac{\partial f(r,\vartheta,\varphi)}{\partial\vartheta}\right)+\frac{1}{r^2\sin^2\vartheta}\frac{\partial^2 f(r,\vartheta,\varphi)}{\partial\varphi^2}.$$

Separationsansatz: $f(r,\vartheta,\varphi)=R(r)\cdot\Omega(\vartheta,\varphi)$

$$0=\Omega(\vartheta,\varphi)\cdot\left\{r\frac{\partial^2}{\partial r^2}(rR(r))\right\}+R(r)\cdot\left\{\frac{1}{\sin\vartheta}\left[\frac{\partial}{\partial\vartheta}\left(\sin\vartheta\frac{\partial\Omega(\vartheta,\varphi)}{\partial\vartheta}\right)\right]+\frac{1}{\sin^2\vartheta}\frac{\partial^2\Omega(\vartheta,\varphi)}{\partial\varphi^2}\right\}.$$

Also:

$$\frac{r\frac{\partial^2}{\partial r^2}(rR(r))}{R(r)}=-\frac{\frac{\partial}{\partial\vartheta}\left(\sin\vartheta\frac{\partial\Omega(\vartheta,\varphi)}{\partial\vartheta}\right)+\frac{1}{\sin\vartheta}\frac{\partial^2\Omega(\vartheta,\varphi)}{\partial\varphi^2}}{\sin\vartheta\,\Omega(\vartheta,\varphi)}=a.$$

Somit:

$$r\frac{\mathrm{d}^2}{\mathrm{d}r^2}(rR(r))=aR$$

$$\frac{1}{\sin\vartheta}\frac{\partial}{\partial\vartheta}\left(\sin\vartheta\frac{\partial\Omega}{\partial\vartheta}\right)+\frac{1}{\sin^2\vartheta}\frac{\partial^2\Omega}{\partial\varphi^2}=-a\Omega(\vartheta,\varphi).$$

Nochmalige Separation: $\Omega(\vartheta,\varphi)=\Theta(\vartheta)\cdot\Phi(\varphi)$

$$\Phi(\varphi)\frac{1}{\sin\vartheta}\frac{\mathrm{d}}{\mathrm{d}\vartheta}\left(\sin\vartheta\frac{\mathrm{d}\Theta(\vartheta)}{\mathrm{d}\vartheta}\right)+a\Theta(\vartheta)\Phi(\varphi)=-\frac{\Theta(\vartheta)}{\sin^2\vartheta}\cdot\frac{\mathrm{d}^2\Phi(\varphi)}{\mathrm{d}\varphi^2}.$$

Also

$$-\frac{\frac{\mathrm{d}^2\Phi(\varphi)}{\mathrm{d}\varphi^2}}{\Phi(\varphi)}=\frac{\sin\vartheta\frac{\mathrm{d}}{\mathrm{d}\vartheta}\left(\sin\vartheta\frac{\mathrm{d}\Theta(\vartheta)}{\mathrm{d}\vartheta}\right)}{\Theta(\vartheta)}+a\cdot\sin^2\vartheta=b.$$

Somit

$$\frac{\mathrm{d}^2\Phi(\varphi)}{\mathrm{d}\varphi^2}=-b\Phi(\varphi)$$

$$\frac{1}{\sin\vartheta}\frac{\mathrm{d}}{\mathrm{d}\vartheta}\left(\sin\vartheta\frac{\mathrm{d}\Theta(\vartheta)}{\mathrm{d}\vartheta}\right)-\frac{b}{\sin^2\vartheta}\Theta(\vartheta)=-a\Theta(\vartheta).$$

Da man fordern muß $f(r,\vartheta,\varphi+2\pi)=f(r,\vartheta,\varphi)$ (die Lösung soll eindeutig sein), folgt $b\geq 0$, d. h., $b=m^2$, $m\in\mathbb{Z}$,

$$\Phi(\varphi)=C\cdot\mathrm{e}^{\mathrm{j}m\varphi}.$$

Setzt man nun $a := l(l+1)$ (das ist immer möglich), so folgt

$$\frac{1}{\sin\vartheta}\frac{\mathrm{d}}{\mathrm{d}\vartheta}\left(\sin\vartheta\frac{\mathrm{d}\Theta(\vartheta)}{\mathrm{d}\vartheta}\right)-\frac{m^2}{\sin^2\vartheta}\Theta(\vartheta)=-l(l+1)\Theta(\vartheta),$$

$$\text{mit}\quad \cos\vartheta = z \Rightarrow \sin\vartheta=\sqrt{1-z^2},\ \frac{\mathrm{d}}{\mathrm{d}\vartheta}=-\sqrt{1-z^2}\frac{\mathrm{d}}{\mathrm{d}z}\quad\text{folgt:}$$

$$0=\frac{1}{1-z^2}(-1)\sqrt{1-z^2}\frac{\mathrm{d}}{\mathrm{d}z}\left(\sqrt{1-z^2}\cdot(-1)\sqrt{1-z^2}\frac{\mathrm{d}}{\mathrm{d}z}\Theta(z)\right)-\frac{m^2\Theta(z)}{1-z^2}=-l(l+1)\Theta(z),$$

d. h.,

$$(1-z^2)\frac{\mathrm{d}^2\Theta(z)}{\mathrm{d}z^2}-2z\frac{\mathrm{d}\Theta(z)}{\mathrm{d}z}+\left\{l(l+1)-\frac{m^2}{1-z^2}\right\}\Theta(z)=0.$$

Für $m=0$ ist dies genau die Legendresche Differentialgleichung. Die Differentialgleichung für $m\neq 0$ heißt *zugeordnete* Legendresche Differentialgleichung, ihre Lösungen sind die **zugeordneten Legendrepolynome**. Diese sind aus den gewöhnlichen Legendrepolynomen berechenbar gemäß

$$P_l^m(x)=\left(1-x^2\right)^{\frac{m}{2}}\cdot\frac{\mathrm{d}^m}{\mathrm{d}x^m}P_l(x).$$

Somit:

$$\Omega(\vartheta,\varphi)=P_l^m(\cos\vartheta)\cdot\mathrm{e}^{\mathrm{j}m\varphi}.$$

Normierung:

$$\int\Omega^*_{l'm'}\Omega_{lm}\sin\vartheta\,\mathrm{d}\vartheta\,\mathrm{d}\varphi=\delta_{ll'}\delta_{mm'}.$$

Man setzt:

$$\Omega(\vartheta,\varphi)=\sqrt{\frac{(2l+1)(l-m)!}{4\pi(l+m)!}}P_l^m(\cos\vartheta)\cdot\mathrm{e}^{\mathrm{j}m\varphi}=Y_{lm}(\vartheta,\varphi).$$

Y_{lm} sind die **Kugelflächenfunktionen**.

Radialgleichung:

$$l(l+1)R(r)=r^2\frac{\mathrm{d}^2R(r)}{\mathrm{d}r^2}+2r\frac{\mathrm{d}R(r)}{\mathrm{d}r}.$$

Ansatz: $R(r)=r^\alpha$; dies liefert $l(l+1)=\alpha(\alpha+1)$, d. h. $\alpha=l$ oder $\alpha=-l-1$.

Damit gilt:

$$f(r,\vartheta,\varphi)=\left(C_1r^l+C_2r^{-l-1}\right)\cdot Y_{lm}(\vartheta,\varphi).$$

18.12 Numerische Integration von Differentialgleichungen

Euler-Verfahren

Annäherung der Ableitung durch den Differenzenquotienten für explizite Differentialgleichungen erster Ordnung.

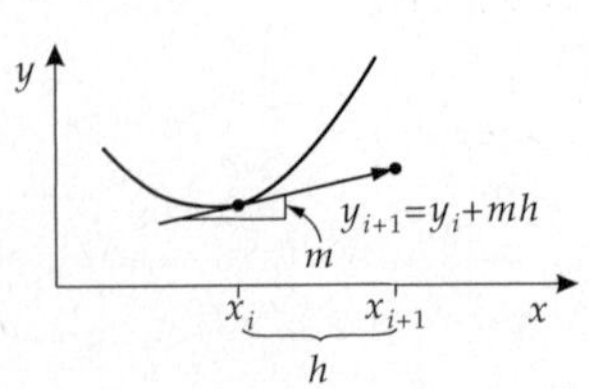

Euler-Verfahren, h: Schrittweite, m: Steigung

Geometrische Interpretation, der neue Funktionswert wird durch die Tangente im alten Funktionswert angenähert.

$$y' = f(x,y) \quad \rightarrow \quad \frac{y(x_i+h)-y(x_i)}{h} \approx f(x_i,y(x_i)) + O(h)$$

$$\rightarrow \quad y(x_i+h) \approx y(x_i) + f(x_i,y(x_i)) \cdot h.$$

Fehler der Näherung, $O(h)$, eine infinitesimale Größe der Ordnung h, d. h. proportional zur Schrittweite h. Beginne mit der Anfangsbedingung $(x_0, y(x_0))$ und berechne die nachfolgenden Funktionswerte $y(x_i) = y(x_0+ih)$ gemäß obiger Gleichung.

Schrittweite h, kann fortwährend halbiert werden, bis

$$\left|\frac{y(x_i+h/2)-y(x_i+h)}{y(x_i+h/2)}\right| < 10^{-n} \qquad (n \text{ Anzahl der signifikanten Stellen}).$$

Vorteil, das Verfahren ist schnell und einfach zu programmieren.

Nachteil, das Verfahren ist nicht sehr zuverlässig.

▷ Eulers Verfahren kann leicht gegen ein falsches Ergebnis laufen!

▷ Programmsequenz für das Euler-Verfahren.

```
BEGIN Euler
INPUT x0, y0, xf, h
x := x0
y := y0
WHILE (x < xf ) DO
  y := y + h*f(x,y)
  x := x + h
  OUTPUT x, y
ENDDO
END Euler
```

Verfahren von Heun

Prädiktor-Korrektor-Verfahren, mit dem Eulerschen Verfahren wird ein geschätzter Wert ermittelt (Prädiktorschritt). Im Korrekturschritt mittelt man die Steigungswerte des alten Ortes und die des Prädiktorschrittes.

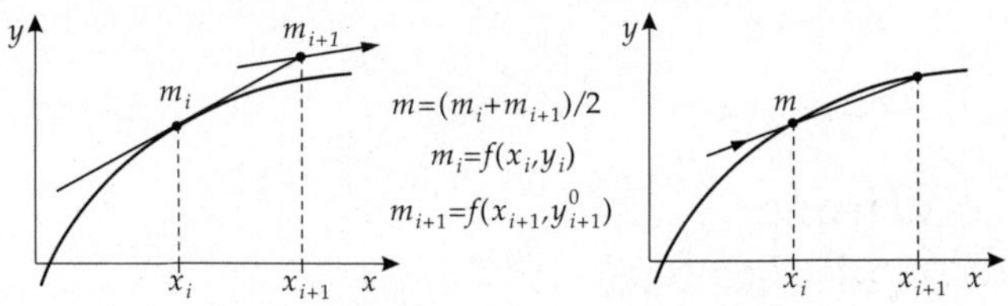

Verfahren von Heun, m, m_i, m_{i+1}: Steigung

Geometrische Interpretation, der neue Funktionswert wird durch den Mittelwert der Tangenten im alten und (vorläufigen) neuen Funktionswert angenähert.

Prädiktor: $y^0_{i+1} = y_i + f(x_i,y_i)h$

Korrektor: $y_{i+1} = y_i + \frac{h}{2}\left(f(x_i,y_i) + f(x_{i+1},y^0_{i+1})\right)$

Iteration, im Korrektorschritt steht auf beiden Seiten der Gleichung y_{i+1}. Man kann nun iterativ den neuen Wert von y_{i+1} für den alten Wert y^0_{i+1} auf der rechten Seite einsetzen, bis das Verfahren konvergiert, d. h.

$$\left|\frac{y^j_{i+1}-y^{j-1}_{i+1}}{y^j_{i+1}}\right| < \varepsilon$$

oder bis zu einer gewünschten Iterationsanzahl j.

▷ Nicht immer führt diese zusätzliche Iteration zu besseren Resultaten, insbesondere bei großen Schrittweiten h.

▷ Programmsequenz für das Verfahren von Heun.

```
BEGIN Heun
INPUT x0, y0, h, eps, imax, xf
x := x0
y := y0
WHILE ( x < xf ) DO
  s := y + h*f(x,y) (Prädiktor)
  x1 := x + h
  y1 := y + s*h
  i := 0
  del := 2*eps
  WHILE ( del > eps AND i < imax ) DO (Korrektor)
    i := i + 1
    s1 := f(x1,y1)
    yneu := y + h*(s + s1)/2
    del := abs((yneu - y1/yneu)*100
    y1 := yneu
  ENDDO
  IF ( del > eps ) THEN
    OUTPUT ''Keine Konvergenz''
  ENDIF
  x := x1
  y := yneu
  OUTPUT x, y
ENDDO
END Heun
```

Modifiziertes Euler-Verfahren

Geometrische Interpretation, verwende anstelle der Steigung im Punkt x_i zur Berechnung des nächsten Funktionswertes die Steigung im Zwischenpunkt $x_{i+1/2}$.

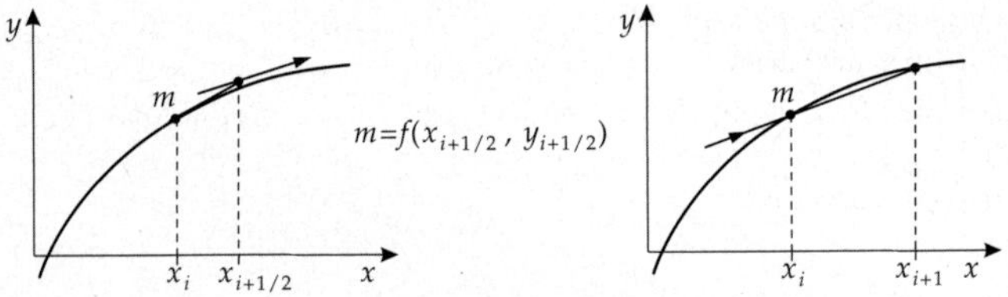

Modifiziertes Euler-Verfahren, m: Steigung

$$y_{i+1/2} = y_i + \frac{h}{2} \cdot f(x_i, y_i)$$

$$y'_{i+1/2} = f(x_{i+1/2}, y_{i+1/2})$$

$$y_{i+1} = y_i + h \cdot f(x_{i+1/2}, y_{i+1/2}).$$

● Dieses Verfahren ist genauer als das klassische Euler-Verfahren, da es die Ableitung in der Mitte des Intervalls verwendet, die oft eine bessere Näherung für den Mittelwert der Ableitungen im Intervall darstellt.

▷ Da nun nicht mehr auf beiden Seiten y_{i+1} steht, ist eine Iteration nicht mehr möglich.

▷ Programmsequenz für das modifizierte Euler-Verfahren.

```
BEGIN Euler (mod.)
INPUT x0, y0, xf, h
x := x0
y := y0
WHILE (x < xf ) DO
  x1 := x + h/2
  y1 := y + f(x,y)*h/2
  y := y + h*f(x1,y1)
  x := x + h
  OUTPUT x, y
ENDDO
END Euler (mod.)
```

Runge-Kutta-Verfahren

Bester Kompromiß zwischen Programmieraufwand, Rechenzeit und numerischer Genauigkeit, Verfahren von Runge-Kutta in 4. Ordnung.

Prinzip, Berechnung einer „repräsentativen Steigung“ der Funktion im Intervall (Mittelung der Steigungen an verschiedenen extrapolierten Punkten),

$$s(x_i) = a_1 \cdot k_1 + a_2 \cdot k_2 + \ldots + a_n \cdot k_n$$

mit den Funktionswerten

$$\begin{aligned} k_1 &= f(x_i, y_i) \\ k_2 &= f(x_i + h\xi_1, y_i + h\psi_{1,1}k_1) \\ k_3 &= f(x_i + h\xi_2, y_i + h\psi_{2,1}k_1 + h\psi_{2,2}k_2) \\ &\vdots \\ k_n &= f(x_i + h\xi_n, y_i + h\psi_{n-1,1}k_1 + \ldots + h\psi_{n-1,n-1}k_n). \end{aligned}$$

Neuer y-Wert: $y_{i+1} = hs(x_i)$.

Die Konstanten $a_i, \xi_i, \psi_{i,j}$ werden dabei durch die Taylor-Entwicklung von f bestimmt.

▷ Die Wahl der $a_i, \xi_i, \psi_{i,j}$ ist nicht eindeutig!

● Für $n = 1$ erhält man das Verfahren von Euler, für $n = 2$, $a_1 = a_2 = 1/2$, $\xi_1 = \psi_{1,1} = 1$ erhält man das Verfahren von Heun mit einem einzigen Korrekturschritt.

▷ Programmsequenz für das Runge-Kutta-Verfahren 2. Ordnung nach Ralston.

```
BEGIN Ralston
INPUT x0, y0, xf, h
x := x0
y := y0
WHILE (x < xf ) DO
  k1 := f(x,y)
  x1 := x + h*3/4
  y1 := y + k1*h*3/4
  k2 := f(x1,y1)
  y := y + k1/3 + 2*k2/3
  x := x + h
  OUTPUT x, y
ENDDO
END Ralston
```

Klassisches Runge-Kutta-Verfahren 4. Ordnung, der nächste Wert errechnet sich gemäß

$$y_{i+1} = y_i + \frac{h}{6}(k_1 + 2k_2 + 2k_3 + k_4) + O(h^4)$$

$$k_1 = f(x_i, y_i)$$
$$k_2 = f\left(x_i + \frac{1}{2}h, y_i + \frac{1}{2}hk_1\right)$$
$$k_3 = f\left(x_i + \frac{1}{2}h, y_i + \frac{1}{2}hk_2\right)$$
$$k_4 = f(x_i + h, y_i + hk_3)\,.$$
$$y_{i+1} = y_i + hs(x_i)$$

Schrittweitenanpassung, die Schrittweite h kann man fortwährend halbieren, bis wiederum

$$\left|\frac{y(x_i + h/2) - y(x_i + h)}{y(x_i + h/2)}\right| < 10^{-n} \qquad (n \text{ Anzahl der signifikanten Stellen})$$

oder man wählt einen festen Wert vor.

▷ Programmsequenz für das klassische Runge-Kutta-Verfahren 4. Ordnung.

```
BEGIN Runge-Kutta
INPUT x0, y0, xf, h
x := x0
y := y0
WHILE (x < xf ) DO
  k1 := f(x,y)
  x1 := x + h/2
  y1 := y + k1*h/2
  k2 := f(x1,y1)
  x2 := x1
  y2 := y + k2*h/2
  k3 := f(x2,y2)
  x3 := x + h
  y3 := y + k3*h
  k4 := f(x3,y3)
  y := y + (1/6)*(k1 + 2*k2 + 2*k3 + k4)*h
  x := x + h
  OUTPUT x, y
ENDDO
END Runge-Kutta
```

Schrittweitenanpassung für das Runge-Kutta-Verfahren 4. Ordnung. Im Falle des klassischen Runge-Kutta-Verfahrens 4. Ordnung kann man eine Regel zur Bestimmung der optimalen Schrittweite angeben. Man muß dazu den folgenden Q-Faktor berechnen:

$$Q = \left|\frac{k_3 - k_2}{k_2 - k_1}\right|.$$

Ist die Schrittweite zu groß, so liegt die gewählte Näherung zu weit von der „wahren" Lösung entfernt, und man entfernt sich mit zunehmender Rechnung immer weiter davon. Daher sollte $Q < 0{,}1$ sein. Andererseits darf die Schrittweite nicht zu klein sein, da sich sonst die Rundungsfehler zu stark aufsummieren, d. h., es sollte $Q > 0{,}025$ sein. Algorithmus zur Bestimmung der optimalen Schrittweite:

1. Beginne den ersten Rechenschritt mit der vorgewählten Schrittweite h.
2. Berechne den Faktor Q.
3. Falls $Q > 0{,}1$ ist, setze $h \leftarrow h/2$ und wiederhole den letzten Schritt.
4. Falls $Q < 0{,}025$ ist, akzeptiere die berechnete Näherung, aber setze im nächsten Schritt $h \leftarrow h \cdot 2$.
5. Falls $0{,}025 \leq Q \leq 0{,}1$ ist, fahre mit derselben Schrittweite fort.

▷ Programmsequenz für das klassische Runge-Kutta-Verfahren 4. Ordnung mit angepaßter Schrittweite.

```
BEGIN Runge-Kutta mit Schrittweitenanpassung
INPUT x0, y0, xf, h
```

```
x := x0
y := y0
WHILE (x < xf ) DO
  k1 := f(x,y)
  x1 := x + h/2
  y1 := y + k1*h/2
  k2 := f(x1,y1)
  x2 := x1
  y2 := y + k2*h/2
  k3 := f(x2,y2)
  q := ABS((k3-k2)/(k2-k1))
  IF ( q < 0.1 ) THEN
    x3 := x + h
    y3 := y + k3*h
    k4 := f(x3,y3)
    y := y + (1/6)*(k1 + 2*k2 + 2*k3 + k4)*h
    x := x + h
    OUTPUT x, y
    IF ( q < 0.025 ) THEN
      h := h*2
    ENDIF
  ELSE
    h := h/2
  ENDIF
ENDDO
END Runge-Kutta mit Schrittweitenanpassung
```

▷ Eine häufig verwendete Methode zur numerischen Integration gewöhnlicher Differentialgleichungen ist das **Stoer-Bulirsch-Gragg-Verfahren**. Bei nicht zu hohen Genauigkeitsforderungen kann auch das **Dormand-Prince-Verfahren** eingesetzt werden.

▷ Programmsequenz für das Verfahren von Dormand-Prince 5. Ordnung mit Schrittweitensteuerung; läßt sich auf Systeme von Differentialgleichungen übertragen. Für Fehlertoleranzen zwischen 10^{-4} und 10^{-7} das beste derzeit bekannte Verfahren dieses Typs.

```
BEGIN DORMAND-PRINCE
INPUT x0,y0,x,f,h
INPUT eps {Fehlertoleranz für lokalen Abschneidefehler
                       10^(-7) ≤ eps ≤ 10^(-4) }
{Maschinengenauigkeit feststellen }
uround:=1.0E-6;
WHILE((1+uround)>1) DO uround:=uround*0.1;
{Initialisierung der Variablen}

c[1]:=0;
```

$$c[2]:=\frac{1}{5};\quad a[2,1]:=\frac{1}{5};$$

$$c[3]:=\frac{3}{10};\quad a[3,1]:=\frac{3}{40};\quad a[3,2]:=\frac{9}{40};$$

$$c[4]:=\frac{4}{5};\quad a[4,1]:=\frac{44}{45};\quad a[4,2]:=\frac{-56}{15};\quad a[4,3]:=\frac{32}{9};$$

$$c[5]:=\frac{8}{9};\quad a[5,1]:=\frac{19372}{6561};\quad a[5,2]:=\frac{-25360}{2187};\quad a[5,3]:=\frac{64448}{6561};\quad a[5,4]:=\frac{-212}{729};$$

$$c[6]:=1;\quad a[6,1]:=\frac{9017}{3168};\quad a[6,2]:=\frac{-355}{33};\quad a[6,3]:=\frac{46732}{5247};\quad a[6,4]:=\frac{49}{176};$$

$$a[6,5]:=\frac{-5103}{18656};$$

$$\texttt{c[7]:=1;}\quad \texttt{a[7,1]:=}\frac{35}{384}\texttt{;}\quad \texttt{a[7,2]:=0;}\quad \texttt{a[7,3]:=}\frac{500}{1113}\texttt{;}\quad \texttt{a[7,4]:=}\frac{125}{192}\texttt{;}$$

$$\texttt{a[7,5]:=}\frac{-2187}{6784}\texttt{;}\quad \texttt{a[7,6]:=}\frac{11}{84}\texttt{;}$$

$$\texttt{b[1]:=}\frac{71}{57600}\texttt{;}\quad \texttt{b[2]:=0;}\quad \texttt{b[3]:=}\frac{-71}{16695}\texttt{;}\quad \texttt{b[4]:=}\frac{71}{1920}\texttt{;}\quad \texttt{b[5]:=}\frac{-17253}{339200}\texttt{;}$$

$$\texttt{b[6]:=}\frac{22}{525}\texttt{;}\quad \texttt{b[7]:=}\frac{-1}{40}\texttt{;}$$

```
x:=x0;
FAIL:=FALSE;
akzeptiert:=TRUE;
maxit:=0;
REPEAT
{eingebettetes Runge-Kutta-Verfahren nach Dormand-Prince}
dy:=0;
  FOR j:=1 TO 7 DO
    dy:=0;
    FOR i:=1 TO j-1 DO
      dy0:=dy0+a[j,i]*k[i]
    ENDDO
    k[j]:=f(x+c[j]*h,y0+h*dy0);
    dy:=dy+b[j]*k[j];
  ENDDO
  y1:=y0+h*dy0;
  {lokalen Fehler schätzen; neue Schrittweite festlegen}
  nenner:=max(1.0E-5,abs(y1),abs(y0),2*uround/eps);
  fehler:=ABS(h*dy/nenner);
```

$$\texttt{faktor:=max(0.1,min(5,1.1}\sqrt[5]{\frac{\texttt{fehler}}{\texttt{eps}}}\texttt{)}$$

```
  hneu:=h/faktor;
  IF(fehler<eps) THEN
    y0:=y1;
    x:=x+h;
    OUTPUT x,y0;
    IF (NOT akzeptiert) THEN hneu:=min(h,hneu) ENDIF
    akzeptiert:=TRUE;
    maxit:=0
  ELSE
    akzeptiert:=FALSE;
    maxit:=maxit+1;
    FAIL:=(maxit=20) or (x+0.1*h=x);
  ENDIF;
  h:=hneu;
UNTIL(x>xf) OR FAIL;
END DORMAND-PRINCE 5(4)
```

Als Probe können die Gleichungen

$$c[j] = \sum_{i=1}^{j-1} a[j,i], \quad j = 1,\ldots,7 \quad \text{und} \quad \sum_{i=1}^{7} b[j] = 0$$

genommen werden.

Allgemeines Verfahren, Programmablauf:

1. Definiere die rechte Seite der Differentialgleichung $f(x,y)$ in einem Funktionsunterprogramm für beliebige (x,y)-Werte.
2. Lies die Anfangsbedingung (x_0, y_0) und die Schrittweite h ein.

3. Berechne in einer Schleife über i die nächsten Werte y_{i+1} aus den obigen Formeln.
4. Gib das Ergebnis grafisch oder in einer Tabelle aus.
5. Man teste das Programm an einer analytisch lösbaren Differentialgleichung. Gegebenenfalls halbiere man die Schrittweite h.

Tabelle der numerischen Integrationsverfahren gewöhnlicher Differentialgleichungen:

Methode	Startwerte	iterativ	Fehler	Programmieraufwand	Bemerkungen
Euler	1	nein	$O(h)$	leicht	für schnelle Abschätzung
Heun	1	ja	$O(h^2)$	mittel	
Euler, modifiziert	1	nein	$O(h^2)$	leicht	
Runge-Kutta, 2. Ordnung	1	nein	$O(h^2)$	mittel	Minimierung des Rundungsfehlers
Runge-Kutta, 4. Ordnung	1	nein	$O(h^4)$	mittel	oft benutzt
Dormand-Prince 5. Ordnung	1	nein	$O(h^5)$	mittel	bestes bekanntes explizites Runge-Kutta-Verfahren bei nicht zu hohen Genauigkeitsforderungen

Runge-Kutta-Verfahren für Systeme von Differentialgleichungen

Gegeben ist folgendes System aus Differentialgleichungen 1. Ordnung:

$$\frac{\mathrm{d}}{\mathrm{d}t}x = f(x,y,t) \quad \frac{\mathrm{d}}{\mathrm{d}t}y = g(x,y,t) \quad x(t_0) = x_0,\ y(t_0) = y_0 .$$

Für beide Differentialgleichungen wendet man das Verfahren von Runge-Kutta vierter Ordnung an:

$$\begin{aligned}
x_{i+1} &\approx x_i + \frac{1}{6}(k_1 + 2k_2 + 2k_3 + k_4)\\
k_1 &= hf(x_i, y_i, t_i)\\
k_2 &= hf\left(x_i + \frac{k_1}{2}, y_i + \frac{l_1}{2}, t_i + \frac{h}{2}\right)\\
k_3 &= hf\left(x_i + \frac{k_2}{2}, y_i + \frac{l_2}{2}, t_i + \frac{h}{2}\right)\\
k_4 &= hf(x_i + k_3, y_i + l_3, t_i + h)\\
y_{i+1} &\approx y_i + \frac{1}{6}(l_1 + 2l_2 + 2l_3 + l_4)\\
l_1 &= hg(x_i, y_i, t_i)\\
l_2 &= hg\left(x_i + \frac{k_1}{2}, y_i + \frac{l_1}{2}, t_i + \frac{h}{2}\right)\\
l_3 &= hg\left(x_i + \frac{k_2}{2}, y_i + \frac{l_2}{2}, t_i + \frac{h}{2}\right)\\
l_4 &= hg(x_i + k_3, y_i + l_3, t_i + h) .
\end{aligned}$$

Dieses Verfahren kann auch für Differentialgleichungen 2. Ordnung angewandt werden, da diese in Systeme von Differentialgleichungen erster Ordnung umgewandelt werden können:

$$y'' + f(x,y)y' + g(x,y)y = h(x,y)$$
$$\rightarrow \quad y' = u, \quad u' = -f(x,y)u - g(x,y)y + h(x,y).$$

Differenzenverfahren zur Lösung partieller Differentialgleichungen

Differenzenverfahren, kurze Erläuterung anhand des Beispiels der Laplacegleichung.

□ Temperatur einer homogenen Platte, deren Ränder auf den Temperaturen T_l, T_r, T_o, T_u gehalten werden:

$$\frac{\partial^2 T(x,y)}{\partial x^2} + \frac{\partial^2 T(x,y)}{\partial y^2} = 0.$$

● Diese Gleichung beschreibt ebenfalls den Potentialverlauf in einer quadratischen Ebene, deren Ränder auf den Potentialen φ_l, φ_r, φ_o, φ_u gehalten werden.

Gitter, die Funktion $T(x,y)$ wird durch ihre Werte an diskreten Gitterpunkten x_i, y_j dargestellt

$$T(x,y) \rightarrow T(x_i, y_j) \equiv T_{ij}.$$

Differenzenquotient, der Differentialquotient wird durch den Differenzenquotienten genähert:

$$\frac{\partial T(x,y)}{\partial x} \approx \frac{T(x+\Delta x, y) - T(x,y)}{\Delta x},$$

auf dem Gitter:

$$\frac{\partial T(x,y)}{\partial x} \approx \frac{T_{i+1,j} - T_{i,j}}{\Delta x},$$
$$\frac{\partial T(x,y)}{\partial y} \approx \frac{T_{i,j+1} - T_{i,j}}{\Delta y},$$
$$\frac{\partial^2 T(x,y)}{\partial x^2} \approx \frac{1}{\Delta x} \cdot \left(\frac{T_{i+1,j} - T_{i,j}}{\Delta x} - \frac{T_{i,j} - T_{i-1,j}}{\Delta x} \right) = \frac{T_{i+1,j} - 2T_{i,j} + T_{i-1,j}}{\Delta x^2},$$
$$\frac{\partial^2 T(x,y)}{\partial y^2} \approx \frac{1}{\Delta y} \cdot \left(\frac{T_{i,j+1} - T_{i,j}}{\Delta y} - \frac{T_{i,j} - T_{i,j-1}}{\Delta y} \right) = \frac{T_{i,j+1} - 2T_{i,j} + T_{i,j-1}}{\Delta y^2}.$$

Laplacegleichung auf dem Gitter ($\Delta x = \Delta y$):

$$\frac{T_{i+1,j} - 2T_{i,j} + T_{i-1,j}}{\Delta x^2} + \frac{T_{i,j+1} - 2T_{i,j} + T_{i,j-1}}{\Delta y^2} = 0.$$

Differenzengleichung für die Laplacegleichung auf dem Gitter:

$$T_{i+1,j} + T_{i-1,j} + T_{i,j+1} + T_{i,j-1} - 4T_{i,j} = 0 \qquad i,j = 1,\ldots,N.$$

Randwerte, die Werte $T_{0,j}, T_{i,0}, T_{i,N+1}, T_{N+1,j}$ sind die vorgegebenen Randwerte (z. B. die Temperatur der Platte an den Rändern oder die Potentiale an den Rändern des Bereiches).

● Die letzte Gleichung ist ein lineares Gleichungssystem aus N^2 Gleichungen für die N^2 Unbekannten $T_{i,j}$, das nach den bekannten Verfahren gelöst werden kann.

Liebmannsche Methode, iterative Lösung des Gleichungssystems für T durch Auflösen nach den $T_{i,j}$:

$$T_{i,j} = \frac{T_{i+1,j} + T_{i-1,j} + T_{i,j+1} + T_{i,j-1}}{4}$$

und Einsetzen der gerade erhaltenen Werte für die Berechnung der folgenden $T_{i,j}$ (alle noch nicht berechneten Werte werden vorerst Null gesetzt). Mehrmalige Iteration **kann** zur Konvergenz des Verfahrens führen.

☐ $$\begin{aligned} T_{1,1} &= \frac{0+T_{0,1}+0+T_{1,0}}{4} \\ T_{2,1} &= \frac{0+T_{1,1}+0+T_{2,0}}{4} \\ T_{1,2} &= \frac{0+T_{0,2}+0+T_{1,1}}{4} \\ &\vdots \end{aligned}$$

Dies führt man fort, bis alle Werte von $T_{i,j}$ berechnet sind. Danach beginnt man mit den so berechneten Werten von neuem, so lange, bis die gewünschte Genauigkeit erreicht ist, d. h., bis die Änderung der Werte im nächsten Schritt kleiner als die gewünschte Genauigkeitsschranke ε ist.

▷ Diese Verfahren muß nicht immer konvergieren!

Relaxation zur Beschleunigung der Konvergenz. Man berechnet aus jedem ermittelten Wert $T_{i,j}^{\text{neu}}$ einen modifizierten Wert $\tilde{T}_{i,j}^{\text{neu}}$ mit einem Relaxationsfaktor λ , $1 \le \lambda \le 2$ gemäß

$$T_{i,j}^{\text{neu}} \to \tilde{T}_{i,j}^{\text{neu}} = \lambda\, T_{i,j}^{\text{neu}} + (1-\lambda)T_{i,j}^{\text{alt}}.$$

☐ Quadratische Platte mit fester Temperatur am Rand ($N = 3$)

			200 °C			
	☐	$T_{1,4}$	$T_{2,4}$	$T_{3,4}$	☐	
	$T_{0,3}$	$T_{1,3}$	$T_{2,3}$	$T_{3,3}$	$T_{4,3}$	
150 °C	$T_{0,2}$	$T_{1,2}$	$T_{2,2}$	$T_{3,2}$	$T_{4,2}$	100 °C
	$T_{0,1}$	$T_{1,1}$	$T_{2,1}$	$T_{3,1}$	$T_{4,1}$	
	☐	$T_{1,0}$	$T_{2,0}$	$T_{3,0}$	☐	
			0 °C			

Geheizte Platte

Randwerte: $T_{i,4} = 200$ °C, $T_{4,j} = 100$ °C, $T_{0,j} = 150$ °C, $T_{i,0} = 0$ °C.

$$T_{1,1} = \frac{0+150+0+0}{4} = 37{,}5.$$

Relaxation (λ =1,5)

$$\tilde{T}_{1,1} \leftarrow 1{,}5 \cdot 37{,}5 + (1-1{,}5)\cdot 0 = 56{,}25,$$

$$T_{2,1} = \frac{0+56{,}25+0+0}{4} = 14{,}0625.$$

Relaxation (λ =1,5)

$$\tilde{T}_{2,1} \leftarrow 1{,}5 \cdot 14{,}0625 + (1-1.5)\cdot 0 = 21{,}09375,$$

etc. Nach der ersten Iteration folgt:

☐	200	200	200	☐
150	160.3	148.9	194.0	100
150	77.34	36.91	68.37	100
150	56.25	21.09	45.41	100
☐	0	0	0	☐

nach der neunten Iteration ist der Fehler kleiner 1 %, es folgt

□	200	200	200	□
150	157.2	152.1	139.4	100
150	126.4	112.2	104.7	100
150	68.0	66.6	67.8	100
□	0	0	0	□

Die Methode der Finiten Elemente

Kurze Erläuterung der grundlegenden Idee dieser Methode, die in der modernen Ingenieurmathematik extrem wichtig ist.

Finite Elemente, der Definitionsbereich der gesuchten Funktion wird in kleine Bereiche aufgeteilt, auf denen die gesuchte Funktion geeignet approximiert wird (z. B. durch Polynome).

- Die im letzten Abschnitt erläuterte Methode der finiten Differenzen war auf einem quadratischen Gitter definiert worden. Es ist schwierig, sie für ein unregelmäßiges Gitter zu verwenden. Gerade in der Technik ist es aber wichtig, das Gitter dort möglichst dicht zu wählen, wo die Funktion sich stark ändert (wo sie sich nur wenig ändert, sollte das Gitter nicht so dicht sein, um Speicherplatz zu sparen und die Rundungsfehler klein zu halten). Außerdem möchte man während der Berechnung das Gitter anpassen können. Das ist mit der Methode der Finiten Elemente viel besser möglich.

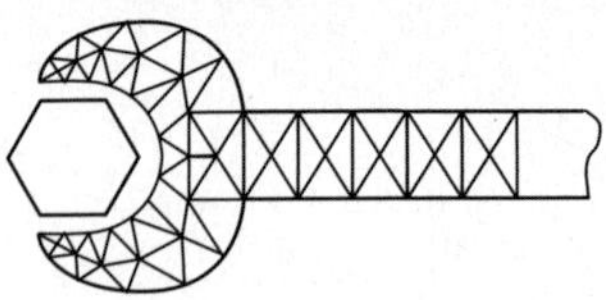

Beispiel für eine Zerlegung eines Objekts in finite Elemente

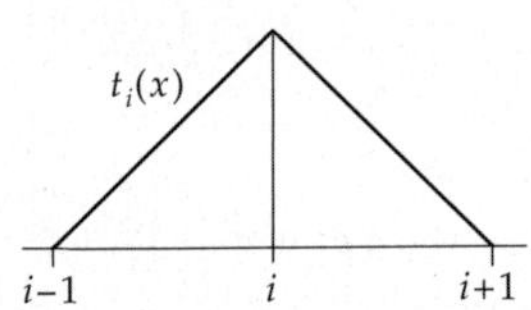

Beispiel einer Testfunktion im Element i.

Partition, im Falle einer Dimension ist eine Unterteilung des Intervalls eine Partition, wenn gilt (der Einfachheit halber wird das Intervall $[0,1]$ gewählt):

$$0 = x_0 < x_1 < \ldots < x_N < x_{N+1} = 1.$$

Testfunktion, Funktion durch die die gesuchte Funktion in jedem der Elemente (= Teilintervalle der Partition) approximiert wird. Die Testfunktion sollte möglichst einfache Gestalt haben und auf möglichst wenigen Elementen von Null verschieden sein.

Darstellung der Funktion $u(x)$ durch eine Summe über alle Elemente:

$$u(x) = \sum_{\text{Elemente } i} u_i \cdot t_i(x).$$

Stetigkeit, die Testfunktionen enthalten zunächst unbestimmte Parameter, die durch die Forderung nach Stetigkeit von $u(x)$ festgelegt werden (wählt man kompliziertere Testfunktionen als die skizzierte, so kann man auch Differenzierbarkeit von u fordern etc.).

▷ Es bleibt die Bestimmung der Koeffizienten u_i. Hat man diese berechnet, so ist die Näherung der untersuchten Differentialgleichung durch obige Darstellung von u gegeben.

Ritzsches Variationsverfahren, Bestimmung einer Näherungslösung als die optimale Approximation der exakten Lösung durch Funktionen eines geeigneten Funktionenraumes (z. B. Polynome oder auch Winkelfunktionen, etc.).

Zugehöriges Funktional der Differentialgleichung, wird bestimmt durch Multiplikation mit einer allgemeinen Testfunktion und Integration über das Gebiet (= den Definitionsbereich). Einsetzen der Darstellung von u in die Gleichung für das Funktional der Differentialgleichung führt dann auf ein lineares Gleichungssystem zur Bestimmung der Koeffizienten u_i.

● Damit ist dann die Lösung der Differentialgleichung durch das Auflösen eines linearen Gleichungssystems bestimmbar.

▷ Da man die Testfunktionen so wählt, daß sie in möglichst vielen Elementen verschwinden, ist die betreffende Matrix meist eine schmale Bandmatrix, die beispielsweise mit dem **Gauß-Seidel-Verfahren** gelöst werden kann.

□ Es wird das Problem der schwingenden Saite in einer Dimension (mit einer äußeren Belastung) betrachtet,

$-pu''(x)+qu(x)=f(x).$

Umschreiben in ein Funktional ($v(x)$ Testfunktion):

$$\int_0^1 (-pu''(x)+qu(x))\cdot v(x)\,\mathrm{d}x = \int_0^1 f(x)\cdot v(x)\,\mathrm{d}x$$

$$-p\cdot\int_0^1 u''(x)v(x)\,\mathrm{d}x + q\cdot\int_0^1 u(x)v(x)\mathrm{d}x = \int_0^1 f(x)\cdot v(x)\,\mathrm{d}x$$

$$\underbrace{-pu'(x)v(x)|_0^1}_{=0} + p\cdot\int_0^1 u'(x)v'(x)\,\mathrm{d}x + q\cdot\int_0^1 u(x)v(x)\,\mathrm{d}x = \int_0^1 f(x)\cdot v(x)\,\mathrm{d}x.$$

Nun setze man

$$u(x)=\sum_{i=1}^N u_i\cdot t_i(x), \qquad v(x)=t_k(x), \quad k=1,\ldots,N.$$

Damit folgt

$$p\cdot\int_0^1\sum_{i=1}^N u_i t_i'(x)t_k'(x)\,\mathrm{d}x + q\cdot\int_0^1\sum_{i=1}^N u_i t_i(x)t_k(x)\,\mathrm{d}x = \int_0^1 f(x)\cdot t_k(x)\,\mathrm{d}x$$

$$\sum_{i=1}^N u_i\cdot\underbrace{\left(p\cdot\int_0^1 t_i'(x)t_k'(x)\,\mathrm{d}x + q\cdot\int_0^1 t_i(x)t_k(x)\,\mathrm{d}x\right)}_{a_{ki}} = \underbrace{\int_0^1 f(x)\cdot t_k(x)\,\mathrm{d}x}_{b_k}$$

$$\Leftrightarrow \quad \sum_{i=1}^N a_{ki}u_i = b_k.$$

Elementmatrix, die Matrix $\mathbf{A}=(a_{ki})$.
Elementvektor, der Vektor $\vec{\mathbf{b}}=(b_k)$.

▷ Bei geeigneter Wahl der Testfunktionen ist $\mathbf{A}$ eine Bandmatrix, d. h., $a_{ki}=0$, falls $|k-i|>n$ mit bestimmtem, von der Wahl der Testfunktionen und der Anordnung der Elemente abhängigem n.

Lösung der Differentialgleichung, durch Lösen des linearen Gleichungssystems für die u_i.

19 Fourier-Transformation

19.1 Fourier-Reihen

Einleitung

Fourier-Reihen spielen bei der Beschreibung vieler technischer Probleme eine große Rolle: in der technischen Mechanik, Elektrotechnik, Signaltheorie, Nachrichten- und Regelungstechnik. Ein Beispiel aus der technischen Mechanik sind schwingende Systeme. Die trigonometrischen Funktionen treten dort als Eigenfunktionen (Eigenschwingungen) auf, allgemeine periodische Lösungen erhält man wegen der Linearität der Bewegungsgleichungen als Linearkombination dieser Eigenfunktionen. Letztere stellen aber im mathematischen Sinn gerade die Fourier-Reihe dar.

Definition und Koeffizienten

Periodische Funktionen, verschiebt man eine periodische Funktion $f(t)$ um ein ganzzahliges Vielfaches ihrer Periode T, so nimmt sie den gleichen Wert an wie an der ursprünglichen Stelle:

$$f(t+nT) = f(t), \qquad n = 0, \pm 1, \pm 2, \pm 3, \ldots$$

▷ Hat eine Funktion die Periode T, spricht man auch von einer T-periodischen Funktion.

□ Periodische Funktion. Die Sinusfunktion ist periodisch mit der Periode 2π, sie ist 2π-periodisch. Es gilt also

$$\sin(t + n2\pi) = \sin(t), \qquad n = 0, \pm 1, \pm 2, \pm 3, \ldots$$

Fourier-Reihe, Entwicklung 2π-periodischer, stückweise monotoner und stetiger Funktionen in eine Reihe trigonometrischer Funktionen:

$$f(t) = \frac{a_0}{2} + \sum_{n=1}^{\infty} (a_n \cos(nt) + b_n \sin(nt)) .$$

mit den **Fourier-Koeffizienten**

$$a_n = \frac{1}{\pi} \int_{-\pi}^{\pi} f(t) \cos(nt)\, \mathrm{d}t \qquad n = 0, 1, 2, \ldots$$

und

$$b_n = \frac{1}{\pi} \int_{-\pi}^{\pi} f(t) \sin(nt)\, \mathrm{d}t \qquad n = 1, 2, 3, \ldots$$

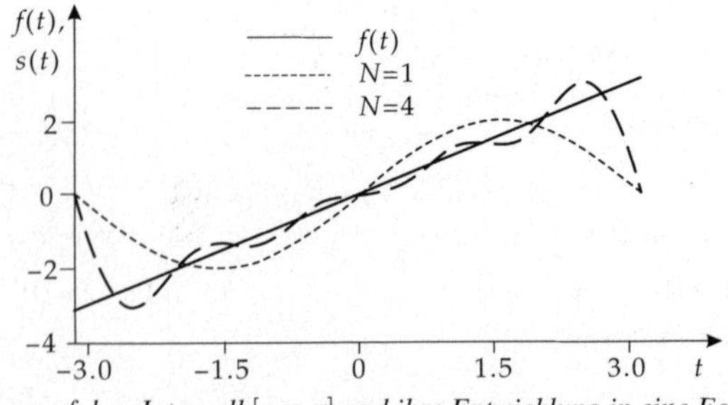

Sägezahnfunktion auf dem Intervall $[-\pi, \pi]$ und ihre Entwicklung in eine Fourier-Reihe $s(t)$ mit $N = 1$ und $N = 4$ ($N = n_{\max}$)

□ Fourier-Reihe der 2π-periodischen Funktion $f(t) = t$ auf $[-\pi, \pi]$, wobei $[-\pi, \pi]$ das Grundperiodizitätsintervall ist und abkürzend für $-\pi < t < \pi$ steht. Die Funktion läßt sich damit für alle t bestimmen, indem die Funktion auf diesem Grundintervall einfach 2π-periodisch wiederholt wird. Ein Beispiel einer Fourier-Reihe ist die Sägezahnfunktion,

$$f(t) = 2\left(\frac{\sin(t)}{1} - \frac{\sin(2t)}{2} + \frac{\sin(3t)}{3} - \ldots\right),$$

d. h.: $a_0 = a_n = 0$ und $b_n = (-1)^{n+1} 2/n$ für $n = 1, 2, \ldots$

▷ Die Fourier-Koeffizienten von 2π-periodischen Funktionen folgen aus der Orthogonalität der trigonometrischen Funktionen auf dem Intervall $[-\pi, \pi]$:

$$\int_{-\pi}^{\pi} \left\{ \begin{array}{c} \sin(mt) \cdot \sin(nt) \\ \cos(mt) \cdot \cos(nt) \end{array} \right\} \mathrm{d}t = \pi \delta_{mn} \qquad \text{für alle } m, n.$$

Hierbei ist δ_{mn} das Kroneckersymbol mit $\delta_{mn} = 0$ für $m \neq n$ und $\delta_{mn} = 1$ für $m = n$.

□ Berechnung der Orthogonalität der Sinusfunktion auf dem Intervall $[-\pi, \pi]$. Für das Produkt der beiden Sinusfunktionen gilt die trigonometrische Formel:

$$\sin(mt) \cdot \sin(nt) = \frac{1}{2}(\cos((m-n)t) - \cos((m+n)t)).$$

Diese Zerlegung kann in das Integral eingesetzt werden:

$$\int_{-\pi}^{\pi} \{\sin(mt) \cdot \sin(nt)\} \, \mathrm{d}t = \frac{1}{2} \int_{-\pi}^{\pi} \{\cos((m-n)t) - \cos((m+n)t)\} \, \mathrm{d}t.$$

Nun muß eine Fallunterscheidung vorgenommen werden:
Fall 1: $m \neq n$:

$$\frac{1}{2} \int_{-\pi}^{\pi} \cos((m-n)t) \, \mathrm{d}t - \frac{1}{2} \int_{-\pi}^{\pi} \cos((m+n)t) \, \mathrm{d}t = \frac{1}{2} \frac{\sin((m-n)t)}{m-n} \bigg|_{-\pi}^{\pi} - \frac{1}{2} \frac{\sin((m+n)t)}{m+n} \bigg|_{-\pi}^{\pi} = 0.$$

Fall 2: $m = n$:

$$\frac{1}{2} \int_{-\pi}^{\pi} 1 \, \mathrm{d}t - \frac{1}{2} \int_{-\pi}^{\pi} \cos(2mt) \, \mathrm{d}t = \frac{1}{2} t \bigg|_{-\pi}^{\pi} - \frac{1}{2} \frac{\sin(2mt)}{2m} \bigg|_{-\pi}^{\pi} = \pi.$$

Aus diesen beiden Fällen folgt unmittelbar die Orthogonalität der Sinusfunktion.

Konvergenzbedingung

Dirichletsche Bedingungen, Kriterien für die Konvergenz der Fourier-Reihe:

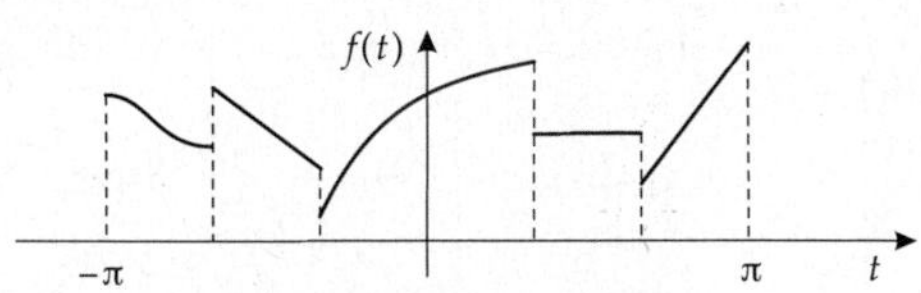

Zur Dirichletschen Bedingung a):
Eine auf endlich vielen Teilintervallen stetige und monotone Funktion

a) Zerlegung des Intervalls $[-\pi, \pi]$ in endlich viele Teilintervalle, auf denen $f(t)$ stetig und monoton ist.

b) An der Unstetigkeitsstelle t_0 gilt:

$$f_{-}(t_0) = \lim_{t \to t_0-} f(t)$$

(linksseitiger Grenzwert) und

$$f_+(t_0) = \lim_{t \to t_0+} f(t)$$

(rechtsseitiger Grenzwert) existieren.

An der Sprungstelle ist die Fourier-Reihe das arithmetische Mittel

$$\bar{f}(t_0) = \frac{f_+(t_0) + f_-(t_0)}{2}.$$

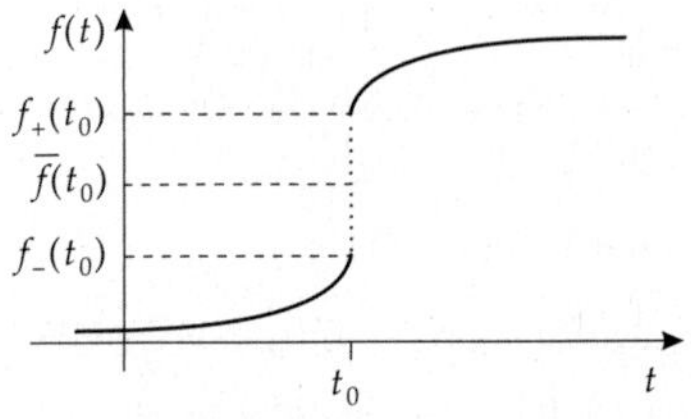

An der Sprungstelle ist die Fourier-Reihe der Mittelwert aus links- und rechtsseitigem Grenzwert

- **Besselsche Ungleichung**, die Summe der Quadrate der ersten N Koeffizienten der Fourier-Reihe ist nach oben beschränkt:

$$\frac{a_0^2}{2} + \sum_{k=1}^{N} (a_k^2 + b_k^2) \leq \frac{1}{\pi} \int_{-\pi}^{\pi} f^2(t)\, \mathrm{d}t.$$

Die Differenz der beiden Terme stellt das mittlere Fehlerquadrat zwischen der Funktion $f(t)$ und ihrer Approximation durch trigonometrische Funktionen dar. Aus dieser Ungleichung folgt daher, daß das mittlere Fehlerquadrat positiv oder Null ist.

- **Parsevalsche Gleichung**, Grenzwert ($N \to \infty$) der Besselschen Ungleichung:

$$\frac{a_0^2}{2} + \sum_{k=1}^{\infty} (a_k^2 + b_k^2) = \frac{1}{\pi} \int_{-\pi}^{\pi} f^2(t)\, \mathrm{d}t.$$

Für den Fall, daß die Funktion $f(t)$ durch eine Fourier-Reihe dargestellt werden kann, verschwindet das mittlere Fehlerquadrat (s. o.) im Grenzübergang $N \to \infty$.

Erweitertes Intervall

Fourier-Reihen für T-periodische Funktionen, die Beschränkung auf das Intervall $[-\pi, \pi]$ wird damit aufgehoben. Durch Einführung der Kreisfrequenz $\omega = 2\pi/T$ (T: Periodendauer) und durch die Substitution $t \to \omega t$ in den Koeffizienten und der Fourier-Reihe erhält man die Form der Fourier-Reihe, die gültig ist für Funktionen mit der Periodendauer T:

$$f(t) = \frac{a_0}{2} + \sum_{n=1}^{\infty} (a_n \cos(n \cdot \omega t) + b_n \sin(n \cdot \omega t))$$

und den Koeffizienten:

$$a_n = \frac{2}{T} \int_{-T/2}^{T/2} f(t) \cos(n \cdot \omega t)\, \mathrm{d}t \qquad n = 0, 1, 2, \ldots$$

und

$$b_n = \frac{2}{T} \int_{-T/2}^{T/2} f(t) \sin(n \cdot \omega t)\, \mathrm{d}t \qquad n = 1, 2, 3, \ldots$$

Die Teilschwingung in der Reihenentwicklung mit der kleinsten Kreisfrequenz ω bezeichnet man als *Grundschwingung*, alle übrigen Schwingungen mit den Vielfachen von ω nennt man *Oberschwingungen*.

▷ 1. Weil die Funktion periodisch ist mit der Periodendauer T, kann statt des Intervalls $[-T/2, T/2]$ auch das Intervall $[0, T]$ genommen werden. Die Integrationsgrenzen laufen dann von 0 bis T.

2. In der Elektrotechnik kann die Fourier-Reihe als eine Entwicklung periodisch veränderlicher Ströme (Spannungen) nach Grund- und Oberschwingungen angesehen werden. Der Koeffizient a_0 erhält dann die Interpretation des doppelten *Gleichstromanteils* (*Gleichspannungsanteils*) in der Entwicklung.

3. Die Variable t kann nicht nur als Zeit, sondern auch als Ort interpretiert werden ($t \to x$). Dann nimmt die Kreisfrequenz die Rolle der Wellenzahl an ($\omega \to k$), und die Periodendauer T geht in die Wellenlänge λ über. Damit gilt für die Wellenzahl $k = 2\pi/\lambda$.

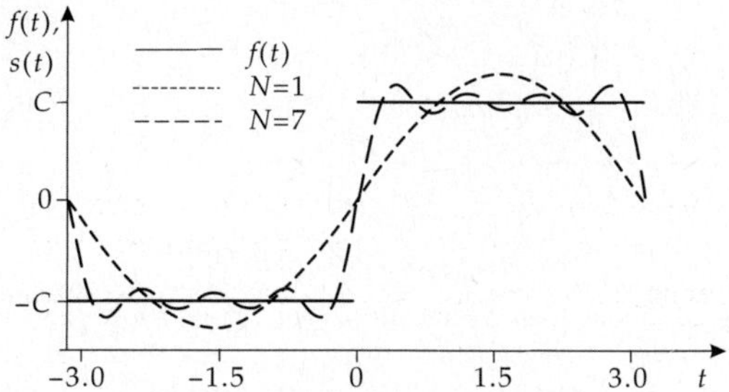

Stufenfunktion $f(t)$ auf dem Intervall $[-\pi, \pi]$ und ihre Entwicklung in eine Fourier-Reihe $s(t)$ mit $N = 1$ und $N = 7$ ($N = n_{\max}$)

☐ Fourier-Reihe der Stufenfunktion

$$f(t) = \begin{cases} C, & \text{für} \quad 0 < t \le T/2 \\ -C, & \text{für} \quad -T/2 \le t < 0 \end{cases}$$

mit der Periode T:

$$f(t) = \frac{4C}{\pi}\left(\frac{\sin(1 \cdot \omega t)}{1} + \frac{\sin(3 \cdot \omega t)}{3} + \frac{\sin(5 \cdot \omega t)}{5} + \ldots\right)$$

mit den Koeffizienten $a_0 = a_n = b_{2n} = 0$ und

$$b_{2n-1} = \frac{4C}{\pi(2n-1)}$$

für $n = 1, 2, \ldots$

☐ Wert obiger Fourier-Reihe an der Unstetigkeitsstelle $t_0 = 0$: die Fourier-Reihe verschwindet, weil die Sinusfunktion verschwindet für $t = 0$. Für das arithmetische Mittel erhält man:

$(f_-(t=0) + f_+(t=0))/2 = (-C + C)/2 = 0.$

▷ Numerische Berechnung der Fourier-Reihe aus obigen Beispiel an der Stelle t:

```
sum = 0
FOR j = 1 TO (Nmax+1)/2
BEGIN
  sum = sum + sin(j*w*t)/j
  j = j+2
END
s(t) = sum*4*c/π
```

`Nmax` ist dabei der obere Summationsindex und ungerade.

Symmetrien

Gerade Funktionen $(f(-t) = f(t))$, werden nur nach dem Kosinus entwickelt:

$$f(t) = \frac{a_0}{2} + \sum_{n=1}^{\infty} a_n \cos(n \cdot \omega t)$$

mit den Koeffizienten

$$a_n = \frac{4}{T} \int_0^{T/2} f(t) \cos(n \cdot \omega t) \, \mathrm{d}t \,, \qquad n = 0, 1, 2, \ldots$$

Die Koeffizienten b_n verschwinden wegen der geraden Symmetrie von $f(t)$.

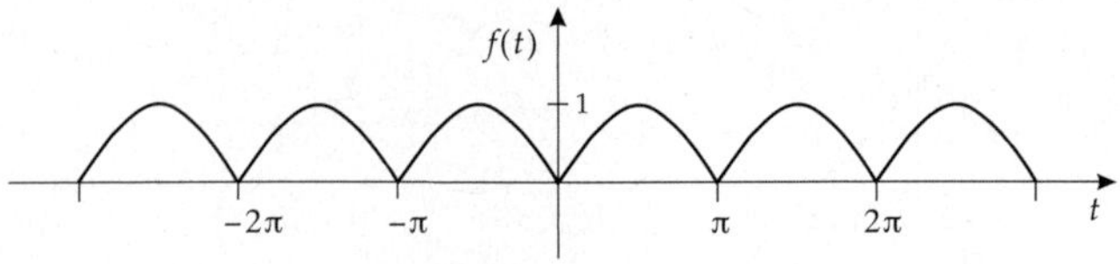

Funktion $f(t) = |\sin(t)|$

☐ Entwicklung der geraden periodischen Funktion $f(t) = |\sin(t)|$ mit der Periodendauer $T = 2\pi$ in eine Fourier-Reihe. Für die Koeffizienten gilt $(\omega = 1)$:

$$a_n = \frac{2}{\pi} \int_0^{\pi} \sin(t) \cos(nt) \, \mathrm{d}t = \frac{1}{\pi} \int_0^{\pi} \{\sin((n+1)t) - \sin((n-1)t)\} \, \mathrm{d}t$$

$$= \begin{cases} 0, & \text{wenn } n \text{ ungerade} \\ \dfrac{-4}{\pi(n^2-1)}, & \text{wenn } n \text{ gerade,} \end{cases}$$

wobei $n > 0$ ist. Für $n = 0$ erhält man $a_0 = 4/\pi$. Damit hat die Fourier-Reihe die Form

$$f(t) = \frac{2}{\pi} - \frac{4}{\pi} \sum_{n=1}^{\infty} \frac{\cos(2nt)}{4n^2 - 1} .$$

Ungerade Funktionen $(f(-t) = -f(t))$, werden ausschließlich nach dem Sinus entwickelt:

$$f(t) = \sum_{n=0}^{\infty} b_n \sin(n \cdot \omega t)$$

mit den Koeffizienten

$$b_n = \frac{4}{T} \int_0^{T/2} f(t) \sin(n \cdot \omega t) \, \mathrm{d}t .$$

▷ Sowohl bei der Fourier-Reihe für gerade Funktionen als auch bei der für ungerade ist der Integrand der zu den entsprechenden Fourier-Koeffizienten gehörigen Integrale eine gerade Funktion. Deshalb braucht man nicht über das ganze Intervall $[-T/2, T/2]$ zu integrieren, sondern nur über das halbe Intervall $[0, T/2]$:

$$\frac{2}{T} \int_{-T/2}^{T/2} \ldots \, \mathrm{d}t = \frac{4}{T} \int_0^{T/2} \ldots \, \mathrm{d}t .$$

☐ Entwicklung der ungeraden Funktion

$$f(t) = \begin{cases} \dfrac{\pi - t}{2}, & \text{falls } 0 < t < \pi \\[2ex] \dfrac{-\pi - t}{2}, & \text{falls } -\pi < t < 0 \end{cases}$$

mit der Periodendauer $T = 2\pi$ in eine Fourier-Reihe. Für die Koeffizienten erhält man ($\omega = 1$) mit Hilfe der Produktintegration:

$$b_n = \frac{2}{\pi}\int_0^{\pi} \frac{\pi - t}{2} \sin(nt)\,\mathrm{d}t$$
$$= \frac{1}{n} - \frac{1}{\pi n^2} \sin(nt)\Big|_0^{\pi} = \frac{1}{n},$$

wobei $n > 0$ ist und $n = 0$, $b_0 = 0$ ergibt. Also lautet die Fourier-Reihe dieser Funktion:

$$f(t) = \sum_{n=1}^{\infty} \frac{\sin(nt)}{n}.$$

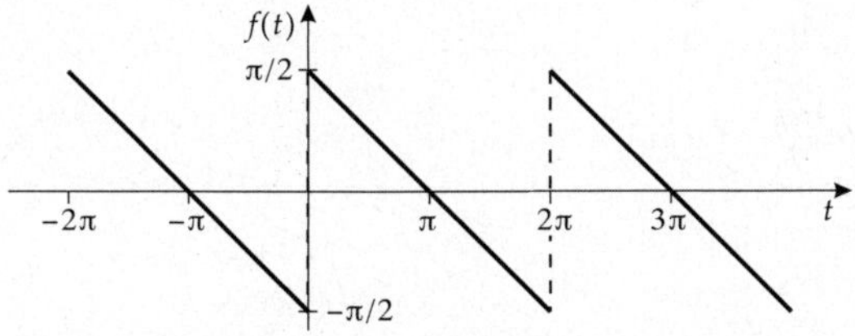

Sägezahnfunktion mit negativer Steigung

Fourier-Reihe in komplexer und spektraler Darstellung

Die Fourier-Reihe

$$s(t) = \frac{a_0}{2} + \sum_{n=1}^{\infty} (a_n \cos(n \cdot \omega t) + b_n \sin(n \cdot \omega t))$$

kann auch auf zwei andere Formen gebracht werden:

Spektrale Darstellung:

$$s(t) = \frac{a_0}{2} + \sum_{n=1}^{\infty} A_n \sin(n \cdot \omega t + \varphi_n)$$

mit den Koeffizienten:

$$A_n = \sqrt{a_n^2 + b_n^2}\,, \quad \tan \varphi_n = \frac{a_n}{b_n}.$$

Amplitudenspektrum, grafische Darstellung der diskreten Amplituden A_n in Abhängigkeit von n.

Phasenspektrum, grafische Darstellung der Phasenverschiebungen φ_n als Funktion von n.

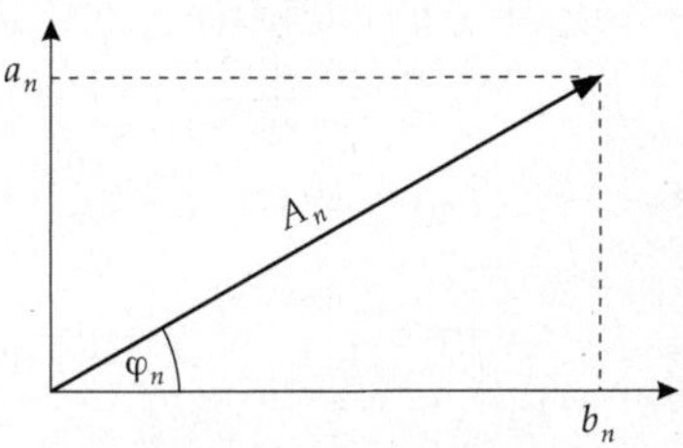

Geometrische Darstellung der Beziehung zwischen a_n, b_n und A_n, φ_n

Komplexe Form für *T*-periodische Funktionen:

$$s(t) = \sum_{n=-\infty}^{\infty} c_n \mathrm{e}^{\mathrm{j}n \cdot \omega t}$$

mit den Koeffizienten

$$c_n = \frac{1}{T}\int_{-T/2}^{T/2} f(t)\mathrm{e}^{-\mathrm{j}n \cdot \omega t}\,\mathrm{d}t.$$

Zusammenhang zwischen den Koeffizienten a_n, b_n und c_n:

$$c_n = \begin{cases} a_0/2 & n = 0 \\ (a_n - \mathrm{j}b_n)/2 & n > 0 \\ (a_{-n} + \mathrm{j}b_{-n})/2 & n < 0 \end{cases} \quad \text{bzw.} \quad \left.\begin{matrix} a_n = c_n + c_{-n} \\ b_n = \mathrm{j}(c_n - c_{-n}) \end{matrix}\right\} n > 0.$$

Die Werte $\omega_n = n\omega$ heißen Spektrum von $f(t)$.

Formeln zur Berechnung von Fourier-Reihen

$$1 = \frac{4}{\pi}\left[\sin\frac{\pi t}{k} + \frac{1}{3}\sin\frac{3\pi t}{k} + \frac{1}{5}\sin\frac{5\pi t}{k} + \cdots\right] \qquad (0 < t < k)$$

$$t = \frac{2k}{\pi}\left[\sin\frac{\pi t}{k} - \frac{1}{2}\sin\frac{2\pi t}{k} + \frac{1}{3}\sin\frac{3\pi t}{k} - \cdots\right] \qquad (-k < t < k)$$

$$t = \frac{k}{2} - \frac{4k}{\pi^2}\left[\cos\frac{\pi t}{k} + \frac{1}{3^2}\cos\frac{3\pi t}{k} + \frac{1}{5^2}\cos\frac{5\pi t}{k} + \cdots\right] \qquad (0 < t < k)$$

$$t^2 = \frac{2k^2}{\pi^3}\left[\left(\frac{\pi^2}{1} - \frac{4}{1}\right)\sin\frac{\pi t}{k} - \frac{\pi^2}{2}\sin\frac{2\pi t}{k} + \left(\frac{\pi^2}{3} - \frac{4}{3^3}\right)\sin\frac{3\pi t}{k} - \frac{\pi^2}{4}\sin\frac{4\pi t}{k} + \left(\frac{\pi^2}{5} - \frac{4}{5^3}\right)\sin\frac{5\pi t}{k} + \cdots\right] \qquad (0 < t < k)$$

$$t^2 = \frac{k^2}{3} - \frac{4k^2}{\pi^2}\left[\cos\frac{\pi t}{k} - \frac{1}{2^2}\cos\frac{2\pi t}{k} + \frac{1}{3^2}\cos\frac{3\pi t}{k} - \frac{1}{4^2}\cos\frac{4\pi t}{k} + \cdots\right] \qquad (-k < t < k)$$

$$\frac{\pi}{4} = 1 - \frac{1}{3} + \frac{1}{5} - \frac{1}{7} + \cdots$$

$$\frac{\pi^2}{6} = 1 + \frac{1}{2^2} + \frac{1}{3^2} + \frac{1}{4^2} + \cdots$$

$$\frac{\pi^2}{12} = 1 - \frac{1}{2^2} + \frac{1}{3^2} - \frac{1}{4^2} + \cdots$$

$$\frac{\pi^2}{8} = 1 + \frac{1}{3^2} + \frac{1}{5^2} + \frac{1}{7^2} + \cdots$$

$$\frac{\pi^2}{24} = \frac{1}{2^2} + \frac{1}{4^2} + \frac{1}{6^2} + \frac{1}{8^2} + \cdots$$

Fourier-Entwicklung einfacher periodischer Funktionen

$$f(t) = \frac{2c}{T} + \frac{2}{\pi}\sum_{n=1}^{\infty}\frac{(-1)^n}{n}\sin\frac{n\cdot 2\pi c}{T}\cos\frac{n\cdot 2\pi t}{T}$$

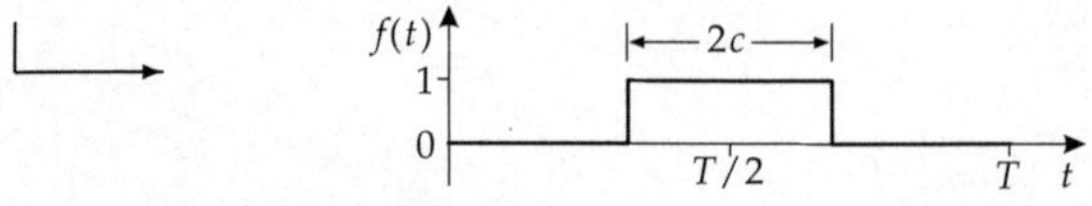

$$f(t) = \frac{4}{\pi}\sum_{n=1,3,5,\ldots}^{\infty}\frac{1}{n}\sin\frac{n\cdot 2\pi t}{T}$$

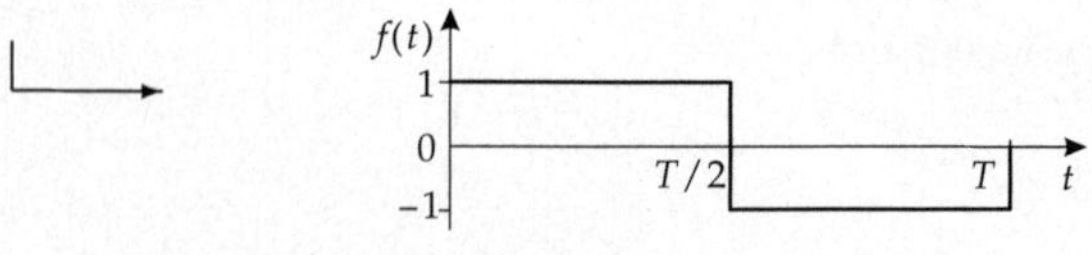

$$f(t) = \frac{4}{\pi}\sum_{n=1,3,5,\ldots}^{\infty}\frac{(-1)^{(n-1)/2}}{n}\cos\frac{n\cdot 2\pi t}{T}$$

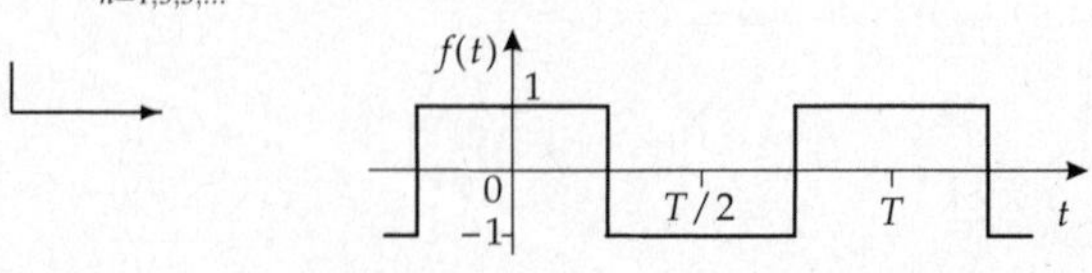

$$f(t) = \frac{c}{T} + \frac{2}{\pi}\sum_{n=1}^{\infty}\frac{1}{n}\sin\left(\frac{n\pi c}{T}\right)\cos\left(\frac{n\cdot 2\pi t}{T}\right)$$

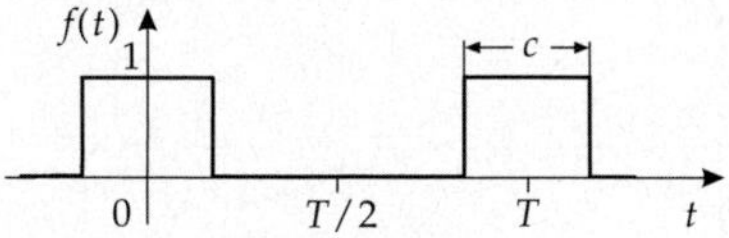

$$f(t) = \frac{2}{\pi}\sum_{n=1}^{\infty}\frac{(-1)^n}{n}\left(\cos\frac{n\cdot 2\pi c}{T} - 1\right)\sin\frac{n\cdot 2\pi t}{T}$$

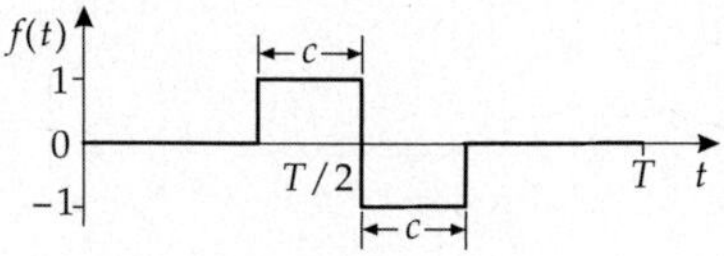

$$f(t) = \frac{4}{\pi}\sum_{n=1}^{\infty}\sin\frac{n\pi}{2}\,\frac{\sin(n\pi c/T)}{n}\sin\frac{n\cdot 2\pi t}{T}$$

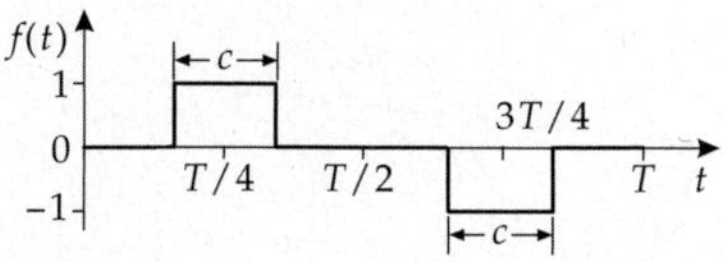

$$f(t) = \frac{4}{\pi}\sum_{n=1}^{\infty}\frac{1}{n}\sin\frac{n\pi}{4}\sin(n\pi a)\sin\frac{n\cdot 2\pi t}{T}; \quad \left(a = \frac{c}{T}\right)$$

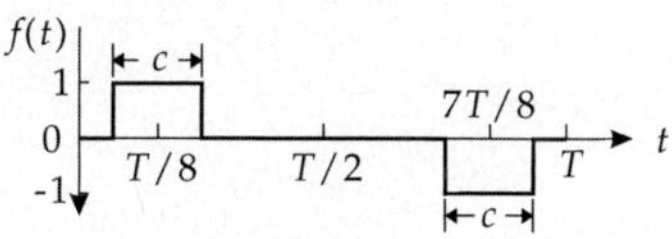

$$f(t) = \frac{8}{\pi^2}\sum_{n=1,3,5,\ldots}^{\infty}\frac{(-1)^{(n-1)/2}}{n^2}\sin\frac{n\cdot 2\pi t}{T}$$

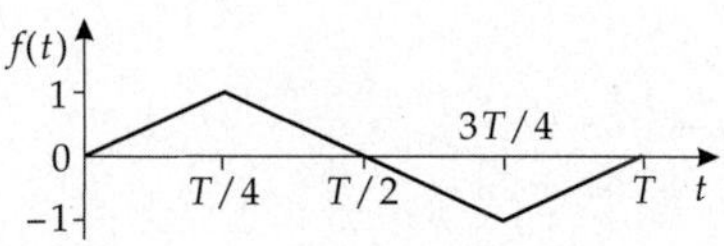

$$f(t) = \frac{8}{\pi^2}\sum_{n=1,3,5,\ldots}^{\infty}\frac{1}{n^2}\cos\frac{n\cdot 2\pi t}{T}$$

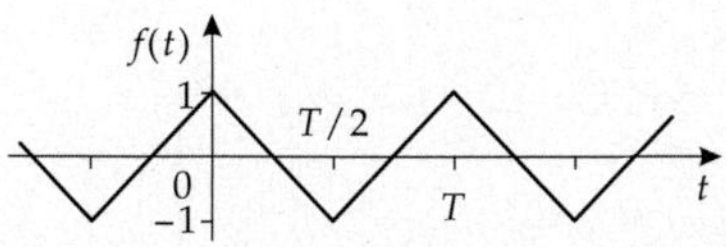

$$f(t) = \frac{32}{3\pi^2} \sum_{n=1}^{\infty} \frac{1}{n^2} \sin \frac{n\pi}{4} \sin \frac{n \cdot 2\pi t}{T}$$

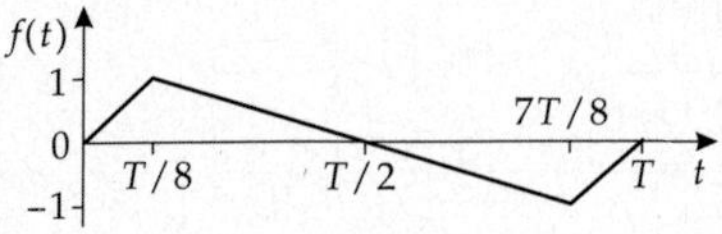

$$f(t) = \frac{9}{\pi^2} \sum_{n=1}^{\infty} \frac{1}{n^2} \sin \frac{n\pi}{3} \sin \frac{n \cdot 2\pi t}{T}$$

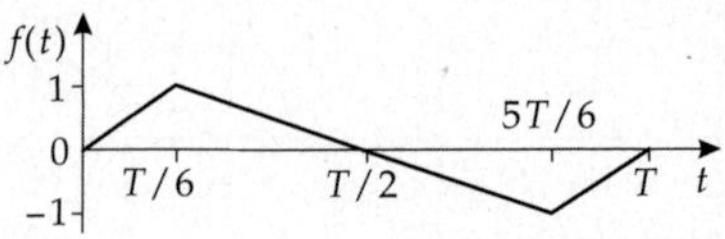

$$f(t) = \frac{1}{2} - \frac{1}{\pi} \sum_{n=1}^{\infty} \frac{1}{n} \sin \frac{n \cdot 2\pi t}{T}$$

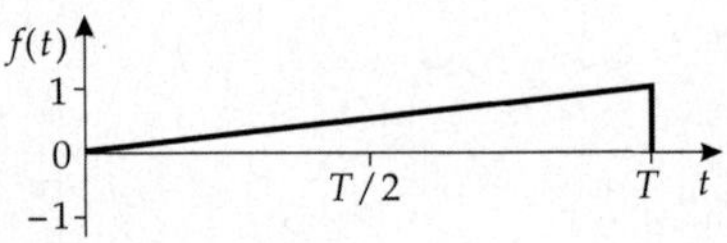

$$f(t) = \frac{2}{\pi} \sum_{n=1}^{\infty} \frac{(-1)^{n+1}}{n} \sin \frac{n \cdot 2\pi t}{T}$$

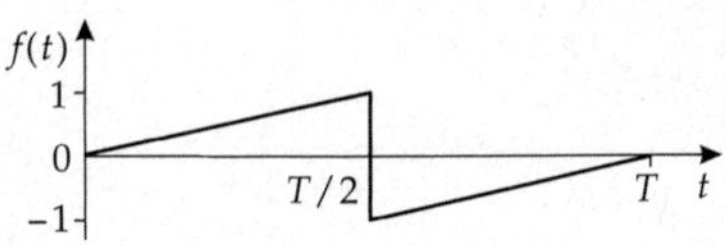

$$f(t) = -\frac{2}{\pi} \sum_{n=1}^{\infty} \frac{1}{n} \sin \frac{n \cdot 2\pi t}{T}$$

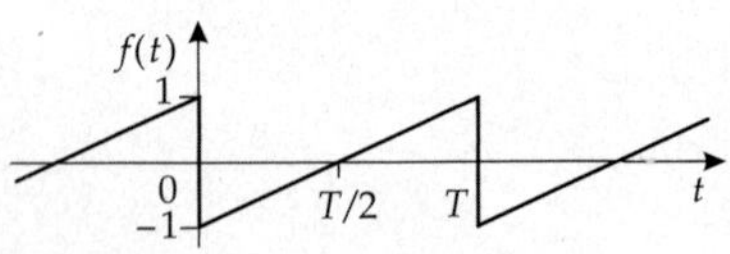

$$f(t) = \frac{1}{2} - \frac{4}{\pi^2} \sum_{n=1}^{\infty} \frac{1}{n^2} \cos \frac{n \cdot 2\pi t}{T}$$

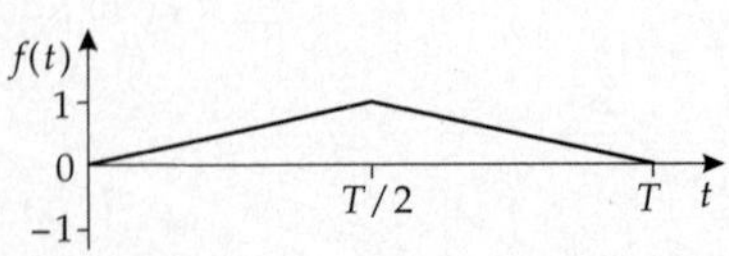

$$f(t)=\frac{1}{2}(1+a)+\frac{2}{\pi^2(1-a)}\sum_{n=1}^{\infty}\frac{1}{n^2}\left[(-1)^n\cos(n\pi a)-1\right]\cos\frac{n\cdot 2\pi t}{T};\quad (a=c/T)$$

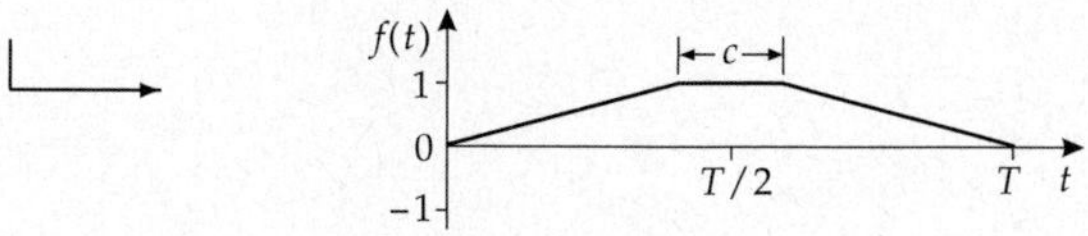

$$f(t)=\frac{4}{a\pi}\sum_{n=1,3,5,\ldots}^{\infty}\frac{1}{n^2}\sin(na)\sin\left(\frac{n\cdot 2\pi t}{T}\right);\quad \left(a=\frac{2\pi c}{T}\right)$$

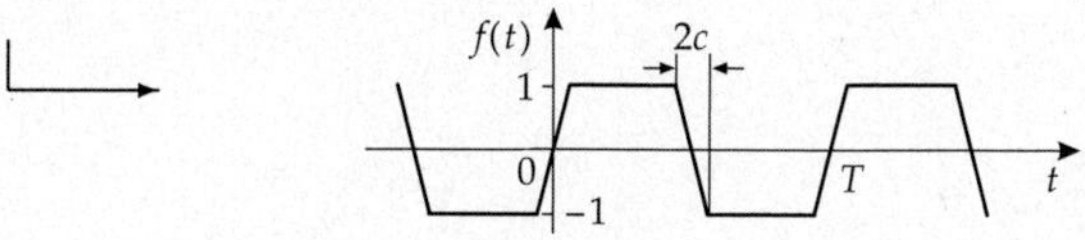

$$f(t)=\frac{1}{2}-\frac{4}{\pi^2(1-2a)}\sum_{n=1,3,5,\ldots}^{\infty}\frac{1}{n^2}\cos(n\pi a)\cos\frac{n\cdot 2\pi t}{T};\quad \left(a=\frac{c}{T}\right)$$

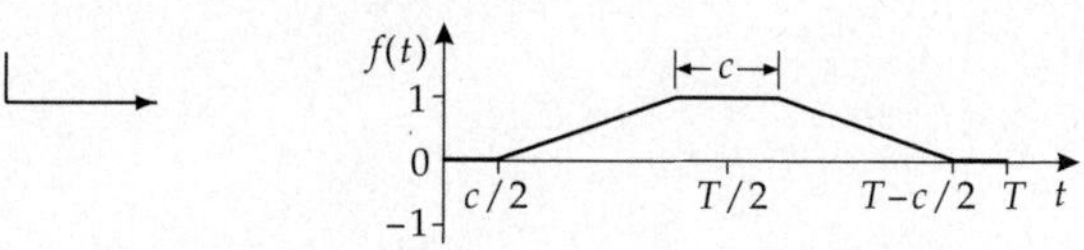

$$f(t)=\frac{2}{\pi}\sum_{n=1}^{\infty}\frac{(-1)^{n-1}}{n}\left[1+\frac{\sin(n\pi a)}{n\pi(1-a)}\right]\sin\frac{n\cdot 2\pi t}{T};\quad \left(a=\frac{c}{T}\right)$$

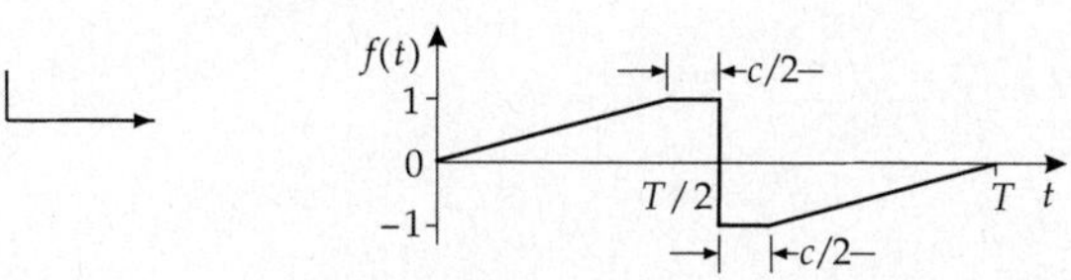

$$f(t)=\frac{2}{\pi}\sum_{n=1}^{\infty}\frac{(-1)^{n-1}}{n}\left[1+\frac{1+(-1)^n}{n\pi(1-2a)}\sin(n\pi a)\right]\sin\frac{n\cdot 2\pi t}{T};\quad \left(a=\frac{c}{T}\right)$$

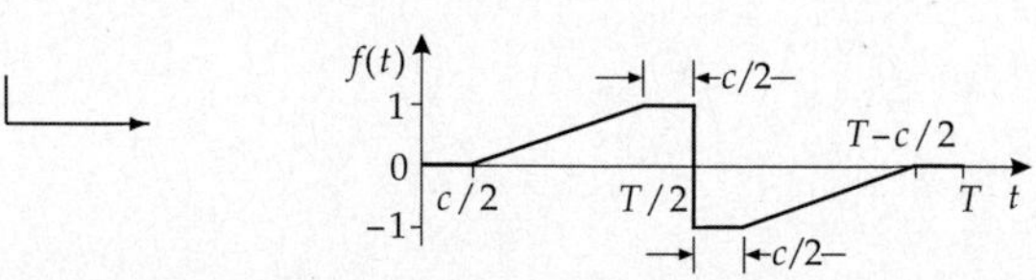

$$f(t) = \frac{\frac{36}{\sqrt{3}} \cdot t \left(\frac{T}{2} - t\right) \cdot \left(\frac{T}{2} + t\right)}{T^3}, \quad \left(-\frac{T}{2} < t < \frac{T}{2}\right)$$

$$= \frac{18 \cdot \sqrt{3}}{\pi^3} \sum_{n=1}^{\infty} \frac{(-1)^{n+1}}{n^3} \sin\left(\frac{n \cdot 2\pi t}{T}\right)$$

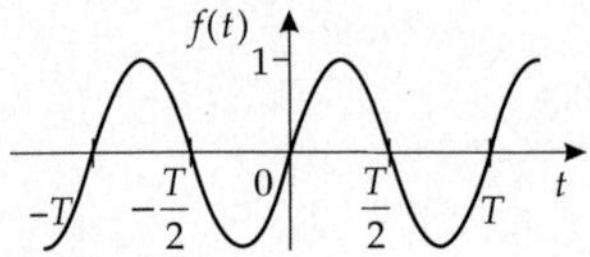

$$f(t) = \begin{cases} \dfrac{4t\,(T/2+t)}{(T/2)^2}, & (-T/2 < t < 0) \\ \dfrac{4t\,(T/2-t)}{(T/2)^2}, & (0 < t < T/2) \end{cases}$$

$$= \frac{32}{\pi^3} \sum_{n=1,3,5,\ldots}^{\infty} \frac{1}{n^3} \sin\left(\frac{n \cdot 2\pi t}{T}\right)$$

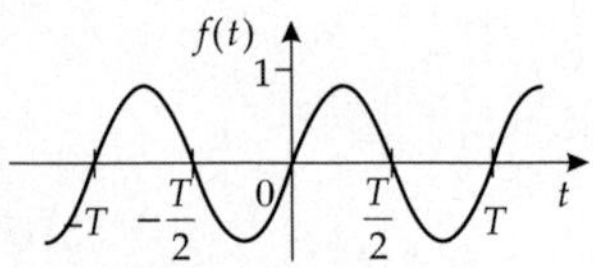

$$f(t) = \begin{cases} -\dfrac{4t\,(T/2+t)}{(T/2)^2}, & (-T/2 < t < 0) \\ \dfrac{4t\,(T/2-t)}{(T/2)^2}, & (0 < t < T/2) \end{cases}$$

$$= \frac{2}{3} - \frac{16}{\pi^2} \sum_{n=2,4,6,\ldots}^{\infty} \frac{1}{n^2} \cos\left(\frac{n \cdot 2\pi t}{T}\right)$$

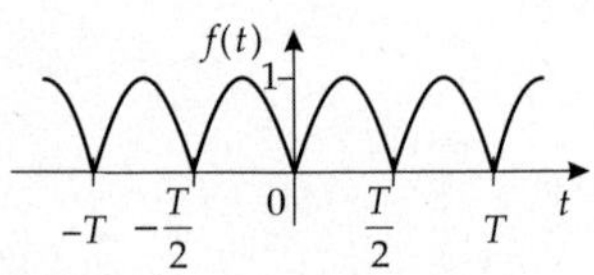

$$f(t) = \frac{t^2}{(T/2)^2} = \frac{4t^2}{T^2}, \quad (-T/2 < t < T/2)$$

$$= \frac{1}{3} + \frac{4}{\pi^2} \sum_{n=1}^{\infty} \frac{(-1)^n}{n^2} \cos\left(\frac{n \cdot 2\pi t}{T}\right)$$

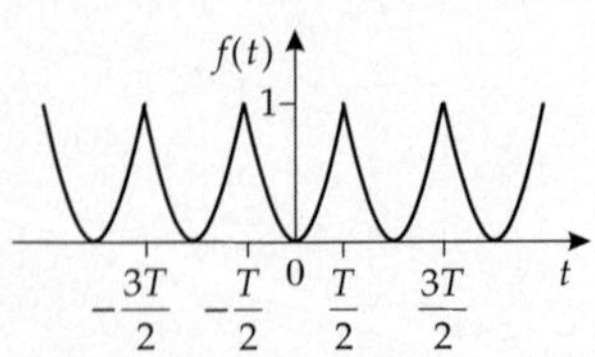

$$f(t) = \left|\sin\left(\frac{2\pi t}{T}\right)\right|, \quad (-T/2 < t < T/2)$$

$$= \frac{2}{\pi} - \frac{4}{\pi}\left(\frac{\cos\left(2\frac{2\pi t}{T}\right)}{1\cdot 3} + \frac{\cos\left(4\frac{2\pi t}{T}\right)}{3\cdot 5} + \frac{\cos\left(6\frac{2\pi t}{T}\right)}{5\cdot 7} + \cdots\right)$$

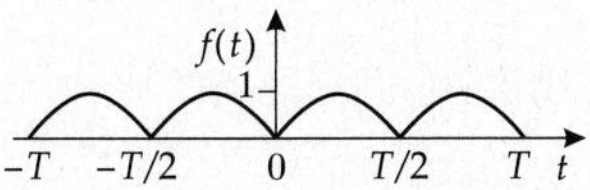

$$f(t) = \begin{cases} \sin\left(\frac{2\pi t}{T}\right), & (0 < t < T/2) \\ 0, & (T/2 < t < T) \end{cases}$$

$$= \frac{1}{\pi} + \frac{1}{2}\sin\left(\frac{2\pi t}{T}\right) - \frac{2}{\pi}\left(\frac{\cos\left(2\frac{2\pi t}{T}\right)}{1\cdot 3} + \frac{\cos\left(4\frac{2\pi t}{T}\right)}{3\cdot 5} + \frac{\cos\left(6\frac{2\pi t}{T}\right)}{5\cdot 7} + \cdots\right)$$

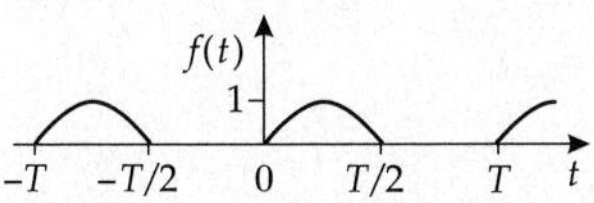

$$f(t) = \frac{2}{\pi} - \frac{4}{\pi}\left(-\frac{1}{1\cdot 3}\cos\left(2\frac{2\pi t}{T}\right) + \frac{1}{3\cdot 5}\cos\left(4\frac{2\pi t}{T}\right) - \frac{1}{5\cdot 7}\cos\left(6\frac{2\pi t}{T}\right) + - \cdots\right)$$

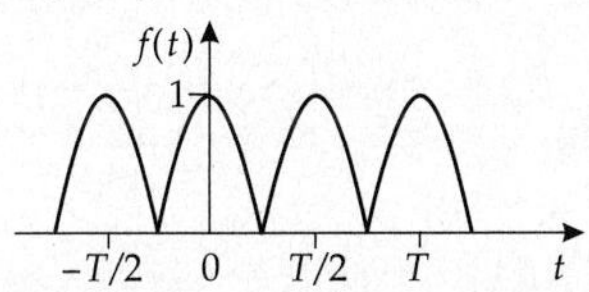

$$f(t) = \frac{1}{\pi} + \frac{2}{\pi}\left(\pi\cos\left(\frac{2\pi t}{T}\right) + \frac{1}{1\cdot 3}\cos\left(2\frac{2\pi t}{T}\right) + \frac{1}{3\cdot 5}\cos\left(4\frac{2\pi t}{T}\right) + \cdots\right)$$

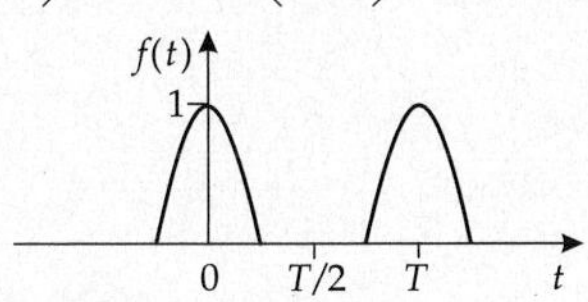

$$f(t) = \begin{cases} \cos t, & (0 < t < T/2) \\ -\cos t, & (-T/2 < t < 0) \end{cases}$$

$$= \frac{8}{\pi}\sum_{n=1}^{\infty}\frac{n}{4n^2-1}\sin\left(2n\frac{2\pi t}{T}\right)$$

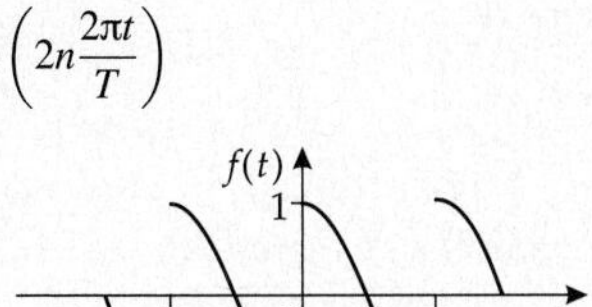

$$f(t) = \frac{3\sqrt{3}}{\pi}\left(\frac{1}{2} - \frac{1}{2\cdot 4}\cos\left(3\frac{2\pi t}{T}\right) - \frac{1}{5\cdot 7}\cos\left(6\frac{2\pi t}{T}\right) - \frac{1}{8\cdot 10}\cos\left(9\frac{2\pi t}{T}\right) - \cdots\right)$$

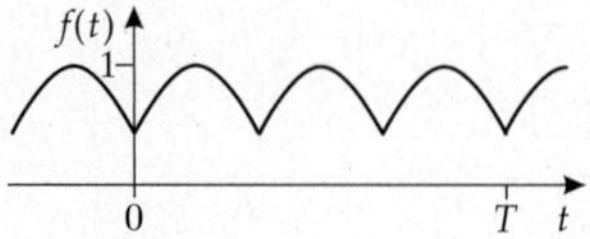

$$f(t) = \frac{2}{\pi}\sum_{n=0}^{\infty}\frac{\gamma\cos\left((2n+1)\frac{2\pi t}{T}\right) + (2n+1)\sin\left((2n+1)\frac{2\pi t}{T}\right)}{\gamma^2 + (2n+1)^2}; \quad (\gamma = T/2\pi\tau)$$

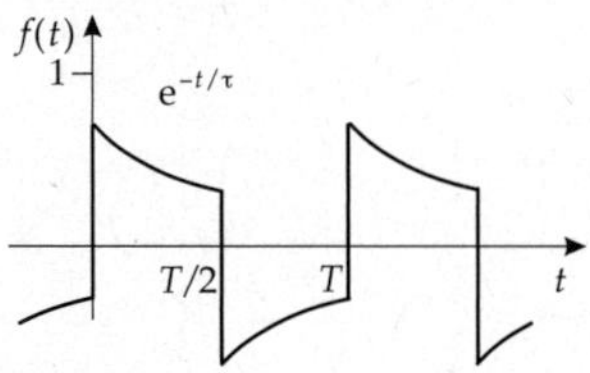

Fourier-Reihen (Tabelle)

$$f(t) = \frac{1}{12}t(t-\pi)(t-2\pi), \quad (0 \le t \le 2\pi)$$
$$= \frac{\sin t}{1^3} + \frac{\sin 2t}{2^3} + \frac{\sin 3t}{3^3} + \cdots$$

$$f(t) = \frac{1}{6}\pi^2 - \frac{1}{2}\pi t + \frac{1}{4}t^2, \quad (0 \le t \le 2\pi)$$
$$= \frac{\cos t}{1^2} + \frac{\cos 2t}{2^2} + \frac{\cos 3t}{3^2} + \cdots$$

$$f(t) = \frac{1}{90}\pi^4 - \frac{1}{12}\pi^2 t^2 + \frac{1}{12}\pi t^3 - \frac{1}{48}t^4, \quad (0 \le t \le 2\pi)$$
$$= \frac{\cos t}{1^4} + \frac{\cos 2t}{2^4} + \frac{\cos 3t}{3^4} + \cdots$$

$$f(t) = \sin\mu t, \quad (-\pi < t < \pi, \quad \mu \ne \text{ganze Zahl})$$
$$= \frac{2\sin\mu\pi}{\pi}\left(\frac{\sin t}{1^2-\mu^2} - \frac{2\sin 2t}{2^2-\mu^2} + \frac{3\sin 3t}{3^2-\mu^2} - \cdots\right)$$

$$f(t) = \cos\mu t, \quad (-\pi < t < \pi, \quad \mu \ne \text{ganze Zahl})$$
$$= \frac{2\mu\sin\mu\pi}{\pi}\left(\frac{1}{2\mu^2} + \frac{\cos t}{1^2-\mu^2} - \frac{\cos 2t}{2^2-\mu^2} + \frac{\cos 3t}{3^2-\mu^2} - \cdots\right)$$

$$f(t) = \arctan[(a\sin t)/(1-a\cos t)], \quad (-\pi < t < \pi, \quad |a| < 1)$$
$$= a\sin t + \frac{a^2}{2}\sin 2t + \frac{a^3}{3}\sin 3t + \cdots$$

$$f(t) = \frac{1}{2}\arctan[(2a\sin t)/(1-a^2)], \quad (-\pi < t < \pi, \quad |a| < 1)$$
$$= a\sin t + \frac{a^3}{3}\sin 3t + \frac{a^5}{5}\sin 5t + \cdots$$

$$f(t) = \frac{1}{2}\arctan[(2a\cos t)/(1-a^2)], \quad (-\pi < t < \pi, \quad |a| < 1)$$
$$= a\cos t - \frac{a^3}{3}\cos 3t + \frac{a^5}{5}\cos 5t - \cdots$$
$$f(t) = \ln|\sin(t/2)|, \quad (0 < t < \pi)$$
$$= -\left(\ln 2 + \frac{\cos t}{1} + \frac{\cos 2t}{2} + \frac{\cos 3t}{3} + \cdots\right)$$
$$f(t) = \ln|\cos(t/2)|, \quad (-\pi < t < \pi)$$
$$= -\left(\ln 2 - \frac{\cos t}{1} + \frac{\cos 2t}{2} - \frac{\cos 3t}{3} + \cdots\right)$$
$$f(t) = \mathrm{e}^{\mu t}, \quad (-\pi < t < \pi)$$
$$= \frac{2\sinh\mu\pi}{\pi}\left(\frac{1}{2\mu} + \sum_{n=1}^{\infty}\frac{(-1)^n(\mu\cos nt - n\sin nt)}{\mu^2+n^2}\right)$$
$$f(t) = \ln(1-2a\cos t + a^2), \quad (-\pi < t < \pi, \quad |a| < 1)$$
$$= -2\left(a\cos t + \frac{a^2}{2}\cos 2t + \frac{a^3}{3}\cos 3t + \cdots\right)$$
$$f(t) = \sinh\mu t, \quad (-\pi < t < \pi)$$
$$= \frac{2\sinh\mu\pi}{\pi}\left(\frac{\sin t}{1^2+\mu^2} - \frac{2\sin 2t}{2^2+\mu^2} + \frac{3\sin 3t}{3^2+\mu^2} - \cdots\right)$$
$$f(t) = \cosh\mu t, \quad (-\pi < t < \pi)$$
$$= \frac{2\mu\sinh\mu\pi}{\pi}\left(\frac{1}{2\mu^2} - \frac{\cos t}{1^2+\mu^2} + \frac{\cos 2t}{2^2+\mu^2} - \frac{\cos 3t}{3^2+\mu^2} + \cdots\right)$$

19.2 Fourier-Integrale

Einleitung

Fourier-Integrale sind die Verallgemeinerung der Fourier-Reihen. Mit ihnen können auch nichtperiodische Funktionen beschrieben werden. Beispielsweise erhalten Differentialgleichungen durch die Fourier-Transformation oft eine einfache Form, so daß sie durch algebraische Umformungen gelöst werden können.

Definition und Koeffizienten

Fourier-Integral, Integralentwicklung nichtperiodischer Funktionen nach trigonometrischen Funktionen (kontinuierliches Spektrum), läßt sich aus der Fourier-Reihe durch Verschiebung der Intervallgrenzen gegen unendlich ($T \to \pm\infty$) gewinnen.

$$f(t) = \int_0^{\infty} (a(\omega)\cos(\omega t) + b(\omega)\sin(\omega t))\,\mathrm{d}\omega\,.$$

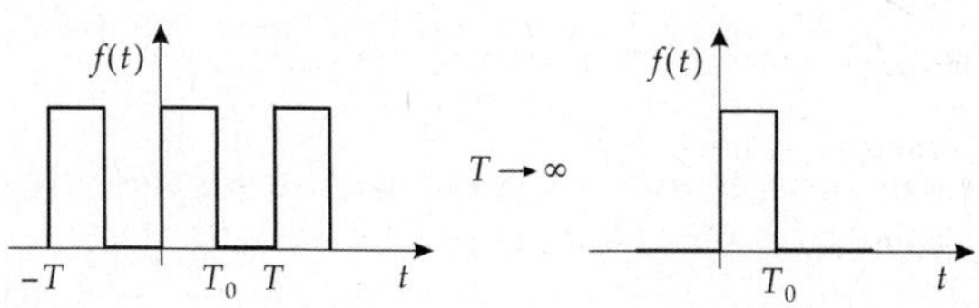

Durch den Grenzübergang $T \to \infty$ verliert die Stufenfunktion ihre Periodizität

Koeffizienten des Fourier-Integrals

$$a(\omega) = \frac{1}{\pi}\int_{-\infty}^{\infty} f(\tau)\cos(\omega\,\tau)\,\mathrm{d}\tau$$

und

$$b(\omega) = \frac{1}{\pi}\int_{-\infty}^{\infty} f(\tau)\sin(\omega\,\tau)\,\mathrm{d}\tau.$$

▷ Zur Notation: Vor den Integralen, die die Koeffizienten liefern, steht manchmal der Faktor $1/\sqrt{\pi}$ statt $1/\pi$, dann muß der Faktor $1/\sqrt{\pi}$ auch vor dem Fourier-Integral stehen!

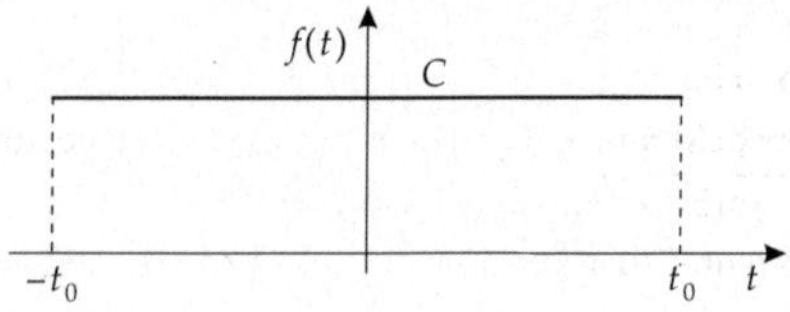

Nichtperiodische Stufenfunktion

☐ Entwicklung der Funktion

$$f(t) = \begin{cases} C, & |t| \le t_0 \\ 0, & |t| > t_0 \end{cases}$$

in ein Fourier-Integral:

$$f(t) = \int_0^{\infty} a(\omega)\cos(\omega\,t)\,\mathrm{d}\omega\,,$$

weil aus Symmetriegründen $b(\omega) = 0$ gilt. Für $a(\omega)$ erhält man:

$$a(\omega) = \frac{2}{\pi}\int_0^{t_0} C\cos(\omega\,\tau)\,\mathrm{d}\tau.$$

Integration liefert:

$$a(\omega) = \frac{2}{\pi}\,C\,\frac{\sin(\omega\,t_0)}{\omega}.$$

Konvergenzbedingungen

Dirichletsche Bedingungen, Erfüllung der Dirichletschen Bedingungen in jedem Teilintervall (s. a. Fourier-Reihen).

Absolute Integrierbarkeit, d. h.,

$$\int_{-\infty}^{\infty} |f(t)|\,\mathrm{d}t < \infty.$$

● **Kriterium von Dirichlet-Jordan**, hinreichend.
Falls $f(t)$ in jedem endlichen Teilintervall von beschränkter Schwankung ist und dort höchstens endlich viele Sprungstellen hat, $f(t)$ absolut integrierbar ist, dann läßt sich $f(t)$ auf stetigen Stücken in ein Fourier-Integral entwickeln; an den Sprungstellen t_0 ist das Fourier-Integral $(f_+(t_0) + f_-(t_0))/2$ (arithmetisches Mittel).

Komplexe Darstellung, Fouriersinus- und -kosinustransformation

Komplexe Darstellung des Fourier-Integrals

$$f(t) = \frac{1}{2\pi}\int_{-\infty}^{\infty} F(\omega)\mathrm{e}^{\mathrm{j}\omega t}\,\mathrm{d}\omega \quad \text{und} \quad F(\omega) = \int_{-\infty}^{\infty} f(t)\mathrm{e}^{-\mathrm{j}\omega t}\,\mathrm{d}t.$$

Notation: Für $F(\omega)$ schreibt man auch $F[f(t)]$ und für $f(t)$ $F^{-1}[F(\omega)]$. Die Funktion $F(\omega)$ nennt man die Fourier-Transformierte (Spektralfunktion) von $f(t)$ und den Übergang von $f(t)$ nach $F(\omega)$ Fourier-Transformation (Operator F). Die Fourier-Transformation bildet den Zeitbereich auf den Spektralbereich ab, indem der Funktion $f(t)$ im Zeitbereich die Funktion $F(\omega) = F[f(t)]$ im Spektralbereich zugeordnet wird. Wegen der Symmetrie von $f(t)$ und $F(\omega)$ wird der Übergang von $F(\omega)$ nach $f(t)$ **inverse Fourier-Transformation** (Operator F^{-1}) genannt.

▷ Auch hier gibt es verschiedene Konventionen, den Faktor $1/(2\pi)$ aufzuteilen:
a) Ein Faktor $1/\sqrt{2\pi}$ steht sowohl vor dem Integral von $f(t)$ als auch vor dem von $F(\omega)$.
b) Der Faktor $1/(2\pi)$ steht nur vor dem Integral von $F(\omega)$.
c) Der Faktor $1/(2\pi)$ steht nur vor dem Integral von $f(t)$.
Hier wird die Konvention c) benutzt.

Kontinuierliches Amplitudenspektrum, entspricht dem Amplitudenspektrum bei den Fourier-Reihen:

$$A(\omega) = \sqrt{(\mathrm{Re}F(\omega))^2 + (\mathrm{Im}F(\omega))^2}.$$

Kontinuierliches Phasenspektrum, entspricht dem Phasenspektrum bei den Fourier-Reihen:

$$\varphi(\omega) = \arctan \frac{\mathrm{Im}F(\omega)}{\mathrm{Re}F(\omega)}.$$

Fourierkosinustransformation (Kosinustransformation), bei geraden Funktionen $f(t) = f(-t)$ gilt die Relation

$$f(t) = \frac{2}{\pi} \int_0^\infty F_c(\omega) \cos(\omega t) \, d\omega \, ,$$

$$F_c(\omega) = \int_0^\infty f(t) \cos(\omega t) \, dt \, .$$

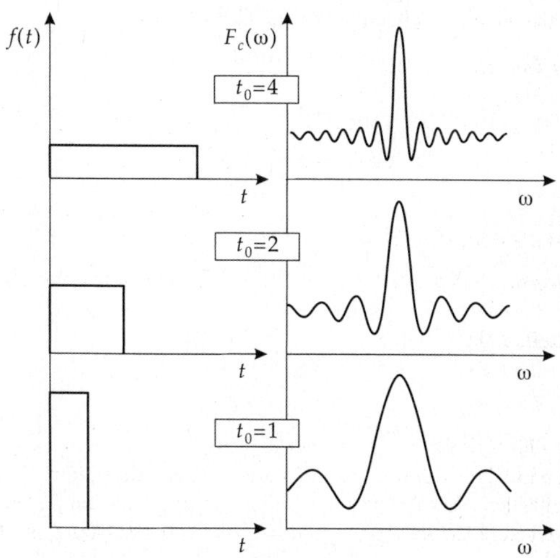

Stufenfunktion $f(t)$ für verschiedene Zeitdauern t_0 (linke Seite) und die dazugehörigen Kosinustransformierten $F_c(\omega)$ (rechte Seite)

☐ Kosinustransformation von

$$f(t) = \begin{cases} \dfrac{1}{t_0}, & 0 < |t| < t_0 \\ 0, & |t| > t_0. \end{cases}$$

Damit folgt für $F_c(\omega)$:

$$F_c(\omega) = \int_0^{t_0} \frac{1}{t_0} \cos(\omega t)\, d\omega = \frac{\sin(t_0 \omega)}{t_0 \omega}.$$

Fouriersinustransformation (Sinustransformation), Entwicklung nach Sinusfunktionen, die bei ungeraden Funktionen $f(-t) = -f(t)$ benutzt wird:

$$f(t) = \frac{2}{\pi} \int_0^{\infty} F_s(\omega) \sin(\omega t)\, \mathrm{d}\omega,$$

$$F_s(\omega) = \int_0^{\infty} f(t) \sin(\omega t)\, \mathrm{d}t.$$

Symmetrien

Mit $F[f(t)] = F(\omega)$ (Fourier-Transformierte) gelten die folgenden Symmetrierelationen (* bedeutet konjugiert komplex):

Falls $f(t)$	dann
reell	$F(-\omega) = (F(\omega))^*$
imaginär	$F(-\omega) = -(F(\omega))^*$
gerade	$F(\omega)$ gerade
ungerade	$F(\omega)$ ungerade
reell und gerade	$F(\omega)$ reell und gerade
reell und ungerade	$F(\omega)$ imaginär und ungerade
imaginär und gerade	$F(\omega)$ imaginär und gerade
imaginär und ungerade	$F(\omega)$ reell und ungerade

Faltung und einige Rechenregeln

Faltung zweier Funktionen, das Zeitintegral über das Produkt aus der einen Funktion mit der anderen verschobenen Funktion.

$$(f_1 * f_2)(t) = \int_{-\infty}^{\infty} f_1(\tau) f_2(t-\tau)\, \mathrm{d}\tau.$$

□ Die Faltung der Funktionen

$$f_1(t) = \begin{cases} \sin(t), & \text{falls } t \geq 0 \\ 0, & \text{falls } t < 0 \end{cases}$$

und

$$f_2(t) = \begin{cases} \cos(t), & \text{falls } t \geq 0 \\ 0, & \text{falls } t < 0. \end{cases}$$

Gemäß der Definition erhält man für die Faltung von f_1 und f_2:

$$(f_1 * f_2)(t) = \int_{-\infty}^{\infty} f_1(\tau) \cdot f_2(t-\tau)\, \mathrm{d}\tau$$

$$= \int_0^t \sin(\tau) \cdot \cos(t-\tau)\, \mathrm{d}\tau$$

$$= \frac{t}{2} \sin(t).$$

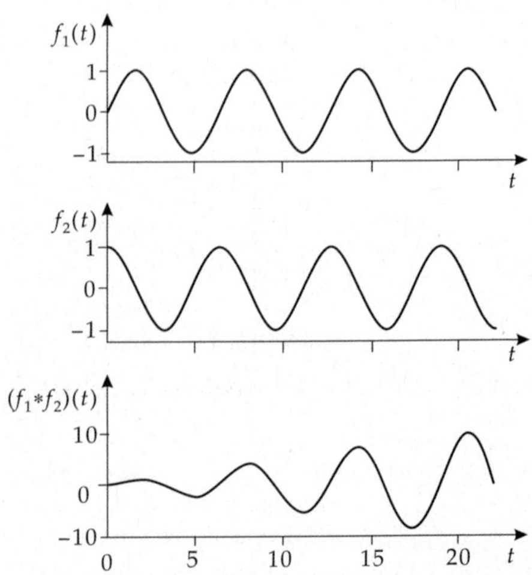

Die Funktionen $f_1(t)$ und $f_2(t)$ und ihre Faltung $(f_1 * f_2)(t)$

- **Faltungssatz**, die Fourier-Transformierte der Faltung der Funktionen f_1 und f_2 ist gleich dem Produkt der Fourier-Transformierten von f_1 und f_2:
  $F[(f_1 * f_2)(t)] = F[f_1(t)] \cdot F[f_2(t)]$.
- **Verschiebungssatz**, die Fourier-Transformierte einer um die Zeit t_0 verschobenen Funktion ist gleich der Fourier-Transformierten der unverschobenen Funktion, multipliziert mit dem Faktor $\mathrm{e}^{-\mathrm{j}\omega t_0}$:
  $F[f(t-t_0)] = F[f(t)]\mathrm{e}^{-\mathrm{j}\omega t_0}$.
- **Linearitätssatz**, die Fourier-Transformierte der Summe von Funktionen ist gleich der Summe der Fourier-Transformierten dieser Funktionen:
  $F[f(t)+g(t)] = F[f(t)] + F[g(t)]$.
- **Ähnlichkeitssatz**, die Fourier-Transformierte einer Funktion, mit der eine Ähnlichkeitstransformation durchgeführt wurde ($t \to at$), ist gleich der Fourier-Transformierten der ursprünglichen Funktion mit der Ähnlichkeitstransformation $\omega \to \omega / a$, dividiert durch den Betrag des Faktors a:
  $F[f(at)] = \frac{1}{a} G(\omega / a) \qquad a > 0$.

19.3 Diskrete Fourier-Transformation (DFT)

Die diskrete Fourier-Transformation hat denselben Anwendungsbereich wie das Fourier-Integral und wird für Funktionen benutzt, deren Werte nur auf diskreten Gitterpunkten vorliegen.

Definition und Koeffizienten

Diskrete Fourier-Transformation, diskrete Version der kontinuierlichen Fourier-Transformation. Diese wird benutzt für Funktionen, deren Werte in dem Intervall $[0,T]$ nur an diskreten Punkten gegeben sind oder abgetastet werden.
Entwicklung der Funktion in eine trigonometrische Summe:

$$f(t_k) = T_N(t_k) = \frac{1}{N}\sum_{i=0}^{N-1} c_i \mathrm{e}^{2\pi \mathrm{j} i t_k / T} = \frac{1}{N}\sum_{i=0}^{N-1} c_i \mathrm{e}^{2\pi \mathrm{j} i k / N}$$

mit $t_k = k\Delta t$ und $T = N\Delta t$, wobei Δt die Gitterunterteilung ist. In der Meßtechnik wird Δt auch als Abtastperiode bezeichnet und entsprechend ist die Abtastfrequenz F_0 das Inverse der Abtastperiode: $F_0 = 1/\Delta t$.

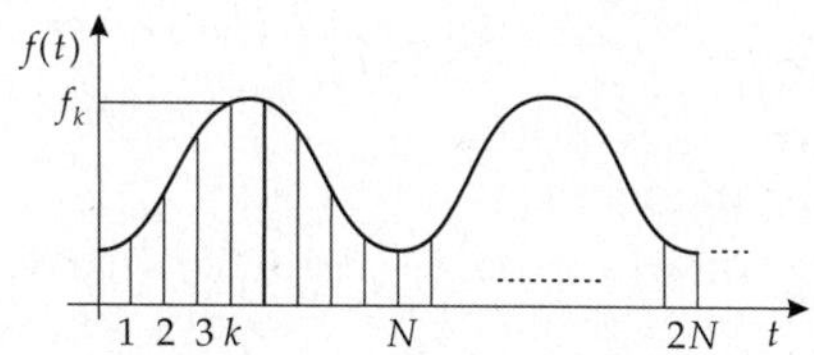

Schematische Darstellung einer diskreten periodischen Funktion $f(t_k)$

Koeffizient der diskreten Fourier-Transformation, vgl. mit Koeffizienten der Fourier-Reihe und des Fourier-Integrals:

$$c_i = \sum_{m=0}^{N-1} f(t_m) \mathrm{e}^{-2\pi \mathrm{j} i m / N}.$$

Notation: Für $f(t_k)$, $f(t_m)$ wird oft auch einfach f_k, f_m geschrieben.

▷ 1. Der Vorfaktor $1/N$ kann wie der Faktor $1/(2\pi)$ beim Fourier-Integral auf drei Arten aufgeteilt werden (vgl. Anmerkung bei komplexer Darstellung des Fourier-Integrals). Hier soll der Vorfaktor vor der Summe von f_k stehen.

2. Die Koeffizienten c_i folgen aus der Orthogonalität der Funktionen $e^{2\pi jik/N}$ $(i,k = 0,1,2,\ldots N-1)$:
$$\frac{1}{N}\sum_{i=0}^{N-1} e^{2\pi jim/N} e^{-2\pi jin/N} = \delta_{m,n}.$$
3. Die diskrete Fourier-Transformation kann auch als trigonometrische Interpolation der Funktion $f(t_k)$ aufgefaßt werden, weil an den Gitterpunkten gilt: $f(t_k) = T_N(t_k)$ und für beliebige Punkte t aus $[0,T]$: $f(t) \approx T_N(t)$.
4. Der Vektor $\{c_i\}$ heißt auch diskrete Fourier-Transformierte von $f(t_k)$ und der Übergang $c_i \rightarrow T_N(t_k)$ diskrete inverse Fourier-Transformation.
5. Bei der diskreten Fourier-Transformation gelten dieselben Symmetrien wie bei der kontinuierlichen Fourier-Transformation.

▷ Numerische Berechnung der diskreten Fourier-Transformation: Da in PASCAL komplexe Arithmetik nicht unterstützt wird, wird die e-Funktion in Real- und Imaginärteil zerlegt:
$$T_N(t_k) = \frac{1}{N}\sum_{i=0}^{N-1} c_i e^{2\pi jik/N}$$
$$= \frac{1}{N}\sum_{i=0}^{N-1} (c_i \cos(2\pi ik/N) + jc_i \sin(2\pi ik/N)).$$
Pseudocode zur Berechnung von $T_N(t_k)$:
```
BEGIN Diskrete Fourier Transformation
INPUT n
INPUT f[i], i=0..n-1
omega := 2*pi/n
FOR k = 0 TO n-1 DO
  FOR m = 0 TO n-1 DO
    angle := k*omega*m
    real[k] := real[k] + f[m]*cos(angle)/n
    imag[k] := imag[k] - f[m]*sin(angle)/n
  ENDDO
ENDDO
OUTPUT real[i], i=0..n
OUTPUT imag[i], i=0..n
END Diskrete Fourier Transformation
```
Falls die Koeffizienten c_i komplex sind, müssen diese ebenfalls in Real- und Imaginärteil zerlegt werden.

Shannonsches Abtasttheorem

● **Shannonsches Abtasttheorem**, wird ein analoges Meßsignal $f(t)$ mit der Abtastperiode Δt zu den Zeiten $t_k = k\Delta t$, $k = 0,1,2,\ldots,N-1$ abgetastet $(f(t) \rightarrow f(t_k) = f_k)$, läßt sich der Verlauf des Signals $f(t)$ aus den Abtastwerten f_k rekonstruieren, falls die höchste in dem Meßsignal $f(t)$ vorkommende Frequenz F_m kleiner ist als die halbe Abtastfrequenz $F_0/2 = 1/(2\Delta t)$:
$$F_m < \frac{F_0}{2}.$$

● **Nyquistfrequenz**, Bezeichnung für die halbe Abtastfrequenz $1/(2\Delta t)$, die die höchste mit der Abtastperiode Δt erfaßbare Frequenz ist.

● **Aliasing**, falls das Meßsignal höhere Frequenzen als die Nyquistfrequenz enthält, werden diese auf den Frequenzbereich $F < F_0/2$ abgebildet, so daß das ursprüngliche Meßsignal $f(t)$ nicht mehr vollständig aus den Abtastwerten f_k bestimmt werden kann.

▷ Vor dem Abtasten eines Meßsignals können mit einem Antialiasingfilter alle Frequenzen größer als die Nyquistfrequenz herausgefiltert werden, so daß das Shannonsche Abtasttheorem wieder gilt.

Diskrete Sinus- und Kosinustransformation

Diskrete Sinustransformation, wird benutzt bei Funktionen, die am Intervallrand verschwinden. Sie hat Bedeutung bei der Lösung von Differentialgleichungen mit der entsprechenden Randbedingung:

$$f_k = \frac{2}{N}\sum_{i=1}^{N-1} s_i \sin(\pi ik/N).$$

Koeffizienten der diskreten Sinustransformation:

$$s_i = \sum_{l=1}^{N-1} f_l \sin(\pi li/N),$$

d. h., die Sinustransformation ist ihre eigene Umkehrtransformation.

Diskrete Kosinustransformation, findet Anwendung bei Funktionen, deren Ableitung am Intervallrand verschwindet, s. a. oben:

$$f_k = \frac{2}{N}\sum_{i=0}^{N-1} c_i \cos(\pi ik/N).$$

Koeffizienten der diskreten Kosinustransformation, die Berechnung erfolgt in mehreren Teilschritten (N gerade):

a) Berechnung der Hilfskoeffizienten $\tilde{c}_i$, als ob die Kosinustransformation ihre eigene Inverse wäre:

$$\tilde{c}_i = \sum_{l=0}^{N-1} f_l \cos\left(\frac{\pi li}{N}\right).$$

b) Der Zusammenhang zwischen $\tilde{c}_i$ und den gesuchten Koeffizienten c_i ist:

$$\tilde{c}_0 = 2c_0 + \frac{2}{N}\sum_{m\,\text{ug.}} c_m$$

$$\tilde{c}_i = c_i + \frac{2}{N}\sum_{m\,\text{g.}} c_m \qquad \text{falls } i \text{ ungerade}$$

$$\tilde{c}_i = c_i + \frac{2}{N}\sum_{m\,\text{ug.}} c_m \qquad \text{falls } i \text{ gerade, } i \neq 0$$

mit den Abkürzungen g. für gerade und ug. für ungerade.

c) Berechnung der unbekannten Summen auf rechter Seite:

$$\sum_{m\,\text{ug.}} c_m = \frac{N}{2}\tilde{c}_0 - N(A_1 - A_2)$$

$$\sum_{m\,\text{g.}} c_m = A_1 - \sum_{m\,\text{ug.}} c_m,$$

wobei

$$A_1 = \sum_{i\,\text{ug.}} \tilde{c}_i \quad \text{und} \quad A_2 = \sum_{i\,\text{g.}, i\neq 0} \tilde{c}_i.$$

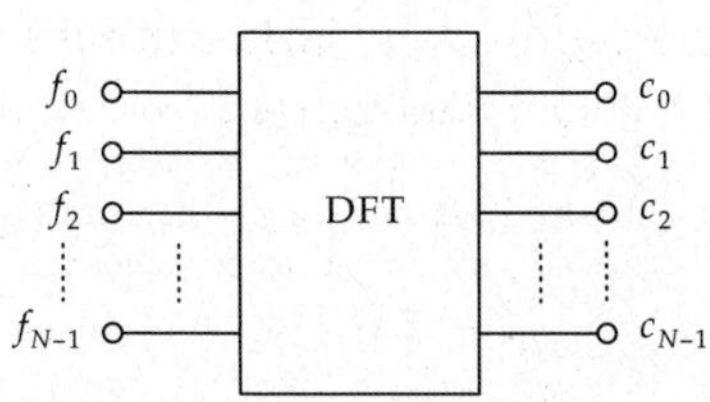

Symbolische Darstellung der DFT (N Punkte)

▷ Bei der Sinus- und Kosinus-DFT lautet das Argument von Kosinus und Sinus $(\pi ik/N)$ statt $(2\pi ik/N)$. Das hängt damit zusammen, daß man bei den beiden obigen Transformationen gerade oder ungerade Funktionen betrachtet, was zur Folge hat, daß nicht das ganze Intervall $[-\pi, \pi]$ betrachtet werden muß, sondern nur das Teilintervall $[0, \pi]$.

Fast-Fourier-Transformation (FFT)

Fast-Fourier-Transformation (FFT), schneller Algorithmus zur Berechnung der diskreten Fourier-Transformation.
Die Anzahl der Rechenoperationen ist nur proportional zu $N\log_2 N$ im Vergleich zu $\propto N^2$ bei direkter Berechnung der Summe.

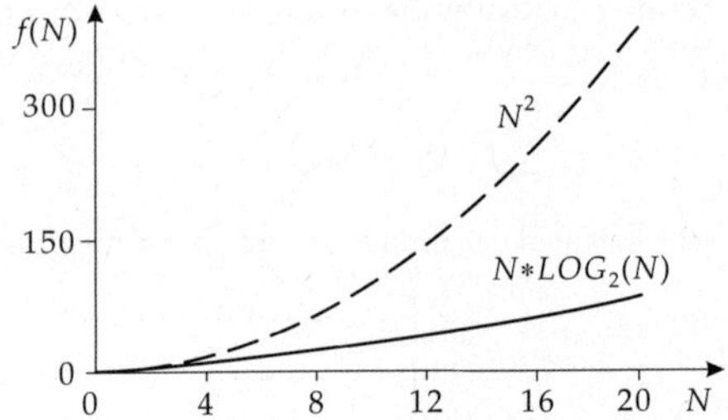

Funktionen N^2 und $N\log_2 N$

FFT-Algorithmus

a) Aufspaltung der Koeffizienten c_k der diskreten Fourier-Transformation in gerade und ungerade Fourier-Transformierte:

$$c_k = \sum_{i=0}^{N-1} f_i \mathrm{e}^{-2\pi \mathrm{j} ik/N} = \sum_{i=0}^{N/2-1} f_i \mathrm{e}^{-2\pi \mathrm{j} ik/N} + \sum_{i=0}^{N/2-1} f_{i+N/2} \mathrm{e}^{-2\pi \mathrm{j} k(i+N/2)/N}$$

$$= \sum_{i=0}^{N/2-1} \left(f_i + \mathrm{e}^{-\mathrm{j}\pi k} f_{i+N/2}\right) \mathrm{e}^{-2\pi \mathrm{j} ik/N} .$$

Betrachte c_k für gerade (g) und ungerade (u) Werte von k getrennt:

$$c_{2k} = \sum_{i=0}^{N/2-1} \left(f_i + f_{i+N/2}\right) \mathrm{e}^{-2\pi \mathrm{j} ik/(N/2)} = \sum_{i=0}^{N/2-1} \left(f_i + f_{i+N/2}\right) W^{2ki}$$

und

$$c_{2k+1} = \sum_{i=0}^{N/2-1} \left(f_i - f_{i+N/2}\right) W^i \mathrm{e}^{-2\pi \mathrm{j} ik/(N/2)} = \sum_{i=0}^{N/2-1} \left(f_i - f_{i+N/2}\right) W^i W^{2ki} .$$

Dabei ist W die komplexe Zahl $\mathrm{e}^{-2\pi \mathrm{j}/N}$. Beide Gleichungen können auch in Matrixschreibweise dargestellt werden. Für die **geraden** c_k-Werte erhält man dann:

$$\begin{pmatrix} c_0 \\ c_2 \\ c_4 \\ \vdots \\ c_{N-2} \end{pmatrix} = \begin{pmatrix} 1 & 1 & 1 & \cdots & 1 \\ 1 & W^2 & W^4 & \cdots & W^{N-2} \\ 1 & W^4 & W^8 & \cdots & W^{2(N-2)} \\ \vdots & \vdots & \vdots & \ddots & \vdots \\ 1 & W^{(N-2)} & W^{2(N-2)} & \cdots & W^{(N-2)^2} \end{pmatrix} \begin{pmatrix} f_0 + f_{N/2} \\ f_1 + f_{N/2+1} \\ f_2 + f_{N/2+2} \\ \vdots \\ f_{N/2-1} + f_{N-1} \end{pmatrix}$$

und analog für die **ungeraden** c_k-Werte:

$$\begin{pmatrix} c_1 \\ c_3 \\ c_5 \\ \vdots \\ c_{N-1} \end{pmatrix} = \begin{pmatrix} 1 & W & W^2 & \cdots & W^{N/2-1} \\ 1 & W^3 & W^6 & \cdots & W^{3(N/2-1)} \\ 1 & W^5 & W^{10} & \cdots & W^{5(N/2-1)} \\ \vdots & \vdots & \vdots & \ddots & \vdots \\ 1 & W^{(N-1)} & W^{2(N-1)} & \cdots & W^{(N-1)(N/2-1)} \end{pmatrix} \begin{pmatrix} f_0 - f_{N/2} \\ f_1 - f_{N/2+1} \\ f_2 - f_{N/2+2} \\ \vdots \\ f_{N/2-1} - f_{N-1} \end{pmatrix} .$$

$c_k^{\mathrm{g}} = c_{2k}$ (**gerade** k-Werte) ist also die Fourier-Transformierte der Funktion $f_i^{\mathrm{g}} = f_i + f_{i+N/2}$ und $c_k^{\mathrm{u}} = c_{2k+1}$ (**ungerade** k-Werte) die der Funktion $f_i^{\mathrm{u}} = (f_i - f_{i+N/2})W^i$ mit $i = 0, 1, 2, \ldots, N/2$ in beiden Fällen. Durch diese Aufspaltung wird die Zahl der Rechenoperationen von $\propto N^2$ auf $\propto 2(N/2)^2 = N^2/2$ reduziert.

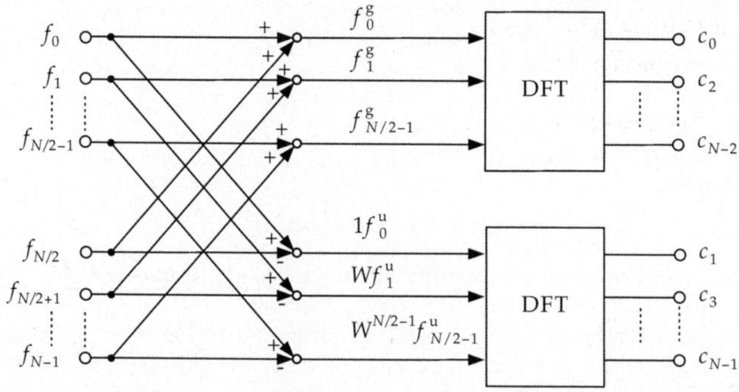

Symbolische Darstellung der FFT: der Schritt von N nach N/2

b) **Rekursion**:
Aufspaltung in gerade und ungerade Funktionen wird für die Funktionen f_i^g und f_i^u mit dem oberen Index $(N/2)/2-1 = N/4-1$ wiederholt. Die durch weitere Wiederholungen definierte Rekursion ist beendet, wenn der obere Index $N/N-1 = 0$ wird, wobei die Fourier-Transformierte $c^{ugg\ldots u}$ dann einfach der Wert der Funktion $f^{ugg\ldots u}$ ist. Falls die Beziehung zwischen der Reihenfolge der geraden (g) und ungeraden (u) Aufspaltungen der Funktion f_k und der anfänglichen Reihenfolge der diskreten Funktionswerte f_k bekannt ist, liefert dieses Rekursionsschema die Fourier-Transformierte von f_k. Die gesuchte Beziehung ergibt sich durch die

c) **Umkehr der Bitreihenfolge**:
1. Kehre zuerst die Reihenfolge der geraden und ungeraden Aufspaltungen von f_k in $f^{ugg\ldots u}$ um: $\mathrm{ugg}\ldots\mathrm{u} \to \mathrm{u}\ldots\mathrm{ggu}$.
2. Ordne dann g den Wert Null zu und u den Wert Eins.
3. Das Ergebnis dieser Operation liefert für jede Sequenz von geraden und ungeraden Aufspaltungen von f_k den Wert von k im Dualsystem.

Damit ist die Fourier-Transformierte bestimmt.

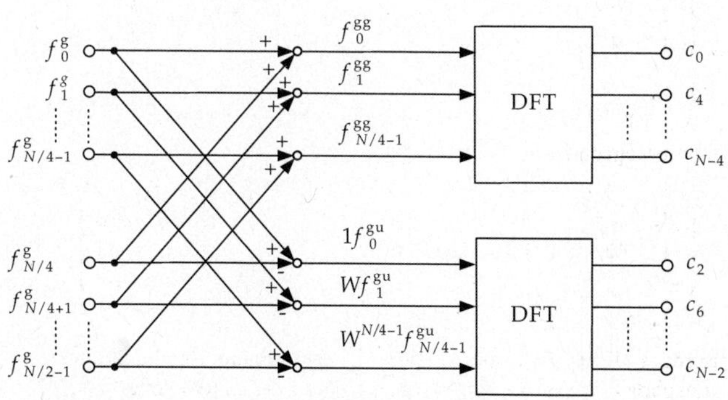

Symbolische Darstellung der FFT für die Reduktion von N/2 nach N/4 für die geraden Funktionen f_i^g

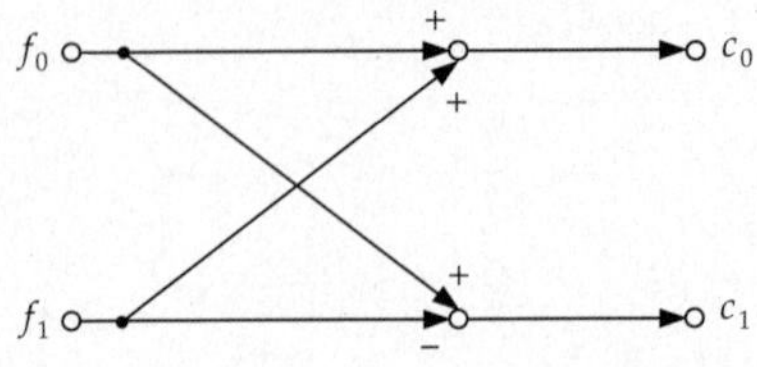

Symbolische Darstellung der FFT für $N = 2$

□ Umwandlung einer Sequenz von geraden und ungeraden Aufspaltungen von f_k in einen dezimalen k-Wert.
Die Dimension des Problems sei $N = 32$. Damit kann die diskrete Funktion f_k insgesamt fünfmal gerade und ungerade aufgespalten werden. Eine der 32 resultierenden Funktionen sei f^{uguug}. Um den zugehörigen Wert von k ($k = 0, 1, 2, \ldots 31$) zu bestimmen, muß nach obiger Vorschrift zunächst die Sequenz der geraden und ungeraden Aufspaltungen von f_k umgekehrt werden:
uguug → guugu.
Den geraden Aufspaltungen ist dann die Null zuzuordnen, den ungeraden die Eins:
guugu → 01101.
Dies ist der gesuchte k-Wert im Dualsystem. Der entsprechende Dezimalwert ist
$k = 1 \times 1 + 0 \times 2 + 1 \times 4 + 1 \times 8 + 0 \times 16 = 13.$

▷ Obiges Rekursionsschema wird Sande-Tukey-FFT-Algorithmus genannt und ist dadurch charakterisiert, daß die Rekursion mit der Fourier-Transformierten beginnt.
Wird die Rekursion in umgekehrter Reihenfolge durchlaufen und der Algorithmus mit den Funktionswerten in bitumgekehrter Reihenfolge gestartet, bezeichnet man diese Vorgehensweise als Cooley-Tukey-FFT-Algorithmus.

▷ Bedingung für beide Algorithmen ist, daß N ein Vielfaches von Zwei sein ($N = 2^m$, m ganzzahlig) muß. Falls dies nicht der Fall ist, kann f_k mit Nullen aufgefüllt werden, so daß dieses Kriterium erfüllt ist. Es gibt aber auch modifizierte FFT-Algorithmen, bei denen die Beschränkung, daß N ein ganzzahliges Vielfaches von Zwei sein muß, aufgehoben ist.

▷ Pseudocode für den Sande-Tukey-FFT-Algorithmus mit $N = 2^m$:

```
BEGIN Schnelle Fourier Transformation
INPUT n
INPUT x[i], y[i], i=0..n-1
n2 := n
FOR k = 1 TO m DO
  n1 := n2
  n2 := n2/2
  angle := 0
  argument := 2*pi/n1
  FOR j = 0 TO n2-1 DO
    c := cos(angle)
    s := -sin(angle)
    FOR i = j TO n-1 STEP n1 DO
      l := i+n2
      xdum := x[i] - x[l]
      x[i] := x[i] + x[l]
      ydum := y[i] - y[l]
      y[i] := y[i] + y[l]
      x[l] := xdum*c - ydum*s
      y[l] := ydum*c + xdum*s
    ENDDO
```

```
      angle := (j + 1)*argument
    ENDDO
  ENDDO
  j := 0
  FOR i = 0 TO n-2 DO
    IF (i < j) THEN
      xdum := x[j]
      x[j] := x[i]
      x[i] := xdum
      ydum := y[j]
      y[j] := y[i]
      y[i] := ydum
    ENDIF
    k := n/2
    WHILE (k < j+1) DO
      j := j - k
      k := k/2
    ENDDO
    j := j + k
  ENDDO
  FOR i = 0 TO n-1 DO
    x[i] := x[i]/n
    y[i] := y[i]/n
  ENDDO
  END Schnelle Fourier Transformation
```

Spezielle Paare von Fourier-Transformierten

$$f(t) \quad \circ\!\!-\!\!\bullet \quad F(\omega)$$

$$f(t) = \begin{cases} 1 & |t| < b \\ 0 & |t| > b \end{cases} \quad \circ\!\!-\!\!\bullet \quad \frac{2\sin b\omega}{\omega}$$

$$\frac{1}{t^2+b^2} \quad \circ\!\!-\!\!\bullet \quad \frac{\pi e^{-b\omega}}{b}$$

$$\frac{t}{t^2+b^2} \quad \circ\!\!-\!\!\bullet \quad -\frac{\pi j\omega}{b} e^{-b\omega}$$

$$t^n f(t) \quad \circ\!\!-\!\!\bullet \quad j^n \frac{d^n F}{d\omega^n}$$

$$f(bt)e^{jpt} \quad \circ\!\!-\!\!\bullet \quad \frac{1}{b} F\left(\frac{\omega - p}{b}\right)$$

$$f^{(n)}(t) \quad \circ\!\!-\!\!\bullet \quad j^n \omega^n F(\omega)$$

Fourier-Transformierte (Tabelle)

$H(x)$ Heavisidefunktion

$\Gamma(x)$ Gammafunktion

$J_n(x)$ Besselfunktion erster Art der Ordnung n (n ganz)

$J_{n+1/2}(x)$ Besselfunktionen erster Art mit halbzahliger Ordnung, durch Sinus- und Kosinusfunktionen ausdrückbar

$$f(t) \quad \circ\!\!-\!\!\bullet \quad F(\omega)$$

$$1 \quad \circ\!\!-\!\!\bullet \quad 2\pi\delta(\omega)$$

$$H(t) \quad \circ\!\!-\!\!\bullet \quad \pi\delta(\omega) + \frac{1}{\mathrm{j}\omega}$$

$$\operatorname{sgn}(t) \quad \circ\!\!-\!\!\bullet \quad \frac{2}{\mathrm{j}\omega}$$

$$\delta(t) \quad \circ\!\!-\!\!\bullet \quad 1$$

$$\sin\omega_0 t \quad \circ\!\!-\!\!\bullet \quad \mathrm{j}\pi\delta(\omega+\omega_0) - \mathrm{j}\pi\delta(\omega-\omega_0)$$

$$H(t)\sin(\omega_0 t) \quad \circ\!\!-\!\!\bullet \quad \frac{\pi}{2\mathrm{j}}\delta(\omega-\omega_0) - \frac{\pi}{2\mathrm{j}}\delta(\omega-\omega_0) + \frac{\omega_0}{\omega_0^2-\omega^2}$$

$$H(t)\mathrm{e}^{-at}\sin\omega_0 t \quad \circ\!\!-\!\!\bullet \quad \frac{\omega_0}{(\mathrm{j}\omega+a)^2+\omega_0^2} \quad \text{für } \operatorname{Re}\{a\}>0$$

$$\cos\omega_0 t \quad \circ\!\!-\!\!\bullet \quad \pi\delta(\omega+\omega_0) + \pi\delta(\omega-\omega_0)$$

$$H(t)\cos\omega_0 t \quad \circ\!\!-\!\!\bullet \quad \frac{\pi}{2}\delta(\omega-\omega_0) + \frac{\pi}{2}\delta(\omega+\omega_0) + \mathrm{j}\frac{\omega}{\omega_0^2-\omega^2}$$

$$H(t)\mathrm{e}^{-at}\cos\omega_0 t \quad \circ\!\!-\!\!\bullet \quad \frac{\mathrm{j}\omega+a}{(\mathrm{j}\omega+a)^2+\omega_0^2} \quad \text{für } \operatorname{Re}\{a\}>0$$

$$\frac{1}{\sqrt{2\pi}}\frac{\sin at}{t} \quad \circ\!\!-\!\!\bullet \quad \begin{cases} \sqrt{\frac{\pi}{2}} & (|\omega|<a) \\ 0 & (|\omega|>a) \end{cases}$$

$$f(t) = \begin{cases} \frac{1}{\sqrt{2\pi}}\mathrm{e}^{\mathrm{j}vt} & (p<t<q) \\ 0 & (t<p,\, t>q) \end{cases} \quad \circ\!\!-\!\!\bullet \quad \frac{\mathrm{j}}{\sqrt{2\pi}}\frac{\mathrm{e}^{\mathrm{j}p(v+\omega)}-\mathrm{e}^{\mathrm{j}q(v+\omega)}}{(v+\omega)}$$

$$f(t) = \begin{cases} \frac{1}{\sqrt{2\pi}}\mathrm{e}^{-ct+\mathrm{j}vt} & (t>0,\, c>0) \\ 0 & (t<0) \end{cases} \quad \circ\!\!-\!\!\bullet \quad \frac{\mathrm{j}}{\sqrt{2\pi}}\frac{1}{(v+\omega+\mathrm{j}c)}$$

$$\frac{1}{\sqrt{2\pi}}\mathrm{e}^{-pt^2} \quad \operatorname{Re}(p)>0 \quad \circ\!\!-\!\!\bullet \quad \frac{1}{\sqrt{2p}}\mathrm{e}^{-\omega^2/4p}$$

$$\frac{1}{\sqrt{2\pi}}\cos pt^2 \quad \circ\!\!-\!\!\bullet \quad \frac{1}{\sqrt{2p}}\cos\left[\frac{\omega^2}{4p}-\frac{\pi}{4}\right]$$

$$\frac{1}{\sqrt{2\pi}}\sin pt^2 \quad \circ\!\!-\!\!\bullet \quad \frac{1}{\sqrt{2p}}\cos\left[\frac{\omega^2}{4p}+\frac{\pi}{4}\right]$$

$$\frac{1}{\sqrt{2\pi}}|t|^{-p} \quad (0<p<1) \quad \circ\!\!-\!\!\bullet \quad \sqrt{\frac{2}{\pi}}\frac{\Gamma(1-p)\sin(p\pi/2)}{|\omega|^{(1-p)}}$$

$$\frac{1}{\sqrt{2\pi}}\frac{\mathrm{e}^{-a|t|}}{\sqrt{|t|}} \quad \circ\!\!-\!\!\bullet \quad \frac{(\sqrt{(a^2+\omega^2)}+a)^{1/2}}{\sqrt{a^2+\omega^2}}$$

$$\frac{1}{\sqrt{2\pi}}\frac{\cosh at}{\cosh \pi t} \quad (-\pi<a<\pi) \quad \circ\!\!-\!\!\bullet \quad \sqrt{\frac{2}{\pi}}\frac{\cos(a/2)\cosh(\omega/2)}{\cosh\omega+\cos a}$$

$$\frac{1}{\sqrt{2\pi}}\frac{\sinh at}{\sinh \pi t} \quad (-\pi<a<\pi) \quad \circ\!\!-\!\!\bullet \quad \frac{1}{\sqrt{2\pi}}\frac{\sin a}{\cosh\omega+\cos a}$$

$$\begin{cases} \frac{1}{\sqrt{2\pi}}\frac{1}{\sqrt{a^2-t^2}} & (|t|<a) \\ 0 & (|t|>a) \end{cases} \quad \circ\!\!-\!\!\bullet \quad \sqrt{\frac{\pi}{2}}J_0(a\omega)$$

$$\frac{1}{\sqrt{2\pi}}\frac{\sin(b\sqrt{a^2+t^2})}{\sqrt{a^2+t^2}} \quad \circ\!\!-\!\!\bullet \quad \begin{cases} 0 & (|\omega|>b) \\ \sqrt{\frac{\pi}{2}}J_0(a\sqrt{b^2-\omega^2}) & (|\omega|<b) \end{cases}$$

$$\begin{cases} \frac{1}{\sqrt{2\pi}} P_n(t) & (|t| < 1) \\ 0 & (|t| > 1) \end{cases} \quad ○\!\!-\!\!\bullet \quad \frac{\mathrm{j}^n}{\sqrt{\omega}} J_{n+1/2}(\omega)$$

$$\begin{cases} \frac{1}{\sqrt{2\pi}} \frac{\cos(b\sqrt{a^2-t^2})}{\sqrt{a^2-t^2}} & (|t| < a) \\ 0 & (|t| > a) \end{cases} \quad ○\!\!-\!\!\bullet \quad \sqrt{\frac{\pi}{2}} J_0(a\sqrt{a^2+b^2})$$

$$\begin{cases} \frac{1}{\sqrt{2\pi}} \frac{\cosh(b\sqrt{a^2-t^2})}{\sqrt{a^2-t^2}} & (|t| < a) \\ 0 & (|t| > a) \end{cases} \quad ○\!\!-\!\!\bullet \quad \sqrt{\frac{\pi}{2}} J_0(a\sqrt{a^2-b^2})$$

Spezielle Fourier-Sinus-Transformierte

$H(x)$ Heavisidefunktion
$\Gamma(x)$ Gammafunktion

$$f(t) \quad ○\!\!-\!\!\bullet \quad F_s(\omega)$$

$$f(t) = \begin{cases} 1 & (0 < t < b) \\ 0 & (t > b) \end{cases} \quad ○\!\!-\!\!\bullet \quad \frac{1-\cos b\omega}{\omega}$$

$$t^{-1} \quad ○\!\!-\!\!\bullet \quad \frac{\pi}{2}$$

$$\frac{t}{t^2+b^2} \quad ○\!\!-\!\!\bullet \quad \frac{\pi}{2} \mathrm{e}^{-b\omega}$$

$$\mathrm{e}^{-bt} \quad ○\!\!-\!\!\bullet \quad \frac{\omega}{\omega^2+b^2}$$

$$H(t)\mathrm{e}^{-bt} \quad ○\!\!-\!\!\bullet \quad \frac{1}{b+\mathrm{j}\omega} \quad \mathrm{Re}\{b\} > 0$$

$$H(t)\mathrm{e}^{-b|t|} \quad ○\!\!-\!\!\bullet \quad \frac{2b}{b^2+\omega^2} \quad \mathrm{Re}\{b\} > 0$$

$$t^{n-1}\mathrm{e}^{-bt} \quad ○\!\!-\!\!\bullet \quad \frac{\Gamma(n)\sin(n\arctan^{-1}\omega/b)}{(\omega^2+b^2)^{n/2}}$$

$$t\mathrm{e}^{-bt^2} \quad ○\!\!-\!\!\bullet \quad \frac{\sqrt{\pi}}{4b^{3/2}} \omega\, \mathrm{e}^{-\omega^2/4b}$$

$$t^{-1/2} \quad ○\!\!-\!\!\bullet \quad \sqrt{\frac{\pi}{2\omega}}$$

$$t^{-n} \quad ○\!\!-\!\!\bullet \quad \frac{\pi\omega^{n-1}\csc(n\pi/2)}{2\Gamma(n)}, \quad (0 < n < 2)$$

$$\frac{\sin bt}{t} \quad ○\!\!-\!\!\bullet \quad \frac{1}{2}\ln\left(\frac{\omega+b}{\omega-b}\right)$$

$$\frac{\sin bt}{t^2} \quad ○\!\!-\!\!\bullet \quad \begin{cases} \pi\omega/2 & (\omega < b) \\ \pi b/2 & (\omega > b) \end{cases}$$

$$\frac{\cos bt}{t} \quad ○\!\!-\!\!\bullet \quad \begin{cases} 0 & (\omega < b) \\ \pi/4 & (\omega = b) \\ \pi/2 & (\omega > b) \end{cases}$$

$$\arctan(t/b) \quad ○\!\!-\!\!\bullet \quad \frac{\pi}{2\omega} \mathrm{e}^{-b\omega}$$

$$\csc bt \quad ○\!\!-\!\!\bullet \quad \frac{\pi}{2b}\tanh\frac{\pi\omega}{2b}$$

$$\frac{1}{e^{2t}-1} \quad ○\!\!-\!\!\bullet \quad \frac{\pi}{4}\coth\left(\frac{\pi\omega}{2}\right)-\frac{1}{2\omega}$$

Spezielle Fourier-Kosinus-Transformierte

$\Gamma(x)$ Gammafunktion

$$f(t) \quad ○\!\!-\!\!\bullet \quad F_c(\omega)$$

$$f(t)=\begin{cases}1 & (0<t<b)\\ 0 & (t>b)\end{cases} \quad ○\!\!-\!\!\bullet \quad \frac{\sin b\omega}{\omega}$$

$$\frac{1}{t^2+b^2} \quad ○\!\!-\!\!\bullet \quad \frac{\pi e^{-b\omega}}{2b}$$

$$e^{-bt} \quad ○\!\!-\!\!\bullet \quad \frac{b}{\omega^2+b^2}$$

$$t^{n-1}e^{-bt} \quad ○\!\!-\!\!\bullet \quad \frac{\Gamma(n)\cos(n\tan\omega/b)}{(\omega^2+b^2)^{n/2}}$$

$$e^{-bt^2} \quad ○\!\!-\!\!\bullet \quad \frac{1}{2}\sqrt{\frac{\pi}{b}}e^{-\omega^2/4b}$$

$$t^{-1/2} \quad ○\!\!-\!\!\bullet \quad \sqrt{\frac{\pi}{2\omega}}$$

$$t^{-n} \quad ○\!\!-\!\!\bullet \quad \frac{\pi\omega^{n-1}\sec(n\pi/2)}{2\Gamma(n)}, \quad (0<n<1)$$

$$\ln\left(\frac{t^2+b^2}{t^2+c^2}\right) \quad ○\!\!-\!\!\bullet \quad \frac{e^{-c\omega}-e^{-b\omega}}{\pi\omega}$$

$$\frac{\sin bt}{t} \quad ○\!\!-\!\!\bullet \quad \begin{cases}\pi/2 & (\omega<b)\\ \pi/4 & (\omega=b)\\ 0 & (\omega>b)\end{cases}$$

$$\sin bt^2 \quad ○\!\!-\!\!\bullet \quad \sqrt{\frac{\pi}{8b}}\left(\cos\frac{\omega^2}{4b}-\sin\frac{\omega^2}{4b}\right)$$

$$\cos bt^2 \quad ○\!\!-\!\!\bullet \quad \sqrt{\frac{\pi}{8b}}\left(\cos\frac{\omega^2}{4b}+\sin\frac{\omega^2}{4b}\right)$$

$$\operatorname{sech} bt \quad ○\!\!-\!\!\bullet \quad \frac{\pi}{2b}\operatorname{sech}\frac{\pi\omega}{2b}$$

$$\frac{\cosh(\sqrt{\pi}t/2)}{\cosh(\sqrt{\pi}t)} \quad ○\!\!-\!\!\bullet \quad \sqrt{\frac{\pi}{2}}\frac{\cosh(\sqrt{\pi}\omega/2)}{\cosh(\sqrt{\pi}\omega)}$$

$$\frac{e^{-b\sqrt{t}}}{\sqrt{t}} \quad ○\!\!-\!\!\bullet \quad \sqrt{\frac{\pi}{2\omega}}[\cos(2b\sqrt{\omega})-\sin(2b\sqrt{\omega})]$$

19.4 Wavelet-Transformation

Signale

Signal, von einem (physikalischen) Objekt s… …nde Wirkung, die mathematisch beschrieben wird. Die mathematische Beschreibung kann dur… …nfolge oder durch vorher vereinbarte Symbole erfolgen.

☐ Ein Geräusch wird durch ein Mikrophon … …nalog-Digital-Wandler in eine Funktion oder eine Zahlenfolge umgewandelt, die die Druckschwankungen der Luft beschreibt.

☐ Ein Bild kann durch eine elektronische Kamera in eine zweidimensionale Helligkeits- und Farbverteilung umgewandelt werden.

☐ Ein Erdbeben wird von einem Netz von Meßstation in Zahlenfolgen umgewandelt, die die Bewegung der Erdoberfläche an verschiedenen Punkten der Oberfläche beschreiben.

Signalanalyse, die Charakterisierung eines Signals durch dem (physikalischen) Problem angemessene Größen. Mathematisch: Abbildung der das Signal beschreibenden Zahlenfolge oder Funktion auf eine andere Zahlenfolge oder Funktion, die bestimmte Charakteristika des Signals beschreibt. Bei dieser Abbildung kann Information verloren gehen (**Reduktion**).

Synthese, die Umkehrung der Signalanalyse, also die Wiederherstellung (Rekonstruktion) des Signals.

Typische Anwendungen der Signalanalyse sind:

- Ermittlung physikalischer Größen aus Messungen,
- **Bild- oder Spracherkennung**,
- **Datenkompression** eines Signals zur effizienten nachrichtentechnischen Übertragung.

☐ Ein Geräusch kann hinsichtlich der vorkommenden Töne (Musikstück) oder hinsichtlich seiner Phoneme (Sprache) zerlegt werden.
Zur Sprachkompression versucht man, die für das menschliche Ohr bedeutsamen Eigenschaften eines Sprachsignals herauszufiltern und unwichtige wegzulassen.

☐ Bilderkennungssysteme zerlegen ein Bildsignal in die darin dargestellten Gegenstände.
Bei der Bildkompression kann man z. B. auf die genaue Beschaffenheit einer Oberfläche eher verzichten als auf die Umrisse eines Körpers.

☐ Aus der Summe der seismographischen Daten läßt sich ein dreidimensionales Bild des Erdbebens rekonstruieren. Damit erhält man Informationen über die Lage des Bebenzentrums und die Energie des Bebens.

Lineare Algebra als mathematisches Hilfsmittel der Signalanalyse:

- Signale werden als **Vektoren** in einem vieldimensionalen Vektorraum aufgefaßt.
- Analyse durch Multiplikation mit geeigneten Matrizen (**Operatoren**).
- **Skalarprodukt** liefert Abstand zweier Signale (ähnliche Signale sind eng benachbart).

☐ **Fourieranalyse** zerlegt ein Signal nach Frequenzbändern. Geeignete Operatoren erlauben es, unwichtige Frequenzen auszufiltern und andere zu verstärken.

Vorteil: lineare Operationen lassen sich als elektronische Schaltungen realisieren.

Lineare Signalanalyse

Signalfunktion, Darstellung eines Signals als kontinuierliche Funktion $f(x)$ einer (oder mehrerer) Veränderlicher x.

Signalvektor, Darstellung eines Signals als Vektor f_i, $i = 1, \ldots, n$, mit n Komponenten. Ein Signalvektor entsteht aus einer Signalfunktion durch **Diskretisierung**:

$$f_i = f(x_i)$$

an festgelegten Punkten x_i.

Lineare Signalanalyse, Zerlegung eines Signalvektors f_i, $i = 1, \ldots, n$, in eine Linearkombination bestimmter vorgegebener **Basisvektoren** (Transformationsmatrix $g_i^{(k)}$, $k = 1, \ldots, m$), mit den **Koeffizienten** $\hat{f}_k$ **(lineare Superposition)**:

$$f_i = \sum_{k=1}^{m} \hat{f}_k g_i^{(k)} .$$

Die verschiedenen Basisvektoren stehen für verschiedene Eigenschaften des Signals. Die Koeffizienten $\hat{f}_k$ beschreiben das Signal; ihre Ermittlung ist die Aufgabe der Signalanalyse.

□ Fourieranalyse, wobei die Basisfunktionen Sinus- und Kosinusfunktionen zu bestimmten Frequenzen ω_i sind. Die Fourierkoeffizienten $\hat{f}(\omega)$ zeigen die Anwesenheit einer Schwingung der Frequenz ω an.

Duale Basis, Satz von Vektoren $\hat{f}_i^{(k)}$, $i = 1, \ldots, m$, die so beschaffen sind, daß die Skalarprodukte des Signalvektors $\mathbf{f}$ mit den Vektoren $\hat{\mathbf{f}}^{(k)}$

$$a_k = \sum_{i=1}^{n} f_i \hat{f}_i^{(k)}$$

die Koeffizienten des Signals ergeben, d. h. gerade die Signalanalyse durchgeführt wird.

Selbstduale Basis, eine Basis, in der die Basisvektoren und die dualen Basisvektoren identisch sind.

□ Fourieranalyse und -synthese erfolgen beide durch Sinus- und Kosinusfunktionen; beide Basen sind also identisch.

□ Rechteckfunktionen als Basis: Eine Rechteckfunktion $g^{(t,d)}$ der Breite d am Ort t ist eine Funktion, die zwischen $t - d/2$ und $t + d/2$ den Wert Eins, außerhalb den Wert Null hat. Wählt man diese Funktionen als Basis, so zeigen die Koeffizienten $g^{(t,d)}$ an, daß das Signal um den Zeitpunkt t für die Dauer d vorlag. Diese Basis ist übervollständig, denn jede Rechteckfunktion kann z. B. durch ihre beiden Hälften, die wieder Rechteckfunktionen sind, dargestellt werden.

Lineare Unabhängigkeit der Basis, die Eigenschaft, daß kein Basisvektor als eine Linearkombination der anderen Basisvektoren dargestellt werden kann.

● Ist die Basis linear unabhängig, so sind die Koeffizienten eines Signals eindeutig bestimmt.

Orthonormale Basis, eine Menge von Basisvektoren $f_i^{(k)}$, in der jeder Vektor normiert ist und orthogonal zu jedem anderen Vektor steht, d. h.

$$\sum_{i=1}^{n} f_i^{(k)} f_i^{(k')} = \begin{cases} 0, & \text{für } k \neq k' \\ 1, & \text{sonst.} \end{cases}$$

● Eine orthonormale Basis ist linear unabhängig und selbstdual. Das Skalarprodukt zweier Vektoren ändert sich nicht bei einer orthonormalen Basistransformation.

Übervollständige Basis, einem Signal können mehrere verschiedene Koeffizientenvektoren zugeordnet werden.

□ **Fourieranalyse**, Charakterisierung eines Signals $f(t)$ durch die in ihm auftretenden (Kreis-)Frequenzen ω.

$$\tilde{f}(\omega) = \frac{1}{\sqrt{2\pi}} \int \mathrm{d}t\, \mathrm{e}^{-\mathrm{j}\omega t} f(t)$$

$$f(t) = \frac{1}{\sqrt{2\pi}} \int \mathrm{d}\omega\, \mathrm{e}^{\mathrm{j}\omega t} \tilde{f}(\omega)$$

Die Fourierbasis ist **selbstdual**.

Symmetrietransformationen

Das Verhalten der Koeffizienten einer Signalanalyse unter einer Symmetrietransformation ist charakteristisch für die verwendete Basis. Die Basisfunktionen können oft durch Symmetrietransformationen ineinander überführt werden.

Elementare Symmetrietransformationen:

Translation, die Verschiebung eines Signals um den Betrag d, dargestellt durch die Transformation

$$(T_d f)(x) = f(x+d)$$

mit dem **Translationsoperator** T_d.

☐ Rechteckfunktionen gleicher Breite als Basisfunktionen können durch Translationen ineinander überführt werden.

Dilatation, die Streckung (Stauchung) eines Signals um den Faktor α, dargestellt durch die Transformation

$$(D_\alpha f)(x) = f(\alpha x)$$

mit dem **Dilatationsoperator** D_α.

☐ Jedes Element $f^{(\omega)}(t) = \mathrm{e}^{\mathrm{j}\omega t}$ der Fourierbasis kann durch Dilatation in jedes andere überführt werden. Insbesondere kann die gesamte Basis aus einem einzelnen Element, z. B. $f^{(0)}$ erzeugt werden:

$$f^{(\omega)}(t) = (D_\omega f^{(0)})(t).$$

Verhalten der Fouriertransformierten $\tilde{f}(k)$ einer Funktion bei Translation:

$$g(x) = (T_d f)(x) = f(x+d) \quad \Longleftrightarrow \quad \tilde{g}(k) = \mathrm{e}^{-\mathrm{j}kd}\tilde{f}(k).$$

Da der **Phasenfaktor** $\mathrm{e}^{-\mathrm{j}kd}$ in einer Messung schwierig zu bestimmen ist, können Informationen über den Zeitpunkt, an dem eine bestimmte Frequenz im Signal auftritt, nur schwer aus der Fouriertransformierten erhalten werden.

☐ Ein Musikstück besteht aus Tönen verschiedener Frequenz, die aufeinanderfolgen. Die Fouriertransformierte liefert zwar gute Informationen darüber, welche Töne vorkommen, aber es ist schwieriger, deren Reihenfolge aus ihr zu bestimmen.

Zeit-Frequenz-Analyse und Gabor-Transformation

Zeit-Frequenz-Analyse, Charakterisierung eines Signals hinsichtlich der in ihm vorkommenden Frequenzen und der Zeitpunkte, an denen diese Frequenzen auftreten, durch Aufteilung des Signals in zeitliche Abschnitte (Fenster) und jeweilige Fouriertransformation.

Gabor-Transformation, eine lineare Transformation eines mit einer **Fensterfunktion** $g_\alpha^b(t)$ multiplizierten Signals gemäß

$$(\mathcal{G}_b^\alpha f)(\omega) = \int \mathrm{d}t\, g_\alpha^b(t)\,\mathrm{e}^{-\mathrm{j}\omega t} f(t)$$

$$g_\alpha^b(t) = \frac{1}{2\sqrt{\pi\alpha}}\,\mathrm{e}^{-(t-b)^2/4\alpha}.$$

Die Fensterfunktion ist so gewählt, daß sie das Signal außerhalb eines Fensters der mittleren quadratischen Breite $2\sqrt{\alpha}$ um den Punkt b ausblendet. Jede Fensterfunktion $g_\alpha^b(t)$ kann durch Dilatation **und** Translation aus einer beliebigen anderen erzeugt werden:

$$g_\alpha^b(t) = T_d D_{1/\sqrt{\alpha}}\, g_1^1(t).$$

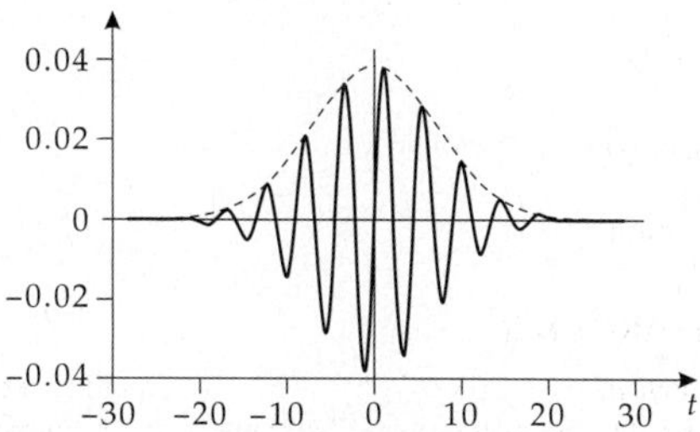

Basisfunktion der Gabor-Transformation; Umhüllung $g_\alpha^b(t)$ gestrichelt gezeichnet

Anders als bei der reinen Orts- oder Frequenzdarstellung sind also beide Symmetrieoperationen zugelassen. Parameter der Gabor-Transformation:

- Breite $\sqrt{\alpha}$ des Fensters,
- Ort b des Fensters,
- Kreisfrequenz ω der Signalkomponente.

Sie ist überbestimmt, d. h., es ist nicht die Kenntnis von $(\mathcal{G}_b^\alpha f)(\omega)$ bei allen Werten von α, b und ω notwendig.

Die Gabor-Transformation stellt einen Mittelweg zwischen der Zeit- und der Frequenzdarstellung dar. Daher interessiert, wie sie auch aus der reinen Frequenzdarstellung $\tilde{f}(\omega)$ gewonnen werden kann:

$$(\mathcal{G}_b^\alpha f)(\omega) = \frac{1}{2\sqrt{\pi\alpha}} \mathrm{e}^{-\mathrm{j}b\omega} (\mathcal{G}_\omega^{1/4\alpha} \tilde{f})(b).$$

Die Gabor-Transformation kann also gleichermaßen (bis auf Vorfaktoren) auf die Zeit- und die Frequenzdarstellung angewendet werden.

- In der Fourierdarstellung erhält man die Gabor-Transformierte, indem man ein Fenster der Breite $\sqrt{1/\alpha}$ um die Frequenz ω legt und bezüglich b in den Ortsraum zurücktransformiert.
  Die Rollen von b und ω sind demnach vertauscht; die Breite im Frequenzraum ist umgekehrt proportional zur Breite im Ortsraum.
- Die Gabor-Transformierte $(\mathcal{G}_b^\alpha f)(\omega)$ einer Funktion $f(t)$ ergibt Informationen über die Funktion in einem Zeitfenster der Breite $2\sqrt{\alpha}$ um b und einem Frequenzfenster der Breite $\sqrt{1/\alpha}$ um die Frequenz ω.

Die umgekehrte Proportionalität zwischen Breite im Orts- und Breite im Frequenzraum ist eine allgemeine, nicht von der Form der Fensterfunktion abhängige Eigenschaft der Signalanalyse:

- **Unschärferelation**: Je feiner eine Eigenschaft des Signals im Ortsraum lokalisiert werden soll, desto breiter muß ein entsprechendes Fenster im Fourierraum gewählt werden.
  Die beiden Breiten sind umgekehrt proportional zueinander.

Zeit-Frequenz-Darstellung, ein zweidimensionales Diagramm, auf dem auf der einen Achse die Zeit t und auf der anderen die Frequenz ω aufgetragen wird. In diesem Diagramm wird die Gabor-Transformation durch ein rechteckiges Zeit-Frequenz-Fenster mit der konstanten Fläche 2 dargestellt. Insbesondere sind die Seitenlängen des Rechtecks nur von dem Parameter α und nicht von der Frequenz ω abhängig.

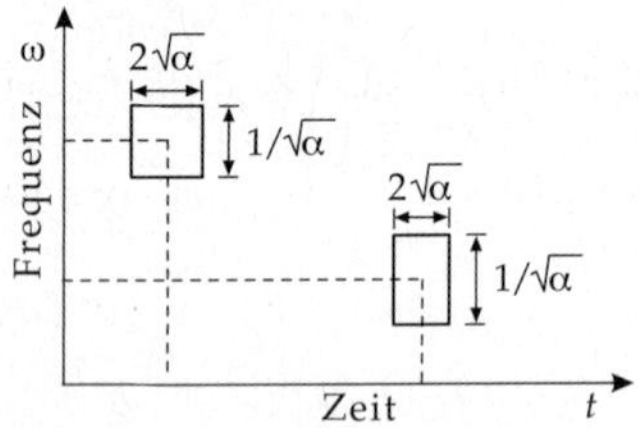

Gabor-Transformation in der Zeit-Frequenz-Darstellung

Die beiden Grenzwerte $\alpha \to 0$ und $\alpha \to \infty$ ergeben die Zeit- und die Frequenzdarstellung der Funktion f. Man spricht daher davon, daß die Gabor-Transformation eine **gemischte Zeit-Frequenz-Darstellung** ergibt.

Wavelet-Transformation

Der Begriff des Wavelets verallgemeinert die Gabor-Transformation. Dabei wird ausgenutzt, daß die Gabor-Funktionen g_α^b durch Dilatation und Translation aus einer einzigen erzeugt werden können.

Integral-Wavelet-Transformation, die Transformation

$$(W_\psi f)(b,a) = \frac{1}{\sqrt{|a|}} \int \mathrm{d}t\, f(t)\, \psi_{b,a}(t)$$

$$\psi_{b,a}(t) = \overline{\psi\left(\frac{t-b}{a}\right)}$$

für $a, b \in \mathbb{R}$, $a \neq 0$. Der Parameter b gibt den Ort, a die **Skala** (Ausdehnung) der Basisfunktion $\psi_{b,a}$ an. Die Funktion ψ heißt **Wavelet** (kleine lokalisierte Welle), wenn es möglich ist, aus $(W_\psi f)(b,a)$ wieder die ursprüngliche Funktion $f(t)$ zu berechnen:

$$f(t) = \frac{1}{C_\psi} \int_{-\infty}^{\infty} (W_\psi f)(b,a)\, \psi_{b,a}(t) \frac{\mathrm{d}a\, \mathrm{d}b}{a^2}$$

mit einer vom Wavelet abhängigen Konstanten C_ψ.

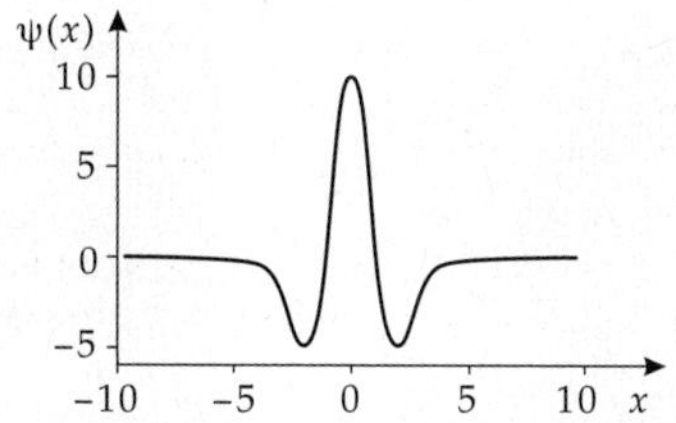

Die zweite Ableitung einer Gaußfunktion ist ein einfaches Wavelet

- Die Wavelet-Transformation ist eine lineare Signalanalyse, deren Basis durch Translation und Dilatation aus einer einzigen Funktion $\psi(x)$, dem Wavelet, erzeugt werden kann.

Die allgemeine Wavelet-Basis ist übervollständig. Es ist daher nur nötig, den Wert von $(W_\psi f)(b,a)$ bei bestimmten Werten von a und b zu kennen. Man erreicht das, indem man die Zeit-Frequenz-Darstellung in gleich große Rechtecke entsprechend der Unschärferelation unterteilt.

Dyadische Wavelet-Transformation, eine Integral-Wavelet-Transformation, deren Basisfunktionen aus einem Wavelet ψ durch

- dyadische Dilatationen, d. h. Dilatationen um den Faktor 2^i mit einer ganzen Zahl i, die die Skala angibt, und
- binäre Translationen, d. h. bei gegebener Dilatationsskala i Translation um $2^i j$ mit ganzzahligem j,

erzeugt werden:

$$\psi_j^{(i)}(t) = \frac{1}{\sqrt{2^i}} \psi\left(\frac{t-2^i j}{2^i}\right)$$

$$(W_\psi f)_{i,j} = \int \mathrm{d}t\, f(t)\, \overline{\psi_{i,j}(t)}.$$

Jede Basisfunktion wird durch ihre Breite (Skala) und ihren Ort charakterisiert. Die verschiedenen Basisfunktionen ergeben sich durch wiederholtes Verdoppeln oder Halbieren der Breite und Verschieben um ganzzahlige Vielfache der Breite.

In der Zeit-Frequenz-Darstellung entspricht jede Basisfunktion ungefähr einem Rechteck der Ortsbreite 2^i und daher, gemäß der Unschärferelation, der Frequenzbreite 2^{-i}. Die Fenster sind so gewählt, daß sie nicht wesentlich überlappen.

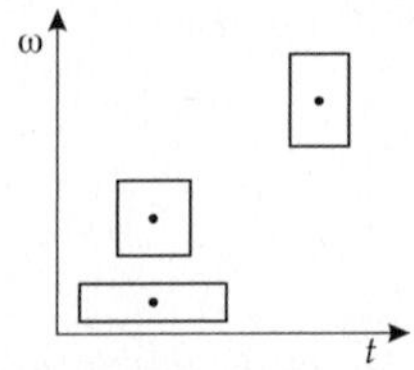

Wavelet-Transformation in der Zeit-Frequenz-Darstellung; die Seitenverhältnisse der Rechtecke passen sich der gewählten Frequenz an

Multiresolutionsanalyse, Zerlegung eines Signals nach den in ihm auftretenden Skalen, realisiert in der Wavelettransformation durch den Skalenparameter a bzw. i.

□ Zerlegung eines Fotos (hier des Herausgebers) nach Skalen durch Daubechies-6-Wavelets: Original, Skalen 1–2, 3–4, 5–8.

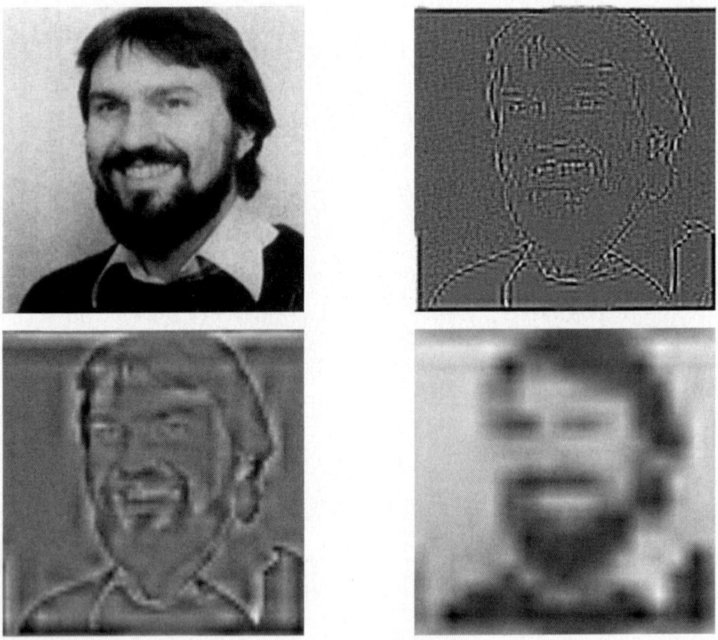

● Die dyadische Wavelet-Transformation erlaubt es, gleichzeitig Informationen über die Skala (Frequenz) einer Eigenschaft eines Signals und über deren Ort (Zeitpunkt) zu erhalten.
Die Unschärferelation wird dadurch umgangen, daß nur für dyadische Skalen und Orte Informationen zur Verfügung stehen.

Rekonstruktion der Signalfunktion $f(t)$ durch die duale Basis $\tilde{\psi}_{i,j}$:

$$f(t) = \sum_i \sum_j (W_\psi f)_{i,j} \, \tilde{\psi}_{i,j}(t).$$

$\mathcal{R}$-Wavelet, ein Wavelet, dessen duale Basis wieder durch dyadische Translationen und binäre Dilatationen aus einer einzigen Funktion $\tilde{\psi}$ erzeugt werden kann. $\tilde{\psi}$ heißt dann das **duale Wavelet**.

Haar-Funktion $\psi_{\mathrm{H}}(t)$, die Funktion

$$\psi_{\mathrm{H}}(t) = \begin{cases} 1, & \text{für} \quad 0 \le t < \frac{1}{2} \\ -1, & \text{für} \quad \frac{1}{2} \le t < 1 \\ 0, & \text{sonst.} \end{cases}$$

Einfachstes Beispiel für eine Wavelet-Funktion. Die so erzeugten Wavelets

$$\psi_j^{(i)}(t) = \begin{cases} 1/\sqrt{2^i}, & \text{für} \quad 2^i j \le t < j + 2^i/2 \\ -1/\sqrt{2^i}, & \text{für} \quad j + 2^i/2 \le t < j + 2^i \\ 0, & \text{sonst,} \end{cases}$$

zeigen an, daß sich das Signal zum Zeitpunkt $2^i j$ während eines Zeitraums 2^i verändert hat.

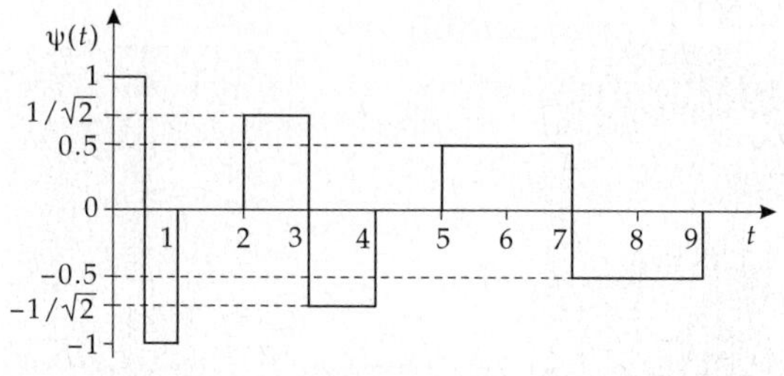

Haar-Wavelets

Orthogonales Wavelet, ein Wavelet, bei dem die durch dyadische Dilatationen und binäre Translationen erzeugte Familie $\psi_j^{(i)}$ eine orthonormale Basis bildet.

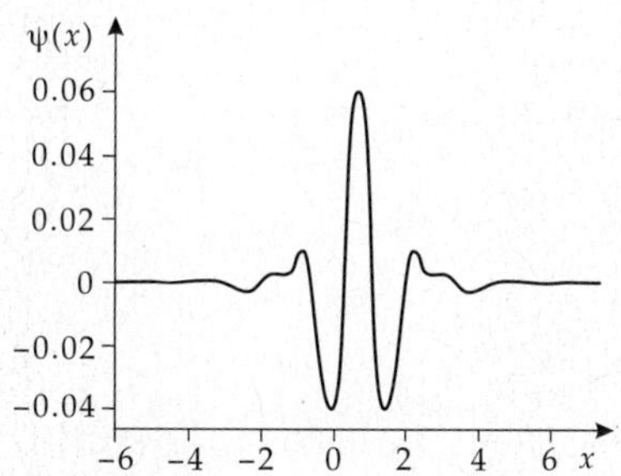

Battle-Lemarié-Wavelet, ein orthogonales Wavelet

Kompakter Träger, die Eigenschaft eines Wavelets, nur auf einem Teil der Zeitachse von Null verschieden zu sein.

- Die Haar-Funktion ist das einfachste Beispiel für ein orthogonales Wavelet mit kompaktem Träger. Damit ist sie auch selbstdual, so daß die Rekonstruktion mit den gleichen Basisfunktionen erfolgen kann.

Andere orthogonale Wavelets mit kompaktem Träger: Konstruktion nach I. Daubechies (1988).

Daubechies-Wavelets, orthogonale Wavelets mit kompakten Träger. Irreguläre Funktionen ohne geschlossene Darstellung, aber mit besonders guten numerischen Eigenschaften.

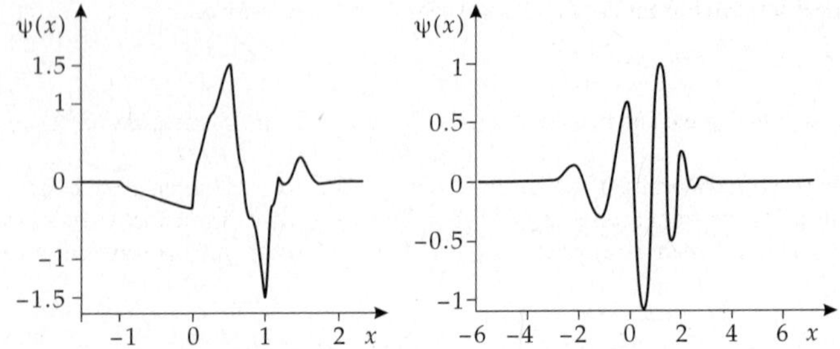

Daubechies-Wavelets der Typen $N = 2$ und $N = 7$

Diskrete Wavelet-Transformation

Diskrete partielle Haar-Wavelet-Transformation, die Transformation vom Signalvektor f_i, $i = 1, \ldots, n$, in den Detailvektor d_i, $i = 1, \ldots, n/2$, und den geglätteten Vektor s_i, $i = 1, \ldots, n/2$:

$$s_i = \frac{1}{\sqrt{2}}(f_{2i-1} + f_{2i}),$$

$$d_i = \frac{1}{\sqrt{2}}(f_{2i-1} - f_{2i}).$$

- Der geglättete Vektor s_i enthält die „groben", über zwei benachbarte Zeitpunkte gemittelten, Informationen des Signals, der Detailvektor d_i die dazu komplementären, „feinen" Informationen.

Aus beiden Vektoren zusammen läßt sich das ursprüngliche Signal rekonstruieren:

$$f_{2i-1} = s_i + d_i,$$

$$f_{2i} = s_i - d_i.$$

Diskrete Haar-Wavelet-Transformation, wiederholte Anwendung der partiellen Haar-Wavelet-Transformation: In jedem Schritt werden die Detail-Informationen $d_i^{(n)}$ abgespalten und die geglättete Funktion wieder transformiert.

$$s_i^{(n+1)} = \frac{1}{\sqrt{2}}(s_{2i-1}^{(n)} + s_{2i}^{(n)}),$$

$$d_i^{(n+1)} = \frac{1}{\sqrt{2}}(s_{2i-1}^{(n)} - s_{2i}^{(n)}).$$

Das ursprüngliche Signal wird überführt in eine Folge $(d_i^{(n)})$ von Detailvektoren der **Skala** n. Jeder Detailvektor enthält Informationen über Eigenschaften des Signals bei der Skala 2^n.

Die diskrete Haar-Wavelet-Transformation läßt sich auf beliebige Wavelets verallgemeinern: Jedes Wavelet wird charakterisiert durch zwei Sätze von Koeffizienten a_j und b_j. Die diskrete Wavelet-Transformation lautet dann:

$$s_i^{(n+1)} = \sum_j a_j s_{2i+j}^{(n)},$$

$$d_i^{(n+1)} = \sum_j b_j s_{2i+j}^{(n)}.$$

- Die diskrete Wavelet-Transformation konvergiert für große n zur Integral-Wavelet-Transformation. Die diskrete Wavelet-Transformation eines sehr fein aufgenommenen Signals ist eine beliebig gute Näherung für die Integral-Wavelet-Transformation des Signals.

Rekonstruktionsformel, Umkehrung der diskreten Wavelet-Transformation:

$$s_i^{(n)} = \sum_j \left(p_{i-2j} s_j^{(n+1)} + q_{i-2j} d_j^{(n+1)} \right).$$

Die Koeffizienten p_i und q_i hängen mit den Koeffizienten a_j und b_j zusammen; sie sind charakteristisch für das Wavelet.

Die diskrete Wavelet-Transformation und ihre Rekonstruktionsformel führen zu sehr schnellen numerischen Algorithmen, die zusammen als **Fast-Wavelet-Transformation** bezeichnet werden. Jeder Schritt der Wavelet-Transformation besteht numerisch aus einem **linearen Filter**, gefolgt von einer **Dezimierung** des Signalvektors.

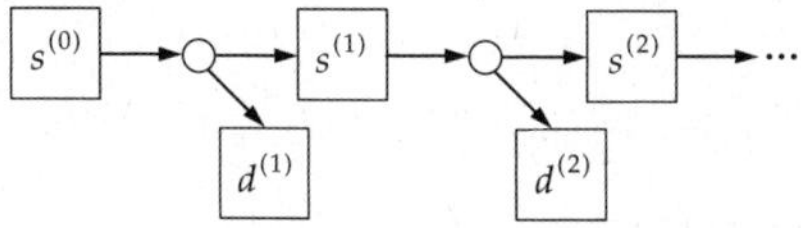

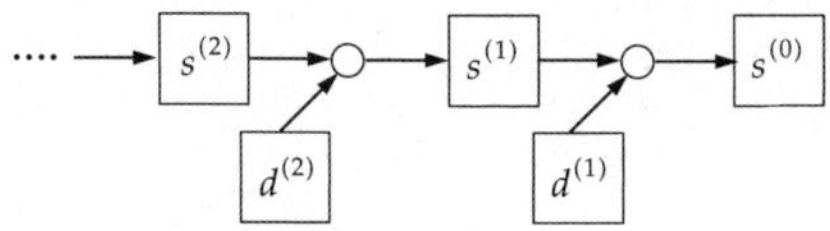

Diskrete Wavelet-Transformation und ihre Umkehrung im Rechenschema

Berechnung einer Wavelet-Funktion erfolgt durch die Rekonstruktionsformel, indem man einen einzigen Detailkoeffizienten $d_j^{(n)}$ auf Eins setzt. Die rekonstruierte Signalfunktion zu diesem Koeffizientenvektor ist gerade das Wavelet.

☐ Signalkompression mit Wavelets: Anstelle das gesamte Signal zu übertragen, überträgt man nur die (nach dem Absolutbetrag) größten Waveletkoeffizienten des Signals. Bereits 10 % der Koeffizienten genügen bei vielen Signalen, um eine ausreichende Darstellung des Signals zu erhalten. Praktische Anwendungen sind die Kompression von Video- und Audioinformationen.

☐ Numerik mit Wavelets: Bei der numerischen Lösung von Integral- und Differentialgleichungen sind Wavelets oft besser geeignet als die Orts- oder Frequenzdarstellung, weil sie sich den Spitzen und Zacken, die in nichtlinearen Systemen auftreten, anpassen können. Ein verwandtes Verfahren ist das **Multigrid**, bei dem die Gittergröße dem Verhalten der Funktion angepaßt wird.

☐ Datenkompression mit Wavelets. Das weiter vorn angeführte Foto mit den 5 %, 2 % bzw. 1 % höchsten Koeffizienten.

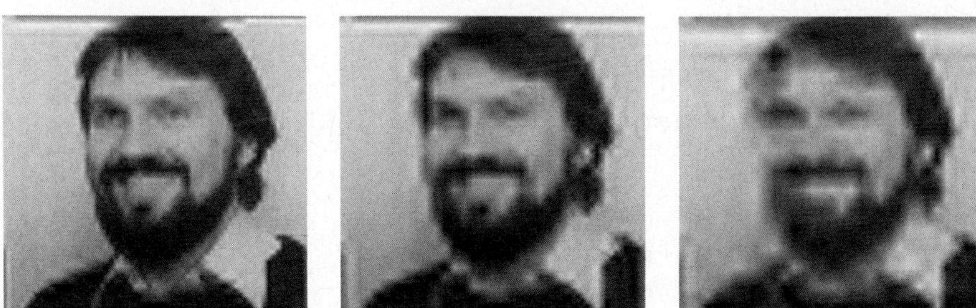

20 Laplace- und z-Transformation

20.1 Einleitung

Laplace-Transformation, $\mathcal{L}\{f(t)\}$, in der Praxis wichtig, um den Prozeß der Lösung von linearen Differentialgleichungen mit konstanten Koeffizienten zu vereinfachen, indem statt der direkten Lösung der Differentialgleichung die Lösung einer *algebraischen* Gleichung im Bildraum vorgenommen wird. Die Prozedur besteht aus drei Schritten:

1. Laplace-Transformation

Transformation der **Differentialgleichung** mit Hilfe der Laplace-Transformation in eine **algebraische** Gleichung.

2. Algebraische Lösung im Bildbereich

Die algebraische Gleichung wird im Bildbereich nach der Unbekannten $F(s)$, der sogenannten Bildfunktion der gesuchten Lösung, aufgelöst.

3. Rücktransformation

Bilde die inverse Laplace-Transformation $\mathcal{L}^{-1}$ der so gewonnenen Bildfunktion (d. h. des Resultates aus Schritt 2), um die **Originalfunktion**, d. h. die endgültige Lösung der Differentialgleichung im Originalbereich, zu erhalten. Dabei wird häufig die Partialbruchzerlegung benötigt.

Vereinfachung für die Praxis: Sowohl für die Laplace-Transformation vom Originalbereich in den Bildbereich als auch für die Rücktransformation von der Bildfunktion auf die Originallösungsfunktion sind im nächsten Abschnitt für nahezu alle in der Anwendung wichtigen Fälle umfangreiche Transformationstabellen angegeben.

▷ Das Drei-Schritt-Verfahren der Laplace-Transformation ist analog zur früher in der Praxis üblichen Benutzung von Logarithmentafeln, z. B. zur Multiplikation (oder auch Radizieren, Potenzieren) zweier Zahlen:
Der Prozeß der Multiplikation zweier Zahlen x und y läßt sich mit $\log(xy) = \log(x) + \log(y)$ in eine Addition von Logarithmen konvertieren. Die der Laplace-Transformation analoge Prozedur besteht aus den drei Schritten:

1. Transformation der Faktoren in ihre Logarithmen.
2. Operation „Addition der Logarithmen“ ausführen.
3. Bilde den Antilog des Summenwertes, d. h. die Rücktransformation des Logarithmus des Resultats aus Schritt 2.

20.2 Definition der Laplace-Transformation

Laplace-Transformation, ordnet der Zeitfunktion (Originalfunktion) $f(t)$ die Bildfunktion

$$\mathcal{L}\{f(t)\} = F(s) = \int_0^\infty f(t)\mathrm{e}^{-st}\,\mathrm{d}t$$

zu. Die neue Variable $s = \delta + \mathrm{j}\omega$ ist im allgemeinen *komplex*, $s \in \mathbb{C}$.

Laplace-Transformierte, Bildfunktion $F(s)$ von $f(t)$.

Korrespondenz, symbolische Schreibweise für das Funktionenpaar Originalfunktion $f(t)$ und Bildfunktion $F(s)$:

$$f(t) \circ\!\!-\!\!\bullet\, F(s).$$

Konvergenzbedingungen für die Laplace-Transformation

Originalfunktion (Zeitfunktion) $f(t)$ muß für $t < 0$ verschwinden, $f(t < 0) = 0$, für $t \geq 0$ vollständig bekannt und auf dem Intervall $(0, \infty)$ integrierbar sein.

Dämpfungsfaktor, e^{-st} bewirkt, daß das Integral für möglichst viele Originalfunktionen konvergiert, d. h. exponentielle Wachstumsbeschränkung der Originalfunktion $f(t)$:

$$|f(t)| \leq K\mathrm{e}^{ct}.$$

Mit diesen Bedingungen konvergiert das Integral für Re $s > c$.

▷ Durch die Laplace-Transformation werden Differentialgleichungen in der Variablen t (physikalische Interpretation: Zeit) in algebraische Gleichungen mit der Variablen s umgewandelt. Weil s zeitunabhängig ist, ist s bei der Integration über t eine Konstante.

Sprungfunktion, wird wie folgt definiert:

$$H(t) = \begin{cases} 0, & \text{für } t \leq 0 \\ 1, & \text{für } t > 0. \end{cases}$$

▷ Andere gebräuchliche Bezeichnungen für die Sprungfunktion $H(t)$ sind $\sigma(t)$, $\Theta(t)$ und $E(t)$. Die Funktion $\Theta(t)$ ist hierbei nicht mit der Thetafunktion zu verwechseln.

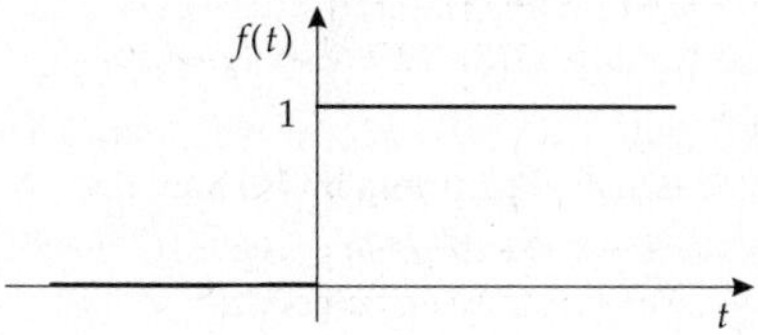

Die Sprungfunktion

□ Die Spannung am *RC*-Element ist

$$u(t) = U_0 \cdot H(t).$$

□ Die Laplace-Transformierte der Sprungfunktion $u(t) = U_0 \cdot H(t)$:

$$\mathcal{L}\{u(t)\} = \int_0^\infty U_0 H(t) \mathrm{e}^{-st}\,\mathrm{d}t = U_0 \int_0^\infty \mathrm{e}^{-st}\,\mathrm{d}t.$$

Falls Re $s > 0$, ist das Integral definiert mit dem Ergebnis:

$$\mathcal{L}\{u(t)\} = \left[-\frac{U_0}{s}\mathrm{e}^{-st}\right]_0^\infty = -\frac{U_0}{s}(0-1) = \frac{U_0}{s},$$

oder in Korrespondenzschreibweise:

$$u(t) = U_0 H(t) \circ\!\!-\!\!\bullet \frac{U_0}{s}.$$

Das Ergebnis besagt, daß die Laplace-Transformation einer Sprungfunktion mit einer Konstanten gleich der Konstanten dividiert durch s ist.

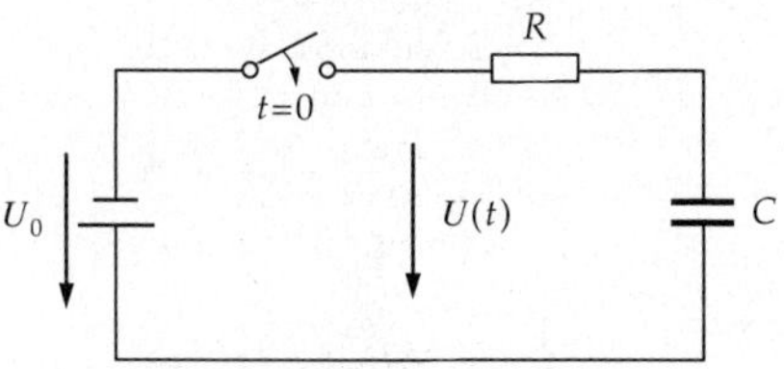

RC-Element

Inverse Laplace-Transformation, stellt die Umkehrung der Laplace-Transformation dar, d. h., die inverse Laplace-Transformation bildet eine Bildfunktion $F(s)$ auf eine Originalfunktion $f(t)$ im Zeitbereich ab:

$$\mathcal{L}^{-1}\{F(s)\} = f(t),$$

oder als Korrespondenz:

$$F(s) \bullet\!\!-\!\!\circ f(t).$$

□ Es gilt die Korrespondenz

$$U_0 H(t) \circ\!\!-\!\!\bullet \frac{U_0}{s},$$

oder in anderer Schreibweise: $\mathcal{L}\{U_0 H(t)\} = U_0/s$. Für die inverse Laplace-Transformation erhält man damit

$$\frac{U_0}{s} \bullet\!\!-\!\!\circ U_0 H(t)$$

oder auch $\mathcal{L}^{-1}\{U_0/s\} = U_0 H(t)$.

20.3 Transformationssätze

● **Differentiationssatz für die erste Ableitung**, die Operation Differentiation im Originalbereich wird im Bildbereich in eine Multiplikation mit der zeitunabhängigen Variablen s und eine Subtraktion einer Konstanten, f_0 (Anfangswert von f zur Zeit $t = 0$), umgewandelt:

$$\mathcal{L}\{\mathrm{d}f/\mathrm{d}t\} = sF(s) - f_0.$$

□ Die Beziehung zwischen Spannung $u(t)$ und Strom $i(t)$ an einer Spule mit der Induktivität L ist gegeben durch:

$$u(t) = L\frac{\mathrm{d}i(t)}{\mathrm{d}t}.$$

Zur Zeit $t = 0$ sei der Anfangswert des Stroms i_0. Mit dem Differentiationssatz für die erste Ableitung wird die Spannung im Bildbereich:

$$U(s) = LsI(s) - Li_0.$$

● **Differentiationssatz für die zweite Ableitung**, die Operation zweifache Differentiation im Originalbereich wird im Bildbereich in eine Multiplikation mit dem Quadrat der Variablen s, in eine Subtraktion der Anfangsbedingung f_0 multipliziert mit s und in eine Subtraktion der Anfangsbedingung $\mathrm{d}f/\mathrm{d}t|_{t=0} = \mathrm{d}f/\mathrm{d}t|_0$ umgewandelt:

$$\mathcal{L}\{\mathrm{d}^2f/\mathrm{d}t^2\} = s^2F(s) - sf_0 - \left.\frac{\mathrm{d}f}{\mathrm{d}t}\right|_0.$$

□ Die Bildfunktion des im Originalbereich gegebenen Ausdrucks

$$m\frac{\mathrm{d}^2x(t)}{\mathrm{d}t^2}$$

mit den Anfangsbedingungen: $x(t = 0) = x_0$ und $\mathrm{d}x/\mathrm{d}t|_{t=0} = \mathrm{d}x/\mathrm{d}t|_0$ ist zu ermitteln. Nach dem Differentiationssatz für die zweite Ableitung erhält man:

$$\mathcal{L}\left\{m\frac{\mathrm{d}^2x}{\mathrm{d}t^2}\right\} = m\left[s^2X(s) - sx_0 - \left.\frac{\mathrm{d}x}{\mathrm{d}t}\right|_0\right].$$

● **Differentiationssatz für die n-te Ableitung**, die Bildfunktion der n-ten Ableitung der Originalfunktion ist gleich der Bildfunktion der Originalfunktion $f(t)$, multipliziert mit s^n, vermindert um ein Polynom $(n-1)$-ten Grades in der Variablen s. Die Koeffizienten des Polynoms sind die Anfangswerte ($t = 0$) der Originalfunktion und nacheinander ihrer Ableitungen, wobei im letzten Koeffizienten die $(n-1)$-te Ableitung steht:

$$\mathcal{L}\{f^{(n)}(t)\} = s^nF(s) - s^{n-1}f_0 - \ldots - sf_0^{(n-2)} - f_0^{(n-1)}$$

mit $f_0^{(n)} = \lim\limits_{t\to 0+} f^{(n)}(t)$.

Der obere eingeklammerte Index (n) an der Funktion f bezeichnet ihre n-te Ableitung.

▷ Der Differentiationssatz ist der zentrale Satz, der es erlaubt, Differentialgleichungen (Differentiation im Originalbereich) in algebraische Gleichungen (Multiplikation im Bildbereich) transformieren zu können.

● **Linearitätssatz**, die Laplace-Transformation einer Summe ist gleich der Summe der Laplace-Transformierten; konstante Faktoren können vor die Laplace-Transformation gezogen werden.

$$\mathcal{L}\{af(t) + bg(t)\} = a\mathcal{L}\{f(t)\} + b\mathcal{L}\{g(t)\}.$$

□ Laplace-Transformation der Funktion $f(t) = 3t - 5t^2 + 3\cos(t)$. Mit Hilfe der Transformationstabellen findet man:

$$\begin{aligned}\mathcal{L}\{3t - 5t^2 + 3\cos(t)\} &= 3\mathcal{L}\{t\} - 5\mathcal{L}\{t^2\} + 3\mathcal{L}\{\cos(t)\}\\ &= 3\frac{1}{s^2} - 5\frac{2}{s^3} + 3\frac{s}{s^2+1} = \frac{3s^4 + 3s^3 - 10s^2 + 3s - 10}{s^3(s^2+1)}.\end{aligned}$$

● **Differentiationssatz für die Bildfunktion**, die n-te Ableitung der Bildfunktion ist gleich der Laplace-Transformierten der Originalfunktion $f(t)$, multipliziert mit $(-t)^n$:

$$F^{(n)}(s) = \mathcal{L}\{(-t)^n f(t)\}.$$

□ Für die Originalfunktion $f(t) = \sinh(t)$ gilt die folgende Korrespondenz (s. Transformationstabellen):

$$f(t) = \sinh(t) \circ\!\!-\!\!\bullet\; F(s) = \frac{1}{s^2-1}.$$

Wendet man den Ableitungssatz auf die Funktion $g(t) = tf(t)$, $(n = 1)$ an, erhält man für die Laplace-Transformierte von $g(t)$:

$$\mathcal{L}\{t\sinh(t)\} = (-1)^1 F'(s) = \frac{2s}{(s^2-1)^2}.$$

● **Integrationssatz**, die Bildfunktion des Integrals über die Originalfunktion, $\int_0^t f(u)\,\mathrm{d}u$, ist gleich der Bildfunktion $F(s)$ der Originalfunktion $f(t)$, multipliziert mit $1/s$:

$$\mathcal{L}\left\{\int_0^t f(u)\,\mathrm{d}u\right\} = \frac{1}{s}F(s).$$

□ Für eine Konstante gilt die Korrespondenz (s. o.):

$$f_1(t) = U_0 H(t) \circ\!\!-\!\!\bullet\; F_1(s) = \frac{U_0}{s}.$$

Mit Hilfe des Integrationssatzes läßt sich damit die Laplace-Transformierte der Funktion $f_2(t) = U_0 t$ bestimmen, weil diese als Integral über $f_1(t)$ gegeben ist:

$$f_2(t) = \int_0^t f_1(u)\,\mathrm{d}u = \int_0^t U_0\,\mathrm{d}u = U_0 t.$$

Der Integrationssatz liefert daher:

$$F_2(s) = \mathcal{L}\left\{\int_0^t f_1(u)\,\mathrm{d}u\right\} = \frac{1}{s}F_1(s) = \frac{U_0}{s^2}.$$

▷ Im Originalbereich heben sich Differentiation und Integration auf:

$$\frac{\mathrm{d}}{\mathrm{d}t}\int_0^t f(u)\,\mathrm{d}u = f(t).$$

Dasselbe ist auch im Bildbereich der Fall:

$$\underset{\substack{\uparrow \\ \text{Differentiation}}}{s} \quad\cdot\quad \underset{\substack{\uparrow \\ \text{Integration}}}{\frac{1}{s}} \quad\cdot\; F(s) = F(s).$$

● **Faltung**, Integral über das Produkt zweier Originalfunktionen $f_1(t)$ und $f_2(t)$, wobei die zweite Originalfunktion $f_2(t)$ zeitlich verschoben ist:

$$(f_1 * f_2)(t) = \int_0^t f_1(u) f_2(t-u)\,\mathrm{d}u.$$

Dieses Integral wird als **Faltungsintegral**, **Faltung** oder **Faltungsprodukt** mit der symbolischen Schreibweise $(f_1 * f_2)(t)$ bezeichnet.

▷ Diese Definition der Faltung unterscheidet sich von derjenigen bei den Fourierintegralen getroffenen durch die Wahl der Integrationsgrenzen, die dort $-\infty$ und ∞ sind.

▷ Die Faltung ist wie ein Produkt kommutativ, assoziativ und distributiv, daher wird auch die Bezeichnung Faltungsprodukt verwendet.

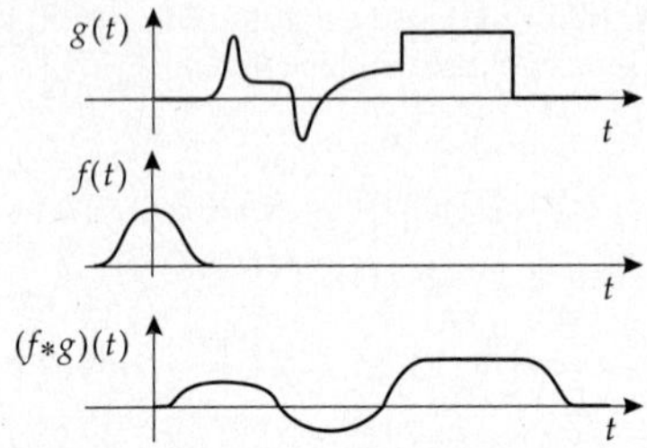

Faltung am Beispiel zweier Funktionen

- **Faltungssatz**, die Laplace-Transformierte der Faltung zweier Originalfunktionen $f_1(t)$ und $f_2(t)$ ist gleich dem Produkt der Laplace-Transformierten dieser beiden Originalfunktionen:

$$\mathcal{L}\left\{\int_0^t f_1(u) f_2(t-u)\,\mathrm{d}u\right\} = \mathcal{L}\{(f_1 * f_2)(t)\} = \mathcal{L}\{f_1(t)\} \cdot \mathcal{L}\{f_2(t)\}\,.$$

▷ In der Praxis wird der Faltungssatz benutzt, um aus einer Bildfunktion $F(s)$, die sich im Bildbereich in zwei Funktionen faktorisieren läßt, $F(s) = F_1(s)F_2(s)$, die Originalfunktion zu bestimmen. Das führt zu der folgenden Prozedur:

1. Faktorisieren der Bildfunktion: $F(s) = F_1(s)F_2(s)$.
2. Aufsuchen der Originalfunktionen $f_1(t)$ und $f_2(t)$ der Bildfunktionen $F_1(s)$ und $F_2(s)$ mit Hilfe der Transformationstabelle.
3. Die Faltung von $f_1(t)$ mit $f_2(t)$ im Originalbereich ergibt die gesuchte Originalfunktion, $f(t) = (f_1 * f_2)(t)$, die zu der Bildfunktion $F(s)$ gehört.

□ Bestimmen der Originalfunktion $f(t)$, die zur Bildfunktion
$F(s) = 1/((s^2+1)s)$
gehört.

1. Die Zerlegung von $F(s)$ in $F_1(s)$ und $F_2(s)$ ergibt:
$$F_1(s) = \frac{1}{s^2+1} \quad \text{und} \quad F_2(s) = \frac{1}{s}.$$
2. Mit Hilfe der Transformationstabelle findet man für die Originalfunktionen $f_1(t)$ und $f_2(t)$:
$$f_1(t) = \mathcal{L}^{-1}\{F_1(s)\} = \sin(t)$$
und
$$f_2(t) = \mathcal{L}^{-1}\{F_2(s)\} = H(t).$$
3. Die gesuchte Lösung ist die Faltung von $f_1(t)$ und $f_2(t)$:
$$\begin{aligned} f(t) = (f_1 * f_2)(t) &= \int_0^t f_1(u) f_2(t-u)\,\mathrm{d}u \\ &= \int_0^t \sin(u) \cdot H(t)\,\mathrm{d}u = \int_0^t \sin(u) \cdot 1\,\mathrm{d}u \\ &= [-\cos(u)]_0^t = 1 - \cos(t), \end{aligned}$$
d. h., die gesuchte, zur Bildfunktion $F(s)$ gehörende Originalfunktion ist $f(t) = 1 - \cos(t)$.

- **Verschiebungssatz für Verschiebung nach rechts**, die Laplace-Transformierte einer um die Zeit a nach rechts verschobenen Originalfunktion ist gleich der Laplace-Transformierten der nichtverschobenen Originalfunktion, multipliziert mit dem Faktor e^{-as}:

$$\mathcal{L}\{f(t-a)\} = \mathrm{e}^{-as}\mathcal{L}\{f(t)\}\,.$$

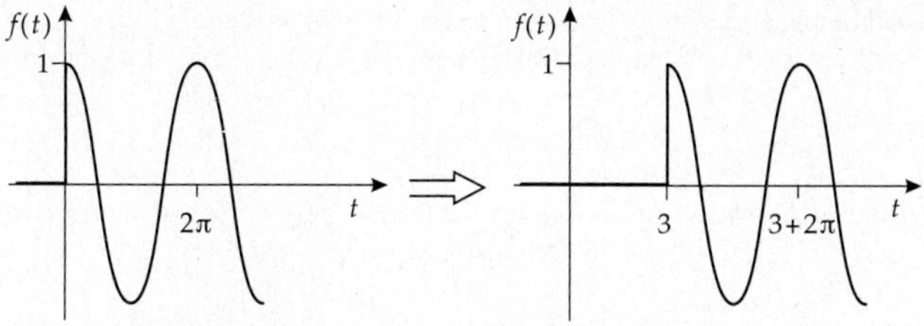

Nach rechts verschobene Kosinusfunktion

☐ Laplace-Transformation des um das Zeitintervall 3 nach rechts verschobenen Kosinus.
Mit $f_1(t) = \cos(t)$ und dem verschobenen Kosinus $f_2(t) = f_1(t-3) = \cos(t-3)$ folgt:

$$\mathcal{L}\{f_2(t)\} = \mathrm{e}^{-3s}\mathcal{L}\{f_1(t)\} = \mathrm{e}^{-3s}\mathcal{L}\{\cos(t)\} = \mathrm{e}^{-3s}\frac{s}{s^2+1},$$

wobei die Laplace-Transformation des Kosinus der Transformationstabelle entnommen wurde.

- **Verschiebungssatz für Verschiebung nach links**, die Laplace-Transformierte einer um die Zeit a nach links verschobenen Originalfunktion ist gleich der Differenz zwischen der Laplace-Transformierten der nichtverschobenen Funktion und dem Integral $\int_0^a f(t)\mathrm{e}^{-st}\,\mathrm{d}t$, wobei die Differenz mit dem Faktor e^{as} zu multiplizieren ist:

$$\mathcal{L}\{f(t+a)\} = \mathrm{e}^{as}\left(F(s) - \int_0^a f(t)\mathrm{e}^{-st}\,\mathrm{d}t\right), \qquad (a>0).$$

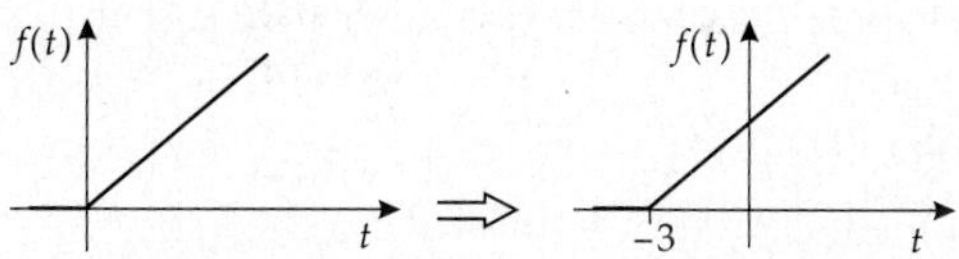

Nach links verschobene Gerade

☐ Laplace-Transformierte der um 3 Einheiten nach links verschobenen Funktion $f(t) = t$, die die Laplace-Transformierte $F(s) = 1/s^2$ (s. Transformationstabelle) hat. Mit dem Verschiebungssatz für Verschiebungen nach links folgt:

$$\mathcal{L}\{f(t+3)\} = \mathcal{L}\{t+3\} = \mathrm{e}^{3s}\left(F(s) - \int_0^3 t\mathrm{e}^{-st}\,\mathrm{d}t\right)$$

$$= \mathrm{e}^{3s}\left(\frac{1}{s^2} - \left[\left(\frac{-st-1}{s^2}\right)\mathrm{e}^{-st}\right]_0^3\right) = \frac{3s+1}{s^2}.$$

- **Ähnlichkeitssatz**, die Laplace-Transformierte der einer Ähnlichkeitstransformation ($t \to at$) unterzogenen Originalfunktion ist gleich der Laplace-Transformierten der Originalfunktion mit dem Argument (s/a), dividiert durch a:

$$\mathcal{L}\{f(at)\} = \frac{1}{a}F(s/a), \qquad a>0.$$

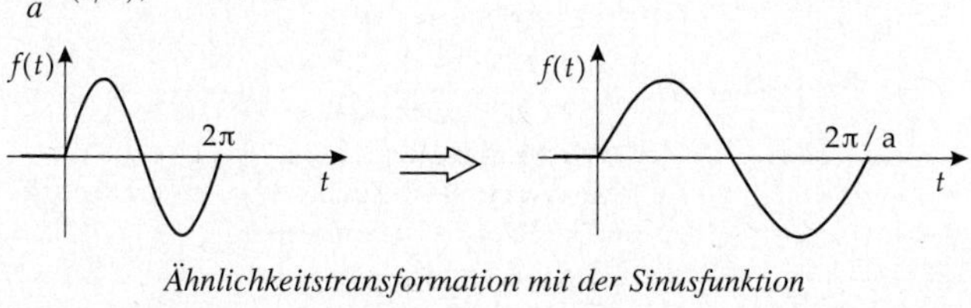

Ähnlichkeitstransformation mit der Sinusfunktion

☐ Berechnung der Laplace-Transformierten von $f(t) = \sin(\omega t)$, wobei die Korrespondenz für den Sinus der Transformationstabelle entnommen wird: $\mathcal{L}\{\sin(t)\} = F(s) = 1/(s^2+1)$. Mit dem Ähnlichkeitssatz erhält man:

$$\mathcal{L}\{\sin(\omega t)\} = \frac{1}{\omega}F(s/\omega) = \frac{1}{\omega}\,\frac{1}{(s/\omega)^2+1} = \frac{\omega}{s^2+\omega^2}.$$

- **Dämpfungssatz**, die Laplace-Transformierte der mit dem Faktor e^{-bt} gedämpften Originalfunktion ist gleich der Laplace-Transformierten der Originalfunktion mit dem Argument $s+b$ $(s \to s+b)$:

$$\mathcal{L}\left\{\mathrm{e}^{-bt}f(t)\right\} = F(s+b).$$

☐ Gesucht ist die Laplace-Transformierte der mit e^{-2t} gedämpften Originalfunktion $f(t) = \sin(t)$ mit der Korrespondenz

$$\sin(t) \circ\!\!-\!\!\bullet \frac{1}{s^2+1}.$$

Der Dämpfungssatz liefert:

$$\mathcal{L}\left\{\mathrm{e}^{-2t}\sin(t)\right\} = F(s+2) = \frac{1}{(s+2)^2+1} = \frac{1}{s^2+4s+5}.$$

- **Divisionssatz**, die Laplace-Transformation des Quotienten aus einer Originalfunktion $f(t)$ und der Zeit t ist gleich dem Integral von s, der Variablen im Bildbereich, bis unendlich über die Bildfunktion der Originalfunktion $f(t)$:

$$\mathcal{L}\left\{\frac{f(t)}{t}\right\} = \int_s^\infty F(u)\,\mathrm{d}u.$$

Voraussetzung für die Konvergenz dieses Integrals ist, daß der Grenzwert $\lim\limits_{t\to 0} f(t)/t$ existiert.

☐ Zu berechnen ist die Laplace-Transformierte der Originalfunktion

$g(t) = f(t)/t = (1-\mathrm{e}^{-t})/t.$

Nach der Regel von de L'Hospital gilt für den Limes:

$$\lim_{t\to 0}\frac{1-\mathrm{e}^{-t}}{t} = \lim_{t\to 0}\frac{(1-\mathrm{e}^{-t})'}{t'} = \lim_{t\to 0}\frac{\mathrm{e}^{-t}}{1} = 1.$$

Die Bedingung für die Anwendung des Divisonssatzes ist also erfüllt, und in den Transformationstabellen findet man für die Originalfunktion $f(t) = 1-\mathrm{e}^{-t}$ die Bildfunktion $F(s) = 1/s - 1/(s+1)$:

$$\begin{aligned}\mathcal{L}\left\{\frac{1-\mathrm{e}^{-t}}{t}\right\} &= \int_s^\infty F(u)\,\mathrm{d}u = \lim_{M\to\infty}\int_s^M \left(\frac{1}{u}-\frac{1}{u+1}\right)\mathrm{d}u \\ &= \lim_{M\to\infty}\left[\ln(u)-\ln(u+1)\right]_s^M = \lim_{M\to\infty}\left[\ln\left(1+\frac{1}{s}\right)-\ln\left(1+\frac{1}{M}\right)\right] \\ &= \ln\left(1+\frac{1}{s}\right).\end{aligned}$$

- **Laplace-Transformierte einer periodischen Funktion**, die Laplace-Transformierte einer T-periodischen Funktion $f(t)$ ist durch die folgende Formel gegeben:

$$\mathcal{L}\{f(t)\} = \frac{1}{1-\mathrm{e}^{-sT}}\int_0^T f(t)\mathrm{e}^{-st}\,\mathrm{d}t.$$

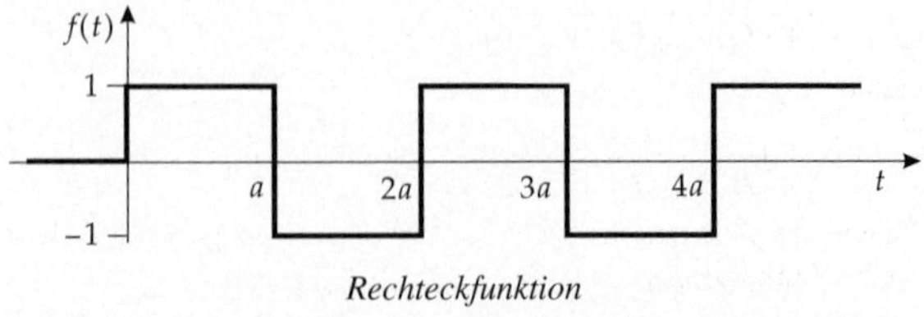

Rechteckfunktion

☐ Berechnet werden soll die Laplace-Transformierte der Rechteckfunktion

$$f(t) = \begin{cases} 1, & \text{falls } 0 < t < a \\ -1, & \text{falls } a < t < 2a \end{cases}$$

mit der Periode $T = 2a$. Mit dem Satz für periodische Funktionen erhält man:

$$F(s) = \frac{1}{1-\mathrm{e}^{-2as}} \left(\int_0^a 1 \cdot \mathrm{e}^{-st}\,\mathrm{d}t + \int_a^{2a} (-1) \cdot \mathrm{e}^{-st}\,\mathrm{d}t \right).$$

Das erste Integral liefert:

$$\int_0^a 1 \cdot \mathrm{e}^{-st}\,\mathrm{d}t = \left[\frac{\mathrm{e}^{-st}}{-s} \right]_0^a = \frac{1-\mathrm{e}^{-as}}{s},$$

analog ergibt das zweite Integral:

$$\int_a^{2a} (-1) \cdot \mathrm{e}^{-st}\,\mathrm{d}t = \frac{\mathrm{e}^{-2as} - \mathrm{e}^{-as}}{s}.$$

Damit folgt für $F(s)$:

$$F(s) = \frac{1 - 2 \cdot \mathrm{e}^{-as} + \mathrm{e}^{-2as}}{s(1-\mathrm{e}^{-2as})}.$$

Zähler und Nenner lassen sich als Binome darstellen, und zwar der Zähler als $(1-\mathrm{e}^{-as})^2$ und der Nenner als $(1+\mathrm{e}^{-as})(1-\mathrm{e}^{-as})$. Damit nimmt die Laplace-Transformierte der Rechteckfunktion die folgende Form an:

$$F(s) = \frac{1-\mathrm{e}^{-as}}{s(1+\mathrm{e}^{-as})} = \frac{1}{s} \tanh\left(\frac{as}{2}\right).$$

● **Grenzwertsatz für den Anfangswert**, der Anfangswert der Originalfunktion zur Zeit $t = 0$ ergibt sich, wenn man für das Produkt aus der entsprechenden Bildfunktion mit der Variablen s den Grenzübergang $s \to \infty$ durchführt:

$$f_0 = \lim_{t \to 0} f(t) = \lim_{s \to \infty} [sF(s)].$$

● **Grenzwertsatz für den Endwert**, der Endwert einer Originalfunktion für große Zeiten $t \to \infty$ ist gleich dem Grenzwert des Produktes aus der entsprechenden Bildfunktion mit der Variablen s für $s \to 0$:

$$f_\infty = \lim_{t \to \infty} f(t) = \lim_{s \to 0} [sF(s)].$$

▷ Die Grenzwertsätze gelten nur dann, wenn die Grenzwerte existieren.

☐ Auf einen Regelkreis mit der Übertragungsfunktion

$$G(s) = \frac{X(s)}{W(s)} = \frac{k_\mathrm{R} k_\mathrm{S}}{(1+sT_\mathrm{S}) + k_\mathrm{R} k_\mathrm{S}}$$

wird ein Sollwertsprung geschaltet:

$$w(t) = w_0 \cdot H(t).$$

Gesucht ist der Endwert der Regelgröße $x(t \to \infty)$. Im Bildbereich gilt für $x(t)$:

$$X(s) = G(s)W(s) = \frac{k_\mathrm{R} k_\mathrm{S}}{(1+sT_\mathrm{S}) + k_\mathrm{R} k_\mathrm{S}} \cdot \frac{w_0}{s}.$$

Mit dem Endwertsatz folgt für $x(t \to \infty)$:

$$x(t \to \infty) = \lim_{s \to 0} sX(s) = \lim_{s \to 0} \frac{k_\mathrm{R} k_\mathrm{S} w_0}{(1+sT_\mathrm{S}) + k_\mathrm{R} k_\mathrm{S}} = \frac{k_\mathrm{R} k_\mathrm{S}}{1 + k_\mathrm{R} k_\mathrm{S}} w_0 < w_0.$$

Die Regelgröße x erreicht nicht den Sollwert w_0. Die Konstanten k_R, k_S sind Verstärkungsfaktoren des Regelkreises, T_S eine Zeitkonstante.

20.4 Partialbruchzerlegung

Partialbruchzerlegung, wird benötigt, um die Originalfunktion von gebrochen rationalen Bildfunktionen

$$F(s) = \frac{Z(s)}{N(s)} = \frac{b_0 + b_1 s + \cdots + b_{n-1} s^{n-1}}{a_0 + a_1 s + \ldots + a_n s^n}$$

zu berechnen, wobei $Z(s)$ das Zählerpolynom ist und $N(s)$ das Nennerpolynom. Dazu wird die Bildfunktion zuerst in eine Summe von Partialbrüchen zerlegt, die dann gliedweise unter Ausnutzung des Linearitätssatzes in den Originalbereich zurücktransformiert werden (s. auch bei Funktionen und Integralrechnung).

Partialbruchzerlegung mit einfachen reellen Nullstellen

Partialbruchzerlegung, einfache reelle Nullstellen, gesucht ist die Partialbruchzerlegung von gebrochen rationalen Bildfunktionen, deren Nenner Polynome sind, die nur einfache reelle Nullstellen haben:

$$N(s) = a_0 + a_1 s + \cdots + a_n s^n = (s - \alpha_1)(s - \alpha_2) \cdots (s - \alpha_n).$$

Die Partialbruchzerlegung hat dann die Form:

$$F(s) = \frac{b_0 + b_1 s + \cdots + b_{n-1} s^{n-1}}{(s - \alpha_1)(s - \alpha_2) \ldots (s - \alpha_n)} = \frac{r_1}{s - \alpha_1} + \frac{r_2}{s - \alpha_2} + \cdots + \frac{r_n}{s - \alpha_n}$$

in der die Koeffizienten r_i, $i = 1, 2, \ldots, n$, noch zu berechnen sind. Das geschieht in zwei Schritten:

1. Multipliziere linke und rechte Seite mit $(s - \alpha_i)$:

$$(s - \alpha_i)F(s) = \frac{(s - \alpha_i)(b_0 + b_1 s + \cdots + b_{n-1} s^{n-1})}{(s - \alpha_1) \cdots (s - \alpha_{i-1})(s - \alpha_i)(s - \alpha_{i+1}) \cdots (s - \alpha_n)}$$
$$= \frac{(s - \alpha_i) r_1}{s - \alpha_1} + \cdots + r_i + \cdots + \frac{(s - \alpha_i) r_n}{s - \alpha_n}.$$

2. Setze $s = \alpha_i$, um alle Koeffizienten r außer r_i zu eliminieren:

$$r_i = \left. \frac{b_0 + b_1 s + \cdots + b_{n-1} s^{n-1}}{(s - \alpha_1) \cdots (s - \alpha_{i-1})(s - \alpha_{i+1}) \cdots (s - \alpha_n)} \right|_{s = \alpha_i}$$

Mit dieser Methode können alle Koeffizienten r_i berechnet werden.

☐ Im Bildbereich ist der Strom

$$I(s) = \frac{5(s+2)}{(s+10)} \cdot \frac{U_0}{sR}$$

gegeben. Gesucht ist seine Partialbruchzerlegung

$$\frac{5(s+2)}{(s+10)} \cdot \frac{U_0}{sR} = \frac{r_1}{s} + \frac{r_2}{s+10}.$$

Entsprechend obiger Vorschrift wird zuerst mit s multipliziert und dann $s = 0$ gesetzt. Dies ergibt r_1:

$$r_1 = \left. \frac{U_0 5(s+2)}{R(s+10)} \right|_{s=0} = \frac{10U_0}{10R} = \frac{U_0}{R}.$$

Entsprechend liefern Multiplikation mit dem Faktor $(s+10)$ und Setzen von $s = -10$ den Koeffizienten r_2:

$$r_2 = \left. \frac{U_0 5(s+2)}{Rs} \right|_{s=-10} = \frac{-40U_0}{-10R} = \frac{4U_0}{R}.$$

Die gesuchte Partialbruchzerlegung lautet also:

$$I(s) = \frac{U_0}{Rs} + \frac{4U_0}{R(s+10)}.$$

Partialbruchzerlegung mit mehrfachen reellen Nullstellen

Partialbruchzerlegung, mehrfache reelle Nullstellen, der Nenner $N(s)$ der Bildbereichsfunktion hat eine mehrfache reelle Nullstelle:

$$N(s) = a_0 + a_1 s + \cdots + a_n s^n = (s-\alpha_1)^k (s-\alpha_{k+1}) \cdots (s-\alpha_n).$$

α_1 ist also eine k-fache Nullstelle von $N(s)$, die übrigen Nullstellen $\alpha_{k+1}, \ldots, \alpha_n$ sind einfach. Die Partialbruchzerlegung von $F(s)$ sieht dann folgendermaßen aus:

$$\begin{aligned} F(s) &= \frac{b_0 + b_1 s + \ldots + b_{n-1} s^{n-1}}{(s-\alpha_1)^k (s-\alpha_{k+1}) \ldots (s-\alpha_n)} \\ &= \frac{r_1}{s-\alpha_1} + \frac{r_2}{(s-\alpha_1)^2} + \ldots + \frac{r_k}{(s-\alpha_1)^k} + \frac{r_{k+1}}{s-\alpha_{k+1}} + \ldots + \frac{r_n}{s-\alpha_n}. \end{aligned}$$

Die Berechnung erfolgt ähnlich wie bei den Bildfunktionen mit einfachen reellen Nullstellen, die Vorgehensweise soll am folgenden Beispiel erläutert werden.

□ Gesucht ist die Partialbruchzerlegung der Bildbereichsfunktion

$$F(s) = \frac{2(s^3+5)}{s^3(s+1)}$$

mit der *dreifachen Nullstelle* $s_0 = 0$. Die Partialbruchzerlegung dieses Ausdrucks lautet:

$$F(s) = \frac{r_4}{s+1} + \frac{r_3}{s^3} + \frac{r_2}{s^2} + \frac{r_1}{s}.$$

Zur Bestimmung von r_4 und r_3 geht man wie bei den einfachen reellen Nullstellen vor.
Um r_4 zu berechnen, ist mit $s+1$ zu multiplizieren und $s=-1$ zu setzen:

$$r_4 = \left.\frac{2(s^3+5)}{s^3}\right|_{s=-1} = \frac{8}{-1} = -8$$

und entsprechend für r_3:

$$r_3 = \left.\frac{2(s^3+5)}{s+1}\right|_{s=0} = \frac{10}{1} = 10.$$

Fährt man zur Bestimmung von r_2 genauso fort, erhält man:

$$\frac{2(s^3+5)}{s(s+1)} = \frac{r_4 s^2}{s+1} + \frac{r_3}{s} + r_2 + r_1 s.$$

Setzt man $s=0$, werden der Term auf der linken Seite und der zweite Term auf der rechten Seite unendlich. Addiert man aber die beiden divergierenden Terme und setzt das Resultat für r_3 ein, ergibt sich ein definierter Ausdruck, in dem $s=0$ gesetzt werden darf:

$$r_2 = \left.\left\{\frac{2(s^3+5)}{s(s+1)} - \frac{10}{s}\right\}\right|_{s=0} = \left.\frac{2(s^2-5)}{s+1}\right|_{s=0} = \frac{-10}{1} = -10.$$

Zur Berechnung von r_1 muß man, analog wie bei der Berechnung von r_2, die für $s \to 0$ divergenten Terme zusammenfassen und die bekannten Werte r_3 und r_2 einsetzten. Das ergibt $r_1 = 10$.
Insgesamt erhält man also die folgende Partialbruchzerlegung:

$$F(s) = \frac{-8}{s+1} + \frac{10}{s^3} + \frac{-10}{s^2} + \frac{10}{s}.$$

▷ Bei der Berechnung von Partialbruchzerlegungen mit mehrfachen reellen Nullstellen müssen die Partialbrüche wie in obigem Beispiel in der richtigen Reihenfolge berechnet werden: Diejenigen Partialbrüche, die die Nenner mit der höchsten Ordnung der mehrfachen Nullstelle enthalten, kommen zuerst.

Partialbruchzerlegung mit komplexen Nullstellen

Partialbruchzerlegung, komplexe Nullstellen, Berechnung der Partialbruchzerlegung gebrochen rationaler Funktionen, die komplexe Nullstellen im Nenner $N(s)$ besitzen:

$$N(s) = (s^2 + \gamma s + \delta)(s-\alpha_3) \cdots (s-\alpha_n),$$

wobei die Gleichung $s^2 + \gamma s + \delta = 0$ keine reellen Lösungen besitzt ($\delta > \gamma^2/4$). Die beiden konjugiert komplexen Lösungen lauten:

$$s_{1/2} = -\frac{\gamma}{2} \pm \mathrm{j}\sqrt{\delta - \frac{\gamma^2}{4}} = d \pm \mathrm{j}c$$

mit den Abkürzungen $d = -\gamma/2$ und $c = \sqrt{\delta - \gamma^2/4}$. Damit lautet $N(s)$ faktorisiert:

$$N(s) = (s - d - \mathrm{j}c)(s - d + \mathrm{j}c)(s - \alpha_3)\cdots(s - \alpha_n).$$

Die Partialbruchzerlegung der Bildfunktion $F(s)$ wird dann zu:

$$\begin{aligned} F(s) &= \frac{b_0 + b_1 s + \cdots + b_{n-1}s^{n-1}}{(s - d - \mathrm{j}c)(s - d + \mathrm{j}c)(s - \alpha_3)\ldots(s - \alpha_n)} \\ &= \frac{r_1}{s - d - \mathrm{j}c} + \frac{r_2}{s - d + \mathrm{j}c} + \frac{r_3}{s - \alpha_3} + \cdots + \frac{r_n}{s - \alpha_n}. \end{aligned}$$

Die Berechnung der Koeffizienten r_1 und r_2 erfolgt mit der bei den einfachen reellen Nullstellen erklärten Methode.

□ Im Bildbereich ist der Strom

$$I(s) = \frac{4}{s(s^2 + 2s + 5)}$$

gegeben. Gesucht ist seine Partialbruchzerlegung. Der Ausdruck $s^2 + 2s + 5$ hat die komplexen Nullstellen $s_{1/2} = -1 \pm \mathrm{j}2$ (*p*-*q*-Formel). Damit kann $I(s)$ in Partialbrüche zerlegt werden:

$$I(s) = \frac{4}{s(s + 1 - \mathrm{j}2)(s + 1 + \mathrm{j}2)} = \frac{r_1}{s + 1 - \mathrm{j}2} + \frac{r_2}{s + 1 + \mathrm{j}2} + \frac{r_3}{s}.$$

Es müssen nun die Koeffizienten r_1, r_2 und r_3 bestimmt werden. r_3 gehört zu der einfachen reellen Nullstelle. Zu seiner Berechnung wird die Gleichung auf beiden Seiten mit s multipliziert und dann $s = 0$ gesetzt:

$$r_3 = \frac{4}{(1 - \mathrm{j}2)(1 + \mathrm{j}2)} = \frac{4}{5}.$$

Zur Berechnung von r_1 geht man analog vor. Man multipliziert auf beiden Seiten mit $s + 1 - \mathrm{j}2$ und setzt dann $s = -1 + \mathrm{j}2$. Das ergibt:

$$\begin{aligned} r_1 &= \frac{4}{s(s + 1 + \mathrm{j}2)} = \frac{4}{(-1 + \mathrm{j}2)(4\mathrm{j})} = \frac{1}{(-2 - \mathrm{j})} = -\frac{2 - \mathrm{j}}{(2 + \mathrm{j})(2 - \mathrm{j})} \\ &= -\frac{2}{5} + \mathrm{j}\frac{1}{5}. \end{aligned}$$

r_2 ergibt sich durch Multiplikation beider Seiten von $I(s)$ mit $s + 1 + \mathrm{j}2$ und durch die Wahl $s = -1 - \mathrm{j}2$:

$$r_2 = -\frac{2}{5} - \mathrm{j}\frac{1}{5}.$$

r_2 ist also komplex konjugiert zu r_1.

20.5 Lineare Differentialgleichungen mit konstanten Koeffizienten

Wie in der Einleitung gezeigt, lassen sich mit Hilfe der Laplace-Transformation spezielle Lösungen linearer Differentialgleichungen mit konstanten Koeffizienten finden. Die aus drei Schritten bestehende Prozedur ist schematisch dargestellt:

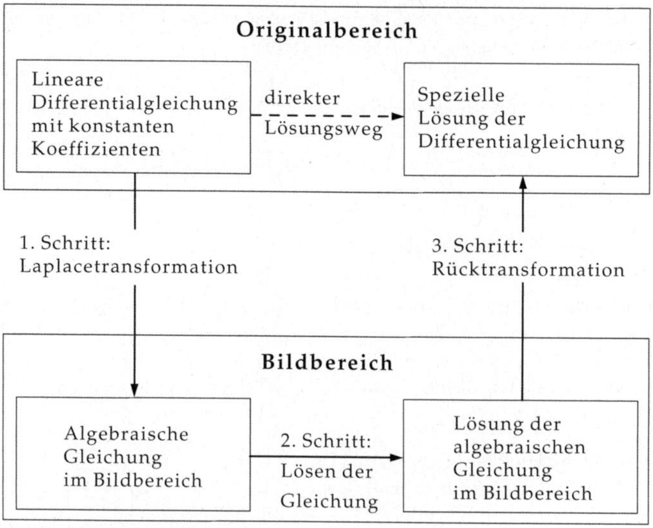

Laplace-Transformation: Lineare Differentialgleichung 1. Ordnung mit konstanten Koeffizienten

Die Differentialgleichung 1. Ordnung, deren Lösung $f(t)$ gesucht wird, lautet:

$$f'(t) + af(t) = h(t)$$

mit dem konstanten Koeffizienten a.

Um die Lösung $f(t)$ zu finden, wird die aus drei Schritten bestehende Prozedur durchgeführt:

Schritt 1: Transformation der Differentialgleichung 1. Ordnung in den Bildbereich mit Hilfe der Laplace-Transformation:

$$[sF(s) - f(0)] + aF(s) = H(s).$$

Dabei ist $f(0)$ die Anfangsbedingung der Originalfunktion $f(t)$ zur Zeit $t = 0$.

Schritt 2: Algebraische Lösung im Bildbereich:

$$F(s) = \frac{H(s) + f(0)}{s + a}.$$

Schritt 3: Rücktransformation der Lösung $F(s)$ im Bildbereich in den Originalbereich $f(t)$ mit Hilfe der Transformationstabellen.

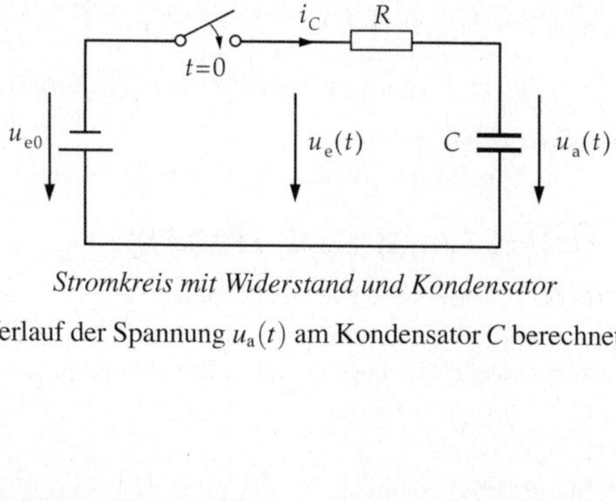

Stromkreis mit Widerstand und Kondensator

☐ Es soll der zeitliche Verlauf der Spannung $u_a(t)$ am Kondensator C berechnet werden mit der Anfangsbedingung

$$u_a(t = 0) = u_{a0}.$$

Zur Zeit $t = 0$ wird die konstante Eingangsspannung u_{e0} angelegt; die Eingangsspannung $u_e(t)$ wird in diesem Fall mit der Sprungfunktion $H(t)$ beschrieben:

$u_e(t) = u_{e0}H(t)$.

Für die Spannungen erhält man die Gleichung:

$i_C(t)R + u_a(t) = u_e(t)$.

Die Beziehung zwischen Strom $i_C(t)$ und der Ausgangsspannung $u_a(t)$ ist:

$$i_C(t) = C\frac{\mathrm{d}u_a(t)}{\mathrm{d}t} = C\dot{u}_a(t).$$

Einsetzen in obige Gleichung führt auf:

$T\dot{u}_a(t) + u_a(t) = u_e(t)$

mit der Zeitkonstanten $T = RC$. Dies ist eine lineare Differentialgleichung 1. Ordnung mit konstanten Koeffizienten für die Ausgangsspannung $u_a(t)$. Die Lösung erfolgt mit Hilfe der Laplace-Transformation in drei Schritten:

1. Transformation der Differentialgleichung in den Bildbereich:

$$T\left[sU_a(s) - u_{a0}\right] + U_a(s) = u_{e0}\,\frac{1}{s}$$

$U_a(s)$ ist dabei die Ausgangsspannung im Bildbereich, nämlich $\mathcal{L}\{u_a(t)\}$.

2. Lösen der Differentialgleichung im Bildbereich:

$$U_a(s) = \frac{Tu_{a0}}{1+sT} + \frac{u_{e0}}{(1+sT)s}.$$

3. Rücktransformation von $U_a(s)$ vom Bildbereich in den Originalbereich mit Hilfe der Transformationstabelle liefert die gesuchte Spannung $u_a(t)$ im Originalbereich:

$$u_a(t) = u_{a0}\,\mathcal{L}^{-1}\left\{\frac{T}{1+sT}\right\} + u_{e0}\,\mathcal{L}^{-1}\left\{\frac{1}{(1+sT)s}\right\}$$
$$= u_{a0}\,\mathrm{e}^{-t/T} + u_{e0}\left(1 - \mathrm{e}^{-t/T}\right).$$

Dieses Ergebnis stimmt mit der Lösung, die man durch Trennung der Variablen im Originalbereich erhält, überein.

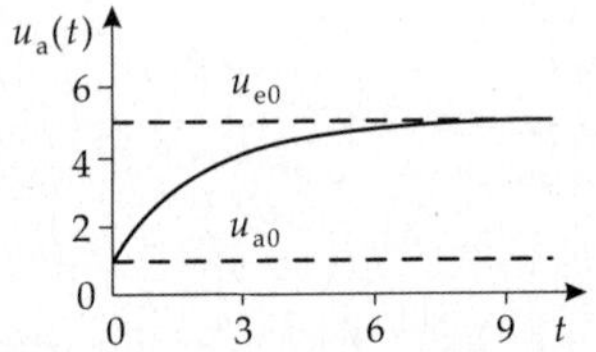

Grafische Darstellung der Ausgangsspannung $u_a(t)$

Laplace-Transformation: Lineare Differentialgleichung 2. Ordnung mit konstanten Koeffizienten

Die Differentialgleichung 2. Ordnung, für die die Lösung $f(t)$ gesucht wird, lautet:

$$f''(t) + af'(t) + bf(t) = h(t).$$

Wie bei der Lösung der Differentialgleichung 1. Ordnung werden die folgenden drei Schritte durchgeführt:

Schritt 1: Transformation der Differentialgleichung in den Bildbereich:

$$\left[s^2F(s) - sf(0) - f'(0)\right] + a\left[sF(s) - f(0)\right] + bF(s) = H(s)$$

mit den Anfangsbedingungen der Originalfunktion

$$f(t=0) = f(0) \qquad \text{und} \qquad f'(t=0) = f'(0).$$

Schritt 2: Lösen der algebraischen Gleichung im Bildbereich:

$$F(s) = \frac{H(s) + f(0)(s+a) + f'(0)}{s^2 + as + b}.$$

Schritt 3: Rücktransformation der Lösungsfunktion im Bildbereich unter Verwendung der Transformationstabellen ergibt die gesuchte Lösungsfunktion im Originalbereich.

□ Eine Masse m ist am Ende einer senkrecht herabhängenden Feder befestigt. Die Feder ist an der Decke eines Aufzugs aufgehängt, der sich mit der konstanten Beschleunigung a nach oben bewegt. Gesucht: das Weg-Zeit-Gesetz der Masse in dem im Aufzug verankerten Bezugssystem.

Die Newtonsche Bewegungsgleichung liefert eine lineare Differentialgleichung 2. Ordnung mit konstanten Koeffizienten:

$m\ddot{x}(t) = -kx(t) + maH(t)$

mit der Einheitssprungfunktion $H(t)$. Umformung ergibt:

$\ddot{x}(t) + \omega^2 x(t) = aH(t)$.

Die Feder gehorcht dem Hookeschen Gesetz mit der Federkonstanten k. Die Kreisfrequenz ist $\omega^2 = k/m$.

Anfangsbedingung: Zur Zeit $t = 0$ soll die Masse nicht ausgelenkt sein und sich nicht bewegen: $x(0) = \dot{x}(0) = 0$.

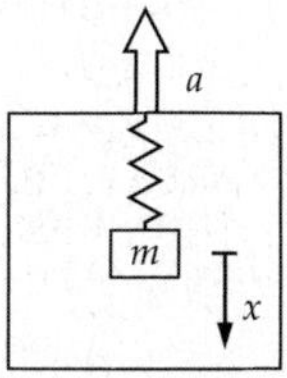

Eine an einer Feder befestigte Masse wird mit einem Aufzug nach oben beschleunigt

Die Lösung wird mit Hilfe der Laplace-Transformation in drei Schritten ermittelt:

1. Transformation vom Original- in den Bildbereich:

$$\left[s^2 X(s) - sx(0) - \dot{x}(0)\right] + \omega^2 X(s) = \mathcal{L}\{aH(t)\} = \frac{a}{s}.$$

2. Algebraische Lösung der Differentialgleichung im Bildbereich:

$$X(s) = \underbrace{\frac{1}{s^2+\omega^2}}_{F_1(s)} \cdot \underbrace{\frac{a}{s}}_{F_2(s)} = F_1(s)F_2(s).$$

3. Rücktransformation vom Bild- in den Originalbereich:

$X(s)$ ist das Produkt der zwei Bildbereichsfunktionen $F_1(s)$ und $F_2(s)$: Zur Lösung kann der Faltungssatz herangezogen werden. Dazu müssen die zu $F_1(s)$ und $F_2(s)$ gehörigen Originalfunktionen $f_1(t)$ und $f_2(t)$ anhand der Transformationstabellen bestimmt werden:

$$f_1(t) = \mathcal{L}^{-1}\{F_1(s)\} = \frac{\sin(\omega t)}{\omega},$$

$$f_2(t) = \mathcal{L}^{-1}\{F_2(s)\} = aH(t).$$

Die gesuchte Lösung im Originalbereich ist nach dem Faltungssatz das Faltungsprodukt von $f_1(t)$ und $f_2(t)$:

$$\begin{aligned} x(t) &= (f_1 * f_2)(t) = \int_0^t f_1(u) f_2(t-u)\,\mathrm{d}u \\ &= \int_0^t \frac{\sin(\omega u)}{\omega} aH(t-u)\,\mathrm{d}u = \frac{a}{\omega}\int_0^t \sin(\omega u)\,\mathrm{d}u \\ &= \frac{a}{\omega}\left[-\frac{\cos(\omega u)}{\omega}\right]_0^t = \frac{a}{\omega^2}[1-\cos(\omega t)] \\ &= \frac{ma}{k}[1-\cos(\omega t)]. \end{aligned}$$

Die Lösung $x(t)$ beschreibt eine harmonische Schwingung der Feder mit der maximalen Auslenkung $2ma/k$.

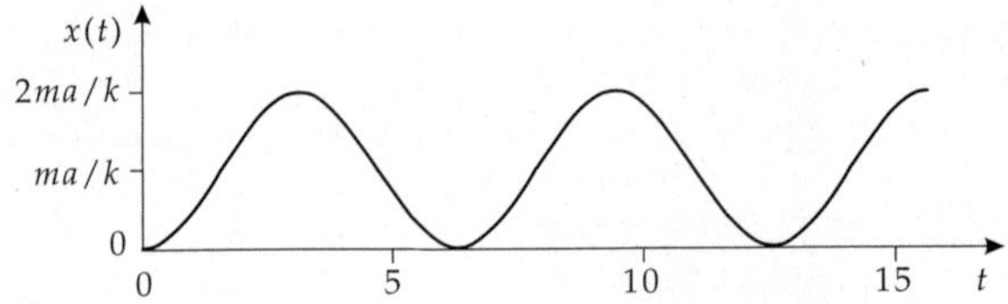

Die Auslenkung $x(t)$ der Masse m als Funktion der Zeit

▷ Die für lineare Differentialgleichungen 1. und 2. Ordnung mit konstanten Koeffizienten beschriebenen Methoden können mit Hilfe des Differentiationssatzes auf Differentialgleichungen höherer Ordnung verallgemeinert werden.

Beispiele: Lineare Differentialgleichungen

☐ Es soll die Wasserhöhe $h(t)$ in einem Gefäß mit der Grundfläche A und mit Zufluß und Abfluß berechnet werden. Der Zufluß soll gegeben sein durch $q(t) = we^{-t}$ und der Abfluß durch $kh(t)$, wobei w und k Proportionalitätskonstanten sind. Die Massenerhaltung führt auf eine lineare Differentialgleichung 1. Ordnung für die Wasserhöhe $h(t)$.

$$A\frac{\mathrm{d}h(t)}{\mathrm{d}t} + kh(t) = q(t) = we^{-t}.$$

Die Anfangsbedingung ist: $h(t=0) = h_0 = 4$ m.
Die Zahlenwerte für die Konstanten sind:

$$k = \frac{1}{2}\ \mathrm{m^2/s}, \quad w = 4\ \mathrm{m^3/s} \quad \text{und} \quad A = \frac{1}{4}\ \mathrm{m^2}.$$

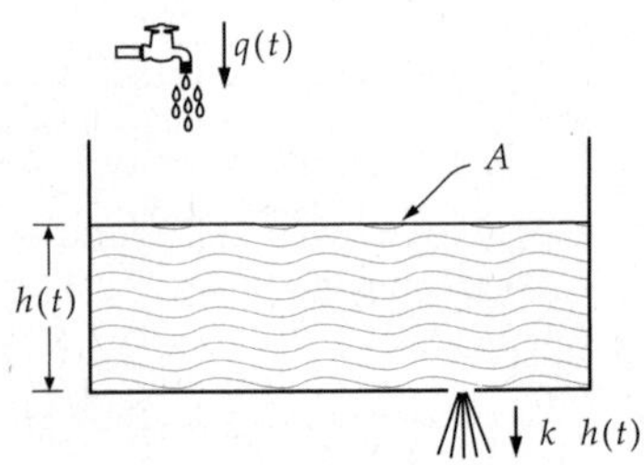

Ein Wasserbehälter mit Zu- und Abfluß

Die Lösung erfolgt mit Hilfe der Laplace-Transformation in drei Schritten:
1. Transformation der Differentialgleichung in den Bildbereich:

$$A\,[sH(s) - h_0] + kH(s) = Q(s) = \frac{w}{s+1},$$

mit Zahlenwerten:

$$\frac{1}{4}[sH(s) - 4] + \frac{1}{2}H(s) = \frac{4}{s+1}.$$

2. Algebraische Lösung im Bildbereich:

$$\frac{1}{4}(s+2)H(s) = \frac{4}{s+1} + 1 = \frac{s+5}{s+1},$$

woraus $H(s)$ folgt:

$$H(s) = \frac{4(s+5)}{(s+1)(s+2)}.$$

Für $H(s)$ muß eine Partialbruchzerlegung durchgeführt werden:

$$H(s) = \frac{4(s+5)}{(s+1)(s+2)} = \frac{A}{s+1} + \frac{B}{s+2}.$$

Zur Berechnung von A wird diese Gleichung mit $(s+1)$ multipliziert und $s=-1$ gesetzt:

$$A = \left.\frac{4(s+5)}{s+2}\right|_{s=-1} = \frac{4(-1+5)}{-1+2} = 16.$$

Entsprechend erhält man für B:

$$B = \left.\frac{4(s+5)}{s+1}\right|_{s=-2} = \frac{4(-2+5)}{-2+1} = -12.$$

$H(s)$ hat also die Form:

$$H(s) = \frac{16}{s+1} - \frac{12}{s+2}.$$

3. Rücktransformation in den Originalbereich mit Hilfe der Transformationstabellen:

$$h(t) = \mathcal{L}^{-1}\left\{\frac{16}{s+1}\right\} - \mathcal{L}^{-1}\left\{\frac{12}{s+2}\right\} = 16\mathrm{e}^{-t} - 12\mathrm{e}^{-2t}.$$

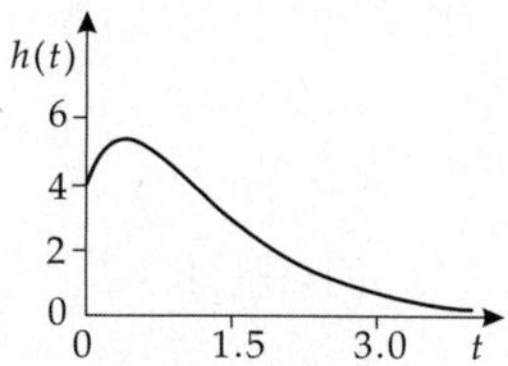

Die Wasserhöhe $h(t)$ in dem Behälter als Funktion der Zeit

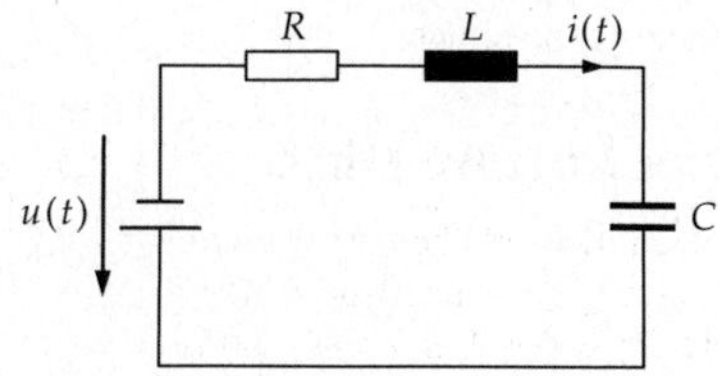

Stromkreis mit Widerstand, Spule und Kondensator

☐ Für den im Bild dargestellten Stromkreis soll der Strom $i(t)$ berechnet werden. Die Anfangsbedingungen sind $i(t=0)=0$ und $u_C(t=0)=0$. Der Stromkreis wird durch die Differentialgleichung

$$L\frac{\mathrm{d}i(t)}{\mathrm{d}t} + Ri(t) + \frac{1}{C}\int_0^t i(\tau)\,\mathrm{d}\tau + u_C(0) = u(t)$$

beschrieben. Die Konstanten sind die Induktivität $L = 2$ H, der Widerstand $R = 4\ \Omega$ und die Kapazität $C = 1/4$ F. Die angelegte Spannung soll linear mit der Zeit ansteigen:

$$u(t) = \frac{U_0}{T}t = 8\ \frac{\mathrm{V}}{\mathrm{s}} \cdot t.$$

Damit wird die Differentialgleichung zu:

$$2\frac{\mathrm{d}i(t)}{\mathrm{d}t} + 4i(t) + 4\int_0^t i(\tau)\,\mathrm{d}\tau = 8t.$$

Die Lösung erfolgt wieder mit Hilfe der Laplace-Transformation in drei Schritten:

1. Transformation in den Bildbereich:

$$2sI(s) + 4I(s) + 4\frac{I(s)}{s} = \frac{8}{s^2}.$$

2. Lösen der algebraischen Gleichung im Bildbereich:

$$I(s) = \frac{4}{s(s^2+2s+2)}.$$

Zur Bestimmung der Originalfunktion $i(t)$ muß eine Partialbruchzerlegung für $I(s)$ durchgeführt werden. Dazu müssen zuerst die Nullstellen der quadratischen Form berechnet werden:

$$s^2 + 2s + 2 = 0.$$

Mit Hilfe der p-q-Formel findet man die beiden konjugiert komplexen Nullstellen

$$s_{1/2} = -1 \pm \mathrm{j}.$$

Damit ist die Partialbruchzerlegung

$$I(s) = \frac{4}{s(s+1-\mathrm{j})(s+1+\mathrm{j})} = \frac{A}{s} + \frac{B}{s+1-\mathrm{j}} + \frac{C}{s+1+\mathrm{j}}.$$

Zu berechnen sind die Koeffizienten A, B und C. A erhält man durch Multiplikation obiger Gleichung mit s und durch die Wahl $s=0$:

$$A = \frac{4}{(1-\mathrm{j})(1+\mathrm{j})} = 2.$$

Zur Berechnung von B wird mit $s+1-\mathrm{j}$ multipliziert und $s=-1+\mathrm{j}$ gesetzt:

$$B = \left.\frac{4}{s(s+1+\mathrm{j})}\right|_{s=-1+\mathrm{j}} = \frac{4}{(-1+\mathrm{j})2\mathrm{j}} = \frac{2}{-1-\mathrm{j}} = \frac{2(-1+\mathrm{j})}{(-1-\mathrm{j})(-1+\mathrm{j})} = -1+\mathrm{j}.$$

Jede komplexe Zahl $z = a + \mathrm{j}b$ kann in Polarkoordinatenform geschrieben werden: $z = |z|\mathrm{e}^{\vartheta}$ mit dem Betrag der komplexen Zahl $|z| = \sqrt{a^2+b^2}$ und dem Polarwinkel ϑ in der komplexen Ebene. B wird in Polarkoordinaten zu

$$B = -1+\mathrm{j} = \sqrt{2}\mathrm{e}^{3/4\pi\mathrm{j}}.$$

Entsprechend ergibt sich C aus der Multiplikation mit $s+1+\mathrm{j}$ und der Wahl von $s=-1-\mathrm{j}$:

$$C = -1-\mathrm{j} = \sqrt{2}\mathrm{e}^{-3/4\pi\mathrm{j}},$$

also das konjugiert komplexe von B. Damit wird $I(s)$ zu:

$$I(s) = \frac{2}{s} + \frac{\sqrt{2}\mathrm{e}^{3/4\pi\mathrm{j}}}{s+1-\mathrm{j}} + \frac{\sqrt{2}\mathrm{e}^{-3/4\pi\mathrm{j}}}{s+1+\mathrm{j}}.$$

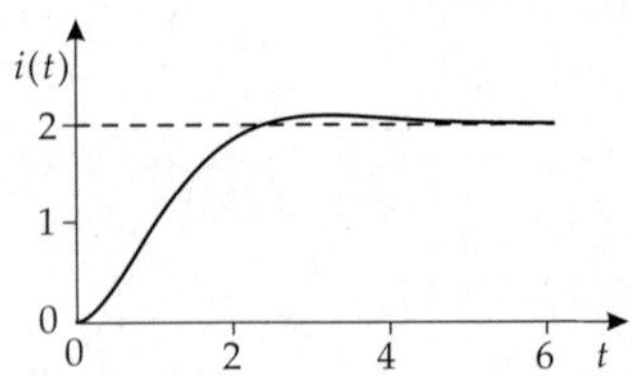

Der Strom $i(t)$ als Funktion der Zeit

3. Mit Hilfe der Transformationstabellen wird aus der Bildfunktion $I(s)$ die Originalfunktion $i(t)$ ermittelt:

$$\begin{aligned} i(t) &= \mathcal{L}^{-1}\left\{\frac{2}{s}\right\} + \mathcal{L}^{-1}\left\{\frac{\sqrt{2}\mathrm{e}^{3/4\pi\mathrm{j}}}{s+1-\mathrm{j}}\right\} + \mathcal{L}^{-1}\left\{\frac{\sqrt{2}\mathrm{e}^{-3/4\pi\mathrm{j}}}{s+1+\mathrm{j}}\right\} \\ &= 2 + \sqrt{2}\mathrm{e}^{3/4\pi\mathrm{j}}\mathrm{e}^{(-1+\mathrm{j})t} + \sqrt{2}\mathrm{e}^{-3/4\pi\mathrm{j}}\mathrm{e}^{(-1-\mathrm{j})t} \\ &= 2 + \sqrt{2}\mathrm{e}^{-t}\left[\mathrm{e}^{\mathrm{j}(t+3/4\pi)} + \mathrm{e}^{-\mathrm{j}(t+3/4\pi)}\right] \\ &= 2 + 2\sqrt{2}\mathrm{e}^{-t}\cos(t+3/4\pi). \end{aligned}$$

Hierbei wurde die Eulersche Relation im letzten Schritt benutzt.

Laplace-Transformierte (Tabelle)

$\Gamma(x)$	Gammafunktion
$\Psi(x)$	Psi-Funktion, $\Psi(x) = \frac{\mathrm{d}}{\mathrm{d}x}\ln\Gamma(x) = \Gamma'(x)/\Gamma(x)$
$H(x)$	Sprungfunktion, Heavisidefunktion
$L_n(x)$	Laguerre-Polynom der Ordnung n

$H_n(x)$	Hermitesches Polynom der Ordnung n
$\mathrm{erf}(x)$	Fehlerfunktion
$\mathrm{erfc}(x)$	konjugierte Fehlerfunktion
$Ei(x)$, $E_1(x)$, $E_n(x)$	Exponentialintegralfunktion
$Si(x)$	Sinusintegralfunktion, Integralsinus
$Ci(x)$	Kosinusintegralfunktion, Integralkosinus
$J_n(x)$	Besselfunktion erster Art der Ordnung n
$I_n(x)$	modifizierte Besselfunktion erster Art der Ordnung n, Besselfunktion erster Art mit imaginärem Argument, hyperbolische Besselfunktion
$K_n(x)$	modifizierte Besselfunktion zweiter Art der Ordnung n, Besselfunktion zweiter Art mit imaginärem Argument, Mac-Donald-Funktion

$$F(s) \bullet\!\!-\!\!\circ f(t)$$
$$1 \bullet\!\!-\!\!\circ \delta(t) \quad \text{(Diracsche Deltafunktion)}$$
$$\frac{1}{s} \bullet\!\!-\!\!\circ 1,\ H(t) \quad \text{(Sprungfunktion)}$$
$$\frac{1}{s^2} \bullet\!\!-\!\!\circ t$$
$$\frac{1}{s^3} \bullet\!\!-\!\!\circ \frac{t^2}{2}$$
$$\frac{1}{s^n} \quad (n=1,2,3,\ldots) \bullet\!\!-\!\!\circ \frac{t^{n-1}}{(n-1)!}$$
$$\frac{1}{\sqrt{s}} \bullet\!\!-\!\!\circ \frac{1}{\sqrt{\pi t}}$$
$$s^{-3/2} \bullet\!\!-\!\!\circ 2\sqrt{t/\pi}$$
$$s^{-(n+1/2)} \quad (n=1,2,3,\ldots) \bullet\!\!-\!\!\circ \frac{2^n t^{n-1/2}}{1\cdot 3\cdot 5\cdot\ldots\cdot(2n-1)\sqrt{\pi}}$$
$$\frac{\Gamma(k)}{s^k} \quad (k>0) \bullet\!\!-\!\!\circ t^{k-1}$$
$$\frac{1}{s+a} \bullet\!\!-\!\!\circ \mathrm{e}^{-at}$$
$$\frac{1}{(s+a)^2} \bullet\!\!-\!\!\circ t\mathrm{e}^{-at}$$
$$\frac{1}{(s+a)^n} \quad (n=1,2,3,\ldots) \bullet\!\!-\!\!\circ \frac{t^{n-1}\mathrm{e}^{-at}}{(n-1)!}$$
$$\frac{\Gamma(k)}{(s+a)^k} \quad (k>0) \bullet\!\!-\!\!\circ t^{k-1}\mathrm{e}^{-at}$$
$$\frac{1}{s(s+a)} \quad (a\neq 0) \bullet\!\!-\!\!\circ \frac{1-\mathrm{e}^{-at}}{a}$$
$$\frac{1}{s(s+a)^2} \quad (a\neq 0) \bullet\!\!-\!\!\circ \frac{1}{a^2}[1-(1+at)\mathrm{e}^{-at}]$$
$$\frac{1}{(s+a)(s+b)} \quad (a\neq b) \bullet\!\!-\!\!\circ \frac{\mathrm{e}^{-at}-\mathrm{e}^{-bt}}{b-a}$$
$$\frac{1}{(s+a)(s+b)(s+c)} \quad (a\neq b\neq c) \bullet\!\!-\!\!\circ -\frac{(b-c)\mathrm{e}^{-at}+(c-a)\mathrm{e}^{-bt}+(a-b)\mathrm{e}^{-ct}}{(a-b)(b-c)(c-a)}$$
$$\frac{1}{s^2(s+a)} \quad (a\neq 0) \bullet\!\!-\!\!\circ \frac{1}{a^2}(\mathrm{e}^{-at}+at-1)$$
$$\frac{s}{(s+a)^2} \bullet\!\!-\!\!\circ (1-at)\mathrm{e}^{-at}$$

$$\frac{s}{(s+a)(s+b)} \quad (a \neq b) \quad \bullet\!\!-\!\!\circ \quad \frac{a\mathrm{e}^{-at} - b\mathrm{e}^{-bt}}{a-b}$$

$$\frac{s}{(s+a)^3} \quad \bullet\!\!-\!\!\circ \quad \left(t - \frac{at^2}{2}\right)\mathrm{e}^{-at}$$

$$\frac{s}{(s+a)(s+b)^2} \quad (a \neq b) \quad \bullet\!\!-\!\!\circ \quad -\frac{1}{(a-b)^2}(a\mathrm{e}^{-at} + [b(a-b)t - a]\mathrm{e}^{-bt})$$

$$\frac{s}{(s+a)(s+b)(s+c)} \quad (a \neq b \neq c) \quad \bullet\!\!-\!\!\circ \quad -\frac{a(b-c)\mathrm{e}^{-at} + b(c-a)\mathrm{e}^{-bt} + c(a-b)\mathrm{e}^{-ct}}{(a-b)(b-c)(c-a)}$$

$$\frac{s^2}{(s+a)^3} \quad \bullet\!\!-\!\!\circ \quad \left(\frac{at^2}{2} - 2at + 1\right)\mathrm{e}^{-at}$$

$$\frac{s^2}{(s+a)(s+b)^2} \quad (a \neq b) \quad \bullet\!\!-\!\!\circ \quad \frac{(a^2\mathrm{e}^{-at} + [b^2(a-b)t - 2ab + b^2]\mathrm{e}^{-bt}}{(a-b)^2}$$

$$\frac{s^2}{(s+a)(s+b)(s+c)} \quad (a \neq b \neq c) \quad \bullet\!\!-\!\!\circ \quad -\frac{a^2(b-c)\mathrm{e}^{-at} + b^2(c-a)\mathrm{e}^{-bt} + c^2(a-b)\mathrm{e}^{-ct}}{(a-b)(b-c)(c-a)}$$

$$\frac{1}{s^2+a^2} \quad (a \neq 0) \quad \bullet\!\!-\!\!\circ \quad \frac{1}{a}\sin at$$

$$\frac{s\sin b + a\cos b}{s^2+a^2} \quad \bullet\!\!-\!\!\circ \quad \sin(at+b)$$

$$\frac{s}{s^2+a^2} \quad \bullet\!\!-\!\!\circ \quad \cos at$$

$$\frac{s\cos b - a\sin b}{s^2+a^2} \quad \bullet\!\!-\!\!\circ \quad \cos(at+b)$$

$$\frac{1}{s^2-a^2} \quad (a \neq 0) \quad \bullet\!\!-\!\!\circ \quad \frac{1}{a}\sinh at$$

$$\frac{s}{s^2-a^2} \quad (a \neq 0) \quad \bullet\!\!-\!\!\circ \quad \cosh at$$

$$\frac{1}{s(s^2+a^2)} \quad (a \neq 0) \quad \bullet\!\!-\!\!\circ \quad \frac{1}{a^2}(1 - \cos at)$$

$$\frac{1}{s^2(s^2+a^2)} \quad (a \neq 0) \quad \bullet\!\!-\!\!\circ \quad \frac{1}{a^3}(at - \sin at)$$

$$\frac{1}{(s^2+a^2)^2} \quad (a \neq 0) \quad \bullet\!\!-\!\!\circ \quad \frac{1}{2a^3}(\sin at - at\cos at)$$

$$\frac{s}{(s^2+a^2)^2} \quad (a \neq 0) \quad \bullet\!\!-\!\!\circ \quad \frac{t}{2a}\sin at$$

$$\frac{1}{s(s^2+4a^2)} \quad \bullet\!\!-\!\!\circ \quad \frac{1}{2a}\sin^2(at)$$

$$\frac{s^2}{(s^2+a^2)^2} \quad \bullet\!\!-\!\!\circ \quad \frac{1}{2a}(\sin at + at\cos at)$$

$$\frac{s^2-a^2}{(s^2+a^2)^2} \quad \bullet\!\!-\!\!\circ \quad t\cos at$$

$$\frac{s^2+2a^2}{s(s^2+4a^2)} \quad \bullet\!\!-\!\!\circ \quad \cos^2(at)$$

$$\frac{s}{(s^2+a^2)(s^2+b^2)} \quad (a^2 \neq b^2) \quad \bullet\!\!-\!\!\circ \quad \frac{\cos at - \cos bt}{b^2-a^2}$$

$$\frac{1}{(s+a)^2+b^2} \quad (b \neq 0) \quad \bullet\!\!-\!\!\circ \quad \frac{1}{b}\mathrm{e}^{-at}\sin bt$$

$$\frac{1}{(s+a)^2-b^2} \quad (b \neq 0) \quad \bullet\!\!-\!\!\circ \quad \frac{1}{b}\mathrm{e}^{-at}\sinh(bt)$$

$$\frac{s+a}{(s+a)^2+b^2} \quad \bullet\!\!-\!\!\circ \quad \mathrm{e}^{-at}\cos bt$$

$$\frac{s+a}{(s+a)^2-b^2} \quad \bullet\!\!-\!\!\circ \quad \mathrm{e}^{-at}\cosh(bt)$$

$\dfrac{3a^2}{s^3+a^3}$		•—○	$\mathrm{e}^{-at}-\mathrm{e}^{at/2}\left(\cos\dfrac{at\sqrt{3}}{2}-\sqrt{3}\sin\dfrac{at\sqrt{3}}{2}\right)$
$\dfrac{4a^3}{s^4+4a^4}$		•—○	$\sin at\cosh at-\cos at\sinh at$
$\dfrac{s}{s^4+4a^4}$	$(a\neq 0)$	•—○	$\dfrac{1}{2a^2}\sin at\sinh at$
$\dfrac{1}{s^4-a^4}$	$(a\neq 0)$	•—○	$\dfrac{1}{2a^3}(\sinh at-\sin at)$
$\dfrac{s}{s^4-a^4}$	$(a\neq 0)$	•—○	$\dfrac{1}{2a^2}(\cosh at-\cos at)$
$\dfrac{8a^3s^2}{(s^2+a^2)^3}$		•—○	$(1+a^2t^2)\sin at-at\cos at$
$\dfrac{1}{s}\left(\dfrac{s-1}{s}\right)^n$		•—○	$L_n(t)$
$\dfrac{s}{(s+a)^{3/2}}$		•—○	$\dfrac{1}{\sqrt{\pi t}}\mathrm{e}^{-at}(1-2at)$
$\sqrt{s+a}-\sqrt{s+b}$		•—○	$\dfrac{1}{2\sqrt{\pi t^3}}(\mathrm{e}^{-bt}-\mathrm{e}^{-at})$
$\dfrac{1}{\sqrt{s}+a}$		•—○	$\dfrac{1}{\sqrt{\pi t}}-a\mathrm{e}^{a^2t}\operatorname{erfc} a\sqrt{t}$
$\dfrac{\sqrt{s}}{s-a^2}$		•—○	$\dfrac{1}{\sqrt{\pi t}}+a\mathrm{e}^{a^2t}\operatorname{erf} a\sqrt{t}$
$\dfrac{\sqrt{s}}{s+a^2}$		•—○	$\dfrac{1}{\sqrt{\pi t}}-\dfrac{2a}{\sqrt{\pi}}\mathrm{e}^{-a^2t}\displaystyle\int_0^{a\sqrt{t}}\mathrm{e}^{\lambda^2}\,d\lambda$
$\dfrac{1}{\sqrt{s}(s-a^2)}$	$(a\neq 0)$	•—○	$\dfrac{1}{a}\mathrm{e}^{a^2t}\operatorname{erf} a\sqrt{t}$
$\dfrac{1}{\sqrt{s}(s+a^2)}$	$(a\neq 0)$	•—○	$\dfrac{2}{a\sqrt{\pi}}\mathrm{e}^{-a^2t}\displaystyle\int_0^{a\sqrt{t}}\mathrm{e}^{\lambda^2}\,d\lambda$
$\dfrac{b^2-a^2}{(s-a^2)(b+\sqrt{s})}$		•—○	$\mathrm{e}^{a^2t}(b-a\operatorname{erf} a\sqrt{t})-b\mathrm{e}^{b^2t}\operatorname{erfc} b\sqrt{t}$
$\dfrac{1}{\sqrt{s}(\sqrt{s}+a)}$		•—○	$\mathrm{e}^{a^2t}\operatorname{erfc}(a\sqrt{t})$
$\dfrac{1}{(s+a)\sqrt{s+b}}$	$(a\neq b)$	•—○	$\dfrac{1}{\sqrt{b-a}}\mathrm{e}^{-at}\operatorname{erf}(\sqrt{b-a}\sqrt{t})$
$\dfrac{b^2-a^2}{\sqrt{s}(s-a^2)(\sqrt{s}+b)}$	$(a\neq b)$	•—○	$\mathrm{e}^{a^2t}\left[\dfrac{b}{a}\operatorname{erf}(a\sqrt{t})-1\right]+\mathrm{e}^{b^2t}\operatorname{erfc} b\sqrt{t}$
$\dfrac{(1-s)^n}{s^{n+1/2}}$		•—○	$\dfrac{n!}{(2n)!\sqrt{\pi t}}H_{2n}(\sqrt{t})$
$\dfrac{(1-s)^n}{s^{n+3/2}}$		•—○	$\dfrac{n!}{(2n+1)!\sqrt{\pi}}H_{2n+1}(\sqrt{t})$
$\dfrac{\sqrt{s+2a}}{\sqrt{s}}-1$		•—○	$a\mathrm{e}^{-at}[I_1(at)+I_0(at)]$
$\dfrac{1}{\sqrt{s+a}\sqrt{s+b}}$		•—○	$\mathrm{e}^{-(a+b)t/2}I_0\left(\dfrac{a-b}{2}t\right)$
$\dfrac{\Gamma(k)}{(s+a)^k(s+b)^k}$	$(a\neq b, k>0)$	•—○	$\sqrt{\pi}\left(\dfrac{t}{a-b}\right)^{k-1/2}\mathrm{e}^{-(a+b)t/2}I_{k-1/2}\left(\dfrac{a-b}{2}t\right)$
$\dfrac{1}{(s+a)^{1/2}(s+b)^{3/2}}$		•—○	$t\mathrm{e}^{-(a+b)t/2}\left[I_0\left(\dfrac{a-b}{2}t\right)+I_1\left(\dfrac{a-b}{2}t\right)\right]$

$$\frac{\sqrt{s+2a}-\sqrt{s}}{\sqrt{s+2a}+\sqrt{s}} \quad \bullet\!\!-\!\!\circ \quad \frac{1}{t}\mathrm{e}^{-at}I_1(at)$$

$$\frac{(a-b)^k}{(\sqrt{s+a}+\sqrt{s+b})^{2k}} \quad (k>0) \quad \bullet\!\!-\!\!\circ \quad \frac{k}{t}\mathrm{e}^{-(a+b)t/2}I_k\left(\frac{a-b}{2}t\right)$$

$$\frac{(\sqrt{s+a}+\sqrt{s})^{-2\nu}}{\sqrt{s}\sqrt{s+a}} \quad (\nu>-1) \quad \bullet\!\!-\!\!\circ \quad \frac{1}{a^\nu}\mathrm{e}^{-at/2}I_\nu(at/2)$$

$$\frac{1}{\sqrt{s^2+a^2}} \quad \bullet\!\!-\!\!\circ \quad J_0(at)$$

$$\frac{(\sqrt{s^2+a^2}-s)^\nu}{\sqrt{s^2+a^2}} \quad (\nu>-1) \quad \bullet\!\!-\!\!\circ \quad a^\nu J_\nu(at)$$

$$\frac{1}{(s^2+a^2)^k} \quad (a\neq 0, k>0) \quad \bullet\!\!-\!\!\circ \quad \frac{\sqrt{\pi}}{\Gamma(k)}\left(\frac{t}{2a}\right)^{k-1/2} J_{k-1/2}(at)$$

$$(\sqrt{s^2+a^2}-s)^k \quad (k>0) \quad \bullet\!\!-\!\!\circ \quad \frac{ka^k}{t}J_k(at)$$

$$\frac{(s-\sqrt{s^2-a^2})^\nu}{\sqrt{s^2-a^2}} \quad (\nu>-1) \quad \bullet\!\!-\!\!\circ \quad a^\nu I_\nu(at)$$

$$\frac{1}{(s^2-a^2)^k} \quad (a\neq 0, k>0) \quad \bullet\!\!-\!\!\circ \quad \frac{\sqrt{\pi}}{\Gamma(k)}\left(\frac{t}{2a}\right)^{k-1/2} I_{k-1/2}(at)$$

Sprungfunktion

$$\frac{1}{s}\mathrm{e}^{-ks} \quad \bullet\!\!-\!\!\circ \quad H(t-k) \quad \Longrightarrow$$

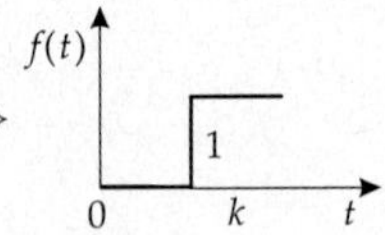

$$\frac{1}{s^2}\mathrm{e}^{-ks} \quad \bullet\!\!-\!\!\circ \quad (t-k)H(t-k)$$

$$\frac{1}{s^\mu}\mathrm{e}^{-ks} \quad (\mu>0) \quad \bullet\!\!-\!\!\circ \quad \frac{(t-k)^{\mu-1}}{\Gamma(\mu)}H(t-k)$$

Rechteckskurven

$$\frac{1-\mathrm{e}^{-ks}}{s} \quad \bullet\!\!-\!\!\circ \quad H(t)-H(t-k) \quad \Longrightarrow$$

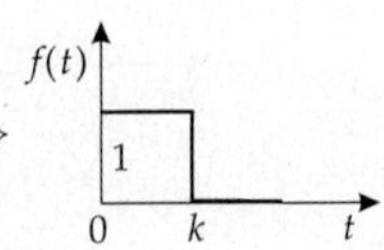

$$\frac{1}{s(1-\mathrm{e}^{-ks})}=\frac{1+\coth(ks/2)}{2s} \quad \bullet\!\!-\!\!\circ \quad \sum_{n=0}^{\infty}H(t-nk) \quad \Longrightarrow$$

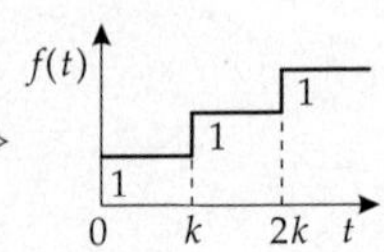

$$\frac{1}{s(\mathrm{e}^{ks}-a)} \quad \bullet\!\!-\!\!\circ \quad \sum_{n=1}^{\infty}a^{n-1}H(t-nk) \quad \Longrightarrow$$

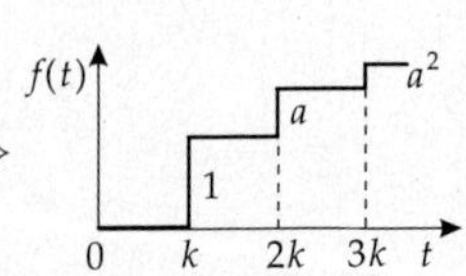

$$\frac{1}{s}\tanh(ks) \quad \bullet\!\!-\!\!\!-\!\!\circ \quad H(t)+2\sum_{n=1}^{\infty}(-1)^n H(t-2nk)$$

$\Longrightarrow$ 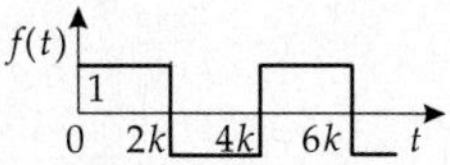

$$\frac{1}{s(1+\mathrm{e}^{-ks})} \quad \bullet\!\!-\!\!\!-\!\!\circ \quad \sum_{n=0}^{\infty}(-1)^n H(t-nk) \Longrightarrow$$

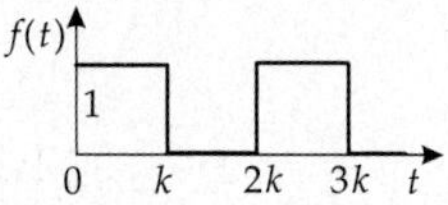

$$\frac{1}{s\sinh(ks)} \quad \bullet\!\!-\!\!\!-\!\!\circ \quad 2\sum_{n=0}^{\infty}H[(t-(2n+1)k]$$

$\Longrightarrow$ 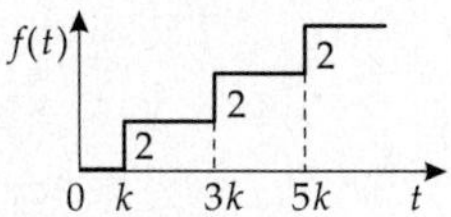

$$\frac{1}{s\cosh(ks)} \quad \bullet\!\!-\!\!\!-\!\!\circ \quad 2\sum_{n=0}^{\infty}(-1)^n H[(t-(2n+1)k]$$

$\Longrightarrow$ 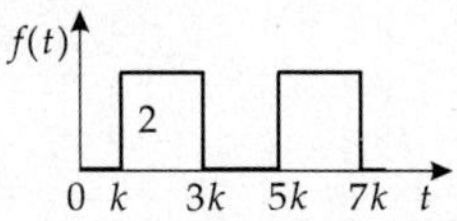

$$\frac{1}{s}\coth(ks) \quad \bullet\!\!-\!\!\!-\!\!\circ \quad H(t)+2\sum_{n=1}^{\infty}H(t-2nk)$$

$\Longrightarrow$ 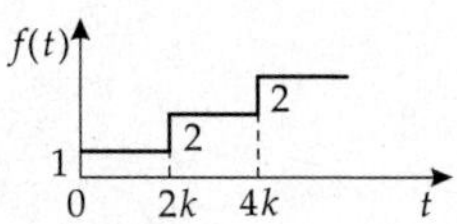

Dreieckskurven

$$\frac{1}{s^2}\tanh(ks) \quad \bullet\!\!-\!\!\!-\!\!\circ \quad tH(t)+2\sum_{n=1}^{\infty}(-1)^n(t-2nk)H(t-2nk)$$

$\Longrightarrow$ 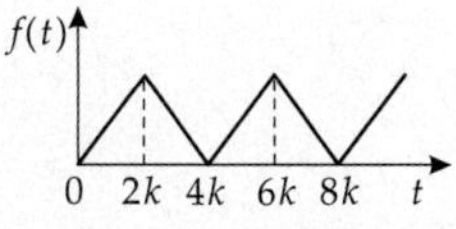

Sinusimpuls (Zweiweggleichrichtung)

$$\frac{k}{s^2+k^2}\coth\frac{\pi s}{2k} \quad \bullet\!\!-\!\!\!-\!\!\circ \quad |\sin kt| \Longrightarrow$$

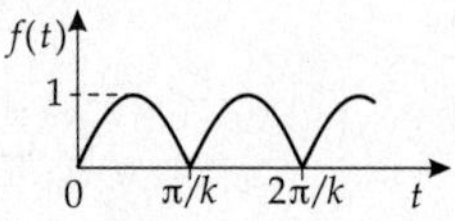

Sinusimpuls (Einweggleichrichtung)

$$\frac{1}{(s^2+1)(1-\mathrm{e}^{-\pi s})} \quad \bullet\!\!-\!\!\!-\!\!\circ \quad \sum_{n=0}^{\infty}(-1)^n H(t-n\pi)\sin t$$

$\Longrightarrow$ 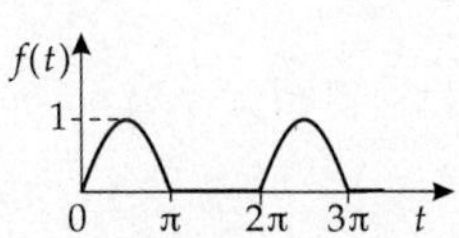

$\frac{1}{s}\mathrm{e}^{-k/s}$	$\bullet\!\!-\!\!\circ$	$J_0(2\sqrt{kt})$
$\frac{1}{\sqrt{s}}\mathrm{e}^{-k/s}$	$\bullet\!\!-\!\!\circ$	$\frac{1}{\sqrt{\pi t}}\cos(2\sqrt{kt})$
$\frac{1}{\sqrt{s}}\mathrm{e}^{k/s}$	$\bullet\!\!-\!\!\circ$	$\frac{1}{\sqrt{\pi t}}\cosh(2\sqrt{kt})$
$\frac{1}{s^{3/2}}\mathrm{e}^{-k/s}$	$\bullet\!\!-\!\!\circ$	$\frac{1}{\sqrt{\pi k}}\sin(2\sqrt{kt})$
$\frac{1}{s^{3/2}}\mathrm{e}^{k/s}$	$\bullet\!\!-\!\!\circ$	$\frac{1}{\sqrt{\pi k}}\sinh(2\sqrt{kt})$
$\frac{1}{s^{\mu}}\mathrm{e}^{k/s} \quad (\mu > 0)$	$\bullet\!\!-\!\!\circ$	$\left(\frac{t}{k}\right)^{(\mu-1)/2} I_{\mu-1}(2\sqrt{kt})$
$\frac{1}{s^{\mu}}\mathrm{e}^{-k/s} \quad (\mu > 0)$	$\bullet\!\!-\!\!\circ$	$\left(\frac{t}{k}\right)^{(\mu-1)/2} J_{\mu-1}(2\sqrt{kt})$
$\mathrm{e}^{-k\sqrt{s}} \quad (k > 0)$	$\bullet\!\!-\!\!\circ$	$\frac{k}{2\sqrt{\pi t^3}}\exp\left(-\frac{k^2}{4t}\right)$
$\frac{1}{s}\mathrm{e}^{-k\sqrt{s}} \quad (k \geq 0)$	$\bullet\!\!-\!\!\circ$	$\operatorname{erfc}\frac{k}{2\sqrt{t}}$
$\frac{1}{\sqrt{s}}\mathrm{e}^{-k\sqrt{s}} \quad (k \geq 0)$	$\bullet\!\!-\!\!\circ$	$\frac{1}{\sqrt{\pi t}}\exp\left(-\frac{k^2}{4t}\right)$
$\frac{1}{s^{3/2}}\mathrm{e}^{-k\sqrt{s}} \quad (k \geq 0)$	$\bullet\!\!-\!\!\circ$	$2\sqrt{\frac{t}{\pi}}\exp\left(-\frac{k^2}{4t}\right) - k\operatorname{erfc}\frac{k}{2\sqrt{t}} = 2\sqrt{t}\,\mathrm{j}\operatorname{erfc}\frac{k}{2\sqrt{t}}$
$s^{(n-1)/2}\mathrm{e}^{-k\sqrt{s}} \quad (n = 0, 1, 2, \cdots, k > 0)$	$\bullet\!\!-\!\!\circ$	$\frac{\exp(-k^2/4t)}{2^n\sqrt{\pi t^{n+1}}}H_n\left(\frac{k}{2\sqrt{t}}\right)$
$\frac{1}{s^{1+(3/2)n}}\mathrm{e}^{-k\sqrt{s}} \quad (n = 0, 1, 2, \cdots, k \geq 0)$	$\bullet\!\!-\!\!\circ$	$(4t)^{n/2}\mathrm{j}^n\operatorname{erfc}\frac{k}{2\sqrt{t}}$
$\frac{\mathrm{e}^{-k\sqrt{s}}}{a+\sqrt{s}} \quad (k \geq 0)$	$\bullet\!\!-\!\!\circ$	$\frac{1}{\sqrt{\pi t}}\exp\left(-\frac{k^2}{4t}\right) - a\mathrm{e}^{ak}\mathrm{e}^{a^2t}\operatorname{erfc}\left(a\sqrt{t}+\frac{k}{2\sqrt{t}}\right)$
$\frac{a\mathrm{e}^{-k\sqrt{s}}}{s(a+\sqrt{s})} \quad (k \geq 0)$	$\bullet\!\!-\!\!\circ$	$-\mathrm{e}^{ak}\mathrm{e}^{a^2t}\operatorname{erfc}\left(a\sqrt{t}+\frac{k}{2\sqrt{t}}\right) + \operatorname{erfc}\frac{k}{2\sqrt{t}}$
$\frac{\mathrm{e}^{-k\sqrt{s}}}{\sqrt{s}(a+\sqrt{s})} \quad (k \geq 0)$	$\bullet\!\!-\!\!\circ$	$\mathrm{e}^{ak}\mathrm{e}^{a^2t}\operatorname{erfc}\left(a\sqrt{t}+\frac{k}{2\sqrt{t}}\right)$
$\frac{\mathrm{e}^{-k\sqrt{s(s+a)}}}{\sqrt{s(s+a)}} \quad (k \geq 0)$	$\bullet\!\!-\!\!\circ$	$\mathrm{e}^{-at/2}I_0\left(\frac{a}{2}\sqrt{t^2-k^2}\right)H(t-k)$
$\frac{\mathrm{e}^{-k\sqrt{s^2+a^2}}}{\sqrt{s^2+a^2}} \quad (k \geq 0)$	$\bullet\!\!-\!\!\circ$	$J_0(a\sqrt{t^2-k^2})H(t-k)$
$\frac{\mathrm{e}^{-k\sqrt{s^2-a^2}}}{\sqrt{s^2-a^2}} \quad (k \geq 0)$	$\bullet\!\!-\!\!\circ$	$I_0(a\sqrt{t^2-k^2})H(t-k)$
$\frac{\mathrm{e}^{-k(\sqrt{s^2+a^2}-s)}}{\sqrt{s^2+a^2}} \quad (k \geq 0)$	$\bullet\!\!-\!\!\circ$	$J_0(a\sqrt{t^2+2kt})$
$\mathrm{e}^{-k\sqrt{s^2-a^2}} - \mathrm{e}^{-ks} \quad (k > 0)$	$\bullet\!\!-\!\!\circ$	$\frac{ak}{\sqrt{t^2-k^2}}I_1(a\sqrt{t^2-k^2})H(t-k)$
$\mathrm{e}^{-ks} - \mathrm{e}^{-k\sqrt{s^2+a^2}} \quad (k > 0)$	$\bullet\!\!-\!\!\circ$	$\frac{ak}{\sqrt{t^2-k^2}}J_1(a\sqrt{t^2-k^2})H(t-k)$

$$\frac{a^\nu e^{-k\sqrt{s^2+a^2}}}{\sqrt{s^2+a^2}(\sqrt{s^2+a^2}+s)^\nu} \quad (\nu > -1,\ k \geq 0) \quad \bullet\!\!-\!\!\circ \quad \left(\frac{t-k}{t+k}\right)^{\nu/2} J_\nu(a\sqrt{t^2-k^2})H(t-k)$$

$$\frac{1}{s}\ln s \quad \bullet\!\!-\!\!\circ \quad -C - \ln t \quad (C \approx 0{,}5772\ldots \text{ Eulersche Konstante})$$

$$\frac{1}{s^k}\ln s \quad (k>0) \quad \bullet\!\!-\!\!\circ \quad \frac{t^{k-1}}{\Gamma(k)}[\Psi(k) - \ln t]$$

$$\frac{\ln s}{s-a} \quad (a>0) \quad \bullet\!\!-\!\!\circ \quad e^{at}[\ln a + E_1(at)]$$

$$\frac{\ln s}{s^2+1} \quad \bullet\!\!-\!\!\circ \quad \cos t\,\mathrm{Si}(t) - \sin t\,\mathrm{Ci}(t)$$

$$\frac{s\ln s}{s^2+1} \quad \bullet\!\!-\!\!\circ \quad -\sin t\,\mathrm{Si}(t) - \cos t\,\mathrm{Ci}(t)$$

$$\frac{1}{s}\ln(1+ks) \quad (k>0) \quad \bullet\!\!-\!\!\circ \quad E_1\left(\frac{t}{k}\right)$$

$$\ln\frac{s+a}{s+b} \quad \bullet\!\!-\!\!\circ \quad \frac{1}{t}(e^{-bt} - e^{-at})$$

$$\frac{1}{s}\ln(s^2+a^2) \quad (a>0) \quad \bullet\!\!-\!\!\circ \quad 2\ln a - 2\mathrm{Ci}(at)$$

$$\frac{1}{s^2}\ln(s^2+a^2) \quad (a>0) \quad \bullet\!\!-\!\!\circ \quad \frac{2}{a}[at\ln a + \sin at - at\,\mathrm{Ci}(at)]$$

$$\frac{1}{s}\ln(1+k^2s^2) \quad (k>0) \quad \bullet\!\!-\!\!\circ \quad -2\mathrm{Ci}\left(\frac{t}{k}\right)$$

$$\ln\frac{s^2+a^2}{s^2} \quad \bullet\!\!-\!\!\circ \quad \frac{2}{t}(1-\cos at)$$

$$\ln\frac{s^2-a^2}{s^2} \quad \bullet\!\!-\!\!\circ \quad \frac{2}{t}(1-\cosh at)$$

$$\arctan\frac{k}{s} \quad \bullet\!\!-\!\!\circ \quad \frac{1}{t}\sin kt$$

$$\frac{1}{s}\arctan\frac{k}{s} \quad \bullet\!\!-\!\!\circ \quad \mathrm{Si}(kt)$$

$$e^{k^2s^2}\,\mathrm{erfc}\,ks \quad (k>0) \quad \bullet\!\!-\!\!\circ \quad \frac{1}{k\sqrt{\pi}}\exp\left(-\frac{t^2}{4k^2}\right)$$

$$\frac{1}{s}e^{k^2s^2}\,\mathrm{erfc}\,ks \quad (k>0) \quad \bullet\!\!-\!\!\circ \quad \mathrm{erf}\frac{t}{2k}$$

$$e^{ks}\,\mathrm{erfc}\sqrt{ks} \quad (k>0) \quad \bullet\!\!-\!\!\circ \quad \frac{\sqrt{k}}{\pi\sqrt{t}(t+k)}$$

$$\frac{1}{\sqrt{s}}\mathrm{erfc}\sqrt{ks} \quad (k \geq 0) \quad \bullet\!\!-\!\!\circ \quad \frac{1}{\sqrt{\pi t}}H(t-k)$$

$$\frac{1}{\sqrt{s}}e^{ks}\,\mathrm{erfc}\sqrt{ks} \quad (k \geq 0) \quad \bullet\!\!-\!\!\circ \quad \frac{1}{\sqrt{\pi(t+k)}}$$

$$\mathrm{erf}\frac{k}{\sqrt{s}} \quad \bullet\!\!-\!\!\circ \quad \frac{1}{\pi t}\sin 2k\sqrt{t}$$

$$\left[\frac{\pi}{2} - \mathrm{Si}(s)\right]\cos s + \mathrm{Ci}(s)\sin s \quad \bullet\!\!-\!\!\circ \quad \frac{1}{t^2+1}$$

$$\frac{1}{\sqrt{s}}e^{k^2/s}\,\mathrm{erfc}\frac{k}{\sqrt{s}} \quad \bullet\!\!-\!\!\circ \quad \frac{1}{\sqrt{\pi t}}e^{-2k\sqrt{t}}$$

$$K_0(ks) \quad (k>0) \quad \bullet\!\!-\!\!\circ \quad \frac{1}{\sqrt{t^2-k^2}}H(t-k)$$

$$K_0(k\sqrt{s}) \quad (k>0) \quad \bullet\!\!-\!\!\circ \quad \frac{1}{2t}\exp\left(-\frac{k^2}{4t}\right)$$

$$\frac{1}{\sqrt{s}}e^{k/s}K_0\left(\frac{k}{s}\right) \quad (k>0) \quad \bullet\!\!-\!\!\circ \quad \frac{2}{\sqrt{\pi t}}K_0(2\sqrt{2kt})$$

$$\frac{1}{s}e^{ks}K_1(ks) \quad (k>0) \quad \bullet\!\!-\!\!\circ \quad \frac{1}{k}\sqrt{t(t+2k)}$$

$$\frac{1}{\sqrt{s}}K_1(k\sqrt{s}) \quad (k>0) \quad \bullet\!\!-\!\!\circ \quad \frac{1}{k}\exp\left(-\frac{k^2}{4t}\right)$$

$$e^{as}E_1(as) \quad (a>0) \quad \bullet\!\!-\!\!\circ \quad \frac{1}{t+a}$$

$$a^{-1}se^{as}E_1(as) \quad (a>0) \quad \bullet\!\!-\!\!\circ \quad \frac{1}{(t+a)^2}$$

$$a^{1-n}e^{as}E_n(as) \quad (a>0\,;\, n=0,1,2,\cdots) \quad \bullet\!\!-\!\!\circ \quad \frac{1}{(t+a)^n}$$

$$\pi e^{-ks}I_0(ks) \quad (k>0) \quad \bullet\!\!-\!\!\circ \quad \frac{1}{\sqrt{t(2k-t)}}[H(t)-H(t-2k)]$$

$$e^{-ks}I_1(ks) \quad (k>0) \quad \bullet\!\!-\!\!\circ \quad \frac{k-t}{\pi k\sqrt{t(2k-t)}}[H(t)-H(t-2k)]$$

Kippschwingung

$$\frac{1}{as^2}-\frac{e^{-as}}{s(1-e^{-as})} \quad \bullet\!\!-\!\!\circ$$ **Sägezahn-Funktion**

$\Longrightarrow$

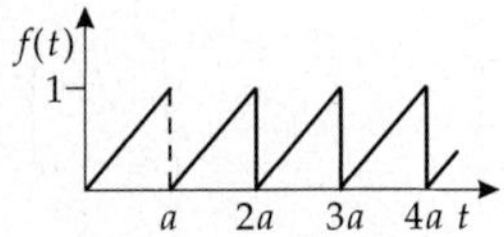

$$\frac{e^{-as}(1-e^{-bs})}{s} \quad \bullet\!\!-\!\!\circ$$ **Pulsfunktion**

$\Longrightarrow$

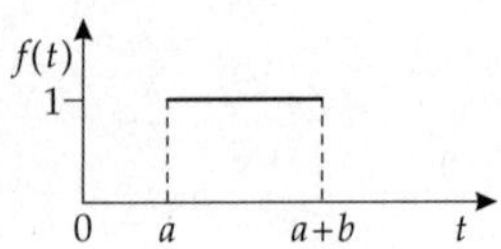

$$\frac{e^{-s}+e^{-2s}}{s(1-e^{-s})^2} \quad \bullet\!\!-\!\!\circ \quad F(t)=n^2 \quad (n\le t<n+1,\ n=0,1,2,\cdots)$$

$\Longrightarrow$

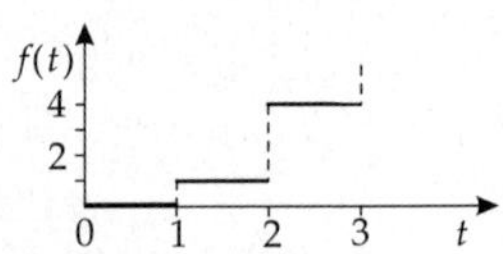

Sinusimpuls

$$\frac{\pi a(1+e^{-as})}{a^2s^2+\pi^2} \quad \bullet\!\!-\!\!\circ \quad F(t)=\begin{cases}\sin(\pi t/a) & (0\le t\le a)\\ 0 & (t>a)\end{cases}$$

$\Longrightarrow$

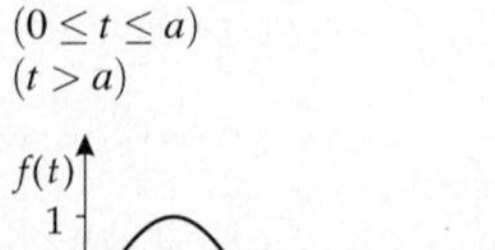

20.6 z-Transformation

Die **z-Transformation** wird bei stetigen zeitabhängigen Funktionen benutzt, deren Werte an periodisch wiederkehrenden Zeitpunkten abgetastet werden. Die z-Transformation ist somit das diskrete Analogon der Laplace-Transformation.

Definition der z-Transformation

Impulsfolgefunktion, Definition mit Hilfe der Wertefolge $f(kT) = f_k$, $k = 0, 1, 2, \ldots$, die man durch Abtasten des Meßsignals $f(t)$ mit der Abtastperiode T (Abtastfrequenz $1/T$) erhält:

$$f^*(t) = \sum_{k=0}^{\infty} f_k \delta\,(t - kT).$$

Dabei ist $\delta\,(t)$ die Diracsche δ-Funktion. Im Gegensatz zur Wertefolge f_k ist die Impulsfolgefunktion für alle Werte der Variablen t definiert.

▷ Die Impulsfolgefunktion $f^*(t)$ folgt eindeutig aus der Wertefolge f_k und der Abtastperiode T, während die Wertefolge f_k *nicht* eindeutig aus der Impulsfolgefunktion $f^*(t)$ folgt.

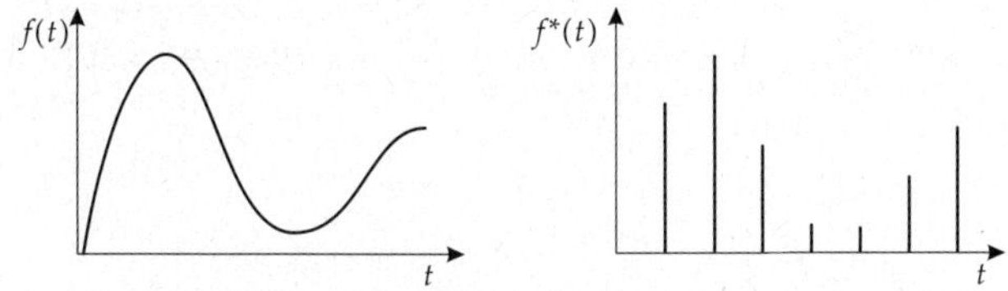

Das Meßsignal $f(t)$ und seine Impulsfolgefunktion $f^*(t)$

Die Laplace-Transformation der Impulsfolgefunktion $f^*(t)$ lautet:

$$\mathcal{L}\{f^*(t)\} = F^*(s) = \int_0^{\infty} f^*(t)\mathrm{e}^{-st}\,\mathrm{d}t$$

$$= \int_0^{\infty} \sum_{k=0}^{\infty} f_k \delta\,(t - kT)\mathrm{e}^{-st}\,\mathrm{d}t = \sum_{k=0}^{\infty} f_k \mathrm{e}^{-kTs},$$

wobei die Eigenschaft der δ-Funktion

$$\int_{-\infty}^{\infty} \delta\,(t - t_0) f(t)\,\mathrm{d}t = f(t_0)$$

ausgenutzt wurde. Bei der Laplace-Transformation von Impulsfolgefunktionen geht die Integration also in eine Summation über.

z-Transformation, folgt mit der Substitution

$$z = \mathrm{e}^{Ts}$$

aus der Laplace-Transformierten $F^*(s)$ der Impulsfolgefunktion:

$$\mathcal{Z}\{f_k\} = F(z) = \sum_{k=0}^{\infty} f_k z^{-k}.$$

Dabei wurde für die z-Transformation der Wertefolge f_k (Originalfolge) die Operatorschreibweise $\mathcal{Z}\{f_k\}$ benutzt.

Korrespondenzschreibweise, analog wie bei der Laplace-Transformation:

$$f_k \circ\!\!-\!\!\bullet\; F(z).$$

Der Originalfolge f_k wird die Bildfunktion $F(z)$ zugeordnet.

Zusammenhang zwischen Laplace- und z-Transformation:

$$\mathcal{Z}\{f_k\} = \mathcal{L}\{f^*(t)\},$$

die z-Transformation der Wertefolge f_k ist also gleich der Laplace-Transformierten der Impulsfolgefunktion $f^*(t)$.

Konvergenzbedingungen für die z-Transformation

● **Konvergenzbedingungen für z-Transformation,** falls für die Wertefolge gilt

$|f_k| < Mm^k$

mit den beiden positiven konstanten M und m, konvergiert die Reihe

$$\sum_{k=0}^{\infty} f_k z^{-k}$$

der z-Transformierten außerhalb eines Kreises in der komplexen Ebene mit dem Radius R:

$|z| > R$.

Die singulären Stellen der z-Transformierten liegen dann alle innerhalb dieses Kreises ($|z| \leq R$).

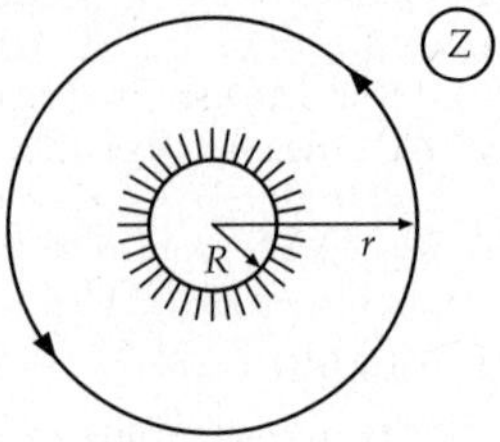

Das Konvergenzgebiet der z-Transformierten in der komplexen Ebene

☐ Die Wertefolge soll konstant sein:

$f_k = 1$.

Die z-Transformierte ist dann die geometrische Reihe:

$$\mathcal{Z}\{f_k\} = F(z) = \sum_{k=0}^{\infty} 1 z^{-k} = \frac{1}{1-z^{-1}} = \frac{z}{z-1}$$

oder in Korrespondenzschreibweise:

$$f_k = 1 \circ\!\!-\!\!\bullet\; F(z) = \frac{1}{1-z^{-1}} = \frac{z}{z-1}.$$

In diesem Fall ist der Konvergenzradius $R = 1$ und die z-Transformierte konvergiert für $|z| > 1$.

▷ Die z-Transformierte ist eine spezielle Laurentreihe, bei der die Koeffizienten f_k für Exponenten mit positiven Vorzeichen verschwinden. Die Konvergenzbedingungen folgen daher direkt aus den Konvergenzbedingungen der Laurentreihe.

Umkehrung der z-Transformation

Inverse z-Transformation $\mathcal{Z}^{-1}$, für sie gilt:

$$\mathcal{Z}^{-1}\{F(z)\} = f_k.$$

Sie läßt sich in den meisten in der Praxis vorkommenden Fällen aus den Transformationstabellen entweder direkt oder analog wie bei der Laplace-Transformation mit Hilfe der Partialbruchzerlegung ermitteln. Einige Möglichkeiten der Berechnung der inversen Laplace-Transformation, falls die Umkehrtransformationen nicht in den Tabellen zu finden sind, sollen hier noch angegeben werden:

1. Betrachtet man die z-Transformierte als Laurentreihe, ergibt sich die inverse z-Transformation gerade aus den Koeffizienten derselben:

$$\mathcal{Z}^{-1}\{F(z)\} = f_k = \frac{1}{2\pi j} \oint F(z) z^{k-1}\, \mathrm{d}z.$$

Das Kurvenintegral muß dabei über eine beliebige geschlossene Kurve genommen werden, die größer ist als der Konvergenzradius R von $F(z)$. Die Auswertung des Kurvenintegrals kann mit Hilfe des Residuensatzes aus der Funktionentheorie vorgenommen werden.

2. Wählt man für die komplexe Zahl z die Polarkoordinatendarstellung in der komplexen Ebene $z = |z|\mathrm{e}^{\mathrm{j}\varphi}$ ($|z|$: Betrag von z; φ: Polarwinkel von z), wird aus obiger Formel für f_k:

$$\mathcal{Z}^{-1}\{F(z)\} = f_k = \frac{|z|^n}{2\pi} \int_{-\pi}^{\pi} F\left(|z|\mathrm{e}^{\mathrm{j}\varphi}\right) \mathrm{e}^{\mathrm{j}n\varphi}\, \mathrm{d}\varphi.$$

3. Die Funktion

$$F(z^{-1}) = \sum_{k=0}^{\infty} f_k z^k$$

stellt eine Potenzreihe mit aufsteigenden Potenzen von z dar. Deshalb ergibt sich für ihre Koeffizienten f_k nach der Taylorschen Reihenentwicklung:

$$f_k = \frac{1}{k!}\left[\frac{\mathrm{d}^k F(z^{-1})}{\mathrm{d}z^k}\right]_{z=0}.$$

Rechenregeln

- **Verschiebung nach rechts**, die z-Transformierte der um n Punkte nach rechts verschobenen Originalfolge f_k ist gleich der mit z^{-n} multiplizierten Summe aus der z-Transformierten der unverschobenen Originalfolge und der Summe $\sum_{l=1}^{n} f_{-l} z^l$:

$$\mathcal{Z}\{f_{k-n}\} = z^{-n}\left[F(z) + \sum_{l=1}^{n} f_{-l} z^l\right].$$

- **Verschiebung nach links**, die z-Transformierte der um n Punkte nach links verschobenen Originalfolge ist gleich der mit z^n multiplizierten Differenz aus der Bildfunktion der unverschobenen Originalfolge und der Summe $\sum_{l=0}^{n-1} f_l z^{-l}$:

$$\mathcal{Z}\{f_{k+n}\} = z^n\left[F(z) - \sum_{l=0}^{n-1} f_l z^{-l}\right].$$

- **Vorwärtsdifferenz**, die z-Transformierte der Vorwärtsdifferenz $f_{k+1} - f_k$ der Originalfolge ist gleich der mit dem Faktor $(z-1)$ multiplizierten z-Transformierten der Originalfolge am Punkt k vermindert um den mit z multiplizierten Wert der Originalfolge am Punkt $k = 0$:

$$\mathcal{Z}\{f_{k+1} - f_k\} = (z-1)F(z) - zf_0.$$

- **Rückwärtsdifferenz**, die z-Transformierte der Rückwärtsdifferenz $f_k - f_{k-1}$ der Originalfolge ist gleich der mit dem Faktor $(z-1)/z$ multiplizierten z-Transformierten der Originalfolge am Punkt k vermindert um den Wert der Originalfolge am Punkt $k = -1$:

$$\mathcal{Z}\{f_k - f_{k-1}\} = \frac{z-1}{z}F(z) - f_{-1}.$$

▷ Dividiert man die Vorwärts- bzw. Rückwärtsdifferenz durch die Abtastperiode T, hat man die numerische Approximation der 1. Ableitung in Zwei-Punkt-Genauigkeit vorliegen. Obige Differenzenformeln sind also das Analogon zu den Ableitungssätzen bei der Laplace-Transformation.
Weitere Differenzenformeln lassen sich mit Hilfe der beiden Verschiebungssätze leicht berechnen.

- **Summation**, die z-Transformierte der Summe über die Glieder der Originalfolge
(a) bis zum oberen Summationsindex n ist gleich der mit dem Faktor $z/(z-1)$ multiplizierten z-Transformierten der Originalfolge am Punkt n:

$$Z\left(\sum_{l=0}^{n} f_l\right) = \frac{z}{z-1}F(z),$$

(b) bis zum oberen Summationsindex $n-1$ gleich der mit dem Faktor $1/(z-1)$ multiplizierten z-Transformierten der Originalfolge am Punkt n:

$$Z\left(\sum_{l=0}^{n-1} f_l\right) = \frac{1}{z-1}F(z).$$

- **Dämpfung**, die z-Transformierte der mit β^k gedämpften Originalfolge f_k ist gleich der z-Transformierten der Originalfolge mit dem Argument $z\beta^{-1}$:

  $\mathcal{Z}\{f_k\beta^k\} = F(z\beta^{-1})$.

  Dabei ist β eine beliebige komplexe Zahl.

- **Differentiation der Bildfunktion**, die mit z multiplizierte negative erste Ableitung der Bildfunktion ist gleich der z-Transformierten der mit k multiplizierten Originalfolge f_k:

  $$\mathcal{Z}\{kf_k\} = -z\frac{\mathrm{d}F(z)}{\mathrm{d}z}.$$

- **Integration der Bildfunktion**:

  $$\mathcal{Z}\{k^{-1}f_k\} = -\int_0^z \frac{F(z')}{z'}\,\mathrm{d}z'.$$

Faltung von Folgen, unter der Faltung zweier Folgen f_k und g_k versteht man die Summe:

$$\sum_{l=0}^{k} f_l g_{k-l}.$$

- **Faltung**, die z-Transformierte der Faltung zweier Folgen f_k und g_k ist gleich dem Produkt der z-Transformierten dieser beiden Folgen f_k und g_k:

  $$\mathcal{Z}\left\{\sum_{l=0}^{k} f_l g_{k-l}\right\} = F(z)\cdot G(z).$$

- **Anfangswertsatz**, den Wert der Originalfolge an der Stelle $k = 0$ erhält man, indem man in der Bildfunktion die Variable z auf einem beliebigen Pfad in der komplexen Ebene gegen Unendlich gehen läßt:

  $$f_0 = \lim_{z\to\infty} F(z).$$

- **Endwertsatz**, der Grenzwert der Originalfolge $\lim_{k\to\infty} f_k$ ist gleich dem Grenzwert $\lim_{z\to 1+}$ der mit dem Faktor $(z-1)$ multiplizierten Bildfunktion von f_k:

  $$\lim_{k\to\infty} f_k = \lim_{z\to 1+}(z-1)F(z).$$

Rechenregeln zur z-Transformation

Benennung der Operation	Operation mit den Zahlenfolgen	Operation mit den z-Transformierten
Multiplikation mit Konstanten	$\alpha f_k \; (\alpha \in \mathbb{R})$	$\alpha F(z)$
Summe von Folgen	$f_k \pm g_k$	$F(z) \pm G(z)$
Verschiebung nach rechts	f_{k-n}	$z^{-n}\left[F(z) + \sum_{l=1}^{n} f_{-l} z^l\right]$
Verschiebung nach links	f_{k+n}	$z^n\left[F(z) - \sum_{l=0}^{n-1} f_l z^{-l}\right]$
Differenzbildung	$f_k - f_{k-1}$ $f_{k+1} - f_k$	$\frac{z-1}{z}F(z) - f_{-1}$ $(z-1)F(z) - f_0 z$

Benennung der Operation	Operation mit den Zahlenfolgen	Operation mit den z-Transformierten
Summation $f=0,\ t<0$	$\sum_{l=0}^{k} f_l$ $\sum_{l=0}^{k-1} f_l$	$\frac{z}{z-1}F(z)$ $\frac{1}{z-1}F(z)$
Dämpfung	$f_k\beta^{k}$	$F(z\beta^{-1})$
Differentiation der Bildfunktion	kf_k	$-zF'(z)$
Integration der Bildfunktion	$k^{-1}f_k$	$\int_z^\infty \frac{F(z')}{z'}\,\mathrm{d}z'$
Faltung $f*g\ (f,g=0,\ t<0)$	$\sum_{l=0}^{k} f_l g_{k-l}$	$F(z)\cdot G(z)$
	$\mathrm{e}^{\alpha kT}f_k\ (\alpha\in\mathbb{R})$	$F(\mathrm{e}^{-\alpha T}z)$
	$\mathrm{e}^{-\alpha kT}f_k\ (\alpha\in\mathbb{R})$	$F(\mathrm{e}^{\alpha T}z)$

Tabelle von z-Transformierten

$H(x)$ Sprungfunktion, Heavisidefunktion

$$f_k \quad \circ\!\!-\!\!\bullet \quad F(z)$$

$$kT=t,\ k=t/T=0,1,2,\ldots$$

$$\delta_{k,0} \quad \circ\!\!-\!\!\bullet \quad 1$$

$$\delta_{k,m} \quad \circ\!\!-\!\!\bullet \quad \frac{1}{z^m}$$

$$H(kT) \quad \circ\!\!-\!\!\bullet \quad \frac{z}{z-1}$$

$$H(kT-T) \quad \circ\!\!-\!\!\bullet \quad \frac{1}{z-1}$$

$$H(kT-mT) \quad \circ\!\!-\!\!\bullet \quad \frac{z}{z^m(z-1)}$$

$$H(kT)-H(kT-T) \quad \circ\!\!-\!\!\bullet \quad 1$$

$$H(kT)-H(kT-2T) \quad \circ\!\!-\!\!\bullet \quad 1+\frac{1}{z}$$

$$H(kT-mT)-H(kT-(m+1)T) \quad \circ\!\!-\!\!\bullet \quad \frac{1}{z^m}$$

$$\frac{T}{kT}H(kT-T) \quad \circ\!\!-\!\!\bullet \quad \ln\left(\frac{z}{z-1}\right)$$

$$kT \quad \circ\!\!-\!\!\bullet \quad \frac{Tz}{(z-1)^2}$$

$$(kT)^2 \quad \circ\!\!-\!\!\bullet \quad \frac{T^2z(z+1)}{(z-1)^3}$$

$$(kT)^3 \quad \circ\!\!-\!\!\bullet \quad \frac{T^3 z(z^2+4z+1)}{(z-1)^4}$$

$$(kT)^n \quad \circ\!\!-\!\!\bullet \quad (-1)^n \lim_{\chi\to 0} \frac{\partial^n}{\partial \chi^n}\left(\frac{z}{z-\mathrm{e}^{-\chi T}}\right)$$

$$1-a^{\omega kT} \quad \circ\!\!-\!\!\bullet \quad \frac{z(1-a^{\omega T})}{(z-1)(z-a^{\omega T})}$$

$$a^{\omega kT} \quad \circ\!\!-\!\!\bullet \quad \frac{z}{(z-a^{\omega T})}$$

$$(kT)a^{\omega kT} \quad \circ\!\!-\!\!\bullet \quad \frac{Tza^{\omega T}}{(z-a^{\omega T})^2}$$

$$(kT)^2 a^{\omega kT} \quad \circ\!\!-\!\!\bullet \quad \frac{T^2 a^{\omega T} z(z+a^{\omega T})}{(z-a^{\omega T})^3}$$

$$(kT)^3 a^{\omega kT} \quad \circ\!\!-\!\!\bullet \quad T^3 a^{\omega T} z \frac{z^2+4za^{\omega T}+a^{2\omega T}}{(z-a^{\omega T})^4}$$

$$(kT)^n a^{\omega kT} \quad n=1,2,\cdots \quad \circ\!\!-\!\!\bullet \quad \frac{\partial^n}{\partial \omega^n}\left(\frac{z}{z-a^{\omega T}}\right) = T^n z a^{\omega T} \frac{z^{n-1}+\cdots}{(z-a^{\omega T})^{n+1}}$$

$$\sin \omega kT \quad \circ\!\!-\!\!\bullet \quad \frac{z \sin \omega T}{z^2-2z\cos \omega T+1}$$

$$\cos \omega kT \quad \circ\!\!-\!\!\bullet \quad \frac{z(z-\cos \omega T)}{z^2-2z\cos \omega T+1}$$

$$\sin(\omega kT+\phi) \quad \circ\!\!-\!\!\bullet \quad z\frac{z\sin \phi+\sin(\omega T-\phi)}{z^2-2z\cos \omega T+1}$$

$$\sinh \omega kT \quad \circ\!\!-\!\!\bullet \quad \frac{z \sinh \omega T}{z^2-2z\cosh \omega T+1}$$

$$\cosh \omega kT \quad \circ\!\!-\!\!\bullet \quad \frac{z(z-\cosh \omega T)}{z^2-2z\cosh \omega T+1}$$

$$kT \sin \omega kT \quad \circ\!\!-\!\!\bullet \quad Tz\frac{(z^2-1)\sin \omega T}{(z^2-2z\cos \omega T+1)^2}$$

$$kT \cos \omega kT \quad \circ\!\!-\!\!\bullet \quad Tz\frac{(z^2+1)\cos \omega T-2z}{(z^2-2z\cos \omega T+1)^2}$$

$$kT \sin(\omega kT+\phi) \quad \circ\!\!-\!\!\bullet \quad Tz\frac{z^2\sin(\omega T+\phi)-2z\sin \phi-\sin(\omega T-\phi)}{(z^2-2z\cos \omega T+1)^2}$$

$$\mathrm{e}^{-\alpha kT} \sin \omega kT \quad \circ\!\!-\!\!\bullet \quad \frac{z\mathrm{e}^{-\alpha T}\sin \omega T}{z^2-2z\mathrm{e}^{-\alpha T}\cos \omega T+\mathrm{e}^{-2\alpha T}}$$

$$\mathrm{e}^{-\alpha kT} \cos \omega kT \quad \circ\!\!-\!\!\bullet \quad \frac{z(z-\mathrm{e}^{-\alpha T}\cos \omega T)}{z^2-2z\mathrm{e}^{-\alpha T}\cos \omega T+\mathrm{e}^{-2\alpha T}}$$

$$\mathrm{e}^{-\alpha kT} \sin(\omega kT+\phi) \quad \circ\!\!-\!\!\bullet \quad z\frac{z\sin \phi+\mathrm{e}^{-\alpha T}\sin(\omega T-\phi)}{z^2-2z\mathrm{e}^{-\alpha T}\cos \omega T+\mathrm{e}^{-2\alpha T}}$$

$$\mathrm{e}^{-\alpha kT} \sinh \omega kT \quad \circ\!\!-\!\!\bullet \quad \frac{z\mathrm{e}^{-\alpha T}\sinh \omega T}{z^2-2z\mathrm{e}^{-\alpha T}\cosh \omega T+\mathrm{e}^{-2\alpha T}}$$

$$\mathrm{e}^{-\alpha kT} \cosh \omega kT \quad \circ\!\!-\!\!\bullet \quad \frac{z(z-\mathrm{e}^{-\alpha T}\cosh \omega T)}{z^2-2z\mathrm{e}^{-\alpha T}\cosh \omega T+\mathrm{e}^{-2\alpha T}}$$

$-\frac{1}{a}[\delta_{k,0} - a^k]$	$\circ\!\!-\!\!\bullet$	$\frac{1}{z-a}$
$\frac{1}{(a-b)}\left[a^{k-1} - b^{k-1}\right]$	$\circ\!\!-\!\!\bullet$	$\frac{1}{(z-a)(z-b)}$
$\frac{1}{(a-b)}\left[a^{k} - b^{k}\right]$	$\circ\!\!-\!\!\bullet$	$\frac{z}{(z-a)(z-b)}$
$\frac{1}{(a-b)}\left[(a-c)a^{k-1} - (b-c)b^{k-1}\right]$	$\circ\!\!-\!\!\bullet$	$\frac{z-c}{(z-a)(z-b)}$
$\frac{1}{(a-b)}\left[a^{k+1} - b^{k+1}\right]$	$\circ\!\!-\!\!\bullet$	$\frac{z^2}{(z-a)(z-b)}$
$\frac{1}{k!}$	$\circ\!\!-\!\!\bullet$	$e^{1/z}$
$\frac{1}{(2k)!}$	$\circ\!\!-\!\!\bullet$	$\cosh(z^{-1/2})$
$e^{k\ln a} = a^k$	$\circ\!\!-\!\!\bullet$	$\frac{z}{z-a}$
$(-1)^k$	$\circ\!\!-\!\!\bullet$	$\frac{z}{z+1}$
$k\beta^{k-1}$	$\circ\!\!-\!\!\bullet$	$\frac{z}{(z-\beta)^2}$
$\binom{k}{n}$	$\circ\!\!-\!\!\bullet$	$\frac{z}{(z-1)^{n+1}}$
$(-1)^k\binom{k}{n}$	$\circ\!\!-\!\!\bullet$	$\frac{(-1)^n z}{(z-1)^{n+1}}$
$a^k\binom{k}{n}$	$\circ\!\!-\!\!\bullet$	$\frac{a^n z}{(z-1)^{n+1}}$
$\binom{n}{k}$	$\circ\!\!-\!\!\bullet$	$\left[1+\frac{1}{z}\right]^n, \left[\frac{z+1}{z}\right]^n$
$\binom{k}{n-1} \quad n = 1, 2, \cdots$	$\circ\!\!-\!\!\bullet$	$\frac{z}{(z-1)^n}$
$\frac{e^{k\ln\beta}}{\beta^{n-1}}\binom{k}{n-1}$	$\circ\!\!-\!\!\bullet$	$\frac{z}{(z-\beta)^n}, \beta \neq 0, n = 1, 2, \ldots$

21 Wahrscheinlichkeitsrechnung und mathematische Statistik

Wahrscheinlichkeitsrechnung, mathematische Disziplin, die die Gesetzmäßigkeiten zufälliger Ereignisse erfaßt und beschreibt.

Während einzelne zufällige Erscheinungen sich einer exakten mathematischen Beschreibung entziehen, können zufällige Massenerscheinungen durch mathematische Gesetzmäßigkeiten erfaßt werden. Die Wahrscheinlichkeitsrechnung ist die Grundlage der mathematischen Statistik.

Mathematische Statistik, Wissenschaft von der zahlenmäßigen Erfassung und Untersuchung von Massenerscheinungen in Natur und Gesellschaft.

Beschreibende Statistik, elementarer Teil der mathematischen Statistik, befaßt sich mit der Erfassung, Aufbereitung, Verdichtung und Darstellung von empirischem Datenmaterial.

Wesentliche Aufgabe der mathematischen Statistik: aus einer Menge von Beobachtungsergebnissen (einer **Stichprobe**) auf die zu untersuchende Gesamtheit schließen.

21.1 Kombinatorik

Komplexionen, Gegenstand der Kombinatorik, untersuchen Anordnungen oder Zusammenstellungen endlich vieler Elemente (z. B. Menschen, Gegenstände, Zahlen), die mit Symbolen bezeichnet werden.

Grundbegriffe der Kombinatorik: Permutationen, Kombinationen, Variationen.

- Komplexionen, in denen n gegebene Elemente in irgendendeiner Anordnung nebeneinander stehen, heißen **Permutationen** der n Elemente.

Anzahl der Permutationen von n voneinander verschiedenen Elementen:

$$P_n = n!$$

Anzahl der Permutationen von n gegebenen Elementen mit n_1 gleichen Elementen einer ersten Art, n_2 gleichen Elementen einer zweiten Art, $\ldots, n_k$ gleichen Elementen einer k-ten Art:

$$P_n^{(n_1,n_2,\ldots,n_k)} = \frac{n!}{n_1!n_2!\ldots n_k!}, \qquad \sum_{i=1}^{k} n_i = n.$$

☐ 3 Studenten können auf 3 Stühlen $3! = 6$ verschiedene Sitzordnungen einnehmen.

- Die aus k Elementen bestehenden Komplexionen, die sich aus n voneinander verschiedenen Elementen **ohne** Berücksichtigung ihrer Anordnung bilden lassen, heißen **Kombinationen** von n Elementen zur k-ten Klasse.

Anzahl der Kombinationen ohne Wiederholung von n Elementen zur k-ten Klasse:

$$C_n^k = \binom{n}{k}, \qquad 1 \le k \le n.$$

Anzahl der Kombinationen mit Wiederholung von n Elementen zur k-ten Klasse:

$${}^{W}C_n^k = \binom{n+k-1}{k}.$$

☐ 6 aus 49 sind eine 6er-Kombination

$$C_{49}^6 = \binom{49}{6} = \frac{49 \cdot 48 \cdot 47 \cdot 46 \cdot 45 \cdot 44}{1 \cdot 2 \cdot 3 \cdot 4 \cdot 5 \cdot 6} = 13\,983\,816.$$

Gegeben: Für die natürliche Zahl m gelte $0 \leq m \leq 6$.

Gesucht: Wie hoch ist die Chance, im Zahlenlotto „6 aus 49" m Richtige zu haben?

Weg:

Vor der Ziehung gibt es	49 Kugeln.		
Nach der Ziehung gibt es	6 gezogene Kugeln	und	$49-6$ nicht gezogene Kugeln.
Das entspricht	6 richtigen Zahlen	und	43 falschen Zahlen, die man getippt haben könnte.
Man hat genau	m richtige Zahlen	und	$6-m$ falsche Zahlen getippt.
Dazu hatte man	$\binom{6}{m}$ Möglichkeiten für die richtigen Zahlen	und	$\binom{43}{6-m}$ Möglichkeiten für die falschen Zahlen.

	Möglichkeiten $k_m = \binom{6}{m} \cdot \binom{49-6}{6-m}$	Chancen (gekürzt) $c = k_m / \binom{49}{6}$	Chancen (gerundet)	Chancen (%)
$m=0$	$\binom{6}{0} \cdot \binom{43}{6} = 6096454$	$\frac{435461}{998844}$	0,43596	43,6
$m=1$	$\binom{6}{1} \cdot \binom{43}{5} = 5775588$	$\frac{68757}{166474}$	0,41302	41,3
$m=2$	$\binom{6}{2} \cdot \binom{43}{4} = 1851150$	$\frac{44075}{332948}$	0,13238	13,2
$m=3$	$\binom{6}{3} \cdot \binom{43}{3} = 246820$	$\frac{8815}{499422}$	0,017650	1,77
$m=4$	$\binom{6}{4} \cdot \binom{43}{2} = 13545$	$\frac{645}{665896}$	0,00096862	0,0969
$m=5$	$\binom{6}{5} \cdot \binom{43}{1} = 258$	$\frac{43}{2330636}$	0,000018450	0,00184
$m=6$	$\binom{6}{6} \cdot \binom{43}{0} = 1$	$\frac{1}{13983816}$	$0,71511 \cdot 10^{-7}$	$0,715 \cdot 10^{-5}$
Summen	$\sum k_m = 13983816$	1	1,00000	100,0

- Die aus k Elementen bestehenden Komplexionen, die sich aus n verschiedenen Elementen **mit** Berücksichtigung ihrer Anordnung bilden lassen, heißen **Variationen** von n Elementen zur k-ten Klasse.

Anzahl der Variationen ohne Wiederholung von n Elementen zur k-ten Klasse:

$$V_n^k = \frac{n!}{(n-k)!}, \qquad 1 \leq k \leq n.$$

Anzahl der Variationen mit Wiederholung von n Elementen zur k-ten Klasse:

$$^{W}V_n^k = n^k.$$

☐ Maximale Anzahl der Leuchtsignale, wenn 4 verschiedene Farben zur Verfügung stehen und jedes Signal aus 2 verschiedenfarbigen, nacheinander abgegebenen Zeichen besteht:

$$V_4^2 = \frac{4!}{2!} = 12.$$

21.2 Zufällige Ereignisse

Grundbegriffe

Zufälliger Versuch, **Zufallsexperiment**, Versuch, Experiment, dessen Ergebnis von zufällig wirkenden Faktoren beeinflußt wird und das dadurch in gewissen Grenzen unbestimmt ist.

☐ Würfel, Lotto, Roulette, Zufallszahlengenerator, statistischer Meßfehler, Schätzfunktion einer Stichprobe.

Elementarereignis ω_i, unmittelbar mögliches Ergebnis eines zufälligen Versuchs.

Ereignismenge Ω, Menge der Elementarereignisse.

Diskrete Ereignismenge, Ereignismenge, deren Elemente auf dem Raum der natürlichen Zahlen abgebildet werden können.

Stetige Ereignismenge, Ereignismenge, deren Elemente überabzählbar sind und nur auf den Raum der reellen Zahlen abgebildet werden können.

☐ Die Zahlen eines Würfels $E = (1,2,3,4,5,6)$ bilden eine **diskrete**, die Menge der reellen Zahlen im Intervall $X = [0,1]$ eine **stetige** Ereignismenge.

Zufälliges Ereignis A, Ereignis, das als Ergebnis eines zufälligen Versuchs eintreten kann (Teilmenge von Ω); Element des Ereignisfeldes.

☐ Alle Augenzahlen größer 3 bzw. kleiner 3 bei einem Würfel;
die Intervalle $x_1 = \left[0, \frac{1}{3}\right)$, $x_2 = \left[\frac{1}{3}, \frac{2}{3}\right)$, $x_3 = \left[\frac{2}{3}, 1\right]$.

Sicheres Ereignis Ω, Ereignis, das eintreten muß (Ω als Teilmenge von Ω).

Unmögliches Ereignis ϕ, Ereignis, das nicht eintreten kann (Nullmenge ϕ als Teilmenge von Ω).

Zu A **komplementäres (entgegengesetztes) Ereignis** $\overline{A}$, Ereignis, das genau dann eintritt, wenn A nicht eintritt.

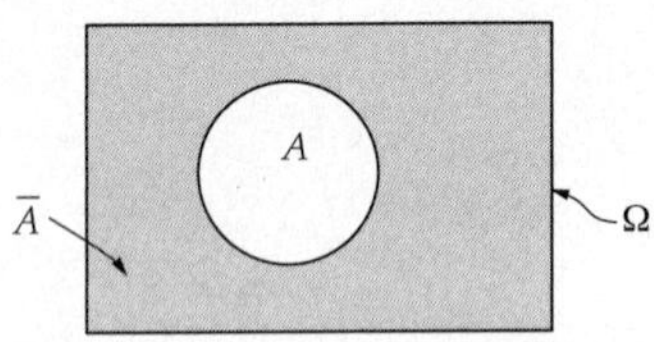

Komplementäres Ereignis $\overline{A}$ *zu A*

☐ A: Alle geraden Augenzahlen (2,4,6); $\overline{A}$: Alle ungeraden Augenzahlen (1,3,5).

Ereignisfeld $\mathcal{E}$, Menge von interessierenden Ereignissen eines zufälligen Versuchs, für die gilt:

1. $\Omega \in \mathcal{E}$
2. $A \in \mathcal{E} \rightarrow \overline{A} \in \mathcal{E}$
3. $A, B \in \mathcal{E} \rightarrow ((A \cup B \in \mathcal{E}) \wedge (A \cap B \in \mathcal{E}))$

☐ Ereignisfeld von 6 unvereinbaren Elementarereignissen $\omega_i, i = 1,2,\ldots,6$ besteht aus 2^6 zufälligen Ereignissen (Würfelbeispiel):
$\omega_1, \omega_2, \ldots, \omega_6$, das sind $\binom{6}{1} = 6$ zufällige Ereignisse, die Elementarereignisse, $\omega_i \cup \omega_j$, $i \neq j$, das sind $\binom{6}{2} = 15$ zufällige Ereignisse, weitere $\binom{6}{3}, \binom{6}{4}, \binom{6}{5}$ Ereignisse sowie das sichere und das unmögliche Ereignis, insgesamt 64 zufällige Ereignisse.

Ereignisrelationen und Ereignisoperationen

Enthalten sein von A in B, $A \subset B$, wenn jedes Elementarereignis von A auch Elementarereignis von B ist (auch: A zieht B nach sich).

▷ Für ein beliebiges zufälliges Ereignis A gilt: $A \subset A$; $A \subset \Omega$.

Gleichheit von A und B, $A = B$, wenn sowohl $A \subset B$ als auch $B \subset A$ gilt.

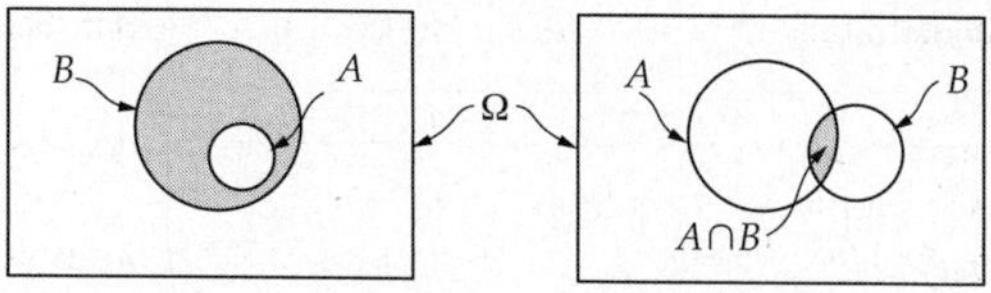

A zieht B nach sich *Produkt von A und B*

- **Produkt der Ereignisse** A **und** B, $A \cap B$, Ereignis, das genau dann eintritt, wenn sowohl A als auch B eintritt.

▷ Produkt der Ereignisse A_i $(i = 1,2,\ldots,n)$: $A_1 \cap A_2 \cap \ldots \cap A_n = \bigcap_{i=1}^{n} A_i$, Ereignis, das genau dann eintritt, wenn alle A_i eintreten.
Sprechweise: A_1 und A_2 und … und A_n.

□ $A = \{3,4,5,6\}$, $B = \{1,2,3,4\}$, $A \cap B = \{3,4\}$.

Unvereinbare (einander ausschließende) Ereignisse A, B, Ereignisse, für die $A \cap B = \phi$ gilt; A und B besitzen keine gemeinsamen Elementarereignisse. Andernfalls nennt man A und B vereinbar.

▷ Paarweise unvereinbare Ereignisse A_i $(i = 1,2,\ldots,n)$ sind Ereignisse, für die $A_i \cap A_j = \phi$, $i \neq j$, gilt.

- **Summe der Ereignisse** A **und** B, $A \cup B$, Ereignis, das genau dann eintritt, wenn A oder B, d. h. mindestens eines der Ereignisse A oder B, eintritt.

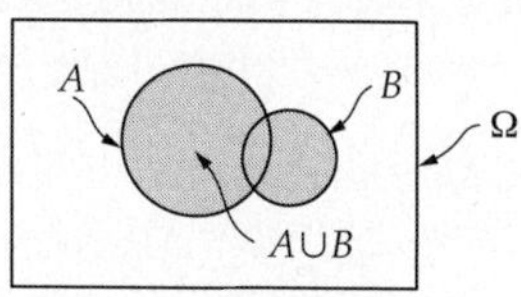

Summe von A und B

▷ „oder" ist hier ein nicht ausschließendes oder und läßt zu, daß auch A und B eintreten kann.

▷ Summe der Ereignisse A_i $(i = 1,2,\ldots,n)$: $A_1 \cup A_2 \cup \ldots \cup A_n = \cup_{i=1}^{n} A_i$, Ereignis, das genau dann eintritt, wenn mindestens ein A_i eintritt.

□ $A = \{2,4,6\}$, $B = \{1,3,5\}$, $A \cup B = \{1,2,3,4,5,6\}$.

▷ Für Produkt und Summe von zufälligen Ereignissen gelten Kommutativ-, Assoziativ- und Distributivgesetze:

$$A \cap B = B \cap A \qquad A \cup B = B \cup A$$
$$A \cap (B \cap C) = (A \cap B) \cap C \qquad A \cup (B \cup C) = (A \cup B) \cup C$$
$$A \cap (B \cup C) = (A \cap B) \cup (A \cap C) \qquad A \cup (B \cap C) = (A \cup B) \cap (A \cup C)$$

Vollständiges System von Ereignissen A_i $(i = 1,2,\ldots,n)$,
Ereignisse A_i, für die

$$A_i \cap A_j = \phi,\ i \neq j,\ i,j = 1,2,\ldots,n$$

und

$$\cup_{i=1}^{n} A_i = \Omega$$

gilt.

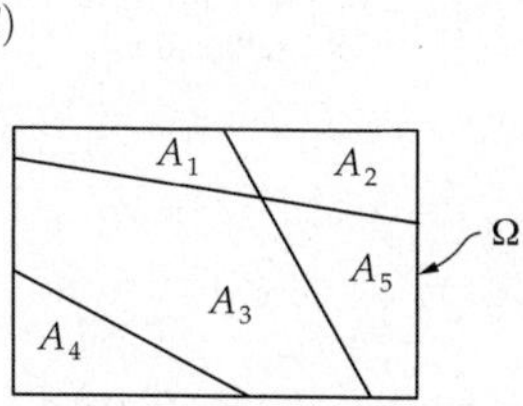

A_1, A_2, A_3, A_4, A_5 bilden ein vollständiges System

□ Die mit einem Würfelexperiment verbundenen Ereignisse bilden ein vollständiges System von Ereignissen.

▷ Ein vollständiges System von Ereignissen ist dadurch charakterisiert, daß im Ergebnis der einmaligen Ausführung des betreffenden zufälligen Versuchs genau eines dieser Ereignisse eintritt. Damit bilden z. B. alle Elementarereignisse bezüglich eines Versuchs immer ein vollständiges System.

Eigenschaften von Ereignissen $A \subset A \qquad A \subset \Omega \qquad \overline{\overline{A}} = A$

Produkt	Summe
$A \cap A = A$	$A \cup A = A$
$A \cap B = B \cap A$	$A \cup B = B \cup A$
$A \cap (B \cap C) = (A \cap B) \cap C$	$A \cup (B \cup C) = (A \cup B) \cup C$
$A \cap (B \cup C) = (A \cap B) \cup (A \cap C)$	$A \cup (B \cap C) = (A \cup B) \cap (A \cup C)$
$A \cap \overline{A} = \phi$	$A \cup \overline{A} = \Omega$
$A \cap \Omega = A$	$A \cup \phi = A$
$A \cap \phi = \phi$	$A \cup \Omega = \Omega$
$\overline{A \cap B} = \overline{A} \cup \overline{B}$	$\overline{A \cup B} = \overline{A} \cap \overline{B}$

Strukturdarstellung von Ereignissen

Strukturdarstellung, Darstellung eines zufälligen Ereignisses als Summe beziehungsweise Produkt von Teilereignissen; Darstellung von Ergebnissen eines mehrstufigen zufälligen Versuchs.

☐ Ein unmittelbar beobachtbares Versuchsergebnis (Elementarereignis) ist ein zufälliges Ereignis, das sich aus Teilereignissen zusammensetzt.

Teilereignisse, Ergebnisse der Teilschritte eines zufälligen Versuchs.

▷ Es gibt zufällige Ereignisse, für die sich mehrere Strukturdarstellungen angeben lassen.

▷ Zum Ermitteln einer Strukturdarstellung und zur Berechnung von Wahrscheinlichkeiten kann der Ereignisbaum verwendet werden.

Ereignisbaum, Menge von Knoten, die durch Kanten verbunden sind.
Knoten stellen Teilereignisse (mögliche Zwischenergebnisse) dar, Kanten Beziehungen zwischen diesen Ereignissen.
Zweig, Ast, Verbindung von Startknoten (Wurzel) zum Endknoten (mögliche Endergebnisse).
Aufbaubedingungen, die beim Aufstellen eines Ereignisbaumes zu beachten sind:

a) zufällige Ereignisse, die einem Knoten folgen, bilden ein vollständiges System von Ereignissen,
b) ausgehend vom Startknoten darf an jedem folgenden Knoten nur eine Kante enden,
c) entlang der Zweige sind die Ereignisse mit „und" zu verbinden,
d) jeder Zweig stellt ein Elementarereignis des Versuchs dar, welches sich als Produkt der Teilereignisse auf diesem Zweig ergibt.

☐ Ereignisbaum eines dreistufigen zufälligen Versuchs

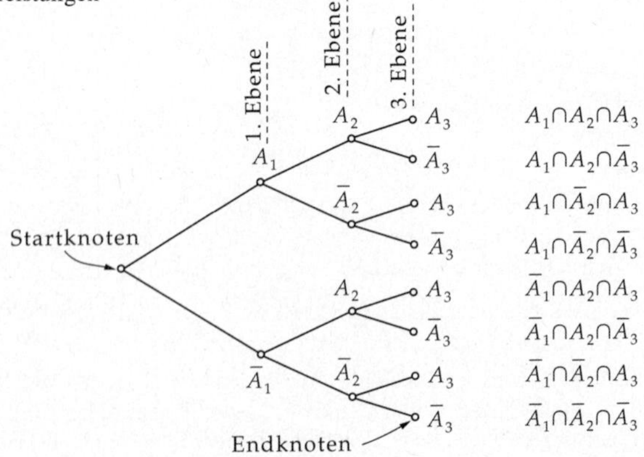

▷ Die Aufeinanderfolge der Knoten muß keine zeitliche Reihenfolge darstellen, und bei zeitlich parallel ablaufenden Vorgängen stellt die Reihenfolge der Knoten eine willkürliche Beobachtungsreihenfolge der Ergebnisse der Teilversuche dar.

21.3 Wahrscheinlichkeit von Ereignissen

Relative Häufigkeit $k_n(A)$, Wert für das Auftreten des Ereignisses A bei n unabhängigen Wiederholungen eines zufälligen Versuches.

▷ Die relativen Häufigkeiten schwanken bei langen Versuchsreihen unter konstanten Bedingungen um einen festen, unbekannten Wert p.

Stabilität der relativen Häufigkeit, Eigenschaft, daß Abweichungen von p mit zunehmender Anzahl von Versuchswiederholungen abnehmen.

Wahrscheinlichkeit (axiomatische Definition nach Kolmogoroff), eindeutige Zuordnung einer reellen Zahl $p = P(A)$ einem zufälligen Ereignis $A \in \mathcal{E}_l$.

Axiom I: $P(A)$ ist eine nichtnegative reelle Zahl ≤ 1, $0 \leq P(A) \leq 1$,

Axiom II: Die Wahrscheinlichkeit des sicheren Ereignisses ist 1, $P(\Omega) = 1$.

Axiom III: Die Wahrscheinlichkeit einer Summe paarweise unvereinbarer (disjunkter) Ereignisse $A_1, A_2, A_3, \ldots$ ist gleich der Summe der Wahrscheinlichkeiten der Ereignisse
$P(A_1 \cup A_2 \cup A_3 \cup \ldots) = P(A_1) + P(A_2) + P(A_3) + \ldots$

Eigenschaften von Wahrscheinlichkeiten

- Für die Wahrscheinlichkeit eines zu A gehörenden komplementären Ereignisses $\overline{A}$ gilt:
  $P(\overline{A}) = 1 - P(A)$.
- Für die Wahrscheinlichkeit des unmöglichen Ereignisses ϕ gilt:
  $P(\phi) = 0$.
- Zieht das Ereignis A das Ereignis B nach sich ($A \subset B$), so gilt:
  $P(A) \leq P(B)$.
- Bilden A_i, $i = 1, 2, \ldots, n$, ein vollständiges System von Ereignissen, so gilt:
  $P(A_i \cap A_j) = 0, \quad i \neq j, \quad i, j = 1, 2, \ldots, n$
  und
  $$P\left(\bigcup_{i=1}^{n} A_i\right) = \sum_{i=1}^{n} P(A_i) = 1.$$

Methoden zur Berechnung von Wahrscheinlichkeiten

Klassische Methode, Wahrscheinlichkeit als Quotient von Anzahlen von Elementarereignissen.

$$P(A) = \frac{\text{Anzahl der für das Eintreten von A günstigen Elementarereignisse}}{\text{Anzahl aller gleichwahrscheinlichen Elementarereignisse}} = \frac{m}{n}$$

Geometrische Methode, Wahrscheinlichkeit als Quotient der Größe von Gebilden.

$$P(A) = \frac{\text{Größe des für das Eintreten von } A \text{ günstigen (geom.) Teilgebild.}}{\text{Größe des möglichen (geom.) Gebildes}} = \frac{m_g}{m_G}.$$

Statistische Methode, Wahrscheinlichkeit als Quotient der Anzahl von Versuchswiederholungen.

$$P(A) \approx k_n(A) = \frac{\text{Anzahl der Versuchswiederholungen mit Ergebnis } A}{\text{Anzahl der durchgeführten unabh. Versuchswdh.}} = \frac{m}{n}.$$

Bedingte Wahrscheinlichkeiten

Bedingte Wahrscheinlichkeit $P(B|A)$, Wahrscheinlichkeit für das Eintreten des Ereignisses B unter der Bedingung (Voraussetzung), daß das Ereignis A eingetreten ist.

$$P(B|A) = \frac{P(A \cap B)}{P(A)}, \quad P(A) > 0.$$

▷ Zieht das Ereignis B das Ereignis A nach sich ($A \subset B$), so gilt $P(B|A) = 1$.

▷ Im allgemeinen sind $P(B|A)$ und $P(B)$ voneinander verschieden.
Ist $P(B|A) = P(B)$, so wird die Wahrscheinlichkeit von B nicht vom Eintreten des Ereignisses A beeinflußt.

● A und B sind **(stochastisch) unabhängig**, falls $P(B|A) = P(B)$ und $P(A|B) = P(A)$ gilt, andernfalls sind A und B **stochastisch abhängig**.

● Sind A und B voneinander unabhängig, so sind es auch die Ereignisse $\overline{A}$ und B, A und $\overline{B}$ sowie $\overline{A}$ und $\overline{B}$.

Totale Wahrscheinlichkeit für das Eintreten des Ereignisses B, $P(B)$, Wahrscheinlichkeit, abhängig von $P(A_i)$, wobei die A_i ein vollständiges System von Ereignissen bilden, und den bedingten Wahrscheinlichkeiten $P(B|A_i)$, nach der **Formel der totalen Wahrscheinlichkeit**

$$P(B) = \sum_{i=1}^{n} P(A_i)P(B|A_i).$$

Bedingte Wahrscheinlichkeit für das Eintreten des Ereignisses A_i unter der Voraussetzung, daß das Ereignis B bereits eingetreten ist, nach der **Formel von Bayes**

$$P(A_i|B) = \frac{P(A_i)P(B|A_i)}{P(B)}$$

mit $P(B)$ nach der Formel der totalen Wahrscheinlichkeit.

Rechnen mit Wahrscheinlichkeiten

Multiplikationssatz, Satz zur Berechnung der Wahrscheinlichkeit eines Produktes von zufälligen Ereignissen.

Additionssatz, Satz zur Berechnung der Wahrscheinlichkeit einer Summe von zufälligen Ereignissen.

Ereignisse		A,B	$A_1, A_2, \ldots, A_n$
Produkt	unabhängige Ereignisse	$P(A \cap B) = P(A) \cdot P(B)$	$P(\cap_{i=1}^n A_i) = \prod_{i=1}^{n} P(A_i)$
Produkt	abhängige Ereignisse	$P(A \cap B) = P(A) \cdot P(B\|A)$ $= P(B) \cdot P(A\|B)$	$P(\cap_{i=1}^n A_i) = P(A_1) \cdot P(A_2\|A_1)$ $\times P(A_3\|A_1 \cap A_2) \cdot \ldots$ $\times P(A_n\|A_1 \cap A_2 \cap \ldots \cap A_{n-1})$
Summe	paarweise unvereinbare Ereignisse	$P(A \cup B) = P(A) + P(B)$	$P(\cup_{i=1}^n A_i) = \sum_{i=1}^{n} P(A_i)$
Summe	vereinbare Ereignisse	$P(A \cup B) = P(A) + P(B)$ $-P(A \cap B) = 1 - P(\overline{A} \cap \overline{B})$	$P(\cap_{i=1}^n A_i) = 1 - P(\cap_{i=1}^n \overline{A_i})$ $= 1 - (1-p)^n$ falls A_i unabh. u. $P(A_i) = p$ für alle i

□ Würfelexperiment: Definiert seien die Klassen
$A_1 = (1,2), A_2 = (3,4), A_3 = (5,6)$.

Ein zweimaliges Werfen mit einem Würfel ergibt ein Ziffernpaar (E_1, E_2) aus der Menge aller möglichen Ziffernpaare

$$\begin{array}{llllll}
(1,1) & /\,(1,2) & /\,(1,3) & /\,(1,4) & /\,(1,5) & /\,(1,6) \\
(2,1) & /\,(2,2) & /\,(2,3) & /\,(2,4) & /\,(2,5) & /\,(2,6) \\
(3,1) & /\,(3,2) & /\,(3,3) & /\,(3,4) & /\,(3,5) & /\,(3,6) \\
(4,1) & /\,(4,2) & /\,(4,3) & /\,(4,4) & /\,(4,5) & /\,(4,6) \\
(5,1) & /\,(5,2) & /\,(5,3) & /\,(5,4) & /\,(5,5) & /\,(5,6) \\
(6,1) & /\,(6,2) & /\,(6,3) & /\,(6,4) & /\,(6,5) & /\,(6,6)
\end{array}$$

Das Ereignis A_i soll genau dann eingetroffen sein, wenn eine der beiden gewürfelten Ziffern in der Menge A_i enthalten ist.

$$A_1 = \begin{array}{llllll}
(1,1) & /\,(1,2) & /\,(1,3) & /\,(1,4) & /\,(1,5) & /\,(1,6) \\
(2,1) & /\,(2,2) & /\,(2,3) & /\,(2,4) & /\,(2,5) & /\,(2,6) \\
(3,1) & /\,(3,2) & & & & \\
(4,1) & /\,(4,2) & & & & \\
(5,1) & /\,(5,2) & & & & \\
(6,1) & /\,(6,2) & & & &
\end{array}$$

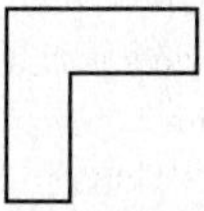

$$A_3 = \begin{array}{llllll}
 & & & & /\,(1,5) & /\,(1,6) \\
 & & & & /\,(2,5) & /\,(2,6) \\
 & & & & /\,(3,5) & /\,(3,6) \\
 & & & & /\,(4,5) & /\,(4,6) \\
(5,1) & /\,(5,2) & /\,(5,3) & /\,(5,4) & /\,(5,5) & /\,(5,6) \\
(6,1) & /\,(6,2) & /\,(6,3) & /\,(6,4) & /\,(6,5) & /\,(6,6)
\end{array}$$

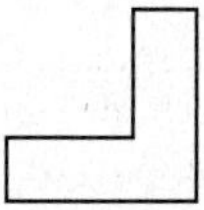

So ist es möglich, daß zwei Ereignisse, z. B. A_1, A_3, gleichzeitig eintreffen können. Die Gesamtanzahl der möglichen Ereignisse ist genau $6 \times 6 = 36$. Die Wahrscheinlichkeit, ein Element aus der Ereignisuntermenge A_1 zu würfeln, ist daher

$$\begin{aligned}
P(A_1) = {} & P(1,1) + P(1,2) + P(1,3) + P(1,4) + P(1,5) + P(1,6) \\
& + P(2,1) + P(2,2) + P(2,3) + P(2,4) + P(2,5) + P(2,6) \\
& + P(3,1) + P(4,1) + P(5,1) + P(6,1) \\
& + P(3,2) + P(4,2) + P(5,2) + P(6,2) \\
= {} & 20 \cdot \frac{1}{36},
\end{aligned}$$

da die Wahrscheinlichkeit des Elementarereignisses $(E_i, E_j) = 1/36$ ist. Analog sind ebenso $P(A_2) = 20/36$ und $P(A_3) = 20/36$.

Die Wahrscheinlichkeit $P(A_1 \cap A_3)$, daß das Würfelergebnis in A_1 **und** in A_3 liegt, errechnet sich nach dem Multiplikationssatz zu

$$P(A_1 \cap A_3) = P(A_1) \cdot P(A_3 | A_1),$$

vorausgesetzt, A_1 sei bereits erfüllt worden, d. h., (E_1, E_2) ist bereits ein Element der Menge A_1. Dann ist die Wahrscheinlichkeit $P(A_3|A_1)$ dafür, daß unter den insgesamt 20 Ereignissen aus A_1 genau diejenigen gewürfelt wurden, die auch in der Menge A_3 enthalten sind,

$$\begin{aligned}
P(A_3|A_1) &= P(1,5) + \tilde{P}(1,6) + \tilde{P}(2,5) + \tilde{P}(2,6) \\
&\quad + \tilde{P}(5,1) + \tilde{P}(6,1) + \tilde{P}(5,2) + \tilde{P}(6,2) \\
&= 8 \cdot 1/20,
\end{aligned}$$

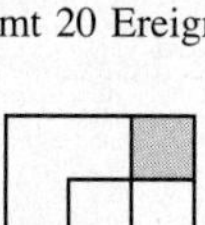

denn die Wahrscheinlichkeit für das Elementarereignis (E_i, E_j) mit i, j aus A_1 ist in diesem Fall $\tilde{P}(i, j) = 1/20$.

Daraus folgt

$$P(A_1 \cap A_3) = (20/36) \cdot (8/20) = 8/36.$$

Rechnet man das explizit nach, ergibt sich das richtige Ergebnis

$$\begin{aligned} P(A_1 \cap A_3) &= P(5,1) + P(6,1) + P(6,2) + P(2,6) \\ &\quad + P(1,5) + P(2,5) + P(1,6) + P(2,6) \\ &= 8/36. \end{aligned}$$

Die Wahrscheinlichkeit $P(A_1 \cup A_3)$, daß das Würfelergebnis in A_1 **oder** in A_3 liegt, errechnet sich nach dem Additionssatz zu

$$\begin{aligned} P(A_1 \cup A_3) &= P(A_1) + P(A_3) - P(A_1 \cap A_3) \\ &= 20/36 + 20/36 - 8/36 = 32/36. \end{aligned}$$

Das ist richtig, da nur die vier Ereignisse $(3,3), (3,4), (4,3)$ und $(4,4)$ nicht zu den Mengen A_1 und A_3 gehören.

21.4 Zufallsgrößen und ihre Verteilungen

Zufallsgröße, Zufallsvariable, $X, Y, \ldots; X_1, X_2, \ldots$, Funktion, deren Definitionsbereich eine Menge Ω von Elementarereignissen und deren Wertebereich eine Teilmenge reeller Zahlen ist. (Größe, deren Werte oder Realisierungen, bezeichnet mit $x, y, \ldots; x_1, x_2, \ldots$, vom Zufall beeinflußt werden.)

Diskrete Zufallsgröße, Zufallsgröße, die endlich viele oder abzählbar unendlich viele Werte annehmen kann.

Stetige Zufallsgröße, Zufallsgröße, die jeden beliebigen reellen Zahlenwert eines Intervalls annehmen kann.

Wahrscheinlichkeitsverteilung einer Zufallgröße, **Verteilung**, Angabe, die die vollständige Charakterisierung der Zufallsgröße ermöglicht.

▷ Verteilung kann durch die Verteilungsfunktion oder durch die Einzelwahrscheinlichkeiten (bei einer diskreten Zufallsgröße) bzw. die Dichtefunktion (bei einer stetigen Zufallsgröße) angegeben werden.

▷ Zur Angabe einer Verteilung gibt es drei Formen: analytische, tabellarische (Verteilungstabelle), grafische Form.

☐ Würfelbeispiel: ein Wurf mit einem Würfel
Augenzahl X,
Realisierungen x_i, $x_i = i$, $i = 1,2,3,4,5,6$,
Einzelwahrscheinlichkeiten p_i, $p_i = P(X = i) = \dfrac{1}{6}$.

Verteilungstabelle:

x_i	1	2	3	4	5	6
p_i	$\frac{1}{6}$	$\frac{1}{6}$	$\frac{1}{6}$	$\frac{1}{6}$	$\frac{1}{6}$	$\frac{1}{6}$

Grafische Darstellung:

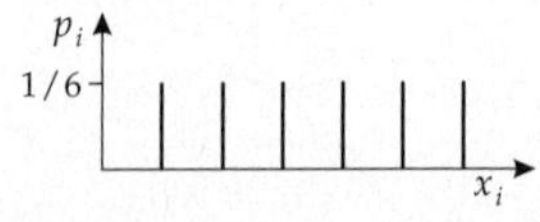

Einzelwahrscheinlichkeit, Dichtefunktion und Verteilungsfunktion

Einzelwahrscheinlichkeit p_i, Wahrscheinlichkeit, daß eine diskrete Zufallsgröße X genau den Wert x_i annimmt.

$$P(X = x_i) = P(x_i) = p_i.$$

Dichtefunktion $f(x)$, **Wahrscheinlichkeitsdichte**, **Verteilungsdichte** einer stetigen Zufallsgröße X, nichtnegative Funktion $f(x)$, für die gilt:

$$P(a \le X < b) = \int_a^b f(x)\mathrm{d}x = F(b) - F(a), \quad a < b,\ a, b \text{ reell.}$$

▷ **Deutung** der Wahrscheinlichkeit, daß X einen Wert aus $[a,b)$ annimmt.
Analytisch: Differenz von $F(x)$ (Verteilungsfunktion der Zufallsgröße X) an den Stellen $x=a$ und $x=b$.
Geometrisch: Maßzahl des Flächeninhaltes der Fläche, die vom Graphen der Dichtefunktion, der x-Achse und den Geraden $x=a$ und $x=b$ eingeschlossen wird.

Verteilungsfunktion $F(x)$, Wahrscheinlichkeit, daß die (diskrete oder stetige) Zufallsgröße X einen Wert kleiner als x annimmt.

$$F(x) = P(X < x).$$

▷ Die Verteilungsfunktion einer diskreten Zufallsgröße ist eine Treppenfunktion.

□ Würfelbeispiel: ein Wurf mit einem Würfel.

$$P(X=i) = p_i = \frac{1}{6}.$$

X ist eine gleichmäßig verteilte diskrete Zufallsgröße.

$$F(x) = \begin{cases} 0 & \text{für} \quad x \le 1 \\ \frac{1}{6} & \text{für} \quad 1 < x \le 2 \\ \frac{2}{6} & \text{für} \quad 2 < x \le 3 \\ \frac{3}{6} & \text{für} \quad 3 < x \le 4 \\ \frac{4}{6} & \text{für} \quad 4 < x \le 5 \\ \frac{5}{6} & \text{für} \quad 5 < x \le 6 \\ 1 & \text{für} \quad 6 < x \end{cases}$$

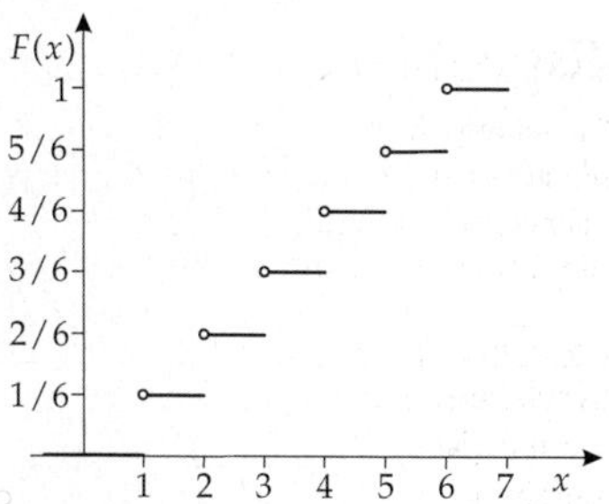

Spezialfall: $F(3) = P(X<3) = P(X=2) + P(X=1) = p_2 + p_1 = \frac{1}{3}$.

Zusammenfassung:

diskrete Zufallsgröße	stetige Zufallsgröße
Verteilungsfunktion $F(x) = P(X < x)$	
$F(x) = \sum_{x_i < x} P(X = x_i)$	$F(x) = \int_{-\infty}^{x} f(t)\mathrm{d}t$ $P(X = x) = 0$
$P(a \le X < b) = F(b) - F(a)$	
Einzelwahrscheinlichkeiten p_i $p_i = P(X = x_i)$ $\sum_i p_i = 1$	Dichtefunktion $f(x)$ $f(x) \ge 0$ für alle $x \in \mathbb{R}$ $\int_{-\infty}^{\infty} f(x)\mathrm{d}x = 1$ $\frac{\mathrm{d}F(x)}{\mathrm{d}x} = f(x)$

Kenngrößen von Verteilungen

Kenngrößen, Maßzahlen einer Wahrscheinlichkeitsverteilung, Parameter, die eine Zufallsgröße charakterisieren.

▷ Werte einer Zufallsgröße streuen um einen festen Punkt, das **Streuungszentrum**.

Lageparameter, Kenngrößen, die etwas über die Stärke des Streuens um das Streuungszentrum aussagen.
Streuungsparameter, Kenngrößen, die etwas über die Stärke des Streuens um das Streuungszentrum aussagen.

Kenngröße	diskrete Zufallsgröße	stetige Zufallsgröße
mathematische Erwartung (Erwartungswert) $M(X) = m$	$M(X) = \sum_i x_i p_i$ falls $\sum_i \lvert x_i \rvert p_i < \infty$	$M(X) = \int_{-\infty}^{\infty} x f(x) \mathrm{d}x$ falls $\int_{-\infty}^{\infty} \lvert x \rvert f(x) \mathrm{d}x < \infty$
Modalwert M_0	$M_0 = x_i$, falls $P(X = x_{i-1}) \leq P(X = x_i) > P(X = x_{i+1})$ oder $P(X = x_{i-1}) < P(X = x_i) \geq P(X = x_{i+1})$	reelle Zahl M_0, für die $f(x)$ ein relatives oder absolutes Maximum hat
Median M_e	$\sum_{x_i \leq M_e} P(X = x_i) \geq \frac{1}{2}$ und $\sum_{x_i \leq M_e} P(X = x_i) \leq \frac{1}{2}$	$\int_{-\infty}^{M_e} f(x)\,\mathrm{d}x = F(M_e) = \frac{1}{2}$
Dispersion (Varianz) $D(X) = \sigma^2$	$D(X) = M\left((X - M(X))^2\right) = M(X^2) - (M(X))^2$ $D(X) = \sum_i (x_i - m)^2 p_i$	$D(X) = \int_{-\infty}^{\infty} (x - m)^2 f(x)\,\mathrm{d}x$
Standard-abweichung	$\sigma = \sqrt{D(X)}$	
wahrscheinliche Abweichung E		$\int_{m-E}^{m+E} f(x)\,\mathrm{d}x = F(m+E)$ $-F(m-E) = \frac{1}{2}$
Spannweite S	$S = x_{\max} - x_{\min}$ falls $x_{\max} - x_{\min} < \infty$ $x_{\max}$ größter, $x_{\min}$ kleinster Wert von X	$I = [x_{\min}, x_{\max}]$, kleinstes Intervall der Werte von X mit $f(x) = 0$ für alle $x \notin I$
Schiefe γ (nach Pearson)	$\gamma = \frac{m - M_0}{\sigma}$ falls die Verteilung unimodal ist	

- Der Erwartungswert von x wird oft auch mit $< x >$ bezeichnet.
- Rechenregeln für Erwartungswerte:

$$M(c) = c \qquad M(cX) = cM(X) \qquad M((cX^k)) = c^k M(X^k)$$
$$M(X \pm Y) = M(X) \pm M(Y) \qquad M(XY) = M(X)M(Y) \quad \text{wenn } X, Y \text{ unabhängig.}$$

- Rechenregeln für Dispersionen:

$$D(c) = 0 \qquad D(cX) = c^2 D(X)$$
$$D(X + c) = D(X) \qquad D(X \pm Y) = D(X) + D(Y) \quad \text{wenn } X, Y \text{ unabhängig.}$$

Standardisierung, Transformation, die eine Zufallsgröße X mit dem Erwartungswert m und der Varianz σ^2 in eine Zufallsgröße Z mit dem Erwartungswert 0 und der Varianz 1 überführt.

$$Z = \frac{X - m}{\sigma}, \qquad M(Z) = 0, \qquad D(Z) = 1.$$

Spezielle diskrete Verteilungen

Spezielle Verteilungen, Verteilungstypen, durch die praktisch auftretende unbekannte Verteilungen angenähert werden können.

▷ Entscheidung über eine gerechtfertigte Annäherung einer Verteilung für eine vorliegende unbekannte Verteilung (bezüglich Parameter oder Kenngrößen) erfolgt mit statistischen Prüfverfahren oder Tests.

Null-Eins-Verteilung, Verteilung einer diskreten Zufallsgröße X mit den Werten $x_1 = 1$ und $x_2 = 0$; wird verwendet, wenn bei einem Zufallsexperiment lediglich interessiert, ob ein bestimmtes Ereignis A eintritt oder nicht eintritt ($\overline{A}$).

Einzelwahrscheinlichkeiten:

$$P(1) = p \quad \text{und} \quad P(0) = 1 - p, 0 < p < 1.$$

Verteilungsfunktion:

$$F(x) = \begin{cases} 0, & \text{für } x \leq 0 \\ 1-p, & \text{für } 0 < x \leq 1 \\ 1, & \text{für } 1 < x. \end{cases}$$

Parameter der Verteilung ist p.

Erwartungswert: $m = p$

Varianz: $\sigma^2 = p(1-p)$

□ Baugruppe während eines Zeitintervalls funktioniert oder funktioniert nicht.

Gleichmäßige diskrete Verteilung, Verteilung einer diskreten Zufallsgröße X mit den Werten x_i, $i = 1, 2, \ldots, n$ und gleichmäßig verteilten Wahrscheinlichkeiten; wird verwendet, wenn der Bedingungskomplex des betreffenden Zufallsexperiments die Anwendung der klassischen Methode zur Berechnung der Wahrscheinlichkeiten ermöglicht.

□ Würfelspiel.

Einzelwahrscheinlichkeiten: $P(x_i) = \dfrac{1}{n}$

Verteilungsfunktion:

$$F(x) = \begin{cases} 0, & \text{für } x \leq x_i \\ \dfrac{1}{n}, & \text{für } x_i < x \leq x_{i+1},\ i = 1, 2, \ldots, n-1 \\ 1, & \text{für } x_n < x \end{cases}$$

Parameter der Verteilung ist n.

Erwartungswert: $m = \dfrac{1}{n} \sum\limits_{i=1}^{n} x_i.$

Varianz: $\sigma^2 = \dfrac{1}{n} \sum\limits_{i=1}^{n} x_i^2 - \left(\dfrac{1}{n} \sum\limits_{i=1}^{n} x_i \right)^2.$

Hypergeometrische Verteilung, wird verwandt, wenn die Grundmenge in zwei Klassen von Elementen zerfällt.

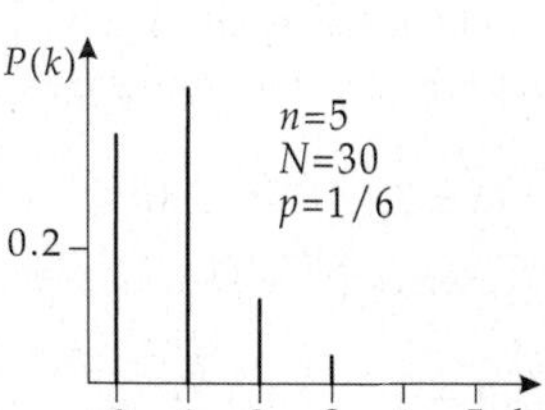

Einzelwahrscheinlichkeiten:

$$P(k) = \binom{pN}{k} \binom{N(1-p)}{n-k} \Big/ \binom{N}{n}; \quad p \cdot N \quad \text{ganzzahlig.}$$

Verteilungsfunktion:

$$F(k) = \sum_{i=0}^{k} P(i) = \sum_{i=0}^{k} \binom{pN}{i} \binom{N(1-p)}{n-i} \Big/ \binom{N}{n}.$$

Parameter der Verteilung sind p, N und der Stichprobenumfang n.

Erwartungswert: $m = n \cdot p$

Varianz: $\sigma^2 = n \cdot p(1-p)[(N-n)/(N-1)]$

□ Sei eine Gesamtmenge von $N = N_1 + N_2$ Einheiten gegeben, von denen N_1 besonders markiert sind (z. B. unterschiedliche Farbe, Funktionstüchtigkeit), so daß $p = N_1/N$ den Anteil der besonders gekennzeichneten Teile an der Gesamtmenge angibt. Die Wahrscheinlichkeit, daß sich unter $n \leq N$ zufällig ausgewählten Einheiten (Stichprobe) genau k besonders markierte befinden, ist nun gerade durch die hypergeometrische Verteilung gegeben.

▷ Nach jeder Entnahme einer Einheit kann sich der Anteil der markierten Elemente an der Grundgesamtheit ändern. Für jede der n Entnahmen gelten daher andere Wahrscheinlichkeiten, ein markiertes Element zu erhalten. Die hypergeometrische Verteilung simuliert somit das Ziehen von Losen **ohne** Zurücklegen des jeweils gezogenen Loses (siehe **Urnenmodell**) im Gegensatz zu der **Binomialverteilung**.

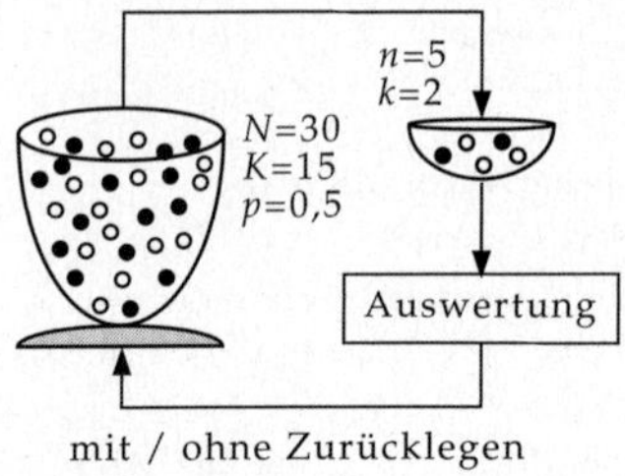

□ Wahrscheinlichkeit für k fehlerhafte Teile in einer Stichprobe vom Umfang n aus einer Gesamtmenge von N Teilen, wobei p der Anteil der fehlerhaften Stücke in der Gesamtmenge, d. h. $p \cdot N$ die Anzahl der fehlerhaften Teile ist.

Kumulative hypergeometrische Verteilung, Wahrscheinlichkeitssumme für maximal k fehlerhafte Teile

$$\sum_{i=0}^{k} P(i),$$

pN ganzzahlig.

● Grenzfälle der hypergeometrischen Verteilung:

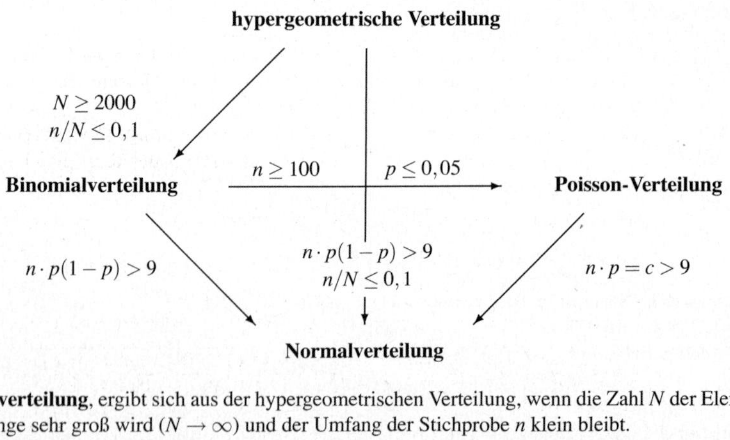

Binomialverteilung, ergibt sich aus der hypergeometrischen Verteilung, wenn die Zahl N der Elemente der Grundmenge sehr groß wird ($N \to \infty$) und der Umfang der Stichprobe n klein bleibt.

Sie wird verwendet, wenn n Wiederholungen eines zufälligen Versuches unabhängig voneinander durchgeführt werden und bei jeder Wiederholung das Ereignis A mit $P(A) = p$ und das Ereignis $\overline{A}$ mit $P(\overline{A}) = 1 - p$ eintritt (Bernoullisches Versuchsschema).

Die Binomialverteilung beschreibt daher exakt das Ziehen von Losen aus einer Urne **mit** Zurücklegen des jeweils gezogenen Loses, die Wahrscheinlichkeit, unter n ausgewählten Einheiten genau k markierte zu finden.

Einzelwahrscheinlichkeiten:

$$P(k) = \binom{n}{k} p^k (1-p)^{n-k}.$$

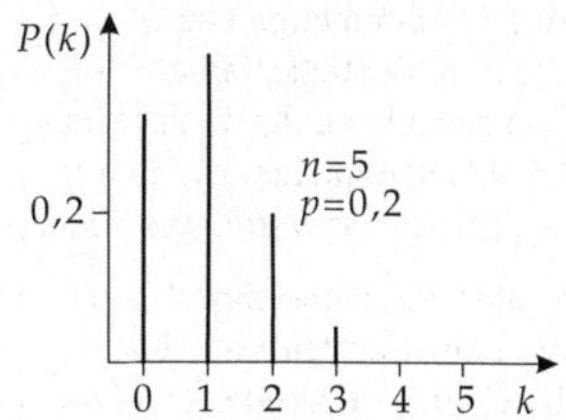

Parameter der Verteilung sind der markierte Anteil p und der Stichprobenumfang n.

Verteilungsfunktion:

$$F(k) = \sum_{i=0}^{k} \binom{n}{i} p^i (1-p)^{n-i}.$$

Erwartungswert: $m = n \cdot p$,
Varianz: $\sigma^2 = n \cdot p(1-p)$.

▷ Wesentlich ist, daß durch die Entnahme einer Einheit die Wahrscheinlichkeit, eine markierte Einheit zu ziehen, nicht (oder kaum) verändert wird.

□ Im Rahmen einer Ausschußprüfung mit großen Stückzahlen N und kleinem Stichprobenumfang n gibt die Binomialverteilung die Wahrscheinlichkeit an, k fehlerhafte Teile bei insgesamt n Stichproben zu erhalten.

Poisson-Verteilung, ergibt sich aus der Binomialverteilung, wenn der Stichprobenumfang n sehr groß ($N \to \infty$) und der markierte Anteil p sehr klein ($p \to 0$), aber endlich ist.

Einzelwahrscheinlichkeiten:

$$P(k) = \frac{(np)^k}{k!} \cdot \mathrm{e}^{-np} = \frac{c^k}{k!} \cdot \mathrm{e}^{-c}.$$

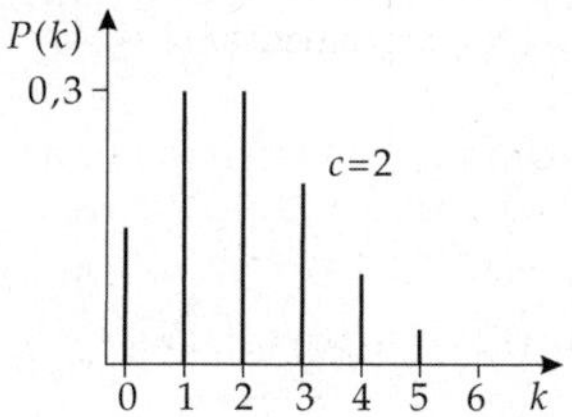

Verteilungsfunktion:

$$F(k) = \sum_{i=0}^{k} \frac{(np)^i}{i!} \cdot \mathrm{e}^{-np} = \sum_{i=0}^{k} \frac{c^i}{i!} \cdot \mathrm{e}^{-c}.$$

Parameter der Verteilung ist $c = n \cdot p$.
Erwartungswert: $m = n \cdot p$,
Varianz: $\sigma^2 = n \cdot p$.

Die Größe $c = p \cdot n$ ist dadurch näherungsweise konstant, und der Parameter n wird eliminiert. Daher eignet sich die Poisson-Verteilung für Probleme, bei denen der Umfang der Messung n groß ($n \geq 1500p$, $c = np \leq 10$), aber dessen genauer Wert unbekannt und unerheblich ist.

□ Die Tagesproduktion von elektronischen Bauelementen ist i. allg. sehr groß $n \geq 1500$. Bei einem kleinen Fehleranteil von $p \to c = pn \leq 10$ wird die tägliche Produktion fehlerhafter Teile mit guter Näherung durch die Poisson-Verteilung beschrieben.

Tabelle der Binomialverteilung

$$P(X = k) = \binom{n}{k} p^k (1-p)^{n-k} = b(k;n,p).$$

Für $p > 0,5$ ist die Beziehung $b(k;n,p) = b(n-k;n,1-p)$ zu benutzen.

n	k	p									
		0,010	0,020	0,050	0,100	0,150	0,200	0,250	0,300	0,400	0,500
1	0	0,990	0,980	0,950	0,900	0,850	0,800	0,750	0,700	0,600	0,500
1	1	0,010	0,020	0,050	0,100	0,150	0,200	0,250	0,300	0,400	0,500
2	0	0,980	0,960	0,902	0,810	0,722	0,640	0,562	0,490	0,360	0,250
2	1	0,020	0,039	0,095	0,180	0,255	0,320	0,375	0,420	0,480	0,500
2	2			0,003	0,010	0,023	0,040	0,062	0,090	0,160	0,250
3	0	0,970	0,941	0,857	0,729	0,614	0,512	0,422	0,343	0,216	0,125
3	1	0,029	0,058	0,135	0,243	0,325	0,384	0,422	0,441	0,432	0,375
3	2		0,001	0,007	0,027	0,057	0,096	0,141	0,189	0,288	0,375
3	3				0,001	0,003	0,008	0,016	0,027	0,064	0,125

n	k	p									
		0,010	0,020	0,050	0,100	0,150	0,200	0,250	0,300	0,400	0,500
4	0	0,961	0,922	0,815	0,656	0,522	0,410	0,316	0,240	0,130	0,062
4	1	0,039	0,075	0,171	0,292	0,368	0,410	0,422	0,412	0,346	0,250
4	2	0,001	0,002	0,014	0,049	0,098	0,154	0,211	0,265	0,346	0,375
4	3				0,004	0,011	0,026	0,047	0,076	0,154	0,250
4	4					0,001	0,002	0,004	0,008	0,026	0,062
5	0	0,951	0,904	0,774	0,590	0,444	0,328	0,237	0,168	0,078	0,031
5	1	0,048	0,092	0,204	0,328	0,392	0,410	0,396	0,360	0,259	0,156
5	2	0,001	0,004	0,021	0,073	0,138	0,205	0,264	0,309	0,346	0,312
5	3			0,001	0,008	0,024	0,051	0,088	0,132	0,230	0,312
5	4					0,002	0,006	0,015	0,028	0,077	0,156
5	5							0,001	0,002	0,010	0,031
6	0	0,941	0,886	0,735	0,531	0,377	0,262	0,178	0,118	0,047	0,016
6	1	0,057	0,108	0,232	0,354	0,399	0,393	0,356	0,303	0,187	0,094
6	2	0,001	0,006	0,031	0,098	0,176	0,246	0,297	0,324	0,311	0,234
6	3			0,002	0,015	0,041	0,082	0,132	0,185	0,276	0,312
6	4				0,001	0,005	0,015	0,033	0,060	0,138	0,234
6	5						0,002	0,004	0,010	0,037	0,094
6	6								0,001	0,004	0,016
7	0	0,932	0,868	0,698	0,478	0,321	0,210	0,133	0,082	0,028	0,008
7	1	0,066	0,124	0,257	0,372	0,396	0,367	0,311	0,247	0,131	0,055
7	2	0,002	0,008	0,041	0,124	0,210	0,275	0,311	0,318	0,261	0,164
7	3			0,004	0,023	0,062	0,115	0,173	0,227	0,290	0,273
7	4				0,003	0,011	0,029	0,058	0,097	0,194	0,273
7	5					0,001	0,004	0,012	0,025	0,077	0,164
7	6							0,001	0,004	0,017	0,055
7	7									0,002	0,008
8	0	0,923	0,851	0,663	0,430	0,272	0,168	0,100	0,058	0,017	0,004
8	1	0,075	0,139	0,279	0,383	0,385	0,336	0,267	0,198	0,090	0,031
8	2	0,003	0,010	0,051	0,149	0,238	0,294	0,311	0,296	0,209	0,109
8	3			0,005	0,033	0,084	0,147	0,208	0,254	0,279	0,219
8	4				0,005	0,018	0,046	0,087	0,136	0,232	0,273
8	5					0,003	0,009	0,023	0,047	0,124	0,219
8	6						0,001	0,004	0,010	0,041	0,109
8	7								0,001	0,008	0,031
8	8									0,001	0,004
9	0	0,914	0,834	0,630	0,387	0,232	0,134	0,075	0,040	0,010	0,002
9	1	0,083	0,153	0,299	0,387	0,368	0,302	0,225	0,156	0,060	0,018
9	2	0,003	0,013	0,063	0,172	0,260	0,302	0,300	0,267	0,161	0,070
9	3		0,001	0,008	0,045	0,107	0,176	0,234	0,267	0,251	0,164
9	4			0,001	0,007	0,028	0,066	0,117	0,172	0,251	0,246
9	5				0,001	0,005	0,017	0,039	0,074	0,167	0,246
9	6					0,001	0,003	0,009	0,021	0,074	0,164
9	7							0,001	0,004	0,021	0,070
9	8									0,004	0,018
9	9										0,002

n	k	p									
		0,010	0,020	0,050	0,100	0,150	0,200	0,250	0,300	0,400	0,500
10	0	0,904	0,817	0,599	0,349	0,197	0,107	0,056	0,028	0,006	0,001
10	1	0,091	0,167	0,315	0,387	0,347	0,268	0,188	0,121	0,040	0,010
10	2	0,004	0,015	0,075	0,194	0,276	0,302	0,282	0,233	0,121	0,044
10	3		0,001	0,010	0,057	0,130	0,201	0,250	0,267	0,215	0,117
10	4			0,001	0,011	0,040	0,088	0,146	0,200	0,251	0,205
10	5				0,001	0,008	0,026	0,058	0,103	0,201	0,246
10	6					0,001	0,006	0,016	0,037	0,111	0,205
10	7						0,001	0,003	0,009	0,042	0,117
10	8								0,001	0,011	0,044
10	9									0,002	0,010
10	10										0,001
15	0	0,860	0,739	0,463	0,206	0,087	0,035	0,013	0,005		
15	1	0,130	0,226	0,366	0,343	0,231	0,132	0,067	0,031	0,005	
15	2	0,009	0,032	0,135	0,267	0,286	0,231	0,156	0,092	0,022	0,003
15	3		0,003	0,031	0,129	0,218	0,250	0,225	0,170	0,063	0,014
15	4			0,005	0,043	0,116	0,188	0,225	0,219	0,127	0,042
15	5			0,001	0,010	0,045	0,103	0,165	0,206	0,186	0,092
15	6				0,002	0,013	0,043	0,092	0,147	0,207	0,153
15	7					0,003	0,014	0,039	0,081	0,177	0,196
15	8					0,001	0,003	0,013	0,035	0,118	0,196
15	9						0,001	0,003	0,012	0,061	0,153
15	10							0,001	0,003	0,024	0,092
15	11								0,001	0,007	0,042
15	12									0,002	0,014
15	13										0,003
15	14										
15	15										
20	0	0,818	0,668	0,358	0,122	0,039	0,012	0,003	0,001		
20	1	0,165	0,272	0,377	0,270	0,137	0,058	0,021	0,007		
20	2	0,016	0,053	0,189	0,285	0,229	0,137	0,067	0,028	0,003	
20	3	0,001	0,006	0,060	0,190	0,243	0,205	0,134	0,072	0,012	0,001
20	4		0,001	0,013	0,090	0,182	0,218	0,190	0,130	0,035	0,005
20	5			0,002	0,032	0,103	0,175	0,202	0,179	0,075	0,015
20	6				0,009	0,045	0,109	0,169	0,192	0,124	0,037
20	7				0,002	0,016	0,055	0,112	0,164	0,166	0,074
20	8					0,005	0,022	0,061	0,114	0,180	0,120
20	9					0,001	0,007	0,027	0,065	0,160	0,160
20	10						0,002	0,010	0,031	0,117	0,176
20	11							0,003	0,012	0,071	0,160
20	12							0,001	0,004	0,035	0,120
20	13								0,001	0,015	0,074
20	14									0,005	0,037
20	15									0,001	0,015
20	16										0,005
20	17										0,001

Tabelle der Poisson-Verteilung $P(X=k)=\frac{\lambda^k}{k!}\mathrm{e}^{-\lambda}$

k/λ	0,1	0,2	0,3	0,4	0,5	0,6
0	0,904837	0,818731	0,740818	0,670320	0,606531	0,548812
1	0,090484	0,163746	0,222245	0,268128	0,303265	0,329287
2	0,004524	0,016375	0,033337	0,053626	0,075816	0,098786
3	0,000151	0,001092	0,003334	0,007150	0,012636	0,019757
4	0,000004	0,000055	0,000250	0,000715	0,001580	0,002964
5		0,000002	0,000015	0,000057	0,000158	0,000356
6			0,000001	0,000004	0,000013	0,000036
7					0,000001	0,000003

k/λ	0,7	0,8	0,9	1,0	2,0	3,0
0	0,496585	0,449329	0,406570	0,367879	0,135335	0,049787
1	0,347610	0,359463	0,365913	0,367879	0,270671	0,149361
2	0,121663	0,143785	0,164661	0,183940	0,270671	0,224042
3	0,028388	0,038343	0,049398	0,061313	0,180447	0,224042
4	0,004968	0,007669	0,011115	0,015328	0,090224	0,168031
5	0,000696	0,001227	0,002001	0,003066	0,036089	0,100819
6	0,000081	0,000164	0,000300	0,000511	0,012030	0,050409
7	0,000008	0,000019	0,000039	0,000073	0,003437	0,021604
8	0,000001	0,000002	0,000004	0,000009	0,000859	0,008102
9				0,000001	0,000191	0,002701
10					0,000038	0,000810
11					0,000007	0,000221
12					0,000001	0,000055
13						0,000013
14						0,000003
15						0,000001

k/λ	4,0	5,0	6,0	7,0	8,0	9,0
0	0,018316	0,006738	0,002479	0,000912	0,000335	0,000123
1	0,073263	0,033690	0,014873	0,006383	0,002684	0,001111
2	0,146525	0,084224	0,044618	0,022341	0,010735	0,004998
3	0,195367	0,140374	0,089235	0,052129	0,028626	0,014994
4	0,195367	0,175467	0,133853	0,091226	0,057252	0,033737
5	0,156293	0,175467	0,160623	0,127717	0,091604	0,060727
6	0,104196	0,146223	0,160623	0,149003	0,122138	0,091090
7	0,059540	0,104445	0,137677	0,149003	0,139587	0,117116
8	0,029770	0,065278	0,103258	0,130377	0,139587	0,131756
9	0,013231	0,036266	0,068838	0,101405	0,124077	0,131756
10	0,005292	0,018133	0,041303	0,070983	0,099262	0,118580
11	0,001925	0,008242	0,022529	0,045171	0,072190	0,097020
12	0,000642	0,003434	0,011264	0,026350	0,048127	0,072765
13	0,000197	0,001321	0,005199	0,014188	0,029616	0,050376
14	0,000056	0,000472	0,002228	0,007094	0,016924	0,032384
15	0,000015	0,000157	0,000891	0,003311	0,009026	0,019431
16	0,000004	0,000049	0,000334	0,001448	0,004513	0,010930
17	0,000001	0,000014	0,000118	0,000596	0,002124	0,005786
18		0,000004	0,000039	0,000232	0,000944	0,002893
19		0,000001	0,000012	0,000085	0,000397	0,001370
20			0,000004	0,000030	0,000159	0,000617
21			0,000001	0,000010	0,000061	0,000264
22				0,000003	0,000022	0,000108
23				0,000001	0,000008	0,000042

Spezielle stetige Verteilungen

Spezielle stetige Verteilungen, Wahrscheinlichkeitsdichten und die zugehörigen Verteilungsfunktionen **stetiger** Zufallsvariablen (z. B. Meßwerte für die Kapazität eines Kondensators) oder **idealisierte** analytische Funktionen für die Wahrscheinlichkeitsverteilung **diskreter** Zufallsgrößen; können genau wie diskrete Wahrscheinlichkeitsfunktionen auch als **Prüffunktionen** bei Stichprobenanalysen verwendet werden.

Gleichmäßige stetige Verteilung, Rechteckverteilung, Verteilung einer Zufallsgröße, die jeden Wert eines Intervalls $[a,b]$ annehmen kann, und für die die Wahrscheinlichkeit, einen Wert aus einem Teilintervall von $[a,b]$ anzunehmen, für alle Teilintervalle derselben Länge gleich ist.

▷ Eine gleichmäßig verteilte stetige Zufallsgröße läßt sich angeben für Fälle, in denen die geometrische Methode zur Wahrscheinlichkeitsberechnung anwendbar ist.

Wahrscheinlichkeitsdichte:

$$f(x) = \begin{cases} \dfrac{1}{b-a}, & \text{für } a \leq x \leq b \\ 0, & \text{für } x < a, x > b;\ a < b;\ a, b \text{ reell.} \end{cases}$$

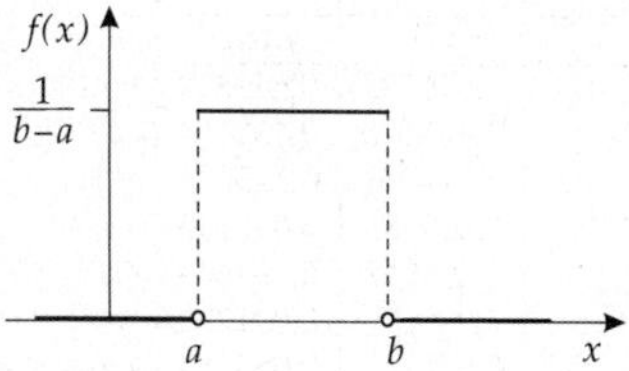

Verteilungsfunktion:

$$F(x) = \begin{cases} 0, & \text{für } x \leq a \\ \dfrac{x-a}{b-a}, & \text{für } a < x \leq b \\ 1, & \text{für } b < x. \end{cases}$$

Die Parameter der Verteilung sind a und b.

Erwartungswert: $m = \dfrac{a+b}{2}$,

Varianz: $\sigma^2 = \dfrac{(b-a)^2}{12}$.

Normalverteilung, Gauß-Verteilung, Verteilung von Zufallsgrößen (Meßwerten), die als Summe der Überlagerungen etwa gleich starker, fehlerbehafteter Größen angesehen werden kann.

Wahrscheinlichkeitsdichte:

$$f_n(x) = \frac{1}{\sqrt{2\pi}\sigma} e^{-(x-m)^2/(2\sigma^2)}$$

Verteilungsfunktion:

$$F_n(x) = \frac{1}{\sqrt{2\pi}\sigma} \int_{-\infty}^{x} e^{-(y-m)^2/(2\sigma^2)}\, dy$$

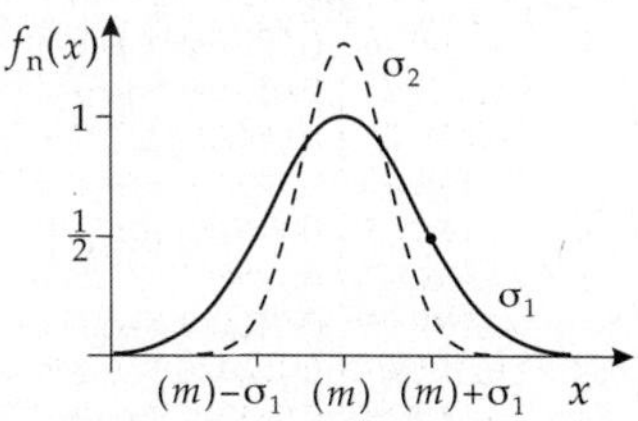

Die Parameter der Verteilung sind der Erwartungswert m und die Varianz σ^2.

Erwartungswert: m,

Varianz: σ^2.

▷ σ ist der Abstand der Wendeabszissen der Glockenkurve vom wahrscheinlichsten Wert.

● **Zentraler Grenzwertsatz**, die **Summe** aus n unabhängigen, aber derselben Verteilung gehorchenden Zufallsgrößen wird mit wachsendem n immer gegen die Normalverteilung konvergieren.

□ In guter Näherung sind Meßfehler aufgrund der vielfachen Überlagerung verschiedener Fehlerquellen i. allg. normalverteilt, gleiches gilt für die Herstellung von Bauelementen mit stetigen Eigenschaften, z. B. Widerständen, Kapazitäten, Schraubenlängen, Wellenlängen usw.

▷ Für Erwartungswert Null ($m = 0$) und $\sigma = 1$ folgt die **Standardnormalverteilung**: Die Normalverteilung kann durch die Standardnormalverteilung ausgedrückt werden

$$f_n(x; m, \sigma) = \frac{1}{\sigma} f_{sn}\left(\frac{x-m}{\sigma}\right)$$

$$F_n(x; m, \sigma) = F_{sn}\left(\frac{x-m}{\sigma}\right).$$

α-Quantil T_α, Wert der Zufallsvariablen x_α, für den gilt

$$P(y \le x_\alpha) = \alpha\,.$$

Die Wahrscheinlichkeit, einen Wert $y \le x_\alpha$ zu erhalten, beträgt gerade α.
Beziehung der Parameter der Normalverteilung zu speziellen Quantilen:
0,16-Quantil: $T_{0,16} = m - \sigma$,
0,84-Quantil: $T_{0,84} = m + \sigma$,
0,5-Quantil: $T_{0,5} = m$.

☐ Im Bereich einer Standardabweichung um den Erwartungswert $m \pm \sigma$ liegen ca. 68 % aller Ereignisse der Normalverteilung.
Verallgemeinerung:
$P(|X-m| < \sigma) \approx 0{,}683$
$P(|X-m| < 2\sigma) \approx 0{,}954$
$P(|X-m| < 3\sigma) \approx 0{,}997.$

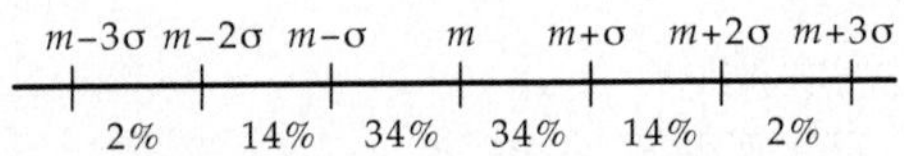

Wahrscheinlichkeitsnetz, Koordinatensystem, in dem α-Quantil gegenüber α aufgetragen ist. Die Quantil-Achse ist dabei aber bezüglich der vorgegebenen speziellen Verteilungsfunktion F (z. B. Gauß-Normalverteilung) derart umskaliert, daß die Darstellung dieser Verteilungsfunktion eine Gerade ergibt. Mit Hilfe eines **Wahrscheinlichkeitsnetzes** können so Parameter einer Verteilung auch grafisch bestimmt werden.

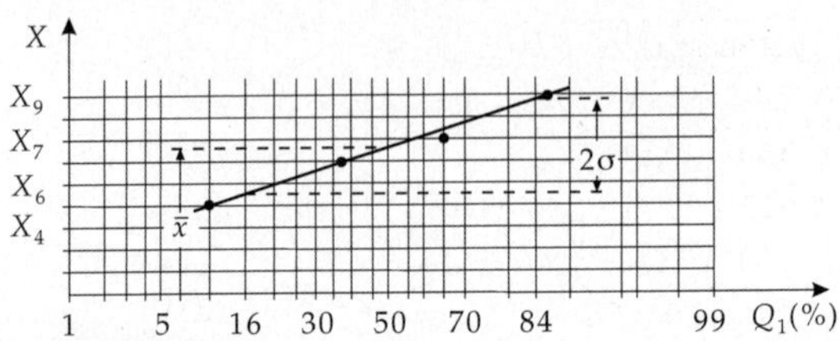

Grafische Ermittelung von m und σ, Interpretation der Häufigkeitssummen von Meßwerten $Q_l = \sum_i^l h(X_i)$ als Quantil der Meßwerte X_l und Auftragen dieser Häufigkeitssummen Q_l gegenüber den Meßwerten selbst X_l in einem sogenannten **Wahrscheinlichkeitsnetz**. (Es reichen zumeist einige Werte.) Durch die eingetragenen Werte wird eine Gerade gezogen. An dieser Geraden liest man nun die durch die Eigenschaften der Normalverteilung gegebenen speziellen 0,16-, 0,84- und 0,5-Quantile ab und errechnet daraus m und σ aus den oben angegebenen Zusammenhängen (siehe Normalverteilung).

Standardnormalverteilung, Gaußsche Normalverteilung, Spezialfall der Normalverteilung für $m = 0$ und $\sigma = 1$

Wahrscheinlichkeitsdichte:

$$f_{\text{sn}}(x) = \frac{1}{\sqrt{2\pi}} \exp(-x^2/2).$$

Verteilungsfunktion:

$$F_{\text{sn}}(x) = \frac{1}{\sqrt{2\pi}} \int_{-\infty}^{x} \exp(-y^2/2)\,\mathrm{d}y.$$

Erwartungswert: $m = 0$,
Varianz: $\sigma^2 = 1$.

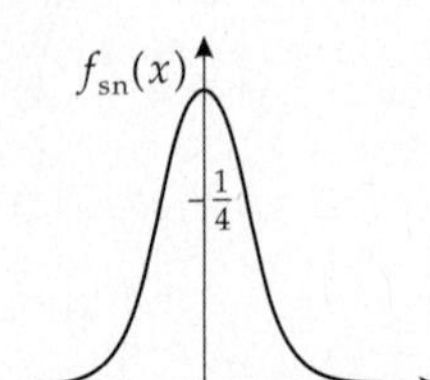

▷ Ersetzt man

$$f_{\mathrm{sn}}(x) \to f_{\mathrm{n}}(x) = \frac{1}{\sigma} f_{\mathrm{sn}}\left(\left(\frac{x-m}{\sigma}\right)^2\right),$$

so erhält man die Normalverteilung

● Die α-Quantile der Standardnormalverteilung t_α **und** der Normalverteilung T_α sind beide durch die Verteilungsfunktion F_{sn} gegeben:

$$\alpha = F_{\mathrm{sn}}(t_\alpha) = F_{\mathrm{sn}}\left(\frac{T_\alpha - m}{\sigma}\right).$$

● Der Zusammenhang zwischen den Quantilen lautet

$$T_\alpha = m + t_\alpha \sigma.$$

▷ Die Normalverteilung ist ein Grenzfall der Binomialverteilung für einen großen Umfang n und mit einem Parameterwert von $p = 0,5$ ($n \to \infty, p \equiv 0,5$). $p = 0,5$ ist im Sinn einer Attribut-Stichprobenprüfung ein Fehleranteil von 50 %.

Standardnormalverteilung ($f_{\mathrm{sn}}(-x) = f_{\mathrm{sn}}(x)$)					
x	$f_{\mathrm{sn}}(x)$	x	$f_{\mathrm{sn}}(x)$	x	$f_{\mathrm{sn}}(x)$
0,0	0,3989	1,5	0,1295	3,0	0,0044
0,5	0,3520	2,0	0,0539	3,5	0,0008
1,0	0,2419	2,5	0,0175	4,0	0,0001

Perzentile $t = t_{F_{\mathrm{sn}}}$ der Standardnormalverteilung f_{sn}							
$F_{\mathrm{sn}}(t)$	t	$F_{\mathrm{sn}}(t)$	t	$F_{\mathrm{sn}}(t)$	t	$F_{\mathrm{sn}}(t)$	t
0,05	–1,644	0,30	–0,524	0,55	0,125	0,80	0,841
0,10	–1,281	0,35	–0,385	0,60	0,253	0,85	1,036
0,15	–1,036	0,40	–0,253	0,65	0,385	0,90	1,281
0,20	–0,841	0,45	–0,125	0,70	0,524	0,95	1,644
0,25	–0,674	0,50	0,000	0,75	0,674		

Fehlerfunktion, auch **Gaußsches Wahrscheinlichkeits-Integral** oder **Errorfunktion** erf(x), Fläche unter der Glockenkurve zwischen den variablen Grenzen $-x\sqrt{2}$ und $+x\sqrt{2}$

$$\mathrm{erf}(x) = \frac{1}{\sqrt{2\pi}} \int_{-x\sqrt{2}}^{+x\sqrt{2}} \mathrm{e}^{-y^2/2}\,\mathrm{d}y$$
$$= \frac{2}{\sqrt{2\pi}} \int_{0}^{x\sqrt{2}} \mathrm{e}^{-y^2/2}\,\mathrm{d}y.$$

▷ Näherung für $x \geq 2$:

$$1 - \frac{a}{x\mathrm{e}^{x^2}}.$$

$a = 0,515 \quad 2 \leq x \leq 3$

$a = 0,535 \quad 3 \leq x \leq 4$

$a = 0,545 \quad 4 \leq x \leq 7$

$a = 0,56 \quad 7 \leq x \leq \infty$

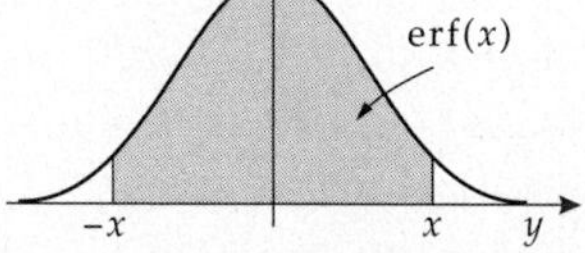

Tabelle der Wahrscheinlichkeitsdichte der Standardnormalverteilung

$$f_{\mathrm{sn}}(x) = \frac{1}{\sqrt{2\pi}} \mathrm{e}^{-\frac{x^2}{2}}$$

$$f_{\mathrm{sn}}(-x) = f_{\mathrm{sn}}(x)$$

$$f(x) = \frac{1}{\sigma} f_{\mathrm{sn}}\left(\frac{x-m}{\sigma}\right)$$

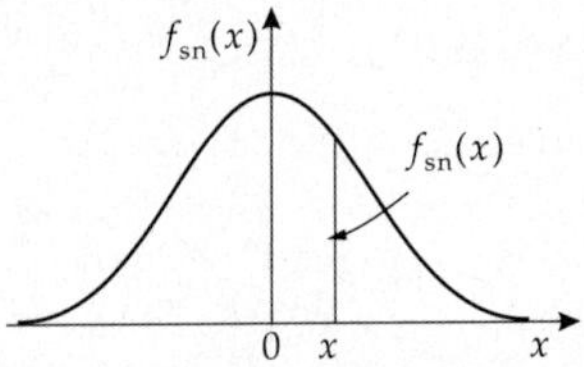

x	0	1	2	3	4	5	6	7	8	9	x
0,0	0,39894	0,39892	0,39886	0,39876	0,39862	0,39844	0,39822	0,39797	0,39767	0,39733	0,0
0,1	0,39695	0,39654	0,39608	0,39559	0,39505	0,39448	0,39387	0,39322	0,39253	0,39181	0,1
0,2	0,39104	0,39024	0,38940	0,38853	0,38762	0,38667	0,38568	0,38466	0,38361	0,38251	0,2
0,3	0,38139	0,38023	0,37903	0,37780	0,37654	0,37524	0,37391	0,37255	0,37115	0,36973	0,3
0,4	0,36827	0,36678	0,36526	0,36371	0,36213	0,36053	0,35889	0,35723	0,35553	0,35381	0,4
0,5	0,35207	0,35029	0,34849	0,34667	0,34482	0,34294	0,34105	0,33912	0,33718	0,33521	0,5
0,6	0,33322	0,33121	0,32918	0,32713	0,32506	0,32297	0,32086	0,31874	0,31659	0,31443	0,6
0,7	0,31225	0,31006	0,30785	0,30563	0,30339	0,30114	0,29887	0,29659	0,29431	0,29200	0,7
0,8	0,28969	0,28737	0,28504	0,28269	0,28034	0,27798	0,27562	0,27324	0,27086	0,26848	0,8
0,9	0,26609	0,26369	0,26129	0,25888	0,25647	0,25406	0,25164	0,24923	0,24681	0,24439	0,9
1,0	0,24197	0,23955	0,23713	0,23471	0,23230	0,22988	0,22747	0,22506	0,22265	0,22025	1,0
1,1	0,21785	0,21546	0,21307	0,21069	0,20831	0,20594	0,20357	0,20121	0,19886	0,19652	1,1
1,2	0,19419	0,19186	0,18954	0,18724	0,18494	0,18265	0,18037	0,17810	0,17585	0,17360	1,2
1,3	0,17137	0,16915	0,16694	0,16474	0,16256	0,16038	0,15822	0,15608	0,15395	0,15183	1,3
1,4	0,14973	0,14764	0,14556	0,14350	0,14146	0,13943	0,13742	0,13542	0,13344	0,13147	1,4
1,5	0,12952	0,12758	0,12566	0,12376	0,12188	0,12001	0,11816	0,11632	0,11450	0,11270	1,5
1,6	0,11092	0,10915	0,10741	0,10567	0,10396	0,10226	0,10059	0,09893	0,09728	0,09566	1,6
1,7	0,09405	0,09246	0,09089	0,08933	0,08780	0,08628	0,08478	0,08329	0,08183	0,08038	1,7
1,8	0,07895	0,07754	0,07614	0,07477	0,07341	0,07206	0,07074	0,06943	0,06814	0,06687	1,8
1,9	0,06562	0,06438	0,06316	0,06195	0,06077	0,05959	0,05844	0,05730	0,05618	0,05508	1,9
2,0	0,05399	0,05292	0,05186	0,05082	0,04980	0,04879	0,04780	0,04682	0,04586	0,04491	2,0
2,1	0,04398	0,04307	0,04217	0,04128	0,04041	0,03955	0,03871	0,03788	0,03706	0,03626	2,1
2,2	0,03547	0,03470	0,03394	0,03319	0,03246	0,03174	0,03103	0,03034	0,02965	0,02898	2,2
2,3	0,02833	0,02768	0,02705	0,02643	0,02582	0,02522	0,02463	0,02406	0,02349	0,02294	2,3
2,4	0,02239	0,02186	0,02134	0,02083	0,02033	0,01984	0,01936	0,01888	0,01842	0,01797	2,4
2,5	0,01753	0,01709	0,01667	0,01625	0,01585	0,01545	0,01506	0,01468	0,01431	0,01394	2,5
2,6	0,01358	0,01323	0,01289	0,01256	0,01223	0,01191	0,01160	0,01130	0,01100	0,01071	2,6
2,7	0,01042	0,01014	0,00987	0,00961	0,00935	0,00909	0,00885	0,00861	0,00837	0,00814	2,7
2,8	0,00792	0,00770	0,00748	0,00727	0,00707	0,00687	0,00668	0,00649	0,00631	0,00613	2,8
2,9	0,00595	0,00578	0,00562	0,00545	0,00530	0,00514	0,00499	0,00485	0,00470	0,00457	2,9

Tabelle der Verteilungsfunktion der Standardnormalverteilung

$$F_{sn} = \frac{1}{\sqrt{2\pi}} \int_{-\infty}^{x} e^{-\frac{t^2}{2}}\, dt, \qquad F_{sn}(-x) = 1 - F_{sn}(x)$$

$$P(X < b) = F_{sn} = \left(\frac{b-m}{\sigma}\right)$$

$$P(a \leq X < b) = F_{sn}\left(\frac{b-m}{\sigma}\right) - F_{sn}\left(\frac{a-m}{\sigma}\right)$$

$$P(|X-m| < b) = 2F_{sn}\left(\frac{b}{\sigma}\right) - 1$$

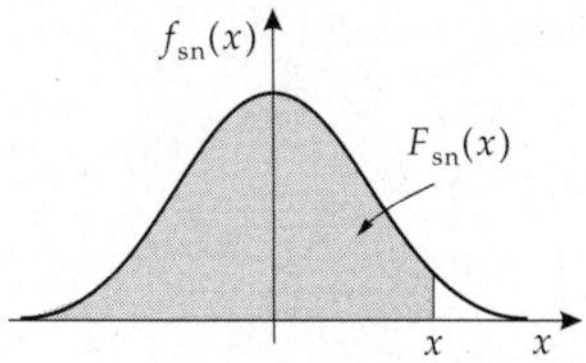

x	0	1	2	3	4	5	6	7	8	9
0,0	0,500000	0,503989	0,507978	0,511966	0,515953	0,519938	0,523922	0,527903	0,531883	0,535856
0,1	0,539828	0,543795	0,547758	0,551717	0,555670	0,559618	0,563560	0,567495	0,571424	0,575345
0,2	0,579260	0,583166	0,587064	0,590954	0,594835	0,598706	0,602568	0,606420	0,610261	0,614092
0,3	0,617911	0,621720	0,625616	0,629300	0,633072	0,636831	0,640576	0,644309	0,648027	0,651733
0,4	0,655422	0,659097	0,662757	0,666402	0,670031	0,673645	0,677242	0,680822	0,684386	0,687933
0,5	0,691462	0,694974	0,698468	0,702944	0,705402	0,708840	0,712260	0,715661	0,719043	0,722405
0,6	0,725747	0,729069	0,732371	0,735653	0,738914	0,742154	0,745373	0,748571	0,751748	0,754903
0,7	0,758036	0,761148	0,764238	0,767305	0,770350	0,773373	0,776373	0,779350	0,782305	0,783236
0,8	0,788145	0,791030	0,793892	0,796731	0,799546	0,802338	0,805106	0,807850	0,810570	0,813267
0,9	0,815940	0,818589	0,821214	0,823814	0,826391	0,828944	0,831472	0,833977	0,836457	0,838913
1,0	0,841345	0,843752	0,846136	0,848495	0,850330	0,853141	0,855428	0,857690	0,859929	0,862143
1,1	0,864334	0,866500	0,868643	0,870762	0,872857	0,874928	0,876976	0,879000	0,881000	0,882977
1,2	0,884930	0,886861	0,888768	0,890651	0,892512	0,894350	0,896165	0,897958	0,899727	0,901475
1,3	0,903200	0,904902	0,906582	0,908241	0,909877	0,911492	0,913085	0,914656	0,916207	0,917736
1,4	0,919243	0,920730	0,922196	0,923642	0,925066	0,926471	0,927855	0,929219	0,930563	0,931889
1,5	0,933193	0,934478	0,935744	0,936922	0,938220	0,939429	0,940620	0,941792	0,942907	0,944083
1,6	0,945201	0,946301	0,947384	0,948449	0,949497	0,950528	0,951543	0,952540	0,953521	0,954486
1,7	0,955434	0,956367	0,957284	0,958185	0,959070	0,959941	0,960796	0,961636	0,962462	0,963273
1,8	0,964070	0,964852	0,965620	0,966375	0,967116	0,967843	0,968557	0,969258	0,969946	0,970621
1,9	0,971283	0,971933	0,972571	0,973197	0,973810	0,974412	0,975002	0,975581	0,976138	0,976704
2,0	0,977250	0,977784	0,978308	0,978822	0,979325	0,979818	0,980301	0,980774	0,981237	0,981691
2,1	0,982136	0,982571	0,982997	0,983414	0,983823	0,984222	0,984614	0,984997	0,985371	0,985738
2,2	0,986097	0,986447	0,986791	0,987126	0,987454	0,987776	0,988089	0,988396	0,988696	0,988989
2,3	0,989276	0,989556	0,989830	0,990097	0,990358	0,990613	0,990862	0,991106	0,991344	0,991576
2,4	0,991802	0,992024	0,992240	0,992451	0,992656	0,992857	0,993053	0,993244	0,993431	0,993613
2,5	0,993790	0,993963	0,994132	0,990297	0,994457	0,994614	0,994766	0,994915	0,995060	0,995201
2,6	0,995339	0,995473	0,995604	0,995731	0,995855	0,995975	0,996093	0,996207	0,996319	0,996427
2,7	0,996533	0,996636	0,996736	0,996833	0,996928	0,997020	0,997110	0,997197	0,997282	0,997365
2,8	0,997445	0,997523	0,997599	0,997673	0,997744	0,997814	0,997882	0,997948	0,998012	0,998074
2,9	0,998134	0,998193	0,998250	0,998305	0,998359	0,998411	0,998462	0,998511	0,998559	0,998605
	0	1	2	3	4	5	6	7	8	9
3,	0,998650	0,999032	0,999313	0,999517	0,999663	0,999767	0,999841	0,999892	0,999928	0,999952

Lognormalverteilung, Normalverteilung für die Logarithmen der Zufallsgröße x

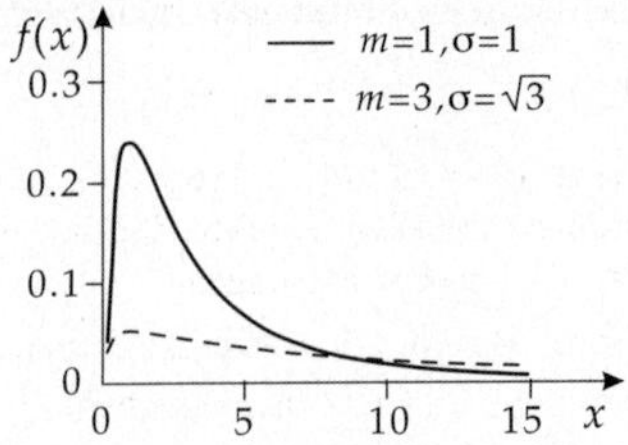

Wahrscheinlichkeitsdichte:

$$f_{\log}(x) = \frac{1}{\sqrt{2\pi}\sigma x} e^{-(\ln x-\mu)^2/2\sigma^2}, \quad x > 0.$$

Verteilungsfunktion:

$$F_{\log}(x) = \int_0^x \frac{1}{\sqrt{2\pi}\sigma y} e^{-(\ln y-\mu)^2/2\sigma^2} dy, \quad x > 0.$$

Erwartungswert: $m = e^{\mu+\sigma^2/2}$,

Varianz: $e^{2\mu+\sigma^2}\left(e^{\sigma^2}-1\right)$

▷ Die Lognormalverteilung ergibt sich aus der Normalverteilung durch die Ersetzung

$$f_n(x) \to f_{\log}(x) = \frac{1}{x} f_n(\ln x).$$

Exponentialverteilung, Verteilung des Abstandes zweier poisson-verteilter Meßwerte mit dem Parameter $\lambda = c$.

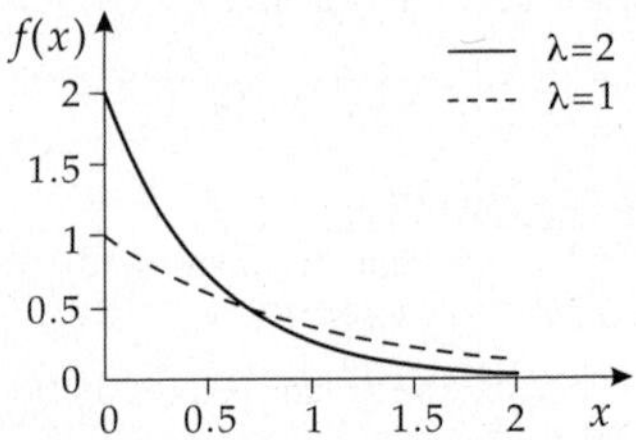

Wahrscheinlichkeitsdichte:

$$f_{\exp}(x) = \lambda e^{-\lambda x}, \quad \lambda > 0, x \geq 0.$$

Verteilungsfunktion:

$$F_{\exp}(x) = 1 - e^{-\lambda x}.$$

Erwartungswert: $m = 1/\lambda$,

Varianz: $\sigma^2 = 1/\lambda^2$.

▷ Im Sinn von zeitlichen Prozessen (Ausfälle von technischen Bauelementen pro Zeit, Infektion mit einer seltenen Krankheit je Zeit usw.) gehorchen nur die **Lebensdauern nichtalternder Objekte** einer Exponentialverteilung.

▷ Voraussetzung für die Exponentialverteilung ist, daß die Ereignisse wirklich **zufällig** sind und der Poisson-Verteilung gehorchen, siehe **Weibull-Verteilung**.

□ Seien in einem Zeitintervall die Anzahl von Ereignissen poisson-verteilt (z. B. radioaktive Zerfälle je Sekunde, Ausfall von elektronischen Bauelementen pro Jahr, Infektionen einer bestimmten Krankheit pro Jahr usw.). Die zeitlichen Abstände zwischen zwei solchen Ereignissen sind dann exponentialverteilt.

□ Gegeben sei eine Urne mit $N \to \infty$ Kugeln, von denen nur ein geringer Bruchteil $p = N_1/N, N_1 \ll N$ schwarz ist und sonst alle eine andere Farbe besitzen. Greift man aus dieser Urne nun (Durchführung eines Zufallsexperimentes) eine sehr große Zahl von Kugeln $n \geq 10/p$ heraus, ist die Anzahl der gezogenen schwarzen Kugeln näherungsweise poisson-verteilt.
Führt man dieses Zufallsexperiment mehrmals durch, so wird die Differenz der Anzahl an schwarzen Kugeln zwischen zwei Durchführungen näherungsweise einer Exponentialverteilung gehorchen.

Weibull-Verteilung, Erweiterung der Exponentialverteilung auf Ereignisse, die nicht rein zufällig sind und nicht exakt der Poisson-Verteilung genügen.

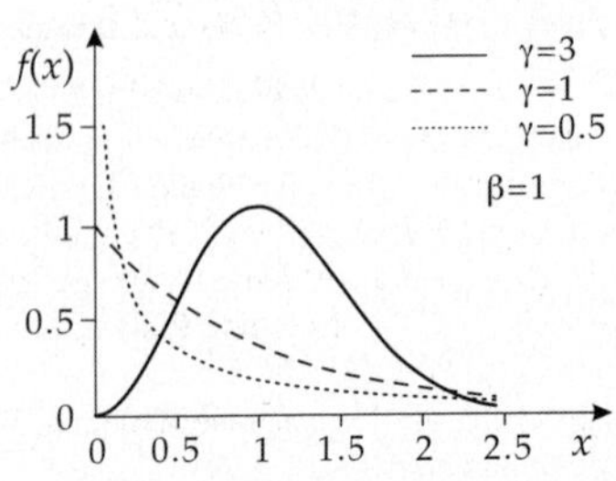

Wahrscheinlichkeitsdichte:

$$f(x) = \frac{\gamma}{\beta}\left(\frac{x-\alpha}{\beta}\right)^{\gamma-1} e^{-((x-\alpha)/\beta)^\gamma}, \quad x \geq \alpha.$$

Verteilungsfunktion:

$$F(x) = 1 - e^{-((x-\alpha)/\beta)^\gamma}.$$

Erwartungswert: $m = \beta\Gamma(1+1/\gamma)+\alpha$,

Varianz: $\sigma^2 = \beta^2\{\Gamma(1+2/\gamma) - [\Gamma(1+1/\gamma)]^2\}$.

▷ Die **Gamma-Funktion** $\Gamma(x)$ ist folgendermaßen definiert:

$$\Gamma(x) := \int_0^\infty e^{-t} t^{x-1}\, dt.$$

▷ Im Sinn von zeitlichen Prozessen, wie dem Ausfall einer Kupplung, spricht man auch von der **Lebensdauer alternder Objekte**. Dies ist gleichbedeutend einer Abhängigkeit von äußeren Einflüssen, z. B. Abnutzungserscheinungen.

□ Lebensdauern mit Alterung: Abnutzung von Verschleißteilen.

▷ Weibull- und Exponentialverteilung stehen im engen Zusammenhang mit dem Konzept der **Zuverlässigkeit**, siehe dort.

Betaverteilung, zur Beschreibung von stetigen Zufallsgrößen, deren Werte eine untere Schranke a and eine obere Schranke b besitzen.

▷ Verteilung findet Anwendung in der mathematischen Statistik

Wahrscheinlichkeitsdichte:

$$f(x) = \begin{cases} \dfrac{(x-a)^{p-1}(b-x)^{q-1}}{(b-a)^{p+q-1}B(p,q)}, & \text{für } a \leq x \leq b \\ 0, & \text{für } x<a, x>b,\ p>0, q>0,\ a<b. \end{cases}$$

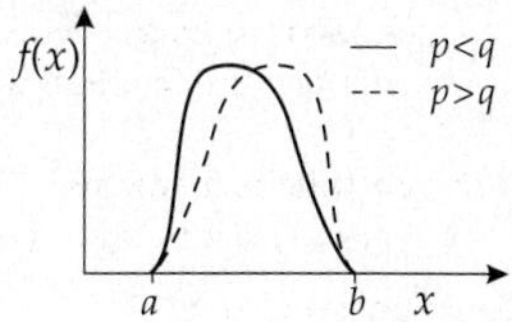

Verteilungsfunktion:
Kann allgemein nicht bestimmt werden, da das entstehende Integral nicht geschlossen lösbar ist.

▷ Für die Betaverteilung und bei der Bestimmung von Werten der Betafunktion werden spezielle Tabellen benutzt.

Die Parameter der Verteilung sind p, q, a, b.

Erwartungswert: $m = \dfrac{aq+bp}{p+q}$,

Varianz: $\sigma^2 = \dfrac{(b-a)^2 pq}{(p+q)^2(p+q+1)}$.

▷ Die **Betafunktion** $B(p,q)$ ist folgendermaßen definiert:

$$B(p,q) = \int_0^1 x^{p-1}(1-x)^{q-1}\, dx.$$

▷ Zusammenhang zwischen Beta- und Gammafunktion:

$$B(p,q) = \frac{\Gamma(p)\Gamma(q)}{\Gamma(p+q)}.$$

▷ Für $p = q = 1$ geht die Betaverteilung in die gleichmäßig stetige Verteilung über.

21.5 Grenzwertsätze

Gesetze der großen Zahlen

Gesetze der großen Zahlen, mathematischer Ausdruck dafür, daß die relative Häufigkeit für das Eintreten eines Ereignisses bei einer Vielzahl unabhängiger Versuche mit zufälligem Ergebnis stabil wird, das heißt um einen festen Wert, der Wahrscheinlichkeit des Ereignisses, schwankt; Gesetzmäßigkeiten, die sich als Ergebnis der Wirkung einer Vielzahl unabhängiger zufälliger Faktoren ergeben.

Stochastische Konvergenz, Konvergenzverhalten von Folgen von Zufallsgrößen.

Konvergenz in Wahrscheinlichkeit, Konvergenz der Wahrscheinlichkeit einer Folge von Zufallsgrößen gegen einen Wert.

Konvergenz mit Wahrscheinlichkeit 1, Wahrscheinlichkeit der Konvergenz einer Folge von Zufallsgrößen gegen einen Wert.

▷ Konvergenz mit Wahrscheinlichkeit 1 drückt stärkeres Konvergenzverhalten aus als Konvergenz in Wahrscheinlichkeit.

▷ Zufallsgrößen sind dem starken oder schwachen Gesetz der großen Zahlen unterworfen.

Tschebyscheffsche Ungleichung, gestattet bei unbekannter Verteilung, jedoch bekanntem Erwartungswert m und bekannter Varianz σ^2 für eine Zufallsgröße X die Wahrscheinlichkeit dafür abzuschätzen, daß die Zufallsgröße Werte in bestimmten Intervallen annimmt:

$$P(|X-m|>\varepsilon)\leq\frac{\sigma^2}{\varepsilon^2},\quad(\varepsilon>0).$$

● **Gesetz der großen Zahlen von Bernoulli**:
In einer Serie von n unabhängigen Versuchen (durchgeführt nach dem Bernoullischen Versuchsschema) konvergiert die relative Häufigkeit eines Ereignisses A stochastisch gegen die Wahrscheinlichkeit p des Eintretens von A.

Bernoullisches Versuchsschema:
n unabhängige Versuche,
Versuchsausgänge jeweils A oder $\overline{A}$,

$$P(A)=p,\qquad P(\overline{A})=1-p.$$

▷ Die Wahrscheinlichkeit eines zufälligen Ereignisses ist nicht der Grenzwert der relativen Häufigkeit, sondern die Folge der Zufallsgrößen unterliegt dem Gesetz der großen Zahlen.

● **Gesetz der großen Zahlen von Poisson:**
In einer Serie von n unabhängigen Versuchen (durchgeführt nach dem Poissonschen Versuchsschema) konvergiert die relative Häufigkeit eines Ereignisses A stochastisch gegen das arithmetische Mittel der Wahrscheinlichkeiten des Eintretens von A.

Poissonsches Versuchsschema:
n unabhängigge Versuche; Versuchsausgänge jeweils A oder $\overline{A}$,
$P(A)=p_i$ im i-ten Versuch; p_n wird durch Vergrößerung des Umfangs der Versuchsserie sehr klein, $n\cdot p_n$ bleibt mit wachsendem n konstant.

● **Gesetz der großen Zahlen von Tschebyscheff:**
Das arithmetische Mittel einer Folge paarweise unabhängiger Zufallsgrößen mit beschränkter Varianz konvergiert stochastisch gegen das arithmetische Mittel ihrer mathematischen Erwartungen.

▷ Das Gesetz der großen Zahlen von Bernoulli ist ein Spezialfall des Gesetzes der großen Zahlen von Poisson, dieses ist ein Spezialfall des Gesetzes von Tschebyscheff. Weitere Verallgemeinerungen sind die Gesetze von Borel, Chintchin und Kolmogoroff.

Grenzwertsätze

Grenzwertsätze, Grenzverteilungssätze, Sätze, die die stochastische Konvergenz einer Folge von Verteilungsfunktionen (globale Grenzwertsätze) und Einzelwahrscheinlichkeiten oder Dichtefunktionen (lokale Grenzwertsätze) zum Inhalt haben.

Grenzverteilungsfunktion, Grenzverteilung, Grenzwert einer Folge von Verteilungsfunktionen.

□ Verteilungsfunktion einer normalverteilten Zufallsgröße ist Grenzverteilungsfunktion einer Folge binomialverteilter Zufallsgrößen.

● **Grenzwertsatz von Poisson**, Zusammenhang von Binomial- und Poissonverteilung; Aussage über das Grenzverhalten der Einzelwahrscheinlichkeiten binomialverteilter Zufallsgrößen für große n und kleine p als Poissonverteilung:

$$\lim_{n\to\infty,p\to 0}\binom{n}{k}p^k(1-p)^{n-k}=\frac{\lambda^k}{k!}\mathrm{e}^{-\lambda},\quad k=0,1,2,\ldots;\ \lambda=np=\text{const}.$$

▷ Näherung praktisch bedeutungsvoll durch Verringerung des Rechenaufwandes bei der Berechnung binomialverteilter Zufallsgrößen und nutzbar für $np < 10$ und $n > 1500p$.

- **Zentraler Grenzwertsatz, Grenzwertsatz von Lindeberg-Levy**:
Eine Zufallsgröße ist annähernd normalverteilt mit dem Erwartungswert nm und der Varianz $n\sigma^2$, wenn sie als Summe einer großen Anzahl von stochastisch unabhängigen Zufallsgrößen aufgefaßt werden kann, die alle der gleichen Verteilungsfunktion mit dem Erwartungswert m und der Varianz σ^2 genügen.

- **Grenzwertsatz von Ljapunow**:
Eine Zufallsgröße Y ist annähernd normalverteilt mit den Parametern $m = \sum_{k=1}^{n} m_k$ und $\sigma^2 = \sum_{k=1}^{n} \sigma_k^2$, wenn sie als Summe einer großen Anzahl n unabhängiger Summanden (Zufallsgrößen X_k mit den Erwartungswerten m_k und den Varianzen σ_k^2) dargestellt werden kann, von denen jeder zur Summe einen unbedeutenden Beitrag liefert.

▷ Prüfen einer annähernd normalverteilten Zufallsgröße praktisch durch Erkennen einer Geraden auf einem Wahrscheinlichkeitspapier nach Eintragen der Stichprobenwerte, Anwenden eines Anpassungstests der mathematischen Statistik.

- **Grenzwertsatz von Moivre-Laplace**:
Bei einer großen Anzahl unabhängiger Versuche (durchgeführt nach dem Bernoullischen Versuchsschema) konvergiert die Verteilungsfunktion der standardisierten binomialverteilten Zufallsgröße stochastisch gegen die Verteilungsfunktion der standardisierten Normalverteilung (globale Aussage):

$$\lim_{n\to\infty} P\left(a \leq \frac{X-np}{\sqrt{np(1-p)}} < b\right) = \frac{1}{\sqrt{2\pi}} \int_a^b \mathrm{e}^{-\frac{x^2}{2}}\,\mathrm{d}x.$$

Lokale Aussage (vereinfacht): Einzelwahrscheinlichkeiten einer Binomialverteilung mit den Parametern n und p konvergieren gegen die entsprechenden Werte der Dichtefunktion f_n einer Normalverteilung mit den Parametern $m = np$ und $\sigma^2 = np(1-p)$:

$$P(X=k) = \binom{n}{k} p^k (1-p)^{n-k} \approx \frac{1}{\sqrt{np(1-p)}} f_\mathrm{n}\left(\frac{k-np}{\sqrt{np(1-p)}}\right).$$

▷ Während der Grenzwertsatz von Poisson nur für kleine Werte p eine gute Annäherung der Einzelwahrscheinlichkeiten binomialverteilter Zufallsgrößen liefert, kann nach dem Grenzwertsatz von Moivre-Laplace ihre Annäherung durch die Normalverteilung für jedes p, $0 < p < 1$, und hinreichend großem n erfolgen.
Faustregel für die Anwendbarkeit:

$$np > 4, \qquad n(1-p) > 4.$$

21.6 Mehrdimensionale Zufallsgrößen

***n*-dimensionale Zufallsgröße, *n*-dimensionaler Zufallsvektor**, n-Tupel von Zufallsgrößen $(X_1, X_2, \ldots, X_n)$, die entstehen, wenn jedem Elementarereignis eines zufälligen Versuchs eindeutig n reelle Zahlen $x_1, x_2, \ldots, x_n$ zugeordnet werden.

□ Durch eine zweidimensionale Zufallsgröße (X_1, X_2) wird jedem Elementarereignis eindeutig ein Wertepaar (x_1, x_2) zugeordnet.

▷ Weitere Betrachtungen erfolgen für zweidimensionale Zufallsgrößen; Ergebnisse lassen sich im allgemeinen auf n-dimensionale Zufallsgrößen übertragen.

Verteilungsfunktionen zweidimensionaler Zufallsgrößen

Verteilungsfunktion $F(x,y)$ von (X,Y), Ausdruck, definiert durch

$$F(x,y) = P(X < x, Y < y), \ (x,y) \in \mathbb{R}^2.$$

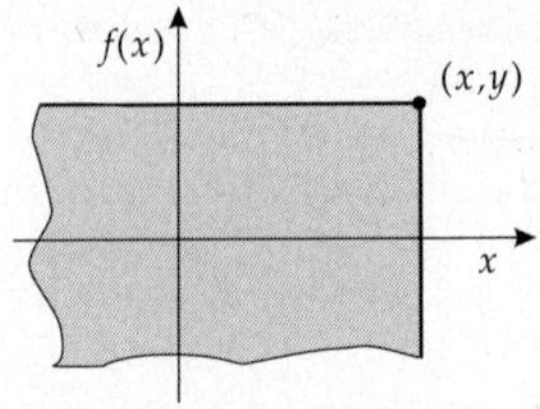

Veranschaulichung von $P(X < x, Y < y)$

▷ Zweidimensionale Zufallsgrößen sind diskret (stetig), wenn X **und** Y diskret (stetig) sind, sonst gemischt.

Randverteilung von X bzw. Y, Angabe, aus der die Werte von X bzw. Y und die zugehörigen Wahrscheinlichkeiten bestimmbar sind.

▷ Randverteilungen können mit den Verteilungsfunktionen von X und Y oder mit den Einzelwahrscheinlichkeiten von diskreten Zufallsgrößen bzw. den Dichtefunktionen von stetigen Zufallsgrößen X und Y angegeben werden.

Randverteilungsfunktionen $F_1(x)$ und $F_2(y)$ von X und Y:

$$F_1(x) = P(X < x) = P(X < x, Y < \infty)$$

$$F_2(x) = P(Y < y) = P(X < \infty, Y < y).$$

● Für eine zweidimensionale Zufallsgröße (X,Y) mit der Verteilungsfunktion $F(x,y)$ und $x_1 < x_2, y_1 < y_2$ gilt

$$P(x_1 \leq X < x_2, y_1 \leq Y < y_2) = F(x_2,y_2) - F(x_2,y_1) - F(x_1,y_2) + F(x_1,y_1).$$

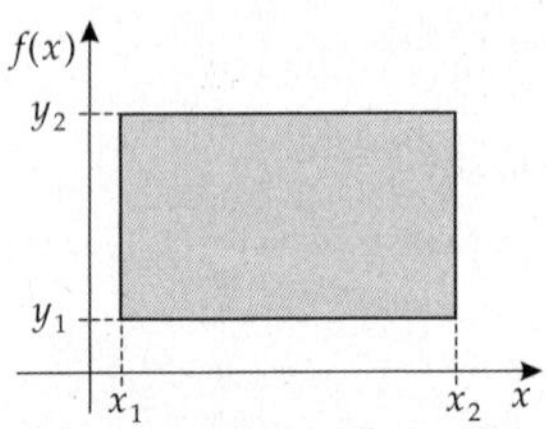

Veranschaulichung von $P(x_1 \leq X < x_2, y_1 \leq Y < y_2)$

● $F(x,y)$ ist dann Verteilungsfunktion einer zweidimensionalen Zufallsgröße, wenn gilt:
$F(x,y)$ ist monoton wachsend in x und y,

$$\lim_{x \to -\infty} F(x,y) = \lim_{y \to -\infty} F(x,y) = 0, \quad \lim_{(x,y) \to (\infty,\infty)} F(x,y) = 1,$$

$F(x,y)$ ist wenigstens linksseitig stetig in x und y,

$F(x_2,y_2) - F(x_2,y_1) - F(x_1,y_2) + F(x_1,y_1) \geq 0$ für beliebige $x_1 < x_2$, $y_1 < y_2$.

Zweidimensionale diskrete Zufallsgrößen

Zweidimensionale diskrete Zufallsgröße (X,Y), Zufallsgröße, die nur endlich viele oder abzählbar unendlich viele Wertepaare (x_i, y_k), $i,k = 1,2,\ldots$, annehmen kann.

▷ Vollständige Beschreibung von (X,Y) durch Wertepaare (x_i, y_k) und Einzelwahrscheinlichkeiten $P(X = x_i, Y = y_k)$.

Verteilungstabelle einer zweidimensionalen diskreten Zufallsgröße:

X/Y	y_1	$y_2 \cdots$	$y_n \cdots$	$p_{i.}$
x_1	p_{11}	$p_{12} \cdots$	$p_{1n} \cdots$	$p_{1.}$
x_2	p_{21}	$p_{22} \cdots$	$p_{2n} \cdots$	$p_{2.}$
.	.	.	.	.
.	.	.	.	.
.	.	.	.	.
x_n	p_{n1}	$p_{n2} \cdots$	$p_{nn} \cdots$	$p_{n.}$
.	.	.	.	.
.	.	.	.	.
.	.	.	.	.
$p_{.k}$	$p_{.1}$	$p_{.2} \cdots$	$p_{.n} \cdots$	$p_{..} = 1$

Randverteilungseinzelwahrscheinlichkeiten von X und Y:

$$p_{i.} = P(X = x_i) = \sum_{(k)} p_{ik}$$

$$p_{.k} = P(Y = y_k) = \sum_{(i)} p_{ik}$$

mit $p_{i.}$ als Wahrscheinlichkeit dafür, daß X den Wert x_i und Y einen beliebigen Wert annimmt, $p_{.k}$ als Wahrscheinlichkeit dafür, daß Y den Wert y_k und X einen beliebigen Wert annimmt.

▷ Für Randeinzelwahrscheinlichkeiten von X und Y gilt:

$$\sum_{(i)} p_{i.} = \sum_{(k)} p_{.k} = 1, \quad \sum_{(i)} \sum_{(k)} p_{ik} = 1.$$

Verteilungsfunktion von (X,Y):

$$F(x,y) = P(X < x, Y < y) = \sum_{x_i < x} \sum_{y_k < y} P(X = x_i, Y = y_k).$$

Bedingte Einzelwahrscheinlichkeiten, bedingte Verteilung von X bei festem $Y = y_k$:

$$P(X = x_i | Y = y_k) = \frac{P(X = x_i, Y = y_k)}{P(Y = y_k)} = \frac{p_{ik}}{p_{.k}},$$

von Y bei festem $X = x_i$:

$$P(Y = y_k | X = x_i) = \frac{P(X = x_i, Y = y_k)}{P(X = x_i)} = \frac{p_{ik}}{p_{i.}}.$$

Zweidimensionale stetige Zufallsgrößen

Zweidimensionale stetige Zufallsgröße (X,Y), Zufallsgröße, für die eine Funktion $f(x,y) \geq 0$ existiert und für $a < b$ und $c < d$ gilt:

$$P(a \leq X < b, c \leq Y < d) = \int_a^b \int_c^d f(x,y)\,\mathrm{d}y\,\mathrm{d}x.$$

$f(x,y)$ heißt **Dichtefunktion** oder **Verteilungsdichte** von (X,Y).

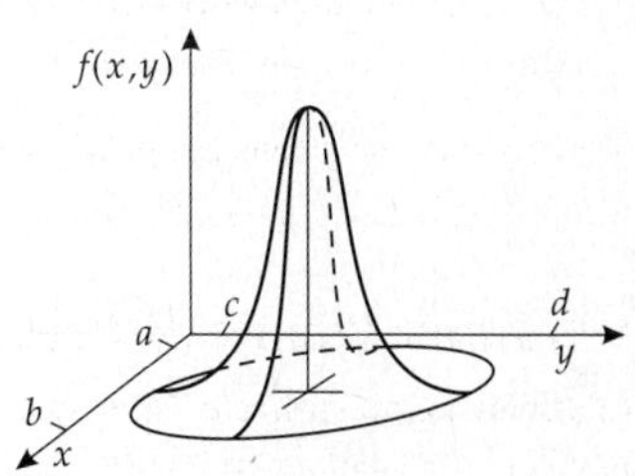

Graph der Dichtefunktion einer zweidimensionalen Zufallsgröße

Randverteilungsdichte von X und Y:

$$f_1(x) = \int_{-\infty}^{\infty} f(x,y)\,\mathrm{d}y,$$

$$f_2(y) = \int_{-\infty}^{\infty} f(x,y)\,\mathrm{d}x.$$

Verteilungsfunktion von (X,Y):

$$F(x,y) = P(X < x, Y < y) = \int_{-\infty}^{x} \int_{-\infty}^{y} f(u,v)\,\mathrm{d}v\,\mathrm{d}u.$$

▷ Für $F(x,y)$ und $f(x,y)$ gilt die Beziehung

$$\frac{\partial^2 F(x,y)}{\partial x \partial y} = f(x,y).$$

Bedingte Dichtefunktionen f, **bedingte Verteilungsdichten** und **bedingte Verteilungsfunktionen** F von X bei festem Wert $Y = y$:

$$f(x|y) = \frac{f(x,y)}{f_2(y)}, \quad F(x|y) = \frac{F(x,y)}{F_2(y)},$$

von Y bei festem Wert $X = x$:

$$f(y|x) = \frac{f(x,y)}{f_1(x)}, \quad F(y|x) = \frac{F(x,y)}{F_1(x)},$$

mit den Randverteilungsfunktionen

$$F_1(x) = F(x,\infty) = P(X < x, Y < \infty) = \int_{-\infty}^{x} \int_{-\infty}^{\infty} f(u,y)\mathrm{d}y\mathrm{d}u$$

$$F_2(y) = F(\infty,y) = P(X < \infty, Y < y) = \int_{-\infty}^{\infty} \int_{-\infty}^{y} f(x,v)\mathrm{d}v\mathrm{d}x.$$

Unabhängigkeit von Zufallsgrößen

Unabhängigkeit von X und Y, wenn für Verteilungsfunktion gilt

$$F(x,y) = F_1(x) \cdot F_2(y),$$

wenn für Einzelwahrscheinlichkeiten bzw. Dichtefunktionen gilt

$$P(X = x_i, Y = y_k) = P(X = x_i) \cdot P(Y = y_k) \text{ oder } p_{ik} = p_{i.} \cdot p_{.k},$$

bzw. $f(x,y) = f_1(x) \cdot f_2(y)$.

Kenngrößen zweidimensionaler Zufallsgrößen

Erwartungswert (m_x, m_y) für diskrete und stetige Zufallsgrößen (X,Y) mit den Einzelwahrscheinlichkeiten $P(X = x_i, Y = y_k) = p_{ik}$, $i,k = 1,2,\ldots$, und der Dichtefunktion $f(x,y)$ mit

$$m_x = \sum_{(i)} \sum_{(k)} x_i p_{ik} = \sum_{(i)} x_i p_{i.}$$

$$m_y = \sum_{(i)} \sum_{(k)} y_k p_{ik} = \sum_{(k)} y_k p_{.k}$$

für diskrete und

$$m_x = \int_{-\infty}^{\infty} \int_{-\infty}^{\infty} x f(x,y)\,\mathrm{d}y\,\mathrm{d}x = \int_{-\infty}^{\infty} x f_1(x)\,\mathrm{d}x$$

$$m_y = \int_{-\infty}^{\infty} \int_{-\infty}^{\infty} y f(x,y)\,\mathrm{d}x\,\mathrm{d}y = \int_{-\infty}^{\infty} y f_2(y)\,\mathrm{d}y$$

für stetige Zufallsgrößen (X,Y).

Varianz (σ_x^2, σ_y^2) für diskrete und stetige Zufallsgrößen (X,Y) mit

$$\sigma_x^2 = \sum_{(i)}\sum_{(k)}(x_i - m_x)^2 p_{ik} = \sum_{(i)}(x_i - m_x)^2 p_{i.}$$

$$\sigma_y^2 = \sum_{(i)}\sum_{(k)}(y_k - m_y)^2 p_{ik} = \sum_{(k)}(y_k - m_y)^2 p_{.k}$$

für diskrete und

$$\sigma_x^2 = \int_{-\infty}^{\infty}\int_{-\infty}^{\infty}(x - m_x)^2 f(x,y)\,\mathrm{d}y\,\mathrm{d}x = \int_{-\infty}^{\infty}(x - m_x)^2 f_1(x)\,\mathrm{d}x$$

$$\sigma_y^2 = \int_{-\infty}^{\infty}\int_{-\infty}^{\infty}(y - m_y)^2 f(x,y)\,\mathrm{d}x\,\mathrm{d}y = \int_{-\infty}^{\infty}(y - m_y)^2 f_2(y)\,\mathrm{d}y$$

für stetige Zufallsgrößen (X,Y).

Kovarianz von (X,Y), $\mathrm{cov}(X,Y)$, Erwartungswert M des Produktes der Abweichungen des jeweiligen Erwartungwertes von der Zufallsgröße:

$$\mathrm{cov}(X,Y) = M[(X - m_x)(Y - m_y)].$$

▷ Berechnungsformel:

$$\mathrm{cov}(X,Y) = \sum_{i}\sum_{k}(x_i - m_x)(y_k - m_y)p_{ik}$$

im diskreten Fall und

$$\mathrm{cov}(X,Y) = \int_{-\infty}^{\infty}\int_{-\infty}^{\infty}(x - m_x)(y - m_y)f(x,y)\,\mathrm{d}x\,\mathrm{d}y$$

im stetigen Fall.

Korrelationskoeffizient von (X,Y), ρ_{xy}, Maß für die Stärke und die Richtung der linearen Abhängigkeit von X und Y.

$$\rho_{xy} = \frac{\mathrm{cov}(X,Y)}{\sigma_x\sigma_y}, \quad -1 \le \rho_{xy} \le 1.$$

▷ X und Y sind **unkorreliert**, wenn $\rho_{xy} = 0$.

▷ Am Vorzeichen des Korrelationskoeffizienten erkennt man, ob es sich um eine positive oder um eine negative Korrelation handelt.
Positive Korrelation, wenn eine Vergrößerung (Verkleinerung) der Werte einer Zufallsgröße auch eine Vergrößerung (Verkleinerung) der Werte der anderen Zufallsgröße zur Folge hat.
Negative Korrelation, wenn eine Vergrößerung (Verkleinerung) der Werte einer Zufallsgröße eine Verkleinerung (Vergrößerung) der Werte der anderen Zufallsgröße zur Folge hat.

● Sind X und Y unabhängige Zufallsgrößen, so gilt $\rho_{xy} = 0$.

● X und Y sind genau dann linear abhängig, wenn $\rho_{xy} = \pm 1$;
$Y = ax + b, \quad a, b \in \mathbb{R}$; geometrische Deutung: Werte von (X,Y) liegen auf einer Geraden.

Zweidimensionale Normalverteilung

Wichtigste (stetige) Verteilung eines speziellen Verteilungstyps.

Dichtefunktion der zweidimensionalen Normalverteilung von (X,Y) mit den Parametern $m_x, m_y, \sigma_x^2, \sigma_y^2, \rho_{xy}$:

$$f(x,y) = \frac{1}{2\pi\sigma_x\sigma_y\sqrt{1-\rho_{xy}^2}} \times \exp\left\{-\frac{1}{2(1-\rho_{xy}^2)}\left[\frac{(x-m_x)^2}{\sigma_x^2} - 2\rho_{xy}\frac{(x-x_m)(y-y_m)}{\sigma_x\sigma_y} + \frac{(y-m_y)^2}{\sigma_y^2}\right]\right\},$$

$$-\infty < x < \infty, \qquad -\infty < y < \infty.$$

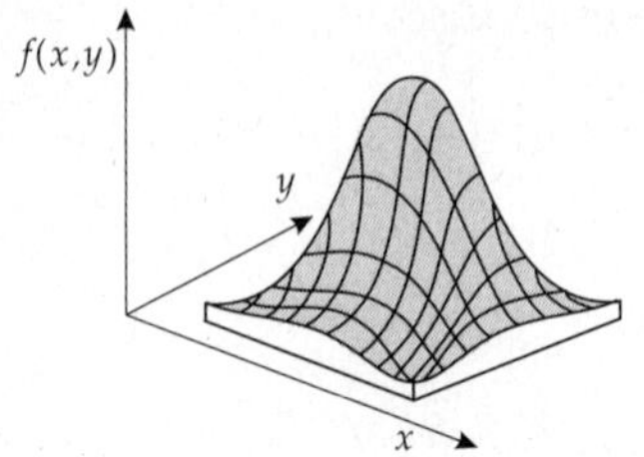

Dichtefunktion einer zweidimensionalen normalverteilten Zufallsgröße (X,Y)

▷ Legt man die Koordinatenachsen so, daß sie parallel zu den Hauptachsen der Streuung verlaufen, so ist $\rho_{xy} = 0$ und es gilt

$$f(x,y) = \frac{1}{2\pi\sigma_x\sigma_y} e^{-\frac{(x-x_m)^2}{2\sigma_x^2} - \frac{(y-y_m)^2}{2\sigma_y^2}}.$$

Berechnung von Wahrscheinlichkeiten mit standardisierter zweidimensionaler Normalverteilung

$$P(a \leq X < b, c \leq Y < d) = \left[F_{\text{sn}}\frac{b-m_x}{\sigma_x} - F_{\text{sn}}\frac{a-m_x}{\sigma_x}\right] + \left[F_{\text{sn}}\frac{d-m_y}{\sigma_y} - F_{\text{sn}}\frac{c-m_y}{\sigma_y}\right].$$

Streuungsnetz, grafische Darstellung der Wahrscheinlichkeitsverteilung in den $k\sigma$-Grenzen.

▷ Die in den Quadraten des Streuungsnetzes angegebenen Werte ergeben nach Division durch 100 die prozentuale Wahrscheinlichkeit dafür, daß die Zufallsgröße einen Wert aus dem jeweiligen Quadrat annimmt.

Näherungsweise Bestimmung von Wahrscheinlichkeiten mit einem Streuungsnetz durch

- maßstabsgetreues Übertragen des interessierenden Bereichs, für den die Wahrscheinlichkeitsbetrachtung erfolgen soll unter Berücksichtigung der Deckungsgleichheit von Erwartungswert für das Eintreten des Ereignisses und dem Koordinatenursprung.
- Ermitteln des Näherungswertes der Wahrscheinlichkeit für das Eintreten des Ereignisses durch Addieren und Umrechnen der Werte der bedeckten Quadrate des Streuungsnetzes oder Teilen davon.

4	28	68	68	28	4
28	196	476	476	196	28
68	476	1156	1156	476	68
68	476	1156	1156	476	68
28	196	476	476	196	28
4	28	68	68	28	4

$-3\sigma_x$ $-2\sigma_x$ $-\sigma_x$ σ_x $2\sigma_x$ $3\sigma_x$ (Achsen x, y)

Streuungsnetz

21.7 Grundlagen der mathematischen Statistik

Die Warenkontrolle mit einer **Stichprobenprüfung** liefert Ausschußraten, die nur mit einer bestimmten **Wahrscheinlichkeit** dem exakten Wert für die Menge der Ausschußware entsprechen. Die **Statistik** gibt verschiedene Verfahren an, die für bestimmte Randbedingungen Aussagen über den **Erwartungswert** (Mittelwert) und die **Streuung** (Abweichung vom Mittelwert) der zu betrachtenden Zufallsgröße (z. B. einer Stichprobe oder einer Messung/Meßreihe) zulassen und damit eine **Fehlerabschätzung** relativ zum tatsächlichen Wert ermöglichen.

Beschreibung von Messungen

Meßgröße, **Meßvariable**, **Merkmal**, Bezeichnung der Eigenschaft, die durch eine Messung, statistische Erhebung, Stichprobenentnahme oder Ausführung eines Zufallsexperimentes bestimmt werden soll.

Man unterscheidet:

Diskrete Meßgrößen,

☐ Würfelziffern 1 bis 6, Seiten einer Münze (Kopf oder Zahl).

Stetige Meßgrößen,

☐ Meßwerte für die Kapazität eines Kondensators oder den Wert eines Widerstandes.

Nominales Merkmal, Merkmal mit nur durch Namen unterscheidbaren Eigenschaften.

☐ Farben.

Ordinales Merkmal, Merkmal, das durch eine quantitative Hierarchie ausgezeichnet ist.

☐ Würfelziffern, Frequenzwerte eines HF-Schaltkreises.

Meßergebnis, **Meßwert**, **Istwert**, Wert einer oder mehrerer Meßvariablen nach einer Messung, i. allg. nicht exakt reproduzierbar, sondern schwankt um einen **Mittelwert** bzw. **wahren Wert**.

▷ In vielen Fällen kann diese Schwankung (**Meßfehler**) durch die sogenannte **Normalverteilung** beschrieben werden.

☐ Dies kann beispielsweise die Länge einer Schraube in der industriellen Herstellung, das Ergebnis eines numerischen Zufallszahlengenerators, die Energie eines Teilchens im idealen Gas oder der Regenniederschlag in 24 Stunden sein.

Meßreihe, Zusammenstellung von mehreren Meßergebnissen, man erzeugt dadurch automatisch eine **Urliste**.

Absolute Häufigkeit $H(K_i) = H_i$, Anzahl der Meßwerte einer Meßreihe zu einem bestimmten Meßwert $K_i = x_i$ oder einer bestimmten **Klasse** von Meßwerten.

Häufigkeitstabelle, **Häufigkeitsverteilung**, Zusammenfassung von Meßwerten in verschiedene Klassen (z. B. Intervalle) K_i $(i = 1, \ldots, k)$, in die die Meßwerte eingeordnet werden können, tabellarische Auflistung der Abbildung von solchen Klassen auf die Anzahl der in ihnen enthaltenen Meßwerte $H(K_i)$.

Klasse K_i, Menge aus mehreren Meßergebnissen mit bestimmten Eigenschaften, die unter dem Index i zusammengefaßt werden.

☐ Meßwerte in verschiedenen Intervallen, fehlerhafte Teile und nicht fehlerhafte Teile bei einer Stichprobenprüfung.

Histogramm, **Balkendiagramm**, grafische Darstellung einer Häufigkeitstabelle.

☐ Meßreihe, Häufigkeitstabelle und Histogramm eines Würfelexperimentes:

x_1	x_2	x_3	x_4	x_5	x_6	x_7	x_8	x_9	x_{10}	x_{11}	x_{12}	x_{13}	x_{14}	x_{15}	x_{16}
4	6	1	4	3	5	6	3	1	5	2	6	3	1	4	6

Meßwert x	Häufigkeit $H(x)$
1	3
2	1
3	3
4	3
5	2
6	4

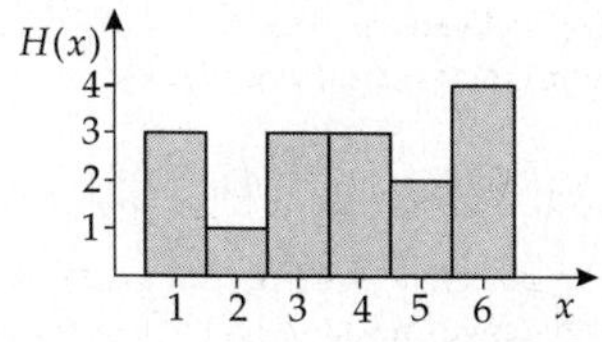

Relative Häufigkeit, durch die Gesamtzahl aller Meßwerte n dividierte absolute Häufigkeit

$$h_i = \frac{H_i}{n}, \qquad L \Rightarrow \sum_{i=1}^{k} h_i = 1, \quad n = \sum_{i=1}^{k} H_i.$$

Wahrer Wert, **Sollwert**, Wert, um den alle Meßergebnisse schwanken, ist das Resultat einer Messung **ohne** Fehler (Idealfall).

Meßfehler, Abweichung eines Meßwertes vom wahren Wert, man unterscheidet je nach Ursache **systematische** und **statistische** Fehler.

Arithmetischer Mittelwert (**arithmetisches Mittel**), **empirischer Erwartungswert**, Näherungswert für den wahren Wert einer Meßreihe. Oft wird das gleichgewichtete Mittel von n fehlerbehafteten Meßwerten angegeben:

$$\bar{x} = \frac{1}{n}\sum_{i=1}^{n} x_i.$$

▷ Oft wird der wahre Wert mit dem Mittelwert gleichgesetzt. Dies ist aber i. allg. **nicht** richtig: Der Mittelwert ist nur eine **Näherung** für den wahren Wert.

▷ Um den empirischen Erwartungswert einer Messung vom Erwartungswert einer **Verteilung** zu unterscheiden, wird eine unterschiedliche Schreibweise verwendet. m ist der Erwartungswert einer bekannten speziellen Verteilung, $\bar{x}$ oder $\bar{x}_n$ ist der aus einer Messung gewonnene empirische Mittelwert oder auch **Schätzwert** für den Erwartungswert.

▷ Mittelwertparameter können verschiedenartig definiert werden, siehe **Lageparameter**.

Empirische Standardabweichung, Maß für die durch Meßfehler bedingte Streuung, Schwankung der Meßwerte um den wahren Wert,

$$\sqrt{\overline{(\Delta x)^2}} = \sqrt{\frac{1}{n-1}\sum_{i=1}^{n}(x_i - \bar{x})^2}.$$

▷ In einigen Fällen, z. B. im englischen Sprachgebrauch, wird die Standardabweichung auch als Varianz bezeichnet.

▷ Streumaße können verschieden definiert werden (siehe **Streuparameter**).

Fehlerarten

Systematische Fehler, Abweichungen, die z. B. auf experimentellen Ungenauigkeiten beruhen (z. B. falsche Eichung des Meßgerätes); nur zum Teil vermeidbar.

Statistische oder zufällige Fehler, Abweichungen, bedingt durch unkontrollierbare Störungen (z. B. Temperatureinflüsse, Luftdruckänderungen usw.) oder durch die Zufälligkeit des Ereignisses, das untersucht wird (z. B. radioaktiver Zerfall: Es können prinzipiell nur Aussagen gemacht werden über die Wahrscheinlichkeit, mit der ein Zerfall in einer bestimmten Zeit stattfindet).

Wahrer Fehler Δx_{iw}, Abweichung der i-ten Messung vom „wahren Wert". Ebenso wie x_w meist unbekannt

$$\Delta x_{iw} = x_i - x_w.$$

Absoluter Fehler, Meßfehler, der sich auf die Einzelmessung bezieht.

Scheinbarer Fehler,

$$v_i = x_i - \bar{x}.$$

Durchschnittlicher Fehler, **lineare Streuung**,

$$d_x = \bar{v}_i = \frac{1}{n}\sum_{i=1}^{n}|x_i - \bar{x}|.$$

Relativer Fehler v_{rel}, absoluter Fehler, dividiert durch den Mittelwert, dimensionslose Größe:

$$v_{\text{rel}} = \frac{v_i}{\bar{x}} = \frac{x_i - \bar{x}}{\bar{x}}.$$

Prozentualer Fehler $v_{\%}$, relativer Fehler in Prozent, $v_{\%} = v_{\text{rel}} \cdot 100\ \%$.

Absoluter Maximalfehler $\Delta z_{\max}$, obere Fehlerschranke einer von fehlerbehafteten Parametern x und y abhängigen Größe $z = f(x,y)$

$$\Delta z_{\max} = \left|\frac{\partial}{\partial x} f(\bar{x},\bar{y})\Delta x\right| + \left|\frac{\partial}{\partial y} f(\bar{x},\bar{y})\Delta y\right|.$$

Relativer Maximalfehler $\Delta z_{\max}/\bar{z}$, absoluter Maximalfehler dividiert durch Mittelwert.
Mittlerer Fehler der Einzelmessung $\overline{\Delta x}$

$$\sigma_n = \overline{\Delta x} = \sqrt{\frac{1}{(n-1)}\sum_{i=1}^{n}(x_i-\bar{x})^2}, \quad \bar{x} \quad \text{ist arithmetischer Mittelwert.}$$

Mittlerer Fehler des Mittelwertes $\overline{\Delta \bar{x}}$

$$\bar{\sigma}_n = \overline{\Delta \bar{x}} = \sqrt{\frac{1}{n(n-1)}\sum_{i=1}^{n}(x_i-\bar{x})^2}, \quad \bar{x} \quad \text{ist arithmetischer Mittelwert.}$$

- Mittlerer Fehler $\overline{\Delta \bar{x}}$ des Mittelwertes $\bar{x}$ ist gleich dem mittleren Fehler $\overline{\Delta x}$ der Einzelmessung x_i, dividiert durch die Wurzel der Anzahl der Messungen:

$$\overline{\Delta \bar{x}} = \frac{\overline{\Delta x}}{\sqrt{n}}.$$

Fehlerfortpflanzung in der Einzelmessung,

$$\overline{\Delta f(x_0,y_0)} = \left.\frac{\partial f(x,y)}{\partial x}\right|_{x_0,y_0} \overline{\Delta x} + \left.\frac{\partial f(x,y)}{\partial y}\right|_{x_0,y_0} \overline{\Delta y}.$$

Fehlerfortpflanzung der Mittelwertfehler,

$$\overline{\overline{\Delta f(x_0,y_0)}} = \sqrt{\left(\left.\frac{\partial f(x,y)}{\partial x}\right|_{x_0,y_0} \overline{\Delta \bar{x}}\right)^2 + \left(\left.\frac{\partial f(x,y)}{\partial y}\right|_{x_0,y_0} \overline{\Delta \bar{y}}\right)^2}.$$

21.8 Kenngrößen zur Beschreibung von Meßwertverteilungen

Lageparameter, Mittelwerte von Meßreihen

Arithmetisches Mittel, oft einfach **Mittelwert** genannt, gleichgewichtetes Mittel von n Meßwerten

$$\bar{x} = \frac{1}{n}\sum_{i=1}^{n} x_i = \frac{1}{n}\sum_{j=1}^{k} H_j \cdot x_j = \sum_{j=1}^{k} h_j \cdot x_j,$$

d. h., die n Meßwerte verteilen sich auf $k \leq n$ verschiedene x_j-Werte mit der Häufigkeit H_j.

- Schwerpunktseigenschaft, die Summe der Abweichungen der Meßwerte aus der Urliste vom arithmetischen Mittel ist durch Definition identisch Null

$$\sum_{i}^{n}(x_i-\bar{x}) \equiv 0.$$

- Linearität des arithmetischen Mittels,

$$\overline{(ax+b)} = a\bar{x}+b,$$

a, b Konstanten, x Meßvariable.

- Quadratische Minimumseigenschaft, die Summe der **Quadrate** der Abstände aller Meßwerte x_i vom Mittelwert $\bar{x}$ ist minimal:

$$\sum_{i}^{n}(x_i-\bar{x})^2 = \text{Minimum}.$$

▷ Diese Eigenschaft ist ein Grundbestandteil der **Ausgleichsrechnung**.

● Vereinigung von Messungen, das Mittel einer Gesamtmessung mit n Meßwerten ist die Summe der Mittelwerte in den Teilmessungen, gewichtet mit dem relativen Anteil von Meßpunkten $n_i/\sum n_i = n_i/n$.
$$\bar{x} = \sum \bar{x}_i \cdot \frac{n_i}{n} = \sum \bar{x}_i n_i / \sum n_i.$$

● Liegt die Meßreihe in Form einer Häufigkeitsverteilung vor, gilt
$$\bar{x} = \frac{1}{\sum_{i=1}^{k} H_i} \sum_{i=1}^{k} x_i H_i,$$
x_i sind in diesem Fall die Klassenmitten der Klassen K_i $(i = 1, \ldots, k)$.

Quantil, **Perzentil der Ordnung** p, Meßwert, der von einem Anteil p aller Meßwerte aus der Urliste **nicht** überschritten und von einem Anteil $1 - p$ **nicht** unterschritten wird, Kenngröße zur Beschreibung der Lage der einzelnen Meßwerte zueinander.

Empirischer Median, **Zentralwert** $\tilde{x}$, Spezialfall eines **Perzentils**, derjenige Wert, der die Zahl der nach ihrer Größe geordneten n Meßwerte der Urliste **halbiert**.

Empirischer Median für gerade Anzahl von Meßwerten:
$$\tilde{x} = \frac{x_{n/2} + x_{n/2+1}}{2}.$$

Empirischer Median für ungerade Anzahl von Meßwerten:
$$\tilde{x} = x_{(n+1)/2}.$$

▷ Anwendung des empirischen Medians vorwiegend in folgenden Fällen:
a) Klassen an den Rändern der geordneten Urliste fehlen;
b) Extreme Meßwerte („**Ausreißer**“) treten auf, die das Ergebnis verfälschen würden;
c) Änderungen der Meßwerte oberhalb und unterhalb des Mittelwertes sollen dessen Wert nicht beeinflussen.

● Die Summe der absoluten Beträge der Abweichungen aller Meßwerte x_i vom Median $\tilde{x}$ ist kleiner als die Summe der Abweichungen von jedem anderen Wert a:
$$\sum_{i=1}^{n} |x_i - \tilde{x}| < \sum_{i=1}^{n} |x_i - a|, \quad \begin{array}{lll} \text{für alle} & a \neq \tilde{x} & \text{falls } n \text{ ungerade} \\ \text{für alle} & x_{n/2} \leq a \leq x_{n/2+1} & \text{falls } n \text{ gerade.} \end{array}$$

Häufigkeit, **absolute Häufigkeit** $H_i := H(X_i)$, Anzahl des Vorkommens von $x = X_i$ in der Meßreihe, Wert einer Meßvariablen x kann während einer Meßreihe mehrmals den gleichen Wert X_i besitzen, Menge der möglichen Meßwerte X_j bildet eine Klassifizierung der Meßergebnisse, wobei $1 \leq j \leq k$ mit $k \leq n$ und
$$\sum_{j}^{k} H(X_i) = n.$$

Empirischer Modalwert, **Dichtemittel** x_m, häufigster Meßwert in einer Folge von Meßwerten.

Häufungsstellen, Meßwerte, die eine größere Häufigkeit haben als ihre Nachbarwerte.

▷ Für Meßreihen mit mehreren Häufungsstellen existieren auch mehrere Dichtemittel. Jeder Häufungsbereich muß gesondert betrachtet werden.

Quadratisches Mittel,
$$x_{\text{quad}} = \sqrt{\frac{1}{n} \sum_{i=1}^{n} x_i^2}$$

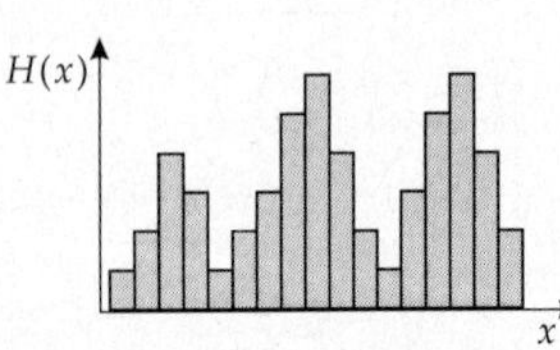

Geometrisches Mittel,
$$\hat{x} = \sqrt[n]{\prod_{i=1}^{n} x_i} = (x_1 \cdot x_2 \cdot \ldots \cdot x_n)^{(1/n)}$$

▷ Geometrisches Mittel wird besonders für Größen benutzt, bei denen als Gesetzmäßigkeiten geometrische Folgen auftreten.

□ Mittleres durchschnittliches **Wachstumstempo** oder **Zuwachsrate** von zeitlichen Vorgängen, radioaktiver Zerfall, Lebenszeit von Bauelementen

$$\hat{x} = (x_1 \cdot x_2 \cdot \ldots \cdot x_n)^{(1/n)}, \quad x_i > 0.$$

● Der Logarithmus des geometrischen Mittels ist gleich dem arithmetischen Mittel der Logarithmen aller Meßwerte.

$$\ln \hat{x} = \frac{1}{n}(\ln x_1 + \cdots + \ln x_n).$$

Wachstumstempo, durchschnittliche prozentuale Entwicklung von x_n auf x_{n+1} (Angaben in Prozentanteilen einer Gesamtmenge A)

$$\bar{W} := \sqrt[n-1]{\frac{x_n}{x_1}} \cdot 100\ \%.$$

Zuwachsrate, durchschnittliche prozentuale Entwicklung um $\bar{R}$ Prozent

$$\bar{R} := \left(\sqrt[n-1]{\frac{x_n}{x_1}} - 1\right) \cdot 100\ \%.$$

▷ Liegt keine prozentuale Entwicklung vor, so können an Stelle von x_1, x_n die Absolutwerte $a_1 = x_1 \cdot A$, $a_n = x_n \cdot A$ eingesetzt werden.

Harmonisches Mittel,

$$x_{\mathrm{h}} = n \Big/ \sum_{i=1}^{n} \frac{1}{x_i}.$$

● **Satz von Cauchy**, es besteht die folgende Hierarchie der Mittelwerte $x_{\mathrm{quad}}, x_{\mathrm{h}}, \hat{x}$ und $\bar{x}$:

$$x_{\min} \leq x_{\mathrm{h}} \leq \hat{x} \leq \bar{x} \leq x_{\mathrm{quad}} \leq x_{\max}.$$

Streuungsparameter

Empirische Spannweite, **Variationsbreite**, Abstand zwischen größtem und kleinstem Meßwert

$$\Delta x_{\max} = x_{\max} - x_{\min}.$$

▷ Wird meist für kleine Anzahl von Meßwerten benutzt. Verwendung bei statistischen Qualitätskontrollen mit Kontrollkarten.

Empirische mittlere absolute Abweichung um den Wert C,

$$\overline{|\Delta x|_C} = \frac{1}{N} \sum_{i=1}^{N} |x_i - C|.$$

▷ Üblicherweise wird $C = \tilde{x}$ (empirischer Median) oder $C = \bar{x}$ (arithmetisches Mittel) benutzt.

▷ Liegt eine nach Klassen geordnete Häufigkeitstabelle vor, werden die Klassenmitten als Meßgrößen x_i eingesetzt.

Empirische mittlere quadratische Abweichung, **Standardabweichung**, **empirische Streuung**,

$$\sigma_n = \sqrt{\overline{(\Delta x)^2}} = \sqrt{\frac{1}{n-1} \sum_{i=1}^{n} (x_i - \bar{x})^2}.$$

● Liegt die Meßreihe in Form einer Häufigkeitsverteilung vor, gilt

$$\sigma_n = \sqrt{\overline{(\Delta x)^2}} = \sqrt{\frac{1}{n-1} \sum_{i=1}^{k} (x_i - \bar{x})^2 H(x_i)}, \quad n = \sum H(x_i).$$

▷ Im Fall einer Klasseneinteilung werden oft die Klassenmitten anstelle der unbekannten Meßwerte eingesetzt.

Empirische Varianz σ_n^2, Quadrat der Standardabweichung, insbesondere im englischen Sprachgebrauch wird diese Größe auch als **Varianz** bezeichnet.

▷ Die empirische Streuung σ_n ist eine **erwartungstreue** Schätzung für die Streuung einer zugrundeliegenden Wahrscheinlichkeitsfunktion über der Grundgesamtheit, siehe **Stichprobenverfahren**.

Relatives Streuungsmaß, **Variationskoeffizient**, **Variabilitätskoeffizient**, prozentuale Angabe des Streuungsmaßes, bezogen auf das arithmetische Mittel

$$\overline{(\Delta x)^2}_{\text{rel}} := \frac{\overline{(\Delta x)^2}}{\bar{x}} \cdot 100\ \%.$$

21.9 Spezielle Verteilungen

Häufigkeitsverteilungen

Urliste, Liste mit allen Meßwerten in einer Meßreihe, gleiche Meßergebnisse können dabei wiederholt auftreten.

☐ Bei der Produktion von N Kondensatoren mit einer Kapazität von $C = 100\ \mu\text{F}$ beträgt der Wert für jedes Bauteil i. allg. nicht exakt 100 μF, sondern schwankt um diesen Wert. Man sagt: Der Wert gehorcht einer charakteristischen Verteilung um den Sollwert $C = 100\ \mu\text{F}$. Um die Art dieser Verteilung und die Natur des zugrundeliegenden Wahrscheinlichkeitsprozesses genauer zu verstehen, bestimmt man die sogenannte **relative Häufigkeitsverteilung** und vergleicht mit speziellen Wahrscheinlichkeitsfunktionen, die aus bekannten Wahrscheinlichkeitsstrukturen abgeleitet werden können. Beispielsweise kann die hypergeometrische Verteilung auf das sehr einfache und anschauliche **Urnenmodell** zurückgeführt werden.
Im Beispiel ist die einzelne Meßgröße die Kapazität jedes Kondensators. Diese Meßwerte bilden die sogenannte **Urliste**:

Kondensator Nr.	1	2	3	4	5	6	…	N
Kapazität in μF	101,1	99,6	101,4	103,3	98,0	99,5	…	C_N

Klasse K_i, Menge aus mehreren Elementen (Meßergebnissen) einer Urliste mit bestimmten Eigenschaften, die unter dem Index i zusammengefaßt werden.

☐ Bei der Tagesproduktion von n Kondensatoren einer vorgegebenen Kapazität C kann man eine Klassifizierung durchführen, indem man Kapazitäten in $N = 8$ Intervallbereiche ($N = 8$ Klassen) aufteilt.

Klasse	Intervallgrenzen	Klasse	Intervallgrenzen
K_1	$C < 92{,}5$	K_5	$100{,}0 \leq C < 102{,}5$
K_2	$92{,}5 \leq C < 95{,}0$	K_6	$102{,}5 \leq C < 105{,}0$
K_3	$95{,}0 \leq C < 97{,}5$	K_7	$105{,}0 \leq C < 107{,}5$
K_4	$97{,}5 \leq C < 100{,}0$	K_8	$107{,}5 \leq C$

▷ Es müssen nicht immer Klassen definiert werden. Bei diskreten, sich in der Urliste wiederholenden Meßwerten $x = X_i$, können diese natürlich als eine eigene Klasse $K_i = X_i$ angesehen werden.

Klassenmitte, **Intervallmitte**, arithmetisches Mittel der Intervallgrenzen einer Klasse.

▷ Exakter ist es, das arithmetische Mittel aller Meßwerte innerhalb der jeweiligen Klasse zu bilden. Die einzelnen Meßwerte sind aber manchmal nicht bekannt oder man verzichtet aus Zeitgründen (Rechenaufwand bei sehr umfangreichen Erhebungen) auf ihre Ermittlung. Die Intervallmitte ist daher i. allg. eine Näherung.

Häufigkeit $H_i := H(K_i)$, Anzahl der Meßergebnisse aus der Urliste, die in die Klasse K_i fallen.

▷ Bei sich in der Urliste wiederholenden Meßwerten kann auch ein diskreter Meßwert als Klasse gelten!

Häufigkeitstabelle, tabellarische Abbildung von jeder Klasse auf die zugehörige Anzahl (**Häufigkeit**) der Meßwerte.

□ Die Häufigkeitstabelle einer Tagesproduktion, bezogen auf die Kapazität der Kondensatoren, könnte nun folgendermaßen aussehen:

K_i	K_1	K_2	K_3	K_4	K_5	K_6	K_7	K_8	Summe
$H(K_i)$	133	43789	189345	281321	255128	206989	26923	155	1003783

Häufigkeitsverteilung, **Häufigkeitshistogramm**, grafische Darstellung einer Häufigkeitstabelle.

Relative Häufigkeit, die relative Häufigkeit der Klasse K_i bei n Meßwerten:

$$h_i = \frac{H_i}{n}.$$

Relative bzw. normierte Häufigkeitsverteilung h_i,

$$\sum_{i=1}^{n} h_i = 1.$$

Die relative Häufigkeit kann grafisch in einem Histogramm dargestellt werden.

▷ Oft werden andere Diagramme zur übersichtlichen Darstellung verwendet, z. B. das **Kreisdiagramm**.

□ Histogramm und Kreisdiagramm zum obigen Beispiel:

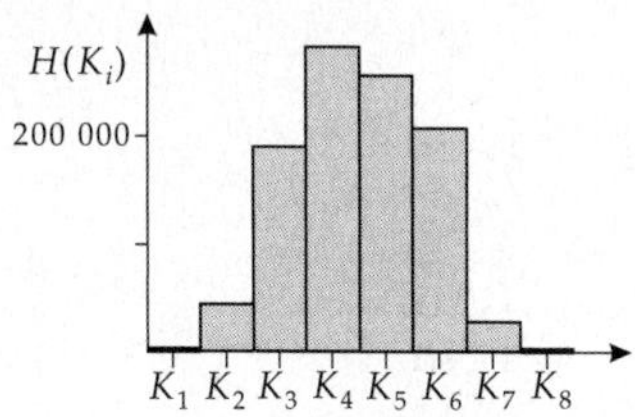

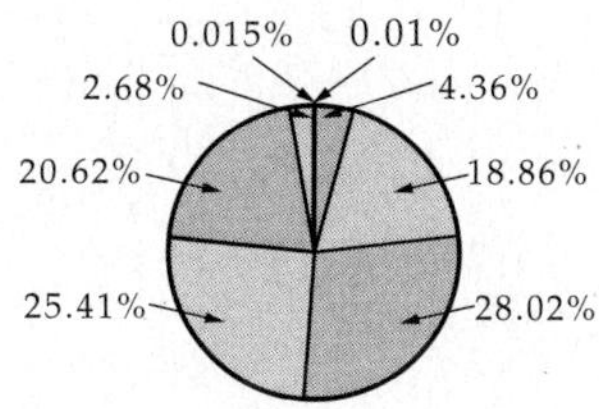

● Bei der Division der (relativen) Häufigkeit durch einen konstanten Faktor c bleibt das arithmetische Mittel erhalten.

$$\frac{\sum_{i}^{n} x_i \cdot H(x_i)/c}{\sum_{i}^{n} H(x_i)/c} \equiv \bar{x}.$$

Verteilung von Stichprobenfunktionen

Stichprobenfunktion, Abbildung von n Meßwerten $x_1, \ldots, x_n$ einer Stichprobe auf einen Wert $W_n(x_1, \ldots, x_n)$, mit dessen Hilfe eine Eigenschaft der Grundgesamtheit abgeschätzt oder überprüft werden soll. Zum Beispiel kann der Wert einer Stichprobenfunktion W_n gerade die Näherung für einen **Verteilungsparameter** sein.

$$W = \lim_{n \to \infty} W_n.$$

Verteilung einer Stichprobenfunktion $f(W_n)$, ergibt sich durch das mehrfache Wiederholen des Auswahlvorgangs, z. B. das mehrmalige Ziehen von n Losen; Wahrscheinlichkeitsdichte für den Wert der Stichprobenfunktion W_n

χ^2**-Funktion**, summierte Quadrate von n Meßwerten einer Stichprobe

$$\chi^2(x_1, \ldots, x_n) = \sum_{i}^{n} x_i^2.$$

χ^2**-Verteilung (Helmert-Pearson)**, Verteilung $f_\chi(Y_n;n)$, die sich für die Meßgröße $Y_n(x_1,\ldots,x_n)$ mit

$$W_n = Y_n(x_1,\ldots,x_n) := \chi^2 = \sum_{i=1}^{n} x_i^2.$$

ergibt, wenn die einzelnen Meßwerte x_i $(i = 1,\ldots,n)$ jeweils **standardnormalverteilt** sind

$$f(x_i) = f_{\text{sn}}(x_i).$$

Wahrscheinlichkeitsdichte:

$$f_\chi(Y_n;n) = \frac{1}{2^{n/2}\Gamma(n/2)} Y_n^{n/2-1} \mathrm{e}^{-Y_n/2}.$$

Verteilungsfunktion:

$$F_\chi(Z_n;n) = \int_{-\infty}^{Z_n} f(Y_n)\,\mathrm{d}Y_n.$$

Der Parameter der Verteilung ist der Stichprobenumfang n.
Erwartungswert: $m = n$,
Varianz: $\sigma^2 = 2n$.

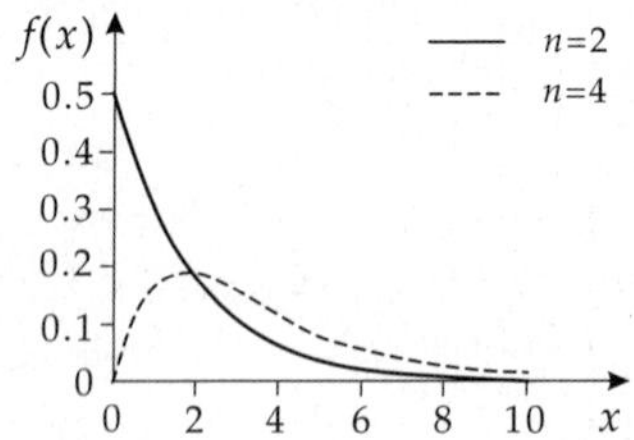

▷ Die n Meßwerte x_i können, wenn sie einer allgemeineren Normalverteilung um den bekannten Erwartungswert m mit der Varianz σ^2 gehorchen, auch ersetzt werden durch

$$\frac{x_i - m}{\sigma}.$$

Die Verteilung von Y_n ist ebenso $f_\chi(Y_n;n)$.

▷ Ist der Erwartungswert m **nicht** bekannt, kann er durch das arithmetische Mittel der Probe $\bar{x}$ ersetzt werden. Die Verteilung von Y_n ist dann jedoch $f_\chi(Y_n;n-1)$.

▷ Der Wert

$$Y_n/n = \frac{1}{n}\sum_{i}^{n}(x_i - m)^2$$

ist eine Schätzfunktion für die Varianz (mittlere quadratische Abweichung), sofern x_i normalverteilt um m.

▷ Die Perzentile der χ^2-Verteilung $t_{\chi;\alpha;n}$ mit

$$F_\chi(t_{\chi;\alpha;n}) = \alpha$$

werden im Rahmen der **Schätztheorie** zur Definition der Prognose- und Konfidenzintervalle bei der Intervallschätzung von Varianz-Parametern σ bei Normalverteilung verwendet. Hierbei dient Y_n/n als Schätzer.
Analog dazu werden in der **Testtheorie** solche Perzentile ebenfalls zur Bestimmung der Güte eines geschätzten σ^2-Wertes herangezogen.

Perzentile $t_{\chi;F_\chi;n}$ der χ^2-Verteilung f_χ								
$n\backslash F_\chi$	0,01	0,025	0,05	0,1	0,9	0,95	0,975	0,99
1	0,000	0,000	0,004	0,016	2,71	3,84	5,02	6,63
2	0,020	0,051	0,103	0,211	4,61	5,99	7,38	9,21
3	0,115	0,216	0,352	0,584	6,25	7,81	9,35	11,35
4	0,297	0,484	0,711	1,064	7,78	9,49	11,14	13,28
5	0,554	0,831	1,15	1,61	9,24	11,07	12,83	15,08
6	0,872	1,24	1,64	2,20	10,64	12,59	14,45	16,81
7	1,24	1,69	2,17	2,83	12,01	14,06	16,01	18,47
8	1,65	2,18	2,73	3,49	13,36	15,51	17,53	20,09
9	2,09	2,70	3,33	4,17	14,68	16,92	19,02	21,67
10	2,56	3,25	3,94	4,87	15,99	18,31	20,48	23,21
11	3,05	3,82	4,57	5,58	17,27	19,67	21,92	24,72
12	3,57	4,40	5,23	6,30	18,55	21,03	23,34	26,22
13	4,11	5,01	5,89	7,04	19,81	22,36	24,74	27,69
14	4,66	5,63	6,57	7,79	21,06	23,68	26,12	29,14
15	5,23	6,26	7,26	8,55	22,31	25,00	27,49	30,58
16	5,81	6,91	7,96	9,31	23,54	26,30	28,85	32,00
17	6,41	7,56	8,67	10,09	24,77	27,59	30,19	33,41
18	7,01	8,23	9,39	10,86	25,99	28,87	31,53	34,81
19	7,63	8,91	10,12	11,65	27,20	30,14	32,85	36,19
20	8,26	9,59	10,85	12,44	28,41	31,41	34,17	37,57
25	11,52	13,12	14,61	16,47	34,38	37,65	40,65	44,31
30	14,95	16,79	18,49	20,60	40,26	43,77	46,98	50,89
35	18,51	20,57	22,46	24,80	46,06	49,80	53,20	57,34
40	22,17	24,43	26,51	29,05	51,81	55,76	59,34	63,69
50	29,71	32,36	34,76	37,69	63,17	67,51	71,42	76,15
60	37,49	40,48	43,19	46,46	74,40	79,08	83,30	88,38
70	45,44	48,76	51,74	55,33	85,53	90,53	95,02	100,4
80	53,54	57,15	60,39	64,28	96,58	101,9	106,6	112,3
90	61,75	65,65	69,13	73,29	107,6	113,2	118,1	124,1
100	70,07	74,22	77,93	82,36	118,5	124,3	129,6	135,8

***t*-Verteilung**, **Student-Verteilung**, Verteilung $f_T(T_n;n)$, die sich für die Meßgröße

$$T_n := \frac{Z}{\sqrt{Y_n/n}}$$

ergibt, wenn Z standardnormalverteilt und Y_n $f_\chi(Y_n;n)$-verteilt sind.

Wahrscheinlichkeitsdichte:

$$f_T(T_n;n) = \frac{\Gamma((n+1)/2)}{\sqrt{n\pi}\,\Gamma(n/2)} \left(1 + \frac{T_n^2}{n}\right)^{-(n+1)/2} .$$

Verteilungsfunktion:

$$F_T(U_n;n) = \int_{-\infty}^{U_n} f_T(T_n)\,dT_n$$

Der Parameter der Verteilung ist der Stichprobenumfang n.

Erwartungswert: $m = 0$,

Varianz: $\sigma^2 = n/(n-2)$.

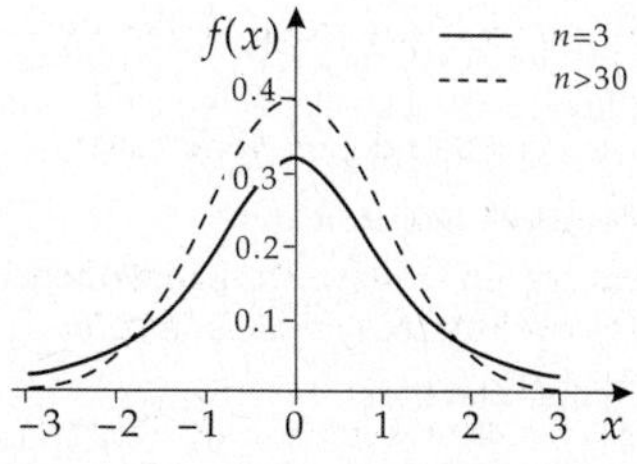

Perzentile $t_{T;F_T;n}$ der t-Verteilung f_T					
$n\backslash F_T$	0,9	0,95	0,975	0,99	0,995
1	3,078	6,314	12,71	31,82	63,66
2	1,886	2,920	4,303	6,965	9,925
3	1,638	2,353	3,182	4,541	5,841
4	1,533	2,132	2,776	3,747	4,604
5	1,476	2,015	2,571	3,365	4,032
6	1,440	1,943	2,447	3,143	3,707
7	1,415	1,895	2,365	2,998	3,499
8	1,397	1,860	2,306	2,896	3,355
9	1,383	1,833	2,262	2,821	3,250
10	1,372	1,812	2,228	2,764	3,169
11	1,363	1,796	2,201	2,718	3,106
12	1,356	1,782	2,179	2,681	3,055
13	1,350	1,771	2,160	2,650	3,012
14	1,345	1,761	2,145	2,624	2,977
15	1,341	1,753	2,131	2,602	2,947
16	1,337	1,746	2,120	2,583	2,921
17	1,333	1,740	2,110	2,567	2,898
18	1,330	1,734	2,101	2,552	2,878
19	1,328	1,729	2,093	2,539	2,861
20	1,325	1,725	2,086	2,528	2,845
25	1,316	1,708	2,060	2,485	2,787
35	1,306	1,690	2,030	2,438	2,724
50	1,299	1,676	2,009	2,403	2,678
100	1,290	1,660	1,984	2,364	2,626
200	1,286	1,653	1,972	2,345	2,601
500	1,283	1,648	1,965	2,334	2,586

▷ Die Variable **standardisiertes arithmetisches Mittel einer Stichprobe**

$$T_s = \frac{\bar{x}-m}{\sigma_n}\sqrt{n} = \frac{\bar{x}-m}{\sqrt{[1/(n-1)]\sum_i^n (x_i-\bar{x})^2}}\sqrt{n}$$

ist $f_T(T_s; n-1)$-verteilt.

▷ Für $n \to \infty$ kann die t-Verteilung durch die Standardnormalverteilung ersetzt werden.

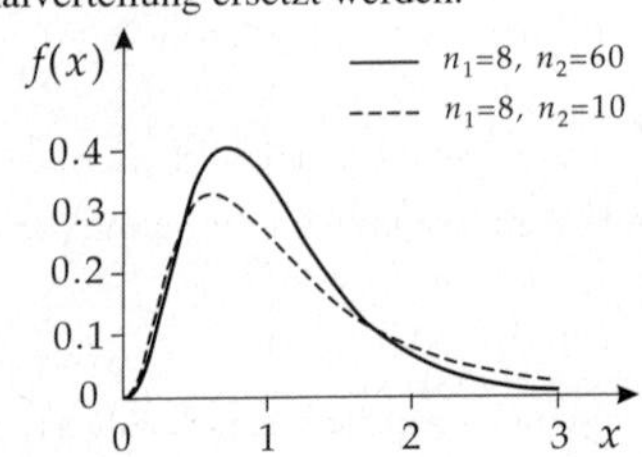

***F*-Verteilung, Fisher-Verteilung**, Verteilung $f_F(F; n_1, n_2)$, die sich für die Meßgröße

$$F_{n_1,n_2} := \frac{Y_{n_1}(1)/n_1}{Y_{n_2}(2)/n_2}$$

ergibt, wenn Y_{n_1} und Y_{n_2} aus zwei voneinander unabhängigen Stichprobenentnahmen erhalten wurden und jeweils $f_\chi(Y_{n_i}; n_i)$-verteilt sind $(i = 1, 2)$.

Wahrscheinlichkeitsdichte:

$$f_F(F_{n_1,n_2}; n_1, n_2) = \left\{\Gamma\left(\frac{n_1+n_2}{2}\right) \Big/ \left[\Gamma\left(\frac{n_1}{2}\right)\cdot\Gamma\left(\frac{n_2}{2}\right)\right]\right\}\left(\frac{n_1}{n_2}\right)^{n_1/2} \times \frac{F^{n_1/2-1}}{[1+(n_1F/n_2)]^{(n_1+n_2)/2}}, \quad F \geq 0.$$

Verteilungsfunktion:

$$F_F(\tilde{F}_{n_1,n_2}; n_1, n_2) = \int_0^{\tilde{F}} f_F(F; n_1, n_2)\,\mathrm{d}F.$$

Der Umfang der beiden Stichproben n_1 und n_2 sind die **Zähler**- und **Nenner**-Parameter (**Freiheitsgrade**) der F-Verteilung.

Erwartungswert: $m = n_2/(n_2 - 2)$ $(n_2 \geq 3)$,

Varianz: $\sigma^2 = [2n_2^2(n_1 + n_2 - 2)]/[n_1(n_2 - 2)^2(n_2 - 4)]$ $(n_2 \geq 5.)$

▷ Für die spezielle Konfiguration $n_1 = 1$ und $n_2 = N$ ist $\sqrt{F}$ $f_T(\sqrt{F};N)$-verteilt.

▷ Für die spezielle Konfiguration $n_1 = N$ und $n_2 \geq 200$ ist $n \cdot F$ asymptotisch (d. h. für $n_2 \to \infty$) $f_\chi(n \cdot F;N)$-verteilt.

● Die F-Perzentile $t_{F;\alpha}$ sind definiert durch

$$F_F(t_{F;\alpha;n_1,n_2}) = \alpha\,.$$

Sie besitzen die Symmetrie

$$t_{F;\alpha;n_1,n_2} = [t_{F;1-\alpha;n_2,n_1}]^{-1}.$$

21.10 Stichproben-Analyseverfahren (Test- und Schätztheorie)

Methoden zur Ermittlung von Eigenschaften einer Verteilung von Merkmalen durch Entnahme von Stichproben.

Stichprobenprüfung, **Statistische Erhebung** vom Umfang n aus N, aus einer großen Gruppe, der **Gesamtheit** oder **Grundmenge**, von N 'Einheiten' (z. B. 600000 Einwohner) wird eine kleinere Menge n herausgegriffen (z. B. 3000 Einwohner von 600000), die dann repräsentativ für die Gesamtmenge an Stelle aller N Einheiten hinsichtlich ihrer Eigenschaften untersucht werden.

▷ Auch die Aufnahme einer Meßreihe einer physikalischen Observablen (Meßgröße) oder einer technischen Größe sind Stichprobenprüfungen. Die Grundgesamtheit hat in diesen Fällen den Umfang $N = \infty$.

▷ Im Fall einer Meinungsumfrage werden die „Eigenschaften" mit den Meinungen der befragten Personen identifiziert und sind in der Regel **nominale Merkmale**.

Stichprobenumfang, Anzahl der ausgewählten Einheiten n aus der Gesamtmenge (Grundgesamtheit) N aller vorhandenen Einheiten.

Stichprobenattribut, Eigenschaft, auf die die Teile der Stichprobe untersucht werden.

□ Attribute können sein: fehlerhafte/nicht fehlerhafte Teile; die Farben Rot, Grün, Blau, Lage einer Prüffunktion (**kritischer Bereich**, **Annahmebereich**), Meinungen bei einer Meinungsumfrage.

Stichprobenvariable, Oberbegriff für Größen, deren Wert mit der aus der Stichprobe entnommenen Information ermittelt wird.

□ Zu den Stichprobenvariablen gehören beispielsweise Attribute sowie Schätz- und Prüffunktionen.

Parameter einer speziellen Verteilung W, Wert, der die Form und/oder Lage einer speziellen Verteilung definiert. Die Schreibweise ist

$$f(x) = f(x;W),$$

d. h., f ist eine spezielle Wahrscheinlichkeitsfunktion (-dichte) für die Zufallsvariable x mit dem Parameter W.

□ Der Mittelwert m und die Varianz σ^2 sind Parameter der Normalverteilung;
der Stichprobenumfang n ist ein Parameter der χ^2- und der t-Verteilung;
der Anteil markierter Einheiten p ist ein Parameter der hypergeometrischen, der Binomial- und der Poisson-Verteilung.

Schätzverfahren

Schätzverfahren, Methoden zur Schätzung der Parameter einer Verteilung (z. B. Maßzahlen) von Zufallsgrößen durch Entnahme von Stichproben.

Punktschätzung, Schätzung eines Wertes für eine Stichprobenfunktion durch Entnahme einer Stichprobe.

Stichprobenfunktion, Abbildung von n Stichproben $x_1, \ldots, x_n$ auf einen Wert $S_n(x_1, \ldots, x_n)$, Zufallsgröße der Stichprobe.

□ Einfache Beispiele sind die Anzahl fehlerhafter Teile pro Tag in der Herstellung von Gütern oder der Mittelwert einer Meßreihe einer physikalischen Größe.

▷ Beispiele für Stichprobenfunktionen sind i. allg. Schätz- und Prüffunktionen.

Schätzfunktion, Schätzer, Abbildung von n Stichproben auf einen **Schätzwert** $W_n(x_1, \ldots, x_n)$ für einen Parameter W einer angenommenen Verteilung, Spezialfall einer Stichprobenfunktion.

□ Beispiele für Schätzfunktionen sind das arithmetische Mittel einer Stichprobe mit Umfang n

$$W_n = \bar{x}_n = \frac{1}{n}\sum_i^n x_i$$

und die empirische Varianz

$$W_n = \sigma_n^2 = \frac{1}{n-1}\sum (x_i - \bar{x})^2 .$$

Realisation einer Schätzfunktion, Wert einer Schätzfunktion nach der Entnahme einer Stichprobe.

□ Losziehung, Würfeln, Entnahme einer Stichprobe, Aufnahme einer Meßreihe usw.

Erwartungstreue Schätzfunktion, Schätzfunktion, deren Erwartungswert bei mehreren Stichproben tatsächlich durch den Wert des gesuchten Parameters gegeben ist.

$$\lim_{n\to\infty} W_n = W, \quad \text{oder} \quad m(W_n) = W \quad \text{für alle } n.$$

Mediantreue Schätzfunktion, Schätzfunktion mit gleichen Wahrscheinlichkeiten für die Unterschätzung und die Überschätzung

$$P(W_n \le W) = 0,5.$$

Einfach konsistente Schätzfunktion, Schätzfunktion, für die bei beliebig kleinem $\varepsilon > 0$ $(\varepsilon \to 0)$ gilt

$$\lim_{n\to\infty} P(|W_n - W| \le \varepsilon) = 1,$$

d. h., für $n \to \infty$ strebt der aus einer Stichprobe ermittelte Wert W_n gegen den tatsächlichen Parameterwert W, die Varianz (Streuung) geht gegen Null, $\sigma^2 \to 0$.

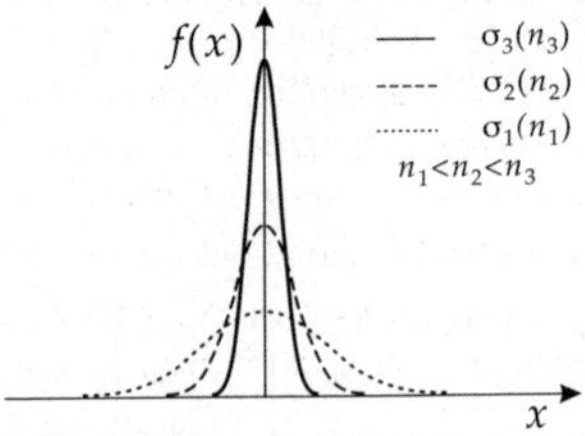

□ Das arithmetische Mittel $\bar{x}$ der Stichprobe aus einer normalverteilten Gesamtheit strebt zum Beispiel gegen den Erwartungswert m einer Normalverteilung.

Konsistenz im mittleren Fehlerquadrat,

$$\lim_{n\to\infty} m((W_n - W)^2) = 0.$$

▷ Konsistenz im mittleren Fehlerquadrat impliziert einfache Konsistenz, jedoch ist der umgekehrte Schluß nicht notwendig wahr!

Mittlerer quadratischer Fehler von W_n, $\bar{W} = \overline{(W_n - W)^2}$

Effizienz, von zwei erwartungstreuen Schätzfunktionen $W_n(1)$ und $W_n(2)$ ist diejenige **effizienter** bzw. wirksamer, deren Varianz bei vorgegebenem Stichprobenumfang n kleiner ist

$$\sigma^2(W_n, 1) < \sigma^2(W_n, 2) \Rightarrow \quad W_n(1) \text{ effizienter}$$
$$\sigma^2(W_n, 2) < \sigma^2(W_n, 1) \Rightarrow \quad W_n(2) \text{ effizienter,}$$

d. h., die erwartete Streuung um den wahren Wert W ist geringer.

Absolut effiziente, wirksamste Schätzfunktion, Schätzfunktion mit der kleinsten Varianz.

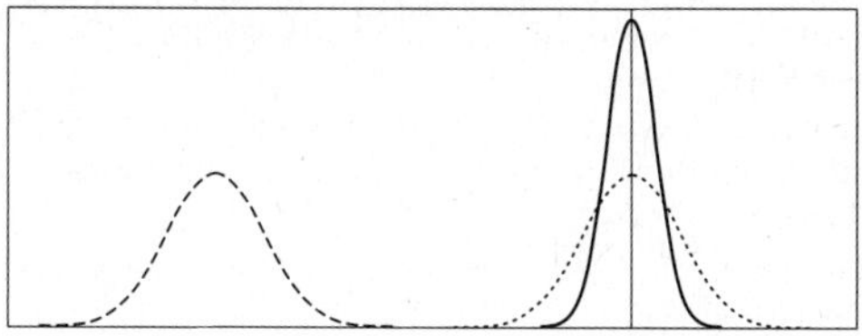

durchgezogen: absolut effizient, punktiert: erwartungstreu, gestrichelt: nicht erwartungstreu

- **Ungleichung von Rao und Cramer**, ist W_n irgendeine Schätzfunktion für den Verteilungsparameter W und die Gesamtheit $f(x;W)$- bzw. $P(x;W)$-verteilt, so gilt:
  $$\sigma^2(W_n) \geq 1/\left[n\left\langle(\partial \ln f(x;W)/\partial W)\right\rangle\right],$$

wobei x stetig, sonst ist
$$\sigma^2(W_n) \geq 1/\left[n\left\langle(\partial \ln P(x;W)/\partial W)\right\rangle\right],$$
wobei x diskret.

Suffizienz, eine Schätzfunktion ist **suffizient**, wenn sie die gesamte Information der n Stichproben x_i berücksichtigt.

▷ Die wenigsten Schätzer sind suffizient. Beispielsweise ist der Median **nicht** suffizient, da er nur den Wert **in der Mitte** einer geordneten Stichprobe berücksichtigt.

▷ Schätzer, die durch die **Maximum-Likelihood-Methode** berechnet werden, sind suffizient.

Faktorisierungskriterium, für die Suffizienz ist das folgende Kriterium hinreichend und notwendig
$$\begin{matrix} f(x_1,\ldots,x_n;W) \\ P(x_1,\ldots,x_n;W) \end{matrix} = g(W_n;W)\cdot\tilde{g}(x_1,\ldots,x_n),$$
d. h., die Wahrscheinlichkeit für eine spezielle Stichprobenkonfiguration $x_1,\ldots,x_n$ ist das Produkt aus der von dem Parameter W abhängigen Wahrscheinlichkeitsverteilung der Schätzfunktion g und einer parameterunabhängigen Verteilung $\tilde{g}$ der Stichprobenkonfiguration.

BAN (bester asymptotisch normalverteilter Schätzer), Schätzfunktion W_n für den Parameter W mit der Eigenschaft, daß W_n für große n ($n \to \infty$) gegen eine Normalverteilung konvergiert mit $< W_n >= W$ und der Varianzuntergrenze nach Rao-Cramer.

□ Maximum-Likelihood-Schätzer sind BAN-Schätzer.

BLU (bester linear unverzerrter Schätzer), Schätzfunktion W_n für den Parameter W, die erwartungstreu, absolut effizient (geringste Varianz) und eine lineare Funktion der x_i ist.

Konstruktionsprinzipien für Schätzfunktionen

Konstruktionsprinzip, Methode, Verfahren zur Bestimmung geeigneter Schätzfunktionen; je nach Verfahren und Anwendung unterscheidet man Momenten-, Maximum-Likelihood-, χ^2-, Perzentilschätzer.

Momentenmethode

Moment einer Meßwertverteilung bzw. Stichprobe, Kenngrößen einer Häufigkeitsverteilung

***k*-tes Moment:** $m_k := (1/n)\sum_i^n x_i^k.$

***k*-tes Zentralmoment:** $mz_k := (1/n)\sum_i^n (x_i - \bar{x})^k.$

Momentenschätzer, Momente von speziellen Wahrscheinlichkeitsfunktionen können i. allg. zu deren Parametern in bezug gesetzt werden. Parameter können durch Momente ausgedrückt werden, daraus erhält man einen Schätzer für die unbekannten Parameter.

☐ Exponentialverteilung: $W = m = \frac{1}{\lambda} \to W_n(\lambda) = 1/\left[(1/n)\sum_i^n x_i\right]$,

Gaußverteilung: $W = \sigma^2, W = m \to W_n = \sigma_n^2, W_n = \bar{x}_n$.

▷ Allgemeine Eigenschaften der Momentenschätzer:

- immer konsistent,
- mindestens asymptotisch erwartungstreu,
- immer asymptotisch normalverteilt,
- oft nicht absolut effizient,
- oft nicht suffizient.

Maximum-Likelihood-Verfahren

Methode zur Bestimmung von Schätzfunktionen und deren Parameter.

Likelihood-Funktion $L(a)$, Wahrscheinlichkeit bzw. Wahrscheinlichkeitsdichte für das Eintreten einer Stichprobenkonfiguration $x_1, \ldots, x_n$, vorausgesetzt die Wahrscheinlichkeitsdichte $f(x;a)$ mit dem Parameter a ist bekannt

$$L(a) := f(x_1;a) \cdot \ldots \cdot f(x_n;a).$$

Maximum-Likelihood-Schätzer $\tilde{a}(x_1, \ldots, x_n)$, Wert des Parameters a, für den $L(a)$ maximal wird, er wird definiert durch die Bedingung

$$\frac{\mathrm{d}\ln L(a)}{\mathrm{d}a} \equiv 0 \quad \text{bzw.} \quad \frac{\mathrm{d}L(a)}{\mathrm{d}a} \equiv 0$$

und durch Umkehrung zu einer Funktion der Stichprobenvariablen $x_1, \ldots, x_n$.

▷ Die Logarithmierung wird oft gewählt, da sich dadurch meist die Definitionsgleichung für $\tilde{a}$ vereinfacht.

▷ Für mehrere Parameter ergeben sich die Definitionsgleichungen durch das Gleichungssystem

$$\frac{\partial \ln L(a_1, \ldots, a_n)}{\partial a_i} \equiv 0, \qquad i = 1, \ldots, n.$$

☐ Zur Schätzung des Erwartungswertes einer Poisson-Verteilung ergibt sich so die Schätzfunktion

$$W_n = \frac{1}{n}\sum_{i=1}^{n} x_i = \bar{x}_n.$$

▷ Eigenschaften des Maximum-Likelihood-Schätzers:

- konsistent,
- mindestens asymptotisch erwartungstreu,
- mindestens asymptotisch absolut effizient,
- suffizient,
- beste asymptotisch normalverteilte (BAN)-Schätzfunktion.

Methode der kleinsten Quadrate

Methode der kleinsten Quadrate, siehe **Ausgleichsrechnung**, geschätzt werden die Parameter a von angenommenen Ansatzfunktionen $y(x;a)$, die eine Auswahl von zweidimensionalen Meßpunkten (Meßkurve) (x_i, y_i) optimal beschreiben.

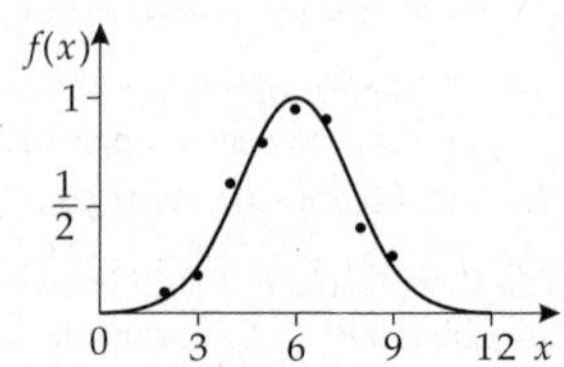

Minimalprinzip der kleinsten Quadrate nach Gauß, bei vorgegebenem Funktionsansatz $y(x)$ (Ansatzfunktion) und n vorgegebenen Wertepaaren (x_i, y_i) ist die optimale Parameterkonfiguration der Ansatzfunktion definiert durch

$$\left\{\sum_i^n (y_i - y(x_i;a))^2\right\} = \text{Min}_a,$$

wobei a der Parameter des Ansatzes ist.

Kleinstquadratschätzer, löst man die **Normalgleichungen** des Minimalprinzips, erhält man Schätzfunktionen für die Parameter des Funktionsansatzes.

Eigenschaften für linearen Ansatz der Schätzfunktion/Schätzgerade,

- linear und erwartungstreu.

χ ²-Minimum-Methode

χ^2-Funktion, Funktion zur Bestimmung des bestmöglichen Parameterwertes bei vorgegebener Art der Verteilung; mit einer Stichprobe vom Umfang n werden die Stichprobenvariablen $x_i, i = 1, \ldots, n$ in einer Tabelle der relativen Häufigkeiten $h_j = h(K_j)$ mit vorgegebener Klassifizierung $K_j, j = 1, \ldots, k$ zusammengefaßt; die χ^2-Funktion lautet dann

$$\chi^2 := \left\{\sum_j^k \frac{h_j - f(X_j;a)}{f(X_j;a)}\right\},$$

wobei X_j die **Intervallmitte** der j-ten Klasse darstellt.

▷ Die χ^2-Funktion ist ein Maß für die Abweichung der relativen Häufigkeitsverteilung h_i von einer idealen Verteilung $f(x;a)$ zu gegebenem Parameterwert a.

▷ Für diskrete Meßwerte entfällt i. allg. die Einteilung in Klassen, an Stelle der Intervallmitten werden die Meßwerte eingesetzt.

χ^2-Minimumprinzip, Anwendung der Methode der kleinsten Quadrate zur Bestimmung der statistischen Verteilung von Meßwerten; das Minimum der χ^2-Funktion bezüglich der Variablen a definiert analog zum Maximum-Likelihood-Schätzer den Parameterschätzwert $\tilde{a}$ und damit die Schätzfunktion $f(x;\tilde{a})$ bei vorgegebener Art der Verteilung $f(x;a)$

$$\chi^2 := \text{Min}_a.$$

▷ Das χ^2-Verfahren kann auch bei Maximum-Likelihood-Verteilungen, die von mehreren Parametern $a_1, \ldots, a_k$ abhängen, eingesetzt werden.

▷ Auch bei **Prüfverfahren**, in denen selbst die **Art** der Verteilung **unbekannt** ist, wird die χ^2-Methode verwendet.

● Asymptotisch (für großen Stichprobenumfang n) stimmt die χ^2-Schätzfunktion mit dem Maximum-Likelihood-Schätzer überein.

Methode der Quantile, Perzentile

Das Quantil (Perzentil) x_α der Ordnung α, Verteilungsfunktion $F(x_\alpha := \alpha)$ der gesamten Grundmenge wird durch das Perzentil der Stichprobe X_α abgeschätzt.

▷ Eigenschaften der Perzentilschätzer:

- erwartungstreu,
- asymptotisch normalverteilt,
- selten absolut effizient.

● Die Varianz des Perzentilschätzers beträgt

$$\sigma^2(X_\alpha) = \frac{\alpha(1-\alpha)}{n(f(X_\alpha))^2}.$$

Intervallschätzung

Zur Angabe der Güte einer Punktschätzung definiert man zwei Sorten Intervalle: das **Schwankungs-** oder **Prognoseintervall** und das **Konfidenzintervall**.

□ Typisches Beispiel für eine Intervallschätzung ist eine Waren-Ausschußprüfung: Eine Warensendung mit $N = 10000$ elektronischen Bauteilen soll hinsichtlich ihres Fehleranteils $p = N_{\text{Fehler}}/N$, d. h. des Anteils fehlerhafter Bauelemente untersucht werden. Natürlich werden nicht alle Teile überprüft, sondern nur eine Stichprobe von kleinerem Umfang, z. B. $n = 20$. Das Schätzen der Ausschußrate p mittels dieser Stichprobe ist eine Punktschätzung. Die Bestimmung der Wahrscheinlichkeit, mit der p in ein bestimmtes Intervall trifft, d. h. die Güte/Genauigkeit der Schätzung, ist Gegenstand der Intervallschätzung.

Realisation einer Schätzfunktion w_n, Wert für die Schätzfunktion W_n nach einmaliger Durchführung einer Stichprobenentnahme mit Umfang n.

□ Die Wahrscheinlichkeiten für die Anzahl der fehlerhaften Teile in der Stichprobe des obigen Beispiels einer Ausschußprüfung ist gerade gegeben durch die **hypergeometrische Verteilung**. Ist die Schätzung des Fehleranteils p aller N Teile durch den Fehleranteil in der Stichprobe w_n, so ist der Wert w_n eine Realisation der Schätzfunktion $W_n = p_n = n_{\text{Fehler}}/n$.

Kritischer Bereich K_W, Intervall, in das die Realisation w_n einer Schätzfunktion W_n mit der Wahrscheinlichkeit α trifft. Die Eigenschaft **kritisch** ist auf den Zusammenhang mit der Testtheorie zurückzuführen, in der eine Hypothese **verworfen** wird, sobald die Realisation einer Schätz-/Testfunktion in diesen Bereich hineintrifft. α ist im allgemeinen $\ll 1$.

□ Die Wahrscheinlichkeit dafür, maximal k fehlerhafte Teile zu erhalten, ist gerade die Wahrscheinlichkeitssumme oder die sogenannte **kumulative hypergeometrische Verteilung**. Wenn p_n größer ist als ein vorgegebener Grenzwert $\tilde{p}$, soll die Warensendung abgelehnt werden. Das Intervall $p > \tilde{p}$ definiert also den kritischen Bereich.

Prognoseintervall, **Schwankungsintervall**, **Annahmebereich**, Bereich, in den die Realisation w_n einer Schätzfunktion W_n mit der Wahrscheinlichkeit $(1-\alpha)$ fällt. Das Prognoseintervall ist der Bereich, in dem man die Realisation einer Schätzfunktion mit hoher Wahrscheinlichkeit findet.

□ Analog zu dem obigen Beispiel ist der Bereich $p \leq \tilde{p}$ gerade das Prognoseintervall oder der **Annahmebereich**, da in diesem Fall die Warensendung akzeptiert wird, siehe Prüfverfahren.

● Das Prognoseintervall ist zum kritischen Bereich komplementär.

Aussagewahrscheinlichkeit, Wahrscheinlichkeit $(1-\alpha)$, mit der die Realisation w_n in das Prognoseintervall trifft.

Prognoseintervallgrenze $v_{n;\alpha}$, **Perzentil** der Ordnung α einer Verteilung des Schätzwertes w_n, man unterscheidet

a) **beidseitig**,

$$v_{n;\alpha/2} \leq W_n \leq v_{n;1-\alpha/2}, \qquad P(v_{n;\alpha/2} \leq W_n \leq v_{n;1-\alpha/2}) = 1-\alpha,$$

b) **einseitig nach oben**,

$$W_n \leq v_{n;1-\alpha}, \qquad P(W_n \leq v_{n;1-\alpha}) = 1-\alpha,$$

c) **einseitig nach unten**,

$$W_n \geq v_{n;\alpha}, \qquad P(W_n \geq v_{n;1-\alpha}) = 1-\alpha \quad \text{begrenzte Prognoseintervalle.}$$

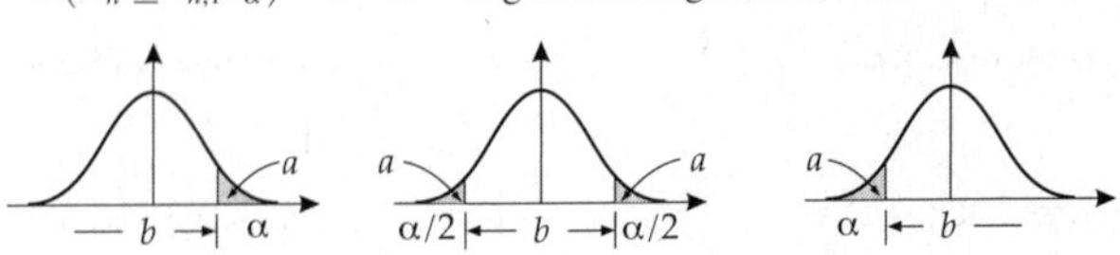

a) kritischer Bereich, b) Prognoseintervall

Konfidenzintervall, **Vertrauensbereich**, Intervall **um die Realisation** w_n von W_n herum, der mit der Wahrscheinlichkeit $(1-\alpha)$ (**Konfidenzniveau**) den Parameterwert W einschließt.

Konfidenzintervallgrenzen $V_{n;\alpha}$, Intervallgrenzen um den Wert w_n einer Realisation von W_n, innerhalb der sich mit der Wahrscheinlichkeit $(1-\alpha)$ der Parameterwert W befindet.

▷ Im Gegensatz zum Prognoseintervall, das in Lage und Breite festliegt, ändert das Konfidenzintervall je nach Wert der Realisation w_n seine Lage und Breite.

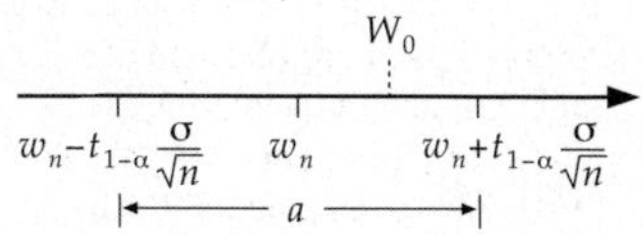

Konfidenzintervall für W_0, α

Konfidenzniveau, Wahrscheinlichkeit $(1-\alpha)$, mit der das Konfidenzintervall um eine Realisation von W_n, d. h. um einen Wert w_n, den Parameter W einschließt.

Konstruktionsvorschrift für die Konfidenzgrenzen $V_{n;\alpha}$, die Prognoseintervallgrenzen $v_{n;\alpha}$ sind i. allg. umkehrbar eindeutige Funktionen des Parameterwertes W einer angenommenen Verteilungsart der Grundgesamtheit $f(x,W)$.

Nach der Umkehrung

$$v_{n;\alpha} = y = f(x) \quad \rightarrow \quad x = f^{-1}(y) = v_{n;\alpha}^{-1} = V_{n;1-\alpha}$$

wird die **obere** Prognosegrenze zu einer **unteren** Konfidenzintervallgrenze durch Umkehrung der Ungleichung

$$W_n \leq v_{n;1-\alpha/2}(W) \quad \rightarrow \quad V_{n;\alpha/2} = v_{n;1-\alpha/2}^{-1}(W_n) \leq W.$$

Analog erhält man eine **obere** Konfidenzgrenze $V_{n;1-\alpha/2}$ durch die **untere** Prognosegrenze,

$$v_{n;\alpha/2}(W) \leq W_n \quad \rightarrow \quad W \leq V_{n;1-\alpha/2} = v_{n;\alpha/2}^{-1}(W_n)$$

und damit

$$V_{n;\alpha/2}(W_n) := v_{n;1-\alpha/2}^{-1}(W_n) \leq W \leq V_{n;1-\alpha/2}(W_n) := v_{n;\alpha/2}^{-1}(W_n).$$

Einseitige Konfidenzgrenzen nach oben/unten,

$$W \leq V_{n;1-\alpha} := v_{n;\alpha}^{-1}(W_n),$$

$$V_{n;\alpha} := v_{n;1-\alpha}^{-1}(W_n) \leq W.$$

Intervallgrenzen bei Normalverteilung

Schätzung von $W = m$ bei bekanntem σ^2,

Die Schätzfunktion ist

$$W_n = \bar{x}_n = \frac{1}{n}\sum_{i}^{n} x_i,$$

zweiseitiges Prognoseintervall:

$$W - t_{1-\alpha/2}\frac{\sigma}{\sqrt{n}} \leq W_n \leq W + t_{1-\alpha/2}\frac{\sigma}{\sqrt{n}}.$$

t_α ist das Perzentil mit der Ordnung α der Standardnormalverteilung.

zweiseitiges Konfidenzintervall:

$$W_n - t_{1-\alpha/2}\frac{\sigma}{\sqrt{n}} \leq W \leq W_n + t_{1-\alpha/2}\frac{\sigma}{\sqrt{n}},$$

einseitiges Prognoseintervall (oben):

$$W_n \leq W + t_{1-\alpha}\frac{\sigma}{\sqrt{n}},$$

einseitiges Konfidenzintervall (unten):

$$W \geq W_n - t_{1-\alpha}\frac{\sigma}{\sqrt{n}},$$

einseitiges Prognoseintervall (unten):

$$W_n \geq W - t_{1-\alpha}\frac{\sigma}{\sqrt{n}},$$

einseitiges Konfidenzintervall (oben):

$$W \leq W_n + t_{1-\alpha}\frac{\sigma}{\sqrt{n}}.$$

Schätzung von $\bar{x}$ bei unbekanntem σ^2,
Intervallgrenzen wie mit bekanntem σ, der unbekannte Parameterwert σ wird jedoch durch den **empirischen** Wert

$$\sigma = \sqrt{\frac{1}{n-1}\sum_{i}^{n}(x_i-\bar{x})^2}$$

ersetzt und das **Perzentil** t_α der Normalverteilung durch das Perzentil $t_{T;\alpha;k}$ der ***t*-Verteilung** mit $k = n-1$ Freiheitsgraden.

Schätzung von σ^2
Die Schätzfunktion ist

$$W_n = \sigma_n^2 = \frac{1}{n-1}\sum_{i}^{n}(x_i-\bar{x})^2,$$

zweiseitiges Prognoseintervall:

$$\frac{\sigma^2}{n-1}t_{\chi;\alpha/2;n-1} \le W_n \le \frac{\sigma^2}{n-1}t_{\chi;1-\alpha/2;n-1},$$

einseitiges Prognoseintervall (oben):

$$W_n \le \frac{\sigma^2}{n-1}t_{\chi;1-\alpha;n-1},$$

einseitiges Prognoseintervall (unten):

$$\frac{\sigma^2}{n-1}t_{\chi;\alpha/2;n-1} \le W_n,$$

zweiseitiges Konfidenzintervall:

$$\frac{(n-1)W_n}{t_{\chi;1-\alpha/2;n-1}} \le \sigma^2 \le \frac{(n-1)W_n}{t_{\chi;\alpha/2;n-1}},$$

einseitiges Konfidenzintervall (unten):

$$\frac{(n-1)W_n}{t_{\chi;1-\alpha;n-1}} \le \sigma^2,$$

einseitiges Konfidenzintervall (oben):

$$\sigma^2 \le \frac{(n-1)W_n}{t_{\chi;\alpha/2;n-1}}.$$

Prognose- und Konfidenzintervallgrenzen bei Binomialverteilung und hypergeometrischer Verteilung

Schätzung des Parameters p der Binomial-, hypergeometrischen Verteilung: Im Sinn einer Attribut-Stichprobenprüfung (siehe Anwendung **Ausschußprüfung**), bei der k markierte Teile in einer Stichprobe mit Umfang n gezogen wurden, ist die Schätzfunktion gegeben durch den empirischen Anteil

$$W_n = k/n$$

in der Stichprobe. Bei der hypergeometrischen Verteilung ist bereits nach Voraussetzung $p = K/N$, d. h. die Anzahl **aller** markierten Teile pro Gesamtzahl aller Elemente.

Zweiseitiges Prognoseintervall (Binomialverteilung):

$$p < t_{1-\alpha/2}\sqrt{\frac{p(1-p)}{n}} \le W_n \le p + t_{1-\alpha/2}\sqrt{\frac{p(1-p)}{n}}.$$

Voraussetzung ist $n \ge 9/(p(1-p))$, da in diesem Fall W_n um p approximativ normalverteilt ist mit $\sigma^2 = p(1-p)/n$.

Zweiseitiges Konfidenzintervall (Binomialverteilung):

$$\frac{W_n + t_{1-\alpha/2}^2/2n - t_{1-\alpha/2}\sqrt{W_n(1-W_n)/n + t_{1-\alpha/2}^2/4n^2}}{1+t_{1-\alpha/2}^2/n}$$

$$\le p \le \frac{W_n + t_{1-\alpha/2}^2/2n + t_{1-\alpha/2}\sqrt{W_n(1-W_n)/n + t_{1-\alpha/2}^2/4n^2}}{1+t_{1-\alpha/2}^2/n}.$$

▷ Für die hypergeometrische Verteilung mit Gesamtzahl N und markiertem Anteil K, wobei $p = K/N$, erhält man die gleichen Ausdrücke, jedoch mit

$$t_{1-\alpha/2} \to t_{1-\alpha/2}\sqrt{\frac{N-n}{N-1}}.$$

Intervallgrenzen bei Poisson-Verteilung

Schätzung von $c = n \cdot p$, Voraussetzung für die folgenden Intervallgrenzen ist $c \geq 9$. Nur dann entspricht die Poisson-Verteilung einer Normalverteilung mit $m = c$ und $\sigma^2 = c$, und die Perzentile der Normalverteilung können eingesetzt werden.
Die Schätzfunktion ist gerade die poisson- und normalverteilte Variable x (d. h., der Stichprobenumfang ist $n = 1$).
Zweiseitiges Prognoseintervall:

$$c - t_{1-\alpha/2}\sqrt{c} \leq x \leq c - t_{1+\alpha/2}\sqrt{c},$$

zweiseitiges Konfidenzintervall:

$$x + \frac{t_{1-\alpha/2}^2}{2} - t\sqrt{x + \frac{t_{1-\alpha/2}^2}{4}} \leq c \leq x + \frac{t_{1-\alpha/2}^2}{2} + t\sqrt{x + \frac{t_{1-\alpha/2}^2}{4}},$$

approximatives zweiseitiges Konfidenzintervall mit $t_{1-\alpha/2}^2 \ll x$:

$$x - t_{1-\alpha/2}\sqrt{x} \leq c \leq x + t_{1-\alpha/2}\sqrt{x}.$$

Bestimmung des Stichprobenumfangs *n*

Oft sind in der Praxis die Wahrscheinlichkeit α bzw. $1 - \alpha/2$ und die Konfidenzintervalle vorgegeben. Aufgabe ist, den notwendigen Stichprobenumfang n zu bestimmen, der gewährleistet, daß sich der Parameter W wirklich mit mindestens der Wahrscheinlichkeit $1 - \alpha$ (**Aussagesicherheit**) in den Konfidenzgrenzen aufhält.
Genauigkeitsvorgabe, Angabe der Konfidenzgrenzen, Vorgabe für die Abweichung $|W - W_n|$, die mit der Wahrscheinlichkeit $1 - \alpha$ von W_n **nicht** überschritten wird. Diese Angabe geschieht durch den absoluten oder relativen Schätzfehler und ist unabhängig von der Vorgabe der Aussagesicherheit $1 - \alpha$.

▷ Die Genauigkeitsvorgabe ist neben der Aussagesicherheit eine **weitere** Forderung.

Absoluter/relativer Schätzfehler $v, v_{\text{rel}} = v/W$, Wert bzw. relativer Wert der Abweichung $|W - W_n|$.
Forderungen an den Erwartungswert $W = m$ (**heterograde Untersuchung**), sind die Aussagesicherheit $1 - \alpha$ sowie die Genauigkeitsgrenzen durch v oder v_{rel} vorgegeben, ergeben sich folgende Bedingungen, nach denen der Stichprobenumfang n ausgewählt werden muß:

$$P(|m - W_n| \leq v) = P(|m - W_n|/m \leq v_{\text{rel}}) \equiv 1 - \alpha.$$

Dies ist bei Normalverteilung gleichbedeutend mit

$$|m - W_n| \leq v \leq t_{1-\alpha/2}\frac{\sigma}{\sqrt{n}},$$

und damit muß für n gelten

$$n \geq \frac{t_{1-\alpha/2}^2 \sigma^2}{v^2}.$$

▷ Die entsprechenden Bedingungen bei Vorgabe von v_{rel} sind gleich, wenn man v durch v_{rel}/W ersetzt ($W = m$ oder $W = p$).

Forderungen an den Anteilparameter p (**homograde Untersuchung**), sind die Aussagesicherheit $1 - \alpha$ sowie die Genauigkeitsgrenzen durch v oder v_{rel} vorgegeben, ergeben sich folgende Bedingungen, nach denen der Stichprobenumfang n ausgewählt werden muß:

$$P(|p - W_n| \leq v) = P(|p - W_n|/p \leq v_{\text{rel}}) \equiv 1 - \alpha.$$

Dies ist bei Binomialverteilung gleichbedeutend mit

$$|p - W_n| \leq v \leq t_{1-\alpha/2}\sqrt{\frac{p(1-p)}{n}},$$

und damit muß für n gelten

$$n \geq \frac{t_{1-\alpha/2}^2 p(1-p)}{v^2}.$$

▷ Natürlich gelten diese Ungleichungen ebenso für die hypergeometrische Verteilung. Die Größen σ und t müssen jedoch wie angegeben ersetzt werden!

▷ Die entsprechenden Bedingungen bei Vorgabe von v_{rel} sind gleich, wenn v durch v_{rel}/W ersetzt ($W = m$ oder $W = p$) wird.

Prüfverfahren

Prüfen von Hypothesen über Werte von Maßzahlen einer vorgegebenen Verteilung und/oder Art der Merkmalsverteilung.

□ Ein typisches Beispiel: Gegeben sei eine Tagesproduktion von $N = 10000$ Hochfrequenzschaltkreisen mit einer Frequenz $\nu = 22000$ kHz (nach Herstellerangabe). In der Regel werden die Frequenzen dieser Schaltkreise nicht den exakten Wert von 22000 kHz treffen, sondern in guter Näherung normalverteilt um diesen Wert (oder einen anderen) schwanken. Anhand einer Stichprobenkontrolle mit dem Umfang n soll nun die Tagesproduktion auf den wahren Frequenzwert und die Streuung der einzelnen Frequenzwerte hin überprüft werden.

Prinzip einer Stichprobenprüfung, Aufstellung einer Null-Hypothese H_0, deren Annahme oder Ablehnung durch die Stichprobenprüfung entschieden wird. Zum Vergleich kann eine Gegen- oder Alternativhypothese H_1 verwendet werden, muß aber nicht.

Parameterhypothese, Hypothese über den Parameter W einer Verteilung $f(x;W)$, deren Art bereits bekannt ist.

▷ An Stelle der festgesetzten Parameterwerte W und $\tilde{W}$ können auch ganze Parametermengen (z. B. Intervalle) verwendet werden. Dies führt zu sogenannten linksseitigen und rechtsseitigen Parametertests.

Verteilungshypothese, Hypothese über Verteilungen, deren Typ (oft auch Parameter) man nicht kennt.

□ Bleibt man beim Beispiel aus der industriellen Herstellung: Die Annahme einer Normalverteilung für die Frequenzwerte legt schon den Typ der Verteilung fest, es handelt sich hierbei um einen **Parametertest**. Testet man den Erwartungswert m, so lautet die **Parameterhypothese** H_0: $W(H_0) = m = 22000$ kHz. H_1 soll die Alternative $W(H_1) = m = 23000$ kHz sein. Der Einfachheit halber sind bei beiden Hypothesen die Varianzparameter σ^2 der Normalverteilungen bekannt.

Prüffunktion, **Testfunktion**, **Testvariable**, **Prüfgröße** $W_n(x_1,\ldots,x_n)$, Stichprobenfunktion mit bekannter Wahrscheinlichkeitsverteilung

▷ Prüffunktionen sollten im Fall einer Parameterhypothese möglichst erwartungstreu, konsistent, effizient, suffizient sein.

□ Als Testfunktion für den Frequenz-Erwartungswert kann das arithmetische Mittel gewählt werden.

Stichprobenplan, **Stichprobenanweisung**, Vorschrift, nach der eine Stichprobenprüfung durchgeführt wird.

Einfacher Algorithmus einer Stichprobe,

Stichprobenentnahme: (ein-/mehrstufig, geschichtet/ungeschichtet, mit/ohne Zurücklegen) ↓ **Auswertung**: Bestimmung des Wertes einer/mehrerer Testvariablen ↓ Anwendung der **Entscheidungsvorschrift**: Annahme/Ablehnung von H_0

Trennschärfe, die Eigenschaft der Entscheidungsvorschrift, Meßwerte zu trennen.
Fehler erster Art, Verwerfen von H_0, obwohl H_0 richtig ist.
Wahrscheinlichkeit für den Fehler 1. Art: α.
Fehler zweiter Art, Annahme von H_0, obwohl H_0 falsch ist.
Wahrscheinlichkeit für den Fehler 2. Art: β.

▷ Man geht immer davon aus, daß eine der beiden Hypothesen richtig ist (das muß natürlich nicht sein!). Je nach Fall (H_0 richtig oder falsch) und Entscheidung berechnen sich so verschiedene Wahrscheinlichkeiten, die in der folgenden Tabelle (für einfache Parametertests) zusammengefaßt werden

Wert der Hypothese:	$H_0(W)$ richtig	
Lage von W_n	W_n nicht in K_W	W_n in K_W
Entscheidung	H_0 annehmen	H_0 verwerfen
Wert	richtig	falsch
Wahrscheinlichkeit $P =$	$OC(W)$ $= 1 - GF(W)$ $= 1 - \alpha$	$GF(W)$ $= 1 - OC(W)$ $= \alpha$

Wert der Hypothese:	$H_0(W)$ falsch bzw. $H_1(\tilde{W})$ richtig	
Lage von W_n	W_n nicht in K_W	W_n in K_W
Entscheidung	H_0 annehmen	H_0 verwerfen
Wert	falsch	richtig
Wahrscheinlichkeit $P =$	$OC(\tilde{W})$ $= 1 - GF(\tilde{W})$ $= \beta$	$GF(\tilde{W})$ $= 1 - OC(\tilde{W})$ $= 1 - \beta$

□ Falls in dem obigen Beispiel tatsächlich $m = 22000$ kHz, wäre das Verwerfen der Hypothese H_0 ein Fehler 1. Art. Ist aber $m \neq 22000$ kHz und man entscheidet sich jedoch für die Richtigkeit von H_0, ist dies ein Fehler 2. Art.

Kritischer Bereich K_W, Bereich, in dem sich die Prüffunktion W_n nach der Hypothese H_0 für die Wahrscheinlichkeitsverteilung mit Parameter W nur mit der Wahrscheinlichkeit α aufhält, die Hypothese H_0 (der Parameter $W(H_0)$) wird abgelehnt, sobald sich der Meßwert für die Prüffunktion im kritischen Bereich befindet. α ist daher die Wahrscheinlichkeit, mit der die Nullhypothese **fälschlich** abgelehnt wird, daher auch **Irrtumswahrscheinlichkeit**.

Signifikanzniveau, Irrtumswahrscheinlichkeit α, Wahrscheinlichkeit, mit der ein **gemessener** Wert W_n für die H_0-Prüffunktion in den **kritischen Bereich** K_W trifft, Wahrscheinlichkeit für den Fehler 1. Art.

$$\alpha = P(W_n \in K_W).$$

□ In dem Beispiel ist der kritische Bereich gerade durch die Randbereiche der H_0-Normalverteilung gegeben. Die Grenzen des kritischen Bereichs werden durch die Perzentile der Normalverteilung $T_{\alpha/2}, T_{1-\alpha/2}$ definiert. Falls die H_0-Hypothese stimmt, ist die Wahrscheinlichkeit, daß der Stichprobenwert W_n in den kritischen Bereich fällt, genau α. Wenn das geschieht, wird die Hypothese H_0 verworfen, und man begeht (wenn überhaupt) einen Fehler der 1. Art. Fällt dagegen der Testwert W_n **nicht** in den kritischen Bereich, geht man davon aus, daß die Hypothese H_0 richtig und die Hypothese H_1 falsch ist. Ist nun jedoch H_0 trotzdem falsch, ist dies (wenn überhaupt) ein Fehler 2. Art.

▷ Man sieht an dem Bild deutlich, daß die Wahrscheinlichkeit für den Fehler der 2. Art sehr von der Wahl der Alternativhypothese H_1 abhängt und nicht nur durch das Signifikanzniveau α der H_0-Hypothese beeinflußt wird.

Annahmewahrscheinlichkeit

$1-\alpha$, Wahrscheinlichkeit dafür, daß der Wert der H_0-Prüffunktion W_n **nicht** in den kritischen Bereich K_W trifft und damit angenommen wird

$$1-\alpha = P(W_n \notin K_W).$$

▷ $1-\alpha$ definiert das sogenannte **Prognoseintervall** aus der Schätztheorie. Das Prognoseintervall ist komplementär zum kritischen Bereich.

▷ Wird α zu klein gewählt, ist die Wahrscheinlichkeit für eine fälschliche Annahme (Fehler 2. Art) groß.

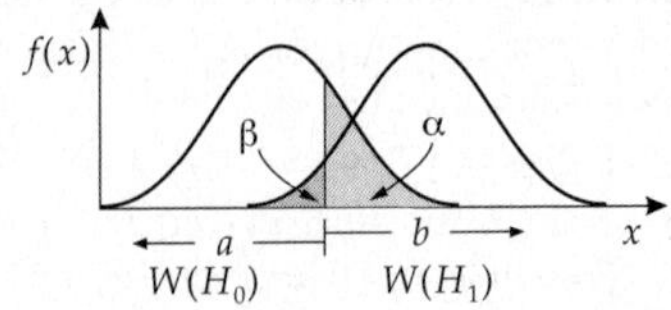

α: Fehler 1. Art, β: Fehler 2. Art,
a: Annahmebereich, b: Prognoseteil für W_0

□ In der obigen Figur ist der Annahmebereich durch den mittleren Bereich um den H_0-Erwartungswert gegeben.

Operationscharakteristik, Annahmewahrscheinlichkeit für den Wert der H_0-Prüffunktion W_n als Funktion des H_0-Parameterwertes $W(H_0)$ bei vorgegebenen festen Intervallgrenzen für den kritischen Bereich.

$$OC(W) = P(W_n \notin K_W).$$

▷ Die Intervallgrenzen des kritischen Bereichs sind eindeutig durch die H_0-Hypothese $W = W(H_0)$ und den Wert für α definiert (z. B. variiert man nun den Parameter W, hält aber die Grenzen des kritischen Bereichs nach wie vor fest, so erhält man die Operationscharakteristik).

▷ Für verschiedenen Stichprobenumfang n erhält man verschiedene Charakteristiken.

Gütefunktion, Ablehnwahrscheinlichkeit für den Wert der H_0-Prüffunktion W_n als Funktion des H_0-Parameterwertes W

$$GF(W) = P(W_n \in K_W).$$

▷ Die Gütefunktion ist die Wahrscheinlichkeit für einen Fehler 1. Art.

● Operationscharakteristik und Gütefunktion sind zueinander 1-komplementär

$$OC(W) + GF(W) = 1.$$

▷ Angewendet auf die Alternativhypothese H_1 mit einem alternativen Parameter $\tilde{W}$, ist

$$OC(\tilde{W}) = 1 - GF(\tilde{W}) = \beta$$

gerade die Wahrscheinlichkeit für den Fehler 2. Art, nämlich, daß die Alternativhypothese angenommen und die Nullhypothese fälschlich verworfen wird.

▷ Bei Hypothesen mit mehreren erlaubten Werten für den Parameter W (W aus einem Parameterbereich) sind α, β dann nur obere und untere Grenzen für die angegebenen Wahrscheinlichkeiten. Solche Tests werden je nach Situation auch als zwei-, links-, oder rechtsseitige Parametertests bezeichnet.

Parametertests

Einfache Parameterhypothese, Hypothese mit einem einzigen Wert für den Verteilungsparameter $W = W_1$.
Zusammengesetzte Parameterhypothese, Hypothese mit mehreren Möglichkeiten für den Verteilungsparameter $W = \{W_1, W_2, \ldots\}$.

□ Eine typische zusammengesetzte Parameterhypothese ist $W > W_0$.

Beidseitiger Test, Test einer einfachen Hypothese gegen eine zusammengesetzte Alternative.

□ H_0: $W = \tilde{W}$, H_1: $W > \tilde{W}$.

Linksseitiger Test, H_0: $W \geq \tilde{W}$, H_1: $W < \tilde{W}$.
Rechtsseitiger Test, H_0: $W \leq \tilde{W}$, H_1: $W > \tilde{W}$.

Parametertests bei der Normalverteilung

Für einige Grenzfälle und Anwendungen können viele spezielle Verteilungen auf die Normalverteilung zurückgeführt werden.

Die folgenden Ausdrücke für die Grenzen von Annahmebereichen oder die Gestalt von Gütefunktionen bzw. Operationscharakteristiken sind daher universell einsetzbar.

Hypothese über m**,** σ^2 **bekannt,**

Der Umfang n und die Irrtumswahrscheinlichkeit α sind gegeben. t_α ist das Perzentil der Standardnormalverteilung.

a) H_0: $m = x_0$; H_1: $m = x_1$; $x_0 < x_1$.
Annahmebereich:

$$W_n \le \bar{x}_{1-\alpha} = x_0 + t_{1-\alpha}\frac{\sigma}{\sqrt{n}}.$$

Fehler 2. Art:

$$\beta = P\left(\left(\frac{W_n - x_1}{\sigma}\sqrt{n} \le \frac{\bar{x}_{1-\alpha} - x_1}{\sigma}\sqrt{n}\right) = G\left(\frac{\bar{x}_{1-\alpha} - x_1}{\sigma}\sqrt{n}\right)\right.$$

b) H_0: $m = x_0$; H_1: $m = x_1$; $x_0 > x_1$.
Annahmebereich:

$$W_n \ge \bar{x}_\alpha = x_0 + t_\alpha\frac{\sigma}{\sqrt{n}}.$$

Fehler 2. Art:

$$\beta = P\left(\left(\frac{W_n - x_1}{\sigma}\sqrt{n} \ge \frac{\bar{x}_\alpha - x_1}{\sigma}\sqrt{n}\right) = 1 - G\left(\frac{\bar{x}_\alpha - x_1}{\sigma}\sqrt{n}\right)\right.$$

c) Linksseitiger Test H_0: $m \ge x_0$; H_1: $m < x_0$.
Ablehnungsbereich:

$$W_n \le \bar{x}_\alpha = x_0 + t_\alpha\frac{\sigma}{\sqrt{n}}.$$

Die Gütefunktion ist für alle m, d. h. sowohl für H_0 als auch für H_1 gegeben durch

$$GF(m) = P(W_n < \bar{x}_\alpha) = G\left(\frac{\bar{x}_\alpha - m}{\sigma}\sqrt{n}\right).$$

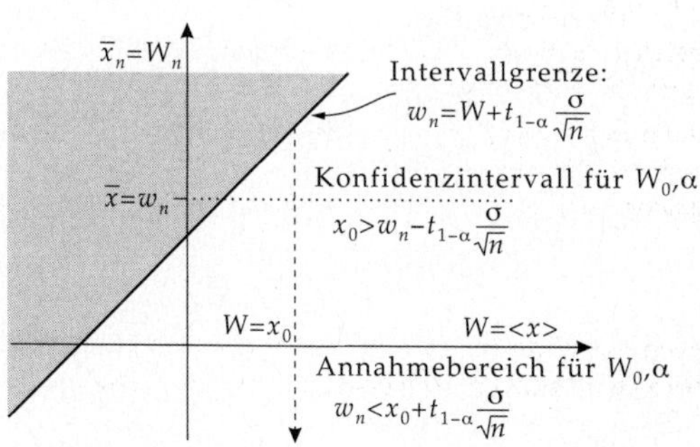

d) Rechtsseitiger Test H_0: $m \le x_0$; H_1: $m > x_0$.
Ablehnungsbereich:

$$W_n \ge \bar{x}_{1-\alpha} = x_0 + t_{1-\alpha}\frac{\sigma}{\sqrt{n}}.$$

Die Gütefunktion ist für alle m, d. h. sowohl für H_0 als auch für H_1 gegeben durch

$$GF(m) = P(W_n > \bar{x}_{1-\alpha}) = 1 - G\left(\frac{\bar{x}_{1-\alpha} - m}{\sigma}\sqrt{n}\right).$$

e) Zweiseitiger Test H_0: $m = x_0$; H_1: $m \neq x_0$.
Ablehnungsbereich:

$$|W_n - x_0| > t_{1-\alpha/2}\frac{\sigma}{\sqrt{n}}.$$

Annahmebereich:

$$x_0 - t_{1-\alpha/2}\frac{\sigma}{\sqrt{n}} \leq W_n \leq x_0 + t_{1-\alpha/2}\frac{\sigma}{\sqrt{n}}.$$

Gütefunktion:

$$GF(m) = P\left(W_n > x_0 + t_{1-\alpha/2}\frac{\sigma}{\sqrt{n}}\right) + P\left(W_n < x_0 - t_{1-\alpha/2}\frac{\sigma}{\sqrt{n}}\right)$$

$$= 1 - G\left(\frac{x_0 - m}{\sigma}\sqrt{n} + t_{1-\alpha/2}\right) + G\left(\frac{x_0 - m}{\sigma}\sqrt{n} - t_{1-\alpha/2}\right).$$

Hypothese über m, σ^2 unbekannt, Prüfgröße ist der Mittelwert der Stichprobe vom Umfang n

$$W_n = \bar{x}_n.$$

Generell werden an Stelle von σ^2 die empirische Varianz

$$\sigma_n^2 = \frac{1}{1-n}\sum_i^n (x_i - \bar{x}_n)^2$$

und statt der Perzentile t_α die der t-Verteilung $t_{T;n-1;\alpha}$ verwendet.

▷ Für $n - 1 > 30$ reichen in guter Näherung die Perzentile der Standardnormalverteilung.

Hypothese über σ^2 der Normalverteilung,
Prüffunktion ist die empirische Varianz

$$\sigma_n^2 = \frac{1}{1-n}\sum_i^n (x_i - \bar{x}_n)^2.$$

▷ $t_{\chi;\alpha;n}$ ist das Perzentil der Ordnung α der f_χ-Verteilung mit n Freiheitsgraden.
Das Signifikanzniveau α wird vorgegeben.

a) H_0: $\sigma = \sigma_0$; H_1: $\sigma = \sigma_1$; $\sigma_0 < \sigma_1$.
Ablehnungsbereich für H_0:

$$\sigma_n^2 > \frac{\sigma_0^2}{n-1}t_{\chi;1-\alpha;n-1}.$$

b) H_0: $\sigma = \sigma_0$; H_1: $\sigma = \sigma_1$; $\sigma_0 > \sigma_1$.
Ablehnungsbereich für H_0:

$$\sigma_n^2 < \frac{\sigma_0^2}{n-1}t_{\chi;\alpha;n-1}.$$

c) Linksseitiger Test H_0: $\sigma \geq \sigma_0$; H_1: $\sigma < \sigma_0$.
Ablehnungsbereich:

$$\sigma_n^2 < \frac{\sigma_0^2}{n-1}t_{\chi;\alpha;n-1}$$

d) Rechtsseitiger Test H_0: $\sigma \leq \sigma_0$; H_1: $\sigma > \sigma_0$
Ablehnungsbereich:

$$\sigma_n^2 > \frac{\sigma_0^2}{n-1}t_{\chi;1-\alpha;n-1}.$$

e) Zweiseitiger Test H_0: $\sigma = \sigma_0$; H_1: $\sigma \neq \sigma_0$.
Ablehnungsbereich:

$$\sigma_n^2 < \frac{\sigma_0^2}{n-1} t_{\chi;\alpha/2;n-1},$$

und

$$\sigma_n^2 > \frac{\sigma_0^2}{n-1} t_{\chi;1-\alpha/2;n-1}.$$

▷ Die Gütefunktionen berechnen sich mit der nichtzentralen f_χ-Verteilung.

Hypothesen über den Mittelwert beliebiger Verteilungen

Falls die Varianz der Verteilung bekannt ist, wird bei großem Stichprobenumfang n der arithmetische Mittelwert $\bar{x}_n$ der Stichprobe approximativ der Normalverteilung um einen Erwartungswert m mit $\sigma \to \sigma/2$ gehorchen. Den Erwartungswert m testet man dann durch mehrfache Stichprobenentnahmen und mit den Intervallgrenzen, wie sie bei der gewöhnlichen Normalverteilung angegeben sind, jedoch mit der Ersetzung $\sigma \to \sigma/n$.

Hypothesen über p von Binomial- und hypergeometrischen Verteilungen

Tests dieser Art können für $n > 9/[p(1-p)]$ auf Tests der Normalverteilung mit

$$\sigma \to \frac{p(1-p)}{n}$$

(Ziehung mit Zurücklegen: Binomialverteilung)
oder für $n > 9/[p(1-p)]$ **und** $n/N < 0,1$ auf Tests der Normalverteilung mit

$$\sigma \to \frac{p(1-p)}{n} \frac{N-n}{N-1}$$

(Ziehung ohne Zurücklegen: hypergeometrische Verteilung)
zurückgeführt werden.

Anpassungstests

Anpassungstest, Verfahren zum Vergleich verschiedener Arten von Verteilungen; Verwendung, wenn nicht Parameter, sondern die Verteilungsform ermittelt werden soll.
χ^2-Anpassungstest, Verfahren zum Testen von Verteilungshypothesen mit der χ^2-Funktion.

▷ Der χ^2-Test ist nur für einen großen Stichprobenumfang n geeignet.

Vorgehen:

1. Aufstellen der H_0-Hypothese: Annahme einer speziellen Verteilungsart (z. B. Normalverteilung) $f(x;W)$. Vorgabe des Signifikanzniveaus α.
2. Erstellen einer Häufigkeitstabelle $H_i = H(K_i)$ aus der Stichprobe: Die Klassen K_i sollen so definiert sein, daß die Häufigkeit jeder Klasse mindestens 10 beträgt.
3. Berechnung der Wahrscheinlichkeiten $P(K_i;W)$ der Klassen K_i nach der vorgegebenen speziellen Verteilung $f(x;W)$:

   $$P(K_i;W) = \int_{x_i}^{x_i+\Delta x_i} f(x;W)\,\mathrm{d}x$$

   x_i und $x + \Delta x_i$ sind die Intervallgrenzen der Klasse K_i mit der Intervallbreite Δx_i.

4. Abschätzung der Parameter W der vorgegebenen Wahrscheinlichkeitsverteilung $P(K_i;W)$ mit Hilfe der Häufigkeitstabelle: Die Schätzwerte der Parameter $\tilde{W}$ werden durch das Minimum der χ^2-Funktion definiert

$$\chi^2 = \sum_i^k \frac{[H_i - nP(K_i;\tilde{W})]^2}{nP(K_i;\tilde{W})} = \min_W .$$

5. Berechnung der Prüfgröße: Die Prüfgröße ist gerade die χ^2-Funktion, deren Wert bereits unter 3) berechnet wurde.
6. Anwendung der Entscheidungsvorschrift: Lehne H_0 ab, wenn der Wert für χ^2 das Perzentil der Ordnung $1-\alpha$ der χ^2-Verteilung überschreitet

$$\chi^2 > t_{\chi;k-1-l}.$$

▷ Die Anzahl der einzusetzenden χ^2-Freiheitsgrade ist $k-1-l$. k ist die Anzahl der Klassen und l die Anzahl der unter 4) abgeschätzten Parameter.

Kolmogoroff-Smirnoff-Anpassungstest, Anpassungstest, bei dem die theoretische **Verteilungsfunktion** vollständig in allen Parametern bekannt sein muß.

▷ Sehr gut auch bei niedrigem Stichprobenumfang n.

▷ Nur anwendbar bei stetigen Verteilungen.

Vorgehen:

1. Aufstellen der hypothetischen Verteilungsfunktion H_0: $F = F(x;W)$. Vorgabe des Signifikanzniveaus α.
2. Ordnung der Stichprobenvariablen nach ihrer Größe

   $$x_1 \leq x_2 \leq \ldots \leq x_n$$

   und Bestimmung der empirischen Verteilungsfunktion $F_n(x)$

   $$F_n(x) = \begin{cases} 0, & \text{für} \quad x < x_1 \\ i/n, & \text{für} \quad x_i \leq x < x_{i+1} \\ 1, & \text{für} \quad x \geq x_n \end{cases}$$

3. Berechnung der Prüfgröße: maximale absolute Differenz

   $$D_n = \sup_x |F(x) - F_n(x)|.$$

4. Anwendung der Entscheidungsvorschrift: Lehne H_0 ab, wenn $D_n > D_{\alpha;n}$.

Die Grenzen $D_{\alpha;n}$ sind in der folgenden Tabelle aufgetragen.

$\alpha \backslash n$	1	2	3	4	5	6	7	8	9	10
0,20	0,900	0,684	0,565	0,494	0,446	0,410	0,381	0,358	0,339	0,322
0,15	0,925	0,726	0,597	0,525	0,474	0,436	0,405	0,381	0,360	0,342
0,10	0,950	0,776	0,642	0,564	0,510	0,470	0,438	0,411	0,388	0,368
0,05	0,975	0,842	0,708	0,624	0,565	0,521	0,486	0,457	0,432	0,410
0,01	0,995	0,929	0,828	0,733	0,669	0,618	0,577	0,543	0,514	0,490

$\alpha \backslash n$	11	12	13	14	15	16	17	18	19	20
0,20	0,307	0,295	0,284	0,274	0,266	0,258	0,250	0,244	0,237	0,231
0,15	0,326	0,313	0,302	0,292	0,283	0,274	0,266	0,259	0,252	0,246
0,10	0,352	0,338	0,325	0,314	0,304	0,295	0,286	0,278	0,272	0,264
0,05	0,391	0,375	0,361	0,349	0,338	0,328	0,318	0,309	0,301	0,294
0,01	0,468	0,450	0,433	0,418	0,404	0,392	0,381	0,371	0,363	0,356

Anwendung: Annahmestichproben- und Ausschußprüfung

Abschätzung der Ausfallrate und Entscheidung der Annahme oder Ablehnung des Prüfloses durch willkürliche (repräsentative) Entnahme von Stichproben an Stelle einer 100 %-igen Prüfung.

Hypergeometrische Verteilung, gibt die Wahrscheinlichkeit, mit der aus einer Gesamtmenge N unter n Stichproben k fehlerhafte Proben zu finden sind.

$$P_{\text{Fehler}}(k;n,N,p) = \binom{pN}{k}\binom{N(1-p)}{n-k} \Big/ \binom{N}{n}.$$

Ausschußzahl, Anzahl fehlerhafter Stücke (bekannt) $= p \cdot N$.
Schlechtanteil (**Ausschuß**) p, Anteil fehlerhafter Teile an der Gesamtmenge.

▷ Im Sinn eines Prüfverfahrens kann die Bedingung Ausschußzahl $\leq p \cdot N$ als Hypothese und p als der Schätzparameter der Wahrscheinlichkeitsverteilung aufgefaßt werden.

Aussagesicherheit, **Annahmewahrscheinlichkeit** P_k, gibt die Wahrscheinlichkeit an, weniger oder genau k Fehlerproben zu finden (Wahrscheinlichkeitssumme):

$$P_k = \sum_{i=1,k} P_{\text{Fehler}}(i;n,N,p).$$

▷ Mit der Wahrscheinlichkeit P_k ist es richtig, eine Sendung nicht anzunehmen, sobald die Anzahl der fehlerhaften Teile in der Stichprobe $n_{\text{Fehler}} > k$ ist!

▷ Bei sehr großen Stückzahlen ($N \to \infty$) kann auch die Poisson-Verteilung verwendet werden.

AQL-Wert (Acceptable Quality Level), ein in Absprache zwischen Kunden und Hersteller festgesetzter Wert für P_k (gewöhnlich $P_k(p) = 90$ %), mit dem bei einer Stichprobenzahl n höchstens k Fehler zugelassen werden.

▷ Mit fallendem Schlechtanteil p der Gesamtmenge steigt natürlich die Annahmewahrscheinlichkeit. Der Hersteller wird versuchen, möglichst weit unter den zur Berechnung des AQL-Wertes verwendeten Ausschußwert $p \cdot N$ zu bleiben.

● Der AQL-Wert ist das Signifikanzniveau der Ausschußprüfung, siehe Prüfverfahren.

Annahmekennlinie, Abbildung des Fehleranteils in der Gesamtmenge $p = N_{\text{Fehler}}/N$ auf die Annahmewahrscheinlichkeit P_k bei vorgegebenem Stichprobenumfang n und maximaler Anzahl von Ausschußteilen k in der Stichprobe.

▷ Ist der AQL-Wert für P_k vorgegeben, lassen sich der notwendige Stichprobenumfang n und die maximal zulässige Anzahl der Ausschußteile n_{Fehler} an der jeweiligen Kennlinie ablesen.

□ Als Beispiel sind in dem folgenden Bild zwei Kennlinien zu **einem** Stichprobenumfang, aber unterschiedlichen Werten für die maximal erlaubte Anzahl fehlerhafter Elemente k_1 und k_2 aufgetragen.

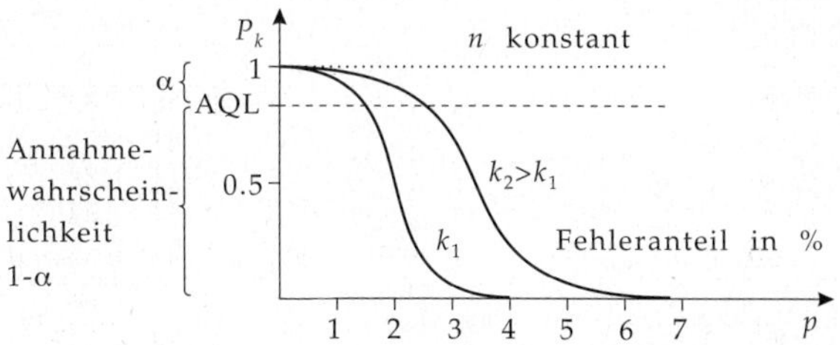

21.11 Zuverlässigkeit

Zeitabhängige Ereignisse (z. B. radioaktiver Zerfall, Ausfall eines elektrischen Bauteils) können mit einigen speziellen Größen sinnvoll beschrieben werden.

Lebensdauer, zeitlicher Abstand zwischen den Ausfällen von Objekten. Die Verteilung der Ausfälle in der Zeit kann rein zufällig sein (nichtalternde Objekte) oder z. B. durch äußere Einflüsse verändert werden (alternde Objekte).

Nichtalternde Objekte, Objekte mit unendlicher **Lebensdauer**, deren Ausfall rein zufällig ist und einer Verteilung gehorchen, die auf einem rein kombinatorischen Zufallsprinzip beruhen (**Urnenmodell**, **Poisson-Verteilung**, **Exponentialverteilung**). Sie unterliegen keinem Alterungsprozeß, wie z. B. äußeren Abnutzungserscheinungen.

▷ Die Ausfälle nichtalternder Objekte sind in der Zeit poisson-verteilt. Die zeitlichen Abstände zwischen den Ausfällen gehorchen der Exponentialverteilung.

☐ In guter Näherung sind elektronische Bauteile wie Widerstände, Kondensatoren, Integrierte Schaltkreise (mit den zulässigen Anwendungsbedingungen, d. h. keine übermäßige Belastung durch beispielsweise zu hohen Strom oder zu hohe Spannung) nichtalternde Objekte.

☐ Auch in nichttechnischen Bereichen findet man Objekte mit unendlicher „Lebensdauer". So ist z. B. die Infektion mit einer seltenen Krankheit in guter Näherung poisson-verteilt, die zeitlichen Abstände zwischen mehreren Infektionen gehorchen der Exponentialverteilung.

Alternde Objekte, Objekte mit endlicher **Lebensdauer**, die einem Alterungsprozeß gehorchen. Die Alterung kann den rein zufälligen Zerfallsprozeß beeinflussen und ändert damit auch die Verteilung der Ausfälle (siehe Weibull-Verteilung).

▷ Der Ausfall alternder Objekte ist nicht mehr poisson-verteilt. Zur Beschreibung der zeitlichen Abstände zwischen den Ausfällen muß eine speziellere Form der Verteilung herangezogen werden.

☐ Typische Beispiele für alternde Objekte sind Motoren, Reifen, Werkzeuge.

▷ Oft kann der zeitliche Abstand zwischen Ausfällen durch eine Überlagerung mehrerer Exponentialverteilungen beschrieben werden.

▷ Die Lebensdauer alternder Objekte kann unter Umständen durch die **Weibull-Verteilung** beschrieben werden.

▷ Exponential- und Weibull-Verteilung sind Spezialfälle der **Zuverlässigkeit**.

Zuverlässigkeit $Z(t)$, mittlere Anzahl der nach der Zeit t noch funktionierenden Teile $N(t)$, relativ zur Ausgangsmenge N_0, allgemeiner Ansatz

$$Z(t) = \frac{N(t)}{N_0} = \mathrm{e}^{\left(-\int_0^t \lambda(t')\,\mathrm{d}t'\right)}$$

zur Beschreibung von Alterungsprozessen als Funktion der Zeit.

$Z(t)$ ist die Wahrscheinlichkeit dafür, daß ein Teil nach der Zeit t noch **nicht** ausgefallen ist.

Ausfallwahrscheinlichkeit $F(t)$, mittlere Zahl der nach der Zeit t ausgefallenen Teile $N_0 - N(t)$, relativ zur Ausgangsmenge N_0

$$F(t) = 1 - Z(t).$$

$F(t)$ ist die Wahrscheinlichkeit dafür, daß ein Teil nach der Zeit t ausgefallen ist.

Ausfalldichte ρ, mittlere Zahl der Ausfälle pro Zeit zum Zeitpunkt t, relativ zur Ausgangsmenge N_0

$$\rho(t) = \frac{\mathrm{d}F(t)}{\mathrm{d}t} = -\frac{\mathrm{d}Z(t)}{\mathrm{d}t} = \lambda(t)Z(t).$$

▷ Das Integral über die Ausfalldichte ist gerade die Menge der Ausfälle relativ zur Ausgangsmenge N_0

$$\int_0^t \rho(t')\,\mathrm{d}t' = -\int_0^t \frac{\mathrm{d}Z(t')}{\mathrm{d}t'}\mathrm{d}t' = -(Z(t) - Z(0)) = 1 - Z(t) = F(t).$$

Ausfallrate, mittlere Zahl der Ausfälle pro Zeit, relativ zur Anzahl der noch funktionierenden Teile $N(t)$

$$\lambda(t) = -\frac{1}{N(t)}\frac{\mathrm{d}N(t)}{\mathrm{d}t} = -\frac{1}{Z(t)}\frac{\mathrm{d}Z(t)}{\mathrm{d}t} = \frac{\rho(t)}{Z(t)}.$$

Mittlere Zeit bis zum Ausfall (Mean Time To Failure, MTTF),

$$\mathrm{MTTF} = \int_0^\infty Z(t)\,\mathrm{d}t.$$

- Die Wahrscheinlichkeit, daß nach der Zeit t das Gesamtsystem noch funktioniert, ist gleich dem Produkt der Zuverlässigkeiten der Einzelsysteme

  $$Z_{\text{gesamt}} = Z_1 Z_2 \dots Z_n.$$

Nichtalternde Objekte:

$$\lambda_{\text{gesamt}} = \lambda_1 + \lambda_2 + \dots + \lambda_n.$$

- Eine Näherung für die Ausfallrate, vorausgesetzt die Rate λ und die Zeit t sind klein, ist die Anzahl der Ausfälle pro Ausgangsmenge und Betriebszeit

  $$\lambda \approx \frac{(1 - N(t))}{N_0 \cdot t} = \frac{\text{Ausfälle}}{\text{Anfangsmenge} \cdot \text{Betriebszeit}}.$$

- Für nichtalternde Objekte ist $Z(t)$ die Exponentialverteilung (λ = const.) und die Ausfallzeit entsprechend $1/\lambda$.
  Einige Ausfallraten (λ in Fit = Ausfall/10^9 h):

Wrapverbindung	0,0025
Glimmerkondensator	1
HF-Spule	1
Metallschichtwiderstand	1
Papierkondensator	2
Transistor	200
Leuchtdiode (50 % Leuchtkraftverlust)	500

21.12 Ausgleichsrechnung, Regression

Ausgleichskurve, **Trendkurve**, **Regressionskurve** $y = f(x)$, gibt den Verlauf von Meßwertpaaren (x_i, y_i) (zweidimensionalen Zufallsereignissen) näherungsweise wieder.

Lösungsansatz $f(x; a, b, \dots)$, parameterabhängiger Ansatz für die Ausgleichs- und Trendkurve.

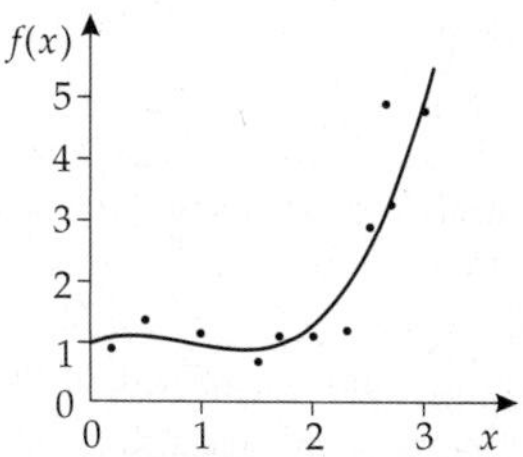

Kurvenparameter, Parameter des gewählten Ansatzes für die Ausgleichskurve.

Entwicklungsrichtung, **Grundrichtung**, **Entwicklungstendenz**, **Trend**, grobe Kategorisierung der funktionalen Entwicklung einer Reihe von Meßwerten $y_i(x_i)$ nach **Steigung** (1. Ableitung) und **Krümmung** (2. Ableitung):

a) progressiv steigend (konkav)	$y' > 0$	$y'' > 0$
b) geradlinig steigend (linear)	$y' > 0$	$y'' = 0$
c) degressiv steigend (konvex)	$y' > 0$	$y'' < 0$
d) progressiv fallend (konkav)	$y' < 0$	$y'' > 0$
e) geradlinig fallend (linear)	$y' < 0$	$y'' = 0$
f) degressiv fallend (konvex)	$y' < 0$	$y'' < 0$

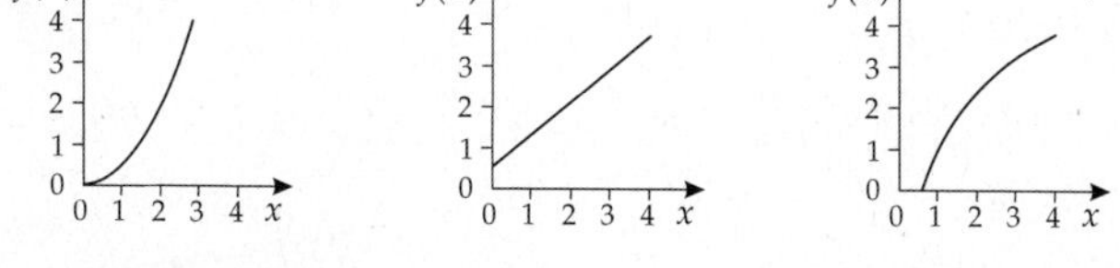

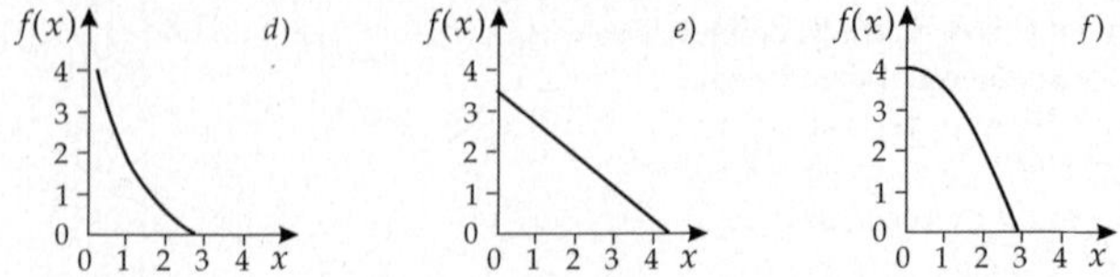

▷ Man unterscheidet je nach Ansatz für die Trendfunktion **Polynomiale Regression**, **Potenzregression** und **Exponentialregression**.

▷ Die gebräuchlichsten Ansätze sind

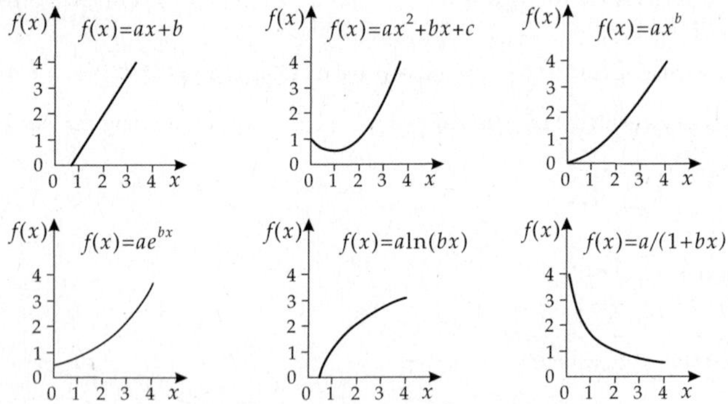

Zusammenhang		Parameter
$y = ax + b$	lineare Funktion, Ausgleichsgerade	a, b
$y = ax^2 + bx + c$	quadratische Funktion, Ausgleichsparabel	a, b, c
$y = ax^b$	Potenzfunktion	a, b
$y = a\mathrm{e}^{bx}$	Exponentialfunktion	a, b
$y = a \ln bx$	Logarithmusfunktion	a, b
$y = a/(1+bx)$	gebrochen rationale Funktion	a, b

▷ Viele Ansätze sind auf eine lineare Form zu bringen. Den exponentiellen Ansatz

$$y = a\mathrm{e}^{bx}$$

kann man z. B. in den linearen Fall

$$\tilde{y} = \ln y = \ln a + bx = \tilde{a} + bx$$

umwandeln. Führt man nun mit den Wertepaaren $(\ln y_i, x_i)$ eine lineare Regression durch, erhält man die Größen $\tilde{a}$, b und daraus die Parameter $a = \mathrm{e}^{\tilde{a}}$, b.

▷ Bei der Ermittlung der mittleren Fehler der Parameter ist Vorsicht geboten. Ihre Bestimmung ist durch die Fehlerfortpflanzungsgesetze gegeben.

Lineare Regression, Methode der kleinsten Quadrate

Lineare Regression, Ausgleichsrechnung mit dem Lösungsansatz einer ganzen rationalen Funktion 1. Ordnung (**Ausgleichsgerade**, **Regressionsgerade**)

$$y := a_0 + a_1 x.$$

Summe der Abstandsquadrate, summierte Quadrate der vertikalen Abstände

$$\Delta := \sum v_i^2 = \sum_i (y_i - f(x_i))^2.$$

Prinzip der kleinsten Quadrate, **Gaußsches Minimalprinzip**, erlaubt die eindeutige Berechnung des besten Parametersatzes einer Näherungsfunktion für die Entwicklung von Meßwerten bei vorgegebenem Ansatz für die Ausgleichskurve, die Summe der Abstandsquadrate Δ ist für die optimale Näherung minimal

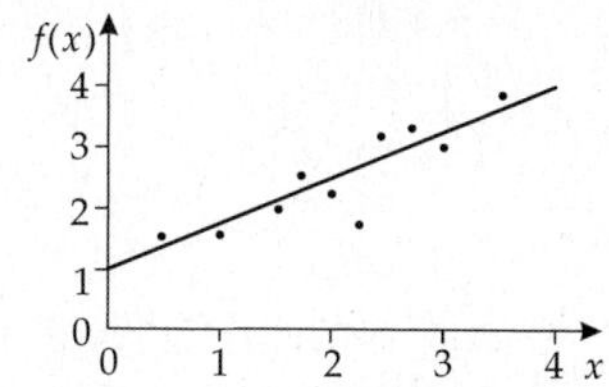

$$\frac{\partial \Delta}{\partial a_i} = 0.$$

Parameter des Lösungsansatzes a_i, Parameter der Regressionsfunktion.

Normalgleichungen, Bestimmungsgleichungen für die Parameter a_i eines Lösungsansatzes nach dem Gaußschen Minimalprinzip

$$\frac{\partial \Delta}{a_i} \equiv 0, \quad 1 \leq i \leq n, \quad a_1, \ldots, a_n \quad \text{Parameter des Lösungsansatzes.}$$

Lineare Regressionskoeffizienten, Parameter der Ausgleichsgeraden, Lösung der Normalgleichungen für Ausgleichsgeraden

$$a_1 = \frac{N \sum\limits_i x_i y_i - \sum\limits_i x_i \sum\limits_i y_i}{N \sum\limits_i x_i^2 - (\sum\limits_i x_i)^2} = \frac{\sum\limits_i x_i y_i - \bar{y} \sum\limits_i x_i}{\sum_i x_i^2 - \bar{x} \sum_i x_i},$$

$$a_0 = \frac{\sum\limits_i x_i^2 \sum\limits_i y_i - \sum\limits_i x_i y_i \sum\limits_i x_i}{N \sum\limits_i x_i^2 - (\sum\limits_i x_i)^2} = \bar{y} - a_1 \bar{x}.$$

Mittlere Fehler der linearen Regressionskoeffizienten,

$$m(\Delta a_1) = N \cdot \sqrt{\frac{N}{N \sum\limits_i x_i^2 - (\sum\limits_i x_i)^2}}, \qquad m(\Delta a_0) = N \cdot \sqrt{\frac{\sum\limits_i x_i^2}{N \sum\limits_i x_i^2 - (\sum\limits_i x_i)^2}}.$$

Empirische Reststreuung (engl.: Covariance), Maß für die Güte der gewählten Ausgleichsgeraden

$$\sigma_{f(x)}^2 = \frac{1}{N-1} \sum_{i=1}^{N} (y_i - f(x_i))^2 = \frac{N-1}{N-2} \left(\sigma_y^2 - \frac{\sigma_{xy}^2}{\sigma_x^2} \right).$$

Vertikaler Abstand, Differenz des Funktionswertes der Ausgleichskurve $y(x_i) = f(x_i)$ zum Meßwert $y_i(x_i)$

$$v_i = y_i - f(x_i).$$

▷ Programmsequenz zur multidimensionalen linearen Regression von n Datenpunkten $(\vec{\mathbf{x}}_i, y_i)$ in *dimen* Dimensionen. Ausgegeben wird eine $(dimen+1) \times (dimen+1)$-Matrix $\mathbf{A}$ und ein $(dimen+1)$-dimensionaler Vektor $\vec{\mathbf{c}}$. Die Regressionskoeffizienten r_i ergeben sich dann als Lösung des Gleichungssystems $\mathbf{A}\vec{\mathbf{r}} = \vec{\mathbf{c}}$.

```
BEGIN Multidimensionale lineare Regression
INPUT n, dimen
INPUT x[i,k], i=1..dimen, k=1..n
INPUT y[i], i=1..n
x[0,i] := 1, i=1..n
FOR i = 1 TO dimen+1 DO
  FOR j = 1 TO i DO
    sum := 0
    FOR l = 1 TO n DO
```

```
        sum := sum + x[i-1,l]*x[j-1,l]
      ENDDO
      a[i,j] := sum
      a[j,i] := sum
    ENDDO
    sum := 0
    FOR l = 1 TO n DO
      sum := sum + y[l]*x[i-1,l]
    ENDDO
    c[i] := sum
  ENDDO
  OUTPUT a[i,k], i=1..dimen+1, k=1..dimen+1
  OUTPUT c[i], i=1..dimen+1
  END Multidimensionale lineare Regression
```

Regression n-ter Ordnung

Ausgleichsparabel n-ter Ordnung, ganze rationale Funktion n-ter Ordnung mit den Koeffizienten $a_0, \ldots, a_n$ als Parameter

$$f(x) = \sum_{i=0}^{n} a_i x^i .$$

Normalgleichungssystem für Näherungsfunktion n-ter Ordnung,

$$\sum_i y_i x_i^k = a_0 \sum_i x_i^k + a_1 \sum_i x_i^{k+1} + a_2 \sum_i x_i^{k+2} + \ldots + a_n \sum_i x_i^{k+n}$$

$k = 0, \ldots, n$, x_i, y_i bekannt, a_i unbekannt.

▷ **Eindeutigkeit der Minimierung**, das Normalgleichungssystem der Regression besitzt nur genau dann eine Lösung, wenn die Koeffizientendeterminante nicht verschwindet.

▷ Programmsequenz zur polynomialen Regression von n Datenpunkten (x_i, y_i). Ausgegeben wird eine $(dimen+1) \times (dimen+1)$-Matrix $\mathbf{A}$ und ein $(dimen+1)$-dimensionaler Vektor $\vec{\mathbf{c}}$. Die Regressionskoeffizienten r_i ergeben sich dann als Lösung des Gleichungssystems $\mathbf{A}\vec{\mathbf{r}} = \vec{\mathbf{c}}$.

```
BEGIN Polynomiale Regression
INPUT n
INPUT order (Ordung des Polynoms)
INPUT x[i], i=1..n
INPUT y[i], i=1..n
FOR i = 1 TO order+1 DO
  FOR j = 1 TO i DO
    k := i + j - 2
    sum := 0
    FOR l = 1 TO n DO
      sum := sum + potenz(x[l],k)
    ENDDO
    a[i,j] := sum
    a[j,i] := sum
  ENDDO
  sum := 0
  FOR l = 1 TO n DO
    sum := sum + y[l]*potenz(x[l],(i-1))
  ENDDO
  c[i] := sum
ENDDO
OUTPUT a[i,k], i=1..order+1, k=1..order+1
OUTPUT c[i], i=1..order+1
END Polynomiale Regression
```

22 Fuzzy-Logik

Klassische Logik: Zweiwertige Logik. Es existieren nur zwei Wahrheitswerte für den Wahrheitsgehalt einer Aussage (wahr = 1, falsch = 0).
Schaltalgebra (zweiwertig): Physikalische Realisierung von logischen Schlüssen mit elektronischen Bauelementen in der zweiwertigen Logik. Wahrheitsgehalt „wahr" wird als 1 interpretiert oder falls ein Schwellwert nicht überschritten wird, ist der Wahrheitsgehalt mit 0 zu interpretieren.
Fuzzy-Logik: Mehrwertige Logik, deren Verknüpfungen durch mathematische Operatoren definiert sind. Logisches Schließen erfolgt auch hier aufgrund von Regeln, es kommt auf den umgangssprachlichen Inhalt der Aussage an. Fuzzy-logisches Schließen: Schließen, das auf Ersatzregeln (Modus Ponens) beruht.
Schaltalgebra (fuzzywertig): Für unscharfe Aussagen im Sinne der Fuzzy-Set-Theorie wird eine rechnergestützte Verarbeitung im Sinne des fuzzy-logischen Schließens elektronischer Bauelemente benötigt, die Wahrheitswerte zwischen 0 und 1 feststellen und verarbeiten können.

22.1 Unscharfe Menge

Zugehörigkeitsfunktion $\mu(x)$ in der klassischen Mengenlehre, nimmt nur die Werte 0 und 1 an:

$$\mu(x) = \begin{cases} 1 & \text{Element } x \in G \text{ (Grundmenge)} \\ 0 & \text{Element } x \notin G. \end{cases}$$

Modellierung unscharfer Mengen (Fuzzy-Sets, Fuzzy-Mengen): Auch Zugehörigkeitsgrade zwischen 0 und 1 zulässig.

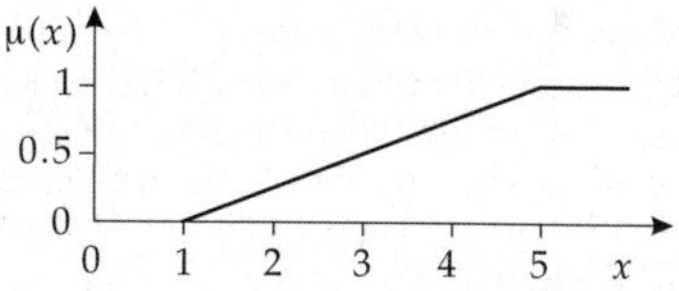

Zugehörigkeitsgrad von $x = 1,2,3,4,5$ zur **Menge** ist $\mu(x) = 0{,}0,\ 0{,}25,\ 0{,}5,\ 0{,}75,\ 1{,}0$.

- **Unscharfe Teilmenge (fuzzy subset)** A einer Menge X ist gekennzeichnet durch ihre **Zugehörigkeitsfunktion** (auch als **Mitgliedschaftsfunktion** oder **membership function** bezeichnet):

  $\mu_A\colon X \to [0,1]$,

  die jedem Element x aus X eine Zahl $\mu(x)$ im Intervall $[0,1]$ zuordnet, die den **Grad der Zugehörigkeit** von x in A repräsentiert.

X repräsentiert den Grundbereich, der geeignet zu wählen ist. Die scharfen Mengen werden als spezielle unscharfe Mengen interpretiert, bei denen nur die Werte 0 und 1 als Zugehörigkeitswerte vorkommen.
Gleichheit zweier unscharfer Mengen A und B: die Werte ihrer Zugehörigkeitsfunktion sind gleich: $A = B$, falls $\mu_A(x) = \mu_B(x)$ für alle $x \in X$.
Eine andere Beschreibungsform ist gegeben durch

$$A := \{\mu_A(x)/x | x \in X\}.$$

Singletons: Wertepaare $\mu_A(x_i)/x_i$ mit einem Ordinatenwert $\mu_A(x_i)$ und einen Abszissenwert x_i. Inhaltlich entspricht das der Darstellung $(x_i, \mu_A(x_i))$ von Punkten in $\mathbb{R}^2$.
Für diskrete und endliche Stützmengen $S_A = \{x_1, x_2, \ldots, x_n\}$ von A gilt die **Summendarstellung**:

$$A = \mu_A(x_1)/x_1 + \ldots + \mu_A(x_n)/x_n := \sum_{i=1}^{n} \mu_A(x_i)/x_i.$$

Der Zugehörigkeitsgrad $\mu_A(x)$ in einer Fuzzy-Menge A selbst darf dort auch wieder eine Fuzzy-Menge sein.
Ultrafuzzy-Sets: Fuzzy-Sets deren Zugehörigkeitsfunktion selbst wieder ein Fuzzy-Set ist.

▷ Das Pluszeichen + kennzeichnet die Vereinigungsbildung und nicht die arithmetische Summe.

Ist der Grundbereich X unendlich, wird das Summenzeichen symbolisch durch das Integralzeichen ersetzt:

$$A = \int_{x \in X} \mu_A(x)/x.$$

▷ Summenzeichen und Integralzeichen sind hier als abkürzende Symbole zu verstehen, diese Zeichen und ebenso das Divisionszeichen / werden nicht als Operationszeichen benutzt.

22.2 Fuzzy-Konzept

Fuzzy-Methodik: Problemstellungen, die sich in sprachlicher Form beschreiben lassen, können in algorithmische Berechnungsverfahren überführt werden.
Sprachelemente lassen sich in Fuzzy-Mengen durch Kennlinien bzw. Graphen darstellen (siehe Funktionsgraphen Kap. 22.3). Sprachliche Aussagen wie WENN-DANN-Regeln von Algorithmen werden dann zu Berechnungsverfahren (siehe hierzu 22.4, 22.5 und 22.6).
Fuzzy-Linguistik: **linguistische Variable und linguistischer Term**, Interpretation am Beispiel „niedrige Temperatur“: Die Temperatur wird als Kenngröße bezeichnet, sie kennzeichnet die **linguistische Variable** und repräsentiert die Grundmenge in der Fuzzy-Modellierung. Niedrig ist der umgangssprachliche (linguistische) Wert der Kenngröße und wird durch eine Fuzzy-Menge beschrieben (siehe 11.3). Fuzzy-Mengen von z. B. „niedrig“, „mittel“, „hoch“, etc. sind **linguistische Terme**, ihre Anzahl ist abhängig vom vorliegenden Problem.

▷ Unterscheide linguistische Terme auf gleichen linguistischen Variablen bzw. Kenngrößen von linguistischen Termen auf unterschiedlichen Variablen.

In 22.3 werden die Werte linguistischer Variablen durch Zugehörigkeitsfunktionen $\mu_A(x)$ modelliert. x ist die Basisvariable und steht beispielsweise für Temperatur, Druck, Volumen, Frequenz, Geschwindigkeit, Helligkeit, Alter, Abnutzungsgrad etc., aber auch für medizinische, elektrische, chemische, ökonomische etc. Variablen.

22.3 Funktionsgraphen für die Modellierung unscharfer Mengen

Zugehörigkeitsfunktionen werden durch Graphen mit Werten zwischen 0 und 1 modelliert, sie repräsentieren eine graduelle Zugehörigkeit.

Darstellungsformen:

- **Diskrete Darstellung** durch Angabe einer Anzahl diskreter Wertepaare $\mu(x_i)/x_i$ (Singletons).
- **Parametrische Darstellung** in Form analytischer Funktionen oder stückweise stetiger Funktionen.

Modellierung einer Mitgliedschaftsfunktion durch eine Dreiecksfunktion

$$\mu_A(x) = \begin{cases} 0 & \text{für } x < a_1 \\ \dfrac{x-a_1}{a_2-a_1} & \text{für } a_1 \leq x \leq a_2 \\ \dfrac{a_3-x}{a_3-a_2} & \text{für } a_2 \leq x \leq a_3 \\ 0 & \text{für } x > a_3. \end{cases}$$

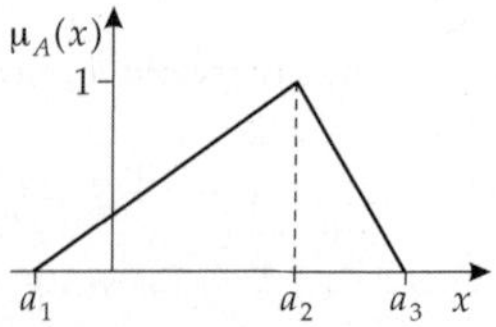

☐ Oft werden symmetrische Dreiecksfunktionen benutzt. Falls x die Temperatur repräsentiert, kann die obige asymmetrische Dreiecksfunktion interpretiert werden als „lieber eine etwas niedrigere Temperatur (bezüglich a_2) als eine zu hohe Temperatur“.

Γ-Funktion als Mitgliedschaftsfunktion

$$\mu_A(x) = \begin{cases} 0 & \text{für } x < a_1 \\ \dfrac{x-a_1}{a_2-a_1} & \text{für } a_1 \le x \le a_2 \\ 1 & \text{für } x > a_2 \end{cases}$$

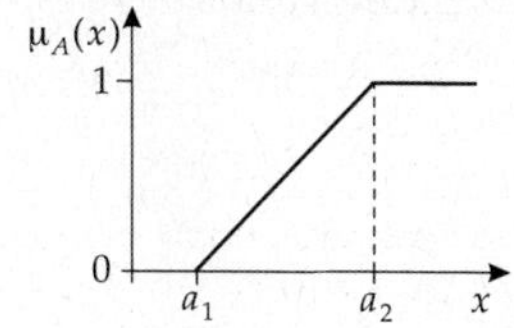

Geglättete Γ-Funktion

$$\mu_A(x) = \begin{cases} 0 & \text{für } 0 \le x \le a \\ \dfrac{k(x-a)^2}{1+k(x-a)^2} & \text{für } a \le x \le \infty,\ k > 0 \end{cases}$$

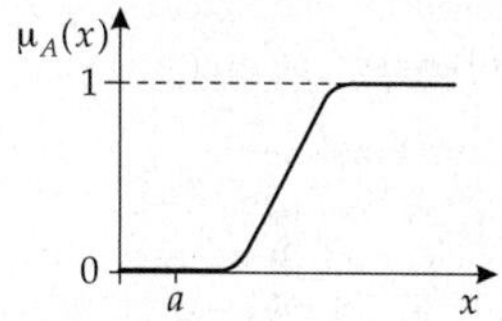

alternativ:

$$\mu_A(x) = \begin{cases} 0 & \text{für } 0 \le x \le a \\ 1 - \mathrm{e}^{-k(x-a)^2} & \text{für } a < x,\ k > 0 \end{cases}$$

Zadehs S-Funktion:

$$\mu_A(x) = \begin{cases} 0 & \text{für } x < a_1 \\ 2\left(\dfrac{x-a_1}{a_3-a_1}\right)^2 & \text{für } a_1 \le x \le a_2 \\ 1-2\left(\dfrac{x-a_3}{a_3-a_1}\right)^2 & \text{für } a_2 \le x \le a_3 \\ 1, \text{ mit } a_2 = \dfrac{a_1+a_3}{2} & \text{für } x > a_3 \end{cases}$$

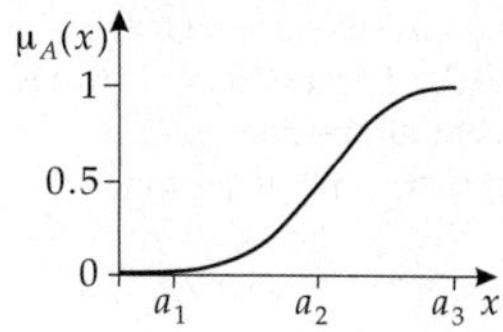

▷ Für eine geschlossene Darstellung eignet sich auch die arctan-Funktion.

L-Funktion

$$\mu_A(x) = \begin{cases} 1 & \text{für } x < a_1 \\ \dfrac{a_2-x}{a_2-a_1} & \text{für } a_1 \le x \le a_2 \\ 0 & \text{für } x > a_2 \end{cases}$$

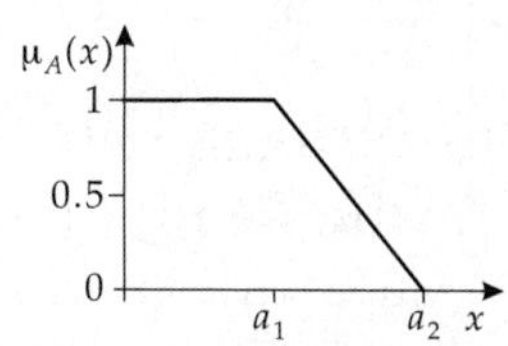

Geglättete L-Funktion

$$\mu_A(x) = \mathrm{e}^{-kx^2}, \quad k > 0$$

alternativ:

$$\mu_A(x) = \frac{1}{1+kx^2}, \quad k > 1.$$

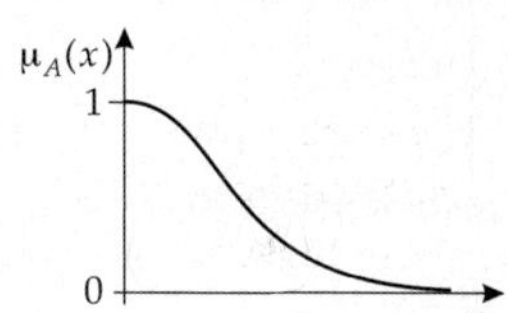

Modellierung mit einer Trapezfunktion

$$\mu_A(x) = \begin{cases} 0 & \text{für } x < a_1 \\ \dfrac{x-a_1}{a_2-a_1} & \text{für } a_1 \le x \le a_2 \\ 1 & \text{für } a_2 \le x \le a_3 \\ \dfrac{a_4-x}{a_4-a_3} & \text{für } a_3 \le x \le a_4 \\ 0 & \text{für } x > a_4 \end{cases}$$

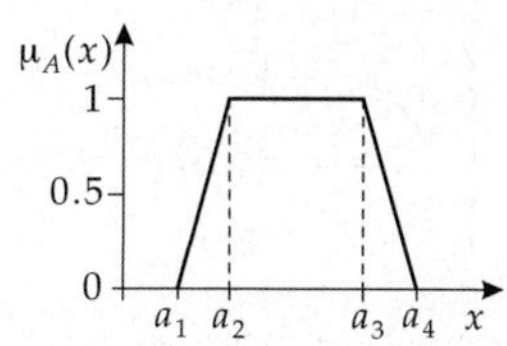

▷ Für $a_2 = a_3 = a$ und $a - a_1 = a_4 - a$ geht dieser Graph in den einer symmetrischen Dreiecksfunktion über.

Geglättete Mitgliedschaftsfunktion

$$\mu_A(x) = \mathrm{e}^{-k(x-a)^2}, \quad k > 0.$$

alternativ:

$$\mu_A(x) = \frac{1}{1+k(x-a)^2}, \quad k > 0.$$

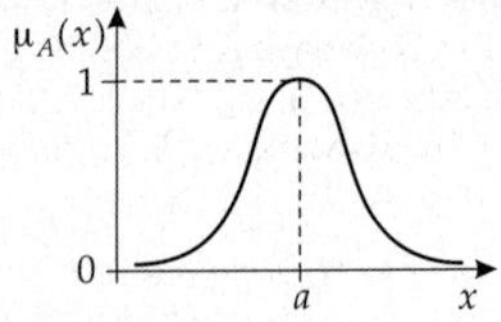

▷ Die Kosinushalbwelle bietet eine weitere Modellierungsmöglichkeit für einen Fuzzy-Set.

Funktion mit Senke

$$\mu_A(x) = \begin{cases} 1 & \text{für } -\infty \le x \le a_1 \\ \dfrac{a_2 - x}{a_2 - a_1} & \text{für } a_1 \le x \le a_2 \\ 0 & \text{für } a_2 \le x \le a_3 \\ \dfrac{x - a_3}{a_4 - a_3} & \text{für } a_3 \le x \le a_4 \\ 1 & \text{für } a_4 \le x \le \infty \end{cases}$$

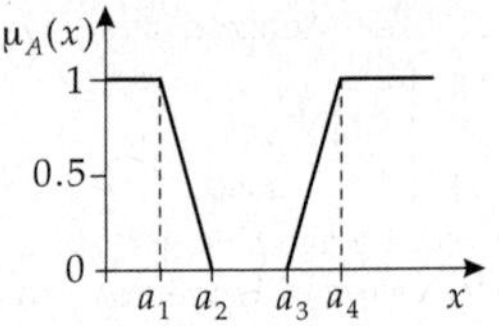

Geglättete Senkenfunktion

$$\mu_A(x) = 1 - \mathrm{e}^{-k(x-a)^2}, \quad k > 0,$$

alternativ:

$$\mu_A(x) = \frac{k(x-a)^2}{1+k(x-a)^2}, \quad k > 0.$$

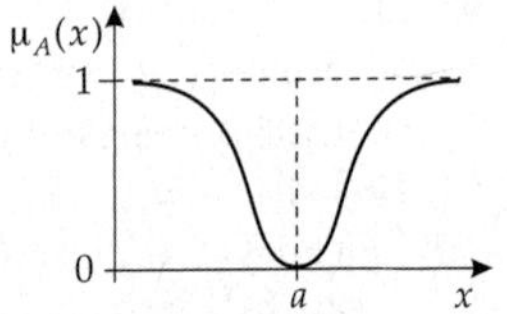

Modellierung mit einer verallgemeinerten Trapezfunktion

$$\mu_A(x) = \begin{cases} 0 & \text{für } x < a_1 \\ \dfrac{b_2(x-a_1)}{a_2-a_1} & \text{für } a_1 \le x \le a_2 \\ \dfrac{(b_3-b_2)(x-a_2)}{a_3-a_2} + b_2 & \text{für } a_2 \le x \le a_3 \\ b_3 = b_4, \text{ hier } 1 & \text{für } a_3 \le x \le a_4 \\ \dfrac{(b_4-b_5)(a_5-x)}{a_5-a_4} + b_5 & \text{für } a_4 \le x \le a_5 \\ \dfrac{b_5(a_6-x)}{a_6-a_5} & \text{für } a_5 \le x \le a_6 \\ 0 & \text{für } x > a_6 \end{cases}$$

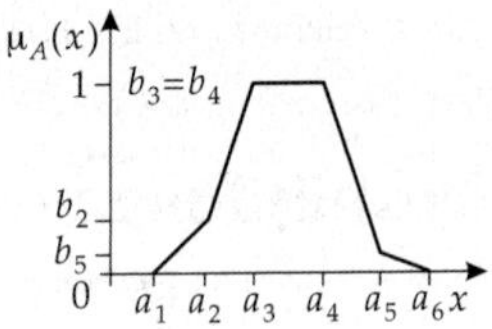

Mitgliedschaftsfunktionen $F(x)$ mit modellierbaren Flanken

$$F_1 = \mathrm{e}^{-x}, \quad F_2 = \frac{1}{1+x^2},$$

$$\mu_A(x) = \begin{cases} F_1\left(\dfrac{a_1 - x}{\alpha}\right) & \text{für } x < a_1 \\ 1 & \text{für } a_1 \le x \le a_2 \\ F_2\left(\dfrac{x - a_2}{\beta}\right) & \text{für } x > a_2 \end{cases}$$

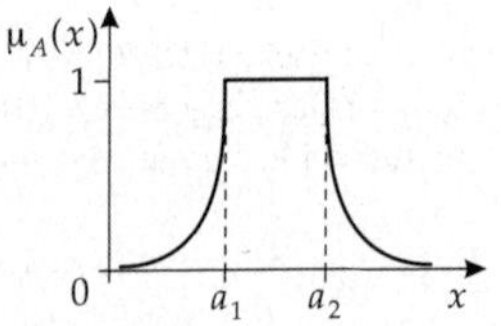

Zusammenfassung: Unscharfe und unpräzise Informationen können durch Fuzzy-Mengen beschrieben und durch Kennlinien $\mu(x)$ visualisiert werden.

Support oder **Träger** (Einflußbreite) der Fuzzy-Menge μ in A, definiert durch

$$\text{supp}(\mu) = T(\mu) := \{x | x \in A, \mu(x) > 0\}.$$

Leere Fuzzy-Menge μ in A, falls $\mu(x) = 0 \forall x \in A$.
Universelle Fuzzy-Menge μ in A, falls $\mu(x) = 1$ für alle $x \in A$.
Fuzzy-Teilmenge μ_1 von μ_2, falls $\mu_1(x) \leq \mu_2(x)$ für alle $x \in A$; Schreibweise $\mu_1 \subseteq \mu_2$.
Toleranz der Fuzzy-Menge μ in A, definiert durch

$$[a,b] = \{x | \mu(x) = 1\}.$$

Höhe $H(\mu)$ der Fuzzy-Menge μ in A, definiert durch

$$H(\mu) := \max\{\mu(x) | x \in A\}.$$

Die Fuzzy-Menge μ heißt normal, wenn $H(\mu) = 1$, sonst subnormal.
Schnitt einer Fuzzy-Menge μ in der Höhe α (α-Schnitt), gilt $\mu : A \to [0,1]$ und $\alpha \in (0,1]$, dann heißt $\mu_\alpha : A \to [0,1]$ mit

$$\mu_\alpha(x) = \begin{cases} 1 & \text{für } \mu(x) \geq \alpha \\ 0 & \text{sonst.} \end{cases}$$

Schnitt der Fuzzy-Menge μ in A.
Ähnlichkeit von Fuzzy-Mengen μ_1 und μ_2:

1. $\mu_1, \mu_2 : A \to [0,1]$ heißen fuzzy-ähnlich, falls es für jedes $\alpha \in (0,1]$ Zahlen α_i mit $\alpha < \alpha_i \leq 1$; $i = 1,2$; gibt, so daß gilt:

   $$\text{supp}(\alpha_1\mu_1)_\alpha \subseteq \text{supp}(\mu_2)_\alpha, \quad \text{supp}(\alpha_2\mu_2)_\alpha \subseteq \text{supp}(\mu_1)_\alpha.$$

2. $\mu_1, \mu_2 : A \to [0,1]$ heißen streng fuzzy-ähnlich, falls gilt:

   $$\mu_1 \approx \mu_2 \wedge 1 - \mu_1 \approx 1 - \mu_2.$$

▷ • μ_1 und μ_2 sind fuzzy-ähnlich, wenn sie dieselbe Toleranz besitzen: $\text{supp}(\mu_1)_1 = \text{supp}(\mu_2)_2$, da die Toleranz gerade gleich der Einflußbreite des α-Schnitts einer Fuzzy-Menge in der Höhe 1 ist, $\text{supp}(\mu)_1 = \{x \in A | \mu = 1\}$.
• Folge: Sind Toleranz und Einflußbreite von zwei Fuzzy-Mengen gleich, so sind sie streng fuzzy-ähnlich.

22.4 Verknüpfung unscharfer Mengen

Fuzzy-Mengen lassen sich mit Operatoren verknüpfen.

Elementare Operationen

Vereinigung $A \cup B$ (engl. union) zweier Fuzzy-Mengen A und B, definiert durch die Maximumoperation MAX(.,.) bezüglich ihrer Zugehörigkeitsfunktionen $\mu_A(x)$ und $\mu_B(x)$:

$$C := A \cup B \text{ und } \mu_C := \text{MAX}(\mu_A(x), \mu_B(x)), \quad \text{für alle} \quad x \in X,$$

hierbei ist

$$\text{MAX}(a,b) = \begin{cases} a & \text{für } a \geq b \\ b & \text{für } a < b. \end{cases}$$

Die Vereinigung als logische ODER-Verknüpfung kann in verschiedener Form dargestellt werden.
ODER-Operation zweier Zugehörigkeitsfunktionen: Operation MAX.
In dieser Darstellung definiert $\mu_C(x)$ den maximalen Wert der jeweiligen Zugehörigkeitsfunktion $\mu_A(x)$ oder $\mu_B(x)$.

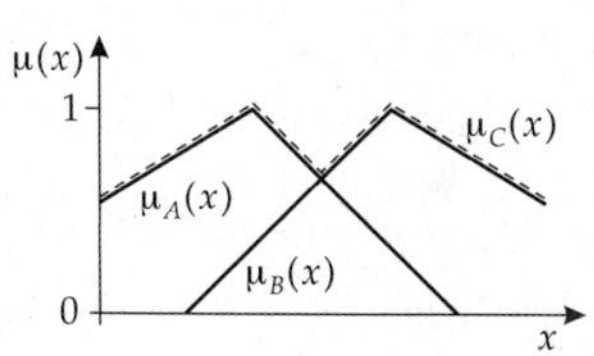

Mit Hilfe der **beschränkten, algebraischen** und **drastischen Summe** lassen sich weitere Verknüpfungen als Ergänzung zur Vereinigungsbildung definieren.

ODER-Operation zweier Zugehörigkeitsfunktionen: beschränkte Summe (**bounded sum**): $C := A \oplus B$ und $\mu_C(x) := \text{MIN}(1, \mu_A(x) + \mu_B(x))$

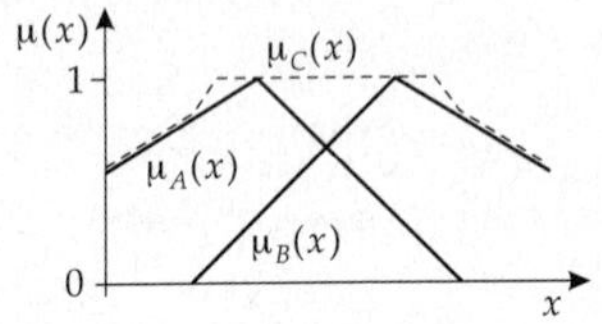

ODER-Operation zweier Zugehörigkeitsfunktionen: **algebraische Summe**, ist definiert durch:

$$C := A + B \text{ und } \mu_C(x) := \mu_A(x) + \mu_B(x) - \mu_A(x)\mu_B(x).$$

Die Zugehörigkeitsfunktion $\mu_C(x)$ beschreibt zu jedem x die algebraische Summe.

ODER-Operation zweier Zugehörigkeitsfunktionen: **drastische Summe**. Die Zugehörigkeitsfunktion der drastischen Summe ist definiert durch:

$$C := A \diamond B \text{ und } \mu_C(x) := \begin{cases} \text{MAX}(\mu_A(x), \mu_B(x)), & \text{wenn } \mu_A(x) = 0 \\ & \text{oder } \mu_B(x) = 0 \\ 1 & \text{sonst.} \end{cases}$$

Die **Schnittmenge** $A \cap B$ (engl. **intersection**) zweier Fuzzy-Mengen A und B, definiert durch die Minimumoperation MIN(.,.) bezüglich ihrer Zugehörigkeitsfunktionen $\mu_A(x)$ und $\mu_B(x)$:

$$C := A \cap B \text{ und } \mu_C(x) := \text{MIN}(\mu_A(x), \mu_B(x)), \quad \text{für alle} \quad x \in X,$$

hierbei ist

$$\text{MIN}(a, b) = \begin{cases} a & \text{für } a \leq b \\ b & \text{für } a > b. \end{cases}$$

Anders ausgedrückt:

$$A \cap B = \int_x \text{MIN}(\mu_A(x), \mu_B(x))/x.$$

Die Schnittmengenbildung entspricht der logischen UND-Verknüpfung und kann durch verschiedene Darstellungsformen interpretiert werden.

UND-Operation zweier Zugehörigkeitsfunktionen: **Operation MIN**. Die Zugehörigkeitsfunktion $\mu_C(x)$ definiert den minimalen Wert von $\mu_A(x)$ oder $\mu_B(x)$.

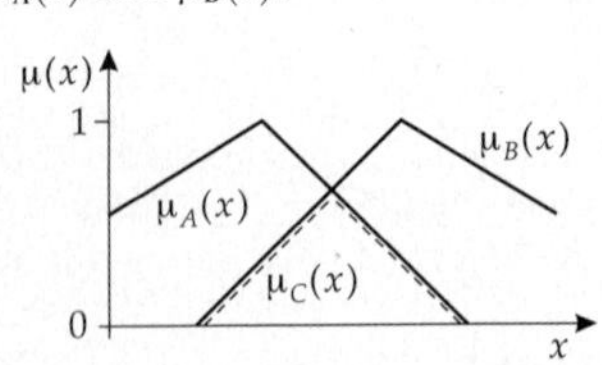

Für alle $x \in X$ existieren analog dem erweiterten Summenbegriff für die Vereinigungsbildung auch für die Durchschnittsbildung entsprechende Erweiterungen.

UND-Operation zweier Zugehörigkeitsfunktionen: **beschränktes Produkt** (**bounded product**), definiert durch:

$$C := A \cdot B \text{ und } \mu_C(x) := \text{MAX}(0, \mu_A(x) + \mu_B(x) - 1).$$

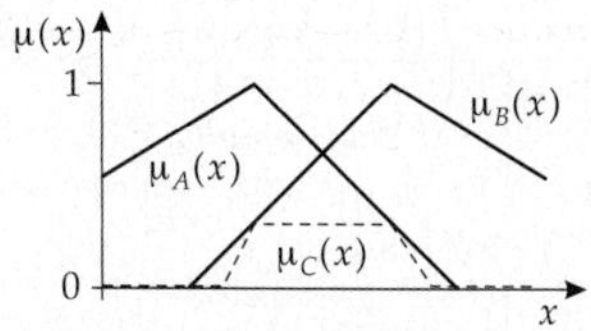

$\mu_C(x)$: Zugehörigkeitsfunktion des beschränkten Produkts

UND-Operation zweier Zugehörigkeitsfunktionen: **algebraisches Produkt**, definiert durch:

$$C := A \bullet B \text{ und } \mu_C(x) := \mu_A(x)\mu_B(x).$$

Die Zugehörigkeitsfunktion $\mu_C(x)$ repräsentiert das algebraische Produkt.

UND-Operation zweier Zugehörigkeitsfunktionen: **drastisches Produkt**,

$$C := A * B \text{ und } \mu_C(x) := \begin{cases} \text{MIN}(\mu_A(x), \mu_B(x)), & \text{wenn } \mu_A = 1 \\ & \text{oder } \mu_B = 1 \\ 1 & \text{sonst.} \end{cases}$$

Komplement A^C einer Fuzzy-Menge A, definiert durch die Negation seiner Zugehörigkeitsfunktion:

$$\mu_{A^C} = 1 - \mu_A(x) \quad \text{bzw.} \quad A^C = \int_X (1 - \mu_A(x))/x.$$

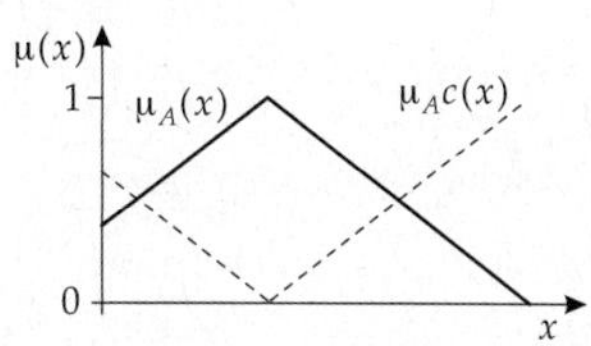

Graphische Darstellung der Negation für eine Zugehörigkeitsfunktion

Die Negation von Zugehörigkeitsfunktionen wird beschrieben durch die entsprechenden Komplemente. $\mu_{A^C}(x)$ ist das Komplement der Zugehörigkeitsfunktion $\mu_A(x)$.

Differenzbildung von Zugehörigkeitsfunktionen. Die Differenz von zwei Zugehörigkeitsfunktionen ist gegeben durch

$$\mu_C(x) = \mu_A(x) - \mu_B(x) = \text{MAX}(0, \mu_A(x) - \mu_B(x)).$$

Der Wertebereich ist definiert durch $\mu_C(x) \in [0,1]$, falls $\mu_A(x)$ und $\mu_B(x) \in [0,1]$.

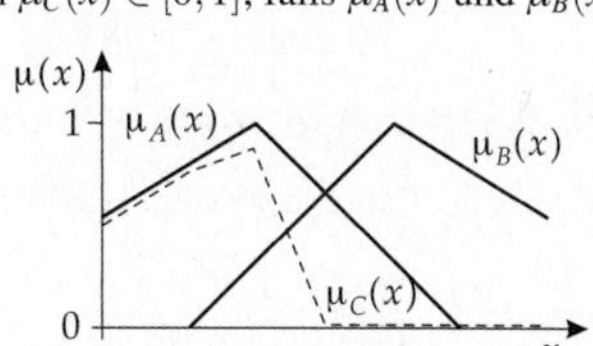

Durch Differenzbildung ergibt sich eine neue Zugehörigkeitsfunktion $\mu_C(x)$, mit Werten zwischen $[0,1]$.

Schnittbildung. Für unscharfe α-Schnitte folgt

$(A \cup B)^{>\alpha} = A^{>\alpha} \cup B^{>\alpha}$	für die Vereinigungsmenge
$(A \cap B)^{>\alpha} = A^{>\alpha} \cap B^{>\alpha}$	für die Durchschnittsbildung
$(A^C)^{>\alpha} = A^{\leq 1-\alpha} = \{x \in X \mid \mu_A(x) \leq 1 - \alpha\}$	für die Komplementbildung.

▷

Operator	Boolesche Logik	Fuzzy-Logik
AND	$C = A \wedge B$	$\mu_C = \text{MIN}(\mu_A, \mu_B)$ mit $C = A \cap B$
OR	$C = A \vee B$	$\mu_C = \text{MAX}(\mu_A, \mu_B)$ mit $C = A \cup B$
NOT	$C = \neg A$	$\mu_C^C = 1 - \mu_C, \mu_C^C$ als Komplement von μ_C
		und $\mu_A, \mu_B, \mu_C \in [0,1]$.

Rechengesetze für unscharfe Mengen

Aus vorstehenden Definitionen für die Vereinigungs-, Durchschnitts- und Komplementbildung lassen sich einfache Rechengesetze herleiten. Aus der **Vereinigungsbildung** ergibt sich für beliebige unscharfe Mengen A, B, C, etc.:

Kommutativität	$A \cup B = B \cup A$,
Assoziativität	$A \cup (B \cup C) = (A \cup B) \cup C$,
Idempotenz	$A \cup A = A$,
Monotonie	$A \subseteq B \Rightarrow A \cup C \subseteq B \cup C$,
speziell	$A \cup \emptyset = A$ und $A \cup X = X$.

Entsprechend gilt für die **Durchschnittsbildung**:

Kommutativität	$A \cap B = B \cap A$,
Assoziativität	$A \cap (B \cap C) = (A \cap B) \cap C$,
Idempotenz	$A \cap A = A$,
Monotonie	$A \subseteq B \Rightarrow A \cap C \subseteq B \cap C$,
speziell	$A \cap \emptyset = \emptyset$ und $A \cap X = A$.

Für unscharfe Mengen sind wie bei scharfen Mengen die folgenden Distributivgesetze gültig:

$$A \cup (B \cap C) = (A \cup B) \cap (A \cup C),$$
$$A \cap (B \cup C) = (A \cap B) \cup (A \cap C).$$

Rechengesetze für die **Komplementbildung**:

Idempotenz	$A = A^{CC}$,
Relation für die Inklusion	$A \subseteq B \Leftrightarrow B^C \subseteq A^C$,
Vereinigung	$(A \cap B)^C = A^C \cup B^C$,
Bildung des Durchschnitts	$(A \cup B)^C = A^C \cap B^C$.

Nicht alle Rechenregeln, die für scharfe Mengen Gültigkeit besitzen, lassen sich für unscharfe Mengen automatisch übertragen. Aufgrund der Eigenschaften unscharfer Mengen ist möglich

$$A \cup A^C \neq X \quad \text{und} \quad A \cap A^C \neq \emptyset.$$

Regeln für Familien unscharfer Mengen

Für **Familien** $(A_j | j \in J)$ unscharfer Mengen (J als Indexmenge) sei für alle $x \in X$ definiert:
Vereinigung:

$$C := \cup_{j \in J} A_j \text{ mit } \mu_C(x) := \sup_{j \in J} \mu_{A_j}(x).$$

Durchschnitt:

$$D := \cap_{j \in J} A_j \text{ mit } \mu_D(x) := \inf_{j \in J} \mu_{A_j}(x).$$

Vorstehende Formen sind unmittelbare Verallgemeinerungen der Vereinigungs- und Durchschnittsbildung.
Distributivgesetz:

$$B \cap \cup_{j \in J} A_j = \cup_{j \in J} (B \cap A_j),$$
$$B \cup \cap_{j \in J} A_j = \cap_{j \in J} (B \cup A_j).$$

Monotonie-Eigenschaften:

$\cap_{j\in J}A_j \subseteq A_k \subseteq \cup_{j\in J}A_j$ für alle $k \in J$,

$B \subseteq A_k$ für alle $k \in J \Rightarrow B \subseteq \cap_{j\in J}A_j$,

$A_j \subseteq B$ für alle $k \in J \Rightarrow \cup_{j\in J}A_j \subseteq B$.

t-Norm und t-Konorm

Neben der Minimum- und Maximum-Operation existieren weitere Operationen, die methodisch für eine Aggregation unscharfer Mengen benutzt werden können. Sie wurden als Operatoren für Durchschnitt (**Dreiecks-(t)-Normen**) und Vereinigung (**Dreiecks-(t)-Konormen**) von Fuzzy Mengen vorgeschlagen. Sie sind kategorisierbar in t-Normen (Durchschnitt) in t-Konormen (Vereinigung).

t-Norm, binäre Operation t in $[0,1]$, Abbildung t: $[0,1] \times [0,1] \to [0,1]$. Die t-Norm ist eine zweistellige Funktion t in $[0,1]$. Diese Funktion ist symmetrisch, assoziativ und monoton wachsend, sie hat 0 als Nullelement und 1 als neutrales Element. Für $x,y,z,v,w \in [0,1]$ gelten folgende Eigenschaften:

- **Kommutativität**: $t(x,y) = t(y,x)$,
- **Assoziativität**: $t(x,t(y,z)) = t(t(x,y),z)$,
- Operationen mit dem **neutralen Element** 1 und dem **Nullelement**:

  $t(x,1) = x$ und wegen Kommutativität $t(1,x) = x$,

  $t(x,0) = 0$.
- **Monotonie**: ist $x \leq v$ und $y \leq w$, dann gilt $t(x,y) \leq t(v,w)$.

Per Definition läßt sich zu einer t-Norm eine **Durchschnittsbildung** $A \cap_t B$ für unscharfe Mengen einführen:

$C := A \cap_t B$ mit $\mu_C(x) := t(\mu_A(x), \mu_B(x))$ für alle $x \in X$.

Aufgrund der Kommutativität und Assoziativität vorstehender Durchschnittsbildung $\cap_t$, folgt:

$A \cap_t B = B \cap_t A$,

$A \cap_t (B \cap_t C) = (A \cap_t B) \cap_t C$,

$A \cap_t \emptyset = \emptyset$, $A \cap_t X = A$ für $A,B,C \in F(X)$.

Vorstehende Durchschnittsbildungen werden von t-Normen erzeugt. Folglich gelten die Beziehungen:

$A \cap_t B \subseteq A$ und $A \cap_t B \subseteq B$,

sowie

$A \cap_t B \subseteq A \cap B$.

Zu jeder Durchschnittsbildung $\cap_t$ ist eine **duale Vereinigungsbildung** $\cup_t$ definierbar:

$A \cup_t B := (A^C \cap_t B^C)^C$.

Unmittelbar folgen hieraus die **de Morganschen Gesetze** bezüglich jeder t-Norm für A und B:

$(A \cap_t B)^C = A^C \cup_t B^C$, $(A \cup_t B)^C = A^C \cap_t B^C$.

Die andere Klasse allgemeiner Operatoren heißen t-Konormen, sie werden auch als s-Normen bezeichnet. Die Anwendungen dieser Klasse liegen bei der Vereinigungsbildung unscharfer Mengen. Der Maximum-Operator ist ein Vertreter aus der Klasse der t-Konormen.

t-Konorm, (oder **s-Norm**), eine Abbildung s: $[0,1] \times [0,1] \to [0,1]$.

Eigenschaften der t-Konorm:

- **Kommutativität**: $s(x,y) = s(y,x)$,
- **Assoziativität**: $s(x,s(y,z)) = s(s(x,y),z)$,
- spezielle Operationen für das **Nullelement** 0 und das **neutrale Element** 1:

  $s(x,0) = s(0,x) = x$, $s(x,1) = 1$.
- **Monotonie**: ist $x \leq v$ und $y \leq w$, dann gilt: $s(x,y) \leq s(v,w)$.

Es läßt sich aus der **Vereinigungsbildung** $A\cup_t B$ definieren:

$$C:=A\cap_t B \quad \text{mit} \quad \mu_C(x)=s_t(\mu_A(x),\mu_B(x)).$$

Es gilt ferner für jede der Vereinigungsbildungen $\cap_t$ zwischen den unscharfen Mengen

$$A\cup_t B=B\cup_t A,$$

$$A\cup_t (B\cup_t C)=(A\cup_t B)\cup_t C,$$

$$A\cup_t \emptyset=A, \quad A\cup_t X=X.$$

Jeder t-Norm t ist eindeutig eine t-Konorm s zugeordnet und umgekehrt, d. h., zwischen der t-Norm und der t-Konorm gibt es einen funktionellen Zusammenhang

$$s_t(x,y)=1-t(1-x,1-y), \quad t_s(x,y)=1-s(1-x,1-y).$$

Nichtparametrisierte Operatoren: t-Normen und s-Normen (t-Konormen)

Durchschnitt t_{d} und Vereinigung s_{v}:

$$t_{\mathrm{d}}(x,y)=\min\{x,y\}, \quad s_{\mathrm{v}}(x,y)=\max\{x,y\}.$$

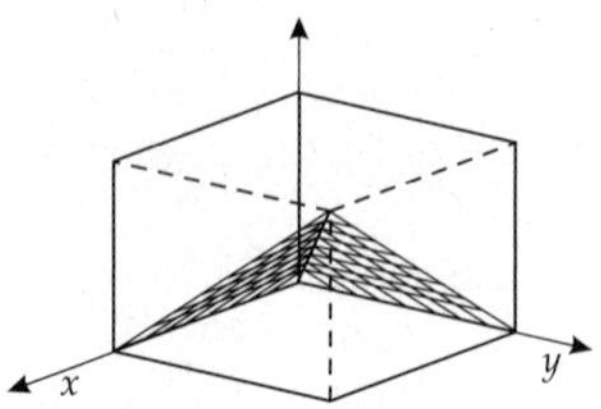

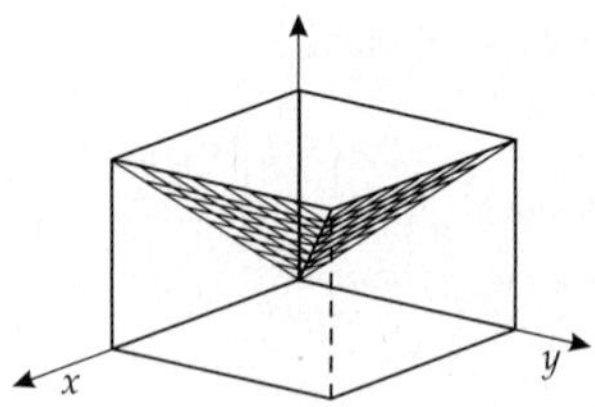

Hamacher-Produkt t_{h} und **Hamacher-Summe** s_{h}:

$$t_{\mathrm{h}}(x,y)=\frac{xy}{x+y-xy}, \quad s_{\mathrm{h}}(x,y)=\frac{x+y-2xy}{1-xy}.$$

Algebraisches Produkt t_{a} und **algebraische Summe** s_{a}:

$$t_{\mathrm{a}}(x,y)=xy, \quad s_{\mathrm{a}}(x,y)=x+y-xy.$$

Einstein-Produkt t_{e} und **Einstein-Summe** s_{e}:

$$t_{\mathrm{e}}(x,y)=\frac{xy}{1+(1-x)(1-y)}, \quad s_{\mathrm{e}}(x,y)=\frac{x+y}{1+xy}.$$

Beschränktes Produkt t_{b} und **beschränkte Summe** s_{b}:

$$t_{\mathrm{b}}(x,y)=\max\{0,x+y-1\}, \quad s_{\mathrm{b}}(x,y)=\min\{1,x+y\}.$$

Drastisches Produkt t_{dp} und **drastische Summe** s_{ds}:

$$t_{\mathrm{dp}}(x,y)=\begin{cases}\min\{x,y\} & \text{für } x=1 \text{ oder } y=1\\ 0 & \text{für } x,y<1,\end{cases}$$

$$s_{\mathrm{ds}}(x,y)=\begin{cases}\max\{x,y\} & \text{für } x=0 \text{ oder } y=0\\ 1 & \text{für } x,y>0.\end{cases}$$

Ordnungsrelation für die aufgelisteten t- und s-Normen bezüglich ihrer Rückgabewerte:

$$t_{\mathrm{dp}}\le t_{\mathrm{b}}\le t_{\mathrm{e}}\le t_{\mathrm{a}}\le t_{\mathrm{h}}\le t_{\mathrm{d}}\le s_{\mathrm{v}}\le s_{\mathrm{h}}\le s_{\mathrm{a}}\le s_{\mathrm{e}}\le s_{\mathrm{b}}\le s_{\mathrm{ds}}.$$

Parametrisierte t- und s-Normen

Yager ($p > 0$):

$$t_{\mathrm{ya}}(x,y) = 1 - \min(1, ((1-x)^p + (1-y)^p)^{\frac{1}{p}}),$$

$$s_{\mathrm{ya}}(x,y) = \min(1, (x^p + y^p)^{\frac{1}{p}}), \quad p \in \mathbb{R}^2.$$

Schweizer(1) ($p > 0$):

$$t_{\mathrm{s1}}(x,y) = (\max(0, x^p + y^p - 1))^{\frac{1}{p}},$$

$$s_{\mathrm{s1}}(x,y) = 1 - \max(0, ((1-x)^p + (1-y)^p - 1)^{\frac{1}{p}}).$$

Schweizer(2) ($p > 0$):

$$t_{\mathrm{s2}}(x,y) = (\frac{1}{x^p} + \frac{1}{y^p} - 1)^{-\frac{1}{p}},$$

$$s_{\mathrm{s2}}(x,y) = 1 - (\frac{1}{(1-x)^p} + \frac{1}{(1-y)^p} - 1)^{-\frac{1}{p}}.$$

Schweizer(3) ($p > 0$):

$$t_{\mathrm{s3}}(x,y) = 1 - ((1-x)^p + (1-y)^p - (1-x)^p(1-y)^p)^{\frac{1}{p}},$$

$$s_{\mathrm{s3}}(x,y) = (x^p + y^p - x^p y^p)^{\frac{1}{p}}.$$

Hamacher ($p \geq 0$):

$$t_{\mathrm{h}}(x,y) = \frac{xy}{p + (1-p)(x+y-xy)},$$

$$s_{\mathrm{h}}(x,y) = \frac{x+y-xy-xy(1-p)}{1-xy(1-p)}.$$

Frank ($p > 0, p \neq 1$):

$$t_{\mathrm{f}}(x,y) = \log_p \left[1 + \frac{(p^x-1)(p^y-1)}{p-1}\right],$$

$$s_{\mathrm{f}}(x,y) = \log_p \left[1 + \frac{(p^{1-x}-1)(p^{1-y}-1)}{p-1}\right].$$

Dombi ($p > 0$):

$$t_{\mathrm{do}}(x,y) = \frac{1}{1 + \left[\left(\frac{1-x}{p}\right)^p + \left(\frac{1-y}{y}\right)^p\right]^{\frac{1}{p}}},$$

$$s_{\mathrm{do}}(x,y) = 1 - \frac{1}{1 + \left[\left(\frac{x}{1-x}\right)^p + \left(\frac{y}{1-y}\right)^p\right]^{\frac{1}{p}}}.$$

Weber ($p \geq -1$):

$$t_{\mathrm{w}}(x,y) = \max(0, (1+p)(x+y-1) - pxy),$$

$$s_{\mathrm{w}}(x,y) = \min(1, x+y+pxy).$$

Dubois ($0 \leq p \leq 1$):

$$t_{\mathrm{du}}(x,y) = \frac{xy}{\max(xy, p)},$$

$$s_{\mathrm{du}}(x,y) = 1 - \frac{(1-x)(1-y)}{\max((1-x),(1-y),p)}.$$

Kompensatorische Operatoren

Die Anforderung einiger Probleme sind durch UND- oder ODER-Verknüpfungen nicht zufriedenstellend erfüllt, da sie zwischen einem reinen UND und einem reinen ODER liegen.

Kompensatorische Operatoren:
Lambda-Operator

$$\mu_{A\lambda B}(x) = \lambda\,[\mu_a(x)\mu_B(x)] + (1-\lambda\,)[\mu_A(x) + \mu_B(x) - \mu_A(x)\mu_B(x)],$$

mit $\lambda \in [0,1]$. Der Wert von λ bestimmt, wo der Operator zwischen reinem UND und reinem ODER liegt.
Fall $\lambda = 0$: Es ergibt sich der ODER-Operator

$$\mu_{A\lambda B}(x)|_{\lambda=0} = \mu_A(x) + \mu_B(x) - \mu_A(x)\mu_B(x).$$

Fall $\lambda = 1$: reiner UND-Operator

$$\mu_{A\lambda B}|_{\lambda=1} = \mu_A(x)\mu_B(x).$$

Gamma-Operator

$$\mu_{A\gamma B}(x) = [\mu_A(x)\mu_B(x)]^{1-\gamma}[1-(1-\mu_A(x))(1-\mu_B(x))]^{\gamma}, \quad \gamma \in [0,1].$$

Fall $\gamma = 1$: reiner ODER-Operator

$$\begin{aligned}\mu_{A\gamma B}(x)|_{\gamma=1} &= 1-(1-\mu_A(x))(1-\mu_B(x))\\ &= \mu_A(x) + \mu_B(x) - \mu_A(x)\mu_B(x).\end{aligned}$$

Fall $\gamma = 0$: reiner UND-Operator

$$\mu_{A\gamma B}(x)|_{\gamma=0} = \mu_A(x)\mu_B(x).$$

Anwendung des Gamma-Operators auf beliebig viele unscharfe Mengen

$$\mu\,(x) = \left[\prod_{i=1}^{n}\mu_i(x)\right]^{1-\gamma} \times \left[1-\prod_{i=1}^{n}(1-\mu_i(x))\right]^{\gamma}$$

und mit Wichtung δ_i versehen

$$\mu\,(x) = \left[\prod_{i=1}^{n}\mu_i(x)^{\delta_i}\right]^{1-\gamma} \times \left[1-\prod_{i=1}^{n}(1-\mu_i(x))^{\delta_i}\right]^{\gamma}, \qquad x \in G, \quad \sum_{i=1}^{n}\delta_i = 1, \quad \gamma \in [0,1].$$

22.5 Fuzzy-Relationen

Kartesisches Produkt: Seien X und Y Fuzzy-Grundmengen, so ist das kartesische Produkt $X \times Y$ im Grundbereich G eine Fuzzy-Menge:

$$G = X \times Y = \{(x,y)|x \in X \wedge y \in Y\}.$$

Fuzzy-Relation: Eine unscharfe Relation R in G ist eine unscharfe Teilmenge R: $R \in F(G)$.
R läßt sich beschreiben durch eine Zugehörigkeitsfunktion $\mu_R(x,y)$, die jedem Element $(x,y) \in G$ den Zugehörigkeitsgrad μ aus $[0,1]$ zuordnet.

▷ Eine **Kreuzproduktmenge** aus n Grundmengen heißt n-stellige Fuzzy-Relation.

Folge: Die bisher betrachteten Fuzzy-Mengen waren einstellige Fuzzy-Relationen, d. h. Kennlinien über einer Grundmenge. Eine zweistellige Fuzzy-Relation kann als Fläche über G interpretiert werden.
Diskrete endliche Grundmengen: Darstellung der zweistelligen Fuzzy-Relation als **Fuzzy-Relationsmatrix**.

□ Farbe-Reifegrad-Relation: Modellierung des bekannten Zusammenhangs in Form einer Relationsmatrix zwischen Farbe x und Reifegrad y einer Frucht mit den möglichen Farben $X = \{$grün, gelb, rot$\}$ und Reifegrade $Y = \{$unreif, halbreif, reif$\}$. Als binäre Relationsmatrix mit Elementen aus $\{0,1\}$:

R:	unreif	halbreif	reif
grün	1	0	0
gelb	0	1	0
rot	0	0	1

also

$$R = \begin{pmatrix} 1 & 0 & 0 \\ 0 & 1 & 0 \\ 0 & 0 & 1 \end{pmatrix}.$$

Interpretation:
WENN eine Frucht grün ist, DANN ist sie unreif.
WENN eine Frucht gelb ist, DANN ist sie halbreif.
WENN eine Frucht rot ist, DANN ist sie reif.

Als Fuzzy-Relationsmatrix mit $\mu_R \in [0,1]$:
μ_R(grün, unreif) $= 1.0$; μ_R(grün, halbreif) $= 0.5$; μ_R(grün, reif) $= 0.0$;
μ_R(gelb, unreif) $= 0.25$; μ_R(gelb, halbreif) $= 1.0$; μ_R(gelb, unreif) $= 0.25$;
μ_R(rot, unreif) $= 0.0$; μ_R(rot, halbreif) $= 0.5$; μ_R(rot, reif) $= 1.0$

$$R = \begin{pmatrix} 1 & 0.5 & 0 \\ 0.25 & 1 & 0.25 \\ 0 & 0.5 & 1 \end{pmatrix}.$$

▷ Rechenregel für die Verknüpfung von Fuzzy-Mengen, z. B. μ_1 und μ_2 auf unterschiedlichen Grundmengen mit der UND-Verknüpfung, d. h. dem MIN-Operator:

$$\mu_R(x,y) = \mathrm{MIN}(\mu_1(x), \mu_2(y)) \text{ oder } (\mu_1 \times \mu_2)(x,y) = \mathrm{MIN}(\mu_1(x), \mu_2(x)).$$

Interpretation: Das Ergebnis der Verknüpfung ist eine Fuzzy-Relation R auf der Kreuzproduktmenge G mit $(x,y) \in G$.

Kreuzprodukt oder **kartesisches Produkt** der Fuzzy-Mengen. Sind X und Y diskrete Mengen und somit $\mu_1(x), \mu_2(y)$ als Vektoren darstellbar, so gilt

$$\mu_1 \times \mu_2 = \mu_1^{\mathrm{T}} \circ \mu_2, \quad \mu_{R^{-1}}(x,y) := \mu_R(x,y) \quad \text{für alle} \quad (x,y) \in G.$$

▷ Verknüpfungsoperator $\circ$ steht nicht für das übliche Matrizenprodukt, die Produktbildung wird durch die MIN-Operation und die Addition durch den MAX-Operator ersetzt.

Interpretation: Der Grad des Zutreffens einer inversen Relation R^{-1} auf die Objekte (x,y) ist also stets gleich dem Grad des Zutreffens von R auf die Objekte (y,x).

Rechenregel für die Verknüpfung von Fuzzy-Relationen auf derselben Produktmenge:
Gegeben seien zweistellige Fuzzy-Relationen $R_1, R_2\colon\ X \times Y \to [0,1]$ und $(x,y) \in G$:
Regel für **UND-Verknüpfung** über den **MIN-Operator**:

$$\mu_{R_1} \cap R_2(x,y) = \mathrm{MIN}(\mu_{R_1}(x,y), \mu_{R_2}(x,y)).$$

Regel für **ODER-Verknüpfung** über den **MAX-Operator**:

$$\mu_{R_1} \cup R_2(x,y) = \mathrm{MAX}(\mu_{R_1}(x,y), \mu_{R_2}(x,y)).$$

Verkettung oder **Relationsprodukt** $R \circ S$: Es seien $R \in F(X \times Y)$ und $S \in F(X \times Z)$, aber auch speziell $R, S \in F(G)$ mit $G \subseteq X \times Y$, dann versteht man unter der Verkettung oder dem Fuzzy-Relationsprodukt $R \circ S$:

$$\mu_{R \circ S}(x,y) := \mathrm{SUP}_{y \in Y}\{\mathrm{MIN}(\mu_R(x,y), \mu_S(y,z))\} \quad \text{für alle} \quad (x,z) \in X \times Z.$$

● SUP steht für Supremum, oft wird dafür MAX gesetzt. Interpretation: Sei R eine Relation von X nach Y und S eine Relation von Y nach Z. Folge: Die Komposition $R \circ S$ aus R und S ist definiert als ein MAX-MIN-Produkt.

▷ 1. Vorstehendes Fuzzy-Kompositionsprodukt wird als **MAX-MIN-Komposition** bezeichnet.
2. **MAX-PROD-Komposition**, hierbei wird die Produktbildung wie bei der bekannten Matrixmultiplikation vorgenommen.
3. **MAX-Average-Komposition**, Multiplikation wird durch Mittelwertbildung ersetzt.

Rechenregeln für die Verkettung von unscharfen Relationen R, S, T: Es gilt:
Assoziativgesetz:

$(R \circ S) \circ T = R \circ (S \circ T)$.

Distributivgesetz für die Vereinigungsbildung:

$R \circ (S \cup T) = (R \circ S) \cup (R \circ T)$.

Distributivgesetz (abgeschwächt) für die Durchschnittsbildung:

$R \circ (S \cap T) \subseteq (R \circ S) \cap (R \circ T)$.

Inversenbildung:

$(R \circ S)^{-1} = S^{-1} \circ R^{-1}$.

Komplement und Inversenbildung:

$(R^{-1})^{-1} = R$ und $(R^C)^{-1} = (R^{-1})^C$.

☐ Es seien $X = \{\text{Tom, Harry}\}$ und $Y = \{\text{John, Jim}\}$ gegeben. Eine Fuzzy Relation „Ähnlichkeit" zwischen Mitgliedern von X und Y könnte folgendermaßen aussehen:
Ähnlichkeit = 0.8/(Tom, John) +0.6/(Tom, Jim) +0.2/(Harry, John) +0.9/(Harry, Jim).

Geschrieben als Relationsmatrix:

	John	Jim
Tom	0.8	0.6
Harry	0.2	0.9

Es sei $Z = \{\text{Arthur, Georg}\}$ und die Ähnlichkeits-Relationsmatrix μ_S zwischen Y und Z sei gegeben zu:

	Arthur	Georg
John	0.5	0.9
Jim	0.4	1.0

Die Relationsmatrix zwischen X und Z ergibt sich dann aus dem MAX-MIN-Produkt komponentenweise gemäß Definition:

Matrixelement $(1,1)$: SUP[MIN(0.8,0.5), MIN(0.6,0.4)] = SUP[0.5,0.4] = 0.5,
Matrixelement $(1,2)$: SUP[MIN(0.8,0.9), MIN(0.6,1.0)] = SUP[0.8,0.6] = 0.8,
Matrixelement $(2,1)$: SUP[MIN(0.2,0.5), MIN(0.9,0.4)] = SUP[0.2,0.4] = 0.4,
Matrixelement $(2,2)$: SUP[MIN(0.2,0.9), MIN(0.9,1.0)] = SUP[0.2,0.9] = 0.9.

Interpretation: Die Matrix $R \circ S$ gibt die Zugehörigkeitswerte zwischen den einzelnen Personen an.

Schlußfolgerungsketten: WENN-DANN-Regeln in Form von Relationsmatrizen lassen sich durch die Komposition zu Schlußfolgerungsketten verbinden.

▷ Die bekannte Matrizenmultiplikation ist zu ersetzen durch: Produktbildung → MIN-Operator und die Addition → MAX-Operator.

▷ Fuzzy-logisches Schließen mit WENN-DANN-Regel über die Komposition $\mu_2 = \mu_1 \circ R$, die Fuzzy-Menge μ_2 repräsentiert die gesuchte Schlußfolgerung. Als Formel

$\mu_2(y) = \text{MAX}(\text{MIN}(\mu_1(x), \mu_R(x,y)))$

mit $y \in Y, \mu_1 : X \to [0,1], \mu_2 : Y \to [0,1]$ und $R : G \to [0,1]$.

22.6 Fuzzy-Inferenz

Anwendung der Fuzzy-Relationen zur Modellierung der Fuzzy-Inferenz, d. h. des fuzzy-logischen Schließens auf unscharfen Informationen.

Fuzzy-Inferenz, besteht aus einer oder mehreren Regeln, genannt **Implikationen**, einem **Faktum** und einem **Schluß**.

▷ Unscharfes Schließen (approximate reasoning), üblicherweise nicht mit der klassischen Logik beschreibbar.

Fuzzy-Implikation, besteht aus einer WENN-DANN-Regel.

1. WENN-Teil der Regel als Prämisse bezeichnet ist die Bedingung.
2. DANN-Teil zur Regel ist die Schlußfolgerung, auch als Konklusion bezeichnet.
3. $\mu_2(y) = \mathrm{MAX}_{x \in X}(\mathrm{MIN}(\mu_1(x), \mu_R(x,y)))$
   und $\mu_2 = \mu_1 \circ R$. Interpretation: μ_1 ist das Fuzzy-Inferenzbild von μ_2 bezüglich der Fuzzy-Relation R.

▷ Fuzzy-Relationen eignen sich zur Modellierung unscharfer Implikationen, d. h. von WENN-DANN-Regeln.

Fuzzy-Inferenz, regelbasiertes Schließen mit unscharfen Aussagen; prinzipiell ergibt sich damit eine „Berechnungsvorschrift" für WENN-DANN-Regeln bzw. Gruppen von Regeln.

Allgemeines Fuzzy-Inferenz-Schema:
Für die Regel mit mehreren Bedingungen
WENN A_1 **UND** A_2 **UND** A_3 ... **UND** A_n **DANN** B,
wobei $A_i : \mu_i : X_i \rightarrow [0,1]$, $i = 1,\ldots,n$, und der Zugehörigkeitsfunktion der Konklusion $B : \mu : Y \rightarrow [0,1]$ mit $R\colon\ X_1 \times X_2 \times \ldots \times X_n \times Y \rightarrow [0,1]$, gilt für das aktuelle Ereignis $(x'_1, x'_2, \ldots, x'_n)$ mit scharfen Werten $x'_1, x'_2, \ldots, x'_n$ der Kenngrößen X_i, $i = 1,\ldots,n$ und $y \in Y$:

$$\mu_{B'} = \mu_R(x'_1, x'_2, \ldots, x'_n, y) = \mathrm{MIN}(\mu_1(x'_1), \ldots, \mu_n(x'_n), \mu_B(y)).$$

☐ **Bildung einer Fuzzy-Relation**

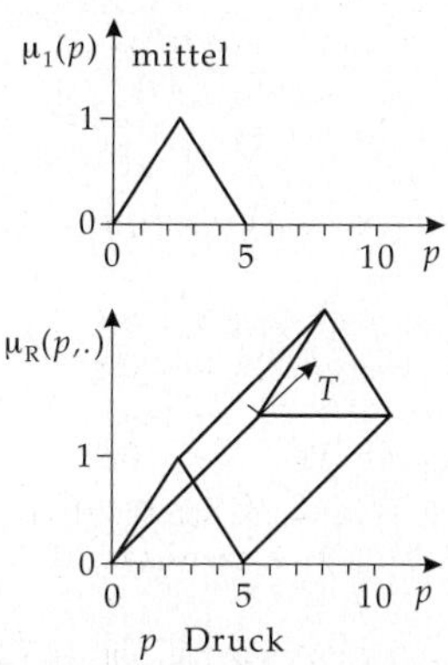

Zylindrische Erweiterung *der Fuzzy-Menge mittlerer Druck:* $\tilde{\mu}_1(p,T) = \mu_1(p)$ *für alle* $T \in X_1$ *und* $\mu_1\colon X_1 \rightarrow [0,1]$

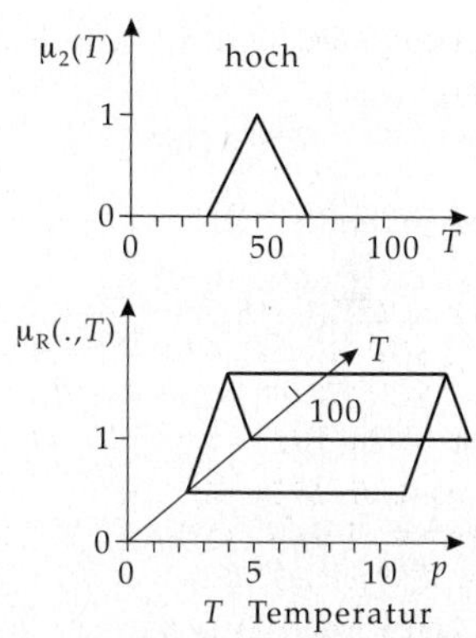

Zylindrische Erweiterung *der Fuzzy-Menge hohe Temperatur:* $\tilde{\mu}_2(p,T) = \mu_2(T)$ *für alle* $p \in X_2$ *und* $\mu_2 : X_2 \rightarrow [0,1]$; $\tilde{\mu}_1, \tilde{\mu}_2\colon G \rightarrow [0,1]$

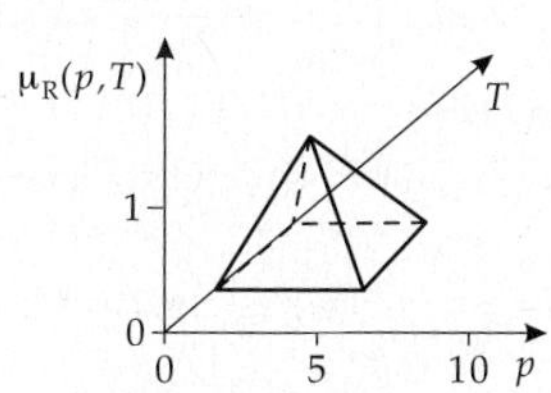

Fuzzy-Relation mittlerer Druck **UND** *hohe Temperatur wurden mit dem* **MIN-Operator** *verknüpft:*
$\mu_R(p,T) = \mathrm{MIN}(\mu_1(p), \mu_2(T))$

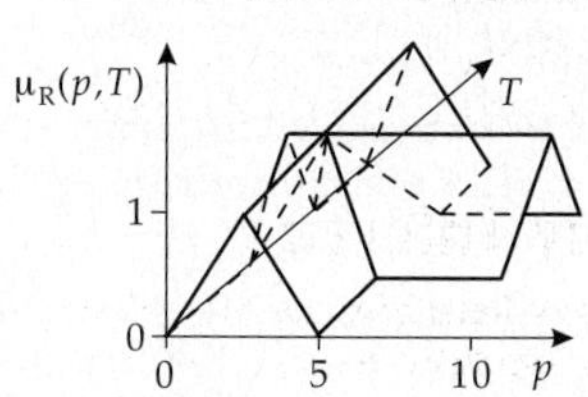

Fuzzy-Relation mittlerer Druck **ODER** *hohe Temperatur wurden mit dem* **MAX-Operator** *verknüpft:*
$\mu_R(p,T) = \mathrm{MAX}(\mu_1(p), \mu_2(T))$

22.7 Defuzzifizierungsmethoden

Maximum-Kriterium-Methode:
Aus dem Bereich, innerhalb dessen die Fuzzy-Menge $\mu_{x_1,\dots,x_n}^{\text{Output}}$ maximalen Zugehörigkeitsgrad besitzt, wird ein beliebiger Wert $\eta \in Y$ ausgewählt.

Mean-of-Maximum-Methode (MOM):
Als Stellwert wird der Mittelwert über die maximalen Zugehörigkeitswerte genommen. D. h., die Menge Y ist ein Intervall, sie sei nicht leer und charakterisiert durch:

$$\mathrm{SUP}(\mu_{x_1,\dots,x_n}^{\text{Output}}) := \{y \in Y | \mu_{x_1,\dots,x_n}(y) \geq \mu_{x_1,\dots,x_n}(y^*) \forall y^* \in Y\}.$$

Folge:

$$\eta_{\text{MOM}} = \frac{1}{\displaystyle\int_{y \in \mathrm{SUP}(\mu_{x_1,\dots,x_n}^{\text{Output}})} \mathrm{d}y} \times \int_{y \in \mathrm{SUP}(\mu_{x_1,\dots,x_n}^{\text{Output}})} y\,\mathrm{d}y.$$

Center of Gravity (COG):
COG ist als **Schwerpunktsmethode** bekannt, es wird der Flächenschwerpunkt mit gedachter homogener Dichtebelegung vom Werte Eins berechnet:

$$\eta_{\text{COG}} = \frac{1}{\displaystyle\int_{y_{\text{inf}}}^{y_{\text{sup}}} \mu(y)\,\mathrm{d}y} \times \int_{y_{\text{inf}}}^{y_{\text{sup}}} \mu(y) y\,\mathrm{d}y.$$

Center of Area (COA):
Die Position einer Achse parallel zur Ordinate wird berechnet, so daß die linke und die rechte Seite der Fläche unter der Zugehörigkeitsfunktion gleich wird:

$$\int_{y_{\text{inf}}}^{\eta} \mu(y)\,\mathrm{d}y = \int_{\eta}^{y_{\text{sup}}} \mu(y)\,\mathrm{d}y.$$

Basic Defuzzification Distribution (BADD):
Es handelt sich um eine parametrische Methode, mit $\gamma \in \mathbb{R}$ als Parameter:

$$\eta_{\text{BADD}} = \frac{1}{\displaystyle\int_{y_{\text{inf}}}^{y_{\text{sup}}} \mu(y)^{\gamma}\,\mathrm{d}y} \times \int_{y_{\text{inf}}}^{y_{\text{sup}}} \mu(y)^{\gamma} y\,\mathrm{d}y.$$

Ferner gilt: $\eta_{\text{COG}} = \eta_{\text{BADD}},\ \gamma = 1,\ \eta_{\text{MOM}} = \eta_{\text{BADD}},\ \gamma \to 0$.

Extended Center of Area (XCOA):

$$\int_{y_{\text{inf}}}^{\eta_{\text{XCOA}}} \mu(y)^{\gamma}\,\mathrm{d}y = \int_{\eta_{\text{XCOA}}}^{y_{\text{sup}}} \mu(y)^{\gamma}\,\mathrm{d}y.$$

Center of Largest Area (CLA):
Es wird die signifikante Teilmenge aus der Gesamtmenge ausgewählt, die dann mit bekannten Methoden, wie z. B. der Schwerpunktsmethode (COG) oder der Bestimmung des Flächenzentrums (COA) ausgewertet wird.

Customizable Basic Defuzzification Distribution (CBADD):
Wird der Exponent γ bei der parametrischen Defuzzifizierungsmethode als eine Funktion von y angesehen, so folgt unmittelbar

$$\eta_{\text{CBADD}} = \frac{\displaystyle\int_{y_{\text{inf}}}^{y_{\text{sup}}} \mu(y)^{\gamma(y)} y\,\mathrm{d}y}{\displaystyle\int_{y_{\text{inf}}}^{y_{\text{sup}}} \mu(y)^{\gamma(y)}\,\mathrm{d}y}.$$

CBADD-Methode ist eine Verallgemeinerung der BADD-Methode, sie ist von Interesse, wenn $\mu(y)$ selbst besonders gewichtet werden soll.

Modified Semi Linear Defuzzification (MSLIDE):
MSLIDE ist eine parametrische Defuzzifikationsmethode proportional zu η_{COG} und η_{MOM} als Spezialfälle:

$$\eta_{\text{MLSLIDE}} := (1-\beta)\eta_{\text{COG}} + \beta\,\eta_{\text{MOM}}, \quad 0 \le \beta \le 1.$$

Weitere Methoden sind: Clustering Methods, Knowledge Based Methods, Decision under Fuzzy Constraints.

22.8 Beispiel: inverses Pendel

Methodik einer Fuzzy-Regelung am Beispiel eines aufrechtstehenden Pendels. Grundstruktur eines Fuzzy-Controllers:

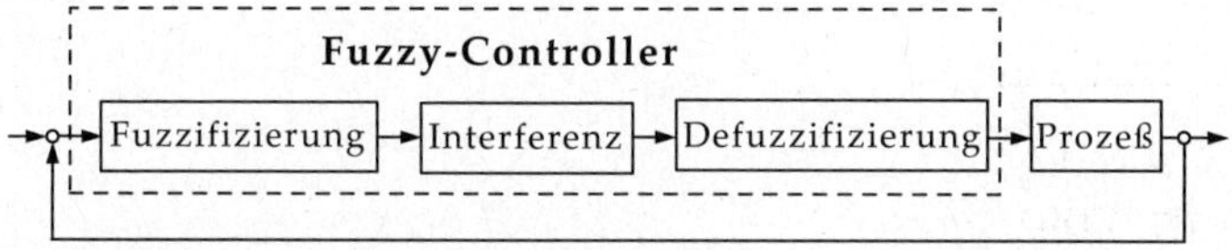

Fuzzy-Regelung eines aufrechtstehenden Pendels (**Mamdani-Regelungskonzept**). Es wird das Modell eines menschlichen „Kontrollexperten" (kognitive Aufgabe) zugrunde gelegt. Dabei formuliert der Experte sein Wissen in Form von linguistischen Regeln.
⇒ Expertenbefragung ist notwendig,
⇒ Beobachtung des Expertenverhaltens.

Linguistische Regeln bestehen im allgemeinen aus einer
– Prämisse (Spezifikation der Werte für die Meßgrößen),
– Konklusion (die einen geeigneten Stellwert angibt).

Folge: Für jede der Wertemengen $X_1, X_2, \ldots, X_n$ (für die Meßgrößen) und Y (für die Stellgröße) sind geeignete linguistische Terme wie etwa Null, positiv klein etc. festzulegen. Dabei kann etwa Null, bezogen auf die Meßgröße ζ_1, durchaus etwas anderes bedeuten als für die Meßgröße ζ_2.

Für die Menge X_1 könnten wir die drei linguistischen Terme negativ, etwa Null und positiv verwenden. Für die mathematische Modellierung muß dann jedem dieser drei linguistischen Terme eine Fuzzy-Menge zugeordnet werden (siehe unten).

grobe Partitionierung:

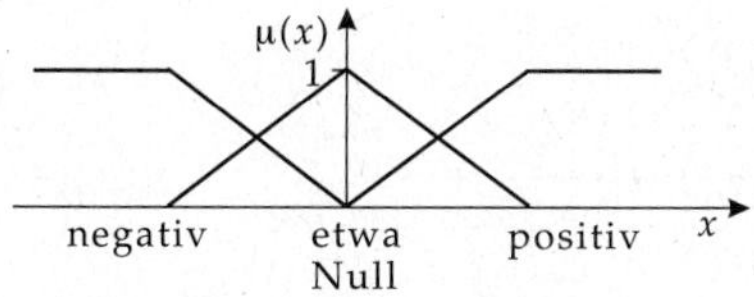

feinere Partitionierung:

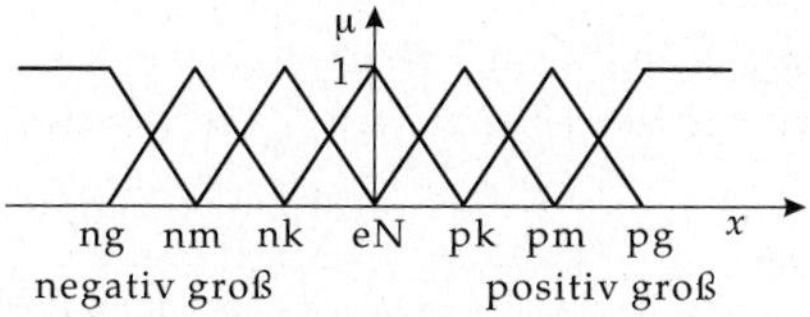

Wertebereich:
Winkelwerte $(-90° < 0 < 90°)$: $X_1 := [-90°, 90°]$
Winkelgeschwindigkeitswerte: $(-45°/\text{s} \le \dot{\theta} \le 45°/\text{s})$: $X_2 := [-45°, 45°]$
Kraftwerte: $(-10\,\text{N} \le F \le 10\,\text{N})$: $Y := [-10, 10]$

Partitionierung: **für Menge** X_1

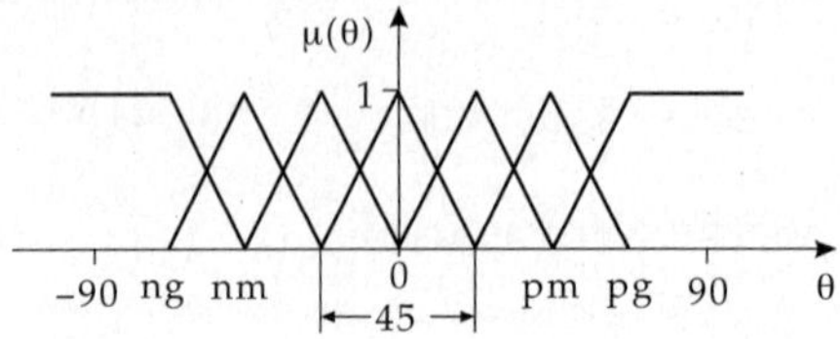

Partitionierung: **für Menge** X_2

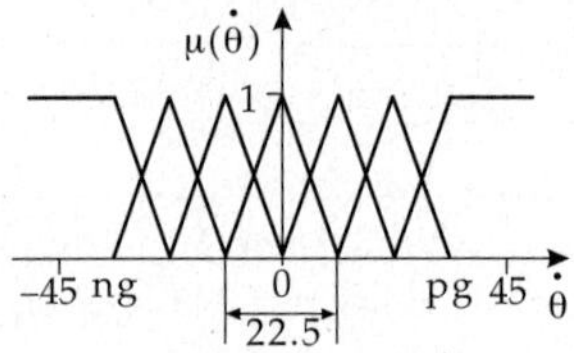

Partitionierung: **für Menge** Y

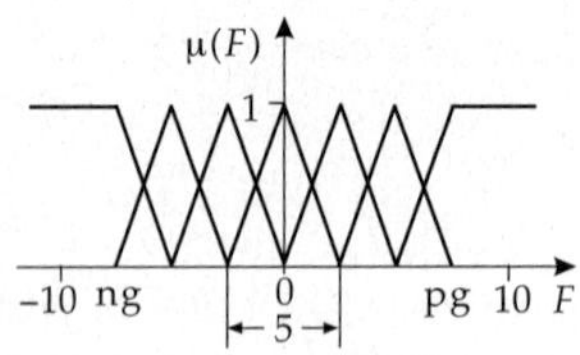

Regelbasis:

$\dot{\theta}$ \ θ	ng	nm	nk	eN	pk	pm	pg
ng			pk	pg			
nm				pm			
nk	nm		nk	pk			
eN	ng	nm	nk	eN	pk	pm	pg
pk				nk	pk		pm
pm				nm			
pg				ng	nk		

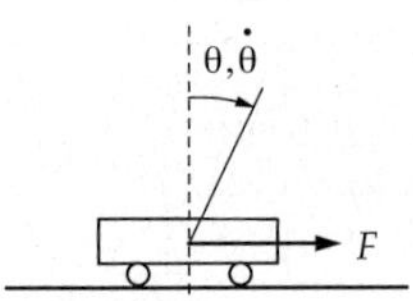

Die Regelbasis enthält 19 Regeln.
aktuelle Meßwerte: mögliche Startwerte.
Winkel $\theta = 36°$.
Winkelgeschwindigkeit $\dot{\theta} = -2{,}25°/\mathrm{s}$.

Auswahl aus den 19 Regeln:

R_1: Ist θ positiv klein (pk) und $\dot{\theta}$ ist etwa Null (eN), dann ist F positiv klein (pk).

R_2: Ist θ positiv mittel (pm) und $\dot{\theta}$ ist etwa Null (eN), dann ist F positiv mittel (pm).

Für R_1 ist die Prämisse zu $\min\{0.4, 0.8\} = 0.4$ erfüllt, genauer:

$$\alpha = \min\{\mu^{(1)}(\theta); \mu^{(1)}(\dot{\theta})\} = \{0.4; 0.8\} = 0.4.$$

Folge:

$$\mu^{\text{Output(R1)}}_{36;-2.25}(y) = \begin{cases} \frac{2}{5}y & \text{für } 0 \le y \le 1 \\ \frac{2}{5} & \text{für } 1 \le y \le 4 \\ 2 - \frac{2}{5}y & \text{für } 4 \le y \le 5 \\ 0 & \text{sonst.} \end{cases}$$

Für Regel R_2: $\min\{0.6, 0.8\} = 0.6$ für den Erfüllungsgrad der Prämisse, genauer: $\alpha = \min\{\mu^{(2)}(\theta); \mu^{(2)}(\dot{\theta})\}$.

Praktisches Vorgehen:

Auswertung der Regel R_1

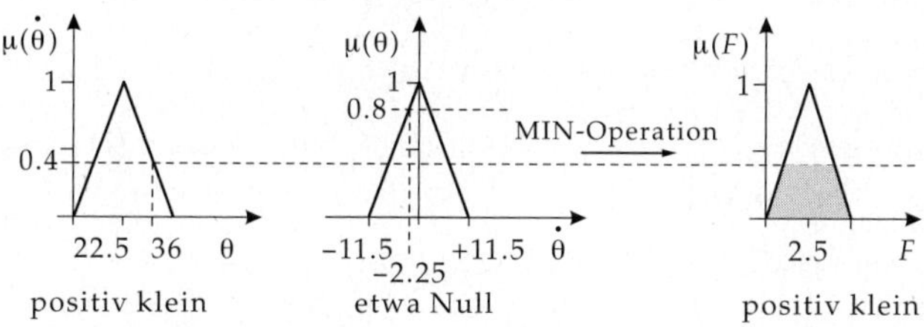

Auswertung der Regel R_2

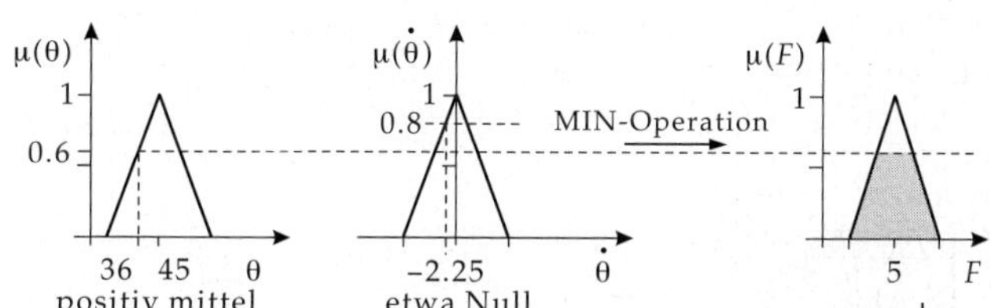

$$\mu^{\text{Output(R2)}}_{36;-2.25}(y) = \begin{cases} \frac{2}{5}y - 1 & \text{für } 2.5 \le y \le 4 \\ \frac{3}{5} & \text{für } 4 \le y \le 6 \\ 3 - \frac{2}{5}y & \text{für } 6 \le y \le 7.5 \\ 0 & \text{sonst} \end{cases}$$

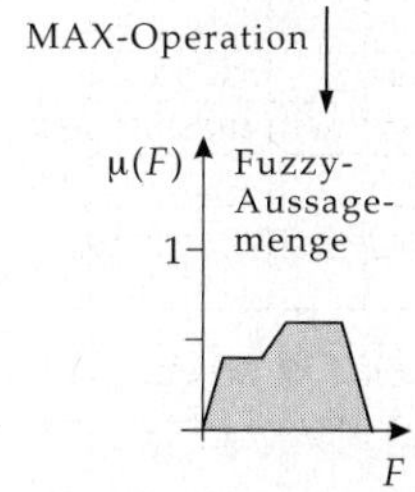

Für alle anderen 17 Regeln ergibt sich ein Erfüllungsgrad Null für die Prämisse, sie liefern also die Fuzzy-Mengen, die konstant Null sind.

Auswertung der beiden Regeln (Entscheidungslogik)

Vorgehen:

Auswertung der erhaltenen Fuzzy-Mengen, die mit Maximumbildung (Vereinigung) zusammengefügt werden (siehe 22.5 MAX-MIN-Komposition). Die Entscheidungslogik liefert

$$\mu^{\text{Output}}_{x_1,\ldots,x_n} : Y \to [0,1];\, y \to \max_{r\in\{1,\ldots,k\}} \left\{ \min\left[\mu^{(1)}_{i_{1,r}}(x_1), \ldots, \mu^{(n)}_{i_{1,r}}(x_n), \mu_{i_r}(y) \right] \right\}.$$

Fuzzy-Menge nach Maximumbildung:

$$\mu^{\text{Output}}_{36;-2.25}(y) = \begin{cases} \frac{2}{5}y & \text{für } 0 \le y \le 1 \\ \frac{2}{5} & \text{für } 1 \le y \le 3.5 \\ \frac{2}{5}y - 1 & \text{für } 3.5 \le y \le 4 \\ \frac{3}{5} & \text{für } 4 \le y \le 6 \\ 3 - \frac{2}{5}y & \text{für } 6 \le y \le 7.5 \\ 0 & \text{sonst.} \end{cases}$$

Die weiteren Regeln liefern keinen Beitrag, da die Fuzzy-Mengen selbst Null sind.
Defuzzifizierung:
Entscheidungslogik liefert keinen „scharfen" Wert für den Stellwert, sondern eine Fuzzy-Menge. D. h.: Mit der Methode erhält man eine Abbildung, die jedem Tupel $(x_1, \ldots, x_n) \in X_1 \times \ldots \times X_n$ von Meßwerten eine FUZZY-Menge nämlich $\mu^{\text{Output}}_{x_1,\ldots,x_n}$ von Y zuordnet. Defuzzifizierung bedeutet, daß **ein** Stellwert berechnet werden muß.
Schwerpunktsmethode liefert: $F = 3.95$.
Maximum-Kriterium-Methode liefert: $F = 5.0$ als Stellgröße.
Allgemeines Vorgehen: Trajektorie soll so verlaufen, daß Endpunkt im Zentrum liegt.
Zum Defuzzifizierungs-Output gehörende Regeln:

1. Durch den Defuzzifizierungs-Output wird ein Iterationsprozeß eingeleitet, der letztlich in die Mitte der Regelfläche führt, d. h. Stellgröße = 0 liefert.
2. Stabilitätsuntersuchungen sind durchzuführen.
3. Fuzzy-Control
   → Wissensbasierte Definition eines Kennfeldes
   → Design-Parameter:
   – Wahl der Fuzzy-Mengen
   – Partitionen
   – Art der Schlußfolgerung
   – Defuzzifizierung
   → Struktursatz: Jedes (nichtlineare) Kennfeld kann durch Wahl dieser Parameter beliebig genau approximiert werden.

▷ Mamdani-Controller ist vom Sugeno-Controller zu unterscheiden.

22.9 Fuzzy-Realisierungen

Fuzzy-Entwicklungswerkzeuge:
Es werden professionelle Software-Entwicklungswerkzeuge für Fuzzy-Systeme auf dem Markt angeboten. Strukturell beinhalten diese Werkzeuge die Fuzzifizierung, Inferenz und Defuzzifizierungs-Algorithmen.

□ Fuzzylib erlaubt Anwendungen auf einem PC unter DOS und WINDOWS, stellt doppeltgenaue Algorithmen für die Fuzzifizierung, Inferenz und Defuzzifizierung zur Verfügung. Die Anzahl der Fuzzy-Variablen und -Regeln je Fuzzy-Objekt ist praktisch beliebig groß, die Fuzzy-Objekte sind beliebig kombinierbar. Die Konfiguration eines Fuzzy-Objekts durch eine Fuzzy-Beschreibungsdatei im Textformat ist möglich.

□ Weitere verfügbare Software für Fuzzy-Systeme: SIEFUZZY, Fuzzy-Control-Manager (FCM).

▷ Kombinationen aus neuronaler Netzwerk-Technologie und Fuzzy-Technologie bieten eine neue Möglichkeit, intelligente Software-Werkzeuge zu generieren.

Fuzzy-Hardware:

Sollen Fuzzy-Mengen realisiert werden, so ist zu beachten, daß die Kennlinien bzw. Kennfelder diskretisiert werden müssen. Aus geraden Flanken von Fuzzy-Mengen werden treppenförmige Berandungen. Nichtlineare Graphen für Fuzzy-Mengen können in ihrer Charakteristik verändert werden, so daß sie nicht mehr fuzzy-ähnlich sind.

Die Algebra der Fuzzy-Mengen ist keine Boolesche Algebra.

□ Fuzzy-Baukasten-System ZDIS-IC von T. Yamakawa auf CMOS-Basis. Es ist ein Baukastensystem für Fuzzy-Controller, mit einem Zugehörigkeitsfunktions-Baustein, MIN-, MAX-Baustein und Defuzzifizierungs-Baustein für zwei Eingangs- und eine Ausgangsgröße.

▷ **Fuzzy-SPS**-(**S**peicher-**p**rogrammierbare **S**teuerungen)-**Systeme** stehen für den industriellen Einsatz zur Verfügung.

23 Neuronale Netze

23.1 Arbeitsweise und Struktur

Künstliche neuronale Netze, neuronale Netze (engl. neural networks): Die Grundideen zur Konstruktion künstlicher neuronaler Netze stammen aus der Neurophysiologie. Die Arbeit von natürlichen Nervenzellen wird dabei in stark vereinfachter Weise nachgeahmt. So können Computerprogramme (oder auch sogenannte neuronale Hardware) Eigenschaften natürlicher Gehirne wie **Toleranz gegen Fehler** oder Ausfall einiger Komponenten sowie **Verallgemeinerungsfähigkeit** aufweisen.

□ Eine typische Verallgemeinerungsaufgabe ist beispielsweise die Erkennung unvollständiger, verzerrter oder verrauschter Muster.

● Die Fähigkeit zur Übertragung gelernten Wissens auf neue Situationen ist eine der wichtigsten Anforderungen an neuronale Netze.

Dem biologischen Vorbild entsprechend bestehen (künstliche) neuronale Netze aus einer Vielzahl von „Neuronen". Diese einfachen Prozessoren werden auch als **Knoten** bezeichnet (siehe Kapitel 11).

Arbeitsweise

Der Zustand jedes Knotens ergibt sich aus den Signalen, die er von anderen Knoten erhält. Jeder Verbindung zwischen zwei Knoten (in der Biologie: **Synapse**) ist ein **Verbindungs-Gewicht** zugeordnet. Ein darüber weitergegebenes Signal wird mit dem entsprechenden Gewicht multipliziert. Jeder Knoten addiert in der Regel alle eingehenden Signale und wendet auf die Summe eine einfache Funktion an. Sie hat meist S-förmige Gestalt und wird deshalb auch **Sigmoidfunktion** genannt.

□ Eine der gängigsten Sigmoidfunktionen ist der Tangens hyperbolicus.

Das Ergebnis kann unmittelbar als eigenes Signal weitergegeben werden. Meist hat jede Verbindung von einem Knoten j zu einem Knoten i ein eigenes Gewicht w_{ij}.

● Die **Gewichte** bestimmen die Reaktion eines Netzes auf eine Eingabe und sind damit sein **Informationsspeicher**.

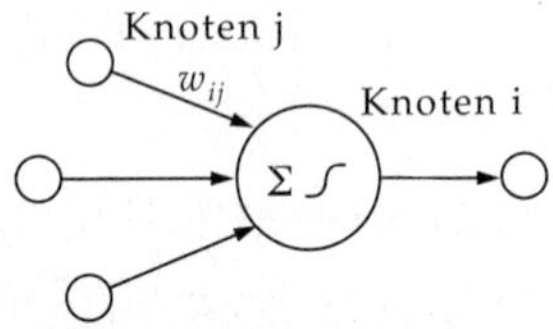

Technisches Modell eines Neurons

● Die **Nichtlinearität von Sigmoidfunktionen** ist entscheidend für die Leistungsfähigkeit von neuronalen Netzen. **Differenzierbarkeit**, streng monotones Verhalten und Beschränktheit sind aus mathematischen Gründen notwendig bzw. sinnvoll.

▷ Es erweist sich als günstig, **Schwellenparameter** einzuführen, die das Argument der Sigmoidfunktionen verschieben. Man behandelt die Schwellenparameter wie Gewichte für Verbindungen, die von einem Knoten mit konstantem Signal (meist 1) ausgehen.

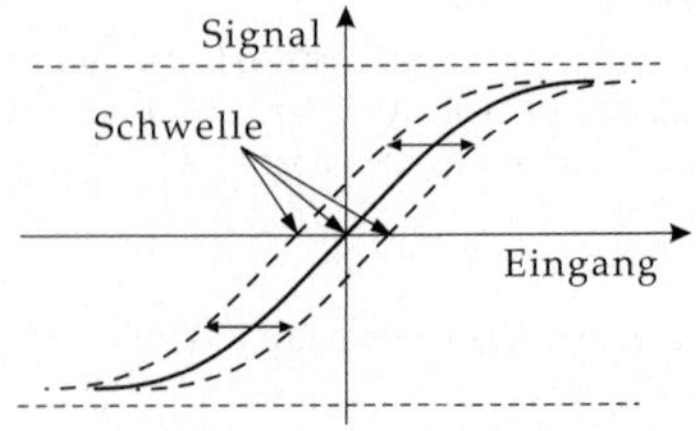

Wirkung einer Sigmoidfunktion bei verschiedenen Werten des Schwellenparameters

- **Lernen:** Neuronale Netze **lernen** aus Beispiel-Eingaben mit oder ohne Beurteilung ihrer jeweiligen Ausgaben (**überwachtes** bzw. **unüberwachtes Lernen**), indem sie ihre Gewichte verändern.

▷ Bei vielen Lernverfahren ist es sinnvoll, die Gewichte vor Beginn des Lernens mit (kleinen) Zufallswerten zu belegen.

Struktur

Verbindungsstruktur eines Netzes, auch **Architektur**: Wichtigster Spezialfall sind **vorwärtsgerichtete** (engl. feedforward) Verbindungsstrukturen, wobei die Knoten meist in **Schichten** eingeteilt werden. Jeder Knoten gibt sein Signal jeweils nur an Knoten weiter, die in einer der nachfolgenden Schichten liegen (**Multilayer Perceptron**).

Kann dagegen mindestens ein Knoten (direkt oder indirekt) seinen eigenen Eingang beeinflussen, spricht man von **rückgekoppelten** (engl. recurrent) Netzen.

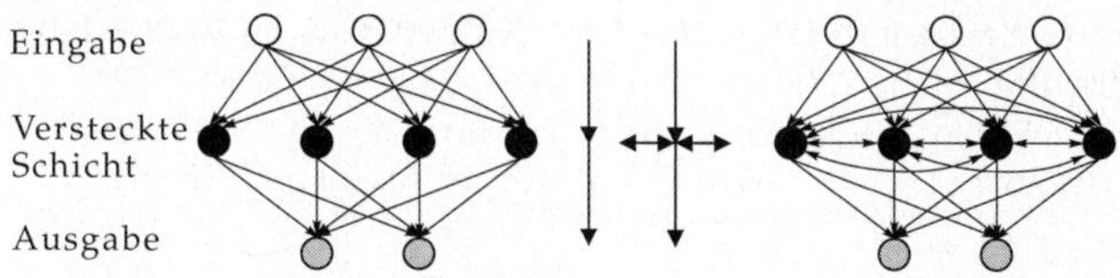

Links: vollständig verbundenes vorwärtsgerichtetes Netz mit einer versteckten Schicht; rechts: Netz mit Rückkopplungen in der versteckten Schicht

- **Eingabe-Schnittstellen** sind zum Beispiel fest vorgegebene Signale von **Eingabe-Knoten**, die keine weitere Funktion haben. Informationen können dem Netz auch in Form seines **Anfangszustandes** eingegeben werden.
- **Ausgabe-Schnittstellen** sind meist **Ausgabe-Knoten**, deren Signale vom Anwender unmittelbar abgegriffen werden.

Alle Knoten, die weder Ein- noch Ausgabeknoten sind, werden **versteckte Knoten** genannt, da sich der Anwender nicht direkt damit befaßt.

23.2 Umsetzung des Neuronen-Modells

Zeitunabhängige Systeme

Die meisten neuronalen Anwendungen stützen sich auf den einfachen Fall zeitunabhängiger, vorwärtsgerichteter Netze. Hier nimmt jeder Knoten zu jeder Eingabe einen festen Zustand ein, der sich unmittelbar berechnen läßt.

- Die verschiedenen Typen zeitunabhängiger, vorwärtsgerichteter Netze sind relativ gut erprobt und leicht einzusetzen.

Zeitunabhängige Signalverarbeitung: Das **Eingangssignal** x_i eines Knotens i berechnet sich bei **zeitunabhängigen Systemen** üblicherweise aus den Gewichten w_{ij} (jeweils von Knoten j nach Knoten i) und den Signalen y_j anderer Knoten durch

$$x_i = \sum_j w_{ij} y_j .$$

Das Signal (bei Sigmoidfunktion σ_i) für den Knoten i ist dann

$$y_i = \sigma_i(x_i) .$$

- Diese Gleichungen können für ein vorwärtsgerichtetes Netz unmittelbar gelöst werden, indem, beginnend an der Eingabe, alle Signale sukzessiv berechnet werden.

- ☐ Für **versteckte Knoten** kann man als Sigmoidfunktion z. B. den Tangens hyperbolicus wählen, für **Ausgabeknoten** die Identität $\sigma_i(x_i) = x_i$.
- ☐ **Typische Verbindungsstruktur**: Vollständige Verbindungen von der Eingabeschicht zur versteckten Schicht und von der versteckten Schicht zur Ausgabeschicht.
- ▷ Die **Genauigkeit**, mit der ein vorwärtsgerichtetes Netz mit geeigneten Sigmoidfunktionen (zum Beispiel Tangens hyperbolicus) eine **stetige Funktion**, also eine stetige Zuordnung von Eingabewerten zu Ausgabewerten, wiedergeben kann, kann durch Erhöhung der Anzahl versteckter Knoten beliebig gesteigert werden. Nur **eine versteckte Schicht ist ausreichend**; dies muß jedoch nicht zur günstigsten Lösung führen. Auch ist das Auffinden einer Lösung durch den Lern-Algorithmus in der Regel nicht garantiert.

Zeitabhängige Systeme

Zur Behandlung **zeitabhängiger Daten** können zwar oft zeitunabhängige Systeme verwendet werden, indem man zum Beispiel ein **Zeitfenster** definiert (Daten mehrerer Zeitschritte werden gleichzeitig angeboten) und die einzelnen Zeitschritte als separate Muster behandelt. Dieser Ansatz ist einfach, jedoch auch wenig flexibel.

Statt dessen kann man sich das **dynamische Verhalten** rückgekoppelter Systeme in einer **zeitabhängigen** Beschreibung zunutze machen.

Zeitabhängige Signalverarbeitung: Das Interesse gilt hier zeitlichen **Signal-Verläufen**. Die von den Knoten durchgeführten Operationen ähneln denen in zeitunabhängigen Systemen. Die Signale werden jedoch nicht unmittelbar aus den Eingangssignalen berechnet. Statt dessen werden zeitliche **Signaländerungen** bestimmt, zu denen auch die aktuellen Zustände der jeweiligen Knoten selbst beitragen.

- ● Die Zustände der Knoten müssen bei zeitabhängigen Systemen durch (numerische) Lösung zugehöriger **Differentialgleichungen** bestimmt werden.

Zur Stabilisierung der Signal-Verläufe wird üblicherweise ein **Zerfalls-Term** eingesetzt. Die Signale entwickeln sich beispielsweise entsprechend

$$\frac{\mathrm{d}y_i}{\mathrm{d}t} = -y_i(t) + \sigma_i(x_i(t)),$$

nachdem sie zum Zeitpunkt $t = 0$ mit $y_i(0) = y_i^0$ initialisiert worden sind (t wird formal als dimensionslos betrachtet).

- ▷ Wenn die Anfangsbedingungen nicht durch die Anwendung vorgegeben sind, wählt man in der Regel $y_i^0 = 0$.
- ● **Eingaben** und **Ausgaben** erfolgen in Form von Signal-Verläufen.

Die Zahl der Ein- und Ausgabe-Knoten entspricht meist der Dimension der Eingabe- bzw. Ausgabedaten. Das gleichzeitige Anbieten der Daten mehrerer Zeitschritte ist nicht notwendig.

- ▷ Zur Integration der Differentialgleichungen ist das einfache **Euler-Verfahren** erster Ordnung ausreichend, bei dem die Differentialquotienten durch Differenzenquotienten ersetzt werden.
- ▷ Da bei rein vorwärtsgerichteten Architekturen eine echte Dynamik fehlt, ist eine zeitabhängige Formulierung dafür nicht sinnvoll.
- ☐ **Typische Verbindungsstruktur**: Vollständige Verbindungen von der Eingabeschicht zur versteckten Schicht, **innerhalb der versteckten Schicht** und von der versteckten Schicht zur Ausgabeschicht.

Verwendung

Technische Bedeutung gewinnen zunehmend **Computer-Simulationen** von neuronalen Netzen.

- ● Ein wichtiger Anwendungsbereich ist die **Klassifizierung von Mustern**.

☐ Beispiele dazu sind die Erkennung von handgeschriebenen Zeichen oder die Zuordnung von Werkstücken auf einem Fließband anhand von digitalisierten Videobildern.

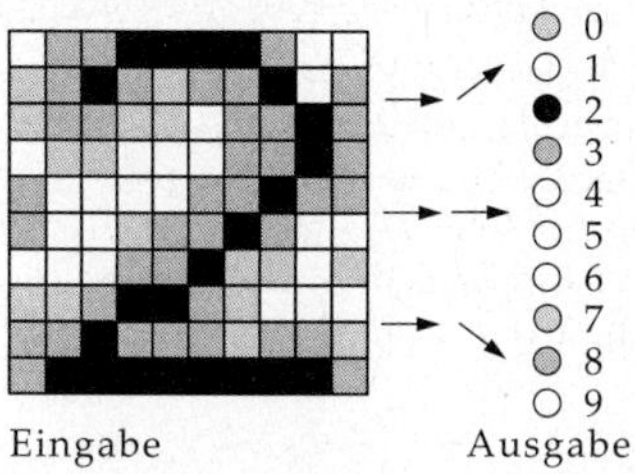

Beispiel einer Muster-Klassifizierung

☐ Eine gängige Architektur zur Muster-Klassifikation ordnet jedem möglichen Muster-Typ einen Ausgabe-Knoten zu. Im Idealfall erhielte man maximales Signal für den dem anliegenden Muster entsprechenden Knoten, minimales Signal für alle anderen.

● Auch zur **Regelung und Steuerung** können neuronale Netze eingesetzt werden.

☐ Roboter-Steuerung oder Bestimmung des optimalen Drucks einer Walze auf ein Blech in einem Walzwerk.

23.3 Überwachtes Lernen

Prinzip des überwachten Lernens

Überwachtes Lernen (engl. supervised learning), die Anpassung der Parameter (Gewichte) eines Netzes bezüglich eines **Beurteilungskriteriums**, meist in Form einer sogenannten Objektfunktion.

● **Objektfunktion**, **Zielfunktion** je nach Typ auch **Fehlerfunktion** oder **Energiefunktion** genannt, bewertet die Ausgaben eines Netzes.

Niedrigere Werte der Objektfunktion stehen für bessere Qualität, so daß die Aufgabe darin besteht, einen Satz von Parametern zu finden, für den die Objektfunktion (engl. objective function) minimal wird.

Gradientenabstieg (engl. gradient descent): Einfachstes und für neuronale Netze am meisten verwendetes Verfahren zum überwachten Lernen. Die Gewichte im Lernschritt $n+1$ berechnen sich jeweils aus den Gewichten im Lernschritt n.

Dazu werden dem Netz nacheinander alle zu lernenden Eingabe-Muster angeboten und die jeweiligen Ausgaben entsprechend der Objektfunktion bewertet. Zu einem Satz von Gewichten $\mathbf{W}$ ergibt sich im Lernschritt n ein bestimmter Wert der Objektfunktion $E\,(\mathbf{W}(n))$.

● Da der **Gradient** $\vec{\nabla}E\,(\mathbf{W}(n))$ die Richtung des **stärksten Anstiegs** der Objektfunktion angibt, verändert man die Gewichte in kleinen Schritten in **entgegengesetzter Richtung**.

● Die Größe der Schritte wird durch die **Lernrate** $\varepsilon > 0$ festgelegt.

$$\mathbf{W}(n+1) = \mathbf{W}(n) - \varepsilon\,\vec{\nabla}E\,(\mathbf{W}(n))\,.$$

Für die **Veränderung eines Gewichtes** $\delta\,w_{ij}(n) = w_{ij}(n+1) - w_{ij}(n)$ gilt demnach jeweils:

$$\delta\,w_{ij} = -\varepsilon\,\frac{\partial E}{\partial w_{ij}}\,.$$

$\partial E/\partial w_{ij}$ ist die entsprechende Komponente des Gradienten.

Jeder Durchlauf durch den Satz zu lernender Muster bildet einen **Lernzyklus**.

Der Lernvorgang wird beendet, wenn sich der Wert der Objektfunktion nicht mehr deutlich verringert oder wenn die Aufgabenstellung mit der geforderten Genauigkeit gelöst wird.

Jedes der möglicherweise zahlreichen Minima der Objektfunktion hat einen Einzugsbereich, in dem der Gradientenabstieg auf die entsprechenden Werte für die Gewichte zustrebt. Oft existiert jedoch nur ein **globales Minimum**, das sich durch die beste Ausgabe-Qualität auszeichnet.

▷ Der Gradientenabstieg kann sich in einem **lokalen Minimum** verfangen, das einen höheren Wert der Objektfunktion aufweist, als das gesuchte globale Minimum oder **Optimum**. Einfachste Abhilfe ist (notfalls wiederholter) Neustart des Lernens mit veränderten Anfangsgewichten.

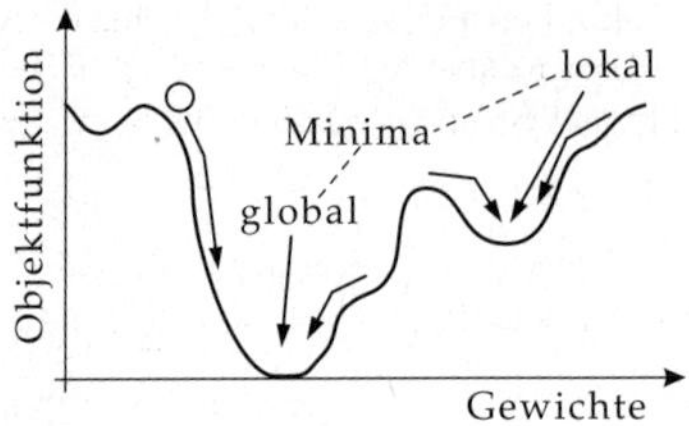

Veranschaulichung des Gradientenabstiegs

▷ Während des Gradientenabstiegs können, weil man die Schrittweite nicht beliebig fein wählen kann, zum Teil große **Sprünge in der Objektfunktion** auftreten, auch zu höheren Werten.

Lernrate (engl. learning rate): Bestimmt den Verlauf des Gradientenabstiegs. Kleinere Lernrate führt zu kleineren Sprüngen in der Objektfunktion und eventuell auch exakterer Adaption. Größere Lernrate kann den Lernvorgang beschleunigen und Entkommen aus lokalen Minima erleichtern. Eine geeignete Lernrate ist von Fall zu Fall durch Probieren zu ermitteln.

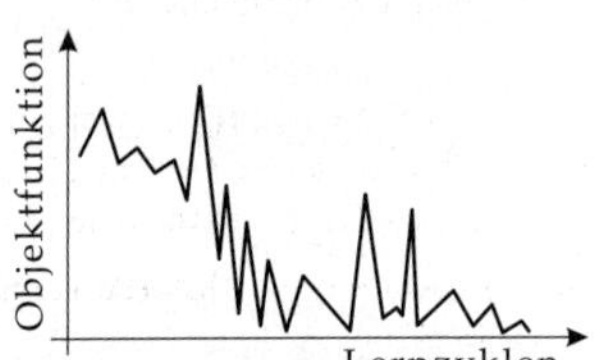

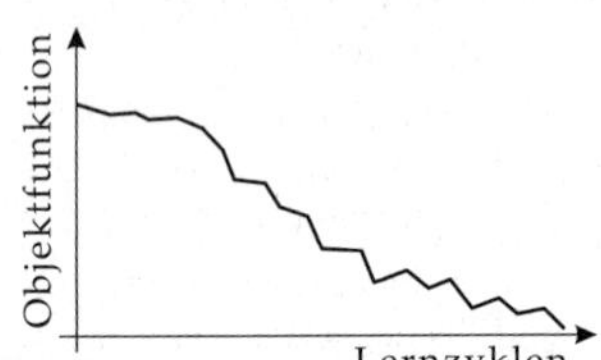

Objektfunktion während des Lernens (links: große Lernrate, rechts: kleine Lernrate)

Inkrementelles Lernen (engl. incremental learning), die Anpassung der Gewichte jeweils nach der Präsentation eines **einzelnen** Musters. Dazu wird für jedes Lern-Muster einmal der Gradient einer entsprechenden Objektfunktion berechnet. Es wird also kein „echter" Gradientenabstieg durchgeführt, bei dem alle zu lernenden Muster auf einmal erfaßt würden (**Batch Learning**).

▷ Bei großen Datensätzen, die viele Wiederholungen beinhalten, kann inkrementelles Lernen eine unter Umständen erhebliche **Verminderung des Aufwands** für das Lernen bewirken. Auch vermindert sich die Wahrscheinlichkeit, daß sich der Lernvorgang in lokalen Minima verfängt, vor allem, wenn nach jedem Lernzyklus die Reihenfolge der Muster im Lernsatz (zufällig) durchmischt wird.

Standard Backpropagation

Wichtigstes Verfahren zur Berechnung des Gradienten einer **Fehlerfunktion** für **vorwärtsgerichtete**, **zeitunabhängige Netze**. Es beruht auf einer rückwärts gerichteten Weitergabe von sogenannten **Fehlersignalen** durch das Netz.

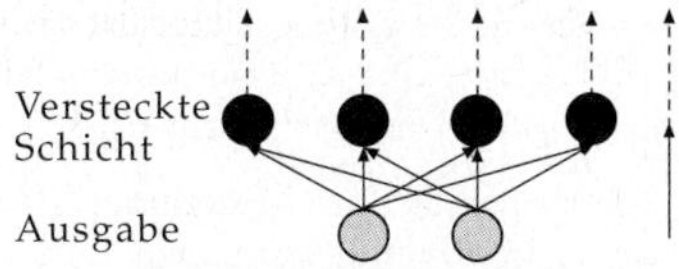

Fehler-Rückpropagation

Die typische Objektfunktion (eine Fehlerfunktion) summiert die Quadrate der Ausgabefehler an den einzelnen Ausgabe-Knoten. Nach der Berechnung aller Signale werden für jeden Ausgabe-Knoten (Ω Menge der Ausgabe-Knoten) das tatsächliche Signal y_i und das gewünschte Signal y_i^{soll} verglichen:

$$E = \frac{1}{2} \sum_{i \in \Omega} \left[y_i - y_i^{\text{soll}} \right]^2 .$$

Gewichtsänderungen berechnen sich mit Hilfe der Fehlersignale Δ_i nach

$$\delta\, w_{ij} = -\varepsilon\, \frac{\partial E}{\partial w_{ij}} = -\varepsilon\, \Delta_i\, y_j .$$

Fehlersignale für Ausgabe-Knoten i ($i \in \Omega$) ergeben sich unmittelbar aus

$$\Delta_i = \sigma_i'(x_i) \left[y_i - y_i^{\text{soll}} \right] .$$

Für versteckte Knoten gilt ($i \notin \Omega$):

$$\Delta_i = \sigma_i'(x_i) \sum_k w_{ki}\, \Delta_k .$$

(Für Eingabe-Knoten werden keine Fehlersignale benötigt.)

- Bei **vorwärtsgerichteten** Verbindungen können die Fehlersignale, beginnend an den Ausgabe-Knoten, **sukzessiv** berechnet werden.

▷ Sollen mehrere Muster auf einmal berücksichtigt werden (**Batch Learning**), so werden für jedes Muster entsprechende Fehlersignale berechnet. Deren Beiträge zu den einzelnen Gewichtsänderungen werden dann einfach summiert. Dies entspricht einer **Summe über alle Lernmuster** in der Objektfunktion.

▷ Überwachtes Lernen funktioniert häufig besser mit **linearen Ausgabeknoten** (Sigmoidfunktion = Identität), da die Fehlersignale besser weitergegeben werden.

▷ **Binäre Eingabedaten** sollten aus $\{-1, +1\}$, statt aus $\{0, +1\}$ gewählt werden, da Null-Signale nicht zum Lernen beitragen.

Backpropagation Through Time

Dies ist die Verallgemeinerung des Standard Backpropagation-Algorithmus auf zeitabhängige Systeme. An die Stelle der Fehlerfunktion E tritt hier das **Fehlerfunktional**

$$F = \frac{1}{2\tau} \int_0^{\tau} \sum_{i \in \Omega} \left[y_i(t) - y_i^{\text{soll}}(t) \right]^2 \mathrm{d}t .$$

Auch die **Zielsignale** sind natürlich **zeitabhängig** angegeben; τ ist die Länge des betrachteten **Zeitintervalls**.

Gewichtsänderungen erhält man durch **Integration**:

$$\delta\, w_{ij} = -\varepsilon\, \frac{\partial F}{\partial w_{ij}} = -\varepsilon\, \frac{1}{\tau} \int_0^{\tau} \Delta_i\, \sigma_i'(x_i)\, y_j\, \mathrm{d}t .$$

Fehlersignale eines zeitabhängigen Systems werden (wie die Signale) durch (numerische) Lösung von Differentialgleichungen berechnet:

$$\frac{\mathrm{d}\Delta_i}{\mathrm{d}t} = -\frac{\partial E}{\partial y_i} + \Delta_i - \sum_k w_{ki}\, \sigma_k'(x_k)\, \Delta_k,$$

stets mit den Randbedingungen $[\Delta_i]_{t=\tau} = 0$. Für Ausgabe-Knoten ist $\partial E/\partial y_i = y_i - y_i^{\text{soll}}$, für alle anderen Knoten gilt $\partial E/\partial y_i = 0$.

● Nach der Vorwärts-Propagation der Signale findet eine **Rückwärts-Propagation** der Fehlersignale durch das Netz und **durch die Zeit** statt (daher der Name des Algorithmus).

□ Man erhält zum Beispiel für Fehlersignale von Ausgabe-Knoten nach dem Euler-Verfahren die Gleichungen:

$$\Delta_i(t-\delta t) = \Delta_i(t) + \delta t \left[y_i(t) - y_i^{\text{soll}}(t) - \Delta_i(t) + \sum_k w_{ki}\, \sigma_k'(x_k(t))\, \Delta_k(t) \right].$$

▷ Bei Verwendung des **Euler-Verfahrens** für die Berechnung von Signalen und Fehlersignalen erhält man ein **diskretisiertes Modell**, in dem die Gradientenberechnung wiederum exakt ist.

Der Lernvorgang erfolgt, abgesehen von der Zusammenfassung vieler Zeitschritte in einzelne Muster, analog zur Standard-Backpropagation.
Für die numerische Berechnung der Fehlersignale werden alle Signale für jeden Zeitschritt der Vorwärts-Propagation zwischengespeichert.

▷ Bei ausreichender Speicherkapazität ist es sinnvoll, auch die Eingangssignale x_i zu speichern.

▷ Neben der Größe des Netzes sollte auch die **Zeitskala** der jeweiligen Anwendung angepaßt werden. Am einfachsten ist es, die Daten entsprechend zu normieren.

□ Zum Zeichnen einer Acht (durch ein Netz mit einer vollständig verknüpften versteckten Schicht und mit jeweils einem Ausgabeknoten für horizontale und vertikale Komponente) hat sich beispielsweise ein τ-Intervall von 2π als günstig erwiesen.

▷ Beim Lernen komplexer Zusammenhänge kann es vorteilhaft sein, zunächst nur einen kleinen Teil des **Zeitintervalls** zu berücksichtigen und diesen dann sukzessiv zu vergrößern. So werden Schwierigkeiten mit sehr großen Fehlersignalen nach langen Propagationen vermieden. Alternativ bietet sich ein Teacher-Forcing-Verfahren an.

Teacher-Forcing: Variante eines Lernverfahrens, bei der den Ausgabe-Knoten zu jedem Zeitpunkt die gewünschten Signale „aufgezwungen" werden.

● Bewertet wird bei Teacher-Forcing die **Tendenz** des Systems, von einem aufgezwungenen Ausgabe-Verhalten **abzuweichen**.

Man ersetzt alle **Fehlersignale für Ausgabe-Knoten** (Δ_i mit $i \in \Omega$) in den Differentialgleichungen der Fehlersignale für versteckte Knoten und in den Gleichungen für die Gradienten-Komponenten durch

$$\Delta_i^{\text{TF}} = \sigma_i(x_i) - y_i - \frac{\mathrm{d}y_i}{\mathrm{d}t}.$$

Der Term $\partial E/\partial y_i$ entfällt. Die „ursprünglichen" Fehlersignale für die Ausgabe-Knoten werden nicht mehr benötigt.
Teacher-Forcing kann bei einigen Anwendungen eine deutliche Verbesserung der Konvergenz des Lernvorgangs bewirken.

▷ Teacher-Forcing funktioniert manchmal besser, wenn die Signale von Ausgabe-Knoten nicht weitergegeben werden, da sich sonst unter Umständen die Dynamik in der Anwendung (mit zwangsläufig freien Ausgabe-Signalen) zu stark von derjenigen im Lernvorgang unterscheidet.

▷ Auch wenn die exakten Zeitableitungen $\mathrm{d}y_i/\mathrm{d}t$ der Ausgabe-Signale analytisch bekannt sind, ist es für das **Euler-Verfahren** besser, hier ebenfalls entsprechende Differenzenquotienten zu verwenden.

Verbesserte Lernmethoden

Impuls-Term (engl. momentum term): Zur Vermeidung sehr langsamer Konvergenz einerseits und Oszillationen andererseits kann der Regel für den Gradientenabstieg ein sogenannter **Impuls-Term** hinzugefügt werden, der oft **beschleunigend** und **stabilisierend** wirkt. Die Veränderung eines Gewichtes ergibt sich damit unter Verwendung des vorhergehenden Lernschrittes aus

$$\delta\, w_{ij}(n) = -\varepsilon\, \frac{\partial E(n)}{\partial w_{ij}} + \alpha\, \delta\, w_{ij}(n-1).$$

Der Impuls-Term erhält seine Wichtung durch den Koeffizienten α (mit $0 \leq \alpha < 1$, zum Beispiel $\alpha = 0,9$). Wenn sich der Gradient nicht ändert, konvergiert die **effektive Lernrate** gegen $\varepsilon/(1-\alpha)$.

▷ Verwendung eines Impuls-Terms beim Lernen ist ein gängiges Verfahren zur Verbesserung der Konvergenz. Bei komplizierten Problemen können jedoch Schwierigkeiten auftreten, weil Minima verfehlt oder unter Umständen notwendige Rauschanteile im Gradientenabstieg unterdrückt werden.

Quickprop: Lernverfahren, das im wesentlichen ein **stark vereinfachtes Newton-Verfahren** darstellt. Man verwendet

$$\delta\, w_{ij}(n) = \frac{\partial E(n)/\partial w_{ij}}{\partial E(n-1)/\partial w_{ij} - \partial E(n)/\partial w_{ij}}\, \delta\, w_{ij}(n-1).$$

Für Situationen, in denen $\delta\, w_{ij}(n-1) \approx 0$ ist, wird noch ein Gradienten-Term und zur Begrenzung der Gewichte ein „Zerfalls-Term" hinzugefügt, zum Beispiel

$$\delta\, w_{ij}(n) = \left(\frac{\partial E(n)/\partial w_{ij}}{\partial E(n-1)/\partial w_{ij} - \partial E(n)/\partial w_{ij}} - \lambda \right) \delta\, w_{ij}(n-1) - \varepsilon\, \frac{\partial E(n)}{\partial w_{ij}}.$$

Die Zerfallskonstante ist klein zu wählen, $0 < \lambda \ll 1$. Der erste Schritt wird als Gradienten-Abstieg durchgeführt. Wird $\delta\, w_{ij}(n) > \mu\, \delta\, w_{ij}(n-1)$ (mit Wachstums-Grenzwert $\mu > 1$, zum Beispiel $\mu = 1,75$), so verwendet man $\delta\, w_{ij}(n) = \mu\, \delta\, w_{ij}(n-1)$. Sind die Vorzeichen von Quickprop- und Gradienten-Beitrag verschieden, so kann es sinnvoll sein, $\delta\, w_{ij}(n) = \delta\, w_{ij}(n-1)$ zu verwenden. Man setzt $\varepsilon = 0$, wenn sich das Vorzeichen der Gradienten-Komponente umkehrt; dies dient der Vermeidung von Oszillationen.

▷ Für einfache Probleme kann Quickprop zum Teil sehr große Zeitersparnisse beim Lernen (gegenüber Gradienten-Abstieg) bewirken. Für kompliziertere Probleme ist die Eignung jedoch jeweils besonders zu prüfen. Es empfiehlt sich, mit verschiedenen Varianten zu experimentieren.

Hopfield-Netz

Zu einem angebotenen Muster (unvollständig oder verrauscht) **assoziiert** ein Hopfield-Netz idealerweise ein (**binäres**) Muster aus dem Lernsatz. **Alle Knoten sind sowohl Eingabe- als auch Ausgabe-Knoten** (einer für jede Muster-Konponente).

● Die Ausgabe eines Hopfield-Netzes entsteht am Ort der Eingabe. Hopfield-Netze sind **Autoassoziativ-Speicher**.

Verbindungen zwischen den Knoten werden **symmetrische Gewichte** ($w_{ij} = w_{ji}$) zugeordnet. Die Knoten werden meist **vollständig** miteinander verbunden.

Da das System rückgekoppelt ist, erfolgt der Informationsabruf **dynamisch**. Symmetrie der Gewichte garantiert, daß das System stets in stabile Zustände läuft. Die Einzugsgebiete dieser stabilen Zustände (**Fixpunkte**) werden als **Attraktoren** bezeichnet.

● Gespeicherte Information wird durch die Lage der Attraktoren repräsentiert.

Daten-Eingabe beim Informationsabruf erfolgt in Form des Anfangs-Zustandes. Dabei wird jedes Signal auf den Wert der entsprechenden Muster-Komponente gesetzt.

▷ Da nur **zeitunabhängige** Daten sinnvoll bearbeitet werden können, wird das Hopfield-Netz zu den zeitunabhängigen Systemen gezählt.

Funktionsweise eines Hopfield-Netzes: Der Einfluß von Knoten mit falschen Signalen ist oft nicht groß genug, um Signale anderer Knoten zu stören. Unter dem Einfluß der anderen Signale werden die falschen Signale dann korrigiert.

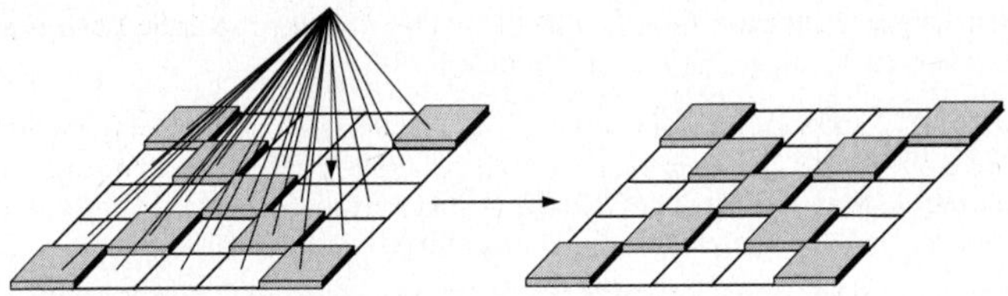

Funktionsweise eines Hopfield-Netzes

Diskretes Hopfield-Netz: Einfachste Variante, es wird eine Signum-Funktion anstelle einer Sigmoiden verwendet. Das System arbeitet **zeitdiskret**.
Um einen **Fixpunkt**

$$y_i = \operatorname{sgn}\left(\sum_j w_{ij} y_j\right) \quad \text{für alle } i$$

zu erreichen, iteriert man

$$y_i(t+1) = \operatorname{sgn}\left(\sum_j w_{ij} y_j(t)\right)$$

so lange, bis sich kein Signal mehr verändert.

▷ Oszillationen werden vermieden, wenn die **Neuberechnung der Signale sequentiell** erfolgt, also nach jeder Berechnung des Eingangssignals eines Knotens das Signal unmittelbar angepaßt wird.

Gewichte werden **direkt berechnet** nach

$$w_{ij} \propto \sum_p \sum_{i,j} y_i^p y_j^p,$$

wobei p über alle zu speichernden Muster läuft. Das obige Signalprodukt wird im allgemeinen als **Hebb-Term** bezeichnet.
Der Proportionalitätsfaktor ist frei wählbar. Man beachte die Symmetrie $w_{ij} = w_{ji}$. Initialisierung der Gewichte und Durchführung mehrerer Lernzyklen entfallen.
Kontinuierliches Hopfield-Netz: Um einen **Fixpunkt** zu berechnen, löst man beim kontinuierlichen Hopfield-Netz (numerisch) die Differentialgleichungen

$$\frac{\mathrm{d}y_i}{\mathrm{d}t} = -y_i(t) + \sigma_i(x_i(t)).$$

(t wird als dimensionslos angenommen.)
Bei ausreichender Genauigkeit der numerischen Integration treten keine Oszillationen auf.

▷ Die Größe der Gewichte sollte so gewählt werden, daß die x_i überwiegend im nichtlinearen Bereich der Sigmoidfunktion liegen.

● Jedem Hopfield-Netz ist eine bestimmte **Speicherkapazität** zugeordnet. Große, vollständig verbundene Netze mit N Knoten können etwa $0{,}14N$ unkorrelierte Muster speichern.

▷ Werden mehr Muster in den Lernsatz integriert, als das Netz zu speichern vermag, bricht die **Wiedergabefähigkeit** unter Umständen völlig zusammen. Die **Größe der Attraktoren** nimmt mit der Zahl der gespeicherten Muster ab.

▷ Da die zugehörige Objektfunktion (hier wegen physikalischer Analogien auch **Energiefunktion** genannt) nur **Paritäten** von Signal-Vorzeichen berücksichtigt, können Hopfield-Netze ausschließlich Vorzeichen-Paritäten (also **binäre Muster**) speichern und reproduzieren.

▷ Hopfield-Netze können **verdünnt** werden, indem man Verbindungen entfernt. Die **Speicherkapazität** ist dabei etwa proportional zur Zahl der Verbindungen. Durch asymmetrische Verbindungen können Oszillationen oder chaotisches Verhalten auftreten.

▷ **Selbstverbindungen** (Gewichte $w_{ii} \neq 0$) wirken sich meist negativ auf die Leistungsfähigkeit eines Hopfield-Netzes aus.

Iterative Lernregel für Autoassoziativ-Speicher: Eine asymmetrische, iterative Lernregel, in der gut repräsentierte Muster jeweils weniger stark beitragen, läßt sich (ähnlich dem Backpropagation-Algorithmus) aus dem **Gradienten** einer entsprechenden **Fehlerfunktion** bilden:

$$\delta w_{ij} = \varepsilon \left[y_i^{\text{soll}} - \sigma_i \left(\sum_k w_{ik} y_k^{\text{soll}} \right) \right] \sigma_i' \left(\sum_k w_{ik} y_k^{\text{soll}} \right) y_j^{\text{soll}} .$$

Wie beim Backpropagation-Algorithmus werden die Muster in **Zyklen** präsentiert.

▷ Hiermit (und mit einer entsprechenden diskreten Version) lassen sich deutlich **höhere Speicherkapazitäten** erreichen als mit reinen Hebb-Gewichten.

23.4 Unüberwachtes Lernen

Prinzip des unüberwachten Lernens

Beim unüberwachten Lernen (engl. unsupervised learning) stehen dem lernenden System aus den Daten keine Angaben über ein gewünschtes Ausgabe-Verhalten zur Verfügung.

● Eine **Bewertung** von Ausgaben während des Lernens **findet nicht statt**.

Das gewünschte Verhalten des Netzes muß deshalb durch den Lern-Algorithmus festgelegt sein.

Wesentliche Anwendung solcher Systeme ist die **Entwicklung von Daten-Transformationen** verschiedener Art.

● **Redundanz** spielt im unüberwachten Lernprozeß eine entscheidende Rolle, da sie den einzigen in den Daten enthaltenen Anhaltspunkt zur Lösung einer Aufgabe darstellt.

▷ In manchen Anwendungen wird der Einsatz des neuronalen Netzes bereits mit dem „Lernen“ abgeschlossen, da der dadurch gewonnene Gewichtssatz selbst die Lösung des Problems darstellt.

Selbstorganisierende Systeme haben in der Regel die Aufgabe, ein **Zuordnungsschema** zweier geometrisch verschiedener Räume (Ein- und Ausgaberaum) zu finden, das – soweit möglich – Nachbarschaftsbeziehungen erhält, also topologieerhaltend ist.

Kohonen-Modell

Das wohl bekannteste **selbstorganisierende** neuronale System. Jede Komponente eines Eingabevektors (jeder Eingabe-Knoten) wirkt über Verbindungen mit veränderlichen Gewichten auf eine Anzahl aktiver Knoten, denen ein geometrischer Zusammenhang zugeordnet ist.

□ Beispiel: eindimensionale (kettenförmige) Anordnung der aktiven Knoten.

Typischerweise reagieren im trainierten Netz benachbarte Knoten auf ähnliche Eingabewerte, wobei sich jeder Knoten auf einen bestimmten Bereich des Eingaberaums spezialisiert (Topologieerhaltung); die **Auflösung** (Zahl der „zuständigen“ Knoten) steigt mit der Wichtigkeit (Anzahl der „Stimuli“) des entsprechenden Areals im Eingaberaum.

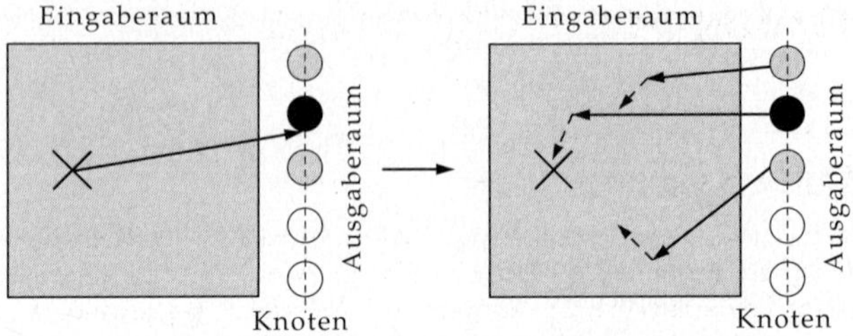

Lernen im Kohonen-Modell. Links: Wahl der Knoten-Position mit maximaler Anregung; rechts: Adaption der Gewichte entsprechend der Knoten-Positionen

Die **Gewichte** werden mit Zufallswerten initialisiert. Für jeden **Lernschritt** unter einem Eingabevektor $\vec{y}$ wird diejenige **Knoten-Position** i^0 ermittelt, für die der Wert

$$\sum_j (w_{i^0 j} - y_j)^2$$

minimal ist.

▷ Dies stellt eine Vereinfachung der Methode dar, nach Berechnung „herkömmlicher“ Knoten-Signale jeweils den Knoten mit maximalem Signal zu wählen.

Faßt man die **Verbindungen** jedes Knotens **vektoriell** auf, so muß also gelten

$$\|\vec{\mathbf{w}}_{i^0} - \vec{\mathbf{y}}\| \leq \|\vec{\mathbf{w}}_i - \vec{\mathbf{y}}\| \quad \text{für alle } i.$$

Gewichts-Änderungen: Die Verbindungs-Gewichte für alle Knoten aus der „Umgebung“ des Knotens i^0 (hier tritt der geometrische Zusammenhang in Erscheinung) werden in Richtung auf die aktuelle Eingabe „verschoben“:

$$\delta\, w_{ij} = \varepsilon\, g(i,i^0)\, (y_j - w_{ij})\,.$$

Der Einfluß der Verschiebung hängt von der Entfernung der den Knoten i und i^0 zugeordneten Positionen ab; die **Intensitätsfunktion** g muß dazu mit steigendem Abstand abnehmen.

☐ Eine passende Wahl der Intensitätsfunktion ist zum Beispiel

$$g(i,i^0) = \exp\left(-\frac{(r_i - r_{i^0})^2}{2\alpha^2}\right),$$

mit r_i als der Position des i-ten Ausgabe-Knotens und α als Breite des beeinflußten Bereichs (hier eine Gauß-Glocke).

Die **Lernrate** ε gibt wieder die Größe der Lernschritte an.

Im Verlauf des Lernens werden dem Netz sehr viele verschiedene Eingabevektoren präsentiert, die meist zufällig (aber in der Regel nicht gleichverteilt) gewählt werden.

▷ Ein- und Ausgaberaum können unterschiedliche Dimensionen haben.

☐ Beispiel: Die Redundanz hochdimensionaler Daten soll unter Transformation in niederdimensionale Daten reduziert werden.

▷ Um eine brauchbare Grobstruktur der Zuordnung zu erhalten, muß das Lernverfahren zu Beginn mit großem α betrieben werden, das dann bei feiner werdender Zuordnung (Auflösung) verringert wird. Ebenso wird die Lernrate ε, die am Anfang groß gewählt wird, um rasch eine Struktur zu erzeugen, im Verlauf des Lernens verkleinert. Die Wahl entsprechender Verläufe ist stets mit einer gewissen Willkür verbunden.

☐ Möglich sind zum Beispiel lineare, exponentielle oder hyperbolische Verläufe; die beste Wahl muß im Einzelfall durch Probieren ermittelt werden.

24 Nutzung von Computern

24.1 Betriebssysteme

Betriebssystem, Basissoftware eines jeden Computersystems. Wird bei jedem Rechnerstart aufgerufen und stellt fundamentale Funktionen wie das Ausführen von Programmen (Applikationen), Organisation des Arbeitsspeichers, Ausgabe auf dem Bildschirm, Eingabe über die Tastatur, Organisation des Dateisystems auf den Speichermedien oder Ansteuerung von Peripherie-Einheiten (Drucker, Modem usw.) zur Verfügung.

Single-Task-Betriebssystem, Betriebssystem, das die Ausführung genau *eines* Programms (**Anwendung**) gleichzeitig gestattet. Der Start einer zweiten Anwendung ist erst nach Beendigung der ersten möglich.

□ MS-DOS.

● Single-Task-Betriebssysteme sind sehr einfach und effizient zu programmieren und haben nur geringe Anforderungen an die Hardware.

Multi-Task-Betriebssystem, Betriebssystem, welches die *gleichzeitige* Ausführung mehrerer verschiedener Programme (Prozesse) gestattet.

□ UNIX, LINUX, OS/2, MVS (IBM), VMS (Vax), Windows NT, Windows 95, 98.

▷ Beim Multi-Tasking wird jedem Prozeß eine bestimmte (kurze) **Zeitscheibe** zugeordnet, in der der Computer diesen bearbeitet. Nach Ablauf der Zeitspanne wird der nächste Prozeß behandelt, dann der darauffolgende, bis schließlich wieder der erste an der Reihe ist (**Timesharing**).

● Multi-Tasking stellt extreme Anforderungen an das Betriebssystem. So muß gewährleistet werden, daß jedem Prozeß ein eigener Bereich des Arbeitsspeichers zugeordnet wird, der von keinem anderen Prozeß überschrieben werden kann. Auch die Zuweisung der Zeitscheiben muß geregelt werden.

● Der Prozeß Bildschirmausgabe einer Textseite sollte bevorzugt behandelt werden vor anderen laufenden Prozessen. Entsprechend sollten die Zeitscheiben aller Prozesse angepaßt werden, bis die Bildschirmausgabe beendet ist.

Single-User-Betriebssysteme, Betriebssystem, welches nur die Benutzung durch *einen* Benutzer (zu einer Zeit) vorsieht. Es gibt sowohl Single-, als auch Multitasking Single-User Betriebssysteme.

□ MS-DOS, OS/2.

● Ein Single-User-Betriebssystem braucht keine besonderen Vorkehrungen bezüglich Aufteilung der System-Ressourcen auf mehrere Benutzer oder gleichzeitigen Zugriffs auf Speichermedien zu treffen, da einem Benutzer der gesamte Computer zur Verfügung steht.

Multi-User-Betriebssysteme, Betriebssystem, welches die gleichzeitige Benutzung desselben Computers durch verschiedene Benutzer vorsieht.

□ UNIX, Linux, MVS.

▷ Der gleichzeitige Zugriff mehrerer Benutzer wird über serielle Terminals oder **Netzwerke** gewährleistet.

● Multi-User-Betriebssysteme müssen Paßwortschutz der Benutzerdaten, gerechte Verteilung der System-Ressourcen und natürlich Multi-Tasking gewährleisten.

Übersicht über die verschiedenen Kategorien von Betriebssystemen:

User	Task	Beispiele
Single	Single	MS-DOS
Single	Multi	OS/2, Windows NT, Windows 95, 98
Multi	Multi	UNIX, MVS, VMS

Benutzeroberfläche (*UI = User Interface*), Teil des Betriebssystems. Bildet die Schnittstelle zwischen Mensch und Computer. Gestattet die Eingabe von Befehlen und den Aufruf von Programmen mit Tastatur oder Maus.

▷ Der Begriff Benutzeroberfläche wird fälschlich oft synonym zum Begriff Betriebssystem gebraucht. In der Realität stellt die Benutzeroberfläche nur den kleinen, *sichtbaren* Teil des Betriebssystems dar.

Grafische Benutzeroberfläche (**GUI**), für die Bedienung mit der Maus ausgelegte, intuitive Benutzeroberfläche. Soll einen einfachen, unkomplizierten und leicht erlernbaren Umgang mit dem Computer ermöglichen. Verlangt wenig Vorkenntnisse vom Benutzer. Meist vom Benutzer für dessen Aufgaben frei konfigurierbar.

□ Windows ist eine GUI für das Betriebssystem MS-DOS.

Dateisystem oder **Filesystem**, vom Betriebssystem auf einem Speichermedium zur Speicherung von Daten und Programmen bereitgestellter Bereich. Das Format der abgespeicherten Daten ist dabei vorgegeben. Man unterscheidet:

- **Datei** oder **File**, im Dateisystem abgelegter Datensatz oder Programm, das zur Identifizierung mit einem eindeutigen **Dateinamen** gekennzeichnet ist. Der genaue Ort der Daten auf dem Speichermedium wird getrennt von den eigentlichen Daten in einem dafür vorgesehenen Bereich zusammen mit den die Datei betreffenden Informationen (Dateigröße, Zugriffsrechte, Erzeugungs- und Modifikationsdatum usw.) auf dem Medium gespeichert.
- **Verzeichnis** oder **Directory**, Unterteilung des Dateisystems in einzelne Unterbereiche, denen abzuspeichernde Dateien zugeordnet werden. Ein Verzeichnis erhält ebenso wie eine Datei einen Namen, anhand dessen es identifiziert wird. Ein Verzeichnis kann beliebig viele **Unterverzeichnisse** enthalten, die dieses wiederum unterteilen.

□ Durch Anlegen von Verzeichnissen können Dateien strukturiert und nach Anwendungsgebieten geordnet abgelegt werden.

▷ Die physikalische Lage der Dateien auf dem Speichermedium ist *unabhängig* von der logischen Verzeichnisstruktur. Lediglich die Verweise auf die Dateien sind gemäß dieser Struktur abgespeichert.

□ In UNIX wird ein Unterverzeichnis oder eine Datei innerhalb eines Verzeichnisses von diesem durch „/“ getrennt, in MS-DOS durch „\“
UNIX: `/usr/local/bin/ls`
DOS: `\dos\graphik\`

Verzeichnisbaum, sich durch mehrfache Unterteilung von Verzeichnissen in Unterverzeichnisse ergebende **Baumstruktur**. Die *Äste* des Baumes sind die Verzeichnisse, die ihrerseits wieder in Verzeichnisse verzweigen.

Wurzel- oder **Rootverzeichnis**, Ausgangspunkt des Verzeichnisbaums. Einziges Verzeichnis, das *nicht* Unterverzeichnis eines anderen Verzeichnisses ist.

□ In UNIX wird das Rootverzeichnis durch „/“ bezeichnet, in MS-DOS durch „\“.

Elternverzeichnis oder **übergeordnetes Verzeichnis**, in *jedem* Verzeichnis (außer dem Rootverzeichnis) vorhandener Verzeichniseintrag, welcher auf das Verzeichnis verweist, welches das aktuelle Verzeichnis als Unterverzeichnis enthält.

□ Das Elternverzeichnis eines Verzeichnisses wird meist durch „..“ angesprochen.

Pfad oder **path**, Wegbeschreibung der logischen Lage einer Datei oder eines Verzeichnisses innerhalb der Verzeichnisstruktur durch sukzessive Angabe aller zu durchwandernden Unterverzeichnisse.

Absoluter Pfad, Pfad gegeben ab dem Rootverzeichnis.

Relativer Pfad, Pfad gegeben ab dem *aktuellen* Verzeichnis.

● Jede Datei ist durch Angabe ihres Namens und des absoluten Pfades *eindeutig* charakterisiert.

▷ In UNIX gibt es nur einen, großen Verzeichnisbaum, der sich über alle Dateisysteme auf allen Speichermedien (Platten, CD-ROM, Diskettenlaufwerke) erstreckt. Die Unterdateisysteme werden an zu definierenden Stellen in den Verzeichnisbaum eingeklinkt (ge*mount*et).
In MS-DOS wird der Verzeichnisbaum auf jeder Platte und jedem Laufwerk getrennt definiert. Identifikation geschieht über den Laufwerksnamen.

Aktuelles Verzeichnis (engl.: **current directory**), Verzeichnis, auf das sich alle relativen Pfadangaben beziehen.

Einführung in MS-DOS

MS-DOS (Microsoft Disk Operating System) oder kurz **DOS**, das am weitesten verbreitete Betriebssystem für PC's.

Windows, grafische Benutzeroberfläche für das Betriebssystem DOS. Bietet über den Standard von DOS hinausgehend viele, erweiterte Möglichkeiten, wird jedoch immer von den Einschränkungen durch DOS „ausgebremst".

Windows 95, 98, komplett überarbeitetes Betriebssystem, welches **ohne** DOS auskommt und somit erheblich erhöhte Leistungsdaten bezüglich Betriebssicherheit und Geschwindigkeit bietet. Gewährleistet echtes Multitasking.

Wichtigste Eigenschaften von Windows:

▷ Task-Liste: Liste aller zur Zeit aktiven Programme. Kann stets durch die Tastenkombination CRTL+ESC aufgerufen werden.

▷ Abbruch von Programmen: Jedes Programm (Task) unter Windows kann entweder aus der Task-Liste oder durch Drücken der Tastenkombination CRTL+ALT+DELETE abgebrochen werden. Alle anderen Tasks bleiben davon in der Regel unbeeinflußt.

FAT (File Allocation Table), auf jedem Datenträger angelegte Tabelle. Kennzeichnet alle Sektoren des Datenträgers als frei bzw. belegt. Die physikalischen Positionen aller Dateien auf dem Datenträger werden zusammen mit dem Dateinamen im jeweiligen Verzeichnis gespeichert. Das Löschen einer Datei wird durch Entfernen des entsprechenden Eintrags im Verzeichnis (eigentlich wird nur das erste Zeichen des Dateinamens überschrieben) und Freigabe der Sektoren in der FAT erreicht.

▷ Physikalisch bleibt die Datei auf dem Datenträger zunächst erhalten. Diese Tatsache erlaubt es, versehentlich gelöschte Dateien wiederherzustellen.

□ Hilfsprogramme zum Wiederherstellen von versehentlich gelöschten Dateien sind beispielsweise PC-Tools, Norton-Utilities usw.

Aktuelles Laufwerk, Laufwerk, auf dessen Dateisystem sich alle Operationen beziehen.

▷ Unter DOS hat jedes Laufwerk (Diskettenlaufwerk, Festplatten) sein eigenes Dateisystem und damit seine eigene FAT.

Prompt, Symbol auf dem Bildschirm, welches andeutet, daß ein DOS-Kommando einzugeben ist.

□ Meist wir das aktuelle Verzeichnis des aktuellen Laufwerkes als Prompt ausgegeben.
`C:\DOS>`
Im Prinzip ist der Prompt frei konfigurierbar.

Dateinamen, unter MS-DOS auf acht Zeichen (nur Buchstaben, Zahlen und „_") plus eine Erweiterung von maximal drei Zeichen beschränkt. Name und Erweiterung werden durch einen Punkt „." getrennt.

□ Gültige Dateinamen unter MS-DOS: `TEST.BAT`, `programm.exe`, ...
Verbotene Dateinamen: `programme.exe`, `a+b=c.dat`, `test.dat.exe`

Jokerzeichen oder **Wildcards** („*" und „?"), Platzhalter für Teile eines nicht vollständig bekannten oder mehrdeutigen Dateinamen. „*" repräsentiert *alle* Zeichenkombinationen des Dateinamens oder der Erweiterung ab der Position seines Auftretens, „?" ersetzt *genau ein* Zeichen des Dateinamens oder der Erweiterung.

▷ *Hinter* einem „*" aufgeführte Zeichen werden (im Gegensatz zu UNIX) stets ignoriert:

☐ `*TEST.DAT` = `*.DAT`

▷ Name und Erweiterung werden *getrennt* behandelt.

☐ Der Bezeichner `XYZ*` umfaßt *nicht* die Datei `XYZAB.DAT`. Hier muß explizit `XYZ*.*` angegeben werden.

Kommando-Syntax für MS-DOS-Befehle:

Kommando Arg1 Arg2 ...

▷ Dabei ist *Kommando* der Name des Befehls und *Arg1, Arg2, ...* sind die übergebenen Argumente.

▷ Unter MS-DOS wird *nicht* zwischen Groß- und Kleinschreibung unterschieden.

Wichtigste Kommandos in MS-DOS:

`DIR` [/*Option*] [*Laufwerk*:] [*Pfad*] [*Dateiname*]

Listet die Dateien im gegebenen Laufwerk/Pfad.
Optionen:

w – Mehrspaltige Ausgabe der Dateinamen

`CD` *Pfad*

Wechselt in das durch *Pfad* bezeichnete Vereichnis und erklärt dieses zum *aktuellen* Verzeichnis. Es können sowohl relative als auch absolute Pfade angegeben werden.

`DEL` [*Laufwerk*:] [*Pfad*] *Dateiname*

Löscht die durch Laufwerk, Pfad und Namen angegebene Datei aus der FAT. Da die Datei nicht physikalisch vom Speichermedium entfernt wird, kann sie mit Hilfe geeigneter Hilfsprogramme unter Umständen rekonstruiert werden. Bei Angabe eines Verzeichnisses statt einer Datei wird der Inhalt dieses Verzeichnisses – nach einer Sicherheitsabfrage – gelöscht.

`COPY` [*Laufwerk1*:] [*Pfad1*] *Datei1* [*Laufwerk2*:] [*Pfad2*] *Datei2*

Kopiert Datei1 aus dem angegebenen Pfad1 auf Datei2 in Pfad2. Eventuell bestehende Dateien werden überschrieben, die Quelldatei bleibt erhalten. Wird keine Zieldatei angegeben, so wird die Quelldatei mit gleichem Namen in den Zielpfad geschrieben. Ist kein Zielpfad angegeben, so wird die Datei in das aktuelle Verzeichnis kopiert.

`REN` [*Laufwerk1*:] [*Pfad1*] *Dateiname1* [*Dateiname2*]

Benennt die Datei *Dateiname1* im angegebenen Pfad um in *Dateiname2*. Existiert eine Datei *Dateiname2* im angegebenen Pfad bereits, so bricht das Kommando mit einer Fehlermeldung ab.

`MKDIR [Laufwerk:] [Pfad]`

Erstellt ein Verzeichnis *Pfad* im benannten Laufwerk.

`RMDIR [Laufwerk:] [Pfad]`

Löscht ein Verzeichnis, sofern in diesem keine Dateien enthalten sind.

Einführung in UNIX

Im Gegensatz zu MS-DOS gibt es zahlreiche verschiedene UNIX-Versionen, die zwar auf demselben Fundament arbeiten, sich jedoch in den Details durchaus unterscheiden können.

☐ Unix-V (AT&T), BSD (Berkley), Ultrix (VAX), AIX (IBM), Solarix (Sun), HP-UX (Hewlett-Packard), Linux für PC.

Shell, text-orientierte Schnittstelle zwischen Benutzer und Maschine. In der Shell können UNIX-Kommandos aufgerufen, Verzeichnisse gewechselt, Texte editiert oder Programme ausgeführt werden.

▷ Es gibt verschiedene Typen von Shells, die jedoch im Kern identisch sind, teilweise aber vereinfachte Bedien-Optionen oder eine erweiterte Shellscript-Sprache zur Verfügung stellen.

☐ Folgende Shells stehen auf nahezu allen UNIX-Systemen zur Verfügung:
Bourne-Shell (bsh), C-Shell (csh), Korn-Shell (ksh), „Bourne-again" Shell (bash).

▷ Die Frage, welche Shell die beste sei, wird kontrovers beantwortet. Die häufigste und am weitesten verbreitete Shell ist die Korn-Shell, unter Linux die Bourne-again-Shell.

Shellscript, Aneinanderreihung von UNIX-Kommandos versehen mit einigen hochsprachlichen Erweiterungen für Schleifen-, Verzweigungs- und Abfrage-Programmierung. Kann als zusammenhängendes Programm innerhalb einer Shell zur Automatisierung komplexer Aufgaben aufgerufen werden.

▷ Die Shellscript-Sprache ist zugeschnitten auf betriebssystemnahe Aufgabenbereiche (Dateisystemmanipulationen, Netzwerkoperationen usw.) und kann deshalb nur mit Einschränkung als höhere Programmiersprache angesehen werden, obwohl die meisten Programmierelemente vorhanden sind.

● Auf allen UNIX-Systemen gibt es standardmäßig eine auf Platte oder CD-Rom gespeicherte und stets verfügbare Benutzer-Hilfe, die sogenannten **manual pages** (kurz: **man-pages**). Es handelt sich dabei *nicht* um ein Lehrbuch für UNIX. Es können lediglich Informationen (Aufgabe, Parameter usw.) zu den meisten UNIX-Kommandos abgefragt werden.

Aufruf der man-pages:

`man` *Kommando-Name*

☐ `man ls, man cp,...`

▷ Oftmals gibt es auf UNIX-Systemen ein komplettes Handbuch für UNIX und Programmiersprachen wie C oder FORTRAN. Aufruf und Bedienung sind jedoch von System zu System verschieden.

Kommando-Syntax für UNIX-Kommandos:

Kommando Optionen Arg1 Arg2 ...

▷ Unter UNIX wird *strikt* zwischen Groß- und Kleinschreibung unterschieden. So ist die Datei `Beispiel` $\neq$ `beispiel`.

Optionen, Schalter, die bei den meisten UNIX-Kommandos gesetzt werden können, um bestimmte Varianten oder modifizierte Ausgaben von Kommandos ein- oder auszuschalten.

● Optionen stehen immer *zwischen* Kommando und der Datei, auf die das Kommando wirkt.

● Optionen werden durch „–", gefolgt von der gewünschten Option bezeichnet. Es können je nach Befehl beliebig viele Optionen in beliebiger Reihenfolge angegeben werden.

☐ `ls -l -a /usr/local/bin`

▷ Optionen, die nur aus einem Buchstaben bestehen, dürfen in der Regel zusammengefaßt werden.

☐ `ls -la /usr/local/bin`

Wildcards, analog zu MS-DOS. Zusätzlich darf „*" am Beginn eines Dateinamens stehen.

☐ `*fach` impliziert die Dateinamen `einfach`, `zweifach`, aber auch den Dateinamen `fach`.

Standardausgabe, Ausgabeeinheit, auf die UNIX-Befehle ihre Ausgabe leiten.

☐ Normal: Bildschirm

Standardeingabe, Eingabeeinheit, aus der UNIX-Programme einzulesende Daten empfangen.

☐ Normal: Tastatur

Standardfehlerausgabe, Ausgabeeinheit, auf die UNIX-Programme eventuell auftretende *Fehlermeldungen* schreiben.

☐ Normal: Bildschirm

▷ Standardein/ausgabe sowie die Standardfehlerausgabe können unter UNIX *umgeleitet* werden. Ausgaben oder Fehlermeldungen können in eine Datei geschrieben oder Eingaben aus einer Datei gelesen werden.

\> Umleiten der Standard**aus**gabe.
`ls -l > output`
Schreibt alle Dateien des aktuellen Verzeichnisses in eine Datei namens `output`.

< Umleiten der Standard**ein**gabe.
`programm < input`
Alle Eingabedaten liest das Programm aus der Datei `input`.

2 > Umleiten der Standard**fehler**ausgabe.
`mv abc def 2> error`
Schreibt eventuelle Fehlermeldungen (Datei `abc` existiert nicht) in die Datei `error`.

Pipe „|“, Pufferspeicher unter UNIX. Erlaubt das direkte Umleiten der Standardausgabe eines Programms in die Standardeingabe eines anderen. Dadurch ist die Verkettung von UNIX-Programmen möglich.

□ `ls -l | pg`
Leitet die Ausgabe des `ls`-Befehls in den „Pager“ zur seitenweisen Darstellung auf dem Bildschirm.

Wichtigste Kommandos in UNIX:

▷ Eine vollständige Übersicht über alle Optionen ist über die man-page des betreffenden Kommandos zugänglich.

`ls [-`*Option*`] [`*Pfad*`] [`*Datei*`]`
Listet die Dateien im angegebenen Pfad. Ohne gesetzte Optionen wird nur der Dateiname ausgegeben.
Optionen:
– l Volle Dateiinformation (Zugriffsrechte, Erstellungsdatum usw.)
– a Listet auch *verborgene* Files (Dateinamen, die mit einem Punkt beginnen).

`cd` *Pfad*
Wechselt in das durch *Pfad* bezeichnete Verzeichnis und erklärt dieses zum *aktuellen* Verzeichnis. Es können sowohl relative als auch absolute Pfade angegeben werden.

`rm [-`*Option*`] [`*Pfad*`] [`*Datei*`]`
Löscht die angegebene Datei oder das angegebene Verzeichnis. Eine Wiederherstellung der Dateien ist unmöglich, da die Daten physikalisch von der Platte entfernt werden.
Optionen:
– i gibt Sicherheitsabfrage vor dem Löschen jeder Datei aus.
– r rekursives Löschen des angegebenen Verzeichnisses. Alle darin enthaltenen Unterverzeichnisse und Dateien werden entfernt.
Gefährlich: `rm -rf!` löscht alle Files im Dateisystem.
– f auch schreibgeschützte Dateien werden ohne Sicherheitsabfrage gelöscht.

`cp [-`*Option*`]` *Pfad1* `[`*Datei1*`]` *Pfad2* `[`*Datei2*`]`
Kopiert die angegebene(n) Datei(en) *Datei1* nach *Pfad2*, *ohne* die Quelldatei zu löschen. Ist *Datei2* nicht angegeben, so erhält die Datei den Namen der Quelldatei.
Optionen:
– R rekursives Kopieren des angegebenen Verzeichnisses, einschließlich *aller* Unterverzeichnisse in das Verzeichnis *Datei2*, das existieren muß.

`mv [-`*Option*`]` *Pfad1* `[`*Datei1*`]` *Pfad2* `[`*Datei2*`]`
Verlagert die angegebene(n) Datei(en) *Datei1* nach *Pfad2*. Dabei wird die Quelldatei gelöscht! Ist *Datei2* nicht angegeben, so erhält die Datei den Namen der Quelldatei.
Optionen:
– R rekursives Kopieren des angegebenen Verzeichnisses, einschließlich *aller* Unterverzeichnisse in das Verzeichnis *Datei2*, das existieren muß.
Mit `mv` wird in Unix der `REN`-Befehl von DOS realisiert.

`pg` [*Pfad*] *Datei*
„Pager“. Zeigt den Inhalt von lesbaren ASCII-Dateien seitenweise an.

24.2 Höhere Programmiersprachen

Höhere Programmiersprache, sich an menschlichen Denkmustern orientierende und damit relativ leicht erlernbare Befehlssprache zur Programmierung von Computern. Die Umsetzung der Befehle in **Maschinensprache** übernimmt entweder ein **Compiler** oder ein **Interpreter**.

Interpreter, übersetzt *zur Laufzeit* des Programms die Befehle einer höheren Programmiersprache in Maschinensprache. Alle Befehle werden in der Reihenfolge ihres Aufrufs übersetzt.

- ● Die Programmierung in Interpreter-Sprachen ist sehr komfortabel, da Programmierfehler unmittelbar beim Programmlauf sichtbar werden, ohne daß vorher der gesamte Code übersetzt werden muß.
- ● Interpreter-Sprachen sind sehr langsam in der Abarbeitung der Befehle, da auch bei wiederholtem Aufruf von Programmteilen alle Befehle neu übersetzt werden müssen.
- ▷ Heute gibt es praktisch keine Interpreter-Sprachen mehr, da die **Compiler** immer schneller und auch in der Fehlersuche effektiver geworden sind.

Compiler, übersetzt Programmcode einer höheren Programmiersprache (**Quellcode**) *vor* Ausführung des Programms in Maschinensprache (**Objektcode**). Erkennt Fehler in Syntax und Anordnung zusammenhängender Befehle.

Datenstrukturen werden auf Fehler überprüft, jedoch noch nicht im Speicher verankert. Verschiedene Programmteile (Funktionen, Unterprogramme) können als unabhängige Einheiten übersetzt werden.

Die Zusammenfügung einzelner Programmteile übernimmt der **Linker** (Binder), verknüpft einzelne, bereits compilierte Programmteile (**Objektmodule**) mit den darin definierten Datenstrukturen zu einem zusammenhängenden, ausführbaren Programm.

- ● Neben dem Zusammenfügen verschiedener Programmteile bindet der Linker meist zusätzlich sogenannte **Bibliotheksprogramme** in das Programm ein. Sie enthalten vordefinierte Funktionen und Unterprogramme (z. B. für Ein- und Ausgabeoperationen), die häufig benötigt werden. Der Benutzer kann sich selbst Bibliotheken (Libraries) erstellen.
- ● In vielen Fällen werden Compiler und Linker zu einer Einheit zusammengefaßt. Bei erfolgreicher Compilation wird automatisch der Linker aufgerufen. Sind Fehler aufgetreten, so unterbleibt der Aufruf des Linkers. Das automatische Linken kann auf Wunsch abgeschaltet werden.
- □ Gängige Compiler unter UNIX sind `f77` (FORTRAN), `cc` (C), `g++` (Gnu-C++). Sie enthalten bereits den Linker, der jedoch über **Compiler-Flags** abgeschaltet werden kann:

`f77 -c prog.f`	*Compiliert prog.f ohne Aufruf des Linkers*
`cc prog1.c prog2.c`	*Compiliert die Module prog1.c und prog2.c und linkt sie zusammen*

Debugger, Programm zum Auffinden von Programmierfehlern, die bei Compilation und Linken keinen Fehler verursachen, jedoch beim Programmlauf auftreten. Der Debugger gestattet es dabei, das Programm Befehl für Befehl ausführen zu lassen und gezielt Variableninhalte auszugeben.

- ▷ Um das Debuggen zu ermöglichen, muß das Programm meist mit einem speziellen Compiler-Flag compiliert werden.
- □ `f77 -g prog.f`
- □ Programmiersprachen für den PC werden oftmals mit einem integrierten Debugger ausgeliefert. Auf UNIX-Systemen müssen eigenständige Programme wie `dbx` verwendet werden.

Programmstrukturen

Modulare Programmiersprache, Programmiersprache, die es erlaubt, ein Programm in viele, möglichst unabhängige Segmente (**Module**) zu unterteilen.

- ● In FORTRAN sind Module stets Funktionen oder Unterprogramme. Die Definition größerer Module (Zusammenfassung mehrerer Unterprogramme) ist nicht möglich.

Datenstrukturen, Deklarationen von (zusammengesetzten) Datentypen. Werden erst durch die Definition von **Variablen** im Arbeitsspeicher abgelegt.

● Datenstruktur und Variable werden oft synonym verwendet.

Scope, Gültigkeitsbereich von Datenstrukturen. Die meisten höheren Programmiersprachen unterscheiden mindestens:

- **Globaler Scope**: die definierten Datenstrukturen sind im gesamten Programm, auch in allen Unterprogrammen (Modulen) bekannt.
- **Modul-Scope**: alle Datenstrukturen sind nur innerhalb eines Moduls definiert. Außerhalb dieses Bereiches sind diese Daten unbekannt.

▷ Variablen in verschiedenen Modulen dürfen gleiche Namen (**Bezeichner**) erhalten. Die Änderung einer lokalen Variablen in einem Modul beeinflußt nicht den Wert einer Variablen gleichen Namens in einem anderen.

□ FORTRAN 77 kennt keine globalen Variablen. Variablen, die in mehreren Modulen verwendet werden sollen, müssen über **Common**-Blöcke definiert werden.

Lokale Variable, in einem Unterprogramm deklarierte Variable. Gilt nur in diesemUnterprogramm. In anderen Unterprogrammen können Variablen mit identischen Namen deklariert werden.
Globale Variable, außerhalb von Unterprogrammen definierte Variable. Besitzt in *allen* Unterprogrammen denselben Wert.

● Es ist möglich, zu einer globalen Variablen eine lokale Variable gleichen Namens zu definieren. Innerhalb des Unterprogramms existiert dann nur diese.

▷ Die Speicherbereiche von globalen und lokalen Variablen sind völlig getrennt. Globale Variablen werden vom Compiler **vor** Beginn des Programmlaufes fest (**statisch**) im Speicher reserviert. Lokale Variablen dagegen werden **während des Programmlaufes** bei Aufruf eines Unterprogramms **dynamisch**, auf dem sogenannten **Stack**, angelegt und nach Verlassen des Unterprogramms wieder freigegeben, so daß andere Unterprogramme denselben Speicherbereich für ihre Datenstrukturen nutzen können. Inhalte von lokalen Variablen sind somit in der Regel bei erneutem Aufruf eines Unterprogramms **nicht reproduzierbar**.

Unterprogramm, möglichst unabhängiges Programmodul. Ein Programm sollte so in Unterprogramme aufgeteilt werden, daß jedes Unterprogramm eine bestimmte Aufgabe erfüllt. Besteht diese Aufgabe aus mehreren Teilaufgaben, so sollte dieses durch mehrere Unterprogramme ersetzt werden.
Funktion, Unterprogramm, welches dem aufrufenden Programmteil einen Wert zurückliefert.

□ `y = sin(x)` weist der Variablen `y` das Resultat der Funktion `sin(x)` zu, wobei `x` das **Argument** der Funktion ist.

□ In C sind alle Unterprogramme Funktionen.

Argument, Schnittstelle zwischen aufrufendem Programmteil und aufgerufenem Unterprogramm oder aufgerufener Funktion. Es können dem Unterprogramm sowohl Daten übergeben als auch von ihm übernommen werden.

▷ Im allgemeinen kann eine benutzerdefinierte Funktion beliebig viele Argumente erhalten, deren Anzahl jedoch nach einmaliger Definition beibehalten werden muß. Beim Aufruf des Unterprogramms oder der Funktion müssen Anzahl und Art der übergebenen Argumente mit der Definition des Unterprogramms verträglich sein.

Call-by-value, Art der Argumentübergabe. Beim Aufruf wird eine Kopie des übergebenen Wertes im lokalen Speicher des Unterprogramms angelegt.

● Eine Veränderung des Wertes innerhalb des Unterprogramms hat *keine* Auswirkung auf den Wert im aufrufenden Programmteil.

▷ Nachteil der Call-by-value-Übergabe von Argumenten ist, daß stets eine Kopie des übergebenen Objekts angelegt wird. Dazu muß Speicher reserviert und der Speicherinhalt kopiert werden. Bei größeren Datenstrukturen oder häufig aufgerufenen Unterprogrammen kann dies viel Rechenzeit und Speicherplatz verschlingen.

□ Beispiele für Sprachen mit Call-by-value-Übergabe von Argumenten:
PASCAL, C, C++

Call-by-reference, häufigste Art der Argumentübergabe. Der übergebene Wert wird nicht in einen neuen Speicherbereich kopiert, sondern es wird lediglich die **Adresse** des die Daten enthaltenden Speicherbereiches übergeben. Unterprogramm und aufrufendes Programm verwenden *denselben* Speicherbereich.

● Eine Veränderung des Arguments im Unterprogramm modifiziert den Wert im aufrufenden Programm, sofern nicht im Unterprogramm die Argumente als *konstant* definiert werden. Dies ist eine große Gefahr von Call-by-reference.

▷ Call-by-reference ist die effizienteste Art Daten, zu übergeben, da keine Speicherbereiche (außer dem Speicherbereich, der die Adresse des Wertes enthält) kopiert werden müssen.

□ Call-by-reference kann bei allen höheren Programmiersprachen realisiert werden. Standard ist sie beispielsweise in FORTRAN. In PASCAL oder C++ muß Call-by-reference explizit angegeben werden.

▷ In C gibt es *keine* Call-by-reference-Parameter! Diese müssen über **Zeiger** simuliert werden.

● Die Möglichkeit der Auswahl zwischen Call-by-value und Call-by-reference trägt entscheidend zur Datenintegrität im aufrufenden Programmteil bei.

Stack, Speicherbereich zur temporären Speicherung lokaler Variablen in Programmodulen. Funktioniert nach dem Prinzip *last-in-first-out*. Daten werden immer **oben** auf den Stapel (engl. stack) abgelegt und müssen später in umgekehrter Reihenfolge wieder entfernt werden.

Rekursion, sich selbst aufrufendes Unterprogramm. Führt ohne geeignetes Abbruchkriterium unweigerlich zum Programmabsturz (Stack-Überlauf).

● Rekursive Programme können meist durch iterative Algorithmen ersetzt werden. Dies ist jedoch mit großem Aufwand verbunden.

● Rekursionen sind meist wesentlich eleganter als ihr iteratives Pendant.

▷ Enthält ein Programm viele, geschachtelte oder rekursive Aufrufe von Modulen, so werden sukzessive die lokalen Variablen auf dem Stack abgelegt. Ist der Stack zu klein bemessen, so bricht das Programm ab, wenn der Stack voll ist.

● Lokale Datenstrukturen sind notwendige Voraussetzung für modulares Programmieren. Gerade bei größeren Projekten, an denen meist mehr als ein Programmierer arbeitet, muß gewährleistet sein, daß Variablen in einem Modul nicht versehentlich durch gleiche Namen in einem anderen Modul überschrieben werden.

Datenkapselung (**Encapsulation**), Prinzip der Erzielung maximaler Datensicherheit und -integrität. Änderung von Variableninhalten ist nur über vom Programmierer eines Programmteils fest definierte Schnittstellen möglich. Jeder direkte Zugriff auf die Variablen von außerhalb des Programmteils ist verboten.

▷ Modulare Programmierung ist ein erster Schritt zur Datenkapselung. Sie versagt jedoch bei Datenstrukturen, die in mehr als einem Modul benötigt werden.

● Der Versuch der konsequenten Realisierung von Datenkapselung führt auf das Prinzip der **Objektorientierung**.

Objektorientierte Programmierung

▷ In nicht objektorientierten Programmiersprachen wie C oder PASCAL kann durch disziplinierte Programmierung eine Datenkapselung erreicht werden. Ein Schutz vor ungewollter Datenmanipulation ist jedoch nicht realisierbar. In OOP wird diese Sicherheit erzwungen.

Objektorientierte Programmiersprache (**OOP**), Programmiersprache, in der Datenstrukturen nicht einem Programm-Modul zugeordnet sind, sondern Daten (**Member**) und die mit diesen arbeitenden Programmteile (**Methoden** oder **Member-Funktionen**) zu **Klassen** zusammengefaßt werden.
Grundprinzipien von OOP:
Datenkapselung,
Vererbung,
Polymorphie.

☐ Beispiele für Objektorientierte Programmiersprachen sind: **Smalltalk**, **C++** und Abwandlungen und Erweiterungen verschiedener höherer modularer Programmiersprachen (etwa PASCAL).

Klasse, abstraktes Konstrukt, welches Datenstrukturen und diese manipulierende Programmodule zusammenfaßt. Daten und Methoden gehören immer zusammen und können nicht getrennt voneinander angesprochen werden. Eine Klasse wird im Programm erst dann physikalisch als Speicherbereich existent, wenn sie **instantiiert** wird.

☐ Eine Klasse entspricht einem Datentyp, während die Instanz einer Klasse einer Variablen dieses Datentyps entspricht.

Objekt oder **Instanz**, physikalische Realisation einer Klasse durch Zuweisung eines Bezeichners und damit verbundene Reservierung des notwendigen Speichers. Von einer Klasse kann es beliebig viele Instanzen geben, die alle *verschiedene* Speicherbereiche belegen.
Methoden, einem Objekt zugeordnete Unterprogramme und Funktionen, welche den Zugriff auf dessen Daten regeln. Diese Module sind nur in Verbindung mit dem Objekt definiert.

● *Methoden sind nach außen nur über ihre Aufgabe definiert.* Die konkrete Realisierung dieser Aufgabe ist nach außen hin verborgen.

▷ Die Nomenklatur der verschiedenen Programmiersprachen kann variieren. Die Grundprinzipien der OOP (Kapselung, Vererbung usw.) sind jedoch stets die gleichen.

☐ In C++ heißen Methoden beispielsweise *Member-Funktionen*.

● Variablen innerhalb von Objekten sind grundsätzlich immer lokal (privat). Nur Methoden dürfen darauf zugreifen. Meist ist es möglich, die Member global zugänglich zu machen. Dies widerspricht jedoch dem Prinzip der Datenkapselung und sollte vermieden werden.

● Über die Methoden wird sichergestellt, daß nur vom Programmierer gewollte und fest definierte Datenmanipulationen möglich sind.

☐ Definiere eine Klasse MATRIX, welche Dimension und Koeffizienten einer Matrix als Daten enthält. Über Methoden wird der Zugriff auf diese Daten geregelt: Auslesen/Setzen eines bestimmten Koeffizienten, Matrix-Addition, Matrix-Multiplikation etc.

Vererbung, Prinzip des OOP. Es ist möglich, von bereits vorhandenen Klassen neue Klassen abzuleiten, die alle Eigenschaften (Methoden, Daten) der **Basis-Klasse** automatisch erhalten (erben), denen jedoch zusätzlich neue Datenstrukturen und Methoden, die die Anwendung der Klasse über die der Basis-Klasse hinausgehen lassen, zugewiesen werden können. Methoden der Basis-Klasse können durch neue Methoden in der abgeleiteten ersetzt (*überladen*) werden, wobei jedoch die Basis-Methoden nach wie vor benutzt werden können. Deren Verwendung muß jedoch *explizit* veranlaßt werden.
Verwandte Klasse, von derselben Basis-Klasse abgeleitete Klasse. Die Basis-Klasse ist mit jedem ihrer Erben verwandt, ebenso wie die Erben untereinander.

● Vererbung verstößt nicht gegen das Kapselungsprinzip! Private Daten einer Basis-Klasse können nur über deren Methoden manipuliert werden. In C++ ist es darüber hinaus möglich, die Kapselung gezielt insofern aufzuweichen, daß abgeleitete Klassen bestimmte Variablen direkt verändern können. Unabhängige Klassen oder sonstige Programmteile haben nach wie vor keinen direkten Zugriff.

Mehrfach-Vererbung, eine Klasse kann von mehr als einer Basis-Klasse abgeleitet werden und erbt dadurch alle Methoden aller Basis-Klassen.

□ Von der oben definierten Klasse MATRIX sei eine Klasse VEKTOR abgeleitet. Ein Vektor ist eine Matrix mit Spaltenzahl 1. Addition von Vektoren ist wie bei Matrizen elementweise definiert, so daß diese Methode in VEKTOR nicht neu definiert werden muß. Eine Multiplikation von Vektoren ist dagegen nicht definiert (wir betrachten nur Spaltenvektoren). Definieren wir die Methode Multiplikation in VEKTOR als Bildung des Skalarprodukts neu, so wird die Methode Multiplikation aus MATRIX verworfen, und unter Multiplikation von Vektoren wird von nun an das Skalarprodukt verstanden.

Polymorphie, Möglichkeit, bei verwandten Klassen über denselben Funktionsaufruf *automatisch* die für die spezielle Klasse richtige Methode aufzurufen.

□ Diese Möglichkeit wird wichtig, wenn beispielsweise innerhalb von Schleifen bestimmte Methoden verwandter Klassen aufgerufen werden sollen, die nach außen dasselbe tun, jedoch aufgrund der Unterschiede der einzelnen Klassen intern anders realisiert sind.

Wesentliche Techniken zur Realisierung von Polymorphie sind dabei:
Objektumwandlung,
Virtualität.

Objektumwandlung, abgeleitete Objekte können stets in den Typ ihres Basis-Objekts umgewandelt werden und damit wie ein solches angesprochen werden. Basis- und abgeleitete Objekte können somit *auf gleicher Ebene* angesprochen werden.

▷ Dabei gehen die speziellen, vom Basis-Objekt abweichenden Eigenschaften (veränderte Methoden gleicher Aufgabe) der abgeleiteten Objekte verloren. Um diese wiederherzustellen, benötigt man

Virtualität von Methoden, Möglichkeit, bei Objektumwandlung bestimmte Eigenschaften (Methoden) der abgeleiteten Objekte an das (umgewandelte) Basisobjekt *durchzureichen*.

Abstrakte Klasse, Klasse, deren Erben Methoden definieren, welche in ihm nicht existieren, jedoch zur Gewährleistung von Polymorphie *virtuell* erzeugt werden müssen.

● Eine abstrakte Klasse kann *nicht* instantiiert werden. Sie kann nur als gemeinsame (virtuelle) Basis abgeleiteter Objekte dienen.

Einführung in PASCAL

In diesem Abschnitt werden die wichtigsten Sprachelemente der Programmiersprache `PASCAL` erklärt. Zur Darstellung der Syntax einzelner Befehle oder Programmfragmente wird für Worte und Symbole, die exakt in der angegebenen Weise geschrieben sein müssen, `Schreibmaschinenschrift` verwendet. Reservierte Worte von `PASCAL` werden groß, vordefinierte Namen in Kleinschrift geschrieben. In `PASCAL` selbst werden Groß- und Kleinschreibung nicht unterschieden. *Kursiv* geschriebene Teile sind je nach Anwendung durch eigene Anweisungen oder Namen zu ersetzen. In Beispielen sind an solchen Stellen stets konkrete Werte eingesetzt.

24.3 Grundstruktur

Grundstruktur eines `PASCAL`-Programms:

```
PROGRAM Programmname;
Deklarationsteil
BEGIN
    Anweisungsteil
END.
```

▷ Nicht den Punkt hinter dem letzten `END` vergessen!

Die noch einzusetzenden kursiv geschriebenen Teile werden in den folgenden Abschnitten besprochen.

Leerzeichen, dürfen in `PASCAL` überall eingefügt werden. (Ausnahme: innerhalb von Namen oder reservierten Worten nicht erlaubt) Das Zeilenende wird genauso behandelt wie ein Leerzeichen. Man darf also sowohl eine Anweisung über mehrere Zeilen verteilen als auch in eine Zeile mehrere Anweisungen schreiben.

Kommentare, dürfen (und sollen) zur besseren Lesbarkeit eingefügt werden. Text innerhalb geschweifter Klammern oder auch innerhalb von `(*...*)` stellt Kommentar dar und wird von `PASCAL` ignoriert.

□
```
{ Dies ist ein Kommentar }
(* und hier
noch ein Kommentar *)
```

24.4 Variablen und Typen

Bevor in `PASCAL` eine Variable oder ein Unterprogramm benutzt werden darf, muß der entsprechende Name vereinbart werden. Im *Deklarationsteil* werden die Namen und der jeweilige Verwendungszweck festgelegt. In `PASCAL` ist die Reihenfolge der Vereinbarungen im Deklarationsteil vorgeschrieben:

Konstantendeklaration
Typendeklaration
Variablendeklaration
Funktions- und Prozedurdeklarationen

Manche `PASCAL`-Dialekte erlauben Abweichungen von dieser Regel. Jedoch muß immer jeder Name vor der ersten Verwendung deklariert sein.

Bei der Deklaration einer Variablen muß gesagt werden, welcher Datentyp später in der Variablen aufgenommen werden soll.

Namen, ebenso wie der *Programmname*, bestehen aus einem Buchstaben, gefolgt von einer beliebigen Anzahl von Buchstaben oder Ziffern. Die reservierten Worte von `PASCAL` sind als Namen nicht erlaubt.

□ Zulässige Namen: `i, x123, test2a`
Unzulässige Namen: `2ab, gmbh&co, program`

Variablendeklaration:

```
VAR
    Name₁₁, Name₁₂, ...Name₁ᵢ: Typ₁;
    Name₂₁, ...Name₂ⱼ: Typ₂;
    ⋮
    Nameₙ₁, ...Nameₙₖ: Typₙ;
```

Mehrere Variablen erhalten hier jeweils den gleichen *Typ*, indem die Namen der Variablen durch Kommas getrennt aufgelistet werden und nach einem Doppelpunkt der *Typ* für diese Variablen angegeben wird.

▷ Die Semikolons nicht vergessen!

Typ einer Variablen, legt den Verwendungszweck der Variablen fest. Es gibt eine Reihe vordefinierter Typen und Anweisungen, um eigene Typen zu definieren.

Ganze Zahlen

`integer`, vordefinierter Typ, kann ganzzahlige Werte in einem maschinenabhängigen Bereich (meist zwischen −32768 und 32767) annehmen. Manche `PASCAL`-Dialekte kennen noch andere Ganzzahl-Typen mit anderen Wertebereichen, z. B. `longint` (−2147483648 bis 2147483647) oder `shortint` (−128 bis 127).

☐
```
VAR
    n, anzahl: integer;
```
Die Variablen mit den Namen `n` und `anzahl` können ganzzahlige Werte aufnehmen.

Reelle Zahlen

`real`, vordefinierter Typ, kann Werte aus einer Untermenge der reellen Zahlen aufnehmen. Die Werte werden nur mit einer endlichen Genauigkeit berechnet und gespeichert.

▷ Wegen der endlichen Genauigkeit kommt es bei `real`-Typen oft zu Rundungsfehlern. Besondere Vorsicht ist bei Vergleichsoperationen mit `real`-Zahlen geboten!

Manche `PASCAL`-Dialekte kennen noch weitere reellwertige Typen mit anderer Darstellungsgenauigkeit und anderen Zahlenbereichen.

Reelle Konstanten werden mit Dezimalpunkt oder in Exponentialschreibweise angegeben.

☐ Reelle Konstanten:

Programmtext	Bedeutung
`3.14159`	3,14159
`6.022E23`	$6{,}022\cdot 10^{23}$
`1.602E-19`	$1{,}602\cdot 10^{-19}$
`-2E-4`	$-2\cdot 10^{-4} = -0{,}0002$

Boolesche Werte

`boolean`, vordefinierter Typ, kann einen der Werte `true` oder `false` aufnehmen.

▷ Boolesche Werte werden insbesondere in bedingten Anweisungen (`IF`) oder Schleifen (`WHILE`, `REPEAT`) benutzt.

Felder, ARRAYs

Häufig möchte man linear angeordnete Daten verarbeiten. Meistens wird dabei über einen Index das gewünschte Element des Datenfeldes ausgewählt. In `PASCAL` gibt es die Möglichkeit, einen `ARRAY`-Typ zu vereinbaren:

`ARRAY[`*untererIndex*`..`*obererIndex*`] OF` *Typ*

Im Anweisungsteil eines Programms kann durch Angabe des Index ein bestimmtes Feldelement ausgewählt werden:

Name [*Index*]

□
```
PROGRAM beispiel;
VAR
   i: integer;
   a: ARRAY[1..10] OF real; { Feld mit 10 Elementen }
BEGIN
   FOR i:=1 TO 10 DO a[i]:=sqrt(i);
   { Feldelemente berechnen }
   FOR i:=10 DOWNTO 1 DO writeln(a[i])
   { umgekehrt ausgeben }
END.
```

Zweidimensionale Anordnungen der Feldelemente (Matrizen):

ARRAY[u_1..o_1,u_2..o_2] OF *Typ*

▷ Dies ist eine Abkürzung von
ARRAY[u_1..o_1] OF ARRAY[u_2..o_2] OF *Typ* Ebenso ist
Name [$Index_1$, $Index_2$] eine Abkürzung von
Name [$Index_1$] [$Index_2$]

▷ Höherdimensionale ARRAYs werden analog vereinbart.

□ Auf ein Element des ARRAYs
`multimatrix: ARRAY[1..5,0..10,-3..3,5..8] OF integer`
kann zugegriffen werden mit
`multimatrix[3,0,-1,7]` oder mit `multimatrix[3][0][-1][7]`

▷ Es ist erlaubt, durch eine Zuweisung ein gesamtes ARRAY zu kopieren. Es sind dabei jedoch keine arithmetischen oder andere Operationen erlaubt!

□
```
PROGRAM beispiel;
VAR a,b: ARRAY[1..10] OF integer;
BEGIN
   a[3]:=b[3]; (* Einzelne Komponente kopieren *)
   a:=b (* Komplettes Array kopieren *)
END.
```
Selbstverständlich muß der Typ beider Arrays identisch sein.

PACKED ARRAY, ebenfalls ein Feld, auf das genauso wie auf ein normales ARRAY zugegriffen werden kann. Rechnerintern wird aber eine platzsparende Speicherung benutzt. Wird insbesondere in der Form PACKED ARRAY[1..*laenge*] OF char zur Speicherung von Zeichenketten benutzt.

▷ In manchen PASCAL-Dialekten sind ARRAYs und PACKED ARRAYs identisch.

Zeichen und Zeichenketten

char, vordefinierter Typ, kann ein einzelnes Zeichen als Wert annehmen. Das Zeichen muß dabei im Zeichenvorrat des Rechners enthalten sein. Der Zeichenvorrat umfaßt auf jeden Fall die Ziffern, Klein- und Großbuchstaben des Alphabets sowie einige Sonderzeichen.
Zeichenkonstanten werden stets in Hochkommas eingeschlossen angegeben.

□
```
PROGRAM beispiel;
VAR c,d: char;
BEGIN
   c:='4'; d:='A'; c:=d;
   writeln(c)
END.
```

▷ In der Zuweisung `c:='4'` wird das **Zeichen** 4 und **nicht die Zahl** 4 zugewiesen.

Zeichenkette, mehrere durch Hochkommas eingeschlossene Zeichen, kann direkt einem `PACKED ARRAY OF char` zugewiesen werden.

▷ Die Dimensionierung des `ARRAY`s muß mit der Länge der Zeichenkette übereinstimmen!

□
```
PROGRAM beispiel;
VAR kette: PACKED ARRAY[1..10] OF char;
BEGIN
   kette:='Frankfurt ';
   writeln(kette)
   END.
```

Datensätze RECORDs

`ARRAY`, faßt mehrere Komponenten desselben Typs zusammen. Die Komponente wird über einen Index ausgewählt.
`RECORD`, faßt mehrere Komponenten beliebigen Typs zusammen. Die Komponente wird über ihren Namen ausgewählt.

`RECORD`
   $Komponente_{11}, \ldots Komponente_{1j}:$ Typ_1;
   ⋮
   $Komponente_{n1}, \ldots Komponente_{nk}:$ Typ_n
`END`

Damit wird ein `RECORD` mit den angegebenen Komponenten definiert, die jeweils den angegebenen Typ haben.
Im Anweisungsteil wird eine `RECORD`-Komponente durch Angabe ihres Namens ausgewählt:

Recordname . Komponentenname

□
```
PROGRAM beispiel;
VAR
   kreis1,kreis2: RECORD
      mitte: RECORD
         x,y: integer
      END;
      radius: integer
   END;
BEGIN
   kreis1.mitte.x:=100; (* Zuweisung an Komponenten *)
   kreis1.mitte.y:=150;
   kreis1.radius:=20;
   kreis2:=kreis1 (* Zuweisung an gesamten Record *)
END.
```

Wie bei `ARRAY`s können auch komplette `RECORD`s zugewiesen werden, vorausgesetzt, die Typen sind identisch.

▷ Komponentennamen brauchen nicht von anderen Namen verschieden sein. Selbstverständlich müssen die verschiedenen Komponenten **eines** `RECORD`s verschiedene Namen haben.

▷ `ARRAY`s und `RECORD`s dürfen beliebig geschachtelt werden.

Zeiger

Zeiger, auch **Pointer**, Verweis auf eine Variable. Ein Zeiger auf eine Variable enthält nicht die Variable selbst, sondern nur die Information, **wo** die Variable im Speicher zu finden ist. Bei der Vereinbarung einer Zeigervariablen muß angegeben werden, welchen Typ die Variable hat, auf die der Zeiger deutet.

↑*Typ* ist ein Zeigertyp, der auf den angegebenen *Typ* verweist.

- Um auf die Variable, auf die ein Zeiger deutet, zuzugreifen, wird der Zeigervariablen der Pfeil nach oben nachgestellt.
- Mit `new(`*Zeigervariable*`)` wird eine neue Variable des Typs, auf den die Zeigervariable deutet, im Computerspeicher angelegt. Die Zeigervariable zeigt anschließend auf diese Variable.
- Mit `dispose(`*Zeigervariable*`)` kann eine Variable, auf die ein Zeiger deutet, entfernt werden. Anschließend darf nicht mehr auf diese Variable zugegriffen werden.

▷ Bei den meisten Rechnern wird ^ anstatt ↑ benutzt. In gedruckten Listings ist dagegen ↑ üblicher.

▷ Mit der Vereinbarung einer Zeigervariablen wird nur Speicherplatz für die Zeigervariable selbst bereitgestellt. Der Zeiger deutet noch nicht auf einen sinnvollen Speicherplatz.

▷ Es ist sorgfältig zwischen der Zeigervariablen und der Variablen, auf die der Zeiger deutet, zu unterscheiden.

□
```
PROGRAM beispiel;
VAR
   p1int,p2int: ↑integer;
BEGIN
   new(p1int);new(p2int);(*Speicherplatz bereitstellen*)
   p1int↑:=42; p2int↑:=-3;
   writeln(p1int↑:3,p2int↑:3);
   p2int↑:=p1int↑; (* Variablenzuweisung *)
   p1int↑:=5;
   writeln(p1int↑:3,p2int↑:3);
   p2int:=p1int; (* Zeigerzuweisung *)
   p1int↑:=19;
   writeln(p1int↑:3,p2int↑:3);
END.
```

Das Programm erzeugt die Ausgabe

```
 42 -3
  5 42
 19 19
```

Nach der mit „Variablenzuweisung" bezeichneten Anweisung deuten die beiden Zeiger nach wie vor auf **verschiedene Variablen**, die aber nun den **gleichen Inhalt** haben. Daher kann in der folgenden Anweisung der Variablen, auf die `p1int` zeigt, unabhängig von der anderen Variablen ein neuer Wert zugewiesen werden.

Nach der mit „Zeigerzuweisung" bezeichneten Anweisung deuten die beiden Zeiger auf **dieselbe Variable**. Aus diesem Grund wirkt sich die Zuweisung an die Variable, auf die `p1int` zeigt, auch auf den Inhalt von `p2int↑` aus. `p1int↑` und `p2int↑` sind nur verschiedene Bezeichnungen für dieselbe Variable.

NIL, spezieller Wert, der jeder Zeigervariablen zugewiesen werden kann. Signalisiert, daß ein Zeiger „nirgendwohin" deutet.

Selbstdefinierte Typen

Werden mit `ARRAY` und `RECORD` zusammengesetzte Typen mehrfach benutzt, so empfiehlt es sich, zunächst einen neuen Typ zu deklarieren und in der Variablendeklaration den Namen des neuen Typs zu benutzen.

Typdeklaration:

`TYPE`
   $Name_1$=Typ_1;
   ⋮
   $Name_n$=Typ_n;

▷ Die Typdeklaration muß **vor** der Variablendeklaration erfolgen.

☐ Verwendung von Typdeklarationen

```
PROGRAM beispiel;
TYPE
   ganzezahl = integer;
   vektor = ARRAY[1..3] OF real;
   matrix = ARRAY[1..3] OF vektor;
   tabelle = ARRAY[1..100] OF RECORD
      stadt: PACKED ARRAY[1..10] OF char;
      plz: ganzezahl
   END;
VAR
   a,b: matrix;
   x:   vektor;
   r:   vektor;
   symbole: tabelle;
   i,j: ganzezahl;
BEGIN
   a:=b; (* Komplette Matrix zuweisen *)
   FOR i:=1 TO 3 DO BEGIN
      x[i]:=0;
      FOR j:=1 TO 3 DO BEGIN
         x[i]:=x[i]+a[i,j]*r[j]
      END
   END;
   symbole[15].stadt:='Frankfurt ';
   symbole[15].plz:=6000
END.
```

24.5 Anweisungen

Der *Anweisungsteil* eines `PASCAL`-Programms besteht aus Anweisungen, die durch Semikolons getrennt sind.

▷ Die Semikolons trennen aufeinanderfolgende Anweisungen. Das bedeutet nicht, daß jede Anweisung mit einem Semikolon beendet werden muß! In manchen Fällen ist ein abschließendes Semikolon sogar verboten, z. B. nach der Anweisung zwischen `THEN` und `ELSE`.

Während der Programmausführung werden die Anweisungen normalerweise der Reihenfolge nach ausgeführt. Mit Hilfe der bedingten Anweisungen und der Schleifenanweisungen kann von dieser natürlichen Reihenfolge abgewichen werden.

Zuweisungen und Ausdrücke

Zuweisung,

Variable : =*Ausdruck*

belegt eine Variable mit dem Wert eines Ausdrucks. Der Wert muß vom gleichen Typ wie die Variable sein. Ausnahme: Ein `integer`-Wert kann einer `real`-Variablen zugewiesen werden. Umgekehrt ist allerdings die Zuweisung eines `real`-Wertes an eine `integer`-Variable nicht möglich. In solchen Fällen muß der Typ mit dafür vorgesehenen Funktionen (z. B. `round` oder `trunc`) umgewandelt werden.

Ausdruck, typbehaftete Größe, die mit arithmetischen, Booleschen oder Vergleichsoperatoren aus Konstanten und Variablen gebildet wird.

Arithmetischer Ausdruck, Ausdruck vom Typ `real` oder `integer`. Ein arithmetischer Ausdruck kann unter Verwendung der vier Grundrechenarten, Funktionen und geeigneter Klammerung gebildet werden. Die Grundrechenarten werden durch die Zeichen `+`, `-`, `*` und `/` dargestellt. Es gilt dabei die übliche Punkt- vor Strichrechnung, von der durch Klammersetzung abgewichen werden kann.

Zur Division von `integer`-Werten gibt es den Operator `DIV`, der als Ergebnis den ganzzahligen Teil der Division ergibt. Den Divisionsrest erhält man mit dem Operator `MOD`.

□ `22 DIV 5` Ergebnis: 4
`22 MOD 5` Ergebnis: 2

□ Arithmetische Ausdrücke in Zuweisungen

```
k:=(i+3) DIV 2;
x:=2*a*b;
x:=-p/2+sqrt(p*p/4-q);
x:=sin(phi)/cos(phi)
```

Standardfunktionen in PASCAL			
Name	Argumenttyp	Ergebnistyp	Funktion
sqrt	real	real	$\sqrt{x}$
sin	real	real	$\sin(x)$
cos	real	real	$\cos(x)$
arctan	real	real	$\arctan(x)$
exp	real	real	e^x
ln	real	real	$\ln(x)$
sqr	integer real	integer real	x^2
abs	integer real	integer real	$\|x\|$
round	real	integer	Rundung zur nächsten ganzen Zahl
trunc	real	integer	Abschneiden der Nachkommastellen
int	real	real	Abschneiden der Nachkommastellen ohne Typwandlung

▷ Einige oft benötigte Funktionen wie Potenzierung, die Tangensfunktion oder die hyperbolischen Funktionen sind nicht unter den Standardfunktionen zu finden. Sie können aber leicht selbst definiert werden, siehe Abschnitt über Prozeduren und Funktionen.

Boolescher Ausdruck, Ausdruck vom Typ `boolean`. Ein Boolescher Ausdruck entsteht bei Vergleichsoperationen oder auch durch Verknüpfung einfacherer Boolescher Ausdrücke mit den Booleschen Operatoren `NOT`, `AND` und `OR`.

Mit den **Vergleichsoperatoren** können Ausdrücke des Typs `real` oder `integer` miteinander verglichen werden.

Vergleichsoperatoren	
Operator	Bedeutung
=	$=$
<>	$\neq$
<	$<$
<=	$\leq$
>	$>$
>=	$\geq$

▷ Die Booleschen Operatoren haben höhere Priorität als die Vergleichsoperatoren. Bei der Booleschen Verknüpfung mehrerer Vergleiche müssen die Vergleiche **in Klammern** gesetzt werden.

□ falsch: `IF x>5 AND x<10 THEN ...`
wird interpretiert als
`IF x>(5 AND x)<10 THEN ...`
richtig: `IF (x>5) AND (x<10) THEN ...`

Ein- und Ausgabe

Jedes Programm muß zu bearbeitende Daten einlesen und die berechneten Ergebnisse ausgeben. Es sollen zunächst nur Eingaben von der Tastatur und Ausgaben auf den Bildschirm betrachtet werden.
Zum Einlesen von Werten gibt es die Prozeduren `read` und `readln`:

`read (`$Variable_1$`,` $Variable_2$`, ... ,` $Variable_n$`)`

Diese Anweisung liest nacheinander Werte für $Variable_1$ bis $Variable_n$ von der Tastatur und weist sie den Variablen zu. Es sind nur Variablen mit numerischem Typ und Zeichenvariablen erlaubt.

▷ `ARRAY`s können nicht mit einem einzelnen `read` eingelesen werden. Soll ein komplettes Feld eingelesen werden, so müssen die Feldelemente in einer Schleife jeweils einzeln eingelesen werden.

Bei mehreren `read`-Anweisungen nacheinander werden die Werte nacheinander einer oder mehreren Eingabezeilen entnommen. Hat eine `read`-Anweisung nicht alle Werte einer Eingabezeile gelesen, so werden die folgenden Werte von der nächsten `read`-Anweisung gelesen.
Verwendet man `readln` anstatt `read`, so wird nach dem Einlesen der benötigten Werte die restliche Eingabezeile für folgende `read` oder `readln` ignoriert. `readln` ohne Argument liest keinen Wert ein, löscht aber für nachfolgende Eingaben den Eingabepuffer.

□ `read(a); read(b); readln`
ist äquivalent zu
`readln(a,b)`

Zur Datenausgabe stehen die Prozeduren `write` und `writeln` zur Verfügung:

`write (`$Ausdruck_1$`,` $Ausdruck_2$`, ... ,` $Ausdruck_n$`)`

Diese Anweisung schreibt nacheinander die Werte von $Ausdruck_1$ bis $Ausdruck_n$ auf den Bildschirm. Bei Benutzung von `writeln` wird zusätzlich nach dem letzten Datum ein Zeilenvorschub erzeugt, d. h., die nächste `write` oder `writeln`-Anweisung wird die Ausgabe in der nächsten Zeile beginnen.
Ähnlich wie `readln` darf auch `writeln` ohne Argumente benutzt werden und erzeugt dann lediglich einen Zeilenvorschub.

▷ Es sind nur numerische, Boolesche und Zeichen-Ausdrücke als Argumente von `write` und `writeln` erlaubt. Komplette `ARRAY`s müssen über eine Schleife ausgegeben werden. Nur `PACKED ARRAY OF char` können direkt ausgegeben werden.

▷ Im Normalfall werden die Daten direkt nacheinander, ohne Leerstellen zwischen den Daten, ausgegeben. Bei numerischen Ausgabewerten erhält man also nur eine lange Folge von Ziffern, und man weiß nicht, wo das einzelne Datum beginnt.

Formatierte Ausgabe: Nach dem auszugebenden Ausdruck kann ein Doppelpunkt, gefolgt von einer Zahl, angegeben werden. Dies bewirkt, daß der Ausdruck rechtsbündig in einem Feld der angegebenen Breite ausgegeben wird.

□ `writeln(125:6,-3:5,'abc':5)`
bewirkt folgende Ausgabe:
`␣␣␣125␣␣␣-3␣␣abc`
(Leerzeichen sind mit ␣ bezeichnet)

Verbundanweisung

An manchen Stellen im Programm darf nur eine einzelne Anweisung stehen, zum Beispiel nach einem `THEN` in der bedingten Anweisung. Sollen an solcher Stelle mehrere Anweisungen ausgeführt werden, dann können sie mit `BEGIN` und `END` zusammengefaßt werden und werden von `PASCAL` wie eine einzige Anweisung behandelt.

```
BEGIN
     Anweisung₁;
     Anweisung₂;
       ⋮
     Anweisungₙ
END
```

▷ Nach der letzten Anweisung vor dem END folgt kein Semikolon, da das Semikolon Trennzeichen **zwischen** Anweisungen ist. An dieser Stelle schadet ein Semikolon allerdings auch nicht, da dies als leere Anweisung interpretiert wird und keine Wirkung hat.

Bedingte Anweisungen IF und CASE

Mit den bedingten Anweisungen können Anweisungen in Abhängigkeit von einer Bedingung ausgeführt werden oder nicht:

IF *Bedingung* THEN *Anweisung*

Die *Anweisung* wird ausgeführt, wenn die *Bedingung* `true` ist. Die *Bedingung* darf ein beliebiger Boolescher Ausdruck sein.
Es ist auch möglich, in Abhängigkeit von einer Bedingung eine von zwei Anweisungen auszuführen:

IF *Bedingung* THEN $Anweisung_1$ ELSE $Anweisung_2$

Ist die *Bedingung* `true`, so wird die $Anweisung_1$ im THEN-Teil ausgeführt, anderenfalls die $Anweisung_2$ im ELSE-Teil.
Sollen mehrere Anweisungen zusammen in Abhängigkeit von einer Bedingung ausgeführt werden, so können sie mit BEGIN und END eingeklammert werden:

```
IF Bedingung THEN BEGIN
     Anweisung11;
       ⋮
     Anweisung1n
END
ELSE BEGIN
     Anweisung21;
       ⋮
     Anweisung2k
END
```

▷ Vor einem ELSE steht **niemals** ein Semikolon!

In manchen Fällen möchte man eine von vielen Alternativen auswählen. Die CASE-Anweisung wertet einen arithmetischen Ausdruck aus und vergleicht diesen mit mehreren konstanten Werten. Bei Gleichheit mit einem der Werte wird eine zugehörige Anweisung ausgeführt:

```
CASE Ausdruck OF
Konstante1: Anweisung1;
Konstante2: Anweisung2;
  ⋮
Konstanten: Anweisungn
END
```

Äquivalent dazu ist eine Kette von IFs:

```
Hilfsvariable:=Ausdruck;
IF Hilfsvariable=Konstante1 THEN Anweisung1
ELSE IF Hilfsvariable=Konstante2 THEN Anweisung2
```

⋮
`ELSE IF` *Hilfsvariable=Konstante*$_n$ `THEN` *Anweisung*$_n$

▷ Der *Ausdruck* und damit die *Konstanten* dürfen nicht vom Typ `real` sein! Es sind hier nur Typen mit abzählbarem Wertebereich erlaubt.

Schleifen FOR, WHILE und REPEAT

Schleifenbefehle, bewirken, daß eine oder mehrere Anweisungen mehrmals nacheinander ausgeführt werden.

Bei der **Zählschleife** muß vor Schleifenbeginn die Anzahl der Schleifendurchläufe bekannt sein. Eine Zählvariable wird zu Anfang auf einen Startwert gesetzt und nach jedem Schleifendurchlauf um Eins erhöht. Der letzte Schleifendurchlauf erfolgt mit dem angegebenen Endwert.

`FOR` *Variable*`:=`*Startwert* `TO` *Endwert* `DO` *Anweisung*

Die Zählvariable wird rückwärts durchgezählt, wenn `TO` durch `DOWNTO` ersetzt wird:

`FOR` *Variable*`:=`*Startwert* `DOWNTO` *Endwert* `DO` *Anweisung*

▷ Die Zählvariable kann nur in Einerschritten inkrementiert (aufwärts gezählt) oder dekrementiert (abwärts gezählt) werden. Andere Schrittweiten sind in `PASCAL` nicht möglich.

▷ Die Zählvariable muß einen abzählbaren Typ besitzen; im Normalfall der Typ `integer`. Reellwertige Typen sind **nicht** erlaubt!

▷ Der Schleifenkörper enthält nur eine Anweisung. Bei Bedarf können mit `BEGIN` und `END` mehrere Anweisungen zusammengefaßt werden.

□ Reellwertige Zählvariablen mit beliebigen Schrittweiten können folgendermaßen realisiert werden:

```
FOR i:=0 TO 9 DO BEGIN
   x:=start+schrittweite*i;
   writeln(x:5:2,sqrt(x):10:5)
END
```

Wenn die Anzahl der Schleifendurchläufe im voraus nicht bekannt ist, muß die `WHILE`- oder die `REPEAT`-Schleife benutzt werden. Dabei entscheidet eine Bedingung darüber, ob ein weiterer Schleifendurchlauf erfolgt oder nicht.

Die `WHILE`-Schleife testet **vor** jedem Schleifendurchlauf, ob eine Bedingung erfüllt ist. Wenn ja, wird der Schleifenkörper durchlaufen, wenn nein, wird die Schleife beendet.

`WHILE` *Bedingung* `DO` *Anweisung*

▷ Der Schleifenkörper enthält nur eine Anweisung. Bei Bedarf können mit `BEGIN` und `END` mehrere Anweisungen zusammengefaßt werden.

▷ Ist die Bedingung bereits zu Beginn nicht erfüllt, so wird der Schleifenkörper überhaupt nicht durchlaufen.

Die `REPEAT`-Schleife testet **nach** jedem Schleifendurchlauf, ob eine Bedingung erfüllt ist. Wenn ja, wird die Schleife beendet, wenn nein, wird der Schleifenkörper ein weiteres Mal durchlaufen.

`REPEAT`
   Anweisung$_1$;
   ⋮
   Anweisung$_n$
`UNTIL` *Bedingung*

▷ Da die Bedingung nach dem Schleifenkörper getestet wird, wird die `REPEAT`-Schleife mindestens einmal durchlaufen.

▷ Hier dürfen zwischen `REPEAT` und `UNTIL` beliebig viele Anweisungen stehen. Es ist also nicht nötig, mehrere Anweisungen mit `BEGIN` und `END` einzuklammern. Vor `UNTIL` ist ebenso wie vor `END` ein Semikolon nicht nötig, aber auch nicht verboten.

24.6 Prozeduren und Funktionen

In großen Programmen gibt es Programmteile, die häufig verwendet werden und die man nicht jedesmal neu programmieren möchte. Deshalb gibt es die Möglichkeit, diese Programmteile nur einmal als **Unterprogramm** zu programmieren und an den entsprechenden Stellen im Hauptprogramm nur einfache Unterprogrammaufrufe einzufügen.
Außerdem ist es sinnvoll, logisch zusammengehörige Programmteile auch dann in einem Unterprogramm zusammenzufassen, wenn es nur einmal im Hauptprogramm aufgerufen wird, denn dieses Vorgehen erhöht die Lesbarkeit und vermindert die Fehleranfälligkeit eines Programms.

Prozeduren

Prozedurdeklaration:

PROCEDURE *Prozedurname*;
Deklarationsteil
BEGIN
    Anweisungsteil
END;

▷ Eine Prozedurdeklaration ist einem kompletten Programm sehr ähnlich. Im Deklarationsteil können lokale Typen und Variablen und sogar lokale Prozeduren und Funktionen deklariert werden.

Oft möchte man Daten an Prozeduren übergeben. In diesen Fällen wird die Prozedurdeklaration um eine **Parameterliste** erweitert:

PROCEDURE *Name* (*Parameter*$_{11}$, ...*Parameter*$_{1i}$: *Typ*$_1$;
    Parameter$_{21}$, ...*Parameter*$_{2j}$: *Typ*$_2$;
    ⋮
    Parameter$_{n1}$, ...*Parameter*$_{nk}$: *Typ*$_n$);
Deklarationsteil
BEGIN
    Anweisungsteil
END;

In der Parameterliste werden Namen und Typen der Parameter vereinbart. Diese Vereinbarung hat große Ähnlichkeit mit einer Variablenvereinbarung.

▷ ARRAYs oder RECORDs dürfen nicht direkt in einer Parameterliste erscheinen. Soll ein solcher Parameter benutzt werden, dann muß ein Typ definiert werden, dessen Name in der Parameterliste verwendet wird.

□
```
TYPE feld=ARRAY[1..10] OF integer;
PROCEDURE hoo(i: integer; a: feld);
```

Beim Aufruf einer Prozedur werden die aktuellen Argumente in Klammern und durch Kommas voneinander getrennt übergeben. In der Prozedur kann anschließend über die Parameternamen auf die aktuellen Argumente zugegriffen werden.

□
```
PROGRAM beispiel;

PROCEDURE ausgabe(n: integer; x,y: integer);
VAR i: integer;
BEGIN
   FOR i:=1 TO n DO writeln(x:5,y:5)
END;

BEGIN (* des Hauptprogramms *)
   ausgabe(2,1,2);
   ausgabe(1,2+3,1+1)
END.
```

Funktionen

Funktionen, ähnlich wie Prozeduren, liefern aber einen Ergebniswert zurück. Bei der Deklaration einer Funktion wird das reservierte Wort `PROCEDURE` durch `FUNCTION` ersetzt, und es muß der Typ des Funktionsergebnisses angegeben werden. Nach der Parameterliste wird dazu ein Doppelpunkt, gefolgt von dem Ergebnistyp, angegeben.

● Im Anweisungsteil der Funktion muß das Ergebnis der Funktion zugewiesen werden. Dabei wird der Funktionsname wie ein Variablenname benutzt, also ohne Argumentliste.

□ Wichtige arithmetische Funktionen, die bei den Standardfunktionen fehlen, können folgendermaßen definiert werden:

```
FUNCTION tan(x: real): real;
BEGIN
   tan:=sin(x)/cos(x)
END;

FUNCTION potenz(x,y: real): real;
BEGIN
   potenz:=exp(y*ln(x))
END;

FUNCTION sinh(x: real): real;
VAR hilf: real;
BEGIN
   hilf:=exp(x);
   sinh:=(hilf-1.0/hilf)/2.0
END;

FUNCTION cosh(x: real): real;
VAR hilf: real;
BEGIN
   hilf:=exp(x);
   cosh:=(hilf+1.0/hilf)/2.0
END;

FUNCTION tanh(x: real): real;
BEGIN
   tanh:=sinh(x)/cosh(x)
END;
```

Lokale und globale Variablen, Parameterübergabe

Lokale Variable, innerhalb einer Funktion oder Prozedur deklarierte Variable. Eine lokale Variable ist nur innerhalb dieser Funktion oder Prozedur bekannt. Aus dem Hauptprogramm oder aus anderen Unterprogrammen läßt sich nicht auf diese Variable zugreifen.

Globale Variable, im Deklarationsteil des Hauptprogramms vereinbarte Variable. Eine globale Variable ist im gesamten Programm einschließlich aller Unterprogramme bekannt, und es kann aus jedem Unterprogramm auf diese Variable zugegriffen werden.

▷ Eine lokale Variable kann den gleichen Namen wie eine globale Variable erhalten. In diesem Fall ist in dem Unterprogramm unter diesem Namen nur noch die lokale Variable erreichbar. Der Zugriff auf die globale Variable ist dann nicht mehr möglich.

▷ Mit jedem Aufruf eines Unterprogramms wird der Speicherplatz für lokale Variablen neu angelegt. Der Inhalt der lokalen Variablen geht nach dem Rücksprung aus dem Unterprogramm verloren.

▷ Die Parameter eines Unterprogramms stellen ebenfalls lokale Variablen dar, deren Inhalt beim Aufruf des Unterprogramms durch die aktuellen übergebenen Argumente definiert wird.

□
```
PROGRAM beispiel;
VAR a,b,c: integer; (* globale Variable *)
PROCEDURE foo(a: integer); (* a ist lokal *)
VAR b,d: integer; (* b und d sind lokal *)
BEGIN
   b:=2*a; (* Zuweisung an lokale Variable *)
   c:=3*a; (* Zuweisung an globale Variable *)
   d:=4*a;
   writeln('In Prozedur:  ',a:3,b:3,c:3,d:3)
END;
BEGIN (* des Hauptprogramms *)
   a:=5; (* Zuweisung an globale Variablen *)
   b:=3;
   c:=-4;
   writeln('Vor Prozedur: ',a:3,b:3,c:3);
   foo(b);
   writeln('Nach Prozedur:',a:3,b:3,c:3)
END.
```

Das Programm erzeugt folgende Ausgabe:

```
Vor Prozedur:   5  3 -4
In Prozedur:    3  6  9 12
Nach Prozedur:  5  3  9
```

Beim Aufruf eines Unterprogramms wird im Normalfall der Wert eines aktuellen Arguments in eine lokale Variable kopiert, auf die dann im Unterprogramm über den Parameternamen zugegriffen werden kann („**Call-by-value**“). Das hat zur Folge, daß

1. bei großen ARRAYs oder RECORDs als Parameter viel Kopieraufwand durch den Rechner zu leisten ist und
2. innerhalb des Unterprogramms Zuweisungen an die Parameter außerhalb des Unterprogramms keine Wirkung haben.

In PASCAL gibt es einen weiteren Zugriffsmechanismus, bei dem keine Kopie einer Variablen angelegt wird, sondern wobei über den Parameternamen die als Argument übergebene Variable angesprochen wird („**Call-by-reference**“).

In der Parameterliste werden Parametern, auf die mit „Call-by-reference“ zugegriffen werden soll, das Wort VAR vorangestellt.

□
```
PROGRAM beispiel;
VAR a,b: integer;
PROCEDURE hoo(VAR x: integer; y: integer);
BEGIN
   x:=1;
   y:=2;
END;
BEGIN (* des Hauptprogramms *)
   a:=5;
   b:=6;
   hoo(a,b);
   writeln(a:3,b:3)
END.
```

Das Programm erzeugt die Ausgabe

```
   1  6
```

In der Prozedur war x ein VAR-Parameter und damit wurde durch die Zuweisung x:=1 die Variable a, die als Argument angegeben war, verändert. y dagegen war kein VAR-Parameter; damit wurde b durch die Zuweisung y:=2 nicht verändert.

▷ Die an VAR-Parameter übergebenen Argumente dürfen nur Variablen sein. Konstanten oder arithmetische Ausdrücke sind hier als Argumente nicht erlaubt.

▷ In anderen Programmiersprachen gibt es nicht immer beide Zugriffsmöglichkeiten.
In FORTRAN wird stets Call-by-reference benutzt, während in C immer Call-by-value benutzt wird.

24.7 Rekursion

Rekursion, Aufruf einer Prozedur oder Funktion durch sich selbst.
Damit keine unendliche Folge von Prozeduraufrufen entsteht, muß es einen **Rekursionsanfang** geben, bei dem kein weiterer Prozeduraufruf nötig ist.
Iteration, Berechnung innerhalb einer **Schleife** unter Verwendung der im vorherigen Schleifendurchlauf berechneten Werte.

▷ Jedes rekursive Programm kann in ein iteratives Programm umgeschrieben werden. Manche Probleme lassen sich wesentlich einfacher und natürlicher rekursiv lösen.

□ Die **Fakultät** ist definiert durch

$n! = n \cdot (n-1)!$ falls $n > 0$, $\quad 0! = 1$.

Dies läßt sich sofort in eine rekursive Funktion umschreiben:

```
FUNCTION fakul(n: integer): real;
BEGIN
   IF n>0 THEN fakul:=fakul(n-1)*n (* Rekursion *)
   ELSE IF n=0 THEN fakul:=1 (* Rekursionsanfang *)
   ELSE writeln('Fehler');
END;
```

In diesem Fall ist eine iterative Lösung einfacher und zu bevorzugen:

```
FUNCTION fakul(n: integer): real;
VAR i: integer; f: real;
BEGIN
   f:=1;
   FOR i:=1 TO n DO f:=f*i;
   fakul:=f;
END;
```

Beachte bei der rekursiven Lösung, daß die lokale Variable n mit jedem erneuten Aufruf von fakul neu angelegt wird und daher nach jedem Rücksprung den gleichen Wert besitzt wie vor dem entsprechenden Aufruf.

Rekursion liegt auch dann vor, wenn eine Prozedur sich nicht direkt, sondern indirekt über eine andere Prozedur aufruft. Schwierigkeit dabei: Jede Prozedur muß vor ihrer ersten Verwendung definiert sein.

```
PROCEDURE a(n: integer);
BEGIN
   Aufruf von Prozedur b
END;

PROCEDURE b(k: integer);
BEGIN
   Aufruf von Prozedur a
END;
```

In diesem Beispiel ist beim Aufruf von b innerhalb von a die Prozedur b noch nicht definiert. Vertauschen der Reihenfolge von a und b nützt nichts, da dann a innerhalb von b undefiniert wäre.

Abhilfe: FORWARD-Deklaration der Prozedur vor der ersten Verwendung.

```
PROCEDURE b(k: integer); FORWARD;

PROCEDURE a(n: integer);
```

```
BEGIN
   Aufruf von Prozedur b
END;

PROCEDURE b; (* Jetzt ohne Parameterliste *)
BEGIN
   Aufruf von Prozedur a
END;
```

▷ Parameterliste und (bei Funktionen) Funktionswerttyp werden **nur** bei der `FORWARD`-Deklaration angegeben. Wenn die Prozedur schließlich wirklich definiert wird, werden diese Angaben nicht mehr wiederholt.

▷ Rekursionen sind nicht in allen Programmiersprachen erlaubt. `PASCAL` und `C` erlauben Rekursionen, während sie in vielen `FORTRAN`-Dialekten verboten sind.

24.8 Grundlegende Algorithmen

Dynamische Datenstrukturen

Statische Datenstruktur, Datenstruktur, die während der Laufzeit eines Programms nicht verändert werden kann.

□ `ARRAY`s und `RECORD`s sind statische Datenstrukturen. Die Dimensionierung eines `ARRAY`s kann während der Laufzeit eines Programms nicht mehr verändert werden. Wenn die Zahl der Daten, die ein `ARRAY` aufnehmen soll, nicht bereits bei der Programmierung bekannt ist, muß das `ARRAY` so groß dimensioniert werden, daß es auch für große Anwendungen noch ausreicht. Dies hat den Nachteil, daß eventuell viel Speicherplatz verschwendet wird.

Dynamische Datenstruktur, Datenstruktur, die während der Laufzeit eines Programms verändert werden kann. In Pascal arbeiten alle dynamischen Datenstrukturen **mit Zeigern**. Mit den Prozeduren `new` und `dispose` ist es möglich, zur Laufzeit eines Programms Speicherplatz bereitzustellen und wieder freizugeben.

Die wichtigsten dynamischen Datenstrukturen sind lineare **Listen** (einfach oder doppelt verkettete Listen) und **Bäume**.

Lineare Liste, eindimensionale Anordnung von Listenelementen.

Einfach verkettete Liste, jedes Listenelement enthält einen Zeiger auf das nächste Listenelement.

Doppelt verkettete Liste, jedes Listenelement enthält Zeiger auf das nächste und das vorhergehende Listenelement.

▷ Das letzte Element einer Liste hat keinen Nachfolger. Der entsprechende Zeiger wird daher auf den Wert `NIL` gesetzt.

Ringliste, lineare Liste, deren letztes Element einen Zeiger zurück auf das erste Element enthält.

□ Einfügen und Löschen in einer einfach verketteten linearen Liste.

```
TYPE element=RECORD
   key:  integer;
   next: ↑element;
END;
VAR listenanfang,hilf,position: ↑element;
⋮
(* Einfuegen in Liste *)
new(hilf);
hilf↑.next:=position↑.next;
position↑.next:=hilf;
⋮
(* Loeschen aus Liste *)
```

```
hilf:=position↑.next;
position↑.next:=hilf↑.next;
dispose(hilf);
⋮
(* Ausdrucken der Listenelemente *)
position:=anfang;
WHILE position<>NIL DO BEGIN
   writeln(position↑.key);
   position:=position↑.next;
END;
⋮
```

Hier wird jeweils **nach** dem Element, auf das der Zeiger `position` deutet, in die Liste eingefügt bzw. der Nachfolger des Elementes, auf das `position` zeigt, gelöscht.

Suchen

Bei den meisten Zuordnungs- oder Übersetzungsproblemen muß gesucht werden.

☐ Suchen eines Stichwortes in Lexikon oder Wörterbuch.
Ein PASCAL-Compiler sucht nach einem aus der Eingabedatei gelesenen Wort in einer Tabelle der reservierten Worte, um zu entscheiden, ob es ein reserviertes Wort ist.
Suchen einer Postleitzahl, um die zugehörige Stadt auszugeben.

In allen folgenden Suchalgorithmen wird vorausgesetzt, daß die zu durchsuchenden Daten in einem durch

```
TYPE suchfeld = ARRAY[1..max] OF integer
```

deklarierten `ARRAY` stehen. Der Parameter `n` in den folgenden Prozeduren gibt die Zahl der gültigen Einträge in dem `ARRAY` an.

Lineare Suche, Vergleich mit allen Daten; keine Voraussetzung an Daten. Laufzeit $\propto n$.

```
FUNCTION find(key:integer; n: integer; a:
suchfeld):integer;
VAR i,k: integer;
BEGIN
   i:=0; k:=1;
   WHILE (k<=n) AND (i=0) DO BEGIN
      if key=a[k] THEN i:=k;
      k:=k+1;
   END;
   find:=i;
END;
```

Bei erfolgreicher Suche wird der Index des gefundenen Elementes als Funktionswert zurückgeliefert, anderenfalls ist der Funktionswert Null.

Binäre Suche, erfordert sortierte Daten. Laufzeit $\propto \log n$. Durch fortgesetzte Halbierung des Suchintervalles wird die Suche auf immer weniger Elemente beschränkt, bis das Element gefunden ist.

```
FUNCTION find(key: integer; n: integer; a:
suchfeld): integer;
BEGIN
   anfang:=1; ende:=n;
   i:=0;
   REPEAT
      mitte:=(anfang+ende) DIV 2;
      IF a[mitte]<key THEN ende:=mitte-1
      ELSE IF a[mitte]>key THEN anfang:=mitte
      ELSE i:=mitte;
```

```
    UNTIL (anfang=ende) or (i>0);
    IF a[anfang]=key THEN i:=anfang;
    find:=i;
END;
```

Sortieren

Das Sortieren von Daten nach bestimmten Merkmalen ist ein sehr häufig auftretendes Problem.

☐ Sortieren der Teilnehmer an einem Wettkampf nach der erreichten Leistung.
Alphabetisches Sortieren von Namen.
Alphabetisches Sortieren des Index eines Buches.
Sortieren von Daten, um anschließend mit binärer Suche schnell zugreifen zu können.

In allen folgenden Sortieralgorithmen wird vorausgesetzt, daß die zu sortierenden Daten in einem durch

```
TYPE sortfeld = ARRAY[1..max] OF integer
```

deklarierten `ARRAY` stehen. Weiterhin wird eine Prozedur `swap` benutzt, die die Inhalte zweier `integer`-Variablen vertauscht:

```
PROCEDURE swap(VAR x,y: integer);
VAR hilf: integer;
BEGIN
   hilf:=x;
   x:=y;
   y:=hilf;
END;
```

Sortieren durch direktes Auswählen, sehr einfacher Sortieralgorithmus. Laufzeit $\propto n^2$. Wenn die ersten k Elemente bereits sortiert sind, dann wird unter den verbliebenen Elementen das kleinste gesucht und mit dem Element an der Position $(k+1)$ vertauscht. Wird nun k in einer Schleife erhöht, so wird das gesamte Feld sortiert.

```
PROCEDURE sort(n: integer; VAR a: sortfeld);
VAR k,i,j: integer;
BEGIN
   FOR k:=1 TO n-1 DO BEGIN
      FOR j:=k+1 TO n DO BEGIN
         IF a[j]<a[k] THEN swap(a[k],a[j]);
      END;
   END;
END;
```

Bubble-Sort, ebenfalls sehr einfach zu programmieren. Laufzeit $\propto n^2$. Es wird in einer Schleife getestet, ob je zwei nebeneinander liegende Elemente in aufsteigender Folge sortiert sind. Falls nicht, werden sie getauscht. Solange noch Elemente vertauscht werden mußten, wird dies für alle Elemente wiederholt.

```
PROCEDURE bubblesort(n: integer; VAR a: sortfeld);
VAR
   i: integer;
   getauscht: boolean;
BEGIN
   REPEAT
      getauscht:=false;
      FOR i:=1 TO n-1 DO BEGIN
         IF a[i]>a[i+1] THEN BEGIN
            swap(a[i],a[i+1]);
            getauscht:=true;
         END;
      END;
```

```
    UNTIL NOT getauscht;
END;
```

Quick-Sort, sehr schneller Algorithmus. Laufzeit $\propto n \log n$. Die zu sortierenden Daten werden in zwei möglichst gleich große Gruppen aufgeteilt, so daß alle Elemente der ersten Gruppe kleiner sind als alle Elemente der zweiten Gruppe. Nun wird rekursiv jede dieser Gruppen für sich sortiert. Werden die sortierten Gruppen wieder aneinander gehängt, so sind alle Daten sortiert.

```
PROCEDURE quicksort(anfang,ende: integer;
VAR a: sortfeld);
VAR i,j,x: integer;
BEGIN
    i:=anfang; j:=ende;
    x:=a[(anfang+ende) DIV 2]; (* trennt die Gruppen *)
    REPEAT
        WHILE a[i]<x DO i:=i+1;
        (* grosses Element suchen *)
        WHILE a[j]>x DO j:=j-1;
        (* kleines Element suchen *)
        IF i<=j THEN BEGIN
            swap(a[i],a[j]);
            i:=i+1; j:=j-1;
        END;
    UNTIL i>j;
    IF anfang<j THEN quicksort(anfang,j,a);
    IF i<ende THEN quicksort(i,ende,a);
END;
```

24.9 Computergrafik

Eine grafische Ausgabe ist sehr hilfreich, numerisch gewonnene Ergebnisse anschaulich zu machen. Es ist eine bestimmte Zahl von Grundfunktionen nötig, um eine grafische Ausgabe zu erzeugen; allerdings sind diese Funktionen nicht im normalen Umfang der Sprache `PASCAL` enthalten. Oft gibt es Grafikbibliotheken, die solche Funktionen zur Verfügung stellen. Dieses Kapitel bezieht sich auf Funktionen und Prozeduren, die `TURBO-PASCAL` bereitstellt.

Pixel, einzelner Bildpunkt, deren matrixförmige Anordnung den gesamten Computerbildschirm ausfüllt. Jedes Pixel wird durch ein oder mehrere Bits im Computerspeicher dargestellt. Für Schwarz-Weiß-Grafiken genügt ein Bit pro Pixel, für Farbgrafiken oder mehrere Graustufen sind mehrere Bits pro Pixel nötig. Mit p Bits pro Pixel lassen sich 2^p verschiedene Farben oder Graustufen darstellen.

Grundfunktionen

Es müssen Funktionen vorhanden sein, um einen einzelnen Punkt auf dem Bildschirm zu löschen oder zu setzen und den gesamten Bildschirm zu löschen. Alle weiteren Funktionen, beispielsweise zur Darstellung von Geraden oder Kreisen oder zur Textausgabe innerhalb einer Grafik, lassen sich im Prinzip darauf zurückführen. In `TURBO-PASCAL` gibt es unter vielen anderen folgende Grafik-Prozeduren:

`PROCEDURE circle(x,y,r: integer)`
Zeichnet einen Kreis mit Mittelpunkt (x, y) und Radius r

`PROCEDURE cleardevice`
Löscht Grafikbildschirm

`PROCEDURE closegraph`
Beendet die Grafikausgabe

`FUNCTION getgraphmode: integer`
Ermittelt gesetzten Grafikmodus

```
FUNCTION getmaxx: integer
FUNCTION getmaxy: integer
```

Ermittlung der maximal darstellbaren x- und y-Koordinaten

```
PROCEDURE line(x1,y1,x2,y2: integer)
```

Linie von (x_1, y_1) nach (x_2, y_2)

```
PROCEDURE putpixel(x,y,farbe: integer)
```

Zeichnen eines einzelnen Pixels in der angegebenen Farbe

Vor der ersten Benutzung der Grafik muß die Prozedur `initgraph` aufgerufen werden. Um diese Prozeduren und Funktionen verwenden zu können, muß in `TURBO-PASCAL` direkt nach dem Programmkopf angegeben werden, daß Grafik benutzt werden soll:

```
PROGRAM Programmname;
USES graph;
  ⋮
```

Einführung in C

● C ist die beliebteste höhere Programmiersprache für System-Programmierung. Neben allen Elementen einer Hochsprache gestattet C darüber hinaus eine sehr maschinennahe Programmierung und damit schnelle und effiziente Programme.

▷ Die Verwendung von C im Stile einer Hochsprache wie `PASCAL` ist möglich, jedoch selten effektiv. Die Kunst der C-Programmierung besteht in der konsequenten Ausnutzung der charakteristischen Sprachelemente von C (z. B. Zeiger).

Grundstrukturen

Grundregeln:

1. Jedes C-Kommando ist mit einem Semikolon „ ; “ abzuschließen.
2. Hinter geschweiften Klammern und Präprozessorbefehlen steht *nie* ein Semikolon (Ausnahmen: `struct, class`).
3. Jede verwendete Variable, Konstante oder Funktion muß *vor* ihrem ersten Aufruf deklariert, also bezüglich des Datentyps ausgewiesen sein. Wird eine Funktion in einer Datei aufgerufen, in der sie nicht definiert ist, muß sie einen **Prototyp** erhalten.

Funktion, einzige Art von Unterprogrammen in C. Es können beliebig viele Argumente angegeben werden. Es wird stets ein Rückgabewert erwartet.

▷ Funktionen können auch als Befehl aufgerufen werden, indem sie *nicht* in einer Zuweisung verwendet werden. Die Funktion wird dabei ausgeführt, der Rückgabewert jedoch verworfen.

void, Datentyp, der es erlaubt, Funktionen *ohne* Rückgabewert zu definieren.
Die eigentliche Funktion kann in einem anderen Programmodul oder einer Bibliothek definiert sein.
Funktionsprototyp, Deklaration einer Funktion, Einführung des Funktionsnamens einschließlich aller Parameter *vor* der eigentlichen Definition der Funktion. Notwendig bei in verschiedene Dateien aufgeteilte Programme oder bei Einbindung von Bibliotheksfunktionen.

□ Die Datei math.h enthält Prototypen für mathematische Funktionen (sin, cos, ...)

```
int Funktion(char v,float x);
:
int Funktion(char v,float x)
{
    :
}
```

▷ Der alte C-Standard (Kernighan & Ritchie) erlaubt bei Parameterübergaben *keine* Typendeklaration innerhalb des Funktionskopfs. Hier müssen die Typen *nachträglich* zugewiesen werden:

```
int Funktion(v,x)
char v;
float x;
{
    :
}
```

Header-Datei, Zusammenfassung von Funktionsprototypen in einer Datei. Macht die an anderer Stelle definierten, noch hinzuzubindenden Funktionskörper in allen Programmteilen verfügbar.

☐ Die Header-Datei `stdio.h` enthält die Funktionsprototypen für die Standard-Ein/Ausgabe-Unterprogramme in C. Der Header muß in jede Programmdatei, welche Ein/Ausgabeoperationen benutzt, eingefügt werden.

Kommentare, in C realisiert durch Einschluß des Kommentar-Textes in /*...*/.

Präprozessor, vor der eigentlichen Kompilation durchlaufenes Programm, zur Entfernung von Kommentaren, Ersetzen von Kurzzeichen oder Einspeisen von Deklarationsdateien. Sucht nach speziellen **Präprozessor-Befehlen**:

`#define`	globale Textersetzung im Programmtext, Makrodefinition
`#undef`	Aufhebung einer Definition
`#include`	Einbindung anderer Quelldateien
`#pragma`	spezielle Compiler-Anweisungen

#define, Präprozessorbefehl zur Definition von Makros und Compiler-Schaltern. Parameterübergabe ist erlaubt:

☐ `#define MIN(x,y) ( ((x) >= (y)) ? (y) : (x) )`
definiert eine Ausdruck, welcher das Minimum zweier Zahlen, unabhängig vom Datentyp, liefert.

▷ Mit `#define` definierte Makros sind *keine* Funktionen, sondern werden vom Präprozessor in den Quellcode an den Stellen ihres Aufrufs eingefügt. Die Parameter sind keine Variablennamen, sondern lediglich Platzhalter. Es findet keine Typ-Prüfung statt.

#include, Präprozessorbefehl zur Einbindung anderer Quelldateien, beispielsweise in verschiedenen Programmteilen verwendete Funktionsprototypen oder Prototypen von Standard-Bibliotheken.

☐ Die Prototypen von Funktionen sollten über `#include` aus anderen Dateien eingelesen werden und nicht in jeder Quelldatei einzeln deklariert werden.

Programmblock oder **Block**, durch geschweifte Klammern „{...}" eingeschlossene Folge von C-Kommandos. Innerhalb eines Blocks deklarierte Variablen oder Funktionen sind *lokal*, also nur in diesem Block gültig.

▷ Ein Block darf überall dort stehen, wo auch ein einzelnes C-Kommando erlaubt ist.

● Variablendeklarationen dürfen *nur* am Beginn eines Blockes, vor der ersten ausführbaren Anweisung stehen.

Hauptprogramm, Funktion `int main()`, die zu Beginn eines Programms aufgerufen wird. Darf innerhalb eines Programms nur *einmal*, jedoch an beliebiger Stelle im Programm, definiert sein. Der Rückgabewert kann vom aufrufenden Betriebssystem zur Fehlerbehandlung abgefragt werden.

☐ Beispielprogramm:

```
#include <stdio.h> /* Einbinden der IO-Bibliothek */
int main()
{
   int i = 5;
   printf(''Hallo Welt: %d'',i); /* Ausgabe-Befehl */
}
```

Operatoren

Operatoren, Symbole zur Verknüpfung oder Manipulation von Ausdrücken.

Ausdruck, ein durch Zusammensetzung gültiger Operationen entstehendes Konstrukt, welches einen Wert eines definierten Datentyps zurückgibt.

Linkswert (lvalue), Ausdruck, dem durch „=" ein Wert zugewiesen werden kann, der also auf der *linken* Seite einer Zuweisung stehen darf.

□ Variablen (`i = 7`), dereferenzierte Zeiger:

```
int y[10];
*(y+2) = 5;
```

Inkrementierung ++, Erhöhung einer Variablen um Eins. C unterscheidet **Präfix-** und **Postfix-Inkrementierung**.

Präfix-Inkrementierung ++*Linkswert*, inkrementiert den Ausdruck und gibt diesen erhöhten Wert zurück.

Postfix-Inkrementierung *Linkswert* ++, der Rückgabewert entspricht dem alten (nicht erhöhten) Wert. Die Erhöhung wird erst bei der *nächsten* Verwendung der Variablen sichtbar.

□
```
int i=5, j=5;
printf(\i++ = %d, ++j = %d\,i++, ++j); /* liefert „i++ = 5, ++j = 6\
*/
printf(\i = %d, j = %d\,i,j); /* liefert „i = 6, j = 6\ */
```

Dekrementierung −−, Erniedrigung einer Variablen um Eins. Kann ebenso wie die Inkrementierung **nachträglich** sein.

Priorität, Reihenfolge, in der Operatoren abgearbeitet werden. Operationen mit höherer Priorität werden *vor* jenen mit niedrigerer Priorität ausgeführt. Änderung der Prioritäten erfordert **Klammersetzung**.

▷ In der folgenden Tabelle sind die Operatoren nach ihrer Priorität fallend geordnet. Operatoren innerhalb der einzelnen Abschnitte besitzen gleiche Priorität.

Operatoren in C		
.	Struktur-Operator	*Struktur.Element*
−>	Struktur-Operator (Zeiger)	*Zeiger−>Element*
[]	Indizierung	*Zeiger*[`int`- *Ausdruck*]
()	Funktionsaufruf	*Ausdruck* (*Ausdruckliste*)
++	nachträgliche Inkrementierung	*Linkswert*
−−	nachträgliche Dekrementierung	*Linkswert*
`sizeof`	Länge eines Objektes	`sizeof` *Ausdruck*
`sizeof`	Länge eines Datentyps	`sizeof`(*Datentyp*)
++	Inkrementierung	*Linkswert* ++
−−	Dekrementierung	*Linkswert* −−
~	Komplement	~*Ausdruck*
!	nicht	! *Ausdruck*
−	negatives Vorzeichen	− *Ausdruck*
+	positives Vorzeichen	+ *Ausdruck*
&	Adresse von	&*Linkswert*
*	Dereferenzierung	* *Ausdruck*
()	Typumwandlung	(*Datentyp*) *Ausdruck*
*	Multipliziere	*Ausdruck* * *Ausdruck*
/	Dividiere	*Ausdruck* / *Ausdruck*
%	Modulo	*Ausdruck* % *Ausdruck*
+	Addiere	*Ausdruck* + *Ausdruck*
−	Subtrahiere	*Ausdruck* − *Ausdruck*
<<	Bitweises Linksverschieben	*Ausdruck* << *Ausdruck*
>>	Bitweises Rechtsverschieben	*Ausdruck* >> *Ausdruck*

<table>
<tr><th colspan="3">Operatoren in C</th></tr>
<tr><td><</td><td>kleiner als</td><td>Ausdruck < Ausdruck</td></tr>
<tr><td><=</td><td>kleiner oder gleich</td><td>Ausdruck <= Ausdruck</td></tr>
<tr><td>></td><td>größer als</td><td>Ausdruck > Ausdruck</td></tr>
<tr><td>>=</td><td>größer oder gleich</td><td>Ausdruck >= Ausdruck</td></tr>
<tr><td>==</td><td>gleich</td><td>Ausdruck == Ausdruck</td></tr>
<tr><td>! =</td><td>ungleich</td><td>Ausdruck ! = Ausdruck</td></tr>
<tr><td>&</td><td>Bitweises UND</td><td>Ausdruck & Ausdruck</td></tr>
<tr><td>^</td><td>Bitweises exklusives ODER</td><td>Ausdruck^Ausdruck</td></tr>
<tr><td>|</td><td>Bitweises inklusives ODER</td><td>Ausdruck | Ausdruck</td></tr>
<tr><td>&&</td><td>Logisches UND</td><td>Ausdruck && Ausdruck</td></tr>
<tr><td>||</td><td>Logisches ODER</td><td>Ausdruck || Ausdruck</td></tr>
<tr><td>? :</td><td>Fallunterscheidung</td><td>Ausdruck ? Ausdruck : Ausdruck</td></tr>
<tr><td>=</td><td>Zuweisung</td><td>Linkswert = Ausdruck</td></tr>
<tr><td>* =</td><td>Multiplikation und Zuweisung</td><td>Linkswert * = Ausdruck</td></tr>
<tr><td>/ =</td><td>Division und Zuweisung</td><td>Linkswert / = Ausdruck</td></tr>
<tr><td>%=</td><td>Modulo und Zuweisung</td><td>Linkswert %= Ausdruck</td></tr>
<tr><td>+ =</td><td>Addition und Zuweisung</td><td>Linkswert + = Ausdruck</td></tr>
<tr><td>− =</td><td>Subtraktion und Zuweisung</td><td>Linkswert − = Ausdruck</td></tr>
<tr><td><<=</td><td>Bitweise Linksverschiebung und Zuweisung</td><td>Linkswert <<= Ausdruck</td></tr>
<tr><td>>>=</td><td>Bitweise Rechtsverschiebung und Zuweisung</td><td>Linkswert >>= Ausdruck</td></tr>
<tr><td>&=</td><td>UND und Zuweisung</td><td>Linkswert &= Ausdruck</td></tr>
<tr><td>|=</td><td>Inklusives ODER und Zuweisung</td><td>Linkswert |= Ausdruck</td></tr>
<tr><td>^=</td><td>Exklusives ODER und Zuweisung</td><td>Linkswert^= Ausdruck</td></tr>
</table>

Datenstrukturen

Automatische Variablen, Variablen, für die während des Programmlaufs bei ihrer Deklaration der zugehörige Speicherbereich auf dem Stack angefordert und bei Verlassen ihres Gültigkeitsbereichs wieder freigegeben wird.

Statische Variablen, Gegenstück zu automatischen Variablen. Bereits während des Kompilationsvorgangs wird der statischen Variablen ein fester Speicherbereich zugewiesen, der für den gesamten Programmlauf erhalten bleibt.

`static`: Deklariert eine Variable als *statisch*.

`auto`: Deklariert eine Variable als *automatisch*.

▷ Definitionsgemäß sind alle innerhalb von Blöcken definierten Variablen *automatisch*, außerhalb aller Blöcke (Datei-Scope) *statisch*.

Datentyp, Eigenschaft, die *jeder* Variablen bei ihrer Deklaration zugewiesen werden muß. Man unterscheidet **einfache** und **zusammengesetzte** (benutzerdefinierte) Datentypen.

● Einfache Datentypen: `int`, `char`, `long`, `float`, `double`, `void`

`void`, besonderer Datentyp, dient bei Zeigerprogrammierung zur Darstellung eines Zeigers ohne definierten Typ. Bei Funktionsdeklarationen deutet `void` dem Compiler an, daß *keine* Parameter übergeben oder kein Rückgabewert erwartet wird.

▷ Der Aufruf einer mit `void` in der Parameterliste deklarierten Funktion erfolgt *ohne* Angabe von `void` einfach durch leere Klammern:

```
int TestFunktion(void)   ...
int i = TestFunktion(); /* und nicht: TestFunktion(void) */
```

▷ `int`, `char` und `long` sind **ganzzahlige** Datentypen, während `float` und `double` **Fließkommazahlen** repräsentieren.

▷ Der Zusatz `unsigned` in Verbindung mit einem der Typen `int`, `char`, `long` definiert den entsprechenden Datentyp als positiv.

▷ Der Wertebereich der einfachen Datentypen ist nicht genormt, da er von dem für den jeweiligen Datentyp zur Verfügung stehenden Speicherplatz (Länge) abhängt. Lediglich die `char`-Typen haben eine genormte Länge von 8 Bit.

Datentyp	Beschreibung	Länge (32-Bit Maschine)	Bereich
`int`	ganze Zahlen	4 Bytes	$-2^{31}\ldots2^{31}-1$
`unsigned int`		4 Byte	$0\ldots2^{32}-1$
`char`	Bytes	1 Byte	$-128\ldots127$
`unsigned char`		1 Byte	$0\ldots255$
`long`	lange Integer	4 Bytes	$-2^{31}\ldots2^{31}-1$
`unsigned long`		4 Bytes	$0\ldots2^{32}-1$
`float`	einfach genau	4 Bytes	
`double`	doppelt genau	8 Bytes	

Logischer Ausdruck, in C äquivalent mit jedem ganzzahligen Datentyp `int`, `char`, `long`. Wahr, wenn er einen beliebigen Wert != 0 besitzt; falsch, wenn == 0.

☐ Variablendeklaration:

```
int i,j,k;
char c = 0;
unsigned long l = -2; Verboten, da unsigned gefordert!!
```

● Variablen müssen *immer am Anfang* eines Programmelementes (vor der ersten Zeile mit ausführbarem Code) deklariert werden.

Typkonvertierung, immer möglich zwischen einfachen Datentypen. Realisiert durch Voransetzen des Datentyps:

(*einfacher Datentyp*) *Ausdruck*

☐
```
int m = 32.7; /* verboten, da Typen inkompatibel! */
int n = (int)32.7; /* erlaubt, da gültige */
/ Typkonvertierung. */
```

Zusammengesetzter Datentyp (**`struct`**), aus mehreren einfachen oder anderen zusammengesetzten Datentypen aufgebautes Konstrukt. Wird analog zu den einfachen Datentypen zur Deklaration von Variablen verwendet.

☐
```
struct Datum
{
   unsigned int Tag,Monat,Jahr;
}
```
Deklaration einer Variablen:
```
struct Datum Heute;
```

● Die Elemente eines zusammengesetzten Datentyps werden über den **Struktur-Operator** „.“ angesprochen:

```
printf(''Datum: %ud.%ud.%ud'',Heute.Tag, Heute.Monat,
Heute.Jahr);
```

`union`, zusammengesetzter Datentyp, der es gestattet, denselben Speicherbereich durch unterschiedliche Datentypen zu adressieren.

□
```
union Demo {
int Zahl;
struct { char Byte3,Byte2,Byte1,Byte0; } Bytes;
}
```
Eine Variable `union Demo Test;` kann sowohl durch `Test.Zahl`, als auch durch `Test.Bytes.Byte2` adressiert werden.

`typedef`, Neubenennung von einfachen oder zusammengesetzten Datentypen:

□ `typedef float REAL;` oder `typedef union Demo UDemo;` so definierte Datentypen können wie einfache Datentypen zur Deklaration verwendet werden (ohne den Vorsatz `struct`, `union`, ...).

● Durch `typedef` deklarierte Datentypen werden vom Compiler als zu ihren definierenden Datentypen identisch behandelt. So sind `union Demo x;` und `UDemo y;` für den Compiler von identischem Typ.

Zeiger, wichtigste Datenstruktur für effektive C-Programmierung. Enthält nicht den eigentlich zu speichernden Wert, sondern die Speicheradresse, an der der Wert gespeichert ist.

● Zeiger sind typenbehaftet! Ein Zeiger auf eine `int`-Variable unterscheidet sich von einem Zeiger auf eine `char`-Variable.

▷ Die Länge des Datentyps Zeiger richtet sich nach der Größe des adressierbaren Speicherbereichs und ist abhängig von der Architektur des Computers, aber *unabhängig* vom Typ des Zeigers!

Dereferenzierung `*x`, bezeichnet den Inhalt der Speicherzelle, auf die der Zeiger verweist. `*x` kann sowohl auf der linken wie auf der rechten Seite einer Zuweisung stehen:

```
int x;
int* y;
*y = 5;
x = *y;
```

▷ Nach der Deklaration gemäß `int* x` ist der Zeiger `x` zunächst *undefiniert*, enthält also irgendeinen zufälligen Wert. Ein Beschreiben gemäß `*x = 5` verändert unkontrolliert Speicherzellen, die anderen Variablen oder – schlimmstenfalls – einem ausführbaren Programm zugeordnet sind. Fehler oder Programmabsturz sind die Folge!

Adressen-Operator „&“, liefert einen Zeiger des entsprechenden Typs auf eine Variable.

```
int* p1;
char* p2;
int i = 1;
char c = 2;
p1 = &i;
p2 = &c;
printf(''i = %d, c = %d'',*p1,*p2); /* liefert: „i = 1, c = 2“ */
```

▷ Bei zusammengesetzten Datentypen mit großem Speicherbedarf ist beispielsweise das Umkopieren von Variablen mit Zeigern deutlich schneller als Operationen mit normalen Variablen, bei denen stets der gesamte Speicherbereich kopiert werden muß.

Felder, zusammenhängende Liste von Variablen. Einzelne Elemente des Feldes werden über den **Index** angesprochen.

▷ Die Indizierung eines Feldes beginnt *stets* mit 0.

```
int Feld[5]; /* Definiert Feld[0] ... Feld[4] */
```

● Der Programmierer muß sicherstellen, daß keine Bereichsüberschreitung auftritt. Die Zeile `int j = Feld[5];` wird zwar fehlerfrei übersetzt, der Inhalt dieser Speicherzelle ist jedoch nicht definiert, da sie möglicherweise von einer anderen Variablen verwendet wird.

▷ Eine Feldvariable ist *äquivalent* zu einem Zeiger des entsprechenden Typs.

`int* AuchFeld = &Feld[0];` oder einfacher
`int* AuchFeld = Feld;`

definiert ein mit `Feld` *identisches* Datenfeld `AuchFeld` mit denselben Elementen `AuchFeld[0]`...`AuchFeld[3]`.

▷ Das erste Element des Feldes `Feld` kann sowohl mit `Feld[0]` als auch mit `*Feld` angesprochen werden.

Unterschiede zwischen Feld- und Zeigerdeklaration:

1. Im Gegensatz zu Zeigern können Felder *nicht* einander zugewiesen werden, selbst wenn sie den gleichen Typ und die gleiche Größe besitzen.
2. Bei der Felddeklaration wird automatisch ein der Größe des Feldes und Art des Datentyps entsprechender Speicherbereich angefordert (**statische** Speicherverwaltung).

□ `float y[6] = {1,2,3,4,5,6};`

Vektor der Dimension *n*, eindimensionales Feld der Länge *n*.

Zeichenketten oder **Strings**, in C über `char`-Felder realisiert. Funktionen zur Stringbehandlung werden über `#include <string.h>` zur Verfügung gestellt.

▷ Zeichenketten sind in C durch das Nullzeichen „\0" terminiert, belegen also ein zusätzliches Byte im Speicher.

□ `char* string=\Dies ist ein String\;`
`/*` *string[0] = 'D', string[19] = '\0'* `*/`

Mehrdimensionale Felder, durch mehrere Indizes adressierter Speicherbereich. Bis zu beliebiger Dimension in C realisierbar.

□ `float x[2][3] = {{1,2,3},{4,5,6}};`

▷ Ein mehrdimensionales Feld ist ebenso wie ein eindimensionales Feld äquivalent zu einem Zeiger entsprechenden Typs:

□ `float* y = x;`
Das (nun eindimensionale) Feld `y` enthält: `1,2,3,4,5,6`
Diese Adressierung `y[i][j]` ist *verboten*, da der Zeiger `y` keine Informationen über die Länge der Vektoren besitzt.

□ Äquivalente Formulierung: `x[i][j]`≡`y[i*3+j]`

Dynamische Speicherverwaltung, Feldgrößen werden nicht bei der Kompilation, sondern erst während des Programmlaufs festgelegt. C stellt dafür standardmäßig Bibliotheken zur Speicherverwaltung zur Verfügung:

```
#include <stdlib.h>
```

Reservierung von Speicher: `char* String = malloc(10*sizeof(char));`
Freigeben von Speicher: `free(String);`

Schleifen und Verzweigungen

Befehle zur Schleifenprogrammierung: `for, while, do...while, break, continue`
while-Schleife:

```
while (Ausdruck)
      Anweisung;
```

Ausdruck: Abbruchkriterium

Anweisung: innerhalb der Schleife auszuführende Anweisung.

▷ Soll mehr als eine Anweisung ausgeführt werden, so sind diese in einem **Block** ({...}) zusammenzufassen.

Die Anweisungen innerhalb der `while`-Schleife werden ausgeführt, **solange** der *Ausdruck* logisch wahr ist.

▷ Das Abbruchkriterium wird zu Beginn der Schleife überprüft. Ist der *Ausdruck* bereits vor dem ersten Schleifendurchlauf logisch falsch, so wird das Programm bei der ersten Anweisung außerhalb der Schleife fortgesetzt, die Schleife wird nicht ausgeführt.

□
```
float x = 64.0;
while (x > 1.0) {
    x /= 2.0;
    printf(''x = %f'',x);
}
```

do-while-Schleife:

```
do
    Anweisung;
while (Ausdruck);
```

Die Schleife wird ausgeführt, **bis** das Abbruchkriterium erfüllt, also der *Ausdruck* logisch falsch ist.

▷ Die `do-while`-Schleife wird *mindestens einmal* ausgeführt, da das Abbruchkriterium erst *am Ende* der Schleife geprüft wird.

`for`-Schleife:

```
for (Ausdruck1;Ausdruck2;Ausdruck3)
    Anweisung;
```

Ausdruck 1: initialisiert Schleifenvariable

Ausdruck 2: Abbruch-Kriterium

Ausdruck 3: verändert die Schleifenvariable

□
```
int i;
for (i=0; i<10; i++) printf(\Nr. %d\,i);
```

▷ `for`-Schleifen sind sehr flexibel einsetzbar. So können beispielsweise `while`-Schleifen simuliert werden: `for (x = 64.0 ;x>1.0; ) {...}`

break-Anweisung, führt zur sofortigen Beendigung einer Schleife, unabhängig vom Abbruchkriterium.

▷ Es wird – bei verschachtelten Schleifen – **nur** die Schleifenebene verlassen, in der das `break`-Kommando gegeben wurde.

□
```
for (i=0; i<10; i++)
    for (j=0; j<10; j++)
    {
        if (j == 5 && i == 5) break;
        printf(''i,j = %d,%d\n'',i,j);
    }
```
Die Paare 5,5 bis 5,9 werden nicht ausgegeben, da die `j`-Schleife für `i==5` bei `j==5` verlassen wird.

▷ In einer `switch`-Konstruktion dient `break` zur Vermeidung unbeabsichtigter Ausführung von `case`-Zweigen.

continue-Anweisung, führt innerhalb von Schleifen zum Sprung ans Schleifenende, prüft jedoch das Abbruchkriterium.

□
```
for (i=0; i<10; i++)
    for (j=0; j<10; j++)
```

```
{
    if (j == 5 && i == 5) continue;
    printf(''i,j = %d,%d\n'',i,j);
```
} Nur das Paar 5,5 wird nicht ausgegeben!

Befehle zur Programmierung bedingter Verzweigungen: `if`, `if...else`, `switch`

if-Struktur, bedingte Ausführung von Programmteilen.

```
if (Ausdruck)
    Anweisung1;
```

Anweisung1 wird nur dann ausgeführt, wenn *Ausdruck* logisch **wahr** ist.

▷ *Anweisung* kann ein einzelnes C-Kommando oder ein Programmblock sein.

if-else-Struktur:

```
if (Ausdruck)
    Anweisung1;
else
    Anweisung2;
```

Anweisung2 wird ausgeführt, wenn *Ausdruck* logisch **falsch** ist.

switch-Struktur, benötigt für bedingte Verzweigungen mit mehr als zwei Alternativen.

```
switch (Ausdruck)
{
    case Alternative1: Anweisung1; break;
    case Alternative2: Anweisung2; break;
            ⋮
    case Alternativen: Anweisungn; break;
    default: Anweisung;
}
```

▷ Das `break`-Kommando bewirkt ein sofortiges Verlassen des `switch`-Blocks nach Ausführung der entsprechenden Anweisungen. Ohne `break` würden alle anderen Alternativen zusätzlich ausgeführt!

Einführung in C++

- C++ ist eine objektorientierte Programmiersprache (OOP) und sollte stets als solche verwendet werden. Sie enthält jedoch auch einen kompletten C-Compiler, so daß sie als übergeordnete Sprache verstanden werden kann.

▷ Ursprünglich war C++ lediglich als **Präcompiler** für C konzipiert, ein Programm also, welches den C++-Code umwandelt in originären C-Code, welcher dann von einem herkömmlichen C-Compiler übersetzt wird.

- Der Unterschied zwischen C++ und C besteht ausschließlich in Buchhaltung über erlaubte und unerlaubte Zugriffe auf bestimmte Datenstrukturen. Dies könnte natürlich auch von einem sorgfältigen Programmierer geleistet werden. Die Erfahrung zeigt, daß es besser ist, dies dem Computer zu überlassen.

▷ Prinzipiell hat C++ programmiertechnisch nur sehr wenig mit C gemeinsam, da aufgrund der objektorientierten Sprachelemente eine andere Programmstruktur erforderlich wird. Die *Syntax* von C++ baut jedoch auf der von C auf, so daß die Kenntnis von C unentbehrlich ist.

Variablen und Konstanten

C++ besitzt dieselbe Syntax zur Variablen- und Konstantendeklaration wie C. Im folgenden seien kurz die wesentlichen Unterschiede aufgelistet.

1. Variablen- und `typedef`-Deklarationen müssen nicht mehr am Beginn eines Blocks stehen, sondern können überall im Code auftreten.
   In C++ sollte die Deklaration einer Variablen *immer* mit einer Wertzuweisung verbunden sein (`int k = 1; int j = k;` statt `int k,j; ...; k = 1; j = k;`).
   In C: `int i; for (i=1; i<10; i++) {...}`
   In C++: `for (int i=1; i<10; i++) {...}`
2. **Konstanten** werden über das Schlüsselwort `const` definiert (`const float x = 0.5;`)

Überladen von Funktionen

- In C++ wird eine Funktion nicht nur über ihren Namen, sondern zusätzlich über Anzahl und Typen ihrer Argumente identifiziert. Es können also innerhalb desselben Scopes mehrere Funktionen mit *demselben* Namen auftreten, solange sie durch ihre Argumente eindeutig unterscheidbar sind.

▷ Der Rückgabewert einer Funktion trägt dagegen *nicht* zur Identifikation bei!

Überladene Funktionen, C++ Funktionen gleichen Namens, die sich durch ihre Argumente unterscheiden.

```
int Funktion();
int Funktion(double);          // ok.
int Funktion(double,char);     // ok.
char Funktion(double,char);    // Fehler, da nur Rückgabewert
                               // unterschiedlich
```

Überladen von Operatoren

- Operatoren in C++ sind als Funktionen mit fester Anzahl von Argumenten definiert.

□ `a + b` ≡ `operator+(a,b)`

▷ Operatoren verhalten sich wie Funktionen und können überladen werden, sofern deren Argumente *keine* elementaren Typen, sondern *Klassen* sind.

Binäre Operatoren, Operatoren mit genau *zwei* Argumenten.

☐ +, -, *, /, aber auch <<, >>

▷ Die Anzahl der Argumente eines Operators kann *nicht* verändert werden. Es können auch keine neuen Operatoren definiert, sondern nur bereits existierende überladen werden.

Funktionsaufruf-Operator `()`, einziger Operator mit nicht vorgegebener Argumentanzahl (wird bei Definition bestimmt). Ermöglicht die Verwendung einer Klasseninstanz in Analogie zu einer Funktion.

```
class Klasse
{
    float operator()(...Argumente...)  ... ;
}
main()
{
    Klasse Instanz;
    float y = Instanz(1,2,3,...);
}
```

Klassen

Klasse, Datenobjekt in C++. Besteht aus Datenstrukturen (**Member**, Variablen, Felder, zusammengesetzte Datentypen) und Methoden (**Member-Funktionen**) zur Manipulation der Daten.

▷ Klassen bilden das Rückgrat eines C++-Programms.

● Member und Member-Funktionen können **`private`** (nur lokal von Member-Funktionen ansprechbar), **`protected`** (auch von Member-Funktionen von abgeleiteten Klassen ansprechbar) oder **`public`** (global im gesamten Programm aufrufbar) deklariert werden.

▷ Die Schlüsselworte `private`, `protected` und `public` können beliebig oft in beliebiger Reihenfolge verwendet werden.

```
class Beispiel                  // Klassenname ist Beispiel
{
    private:
    int i,j;                    // Private Integer-Variablen
    public:
    void Setzen(int,int);       // Funktion setzt i und j mit
                                // den zu übergebenden Werten.
    int Quotient();             // Funktion dividiert i durch j
}
```

▷ Da die Variablen `i` und `j` als `private` definiert sind, können sie von außerhalb der Klasse *nicht* manipuliert werden. Das Setzen oder Verändern der Variablen kann *nur* eine Member-Funktion vornehmen.

Die *Definition* der Member-Funktionen findet (irgendwo) *nach* der Klassen-Deklaration statt:

```
void Beispiel::Setzen(int i_neu,j_neu)
{
    i = 2*(i_neu/2);
    j = 2*((j_neu+1)/2)-1;
}
int Beispiel::Quotient()
{
    return i/j;
}
```

▷ Die Member-Funktion `Setzen` garantiert, daß `i` nur *gerade* und `j` nur *ungerade* Werte annehmen kann. Definiert man keine weiteren Member-Funktionen, so ist es unmöglich, der Variablen `j` einen geraden Wert zuzuweisen. Dadurch wird beispielsweise gewährleistet, daß der Quotient *immer* definiert ist (`j=0` kann ja nicht auftreten).

Scope-Operator " :: „, definiert den Gültigkeitsbereich einer Funktion oder einer Variablen.

☐ Es definiert `int Beispiel::Quotient()` die Funktion `int Quotient()` als Member-Funktion der Klasse `Beispiel`. In diesem Scope muß der Bezeichner `Quotient` *eindeutig* sein.

Instantiierung von Klassen

Der Name einer definierten Klasse kann wie der Name eines Datentyps (`int, double, ...`) zur Deklaration einer Variablen verwendet werden. Das so deklarierte Objekt nennt man **Instanz**.

```
Beispiel x;              // Instantiiert die Klasse Beispiel mit dem
                         // Bezeichner x.
x.Setzen(1,2);           // Setzt die Variable i und j der Instanz x
int k = x.Quotient();    // liefert k = 1/2 = 1
```

Struktur-Operator " . ", adressiert Member und Member-Funktionen einer Klassen-Instanz (`x.i, x.j, x.Quotient(),...`).

`friend`-Funktionen

`friend`, Schlüsselwort, welches eine beliebige Funktion als Freund einer Klasse definiert. Befreundete Funktionen dürfen auf alle privaten Member und Memberfunktionen der Klasse zugreifen.

- `friend`-Funktionen weichen die Strenge der Datenkapselung auf. Ihre Benutzung sollte also vermieden werden, obgleich es in vielen Fällen keine Alternative gibt.

```
class Klasse
{
   friend float f(Klasse& a,float x);
   private:
   float b;
}
float f(Klasse& a,float x)  return a.b*x;
```

- `friend` Deklarationen sollten am Anfang der Klassendefinition stehen.

Operatoren als Memberfunktionen

Operatoren zwischen Klassen oder zwischen einer Klasse und einem elementaren Datentyp können entweder als **Operator-Memberfunktionen** oder als `friend` Operatoren definiert werden:

Operator-Memberfunktion:

```
class x
{
   x operator+(x& b)  ... ;
};
```

`friend`-Operatoren:

```
class y
{
   friend y& operator+(y& a,y& b)  ... ;
};
```

- Operator-Memberfunktionen nehmen als erstes Argument *immer* die Instanz der Klasse, aus der der Operator aufgerufen wird. Somit muß nur das zweite oder alle weiteren Argumente angegeben werden.

Konstruktoren

- Wird `x.Quotient()` *vor* `x.Setzen()` aufgerufen, so haben die Variablen `i` und `j` keinen definierten Wert (eine zufällige Bitfolge im den Variablen `i` und `j` zugewiesenen Speicher). Der Quotient ist also *undefiniert*!

Konstruktor, Member-Funktion, die bei der Instantiierung einer Klasse aufgerufen wird und zur Definition der Member-Inhalte verwendet werden sollte.

- Konstruktoren tragen *immer* den Namen der Klasse. Sie besitzen *keinen* Rückgabewert (auch nicht `void`). Konstruktoren können *überladen* werden.

```
class Beispiel
{
    private:
    int i,j;
    public:
    Beispiel();                  // Standard-Konstruktor
    Beispiel(int,int);           // überladener Konstruktor
    void Setzen(int,int);        // Der Rest wie gehabt...
    int Quotient();
}
```

Member-Initialisierung, Definition von Member-Inhalten bei Aufruf von Konstruktoren.

```
<Klasse>::<Klasse>(... ) : Member1(Wert1), ... , MemberN(WertN)
{...}
```

- *Wert* können dabei auch beliebige, bereits deklarierte, Funktionen oder komplexe Ausdrücke sein.

☐
```
Beispiel::Beispiel() : i(0), j(1)
{... }
```

▷ Die Member-Initialisierung ist die *einzige* Möglichkeit, *konstante* Member zu initialisieren!

▷ Member-Inhalte können auch im Funktionskörper des Konstruktors zugewiesen werden. Im Gegensatz zur Member-Initialisierung ist eine Wertzuweisung für konstante Member hier nicht möglich.

- Grundsätzlich sollten *alle* Member, soweit möglich, über Member-Initialisierung definiert werden.

☐ schlechtes Beispiel:

```
Beispiel::Beispiel(int a,int b)
{
    i = 2*(a/2);
    j = 2*((b+1)/2)-1;
}
```

Die Instantiierung der Klasse erfolgt nun in folgender Syntax:

```
Beispiel x();                               // setzt i=0 und j=1
Beispiel y(1,2);                            // setzt i=1 und j=2
Beispiel z(x.Quotient(),y.Quotient());      // setzt i=0 und j=1
```

Copy-Konstruktor, Konstruktor zur Erzeugung einer Kopie eines Objekts.

☐ Der Copy-Konstruktor einer Klasse wird aufgerufen bei Definitionen (`Beispiel a = b`) oder „Call-by-Value"-Übergabe eines Objekts an eine Funktion.

```
class Beispiel
{
         ⋮
    Beispiel(Beispiel&);
         ⋮
}
```

```
Beispiel::Beispiel(Beispiel& a)
{
    i = a.i;
    j = a.j;
}
main()
{
    Beispiel a(1,2);
    Beispiel b = a;       a wird kopiert und b zugewiesen
}
```

- Wird kein Copy-Konstruktor definiert, so werden standardmäßig die Inhalte aller Member kopiert. Dies kann Probleme bei dynamischer Speicherverwaltung aufwerfen!

Abgeleitete Klassen (Vererbung)

Abgeleitete Klasse, sei eine Klasse a gegeben. Dann definiert

```
class b : public a {...} ;
```

eine von der Klasse a abgeleitet Klasse. Alle `public` und `protected` Member von a sind von b zugänglich.

Virtuelle Memberfunktionen, sichern bei Objektumwandlungen immer die Ausführung der *richtigen* Memberfunktion.

- Wird einer Referenz oder einem Zeiger auf die Basisklasse eine Referenz oder ein Zeiger auf eine abgeleitete Instanz zugewiesen, so wird im Normalfall (ohne Virtualität) bei Aufruf der Memberfunktion über diese Referenz bzw. diesen Zeiger die Memberfunktion der Basisklasse aufgerufen. Ist die überladene Memberfunktion als `virtual` deklariert, so „merkt" sich das Objekt seinen Ursprung und ruft die Memberfunktion der abgeleiteten Klasse auf.

Ohne Virtualität:

```
class a
{
  void f() { cout << ''a''; }
}
class b : public a
{
  void f() { cout << ''b''; }
}
main() {
    b x;
    a& y = x;
    y.f();
} Liefert: „a"
```

Mit Virtualität:

```
class a
{
  virtual void f() { cout ... }
}
class b : public a
{
  virtual void f() { cout ... }
}
main() {
    b x;
    a& y = x;
    y.f();
} Liefert: „b"
```

Klassenbibliotheken

Klassendefinitionen und die damit verbundene Kapselung von Daten führt dazu, daß in C++ auf sehr einfache Weise völlig unabhängige Daten- und Programmstrukturen erstellt werden können, die ein Programmierer in seinem Programm verwenden kann, ohne die genaue Arbeitsweise der Routinen verstehen zu müssen. Es reicht die Kenntnis der Schnittstelle: der `public` Member und Memberfunktionen der in den **Klassenbibliotheken** definierten Klassenhierarchien.

Klassenbibliothek, Zusammenfassung von vordefinierten Klassen zur Realisierung von bestimmten Problemtypen. Daten und Code sind dem Benutzer nicht zugänglich.

● Die in Klassenbibliotheken definierten Klassen können (und sollen) vom Benutzer *nicht* verändert werden. Zur Modifikation von bestimmten Eigenschaften können abgeleitete Klassen von den Bibliotheksklassen erstellt und diese statt dessen verwendet werden, wobei die Prinzipien der Vererbung und des Überladens greifen. Der ursprüngliche Code bleibt unberührt!

□ Datentyp „Komplexe Zahlen" mit allen denkbaren Verknüpfungsoperationen. Der Programmierer definiert komplexe Zahlen einfach durch:

```
#include <complex.h>
complex y(1,3),z(0,1);          // entspricht 1+3*i und 0+1*i = i
```

und kann damit alle denkbaren Operationen durchführen: `y*z, sqrt(z), ....`

▷ Einige Klassenbibliotheken sind bereits in Standard-C++ enthalten, so daß lediglich die entsprechende **Header-Datei** eingebunden werden muß. Die Verwendung anderer Klassenbibliotheken macht das Einbinden von zusätzlichen „Libraries" (Dateien, welche den bereits compilierten, die in der Header-Datei deklarierten Klassen betreffenden Programmcode enthalten) erforderlich:

□ `xlC -l task.l programm.C`

Einführung in FORTRAN

- FORTRAN wurde Ende der sechziger Jahre als Sprache zur schnellen Lösung naturwissenschaftlicher Probleme konzipiert (FORmula TRANslator). Viele Elemente sind darum speziell auf den Bereich mathematischer Probleme zugeschnitten. Systemnahes Programmieren, wie es beispielsweise in C möglich ist, ist in FORTRAN nicht vorgesehen.

FORTRAN77, verbreitetste FORTRAN-Version. Auf den meisten Computern verfügbar und daher leicht zwischen verschiedenen Maschinentypen portierbar.

▷ FORTRAN77 wurde 1978 standardisiert (ANSI- und DIN-Norm).

FORTRAN90, neueste FORTRAN-Weiterentwicklung. Starke Annäherung an „echte" höhere Programmiersprachen wie PASCAL, C, MODULA. Konnte sich bisher aufgrund der übermächtigen Konkurrenz durch die objektorientierte Programmiersprache C++ kaum durchsetzen.

▷ Hier wird ausschließlich der FORTRAN77-Sprachstandard beschrieben.

Programmaufbau

- Jede Zeile eines FORTRAN-Programms darf nur *einen* Befehl enthalten.
- FORTRAN-Zeilen dürfen maximal 72 Spalten lang sein. Ab Spalte 73 wird alles als Kommentar behandelt.
- Die Spalten 1 bis 5 sind für die Anweisungsnummer reserviert.
- Jedes beliebige Zeichen (außer dem Leerzeichen) in Spalte 6 kennzeichnet eine Fortsetzungszeile.
- FORTRAN-Befehle dürfen erst ab Spalte 7 beginnen.
- Jeder FORTRAN-Block muß mit dem `end`-Kommando beendet werden.
- Variablendeklarationen und `common`-Block Definitionen müssen *vor* der ersten ausführbaren Programmzeile eines jeden Blocks stehen stehen.

Programmblock oder **Block**, Haupt- oder Unterprogramm. Darin definierte Variablen sind grundsätzlich *lokal*.

Hauptprogramm, muß am Anfang eines Programms stehen. Sollte mit `program` *Programmname* begonnen werden.

Anweisungsnummer, bis zu fünfstellige Nummer, die vor jeden FORTRAN-Befehl gestellt werden darf. Dient als Referenz für Sprünge oder Schleifen. Muß innerhalb der ersten 5 Spalten einer FORTRAN-Zeile stehen und innerhalb eines Blockes *eindeutig* sein.

Fortsetzungszeile, Programmzeile, die über Spalte 72 hinausragen würde und in der nächsten Zeile fortgesetzt werden muß. Dies wird durch ein vom Leerzeichen verschiedenen Zeichen in Spalte 6 der Fortsetzungszeile gekennzeichnet.

Datenstrukturen

- In FORTRAN sind *alle* Variablen immer **statisch**. Der Speicherplatz aller globalen *und* lokalen Variablen wird bereits während der Compilation zugewiesen.
  Es gibt weder **automatische** noch **dynamische** Speicherverwaltung.
- Es gibt ausschließlich **lokale** Variablennamen. Variablen mit größerem Gültigkeitsbereich müssen über `common`-Blöcke definiert werden.

common-Block, Zusammenfassung von mehreren Variablen zu einem im Speicher zusammenhängenden Block, welcher in Unterprogramme bei Bedarf eingeblendet werden kann und dort die Variablen verfügbar macht.

`common` */Name/Variable1, Variable2, ...*

▷ **Fehlerträchtig!** Der Compiler erkennt unterschiedliche Datentypen in verschiedenen Unterprogrammen *nicht*. Solche Fehler führen zwangsläufig zu falschen Variableninhalten und damit zu meist nur schwer auffindbaren Programmfehlern.

▷ In FORTRAN gibt es *keine* rekursiven Funktionsaufrufe.

● In FORTRAN gibt es *keine* zusammengesetzten Datentypen.

□ Datentypen: `integer, real, double precision, complex, character, character*`*Länge*, `logical`

▷ Der Speicherbedarf der Datentypen `integer, real` und `double precision` ist maschinenabhängig. Im allgemeinen benötigt der `real`-Datentyp den vierfachen Speicherplatz des `integer`-Datentyps, `double precision` entsprechend den achtfachen.

● Man schreibt darum auch: `real*4` statt `real` und `real*8` statt `double precision`.

Konstanten:

Datentyp	Beispiele
`integer`	`206; 0; -25`
`real`	`2.06; -0.075; .3; 1.e-7`
`double precision`	`2.06d0; -7.5d-2; 1.d-7`
`complex`	`(0.,1.); (2,2.e-5)`
`character`	`'a'; 'B'; 'c'`
`character*`*Länge*	`'abc'; 'Was soll''s'`
`logical`	`.true., .false`

▷ Der Datentyp `complex` besteht aus zwei *einfach genauen* Werten. Ein *doppelt genauer* komplexer Datentyp ist im Standard-FORTRAN77 nicht enthalten.

▷ Numerische Berechnungen sollten grundsätzlich in `double precision` durchgeführt werden, sofern es der Speicherbedarf des Programms zuläßt. Der Rechenzeitbedarf ist dagegen für `double precision` bei modernen Computern *nicht* höher als für `real`.

Typkonvertierung:

Werden „zahlenwertigen" Datentypen `integer, real, double precision, complex` Werte eines anderen zahlenwertigen Datentyps zugewiesen, so wird automatisch letzterer in den Datentyp der Variablen umgewandelt.

▷ Die Umwandlung `real`→`integer` wird durch einfaches Abschneiden der Nachkommastellen realisiert.

Explizite Typumwandlung	
`int()`	Umwandlung nach `integer`
`float()`	Umwandlung nach `real`
`dble()`	Umwandlung nach `double precision`
`cmplx()`	Umwandlung nach `complex`

□
```
integer i
real x
x = float(i)
```

Variablendeklaration:

Datentyp Variablenname

□
```
integer i,j
double precision x,y
character*128 satz
```

Parameter-Anweisung, weist einer Konstanten einen Namen zu.

▷ Mit `parameter` deklarierte Konstanten sind, wie alle Variablen in FORTRAN, *lokal*.

`parameter (`*Name* `=` *Wert*`)`

▷ Dem *Namen* muß zuvor ein Datentyp zugewiesen werden.

□
```
real pi
parameter (pi = 3.1415926)
```

Vereinbarungen für Variablennamen: Variablennamen müssen mit einem Buchstaben beginnen und dürfen ansonsten nur Buchstaben, Zahlen und – zumindest bei neueren Compilern – den Unterstrich „_" enthalten.

● Groß- und Kleinschreibung wird *nicht* unterschieden.

implicit-Anweisung, verknüpft einen Datentyp mit dem Anfangsbuchstaben von Variablennamen. Muß am Anfang eines Blocks (Haupt- oder Unterprogramm) stehen.

▷ Die Verwendung von `implicit` erlaubt es, Variablen zu verwenden, ohne sie zu Beginn des (Unter-) Programms deklarieren zu müssen.

□ `implicit integer (i-n), real (a-h,o-z)` weist allen Variablen, die mit den Buchstaben i, j, k, l, m oder n beginnen, den Datentyp `integer` zu.

● Abweichungen von dieser Regel können durch explizite Typzuweisung realisiert werden: `real masse`.

● Ohne Angabe von `implicit` gilt stets die im Beispiel angegebene Grundeinstellung. Eine Abschaltung erfolgt mit `implicit none`. Nun müssen *alle* verwendeten Variablen deklariert werden.

▷ Die Verwendung von `implicit` sollte, wenn möglich, vermieden werden, da es eine häufige Fehlerquelle darstellt:

□
```
implicit integer (i-n),real (a-h,o-z)
p = 0.150
m = 0.938
E = p**2/(2.0*m)
```
Dieses Programm führt zu einer Division durch 0, da `m` durch `implicit` als `integer` deklariert ist und somit der Zahlenwert 0.938 in 0 konvertiert wird.

Felder:
Ein eindimensionales Feld mit den Indizes $i_1, i_1+1, \ldots, i_2$ wird definiert gemäß:
Datentyp Name
`dimension` *Name*(i_1:i_2)
oder kurz:
Datentyp Name(i_1:i_2)

● i_1, i_2 müssen vom Typ `integer` sein.

▷ Beginnt die Numerierung der Indizes bei Eins, so genügt die Definition:

Datentyp Name(i_2).

data-Anweisung, Initialisierung von Variablen und Feldern.

`data` *Namensliste1* / *Werte1* `, ..., ` / *Namensliste* / *Werte*

□
```
real x,y(5),z
data y,z/ 1,2,3,4,5,0/, x/5/
```

Operatoren

▷ In der folgenden Tabelle sind die Operatoren nach ihrer Priorität fallend geordnet. Operatoren innerhalb der einzelnen Abschnitte besitzen gleiche Priorität.

Operatoren in FORTRAN		
**	Potenzierung	*Ausdruck1****Ausdruck2*
+	positives Vorzeichen	+*Ausdruck*
−	negatives Vorzeichen	−*Ausdruck*
*	Multiplikation	*Ausdruck1***Ausdruck2*
/	Division	*Ausdruck1*/*Ausdruck2*
+	Addition	*Ausdruck1*+*Ausdruck2*
−	Subtraktion	*Ausdruck1*−*Ausdruck2*
//	Verkettung von Zeichenketten	*String1*//*String2*
`.eq.`	gleich	*Ausdruck1* `.eq.` *Ausdruck2*
`.ne.`	ungleich	*Ausdruck1* `.ne.` *Ausdruck2*
`.gt.`	größer als	*Ausdruck1* `.gt.` *Ausdruck2*
`.ge.`	größer oder gleich	*Ausdruck1* `.ge.` *Ausdruck2*
`.lt.`	kleiner als	*Ausdruck1* `.lt.` *Ausdruck2*
`.le.`	kleiner oder gleich	*Ausdruck1* `.le.` *Ausdruck2*
`.and.`	logisches UND	*log. Ausdruck1* `.and.` *log. Ausdruck2*
`.or.`	logisches ODER	*log. Ausdruck1* `.or.` *log. Ausdruck2*

Schleifen und Verzweigungen

goto-Anweisung, bewirkt unbedingten Sprung zur angegebenen Anweisungsnummer.

`goto` *Anweisungsnummer*

Berechnetes goto:

`goto (`*Anw.-Nr.1, Anw.-Nr.2,* `...)` *GanzzahlLinkswert*

Springt zu der durch den Ganzzahl-Ausdruck festgelegten Anweisungsnummer aus der Liste.
continue-Anweisung, „leeres" Kommando ohne Effekt auf das Programm. Wird meist als Scheinbefehl zur Definition von Anweisungsnummern verwendet.

```
      goto 123
123   continue
```

if-Anweisung, bedingte Ausführung eines Befehls.

`if (`*logischer Ausdruck*`)` *Anweisung*

Anweisung wir nur dann ausgeführt, wenn *logischer Ausdruck* den Wert `.true.` besitzt.
Arithmetische if-Anweisung:

`if (`*numerischer Ausdruck*`)` *Anw.-Nr.1, Anw.-Nr.2, Anw.-Nr.3*

Springt zu *Anw.-Nr.1*, wenn *numerischer Ausdruck* < 0, zu *Anw.-Nr.2*, wenn $= 0$ und zu *Anw.-Nr.3*, wenn > 0.

▷ Das arithmetische `if` kann bei `real` oder `double precision` Ausdrücken aufgrund von Rundungsfehlern Probleme bereiten, da in diesem Falle der numerische Ausdruck niemals exakt $= 0$ sein wird.

Block-if-Struktur, umfaßt einseitige Entscheidung, Alternative und Fallunterscheidung.

Einseitige Entscheidung:

`if (`*logischer Ausdruck*`) then`
Anweisungen
`endif`

▷ Dies entspricht der einfachen `if`-Anweisung.

Alternative:

`if (`*logischer Ausdruck*`) then`
Anweisungen1
`else`
Anweisungen2
`endif`

Fallunterscheidung:

`if (`*logischer Ausdruck 1*`) then`
Anweisungen1
`else if (`*logischer Ausdruck 2*`) then`
Anweisungen2
`else`
Anweisungen3
`endif`

▷ Es können beliebig viele Fallunterscheidungen vorgenommen werden.

Zählergesteuerte Scheifen:

`do` *Anweisungsnummer Index=Anfang*, *Ende*, *Schrittweite*

▷ Fortlassen der Schrittweite entspricht einer Schrittweite Eins.

Index: numerische, nichtkomplexe Variable, durchläuft den durch *Anfang*, *Ende* und *Schrittweite* definierten Wertebereich.

Anfang: numerischer, nichtkomplexer Ausdruck, definiert Anfangswert des Zählers *Index*.

Ende: numerischer, nichtkomplexer Ausdruck, Abbruchbedingung, beendet die Schleife, sobald $Index \geq Ende$.

Schrittweite: numerischer, nichtkomplexer Ausdruck, definiert Erhöhung von *Index* bei jedem Schleifendurchlauf.

Ereignisgesteuerte Scheifen: in FORTRAN nur über `if-goto`-Konstruktionen realisierbar. Es existieren keine gesonderten Befehle.

Unterprogramme

□ FORTRAN unterscheidet die Unterprogramm-Typen `subroutine`, `function` und `blockdata`.

▷ Im Gegensatz zu C unterscheidet FORTRAN zwischen Funktionen, die einen Wert zurückliefern (`function`) und sogenannten Prozeduren, die keinen Wert zurückgeben (`subroutine`).

● Unterprogramme werden *immer* mit der `end`-Anweisung abgeschlossen.

▷ Der Rücksprung aus einer Prozedur oder einer Funktion in das aufrufende Programm wird durch den `return`-Befehl bewirkt. `return` kann überall innerhalb des Unterprogramms stehen.

▷ `blockdata` Unterprogramme dürfen *kein* `return`-Kommando enthalten.

Prozeduren:

Definition: `subroutine` *Name*`(`*Variablenliste*`)`
Aufruf: `call` *Name*`(`*Variablenliste*`)`

Name: der FORTRAN-Konvention entsprechender Name der Prozedur

Variablenliste: Liste von zu übergebenden bzw. übergebenen Variablen definierten Typs.

● Die Typen der übergebenen Variablen müssen innerhalb der Prozedur festgelegt werden. Inkonsistenzen in Typ und Anzahl der Parameter werden gemäß ANSI-Standard vom Compiler nicht erkannt und können zu Fehlern führen.

▷ Die meisten Compiler erlauben das Übersetzen mit der Option, solche Inkonsistenzen zu reklamieren.

□
```
subroutine Demo(var1,var2)
integer var1
double precision var2
write(6,*) \irgendwas\
return
end
```

Funktionen:

Definition:

Typbezeichnung `function` *Name*`(`*Variablenliste*`)`

oder

`function` *Name*`(`*Variablenliste*`)`

Typbezeichnung Name

● Der *Name* wird innerhalb der Funktion wie eine Variable behandelt, der ein Wert zugewiesen werden kann. Dieser Wert dient als Rückgabewert der Funktion.

▷ Funktions- oder Prozedurnamen können als Parameter einer anderen Funktion übergeben werden. Innerhalb des aufrufenden Programms muß dieser Name als `external` für selbstdefinierte oder als `intrinsic` für intrinsische Funktionen deklariert werden.

□
```
program demo
intrinsic sin,cos
write (6,*) ableit(sin,0.0),ableit(cos,0.0)
end
function ableit(funk,x)
real x,ableit,h
h = 1.0e-6
ableit = (funk(x+h)-funk(x))/h
return
end
```

entry-Anweisung, definiert weitere Einsprung-Adressen innerhalb von Unterprogrammen. Die Parameter des Unterprogramms müssen mit denen des `entry`-Befehls identisch sein. Der Aufruf eines `entry` erfolgt analog zum Aufruf des Unterprogrammes selbst.

□
```
subroutine demo(var)
real var
⋮
entry einsprung(var)
⋮
end
call demo(1.0)
call einsprung(2.5)
```

save-Anweisung, bewirkt die Speicherung aller lokalen Variableninhalte in einem Unterprogramm. Beim nächsten Aufruf des Unterprogramms besitzen alle Variablen denselben Wert wie beim Verlassen des Unterprogramms nach dem vorangehenden Aufruf.

▷ Auch ohne `save` bleiben aufgrund der *statischen* Speicherverwaltung die Variableninhalte erhalten, es sei denn, es müssen während der Programmausführung Teile des Programms aus Speicherplatzgründen ausgelagert werden. `save` stellt sicher, daß die Variablenwerte erhalten bleiben.

● Die Verwendung von `save` ist **schlechter Programmierstil** und einer Hochsprache **unangemessen**. Grundsätzlich sollten **alle** lokalen Variablen bei jedem Aufruf des Unterprogramms neu definiert werden (darum werden sie *lokal* genannt).

blockdata-Unterprogramme, Initialisierung von `common`-Blöcken. Wird *zu Beginn* der Programmausführung genau einmal automatisch aufgerufen.

● Ein expliziter Aufruf des `blockdata`-Unterprogramms ist nicht möglich.

▷ In `blockdata`-Unterprogrammen dürfen *keine* ausführbaren Anweisungen stehen. Lediglich `data`-Anweisungen und Variablen- und `common`-Block-Deklarationen sind erlaubt.

□
```
real x(10),y(5),z
common /daten/x,y,z
integer i
write(6,*) (x(i),i=1,10),(y(i),i=1,5),z
end
blockdata init real x(10),y(5),z
common /daten/x,y,z
data x/1,2,3,4,5,6,7,8,9,10/
data y/1,2,3,4,5/, z/42/
end
```

Computeralgebra

Computeralgebrasysteme, gestatten sowohl symbolische Lösungen mathematischer Probleme durch Umformungen nach mathematischen Regeln als auch numerische Berechnungen.
Formelmanipulation, die Umformung mathematischer Ausdrücke zwecks ihrer Vereinfachung, Lösung von Gleichungen, Differentiation einer Funktion, Berechnung des unbestimmten Integrals, Lösung von Differentialgleichungen, Bildung unendlicher Reihen usw. Die Lösung soll dabei in geschlossener Form angegeben werden.
Möglichkeiten und Erleichterungen durch Algebraprogramme, vor allem gegeben durch analytisch (exakt) lösbare, aber „auf dem Papier" mit großem Zeitaufwand und Fehleranfälligkeit verbundene Aufgaben.
Vorteil gegenüber numerischen Algorithmen (z. B. in einer der Programmiersprachen C, C++, FORTRAN verfaßt): Es treten keine Rundungsfehler auf. Die Lösung kann eine symbolische Formel sein.
Grenzen, gegeben durch (zeit-)aufwendige Algorithmen und begrenzten Speicherplatz der Computer.

▷ Ebenso wie Nachschlagewerke und Tabellen sind Computeralgebrasysteme nicht hundertprozentig fehlerfrei!

Mathematica, ein Computeralgebrasystem, entwickelt von der Firma Wolfram Research, Inc.
Maple, ein Computeralgebrasystem, entwickelt an der Waterloo-Universität Ontario (Canada), vertrieben von Waterloo Maple Software.

▷ **Mathcad**, ein bei Ingenieurwissenschaftlern verbreitetes Programm, enthält eine Rumpfversion von Maple.

▷ Maple wie Mathematica sind in der Programmiersprache C geschrieben. Mathematica unterstützt grafische Anwendungen in besonderem Umfang, stellt jedoch auch höhere Anforderungen an die Hardware. Maple ist trotz seiner umfangreichen Möglichkeiten schon auf kleinen Computern lauffähig.

Strukturelemente von Mathematica

● Die Darstellung der Ein-/Ausgabe erfolgt entsprechend der Benutzeroberfläche von Mathematica gemäß

`In[1]:=`*Eingabe*
`Out[1]:=`*Ausgabe*

Ausdrücke, $Name_0$ `[`$Name_1$,$Name_2$,...,$Name_n$`]`, die Hauptstrukturelemente des Systems, bestehen aus dem Kopf $Name_0$ (Operator oder Funktion) und den Elementen $Name_i$ $(i = 1, \ldots, n)$ (Operanden oder Variablen). Sowohl Kopf als auch Elemente eines Ausdrucks können selbst Ausdrücke sein.

□ `Times[a,Power[b,-1]]` (Kurz-Form `a/b`) ist ein Ausdruck mit dem Operator `Times` als Kopf sowie einer Variablen und einem weiteren Ausdruck als Elementen.

▷ Eckige Klammern werden ausschließlich für die Darstellung von Ausdrücken verwendet.

`Part[`*Ausdruck,i*`]`

extrahiert aus dem angegebenen Ausdruck das Element mit dem Index *i*.
Symbol, der Name eines Objekts, eine beliebige Folge aus Buchstaben, Zahlen sowie dem Sonderzeichen `$`. Es darf nicht mit einer Zahl beginnen, Groß- und Kleinbuchstaben werden unterschieden.

● Vom System vordefinierte Symbole beginnen mit einem Großbuchstaben. Benutzereigene Symbole sollten daher klein geschrieben werden.

Zahlenarten:
`Integer`, exakte ganze Zahl beliebiger Länge, Eingabe in der Form *nnnnn*.
`Rational`, rationale Zahl (teilerfremder Bruch der Form `Integer/Integer`), Eingabe in der Form *ppppp/qqqqq*.

`Real`, reelle Gleitpunktzahl von beliebiger zu spezifizierender Präzision, Eingabe in der Form *nnnnn.mmmmm*.
`Complex`, komplexe Zahl der Form *Zahl+Zahl* `I`, wobei die reellen und imaginären Komponenten einem beliebigen Zahlentyp angehören können.
Testoperationen, geben Auskunft über Zahlen bzw. Ausdrücke:

```
Head[x]
```

stellt den Typ einer Zahl `x` fest und gibt ihn aus.

```
NumberQ[x]
```

liefert den Booleschen Wert `True` oder `False` für den Fall, daß x eine Zahl ist oder nicht. Ähnliche Tests (selbsterklärend): `IntegerQ[x]`, `EvenQ[x]`, `OddQ[x]`, `PrimeQ[x]`.
Zahlenkonversion:

```
N[x,n]
```

wandelt eine beliebige reelle Zahl x in eine Gleitpunktzahl mit n-stelliger Präzision um.

```
Rationalize[x,dx]
```

nähert die Zahl x mit der Genauigkeit dx durch eine rationale Zahl.

▷ Vordefinierte spezielle Zahlen (beliebiger Genauigkeit): `PI` (für die Zahl π), `E` (für die Zahl e), `INFINITY` (für ∞) und `I` (für die imaginäre Einheit).

Einige wichtige Operatoren mit ihrer Kurzform:

`x+y`	`Plus[a,b]`	`x==y`	`Equal[x,y]`
`x y` oder `x*y`	`Times[x,y]`	`x!=y`	`Unequal[x,y]`
`x^y`	`Power[x,y]`	`x>y`	`Greater[x,y]`
`x/y`	`Times[x,Power[y,-1]]`	`x>=y`	`GreaterEqual[x,y]`
`x->y`	`Rule[x,y]`	`x<y`	`Less[x,y]`
`x=y`	`Set[x,y]`	`x<=y`	`LessEqual[x,y]`

▷ `Set` ist eine Zuweisung, bei der der Ausdruck auf der linken Seite durch den auf der rechten Seite dargestellt wird (einer Variablen wird beispielsweise eine Zahl zugewiesen).
`Rule` ist dagegen eine Transformationsregel, die oft mit dem Ersetzungsoperator als `x/.y->z` bzw. `Replace[x,y->z]` auftritt. Im Ausdruck `x` werden dabei alle Elemente `y` durch den Ausdruck `z` ersetzt.

● Die rechte Seite wird bei diesen Zuweisungs- oder Transformationsoperatoren sofort ausgewertet.

Verzögert wirkende Operatoren,
`x:=y` oder `SetDelayed[x,y]` und `x:>y` oder `RuleDelayed[x,y]`, Transformationen oder Zuweisungen, bei denen die rechte Seite erst bei Aufruf der linken ausgewertet wird.

Listen, Vektoren, Matrizen

Liste, Zusammenfassung mehrerer Objekte zu einem neuen Objekt. Die Objekte unterscheiden sich nur durch ihren Standort in der Liste.

□ `In[1]:=`*Name*`=List[`x_1`,`x_2`,`x_3`,`x_4`,`x_5`,`x_6`]`
`Out[1]:={`x_1`,`x_2`,`x_3`,`x_4`,`x_5`,`x_6`}`

▷ **Verschachtelte Listen** beliebiger Schachtelungstiefe können erzeugt werden, indem als Elemente einer Liste wiederum eine Liste gesetzt wird.

Befehle, die auf Elemente einer Liste zugreifen:

`First[`*Name*`]`	wählt das erste Element aus
`Last[`*Name*`]`	wählt das letzte Element aus
`Part[`*Name*`,n]` oder *Name*`[[n]]`	wählt das n-te Element aus
`Part[`*Name*`,{n`$_1$`,n`$_2$`,...}]`	erstellt eine Liste aus den angegebenen Elementen
`Take[`*Name*`,m]`	ergibt die Liste der ersten m Elemente von *Name*
`Take[`*Name*`,{m,n}]`	ergibt die Liste der Elemente von m bis n
`Drop[`*Name*`,n]`	ergibt die Liste ohne die ersten n Elemente
`Drop[`*Name*`,{m,n}]`	ergibt die Liste ohne Elemente von m bis n

Operationen, mit denen Listen abgefragt oder verändert werden können:

`Position[`*Name*`,x]`	liefert eine Liste der Positionen, an denen x auftritt
`MemberQ[`*Name*`,x]`	prüft, ob x Element der Liste ist
`FreeQ[`*Name*`,x]`	prüft, ob x nirgendwo in der Liste auftritt
`Append[`*Name*`,x`	fügt x am Ende der Liste hinzu
`Prepend[`*Name*`,x]`	fügt x an den Anfang der Liste hinzu
`Insert[`*Name*`,x,i]`	fügt x an der Stelle i zur Liste hinzu
`Delete[`*Name*`,{i,j,...}]`	löscht die Elemente mit den Nummern i, j, ...
`ReplacePart[`*Name*`,x,i]`	ersetzt das Element an der Stelle i durch x

`Table[f,{`*imax*`}]`, Operation, die eine Liste mit *imax* Werten von $f = f(i)$ erzeugt.

□ `In[1]:=Table[Binomial[7,i],{i,0,7}]`
`Out[1]={1,7,21,35,35,21,7,1}` erzeugt eine Tabelle der Binomialkoeffizienten zu $n = 7$.

`Array[v,n]`, spezielle Operation, die den **Vektor** `{v[1],v[2],...,v[n]}` als einstufige Liste erzeugt. `Array[[a,{n,m}]` erzeugt entsprechend eine **Matrix** a als zweistufige Liste mit n Zeilen und m Spalten.

Algebraische Operationen zur Manipulation von Matrizen und Vektoren:

`c a`	die Matrix a wird mit dem Skalar c multipliziert
`a.b`	das Produkt der Matrizen a und b
`Det[a]`	die Determinante der Matrix a
`Inverse[a]`	die inverse Matrix zu a
`Transpose[a]`	die zu a transponierte Matrix
`MatrixPower[a,n]`	die n-te Potenz der Matrix a

▷ In Mathematica gibt es keine Unterscheidung zwischen Spalten- und Zeilenvektoren.

Mathematische Standardfunktionen:

```
Exp[x],      Log[x],      Log[b,x],    Sin[x],      Cos[x],      Tan[x],
Cot[x],      Sec[x],      Csc[x],      ArcSin[x],   ArcCos[x],   ArcTan[x],
ArcCot[x],   ArcSec[x],   ArcCsc[x],   Sinh[x],     Cosh[x],     Tanh[x],
Coth[x],     Sech[x],     Csch[x],     ArcSinh[x],  ArcCosh[x],  ArcTanh[x],
ArcCoth[x],  ArcSech[x],  ArcCsc[x]
```

Spezielle Funktionen:

Besselfunktionen $J_n(z)$ (`BesselJ[n,z]`) und $Y_n(z)$ (`BesselY[n,z]`), modifizierte Besselfunktionen $I_n(z)$ (`BesselI[n,z]`) und $K_n(z)$ (`BesselK[n,z]`),
Legendresche Polynome $P_n(x)$ `LegendreP[n,x]`),
Kugelfunktionen $Y_l^m(\theta,\phi)$ (`SphericalHarmonicY[l,m,theta,phi]`) und weitere.

Muster, die Definition einer benutzereigenen Funktion:

`In[1]:=f[x_]:=`*Funktion(x)*

erzeugt eine spezielle Funktion f von x.

▷ Das Muster legt eine *Struktur* fest, kann also für eine ganze Klasse von Ausdrücken stehen.

☐ `In:=A[x_,n_]:=(1+x)^n` definiert eine Funktion zweier Veränderlicher. Sie kann im weiteren verwendet werden:

```
In[2]:=A[2,3]
Out[2]:=27
```

Funktionaloperation, dem symbolischen Charakter von Mathematica entsprechende Manipulation einer Funktion, die wie ein Ausdruck behandelt wird.

☐ **Inverse Funktion**, `InverseFunction[f][x]` oder `InverseFunction[f]`.
Differentiation, als Abbildung im Raum der Funktionen: `Derivative[1][f]` oder `f'`.
Verschachtelung einer Funktion (n-mal auf x angewandt): `Nest[f,x,n]` erzeugt `f[f[...f[x]]...]`.
`FixedPoint[f,x]`, sucht Lösung der Gleichung $x = f(x)$.
`Apply[f,{`*Liste*`}]`, erzeugt die auf die Liste angewandte Funktion.
`Map[f,{`*Liste*`}]`, erzeugt die Liste der durch Anwendung der Funktion auf die Elemente der Ausgangsliste gebildeten Ausdrücke: `{f[`$Element_1$`],f[`$Element_2$`]...}`.

Strukturelemente von Maple

● Die Darstellung der Ein–/Ausgabe erfolgt entsprechend der Benutzeroberfläche gemäß

>*Eingabe*; → *Ausgabe*

▷ Eine statt durch ein Semikolon durch einen Doppelpunkt abgeschlossene Eingabe wird zwar abgearbeitet, aber nicht dargestellt.

Grundstruktur einer Eingabe: `obj`$_0$`(obj`$_1$`,obj`$_2$`,...,obj`$_n$`);`, wobei `obj`$_0$ in der Regel ein Operator, eine Anweisung oder eine Funktion ist, die auf die in der Klammer stehenden Ausdrücke wirkt.
Symbole, können aus Buchstaben, Zahlen und dem Unterstrich (_) bestehen. Groß- und Kleinschreibung wird unterschieden, ein Symbol darf nicht mit einer Zahl beginnen.

● Der Unterstrich sollte in benutzerdefinierten Symbolen vermieden werden, da er für interne Symbole verwendet wird.

▷ Ob ein Symbol schon mit einem Wert belegt ist, läßt sich mit `?Name` feststellen.

Typisierung, bestimmt die Zugehörigkeit von Objekten zu Objektklassen, d. h. die Art der Datenstruktur oder die Klasse der Operatoren. Basistypen:

'+'	'*'	'∧'	'='	'<>'	'<'	'≤'	'.'
'and'	'or'	'not'	exprseq	float	fraction	function	indexed
integer	list	procedure	series	set	string	table	uneval

▷ Ein Objekt kann mehreren Typen zugeordnet sein.

● Der Typ eines Objekts ist durch > `whattype(`*obj*`);` zu erfragen

☐ `>whattype(25);` → `integer`

Zahlenarten:
`integer`, eine ganze Zahl, Eingabe durch *nnnnn* (beliebige Länge).
`fraction`, Bruchzahlen, dargestellt als Bruch zweier ganzer Zahlen: ppp/qqq.
`float`, Gleitpunktzahlen, dargestellt als *nnnn.mmmm* oder in wissenschaftlicher Notation als $n.mmm * 10 \wedge (pp)$.

▷ Ein Bruch, der zur ganzen Zahl vereinfacht werden kann, wird nicht als Bruch (`fraction`) erkannt.

Zahlenkonversion: `eval(`*Zahl*`);`, wandelt rationale Zahlen oder zunächst symbolisch dargestellte Zahlen und Ergebnisse in Gleitpunktzahlen mit der voreingestellten Präzision (Voreinstellung: 20 Stellen) um.
`convert(`*Ausdruck, Form, Opt*`);`, wandelt allgemein Ausdrücke von einer Form (einem bestimmten Typ) in eine andere um, sofern dies sinnvoll ist.

□ `>convert('FFA2',decimal,hex);` → 65442

Operatoren, wichtige arithmetische

`+,-,*,/,∧`

sowie relationale

`=,<,<=,>,>=,<>`

Algebraische Ausdrücke, Konstruktionen vom Typ `algebraic`, bestehend aus (verknüpften) Symbolen.
`subs(x=`*Wert*`,q);`, ersetzt im Ausdruck q die Variable x durch einen Wert.

□ `>q:=x∧4-2*x∧2-1:`
`>subs(x=2,q);` →7

`op(i,q);`, extrahiert den i-ten Term aus dem Ausdruck q.

□ `>q:=x∧4-2*x∧2-1:`
`>op(2,q);` →-2*x^2

Folgen, die Aneinanderreihung von Ausdrücken (durch Kommas getrennt), bei der die Reihenfolge signifikant ist.

`>seq(`$f(i)$`,i=1..n);`

erzeugt die Folge $f(1), f(2), \ldots, f(n)$.

▷ Vereinfachende Schreibweise: `>`$f(i)$`$i=1..n;`

Listen, entstehen durch Einschließung einer Folge f in eckige Klammern.

□ `>l=[i$i=1..6)]` → `l:=[1,2,3,4,5,6]`
`op(n,`*Liste*`);`, greift auf das n-te Element einer Liste zu.

Vektoren und Matrizen, werden mit Hilfe der Strukturen `table` und `array` erzeugt.
`table(`*Indexfunktion, Liste*`);`, erzeugt eine tabellenartige Struktur, in der als Elemente der Liste Gleichungen enthalten sind.
`>op(T);` liefert die Tabelle zurück.
`>indices(T);` gibt die Indizes zurück.
`>entries(T);` liefert eine Folge der Glieder.

□
```
>T:=table([a,b,c]);  →  T:=table([
                                  1=a
                                  2=b
                                  3=c
                                ])
>indices(T);      → [1],[2],[3]
>entries(T);      → [a],[b],[c]
```

`array(`*Indexfunktion, Liste*`);`, erzeugt spezielle, eventuell mehrdimensionale Felder mit ganzzahligem Laufbereich für jede Dimension.

□ Das eindimensionale Feld
`v:=array(1..n,[a(1),a(2),...,a(n)]);` wird als Vektor, das zweidimensionale Feld
`A:=array(1..m,1..n,[a(1,1),...,a(1,n)],...,[a(m,1), ...,a(m,n)]]);`
wird als Matrix interpretiert.

Funktionen, vordefiniert in großer Zahl enthalten, gehören zum Typ `mathfunc`. Einige der elementaren sind

```
exp(x),    log(x),      ln(x),       sin(x),      cos(x),      tan(x),
cot(x),    sec(x),      csc(x),      sinh(x),     cosh(x),     tanh(x),
coth(x),   sech(x),     csch(x),     arcsin(x),   arccos(x),   arctan(x),
arccot(x), arcsinh(x),  arccosh(x),  arctanh(x),  arccoth(x)
```

Spezielle nichtelementare Funktionen sind zum Beispiel die Besselfunktionen `BesselI(v,z)`, `BesselK(v,z)` und `BesselJ(v,z)`, die Gammafunktion `gamma(x)`, die Integralexponentialfunktion `Ei(x)` und die Fresnelschen Funktionen. Weitere Funktionen wie die orthogonalen Polynome werden in speziellen Paketen bereitgestellt.

▷ `?inifcns` liefert eine Auflistung aller verfügbaren vordefinierten Funktionen.

Operatoren, die Namen von Funktionen (ohne Argument).

□ `>type(cos,operator);` und `>type(cos(x),function);` liefert jeweils `true`, umgekehrt liefern `>type(cos(x),operator);` und `>type(cos,function);` den Wert `false`.

Selbstdefinierte Funktionen, können (als Operatoren) durch

`>F:=x->`*Ausdruck*`;`

erzeugt werden. Durch Anhängen einer Variablen als Argument werden sie zur Funktion. Einsetzen eines Zahlenwertes

`>F(nn.mmmm);`

liefert den Funktionswert.

Operatorprodukt, wendet ersten Operator auf den zweiten an; wird mit dem Multiplikationssymbol für Operatoren `@` erzeugt.

□ Sei `F:=x->cos(2*x)` und `G:=x->x∧2`. Dann gilt

`>(G@F(x);`$\rightarrow$`cos`^{2}`(2x)` und

`>(F@G)(x);`$\rightarrow$`cos(2x`^{2}`).`

Differentialoperator `D`, wirkt auf Funktionen in Operatorform.

`D[i](F)`

liefert die Ableitung nach der i-ten Variablen. Höhere Ableitungen kann man vereinfacht als `(D@@n)(F)` (die n-te Potenz des Operators) schreiben.

▷ Die Ableitung als Funktion läßt sich auch als `D(F)(x)=diff(F(x),x)` schreiben.

`map`, Funktionaloperator zur Anwendung eines Operators bzw. einer Funktion auf einen Ausdruck bzw. dessen Komponenten.

□ `>map(f,[a,b,c,d]);`$\rightarrow$`[f(a),f(b),f(c),f(d)]`

Bibliotheksfunktionen, können durch den Befehl `readlib(`*Bibliothekspaket*`)` verfügbar gemacht werden.

Informationen und Hilfe, erhält man durch die Eingabe

`>?`*Befehl*`;` oder `help(`*Befehl*`);`

Algebraische Ausdrücke

Ausmultiplikation von Ausdrücken, Auflösen der Potenzen und Produkte in einem Polynom:
Mathematica:

`Expand[`*Polynom*`]`

Maple:

`>expand(`p`, `q_1`, `q_2`, ...);`

löst die Potenzen und Produkte in einem algebraischen Ausdruck p ohne die (optionale) Auflösung der Unterausdrücke q_i auf.

Faktorzerlegung:

Mathematica:

`Factor[`p`]`

zerlegt das Polynom p über ganzen oder rationalen Zahlen.

Maple:

`>`p`1:=factor(`p`);`

zerlegt ein Polynom in irreduzible Faktoren bezüglich des Körpers der rationalen Zahlen.

Operationen auf Polynomen:

Mathematica:

`PolynomialGCD[`p_1`,`p_2`]`

bestimmt den größten gemeinsamen Teiler der beiden Polynome.

`PolynomialLCM[`p_1`,`p_2`]`

bestimmt das kleinste gemeinsame Vielfache.

Maple:

`>gcd(`p`,`q`);` und `>lcm(`p`,`q`);`

bestimmen den größten gemeinsamen Teiler bzw. das kleinste gemeinsame Vielfache der Polynome.

Partialbruchzerlegung:

Mathematica:

`Apart[`q/p`]`

zerlegt die Quotienten zweier Polynome über dem Körper der rationalen Zahlen.

Maple:

`>convert(`p/q`,parfrac,`x`);`

wie oben.

Weitere Manipulationen, Vereinfachung komplizierter Ausdrücke auch nichtpolynomialer Natur:

Mathematica:

`Simplify[`*Ausdruck*`]`

Maple:

`>simplify(`*Ausdruck*`);`

Gleichungen und Gleichungssysteme

Gleichungen:

Mathematica: Eine Gleichung wird als logischer Ausdruck aufgefaßt.

□ `In[1]:=`g`=` $\mathtt{x}^2 + 2\mathtt{x} - 9 == 0$.

Lösung von Gleichungen, können allgemein symbolisch gelöst werden bei Gleichungen höchstens vierten Grades. Computeralgebraprogramme versuchen durch Vereinfachung auch bei komplizierteren Ausdrücken Lösungen anzubieten.

Mathematica:

- `Solve[`*Gleichung*`,x]`
  liefert eine Liste von Lösungen für die Variable x.
- `NSolve[`*Gleichung*`,x]`
  liefert die numerische Lösung.

- `FindRoot[`$g\{x,\ x_s\}$`]`
  Anweisung zum Finden einer Lösung transzendenter Gleichungen (die unendlich viele Lösungen besitzen können). x_s dient als Startwert für die Suche.

Maple:

- `>solve(`*Ausdruck*`);`
  löst eine Gleichung $Ausdruck(x) = 0$ mit einer Unbekannten x, deren Grad ≤ 4 ist. Sind die Koeffizienten Gleitpunktzahlen, so löst Maple die Gleichung numerisch.
- `>fsolve(`*Ausdruck*`);`
  bietet eine numerische Lösung von Gleichungen beliebiger Art (z. B. transzendente), bei der (in der Regel) *eine* reelle Wurzel gesucht wird. Optional kann ein Bereich für die Suche nach der Wurzel angegeben werden:

□ `>fsolve(x+arccoth(x)-4=0,x,1..1.5);` → `1.005020099`

Gleichungssysteme:

Mathematica:

- `Solve[`$\{l_1 == r_1, l_2 == r_2, \ldots\}$`,`$\{x, y, \ldots\}$`]`, löst das gegebene Gleichungssystem nach den Unbekannten auf.
- `Eliminate[`$\{l_1 == r_1, \ldots\}$`,`$\{x, \ldots\}$`]`, eliminiert die Elemente $x, \ldots$ aus dem Gleichungssystem.
- `Reduce[`$\{l_1 == r_1, \ldots\}$`,`$\{x, \ldots\}$`]`, vereinfacht das Gleichungssystem und liefert alle möglichen Lösungen.

Maple:

`>solve(`*Gleichungen,Unbekannte*`);`

löst Gleichungssysteme, wobei als erstes Argument alle Gleichungen in geschweiften Klammern, als zweites die Unbekannten anzugeben sind.

□ Das Gleichungssystem

$$x_1 + x_2 = 4$$

$$-x_1^2 + x_2^2 = 8$$

mit $x_1 = 1$, $x_2 = 3$ wird gelöst durch

```
>solve(x1+x2=4,-x1∧2+x2∧2=8,x1,x2);
```

▷ Numerische Lösungen, speziell für nicht exakt lösbare Gleichungssysteme, erhält man durch das Kommando `fsolve`.

Lineare Algebra

Lineare Gleichungssysteme:

Mathematica: Das allgemeine System linearer homogener bzw. inhomogener Gleichungen lautet:

`p.x==0` bzw. `p.x==b`

mit der Matrix `p=Array[p,{m,n}]`
und den Vektoren `x=Array[x,{n}]` und `b=Array[b,{m}]`.

```
x=Inverse[p].b
```

löst das inhomogene System im Spezialfall $n = m$, $\det p \neq 0$.

▷ Systeme mit bis zu 50 Unbekannten sind in annehmbarer Zeit lösbar.

Allgemeiner Fall, hier kann mit `Nullspace[p]` ein Satz von Basisvektoren des Nullraums der Matrix p erzeugt werden. `LinearSolve[p,b]` löst das Gleichungssystem, wenn das möglich ist.

Maple:

```
>with(linalg);
```

bindet ein Paket mit Spezialanwendungen ein.

▷ Statt mit `array` werden Matrizen und Vektoren bei Verwendung von *linalg* durch `matrix[m,n,`*Elemente*`]` bzw. `vector[n,`*Komponenten*`]` erzeugt.

```
>linsolve(A,c);
```

löst das lineare Gleichungssystem $A \cdot \vec{x} = \vec{c}$ oder gibt die Sequenz `Null` zurück.

```
>nullspace(A);
```

findet eine Basis im Nullraum der Matrix A.

Eigenwerte und Eigenvektoren:
Mathematica:

```
Eigenvalues[a]
```

bestimmt die Eigenwerte der Matrix a

```
Eigenvectors[a]
```

bestimmt die Eigenvektoren der Matrix a

▷ Benutzt man `N[a]` statt `a`, so erhält man numerische Eigenwerte.

Maple: Entsprechend `>eigenvals(A);` und `>eigenvects(A);`.

Differential- und Integralrechnung

Differentiation:
Mathematica:

```
D[f[x],{x,n}]
```

liefert die n-te Ableitung der Funktion $f(x)$.

```
D[f,{x1,n1},{x2,n2},...]
```

liefert die gemischte (mehrfache) partielle Ableitung. `Dt[f]` erzeugt das vollständige Differential der Funktion f. `Dt[f,x]` liefert die vollständige Ableitung $\frac{\mathrm{d}f}{\mathrm{d}x}$.

Maple:

```
>D[i](f);
```

der Operator der Differentiation, erzeugt die Ableitung der (Operator-) Funktion nach der i-ten Variablen.

▷ `D[i,j](f)` ist äquivalent zu `D[i](D[j](f))` und `D[](f)=f`.

`>diff(`*Ausdruck*`,x1,x2,...,xn);`

leitet den algebraischen Ausdruck partiell nach den Variablen $x1,\ldots,xn$ ab.

▷ Mehrfache Differentiation kann mit dem Folgenoperator $ dargestellt werden:

□ `>diff(sin(x),x$5);` (≡`diff(sin(x),x,x,x,x,x)`) → `cos(x)`

Unbestimmte Integrale:
Mathematica:

```
Integrate[f,x]
```

liefert das unbestimmte Integral $\int f(x)\mathrm{d}x$ ohne Integrationskonstante.

Maple:

`>int(f,x);` (wie oben).

▷ Es werden nur *sehr* wenige Integrale gefunden! Leider nicht einmal alle tabellierten.

Bestimmte Integrale, Mehrfachintegrale:
Mathematica:

```
Integrate[f,{x,xa,xe}]
```

berechnet das bestimmte Integral der Funktion $f(x)$ mit der unteren Grenze x_a und der oberen Grenze x_e.

▷ In älteren Versionen als 2.2 berechnet Mathematica:

```
In[1]:=Integrate[1/x∧4,{x,-1,1}]
```

Out[1]= $-\frac{2}{3}$.

Ein Fehler, da das Integral uneigentlich ist!

`Integrate[f[x,y],{x,xa,xe},{y,ya,ye}]`, bestimmt das Zweifachintegral zunächst über y, danach über x.

▷ Die Grenzen y_a und y_e können Funktionen von x sein.

Numerische Integration, erfolgt mit der Anweisung `NIntegrate`. Anders als bei der symbolischen Methode wird hier mit einer Datenliste gearbeitet.

`MinRecursion` und `MaxRecursion`, die minimale bzw. maximale Anzahl der Rekursionsschritte, mit denen in problematischen Bereichen (z. B. Polstellen) gerechnet wird (Voreinstellung 0 und 6).

□ `In[1]:=NIntegrate[Exp[-x∧2],{x,-1000,1000}]`

erzeugt wegen des sehr großen Integrationsbereichs und der „Spitze" bei $x = 0$ eine Warnung und liefert ein falsches Ergebnis.

```
In[1]:=NIntegrate[Exp[-x∧2],{x,-1000,1000},
                    MinRecursion->3, MaxRecursion->10]
```

löst das Problem.

Maple:

```
>int(f,x=a..b);
```

liefert, wenn möglich, eine symbolische Lösung des Integrals.

▷ Für Mehrfachintegrale verwendet man `int` entsprechend oft verschachtelt.

Numerische Integration, erreicht man durch Voranstellen des Befehls `evalf` mit der Genauigkeit von n Ziffern:

```
>evalf(int(f(x),x=a..b),n);
```

`>readlib('evalf/int');`, Bibliotheksaufruf zur Verwendung eines adaptiven Newtonverfahrens.

□ `>'evalfint'(exp(-x∧2),x=-1000..1000,10,_NCrule);`

`1.772453851`

Das dritte Argument gibt die Genauigkeit, das letzte die interne Bezeichnung des Näherungsverfahrens an.

Differentialgleichungen:

Mathematica: Symbolische Behandlung, wenn eine Lösung in geschlossener Form möglich ist. Anweisungen:

`DSolve[`*Dgl*`,y[x],x]`	löst die Differentialgleichung nach $y[x]$ auf
`DSolve[`*Dgl*`,y,x]`	liefert die Lösung der Differentialgleichung in Form einer reinen Funktion
`DSolve[`Dgl_1, Dgl_2,..., `y,x]`	löst ein System gewöhnlicher Differentialgleichungen

`NDSolve[`*Dgl*`,y,{x,xa,xb}]`

liefert eine numerische Lösung der Differentialgleichung im Bereich zwischen x_a und x_b.

□ Lösung der Gleichung für das Foucaultsche Pendel:

```
In[1]:=dg=NDSolve[{x''[t]==-x[t]=-x[t]+0.05y'[t],
y''[t]=-y[t]- 0.05x'[t],x[0]==0,y[0]==10,x'[0]==y'[0]==0},
{x,y},{t,0,40}]
Out[1]={{x->InterpolatingFunction[{0.,40.},<>],
y->InterpolatingFunction[{0.,40.},<>]}}
```

Mit

`In[2]:=ParametricPlot{x[t],y[t]}/.dg,t,0,40,AspectRatio->1]`

stellt man die Lösung dar.

Maple:

`>dsolve(`*Dgl*`, y(x));`

löst Differentialgleichungen und Systeme symbolisch. Als letztes Argument ist eine Option erlaubt:

`explicit`	liefert die Lösung, wenn möglich, in expliziter Form
`laplace`	verwendet die Laplace-Transformation zur Lösung
`series`	benutzt die Zerlegung in Potenzreihen zur Lösung
`numeric`	liefert eine Prozedur zur Berechnung numerischer Lösungswerte

☐ Lösung mit Anfangsbedingungen:

```
>dsolve({diff(y(x),x)-exp(x)-y(x)∧2,y(0)=0},y(x),series);
```

$$y(x) = x + \frac{1}{2}x^2 + \frac{1}{2}x^3 + \frac{7}{24}x^4 + \frac{31}{120}x^5 + O(x^6)$$

▷ Auch bei der Option `numeric` enthält die Anweisung die Anfangsbedingungen. Zur Berechnung der Lösung wird die Runge-Kutta-Methode verwendet.

Programmierung

Selbsterstellte Programmblöcke, vom Benutzer aufgebaute Prozeduren unter Verwendung von Schleifen- und Kontrollkonstrukten, können den bestehenden Bibliotheken von Mathematica und Maple hinzugefügt werden.

Mathematica:

`Do[`*Ausdruck*, {*i,i1,i2,di*}`]`

bewirkt die Auswertung des Ausdrucks, wobei *i* den Wertebereich von *i*1 (Default:1) bis *i*2 in Schritten von *di* (Default:1) durchläuft.

`While[`*test, Ausdruck*`]`, evaluiert den Ausdruck, solange *test* den Wert `True` besitzt.

`Module[{t1,t2,...},`*proced*`]`, bewirkt, daß die in der Liste eingeschlossenen Variablen oder Konstanten bezüglich ihrer Nutzung im Modul lokal, die ihnen zugewiesenen Werte außerhalb des Moduls nicht bekannt sind.

☐
```
In[1]:= sumq[n_]:=
          Module[{sum=1.},Do[sum=sum+N[Sqrt[i]],{i,2,n}];sum];
```

Der Aufruf `sumq[30]` liefert dann z. B. `112.083`.

▷ Das letzte Beispiel läßt sich funktional folgendermaßen schreiben:

```
sumq[n_]:=N[Apply[Plus,Table[Sqrt[i],{i,1,n}]],10]
```

für eine Präzision von 10 Ziffern. `sumq[30]` liefert dann `112.0828452`.

Maple: Schleifen, werden mit `for` oder `while` erzeugt, denen ein Anweisungsteil der Form `do` *Anweisungen* `od` folgt:

`for` *i* `from` *n* `to` *m* `by` *di*`,` oder

`for` *ind* `while` *bed*

Fallunterscheidungen, erfolgen über

`if` *bed* `then` anw_1 `elif` bed_i `then` anw_i `fi ... else` anw_n `fi`

Prozeduranweisung, zur Gestaltung abgeschlossener Programme:

```
>proc(args)
>    local ...
>    options ...
```

```
>     anw
>end;
```

- Eine Prozedur, die die Summe der Quadratwurzeln aus den ersten n natürlichen Zahlen bestimmt:

```
>sumqw:=proc(n)
>    local s,i;
>    s[0]:=0;
>    for i to n
>    do s[i]:=s[i-1]+sqrt(i) od;
>    evalf(s[n]);
>end;
```

Die Prozedur kann jetzt mit einem Argument n aufgerufen werden:

```
>sumqw(30);
                    112.0828452
```

Kurvenanpassung und Interpolation mit Mathematica

Kurvenanpassung, Näherung von ausgewählten Funktionen an einen Datensatz, geschieht mit Hilfe der Methode der kleinsten Quadrate.

`Fit[{y1,y2,...},funct,x]`

mit der Datenliste y_i, dem Wertebereich x und *funct* als der Liste der ausgewählten Funktionen, liefert eine Approximation.

- `Table[x^i,{i,0,n}]` als Liste der Approximationsfunktionen führt die Anpassung an ein Polynom n-ten Grades durch.

Interpolation, Bestimmung einer Näherungsfunktion für eine Folge von Datenpunkten. Erzeugt werden `InterpolatingFunction` Objekte, ähnlich aufgebaut wie reine Funktionen.

`Interpolation[{y1,y2,...}]`

erstellt eine Näherungsfunktion mit den Werten y_i für $x_i = i$.

`Interpolation[{{x1,y1},{x2,y2},...}]`

erstellt eine Näherungsfunktion für die Punktfolge (x_i, y_i).

Grafik

Grafikobjekte in Mathematica: Darstellung von grafischen Objekten auf der Basis von **Grafik-Primitiven** wie Punkten (`point`), Linien (`Line`) und Polygonen (`Polygon`) bestimmter Dicke und Farbe:

`Point[{x,y}]`	Punkt an der Position x, y
`Line[{{x1,y1},{x2,y2},...}]`	Linienzug durch die angegebenen Punkte
`Rectangle[{xlu,ylu},{xro,yro}]`	ausgefülltes Rechteck zwischen (x_{lu}, y_{lu}) (links unten) und (x_{ro}, y_{ro})(rechts oben)
`Polygon[{{x1,y1},{x2,y2},...}]`	ausgefülltes Polygon zwischen den angegebenen Eckpunkten
`Circle[{x,y},r,{α1,α2}]`	Kreis(-bogen) mit Radius r, Mittelpunkt (x, y) (und Begrenzungswinkeln)
`Circle[{x,y},{a,b}]`	Ellipse mit den Halbachsen a und b
`Text[`*Text*`,{x,y}]`	auf den Punkt (x, y) zentrierter Text

▷ Mit `Graphics[`*Liste*`]` wird eine Grafik der aufgelisteten Objekte erstellt.

Darstellung von Funktionen:

Mathematica:

`Plotf[x],{x,xmin,xmax}]`

stellt die Funktion $f(x)$ im Bereich zwischen $x = x_{min}$ und $x = x_{max}$ grafisch dar.

`Plot[{f1[x],f2[x],...},{x,x`$_{min}$`,x`$_{max}$`}]`

erzeugt mehrere Funktionen gleichzeitig.

□ `In[1]:=Plot[{BesselJ[0,z],BesselJ[2,z],BesselJ[4,z]},{z,0,10}]`
erzeugt eine Grafik der Besselfunktion $J_n(z)$ für $n = 0,2,4$.

Maple:

`>plot(`*funct, hb, vb, options*`);`

erzeugt eine zweidimensionale Grafik. *funct* kann folgende Bedeutungen besitzen:

- Eine reelle Funktion $f(x)$ (auch mehrere, in geschweiften Klammern eingeschlossen).
- Der Operator einer Funktion.
- Die Parameterdarstellung einer reellen Funktion in der Form
  `[u(t),v(t),t=a..b]`
  mit (a,b) als Laufbereich.
- Eine Liste von Zahlen, fortlaufend als (x,y)-Koordinaten von Punkten zu interpretieren.

hb ist der Laufbereich in der Form `x=a..b`, *vb* ist der Darstellungsbereich der abhängigen Variablen (bei Polstellen unbedingt angeben!).

▷ Eine der Grenzen der x-Achse kann den Wert $\pm\infty$ erhalten. In diesem Fall wird die x-Achse als arctan dargestellt.

□ `>plot({BesselJ(0,z),BesselJ(2,z),BesselJ(4,z)},z=0..10);`
erzeugt eine Grafik der Besselfunktion $J_n(z)$ für $n = 0,2,4$.

Parameterdarstellung:

□ *Mathematica*: `ParametricPlot[{t Cos[t],t Sin[t]},{t,0,3Pi}]`
Maple: `>plot([t*cos(t),t*sin(t),t=0..3*Pi]);`
erzeugen Darstellungen der archimedischen Spirale.

3-D-Grafik:
Mathematica:

`Plot3D[f[x,y],{x,x`$_a$`,x`$_e$`},{y,y`$_a$`,y`$_e$`}]`

stellt eine gekrümmte Fläche im dreidimensionalen Raum dar; verlangt die Angabe einer Funktion zweier Variablen $f(x,y)$ und der Wertebereiche.

`ParametricPlot3D[{f`$_x$`[t,u],f`$_y$`[t,u],f`$_z$`[t,u]},{t,t`$_a$`,t`$_e$`},{u,u`$_a$`,u`$_e$`}]`

zeichnet eine parametrisch vorgegebene Oberfläche.

`ParametricPlot3D[{f`$_x$`[t],f`$_y$`[t],f`$_z$`[t]},{t,t`$_a$`,t`$_e$`}]`

zeichnet ein parametrisch vorgegebene Raumkurve.
Maple:

`>plot3d(`*funct*`,x=a..b,y=c..d);`

mit einer Funktion zweier unabhängiger Variablen *funct*, zeichnet eine räumliche Fläche.

`>plot3d([u(s,t),v(s,t),w(s,t)],s=a..b,t=c..d);`

zeichnet eine parametrisch vorgegebene Oberfläche.

`>spacecurve([u(t),v(t),w(t)],t=a..b);`

steht im Bibliothekspaket `plots` zur Verfügung, zeichnet eine Raumkurve.

25 Integraltafeln

▷ Bei den in den Tafeln aufgelisteten Integralen ist jeweils auf die Angabe einer Int[illegible]stante C verzichtet worden.

▷ Auch wenn dies nicht explizit angegeben ist, so ist, wenn ein Logarithmus in der Stammfunktion auf der rechten Seite auftritt, immer der Logarithmus vom **Absolutbetrag des Arguments** gemeint.

25.1 Integrale rationaler Funktionen

(1) $\int c\mathrm{d}x = cx$

(2) $\int x\mathrm{d}x = \frac{x^2}{2}$

(3) $\int x^n\mathrm{d}x = \frac{x^{n+1}}{n+1} \qquad (n \neq -1)$

Integrale mit $P = ax + b \quad a \neq 0$

(4) $\int P\mathrm{d}x = bx + \frac{ax^2}{2}$

(5) $\int P^2\mathrm{d}x = \frac{P^3}{3a}$

(6) $\int P^3\mathrm{d}x = \frac{P^4}{4a}$

(7) $\int P^4\mathrm{d}x = \frac{P^5}{5a}$

(8) $\int P^n\mathrm{d}x = \frac{P^{n+1}}{a(n+1)} \qquad (n \neq -1)$

(9) $\int xP^n\mathrm{d}x = \frac{P^{n+2}}{a^2(n+2)} - \frac{bP^{n+1}}{a^2(n+1)} \qquad (n \neq -1, -2)$

Integrale mit $x^m/(ax+b)^n, \quad P = ax + b \quad a \neq 0$

(10) $\int \frac{\mathrm{d}x}{P} = \frac{\ln|P|}{a}$

(11) $\int \frac{\mathrm{d}x}{P^2} = -\frac{1}{aP}$

(12) $\int \frac{\mathrm{d}x}{P^3} = -\frac{1}{2aP^2}$

(13) $\int \frac{\mathrm{d}x}{P^4} = -\frac{1}{3aP^3}$

(14) $\int \frac{x\mathrm{d}x}{P} = \frac{ax - b\ln|P|}{a^2}$

(15) $\int \frac{x\mathrm{d}x}{P^2} = \frac{b}{a^2P} + \frac{\ln|P|}{a^2}$

(16) $$\int \frac{x\mathrm{d}x}{P^3} = -\frac{b+2ax}{2a^2P^2}$$

(17) $$\int \frac{x\mathrm{d}x}{P^4} = -\frac{b+3ax}{6a^2P^3}$$

(18) $$\int \frac{x\mathrm{d}x}{P^n} = \frac{1}{a^2}\left(\frac{-1}{(n-2)P^{n-2}} + \frac{b}{(n-1)P^{n-1}}\right) \qquad (n \neq 1,2)$$

(19) $$\int \frac{x^2\mathrm{d}x}{P} = -\frac{bx}{a^2} + \frac{x^2}{2a} + \frac{b^2 \ln|P|}{a^3}$$

(20) $$\int \frac{x^2\mathrm{d}x}{P^2} = \frac{x}{a^2} - \frac{b^2}{a^3P} - \frac{2b\ln|P|}{a^3}$$

(21) $$\int \frac{x^2\mathrm{d}x}{P^3} = \frac{4abx+3b^2}{2a^3P^2} + \frac{1}{a^3}\ln|P|$$

(22) $$\int \frac{x^2\mathrm{d}x}{P^n} = \frac{1}{a^3}\left[\frac{-1}{(n-3)P^{n-3}} + \frac{2b}{(n-2)P^{n-2}} - \frac{b^2}{(n-1)P^{n-1}}\right] \qquad (n \neq 1,2,3)$$

(23) $$\int \frac{x^3\mathrm{d}x}{P} = \frac{x^3}{3a} - \frac{bx^2}{2a^2} + \frac{b^2x}{a^3} - \frac{b^3}{a^4}\ln|P|$$

(24) $$\int \frac{x^3\mathrm{d}x}{P^2} = \frac{P^2}{2a^4} - \frac{3bP}{a^4} + \frac{b^3}{a^4P} + \frac{3b^2}{a^4}\ln|P|$$

(25) $$\int \frac{x^3\mathrm{d}x}{P^3} = \frac{P}{a^4} + \frac{b^3}{2a^4P^2} - \frac{3b^2}{a^4P} - \frac{3b\ln|P|}{a^4}$$

(26) $$\int \frac{x^3\mathrm{d}x}{P^4} = \frac{b^3}{3a^4P^3} - \frac{3b^2}{2a^4P^2} + \frac{3b}{a^4P} + \frac{\ln|P|}{a^4}$$

(27) $$\int \frac{x^3\mathrm{d}x}{P^n} = \frac{1}{a^4}\left(\frac{-1}{(n-4)P^{n-4}} + \frac{3b}{(n-3)P^{n-3}} - \frac{3b^2}{(n-2)P^{n-2}} + \frac{b^3}{(n-1)P^{n-1}}\right) \qquad (n \neq 1,2,3,4)$$

Integrale mit $1/(x^n(ax+b)^m)$, $P = ax+b \quad b \neq 0$

(28) $$\int \frac{\mathrm{d}x}{xP} = \frac{\ln|x/P|}{b}$$

(29) $$\int \frac{\mathrm{d}x}{xP^2} = -\frac{1}{b^2}\left(\frac{ax}{P} + \ln\left|\frac{P}{x}\right|\right) + \frac{1}{b^2}$$

(30) $$\int \frac{\mathrm{d}x}{xP^3} = \frac{a^2x^2}{2b^3P^2} - \frac{2ax}{b^3P} - \frac{1}{b^3}\ln\left|\frac{P}{x}\right|$$

(31) $$\int \frac{\mathrm{d}x}{xP^4} = -\frac{a^3x^3}{3b^4P^3} + \frac{3a^2x^2}{2b^4P^2} - \frac{3ax}{b^4P} - \frac{1}{b^4}\ln\left|\frac{P}{x}\right|$$

(32) $$\int \frac{\mathrm{d}x}{xP^n} = -\frac{1}{b^n}\left[\ln\left|\frac{P}{x}\right| - \sum_{i=1}^{n-1}\binom{n-1}{i}\frac{(-a)^i x^i}{iP^i}\right] \qquad (n \geq 1)$$

(33) $$\int \frac{\mathrm{d}x}{x^2P} = -\frac{1}{bx} + \frac{a}{b^2}\ln\left|\frac{P}{x}\right|$$

(34) $$\int \frac{\mathrm{d}x}{x^2P^2} = -\frac{1}{b^2x} - \frac{a}{b^2P} - \frac{2a\ln|x/P|}{b^3}$$

(35) $$\int \frac{\mathrm{d}x}{x^2P^3} = -\frac{1}{b^3x} - \frac{a}{2b^2P^2} - \frac{2a}{b^3P} - \frac{3a\ln|x/P|}{b^4}$$

(36) $$\int \frac{\mathrm{d}x}{x^2P^4} = -\frac{1}{b^4x} - \frac{a}{3b^2P^3} - \frac{a}{b^3P^2} - \frac{3a}{b^4P} - \frac{4a\ln|x/P|}{b^5}$$

(37) $\displaystyle\int \frac{\mathrm{d}x}{x^2P^n} = -\frac{1}{b^{n+1}}\left[-\sum_{i=2}^{n}\binom{n}{i}\frac{(-a)^i x^{i-1}}{(i-1)(P)^{i-1}} + \frac{P}{x} - na\ln\left|\frac{P}{x}\right|\right] \qquad (n \geq 2)$

(38) $\displaystyle\int \frac{\mathrm{d}x}{x^3P} = -\frac{P^2}{2b^3x^2} + \frac{2aP}{b^3x} - \frac{a^2}{b^3}\ln\left|\frac{P}{x}\right|$

(39) $\displaystyle\int \frac{\mathrm{d}x}{x^3P^2} = -\frac{P^2}{2b^4x^2} + \frac{3aP}{b^4x} - \frac{a^3x}{b^4P} - \frac{3a^2}{b^4}\ln\left|\frac{P}{x}\right|$

(40) $\displaystyle\int \frac{\mathrm{d}x}{x^3P^3} = -\frac{1}{2b^3x^2} + \frac{3a}{b^4x} + \frac{a^2}{2b^3P^2} + \frac{3a^2}{b^4P} + \frac{6a^2\ln|x/P|}{b^5}$

(41) $\displaystyle\int \frac{\mathrm{d}x}{x^3P^4} = -\frac{1}{2b^4x^2} + \frac{4a}{b^5x} + \frac{a^2}{3b^3P^3} + \frac{3a^2}{2b^4P^2} + \frac{6a^2}{b^5P} + \frac{10a^2\ln|x/P|}{b^6}$

(42) $\displaystyle\int \frac{\mathrm{d}x}{x^3P^n} = -\frac{1}{b^{n+2}}\left[-\sum_{i=3}^{n+1}\binom{n+1}{i}\frac{(-a)^i x^{i-2}}{(i-2)P^{i-2}} + \frac{a^2P^2}{2x^2} - \frac{(n+1)aP}{x} - \frac{n(n+1)a^2}{2}\ln\left|\frac{P}{x}\right|\right] \qquad (n \geq 3)$

(43) $\displaystyle\int \frac{\mathrm{d}x}{x^4P} = -\frac{1}{3bx^3} + \frac{a}{2b^2x^2} - \frac{a^2}{b^3x} - \frac{a^3\ln|x/P|}{b^4}$

(44) $\displaystyle\int \frac{\mathrm{d}x}{x^4P^2} = -\frac{1}{3b^2x^3} + \frac{a}{b^3x^2} - \frac{3a^2}{b^4x} - \frac{a^3}{b^4P} - \frac{4a^3\ln|x/P|}{b^5}$

(45) $\displaystyle\int \frac{\mathrm{d}x}{x^4P^3} = -\frac{1}{3b^3x^3} + \frac{3a}{2b^4x^2} - \frac{6a^2}{b^5x} - \frac{a^3}{2b^4P^2} - \frac{4a^3}{b^5P} - \frac{10a^3\ln|x/P|}{b^6}$

(46) $\displaystyle\int \frac{\mathrm{d}x}{x^4P^4} = -\frac{1}{3b^4x^3} + \frac{2a}{b^5x^2} - \frac{10a^2}{b^6x} - \frac{a^3}{3b^4P^3} - \frac{2a^3}{b^5P^2} - \frac{10a^3}{b^6P} - \frac{20a^3\ln|x/P|}{b^7}$

(47) $\displaystyle\int \frac{\mathrm{d}x}{x^mP^n} = -\frac{1}{b^{m+n-1}}\sum_{i=0}^{m+n-2}\binom{m+n-2}{i}\frac{(-a)^i(P)^{m-i-1}}{(m-i-1)x^{m-i-1}}$

Wenn der Nenner des Gliedes nach dem Summenzeichen verschwindet, so ist dieses zu ersetzen durch

$$\binom{m+n-2}{m-1}(-a)^{m-1}\ln\left|\frac{P}{x}\right| .$$

Integrale mit $ax+b$ und $cx+d \quad c \neq 0$

▷ **Abkürzung**: $A = bc - ad$

(48) $\displaystyle\int \frac{ax+b}{cx+d}\mathrm{d}x = \frac{ax}{c} + \frac{A}{c^2}\ln|cx+d|$

(49) $\displaystyle\int \frac{\mathrm{d}x}{(ax+b)(cx+d)} = \frac{1}{A}\ln\left|\frac{cx+d}{ax+b}\right|$

(50) $\displaystyle\int \frac{x\mathrm{d}x}{(ax+b)(cx+d)} = \frac{1}{A}\left[\frac{b}{a}\ln|ax+b| - \frac{d}{c}\ln|cx+d|\right] \qquad (a \neq 0)$

(51) $\displaystyle\int \frac{\mathrm{d}x}{(ax+b)^2(cx+d)} = \frac{1}{A}\left(\frac{1}{ax+b} + \frac{c}{A}\ln\left|\frac{cx+d}{ax+b}\right|\right) \qquad (a \neq 0)$

(52) $\displaystyle\int \frac{\mathrm{d}x}{(ax+b)^m(cx+d)^n} = -\frac{1}{(n-1)A}\left[\frac{1}{(ax+b)^{m-1}(cx+d)^{n-1}} + (m+n-2)a\int \frac{\mathrm{d}x}{(ax+b)^m(cx+d)^{n-1}}\right]$

$(n \neq 1, A \neq 0)$

(53) $\displaystyle\int \frac{(ax+b)^m}{cx+d}\,\mathrm{d}x = \frac{(ax+b)^m}{mc} + \frac{A}{c}\int \frac{(ax+b)^{m-1}}{cx+d}\,\mathrm{d}x \qquad (m \neq 0)$

(54) $\int \frac{(ax+b)^m}{(cx+d)^n}\,\mathrm{d}x = -\frac{1}{(n-1)c}\left[\frac{(ax+b)m}{(cx+d)^{n-1}} - ma\int \frac{(ax+b)^{m-1}}{(cx+d)^{n-1}}\,\mathrm{d}x\right] \qquad (n \neq 1)$

(55) $\int \frac{x^2\,\mathrm{d}x}{(ax+b)^2(cx+d)} = \frac{b^2}{a^2A(ax+b)} + \frac{1}{A^2}\left[\frac{d^2}{c}\ln|cx+d| + \frac{b(bc-2ad)}{a^2}\ln|ax+b|\right] \qquad (A, a \neq 0)$

Integrale mit $a+x$ und $b+x \quad a \neq b$

(56) $\int \frac{x\mathrm{d}x}{(a+x)(b+x)^2} = \frac{b}{(a-b)(b+x)} - \frac{a}{(a-b)^2}\ln\left|\frac{a+x}{b+x}\right|$

(57) $\int \frac{x^2\mathrm{d}x}{(a+x)(b+x)^2} = \frac{b^2}{(b-a)(b+x)} + \frac{a^2}{(a-b)^2}\ln|a+x| + \frac{b^2-2ab}{(b-a)^2}\ln|b+x|$

(58) $\int \frac{\mathrm{d}x}{(a+x)^2(b+x)^2} = \frac{-1}{(a-b)^2}\left(\frac{1}{a+x} + \frac{1}{b+x}\right) + \frac{2}{(a-b)^3}\ln\left|\frac{a+x}{b+x}\right|$

(59) $\int \frac{x\mathrm{d}x}{(a+x)^2(b+x)^2} = \frac{1}{(a-b)^2}\left(\frac{a}{a+x} + \frac{b}{b+x}\right) + \frac{a+b}{(a-b)^3}\ln\left|\frac{a+x}{b+x}\right|$

(60) $\int \frac{x^2\mathrm{d}x}{(a+x)^2(b+x)^2} = \frac{-1}{(a-b)^2}\left(\frac{a^2}{a+x} + \frac{b^2}{b+x}\right) + \frac{2ab}{(a-b)^3}\ln\left|\frac{a+x}{b+x}\right|$

Integrale mit $P = ax^2+bx+c \quad a \neq 0$

▷ **Abkürzung**: $A = 4ac - b^2,\ A \neq 0$

(61) $\int P\mathrm{d}x = \frac{x\left(6c+3bx+2ax^2\right)}{6}$

(62) $\int P^2\mathrm{d}x = c^2x + bcx^2 + \frac{\left(b^2+2ac\right)x^3}{3} + \frac{abx^4}{2} + \frac{a^2x^5}{5}$

(63) $\int \frac{\mathrm{d}x}{P} = \begin{cases} \frac{2}{\sqrt{A}}\arctan\left(\frac{2ax+b}{\sqrt{A}}\right), & A > 0 \\ \frac{1}{\sqrt{|A|}}\ln\left|\frac{2ax+b-\sqrt{|A|}}{2ax+b+\sqrt{|A|}}\right|, & A < 0 \end{cases}$

(64) $\int \frac{\mathrm{d}x}{P^2} = \frac{2ax+b}{AP} + \frac{2a}{A}\int \frac{\mathrm{d}x}{P}$

(65) $\int \frac{\mathrm{d}x}{P^3} = \frac{2ax+b}{2AP^2} + \frac{3a(2ax+b)}{A^2P} + \frac{6a^2}{A^2}\int \frac{\mathrm{d}x}{P}$

(66) $\int \frac{\mathrm{d}x}{P^n} = \frac{2ax+b}{(n-1)AP^{n-1}} + \frac{(2n-3)\,2a}{(n-1)A}\int \frac{\mathrm{d}x}{P^{n-1}} \qquad (n \neq 0)$

Integrale mit $x^n/(ax^2+bx+c)^m$, $\quad P = ax^2+bx+c \quad a \neq 0$

▷ **Abkürzung**: $A = 4ac - b^2 \quad A \neq 0$

(67) $\int \frac{x\,\mathrm{d}x}{P} = \frac{1}{2a}\ln|P| - \frac{b}{2a}\int \frac{\mathrm{d}x}{P}$

(68) $\int \frac{x\,\mathrm{d}x}{P^2} = -\frac{bx+2c}{AP} - \frac{b}{A}\int \frac{\mathrm{d}x}{P}$

(69) $\int \frac{x\,\mathrm{d}x}{P^3} = -\frac{bx+2c}{2AP^2} - \frac{3b(2ax+b)}{2A^2P} - \frac{3ab}{A^2}\int \frac{\mathrm{d}x}{P}$

(70) $$\int \frac{x\mathrm{d}x}{P^n} = -\frac{bx+2c}{(n-1)AP^{n-1}} - \frac{b(2n-3)}{(n-1)A}\int \frac{x}{P^{n-1}}\mathrm{d}x \quad (n \neq 1)$$

(71) $$\int \frac{px+q}{P}\mathrm{d}x = \frac{p}{2a}\ln|P| + \frac{2aq-bp}{2a}\int \frac{\mathrm{d}x}{P}$$

(72) $$\int \frac{px+q}{P^n}\mathrm{d}x = \frac{(2aq-bp)x+bp-2cp}{(n-1)(2aq-bp)}(n-1)A\int \frac{\mathrm{d}x}{P^{n-1}} \quad (n \neq 1)$$

(73) $$\int \frac{x^2\,\mathrm{d}x}{P} = \frac{x}{a} - \frac{b}{2a^2}\ln|P| + \frac{b^2-2ac}{2a^2}\int \frac{\mathrm{d}x}{P}$$

(74) $$\int \frac{x^2\,\mathrm{d}x}{P^2} = \frac{(b^2-2ac)x+bc}{aAP} + \frac{2c}{A}\int \frac{\mathrm{d}x}{P}$$

(75) $$\int \frac{x^2\,\mathrm{d}x}{P^3} = \frac{(b^2-2ac)x+bc}{2aAP^2} + \frac{4(b+x)+3(b^2-2ac)}{2aAP} + \frac{b^2+2ac}{A^2}\int \frac{\mathrm{d}x}{P}$$

(76) $$\int \frac{x^3\,\mathrm{d}x}{P} = \frac{x^2}{2a} - \frac{bx}{a^2} + \frac{b^2-2ac}{2a^3}\ln|P| + \frac{3abc-b^3}{2a^3}\int \frac{\mathrm{d}x}{P}$$

(77) $$\int \frac{x^2\mathrm{d}x}{P^n} = -\frac{x}{(2n-3)aP^{n-1}} + \frac{c}{(2n-3)a}\int \frac{\mathrm{d}x}{P^n} - \frac{b(n-2)}{(2n-3)a}\int \frac{x\mathrm{d}x}{P^{n-1}}$$

(78) $$\int \frac{x^m\mathrm{d}x}{P^n} = -\frac{x^{m-1}}{(2n-m-1)aP^{n-1}} + \frac{(m-1)c}{(2n-m-1)a}\int \frac{x^{m-2}\mathrm{d}x}{P^n}$$
$$-\frac{(n-m)b}{(2n-m-1)a}\int \frac{x^{m-1}\mathrm{d}x}{P^n} \qquad (m \neq 2n-1)$$

(79) $$\int \frac{x^{2n-1}\mathrm{d}x}{P^n} = \frac{1}{a}\int \frac{x^{2n-3}\mathrm{d}x}{P^{n-1}} - \frac{c}{a}\int \frac{x^{2n-3}\mathrm{d}x}{P^n} - \frac{b}{a}\int \frac{x^{2n-2}\mathrm{d}x}{P^n}$$

Integrale mit $1/(x^n(ax^2+bx+c)^m)$, $P = ax^2+bx+c \quad c \neq 0$

(80) $$\int \frac{\mathrm{d}x}{xP} = \frac{1}{2c}\ln\left|\frac{x^2}{P}\right| - \frac{b}{2c}\int \frac{\mathrm{d}x}{P}$$

(81) $$\int \frac{\mathrm{d}x}{xP^n} = \frac{1}{2c(n-1)P^{n-1}} - \frac{b}{2c}\int \frac{\mathrm{d}x}{P^n} + \frac{1}{c}\int \frac{\mathrm{d}x}{xP^{n-1}}$$

(82) $$\int \frac{\mathrm{d}x}{x^2P} = \frac{b}{2c^2}\ln\left|\frac{P}{x^2}\right| - \frac{1}{cx} + \left(\frac{b^2}{2c^2} - \frac{a}{c}\right)\int \frac{\mathrm{d}x}{P}$$

(83) $$\int \frac{\mathrm{d}x}{x^mP^n} = \frac{1}{(m-1)cx^{m-1}P^{n-1}} - \frac{(2n+m-3)a}{(m-1)c}\int \frac{\mathrm{d}x}{x^{m-2}P^n} - \frac{(n+m-2)b}{(m-1)c}\int \frac{\mathrm{d}x}{x^{m-1}P^n} \qquad (m > 1)$$

(84) $$\int \frac{\mathrm{d}x}{(fx+g)P} = \frac{f}{2(cf^2-gfb+g^2a)}\ln\left|\frac{(fx+g)^2}{P}\right| + \frac{2ga-bf}{2(cf^2-gfb+g^2a)}\int \frac{\mathrm{d}x}{P}$$

Integrale mit $P = a^2 \pm x^2$

(85) $$\int P\mathrm{d}x = a^2x \pm \frac{x^3}{3}$$

(86) $$\int P^2\mathrm{d}x = a^4x \pm \frac{2a^2x^3}{3} + \frac{x^5}{5}$$

(87) $$\int P^3\mathrm{d}x = a^6x \pm a^4x^3 + \frac{3a^2x^5}{5} \pm \frac{x^7}{7}$$

Integrale mit $1/(a^2 \pm x^2)^n$, $P = a^2 \pm x^2$ $a \neq 0$

▷ **Abkürzungen**:

$$Y = \begin{cases} \arctan\left(\frac{x}{a}\right) & \text{für } a^2+x^2 \\ \frac{1}{2}\ln\left|\frac{a+x}{a-x}\right| & \text{für } a^2-x^2 \text{ und } |x|<a \\ \frac{1}{2}\ln\left|\frac{a+x}{x-a}\right| & \text{für } a^2-x^2 \text{ und } |x|>a \end{cases}$$

(88) $\int \frac{\mathrm{d}x}{P} = \frac{Y}{a}$

(89) $\int \frac{\mathrm{d}x}{P^2} = \frac{x}{2a^2P} + \frac{Y}{2a^3}$

(90) $\int \frac{\mathrm{d}x}{P^3} = \frac{x}{4a^2P^2} + \frac{3x}{8a^4P} + \frac{3Y}{8a^5}$

(91) $\int \frac{\mathrm{d}x}{P^4} = \frac{x}{6a^2P^3} + \frac{5x}{24a^4P^2} + \frac{5x}{16a^6P} + \frac{5Y}{16a^7}$

(92) $\int \frac{\mathrm{d}x}{P^{n+1}} = \frac{x}{2na^2P^n} + \frac{2n-1}{2na^2}\int \frac{\mathrm{d}x}{P^n} \qquad (n \neq 0)$

Integrale mit $x^n/(a^2 \pm x^2)^m$, $P = a^2 \pm x^2$ $a \neq 0$

▷ **Abkürzungen**:

$$Y = \begin{cases} \arctan\left(\frac{x}{a}\right) & \text{für } a^2+x^2 \\ \frac{1}{2}\ln\left|\frac{a+x}{a-x}\right| & \text{für } a^2-x^2 \text{ und } |x|<a \\ \frac{1}{2}\ln\left|\frac{a+x}{x-a}\right| & \text{für } a^2-x^2 \text{ und } |x|>a \end{cases}$$

(93) $\int \frac{x\mathrm{d}x}{P} = \pm\frac{\ln|P|}{2}$

(94) $\int \frac{x\mathrm{d}x}{P^2} = \mp\frac{1}{2P}$

(95) $\int \frac{x\mathrm{d}x}{P^3} = \mp\frac{1}{4P^2}$

(96) $\int \frac{x\mathrm{d}x}{P^4} = \mp\frac{1}{6P^3}$

(97) $\int \frac{x\mathrm{d}x}{P^{n+1}} = \mp\frac{1}{2nP^n} \qquad (n \neq 0)$

(98) $\int \frac{x^2\mathrm{d}x}{P} = \pm(x - aY)$

(99) $\int \frac{x^2\mathrm{d}x}{P^2} = -\frac{x}{2P} \pm \frac{Y}{2a}$

(100) $\int \frac{x^2\mathrm{d}x}{P^3} = \mp\frac{x}{4P^2} \pm \frac{x}{8a^2P} \pm \frac{Y}{8a^3}$

(101) $\int \frac{x^2\mathrm{d}x}{P^4} = \mp\frac{x}{6P^3} \pm \frac{x}{24a^2P^2} + \frac{x}{16a^4P} \pm \frac{Y}{16a^5}$

(102) $\int \frac{x^2 \mathrm{d}x}{P^{n+1}} = \mp \frac{x}{2nP^n} \pm \frac{1}{2n} \int \frac{\mathrm{d}x}{P^n} \qquad (n \neq 0)$

(103) $\int \frac{x^3 \mathrm{d}x}{P} = \frac{x^2 \mp a^2 \ln|P|}{2}$

(104) $\int \frac{x^3 \mathrm{d}x}{P^2} = \frac{a^2}{2P} + \frac{\ln|P|}{2}$

(105) $\int \frac{x^3 \mathrm{d}x}{P^3} = -\frac{a^2 + 2x^2}{4P^2}$

(106) $\int \frac{x^3 \mathrm{d}x}{P^4} = -\frac{a^2 + 3x^2}{12P^3}$

(107) $\int \frac{x^3 \mathrm{d}x}{P^{n+1}} = -\frac{1}{2(n-1)P^{n-1}} + \frac{a^2}{2nP^n} \qquad (n > 1)$

Integrale mit $1/\left(x^n(a^2 \pm x^2)^m\right)$, $\quad P = a^2 \pm x^2 \quad a \neq 0$

▷ **Abkürzungen**:

$$Y = \begin{cases} \arctan\left(\frac{x}{a}\right) & \text{für} \quad a^2 + x^2 \\ \frac{1}{2}\ln\left|\frac{a+x}{a-x}\right| & \text{für} \quad a^2 - x^2 \quad \text{und } |x| < a \\ \frac{1}{2}\ln\left|\frac{a+x}{x-a}\right| & \text{für} \quad a^2 - x^2 \quad \text{und } |x| > a \end{cases}$$

(108) $\int \frac{\mathrm{d}x}{xP} = \frac{\ln|x^2/P|}{2a^2}$

(109) $\int \frac{\mathrm{d}x}{xP^2} = \frac{1}{2a^2P} + \frac{\ln|x^2/P|}{2a^4}$

(110) $\int \frac{\mathrm{d}x}{xP^3} = \frac{1}{4a^2P^2} + \frac{1}{2a^4P} + \frac{\ln|x^2/P|}{2a^6}$

(111) $\int \frac{\mathrm{d}x}{xP^4} = \frac{1}{6a^2P^3} + \frac{1}{4a^4P^2} + \frac{1}{2a^6P} + \frac{\ln|x^2/P|}{2a^8}$

(112) $\int \frac{\mathrm{d}x}{x^2P} = -\frac{a \pm xY}{a^3x}$

(113) $\int \frac{\mathrm{d}x}{x^2P^2} = -\frac{1}{a^4x} \mp \frac{x}{2a^4P} \mp \frac{3Y}{2a^5}$

(114) $\int \frac{\mathrm{d}x}{x^2P^3} = -\frac{1}{a^6x} \mp \frac{x}{4a^4P^2} \mp \frac{7x}{8a^6P} \mp \frac{15Y}{8a^7}$

(115) $\int \frac{\mathrm{d}x}{x^2P^4} = -\frac{1}{a^8x} \mp \frac{x}{6a^4P^3} \mp \frac{11x}{24a^6P^2} \mp \frac{19x}{16a^8P} \mp \frac{35Y}{16a^9}$

(116) $\int \frac{\mathrm{d}x}{x^3P} = -\frac{1}{2a^2x^2} \mp \frac{\ln|x^2/P|}{2a^4}$

(117) $\int \frac{\mathrm{d}x}{x^3P^2} = -\frac{1}{2a^4x^2} \mp \frac{1}{2a^4P} \mp \frac{\ln|x^2/P|}{a^6}$

(118) $\int \frac{\mathrm{d}x}{x^3P^3} = -\frac{1}{2a^6x^2} \mp \frac{1}{4a^4P^2} \mp \frac{1}{a^6P} + \frac{3\ln|P/x^2|}{2a^8}$

(119) $\displaystyle\int \frac{\mathrm{d}x}{x^3P^4} = -\frac{1}{2a^8x^2} \mp \frac{1}{6a^4P^3} - \frac{1}{2a^6P^2} \mp \frac{3}{2a^8P} \mp \frac{2\ln|x^2/P|}{a^{10}}$

(120) $\displaystyle\int \frac{\mathrm{d}x}{x^4P} = -\frac{1}{3a^2x^3} \pm \frac{1}{a^4x} + \frac{Y}{a^5}$

(121) $\displaystyle\int \frac{\mathrm{d}x}{x^4P^2} = -\frac{1}{3a^4x^3} \pm \frac{2}{a^6x} + \frac{x}{2a^6P} + \frac{5Y}{2a^7}$

(122) $\displaystyle\int \frac{\mathrm{d}x}{x^4P^3} = -\frac{1}{3a^6x^3} + \frac{3}{a^8x} + \frac{x}{4a^6P^2} + \frac{11x}{8a^8P} + \frac{35Y}{8a^9}$ (nur a^2+x^2)

(123) $\displaystyle\int \frac{\mathrm{d}x}{x^4P^4} = -\frac{1}{3a^8x^3} + \frac{4}{a^{10}x} + \frac{x}{6a^6P^3} + \frac{17x}{24a^8P^2} + \frac{41x}{16a^{10}P} + \frac{105Y}{16a^{11}}$ (nur a^2+x^2)

(124) $\displaystyle\int \frac{\mathrm{d}x}{(b+cx)P} = \frac{1}{a^2c^2 \pm b^2}\left[c\ln|b+cx| - \frac{c}{2}\ln|P| \pm \frac{b}{a}Y\right]$ $\quad a^2c^2 \neq b^2$

Integrale mit $P = a^3 \pm x^3 \quad a \neq 0$

(125) $\displaystyle\int \frac{\mathrm{d}x}{P} = \pm\frac{1}{6a^2}\ln\left|\frac{(a\pm x)^2}{a^2 \mp ax + x^2}\right| + \frac{1}{a^2\sqrt{3}}\arctan\left(\frac{2x \mp a}{a\sqrt{3}}\right)$

(126) $\displaystyle\int \frac{1}{P^2}\mathrm{d}x = \frac{x}{3a^3P} + \frac{2}{3a^3}\int \frac{\mathrm{d}x}{P}$

(127) $\displaystyle\int \frac{x\mathrm{d}x}{P} = -\frac{1}{6a}\ln\left|\frac{(a\pm x)^2}{a^2 \mp ax + x^2}\right| \pm \frac{1}{a\sqrt{3}}\arctan\left(\frac{2x \mp a}{a\sqrt{3}}\right)$

(128) $\displaystyle\int \frac{x^2\mathrm{d}x}{P} = \pm\frac{1}{3}\ln|P|$

(129) $\displaystyle\int \frac{x\mathrm{d}x}{P^2} = \frac{x}{3a^3P} + \frac{1}{3a^3}\int \frac{x\,\mathrm{d}x}{P}$

(130) $\displaystyle\int \frac{x^2\mathrm{d}x}{P^2} = \mp\frac{1}{3P}$

(131) $\displaystyle\int \frac{x^3\mathrm{d}x}{P} = \pm x \mp a^3\int \frac{\mathrm{d}x}{P}$

(132) $\displaystyle\int \frac{x^3\mathrm{d}x}{P^2} = \mp\frac{x}{3P} \pm \frac{1}{3}\int \frac{\mathrm{d}x}{P}$

(133) $\displaystyle\int \frac{\mathrm{d}x}{xP} = \frac{1}{3a^3}\ln\left|\frac{x^3}{P}\right|$

(134) $\displaystyle\int \frac{\mathrm{d}x}{xP^2} = \frac{1}{3a^3P} + \frac{1}{3a^6}\ln\left|\frac{x^3}{P}\right|$

(135) $\displaystyle\int \frac{\mathrm{d}x}{x^2P} = -\frac{1}{a^3x} \mp \frac{1}{a^3}\int \frac{x\,\mathrm{d}x}{P}$

(136) $\displaystyle\int \frac{\mathrm{d}x}{x^2P^2} = -\frac{1}{a^6x} \mp \frac{x^2}{3a^6P} \mp \frac{4}{3a^6}\int \frac{x\mathrm{d}x}{P}$

(137) $\displaystyle\int \frac{\mathrm{d}x}{x^3P} = -\frac{1}{2a^3x^2} \mp \frac{1}{a^3}\int \frac{\mathrm{d}x}{P}$

(138) $\displaystyle\int \frac{\mathrm{d}x}{x^3P^2} = -\frac{1}{2a^6x^2} \mp \frac{x}{3a^6P} \pm \frac{5}{3a^6}\int \frac{\mathrm{d}x}{P}$

Integrale mit $a^4+x^4 \quad a>0$

(139) $\int \frac{\mathrm{d}x}{a^4+x^4} = \frac{1}{4a^3\sqrt{2}} \ln \left| \frac{x^2+ax\sqrt{2}+a^2}{x^2-ax\sqrt{2}+a^2} \right| + \frac{1}{2a^3\sqrt{2}} \arctan\left(\frac{ax\sqrt{2}}{a^2-x^2}\right)$

(140) $\int \frac{x\mathrm{d}x}{a^4+x^4} = \frac{1}{2a^2} \arctan\left(\frac{x^2}{a^2}\right)$

(141) $\int \frac{x^2\mathrm{d}x}{a^4+x^4} = -\frac{1}{4a\sqrt{2}} \ln \left| \frac{x^2+ax\sqrt{2}+a^2}{x^2-ax\sqrt{2}+a^2} \right| + \frac{1}{2a\sqrt{2}} \arctan\left(\frac{ax\sqrt{2}}{a^2-x^2}\right)$

(142) $\int \frac{x^3\mathrm{d}x}{a^4+x^4} = \frac{1}{4} \ln |a^4+x^4|$

(143) $\int \frac{\mathrm{d}x}{x(a^4+x^4)} = \frac{1}{4a^4} \ln\left(\frac{x^4}{a^4+x^4}\right)$

Integrale mit $a^4-x^4 \quad a>0$

(144) $\int \frac{\mathrm{d}x}{a^4-x^4} = \frac{1}{4a^3} \ln \left| \frac{a+x}{a-x} \right| + \frac{1}{2a^3} \arctan\left(\frac{x}{a}\right)$

(145) $\int \frac{x\mathrm{d}x}{a^4-x^4} = \frac{1}{4a^2} \ln \left| \frac{a^2+x^2}{a^2-x^2} \right|$

(146) $\int \frac{x^2\mathrm{d}x}{a^4-x^4} = \frac{1}{4a} \ln \left| \frac{a+x}{a-x} \right| - \frac{1}{2a} \arctan\left(\frac{x}{a}\right)$

(147) $\int \frac{x^3\mathrm{d}x}{a^4-x^4} = -\frac{1}{4} \ln |a^4-x^4|$

(148) $\int \frac{\mathrm{d}x}{x(a^4-x^4)} = -\frac{1}{4a^4} \ln \left| \frac{a^4-x^4}{x^4} \right|$

25.2 Integrale irrationaler Funktionen

Integrale mit $x^{1/2}$ und $P=ax+b \quad a,b\neq 0$

▷ **Abkürzungen**:

$$Y = \begin{cases} \arctan\left(\sqrt{ax/b}\right) & \text{für } a>0,\ b>0 \\ \frac{1}{2}\ln\frac{\sqrt{b}+\sqrt{-ax}}{\sqrt{b}-\sqrt{-ax}} & \text{für } a<0,\ b>0 \end{cases}$$

(149) $\int \frac{\sqrt{x}\mathrm{d}x}{P} = \frac{2\sqrt{x}}{a} - \frac{2\sqrt{b}Y}{a^{\frac{3}{2}}}$

(150) $\int \frac{\sqrt{x}\mathrm{d}x}{P^2} = -\frac{\sqrt{x}}{aP} + \frac{Y}{a^{\frac{3}{2}}\sqrt{b}}$

(151) $\int \frac{\sqrt{x}\mathrm{d}x}{P^3} = \frac{-\sqrt{x}}{2aP^2} + \frac{\sqrt{x}}{4abP} + \frac{Y}{4a^{\frac{3}{2}}b^{\frac{3}{2}}}$

(152) $\int \frac{\sqrt{x}\mathrm{d}x}{P^4} = \frac{-\sqrt{x}}{3aP^3} + \frac{\sqrt{x}}{12abP^2} + \frac{\sqrt{x}}{8ab^2P} + \frac{Y}{8a^{\frac{3}{2}}b^{\frac{5}{2}}}$

(153) $\int \frac{x^{\frac{3}{2}}\mathrm{d}x}{P} = \frac{-2b\sqrt{x}}{a^2} + \frac{2x^{\frac{3}{2}}}{3a} + \frac{2b^{\frac{3}{2}}Y}{a^{\frac{5}{2}}}$

(154) $\int \frac{x^{\frac{3}{2}}\mathrm{d}x}{P^2} = \frac{2\sqrt{x}}{a^2} + \frac{b\sqrt{x}}{a^2P} - \frac{3\sqrt{b}Y}{a^{\frac{5}{2}}}$

(155) $\int \frac{x^{\frac{3}{2}}\mathrm{d}x}{P^3} = \frac{b\sqrt{x}}{2a^2P^2} - \frac{5\sqrt{x}}{4a^2P} + \frac{3Y}{4a^{\frac{5}{2}}\sqrt{b}}$

(156) $\int \frac{x^{\frac{3}{2}}\mathrm{d}x}{P^4} = \frac{b\sqrt{x}}{3a^2P^3} - \frac{7\sqrt{x}}{12a^2P^2} + \frac{\sqrt{x}}{8a^2bP} + \frac{Y}{8a^{\frac{5}{2}}b^{\frac{3}{2}}}$

(157) $\int \frac{\mathrm{d}x}{\sqrt{x}P} = \frac{2Y}{\sqrt{a}\sqrt{b}}$

(158) $\int \frac{\mathrm{d}x}{\sqrt{x}P^2} = \frac{\sqrt{x}}{bP} + \frac{Y}{\sqrt{a}b^{\frac{3}{2}}}$

(159) $\int \frac{\mathrm{d}x}{\sqrt{x}P^3} = \frac{\sqrt{x}}{2bP^2} + \frac{3\sqrt{x}}{4b^2P} + \frac{3Y}{4\sqrt{a}b^{\frac{5}{2}}}$

(160) $\int \frac{\mathrm{d}x}{\sqrt{x}P^4} = \frac{\sqrt{x}}{3bP^3} + \frac{5\sqrt{x}}{12b^2P^2} + \frac{5\sqrt{x}}{8b^3P} + \frac{5Y}{8\sqrt{a}b^{\frac{7}{2}}}$

(161) $\int \frac{\mathrm{d}x}{x^{\frac{3}{2}}P} = -\frac{2}{b\sqrt{x}} - \frac{2\sqrt{a}Y}{b^{\frac{3}{2}}}$

(162) $\int \frac{\mathrm{d}x}{x^{\frac{3}{2}}P^2} = -\frac{2}{b^2\sqrt{x}} - \frac{a\sqrt{x}}{b^2P} - \frac{3\sqrt{a}Y}{b^{\frac{5}{2}}}$

(163) $\int \frac{\mathrm{d}x}{x^{\frac{3}{2}}P^3} = -\frac{2}{b^3\sqrt{x}} - \frac{a\sqrt{x}}{2b^2P^2} - \frac{7a\sqrt{x}}{4b^3P} - \frac{15\sqrt{a}Y}{4b^{\frac{7}{2}}}$

(164) $\int \frac{\mathrm{d}x}{x^{\frac{3}{2}}P^4} = -\frac{2}{b^4\sqrt{x}} - \frac{a\sqrt{x}}{3b^2P^3} - \frac{11a\sqrt{x}}{12b^3P^2} - \frac{19a\sqrt{x}}{8b^4P} - \frac{35\sqrt{a}Y}{8b^{\frac{9}{2}}}$

Integrale mit $(ax+b)^{1/2}$, $P = ax+b$ $a \neq 0$

(165) $\int \sqrt{P}\mathrm{d}x = \frac{2}{3a}\sqrt{P^3}$

(166) $\int x\sqrt{P}\mathrm{d}x = \frac{2(3ax-2b)}{15a^2}\sqrt{P^3}$

(167) $\int x^2\sqrt{P}\mathrm{d}x = \frac{2(15a^2x^2-12abx+8b^2)}{105a^3}\sqrt{P^3}$

(168) $\int \frac{\mathrm{d}x}{\sqrt{P}} = \frac{2\sqrt{P}}{a}$

(169) $\int \frac{x\mathrm{d}x}{\sqrt{P}} = \frac{2(ax-2b)}{3a^2}\sqrt{P}$

(170) $\int \frac{x^2\mathrm{d}x}{\sqrt{P}} = \frac{2(3a^2x^2-4abx+8b^2)}{15a^3}\sqrt{P}$

(171) $\int \frac{\mathrm{d}x}{x\sqrt{P}} = \frac{1}{\sqrt{b}}\ln\left(\frac{\sqrt{P}-\sqrt{b}}{\sqrt{P}+\sqrt{b}}\right)$ für $b > 0$

$= \frac{2}{\sqrt{-b}}\arctan\sqrt{\frac{P}{-b}}$ für $b < 0$

(172) $\int \frac{\mathrm{d}x}{x^2\sqrt{P}} = -\frac{\sqrt{P}}{bx} - \frac{a}{2b}\int \frac{\mathrm{d}x}{x\sqrt{P}}$

(173) $\int \frac{\sqrt{P}\mathrm{d}x}{x} = 2\sqrt{P} + b\int \frac{\mathrm{d}x}{x\sqrt{P}}$

(174) $\int \frac{\sqrt{P}\mathrm{d}x}{x^2} = -\frac{\sqrt{P}}{x} + \frac{a}{2}\int \frac{\mathrm{d}x}{x\sqrt{P}}$

(175) $\int \frac{\mathrm{d}x}{x^n\sqrt{P}} = -\frac{\sqrt{P}}{(n-1)\,bx^{n-1}} - \frac{(2n-3)\,a}{(2n-2)\,b}\int \frac{\mathrm{d}x}{x^{n-1}\sqrt{P}}$

(176) $\int P^{\frac{3}{2}}\mathrm{d}x = \frac{2P^{\frac{5}{2}}}{5a}$

(177) $\int xP^{\frac{3}{2}}\mathrm{d}x = \frac{-14bP^{\frac{5}{2}} + 10P^{\frac{7}{2}}}{35a^2}$

(178) $\int x^2P^{\frac{3}{2}}\mathrm{d}x = \frac{126b^2P^{\frac{5}{2}} - 180bP^{\frac{7}{2}} + 70P^{\frac{9}{2}}}{315a^3}$

(179) $\int \frac{P^{\frac{3}{2}}\mathrm{d}x}{x} = 2b\sqrt{P} + \frac{2P^{\frac{3}{2}}}{3} + b^2\int \frac{\mathrm{d}x}{x\sqrt{P}}$

(180) $\int \frac{\mathrm{d}x}{xP^{\frac{3}{2}}} = \frac{2}{b\sqrt{P}} + \frac{1}{b}\int \frac{\mathrm{d}x}{x\sqrt{P}}$

(181) $\int \frac{\mathrm{d}x}{x^2P^{\frac{3}{2}}} = -\frac{3a}{b^2\sqrt{P}} - \frac{1}{bx\sqrt{P}} - \frac{3a}{2b^2}\int \frac{\mathrm{d}x}{x\sqrt{P}}$

(182) $\int \frac{x\mathrm{d}x}{P^{\frac{3}{2}}} = \frac{4b + 2ax}{a^2\sqrt{P}}$

(183) $\int \frac{x^2\mathrm{d}x}{P^{\frac{3}{2}}} = \frac{-16b^2 - 8abx + 2a^2x^2}{3a^3\sqrt{P}}$

(184) $\int xP^{\pm n/2}\mathrm{d}x = \frac{2}{a^2}\left(\frac{P^{(4\pm n)/2}}{4\pm n} - \frac{bP^{(2\pm n)/2}}{2\pm n}\right)$

(185) $\int x^2P^{\pm n/2}\mathrm{d}x = \frac{2}{a^3}\left(\frac{P^{(6\pm n)/2}}{6\pm n} - \frac{2bP^{(4\pm n)/2}}{4\pm n} + \frac{b^2P^{(2\pm n)/2}}{2\pm n}\right)$

(186) $\int \frac{P^{n/2}\mathrm{d}x}{x} = \frac{2P^{n/2}}{n} + b\int \frac{P^{(n-2)/2}\mathrm{d}x}{x}$

(187) $\int \frac{\mathrm{d}x}{xP^{n/2}} = \frac{2}{(n-2)\,bP^{(n-2)/2}} + \frac{1}{b}\int \frac{\mathrm{d}x}{xP^{(n-2)/2}}$

(188) $\int \frac{\mathrm{d}x}{x^2P^{n/2}} = -\frac{1}{bxP^{(n-2)/2}} - \frac{na}{2b}\int \frac{\mathrm{d}x}{xP^{n/2}}$

Integrale mit $(ax+b)^{1/2}$ und $(cx+d)^{1/2}$ $\quad a,c \neq 0$

▷ **Abkürzung**: $P = ax+b, \quad Q = cx+d \quad ad \neq bc$

(189) $\int \frac{\mathrm{d}x}{\sqrt{PQ}} = \frac{2}{\sqrt{ac}}\ln\left(\sqrt{aQ} + \sqrt{cP}\right) \qquad (ac > 0)$

$= -\frac{2}{\sqrt{-ac}}\arctan\sqrt{-\frac{cP}{aQ}} \qquad (ac < 0)$

(190) $\int \frac{x\mathrm{d}x}{\sqrt{PQ}} = \frac{\sqrt{PQ}}{ac} - \frac{ad+bc}{2ac}\int \frac{\mathrm{d}x}{\sqrt{PQ}}$

(191) $$\int \frac{\mathrm{d}x}{\sqrt{PQ}} = \frac{2}{\sqrt{acd-bc^2}} \arctan\left(\frac{c\sqrt{P}}{\sqrt{acd-bc^2}}\right) \qquad (bc^2-acd<0)$$

$$= \frac{1}{\sqrt{bc^2-acd}} \ln\left(\frac{c\sqrt{P}-\sqrt{bc^2-acd}}{c\sqrt{P}-\sqrt{bc^2-acd}}\right) \qquad (bc-ad>0)$$

(192) $$\int \frac{\mathrm{d}x}{\sqrt{P}Q^{\frac{3}{2}}} = \frac{2\sqrt{P}}{(ad-bc)\sqrt{Q}}$$

(193) $$\int \frac{\sqrt{P}\mathrm{d}x}{\sqrt{Q}} = \frac{1}{c}\sqrt{PQ} - \frac{bc-ad}{2c}\int \frac{\mathrm{d}x}{\sqrt{PQ}}$$

(194) $$\int \frac{\sqrt{P}\mathrm{d}x}{Q} = \frac{2\sqrt{P}}{c} + \frac{(2cb-2ad)}{c\sqrt{-(bc^2)+acd}} \arctan\left(\frac{c\sqrt{P}}{\sqrt{-(bc^2)+acd}}\right)$$

(195) $$\int \frac{Q^n\mathrm{d}x}{\sqrt{P}} = \frac{2}{(2n+1)a}\left(\sqrt{P}Q^n - n(bd-ac)\int \frac{Q^{n-1}\mathrm{d}x}{\sqrt{P}}\right)$$

(196) $$\int \frac{\mathrm{d}x}{\sqrt{P}Q^n} = -\frac{1}{(n-1)(bd-ac)}\left(\sqrt{P}Q^{n-1} + (n-3/2)a\int \frac{\mathrm{d}x}{Q^{n-1}\sqrt{P}}\right)$$

(197) $$\int \sqrt{P}Q^n\mathrm{d}x = \frac{2}{(2n+3)c}\left(-\frac{\sqrt{P}}{Q^{n-1}} + \frac{a}{2}\int \frac{\mathrm{d}x}{Q^{n-1}\sqrt{P}}\right)$$

(198) $$\int \frac{\sqrt{P}\mathrm{d}x}{Q^n} = \frac{1}{(n-1)c}\left(-\frac{\sqrt{P}}{Q^{n-1}} + \frac{a}{2}\int \frac{\mathrm{d}x}{\sqrt{P}Q^{n-1}}\right) \qquad (n\neq 1)$$

Integrale mit $R=(a^2+x^2)^{1/2}$ $\quad a\neq 0$

(199) $$\int R\mathrm{d}x = \frac{xR+a^2\ln(x+R)}{2}$$

(200) $$\int xR\mathrm{d}x = \frac{R^3}{3}$$

(201) $$\int x^2R\mathrm{d}x = \frac{-a^2xR+2xR^3-a^4\ln(x+R)}{8}$$

(202) $$\int x^3R\mathrm{d}x = -\frac{a^2R^3}{3} + \frac{R^5}{5}$$

(203) $$\int \frac{R\mathrm{d}x}{x} = R - a\ln\frac{a+R}{x}$$

(204) $$\int \frac{R\mathrm{d}x}{x^2} = -\frac{R}{x} + \ln(x+R)$$

(205) $$\int \frac{R\mathrm{d}x}{x^3} = -\frac{R}{2x^2} - \frac{\ln[(a+R)/x]}{2a}$$

(206) $$\int \frac{\mathrm{d}x}{R} = \ln(x+R)$$

(207) $$\int \frac{x\mathrm{d}x}{R} = R$$

(208) $$\int \frac{x^2\mathrm{d}x}{R} = \frac{xR-a^2\ln(x+R)}{2}$$

(209) $$\int \frac{x^3\mathrm{d}x}{R} = -a^2R + \frac{R^3}{3}$$

(210) $\int \frac{dx}{xR} = -\frac{\ln[(a+R)/x]}{a}$

(211) $\int \frac{dx}{x^2R} = -\frac{R}{a^2x}$

(212) $\int \frac{dx}{x^3R} = -\frac{R}{2a^2x^2} + \frac{\ln[(a+R)/x]}{2a^3}$

(213) $\int R^3 dx = \frac{3a^2xR + 2xR^3 + 3a^4\ln(x+R)}{8}$

(214) $\int xR^3 dx = \frac{R^5}{5}$

(215) $\int x^2R^3 dx = \frac{1}{48}\left(-3a^4xR - 2a^2xR^3 + 8xR^5 - 3a^6\ln(x+R)\right)$

(216) $\int x^3R^3 dx = -\frac{a^2R^5}{5} + \frac{R^7}{7}$

(217) $\int \frac{R^3 dx}{x} = a^2R + \frac{R^3}{3} - a^3\ln\frac{a+R}{x}$

(218) $\int \frac{R^3 dx}{x^2} = \frac{3xR}{2} - \frac{R^3}{x} + \frac{3a^2\ln(x+R)}{2}$

(219) $\int \frac{R^3 dx}{x^3} = \frac{3R}{2} - \frac{R^3}{2x^2} - \frac{3a\ln[(a+R)/x]}{2}$

(220) $\int \frac{dx}{R^3} = \frac{x}{a^2R}$

(221) $\int \frac{x dx}{R^3} = -\frac{1}{R}$

(222) $\int \frac{x^2 dx}{R^3} = -\frac{x}{R} + \ln(x+R)$

(223) $\int \frac{x^3 dx}{R^3} = R + \frac{a^2}{R}$

(224) $\int \frac{dx}{xR^3} = \frac{1}{a^2R} - \frac{\ln[(a+R)/x]}{a^3}$

(225) $\int \frac{dx}{x^2R^3} = -\frac{a^2+2x^2}{a^4Rx}$

(226) $\int \frac{1}{x^3R^3} dx = -\frac{3}{2a^4R} - \frac{1}{2a^2x^2R} + \frac{3\ln[(a+R)/x]}{2a^5}$

Integrale mit $S = (x^2 - a^2)^{1/2} \quad a \neq 0$

(227) $\int S dx = \frac{xS - a^2\ln(x+S)}{2}$

(228) $\int xS dx = \frac{S^3}{3}$

(229) $\int x^2S dx = \frac{-(a^2xS) + 2xS^3 - a^4\ln(x+S)}{8}$

(230) $\int x^3S dx = \frac{a^2S^3}{3} + \frac{S^5}{5}$

(231) $\int \frac{S dx}{x} = S - a\arccos(a/x)$

(232) $\int \frac{S\mathrm{d}x}{x^2} = -\frac{S}{x} + \ln(x+S)$

(233) $\int \frac{S\mathrm{d}x}{x^3} = -\frac{S}{2x^2} + \frac{\arccos(a/x)}{2a}$

(234) $\int \frac{\mathrm{d}x}{S} = \ln(x+S)$

(235) $\int \frac{x\mathrm{d}x}{S} = S$

(236) $\int \frac{x^2\mathrm{d}x}{S} = \frac{xS + a^2\ln(x+S)}{2}$

(237) $\int \frac{x^3\mathrm{d}x}{S} = a^2S + \frac{S^3}{3}$

(238) $\int \frac{\mathrm{d}x}{xS} = \frac{\arccos(a/x)}{a}$

(239) $\int \frac{\mathrm{d}x}{x^2S} = \frac{S}{a^2x}$

(240) $\int \frac{\mathrm{d}x}{x^3S} = \frac{aS + x^2\arccos(a/x)}{2a^3x^2}$

(241) $\int S^3\mathrm{d}x = \frac{-3a^2xS + 2xS^3 + 3a^4\ln(x+S)}{8}$

(242) $\int xS^3\mathrm{d}x = \frac{S^5}{5}$

(243) $\int x^2S^3\mathrm{d}x = \frac{1}{48}\left(8xS^5 + 2a^2xS^3 - 3a^4xS + 3a^6\ln(x+S)\right)$

(244) $\int x^3S^3\mathrm{d}x = \frac{a^2S^5}{5} + \frac{S^7}{7}$

(245) $\int \frac{S^3\mathrm{d}x}{x} = -a^2S + \frac{S^3}{3} + a^3\arccos(a/x)$

(246) $\int \frac{S^3\mathrm{d}x}{x^2} = \frac{3xS}{2} - \frac{S^3}{2} - \frac{3a^2\ln(x+S)}{2}$

(247) $\int \frac{S^3\mathrm{d}x}{x^3} = \frac{3S}{2} - \frac{S^3}{2x^2} - \frac{3a\arccos(a/x)}{2}$

(248) $\int \frac{\mathrm{d}x}{S^3} = -\frac{x}{a^2S}$

(249) $\int \frac{x\mathrm{d}x}{S^3} = -\frac{1}{S}$

(250) $\int \frac{x^2\mathrm{d}x}{S^3} = -\frac{x}{S} + \ln(x+S)$

(251) $\int \frac{x^3\mathrm{d}x}{S^3} = \frac{-2a^2 + x^2}{S}$

(252) $\int \frac{\mathrm{d}x}{xS^3} = -\frac{1}{a^2S} - \frac{\arccos(a/x)}{a^3}$

(253) $\int \frac{\mathrm{d}x}{x^2S^3} = \frac{a^2 - 2x^2}{a^4xS}$

(254) $\int \frac{\mathrm{d}x}{x^3S^3} = -\frac{1}{2a^2x^2S} - \frac{3}{2a^4S} - \frac{3\arccos(a/x)}{2a^5}$

Integrale mit $T = (a^2 - x^2)^{1/2} \quad a \neq 0$

(255) $\int T \mathrm{d}x = \frac{xT + a^2 \arcsin(x/a)}{2}$

(256) $\int xT \mathrm{d}x = -\frac{T^3}{3}$

(257) $\int x^2 T \mathrm{d}x = \frac{a^2 xT - 2xT^3 + a^4 \arcsin(x/a)}{8}$

(258) $\int x^3 T \mathrm{d}x = -\frac{a^2 T^3}{3} + \frac{T^5}{5}$

(259) $\int \frac{T \mathrm{d}x}{x} = T + a \ln[(a-T)/x]$

(260) $\int \frac{T \mathrm{d}x}{x^2} = -\frac{T}{x} - \arcsin(x/a)$

(261) $\int \frac{T \mathrm{d}x}{x^3} = -\frac{T}{2x^2} + \frac{\ln[(a+T)/x]}{2a}$

(262) $\int \frac{\mathrm{d}x}{T} = \arcsin(x/a)$

(263) $\int \frac{x \mathrm{d}x}{T} = -T$

(264) $\int \frac{x^2 \mathrm{d}x}{T} = \frac{-xT + a^2 \arcsin(x/a)}{2}$

(265) $\int \frac{x^3 \mathrm{d}x}{T} = -a^2 T + \frac{T^3}{3}$

(266) $\int \frac{\mathrm{d}x}{xT} = -\frac{\ln[(a+T)/x]}{a}$

(267) $\int \frac{\mathrm{d}x}{x^2 T} = -\frac{T}{a^2 x}$

(268) $\int \frac{\mathrm{d}x}{x^3 T} = -\frac{T}{2a^2 x^2} - \frac{\ln[(a+T)/x]}{2a^3}$

(269) $\int T^3 \mathrm{d}x = \frac{3a^2 xT + 2xT^3 + 3a^4 \arcsin(x/a)}{8}$

(270) $\int xT^3 \mathrm{d}x = -\frac{T^5}{5}$

(271) $\int x^2 T^3 \mathrm{d}x = \frac{1}{48}\left(3a^4 xT + 2a^2 xT^3 - 8xT^5 + 3a^6 \arcsin(x/a)\right)$

(272) $\int x^3 T^3 \mathrm{d}x = -\frac{a^2 T^5}{5} + \frac{T^7}{7}$

(273) $\int \frac{T^3 \mathrm{d}x}{x} = a^2 T + \frac{T^3}{3} - a^3 \ln[(a+T)/x]$

(274) $\int \frac{T^3 \mathrm{d}x}{x^2} = -\frac{3xT}{2} - \frac{T^3}{x} - \frac{3a^2 \arcsin(x/a)}{2}$

(275) $\int \frac{T^3 \mathrm{d}x}{x^3} = -\frac{3T}{2} - \frac{T^3}{2x^2} + \frac{3a \ln[(a+T)/x]}{2}$

(276) $\int \frac{\mathrm{d}x}{T^3} = \frac{x}{a^2 T}$

(277) $\int \frac{x\,dx}{T^3} = \frac{1}{T}$

(278) $\int \frac{x^2 dx}{T^3} = \frac{x}{T} - \arcsin(x/a)$

(279) $\int \frac{x^3 dx}{T^3} = T + \frac{a^2}{T}$

(280) $\int \frac{dx}{xT^3} = \frac{1}{a^2 T} - \frac{\ln[(a+T)/x]}{a^3}$

(281) $\int \frac{dx}{x^2 T^3} = \frac{-a^2 + 2x^2}{a^4 x T}$

(282) $\int \frac{dx}{x^3 T^3} = \frac{3}{2a^4 T} - \frac{1}{2a^2 x^2 T} - \frac{3\ln[(a+T)/x]}{2a^5}$

Integrale mit $(ax^2 + bx + c)^{1/2}$, $X = ax^2 + bx + c \quad a \neq 0$

▷ **Abkürzungen**:

$A = 4ac - b^2 \quad (A \neq 0)$

(283) $$\int \frac{dx}{\sqrt{X}} = \begin{cases} \frac{1}{\sqrt{a}} \ln|2\sqrt{a}\sqrt{X} + 2ax + b| & \text{für} \quad a > 0 \\ \frac{1}{\sqrt{a}} \operatorname{Arsinh}\left(\frac{2ax+b}{\sqrt{A}}\right) & \text{für} \quad a > 0, A > 0 \\ -\frac{1}{\sqrt{|a|}} \arcsin\left(\frac{2ax+b}{\sqrt{|A|}}\right) & \text{für} \quad a < 0, A < 0 \end{cases}$$

(284) $\int \sqrt{X}\,dx = \frac{2ax+b}{4a}\sqrt{X} + \frac{A}{8a}\int \frac{dx}{\sqrt{X}}$

(285) $$\int \frac{dx}{x\sqrt{X}} = \begin{cases} -\frac{\sqrt{c}}{\ln}\left|\frac{2\sqrt{c}\sqrt{X} + bx + 2c}{x}\right| & \text{für} \quad c > 0 \\ -\frac{1}{\sqrt{c}} \operatorname{Arsinh}\left(\frac{bx+2c}{\sqrt{A}x}\right) & \text{für} \quad c > 0, A > 0 \\ \frac{1}{\sqrt{|c|}} \arcsin\left(\frac{bx+2c}{\sqrt{|A|}x}\right) & \text{für} \quad c < 0, A < 0 \end{cases}$$

(286) $\int \frac{x\,dx}{\sqrt{X}} = \frac{\sqrt{X}}{a} - \frac{b}{2a}\int \frac{dx}{\sqrt{X}}$

(287) $\int \frac{x^2 dx}{\sqrt{X}} = \frac{2ax - 3b}{4a^2}\sqrt{X} + \frac{3b^2 - 4ac}{8a^2}\int \frac{dx}{\sqrt{X}}$

(288) $\int x\sqrt{X}\,dx = \frac{1}{3a}\sqrt{X^3} - \frac{b(2ax+b)}{8a^2}\sqrt{X} - \frac{bA}{16a^2}\int \frac{dx}{\sqrt{X}}$

(289) $\int x^2\sqrt{X}\,dx = \frac{1}{24a^2}(6ax - 5b)\sqrt{X^3} + \frac{5b^2 - 4ac}{16a^2}\int \sqrt{X}\,dx$

(290) $\int \frac{\sqrt{X}\,dx}{x} = \sqrt{X} + \frac{b}{2}\int \frac{dx}{\sqrt{X}} + c\int \frac{dx}{x\sqrt{X}}$

(291) $\int \frac{\sqrt{X}\,dx}{x^2} = -\frac{\sqrt{X}}{x} + a\int \frac{dx}{\sqrt{X}} + \frac{b}{2}\int \frac{dx}{x\sqrt{X}}$

(292) $\int \frac{dx}{x^2\sqrt{X}} = -\frac{\sqrt{X}}{cx} - \frac{b}{2c}\int \frac{dx}{x\sqrt{X}} \qquad (c \neq 0)$

(293) $\int \sqrt{X^3}\,dx = \frac{2ax+b}{8a}\sqrt{X^3} + \frac{3A}{16a}\int \sqrt{X}\,dx$

(294) $\int x\sqrt{X^3}\,dx = \frac{1}{5a}\sqrt{X^5} - \frac{b}{2a}\int \sqrt{X^3}\,dx$

(295) $\int \frac{dx}{\sqrt{X^3}} = \frac{4ax+2b}{A\sqrt{X}}$

(296) $\int \frac{x\,dx}{\sqrt{X^3}} = -\frac{2bx+4c}{A\sqrt{X}}$

(297) $\int \frac{dx}{x\sqrt{X^3}} = \frac{1}{c\sqrt{X}} + \frac{1}{c}\int \frac{dx}{x\sqrt{X}} - \frac{b}{2c}\int \frac{dx}{\sqrt{X^3}} \qquad (c \neq 0)$

25.3 Integrale transzendenter Funktionen

Integrale mit Exponentialfunktionen $a \neq 0$

(298) $\int e^{ax}dx = \frac{e^{ax}}{a}$

(299) $\int x\,e^{ax}dx = \frac{e^{ax}}{a^2}(ax-1)$

(300) $\int x^2\,e^{ax}dx = e^{ax}\left(\frac{x^2}{a} - \frac{2x}{a^2} + \frac{2}{a^3}\right)$

(301) $\int x^n\,e^{ax}dx = \frac{1}{a}x^n e^{ax} - \frac{n}{a}\int x^{n-1}e^{ax}dx$

(302) $\int \frac{e^{ax}}{x}dx = \ln(x) + \frac{ax}{1\cdot 1!} + \frac{(ax)^2}{2\cdot 2!} + \frac{(ax)^3}{3\cdot 3!} + \dots$

Das bestimmte Integral $\int_{-\infty}^{x} \frac{e^t}{t}dt$ nennt man **Integralexponentialfunktion** (Ei[x]).

(303) $\int \frac{e^{ax}}{x^n}dx = \frac{1}{n-1}\left(-\frac{e^{ax}}{x^{n-1}} + a\int \frac{e^{ax}}{x^{n-1}}dx\right) \qquad (n \neq 1)$

(304) $\int \frac{dx}{1+e^{ax}} = \frac{1}{a}\ln\left(\frac{e^{ax}}{1+e^{ax}}\right)$

(305) $\int \frac{dx}{b+c\,e^{ax}} = \frac{x}{b} - \frac{1}{ab}\ln(b+c\,e^{ax})$

(306) $\int \frac{dx}{b\,e^{ax}+c\,e^{-ax}} = \frac{1}{a\sqrt{bc}}\arctan\left(e^{ax}\sqrt{b/c}\right) \qquad (bc > 0)$

$= \frac{1}{2a\sqrt{-bc}}\ln\left(\frac{c+e^{ax}\sqrt{-bc}}{c-e^{ax}\sqrt{-bc}}\right) \qquad (bc < 0)$

(307) $\int \frac{e^{ax}dx}{b+c\,e^{ax}} = \frac{1}{ac}\ln(b+c\,e^{ax})$

(308) $\int \frac{x\,e^{ax}dx}{(1+ax)^2} = \frac{e^{ax}}{a^2(1+ax)}$

(309) $\int e^{ax}\ln(x)dx = \frac{e^{ax}\ln(x)}{a} - \frac{1}{a}\int \frac{e^{ax}}{x}dx$

(310) $\int e^{ax}\sin(bx)dx = \frac{e^{ax}}{a^2+b^2}[a\,\sin(bx) - b\,\cos(bx)]$

(311) $\int e^{ax}\cos(bx)dx = \frac{e^{ax}}{a^2+b^2}[a\,\cos(bx) + b\,\sin(bx)]$

(312) $\int e^{ax}\sin^n x dx = \frac{e^{ax}\sin^{n-1}x}{a^2+n^2}[a\,\sin(x) - n\,\cos(x)] + \frac{n(n-1)}{a^2+n^2}\int e^{ax}\sin^{n-2}x dx$

(313) $\int e^{ax}\cos^n x dx = \frac{e^{ax}\cos^{n-1}x}{a^2+n^2}[a\,\cos(x) + n\,\sin(x)] + \frac{n(n-1)}{a^2+n^2}\int e^{ax}\cos^{n-2}x dx$

(314) $\int x\,e^{ax}\sin(bx)dx = \frac{x\,e^{ax}}{a^2+b^2}[a\,\sin(bx) - b\,\cos(bx)]$
$\qquad - \frac{e^{ax}}{(a^2+b^2)^2}[(a^2-b^2)\sin(bx) - 2ab\,\cos(bx)]$

(315) $\int x\,e^{ax}\cos(bx)dx = \frac{x\,e^{ax}}{a^2+b^2}[a\,\cos(bx) + b\,\sin(bx)]$
$\qquad - \frac{e^{ax}}{(a^2+b^2)^2}[(a^2-b^2)\cos(bx) + 2ab\,\sin(bx)]$

Integrale mit logarithmischen Funktionen $x > 0$

(316) $\int \ln(x)dx = x\,\ln(x) - x$

(317) $\int [\ln(x)]^2 dx = x[\ln(x)]^2 - 2x\,\ln(x) + 2x$

(318) $\int [\ln(x)]^3 dx = x[\ln(x)]^3 - 3x\,\ln(x)^2 + 6x\,\ln(x) - 6x$

(319) $\int [\ln(x)]^n dx = x[\ln(x)]^n - n\int [\ln(x)]^{n-1}dx$ $\quad$ ($n \neq -1$ für $n = -1$ siehe (326))

(320) $\int \ln[\sin(x)]dx = x\,\ln(x) - x - \frac{x^3}{18} - \frac{x^5}{900} - \ldots + (-1)^n \cdot \frac{2^{2n-1}B_{2n}x^{2n+1}}{n(2n+1)!} + \ldots$

B_n sind die **Bernoullischen Zahlen**.

(321) $\int \ln[\cos(x)]dx = -\frac{x^3}{6} - \frac{x^5}{60} - \frac{x^7}{315} - \ldots + (-1)^n \cdot \frac{2^{2n-1}(2^{2n}-1)B_{2n}}{n(2n+1)!}x^{2n+1} + \ldots$

(322) $\int \ln[\tan(x)]dx = x\,\ln(x) - x + \frac{x^3}{9} + \frac{7x^5}{450} + \ldots + (-1)^{n+1} \cdot \frac{2^{2n}(2^{2n-1}-1)B_{2n}}{n(2n+1)!}x^{2n+1} + \ldots$

(323) $\int \sin[\ln(x)]dx = \frac{x}{2}[\sin[\ln(x)] - \cos[\ln(x)]]$

(324) $\int \cos[\ln(x)]dx = \frac{x}{2}[\sin[\ln(x)] + \cos[\ln(x)]]$

(325) $\int e^{ax}\ln(x)dx = \frac{1}{a}e^{ax}\,\ln(x) - \frac{1}{a}\int \frac{e^{ax}}{x}dx$

(326) $\int \frac{dx}{\ln(x)} = \ln\,|\ln(x)| + \ln(x) + \frac{[\ln(x)]^2}{2\cdot 2!} + \frac{[\ln(x)]^3}{3\cdot 3!} + \ldots$

Das bestimmte Integral $\int_0^x \frac{dt}{\ln(t)}$ nennt man **Integrallogarithmus** (li[x])

(327) $\int \frac{dx}{x\,\ln(x)} = \ln[\ln(x)]$

(328) $\displaystyle\int \frac{\mathrm{d}x}{[\ln(x)]^n} = -\frac{x}{(n-1)[\ln(x)]^{n-1}} + \frac{1}{n-1}\int \frac{\mathrm{d}x}{[\ln(x)]^{n-1}} \qquad (n \neq 1)$

(329) $\displaystyle\int \frac{\mathrm{d}x}{x^n \ln(x)} = \ln[\ln(x)] - (n-1)\ln(x) + \frac{(n-1)^2[\ln(x)]^2}{2\cdot 2!} - \frac{(n-1)^3[\ln(x)]^3}{3\cdot 3!} + \ldots$

(330) $\displaystyle\int \frac{\mathrm{d}x}{x\,[\ln(x)]^n} = -\frac{1}{(n-1)[\ln(x)]^{n-1}} \qquad (n \neq 1)$

(331) $\displaystyle\int \frac{\mathrm{d}x}{x^n[\ln(x)]^m} = -\frac{1}{x^{n-1}(m-1)[\ln(x)]^{m-1}} - \frac{n-1}{m-1}\int \frac{\mathrm{d}x}{x^n[\ln(x)]^{m-1}} \qquad (m \neq 1)$

(332) $\displaystyle\int x\ln x\,\mathrm{d}x = \frac{1}{2}x^2\left(\ln x - \frac{1}{2}\right)$

(333) $\displaystyle\int x^2\ln x\,\mathrm{d}x = \frac{1}{3}x^3\left(\ln x - \frac{1}{3}\right)$

(334) $\displaystyle\int x^n \ln(x)\mathrm{d}x = x^{n+1}\left(\frac{\ln(x)}{n+1} - \frac{1}{(n+1)^2}\right) \qquad (n \neq -1)$

(335) $\displaystyle\int x^n([\ln(x)]^m)\mathrm{d}x = \frac{x^{n+1}[\ln(x)]^m}{n+1} - \frac{m}{n+1}\int x^n[\ln(x)]^{m-1}\mathrm{d}x \qquad (n,m \neq 1)$

(336) $\displaystyle\int \frac{\ln x}{x}\mathrm{d}x = \frac{1}{2}(\ln x)^2$

(337) $\displaystyle\int \frac{[\ln(x)]^n}{x}\mathrm{d}x = \frac{[\ln(x)]^{n+1}}{n+1}$

(338) $\displaystyle\int \frac{\ln(x)}{x^n}\mathrm{d}x = -\frac{\ln(x)}{(n-1)x^{n-1}} - \frac{1}{(n-1)^2x^{n-1}} \qquad (n \neq 1)$

(339) $\displaystyle\int \frac{[\ln x]^n}{x}\mathrm{d}x = \frac{[\ln x]^{n+1}}{n+1} \qquad (n \neq -1)$

(340) $\displaystyle\int \frac{\mathrm{d}x}{x\ln x} = \ln|\ln x| \qquad (x \neq 1)$

(341) $\displaystyle\int \frac{x^m\,\mathrm{d}x}{\ln x} = \ln|\ln x| + (m+1)\ln x + \frac{(m+1)^2}{2\cdot 2!}[\ln x]^2 + \frac{(m+1)^3}{3\cdot 3!}[\ln x]^3 + \ldots \qquad (x \neq 1)$

(342) $\displaystyle\int x^m[\ln x]^n\,\mathrm{d}x = \frac{x^{m+1}[\ln x]^n}{m+1} - \frac{n}{m+1}\int x^m[\ln x]^{n-1}\,\mathrm{d}x \qquad (m \neq -1)$

(343) $\displaystyle\int \frac{x^m\,\mathrm{d}x}{[\ln x]^n} = -\frac{x^{m+1}}{(n-1)[\ln x]^{n-1}} + \frac{m+1}{n-1}\int \frac{x^m\,\mathrm{d}x}{[\ln x]^{n-1}} \qquad (n \neq 1, x \neq 1)$

(344) $\displaystyle\int \ln(x^2+a^2)\,\mathrm{d}x = x\ln(x^2+a^2) - 2x + 2a\arctan\left(\frac{x}{a}\right)$

(345) $\displaystyle\int \ln(x^2-a^2)\,\mathrm{d}x = x\ln(x^2-a^2) - 2x + a\ln\left(\frac{x+a}{x-a}\right) \qquad (x^2 > a^2)$

(346) $\displaystyle\int \frac{[\ln(x)]^n}{x^m}\mathrm{d}x = -\frac{[\ln(x)]^n}{(m-1)x^{m-1}} + \frac{n}{m-1}\int \frac{[\ln(x)]^{n-1}}{x^m}\mathrm{d}x \qquad (m \neq 1)$

(347) $\displaystyle\int \frac{x^n\mathrm{d}x}{\ln(x)} = \int \frac{\mathrm{e}^{-\theta}}{\theta}\mathrm{d}\theta \ \text{ mit } \theta = -(n+1)\ln(x)$

(348) $\displaystyle\int \frac{x^n\mathrm{d}x}{[\ln(x)]^m} = -\frac{x^{n+1}}{(m-1)[\ln(x)]^{m-1}} + \frac{n+1}{m-1}\int \frac{x^n\mathrm{d}x}{[\ln(x)]^{m-1}} \qquad (m \neq 1)$

Integrale mit Hyperbelfunktionen $a \neq 0$

(349) $\int \sinh(ax)\mathrm{d}x = \frac{\cosh(ax)}{a}$

(350) $\int \sinh^2(ax)\mathrm{d}x = \frac{1}{2a}\sinh(ax)\cosh(ax) - \frac{1}{2}x$

(351) $\int \sinh^n(ax)\mathrm{d}x = \frac{1}{an}\sinh^{n-1}(ax)\cosh(ax) - \frac{n-1}{n}\int \sinh^{n-2}(ax)\mathrm{d}x \qquad (n>0),$

$= \frac{1}{(n+1)}\sinh^{n+1}(ax)\cosh(ax) - \frac{n+2}{n+1}\int \sinh^{n+2}(ax)\mathrm{d}x \qquad (n<0, n\neq -1)$

(352) $\int \cosh(ax)\mathrm{d}x = \frac{\sinh(ax)}{a}$

(353) $\int \cosh^2(ax)\mathrm{d}x = \frac{1}{2a}\sinh(ax)\cosh(ax) + \frac{1}{2}x$

(354) $\int \cosh^n(ax)\mathrm{d}x = \frac{1}{an}\sinh(ax)\cosh^{n-1}(ax) + \frac{n-1}{n}\int \cosh^{n-2}(ax)\mathrm{d}x \qquad (n>0),$

$= -\frac{1}{(n+1)}\sinh(ax)\cosh^{n+1}(ax) + \frac{n+2}{n+1}\int \cosh^{n+2}(ax)\mathrm{d}x \qquad (n<0, n\neq -1)$

(355) $\int \tanh(ax)\mathrm{d}x = \frac{\ln[\cosh(ax)]}{a}$

(356) $\int \tanh^2 ax\mathrm{d}x = x - \frac{\tanh(ax)}{a}$

(357) $\int \coth(ax)\mathrm{d}x = \frac{\ln[\sinh(ax)]}{a}$

(358) $\int \coth^2(ax)\mathrm{d}x = x - \frac{\coth(ax)}{a}$

(359) $\int x\sinh(ax)\mathrm{d}x = \frac{1}{a}x\cosh(ax) - \frac{1}{a^2}\sinh(ax)$

(360) $\int x\cosh(ax)\mathrm{d}x = \frac{1}{a}x\sinh(ax) - \frac{1}{a^2}\cosh(ax)$

(361) $\int \frac{\mathrm{d}x}{\sinh(ax)} = \frac{1}{a}\ln\left[\tanh\left(\frac{ax}{2}\right)\right]$

(362) $\int \frac{\mathrm{d}x}{\cosh(ax)} = \frac{2}{a}\arctan(\mathrm{e}^{ax})$

(363) $\int \sinh(ax)\sin(ax)\mathrm{d}x = \frac{1}{2a}[\cosh(ax)\sin(ax) - \sinh(ax)\cos(ax)]$

(364) $\int \sinh(ax)\sin(bx)\,\mathrm{d}x = \frac{a\cosh(ax)\sin(bx) - b\sinh(ax)\cos(bx)}{a^2+b^2}$

(365) $\int \cosh(ax)\cos(ax)\mathrm{d}x = \frac{1}{2a}[\sinh(ax)\cos(ax) + \cosh(ax)\sin(ax)]$

(366) $\int \cosh(ax)\cos(bx)\,\mathrm{d}x = \frac{a\sinh(ax)\cos(bx) + b\cosh(ax)\sin(bx)}{a^2+b^2}$

(367) $\int \sinh(ax)\sinh(bx)\mathrm{d}x = \frac{1}{a^2-b^2}[a\sinh(bx)\cosh(ax) - b\cosh(bx)\sinh(ax)] \qquad (a^2\neq b^2)$

(368) $\int \cosh(ax)\cosh(bx)\mathrm{d}x = \frac{1}{a^2-b^2}[a\sinh(ax)\cosh(bx) - b\sinh(bx)\cosh(ax)] \qquad (a^2\neq b^2)$

(369) $\int \sinh(ax)\cos(ax)\mathrm{d}x = \frac{1}{2a}[\cosh(ax)\cos(ax) + \sinh(ax)\sin(ax)]$

(370) $\int \sinh(ax)\cos(bx)\,\mathrm{d}x = \frac{a\cosh(ax)\cos(bx) - b\sinh(ax)\cos(bx)}{a^2+b^2}$

(371) $\int \cosh(ax)\sin(ax)\mathrm{d}x = \frac{1}{2a}[\sinh(ax)\sin(ax) - \cosh(ax)\cos(ax)]$

(372) $\int \cosh(ax)\cos(bx)\,\mathrm{d}x = \frac{a\sinh(ax)\cos(bx) + b\cos(ax)\sin(bx)}{a^2+b^2}$

(373) $\int \cosh(ax)\sinh(bx)\mathrm{d}x = \frac{1}{a^2-b^2}[a\sinh(bx)\sinh(ax) - b\cosh(bx)\cosh(ax)] \qquad (a^2 \neq b^2)$

(374) $\int \sinh(ax)\cosh(ax)\,\mathrm{d}x = \frac{\sinh^2(ax)}{2a}$

Integrale mit inversen Hyperbelfunktionen

(375) $\int \mathrm{Arsinh}\left(\frac{x}{a}\right)\mathrm{d}x = x\,\mathrm{Arsinh}\left(\frac{x}{a}\right) - \sqrt{x^2+a^2}$

(376) $\int \mathrm{Arcosh}\left(\frac{x}{a}\right)\mathrm{d}x = x\,\mathrm{Arcosh}\left(\frac{x}{a}\right) - \sqrt{x^2-a^2}$

(377) $\int \mathrm{Artanh}\left(\frac{x}{a}\right)\mathrm{d}x = x\,\mathrm{Artanh}\left(\frac{x}{a}\right) + \frac{a}{2}\ln(a^2-x^2)$

(378) $\int \mathrm{Arcoth}\left(\frac{x}{a}\right)\mathrm{d}x = x\,\mathrm{Arcoth}\left(\frac{x}{a}\right) + \frac{a}{2}\ln(x^2-a^2)$

Integrale mit Sinus- oder Kosinusfunktionen $a \neq 0$

(379) $\int \sin(ax)\mathrm{d}x = -\frac{\cos(ax)}{a}$

(380) $\int \cos(ax)\mathrm{d}x = \frac{\sin(ax)}{a}$

(381) $\int \sin^2(ax)\mathrm{d}x = \frac{1}{2}x - \frac{1}{4a}\sin(2ax) = \frac{1}{2}x - \frac{\sin(ax)\cos(ax)}{2a}$

(382) $\int \cos^2(ax)\mathrm{d}x = \frac{1}{2}x + \frac{1}{4a}\sin(2ax)$

(383) $\int \sin^3(ax)\mathrm{d}x = \frac{\cos^3(ax)}{3a} - \frac{\cos(ax)}{a}$

(384) $\int \cos^3(ax)\mathrm{d}x = -\frac{\sin^3(ax)}{3a} + \frac{\sin(ax)}{a}$

(385) $\int \sin^4(ax)\mathrm{d}x = \frac{\sin(4ax)}{32a} - \frac{\sin(2ax)}{4a} + \frac{3x}{8}$

(386) $\int \cos^4(ax)\mathrm{d}x = \frac{\sin(4ax)}{32a} + \frac{\sin(2ax)}{4a} + \frac{3x}{8}$

(387) $\int \sin^n(ax)\mathrm{d}x = -\frac{\sin^{n-1}(ax)\,\cos(ax)}{na} + \frac{n-1}{n}\int \sin^{n-2}(ax)\mathrm{d}x \qquad (n \in \mathbb{N},\ n \neq 0)$

(388) $\int \cos^n(ax)\mathrm{d}x = \frac{\cos^{n-1}(ax)\,\sin(ax)}{na} + \frac{n-1}{n}\int \cos^{n-2}(ax)\mathrm{d}x \qquad (n \in \mathbb{N},\ n \neq 0)$

(389) $\int x\,\sin(ax)\mathrm{d}x = \frac{\sin(ax)}{a^2} - \frac{x\,\cos(ax)}{a}$

(390) $\int x\cos(ax)\mathrm{d}x = \frac{\cos(ax)}{a^2} + \frac{x\sin(ax)}{a}$

(391) $\int x^2\sin(ax)\mathrm{d}x = \frac{2x}{a^2}\sin(ax) - \left(\frac{x^2}{a} - \frac{2}{a^3}\right)\cos(ax)$

(392) $\int x^2\cos(ax)\mathrm{d}x = \frac{2x}{a^2}\cos(ax) + \left(\frac{x^2}{a} - \frac{2}{a^3}\right)\sin(ax)$

(393) $\int x^3\sin(ax)\mathrm{d}x = \left(\frac{3x^2}{a^2} - \frac{6}{a^4}\right)\sin(ax) - \left(\frac{x^3}{a} - \frac{6x}{a^3}\right)\cos(ax)$

(394) $\int x^3\cos(ax)\mathrm{d}x = \left(\frac{3x^2}{a^2} - \frac{6}{a^4}\right)\cos(ax) + \left(\frac{x^3}{a} - \frac{6x}{a^3}\right)\sin(ax)$

(395) $\int x^n\sin(ax)\mathrm{d}x = -\frac{x^n}{a}\cos(ax) + \frac{n}{a}\int x^{n-1}\cos(ax)\mathrm{d}x \qquad (n > 0)$

(396) $\int x^n\cos(ax)\mathrm{d}x = \frac{x^n}{a}\sin(ax) - \frac{n}{a}\int x^{n-1}\sin(ax)\mathrm{d}x \qquad (n > 0)$

(397) $\int \sin(ax)\sin(bx)\mathrm{d}x = \frac{\sin[(a-b)x]}{2(a-b)} - \frac{\sin[(a+b)x]}{2(a+b)} \qquad (|a| \neq |b|)$

(398) $\int \cos(ax)\cos(bx)\mathrm{d}x = \frac{\sin[(a-b)x]}{2(a-b)} + \frac{\sin[(a+b)x]}{2(a+b)} \qquad (|a| \neq |b|)$

(399) $\int \frac{\sin(ax)\mathrm{d}x}{x} = ax - \frac{(ax)^3}{3\cdot 3!} + \frac{(ax)^5}{5\cdot 5!} - \frac{(ax)^7}{7\cdot 7!} + \ldots$

(400) $\int \frac{\cos(ax)\mathrm{d}x}{x} = \ln(ax) - \frac{(ax)^2}{2\cdot 2!} + \frac{(ax)^4}{4\cdot 4!} - \frac{(ax)^6}{6\cdot 6!} + \ldots$

(401) $\int \frac{\sin(ax)\mathrm{d}x}{x^2} = -\frac{\sin(ax)}{x} + a\int \frac{\cos(ax)\mathrm{d}x}{x}$

(402) $\int \frac{\cos(ax)\mathrm{d}x}{x^2} = -\frac{\cos(ax)}{x} - a\int \frac{\sin(ax)\mathrm{d}x}{x}$

(403) $\int \frac{\sin(ax)\mathrm{d}x}{x^n} = -\frac{\sin(ax)}{(n-1)x^{n-1}} + \frac{a}{n-1}\int \frac{\cos(ax)\mathrm{d}x}{x^{n-1}} \qquad (n \neq 1)$

(404) $\int \frac{\cos(ax)\mathrm{d}x}{x^n} = -\frac{\cos(ax)}{(n-1)x^{n-1}} - \frac{a}{n-1}\int \frac{\sin(ax)\mathrm{d}x}{x^{n-1}} \qquad (n \neq 1)$

(405) $\int \frac{\mathrm{d}x}{\sin(ax)} = \int \csc(ax)\mathrm{d}x = \frac{1}{a}\ln\left[\tan\left(\frac{ax}{2}\right)\right] = \frac{1}{a}\ln[\csc(ax) - \cot(ax)]$

(406) $\int \frac{\mathrm{d}x}{\cos(ax)} = \int \sec(ax)\mathrm{d}x = \frac{1}{a}\ln\left[\tan\left(\frac{ax}{2} + \frac{\pi}{4}\right)\right] = \frac{1}{a}\ln[\sec(ax) - \tan(ax)]$

(407) $\int \frac{\mathrm{d}x}{\sin^2(ax)} = -\frac{1}{a}\cot(ax)$

(408) $\int \frac{\mathrm{d}x}{\cos^2(ax)} = \frac{1}{a}\tan(ax)$

(409) $\int \frac{\mathrm{d}x}{\sin^3(ax)} = \frac{1}{2a}\ln\left[\tan\left(\frac{ax}{2}\right)\right] - \frac{\cos(ax)}{2a\sin^2(ax)}$

(410) $\int \frac{\mathrm{d}x}{\cos^3(ax)} = \frac{1}{2a}\ln\left[\tan\left(\frac{\pi}{4} + \frac{ax}{2}\right)\right] + \frac{\sin(ax)}{2a\cos^2(ax)}$

(411) $\int \frac{\mathrm{d}x}{\sin^n(ax)} = -\frac{1}{a(n-1)}\frac{\cos(ax)}{\sin^{n-1}(ax)} + \frac{n-2}{n-1}\int \frac{\mathrm{d}x}{\sin^{n-2}(ax)} \qquad (n > 1)$

(412) $$\int \frac{\mathrm{d}x}{\cos^n(ax)} = \frac{1}{a(n-1)}\frac{\sin(ax)}{\cos^{n-1}(ax)} + \frac{n-2}{n-1}\int \frac{\mathrm{d}x}{\cos^{n-2}(ax)} \quad (n>1)$$

(413) $$\int \frac{x\mathrm{d}x}{\sin(ax)} = \frac{1}{a^2}\left(ax + \frac{(ax)^3}{3\cdot 3!} + \frac{7(ax)^5}{3\cdot 5\cdot 5!} + \frac{31(ax)^7}{3\cdot 7\cdot 7!} + \frac{127(ax)^9}{3\cdot 5\cdot 9!}\right.$$
$$\left. + (-1)^{n+1}\cdot\frac{2(2^{2n-1}-1)}{(2n+1)!}B_{2n}(ax)^{2n+1} + \ldots\right)$$

B_n sind die **Bernoullischen Zahlen** (siehe 5.24 m)).

(414) $$\int \frac{x\mathrm{d}x}{\cos(ax)} = \frac{1}{a^2}\left(\frac{(ax)^2}{2} + \frac{(ax)^4}{4\cdot 2!} + \frac{5(ax)^6}{6\cdot 4!} + \frac{61(ax)^8}{8\cdot 6!} + \frac{1385(ax)^{10}}{10\cdot 8!} + \ldots\right.$$
$$\left. + (-1)^n\cdot\frac{E_{2n}(ax)^{2n+2}}{(2n+2)(2n)!} + \ldots\right)$$

E_n sind die **Eulerschen Zahlen** (siehe 5.34 m)).

(415) $$\int \frac{x\mathrm{d}x}{\sin^2(ax)} = -\frac{x}{a}\cot(ax) + \frac{1}{a^2}\ln[\sin(ax)]$$

(416) $$\int \frac{x\mathrm{d}x}{\cos^2(ax)} = \frac{x}{a}\tan(ax) + \frac{1}{a^2}\ln[\cos(ax)]$$

(417) $$\int \frac{x\mathrm{d}x}{\sin^n(ax)} = -\frac{x\cos(ax)}{(n-1)a\,\sin^{n-1}(ax)} - \frac{1}{(n-1)(n-2)a^2\sin^{n-2}(ax)} + \frac{n-2}{n-1}\int\frac{x\mathrm{d}x}{\sin^{n-2}(ax)} \quad (n>2)$$

(418) $$\int \frac{x\mathrm{d}x}{\cos^n(ax)} = \frac{x\sin(ax)}{(n-1)a\cos^{n-1}(ax)} - \frac{1}{(n-1)(n-2)a^2\cos^{n-2}(ax)} + \frac{n-2}{n-1}\int\frac{x\mathrm{d}x}{\cos^{n-2}(ax)} \quad (n>2)$$

(419) $$\int \frac{\mathrm{d}x}{1+\sin(ax)} = -\frac{1}{a}\tan\left(\frac{\pi}{4} - \frac{ax}{2}\right)$$

(420) $$\int \frac{\mathrm{d}x}{1+\cos(ax)} = \frac{1}{a}\tan\left(\frac{ax}{2}\right)$$

(421) $$\int \frac{\mathrm{d}x}{1-\sin(ax)} = \frac{1}{a}\tan\left(\frac{\pi}{4} + \frac{ax}{2}\right)$$

(422) $$\int \frac{\mathrm{d}x}{1-\cos(ax)} = -\frac{1}{a}\cot\left(\frac{ax}{2}\right)$$

(423) $$\int \frac{x\mathrm{d}x}{1+\sin(ax)} = -\frac{x}{a}\tan\left(\frac{\pi}{4} - \frac{ax}{2}\right) + \frac{2}{a^2}\ln\left[\cos\left(\frac{\pi}{4} - \frac{ax}{2}\right)\right]$$

(424) $$\int \frac{x\mathrm{d}x}{1+\cos(ax)} = \frac{x}{a}\tan\left(\frac{ax}{2}\right) + \frac{2}{a^2}\ln\left[\cos\left(\frac{ax}{2}\right)\right]$$

(425) $$\int \frac{x\mathrm{d}x}{1-\sin(ax)} = \frac{x}{a}\cot\left(\frac{\pi}{4} - \frac{ax}{2}\right) + \frac{2}{a^2}\ln\left[\sin\left(\frac{\pi}{4} - \frac{ax}{2}\right)\right]$$

(426) $$\int \frac{x\mathrm{d}x}{1-\cos(ax)} = -\frac{x}{a}\cot\left(\frac{ax}{2}\right) + \frac{2}{a^2}\ln\left[\sin\left(\frac{ax}{2}\right)\right]$$

(427) $$\int \frac{\mathrm{d}x}{b+c\,\sin(ax)} = \frac{2}{a\sqrt{b^2-c^2}}\arctan\left[\frac{b\,\tan(ax/2)+c}{\sqrt{b^2-c^2}}\right] \quad (b^2>c^2),$$
$$= \frac{1}{a\sqrt{c^2-b^2}}\ln\left[\frac{b\,\tan(ax/2)+c-\sqrt{c^2-b^2}}{b\,\tan(ax/2)+c+\sqrt{c^2-b^2}}\right] \quad (b^2<c^2)$$

(428) $$\int \frac{\mathrm{d}x}{b+c\,\cos(ax)} = \frac{2}{a\sqrt{b^2-c^2}}\arctan\left[\frac{(b-c)\,\tan(ax/2)}{\sqrt{b^2-c^2}}\right] \quad (b^2>c^2),$$
$$= \frac{1}{a\sqrt{c^2-b^2}}\ln\left[\frac{(c-b)\,\tan(ax/2)-\sqrt{c^2-b^2}}{(c-b)\,\tan(ax/2)+\sqrt{c^2-b^2}}\right] \quad (b^2<c^2)$$

(429) $\int \frac{dx}{[1+\sin(ax)]^2} = -\frac{1}{2a}\tan\left(\frac{\pi}{4}-\frac{ax}{2}\right) - \frac{1}{6a}\tan^3\left(\frac{\pi}{4}-\frac{ax}{2}\right)$

(430) $\int \frac{dx}{[1+\cos(ax)]^2} = \frac{1}{2a}\tan\left(\frac{ax}{2}\right) + \frac{1}{6a}\tan^3\left(\frac{ax}{2}\right)$

(431) $\int \frac{dx}{[1-\sin(ax)]^2} = \frac{1}{2a}\cot\left(\frac{\pi}{4}-\frac{ax}{2}\right) + \frac{1}{6a}\cot^3\left(\frac{\pi}{4}-\frac{ax}{2}\right)$

(432) $\int \frac{dx}{[1-\cos(ax)]^2} = -\frac{1}{2a}\cot\left(\frac{ax}{2}\right) - \frac{1}{6a}\cot^3\left(\frac{ax}{2}\right)$

(433) $\int \frac{dx}{\sin(ax)[1\pm\sin(ax)]} = \frac{1}{a}\tan\left(\frac{\pi}{4}\mp\frac{ax}{2}\right) + \frac{1}{a}\ln\left[\tan\left(\frac{ax}{2}\right)\right]$

(434) $\int \frac{dx}{\cos(ax)[1+\cos(ax)]} = \frac{1}{a}\ln\left[\tan\left(\frac{\pi}{4}+\frac{ax}{2}\right)\right] - \frac{1}{a}\tan\left(\frac{ax}{2}\right)$

(435) $\int \frac{dx}{\cos(ax)[1-\cos(ax)]} = \frac{1}{a}\ln\left[\tan\left(\frac{\pi}{4}+\frac{ax}{2}\right)\right] - \frac{1}{a}\cot\left(\frac{ax}{2}\right)$

(436) $\int \frac{dx}{1+\sin^2(ax)} = \frac{1}{2\sqrt{2}a}\arcsin\left[\frac{3\sin^2(ax)-1}{\sin^2(ax)+1}\right]$

(437) $\int \frac{dx}{1+\cos^2(ax)} = \frac{1}{2\sqrt{2}a}\arcsin\left[\frac{1-3\cos^2(ax)}{1+\cos^2(ax)}\right]$

(438) $\int \frac{dx}{1-\sin^2(ax)} = \int \frac{dx}{\cos^2(ax)} = \frac{1}{a}\tan(ax)$

(439) $\int \frac{dx}{1-\cos^2(ax)} = \int \frac{dx}{\sin^2(ax)} = -\frac{1}{a}\cot(ax)$

(440) $\int \frac{\sin(ax)dx}{1\pm\sin(ax)} = \pm x + \frac{1}{a}\tan\left(\frac{\pi}{4}\mp\frac{ax}{2}\right)$

(441) $\int \frac{\cos(ax)dx}{1+\cos(ax)} = x - \frac{1}{a}\tan\left(\frac{ax}{2}\right)$

(442) $\int \frac{\cos(ax)dx}{1-\cos(ax)} = -x - \frac{1}{a}\cot\left(\frac{ax}{2}\right)$

(443) $\int \frac{\sin(ax)dx}{[1+\sin(ax)]^2} = -\frac{1}{2a}\tan\left(\frac{\pi}{4}-\frac{ax}{2}\right) + \frac{1}{6a}\tan^3\left(\frac{\pi}{4}-\frac{ax}{2}\right)$

(444) $\int \frac{\cos(ax)dx}{[1+\cos(ax)]^2} = \frac{1}{2a}\tan\left(\frac{ax}{2}\right) + \frac{1}{6a}\tan^3\left(\frac{ax}{2}\right)$

(445) $\int \frac{\sin(ax)dx}{[1-\sin(ax)]^2} = -\frac{1}{2a}\cot\left(\frac{\pi}{4}-\frac{ax}{2}\right) + \frac{1}{6a}\cot^3\left(\frac{\pi}{4}-\frac{ax}{2}\right)$

(446) $\int \frac{\cos(ax)dx}{[1-\cos(ax)]^2} = \frac{1}{2a}\cot\left(\frac{ax}{2}\right) - \frac{1}{6a}\cot^3\left(\frac{ax}{2}\right)$

(447) $\int \frac{\sin(ax)dx}{b+c\sin(ax)} = \frac{x}{c} - \frac{b}{c}\int \frac{dx}{b+c\sin(ax)} \qquad (c \neq 0)$

(448) $\int \frac{\cos(ax)dx}{b+c\cos(ax)} = \frac{x}{c} - \frac{b}{c}\int \frac{dx}{b+c\cos(ax)} \qquad (c \neq 0)$

(449) $\int \frac{dx}{\sin(ax)[b+c\sin(ax)]} = \frac{1}{ab}\ln\left[\tan\left(\frac{ax}{2}\right)\right] - \frac{c}{b}\int \frac{dx}{b+c\sin(ax)} \qquad (b \neq 0)$

(450) $\int \frac{dx}{\cos(ax)[b+c\cos(ax)]} = \frac{1}{ab}\ln\tan\left(\frac{ax}{2}+\frac{\pi}{4}\right) - \frac{c}{b}\int \frac{dx}{b+c\cos(ax)}$

(451) $\int \frac{dx}{[b+c\sin(ax)]^2} = \frac{c\cos(ax)}{a(b^2-c^2)[b+c\sin(ax)]} + \frac{b}{b^2-c^2}\int \frac{dx}{b+c\sin(ax)}$

(452) $$\int \frac{\mathrm{d}x}{[b+c\cos(ax)]^2} = \frac{c\sin(ax)}{a(c^2-b^2)[b+c\cos(ax)]} + \frac{b}{b^2-c^2}\int \frac{\mathrm{d}x}{b+c\cos(ax)}$$

(453) $$\int \frac{\sin(ax)\mathrm{d}x}{[b+c\sin(ax)]^2} = \frac{b\cos(ax)}{a(c^2-b^2)[b+c\sin(ax)]} + \frac{b}{c^2-b^2}\int \frac{\mathrm{d}x}{b+c\sin(ax)}$$

(454) $$\int \frac{\cos(ax)\mathrm{d}x}{[b+c\cos(ax)]^2} = \frac{b\sin(ax)}{a(b^2-c^2)[b+c\cos(ax)]} - \frac{c}{b^2-c^2}\int \frac{\mathrm{d}x}{b+c\cos(ax)}$$

(455) $$\int \frac{\mathrm{d}x}{b^2+c^2\sin^2(ax)} = \frac{1}{ab\sqrt{b^2+c^2}}\arctan\left[\frac{\sqrt{b^2+c^2}\tan(ax)}{b}\right] \qquad (b>0)$$

(456) $$\int \frac{\mathrm{d}x}{b^2+c^2\cos^2(ax)} = \frac{1}{ab\sqrt{b^2+c^2}}\arctan\left[\frac{b\tan(ax)}{\sqrt{b^2+c^2}}\right] \qquad (b>0)$$

(457) $$\int \frac{\mathrm{d}x}{b^2-c^2\sin^2(ax)} = \frac{1}{ab\sqrt{b^2-c^2}}\arctan\left[\frac{\sqrt{b^2-c^2}\tan(ax)}{b}\right] \quad (b^2>c^2, b>0)$$

$$= \frac{1}{2ab\sqrt{c^2-b^2}}\ln\left[\frac{\sqrt{c^2-b^2}\tan(ax)+b}{\sqrt{c^2-b^2}\tan(ax)-b}\right] \qquad (c^2>b^2, b>0)$$

(458) $$\int \frac{\mathrm{d}x}{b^2-c^2\cos^2(ax)} = \frac{1}{ab\sqrt{b^2-c^2}}\arctan\left[\frac{b\tan(ax)}{\sqrt{b^2-c^2}}\right] \quad (b^2>c^2, b>0)$$

$$= \frac{1}{2ab\sqrt{c^2-b^2}}\ln\left[\frac{b\tan(ax)-\sqrt{c^2-b^2}}{b\tan(ax)+\sqrt{c^2-b^2}}\right] \qquad (c^2>b^2, b>0)$$

Integrale mit Sinus- und Kosinusfunktionen $a \neq 0$

(459) $$\int \sin(ax)\cos(ax)\mathrm{d}x = \frac{\sin^2(ax)}{2a}$$

(460) $$\int \sin(ax)\cos(bx)\mathrm{d}x = -\frac{\cos[(a+b)x]}{2(a+b)} - \frac{\cos[(a-b)x]}{2(a-b)} \qquad (a^2 \neq b^2)$$

(461) $$\int \sin^2(ax)\cos^2(ax)\mathrm{d}x = \frac{x}{8} - \frac{\sin(4ax)}{32a}$$

(462) $$\int \sin^n(ax)\cos(ax)\mathrm{d}x = \frac{1}{a(n+1)}\sin^{n+1}(ax) \qquad (n \neq -1)$$

(463) $$\int \sin(ax)\cos^n(ax)\mathrm{d}x = -\frac{1}{a(n+1)}\cos^{n+1}(ax) \qquad (n \neq -1)$$

(464) $$\int \sin^n(ax)\cos^m(ax)\mathrm{d}x = -\frac{\sin^{n-1}(ax)\cos^{m+1}(ax)}{a(n+m)} + \frac{n-1}{n+m}\int \sin^{n-2}(ax)\cos^m(ax)\mathrm{d}x$$

Erniedrigung der Potenz des Sinus $(n, m > 0)$

$$= \frac{\sin^{n+1}(ax)\cos^{m-1}(ax)}{a(n+m)} + \frac{m-1}{n+m}\int \sin^n(ax)\cos^{m-2}(ax)\mathrm{d}x$$

Erniedrigung der Potenz des Kosinus $(n, m > 0)$

(465) $$\int \frac{\mathrm{d}x}{\sin(ax)\cos(ax)} = \frac{1}{a}\ln|\tan(ax)|$$

(466) $$\int \frac{\mathrm{d}x}{\sin^2(ax)\cos(ax)} = \frac{1}{a}\left[\ln\left[\tan\left(\frac{\pi}{4}+\frac{ax}{2}\right)\right] - \frac{1}{\sin(ax)}\right]$$

(467) $$\int \frac{dx}{\sin(ax)\cos^2(ax)} = \frac{1}{a}\left[\ln\left[\tan\left(\frac{ax}{2}\right)\right] + \frac{1}{\cos(ax)}\right]$$

(468) $$\int \frac{dx}{\sin^3(ax)\cos(ax)} = \frac{1}{a}\left[\ln[\tan(ax)] - \frac{1}{2\sin^2(ax)}\right]$$

(469) $$\int \frac{dx}{\sin(ax)\cos^3(ax)} = \frac{1}{a}\left[\ln[\tan(ax)] + \frac{1}{2\cos^2(ax)}\right]$$

(470) $$\int \frac{dx}{\sin^2(ax)\cos^2(ax)} = -\frac{2}{a}\cot(2ax)$$

(471) $$\int \frac{dx}{\sin^2(ax)\cos^3(ax)} = \frac{1}{a}\left[\frac{\sin(ax)}{2\cos^2(ax)} - \frac{1}{\sin(ax)} + \frac{3}{2}\ln\tan\left(\frac{\pi}{4} + \frac{ax}{2}\right)\right]$$

(472) $$\int \frac{dx}{\sin^3(ax)\cos^2(ax)} = \frac{1}{a}\left[\frac{1}{\cos(ax)} - \frac{\cos(ax)}{2\sin^2(ax)} + \frac{3}{2}\ln\tan(\frac{ax}{2})\right]$$

(473) $$\int \frac{dx}{\sin^n(ax)\cos(ax)} = -\frac{1}{a(n-1)\sin^{n-1}(ax)} + \int \frac{dx}{\sin^{n-2}(ax)\cos(ax)} \qquad (n \neq 1)$$

(474) $$\int \frac{dx}{\sin(ax)\cos^n(ax)} = \frac{1}{a(n-1)\cos^{n-1}(ax)} + \int \frac{dx}{\sin(ax)\cos^{n-2}(ax)} \qquad (n \neq 1)$$

(475) $$\int \frac{dx}{\sin^n(ax)\cos^m(ax)} = \frac{1}{a(n-1)}\frac{1}{\sin^{n-1}(ax)\cos^{m-1}(ax)} + \frac{n+m-2}{n-1}\int \frac{dx}{\sin^{n-2}(ax)\cos^m(ax)}$$

Erniedrigung der Potenz des Sinus $(n > 1, m > 0)$

$$= \frac{1}{a(m-1)}\frac{1}{\sin^{n-1}(ax)\cos^{m-1}(ax)} + \frac{n+m-2}{m-1}\int \frac{dx}{\sin^n(ax)\cos^{m-2}(ax)}$$

Erniedrigung der Potenz des Kosinus $(m > 1, n > 0)$

(476) $$\int \frac{\sin(ax)dx}{\cos^2(ax)} = \frac{1}{a\cos(ax)}$$

(477) $$\int \frac{\sin(ax)dx}{\cos^3(ax)} = \frac{1}{2a\cos^2(ax)} + C_1 = \frac{1}{2a}\tan^2(ax) + C_2$$

(478) $$\int \frac{\sin(ax)dx}{\cos^n(ax)} = \frac{1}{a(n-1)\cos^{n-1}(ax)}$$

(479) $$\int \frac{\cos(ax)dx}{\sin^2(ax)} = -\frac{1}{a\sin(ax)}$$

(480) $$\int \frac{\cos(ax)dx}{\sin^3(ax)} = -\frac{1}{2a\sin^2(ax)} + C_1 = -\frac{\cot^2(ax)}{2a} + C_2$$

(481) $$\int \frac{\cos(ax)dx}{\sin^n(ax)} = -\frac{1}{a(n-1)\sin^{n-1}(ax)}$$

(482) $$\int \frac{\sin^2(ax)dx}{\cos(ax)} = -\frac{1}{a}\sin(ax) + \frac{1}{a}\ln\left[\tan\left(\frac{\pi}{4} + \frac{ax}{2}\right)\right]$$

(483) $$\int \frac{\sin^3(ax)dx}{\cos(ax)} = -\frac{1}{a}\left[\frac{\sin^2(ax)}{2} + \ln[\cos(ax)]\right]$$

(484) $$\int \frac{\sin^n(ax)dx}{\cos(ax)} = -\frac{\sin^{n-1}(ax)}{a(n-1)} + \int \frac{\sin^{n-2}(ax)dx}{\cos(ax)} \qquad (n \neq 1)$$

(485) $$\int \frac{\cos^2(ax)dx}{\sin(ax)} = \frac{1}{a}\left[\cos(ax) + \ln\left[\tan\left(\frac{ax}{2}\right)\right]\right]$$

(486) $$\int \frac{\cos^3(ax)dx}{\sin(ax)} = \frac{1}{a}\left[\frac{\cos^2(ax)}{2} + \ln[\sin(ax)]\right]$$

(487) $$\int \frac{\cos^n(ax)\mathrm{d}x}{\sin(ax)} = \frac{\cos^{n-1}(ax)}{a(n-1)} + \int \frac{\cos^{n-2}(ax)\mathrm{d}x}{\sin(ax)} \qquad (n \neq 1)$$

(488) $$\int \frac{\sin^2(ax)\mathrm{d}x}{\cos^3(ax)} = \frac{1}{a}\left[\frac{\sin(ax)}{2\cos^2(ax)} - \frac{1}{2}\ln\left[\tan\left(\frac{\pi}{4}+\frac{ax}{2}\right)\right]\right]$$

(489) $$\int \frac{\sin^2(ax)\mathrm{d}x}{\cos^n(ax)} = \frac{\sin(ax)}{a(n-1)\cos^{n-1}(ax)} - \frac{1}{n-1}\int \frac{\mathrm{d}x}{\cos^{n-2}(ax)}$$

(490) $$\int \frac{\sin^3(ax)\mathrm{d}x}{\cos^2(ax)} = \frac{1}{a}\left[\cos(ax) + \frac{1}{\cos(ax)}\right]$$

(491) $$\int \frac{\sin^3(ax)\mathrm{d}x}{\cos^n(ax)} = \frac{1}{a}\left[\frac{1}{(n-1)\cos^{n-1}(ax)} - \frac{1}{(n-3)\cos^{n-3}(ax)}\right] \qquad (n \neq 1,\ n \neq 3)$$

(492) $$\int \frac{\sin^n(ax)\mathrm{d}x}{\cos^m(ax)} = \frac{\sin^{n+1}(ax)}{a(m-1)\cos^{m-1}(ax)} - \frac{n-m+2}{m-1}\int \frac{\sin^n(ax)\mathrm{d}x}{\cos^{m-2}(ax)} \qquad (m \neq 1)$$

$$= -\frac{\sin^{n-1}(ax)}{a(n-m)\cos^{m-1}(ax)} + \frac{n-1}{n-m}\int \frac{\sin^{n-2}(ax)\mathrm{d}x}{\cos^m(ax)} \qquad (m \neq n)$$

$$= \frac{\sin^{n-1}(ax)}{a(m-1)\cos^{m-1}(ax)} - \frac{n-1}{m-1}\int \frac{\sin^{n-1}(ax)\mathrm{d}x}{\cos^{m-2}(ax)} \qquad (m \neq 1)$$

(493) $$\int \frac{\cos^2(ax)\mathrm{d}x}{\sin^3(ax)} = -\frac{1}{2a}\left[\frac{\cos(ax)}{\sin^2(ax)} - \ln\left[\tan\left(\frac{ax}{2}\right)\right]\right]$$

(494) $$\int \frac{\cos^2(ax)\mathrm{d}x}{\sin^n(ax)} = -\frac{1}{(n-1)}\left[\frac{\cos(ax)}{a\sin^{n-1}(ax)} + \int \frac{\mathrm{d}x}{\sin^{n-2}(ax)}\right]$$

(495) $$\int \frac{\cos^3(ax)\mathrm{d}x}{\sin^2(ax)} = -\frac{1}{a}\left[\sin(ax) + \frac{1}{\sin(ax)}\right]$$

(496) $$\int \frac{\cos^3(ax)\mathrm{d}x}{\sin^n(ax)} = \frac{1}{a}\left[\frac{1}{(n-3)\sin^{n-3}(ax)} - \frac{1}{(n-1)\sin^{n-1}(ax)}\right] \qquad (n \neq 1, n \neq 3)$$

(497) $$\int \frac{\cos^n(ax)\mathrm{d}x}{\sin^m(ax)} = -\frac{\cos^{n+1}(ax)}{a(m-1)\sin^{m-1}(ax)} - \frac{n-m+2}{m-1}\int \frac{\cos^n(ax)\mathrm{d}x}{\sin^{m-2}(ax)} \qquad (m \neq 1)$$

$$= \frac{\cos^{n-1}(ax)}{a(n-m)\sin^{m-1}(ax)} + \frac{n-1}{n-m}\int \frac{\cos^{n-2}(ax)\mathrm{d}x}{\sin^m(ax)} \qquad (m \neq n)$$

$$= -\frac{\cos^{n-1}(ax)}{a(m-1)\sin^{m-1}(ax)} - \frac{n-1}{m-1}\int \frac{\cos^{n-2}(ax)\mathrm{d}x}{\sin^{m-2}(ax)} \qquad (m \neq 1)$$

(498) $$\int \frac{\mathrm{d}x}{\sin(ax) \pm \cos(ax)} = \frac{1}{a\sqrt{2}}\ln\left[\tan\left(\frac{ax}{2} \pm \frac{\pi}{8}\right)\right]$$

(499) $$\int \frac{\sin(ax)\mathrm{d}x}{\sin(ax) \pm \cos(ax)} = \frac{x}{2} \mp \frac{1}{2a}\ln[\sin(ax) \pm \cos(ax)]$$

(500) $$\int \frac{\cos(ax)\mathrm{d}x}{\sin(ax) \pm \cos(ax)} = \pm\frac{x}{2} + \frac{1}{2a}\ln[\sin(ax) \pm \cos(ax)]$$

(501) $$\int \frac{\mathrm{d}x}{\sin(ax)[1 \pm \cos(ax)]} = \pm\frac{1}{2a[1 \pm \cos(ax)]} + \frac{1}{2a}\ln\left[\tan\left(\frac{ax}{2}\right)\right]$$

(502) $$\int \frac{\mathrm{d}x}{\cos(ax)[1 \pm \sin(ax)]} = \mp\frac{1}{2a[1 \pm \sin(ax)]} + \frac{1}{2a}\ln\left[\tan\left(\frac{\pi}{4} + \frac{ax}{2}\right)\right]$$

(503) $$\int \frac{\sin(ax)\mathrm{d}x}{\cos(ax)[1 \pm \cos(ax)]} = \frac{1}{a}\ln\left[\frac{1 \pm \cos(ax)}{\cos(ax)}\right]$$

(504) $\displaystyle\int \frac{\cos(ax)\mathrm{d}x}{\sin(ax)[1 \pm \sin(ax)]} = -\frac{1}{a}\ln\left[\frac{1 \pm \sin(ax)}{\sin(ax)}\right]$

(505) $\displaystyle\int \frac{\sin(ax)\mathrm{d}x}{\cos(ax)[1 \pm \sin(ax)]} = \frac{1}{2a[1 \pm \sin(ax)]} \pm \frac{1}{2a}\ln\left[\tan\left(\frac{\pi}{4} + \frac{ax}{2}\right)\right]$

(506) $\displaystyle\int \frac{\cos(ax)\mathrm{d}x}{\sin(ax)[1 \pm \cos(ax)]} = -\frac{1}{2a[1 \pm \cos(ax)]} \pm \frac{1}{2a}\ln\left[\tan\left(\frac{ax}{2}\right)\right]$

(507) $\displaystyle\int \frac{\mathrm{d}x}{1 + \cos(ax) \pm \sin(ax)} = \pm\frac{1}{a}\ln\left[1 \pm \tan\left(\frac{ax}{2}\right)\right]$

(508) $\displaystyle\int \frac{\mathrm{d}x}{b\,\sin(ax) + c\,\cos(ax)} = \frac{1}{a\sqrt{b^2 + c^2}}\ln\,\tan\left(\frac{ax + \theta}{2}\right)$

mit $\displaystyle\sin\theta = \frac{c}{\sqrt{b^2 + c^2}}$ und $\displaystyle\tan\theta = \frac{c}{b}$

(509) $\displaystyle\int \frac{\sin(ax)\mathrm{d}x}{b + c\,\cos(ax)} = -\frac{1}{ac}\ln[b + c\,\cos(ax)]$

(510) $\displaystyle\int \frac{\cos(ax)\mathrm{d}x}{b + c\,\sin(ax)} = \frac{1}{ac}\ln[b + c\,\sin(ax)]$

(511) $\displaystyle\int \frac{\mathrm{d}x}{b + c\,\cos(ax) + f\,\sin(ax)} = \int \frac{\mathrm{d}(x + \theta/a)}{b + \sqrt{c^2 + f^2}\,\sin(ax + \theta)},$

mit $\displaystyle\sin(\theta) = \frac{c}{\sqrt{c^2 + f^2}},\quad \tan(\theta) = \frac{c}{f}$

(512) $\displaystyle\int \frac{\mathrm{d}x}{b^2\cos^2(ax) + c^2\sin^2(ax)} = \frac{1}{abc}\arctan\left[\frac{c}{b}\tan(ax)\right]$

(513) $\displaystyle\int \frac{\mathrm{d}x}{b^2\cos^2(ax) - c^2\sin^2(ax)} = \frac{1}{2abc}\ln\left[\frac{c\,\tan(ax) + b}{c\,\tan(ax) - b}\right]$

Integrale mit Tangens- oder Kotangensfunktionen $a \neq 0$

(514) $\displaystyle\int \tan(ax)\mathrm{d}x = -\frac{\ln[\cos(ax)]}{a}$

(515) $\displaystyle\int \cot(ax)\mathrm{d}x = \frac{\ln[\sin(ax)]}{a}$

(516) $\displaystyle\int \tan^2(ax)\mathrm{d}x = \frac{\tan(ax)}{a} - x$

(517) $\displaystyle\int \cot^2(ax)\mathrm{d}x = -\frac{\cot(ax)}{a} - x$

(518) $\displaystyle\int \tan^3(ax)\mathrm{d}x = \frac{1}{2a}\tan^2(ax) + \frac{1}{a}\ln[\cos(ax)]$

(519) $\displaystyle\int \cot^3(ax)\mathrm{d}x = -\frac{1}{2a}\cot^2(ax) - \frac{1}{a}\ln[\sin(ax)]$

(520) $\displaystyle\int \tan^n(ax)\mathrm{d}x = \frac{1}{a(n-1)}\tan^{n-1}(ax) - \int \tan^{n-2}(ax)\mathrm{d}x$

(521) $\displaystyle\int \cot^n(ax)\mathrm{d}x = -\frac{1}{a(n-1)}\cot^{n-1}(ax) - \int \cot^{n-2}(ax)\mathrm{d}x \quad (n \neq 1)$

(522) $\int x\tan(ax)\mathrm{d}x = \frac{ax^3}{3}+\frac{a^3x^5}{15}+\frac{2a^5x^7}{105}+\frac{17a^7x^9}{2835}+\ldots+(-1)^{n+1}\cdot\frac{2^{2n}(2^{2n}-1)B_{2n}a^{2n-1}x^{2n+1}}{(2n+1)!}+\ldots$

B_n sind die **Bernoullischen Zahlen**.

(523) $\int x\cot(ax)\mathrm{d}x = \frac{x}{a}-\frac{ax^3}{9}-\frac{a^3x^5}{225}-\ldots+(-1)^n\cdot\frac{2^{2n}B_{2n}a^{2n-1}x^{2n+1}}{(2n+1)!}+\ldots$

(524) $\int \frac{\tan(ax)\mathrm{d}x}{x} = ax+\frac{(ax)^3}{9}+\frac{2(ax)^5}{75}+\frac{17(ax)^7}{2205}+\ldots+(-1)^{n+1}\cdot\frac{2^{2n}(2^{2n}-1)B_{2n}(ax)^{2n-1}}{(2n-1)(2n)!}+\ldots$

(525) $\int \frac{\cot(ax)\mathrm{d}x}{x} = -\frac{1}{ax}-\frac{ax}{3}-\frac{(ax)^3}{135}-\frac{2(ax)^5}{4725}-\ldots+(-1)^n\cdot\frac{2^{2n}B_{2n}(ax)^{2n-1}}{(2n-1)(2n)!}+\ldots$

(526) $\int \frac{\tan^n(ax)\mathrm{d}x}{\cos^2(ax)} = \frac{1}{a(n+1)}\tan^{n+1}(ax) \qquad (n\neq -1)$

(527) $\int \frac{\cot^n(ax)\mathrm{d}x}{\sin^2(ax)} = -\frac{1}{a(n+1)}\cot^{n+1}(ax) \qquad (n\neq -1)$

(528) $\int \frac{\mathrm{d}x}{\tan(ax)\pm 1} = \pm\frac{x}{2}+\frac{1}{2a}\ln[\sin(ax)\pm\cos(ax)]$

(529) $\int \frac{\tan(ax)\mathrm{d}x}{\tan(ax)\pm 1} = \frac{x}{2}\mp\frac{1}{2a}\ln[\sin(ax)\pm\cos(ax)]$

(530) $\int \frac{\mathrm{d}x}{1\pm\cot(ax)} = \int \frac{\tan(ax)\mathrm{d}x}{\tan(ax)\pm 1}$

Integrale mit inversen trigonometrischen Funktionen $a\neq 0$

(531) $\int \arcsin\left(\frac{x}{a}\right)\mathrm{d}x = x\arcsin\left(\frac{x}{a}\right)+\sqrt{a^2-x^2}$

(532) $\int \arccos\left(\frac{x}{a}\right)\mathrm{d}x = x\arccos\left(\frac{x}{a}\right)-\sqrt{a^2-x^2}$

(533) $\int \arctan\left(\frac{x}{a}\right)\mathrm{d}x = x\arctan\left(\frac{x}{a}\right)-\frac{a}{2}\ln(a^2+x^2)$

(534) $\int \operatorname{arccot}\left(\frac{x}{a}\right)\mathrm{d}x = x\operatorname{arccot}\left(\frac{x}{a}\right)+\frac{a}{2}\ln(a^2+x^2)$

(535) $\int x\arcsin\left(\frac{x}{a}\right)\mathrm{d}x = \left(\frac{x^2}{2}-\frac{a^2}{4}\right)\arcsin\left(\frac{x}{a}\right)+\frac{x}{4}\sqrt{a^2-x^2}$

(536) $\int x\arccos\left(\frac{x}{a}\right)\mathrm{d}x = \left(\frac{x^2}{2}-\frac{a^2}{4}\right)\arccos\left(\frac{x}{a}\right)-\frac{x}{4}\sqrt{a^2-x^2}$

(537) $\int x\arctan\left(\frac{x}{a}\right)\mathrm{d}x = \frac{1}{2}(x^2+a^2)\arctan\left(\frac{x}{a}\right)-\frac{ax}{2}$

(538) $\int x\operatorname{arccot}\left(\frac{x}{a}\right)\mathrm{d}x = \frac{1}{2}(x^2+a^2)\operatorname{arccot}\left(\frac{x}{a}\right)+\frac{ax}{2}$

(539) $\int x^2\arcsin\left(\frac{x}{a}\right)\mathrm{d}x = \frac{x^3}{3}\arcsin\left(\frac{x}{a}\right)+\frac{1}{9}(x^2+2a^2)\sqrt{a^2-x^2}$

(540) $\int x^2\arccos\left(\frac{x}{a}\right)\mathrm{d}x = \frac{x^3}{3}\arccos\left(\frac{x}{a}\right)-\frac{1}{9}(x^2+2a^2)\sqrt{a^2-x^2}$

(541) $\int x^2\arctan\left(\frac{x}{a}\right)\mathrm{d}x = \frac{x^3}{3}\arctan\left(\frac{x}{a}\right)-\frac{ax^2}{6}+\frac{a^3}{6}\ln(a^2+x^2)$

(542) $\int x^2\operatorname{arccot}\left(\frac{x}{a}\right)\mathrm{d}x = \frac{x^3}{3}\operatorname{arccot}\left(\frac{x}{a}\right)+\frac{ax^2}{6}-\frac{a^3}{6}\ln(a^2+x^2)$

(543) $$\int x^n \arctan\left(\frac{x}{a}\right) \mathrm{d}x = \frac{x^{n+1}}{n+1}\arctan\left(\frac{x}{a}\right) - \frac{a}{n+1}\int \frac{x^{n+1}}{a^2+x^2}\mathrm{d}x \qquad (n \neq -1)$$

(544) $$\int x^n \operatorname{arccot}\left(\frac{x}{a}\right) \mathrm{d}x = \frac{x^{n+1}}{n+1}\operatorname{arccot}\left(\frac{x}{a}\right) + \frac{a}{n+1}\int \frac{x^{n+1}}{a^2+x^2}\mathrm{d}x \qquad (n \neq -1)$$

(545) $$\int \frac{\arcsin\left(\frac{x}{a}\right)\mathrm{d}x}{x} = \frac{x}{a} + \frac{1}{2\cdot 3\cdot 3}\frac{x^3}{a^3} + \frac{1\cdot 3}{2\cdot 4\cdot 5\cdot 5}\frac{x^5}{a^5} + \frac{1\cdot 3\cdot 5}{2\cdot 4\cdot 6\cdot 7\cdot 7}\frac{x^7}{a^7} + \ldots$$

(546) $$\int \frac{\arccos\left(\frac{x}{a}\right)\mathrm{d}x}{x} = \frac{\pi}{2}\ln(x) - \frac{x}{a} - \frac{1}{2\cdot 3\cdot 3}\frac{x^3}{a^3} - \frac{1\cdot 3}{2\cdot 4\cdot 5\cdot 5}\frac{x^5}{a^5} - \frac{1\cdot 3\cdot 5}{2\cdot 4\cdot 6\cdot 7\cdot 7}\frac{x^7}{a^7} - \ldots$$

(547) $$\int \frac{\arctan\left(\frac{x}{a}\right)\mathrm{d}x}{x} = \frac{x}{a} - \frac{x^3}{3^2a^3} + \frac{x^5}{5^2a^5} - \frac{x^7}{7^2a^7} + \ldots \qquad (|x| < |a|)$$

(548) $$\int \frac{\operatorname{arccot}\left(\frac{x}{a}\right)\mathrm{d}x}{x} = \frac{\pi}{2}\ln(x) - \frac{x}{a} + \frac{x^3}{3^2a^3} - \frac{x^5}{5^2a^5} + \frac{x^7}{7^2a^7} - \ldots$$

(549) $$\int \frac{\arcsin\left(\frac{x}{a}\right)\mathrm{d}x}{x^2} = -\frac{1}{x}\arcsin\left(\frac{x}{a}\right) - \frac{1}{a}\ln\left(\frac{a+\sqrt{a^2-x^2}}{x}\right)$$

(550) $$\int \frac{\arccos\left(\frac{x}{a}\right)\mathrm{d}x}{x^2} = -\frac{1}{x}\arccos\left(\frac{x}{a}\right) + \frac{1}{a}\ln\left(\frac{a+\sqrt{a^2-x^2}}{x}\right)$$

(551) $$\int \frac{\arctan\left(\frac{x}{a}\right)\mathrm{d}x}{x^2} = -\frac{1}{x}\arctan\left(\frac{x}{a}\right) - \frac{2}{a}\ln\left(\frac{a^2+x^2}{x^2}\right)$$

(552) $$\int \frac{\operatorname{arccot}\left(\frac{x}{a}\right)\mathrm{d}x}{x^2} = -\frac{1}{x}\operatorname{arccot}\left(\frac{x}{a}\right) + \frac{1}{2a}\ln\left(\frac{a^2+x^2}{x^2}\right)$$

(553) $$\int \frac{\arctan\left(\frac{x}{a}\right)\mathrm{d}x}{x^n} = -\frac{1}{(n-1)x^{n-1}}\arctan\left(\frac{x}{a}\right) + \frac{a}{n-1}\int \frac{\mathrm{d}x}{x^{n-1}(a^2+x^2)} \qquad (n \neq 1)$$

(554) $$\int \frac{\operatorname{arccot}\left(\frac{x}{a}\right)\mathrm{d}x}{x^n} = -\frac{1}{(n-1)x^{n-1}}\operatorname{arccot}\left(\frac{x}{a}\right) - \frac{a}{n-1}\int \frac{\mathrm{d}x}{x^{n-1}(a^2+x^2)} \qquad (n \neq 1)$$

25.4 Bestimmte Integrale

Bestimmte Integrale mit algebraischen Funktionen

(555) $$\int_1^\infty \frac{\mathrm{d}x}{x^a} = \frac{1}{a-1} \qquad (a > 1)$$

(556) $$\int_0^1 x^a(1-x)^\beta\,\mathrm{d}x = 2\int_0^1 x^{2\alpha+1}(1-x^2)^\beta\,\mathrm{d}x = \frac{\Gamma(\alpha+1)\Gamma(\beta+1)}{\Gamma(\alpha+\beta+2)}$$

(557) $$\int_0^\infty \frac{\mathrm{d}x}{(1+x)x^a} = \frac{\pi}{\sin(a\pi)} \qquad (a < 1)$$

(558) $$\int_0^\infty \frac{\mathrm{d}x}{(1-x)x^a} = -\pi\cot(a\pi) \qquad (a < 1)$$

(559) $$\int_0^\infty \frac{x^{a-1}}{1+x^b}\mathrm{d}x = \frac{\pi}{b\sin(a\pi/b)} \qquad (0 < a < b)$$

(560) $\int_0^1 \frac{dx}{\sqrt{1-x^a}} = \frac{\sqrt{\pi}\Gamma(1/a)}{a\Gamma(2+a/2a)}$

(561) $\int_0^1 \frac{dx}{1+2x\cos(a)+x^2} = \frac{a}{2\sin(a)} \qquad \left(0<a<\frac{\pi}{2}\right)$

(562) $\int_0^\infty \frac{dx}{1+2x\cos(a)+x^2} = \frac{a}{\sin(a)} \qquad \left(0<a<\frac{\pi}{2}\right)$

Bestimmte Integrale mit Exponentialfunktionen

(563) $\int_0^\infty e^{-ax}dx = \frac{1}{a} \qquad (a>0)$

(564) $\int_0^\infty x^n e^{-ax}dx = \frac{\Gamma(n+1)}{a^{n+1}} \qquad (a>0, n>-1)$

Bei ganzzahligem $n > 0$ ist dieses Integral gleich $\frac{n!}{a^{n+1}}$. $\Gamma(n)$ bezeichnet die Gammafunktion.

(565) $\int_0^\infty e^{-a^2x^2}dx = \frac{\sqrt{\pi}}{2a} \qquad (a>0)$

(566) $\int_0^\infty x\,e^{-x^2}dx = \frac{1}{2}$

(567) $\int_0^\infty x^2 e^{-a^2x^2}dx = \frac{\sqrt{\pi}}{4a^3} \qquad (a>0)$

(568) $\int_0^\infty x^{2n} e^{-ax^2}dx = \frac{1\cdot 3\cdot 5\cdots(2n-1)}{2^{n+1}a^n}\sqrt{\frac{\pi}{a}}$

(569) $\int_0^\infty x^{2n+1} e^{-ax^2}dx = \frac{n!}{2a^{n+1}} \qquad (a>0,\ n>-1)$

(570) $\int_0^\infty x^n e^{-ax^2}dx = \frac{\Gamma[(n+1)/2]}{2a^{(n+1)/2}} \qquad (a>0,\ n>-1)$

(571) $\int_0^\infty e^{\left(-x^2-\frac{a^2}{x^2}\right)}dx = \frac{e^{-2a}\sqrt{\pi}}{2}$

(572) $\int_0^\infty e^{-ax}\sqrt{x}dx = \frac{1}{2a}\sqrt{\frac{\pi}{a}}$

(573) $\int_0^\infty \frac{e^{-ax}}{\sqrt{x}}dx = \sqrt{\frac{\pi}{a}}$

(574) $\int_0^\infty e^{-a^2x^2}\cos(bx)dx = \frac{\sqrt{\pi}}{2a}\cdot e^{-b^2/4a^2} \qquad (a>0)$

(575) $\int_0^\infty \frac{x dx}{e^x-1} = \frac{\pi^2}{6}$

(576) $\int_0^\infty \frac{x dx}{e^x+1} = \frac{\pi^2}{12}$

(577) $\int_0^\infty e^{-ax}\cos(mx)dx = \frac{a}{a^2+m^2} \qquad (a>0)$

(578) $\int_0^\infty e^{-ax}\sin(mx)dx = \frac{m}{a^2+m^2} \qquad (a>0)$

(579) $\int_0^\infty xe^{-ax}\sin(bx)dx = \frac{2ab}{(a^2+b^2)^2} \qquad (a>0)$

(580) $\int_0^\infty x\mathrm{e}^{-ax}\cos(bx)\mathrm{d}x = \frac{a^2-b^2}{(a^2+b^2)^2} \qquad (a>0)$

(581) $\int_0^\infty \frac{\mathrm{e}^{-ax}\sin(ax)}{x}\mathrm{d}x = \operatorname{arccot}(a) = \arctan\left(\frac{1}{a}\right) \qquad (a>0)$

(582) $\int_0^\infty \mathrm{e}^{-x}\ln(x)\mathrm{d}x = -C \approx -0{,}57721566$

C ist die Eulersche Konstante (siehe 15.3).

Bestimmte Integrale mit logarithmischen Funktionen

(583) $\int_0^1 [\ln(x)]^n\mathrm{d}x = (-1)^n n!$

(584) $\int_0^1 \left[\ln\left(\frac{1}{x}\right)\right]^{\frac{1}{2}}\mathrm{d}x = \frac{\sqrt{\pi}}{2}$

(585) $\int_0^1 \left[\ln\left(\frac{1}{x}\right)\right]^{-\frac{1}{2}}\mathrm{d}x = \sqrt{\pi}$

(586) $\int_0^1 \left[\ln\left(\frac{1}{x}\right)\right]^{a}\mathrm{d}x = \Gamma(a+1) \quad (-1<a<\infty) \qquad (=a!,\ \text{falls}\, a\in\mathbb{N})$

(587) $\int_0^1 x\ln(1-x)\mathrm{d}x = -\frac{3}{4}$

(588) $\int_0^1 x\ln(1+x)\mathrm{d}x = \frac{1}{4}$

(589) $\int_0^1 \ln[\ln(x)]\mathrm{d}x = -C = -0{,}57721566$, C ist die Eulersche Konstante (siehe 15.3)

(590) $\int_0^1 \frac{\ln(x)}{x-1}\mathrm{d}x = \frac{\pi^2}{6}$

(591) $\int_0^1 \frac{\ln(x)}{x+1}\mathrm{d}x = -\frac{\pi^2}{12}$

(592) $\int_0^1 \frac{\ln(x)}{x^2-1}\mathrm{d}x = \frac{\pi^2}{8}$

(593) $\int_0^1 \ln\left(\frac{1+x}{1-x}\right)\frac{\mathrm{d}x}{x} = \frac{\pi^2}{4}$

(594) $\int_0^1 \frac{\ln(x)\mathrm{d}x}{\sqrt{1-x^2}} = -\frac{\pi}{2}\ln(2)$

(595) $\int_0^1 \frac{\ln(1+x)}{x^2+1}\mathrm{d}x = \frac{\pi}{8}\ln(2)$

(596) $\int_0^{\pi/2} \ln[\sin(x)]\mathrm{d}x = \int_0^{\pi/2} \ln[\cos(x)]\mathrm{d}x = -\frac{\pi}{2}\ln(2)$

(597) $\int_0^{\pi} x\ln[\sin(x)]\mathrm{d}x = -\frac{\pi^2\ln(2)}{2}$

(598) $\int_0^{\pi/2} \sin(x)\ln[\sin(x)]\mathrm{d}x = \ln(2)-1$

(599) $\int_0^{\pi} \ln[a\pm b\cos(x)]\mathrm{d}x = \pi\ln\left(\frac{a+\sqrt{a^2-b^2}}{2}\right) \qquad (a\geq b)$

(600) $$\int_0^{\pi} \ln[a^2 - 2ab\cos(x) + b^2]\mathrm{d}x = 2\pi\ln(a) \qquad (a \geq b > 0)$$
$$= 2\pi\ln(b) \qquad (b \geq a > 0)$$

(601) $$\int_0^{\pi/2} \ln[\tan(x)]\mathrm{d}x = 0$$

(602) $$\int_0^{\pi/4} \ln[1 + \tan(x)]\mathrm{d}x = \frac{\pi}{8}\ln(2)$$

Bestimmte Integrale mit trigonometrischen Funktionen

(603) $$\int_0^{\pi/2} \sin^{2\alpha+1}(x)\cos^{2\beta+1}(x)\mathrm{d}x = \frac{\Gamma(\alpha+1)\Gamma(\beta+1)}{2\Gamma(\alpha+\beta+2)}$$
$$= \frac{1}{2}B(\alpha+1, \beta+1) \quad (\alpha, \beta > -1)$$
$$= \frac{\alpha!\beta!}{2(\alpha+\beta+1)!} \quad \text{(bei ganzzahligen positiven } \alpha, \beta\text{)}$$

$B(x,y) = \frac{\Gamma(x)\cdot\Gamma(y)}{\Gamma(x+y)}$ ist die Betafunktion oder das Eulersche Integral erster Gattung, $\Gamma(x)$ die Gammafunktion oder das Eulersche Integral zweiter Gattung.
Diese Formel gilt für $\alpha, \beta > -1$; man verwendet sie zur Bestimmung von

$$\int_0^{\pi/2} \sqrt{\sin(x)}\mathrm{d}x, \qquad \int_0^{\pi/2} \sqrt[3]{\sin(x)}\mathrm{d}x, \qquad \int_0^{\pi/2} \frac{\mathrm{d}x}{\sqrt[3]{\cos(x)}} \qquad \text{usw.}$$

(604) $$\int_0^{\infty} \frac{\sin(ax)}{x}\mathrm{d}x = \frac{\pi}{2}, \quad \text{falls } a > 0$$
$$= 0, \quad \text{falls } a = 0$$
$$= -\frac{\pi}{2}, \quad \text{falls } a < 0$$

(605) $$\int_0^{\alpha} \frac{\cos(ax)\mathrm{d}x}{x} = \infty \qquad (\alpha \text{ beliebig})$$

(606) $$\int_0^{\infty} \frac{\tan(ax)\mathrm{d}x}{x} = \frac{\pi}{2}, \quad \text{falls } a > 0$$
$$= -\frac{\pi}{2}, \quad \text{falls } a < 0$$

(607) $$\int_0^{\pi} \sin^2(ax)\mathrm{d}x = \int_0^{\pi} \cos^2(ax)\mathrm{d}x = \frac{\pi}{2}$$

(608) $$\int_0^{\pi} \sin(ax)\sin(bx)\mathrm{d}x = \int_0^{\pi} \cos(ax)\cos(bx)\mathrm{d}x = 0 \qquad (a \neq b)$$

(609) $$\int_0^{\infty} \frac{\cos(ax) - \cos(bx)}{x}\mathrm{d}x = \ln\left(\frac{b}{a}\right)$$

(610) $$\int_0^{\infty} \frac{\sin(x)\cos(ax)}{x}\mathrm{d}x = \frac{\pi}{2} \quad (|a| < 1)$$
$$= \frac{\pi}{4} \quad (|a| = 1)$$
$$= 0 \quad (|a| > 1)$$

(611) $\int_0^{\infty} \frac{\sin(x)}{\sqrt{x}} dx = \int_0^{\infty} \frac{\cos(x)}{\sqrt{x}} dx = \sqrt{\frac{\pi}{2}}$

(612) $\int_0^{\infty} \frac{x \sin(bx)}{a^2 + x^2} dx = \pm \frac{\pi}{2} e^{-|ab|}$

Das Vorzeichen stimmt mit dem Vorzeichen von b überein.

(613) $\int_0^{\infty} \frac{\cos(ax)}{1 + x^2} dx = \frac{\pi}{2} e^{-|a|}$

(614) $\int_0^{\infty} \frac{\sin^2(ax)}{x^2} dx = \frac{\pi}{2} |a|$

(615) $\int_{-\infty}^{+\infty} \sin(x^2) dx = \int_{-\infty}^{+\infty} \cos(x^2) dx = \sqrt{\frac{\pi}{2}}$

(616) $\int_0^{\pi/2} \frac{dx}{1 + a \cos(x)} = -\frac{\ln\left(a - \sqrt{a^2 - 1}\right)}{\sqrt{a^2 - 1}} = \frac{\arccos(a)}{\sqrt{1 - a^2}} \qquad (a > -1)$

(617) $\int_0^{\pi} \frac{dx}{a + b \cos(x)} = \frac{\pi}{\sqrt{a^2 - b^2}} \qquad (a > b \geq 0)$

(618) $\int_0^{2\pi} \frac{dx}{1 + a \cos(x)} = \frac{2\pi}{\sqrt{1 - a^2}} \qquad (a^2 < 1)$

(619) $\int_0^{\pi/2} \frac{\sin(x) dx}{\sqrt{1 - k^2 \sin^2(x)}} = \frac{1}{2k} \ln\left(\frac{1 + k}{1 - k}\right) \qquad (|k| < 1)$

(620) $\int_0^{\pi/2} \frac{\cos(x) dx}{\sqrt{1 - k^2 \sin^2(x)}} = \frac{1}{k} \arcsin(k) \qquad (|k| < 1)$

(621) $\int_0^{\pi/2} \frac{\sin^2(x) dx}{\sqrt{1 - k^2 \sin^2(x)}} = \frac{1}{k^2}(K - E) \qquad (|k| < 1)$

E und K sind vollständige elliptische Integrale: $E = E(k, \frac{\pi}{2}), K = F(k, \frac{\pi}{2})$.

(622) $\int_0^{\pi/2} \frac{\cos^2(x) dx}{\sqrt{1 - k^2 \sin^2(x)}} = \frac{1}{k^2} E - (1 - k^2) E \qquad (|k| < 1)$

(623) $\int_0^{\pi} \frac{\cos(ax) dx}{1 - 2b \cos(x) + b^2} = \frac{\pi b^a}{1 - b^2} \qquad$ (bei ganzzahligem $a \geq 0, |b| < 1$)

Sachwortverzeichnis

Mathematische Zeichen (nach DIN 1302)

$=$	gleich	$\{a,b,c\}$	Menge mit Elementen
$\neq$	ungleich	$\in$	Element von
$<$	kleiner als	$\notin$	nicht Element von
$\leq$	kleiner oder gleich	$\subset$	Teilmenge von
$>$	größer als	$\mathbb{N}$	Menge der natürlichen Zahlen
$\geq$	größer oder gleich	$\mathbb{Z}$	Menge der ganzen Zahlen
$\approx$	ungefähr gleich	$\mathbb{Q}$	Menge der rationalen Zahlen
$\sim$	proportional, ähnlich	$\mathbb{R}$	Menge der reellen Zahlen
$\cong$	kongruent	$\mathbb{C}$	Menge der komplexen Zahlen
$\widehat{=}$	entspricht	(a,b)	geordnetes Paar
$\equiv$	identisch gleich	$\overline{AB}$	Strecke AB
$\parallel$	parallel	$[a;b]$	geschlossenes Intervall
$\perp$	senkrecht auf	Δx	Differenz zweier x-Werte
$\wedge$	logisches UND	$\mathrm{d}x$	Differential $\lim\limits_{\Delta x \to 0}$
$\vee$	logisches ODER	$\frac{\mathrm{d}y}{\mathrm{d}x}$	Differentialquotient
$\Longrightarrow$	aus … folgt		
$\Longleftrightarrow$	äquivalent zu	$f'(x)$	erste Ableitung
lim	Grenzwert	$f''(x)$	zweite Ableitung
$\rightarrow$	geht gegen, ordnet zu	$\frac{\partial f}{\partial x}$	partielle Ableitung
$\ldots$	und so weiter bis		
∞	unendlich	∇	Nabla-Operator
j oder i	imaginäre Einheit	$\int \ldots \mathrm{d}x$	unbestimmtes Integral
%	Prozent	$\int_a^b \ldots \mathrm{d}x$	bestimmtes Integral

Funktionen und Rechenvorschriften

$n!$	n Fakultät	$\log_a(x)$	Logarithmus zur Basis a
$\sum x_i$	Summe aller x_i	$\ln(x)$	natürlicher Logarithmus
$\prod x_i$	Produkt aller x_i	$\lg(x)$	dekadischer Logarithmus
$\|x\|$	Betrag von x	$\exp(x)$	Exponentialfunktion
$\mathrm{arc}(z)$	Bogen von z	$\mathrm{erf}(x)$	Fehlerfunktion
z^*	konjugiert komplexe Zahl von z	$\mathrm{erfc}(x)$	konjugierte Fehlerfkt. $1-\mathrm{erf}(x)$
$[x]$	Gaußklammer	$\sin(x)$	Sinus
$\mathrm{int}(x)$	Gaußklammer	$\cos(x)$	Kosinus
$\mathrm{frac}(x)$	Restfunktion	$\tan(x)$	Tangens
$\mathrm{sgn}(x)$	Vorzeichen	$\cot(x)$	Kotangens
$\max(a,b,c)$	größtes Argument	$\arcsin(x)$	Arkus-Sinus, usw.
$\min(a,b,c)$	kleinstes Argument	$\sinh(x)$	Sinus hyperbolicus, usw.
$\sqrt{x}$	Quadratwurzel	$\mathrm{Arsinh}\,(x)$	Area-Sinus hyperbolicus, usw.
$\sqrt[n]{x}$	n-te Wurzel	$\|\mathbf{A}\|$, $\det \mathbf{A}$	Determinante einer Matrix

Zahlen und Naturkonstanten (SI-Einheiten)

$\pi = 3{,}141\,5927\ldots$	Kreiskonstante	$\mathrm{e} = 2{,}718\,2818\ldots$	Eulersche Zahl
$C = 0{,}577\,216\ldots$	Eulersche Konstante	$g = 9{,}80665\ \frac{\mathrm{m}}{\mathrm{s}^2}$	Normfallbeschl.
$\varepsilon_0 = 8{,}8542 \cdot 10^{-12}\ \frac{\mathrm{A \cdot s}}{\mathrm{V \cdot m}}$	Dielektrizitätskonstante	$\mu_0 = 1{,}2566 \cdot 10^{-6}\ \frac{\mathrm{V \cdot s}}{\mathrm{A \cdot m}}$	Permeabilität

Griechische Buchstaben

α	A	Alpha	ζ	Z	Zeta	λ	Λ	Lambda	π	Π	Pi	φ, ϕ	Φ	Phi
β	B	Beta	η	H	Eta	μ	M	My	ρ, ϱ	P	Rho	χ	X	Chi
γ	Γ	Gamma	ϑ, θ	Θ	Theta	ν	N	Ny	σ	Σ	Sigma	ψ	Ψ	Psi
δ	Δ	Delta	ι	I	Jota	ξ	Ξ	Xi	τ	T	Tau	ω	Ω	Omega
ε, ϵ	E	Epsilon	κ	K	Kappa	o	O	Omikron	υ	Υ	Ypsilon			

Quadratische Funktionen, Potenzen, Wurzeln

$x^2+px+q=0 \quad x_{1/2}=-\frac{p}{2}\pm\sqrt{\frac{p^2}{4}-q},$ $\qquad ax^2+bx+c=0 \quad x_{1/2}=-\frac{b}{2a}\pm\sqrt{\frac{b^2}{4a^2}-\frac{c}{a}}$

$(x\pm y)^2=x^2\pm 2xy+y^2,$ $\qquad x^2-y^2=(x+y)(x-y)$

$(x\pm y)^3=x^3\pm 3x^2y+3xy^2\pm y^3,$ $\qquad x^n\cdot y^m=(x\cdot y)^n\cdot y^{m-n}=x^{n-m}\cdot(x\cdot y)^m$

$(x\pm y)^n=\sum_{k=0}^{n}\binom{n}{k}(\pm 1)^k x^{n-k}y^k$ $\qquad \binom{n}{k}=\frac{n!}{(n-k)!k!} \qquad (x^n)^m=x^{m\cdot n}$

$\sqrt[n]{x}=x^{1/n}, \quad \sqrt[n]{\sqrt[m]{x}}=\sqrt[n\cdot m]{x}, \quad \sqrt[n]{x}\cdot\sqrt[m]{x}=\sqrt[n\cdot m]{x^{n+m}}, \quad \sqrt{x^2}=|x|, \quad \sqrt{-1}=\mathrm{j}$

Exponentialfunktionen – Formeln für e^x (außer $\mathrm{e}^{\mathrm{j}x}$) gelten auch für a^x

$a^x=\mathrm{e}^{x\ln(a)}, \quad (\mathrm{e}^x)^y=\mathrm{e}^{xy}, \quad \mathrm{e}^{x+y}=\mathrm{e}^x\cdot\mathrm{e}^y, \quad \mathrm{e}^{x-y}=\frac{\mathrm{e}^x}{\mathrm{e}^y}, \quad \mathrm{e}^{\mathrm{j}x}=\cos(x)+\mathrm{j}\sin(x)$

Logarithmen $\log(x)$ steht für $\ln(x)$, $\lg(x)$, $\log_a(x)$

$\log_a(x)=\frac{\ln(x)}{\ln(a)}=\frac{\lg(x)}{\lg(a)},$ $\qquad \lg(x)\approx 0{,}4343\ln(x), \quad \ln(x)\approx 2{,}3026\lg(x)$

$\log(x^y)=y\cdot\log(x),$ $\qquad \lg(x\cdot 10^m)=\lg(x)+m$

$\log|x\cdot y|=\log|x|+\log|y|,$ $\qquad \log\left|\frac{x}{y}\right|=\log|x|-\log|y|$

Hyperbolische Funktionen

$\sinh(x)=\frac{\mathrm{e}^x-\mathrm{e}^{-x}}{2}, \quad \cosh(x)=\frac{\mathrm{e}^x+\mathrm{e}^{-x}}{2}, \quad \tanh(x)=\frac{\sinh(x)}{\cosh(x)}=\frac{1}{\coth(x)}=\frac{\mathrm{e}^{2x}-1}{\mathrm{e}^{2x}+1}$

$\cosh^2(x)=1+\sinh^2(x)=\frac{1}{2}(\cosh(2x)+1),$ $\qquad (\cosh(x)\pm\sinh(x))^n=\mathrm{e}^{\pm nx}$

$\sinh(x\pm y)=\sinh(x)\cosh(y)\pm\cosh(x)\sinh(y),$ $\qquad \sinh(2x)=2\sinh(x)\cosh(x)$

$\cosh(x\pm y)=\cosh(x)\cosh(y)\pm\sinh(x)\sinh(y),$ $\qquad \cosh(2x)=2\cosh^2(x)-1$

Trigonometrie: Winkel – eine Periode ist $360°\widehat{=}2\pi=6{,}2832\ldots$

$\alpha\,(\text{Grad})\approx 57{,}2958°\cdot x(\text{rad}) \quad 90°\widehat{=}\frac{\pi}{2},$ $\qquad x(\text{rad})\approx 0{,}01745\,\alpha\,(\text{Grad}) \quad \pi\widehat{=}180°$

Wert	0°	30°	45°	60°	90°
$\sin(\alpha)$	0	$\frac{1}{2}$	$\frac{\sqrt{2}}{2}$	$\frac{\sqrt{3}}{2}$	1
$\cos(\alpha)$	1	$\frac{\sqrt{3}}{2}$	$\frac{\sqrt{2}}{2}$	$\frac{1}{2}$	0

Wert	0°	30°	45°	60°	90°
$\tan(\alpha)$	0	$\frac{1}{\sqrt{3}}$	1	$\sqrt{3}$	∞
$\cot(\alpha)$	∞	$\sqrt{3}$	1	$\frac{1}{\sqrt{3}}$	0

Winkel und Komplementärwinkel $90°-\alpha$

$\sin(\alpha)=\cos(90°-\alpha)=-\sin(\alpha+180°),$ $\qquad \cos(\alpha)=\sin(90°-\alpha)=-\cos(\alpha+180°)$

$\tan(\alpha)=\cot(90°-\alpha)=\tan(\alpha+180°),$ $\qquad \cot(\alpha)=\tan(90°-\alpha)=\cot(\alpha+180°)$

$f(\alpha)=-f(-\alpha), \quad f=\sin, \quad \tan, \quad \cot,$ $\qquad \cos(\alpha)=\cos(-\alpha)$

Beziehungen zwischen trigonometrischen Funktionen, $\sin(x)$, $\cos(x)$: x in rad

$\sin^2(x)+\cos^2(x)=1, \quad \sin(x)=\frac{1}{2\mathrm{j}}\left(\mathrm{e}^{\mathrm{j}x}-\mathrm{e}^{-\mathrm{j}x}\right), \quad \cos(x)=\frac{1}{2}\left(\mathrm{e}^{\mathrm{j}x}+\mathrm{e}^{-\mathrm{j}x}\right)$

$\tan(x)=\frac{\sin(x)}{\cos(x)}=\frac{1}{\cot(x)},$ $\qquad \cot(x)=\frac{\cos(x)}{\sin(x)}=\frac{1}{\tan(x)}$

Additionstheoreme trigonometrischer Funktionen

$\sin(\alpha \pm \beta) = \sin(\alpha)\cos(\beta) \pm \cos(\alpha)\sin(\beta)$, $\quad \cos(\alpha \pm \beta) = \cos(\alpha)\cos(\beta) \mp \sin(\alpha)\sin(\beta)$

$\tan(\alpha \pm \beta) = \dfrac{\tan(\alpha) \pm \tan(\beta)}{1 \mp \tan(\alpha)\tan(\beta)}$, $\quad \cot(\alpha \pm \beta) = \dfrac{\cot(\alpha)\cot(\beta) \mp 1}{\cot(\beta) \pm \cot(\alpha)}$

Ganzes Vielfaches im Argument

$\sin(2\alpha) = 2\sin(\alpha)\cos(\alpha)$, $\quad \sin(3\alpha) = 3\sin(\alpha) - 4\sin^3(\alpha)$

$\cos(2\alpha) = 2\cos^2(\alpha) - 1$, $\quad \cos(3\alpha) = 4\cos^3(\alpha) - 3\cos(\alpha)$

$\tan(2\alpha) = \dfrac{2\tan(\alpha)}{1 - \tan^2(\alpha)}$, $\quad \tan(3\alpha) = \dfrac{3\tan(\alpha) - \tan^3(\alpha)}{1 - 3\tan^2(\alpha)}$

$\cot(2\alpha) = \dfrac{\cot^2(\alpha) - 1}{2\cot(\alpha)}$, $\quad \cot(3\alpha) = \dfrac{\cot^3(\alpha) - 3\cot(\alpha)}{3\cot^2(\alpha) - 1}$

Halbes Argument $\operatorname{int}(x)$ = nächstkleinere ganze Zahl

$\sin\left(\dfrac{\alpha}{2}\right) = (-1)^m \sqrt{\dfrac{1 - \cos(\alpha)}{2}}$ $\quad m = \operatorname{int}\left[\dfrac{180^\circ + |\alpha|}{360^\circ}\right]$

$\cos\left(\dfrac{\alpha}{2}\right) = (-1)^m \sqrt{\dfrac{1 + \cos(\alpha)}{2}}$ $\quad m = \operatorname{int}\left[\dfrac{|\alpha|}{360^\circ}\right]$

$\tan\left(\dfrac{\alpha}{2}\right) = (-1)^m \sqrt{\dfrac{1 - \cos(\alpha)}{1 + \cos(\alpha)}}$ $\quad m = \operatorname{int}\left[\dfrac{2\alpha}{180^\circ}\right]$

Addition von Funktionen mit gleichem Argument

$\cos(\alpha) \pm \sin(\alpha) = \sqrt{2}\sin(45^\circ \pm \alpha) = \sqrt{2}\cos(45^\circ \mp \alpha)$

$\cot(\alpha) + \tan(\alpha) = \dfrac{2}{\sin(2\alpha)}$, $\quad \cot(\alpha) - \tan(\alpha) = 2\cot(2\alpha)$

Addition von gleichartigen Funktionen

$\sin(\alpha) \pm \sin(\beta) = 2\sin\left(\dfrac{\alpha \pm \beta}{2}\right)\cos\left(\dfrac{\alpha \mp \beta}{2}\right)$ $\quad$ Spezialfall

$\cos(\alpha) + \cos(\beta) = 2\cos\left(\dfrac{\alpha + \beta}{2}\right)\cos\left(\dfrac{\alpha - \beta}{2}\right)$ $\quad \alpha = x + y, \quad \beta = x - y$

$\cos(\alpha) - \cos(\beta) = -2\sin\left(\dfrac{\alpha + \beta}{2}\right)\sin\left(\dfrac{\alpha - \beta}{2}\right)$ $\quad \dfrac{\alpha + \beta}{2} = x, \quad \dfrac{\alpha - \beta}{2} = y$

$\tan(\alpha) \pm \tan(\beta) = \dfrac{\sin(\alpha \pm \beta)}{\cos(\alpha)\cos(\beta)}$, $\quad \cot(\alpha) \pm \cot(\beta) = \pm\dfrac{\sin(\alpha \pm \beta)}{\sin(\alpha)\sin(\beta)}$

Produkte von Funktionen

$\sin(\alpha)\sin(\beta) = \dfrac{1}{2}\cos(\alpha - \beta) - \dfrac{1}{2}\cos(\alpha + \beta)$ $\quad \sin^2(\alpha) = \dfrac{1 - \cos(2\alpha)}{2}$

$\cos(\alpha)\sin(\beta) = \dfrac{1}{2}\sin(\alpha + \beta) - \dfrac{1}{2}\sin(\alpha - \beta)$ $\quad \cos^2(\alpha) = \dfrac{1 + \cos(2\alpha)}{2}$

$\cos(\alpha)\cos(\beta) = \dfrac{1}{2}\cos(\alpha + \beta) + \dfrac{1}{2}\cos(\alpha - \beta)$

$\tan(\alpha)\tan(\beta) = \dfrac{\cos(\alpha - \beta) - \cos(\alpha + \beta)}{\cos(\alpha - \beta) + \cos(\alpha + \beta)} = \dfrac{\tan(\alpha) + \tan(\beta)}{\cot(\alpha) + \cot(\beta)}$

$\tan(\alpha)\cot(\beta) = \dfrac{\sin(\alpha + \beta) + \sin(\alpha - \beta)}{\sin(\alpha + \beta) - \sin(\alpha - \beta)} = \dfrac{\tan(\alpha) + \cot(\beta)}{\cot(\alpha) + \tan(\beta)}$

$\cot(\alpha)\cot(\beta) = \dfrac{\cos(\alpha - \beta) + \cos(\alpha + \beta)}{\cos(\alpha - \beta) - \cos(\alpha + \beta)} = \dfrac{\cot(\alpha) + \cot(\beta)}{\tan(\alpha) + \tan(\beta)}$

Höhere Potenzen

$\sin^3(\alpha) = \dfrac{3\sin(\alpha) - \sin(3\alpha)}{4}$, $\quad \sin^4(\alpha) = \dfrac{3 - 4\cos(2\alpha) + \cos(4\alpha)}{8}$

$\cos^3(\alpha) = \dfrac{3\cos(\alpha) + \cos(3\alpha)}{4}$, $\quad \cos^4(\alpha) = \dfrac{3 + 4\cos(2\alpha) + \cos(4\alpha)}{8}$

H. Stöcker (Hrsg.)

Analysis für Ingenieurstudenten

Die drei Lehrbücher helfen den Studierenden der Anfangssemester in den Studiengängen der Naturwissenschaften und Technik, die nötigen Mathematikkentnisse zu erwerben. Um die unterschiedliche Vorbildung der Studierenden für die Hochschulmathematik zu überbrücken, wird im ersten Band die Schulmathematik knapp, aber komplett wiederholt; somit ist eine solide Grundlage für den weiterführenden Teil geschaffen. Die mathematischen Sätze, Regeln und Definitionen sind anschaulich erläutert und anhand von Beispielen verdeutlicht. Viele Übungsaufgaben mit Lösungen helfen dem Studierenden, das Erlernte zu üben und seine Fähigkeiten zu testen.

Band 1:

Funktionen – Differentialrechnung mit einer Variablen – Integralrechnung mit einer Variablen
487 Seiten, 219 Abbildungen, 197 Aufgaben mit Lösungen, gebunden,
ISBN 978-3-8171-1240-1

Band 2:

Funktionen mehrerer Variablen – Differential- und Integralrechnung – Vektorrechnung und Vektoranalysis – Unendliche Reihen – Gewöhnliche Differentialgleichungen – Integraltransformationen
413 Seiten, zahlreiche Abbildungen, Aufgaben mit Lösungen, gebunden,
ISBN 978-3-8171-1340-8

Band 3:

Lineare Algebra – Optimierung – Wahrscheinlichkeitsrechnung und Statistik
388 Seiten, zahlreiche Abbildungen, Aufgaben mit Lösungen, gebunden,
ISBN 978-3-8171-1534-1

Alle 3 Bände mit Multimedia-Enzyklopädie DeskTop Mathematik
ISBN 978-3-8171-1605-8

H. Stöcker u. a.

Taschenbuch der Physik

Nachdruck der 5., korrigierten Auflage 2004, 2007
1 080 Seiten, zahlreiche Abbildungen und Tabellen, Plastikeinband,
ISBN 978-3-8171-1720-8

Das Taschenbuch der Physik wurde von einem Team erfahrener Hochschuldozenten, Wissenschaftler und in der Praxis stehender Ingenieure unter dem Gesichtspunkt „Physik griffbereit“ erstellt: Alle wichtigen Begriffe, Formeln, Meßverfahren und Anwendungen sind hier kompakt zusammengestellt. Nicht zuletzt die ausführlichen Tabellenteile zur Mechanik, zu Schwingungen/Wellen/Akustik/Optik, zur Elektrizitätslehre, zur Thermodynamik und zur Quantenphysik machen dieses Buch zu einem unverzichtbaren Nachschlagewerk für Ingenieure und Naturwissenschaftler, die im physikalisch-technischen Sektor tätig sind.

H. Stöcker u. a.

Taschenbuch der Physik mit Multiplattform-CD-ROM

ISBN 978-3-8171-1721-5

Die dem Buch beiliegende CD-ROM aus der DeskTop-Reihe enthält den Inhalt des *Taschenbuches der Physik* als HTML-Struktur mit farbigen Abbildungen und multimedialen Zusatzkomponenten, angereichert mit Java-Applets. Die Multimedia-Physik-Enzyklopädie ist überall dort ohne Installation verfügbar, wo der Nutzer seinen PC, Laptop, PDA oder Mac einsetzt.